WIESEL 骨科手术学
运动医学

Operative Techniques in Sports Medicine Surgery
2nd Edition

WIESEL 骨科手术学

Operative Techniques Surgery, 2nd Edition

总主编·Sam W. Wiesel | 总主译·张长青 | 总主审·曾炳芳

WIESEL 骨科手术学·足踝外科
主编·Mark E. Easley
主译·施忠民 | 梅国华 | 顾文奇

WIESEL 骨科手术学·小儿骨科
主编·John M. Flynn | Wudbhav N. Sankar
主译·张长青 | 陈博昌

WIESEL 骨科手术学·创伤外科
主编·Paul Tornetta III
主译·李晓林 | 孙玉强 | 罗从风

WIESEL 骨科手术学·肩肘外科
主编·Gerald R. Williams Jr. | Matthew L. Ramsey | Brent B. Wiesel
主译·张长青 | 张伟 | 陈云丰

WIESEL 骨科手术学·运动医学
主编·Mark D. Miller
主译·赵金忠

WIESEL 骨科手术学·关节重建外科
主编·Javad Parvizi | Richard H. Rothman
主译·张先龙 | 盛加根 | 沈灏

WIESEL 骨科手术学·手腕肘外科
主编·Thomas R. Hunt III
副主编·Brian D. Adams
主译·柴益民

WIESEL 骨科手术学·脊柱外科
主编·John M. Rhee | Scott D. Boden
主译·张长青 | 徐建广

WIESEL 骨科手术学·骨肿瘤外科
主编·Martin M. Malawer | James C. Wittig | Jacob Bickels
主译·董扬

总主编
Sam W. Wiesel

总主译　张长青　｜　总主审　曾炳芳

WIESEL 骨科手术学

运动医学

Operative Techniques in Sports Medicine Surgery
2nd Edition

主　编
Mark D. Miller

主　译
赵金忠

上海科学技术出版社

Wolters Kluwer

图书在版编目（CIP）数据

WIESEL骨科手术学. 运动医学 /（美）山姆·威塞尔
(Sam W. Wiesel) 总主编；张长青总主译. -- 上海：
上海科学技术出版社，2022.1
 书名原文：Operative Techniques in Sports
Medicine Surgery, 2nd edition
 ISBN 978-7-5478-5533-1

Ⅰ. ①W… Ⅱ. ①山… ②张… Ⅲ. ①运动性疾病—外
科手术 Ⅳ. ①R68

中国版本图书馆CIP数据核字（2021）第216695号

This is a translation of Operative Techniques in Sports Medicine Surgery, 2nd Edition by Mark D. Miller; Sam W. Wiesel, editor-in-chief.
Wolters Kluwer Health did not participate in the translation of this title and therefore it does not take any responsibility for the inaccuracy or errors of this translation.
Published by arrangement with Wolters Kluwer Health Inc., USA.

本书提供了药物的适应证、不良反应以及剂量用法的准确资料，但这些信息可能会发生变化，故强烈建议读者查阅书中所提药物的制造商提供的产品说明书。本书力求提供准确的信息以及已被广泛接受的技术和方法。但是，作者、编辑和出版者不保证书中的信息完全没有任何错误；对于因使用本书中的资料而造成的直接或间接的损害也不负有任何责任。

上海市版权局著作权合同登记号　图字：09-2017-454号

WIESEL骨科手术学·运动医学

总主编　Sam W. Wiesel
主　编　Mark D. Miller
总主译　张长青
总主审　曾炳芳
主　译　赵金忠

上海世纪出版（集团）有限公司
上海科学技术出版社　出版、发行
（上海市闵行区号景路159弄A座9F-10F）
邮政编码201101　www.sstp.cn
浙江新华印刷技术有限公司印刷
开本889×1194　1/16　印张66.5
字数2 000千字
2022年1月第1版　2022年1月第1次印刷
ISBN 978-7-5478-5533-1/R·2413
定价：598.00元

本书如有缺页、错装或坏损等严重质量问题，请向工厂联系调换

内容提要

美国著名出版公司 Lippincott Williams & Wilkins 2011年推出骨科手术学巨著 *Operative Techniques in Orthopaedic Surgery*，上海科学技术出版社于2013年引进并出版其中文版，此番再次引进第二版。第二版在保持原有学科框架的基础上，对临床骨科各亚学科的各项手术技术进行了更新和补充，正文内容扩充了3500多面、800多万字，细分为足踝外科、小儿骨科、创伤外科、肩肘外科、运动医学、关节重建外科、手腕肘外科、脊柱外科、骨肿瘤外科9个分册。同时，第二版传承了第一版诸多先进的编写理念，以大量的手术实例图片配合简明、精练的文字，一步步（step-by-step）向读者阐明怎样做手术（how-to-do），版式新颖，图文并茂；在手术原则和技术细节方面言简意赅，没有长篇赘述，而是使用项目符号引领，方便读者阅读和查找；每项手术操作结束后都有高度概括的"要点与失误防范"，系作者多年临床经验的高度浓缩，也是本书的精华所在。本套书内容全面、系统，实用性强，适合各级临床骨科医生及研究生阅读使用。

本套书包括9个分册：

足踝外科·手术技术涵盖足踝部创伤、骨病、矫形和运动损伤，从常见疾病手术到复杂重建手术的指征、手术相关解剖、手术切口选择、手术技巧及术后处理等，全方位阐释相关手术技术的要点和诀窍，并按手术步骤提供高清图示。

小儿骨科·论述儿童创伤、先天性和发育性肢体畸形疾患的诊断与治疗，详细阐述了临床适用的各种手术操作程序、手术技术要点、使用的材料、常见手术陷阱及相关并发症等。

创伤外科·详细阐述四肢与骨盆创伤及并发症与后遗症的手术方式，包括骨折的内固定与外固定术、关节融合术、关节置换术、跟腱修补技术、骨折畸形愈合的矫正、骨筋膜室综合征切开术等。

肩肘外科·论述肩肘关节创伤、运动损伤及关节相关疾患的诊断与治疗，详细阐述临床适用的各种手术操作程序、手术技术要点、使用的材料、常见手术陷阱及相关并发症等。

运动医学·全面介绍肩、肘、髋、膝等关节运动损伤的解剖基础、发病机制、诊断与治疗，重点论述关节镜在治疗肩、肘、髋、膝等关节运动损伤中的临床应用。

关节重建外科·论述常见髋关节和膝关节疾病的发病机制、诊断与鉴别诊断、相关应用解剖，常用保髋、保膝手术的适应证及手术技术，髋、膝关节置换术的手术原则与技术细节，术后常见并发症的处理，以及复杂髋、膝关节翻修手术中常用的重建技术。

手腕肘外科·论述手、腕、肘部疾病的手术方式，包括骨折脱位、关节不稳定、肌腱神经血管损伤病变、关节炎、感染、挛缩、热损伤、软组织缺损、肿瘤及先天性疾病等。

脊柱外科·以颈椎和胸腰椎各种术式为主线，论述脊柱退变、创伤、畸形、肿瘤及小儿脊柱相关疾患的诊断与治疗，详细阐述了临床适用的各种手术操作程序、手术技术要点、使用的材料、常见手术陷阱及相关并发症等。

骨肿瘤外科·论述了所有肢体、骨盆和肩胛带肿瘤，以及腹部和躯干部位骨与软组织肿瘤的流行病学、临床症状、影像学特征、病理学、治疗方案、手术方法和注意事项等。

献　词

感谢 Sam W. Wiesel 博士，他是位使手术技术生动地展示出来的教育大师。感谢所有参与《WIESEL 骨科手术学·运动医学》编写工作的编者，他们的辛勤耕耘和无私奉献让这本书独树一帜。

——MDM

译者名单

总主译
张长青

总主审
曾炳芳

执行秘书
陈 醇

运动医学 · 译者名单

主 译
赵金忠

副主译
何耀华

参译人员
（以姓氏笔画为序）

丁振禹　王海明　仲 飙　刘旭东　刘闻欣　孙鲁宁　苏 琰
李振东　何能斌　何耀华　余伟林　邹 剑　宋国勋　陈 城
赵 松　胡庆翔　施忠民　袁 锋　顾文奇　梅国华　戚文潇
董士奎　蒋仕林　蒋剑涛　游协波　谢国明　燕晓宇　薛剑锋

学术秘书
蒋 佳　余伟林

编者名单

主编

Mark D. Miller, MD
S. Ward Casscells Professor
Head, Division of Sports Medicine
Department of Orthopaedic Surgery
University of Virginia
Director Miller Review Course
Charlottesville, Virginia
Team Physician, James Madison University
Harrisonburg, Virginia

With select chapters from:
Shoulder and Elbow edited by
Gerald R. Williams, Jr., MD
Matthew L. Ramsey, MD
Brent B. Wiesel, MD

Pediatrics edited by
John M. Flynn, MD
Wudbhav N. Sankar, MD

Hand Wrist and Forearm edited by
Thomas R. Hunt III, MD, DSc

Adult Reconstruction edited by
Javad Parvizi, MD
Richard H. Rothman, MD

Foot and Ankle edited by
Mark E. Easley, MD

总主编

Sam W. Wiesel, MD
Chairman and Professor
Department of Orthopaedic Surgery
Georgetown University Medical School
Washington, DC

编著者

Jorge I. Acevedo, MD
Foot and Ankle Surgeon
Southeast Orthopedic Specialists
Jacksonville, Florida

Christopher R. Adams, MD
Orthopaedic Surgeon
Advanced Shoulder Orthopaedics
Jupiter, Florida

Julie E. Adams, MD
Associate Professor
Department of Orthopaedic Surgery
University of Minnesota Medical School
Minneapolis, Minnesota

Samuel B. Adams, Jr., MD
Foot and Ankle Orthopaedic Surgeon
Department of Orthopaedic Surgery
Duke University Medical Center

Durham, North Carolina

Yasushi Akamatsu, MD
Assistant Professor
Department of Orthopaedic Surgery
Yokohama City University School of Medicine
Yokohama, Japan

Laith M. Al-Shihabi, MD
Resident
Department of Orthopedic Surgery
Rush University Medical Center
Chicago, Illinois

Jay C. Albright, MD
Assistant Professor
Surgical Director of Sports Medicine
Children's Hospital Colorado
Aurora, Colorado

Christina R. Allen, MD
Professor
Department of Orthopaedic Surgery
University of California, San Francisco
San Francisco, California

Annunziato Amendola, MD
Professor of Orthopedic Surgery and Rehabilitation
Kim and John Callaghan Endowed Chair
Director of Sports Medicine
University of Iowa
Iowa City, Iowa

Nirav H. Amin, MD
Assistant Professor
Department of Orthopedic Surgery
Loma Linda University Medical Center
Loma Linda, California

Robert B. Anderson, MD
Chief
Foot and Ankle Service
Department of Orthopedic Surgery
Carolinas Medical Center

OrthoCarolina
Charlotte, North Carolina

Noah Archibald-Seiffer, BS
Clinical Research Associate
Department of Orthopedic Surgery
St. Luke's Regional Medical Center
Boise, Idaho

Robert A. Arciero, MD
Professor
Department of Orthopaedics
Director
Orthopaedic Sports Medicine Fellowship
Consultant, University of Connecticut
Department of Athletics
University of Connecticut Health Center
Farmington, Connecticut

Mathieu Assal, MD
Center for Surgery of the Foot and Ankle
Clinique La Colline
Geneva, Switzerland
Faculté de Médecine
Université de Genève
Geneva, Switzerland

Vikrant Azad, MD
Orthopaedic Surgeon
The Summit/Pinnacle Sports Medicine and Orthopaedics
Hutchinson, Kansas

Frederick M. Azar, MD
Professor
University of Tennessee – Campbell Clinic
Department of Orthopaedic Surgery and Biomedical Engineering
Memphis, Tennessee

Rick Bancroft, MS, AT, ATC
Coordinator of Athletic Medicine
University of Michigan
Ann Arbor, Michigan

F. Alan Barber, MD, FACS
Fellowship Director
Plano Orthopedic Sports Medicine and Spine Center
Plano, Texas

Heather Barske, MD, FRCSC
Orthopedic Surgeon
Winnipeg Regional Health Authority
Pan Am Clinic
Winnipeg, Manitoba, Canada

Christoph Becher, MD
Assistant Professor of Orthopaedic Surgery
Hannover Medical School
Hannover, Germany

Asheesh Bedi, MD
Harold and Helen W. Gehring Early Career
Professor of Orthopaedic Surgery
Assistant Professor of Sports Medicine and Shoulder Surgery
Department of Orthopaedic Surgery
University of Michigan
Ann Arbor, Michigan

Robert H. Bell, MD
Director
Crystal Clinic Orthopaedic Center
Akron, Ohio

Karl Bergmann, MD
Department of Orthopaedics
University of Medicine and Dentistry of New Jersey
NJ Medical School
Newark, New Jersey

Gregory C. Berlet, MD
Orthopedic Surgeon
Orthopedic Foot & Ankle Center
Westerville, Ohio

Louis U. Bigliani, MD
Lila Acheson Wallace Professor
Department of Orthopedic Surgery

Professor Emeritus of Orthopedic Surgery
Columbia University Medical Center
New York, New York

Patrick M. Birmingham, MD
Clinical Professor
University of Chicago
Orthopaedic Surgery and Sports Medicine
NorthShore University Health System
Chicago, Illinois

Adam Bitterman, DO
Orthopaedic Surgery Resident
North Shore – Long Island Jewish
Plainview Hospital
Plainview, New York

Theodore A. Blaine, MD
Associate Professor of Orthopaedic Surgery
Yale Medical School
Attending Orthopaedic Surgeon
Yale New Haven Hospital
New Haven, Connecticut

Eric M. Bluman, MD
Assistant Professor of Orthopedic Surgery
Harvard Medical School
Boston, Massachusetts

Nicolas S. Bonnaig, MD
Sports Medicine Fellow
University of Tennessee – Campbell Clinic
Department of Orthopaedic Surgery and Biomedical Engineering
Memphis, Tennessee

Kevin F. Bonner, MD
Assistant Professor
Eastern Virginia Medical School
Jordan-Young Institute
Virginia Beach, Virginia

Craig R. Bottoni, MD
Chief
Sports Medicine
Orthopaedic Surgery
Tripler Army Medical Center
Honolulu, Hawaii

James P. Bradley, MD
Clinical Professor of Orthopaedic Surgery
Head Team Physician, Pittsburgh Steelers
University of Pittsburgh Medical Center
Pittsburgh, Pennsylvania

William E. Bragg, MD
Department of Orthopaedic Surgery
Mercy Medical Group
Sacramento, California

Thomas P. Branch, MD, FAAOS
Director, University Orthopaedic Clinic
Dekalb Medical Center
Decatur, Georgia

Stephen F. Brockmeier, MD
Sports Medicine and Shoulder Surgery
Assistant Professor of Orthopaedic Surgery and Team Physician
University of Virginia
Charlottesville, Virginia

Jon E. Browne, MD
Program Director
Orthopaedic Sports Medicine Fellowship
University of Missouri-Kansas City
Kansas City, Missouri

Stephen S. Burkhart, MD
Fellowship Director
The San Antonio Orthopaedic Group
San Antonio, Texas

Matthew T. Burrus, MD
Resident

Department of Orthopaedics
University of Virginia Medical School
Charlottesville, Virginia

Brian D. Busconi, MD
Associate Professor
Department of Orthopaedic Surgery
University of Massachusetts Medical School
Chief of Division of Sports Medicine
UMass Memorial Medical Center
Worcester, Massachusetts

Charles Bush-Joseph, MD
Professor
Department of Orthopaedic Surgery
Rush University Medical Center
Chicago, Illinois

Davietta C. Butty, BS
Department of Orthopedic Surgery
Rush University Medical Center
Chicago, Illinois

J.W. Thomas Byrd, MD
Nashville Sports Medicine Foundation
Nashville, Tennessee

Jonathan H. Capelle, MD
Department of Orthopaedic Surgery
Mercy Orthopaedic Clinic
Edmond, Oklahoma

Joseph Carney, MD
Residency Program Director
Department of Orthopaedic Surgery
Naval Medical Center San Diego
San Diego, California

Aaron M. Chamberlain, MD
Assistant Professor
Shoulder and Elbow Surgery
Department of Orthopedic Surgery
Washington University
St. Louis, Missouri

Anikar Chhabra, MD, MS
The Orthopedic Clinic Association, PC

Lead Orthopedic Consultant
Arizona State University
TOCA/BGS Sports Medicine
Fellowship Director
Phoenix, Arizona

Thomas O. Clanton, MD
Foot and Ankle Specialist
The Steadman Clinic
Vail, Colorado

Steven B. Cohen, MD
Associate Professor
Department of Orthopedic Surgery
Thomas Jefferson University
Director of Sports Medicine Research
Rothman Institute Orthopedics
Philadelphia, Pennsylvania

Brian J. Cole, MD, MBA
Professor
Department of Orthopedics
Rush University Medical Center
Chairman
Department of Surgery
Rush Oak Park Hospital Shoulder, Elbow and Knee Surgery Section
Head, Cartilage Restoration Center at Rush
Chicago, Illinois

John E. Conway, MD
Private Practice
Fort Worth, Texas

Andrew J. Cosgarea, MD
Professor
Department of Orthopaedic Surgery
Director
Division of Sports Medicine
Head Team Physician
Johns Hopkins University
Baltimore, Maryland

Austin J. Crow, MD
Sports Medicine Fellow
University of Virginia
Charlottesville, Virginia

Justin S. Cummins, MD
Department of Orthopaedics and Sports Medicine
Essentia Health
Duluth, Minnesota

Richard J. de Asla, MD
Instructor in Orthopedic Surgery
Department of Orthopedic Surgery
Massachusetts General Hospital
Boston, Massachusetts

Thomas M. DeBerardino, MD
Associate Professor
Department of Orthopaedic Surgery
University of Connecticut Health Center
Farmington, Connecticut

David Dejour, MD
Knee Surgeon
Lyon-Ortho-Clinic
Capio Clinic Sauvegarde
Lyon, France

Ruth A. Delaney, MB, BCh, MRCS
Shoulder Fellow
Brigham and Women's Hospital
Boston, Massachusetts

Patrick J. Denard, MD
Shoulder Surgeon
Southern Oregon Orthopedics
Medford, Oregon
Instructor
Department of Orthopaedics and Rehabilitation
Oregon Health & Science University
Portland, Oregon

Matthew J. DeOrio, MD
The Orthopaedic Center
Huntsville, Alabama

David R. Diduch, MS, MD
Alfred R. Shands Professor of Orthopaedic Surgery
Head Orthopaedic Team Physician and

Fellowship Director
Department of Orthopaedic Surgery
University of Virginia
Charlottesville, Virginia

Lindsey N. Dietrich, MD
Fellow
Department of Orthopaedics & Rehabilitation
University of New Mexico
Albuquerque, New Mexico

C. Niek van Dijk, MD, PhD
Professor of Orthopaedic Surgery
Head of Department of Orthopaedic Surgery
Academic Medical Center
University of Amsterdam
Amsterdam, The Netherlands

Brian C. Domby, MD
Fellow
Sports Medicine and Shoulder Surgery
Department of Orthopaedic Surgery
University of Colorado
Denver, Colorado

Mark E. Easley, MD
Associate Professor of Orthopaedic Surgery
Codirector, Foot and Ankle Fellowship
Duke University Medical Center
Durham, North Carolina

Kostas Economopoulos, MD
Attending Orthopaedic Surgeon
The Orthopedic Clinic Association
Phoenix, Arizona

Hany Elrashidy, MD
Health System Clinician
Department of Orthopedic Surgery
Northwestern University Feinberg School of Medicine
Chicago, Illinois

Brandon J. Erickson, MD
Orthopedic Surgery Resident

Rush University Medical Center
Chicago, Illinois

Gregory C. Fanelli, MD, FAAOS
Chief
Arthroscopic Surgery and Orthopaedic Sports Medicine
Geisinger Medical Center
Danville, Pennsylvania

Larry D. Field, MD
Director
Upper Extremity Service
Mississippi Sports Medicine & Orthopaedic Center
Clinical Instructor
Department of Orthopaedic Surgery
University of Mississippi School of Medicine
Jackson, Mississippi

Donald C. Fithian, MD
Department of Orthopaedic Surgery
Southern California Permanente Medical Group
San Diego, California

Lamar L. Fleming, MD
Professor and Chairman
Department of Orthopaedics
Emory University School of Medicine
Atlanta, Georgia

Alexander A. Fokin, MD, PhD
Director of Research
Heekin Institute for Orthopedic Research
Jacksonville, Florida

Ethan J. Fraser, MBBS
Research Fellow
Foot and Ankle Service
Hospital for Special Surgery
New York, New York

Carol Frey, MD
West Coast Center for Orthopedic Surgery and Sports Medicine
Manhattan Beach, California

Freddie H. Fu, MD, DSc(Hon), DPs(Hon)
Distinguished Service Professor
University of Pittsburgh
David Silver Professor and Chairman
Department of Orthopaedic Surgery
University of Pittsburgh School of Medicine
Head Team Physician
University of Pittsburgh Department of Athletics
Pittsburgh, Pennsylvania

Daniel J. Fuchs, MD
Orthopaedic Surgery Resident
Northwestern Memorial Hospital
Chicago, Illinois

John P. Fulkerson, MD
Orthopedic Associates of Hartford, PC
Clinical Professor of Orthopedic Surgery
University of Connecticut
Farmington, Connecticut

Theodore J. Ganley, MD
Associate Professor
Department of Orthopaedic Surgery
Perelman School of Medicine at the University of Pennsylvania
Director—Sports Medicine
Orthopedic Surgery
The Children's Hospital of hiladelphia
Philadelphia, Pennsylvania

Itai Gans, MD
Benjamin Fox Orthopedic Research Fellow
Division of Orthopedics
The Children's Hospital of hiladelphia
Philadelphia, Pennsylvania

William E. Garrett, MD, PhD
Professor
Department of Orthopaedics
Duke University Medical Center
Durham, North Carolina

Jennie Garver, MD
Orthopaedic Surgeon
Shoulder and Elbow Surgery
Orthopaedic Care Center
Mercy Medical Center, Sisters of Charity Health System
Springfield, Massachusetts

Alex Girden, BA
Research Assistant
Boston Shoulder Institute
Boston, Massachusetts

Jonathan A. Godin, MD, MBA
Resident Physician
Department of Orthopaedic Surgery
Duke University Medical Center
Durham, North Carolina

Christine M. Goodbody, MD
The Children's Hospital of Philadelphia
Perelman School of Medicine at the University of Pennsylvania
Philadelphia, Pennsylvania

Andrew Green, MD
Division of Shoulder and Elbow Surgery
Department of Orthopaedics
Warren Alpert Medical School of Brown University
Providence, Rhode Island

Justin W. Griffin, MD
Resident Physician
Department of Orthopaedic Surgery
University of Virginia
Charlottesville, Virginia

Nathan L. Grimm, MD
Orthopaedic Surgeon
Department of Orthopaedic Surgery
Duke University Medical Center
Durham, North Carolina

Christopher E. Gross, MD
Assistant Professor
Department of Orthopaedics
Medical University of South Carolina
Charleston, South Carolina

Christopher D. Harner, MD
Professor
Department of Orthopaedic Surgery
University of Pittsburgh
Pittsburgh, Pennsylvania

Justin D. Harris, MD
Nebraska Orthopaedic and Sports
Medicine
Lincoln, Nebraska

Bryan D. Den Hartog, Jr., MD
Associate Professor of Orthopaedic
Surgery
Sanford School of Medicine
University of South Dakota
Rapid City, South Dakota

Bryan Haughom, MD
Resident
Department of Orthopedic Surgery
Rush University Medical Center
Chicago, Illinois

Paul J. Hecht, MD
Division Leader
Lower Extremity/Foot and Ankle
Associate Professor of Orthopaedics
Geisel School of Medicine
Dartmouth, Massachusetts

Laurence D. Higgins, MD
Chief
Sports Medicine and Shoulder Service
Department of Orthopedic Surgery
Brigham and Women's Hospital
Boston, Massachusetts

Beat Hintermann, MD
Associate Professor
University of Basel
Chairman, Clinic of Orthopaedics and
Traumatology
Kantonsspital Baselland
Liestal, Switzerland

Bryant S. Ho, MD
Resident
Department of Orthopaedic Surgery
Northwestern University
Chicago, Illinois

MaCalus V. Hogan, MD
Assistant Professor
Division of Foot and Ankle Surgery
Assistant Residency Program Director
Department of Orthopaedic Surgery
University of Pittsburgh Medical
Center
Pittsburgh, Pennsylvania

Jeannie Huh, MD
Eisenhower Army Medical Center
Augusta, Georgia

Christopher F. Hyer, DPM, MS, FACFAS
Fellowship Director
Advanced Foot and Ankle Surgical
Fellowship
Orthopedic Foot and Ankle Center
Westerville, Ohio

Kevin N. Jiang, MD
Surgeon
Advanced Orthopaedics
Kew Gardens, New York

Darren L. Johnson, MD
Director of Sports Medicine
Professor and Chairman of
Orthopaedic Surgery
University of Kentucky
Lexington, Kentucky

Kristofer J. Jones, MD
Assistant Professor
Department of Orthopaedic Surgery
Division of Sports Medicine and
Shoulder Surgery
University of California, Los Angeles
Los Angeles, California

Anish R. Kadakia, MD
Associate Professor of Orthopedic
Surgery
Northwestern University Feinberg
School of Medicine
Northwestern Memorial Hospital
Chicago, Illinois

Michael Kalisvaart, MD
Fellow
Orthopaedic Sports Medicine
Stanford University
Redwood City, California

Spero G. Karas, MD
Associate Professor of Orthopedics
Section of Sports Medicine
Emory University School of Medicine
Atlanta, Georgia

Jay D. Keener, MD
Associate Professor
Department of Orthopaedic Surgery
Washington University
St. Louis, Missouri

John G. Kennedy, MD, FRCS
Assistant Attending Orthopedic
Surgeon
Foot and Ankle Service
Hospital for Special Surgery
New York, New York

Bryan T. Kelly, MD
Codirector
Center for Hip Preservation
Hospital for Special Surgery
New York, New York

Najeeb Khan, MD
Surgeon
Department of Orthopaedic Surgery
Southern California Permanente
Medical Group
San Marcos, California

Scott King, DO
Orthopedic and Spine Specialists
York, Pennsylvania

Markus Knupp, MD
Assistant Professor Orthopaedic Surgery and Traumatology
Chair
Foot and Ankle Unit
Consultant
Department of Orthopaedic Surgery and Traumatology
Kantonsspital Baselland
Liestal, Switzerland

Mininder S. Kocher, MD, MPH
Professor of Orthopaedic Surgery
Department of Orthopaedic Surgery
Harvard Medical School
Associate Director
Division of Sports Medicine
Boston Children's Hospital
Boston, Massachusetts

Thomas J. Kremen, Jr., MD
Physician
Division of Orthopaedic Surgery
Cedars-Sinai Medical Center
Los Angeles, California

Ken Kumagai, MD, PhD
Lecturer
Department of Orthopaedic Surgery
Yokohama City University
Yokohama, Japan

Sameh A. Labib, MD
Associate Professor of Orthopedic Surgery
Emory University
Director Foot and Ankle Service
Department of Orthopedic Surgery
Emory Sports Medicine Center
Atlanta, Georgia

Jeremy M. LaMothe MD, PhD, FRCSC
Section of Orthopaedic Surgery
Cumming School of Medicine
University of Calgary
Calgary, Alberta, Canada

Christopher M. Larson, MD
Physician
Minnesota Orthopedic Sports Medicine
Institute at Twin Cities Orthopedics
Edina, Minnesota

J. Todd R. Lawrence, MD
Assistant Professor
Department of Orthopaedic Surgery
University of Pennsylvania
Attending Surgeon
Division of Orthopedics
The Children's Hospital of Philadelphia
Philadelphia, Pennsylvania

R. Jay Lee, MD
Assistant Professor of Orthopaedic Surgery
The Johns Hopkins Hospital
Baltimore, Maryland

L. Scott Levin, MD
Chairman, Department of Orthopaedic Surgery
Paul B. Magnuson Professor of Bone and Joint Surgery
Professor of Plastic Surgery in Surgery
Penn Medicine University City
Philadelphia, Pennsylvania

David S. Levine, MD
Assistant Attending Orthopaedic Surgeon
Hospital for Special Surgery
Assistant Professor of Orthopaedic Surgery
Weill Cornell Medical College
New York, New York

Sheldon Lin, MD
Associate Professor
Department of Orthopaedics
Rutgers-New Jersey Medical School
Newark, New Jersey

Umile Giuseppe Longo, MD, MSc, PhD
Assistant Professor and Consultant in Trauma and Orthopaedic Surgery
Department of Trauma and Orthopaedic Surgery
University Campus Bio-Medico of Rome
Rome, Italy

T. Sean Lynch, MD
Assistant Professor
Center of Shoulder, Elbow and Sports Medicine
Department of Orthopaedic Surgery
Columbia University Medical Center
New York, New York

Nicola Maffulli, MD, MS, PhD, FRCP, FRCS(Orth)
University of Salerno School of Medicine and Surgery
Consultant Trauma and Orthopaedic Surgeon
University of Salerno Teaching Hospitals
Salerno, Italy
Professor of Orthopaedic and Trauma Surgery
Centre for Sports and Exercise Medicine
Queen Mary University of London
London, England

Krishna Mallik, MD
PJC Orthopedics®—Personalized Joint Care®
Concierge Orthopedics™
Concierge Sportscare®
Scottsdale, Arizona

Peter G. Mangone, MD
Orthopaedic Surgeon
Blue Ridge Bone and Joint
Asheville, North Carolina

Elizabeth Matzkin, MD
Assistant Professor
Department of Orthopaedic Surgery
Harvard Medical School
Chief of Women's Sports Medicine
Department of Orthopaedics
Brigham and Women's Hospital
Boston, Massachusetts

Craig S. Mauro, MD
Clinical Assistant Professor
University of Pittsburgh Medical Center
Burke and Bradley Orthopedics
Pittsburgh, Pennsylvania

Augustus D. Mazzocca, MS, MD
Director
New England Musculoskeletal Institute
Professor and Chairman
Department of Orthopaedic Surgery
University of Connecticut Health Center
Farmington, Connecticut

David R. McAllister, MD
Chief
Sports Medicine Service
Professor
Department of Orthopaedic Surgery
David Geffen School of Medicine at UCLA
Los Angeles, California

Angus M. McBryde, MD
Professor of Clinical Orthopaedic Surgery
Department of Orthopaedic Surgery
University of South Carolina School of Medicine
Columbia, South Carolina

Eric C. McCarty, MD
Chief of Sports Medicine and Shoulder Surgery
Associate Professor, Department of Orthopaedic Surgery
University of Colorado School of Medicine
Denver, Colorado
Director of Sports Medicine
Department of Athletics
University of Colorado
Boulder, Colorado

William C. McGarvey, MD
Associate Professor of Orthopaedic Surgery
Residency Program Director
Chief
Foot and Ankle Surgery
Department of Orthopaedic Surgery
The University of Texas Health Science Center at Houston
Houston, Texas

Sean McMillan, DO
Chief of Orthopedics
Director of Orthopedics Sports Medicine and Arthroscopy
Department of Orthopedics
Lourdes Medical Associates and Lourdes Medical Center
Burlington, New Jersey

Siddhant Mehta, MD
Resident
Department of Orthopaedic Surgery & Rehabilitation
University of Mississippi Medical Center
Jackson, Mississippi

Chris Mellano, MD
Clinical Fellow
Department of Sports Medicine
Rush University Medical Center
Chicago, Illinois

Marc Merian-Genast, MD
Private Practice
Basel, Switzerland

Adam V. Metzler, MD
Sports Medicine and Orthopaedic Surgery
Commonwealth Orthopaedic Centers
Private Practice
Edgewood, Kentucky

Lindsay R. Miller, MPH
Research Assistant
Department of Orthopedics
Brigham and Women's Hospital
Boston, Massachusetts

Mark D. Miller, MD
S. Ward Casscells Professor
Head, Division of Sports Medicine
Department of Orthopaedic Surgery
University of Virginia
JBJS Deputy Editor for Sports Medicine
Director, Miller Review Course
Charlottesville, Virginia
Team Physician, James Madison University
Harrisonburg, Virginia

Peter J. Millett, MD, MSc
Director of Shoulder Surgery
Shoulder, Knee, Elbow and Sports Medicine Orthopaedic Surgery
The Steadman Clinic
Steadman Philippon Research Institute
Vail, Colorado

Anthony Miniaci, MD, FRCSC
Professor of Surgery
Cleveland Clinic Lerner College of Medicine
Director, Case Western Reserve University Center
Head, Sports Medicine
Cleveland Clinic Sports Health Center
Orthopaedic and Rheumatologic Institute
Garfield Heights, Ohio

Claude T. Moorman III, MD
Professor and Vice Chairman, Orthopaedic Surgery
Professor, Evolutionary Anthropology
Director, Duke Sports Medicine
Head Team Physician, Duke Athletics

Duke University Medical Center
Durham, North Carolina

Christopher D. Murawski, BS
Research Fellow
Department of Orthopaedic Surgery
University of Pittsburgh School of Medicine
Pittsburgh, Pennsylvania

Colin P. Murphy
University of Florida
Gainesville, Florida

Kevin P. Murphy, MD
Heekin Orthopedic Specialists
Private Practice
Jacksonville, Florida

Kevin Myers, MD
Resident
Department of Orthopaedic Surgery
North Shore – Long Island Jewish Health System
New Hyde Park, New York

Surena Namdari, MD, MSc
Assistant Professor of Orthopedic Surgery
Rothman Institute
Thomas Jefferson University Hospital
Philadelphia, Pennsylvania

Danyal H. Nawabi, MD, FRCS (Orth)
Attending Orthopaedic Surgeon
Sports Medicine and Shoulder Service
Hospital for Special Surgery
New York, New York

Clay G. Nelson, BS
Eastern Virginia Medical School
Norfolk, Virginia

Florian Nickisch, MD
Associate Professor of Orthopaedic Surgery
University of Utah School of Medicine
Salt Lake City, Utah

Jeffrey S. Noble, MD
Professor of Orthopaedics
Crystal Clinic Orthopaedic Center
Akron, Ohio

Matthew B. Noble, BS
Research Assistant
Department of Orthopedics
Crystal Clinic Orthopaedic Center
Akron, Ohio

James A. Nunley II, MD
J. Leonard Goldner and Billy Jones Endowed
Professor of Orthopaedic Surgery
Duke University
Chief
Division of Foot and Ankle Surgery
Department of Orthopaedic Surgery
Duke University School of Medicine
Durham, North Carolina

Michael J. O'Brien, MD
Assistant Professor
Department of Orthopaedics
Tulane University School of Medicine
New Orleans, Louisiana

Tahir Öğüt, MD
Professor of Orthopaedic Surgery
Istanbul University Cerrahpasha Medical School
Istanbul, Turkey

Enyi Okereke, MD†
Associate Professor of Orthopaedic Surgery
University of Pennsylvania School of Medicine
Chief
Division of Foot and Ankle Surgery
University of Pennsylvania Health Systems
Philadelphia, Pennsylvania

Francesco Oliva, MD, PhD
Specialist in Orthopedic Surgery
Department of Trauma and Orthopaedic Surgery
University of Rome Tor Vergata
School of Medicine
Rome, Italy

Justin Orr, MD
William Beaumont Army Medical Center
Chief
Residency Program Director
Foot and Ankle Orthopaedic Surgery
El Paso, Texas

Cristian Ortiz, MD
Clinica Alemana
Santiago, Chile

Fred W. Ortmann, MD
Greensboro Orthopaedics
Greensboro, North Carolina

Selene G. Parekh, MD
Partner, North Carolina Orthopaedic Clinic
Associate Professor
Department of Orthopaedic Surgery
Adjunct Faculty
Fuqua Business School
Duke University
Durhman, North Carolina

Caroline Park, BA
Clinical Research Assistant
Orthopaedic Surgery
Hospital for Special Surgery
New York, New York

Anthony Parrino, MD
Resident
Department of Orthopaedic Surgery

---
† Deceased.

University of Connecticut
Farmington, Connecticut

Andrew Pastor, MD
Shoulder and Elbow Fellow
Department of Orthopaedic Surgery
University of Washington
Seattle, Washington

Ronak M. Patel, MD
Orthopaedic Surgeon
Hinsdale Orthopedics
Hinsdale, Illinois

Frank Petrigliano, MD
Assistant Professor
Department of Orthopaedic Surgery
David Geffen School of Medicine
University of California Los Angeles
Los Angeles, California

Terrence M. Philbin, DO
Orthopedic Surgeon
Orthopedic Foot and Ankle Center
Westerville, Ohio
Director
Foot and Ankle Service
Doctors Hospital
Columbus, Ohio

Phinit Phisitkul, MD
Clinical Associate Professor
Department of Orthopaedics and
Rehabilitation
University of Iowa
Iowa City, Iowa

John Polousky, MD
Surgical Director, Sports Medicine
Department of Orthopedic Surgery
The Rocky Mountain Hospital for
Children
Denver, Colorado

R. David Rabalais, MD
Physician
Baton Rouge Orthopaedic Clinic
Zachary, Louisiana

Anil S. Ranawat, MD
Assistant Professor of Orthopaedic
Surgery
Weill Cornell Medical College
Assistant Attending Orthopaedic
Surgeon
New York Presbyterian Hospital
Assistant Attending Orthopaedic
Surgeon
Hospital for Special Surgery
New York, New York

Dustin L. Richter, MD
Resident
Department of Orthopaedics &
Rehabilitation
University of New Mexico
Albuquerque, New Mexico

Craig M. Roberto, DO
Orthopaedic Sports Medicine Fellow
University of Massachusetts
Boston, Massachusetts

**William G. Rodkey, DVM,
Diplomate ACVS**
Director
Center for Translational and
Regenerative
Medicine Research
Steadman Philippon Research Institute
Vail, Colorado

Anthony A. Romeo, MD
Professor
Departments of Orthopedic Surgery
Program Director
Shoulder and Elbow Fellowship
Section Head, Shoulder and Elbow
Surgery
Division of Sports Medicine
Rush University Medical Center
Team Physician, Chicago White Sox
and Bulls
Chief Medical Editor, Orthopedics
Today
Chicago, Illinois

James R. Ross, MD
Attending Orthopedic Surgeon
Broward Orthopedic Specialists
Fort Lauderdale, Florida

Keir A. Ross, BsC
Researcher
Department of Orthopaedic Surgery
Hospital for Special Surgery
New York, New York

J. R. Rudzki, MD
Clinical Associate Professor of
Orthopaedic Surgery
Department of Orthopaedic Surgery
The George Washington University
School of Medicine
Washington, District of Columbia

Marc Safran, MD
Professor
Department of Orthopaedic Surgery
Stanford University
Redwood City, California

Paulo Saggin, MD
Instituto de Ortopedia e
Traumatologia de
Passo Fundo
Passo Fundo, RS, Brazil

Tomoyuki Saito, MD, PhD
Professor and Chairman
Department of Orthopaedic Surgery
Yokohama City University School of
Medicine
Yokohama, Japan

Michael J. Salata, MD
Director, Joint Preservation and
Cartilage Restoration Center
University Hospitals Case Medical
Center
Assistant Professor of Orthopaedic
Surgery
Case Western Reserve University
Cleveland, Ohio

G. James Sammarco, MD, FACS
Clinical Professor
Department of Orthopaedic Surgery
University of Cincinnati Medical Center
Cincinnati, Ohio

V. James Sammarco, MD
Orthopedic Surgeon
Reconstructive Orthopaedics and Sports Medicine
Cincinnati, Ohio

James Santangelo, MD
Staff Orthopaedic Surgeon
Womack Army Medical Center
Fort Bragg, North Carolina

Felix H. Savoie III, MD
Professor of Clinical Orthopaedics and Vice Chairman
Department of Orthopaedic Surgery
Chief of Sports Medicine
Tulane University School of Medicine
New Orleans, Louisiana

John A. Scanelli III, MD
Resident
Department of Orthopaedic Surgery
University of Virginia
Charlottesville, Virginia

Robert C. Schenck, MD
Professor and Chairman
Department of Orthopaedics & Rehabilitation
University of New Mexico
Albuquerque, New Mexico

Laura E. Scordino, MD
Orthopaedic Resident
Department of Orthopaedic Surgery
University of Connecticut Health Science Center
Farmington, Connecticut

Aaron T. Scott, MD
Associate Professor
Department of Orthopaedic Surgery
Wake Forest University School of Medicine
Winston-Salem, North Carolina

Nicholas A. Sgaglione, MD
Professor and Chairman of Orthopaedic Surgery
North Shore Long Island Jewish Medical Center
Great Neck, New York

Benjamin S. Shaffer, MD
Associate Clinical Professor
Department of Orthopaedics
Georgetown University MedStar Hospital
Attending Physician
Department of Orthopaedics
Johns Hopkins Sibley Memorial Hospital
Washington, District of Columbia

Scott B. Shawen, MD
Assistant Professor
Department of Surgery
Uniformed Services University of Health Sciences
Bethesda, Maryland

Kevin G. Shea, MD
University of Utah
Adjunct Associate Clinical Faculty
Department of Orthopaedics
Salt Lake City, Utah
Department of Orthopedics
St. Lukes Health System
Boise, Idaho

Ryan W. Simovitch, MD
Affiliate Assistant Professor
Department of Surgery
University of Miami Miller School of Medicine
Miami, Florida
President
Palm Beach Orthopaedic Institute
Palm Beach Gardens, Florida

Harris S. Slone, MD
Assistant Professor
Department of Orthopaedic Surgery
Medical University of South Carolina
Charleston, South Carolina

David J. Slutsky, MD
Hand Surgeon
The Hand and Wrist Institute
Associate Professor
Department of Orthopedics
Harbor-UCLA Medical Center
Torrance, California

Andrea M. Spiker, MD
Department of Orthopaedics
Johns Hopkins University
Baltimore, Maryland

Matthew A. Stanich, MD
Valley Anesthesiology and Pain Consultants
Phoenix, Arizona

James S. Starman, MD
Sports Medicine Fellow
Department of Orthopaedic Surgery
University of Virginia
Charlottesville, Virginia

J. Richard Steadman, MD
Founder and Chairman
The Steadman Clinic and Steadman Philippon Research Institute
Vail, Colorado

Scott P. Steinmann, MD
Professor of Orthopedic Surgery
Mayo Clinic
Rochester, Minnesota

Sarah R. Steward, MD
Fellow
Department of Orthopaedics
Cincinnati Children's Hospital Medical Center
Cincinnati, Ohio

Benjamin V. Stone, BA
Medical Student
Weill Cornell Medical College
New York, New York

Robert T. Sullivan, MD
96th Medical Group
Eglin AFB, Florida

Karen M. Sutton, MD
Assistant Professor
Section of Sports Medicine
Department of Orthopaedic Surgery
Yale School of Medicine
New Haven, Connecticut

Kenneth G. Swan, Jr.
University Orthopaedic Associates
Wall Township, New Jersey

Virak Tan, MD
Professor
Department of Orthopedics
Rutgers-New Jersey Medical School
Newark, New Jersey

Dean C. Taylor, MD
Professor of Orthopaedic Surgery
Director
Duke Sports Medicine Fellowship
Chairman
Feagin Leadership Program
Department of Orthopaedic Surgery
Duke University Medical Center
Durham, North Carolina

Gregory A. Tayrose, MD
Greensboro Orthopaedics
Greensboro, North Carolina

Hajo Thermann, MD, PhD
Professor
Center for Knee and Foot Surgery/
Sports Trauma
ATOS Clinic Center
Heidelberg, Germany

Jared Thomas, MD
Resident
Department of Orthopaedic Surgery
University of Michigan Health System
Ann Arbor, Michigan

Richard J. Thomas, MD
OrthoGeorgia
Macon, Georgia

Annemarie K. Tilton
Research Fellow for Dr. Brian J. Cole,
MD, MBA
Department of Orthopedic Surgery
Rush University Medical Center
Chicago, Illinois

Fotios P. Tjoumakaris, MD
Assistant Professor of Orthopaedic
Surgery
Jefferson Medical College
Rothman Institute Orthopaedics
Egg Harbor Township, New Jersey

Sandra L. Tomak, MD
Clinical Instructor of Orthopaedics and
Rehabilitation
Yale School of Medicine
New Haven, Connecticut

Daniel J. Tomaszewski, MD
Department of Orthopaedic Surgery
Ministry Door County Medical Center/
Ministry North Shore Medical Clinic
Sturgeon Bay, Wisconsin

Victor Valderrabano, MD, PhD
Professor and Chairman
Orthopaedic Department
University Hospital Basel
Basel, Switzerland

Christian J.H. Veillette, MD, MSc, FRCSC
Assistant Professor
University of Toronto
Shoulder and Elbow Reconstructive
Surgery
Toronto Western Hospital/University
Health
Network
University of Toronto Orthopaedic
Sports Medicine Program
Women's College Hospital
Toronto, Ontario, Canada

Andrew J. Veitch, MD
Assistant Professor
Department of Orthopaedics &
Rehabilitation
University of New Mexico
Albuquerque, New Mexico

Alessio Giai Via, MD
Department of Orthopaedic Surgery
University of Rome Tor Vergata
Rome, Italy

Mandeep S. Virk, MD
Orthopaedic Resident
Department of Orthopaedics
University of Connecticut Health
Center
Farmington, Connecticut

James E. Voos, MD
Clinical Assistant Professor
University of Missouri – Kansas City
Orthopaedic and Sports Medicine
Clinic of Kansas City, LLC
Leawood, Kansas

Emilio Wagner, MD
Foot and Ankle Surgeon
Associate Professor
Orthopedic and Traumatology
Department
Universidad del Desarrollo
Clinica Alemana
Santiago, Chile

Eric J. Wall, MD
Professor
Department of Orthopaedic Surgery
University of Cincinnati College of
Medicine
Director, Orthopaedic Sports Medicine
Pediatric Orthopaedic Surgery
Cincinnati Children's Hospital
Medical Center

Cincinnati, Ohio

Raymond J. Walls, MD, FRCS (Tr&Orth)
Assistant Professor of Orthopaedics and Rehabilitation
Yale School of Medicine
New Haven, Connecticut

Markus Walther, MD
Professor of Orthopaedic Surgery
Medical
Director
Schoen Klinik Munich Harlaching
FIFA Medical Centres of Excellence
Chief, Centre for Foot and Ankle Surgery
Munich, Germany

Winston J. Warme, MD
Chief
Shoulder and Elbow Surgery
Director
Shoulder and Elbow Fellowship
Associate Professor
Department of Orthopaedics and Sports Medicine
University of Washington Medical Center
Seattle, Washington

Jon J. P. Warner, MD
Professor of Orthopaedic Surgery
Partner's Health Care System
Co-Chief of the Boston Shoulder Institute
Massachusetts General Hospital
Boston, Massachusetts

Ryan J. Warth, MD
Research Physician
Center for Outcomes-Based Orthopaedic
Research
Steadman Philippon Research Institute
Vail, Colorado

Daniel C. Wascher, MD
Professor, Department of Orthopaedics & Rehabilitation
University of New Mexico
Albuquerque, New Mexico

B. Collier Watson, MD
Fellow
Orthopedic Foot and Ankle Surgery
Orthopedic Foot and Ankle Center
Columbus, Ohio

William M. Weiss, MD, MSc, FRCSC
Orthopaedic Sports Medicine & Arthroscopy
Fellow
Plano Orthopaedics Sports Medicine & Spine Center
Plano, Texas

Amanda L. Weller, MD
Sports Medicine Fellow
Department of Orthopaedic Surgery
University of Pittsburgh
Pittsburgh, Pennsylvania

Brian C. Werner, MD
Department of Orthopaedic Surgery
University of Virginia
Charlottesville, Virginia

Carl H. Wierks, MD
Private Practice
Holland, Michigan

Richard Williams, MD
Fellow
CU Sports Medicine
University of Colorado
Boulder, Colorado

Jocelyn R. Wittstein, MD
Director of Research
Bassett Shoulder & Sports Medicine Research
Institute
Attending Surgeon
Bassett Healthcare Network
Oneonta, New York

Thomas H. Wuerz, MD, MSc
Sports Medicine Fellow
Rush University Medical Center
Chicago, Illinois

Robert W. Wysocki, MD
Assistant Professor
Department of Orthopedic Surgery
Rush University Medical Center
Chicago, Illinois

Ken Yamaguchi, MD
Professor of Orthopaedic Surgery
Sam and Marilyn Fox Distinguished Professor of Orthopaedic Surgery
Chief of Shoulder and Elbow Service
Washington University School of Medicine
St. Louis, Missouri

Alastair Younger, MD, ChB, MSc, ChM, FRCS(C)
Faculty
Department of Orthopaedics
University of British Columbia
Vancouver, BC, Canada

Alan L. Zhang, MD
Department of Orthopaedic Surgery
University of California, San Francisco
San Francisco, California

中文版前言

《WIESEL 骨科手术学》是一部比肩世界骨科学巨著《坎贝尔骨科学》的扛鼎之作，在国内外都有巨大的影响力。2010 年前后，上海科学技术出版社引进《WIESEL 骨科手术学》英文版第一版，我组织我科有经验的专家和骨干医生，开始了该书的翻译工作。2013 年该书中文版在大陆地区出版和发行，受到国内广大骨科医生的欢迎，已成为骨科医生最重要的手术学参考工具书之一。我自己也将该书作为案头书，遇到有困惑的手术，就翻开看一看，我感觉该书的实用性与其他骨科学术著作相比有明显优势。

近十年是中国骨科学发展最迅猛的时期，一大批年轻骨科医生在实践中成长，技术水平有非常大的提高，一些亚专业技术也逐渐发展至国际领先水平。然而也必须看到，我国骨科的临床水平还存在着巨大的不平衡，各级医院临床医生的技术能力还有较大差距，所以在学习国际先进技术的同时，加强临床规范，依然任重道远。

正如 Sam W. Wiesel 教授所言，每位手术者计划开展一项手术时，都需思考三个主要问题：为何要做该手术？何时是最佳手术时机？采用哪些手术技巧比较合适？作为一位从事骨科专业学术研究和临床工作三十多年的老医生，我依然在临床一线耕耘，能够充分理解学无止境的道理，每次手术对我来说都是一次学习之旅。面对患者，我们必须认真思考：需要手术治疗吗？采用哪些手术方法或技巧更合适呢？

在当前，如何把握手术指征、减少非必要手术，是我们需要直面和解决的问题。同时，不断提升手术的精确性，提高手术的技巧，让手术更加完美，这也是骨科医生追求的目标。

希望该套书中文版的出版，能助力提高中国骨科医生技术水平。也希望中国骨科医生研发新技术，为骨科事业的发展提供中国的解决方案。

张长青
2021 年 8 月

英文版前言（第二版）

修订 Operative Techniques in Orthopaedic Surgery 的宗旨一如既往：希望能够紧密结合临床，深度呈现"如何做好"骨科手术的步骤与各项细节。

尽管外科医生知道"为什么"和"何时"做手术，但本书中每个手术章节的前面，都对此有提纲挈领的阐述。

第二版九个分册的内容和图表都经仔细审阅并更新过。每个分册主编添加了一些手术章节，且内容更加侧重于手术操作，更便于获取和检索。

每位分册主编和章节编者都是其所在学术领域的知名专家，他们不惜耗费大量的时间和精力编写本书。我为能和这些了不起的专家共事而备受鼓舞，并为能参与这项有意义的工作而感到荣幸之至。

我还要感谢 Wolters Kluwer 出版公司的所有员工。Dave Murphy 对初版和新版都提出了很多中肯的建议，让我获益匪浅。我同时还要感谢 Bob Hurley，他是本书第一版的大力推动者，对本书再版依然给予了大力支持。

最后，特别感谢 Brian Brown，本套书新任的文字编辑，非常有幸能和他共事，本书的出版离不开他出色的工作。

Sam W. Wiesel, MD
2015 年 2 月 2 日

英文版前言（第一版）

每位手术者在计划进行手术时，都必然要思考三个主要的问题：为何要做这个手术（目的），根据疾病的进程何时最适合手术（时机），以及要采用哪些手术技术（技巧）。本书以一种细致和分步讲述的风格，详细介绍了绝大多数骨科手术的具体技巧。至于手术的目的和时机，在每一种手术的开篇部分以提要的形式进行简述。当然，所有手术者都应充分理解有关手术目的和时机的基本原则，并针对具体的病例选择恰当的手术。本书的重点是回顾和阐明所要开展的手术的具体步骤。

《WIESEL骨科手术学》有别于其他学术专著的特点在于让人一目了然，每种手术既以系统的统一格式进行描述，又充分体现每位作者的原创性和特色。一旦开卷，读者可以尽览各种手术的各个重要步骤。

本书共分为九个部分：运动医学，骨盆与下肢创伤，成人重建外科，小儿骨科，骨肿瘤外科，手、腕和前臂，肩肘外科，足踝外科，以及脊柱外科。每个部分均由本专业学科领域享有盛誉且临床经验丰富的专家负责编纂。他们力邀学界精英参与每一章的编写并负责最终的审校，为此耗费了巨大心力。我一直为身处如此完美和才华横溢的团队中而备受鼓舞，并为能参与如此有益的工作而深感荣幸。

最后，我想感谢为本书的出版作出卓越贡献的每个人。特别感谢 Dovetail Content Solutions 公司的 Grace Caputo 以及 Lippincott Williams & Wilkins 公司的 Dave Murphy 和 Eileen Wolfberg，感谢他们在本书成书过程中的无私参与和帮助指导。最后要感谢 Lippincott Williams & Wilkins 公司的 Bob Hurley，他富有效率的工作使本书原稿定稿后得以在第一时间出版发行。

Sam W. Wiesel，MD
2010年1月1日

目 录

第1篇 肩关节 SHOULDER

第1章 肩关节镜基础 *1*
Shoulder Arthroscopy: The Basics

第2章 肩关节前向不稳的关节镜治疗 *8*
Arthroscopic Treatment of Anterior Shoulder Instability

第3章 肩关节后方不稳的关节镜治疗 *19*
Arthroscopic Treatment of Posterior Shoulder Instability

第4章 肩关节多向不稳的关节镜治疗 *25*
Arthroscopic Treatment of Multidirectional Shoulder Instability

第5章 上盂唇前后向撕裂的关节镜治疗 *33*
Arthroscopic Treatment of Superior Labral Anterior Posterior（SLAP） Tears

第6章 投掷肩 *39*
Throwing Shoulder

第7章 肱二头肌腱病变的关节镜治疗 *54*
Arthroscopic Treatment of Biceps Tendinopathy

第8章 肩峰撞击症的关节镜治疗 *67*
Arthroscopic Treatment of Subacromial Impingement

第9章 肩锁关节病 *75*
Acromioclavicular Disorders

第10章 肩袖撕裂的关节镜治疗 *81*
Arthroscopic Treatment of Rotator Cuff Tears

第11章 肩胛下肌腱撕裂包括喙突下撞击的关节镜治疗 *91*
Arthroscopic Treatment of Subscapularis Tears, Including Subcoracoid Impingement

第12章 肩锁关节损伤的修复与重建 *102*
Repair and Reconstruction of Acromioclavicular Injuries

第13章　关节镜下肩锁关节固定　*114*
Arthroscopic Acromioclavicular Joint Stabilization

第14章　关节镜下松解神经卡压症　*119*
Arthroscopic Release of Nerve Entrapment

第15章　关节镜下关节囊松解治疗运动损失　*124*
Arthroscopic Capsular Releases for Loss of Motion

第16章　肩胛胸疾病的关节镜治疗　*134*
Scapulothoracic Arthroscopy

第17章　关节镜下清理术和关节盂成形术治疗肩关节退化性关节炎　*143*
Arthroscopic Débridement and Glenoidplasty for Shoulder Degenerative Joint Disease

第18章　Bankart修复和下关节囊移位术　*150*
Bankart Repair and Inferior Capsular Shift

第19章　复发性肩关节后方不稳的治疗　*163*
Treatment of Recurrent Posterior Shoulder Instability

第20章　Latarjet术治疗伴骨缺损的肩关节不稳　*178*
Latarjet Procedure for Instability with Bone Loss

第21章　肩盂植骨治疗伴骨缺损的肩关节不稳　*189*
Glenoid Bone Graft for Instability with Bone Loss

第22章　合并肱骨骨缺损的肩关节不稳的治疗　*198*
Management of Glenohumeral Instability with Humeral Bone Loss

第2篇　肘关节和腕关节 ELBOW AND WRIST

第23章　肘关节镜基础　*208*
Elbow Arthroscopy: The Basics

第24章　软骨损伤和剥脱性骨软骨炎的关节镜治疗　*218*
Arthroscopic Treatment of Chondral Injuries and Osteochondritis Dissecans

第25章　肘关节外翻伸直过度负荷的关节镜治疗　*229*
Arthroscopic Treatment of Valgus Extension Overload

第26章　肘关节活动度缺失的关节镜治疗　*234*
Arthroscopic Treatment of Elbow Loss of Motion

第27章　肘关节镜下清理治疗肘关节退行性疾病　*244*
Arthroscopic Débridement for Elbow Degenerative Joint Disease

第28章　肱骨外上髁炎（网球肘）的关节镜治疗　*249*
Lateral Epicondylitis（Tennis Elbow）Arthroscopic Treatment

第29章　Panner病和剥脱性骨软骨炎的肘关节镜治疗　*258*
　　　　Elbow Arthroscopy for Panner Disease and Osteochondritis Dissecans

第30章　腕关节镜：术前准备和手术技术　*264*
　　　　Arthroscopy of the Wrist: Preparation and Techniques

第3篇　髋关节 HIP

第31章　髋关节镜基础　*276*
　　　　Hip Arthroscopy: The Basics

第32章　软骨损伤　*288*
　　　　Cartilage Injuries

第33章　股髋撞击症的关节镜治疗　*295*
　　　　Scope for Femoroacetabular Impingement

第34章　弹响髋／髋外侧　*306*
　　　　Snapping Hip/Lateral Hip

第35章　运动疝和内收肌损伤　*316*
　　　　Athletic Pubalgia and Adductor Injuries

第36章　髋关节周围间隙的关节镜手术　*322*
　　　　Periarticular Arthroscopy

第37章　腘绳肌近端损伤　*333*
　　　　Proximal Hamstring Injury

第38章　基于滑膜的疾病　*339*
　　　　Synovial-Based Disorder

第4篇　膝关节 KNEE

第39章　膝关节镜基础　*351*
　　　　Knee Arthroscopy: The Basic

第40章　关节镜下滑膜切除术　*359*
　　　　Scope Synovectomy

第41章　关节镜下半月板切除术　*367*
　　　　Arthroscopic Meniscectomy

第42章　半月板修补　*378*
　　　　Meniscal Repair

第43章　半月板移植　*392*
Meniscal Transplant

第44章　微骨折软骨成形术　*406*
Microfracture Chondroplasty

第45章　自体骨软骨柱移植　*414*
Osteochondral Autograft "Plug" Transfer

第46章　自体软骨细胞移植　*423*
Autologous Chondrocyte Implantation

第47章　异体软骨移植　*433*
Allograft Cartilage Transplantation

第48章　剥脱性骨软骨炎和缺血性坏死　*441*
Osteochondritis Dissecans and Avascular Necrosis

第49章　前交叉韧带单束重建　*456*
Single-Bundle Anterior Cruciate Ligament

第50章　前交叉韧带双束重建　*468*
Double-Bundle Anterior Cruciate Ligament

第51章　前交叉韧带重建术后翻修　*476*
Revision Anterior Cruciate Ligament Reconstruction

第52章　后交叉韧带重建手术　*486*
Posterior Cruciate Ligament Surgery

第53章　膝关节内侧副韧带急慢性损伤的修复　*498*
Repair of Acute and Chronic Knee Medial Collateral Ligament Injuries

第54章　后外侧角损伤治疗　*506*
Management of Posterolateral Corner Injuries

第55章　膝关节多发韧带损伤处理　*517*
Management of the Multiple Ligament - Injured Knee

第56章　急慢性髌腱撕裂的修复　*530*
Repair of Acute and Chronic Patella Tendon Tears

第57章　急慢性股四头肌腱断裂的修复　*535*
Repair of Acute and Chronic Quadriceps Tendon Ruptures

第58章　膝关节活动受限　*542*
Knee Loss of Motion

第59章　膝关节外侧松解术　*551*
Knee Lateral Release

第60章　内侧髌股韧带重建术　*557*
Medial Patellofemoral Ligament Reconstruction

第61章　胫骨结节移位术　*566*
Tibial Tubercle Transfer

第62章　滑车加深成形术　*574*
Deepening Trochleoplasty

第63章　胫骨近端截骨（胫骨高位截骨）　*584*
Upper Tibial Osteotomy（High Tibial Osteotomy）

第5篇　小儿膝关节 PEDIATRIC KNEE

第64章　关节镜辅助下或切开复位内固定治疗胫骨棘骨折　*595*
Arthroscopy-Assisted Management or Open Reduction and Internal Fixation of Tibial Spine Fractures

第65章　骨骼未发育成熟患者的前交叉韧带重建　*604*
Anterior Cruciate Ligament Reconstruction in the Skeletally Immature Patient

第66章　关节镜下剥脱性骨软骨炎的钻孔和固定　*617*
Arthroscopic Drilling and Fixation of Osteochondritis Dissecans

第67章　外侧盘状半月板成形术　*625*
Meniscoplasty for Discoid Lateral Meniscus

第68章　剥脱性骨软骨炎和膝关节大段骨软骨缺损　*629*
Osteochondritis Dissecans and Large Osteochondral Defects of the Knee

第69章　急性和慢性髌骨不稳定　*637*
Acute Patellar and Chronic Patellar Instability

第6篇　腿和踝 LEG AND ANKLE

第70章　慢性疲劳性筋膜室综合征　*648*
Chronic Exertional Compartment Syndrome

第71章　下肢神经卡压　*659*
Lower Extremity Nerve Entrapment

第72章　运动医学中的植入物　*668*
Implants in Sports Medicine

第73章　踝关节镜　*680*
Arthroscopy of the Ankle

第74章　距骨骨软骨损伤的微骨折治疗：观点1　*687*
Microfracture for Osteochondral Lesions of the Talus: Perspective 1

第75章　距骨骨软骨损伤的微骨折治疗：观点2　*695*
Microfracture for Osteochondral Lesions of the Talus: Perspective 2

第76章　后踝关节镜和后足内镜技术　*702*
Posterior Ankle Arthroscopy and Hindfoot Endoscopy

第77章　后踝撞击症的经后侧入路内镜下治疗　*712*
Endoscopic Treatment of Posterior Ankle Impingement through a Posterior Approach

第78章　距下关节镜：观点1　*719*
Subtalar Arthroscopy: Perspective 1

第79章　距下关节镜：观点2　*728*
Subtalar Arthroscopy: Perspective 2

第80章　同种异体幼年软骨微粒移植治疗距骨骨软骨损伤　*736*
Particulated Juvenile Cartilage Allograft Transplantation for Osteochondral Lesions of the Talus

第81章　骨软骨移植治疗距骨骨软骨损伤　*744*
Osteochondral Transfer for Osteochondral Lesions of the Talus

第82章　前侧胫骨截骨治疗距骨骨软骨损伤　*757*
Anterior Tibial Osteotomy for Osteochondral Lesions of the Talus

第83章　距骨骨软骨损伤：结构性同种异体骨移植　*761*
Osteochondral Lesions of the Talus: Structural Allograft

第84章　自体软骨细胞移植　*775*
Autologous Chondrocyte Transplantation

第85章　改良Brostrom和Brostrom-Evans方法　*786*
Modified Brostrom and Brostrom-Evans Procedures

第86章　踝关节外侧不稳定的解剖修复　*799*
Anatomic Repair of Lateral Ankle Instability

第87章　踝关节外侧不稳定的腘绳肌自体肌腱移植/增强术　*808*
Hamstring Autografting/Augmentation for Lateral Ankle Instability

第88章　异体肌腱与界面螺钉固定的踝关节外侧韧带重建　*817*
Lateral Ankle Ligament Reconstruction Using Allograft and Interference Screw Fixation

第89章　踝关节外侧慢性不稳定　*826*
Chronic Lateral Ankle Instability

第90章　三角韧带重建　*833*
Deltoid Ligament Reconstruction

第91章　内踝/三角韧带重建　*840*
Medial Ankle/Deltoid Ligament Reconstruction

第92章　开放跟腱修补　*854*
Open Achilles Tendon Repair

第93章 小切口跟腱修补：方法1 *861*
Mini-Open Achilles Tendon Repair: Perspective 1

第94章 小切口跟腱修补：方法2 *872*
Mini-Open Achilles Tendon Repair: Perspective 2

第95章 经皮跟腱修补：方法1 *878*
Percutaneous Achilles Tendon Repair: Perspective 1

第96章 经皮跟腱修补：方法2 *884*
Percutaneous Achilles Tendon Repair: Perspective 2

第97章 跟骨后侧滑囊镜（镜下骨赘、滑囊及腱旁膜清理） *888*
Retrocalcaneal Bursoscopy(Endoscopic Removal of Bone, Bursa, and Paratenon)

第98章 跟腱止点病 *894*
Insertional Achilles Tendinopathy

第99章 踇长屈肌腱加强治疗跟腱止点炎 *904*
Flexor Hallucis Longus Tendon Augmentation for the Treatment of Insertional Achilles Tendinosis

第100章 跟腱病的开放手术治疗 *911*
Open Management of Achilles Tendinopathy

第101章 踇长屈肌腱转位治疗跟腱炎 *919*
Flexor Hallucis Longus Transfer for Achilles Tendinosis

第102章 跟腱延长术 *926*
Achilles Tendon Lengthening

第103章 腓骨肌腱撕裂的修补 *934*
Repair of Peroneal Tendon Tears

第104章 腓骨肌腱脱位的修复：方法1 *942*
Repair of Dislocating Peroneal Tendons: Perspective 1

第105章 腓骨肌腱脱位的修复：方法2 *951*
Repair of Dislocating Peroneal Tendons: Perspective 2

第106章 胫前肌腱断裂的重建 *958*
Reconstruction of Tibialis Anterior Tendon Ruptures

第107章 肌腱转位术治疗足下垂 *967*
Tendon Transfer for Foot Drop

第108章 第5跖骨近端骨折的手术治疗 *984*
Surgical Management of Proximal Fifth Metatarsal Fractures

运动医学体格检查表 *995*
Exam Table for Sports Medicine Surgery

索引 *1021*
Index

第1章 肩关节镜基础
Shoulder Arthroscopy: The Basics

Elizabeth Matzkin and Craig R. Bottoni

定义

- 肩关节是一个球形多轴关节,其稳定性不仅依靠骨性结构,也依靠周围的肌肉及关节囊结构。
- 关节镜是利用光纤设备成像并进行关节检查,所有肩关节外科医生必须精通肩关节镜检查技术。

解剖

- 盂肱关节由肩胛骨的关节盂与肱骨头组成。
- 盂唇是关节盂周围纤维软骨组织构成的"缓冲"结构,可加深和扩大关节窝,增加盂肱关节稳定性。肱二头肌长头肌腱止于上盂唇,可以防止肱骨头过度上移,并协助稳定盂肱关节。
- 肩关节的静态稳定结构包括关节囊和盂肱韧带(包括上、中、下盂肱韧带),将在接下来的章节里详细讨论。
- 肩关节的动态稳定结构主要为肩袖,包括冈上肌、冈下肌、肩胛下肌及小圆肌。
  - 维持肩胛带稳定的结构主要为菱形肌、肩胛提肌、肩胛骨、斜方肌、前锯肌,这些结构也有助于维持肩关节的动态稳定性。

发病机制

- 肩关节损伤可继发于外伤、微创伤或过劳损伤,与运动方式或年龄有关。
- 大多数40岁以下患者一般以过度活动或不稳定的症状为主,40岁以上的患者则往往以肩袖损伤、炎症、撞击症或退行性疾病的症状为主。

自然病程

- 肩关节损伤出现疼痛,并导致运动功能紊乱。
- 复发性肩关节不稳的发病率随着年龄增加而降低[2]。
- 肩袖撕裂的发病率随着年龄增加而增高[1]。
- 如果肩部病变未进行处理,可能会导致疼痛、活动受限、退行性变、功能缺失,从而无法参与体育运动和日常工作。

病史和体格检查

- 体格检查最重要的部分是向患者获取准确的病史。
  - 是创伤性、非创伤性,还是过劳损伤?
  - 何时及如何受伤?
  - 患者主诉疼痛、活动受限、无力,还是无法进行体育运动、日常生活或工作?
  - 休息时疼痛,还是只有活动时疼痛,或者睡觉时疼痛?
  - 是否存在神经系统症状?
- 基本体格检查方法总结如下,特殊的检查方法在其他章节讨论。
  - 从前方、后方及侧方观察肩关节疼痛患者。
    - 具体观察有无肌肉萎缩,有无肌肉、左右肩高度或肩胛骨位置的不对称。
  - 肩部不同部位的触诊,包括胸锁关节、肩锁关节、大结节、肩袖、盂肱关节、肱二头肌腱、斜方肌,可确定压痛点,有利于鉴别诊断。
  - 主动和被动活动度,包括前屈、外展、内收、内旋及外旋。
    - 肩关节活动受限提示粘连性关节囊炎、肩袖病变(肩袖肌腱炎或肩袖撕裂)或退行性变。
  - 三角肌、冈上肌、冈下肌及肩胛下肌抗阻肌力测定。
    - 任何肌肉肌力减弱提示神经损伤、肌肉或肌腱撕裂,或疼痛引起的肌力减弱。
- 肩袖和肩胛骨稳定结构:有无肌肉萎缩、翼状肩、肌力减弱、疼痛弧。
  - 检查肩袖撕裂的激发试验包括落臂征、肩胛下肌的抬离试验及压腹试验。
  - 撞击试验包括Neer试验和Hawkins试验。
- 盂唇:交锁、摩擦音或弹响提示盂唇可能撕裂;激发试验用于检查是否存在肩关节不稳,如应力转移、恐惧试验(又称Crank Test)、复位试验、O'Brien试验。
- 多向不稳:有无关节下方松弛度增加及另一个方向出现松弛。
  - 凹槽征(Sulcus征)表明下方松弛。
  - 检查肱骨头有无自主性的脱位或半脱位。
- 肩锁关节:检查肩锁关节上方有无局部压痛、抱胸内收及O'Brien试验是否有疼痛。

影像学和其他诊断性检查

- X线平片可以从不同方位评估肩关节。
  - 基本影像学应包括前后位、腋位、出口位片。
  - 是否需要特殊体位摄片取决于肩部病变情况,将在以后章节分别讨论。
- 磁共振成像(MRI)及MRI关节造影也常用来辅助诊断,因为MRI对许多肩部损伤的诊断具有高度敏感性和特异性。

鉴别诊断

- 撞击症(内旋和外旋)。
- 肩袖撕裂。
- 粘连性肩关节囊炎。
- 肩锁关节损伤或关节炎。
- 盂唇撕裂。
- 关节不稳。
- 肱二头肌腱病。
- 退行性关节炎。
- 肩胛胸壁运动功能紊乱。
- 颈椎病或神经病变。
- 感染。

非手术治疗

- 对多种不同疾病的非手术处理包括休息、非甾体抗炎药、物理治疗、诊断性及治疗性关节注射。

手术治疗

- 非手术治疗效果不理想,症状持续且与病变相符,是肩关节镜手术的指征。

术前计划

- 病史和影像学检查的评估。
- 术者应该对病变做充分评估,以确保关节镜手术时已备有合适的设备及器械。
  - 患者体位固定设备(上臂托架、配重、沙袋、腋垫)。
  - 关节镜泵或灌洗系统。
  - 显示器,30°和70°关节镜。
  - 关节镜套管。
  - 电动刨刀、打磨头、缝合锚钉及关节镜器械(探针、持物钳、剪刀、篮钳)。
- 麻醉下检查评估关节活动度及稳定性。

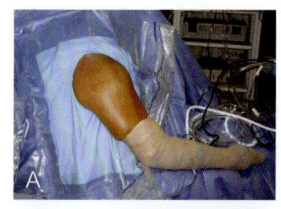
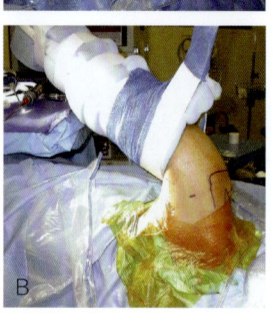

图1 A. 患者取沙滩椅位,右侧肩关节镜手术标准铺单。B. 患者取右侧卧位,应用肩部牵引装置外展并牵引左侧上肢。

体位

- 肩关节镜手术时患者取沙滩椅位或侧卧位(图1)。
- 沙滩椅位需要特殊的手术床,以确保可充分暴露患者肩关节后方,同时患者头部可获得良好支撑。
  - 这种体位的优点是在整个手术过程中可自由活动肩部。
  - 手臂托架(需要特别设计)能够在不需要助手的情况下牵引和维持盂肱关节位置。
- 取侧卧位时(图1B),需用沙袋、腋窝衬垫或枕头为患者关键部位提供保护并维持体位。
- 术侧上肢置于托架上,维持70°外展,15°~20°前屈的位置,用10磅(4.54 kg)的配重牵引,牵拉盂肱关节以获得良好的术野。

入路

- 手术室的格局设置应便于术者处理整个肩关节,能合理地摆放显示器及关节镜设备。
  - 典型的手术室格局设置如图2所示。
- 整个肩部、上臂、前臂、手及暴露的半侧胸壁用U形手术洞巾隔离后再消毒,这样术中即使液体外渗也有助于保持患者干燥。

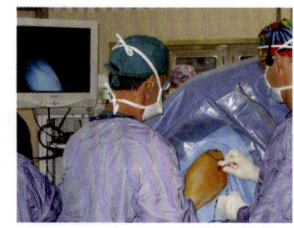

图2 手术室格局设置便于观察显示器及关节镜设备。

准备及入路位置

- 完成术前准备及铺单后,用记号笔标记体表骨性解剖标志,包括锁骨、肩峰的边界(前方、后方及外侧)、肩胛冈、肩锁关节和喙突(技术图1)。

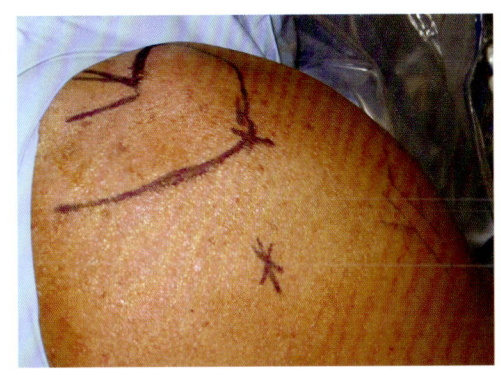

技术图1 术前标记右肩肩峰、锁骨及入路位置。

- 然后,所有可能用到的入路位置都应该在皮肤上标记出来,对于基本的诊断性关节镜手术,入路包括后侧入路、前侧入路,如果有必要还需外侧入路。特殊操作所需的辅助入路将在以后的章节讨论。
  - 后侧入路:后侧入路位于肩峰后外侧下方2~3 cm、内侧1 cm处,此处通常位于肩关节后部的"软点",即触诊位于后方肩袖肌(冈下肌和小圆肌)之间的凹陷区。
  - 前侧入路:前侧入路位于喙突顶部的外侧及肩峰前外侧边缘的下方。必须确保所有的前侧入路位于喙突的外侧,以避免损伤位于喙突内侧的神经血管结构。
  - 外侧入路:外侧入路位于肩峰外侧缘外侧3~5 cm,可根据关节内解剖调整外侧入路的位置。
- 关节镜手术开始前,确保所有关节镜设备(关节镜、显示器、水泵)均正常工作。

置入关节镜

- 首先建立后侧入路。
  - 用11号手术刀片做一5 mm皮肤切口。
  - 任何肩关节镜手术的切口都应只穿透皮肤,不能太深以避免损伤神经血管结构及关节面。
- 关节镜鞘管及钝头内芯插入盂肱关节(技术图2)。
  - 可以用手固定肩关节同时用示指确定喙突尖位置后,将Trocar套管向喙突方向插入。
  - 内芯应向肱骨头的内侧插入并进入肱骨头和关节盂之间的间隙。套管一旦穿透关节囊进入盂肱关节腔时会有落空感。
  - 有的术者喜欢先通过腰椎穿刺针向盂肱关节注射生理盐水,这样不仅扩大了关节腔,还可以提供更大的视野,同时关节液回流可证实关节镜在正确的位置。
- 打开灌洗引流系统,确定肱骨头、关节盂及肱二头肌长头肌腱的位置作为快速定向的参照。
- 进行简单的盂肱关节内情况检查来决定是否需要调整后续入路的位置。

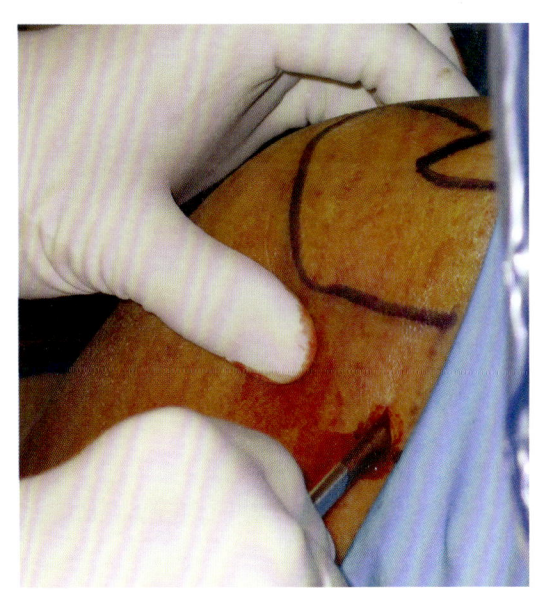

技术图2 置入关节镜。套管应向喙突方向插入,会从后方盂唇外侧接近上下关节盂的中心位置进入盂肱关节,术者的示指置于喙突顶部有利于引导套管进入关节的方向。

建立前侧入路

- 接下来建立前侧入路,如有必要可根据上述对肩关节内病变情况的检查结果调整前侧入路的位置,这将在其他章节中进行讨论。
- 对于大多数标准关节镜操作,前侧入路的建立采用由内向外或由外向内的技术均可。

由内向外的技术

- 关节镜置于肱二头肌腱下方的肩袖间隙,紧贴住前方关节囊后退出镜头,注意保持套管位置。
- 将交换棒或Wissinger棒(与套管配套的一根长金属棒)插入套管后穿透关节囊前部并向前顶起皮肤。
- 在交换棒顶起的皮肤处做一个小切口。
- 可以用一个套管套在交换棒上插入盂肱关节。

由外向内的技术

- 用腰椎穿刺针在选好的前侧入路的位置插入关节腔

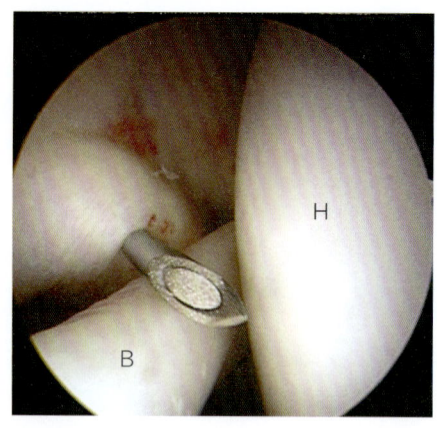

技术图3　腰椎穿刺针穿过肩袖间隙以建立正确的前上方入路,可清楚识别肱骨头(H)和肱二头肌长头肌腱(B)。

(技术图3)。
- 镜下看到腰椎穿刺针并确认其位置正确后拔出腰椎穿刺针,在插入腰椎穿刺针的位置做一小皮肤切口。
- 关节镜直视下,套管及内芯穿透关节囊前方进入盂肱关节。

诊断性关节镜检查

关节镜置于后侧入路

- 肩关节诊断性关节镜检查时,从后侧入路置入关节镜,从前侧入路插入探针,从这个位置重点探查下列结构。
  - 肱骨头和关节盂的关节面。
    - 评估软骨并记录任何软骨损伤。
    - 关节盂中心的软骨可能会出现正常的"稀薄"现象。
    - 有时软骨表面可见关节盂两个骨化中心之间的分界线。
  - 肩胛下肌腱和肩袖间隙。
    - 评估肩胛下肌腱上缘及其与小结节的附着点的完整性(技术图4A)。
    - 注意肩袖间隙组织质量和张力(冈上肌前缘和肩胛下肌上缘之间的关节囊组织)。
  - 盂肱上韧带和盂肱中韧带。
    - 评估走行于肩胛下肌和肱二头肌腱之间的盂肱上韧带和走行于肩胛下肌腱深面的盂肱中韧带(技术图4B)。
    - 可能出现的变异包括Buford复合体(索状盂肱中韧带)或韧带缺失。
  - 上盂唇和肱二头肌腱。
    - 对肱二头肌腱的两端进行评估,用探钩将其结节间沟部拉回至关节腔内评估是否有隐匿滑膜炎或磨损(技术图4C)。
  - 肩袖。
    - 将镜头朝向上方观察评估肩袖,肩袖在肱骨头的附着部应光滑,没有任何磨损(技术图4D)。
    - 当关节镜沿着肱骨头向后下移动时,肱骨头部正常"裸区"很容易辨认,此处缺乏关节软骨,存在滋养孔(技术图4E)。
  - 下方关节囊和隐窝。
    - 检查关节囊下部皱褶及关节囊在肱骨头的附着点(技术图4F)。
    - 此处有时可见肱骨侧盂肱下韧带撕脱,带或不带骨碎片。
    - 此时关节镜处于正上方,故可看到关节囊在下盂唇的附着点(技术图4G)。
  - 盂肱下韧带前束。
    - 此为防止盂肱关节向前移位的主要静态稳定结构。
    - 前下盂唇应紧紧附着于关节盂(技术图4H)。此处剥离常见于Bankart或Perthes损伤(技术图4I),具体内容将在第2章详细讨论。

第 1 章 肩关节镜基础

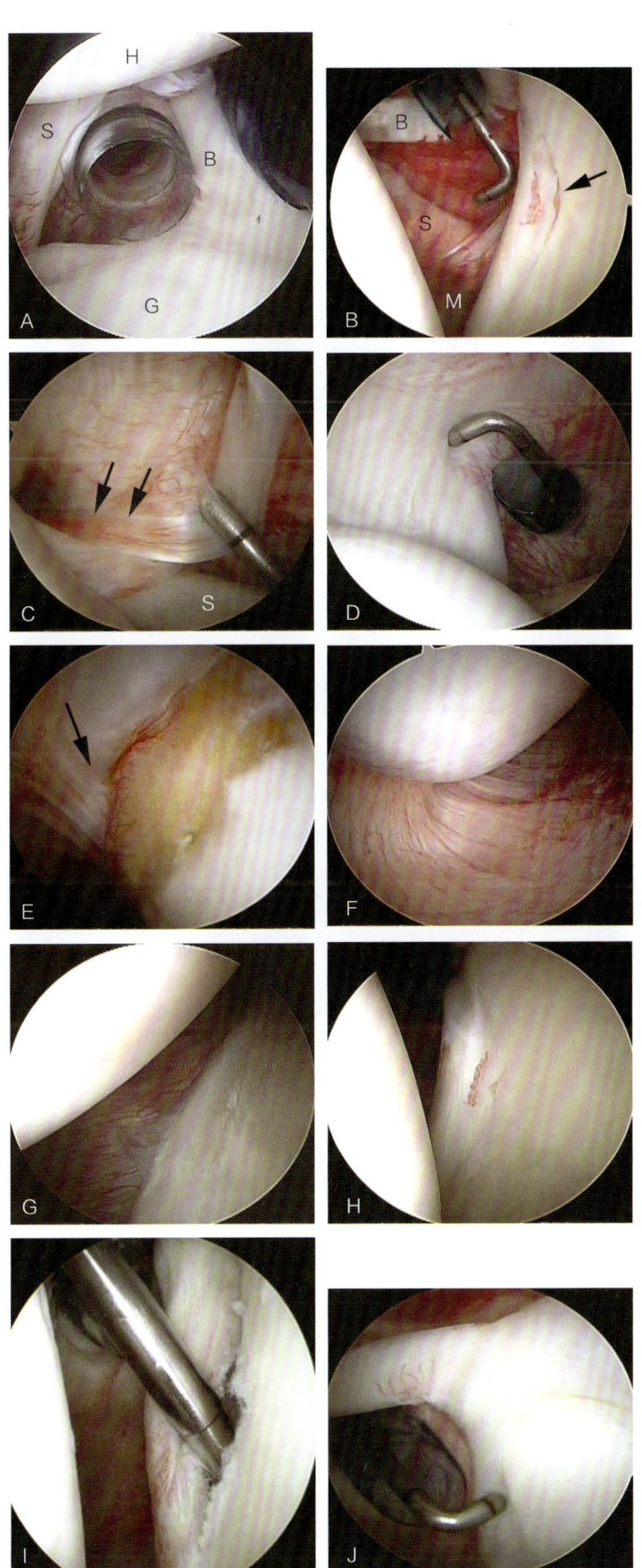

技术图 4　A. 侧卧位，建立左侧肩部前上及前下入路，肱二头肌腱（B）位于两套管之间。识别肱骨头（H）、关节盂（G）和肩胛下肌（S）上缘；B. 沙滩椅位，左肩，识别肩胛下肌、肱二头肌腱及盂肱中韧带（M）。前上盂唇有多种变异，在此处表现为一个外下侧的孔（箭头所示）。C. 肱二头肌长头肌腱可以拉回关节腔内以检查滑膜炎（箭头）。D. 探查冈上肌前缘及正常肩袖止点。E. 关节镜沿肩袖滑向后方可以看到肱骨头的裸区，这是缺乏关节软骨的正常区域。识别后部肩袖与下方关节囊之间的移行区（箭头）。F. 关节囊下部附着于肱骨，这个区域最容易发现游离体（沙滩椅位）。G. 关节镜重回上方时可看到下方盂唇。H、I. 检查前方盂唇的附着部。H. 盂唇和关节囊的附着部正常。I. 前下盂唇附着部撕裂（Bankart 损伤）。J. 探查上方盂唇附着点。

- 当韧带和关节囊松弛时,这条韧带易于显露,此时关节镜很容易进入肱骨头与关节盂之间的前隐窝,此即"穿越"征,代表关节多方向松弛。
  ○ 肱二头肌附着点。
    - 探查上部盂唇于关节盂处的附着点以评估上盂唇前向后(SLAP)撕裂[3]。
    - 通常上部盂唇紧密附着于上关节盂(技术图4J)。
    - 类半月板样上盂唇变异及肱二头肌腱变异(双叉肌腱)并不罕见,必须与需要修复的病变鉴别。

关节镜置于前侧入路

- 从后入路拔出关节镜,但不拔出套管,将关节镜插入前侧入路套管,检查关节后方并从这个新角度观察关节的其他部分。
  ○ 后方盂唇应平整光滑,紧紧附着于关节盂(技术图5)。
  ○ 关节镜向上方旋转检查附着于肱骨头的关节囊后部,如果分离则表示有反向盂肱韧带撕脱。
- 肩胛下肌和肱二头肌腱。

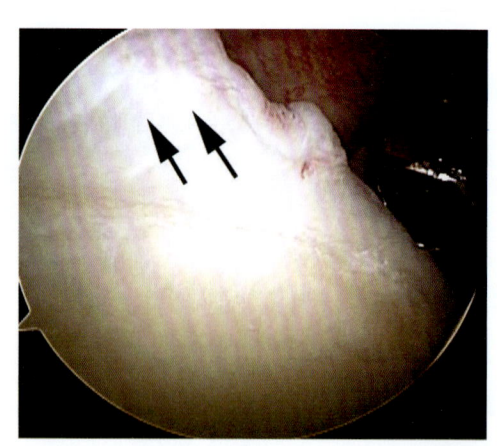

技术图5　关节镜切换到前侧入路,检查后方的盂唇和关节囊,后方盂唇与上方盂唇的移行区和肱二头肌腱附着点(箭头)光滑平整。

  ○ 评估肩胛下肌隐窝及肩胛下肌在肱骨头的附着点。
  ○ 偶尔在肩胛下肌隐窝会发现游离体。
  ○ 评估肱二头肌腱沟和滑膜的完整性和稳定性。

肩峰下关节镜检查(Burscoscopy)

- 盂肱关节诊断性关节镜检查完成后将鞘管及内芯插入肩峰下间隙。
- 将内芯头置于肩峰后部下方,沿肩峰平行的方向插入。
- 如果关节镜正确进入肩峰下间隙前进到滑囊壁后方,通过膨胀的滑囊间隙便可看到肩峰下结构[3]。
- 此时根据术者的习惯可建立一个外侧入路。
- 评估肩峰下表面,确认喙肩韧带位置。
  ○ 评估肩峰的外侧和前侧部分。
  ○ 评估肩峰前部骨赘情况。
- 关节镜向下移动检查肱骨大结节及附着于其上的肩袖。
  ○ 从外侧入路或前侧入路插入探针评估肩袖的完整性,肩袖的附着(点)应平整光滑,无磨损或变薄。
  ○ 内旋和外旋上臂以便看清整个肩袖。
- 评估肩锁关节,锁骨远端可能隐藏在增厚的软组织后方,肩锁关节的进一步评估将在第8章中论述。
- 肩峰下间隙评估结束,所有病变处理完成后,关节镜器械及套管可退出肩关节。
- 普通缝合或皮下缝合关闭切口。
- 敷料覆盖切口,为了肩部舒适或康复可根据手术类型将上臂悬吊。

要点与失误防范

适应证	• 术者应该全面掌握患者的病史、体格检查、影像学检查结果和需处理的病变类型
体位	• 可采用沙滩椅位或侧卧位,术者要确定手术室内有适合的设备
入路位置	• 术者应全面掌握相关解剖知识,不合适的入路位置会导致视野、清理和修补难度增加
设备	• 术者要备齐所有需要使用的设备,包括肩袖和盂唇修补需要使用的锚钉,各种型号的鞘管、缝线、过线器、刨刀、打磨头和高温或电凝止血器
手术步骤	• 通过系统化流程逐步完成关节镜下的探查十分重要,合理的步骤安排可以最全面地评估所有结构,避免遗漏病变部位

术后处理

- 术侧上肢置于悬吊位可使肩关节舒适,术后活动度和功能锻炼的内容和强度将依据手术类型而具体制订,将在后面章节详细论述。
- 术后可使用冷疗。

预后

- 肩关节镜技术是一种安全、有效的治疗方法,可完整探查盂肱关节和肩峰下间隙,并对相应疾病进行治疗。
- 预后具体的数据将在后面的相应章节进行论述。

并发症

- 检查评估不彻底导致病变漏诊且未处理。
- 感染。
- 关节活动受限或粘连性关节囊炎。

(何耀华 译,徐才祺 袁锋 审校)

参考文献

[1] Nove-Josserand L, Walch G, Adeleine P, et al. Effect of age on the natural history of the shoulder: a clinical and radiological study in the elderly. Rev Chir Orthop Reparatrice Appar Mot 2005;91:508-514.

[2] Rowe CR. Acute and recurrent anterior dislocation of the shoulder. Orthop Clin North Am 1980;11:253-270.

[3] Snyder S. Diagnostic arthroscopy. In: Snyder S. Shoulder Arthroscopy, ed 2. Philadelphia: Lippincott Williams & Wilkins, 2003.

第 2 章 肩关节前向不稳的关节镜治疗
Arthroscopic Treatment of Anterior Shoulder Instability

Robert A. Arciero and Anthony Parrino

定义

- 盂肱关节的稳定性依靠静态和动态的结构来维持，但这些结构不限制正常活动度。
- 松弛度是用来描述肱骨头在肩关节盂上被动移位的生理学术语。
- 不稳定是一种病理状态，表现为肱骨头在肩关节盂上的不正常移位，可导致肩关节脱位、功能障碍和疼痛。
- 最常见的盂肱关节不稳是前下方不稳。
- 肩关节前向不稳可以是外伤性（上臂处于外展外旋位时发生）、获得性（与反复轻微损伤有关的隐匿性不稳）或非创伤性（与潜在解剖因素有关的多向不稳）。

解剖

- 正常的肩关节盂是一个上窄下宽的梨形浅窝状结构。
- 肱骨头关节面部分的面积是对应关节盂面积的3倍左右[41]。
- 肩关节的静态和动态稳定性主要靠关节囊韧带结构、肩袖、肩胛骨稳定结构和肱二头肌之间的复合协同作用来维持[13]。
- 肩关节盂由三部分组成：形成较浅关节窝的骨性关节盂、中心厚边缘薄的关节软骨及加深了关节盂凹的关节盂唇。
- 盂唇结构加深了关节盂并能防止肱骨头脱出关节盂。上部盂唇为肱二头肌长头提供附着，下方盂唇是盂肱韧带附着处[14]。
- 关节囊和韧带相互交织，基于上臂的体位分由不同部分稳定肩关节。
- 当手臂处于外展外旋位时，盂肱下韧带复合体前束是防止肱骨头前向移位最重要的稳定结构（图1）。
- 盂肱上、中韧带的作用是防止肩内收时向下方和前后方向移位。
- 肩袖和肱二头肌长头的主要作用是通过增加肱骨头的下压作用以提供肩关节的稳定性。
- 维持肩关节稳定性的次要因素还有：关节腔内的负压、关节倾角和黏着力等。

发病机制

- 外伤，特别是运动损伤是导致复发性前向不稳的重要因素。
- 从事举臂过头运动的运动员会表现出更多的隐匿性不稳。
  - 反复的轻微创伤会导致病理性半脱位。
- 损伤可能会导致可自然复位的半脱位和脱位或需要手法复位的脱位。
- 创伤性前方不稳多见于年轻人和运动员。
  - 据报道在21～30岁年龄组。此病的发生率男女比例为9:1[21]。
- 肩关节 Bankart 损伤（前下盂唇和关节囊的撕裂）被认为是前下不稳的基础病理解剖病变。90%的创伤性盂肱关节脱位有此损伤发生（图2）。
- 反复脱位会导致盂肱中、下韧带塑性变形，导致外展时限制肱骨头移位的"吊带"松弛。
- 肱骨（如 Hill-Sachs 损伤）和关节盂（骨性 Bankart 损伤或关节盂磨损）的骨性损伤会增加盂肱关节的移位，导致反复发作的不稳定。
  - 评估这些缺陷对于评估关节镜修复的适用性至关重要。
- 大范围软组织损伤不多见，但是可出现盂肱韧带肱骨部分的撕脱或关节囊撕裂[32]。另外，损伤的盂唇组织会沿肩胛颈内移并与之粘连愈合（所谓的前盂唇韧带骨膜撕脱，即 ALPSA 损伤）导致盂肱下韧带和盂唇复合体功能不全[34]。

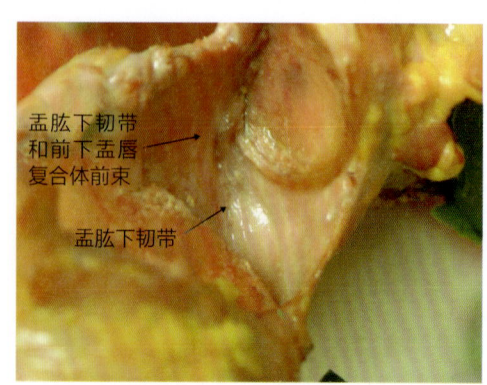

图1 盂肱下韧带和前下盂唇复合体尸体解剖图。

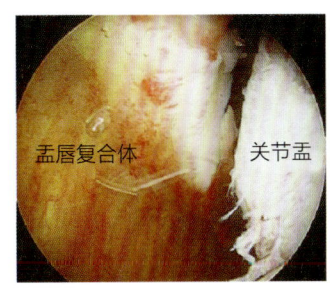

图2 关节镜下的Bankart损伤,左肩,沙滩椅位,镜头置于后侧入路。

- 老年患者的创伤性脱位必须要明确有无肩袖损伤。通过体格检查和合理的软组织影像学检查可明确诊断。
  - 其他的软组织损伤(关节囊撕裂和神经血管损伤)及关节盂和肱骨头的缺损也可能发生在这个年龄组。

自然病程

- 盂肱关节脱位在普通人群中的发病率大约为2%[21]。
- 长期随访的自然病程研究非常少。
  - 一项为期10年的回顾性研究显示,22岁以下的肩关节脱位患者非手术治疗后复发率为66%[19]。
  - 其他最近的研究显示,复发率为50%~64%。年轻患者,特别是那些从事头顶运动或对抗运动患者的复发风险升高[20,40,46]。
  - 较早的研究显示20岁以下患者的再脱位率高达80%~90%[31,38]。
- 老年患者再脱位的发生率要低得多(14%)[39]。
- 在首次脱位发生后,年龄是再脱位发生率的最重要的预测指标。运动水平,特别是碰撞或对抗性运动可能也会提高复发概率,但还没有确切的证据。
  - 美国军事学院的一项研究表明,在超过4年的时间里,高风险运动人群中,有盂肱关节不稳病史的患者,再发关节不稳的概率是无病史人群的5倍[8]。
- 许多研究结果显示对首次脱位进行早期手术重建可降低复发风险[1,27,28,47]。而早期关节镜稳定重建术可提高生活质量,提供更好的预后和降低复发率[37]。

病史和体格检查

- 患者的年龄和运动水平是决定治疗方案的关键,应详细询问并记录患者既往手术史。
- 对有肩关节不稳病史的患者要着重询问5个问题。
  - 首次不稳发作是否需要复位?
  - 首次和最近一次脱位,上臂分别处于什么位置?
  - 首次关节不稳或脱位后有什么活动障碍?
  - 首次关节不稳或脱位后又发生过几次关节不稳?是脱位还是半脱位?
  - 首次脱位时创伤的程度,其后的脱位是否需要类似的暴力或较小暴力下就会发生?
- 体格检查应该先从后方观察评估斜方肌、冈上肌、冈下肌和小圆肌有无萎缩,肌肉萎缩提示神经损伤。
- 全身韧带松弛症/多发关节松弛可以通过拇指过伸试验和肘关节过伸试验来检查。
- 记录肩关节的主动和被动活动度,并与对侧肩比较。
- 肌力测试应该包括所有肩部的重要肌肉。
- 对侧也应行负荷–移位,阳性结果提示前方稳定结构松弛。
- 将疼痛与Jobe复位试验时缓解的不稳区分开很关键,阳性结果提示隐匿性不稳。
- 腋神经的功能要通过仔细检查三角肌的运动功能和感觉分布区来进行评估。
- 伴疼痛或弹响的阳性Jerk试验(肱骨头向后方移出盂缘所诱发)提示后下方关节囊或盂唇损伤。
- Sulcus征的检查应与对侧比较,如外旋无法减轻Sulcus征则提示可能是肩关节多向不稳,并且有助于决定是否需要行肩袖间隙闭合。

影像学和其他诊断性检查

- X线。
  - 标准的上臂轻度内旋前后位片:能够显示肱骨大结节骨折。
  - 盂肱关节前后位片(图3A)。
  - West Point腋位片:用来评估盂肱下韧带的骨性撕脱、骨性Bankart损伤和前下关节盂的缺损。
  - Stryker位片:用来检测和定量评估Hill-Sachs损伤[22,24]。
- 计算机断层扫描(CT)。
  - 骨缺损是导致不稳修复手术失败的重要原因[4,43]。
  - 三维重建技术对定量评估骨缺损程度非常有用,在确定关节盂缺损时,三维CT比二维CT具有更好的准确性,并且在预测开放修复或关节镜检查的必要性方面比MRI更准确(图3B)[5,33]。
  - 适应证。
    - 睡眠时发生的不稳。
    - 首次需手法复位的不稳,之后仅需轻微创伤便复发的。
    - 小角度外展引起的不稳。
    - 既往关节不稳修复手术失败。
    - 肱骨小角度外展出现恐惧征。
    - 负荷–移位试验出现明显的松弛表现。
    - 任何X线检查发现的骨损伤。

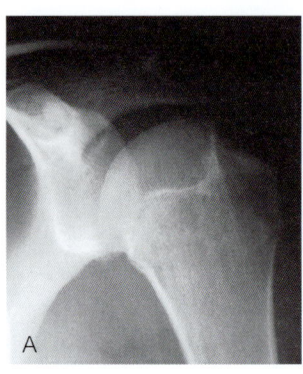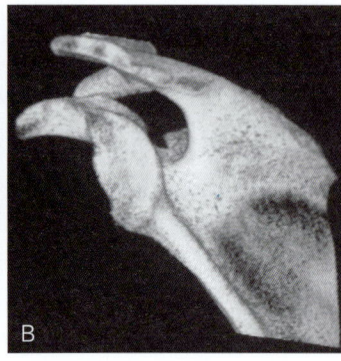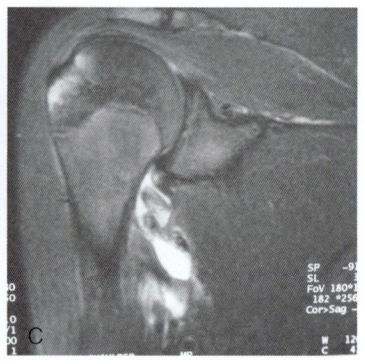

图3　A. 肩关节正位像显示肱骨头缺损。B. CT三维重建示前下关节盂缺损。C. MRI示盂肱韧带肱骨端撕脱伤。

- 如果发现存在骨缺损，手术方式必须做相应调整。如果涉及骨缺损要仔细考虑是否采用切开骨性加强手术（表1）。
- MRI。
  - MRI增强技术可以提高发现盂唇损伤、肩袖撕裂和关节软骨损伤的能力。
  - 可以识别盂肱韧带肱骨侧撕脱伤和关节囊撕裂，有助于发现这些不常见但非常关键的损伤（图3C）。

鉴别诊断

- 骨损伤，包括锁骨骨折、肱骨近端骨折和肩胛骨及关节盂的骨折。
- 软组织损伤，包括三角肌挫伤、肩锁关节扭伤和肩袖损伤（年龄＞40岁的患者多见）。
- 神经损伤，包括腋神经损伤、肩胛上神经损伤和胸长神经损伤。高达5%的患者出现腋神经损伤。

非手术治疗

- 保守疗法一般先固定一段时间，然后进行加强的物理治疗来改善肩带区的本体感觉和肌肉平衡。最近的研究指出，推荐的最佳固定位置、固定时间和预后还有很多争议[6]。

表1　前向不稳的关节镜与切开治疗

关节镜下治疗
无骨性缺损：小的、非啮合性Hill-Sachs损伤；无关节盂骨缺损
单向脱位
Bankart损伤或前盂唇韧带复合体的骨膜撕脱（ALPSA损伤）
术者关节镜经验丰富
切开
存在骨缺损：大的Hill-Sachs损伤（超过关节面25%）；关节盂缺损＞20%；"倒梨形"大HAGL损伤（盂肱韧带肱骨侧撕脱）；关节囊缺损或丢失（热挛缩后）
患者人群存在争议
多向不稳或过度松弛患者
高强度冲撞对抗性运动员

- 最近Itio的研究[22]认为在上臂外旋位固定可减少复发率，MRI证实外旋位固定时Bankart损伤可复位[25]。Itio还报道了在初次脱位时采用外旋位和内旋位固定方式的对比研究，发现外旋位固定降低了46%的复发风险[23]。最近该研究的回顾性研究质疑了该研究中患者随机化的问题，且该研究中所得结果在其他研究中尚未能重复出来。
- 经过充分的保守治疗和适当的活动方式调整后仍然出现不稳症状（脱位、半脱位或疼痛），可能预示保守疗法的失败。

手术治疗

- 前肩不稳手术治疗的选择包括关节镜、开放和喙突转移（Latarjet手术或Bristow手术）。
- 必须根据患者的各种因素使用适当的手术方法，这点非常重要。
- 关节镜技术的指导原则是，像切开手术一样重建正常的盂唇解剖结构和恢复盂肱下韧带的正常张力（图4）。
- 根据高年资术者对外伤性前方不稳的经验，Bankart损伤一般都从2点钟扩展到6点钟位置。为了重建适当的解剖结构，术者要能够在6点钟位置即关节的下方操作并且放置缝合锚钉。
- 关节镜下打结可用滑结、滑锁结或简单结。打结方式的选择并不重要，始终如一地保持结的牢靠性和组织张力才是重点。

术前计划

- 关节镜下稳定性重建术的适应证包括：
  - 年轻、活动要求高的患者，且为初次前向脱位。
    - 初发脱位关节镜修复后显示患者功能评分和满意度有所提高[37]。
  - 复发性外伤性前方不稳，不伴有骨缺损。

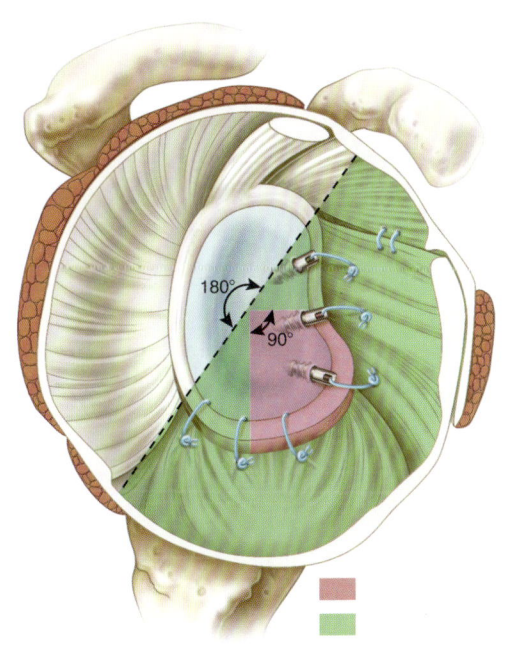

图4 180°关节镜下修复重建术示意图,下方3针重叠缝合,3个锚钉修复盂唇,肩袖间隙闭合。

- 从事举臂过头运动特别是投掷性运动的运动员,其保留活动度非常重要。
- 关节镜下稳定性重建术的禁忌证有:大的Hill-Sachs损伤(啮合性Hill-Sachs损伤)和关节盂的骨缺损>20%(倒梨征)[7](图5)。
- 关节镜下稳定性重建术是否适用于从事对抗性运动的运动员和有骨性Bankart损伤的患者还存在争议。
- 已有许多研究表明关节镜修复效果良好[6,10,29,30,42],然而最近的一些研究结果与之并不相符。
  - 在一项对照研究的5年随访中,关节镜治疗患者的复发率为24%,而开放性骨手术的复发率为12%。年龄<25岁、关节盂损伤及竞技运动是失败的危险因素[3]。
  - 虽然有镜下手术疗效结果良好的报道,但采取镜下

表2 ISIS评分

每项危险因素2分,超过6分提示关节镜修补后有70%的复发率
- 男性,且年龄<20岁
- 从事冲撞对抗性运动
- 肩关节过度松弛
- 外旋时X线正位片示Hill-Sachs损伤
- X线片提示肩胛盂缺损

手术还是切开手术仍然存在争论(表1)[46]。
- 不稳定性严重程度指数评分(表2)可用于确定关节镜修复的适用性。得分超过6分时,关节镜修复术后复发率为70%[2]。
- 年龄<20岁的男性参加冲撞对抗性运动(4分),则复发率为21%,如果同时合并有骨缺损,则复发率为75%[18]。
- 应仔细评估所有相关影像学资料以便确定先前的结构可能的软组织损伤和潜在的骨损伤。
- 麻醉下检查可以明确前下方不稳和活动度。在摆放手术体位前,记录对侧肩部的正常活动度非常重要。

体位
- 沙滩椅位和侧卧位都可以用于镜下手术。笔者更倾向于侧卧位,因其可提供更大的关节下方操作空间。
- 患者侧卧位时,用沙袋协助固定于向后倾斜30°的位置上,使关节盂平面平行于地面。
  - 使用三点牵引器沿纵轴和垂直轴牵引使肱骨头与关节盂分离。
  - 一般纵轴方向用5磅拉力,同时侧向7磅拉力牵引。
- 大多数情况下,肌间沟神经阻滞可以很好地控制术中和术后疼痛。
  - 如果采用沙滩椅位,基本只需采用该种麻醉方式。
  - 在侧卧位时,可谨慎添加全身麻醉以提高舒适度。
- 切皮前常规使用抗生素(图6)。

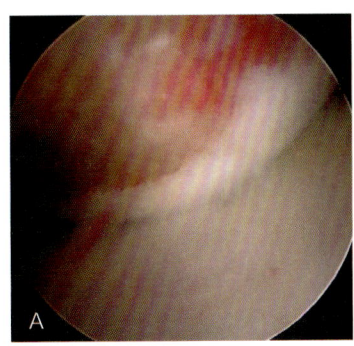 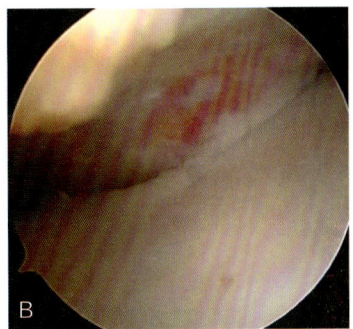 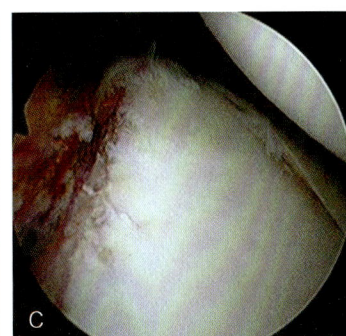

图5 A. 关节盂表面观察肱骨的Hill-Sachs损伤。B. 啮合性Hill-Sachs损伤,肱骨头交锁在关节盂前方。C. 镜下(右肩)倒梨征,镜头于前上入路,显示前部关节盂的骨缺损。

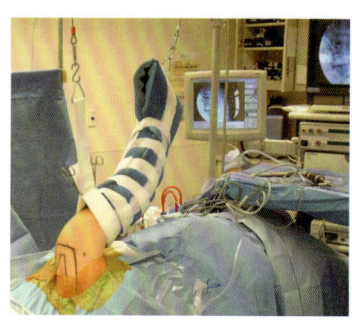

图6 侧卧位，使用上臂牵引器。

入路

- 标准的后入路应该从关节盂中部水平的"软点"进入，紧贴着关节盂的外侧。
- 再将钝头内芯和鞘管插入关节盂边缘和肱骨头的间隙中。
- 在针头定位协助下创建前方入路。前上入路应尽可能高，紧贴着肱二头肌腱的下方。
- 前下入路应该沿肩胛下肌上缘进入。
  - 确定入路的定位针头应该先在关节内进行充分的预操作，以确定缝线穿梭装置和锚钉植入设备的可操作性。
- 前上入路用一根7.0 mm的鞘管，前下入路用一根8.25 mm的鞘管（图7A～C）。
- 在操作开始前，应先做关节镜下探查以明确诊断。
- 探查结束后关节镜置于前上入路，另一个8.25 mm鞘管拧入后入路。
  - 关节镜在前上入路时，可在视野中观察盂肱下韧带和盂唇。
- 将一个卷垫置于腋下可以提供更加轻柔的牵引，以便更好地暴露关节下方（图7D）。

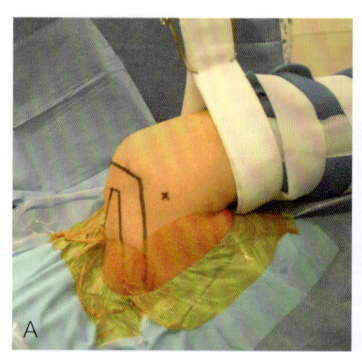 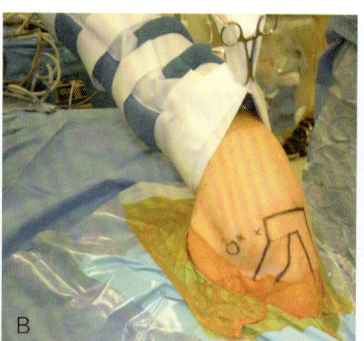 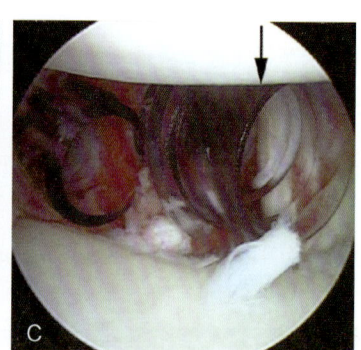

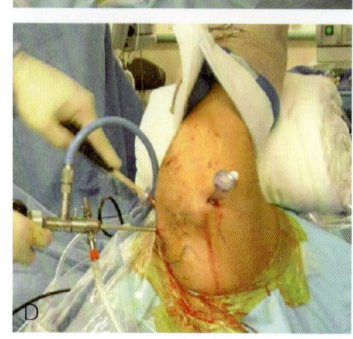

图7 A. 后侧入路位置。B. 前侧入路位置。C. 双前侧入路，箭头示鞘管间的操作通道。D. 卷垫置于腋下以改善视野。

缝线先置技术（笔者首选的技术）

关节镜和关节盂的准备

- 首先，从关节盂的表面分离盂唇和韧带复合体。
  - 要小心保持分离开组织完整性，使用剥离器将其分离到至少6点钟的位置。
  - 分离充分的标志是见到肩胛下肌的肌纤维（技术图1A）。
- 关节盂的颈部需要处理，用刨刀或打磨头都行，刮至渗血的骨表面。半月板锉是一个很好的辅助工具。
  - 骨面准备要低至软组织松解水平。
- 重建一定要从关节囊的6点钟位置开始。
- 有多种技术可以用来确保穿梭缝合的第一针从6点钟位置开始，其选择包括：
  - 关节镜置于前上入路（笔者最喜欢的方式）：过线器经后方鞘管插入（技术图1B）。

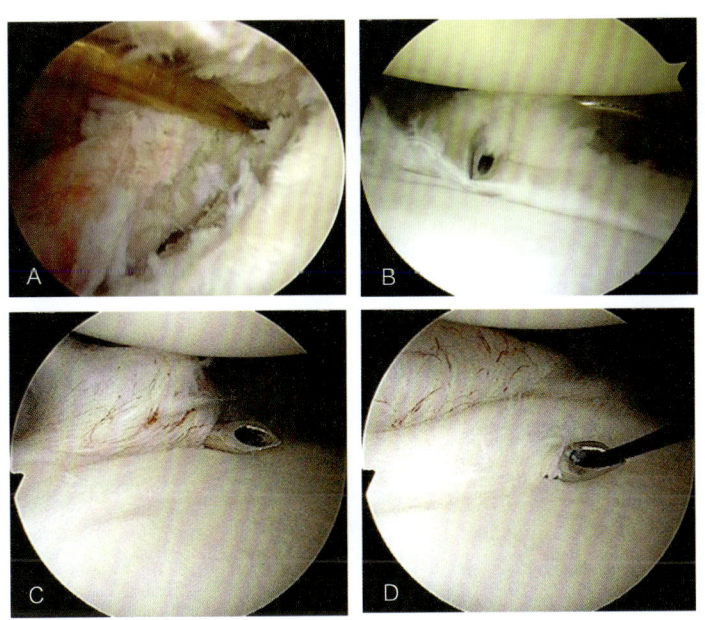

技术图1 右肩。A. 剥离器将盂唇和关节囊组织从关节盂分离开。B. 过线器从后方进入，穿过下方的关节囊和韧带组织。C. 经前下入路进入的过线器穿过下方关节囊。D. 穿过关节囊后过线器接着穿过盂唇。E. 镜头从后侧入路置入，过线器从前下置入。F. 镜头置于前上入路，过线器置于前下入路。

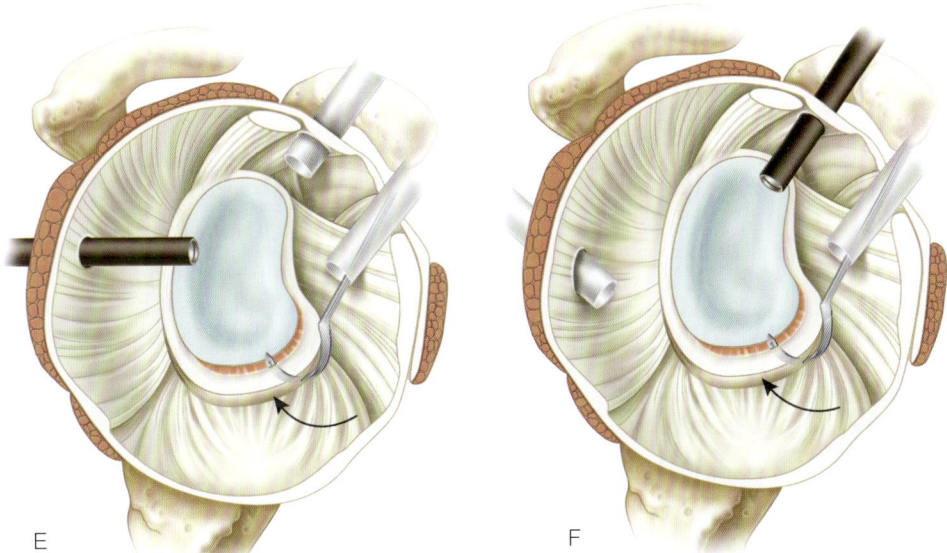

- 关节镜置于前上入路：过线器经前下套管插入（技术图1C、D）。
- 关节镜置于后侧入路：过线器经前下套管咬捉组织（技术图1D）。关节镜置于前上入路，过线器经前下入路插入。

"传递抓取技术"

- 关节囊张力重建和盂唇修复可通过"传递抓取技术"方法完成（技术图2）。
- 用带弧度的过线器从盂唇外侧5～10 mm刺入关节囊。
- 过线器穿出关节囊，再次穿入关节囊进入关节缘盂唇复合体的外侧基底。
- 插入一根单丝缝线用作穿梭线。穿梭缝线或缝线梭最终将用来传递锚钉上预置的不可吸收缝线，或传递单

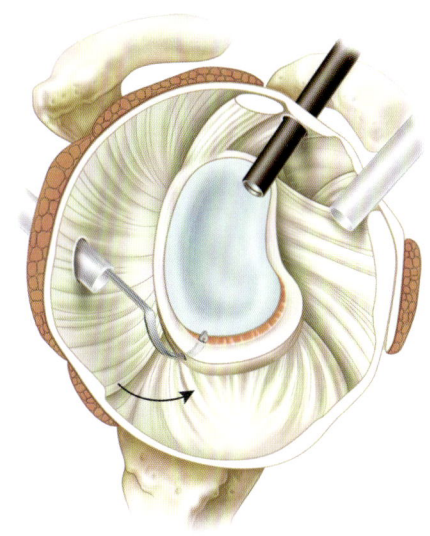

技术图2 镜头置于前上，过线器置于后方。

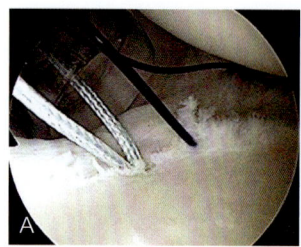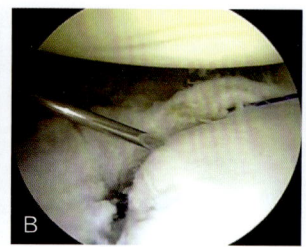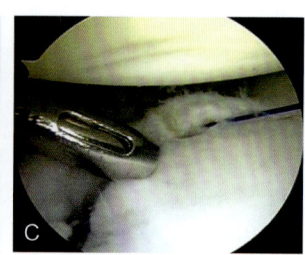

技术图3 A. 锚钉置于传引线上方。B. 穿肩胛下肌针头为下方锚钉定位。C. 放置穿肩胛下肌套管以置入下方锚钉。

- 纯用于重叠缝合的不可吸收缝线。
- 随着新款超强度缝线的开发,打结使关节囊重叠和盂唇修补合二为一。
- 所有缝线传递过程都应经盂唇关节面侧到软组织侧,最后经套管拉出。

锚钉置入

- 第一个缝线锚钉应放置在关节盂的下缘靠近6点钟位置。
  - 缝线锚钉应该放在关节盂的关节面上来重建正常盂唇的"缓冲"效应。
  - 将锚钉置于穿梭线头侧5~10 mm处以达到"上移"非常关键(技术图3A)。接下来的打结可以将关节囊张力调整和盂唇修补合二为一。
- 如果前下入路不能提供合适的锚钉放置通道,可以尝试经皮穿肩胛下肌入路。
  - 在这种情况下,要在前下入路的正下方做一个穿刺切口。
  - 术者通过针头定位,确定合适的通道,然后通过一个小套管将锚钉放在关节盂上(技术图3B、C)。

关节囊重叠缝合

- 重复关节囊重叠缝合和锚钉固定的操作,使其逐步上移以恢复盂唇的解剖结构并重新调整盂肱下韧带的张力。
  - 一般至少需要4个锚钉。
- 为了避免前方操作空间拥挤,一般需要将关节镜返回到后侧入路来置入最上方的锚钉(右肩的2点钟位置)。前上入路放入一个7 mm鞘管作为器械通道。最终的修复应把盂唇恢复到关节盂缘的正常位置上,调整盂肱下韧带至正常张力(技术图4)。

技术图4 A. 完成修复重建后的盂唇"缓冲"。B. 完成修复后盂肱下韧带张力得到恢复。

锚钉先置技术

- 一般的技术和原则同"缝线先置技术"基本一致。
- 锚钉要在合适的位置植入关节盂的表面。
- 将锚钉缝线的两端拉出鞘管。
- 组织穿刺器或过线器抓咬下方组织并置入穿引线。
- 抓住穿引线后,从前上方鞘管拉出。
- 用标准过线技术传递锚钉缝线。

其他的加强技术

牵引线技术

- 如对下方关节囊和盂唇操作困难,那么可以使用"牵引线"技术。
- 先在关节囊的下部缝一针然后拉出前上入路。
- 在修复初期,通过牵引线可抓取更靠下的组织。

褥式缝合技术

- 除了简单缝合,还可以采用褥式缝合将组织固定在关节盂表面。
- 重复关节囊重叠缝合和随后的缝线穿梭的操作过程,使缝线的两端都从组织侧穿出。
- 镜下打结,完成褥式缝合以加强关节囊重叠缝合,还可在盂缘增加更多的关节囊组织,这种缝合方法特别适用于盂唇退变萎缩或关节囊质量很差的情况(技术图5)。

后方锚钉技术
- 若果Bankart损伤向后延伸超过了6点钟位置就可能需要在后方置入锚钉来修复。
- 可使用经皮技术置入锚钉,先针头定位,然后通过后下穿刺切口插入套管引入锚钉。
- 另一种方法是先用针头定位,扩张后置入套管,由此建立后下通路。
  - 这个附加后侧入路一般位于肩关节偏外侧位置(技术图6)。

重叠缝合技术
- 如果后盂唇是完整,但存在后部松弛,可以在盂肱下韧带行重叠缝合来更好地平衡前部和后部的张力。
- 使用传递抓取技术可以把关节囊和韧带抓起后缝合到盂唇上(技术图7)。

关闭肩袖间隙
- 如果需要额外的稳定性,可以关闭肩袖间隙。
- 当前推荐的关闭肩袖间隙的适应证有:Sulcus征>1+,存在后部的松弛和从事冲撞对抗性运动的运动员[16]。
- 过线器从前上入路置入,缝线穿过肩胛下肌上缘或盂肱中韧带。
- 用一个组织穿刺器穿过上盂肱和喙肱韧带复合体抓住缝线,然后打结,再用一个剪线器剪断缝线(技术图8)。

Remplissage技术
- Remplissage技术可用于肩关节前方不稳,其关节盂骨缺损较小,但有中度至重度的Hill-Sachs损伤。
- 该手术旨在通过将冈下肌填充入Hill-Sachs损伤处,从而将骨性关节内缺损转变为关节外缺损。
- Remplissage技术的适应证包括伴有少于20%的关节盂骨缺损的中度至重度Hill-Sachs损伤(深度超过3 mm),以及那些关节盂骨质缺损接近25%但Hill-Sachs损伤

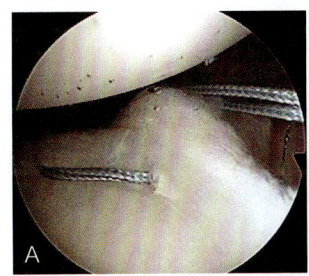
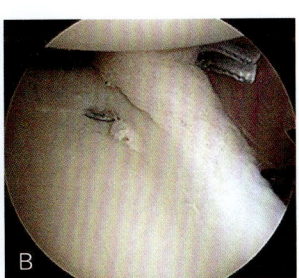

技术图5 A. 右肩前上方观:后下方褥式重叠缝合。B. 褥式缝合完成,增加缝合组织量。

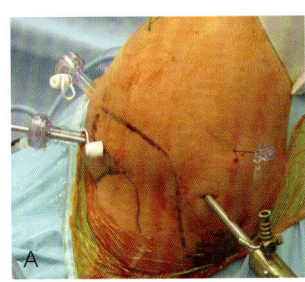
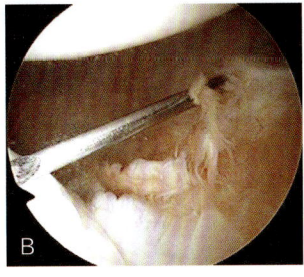
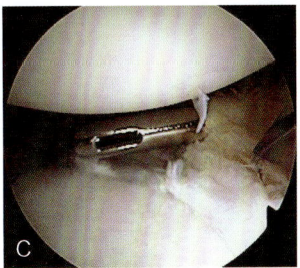

技术图6 A、B. 针头从后方刺入定位。C. 置入后方锚钉的保护鞘管。

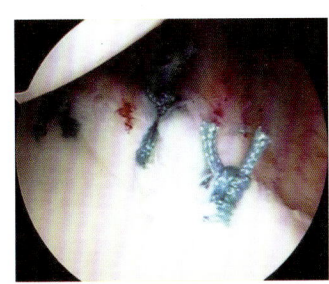

技术图7 后方关节囊重叠缝合。

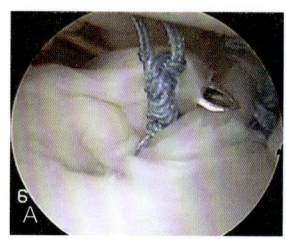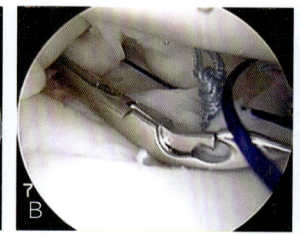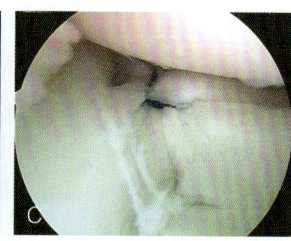

技术图8　A. 过线器穿过盂肱中韧带传递缝线。B. 组织穿刺器穿过肩袖间隙的上部（上盂肱和喙肱韧带），紧贴着肱二头肌腱前方抓住缝线。C. 完成缝合。

较小，不确定行关节镜或开放手术的病例。
- 如果患有Hill-Sachs损伤并伴有关节盂骨质丢失，应充分考虑是否采用开放手术方式。
- 关节镜前上入路可看到Hill-Sachs损伤。笔者偏好于在解决Bankart修复之前放置填充锚钉，但是在关节盂修复完成之后将填充式缝合线连接起来。
- 应用打磨头、刨刀及弯曲的刮匙处理骨以使其渗血。
- 通过后入路，在Hill-Sachs缺损处放置两个锚钉。缝线应使用过线器穿过冈下肌和后方关节囊组织（技术图9）。
- 当修复完关节盂和盂唇后，打结缝线。
- 大约1/3的患者会出现一定程度的肩袖后方疼痛及外旋功能减弱。

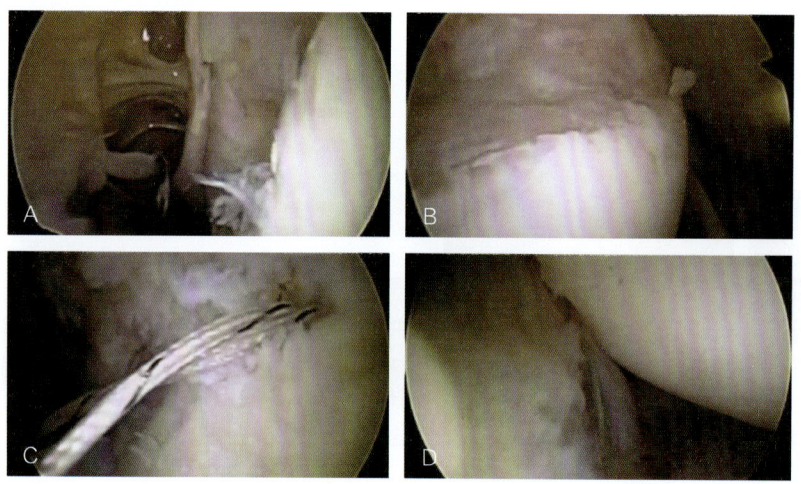

技术图9　A. Hill-Sachs损伤，前上方观。B. 后上方观。C. 置入锚钉。D. 盂唇修复完毕后缝线打结。

要点与失误防范

患者选择	报道的关节镜稳定重建术失败主要原因有[4]： ○ 未发现及处理关节囊过度松弛 ○ 未充分评估并处理骨缺损
入路位置	• 后侧入路要使镜头与关节盂平面平行 • 前上入路和前下入路之间要为皮桥和操作留置足够的空间 • 前下入路应紧贴肩胛下肌上缘，以避免器械和套管被肩胛下肌阻挡，且能够对关节盂下部和腋囊进行操作。
技术要点	• 分离盂唇和盂肱下韧带复合体必须充分，至少分离到6点钟位置。术者要能看到肩胛下肌的肌纤维 • 软组织一定要向盂上移位，以重建盂肱下韧带复合体的张力和缩小下方关节囊的空间 • 锚钉一定要钉在关节表面上1～2 mm处以重建软组织"缓冲"。 • 充分的固定需要至少4个固定点 • 缝线处理必须简单一致。只要能确保修复牢靠，滑结、滑锁结和简单结都可以使用

术后处理

- 术后处理的目标是:控制活动以便软组织充分愈合,能充分活动(外旋)和顺利恢复运动。
- 术后康复计划必须依照组织修复进程制订。
- 笔者的术后康复计划包括:
  - 术后立即用一个外展支架固定。
  - 辅助下立即进行 Codman 训练和钟摆运动训练。
  - 主动辅助下活动度训练,包括外旋(0°~30°),前举(0°~90°),持续6周。
  - 6~12周的训练包括辅助下主动训练及主动训练。其目标为恢复到正常的活动度。
  - 当活动度恢复到正常范围后才能进行力量训练。
  - 专业运动训练在16~20周开始。
  - 术后20~24周可以进行完全正常的活动。

预后

- 多项短期研究结果表明,与切开手术一样,采用锚钉技术同样获得了良好的效果,其复发率为4%~10%[10,15,17,26,46]。
- 随着关节镜技术和设备的日趋进步,术后复发率逐渐降低并接近于切开手术。
- 虽然早期研究结果似乎有利于锚钉技术,但最近有研究表明,不稳定的复发率从13%到35%不等,复发最常见于年轻男性,且从事对抗冲撞性运动员[11,12,44,45]。
- 相比之下,在对抗冲撞性运动员中使用 Latarjet 骨块手术时复发率较低[35,48]。
- 关节镜下稳定性重建术成功的关键仍然是患者的选择。根据医生的经验不同,适应证有所不同。
- 失败的危险因素包括:年轻、男性、碰撞运动员、从脱臼到手术的时间、关节盂压缩性骨折、重度 Hill-Sachs 损伤及肩关节过度下方松弛[4,36,45]。

并发症

- 关节镜下稳定性重建术复发率为10%~15%。
- 如线结卷入盂肱关节则可有术后盂肱关节异响,以后可能需要进行线结清理术。
- 关节缝合过紧可能导致外旋受限。
- 早期过于激进的活动或康复训练会导致修复失败。
- 术中损伤或是缝线卷入可能导致术后腋神经损伤。如果患者有严重的神经性疼痛和运动缺陷,术后应该高度怀疑有此神经损伤[9]。

(何耀华 译,徐才祺 袁锋 审校)

参考文献

[1] Arciero RA, Wheeler JH, Ryan JB, et al. Arthroscopic Bankart repair versus nonoperative treatment for acute, initial anterior shoulder dislocations. Am J Sports Med 1994;22:589-594.

[2] Balg F, Boileau P. The instability severity index score. A simple preoperative score to select patients for arthroscopic or open shoulder stabilization. J Bone Joint Surg Br 2007;89(11):1470-1477.

[3] Bessiere C, Trojani C, Pelegri C, et al. Coracoid bone block versus arthroscopic Bankart repair: a comparative paired study with 5-year follow-up. Orthop Traumatol Surg Res 2013;99(2):123-130.

[4] Boileau P, Villalba M, Hery JY, et al. Risk factors for recurrence of shoulder instability after arthroscopic Bankart repair. J Bone Joint Surg Am 2006;88A:1755-1763.

[5] Bois AJ, Fening SD, Polster J, et al. Quantifying glenoid bone loss in anterior shoulder instability: reliability and accuracy of 2-dimensional and 3-dimensional computed tomography measurement techniques. Am J Sports Med 2012;40(11):2569-2577.

[6] Bottoni CR, Smith EL, Berkowitz MJ, et al. Arthroscopic versus open shoulder stabilization for recurrent anterior instability: a prospective randomized clinical trial. Am J Sports Med 2006;34:1730-1737.

[7] Burkhart SS, De Beer JF. Traumatic glenohumeral bone defects and their relationship to failure of arthroscopic Bankart repairs: significance of the inverted-pear glenoid and the humeral engaging Hill-Sachs lesion. Arthroscopy 2000;16:677-694.

[8] Cameron KL, Mountcastle SB, Nelson BJ, et al. History of shoulder instability and subsequent injury during four years of follow-up: a survival analysis. J Bone Joint Surg Am 2013;95(5):439-445.

[9] Carofino BC, Brogan DM, Kircher MF, et al. Iatrogenic nerve injuries during shoulder surgery. J Bone Joint Surg Am 2013;95(18):1667-1674.

[10] Carreira DS, Mazzocca AD, Oryhon J, et al. A prospective outcome evaluation of arthroscopic Bankart repairs: minimum 2-year followup. Am J Sports Med 2006;34:771-777.

[11] Castagna A, Delle Rose G, Borroni M, et al. Arthroscopic stabilization of the shoulder in adolescent athletes participating in overhead or contact sports. Arthroscopy 2012;28(3):309-315.

[12] Castagna A, Markopoulos N, Conti M. Arthroscopic Bankart sutureanchor repair: radiological and clinical outcome at minimum 10 years of follow-up. Am J Sports Med 2010;38(10):2012-2016.

[13] Cole BJ, Millett PJ, Romeo AA, et al. Arthroscopic treatment of anterior glenohumeral instability: indications and techniques. AAOS Instr Course Lect 2004;53:545-558.

[14] Cooper DE, Arnoczky SP, O'Brien SJ, et al. Anatomy, histology, and vascularity of the glenoid labrum. An anatomical study. J Bone Joint Surg Am 1992;74A:46-52.

[15] Fabbriciani C, Milano G, Demontis A, et al. Arthroscopic versus open treatment of Bankart lesion of the shoulder: a prospective randomized study. Arthroscopy 2004;20:456-462.

[16] Fitzpatrick MJ, Powell SE, Tibone JE, et al. The anatomy, pathology, and definitive treatment of rotator interval lesions: current concepts. Arthroscopy 2003;19(suppl 1):70-79.

[17] Gartsman GM, Roddey TS, Hammerman SM. Arthroscopic treatment of anterior-inferior glenohumeral instability: two-to five-year followup. J Bone Joint Surg Am 2000;82A:991-1003.

[18] Graveleau N. Can We Improve the Indication for Bankart Arthroscopic Repair? A Three-Year Clinical Study Using the ISIS Score. Chicago: The American Orthopaedic Society for Sports Medicine, 2013.

[19] Hovelius L, Augustini BG, Fredin H, et al. Primary anterior dislocation of the shoulder in young patients: a ten-year prospective study. J Bone Joint Surg Am 1996;78A:1677-1684.

[20] Hovelius L, Olofsson A, Sandström B, et al. Nonoperative treatment of primary anterior shoulder dislocation in patients forty years of age and younger. A prospective twenty-five-year follow-up. J Bone Joint Surg Am 2008;90(5):945-952.

[21] Hovelius L. Incidence of shoulder dislocation in Sweden. Clin Orthop Relat Res 1982;(166):127-131.

[22] Itoi E, Hatakeyama Y, Kido T, et al. A new method of immobilization after traumatic anterior dislocation of the shoulder: a preliminary study. J Shoulder Elbow Surg 2003;12:413-415.

[23] Itoi E, Hatakeyama Y, Sato T, et al. Immobilization in external rotation after shoulder dislocation reduces the risk of recurrence. A randomized controlled trial. J Bone Joint Surg Am 2007;89(10): 2124-2131.

[24] Itoi E, Lee SB, Amrami KK, et al. Quantitative assessment of classic anteroinferior bony Bankart lesions by radiography and computed tomography. Am J Sports Med 2003;31:112-118.

[25] Itoi E, Sashi R, Minagawa H, et al. Position of immobilization after dislocation of the glenohumeral joint: a study with use of magnetic resonance imaging. J Bone Joint Surg Am 2001;83A: 661-667.

[26] Kim SH, Ha KI, Cho YB, et al. Arthroscopic anterior stabilization of the shoulder: two- to six-year follow-up. J Bone Joint Surg Am 2003;85A:1511-1518.

[27] Kirkley A, Griffin S, Richards C, et al. Prospective randomized clinical trial comparing the effectiveness of immediate arthroscopic stabilization versus immobilization and rehabilitation in first traumatic anterior dislocations of the shoulder. Arthroscopy 1999;15:507-514.

[28] Kirkley A, Werstine R, Ratjek A, et al. Prospective randomized clinical trial comparing the effectiveness of immediate arthroscopic stabilization versus immobilization and rehabilitation in first traumatic anterior dislocations of the shoulder: long-term evaluation. Arthroscopy 2005;21:55-63.

[29] Larrain MV, Botto GJ, Montenegro HJ, et al. Arthroscopic repair of acute traumatic anterior shoulder dislocation in young athletes. Arthroscopy 2001;17:373-377.

[30] Mazzocca AD, Brown FM Jr, Carreira DS, et al. Arthroscopic anterior shoulder stabilization of collision and contact athletes. Am J Sports Med 2005;33:52-60.

[31] McLaughlin HL, MacLellan DI. Recurrent anterior dislocation of the shoulder. II. A comparative study. J Trauma 1967;7:191-201.

[32] Mizuno N, Yoneda M, Hayashida K, et al. Recurrent anterior shoulder dislocation caused by a midsubstance complete capsular tear. J Bone Joint Surg Am 2005;87A:2717-2723.

[33] Moroder P, Resch H, Schnaitmann S. The importance of CT for the pre-operative surgical planning in recurrent anterior shoulder instability. Arch Orthop Trauma Surg 2013;133(2):219-226.

[34] Neviaser TJ. The anterior labroligamentous periosteal sleeve avulsion lesion: a cause of anterior instability of the shoulder. Arthroscopy 1993;9:17-21.

[35] Neyton L, Young A, Dawidziak B, et al. Surgical treatment of anterior instability in rugby union players: clinical and radiographic results of the Latarjet-Patte procedure with minimum 5-year follow-up. J Shoulder Elbow Surg 2012;21(12):1721-1727.

[36] Porcellini G, Campi F, Pegreffi F, et al. Predisposing factors for recurrent shoulder dislocation after arthroscopic treatment. J Bone Joint Surg Am 2009;91(11):2537-2542.

[37] Robinson CM, Jenkins PJ, White TO, et al. Primary arthroscopic stabilization for a first-time anterior dislocation of the shoulder. A randomized, double-blind trial. J Bone Joint Surg Am 2008;90(4): 708-721.

[38] Rowe CR. Recurrent dislocation of the shoulder. Lancet 1956; 270:428-429.

[39] Rowe CR, Sakellarides HT. Factors related to recurrences of anterior dislocations of the shoulder. Clin Orthop 1961;20:40-48.

[40] Sachs RA, Lin D, Stone ML, et al. Can the need for future surgery for acute traumatic anterior shoulder dislocation be predicted? J Bone Joint Surg Am 2007;89(8):1665-1674.

[41] Soslowsky LJ, Flatow EL, Bigliani LU, et al. Articular geometry of the glenohumeral joint. Clin Orthop Relat Res 1992;(285):181-190.

[42] Sugaya H, Moriishi J, Kanisawa I, et al. Arthroscopic osseous Bankart repair for chronic recurrent traumatic anterior glenohumeral instability. J Bone Joint Surg Am 2005;87A:1752-1760.

[43] Tauber M, Resch H, Forstner R, et al. Reasons for failure after surgical repair of anterior shoulder instability. J Shoulder Elbow Surg 2004;13:279-285.

[44] van der Linde JA, van Kampen DA, Terwee CB, et al. Long-term results after arthroscopic shoulder stabilization using suture anchors: an 8- to 10-year follow-up. Am J Sports Med 2011;39 (11):2396-2403.

[45] Voos JE, Livermore RW, Feeley BT, et al. Prospective evaluation of arthroscopic Bankart repairs for anterior instability. Am J Sports Med 2010;38(2):302-307.

[46] Westerheide KJ, Dopirak RM, Snyder SJ. Arthroscopic anterior stabilization and posterior capsular plication for anterior glenohumeral instability: a report of 71 cases. Arthroscopy 2006; 22:539-547.

[47] Wheeler JH, Ryan JB, Arciero RA, et al. Arthroscopic versus nonoperative treatment of acute shoulder dislocations in young athletes. Arthroscopy 1989;5:213-217.

[48] Young AA, Baba M, Neyton L, et al. Coracoid graft dimensions after harvesting for the open Latarjet procedure. J Shoulder Elbow Surg 2013;22(4):485-488.

第 3 章 肩关节后方不稳的关节镜治疗
Arthroscopic Treatment of Posterior Shoulder Instability

Fotios P. Tjoumakaris and James P. Bradley

定义

- 肩关节后方不稳导致关节盂肱关节的病理性移位，从轻度半脱位到创伤性脱位。大多数该类患者在盂肱关节特定位置存在疼痛点，这种情况被称为复发性后半脱位。
- 肩关节后方不稳发生率远低于前向不稳，占所有病理性肩关节不稳的5%～10%[2,5,10]。
- 当保守治疗（如物理治疗）失败时，必须考虑手术治疗。

解剖

- 盂肱关节的重要稳定结构是关节面及肱骨和肩胛盂、关节囊结构、关节盂唇、肱二头肌腱关节内部分与肩袖肌肉之间的协调性。
- 后关节囊和盂唇复合体的病理改变是造成后部不稳的主要原因。
- 上臂前屈呈90°，肩胛下肌为对抗向后移位提供了重要的稳定性。当上臂处于中立位时，喙肱韧带对抗向后移位。肩关节内旋（投掷的后续阶段）时，盂肱下韧带复合体是对抗向后移位的主要约束[1]。
- 组织学评估表明后方关节囊是相对薄弱的，仅由辐射状和环状纤维组成，具有少量交联。

发病机制

- 后方不稳可由前肩关节受直接打击的外伤，或间接作用力所致，引起肩关节屈曲、内收和内旋的联合运动[11-13]。
- 触电和癫痫是导致后脱位最常见的间接机制。
- 复发性后向半脱位患者症状更加模糊，主诉是疼痛。运动员可能会诉述投掷速度减慢，并可能伴随投掷阶段的剧烈疼痛。
- 其他相关损伤，如肩胛盂缘上唇自前向后撕脱（SLAP损伤）、肩袖撕裂、反Hill-Sachs损伤和软骨损伤，均可能引起肩关节后方不稳[4]。

自然病程

- 有慢性后脱位交锁病史的患者，发生软骨损伤和退变性关节炎的风险增加[6]。
- 肱骨头静态后向半脱位与年轻人肩关节不稳没有得到及时治疗而引起的关节炎存在相关[14]。
- 没有长期研究表明关节镜治疗肩关节不稳可以减缓骨关节炎的进展。

病史和体格检查

- 获得完整的病史记录，记录是否发生了错位（以及是否需要闭合复位）或主诉是否为疼痛。
- 记录有关疼痛的情况，即发病（诱发因素）、严重程度、参加体育活动的能力，以及静息时是否出现症状。
- 记录对保守治疗的任何反应（如物理治疗、休息、抗炎药物）。
- 与任何关节的检查一样，对肩部进行触诊以引起疼痛，并记录活动度。任何活动受限应与对侧肢体进行比较，主动和被动运动的差异可提示疼痛或关节囊挛缩。
- 撞击征，以确定是否存在撞击伴肩袖肌腱炎。
- 其他检查后方不稳的方法如下。
  - 肌力测试。肌力减退可能是去功能化的结果，或可能提示潜在的肩袖或三角肌的病变。
  - 抽屉试验。评估病理性半脱位的程度，以及患者在激发测试中产生的任何恐惧或疼痛体验。
  - Jerk试验。阳性提示病理性后半脱位[9]。
  - Kim试验。阳性提示后下位唇撕裂或半脱位[8]。
  - 环转试验。若检测结果呈阳性，可高度怀疑后半脱位或脱位。
  - Sulcus征评估。阳性提示多方向的不稳定。

影像学和其他诊断性检查

- X线平片，包括肩胛盂前后位片、肩胛侧位片、腋侧位片、冈上肌出口位片，以排除关联损伤、骨缺损（肱骨或关节盂）或退变（图1A）。

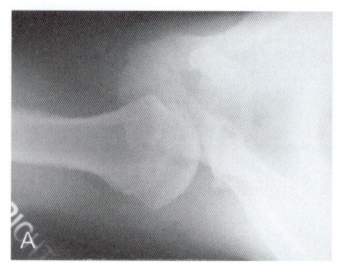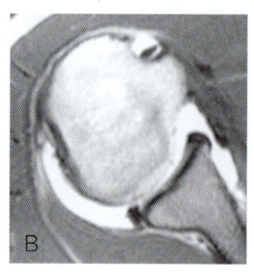

图1　A. 腋位X线片显示关节盂发育不全，容易导致肩后方不稳。B. MRA的轴位图像显示后方盂唇损伤。后唇唇与关节盂缘之间对比提示有盂唇撕裂。

- 磁共振关节造影（MRA）是目前最好的关节囊盂唇结构的成像方法。
- 后方不稳的MRI表现包括肱骨头向后移位、后盂唇损伤、关节囊后盂唇撕裂伤、盂肱下韧带后束肱骨侧撕裂伤、后关节盂骨缺损、肱骨头前侧骨缺损（图1B）。

鉴别诊断

- 肩关节后脱位（可合并交锁）。
- 复发性后向半脱位。
- 多向不稳。
- 内部撞击。
- SLAP损伤。
- 肩袖撕裂。
- 肩锁关节损伤。
- 骨折（如关节盂、大结节）。

非手术治疗

- 在大多数肩关节后方不稳的病例中，延长非手术治疗期是必要的。
- 非手术治疗包括物理治疗，以恢复完整和对称的肩关节活动度，之后着重于加强肩袖和稳定肩胛的肌肉。
- 物理治疗是为了使肩部动态稳定结构能对静态稳定结构（如关节囊、盂唇）进行补偿。
- 一旦恢复了全范围活动度和肌力，就可以逐步回归正常运动。

手术治疗

- 后向半脱位，或不稳是由巨大创伤造成的，若彻底的康复计划未能缓解，则考虑手术治疗。治疗肩关节后方不稳的最新进展主要是关节镜治疗，这将在下文中详细介绍。目前该方法已发展成为一种区域性技术，关节盂下修复采用传统的打结固定，关节盂上修复，则采用无结固定技术。这项技术降低了正常盂肱关节运动时，肱骨头与缝线接触引起症状的发生率。

术前计划

- 再次评估所有影像学资料及病理学资料确定病变。
- 在手术前应评估任何骨缺损、游离体及伴随的肩袖撕裂和SLAP损伤，并确定治疗方案。
- 定位前进行麻醉下检查以确认诊断。测试应该包括Sulcus试验陷凹试验、抽屉试验、环转试验或Jerk试验。

体位

- 笔者偏向于侧卧位，因为相较于沙滩椅位，侧卧位提供更大的视野，以便评估后方关节盂唇和关节囊。
- 充气袋和腰垫支撑患者保持侧卧位。
- 泡沫垫用于填充腋窝和垫起所有骨性突起，包括腓骨头（保护腓总神经）。
- 患肢外展45°，前屈20°，予以10磅（4.54 kg）牵引（图2）。

入路

- 笔者使用全关节镜技术进行手术，后侧入路用作主要工作入路（通过后方三角肌），前侧入路用作关节镜入路（通过肩袖间隙），后外侧辅助入路用以放置下方锚钉。

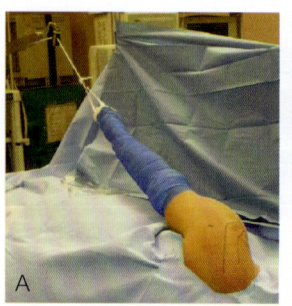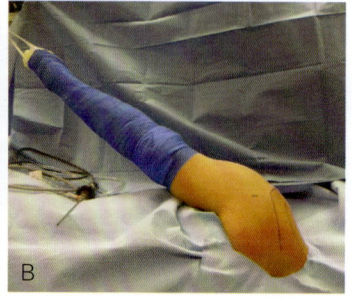

图2　A. 侧卧位是后方关节囊和盂唇关节镜手术的首选体位。B. 手臂轻微外展和前屈，予以10～15磅（4.54～6.81kg）的牵引。

入路位置

- 通过18号腰椎穿刺针向盂肱关节（从后侧）注入无菌生理盐水50 ml。
- 在常规肩部标准后侧入路远端1 cm、外侧1 cm建立后侧入路，用作关节镜通道。该入路常与肩峰外侧缘平齐（技术图1A）。
- 该入路的位置较一般入路偏外侧，以便到达后侧肩胛盂缘及锚钉放置。
- 利用交换棒通过由内而外技术在肩袖间隙上方建立前侧入路。另外，该入路也可以利用腰椎穿刺针通过由外向内技术建立（技术图1B）。
- 将前侧入路交换棒更换为8.25 mm远端螺纹透明套管。

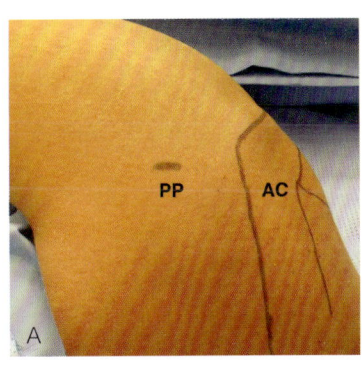 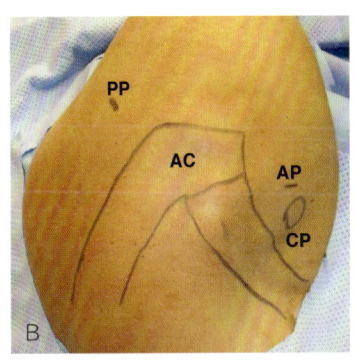

技术图1 A. 后侧入路（PP）与肩峰（AC）外侧缘平齐。B. 体表标记为后侧入路（PP）、肩峰（AC）、前侧入路（AP）和喙突（CP）。

诊断性关节镜检查

- 通过后侧入路进行诊断性关节镜检查。
- 检查盂肱关节面是否有软骨损伤。检查肱骨头后外侧是否有Hill-Sachs损伤（可能提示合并前方不稳）。
- 检查前盂唇、下盂唇和盂肱韧带。
- 检查肱二头肌腱和上盂唇，注意是否有病变。合并的SLAP损伤多见于后方不稳。
- 检查肩袖（包括肩胛下肌腱）。
- 在后侧入路放置交换棒，替换为另一个8.25 mm远端螺纹透明套管。然后将关节镜重新置入前侧套管，直至手术结束。
- 检查后侧关节囊和关节盂唇（技术图2）。
- 检查肱骨头前表面是否有反Hill-Sachs损伤，如果有则提示可能存在明显不稳。

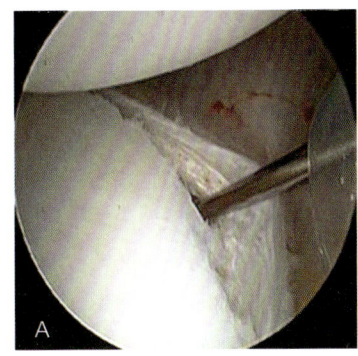 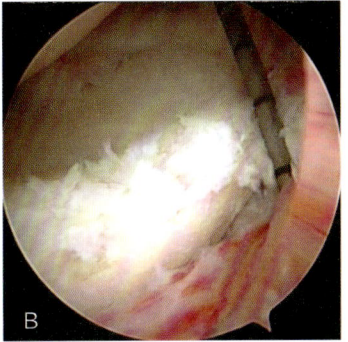

技术图2 A. 关节镜下后侧入路显示后盂唇撕脱。B. 从后侧入路可见后盂唇完全撕脱。

关节盂准备和缝合锚钉放置

- 通常情况下，将后方盂唇分离，关节囊打薄，需要放置缝合锚钉。
- 关节镜下用锉或凿剥离器从关节盂缘分离盂唇。
- 然后用锉刀清理关节囊，以获得愈合的最佳环境。
- 用刨刀或磨钻处理肩关节盂缘，形成渗血表面以利于愈合。
- 缝线锚钉沿关节盂边缘放置，而不是沿关节盂颈，为了修复和关节囊贴合形成褶皱（折叠术）（技术图3A）。
- 对于下关节盂，笔者通常使用2～3个3 mm预置2号FiberWare缝线的Bio-SutureTak缝合锚钉。许多其他市场上的锚钉也有类似的作用。在后方关节盂的水平位置和上方，笔者偏向使用2.9 mm的PushLock锚钉，它固定使用Cinch缝合法（行李标签打结系法）或简单缝合技术穿过（组织的）Labral线。这样可以防止术后正常盂肱运动时线结刺激，又能解剖修复。
- 对于下方的锚钉，利用锚钉导向器预钻后置入锚钉。对于无结的锚钉，首先用Labral线包绕在关节囊盂唇复合体周围，然后钻锚钉导向孔钻孔。
- 放置锚钉，使缝线垂直于关节盂缘，这有利于最后缝线穿过撕裂的盂唇。
- 锚钉均匀分布于后方关节盂缘，用于对称修复（技术图3B）。

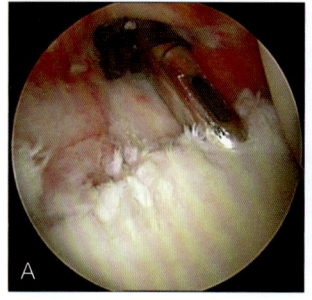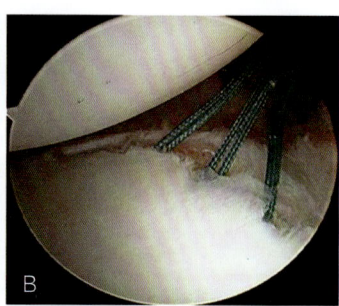

技术图3 A. 锚钉安置在关节盂缘。钻头用于在置入锚钉之前钻导向孔。B. 锚钉均匀分布在关节盂后缘，以利于对称、平衡修复。

盂唇和关节囊修复

- 用45°缝合钩（Linratec公司）钩和0号PDS缝线缝合，将缝线穿过关节囊和盂唇（技术图4）。
- 缝合钩穿过关节囊（如果需要褶皱），且位于关节盂缘撕裂盂唇的下方。
    - 由下而上的方向以实现一个小的关节囊褶皱。
- 缝线通道的这个方向是为了恢复盂肱下韧带后束的张力。
    - 临床上盂唇显著不稳定的患者可能比单纯的盂唇病变患者更需要折叠缝合。
- PDS缝线进入盂肱关节，撤回过线器。
- 然后用抓线器取出最后侧锚钉的缝线和递过关节囊盂唇复合体的PDS缝线。
    - 抓住较后方的缝线可防止缝线纠缠。
- 然后，将PDS缝线做成单回路，并绑在FiberWire缝线上。
- 然后将PDS缝线的另一端拉出，FiberWire缝线穿过盂唇和关节囊（技术图4B、C）。
- 然后以类似的方式传递其他缝线以完成修复。
- 每次缝线穿过关节囊盂唇复合体，最后关节镜下打结（技术图4D）。
- 当在Labral线间穿梭时，PDS缝线以与传统技术相似的方式传递；然而，一个Labral线环穿过关节盂唇。当Labral线环通过套管，通过环带的尾部被传送出去（就像行李标签一样），拉紧尾部，确保Labral线环固定住关节囊盂唇复合体。推结器可以将该结滑入关节。或者，可以使用简单的缝合技术将Labral线穿梭于关节盂唇以获得同样理想的结果。
- 为PushLock锚钉的置入预钻孔，并将Labral线穿过锚钉的孔眼。然后"推动"锚钉并轻轻敲入关节盂，达到固定时所需的张力。
- 笔者偏向先从下方修复开始，然后向上至后侧肩胛盂上缘。如此，每一针的张力都可以进行评估。

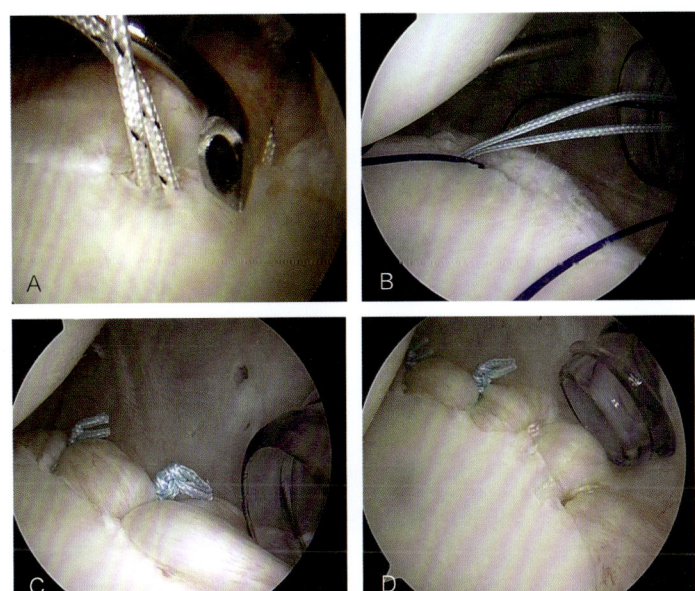

技术图4 A. 使用缝线钩将锚钉线穿过关节囊盂唇复合体。B. PDS缝线已穿过关节囊和后方盂唇。C. 锚定后缝线，然后通过PDS缝线与下锚栓绑紧。D. 两根Labral线穿过关节囊和盂唇复合体，最后在上方完成盂唇的无结固定修复。

完成修复

- 关节镜下尖锥用于穿透肱骨后方裸露区域，使其点状出血以促进愈合。
- 将后方套管收回到关节囊水平正后方，用PDS缝线缝合后方关节囊切口。
- 经后方关节囊切口采用缝合钩穿透一侧关节囊，缝线穿入关节。
- 缝线从切口的另一侧用穿刺器取出，关节镜下靠近入路处打结（技术图5）。
- 改变缝线与入路切口的距离，使后方关节囊承受额外的张力。
- 如果需要额外的折叠（如多向不稳），可在肩袖间隙或前方关节囊处做额外缝合，如文中其他地方所述。
- 用尼龙线间断缝合入路处皮肤切口，悬吊患肢并允许轻微外展。

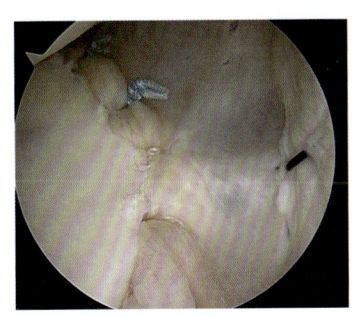

技术图5 后侧入路关闭后完成修复。

要点与失误防范

适应证	• 详细的病史和相关的影像学检查有助于确定正确的诊断 • 应建议患者接受全面的非手术治疗
患者体位	• 关于哪个体位能更好地暴露后关节盂存在争议 • 无论选择何种体位，术者都应感到舒适；然而，笔者认为侧卧位能提供更好的视野
入路定位	• 将后侧入路置于标准入路稍外侧，便于锚钉的放置 • 将前侧入路置于肩袖间隙上方，以获得更好的视野

(续表)

锚钉放置	• 将锚钉垂直于肩胛盂缘，于后方穿梭缝线，可防止缝线纠缠
修复	• 根据病史、体格检查和影像学资料制订修复方案。没有盂唇病变的患者可能需要单独的折叠术 • 无论需要哪种修复方式（关节囊折叠、关节囊盂唇折叠或盂唇的修复），笔者都偏向使用缝合锚钉
打结	• 在尝试关节镜下修复技术之前，术者应熟练掌握滑动结和非滑动结

术后处理

- 患者离开手术室时悬吊患肢，可轻微外展吊带在家中进行被动活动练习时摘除。
  - 笔者允许患者术后 4 周 90° 前举和外旋至 0°。
- 吊带在术后 6 周停止使用，并进行主动辅助的活动度练习和轻柔的被动活动度练习。
- 术后 6 周开始无痛、轻柔的内旋练习。
- 术后 2~3 个月，达到被动和主动的全角度活动度。
  - 其间，伸展运动可以用于任何活动度不足的情况。
- 4 个月后，肩关节通常无痛，开始加强肩袖力量训练。
- 5 个月时，等长运动和等速运动（可调节抗阻运动）。
- 6 个月时，投掷运动员接受等速力量测试。
  - 若达到对侧肢体力量和耐力的 80%，可开始投掷训练。
  - 全面的竞技性投掷运动通常要等到术后 12 个月。
- 到 6 个月的时候 80% 的体力已恢复，非投掷运动员可参加体育专项训练。

预后

- 关节镜下肩关节后方稳定性治疗在不稳定的复发和运动员回归运动方面取得了良好效果。
- 研究表明，肩关节后方不稳复发率为 0~8%，体育运动的回归率为 89%~100%[3,7,15]。

并发症

- 复发性不稳定。
- 僵硬。
- 感染。
- 神经血管损伤。

（何耀华 译，徐才祺 袁锋 审校）

参考文献

[1] Blasier RB, Soslowsky LJ, Malicky DM, et al. Posterior glenohumeral subluxation: active and passive stabilization in a biomechanical model. J Bone Joint Surg Am 1997;79A:433-440.

[2] Boyd HB, Sisk TD. Recurrent posterior dislocation of the shoulder. J Bone Joint Surg Am 1972;54A:779.

[3] Bradley JP, McClincy MP, Arner JW, et al. Arthroscopic capsulolabral reconstruction for posterior instability of the shoulder: a prospective study of 200 shoulders. Am J Sports Med 2013;41(9):2005-2014.

[4] Gartsman GM, Hammerman SM. Superior labrum anterior and posterior lesions: when and how to treat them. Clin Sports Med 2000;19:115-124.

[5] Hawkins RJ, Koppert G, Johnston G. Recurrent posterior instability (subluxation) of the shoulder. J Bone Joint Surg Am 1984;66A:169.

[6] Keppler P, Holz U, Thielemann FW, et al. Locked posterior dislocation of the shoulder: treatment using rotational osteotomy of the humerus. J Orthop Trauma 1994;8:286-292.

[7] Kim SH, Ha KI, Park JH, et al. Arthroscopic posterior labral repair and capsular shift for traumatic unidirectional recurrent posterior subluxation of the shoulder. J Bone Joint Surg Am 2003;85-A:1479-1487.

[8] Kim SH, Park JC, Jeong WK, et al. The Kim test: a novel test for posteroinferior labral lesion of the shoulder: a comparison to the jerk test. Am J Sports Med 2005;33:1188-1192.

[9] Kim SH, Park JC, Park JS, et al. Painful jerk test: a predictor of success in nonoperative treatment of posteroinferior instability of the shoulder. Am J Sports Med 2004;32:1849-1855.

[10] McLaughlin HL. Posterior dislocation of the shoulder. J Bone Joint Surg Am 1952;34A:584.

[11] Pollock RG, Bigliani LU. Recurrent posterior shoulder instability. Diagnosis and treatment. Clin Orthop Relat Res 1993;291:85-96.

[12] Silliman JF, Hawkins RJ. Classification and physical diagnosis of instability of the shoulder. Clin Orthop Relat Res 1993;291:7-19.

[13] Tibone JE, Bradley JP. The treatment of posterior subluxation in athletes. Clin Orthop 1993;291:124-137.

[14] Walch G, Ascani C, Boulahia A, et al. Static posterior subluxation of the humeral head: an unrecognized entity responsible for glenohumeral osteoarthritis in the young adult. J Shoulder Elbow Surg 2002;11:309-314.

[15] Williams RJ III, Strickland S, Cohen M, et al. Arthroscopic repair for traumatic posterior shoulder instability. Am J Sports Med 2003;31:203-209.

第4章 肩关节多向不稳的关节镜治疗
Arthroscopic Treatment of Multidirectional Shoulder Instability

Steven B. Cohen

定义

- Neer 和 Foster[20] 1980 年详细描述了肩关节多向不稳（MDI）的概念。
  - 由此建立了与单向不稳之间的差异，关节囊下方、前方、后方整体松弛。
- 患者主诉疼痛和整个肩关节不稳。
- 外伤性、微外伤性半脱位或脱位，或非外伤性的损伤。

解剖

- 肩部的稳定性依赖于动态和静态稳定结构。
- 静态稳定结构。
  - 盂肱下韧带。
    - 在90°外展和外旋，前束阻止前向移位。
    - 在前屈、内收、内旋，后束阻止后向移位。
  - 盂肱中韧带。
    - 外展45°时，可抵抗前向移位。
  - 盂肱上韧带。
    - 手臂置于侧方时，抵抗后下移位。
  - 肩袖间隙/喙肱韧带。
    - 手臂置于侧方时，抵抗后下移位。
- 动态稳定结构。
  - 肩袖肌肉。
  - 三角肌。
  - 凹面和压力效应。
- 肩关节不稳是多种原因造成的病理过程。
  - 关节囊松弛。
  - 盂唇撕脱伤/Bankart损伤。
  - 肩袖间隙缺陷。
  - 肱骨头骨缺损（Hill-Sachs损伤）或关节盂骨性缺损。

发病机制

- 一般来说，患者没有肩外伤史，但也可能有激发事件。大多数情况下，不稳定是由于微创伤造成的整个关节囊松弛。可能有复发错位史或重复的半脱位事件。这可能发生在过顶运动员，如游泳运动员和排球运动员。
- 年轻活跃患者。
- 疼痛。
- 主诉肩关节脱位或半脱位。
- 过顶活动困难。
- 缺乏运动能力。
- 睡眠时不稳定或夜间疼痛。
- 影响日常生活。
- "上肢暂时失去感觉运动"发作。
- 之前的物理治疗尝试失败。

自然病程

- 无法改变静态稳定结构。
- 可通过康复治疗来恢复神经肌肉控制，从而实现稳定性。
- 复发性脱位可导致 Hill-Sachs 损伤、关节盂骨性损伤和/或软骨损伤。这可能预示早期盂肱关节退行性关节炎。
- 尽管正规的物理治疗，反复发作的不稳定会影响日常活动，一般需要手术治疗。

病史和体格检查

- 罕见的萎缩。
- 活动度对称。
  - 可能的肩胛胸廓翼状或肩胛运动障碍。
  - 肩胛的异常。
- 正常肌力试验。
  - 可能的核心薄弱环节。
- 韧带松弛性评估。
  - 全身韧带松弛常呈阳性。
- 撞击试验评估。
- 稳定性测试。
  - 前后向抽屉试验阳性。
  - Sulcus 征阳性，向下移位（中立及外旋）。
  - 如果 Sulcus 征分级为 3+级，则外旋为 2+级是 MDI，肩袖间隙损伤病变的病理学表现。
- 韧带松弛性评估（Beighton 量表）。
- 特异性试验，可能阳性，也可能阴性。
  - 恐惧试验。
  - 复位试验。
  - O'brien 试验。

- Mayo 剪切试验。
- Jerk 试验。
- Kim 试验。
- 环转试验。
- Speed 试验。

影像学和其他诊断性检查

- X 线平片。
  - 前后位片（AP 位片）。
  - 腋位片或西点腋位片。
  - 出口位片。
  - Stryker notch 位片。
  - 评估：
    - Hill-Sachs 损伤或反向 Hill-Sachs 损伤。
    - 关节盂损伤。
    - 盂肱韧带肱骨端骨性撕脱伤（HAGL）。
- MRA。
  - 评估：
    - 关节囊松弛。
    - 盂唇损伤。
    - HAGL。
    - 肱二头肌腱病变。
    - 肩袖损伤（罕见）。
- CT。
  - 评估：
    - 肱骨近端或关节盂骨性损伤。

非手术治疗

- 在许多非创伤性 MDI 患者中，动态盂肱关节稳定性的适当的神经肌肉控制丢失。
- 目标是通过训练和锻炼来恢复肩部功能锻炼。
- 肩关节松弛的患者不一定不稳定，这可以通过检查有症状的 MDI 患者对侧肩关节无症状来得以证实。
- 治疗主要依靠非手术方法，尝试通过加强肩胛骨、核心肌和盂肱关节力量训练（肩袖）锻炼来达到稳定。

手术治疗

指征

- 曾（或多次）尝试物理治疗的患者，仍存在功能问题以及持续不稳定，则可能需要手术治疗。
- MDI 病史伴持续性关节盂或肱骨头骨折伴脱位通常需要手术治疗。
- 肱骨头明显骨缺损，伴随多向不稳与累及 Hill-Sachs 损伤，一致被认为可能需要更早的手术治疗。
- 关节盂侵蚀或盂唇骨折，如果和复发性不稳定相关，也可能是要外科干预。

禁忌证

- 倾向性或习惯性不稳定的患者。
- 未尝试过正式理疗计划的患者应避免初次手术治疗。
- 任何不能或不愿遵守术后康复方案的患者。

术前计划

- 对于肩关节不稳的患者，教育对手术治疗计划至关重要。
- 这些患者在非手术治疗时失败后，具有持续性的不稳定性和功能性不全。
- 手术治疗的目的是减小关节囊容积，并通过囊唇增加来恢复关节盂凹。
- 通过减小关节囊体积，可导致活动度减小。
  - 与患者讨论这种可能性很重要。对于一些更活跃的运动员，比如投掷、体操、游泳和排球运动员，为了继续参与运动则不能容忍活动度减小。
- 应该讨论额外的风险和收益，包括感染的风险、不稳定复发、疼痛、神经血管损伤、持续功能限制及植入并发症等。
- 在手术计划中需继续进行麻醉下评估和关节镜诊断。
  - 这可能会改变计划，包括任何以下组合：关节囊折叠（前、后和/或下），肩袖间隙闭合，前/后盂唇修复，上盂唇前后路修复，肱二头肌腱固定术，肌腱切开术，可能转化为开放的关节囊移位。
  - 如果外旋位 Sulcus 征相似，则可以考虑肩袖间隙闭合。

麻醉和体位

- 该操作可在肌间沟阻滞或全身气管内麻醉，使用斜角肌间阻滞控制术后疼痛。
- 患者取侧卧位，患肢朝上。
  - 用一个体位垫将患者固定在适当的位置。
  - 放置泡沫垫以保护下肢腓骨颈部的腓总神经。
  - 放置腋窝垫。
  - 手术台放在轻微反 Trendelenburg 位置（头高足低位）。
  - 消毒整个上肢，一直达到胸骨前方和肩胛骨内侧边界后方。
  - 患肢置于 10 磅的牵引架，位置是 45°外展并向前屈 20°。
- 也可以采用沙滩椅式体位。笔者的经验是，这个体位暴露的后下关节囊的空间有限。
  - 床头抬高到大约 70°，使受伤肩膀离开床边，支撑在肩胛骨内侧。
  - 头部应该有良好的支撑，所有的骨都要垫上软垫。
  - 整个手臂、肩膀和梯形区域都做好了手术区域消毒。
  - 气动臂架可用于固定臂，辅助术中前后变化体位。

标志/入路

- 骨性标志包括肩峰、锁骨远端、肩锁关节和喙突,用记号笔标记。
- 准备和悬吊后,通过18号腰椎穿刺针向盂肱关节注入50 ml无菌生理盐水。
- 可在肩峰后外侧角远端下3 cm、肱骨内侧1 cm建立后入路,允许进入后肩胛盂的边缘,以便在需要进行后方盂唇或关节囊修复时放置锚钉。
- 然后在肩袖间隙中建立上前入路,通过腰椎穿刺针由外向内的技术进入间隔。应注意使用腰椎穿刺针来证实通过第二前下入路,可放置低位前下5点钟位置的锚钉。当使用两个前路中,上级入路应放置"高"间隔,为第二个"低"入路腾出空间。
- 如果需要第二个前入路,则使用腰椎穿刺针在肩胛下肌腱上方、喙突外侧至少1 cm处。如果需要第二个前入路,则使用腰椎穿刺针位于肩胛下上方、喙突外侧低于前入路1 cm处建立。

麻醉下检查/关节镜诊断检查

- 麻醉下检查是在手术室进行的,肩胛骨和肱骨表面相对固定,头部可以自由旋转。
  - Murrell和Warren[19]描述了一种"负荷和移位"(抽屉试验)的手法,在患者取仰卧位时操作。
  - 手臂保持90°外展,中立位旋转,同时施加前向或后向力尝试将肱骨头移到前或后关节盂上。
  - 手臂内收,中立位旋转时进行Sulcus征,以评估不稳定性是否有次级因素。
  - Sulcus征3+是指在外旋时保持2+或更大,被认为是MDI的病理学特征。
  - 同时检查患侧和健侧,记录两者之间的区别。
- 肩关节镜诊断性检查。
  - 以常规方式可见关节盂唇、关节囊、肱二头肌腱、肩胛下肌、肩袖间隙、肩袖和关节面。
    - 确保不会忽略任何相关的损伤。
  - MDI的典型病变包括:
    - 扩张的下关节囊。
    - 盂唇撕裂(图1)或磨损和分裂。
    - 肩袖间距增宽。
    - 关节部分增厚,肩袖撕裂。
  - 从后侧入路检查盂肱关节后,关节镜切换到前侧入路使后关节囊和盂唇更加清晰可见。
  - 然后可以使用交换棒替换后部套管,插入7.0~8.25 mm远端螺纹或全螺纹透明套管,从而允许通过一个关节镜探头和其他器械通过套管探查后侧盂唇,寻找损伤的证据。

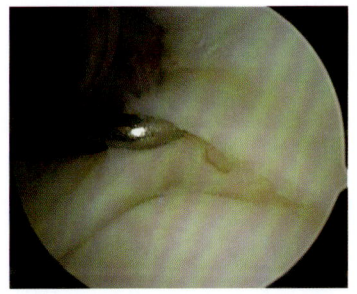

图1 盂唇撕裂。

- 关节镜技术的发展是从关节囊移位经肩胛盂缝合开始的,Bankart修复和移位与生物降解钉或缝合锚钉,热性撕囊,肩袖间隙修复,关节囊折叠。
- 笔者目前对非手术失败的多向肩关节不稳患者的治疗方法,在关节镜下通过缩小囊膜、进行囊膜移位、使用囊膜折叠多次修复以减小关节囊容积[26]。

特殊步骤

修复准备

- 保留在后侧入路的关节镜,前侧入路作为前路修复的工作入路。反之,后侧修复亦然。
- 最不稳定的一侧(前侧或后侧)首先进行固定。例如,如果后方不稳是最严重的方向,前、下侧为第一固定,后侧关节囊和唇最后固定。
- 关节镜下用电动刨刀或半月板锉处理撕裂的关节唇到盂缘附着处(技术图1A)。
- 使用滑膜刨刀或半月板锉刀打磨关节囊撕裂盂唇的附着处,剥除肩胛盂缘组织,以形成出血面,以便进行关节囊的缝合(技术图1B)。

关节囊折叠(技术图2A)

- 一个3.0 mm的Bio-SutureTak锚钉,锚钉内载2号FiberWire缝线位于5点钟位置(右肩)用于前侧修复,以及7点钟位置用于后侧修复和缝合工作入路(技术图2B)。
  - 锚钉可以通过套管或经皮放置。
- 一种软组织穿透器(Spectrum缝合钩)或新月形缝合器

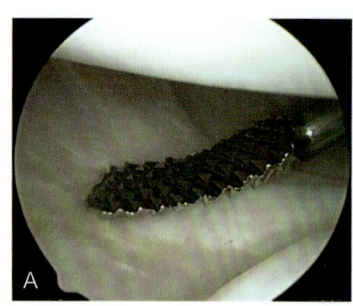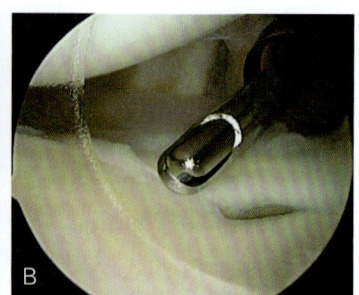

技术图1 A. 新鲜化关节囊，促进关节囊折叠后的愈合。B. 刨刀新鲜化关节囊/关节盂。

穿过盂唇，通过锚钉上的纤维线把盂唇缝合到锚钉处（技术图2C）。
- 然后使用缝线梭将下关节囊刺入最前/下（5点钟位锚钉），以及侧边点或后/下（7点钟位锚钉）和侧边点。
- 一旦通过关节囊，1号PDS缝线穿梭到关节，移除缝梭（技术图2D）。
- 然后使用抓线钳取通过的PDS缝线和盂唇缝线，并将它们从同一入路或工作入路（如果使用两个入路）中取出。
- 再通过一个简单的结将缝线绑在PDS缝线上，然后用PDS缝线将工作缝线穿过关节囊下折处（技术图2E）。
- 在关节囊上方重复这个简单的过程，直到得到足够的关节囊张力（技术图2F）[23]。这可以多次进行，直到每个缝线使关节囊有足够的张力。
- 检查缝线，确保缝线仍能滑动，然后锁定缝线，后面有3个半结的滑动结系紧。然后剩下的缝线剪断（技术图2G）。
- 如果前方不稳最严重，这时从后面和下面开始的（7点钟位锚钉），如有必要时使用额外的锚钉（技术图2H），然后前下的（5点钟位锚钉）向前移动，必要时再使用额外的锚（技术图2I）。如果后方不稳占优势，那么从前到下依次开始折叠完成后，再完成后方的。
- 完整的关节囊折叠减少了容积，并改善了稳定性（技术图2J）。

关节镜打结
- 笔者倾向于Weston滑锁结，其实很多关节镜下的打结技术都可以使用。
- 最重要的是手术医生要熟悉结的使用和熟练使用。
- 缝线穿过关节囊后通过推结器推一个结，再通过止血钳打紧是安全的。
- 这根缝合线起支撑作用，当结被拉紧时，它实际上会推动关节囊和盂唇到肩胛盂边缘。
- 线结应固定在囊后方，而不是肩胛盂边缘，防止结磨损肱骨头。
- 每一个半套结必须在打下一个半套结之前完全打紧。
- 将张力放在前面的缝线上，并用推结器推动Weston结。
- 一共有3个交替的半套结来固定Weston结。
- 这个结在生物力学上类似于一个开放的方结[6]。

肩袖间隙关闭
- 在MDI手术时，如果关节囊缝合移位时已在前向提起整个腋囊变大，肩袖间隙可能不需要闭合。
- 但是，如果需要关闭肩袖间隙（2+或更大的Sulcus征，外旋没有改善），在后方用关节镜观察[24]。
- 新月形缝线梭从前方入路向前穿过前方关节囊，位于肩胛下肌腱上缘上方，肩胛盂外侧1 cm处。
- 然后穿过盂肱中段韧带，在肩袖间隙的下边界。这就构成了肩袖间隙闭合的下半部分。
- 然后将0号PDS缝线送入关节，用穿刺器穿透盂肱上盂韧带，将其取出。
- 然后将PDS缝线从前套管中取出，换一根2号FiberWire缝线。然后在套管内把线结盲推进去前方关节囊外作为闭合肩袖间隙，通过后侧入路可见。

后侧入路关闭
- 从后侧入路向前推进一个新月形缝合器，穿过内侧上方的后关节囊，后入路开口的边界（技术图3A）。
- 然后将0号PDS缝线送入关节，用穿刺器通过后侧入路穿过关节囊的外侧边界（技术图3B）。
- 然后将PDS缝线从后套管中取出换2号FiberWire缝线。再在套管内把线结盲推进去后方关节囊闭合，通过前侧入路可见（技术图3C）。

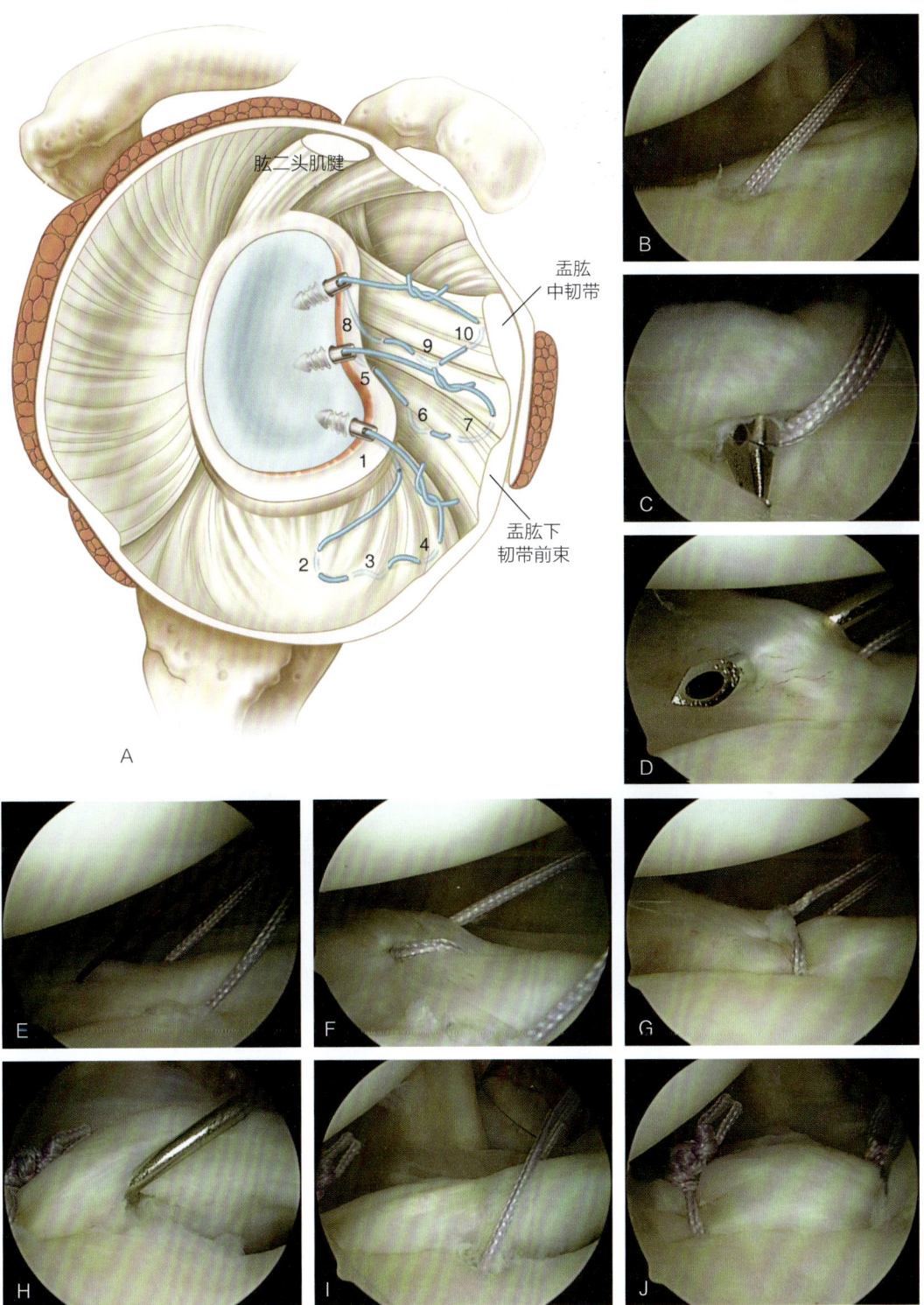

技术图2 A. 多重皱褶缝合。B. 在关节盂的边缘放置锚钉。C. 用过线器把缝线穿过盂唇。D. Spectrum Suture 过线器穿过关节囊组织后置入 1 号 PDS 缝线。E. PDS 缝线穿过关节囊组织。F. FiberWire 缝线穿过关节囊盂唇组织并多重折叠。G. 第一个锚钉放置和关节囊重叠缝合完成后打结。H. 第一个锚钉放置和关节囊重叠缝合完成后残留的盂唇撕裂。I. 如有需要,放置第二个锚钉。J. 用多个锚钉完成重叠缝合。

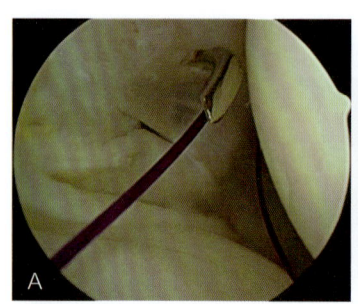 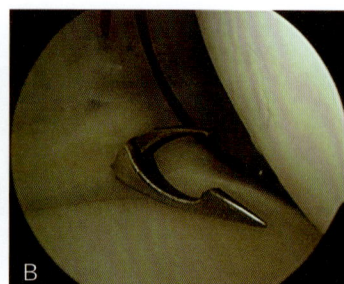 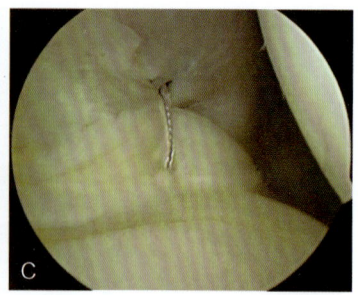

技术图3　A. 新月形缝合器经后囊穿入，PDS缝线穿入关节。B. 抓线钳通过后入路穿过后囊。C. 完成后入路关节囊折叠关闭。

要点与失误防范

手术适应证	• 尽管实施了积极、适当的康复计划，仍有持续性疼痛和功能障碍的患者
禁忌证	• 自发脱位或未能遵守术后康复计划
折叠技术	• 同一条线单次或多次缝合穿过关节囊，可实现松弛关节囊不同程度的容积缩小
后侧入路关闭	• 后侧入路关闭可使关节囊容积减小，防止入路口潜在的后囊撕裂
腋神经损伤	• 在关节囊下方进行过线器的穿梭操作使腋神经处于危险状态，关节囊浅表穿刺防止腋神经损伤
复发不稳	• 关节囊容积减小不足可能导致复发不稳。多重技术允许更大关节囊容积缩小，恢复正常张力

术后处理

随访
- 患者在手术当天出院回家。
- 缝合线在7～10天后取出。

康复
- 手臂呈悬吊固定6周。
- 中立位旋转，30°外展。
- 吊带取下后可以沐浴和轻柔地摆锤，以及进行肘关节、手腕和手部的全范围关节运动。
- 第3周开始进行等长收缩锻炼。
- 第2周内开始被动的关节范围活动。
- 第4周停止吊带。
- 第4周开始进行主动和主动辅助的关节活动度训练。
- 4个月后进行专项训练运动。
- 5～6个月开始过顶运动。
- 6～8个月后恢复接触性运动。

预后
- 临床研究总结见表1。
- 已经有几项研究调查了手术干预对关节囊容积的影响。
- 比较了多种技术：开放性关节囊移位术、关节镜下热紧缩术和关节镜下缝线关节囊折叠缝合术，在术前和术后测量尸体标本的关节囊容积。
- 表2总结了这些研究中的结果和移位类型。

并发症
- 运动损失。
- 失稳复发。
- 神经与血管的损伤。
- 未能解决失稳的原因。
  - 导致不稳定的大面积Hill-Sachs损伤，手术治疗可能导致复发[27]。

表1 关节镜治疗肩关节多向不稳的临床研究总结

作者（日期）	手术操作	随访	结果
Duncan 和 Savoie（1993）[5]	关节镜下关节囊移位	12~36个月	100%满意
Pagnani 等（1996）[21]	使用经关节盂缝线的范围稳定	55个月（范围：48~120个月）	74%好/优
McIntyre 等（1997）[17]	关节镜下关节囊移位	34个月	95%好/优
Treacy 等（1999）[29]	关节囊移位	60个月	88%满意
Gartsman 等（2000）[11]	镜下盂唇修补术+激光缝合术	33个月（范围：26~63个月）	92%好/优
Tauro（2000）[28]	关节囊分裂/推进	范围：24~60个月	88%满意
Fitzgerald 等（2002）[8]	关节镜热关节囊破裂	36个月（范围：24~40个月）	76%满意
Favorito 等（2002）[7]	关节镜下激光辅助关节囊移位术	28个月	81.5%成功
Frostick 等（2003）[10]	关节镜下关节囊激光紧缩术	26个月（范围：24~33个月）	83%满意
D'Alessandro 等（2004）[4]	关节镜关节囊热凝紧缩术	38个月（范围：24~60个月）	63%满意
Alpert 等（2008）[1]	关节镜下盂唇修补术	56个月（范围：29~72个月）	85%满意
Baker III 等（2009）[2]	关节镜下稳定术	34个月	91%满意（活动度）86%重返赛场
Ma 等（2012）[16]	关节镜下关节囊多重折叠	36个月（范围：24~61个月）	100%满意（稳定性）23人中的5人重返赛场
Jacobson 等（2012）[12]	系统综述：关节镜手术与开放手术	7项研究219肩	切开 vs. 关节镜手术没有明显的优势

表2 体外关节囊容积研究结果总结

作者（日期）	关节囊移位类型	减容量
Miller 等（2003）[18]	3个开放入路（内侧、外侧、垂直）	内侧37% 外侧50% 垂直40%
Karas 等（2004）[13]	3种关节镜下（热凝、折叠缝合、综合）	热凝33% 折叠缝合19% 综合41%
Victoroff 等（2004）[30]	关节镜下热凝	热凝37%
Luke 等（2004）[15]	开放下方与关节镜下	切开下方50% 热凝范围30%
Cohen 等（2005）[3]	开放侧方与关节镜下	切开外侧50% 折叠缝合23%
Flanigan 等（2006）[9]	5 mm和10 mm关节镜下关节囊移位	5 mm移位16% 110 mm移位34%
Sekiya 等（2007）[25]	开放性下方与关节镜下多发性下段	切开下方45% 多重折叠58%
Wiater 和 Vibert（2007）[31]	开放性肱骨移位，然后是释放和移位	初始移位33% 首次缩减42% 二次缩减66%
Ponce 等（2011）[22]	关节镜下每1 cm折叠缝合	每1 cm折叠缝合：关节囊减少10%体积（5针=体积减少50%）
Lubiatowski 等（2012）[14]	关节镜移位（尸体和临床）	尸体：38% 临床：59%

（何耀华 译，徐才祺 袁锋 审校）

参考文献

[1] Alpert JM, Verma N, Wysocki R, et al. Arthroscopic treatment of multidirectional shoulder instability with minimum 270 degrees labral repair: minimum 2-year follow-up. Arthroscopy 2008;24: 704-711.

[2] Baker CL III, Mascarenhas R, Kline AJ, et al. Arthroscopic treatment of multidirectional shoulder instability in athletes: a retrospective analysis of 2- to 5-year clinical outcomes. Am J Sports Med 2009;37(9):1712-1720.

[3] Cohen SB, Wiley W, Goradia VK, et al. Anterior capsulorrhaphy: an in vitro comparison of volume reduction-arthroscopic plication versus open capsular shift. Arthroscopy 2005;21:659-664.

[4] D'Alessandro DF, Bradley JP, Fleischli JE, et al. Prospective evaluation of thermal capsulorrhaphy for shoulder instability: indications and results, two to five-year follow-up. Am J Sports Med 2004;32:21-33.

[5] Duncan R, Savoie FH III. Arthroscopic inferior capsular shift for multidirectional instability of the shoulder: a preliminary report. Arthroscopy 1993;9:24-27.

[6] Elkousy HA, Sekiya JK, Stabile KJ, et al. A biomechanical comparison of arthroscopic sliding and sliding-locking knots. Arthroscopy 2005;21:204-210.

[7] Favorito PJ, Langenderfer MA, Colosimo AJ, et al. Arthroscopic laserassisted capsular shift in the treatment of patients with multidirectional shoulder instability. Am J Sports Med 2002;30: 322-328.

[8] Fitzgerald BT, Watson BT, Lapoint JM. The use of thermal capsulorrhaphy in the treatment of multidirectional instability. J Shoulder Elbow Surg 2002;11:108-113.

[9] Flanigan DC, Forsythe T, Orwin J, et al. Volume analysis of arthroscopic capsular shift. Arthroscopy 2006;22:528-533.

[10] Frostick SP, Sinopidis C, Al Maskari S, et al. Arthroscopic capsular shrinkage of the shoulder for the treatment of patients with multidirectional instability: minimum 2-year follow-up. Arthroscopy 2003;19:227-233.

[11] Gartsman GM, Roddey TS, Hammerman SM. Arthroscopic treatment of anterior-inferior glenohumeral instability: two to five-year followup. J Bone Joint Surg 2000;82A:991-1003.

[12] Jacobson ME, Riggenbach M, Wooldridge AN, et al. Open capsular shift and arthroscopic placation for treatment of multidirectional instability. Arthroscopy 2012;28:1010-1017.

[13] Karas SG, Creighton RA, DeMorat GJ. Glenohumeral volume reduction in arthroscopic shoulder reconstruction: a cadaveric analysis of suture plication and thermal capsulorrhaphy. Arthroscopy 2004;20:179-184.

[14] Lubiatowski P, Ogrodowicz P, Wojtaszek M, et al. Arthroscopic capsular shift technique and volume reduction. Eur J Orthop Surg Traumatol 2012;22:437-441.

[15] Luke TA, Rovner AD, Karas SG, et al. Volumetric change in the shoulder capsule after open inferior capsular shift versus arthroscopic thermal capsular shrinkage: a cadaveric model. J Shoulder Elbow Surg 2004;13:146-149.

[16] Ma HL, Huang HK, Chiang ER, et al. Arthroscopic pancapsular plication for multidirectional instability in overhead athletes. Orthopedics 2012;35:497-502.

[17] McIntyre LF, Caspari RB, Savoie FH III. The arthroscopic treatment of multidirectional shoulder instability: two-year results of a multiple suture technique. Arthroscopy 1997;13:418-425.

[18] Miller MD, Larsen KM, Luke T, et al. Anterior capsular shift volume reduction: an in vitro comparison of 3 techniques. J Shoulder Elbow Surg 2003;12:350-354.

[19] Murrell GA, Warren RF. The surgical treatment of posterior shoulder instability. Clin Sports Med 1995;14:903.

[20] Neer CS II, Foster CR. Inferior capsular shift for involuntary inferior and multidirectional instability of the shoulder. A preliminary report. J Bone Joint Surg Am 1980;62(6):897-908.

[21] Pagnani MJ, Warren RF, Altchek DW, et al. Arthroscopic shoulder stabilization using transglenoid sutures. A four-year minimum follow-up. Am J Sports Med 1996;24:459-467.

[22] Ponce BA, Rosenzweig SD, Thompson KJ, et al. Sequential volume reduction with capsular plications: relationship between cumulative size of plications and volumetric reduction for multidirectional instability of the shoulder. Am J Sports Med 2011;39:526-531.

[23] Sekiya JK. Arthroscopic labral repair and capsular shift of the glenohumeral joint: technical pearls for a multiple pleated plication through a single working portal. Arthroscopy 2005;21: 766.

[24] Sekiya JK, Ong BC, Bradley JP. Thermal capsulorrhaphy for shoulder instability. AAOS Instr Course Lect 2003;52:65-80.

[25] Sekiya JK, Willobee JA, Miller MD, et al. Arthroscopic multi-pleated capsular plication compared with open inferior capsular shift for multidirectional instability. Arthroscopy 2007;23:1145-1152.

[26] Sekiya JK, Zehms CT. Arthroscopic management of recurrent shoulder instability. Op Tech Sports Med 2006;13(4):189-195.

[27] Stehle J, Wickwire AC, Debski RE, et al. A technique to reduce Hill-Sachs lesions after acute anterior dislocation of the shoulder. Tech Shoulder Elbow Surg 2005;6(4):230-235.

[28] Tauro JC. Arthroscopic inferior capsular split and advancement for anterior and inferior shoulder instability: technique and results at 2 to 5-year follow-up. Arthroscopy 2000;16:451-456.

[29] Treacy SH, Savoie FH III, Field LD. Arthroscopic treatment of multidirectional instability. J Shoulder Elbow Surg 1999;8:345-350.

[30] Victoroff BN, Deutsch A, Protomastro P, et al. The effect of radiofrequency thermal capsulorrhaphy on glenohumeral translation, rotation, and volume. J Shoulder Elbow Surg 2004;13: 138-145.

[31] Wiater JM, Vibert BT. Glenohumeral joint volume reduction with progressive release and shifting of the inferior shoulder. J Shoulder Elbow Surg 2007;16:810-814.

第 5 章 上盂唇前后向撕裂的关节镜治疗

Arthroscopic Treatment of Superior Labral Anterior Posterior (SLAP) Tears

Thomas H. Wuerz, Davietta C. Butty, Annemarie K. Tilton, and Brian J. Cole

定义

- 上盂唇前后向（SLAP）撕裂的特点为上盂唇损伤，从前方向后方的撕裂[25]。
  - 撕裂可伴有或不伴有肱二头肌腱起点受损[4]。

解剖

- 上盂唇由关节盂表面的透明软骨和关节囊纤维组织之间的纤维软骨组成[22]。
  - 该纤维软骨为盂唇和关节盂之间的附着物。
- 盂唇的血运并非来自下方的关节盂，而是来自周围关节囊和骨膜组织中肩胛上动脉、旋肩胛动脉和旋肱后动脉的穿支。
- 组织学证实，关节盂唇的前方、前上方和上方的血管分布较少[7]，尽管没有描述明显的血管移行区[15]。
  - 盂唇内部是无血运的[23]。

发病机制

- 完整的盂唇可加深关节窝，增加关节盂的有效直径，提高关节的稳定性[15]。
- 肱二头肌长头肌腱下压肱骨头，并作为肩关节前方辅助稳定结构[12,14]。
- 如Ⅱ型SLAP撕裂，肱二头肌腱附着部和上盂唇撕裂可导致盂肱关节不稳。
- 最常见的SLAP撕裂机制包括有力的牵拉手臂，直接挤压负荷及反复的过顶投掷活动[17]。对肱二头肌腱的直接牵拉伤也与SLAP撕裂有关[4]。
  - 然而，有证据表明，多达1/3的SLAP损伤患者没有外伤史[20]。
- Snyder分型是最常用的SLAP撕裂分型方法[25]。
  - Ⅰ型：上盂唇磨损，肱二头肌腱附着部完好。
  - Ⅱ型：上盂唇磨损，肱二头肌腱附着部从关节盂分离。
  - Ⅲ型：上盂唇桶柄样撕裂，肱二头肌腱附着部完好。
  - Ⅳ型：上盂唇桶柄样撕裂，并延伸累及肱二头肌腱。
- Snyder分型已经得以拓展，以反映前方盂唇和其他结构的相关损伤[18]。

自然病程

- SLAP撕裂保守治疗通常是不成功的。
- 通常不建议对不稳定的SLAP撕裂（Ⅱ型和Ⅳ型）进行简单的清理，因为疗效很差[8]。

病史和体格检查

- 牵拉和挤压是SLAP撕裂的两个主要损伤机制。
- 对于有牵拉或挤压损伤病史，且有持续的机械症状（如卡顿或交锁）的患者，应考虑SLAP撕裂。
- 已有一些临床试验重点检查关节盂上方肱二头肌腱附着部。通常使用Speed试验、Yergason试验、O'Brien试验和负荷-移位试验。
  - Speed试验和Yergason试验：查体时出现疼痛提示SLAP撕裂。
  - O'Brien试验：下压内旋手臂出现疼痛，外旋后疼痛缓解，提示SLAP撕裂。
  - 抽屉试验：疼痛性弹响或弹跳，提示SLAP撕裂。
- 年轻患者的Ⅱ型SLAP撕裂通常与不稳定和Bankart损伤有关，而40岁以上患者的Ⅱ型SLAP撕裂通常与肩袖病变有关[16]。
- 没有一个临床试验可用于明确诊断SLAP撕裂[13]，应使用所有试验，结合病史和临床高度怀疑指数，做出SLAP撕裂的诊断。

影像学和其他诊断性检查

- 虽然传统的X线片（前后位、冈上肌出口位和腋位）是对肩关节疾病患者进行初步评估的标准，但MRI是评估上盂唇最灵敏的影像学工具，其灵敏度和特异度约为90%[3]。
- 用MRA可以提高诊断SLAP撕裂的总体准确性[19]。
- 尽管影像学技术不断进步，关节镜检查仍是诊断SLAP撕裂的金标准。

鉴别诊断

- 盂肱关节不稳。
- 肩袖病变。

- 肩锁关节病变。

非手术治疗

- 物理治疗是大多数肩关节损伤非手术治疗的主要方法。
- 选择性关节内注射局麻药和皮质类固醇进行诊断，偶尔也可用于治疗。
- 康复计划应着重于实现和维持全关节活动度，并加强肩袖和肩周稳定结构的肌肉力量。
- 虽然物理治疗可能有助于恢复活动度和肌力，但大多数SLAP撕裂的患者物理治疗后仍有症状。

手术治疗

- 尽管进行了适当的保守治疗，但对于有持续症状的患者，应考虑手术治疗SLAP撕裂。
- SLAP修复的禁忌证包括高危手术患者（即麻醉并发症的风险超过成功修复的可能收益）。

术前计划

- 术前评估盂肱关节不稳对于了解患者肩部疾病的病理生理学至关重要。
- SLAP修复时，必须同时处理相关的不稳定和其他伴发病变。

体位

- 沙滩椅位。
- 侧卧位。
  - 对于疑似有盂唇病变，特别是有与后方不稳相关的病情时，侧卧位可能更为适合，因为该体位在牵引下有利于探查和操作。
  - 由于臂丛神经损伤的风险增加，牵引重量不应超过10~15磅。
  - 应常规进行麻醉下的全面检查，以评估是否存在不稳定。

入路

- SLAP修复的主要目的是稳定肱二头肌腱附着部并处理伴发的病变。
- 全面的诊断性评估后，根据Snyder法[25]治疗SLAP损伤（参见技术部分）。
  - 建立标准的前上入路和前下入路。
  - 还可以根据SLAP撕裂的位置建立辅助入路。

TECHNIQUES

Ⅰ型SLAP撕裂

- Ⅰ型SLAP撕裂用刨刀简单地对退变或磨损的组织进行清理即可。
- 必须注意不要将肱二头肌腱附着部从上关节盂上分离。

Ⅱ型SLAP撕裂

- Ⅱ型SLAP撕裂最为常见（技术图1）。
  - 表现为肱二头肌腱附着部从上关节盂上分离。
  - 因此，修复的主要目的应该是将上盂唇组织重新牢固地附着到上关节盂。

关节盂准备

- 通过探钩确定分离后，用4.5 mm电动刨刀轻柔地清理任何磨损或退变的组织。
- 用打磨头清理上关节盂直至骨床出血（技术图2）。

辅助入路

- 采用由外向内方法建立辅助穿肩袖入路。无需插入套

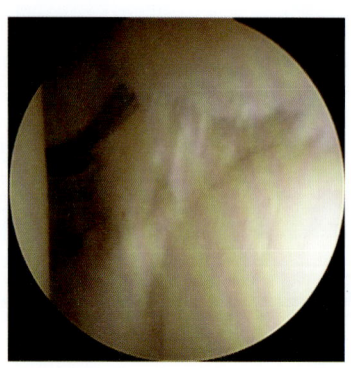

技术图1　Ⅱ型SLAP损伤镜下观。

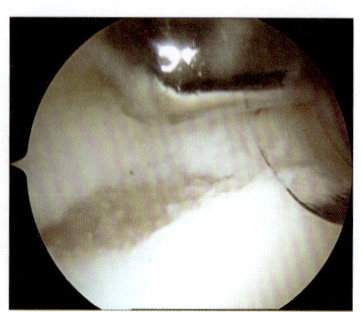

技术图2　用打磨头准备上方关节盂。

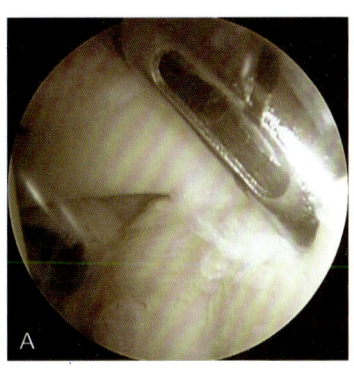 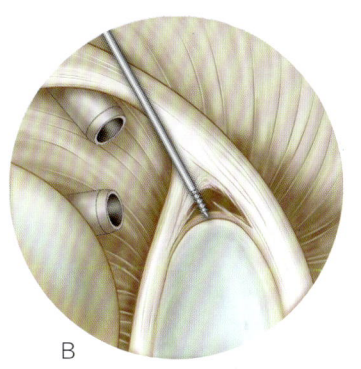

技术图3　A、B. 通过外侧入路，为锚钉钻孔。

管，因为此入路仅用于植入锚钉。
- 可以根据SLAP撕裂的位置向前或向后调整该入路。
- 腰椎穿刺针用于确保锚钉达到正确的位置，与关节盂面约45°成角。
- 用11号刀片做皮肤切口，不插入套管，因为该入路仅用于植入导向器钻孔和锚钉。

缝合锚钉位置

- 将缝合锚钉钻孔导向器放置在关节盂面上，成角约45°，确保锚钉固定在骨中（技术图3）。
  - 选用1枚或2枚不可吸收的2号编织缝线锚钉，视偏好而定。
  - 如果需用1枚以上缝合锚钉，术者从后向前修复以改观视野。
- 植入锚钉位置与钻头方向相同，确保导向器保持在其正确的方向和位置。

缝线管理

- 用缝线钩或抓线钳通过前上套管抽出一根缝线（缝线A）。
- 用缝线钩抓持另一根缝线（缝线B）并将其从前下套管中抽出（技术图4）。

过线

- 通过前上套管，从上方撕裂的后缘开始，术者用Spectrum穿刺器通过盂唇（技术图5A、B）。
  - 右肩SLAP撕裂用一个装有1号单丝线的45°的左弯组织穿刺器（45°右弯用于左肩），或Shuttle Relay缝线穿刺器来穿线。
- 通过前下套管置入关节镜抓线钳，抓持从上盂唇穿过的单丝缝线尾端，从前下套管抽出（技术图5C、D）。
- 在穿过的缝线上打一个简单的结（参见技术图5D，插图），将锚钉缝线B的尾端穿过该环。通过前上入路轻轻地拉动缝线至完全穿过，使得缝线的两端一起从前上入路（技术图5E、F）中抽出（如果正在用Shuttle Relay过线器，则将缝线的尾端穿过线环并按照相同的步骤进行）。
  - 术者应通过关节镜时刻观察锚钉，以确保在此过程中锚钉不脱线。
  - 锚钉孔眼中的缝线不应有活动。

打结

- 确保主线远离关节盂，术者用滑结或一系列半结，注意交换主线和变换环的方向。
- 用关节镜缝线切割器切割多余的缝线。

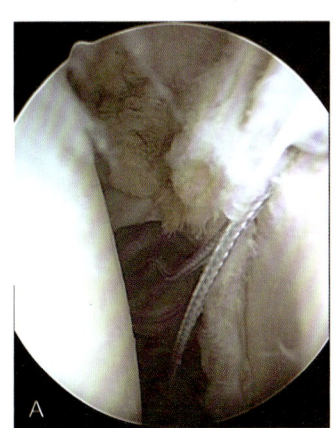 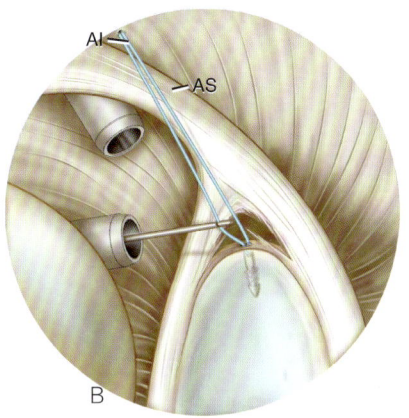

技术图4　A、B. 术者从前上方套管（AS）中取出一根锚钉缝线，从前下方套管（AI）中取出另一根。

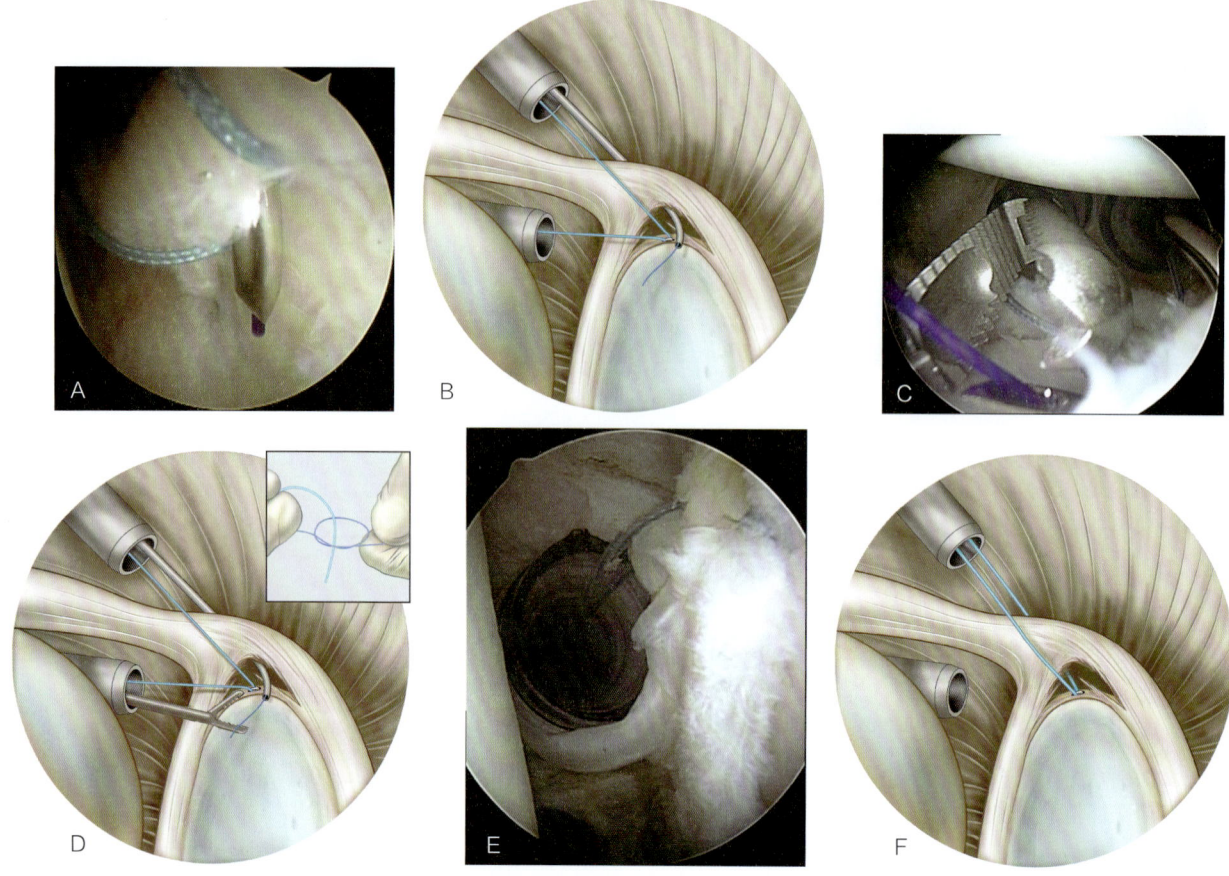

技术图5　A、B. 装有单丝缝线的Spectrum穿刺器穿过上盂唇。C、D. 通过前下方套管抽出穿梭缝线。E、F. 术者通过前上鞘管将缝线抽出，使得锚钉缝线的两端一起被抽出。

附加缝线锚钉的置入

- 重复该步骤，直到肱二头肌腱附着部重新牢固地附着到上关节盂（技术图6）。

- 固定前方SLAP撕裂时，术者应该小心，不要将正常的盂唇孔或前上盂唇变异误认为SLAP撕裂，从而被无意的拉紧导致活动度减小。

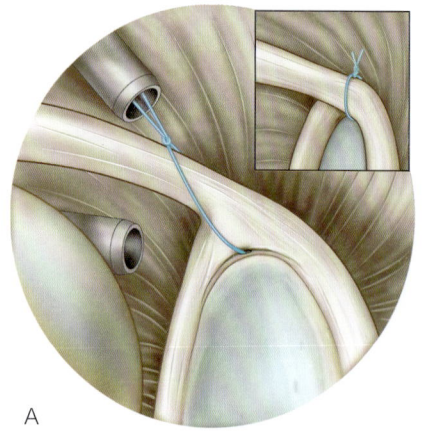

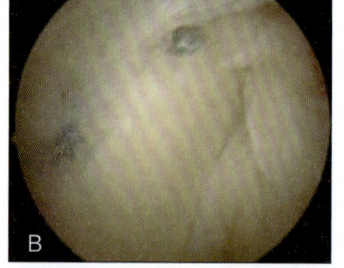

技术图6　A. 使用所述方法完成SLAP损伤修复。B. 使用无结技术完成SLAP损伤修复，以消除线结撞击的可能性。

Ⅲ型SLAP撕裂

- 对于Ⅲ型SLAP损伤，盂唇桶柄样撕裂首选简单清理，因为肱二头肌腱附着部是完整的。

Ⅳ型 SLAP 撕裂

- Ⅳ型 SLAP 撕裂包括上盂唇的桶柄样撕裂，伴肱二头肌腱撕裂。
  - 肱二头肌腱附着部也可能有分离。
- 治疗原则为清理盂唇撕裂和肱二头肌腱撕裂，如果需要则修复肱二头肌腱附着部，基本上将撕裂转换为Ⅱ型，然后进行修复。
  - 对于肱二头肌腱严重退行性变的老年患者，应考虑行肌腱固定术。
  - 同样，对于撕裂延伸到肱二头肌腱的年轻患者，应考虑修复肌腱。

要点与失误防范

适应证	• 识别并处理所有相关病变（如不稳定、肩袖病变、肩锁关节病）
术前计划	• 如果怀疑后盂唇损伤，则考虑侧卧位
入路位置	• 必须使用恰当的方法建立入路，并注意入路在上下平面和内外平面上的定位。入路位置不当会大大增加手术的难度。做入路前用腰椎穿刺针判断每个入路的角度，以确保正确的位置
缝线管理	• 在回抽和处理缝线时，术者不应对其施加张力，并应时刻观察锚钉缝线界面，以确保锚钉不脱线。术者应注意避免绕线，因为这会增加对缝线或结的应力并导致破损。术者应该1次放置1个锚钉并将每根缝线打结，或去除并更换套管并将缝线放置在套管外以进行缝线储备，以防止打结时出现绕线
其他	• 通过将钻孔导向器牢固地置于关节盂边缘上，以及避免刮削到关节盂，以避免关节软骨损伤

术后处理

- 0~4周：除个人卫生和锻炼外，始终保持悬吊（2周开始除了外展和外旋外，允许所有平面的主动活动）。
- 4周：停止悬吊。开始被动活动，重点是后方关节囊的拉伸。
- 6周：允许外展和外旋。开始肌力训练。
- 3个月：允许体育运动，除了投掷（4个月）。

预后

- 表1总结了SLAP撕裂修复的研究结果。

并发症

- 感染（罕见）。
- 侧卧位时牵引手臂可能继发臂丛神经病变。
  - 必须注意确保使用最小的牵引力，并密切监测施加于神经血管结构的张力。
- 持续性疼痛。
  - 已愈合的修复：考虑肱二头肌腱固定术以缓解疼痛。
  - 修补失败。
    - 应考虑再次关节镜翻修手术。
    - 严重退变或难治性病例考虑肱二头肌腱固定术。

表1 关节镜下 SLAP 损伤修复的结果

研究	手术方式	患者数	结果
Cohen 等[5]	可吸收钉	39	随访3.7年，14/39重返赛场，恢复至伤前水平；优良率为27/39
Coleman 等[6]	可吸收钉	50	随访3.4年，优良率为65%
Enad 等[9]	缝合锚钉固定	27	优良率为24/27
Funk 和 Snow[10]	缝合锚钉固定	18	95%恢复至伤前水平，满意度为89%
Yung 等[26]	缝合锚钉固定	16	优良率为87.5%
Boileau 等[1]	缝合锚钉固定	25（2组：肱二头肌腱固定组与SLAP修复组）	肌腱固定组满意度评分为13/15，SLAP修复组满意度评分为4/10

(续表)

研究	手术方式	患者数	结果
Brockmeier等[2]	缝合锚钉固定	47	随访2.7年,优良率为41/47
Galano等[11]	缝合锚钉固定	22	90%重返赛场,恢复至伤前水平
Neuman等[21]	缝合锚钉固定	30	满意率为93.3%
Sayde等[24]	可吸收钉,缝合锚钉,缝线带	506(系统综述)	63%重返赛场,恢复至伤前水平

(何耀华 译,徐才祺 袁锋 审校)

参考文献

[1] Boileau P, Parratte S, Chinard C, et al. Arthroscopic treatment of isolated type II SLAP lesions: biceps tenodesis as an alternative to reinsertion. Am J Sports Med 2009;37(5):929-936.

[2] Brockmeier SF, Voos JE, Williams RJ III, et al. Outcomes after arthroscopic repair of type-II SLAP lesions. J Bone Joint Surg Am 2009;91(7):1595-1603.

[3] Chandnani V, Yeager T, Deberardino T, et al. Glenoid labral tears: prospective evaluation with MR imaging, MR arthrography, and CT arthrography. AJR Am J Roentgenol 1993;161:1229-1235.

[4] Chang D, Mohana-Borges A, Borso M, et al. SLAP Lesions: anatomy, clinical presentation, MR imaging diagnosis and characterization. Eur J Radiol 2008;68:72-87.

[5] Cohen DB, Coleman S, Drakos MC, et al. Outcomes of isolated type II SLAP lesions treated with arthroscopic fixation using a bioabsorbable tack. Arthroscopy 2006;22(2):136-142.

[6] Coleman SH, Cohen DB, Drakos MC, et al. Arthroscopic repair of type II superior labral anterior posterior lesions with and without acromioplasty: a clinical analysis of 50 patients. Am J Sports Med 2007;35(5):749-753.

[7] Cooper D, Arnoczky S, O'Brien S, et al. Anatomy, histology, and vascularity of the glenoid labrum: an anatomical study. J Bone Joint Surg Am 1992;74A:46-52.

[8] Cordasco F, Steinman S, Flatow E, et al. Arthroscopic treatment of glenoid labral tears. Am J Sports Med 1993;21:425-431.

[9] Enad JG, Gaines RJ, White SM, et al. Arthroscopic superior labrum anterior-posterior repair in military patients. J Shoulder Elbow Surg 2007;16(3):300-305.

[10] Funk L, Snow M. SLAP tears of the glenoid labrum in contact athletes. Clin J Sport Med 2007;17(1):1-4.

[11] Galano GJ, Ahmad CS, Bigliani L, et al. Percutaneous SLAP lesion repair technique is an effective alternative to portal of Wilmington. Orthopedics 2010;33(11):803.

[12] Healey J, Barton S, Noble P, et al. Biomechanical evaluation of the origin of the long head of the biceps tendon. Arthroscopy 2001;17:378-382.

[13] Hegedus EJ, Goode AP, Cooke CE, et al. Which physical examination tests provide clinicians with the most value when examining the shoulder? Update of a systematic review with meta-analysis of individual tests. Br J Sports Med 2012;46(14):964-978.

[14] Itoi E, Kuechle D, Newman S, et al. Stabilizing function of the biceps in stable and unstable shoulders. J Bone Joint Surg Br 1993;75B:546-550.

[15] Keener JD, Brophy RH. Superior labral tears of the shoulder: pathogenesis, evaluation, and treatment. J Am Acad Orthop Surg 2009;17:627-637.

[16] Kim T, Quaele W, Cosgarea A, et al. Clinical features of the different types of SLAP lesions: an analysis of one hundred and thirty-nine cases. J Bone Joint Surg Am 2003;85A:66-71.

[17] Knesek M, Skendzel JG, Dines JS, et al. Diagnosis and management of superior labrum anterior posterior tears in throwing athletes. Am J Sports Med 2013;41(2):444-460.

[18] Maffet M, Gartsman G, Moseley B. Superior labrum-biceps tendon complex lesions of the shoulder. Am J Sports Med 1995;23:93-98.

[19] Magee T, Williams D, Mani N. Shoulder MR arthrography; which patient group benefits most? AJR Am J Roentgenol 2004;183:969-974.

[20] Mileski R, Snyder S. Superior labral lesions in the shoulder: pathoanatomy and surgical management. J Am Acad Orthop Surg 1998;6:121-131.

[21] Neuman BJ, Boisvert CB, Reiter B, et al. Results of arthroscopic repair of type II superior labral anterior posterior lesions in overhead athletes: assessment of return to preinjury playing level and satisfaction. Am J Sports Med 2011;39(9):1883-1888.

[22] Prodromos C, Ferry J, Schiller A, et al. Histological studies of the glenoid labrum from fetal life to old age. J Bone Joint Surg Am 1990;72A:1344-1348.

[23] Sandhu B, Sanghavi S, Lam F. Superior labrum anterior to posterior (SLAP) lesions of the shoulder. Orthop Trauma 2010;25(3):190-197.

[24] Sayde WM, Cohen SB, Ciccotti MG, et al. Return to play after type II superior labral anterior-posterior lesion repairs in athletes: a systematic review. Clin Orthop Relat Res 2012;470:1595-1600.

[25] Snyder S, Karzel R, Del Pizzo W, et al. SLAP lesions of the shoulder. Arthroscopy 1990;6:274-279.

[26] Yung PS, Fong DT, Kong MF, et al. Arthroscopic repair of isolated type II superior labrum anterior-posterior lesion. Knee Surg Sports Traumatol Arthrosc 2008;16(12):1151-1157.

第6章 投掷肩
Throwing Shoulder

Brian C. Werner and Stephen F. Brockmeier

定义

- 在投掷动作期间，手臂反复加速和减速将投掷者的肩关节置于极端位置并承受很大的压力，这可能导致投掷肩关节慢性过度活动损伤及急性损伤。
- 过顶运动员针对投掷的压力形成了良好的适应性，包括关节活动度改变（GIRD，盂肱关节内旋受限）、软组织改变和骨性顺应性。
- 在过顶运动员中发生的软组织改变是由于盂肱关节在投掷过程中经受巨大的旋转力和牵引力；随着时间的推移，这会导致盂肱关节前方关节囊松弛和后下方关节囊的不良适应性挛缩[6]。
- 后下方关节囊挛缩改变了盂肱关节在投掷运动过程中的生物力学，并在伤残投掷者中产生一系列可预测的损伤，称为内撞击，包括上盂唇和肱二头肌腱附着部的病变，肩袖下表面部分撕裂可以逐渐发展为全层撕裂，以及前下方关节囊或盂唇的撕裂[2]。
- 这些损伤症状可能导致"死臂综合征"，投掷运动员由于损伤时肩部不适，从而导致投掷速度和控制的丧失[5]，而无法恢复至伤前水平。
- 肌肉力量不平衡和肩胛运动障碍可能导致投掷运动员肩痛进一步发展，作为症状的潜在病因不应被忽视。

解剖

- 需同时考虑到肩关节正常解剖以及投掷者肩关节骨和软组织适应性的解剖改变。
- 力从躯干传递到肱骨过程中，肩胛骨起着关键作用。18块肌肉附着在肩胛骨上并控制其在胸壁上的位置。
  - 肩胛骨位置的改变可能是由于前倾、内撞击、肩袖力量减弱和前方关节囊应变而导致外部撞击。静态和动态肩胛力学改变是由于肩胛稳定结构和后方肩袖的过度活动和无力引起的。
- 挥臂晚期（late cocking phase）投手的肩膀承受的力量接近其体重的一半，减速阶段（deceleration phase）几乎承受了整个体重的牵引力。专业投手可以产生高达92 Nm的肱骨旋转扭矩，高于尸检中的扭转失效极限。肩胛骨稳定结构和后方肩袖肌肉在球脱手时剧烈收缩，以保护盂肱关节免受手臂的减速力的影响。
- 盂肱韧带的相对位置随手臂位置的变化而变化。当手臂处于完全外展和外旋（挥臂晚期）时，盂肱下韧带的后带（PIGHL）复合体从关节盂后下方移动到正下方位置（6点钟方向）[4]。
- 在投掷者的肩关节病理中，有多达5种解剖结构处于危险之中：后上盂唇、肩袖肌腱（特别是后方冈上肌和前方冈下肌的关节面侧）、大结节、盂肱下韧带（IGHL）复合体和后上方关节盂。

发病机制

肩部内撞击

- 肩部内撞击的特点是，当手臂外展和外旋时，肱骨头的大结节过度或重复地与后上方关节盂抵触。这导致肩袖和盂唇受到撞击。
  - 关于内撞击是正常的还是病理性的仍存在争议；然而，它通常被描述为一种慢性的病理性病变，与投掷和其他反复的过顶运动有关。
- 慢性重复性负荷引起的肩后部肌肉无力，导致投掷运动员伤残的诱发性损伤。
- 后部肌肉无力导致肩功能障碍，由肩胛骨运动障碍（如下文所述）和后方关节囊（PIGHL）挛缩共同所致，其中一个可能在残疾投掷者中占主导，但通常它们是密切相关的[6]。
- PIGHL挛缩主要是由于肩后部肌肉无力，无法抵消球脱手后手臂的牵张力。由于随球动作，手臂处于前屈和内收位，这使后方关节囊处在异常应力之下。纤维增厚和PIGHL挛缩是对这些实质性压力的不良反应。
  - PIGHL挛缩在临床上可诊断为稳定肩胛的GIRD投掷肩[4]。
- PIGHL增厚改变了盂肱关节的正常生物力学，特别是当手臂处于外展和外旋（挥臂晚期）时，挛缩的PIGHL占据了肱骨头正下方（图1A、B），使盂肱关节的旋转中心向后上方移动[7]。
- 持续投掷时，盂肱关节抵触点的改变导致可预测的病

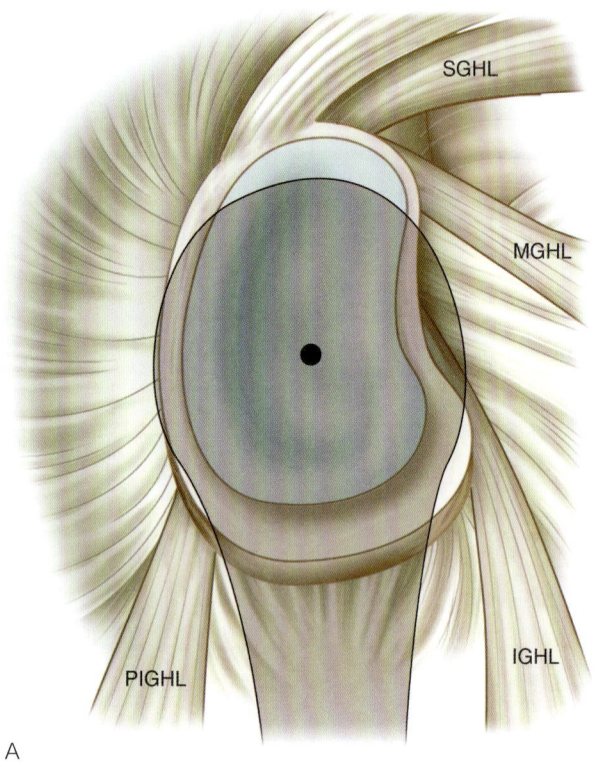
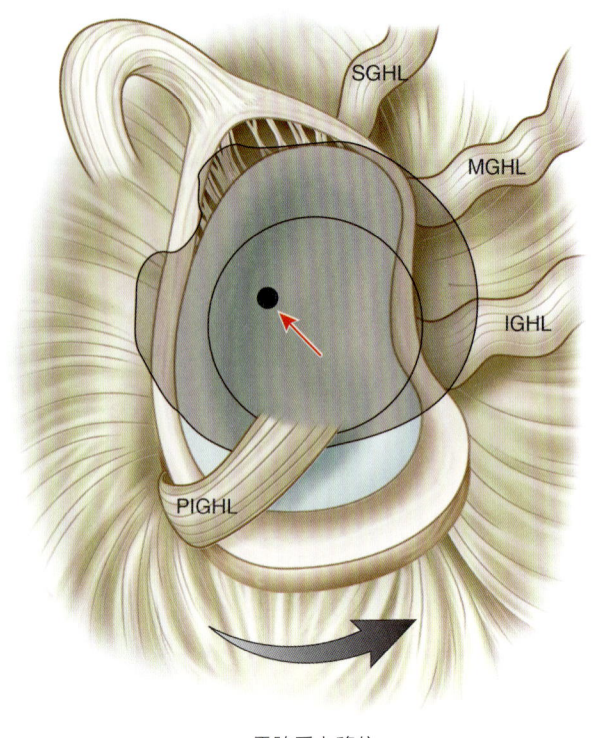
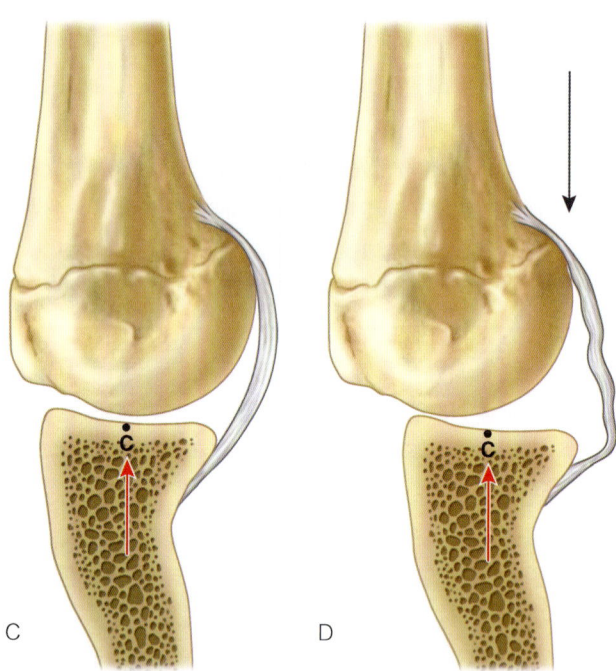

盂肱后上移位

图1 A、B. 图示当上臂从中立位（A）旋转至最大外展外旋位（B）或挥臂晚期时，由于获得性盂肱下韧带复合体后束（PIGHL）挛缩和盂肱接触点的后上移位，引起盂肱关节生物力学改变。在挥臂期时，PIGHL占据了肱骨头下方的位置，这迫使被拴住的肱骨头向后上移位。C、D. 轴位图示挥臂晚期，PIGHL挛缩的肩关节盂肱接触点后上移位使关节囊前部相对松弛。C. 正常肩关节内关节囊前部跨过肱骨头的凸缘并绷紧。D. PIGHL挛缩后，肱骨头向后方移位，减少了前方关节囊的张力，导致相对松弛。SGHL，盂肱上韧带；MGHL，盂肱中韧带；IGHL，盂肱下韧带；PIGHL，盂肱下韧带后束；C，关节盂中心。

理连锁反应[4]。

- 后上移位使结节有更大的空间跨过后上关节盂边缘，使手臂在挥臂晚期处于病理性的过度外旋，从而导致以下情况：
  - 肩袖和二头肌腱盂唇止点产生异常后向剪切应力和扭转力。肱二头肌腱附着部最终撕裂，沿后上方关节盂颈内侧上盂唇前后向撕裂（SLAP损伤）。此类典型的SLAP损伤通常是Ⅱ型损伤的前后或后方亚型（"投掷者SLAP型"）[10]。
  - 肌腱纤维反复磨损和扭转，导致肩袖撕裂。扭转破坏在肌腱关节面侧最为明显，导致部分底面撕裂，这在投掷者中最常见，随着持续投掷，可能会发展到全层撕裂。
  - 盂肱关节抵触点后上方移动导致前方关节囊相对

松弛和"伪松弛"（图1C、D）。这称为微型不稳定或继发性前方关节囊松弛，使手臂在运动时肱骨头移位增加。虽然一些关节囊松弛和移位增加代表功能性适应，但超过一定阈值，增加的松弛就会成为病理性。
- 随着持续的过度外旋，张力最终引起前下方关节囊纤维变薄，导致第三级的盂肱关节前向不稳。不相关的"Bankart型"盂唇损伤偶发。前向不稳是病理连锁反应一个后期继发损伤，而不是先前描述的原发性损伤[8]。

肌肉不平衡

- 有症状和无症状的投掷者都显示出肩部肌力不平衡。投掷运动员需要向心收缩主动肌力和离心收缩拮抗肌力达到平衡比例，以实现稳定和功能。
- 有内撞击的运动员，肩袖肌肉组织不平衡，包括内旋肌的力量相对弱，导致内/外旋肌力异常。
  - 这些不平衡改变了前/后力偶，而力偶可以稳定盂肱关节和增加关节的压力。
  - 这也会降低肩关节在投掷后期减速的能力。

肩胛骨运动障碍

- 在肩胛骨运动障碍中，由于肩胛骨抬高和收缩控制的丧失，肩胛骨在胸壁上的位置发生了改变。肩胛骨下降（低位），从中线向外侧移动（牵伸），从中线向外展。肩胛下角也可能抬离胸壁，并向身体前方倾斜（前倾）。
  - 这些肩胛骨位置的变化导致前倾、内撞击、肩袖肌力减弱和前方关节囊应变引起的外撞击[9]。
  - 肩胛骨位置的改变会导致肩胛骨稳定肌肉止点张力异常，随着时间的推移会导致炎症和疼痛[6]。
  - 投掷者的肩胛骨位置异常由Burkhart标记为SICK，即肩胛骨位置不正（scapular malposition）、内下缘突起（inferior medial border prominence）、喙突疼痛（coracoid pain）和肩胛骨运动障碍（dyskinesis of scapular movement）[6]。

自然病程

- 投掷运动员临床表现为后方肌肉无力和肩胛骨不对称，包括投球速度降低、沉重或疲劳，没有盂唇或肩袖病变的征象，可以尝试通过逐步的肩胛骨肌力训练纠正他们的肩关节功能障碍，在肩胛不对称被纠正后通过投球训练恢复其正常功能。
- 肩关节隐约不适并证实盂肱关节内旋受限（GIRD）的投掷者开始专注内旋伸展（"睡眠者"伸展）练习，以减轻PIGHL挛缩，恢复正常的盂肱关节生物力学和关节活动度。GIRD降低到20°以下，可使运动员避免肩伤的风险，一般可恢复到伤前的功能。
- 投掷引起的疼痛提示盂肱关节结构损伤。
  - 一旦盂肱关节结构受损，特别是盂唇损伤，就会出现机械症状，投掷者在没有手术干预的情况下，将无法恢复之前的功能。

病史和体格检查

- 症状通常包括主观感觉的沉重、缓慢、僵硬、疲劳和无力。
- 功能障碍的客观指标包括投掷速度降低、投球时运动乏力、准确性和控制力下降。
- 过顶投掷运动员确实会发生急性损伤；然而，由于过度活动和疲劳而导致的继发损伤更为常见。
- 应确定症状出现的时间、既往和目前的治疗，以及既往肩部损伤史。
- 除了标准的询问病史外，还应向投掷运动员询问与他们的投球有关的具体问题，包括力学改变、增加的新的投球、增加的投球次数、训练变化，以及是否有身体其他部位（如髋部、躯干、腰椎）受伤，这可能导致投掷力学的代偿性变化。
- 体格检查不仅应集中在肩部或上肢，还应关注包括下肢和躯干在内的其余运动链。
- 投掷的挥臂晚期，由盂肱关节后上移位引起的上盂唇的剥离现象，疼痛最为明显[5]。
  - 疼痛局限于肩关节前方或后上方，患者描述为"深部"。
  - 上盂唇损伤后可能会出现机械症状，如痛性爆裂声、咔嗒声或弹响声，特别是在挥臂晚期和早期加速时。
- 术者应检查喙突、肩锁关节和肩胛内上角是否有压痛。
- 必须充分暴露双肩胛带，否则会忽略轻微的不对称。
  - 视诊时，患者站在固定的垂直和水平参照物（如百叶窗或门框）前，这样可以比较受累和未受累肩胛骨的高度和有无错位（图2）。
  - 上角、下角及肩胛骨内侧边缘标记为视觉参考。标记棘突作为中线参考。
  - 当延长或下降与健侧不对称时，提示肩胛稳定肌无力。
  - 当处于外展或前倾时，与健侧相比幅度增大提示肩胛肌无力。
- 应特别注意肩关节和肩胛胸壁主动活动度（AROM）和被动活动度（PROM）的评估。应在站立和仰卧位检查患者。

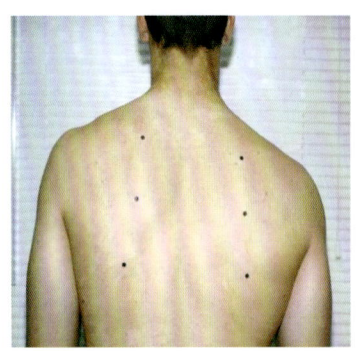

图2 右侧肩胛骨运动障碍的抛掷者。标记肩胛骨上角、下角及内侧缘中点，不对称非常明显。与左侧相比，受累的右侧肩胛骨明显低位和牵伸。

- 在肩胛骨平面45°外展和90°外展的情况下，以评估盂肱关节PROM的外旋（ER）和内旋（IR）。
  - 患者取仰卧位，手臂在体侧外旋增加提示肩袖间隙松弛。
  - 外展外旋和外旋均增加提示前下方关节囊松弛或肱骨后倾。
- 必须对GIRD进行仔细评估。固定肩胛骨，手臂外展90°时，被动旋转来评估后下方关节囊。由于投掷肩骨和软组织适应性改变，可发现肩关节内旋受限15°～20°。但是，投掷（ts）和非投掷肩（nts）的总活动弧应该相似。
  - ER+IR=TMA（总活动弧）。
  - $IR_{nts} - IR_{ts} = GIRD$。
  - $TMA_{ts} = TMA_{nts}$（对于健康投掷者）。
  - $GIRD_{ts} > 20°$视为"肩关节有损伤风险"；一般来说，$GIRD_{ts} \approx TMA_{nts} - TMA_{ts}$。
- 活动度确定后，应进行肌肉力量评估。应单独评估包括肩胛下肌在内的肩袖肌肉组织。
- Hawkins-Kennedy试验和Near试验用来评估肩峰下撞击。
- 多种试验可以检查投掷运动员的盂唇。检查者应使用熟悉的试验，并保持检查一致。以下是投掷者Ⅱ型SLAP损伤常用的检查[10]：
  - 改良Jobe复位试验：专用于检查后方亚型。SLAP撕裂的投掷者，通常会反复出现疼痛，并且会局限于后上方关节线（"深部"）。外展外旋（ABER）位疼痛是由于盂唇不稳定所致；向前施压使盂唇复位，疼痛缓解[2]。
  - O'Brien主动加压试验：对前方亚型具有特异性。旋前位前屈抗阻出现疼痛为阳性，旋后位疼痛减轻或消失。
  - Speed试验：专用于检查前方亚型。前屈抗阻出现疼痛为阳性。

影像学和其他诊断性检查

- X线平片：前后位（AP）、肩胛骨侧位（Y）和腋位片检查骨或关节间隙异常。
  - X线平片发现可能与内部撞击有关，包括后下关节盂缘外生骨疣、大结节硬化性改变、肱骨头后方骨软骨损伤或后方关节盂缘变圆。
- MRI：仍然是年轻肩痛患者，特别是过顶运动员影像学检查的金标准。是否进行关节内造影存在广泛争论，这很大程度上取决于放射科医生阅片的偏好。笔者常规使用关节内造影，因为它可以提高发现盂唇和关节囊异常，以及肩袖部分撕裂的可能性（图3）。
  - 内撞击的典型MRI表现包括关节面侧肩袖部分撕裂和后方或上盂唇损伤。
  - 患臂外展外旋位的特殊MRI序列影像有助于显示轻微的上盂唇病变和肩袖部分层裂。

鉴别诊断

- 肩袖无力和功能障碍继发的肩峰下滑囊炎。

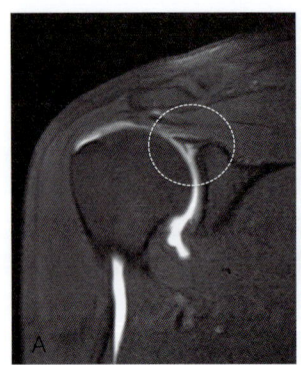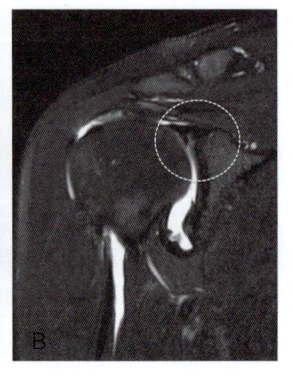

图3 A、B. 冠状面MRA检查。肱二头肌腱附着部（圆圈）垂直方向高信号提示SLAP撕裂。此外，还存在冈上肌下表面部分撕裂。

- 各种肩前痛、肩锁关节功能障碍和继发于肩胛运动障碍和SICK肩胛综合征的肩胛周围后方疼痛[6]。
- 投掷引起的疼痛可能发生在罕见的情况下,如骨肿瘤、应力性骨折和青少年运动员的生长板异常。

非手术治疗

- 除了少数例外状况,在考虑手术之前,投掷运动员应该尽可能选择保守治疗。
- 休息、冷冻疗法、口服抗炎药和指导性分阶段物理治疗是非手术治疗的基石。
- 有症状的运动员开始肩胛康复计划,结合后下方关节囊内旋的"睡眠者式"伸展。
- 肩胛康复的重点是恢复肩胛的抬高和收缩控制;通过反复检查来评估进程,以规范肩胛骨对称性。
  - 最初,双侧耸肩和转动及"中立位外旋"("no money")状收缩练习。
  - 患者逐步进行闭链"桌面"("table top")运动和墙壁"爬墙式"运动。
  - 最后,进行俯卧位"Blackburn"式练习。
- 肩胛周围肌肉组织和肩袖的肌力训练可以减少盂肱关节的过度伸展和外旋。
- "睡眠者式"伸展的重点是针对引起盂肱关节内紊乱的后下方关节囊挛缩(图4)。对内旋拉伸的反应将决定PIGHL挛缩的程度。
  - 90%的运动员通过10~14天的集中拉伸,其GIRD将减小到可接受的范围(<20°),使TMA$_{ts}$和TMA$_{nts}$接近正常。
  - 剩下的10%顽固性PIGHL挛缩,拉伸一段时间后,GIRD几乎没有减少,称为拉伸无反应。这些运动员通常都是有着长期GIRD的资深运动员,可能需要后下方关节囊切开术来恢复内旋。

手术治疗

- 一般来说,过顶运动员的手术适应证与普通患者相同,尤其是完成彻底的康复计划后症状没有改善或无法恢复至竞技状态的运动员。
- 运动员在投掷过程中出现疼痛和机械症状,以及MRA提示关节内病变,可进行关节镜下评估和治疗。
- 极少数情况下,对内旋伸展训练没有反应的投掷者,需要行后下方关节囊切开术以减少GIRD。然而,对于年轻的投掷运动员来说,该手术几乎是不必要的。
- 下文中手术方法的禁忌证类似于其他选择性关节镜肩部手术的禁忌证。

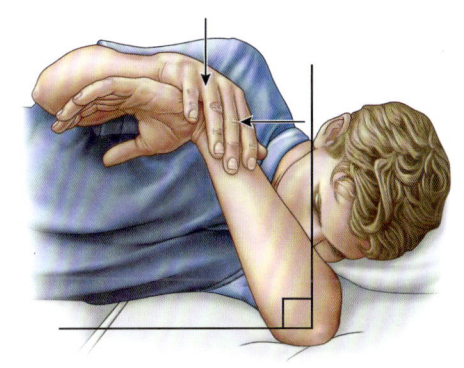

图4 左肩后下方关节囊的睡姿伸展。患者患侧卧位,以稳定肩胛骨,并单独伸展盂肱关节囊,患肩和肘关节屈曲90°。另一只手对患臂向下施力,以便在内旋时拉伸肩关节,缓解PIGHL挛缩。

术前计划

- 投掷肩的手术治疗可能涉及上盂唇和肩袖和前方关节囊盂唇结构相关损伤的修复,以及后下方关节囊挛缩的处理。
  - 术前必须预判所有病变,并且在后台上准备所有需要的器械和材料以防止术中延误。
- 术中使用加压液体泵来扩张关节并控制出血以改善视野。手术时间过长会使组织膨胀,增加手术风险,这使得关节内器械操作变得困难并且可能严重影响手术。
- 建议采用以下手术顺序,以便于获得良好的视野及防止遗漏关节的各个部位:
  - 前下盂唇修复(如果需要)。
  - 后方SLAP修补。
  - 前方SLAP修补。
  - 前方关节囊修整(如果存在)。
  - 后下方关节囊切开术(如果需要)。
  - 肩袖撕裂(如果存在)。

治疗相关的损伤

- 如第10章所述,肩袖部分撕裂,小于直径的50%行清理术,大于直径的50%行修补术。
- 前下方关节囊盂唇损伤。
  - 投掷者肩可能会演变为前下方关节囊拉伸和变薄,前下盂唇与盂缘分离,或两者兼而有之。
- 笔者在以下情况行前方关节囊切除术:
  - 前方关节囊磨损或变薄,前方盂唇完好。
  - 上盂唇修复后持续的跨越征或术前检查发现外展90°时外旋超过120°。
- 很少行后方关节囊松解(约10%的病例)。

- 术前评估对内旋拉伸的反应。
- 对拉伸几乎没有反应（无法达到GIRD<20°）的患者需要行关节囊切开术，以恢复全关节活动度和正常的盂肱关节生物力学。

体位

- 建议术前使用肌间沟神经阻滞，以改善术后疼痛。
- 给予针对皮肤菌群的抗生素。
- 根据术者的偏好，患者可以取沙滩椅位或侧卧位。
  - 笔者通常偏爱沙滩椅位。在该体位，可以原位观察患者的解剖结构，以及改善关节间隙和肩峰下滑囊的视野。
  - 在消毒和铺巾之后，将术侧手臂放置在铰接式固定架上，允许定位手臂和轻柔牵引以便于各种手术操作和改善视野（图5）。

入路

- 在伤残投掷者手术时可以选择使用以下关节镜入路（图6）：
  - 后方入路：首先建立，是主要的探查入路。
  - 直接前方入路：主要的操作入路；多用途的；可用于诊断性关节镜检查、肩袖关节面的清理和后方探查。
  - 低位前方入路：位于肩胛下肌腱上缘的正上方；用于锚钉置入、关节囊紧缩和前方盂唇修复或关节囊缝合的打结操作入路。
  - 前上入路：位于肱二头肌滑车前方，肩袖间隙的高位；用于11点钟到1点钟位置进行上盂唇修复的锚定置入；SLAP修补打结；修复前方盂唇和探查后方

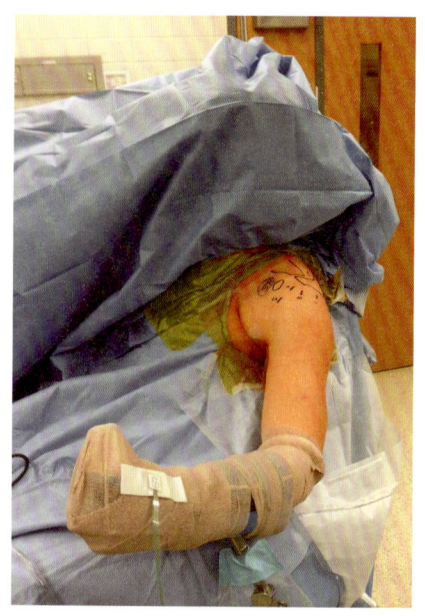

图5 典型的沙滩椅位。通常术者偏爱沙滩椅位来完成这些手术。使用该体位，可以原位观察患者的解剖结构，良好地观察关节间隙和肩峰下滑囊。在消毒和铺巾后，将术侧手臂放在铰接式固定架上，它可以定位手臂和轻柔牵引以优化各种手术的视野和操作。

盂唇和关节囊的理想术野。
  - Wilmington入路：后上方关节盂锚钉的置入，后上方盂唇穿线过线。该经皮入路中没有使用套管。只用小直径锚钉置入器械和过线器，对肩袖肌肉组织的损伤最小化，因为该入路穿过后上方部分肩袖肌肉。
  - 后外侧入路（7点钟位置）：辅助入路，用于对后方盂唇进行锚钉置入和修复。

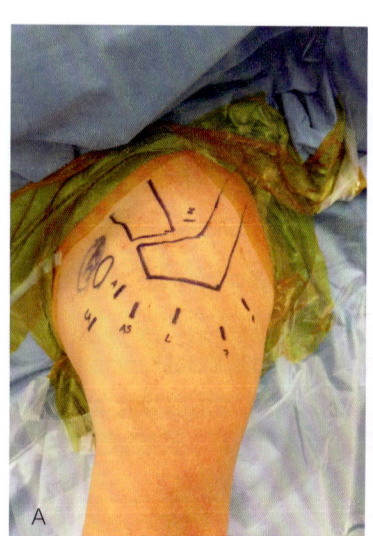 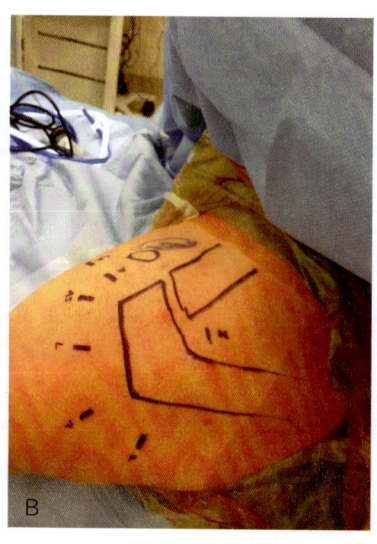

图6 A、B. 入路的位置。P，后方入路：首先建立，是主要的探查入路。A，直接前方入路：主要的操作入路；多用途的；可用于诊断性关节镜检查，肩袖关节内面的清理及后方探查。LA，低位前方入路：位于肩胛下肌腱上缘的正上方；该操作入路用于置入锚钉、关节囊紧缩，前方盂唇修复或关节囊缝合术的打结。AS，前上方入路：位于肱二头肌滑车前方肩袖间隙的高位；用于从11点钟到1点钟位置上盂唇修复锚钉的置入；SLAP修补打结；前方盂唇修复时理想的探查视野，或用于后方盂唇和关节囊的探查。L，外侧入路：用于进入肩峰下间隙，肩袖修复。7，后外侧入路（7点钟位置）：辅助入路用于后方盂唇锚钉的置入和修复。

建立入路

- 识别肩峰后外侧边缘,肩峰后角内侧约2 cm,下方2~3 cm,在冈下肌和小圆肌之间的触诊软点做一5 mm皮肤切口,建立后方入路。
  - 轻柔触压外侧圆形肱骨头和内侧关节盂边缘之间的间隙,从皮肤切口向其置入钝性套管针。
  - 对侧示指触摸喙突,引导套管针以正确的方向进入盂肱关节。
- 关节镜检查后,用18号腰椎穿刺针"由外向内"技术建立其余入路。
  - 腰椎穿刺针对软组织损伤最小,可以根据需要进行多次穿刺以确定最佳的入路位置,从而可以无阻碍地对需要修复的区域进行操作(技术图1)。

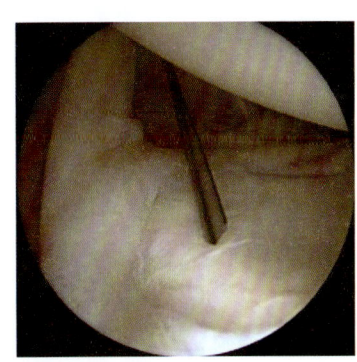

技术图1 18号腰椎穿刺针用于定位前上入路。

麻醉下检查

- 投掷肩手术处理的第一步是麻醉下对患者进行检查,清醒时检查会由于恐慌、防卫和疼痛而难以判断。
- 麻醉下检查应在铺巾前完成,以便将患肩与对侧进行比较。
- 应评估每个肩关节的活动度和稳定性,记录移位或松弛。准确地记录外部和内部活动度的差异,以及施加负荷-移位操作时前向、后向和下方的不稳。
  - 1级:轻度但移位正常。
  - 2级:移位超过关节盂边缘,自行复位。
  - 3级:移位导致交锁性脱位。

诊断性关节镜检查

- 在诊断性关节镜检查中,直视下确认病变结构,再确定最终的手术方案。
- 对关节进行系统检查,以确保探查到所有区域,没有遗漏。
  - 这包括完整观察和探查关节软骨,肩袖关节面侧,上方、前方、后方盂唇,关节囊,肩胛下肌,关节内肱二头肌腱和滑车,以及肩袖间隙结构。
- 肩关节外展90°位将手臂外旋,以动态评估后上方肩袖和肱骨头与关节盂之间是否存在异常抵触。
- 在诊断性关节镜检查时还可以进行以下诱发试验:
  - Peel-back试验:动态评估后上盂唇是否在外展外旋位(挥臂后期位)存在不稳定。手臂解除牵引后置于最大挥臂位;不稳定的盂唇将从关节盂边缘脱落,并沿关节盂颈部向内侧移位(技术图2)。
  - Drive-through试验:正常情况下,完整的关节囊和盂唇将肱骨头限制于关节盂内,因此关节镜在关节盂中点从后向前轻松通过,或沿前方关节盂从上至下平扫是不可能的。当这些操作成为可能时,根据盂肱关节稳定性的"环理念",这是盂唇或关节囊韧带撕裂的非特异性依据[2,11]。
- 经过诱发试验后,根据病变修复需要建立辅助入路(如前所述)。
- 置入探针,探触这些结构,确认视觉所见(技术图2A、B)。
- 盂唇损伤的表现可能很轻微[5]。经常需要仔细观察和探查。
  - 止于关节盂的上盂唇纤维的磨损和撕裂。
  - 相邻关节囊的激惹。
  - 关节盂边缘关节软骨的光滑构型破坏。
  - 上盂唇沟超过5 mm或肱二头肌腱根部沿关节盂颈部向内侧移位。

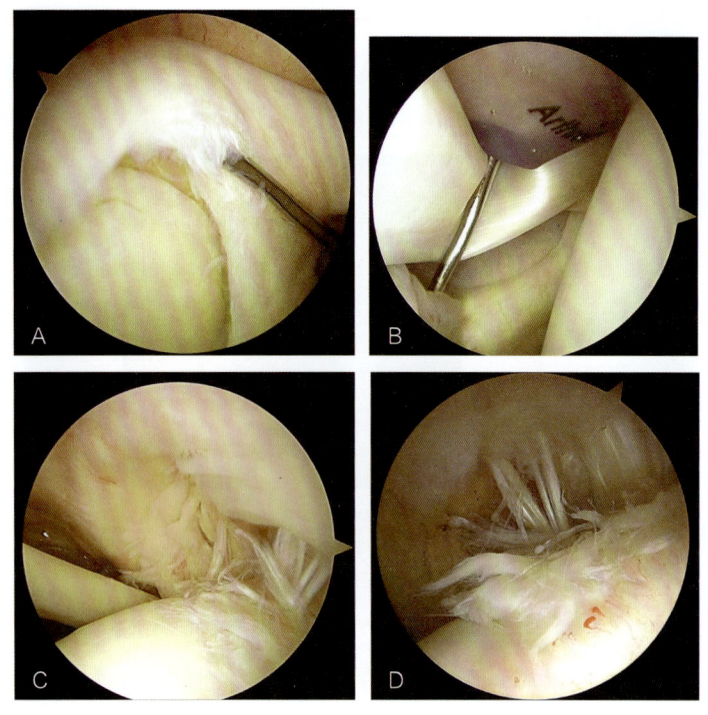

技术图2　肩部疼痛的过顶运动员诊断性关节镜检查。A. 沙滩椅位，关节镜置于后方入路，通过标准前方入路置入探钩，检查盂唇，显示Ⅱ型SLAP撕裂。B. 检查关节内肱二头肌腱，发现其完好，无滑膜炎或撕裂。C、D. 检查肩袖显示关节面侧部分撕裂。

关节内清理

- 用电动刨刀轻柔地去除磨损或瓣状组织及关节松动的碎屑。
- 小心控制刨刀的吸力，确保仅移除松散的组织并保留大部分可修复的盂唇。

上盂唇修复

入路位置

- 在SLAP修复中，入路的位置至关重要，以便于解剖修复，同时最大限度地减少对周围结构的相关损伤。
  - 创建前方和后方入路时，与关节盂面成恰当角度，以便锚钉的置入。
  - 高位和外侧放置前方入路可以有效地进行单纯上盂唇的修复。该入路位于肩袖间隙的高位和外侧，用腰椎穿刺针进行定位。非刚性套管有助于在肱二头肌腱附着部后方置入锚钉。
  - 可用于SLAP修复的辅助入路包括Wilmington入路（肩峰后外侧角前方、外侧各1 cm处）或Neviaser入路（锁骨、肩峰、肩胛冈组成的三角形内，肩峰内侧1 cm处）（技术图3A）。
- 首先用腰椎穿刺针确定辅助入路的适当位置和方向。然后在皮肤上做一小切口，并将钻孔导向器置入关节中（技术图3B）。

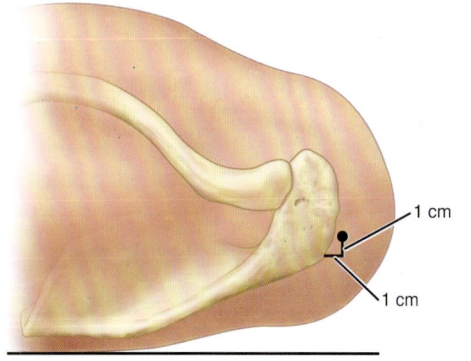
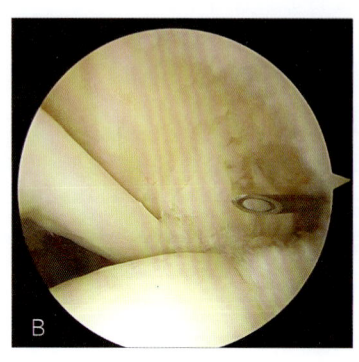

技术图3　A. Wilmington入路皮肤切口的大致位置。B. 应首先用腰椎穿刺针确定辅助入路的恰当位置和方向。然后在皮肤上做一个小切口，钻头导向器置入关节。

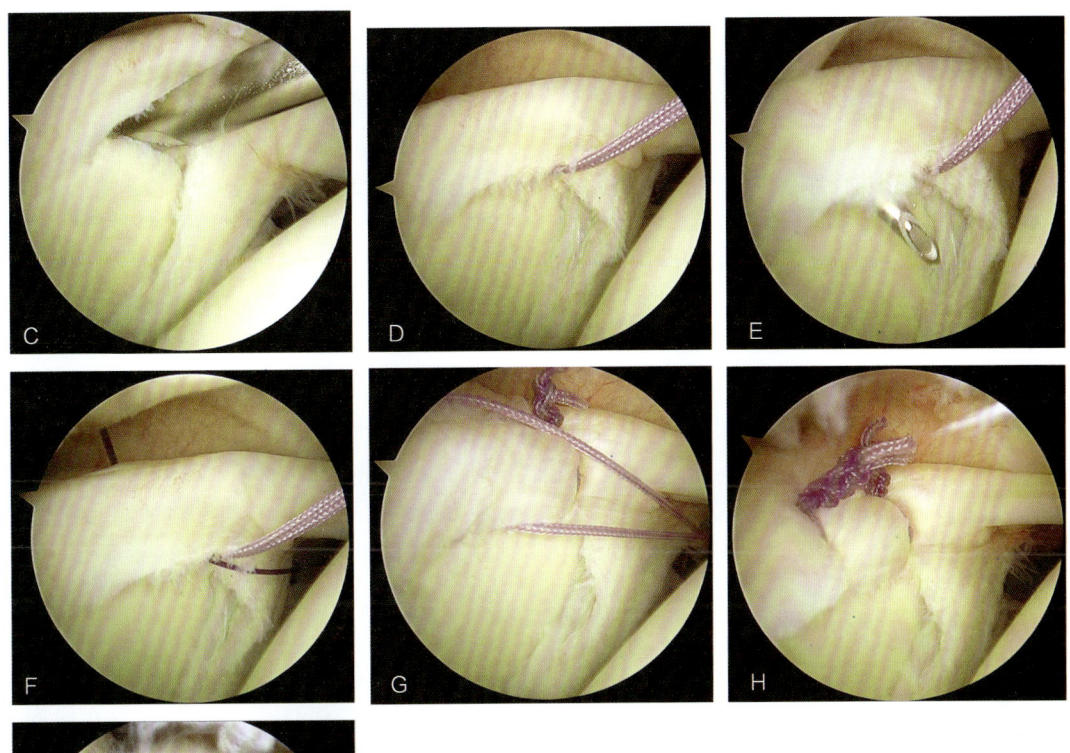

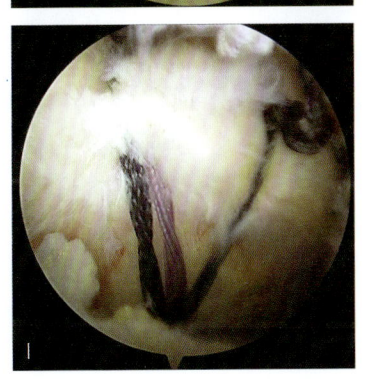

技术图3（续） C. 用高速刨刀或小的动力化打磨头去除盂缘和盂颈外侧的软骨，形成一个点状出血的骨皮质床，以便于修复盂唇。D. 在紧邻肱二头肌腱附着部后方的关节盂缘放置缝线锚钉，盂唇周缘穿线。E、F. 通过腰椎穿刺针内穿PDS缝线，用于过1根锚钉缝线，从前上入路穿过盂唇并向上从Neviaser入路穿出。然后用非创伤性抓线器从肱二头肌腱上方的前上入路抽出缝线。G、H. 标准修复，缝线以简单的构型打结，缝线后肢高于盂唇。I. 该患者还有肩袖全层撕裂，用标准的双排技术修补。

修复处准备

- SLAP修复的目的是将肱二头肌腱附着部牢靠地固定在盂缘上并稳定翻卷现象。
- 用关节镜锉将盂唇上所有的松动附着物从盂缘上分离，游离病变组织并将其与内移的瘢痕分开。
  - 与锋利的剥离器相比，锉刀更可取，因为前者会刮伤和损伤正常的盂唇组织。
- 用高速刨刀或小的打磨头去除盂缘和盂颈外侧的软骨，形成一个点状出血的骨皮质床来接纳修复的盂唇（技术图3C）。这一步对于修复的最终愈合至关重要。
- 制备盂缘时要小心，避免对盂唇组织、肱二头肌腱止点和周围滑膜造成附带损伤。

置入后方锚钉

- 评估适当的锚钉位置。关节镜修复SLAP撕裂时，锚钉的数量和位置是可变的，应根据撕裂的位置和尺寸来确定。大多数SLAP损伤，撕裂从肱二头肌腱附着部向后延伸，因此需要在附着部后方放置1枚或2枚锚钉。
  - 笔者更喜欢生物可吸收敲入式锚钉，因为在置入过程中，其比螺纹式锚钉更容易控制。
- 先前建立的用于探查的高位外侧前方入路用于上盂唇区锚钉的置入，包括肱二头肌腱附着部后方锚钉的置入。
- 如果置入更多的后方锚钉，需使用辅助入路（通常为Wilmington入路，如前所述）。
  - 做一个4 mm的皮肤切口，用一个小的锋利的套管针或直的止血钳穿刺后方肩袖的肌肉部分，直至进入关节。
  - 关节镜直视下完成肩袖的穿透，以确保进入肩袖索内侧，而肩袖索标志着肩袖肌肉肌腱连接的位置。因为其直径小，穿过肩袖的肌肉部分时，该方法医源性损伤最小。
  - 移除套管针或止血钳，并立即将锚钉导向器放置于关节盂边缘，毗邻先前准备好的骨床。如前所述，牢牢固定在正确的方向上。

- 1名助手将电钻置入导向器，小心地将钻头钻到底。
- 移除钻头时，小心地保持导向器的位置，将锚钉置入导向器，并将其完全敲入骨中。
  - 笔者将这些锚钉置入手柄的末端。
  - 通常需要轻轻地扭转手柄来将其从骨密质中移除。
    - 或者，可以使用锤子轻轻敲击来移除。
  - 移除导向器，轻轻拉动缝线，测试锚钉固定效果（技术图3D）。

过线

- 使用环形过线器将2根缝线从前方套管抽出（技术图3E）。
  - 内侧缝线（最靠近盂唇）用于穿过盂唇。
- 用可抽回的金属线环的小直径过线器或带0号PDS缝线的腰椎穿刺针将缝线穿过盂唇（技术图3F）。
  - 缝线过线器通过前上入路进入关节。
  - 在锚钉的位置从上到下穿过盂唇，以实现对盂唇组织的适当的咬合。
- 置入线圈于盂缘上方，从前方入路取出。
- 将先前确定的缝线穿入线圈，轻轻地将过线器从前方入路取出，同时将缝线"后肢"穿过上盂唇。
- 直视下缓慢过线，以便及时发现缝线缠结，用抓线钳从前方入路纠正。
- 或者，也可以通过Nevaiser入路经皮放置1个腰椎穿刺针，通过上关节囊进入关节。然后，腰椎穿刺针可以从上到下穿过锚钉位置的盂唇。随后PDS缝线穿过腰椎穿刺针，用于经过前上入路穿盂唇的1根锚钉缝线，然后向上从Nevaiser入路穿出。用非创伤性抓线器从肱二头肌腱上方的前上入路抽出缝线（技术图3E、F）。
- 标准修复，缝线以简单构型打结，缝线后肢高于盂唇（技术图3G、H）。或者，每根缝线肢穿过形成一个水平褥式，固定在其上。
- 一些术者更喜欢在这个区域进行无结盂唇修复。对于无结修复，用前面描述的技术穿过缝线或小Labral tape（宽缝线）。2根缝线通过前上入路抽出体外并加载到锚钉系统中。定位锚钉位置，并通过导向器钻孔。然后置入锚钉并拉紧缝线以固定盂唇。
- 根据需要，重复上述步骤，以增加上盂唇的后方锚钉。

前上方修复

- 通过前方套管放置前上方锚钉，其方向和技术与后方锚钉所述相同。
- 前方缝线肢从同1个锚钉穿过抽回，会产生缠结。另外，考虑到通过前方套管的前方缝线穿过和取出的方向，当缝线拉过组织时会产生切割效应，这可能损伤前上盂唇。
  - 需要注意的是，应该小心谨慎地在肱二头肌腱附着部前方放置锚钉，因为该区域存在解剖学上的变异。大多数的SLAP损伤，单独的后方锚钉可以稳定肱二头肌腱盂唇复位体并恢复正常的翻卷现象。
  - 当需要置入前方锚钉时，应小心修复盂唇，不需修复前方关节囊、盂肱中韧带或肩袖间隙结构，以避免相关的活动受限。

动态评估修复

- Peel-back试验：完全挥臂时，翻卷现象应消失，盂唇应牢牢地固定在上关节盂上（技术图3H）。
- Drive-through试验：SLAP修复后则不能从盂中部通过关节；如果该试验仍为阳性，则可能存在前下方关节囊松弛（见下文）。

肩袖部分撕裂的修复

- 在过顶运动人群中，肩袖部分撕裂最常见于肩袖索后部，并可能有不同程度的分层。
- "低度"撕裂累及<50%厚度的肩袖止点，理想情况下行清理术和所有相关病变的处理。
- 对于关节面侧部分撕裂，占据肩袖足印迹超过6 mm（或50%），应考虑进行正规修复。
- 修复技术和构型的选择取决于撕裂特征，如位置、深度和组织质量。
- 在撕裂处放置PDS缝线，以便在滑囊侧准确评估。
  - 在肌腱修复前，进行彻底的滑囊切除和肩峰成形术，以获取更好的视野。对PDS缝线标记的组织进行评估，以确认是部分撕裂，没有实质性的滑囊侧受累。
- 一旦认定该组织适合传统或经肌腱修复，将关节镜重新置入盂肱关节。

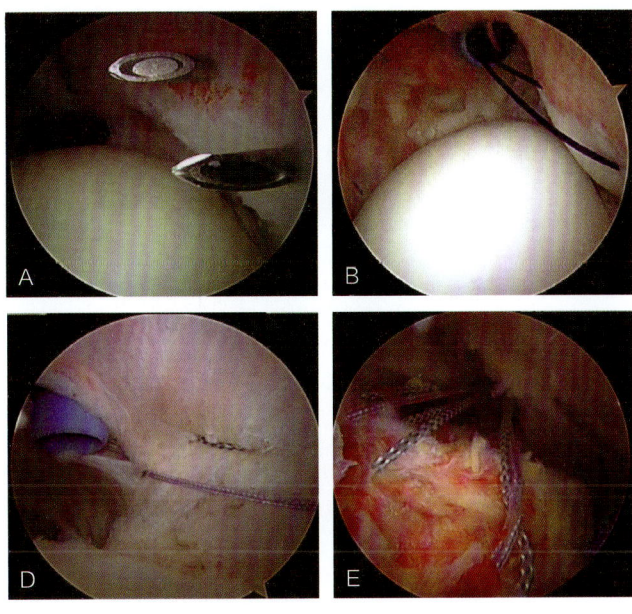

技术图4 肩袖关节面侧部分撕裂的肌腱内修复。A. 经皮穿过肌腱放置2根腰椎穿刺针固定部分撕裂。B、C. PDS缝线穿过每根腰椎穿刺针,从前方入路过线。D. 然后用不可吸收线替换每根PDS缝线。E. 然后将不可吸收的缝线在肩胛下间隙取出并在关节镜下打结,形成褥式结构,减少关节侧部分缺损并闭合分层。

- 在高级别关节面侧冈上肌腱撕裂(PASTA)的情况下,通常人为全层撕裂并正规修复。
  - 关节内可见撕裂程度,残余的滑囊侧止点纤维锐性分离。
  - 小心地清理结节,刺激骨床出血,以促进愈合。
  - 然后进行单排或穿骨道修复,目的是在不过度拉伸相关肌肉肌腱的情况下,在足印迹范围内重新置入肩袖组织。
- 存在严重分层损伤时,另一种选择是肌腱内修复。
  - 该方法的第一步是探查撕裂,并确认内层撕裂可以解剖复位(技术图4A)。
  - 下一步,清理足印迹骨质刺激愈合,以类似的方式行标准修复。
  - 非创伤性抓线器用于复位固定内层,成对的腰椎穿刺针或缝线穿梭器从滑囊侧到关节面侧经皮放置。置入缝线,并从前方套管穿出,用褥式缝合复位撕裂。根据撕裂尺寸和构型(技术图4B~D),进行额外的褥式缝合。
  - 然后关节镜下于肩胛下间隙将缝线打结,压配分层的肌腱,恢复至肌腱先前的结构(技术图4E)。
  - 根据术者的偏好,可添加1枚或多枚锚钉以进一步增加稳定性。
- 投掷运动员肩袖全层撕裂与非运动员的撕裂相近。
- 应注意的是,这类患者对过度张力的耐受性较差,因此偏紧的修复构造疗效不佳。在不改变肩袖止点的正常解剖和结构的情况下,应尽一切努力修复病变组织。

前方关节囊微紧缩

- 关节囊紧缩的程度是主观的。其目的是通过从下到上依次缝合来减少松弛的关节囊,以消除前向不稳,同时避免外旋受限(技术图5A、B)。
- 用锉刀或"Whisker"刨刀打磨关节囊,以促进紧缩的愈合(技术图5C、D)。
- 用不同弯度的尖头缝线器,将1号PDS缝线从前下方向开始缝合。
- 将"咬合"状关节囊向外向前,缝合到前下方盂唇,以消除多余的前方隐窝(技术图5E、F)。
- 依次缝合,反复检查,以确保在不造成活动受限的情况下恢复前向稳定性(技术图5G)。
- 很少出现前下方盂唇从关节盂撕脱。其修复方法如正文其他部分所述。这在上盂唇修复前最容易完成。
- 可能需要一个额外的前下入路,以完成在关节盂边缘上适当的锚钉置入角度,并便于过线和缝线管理。

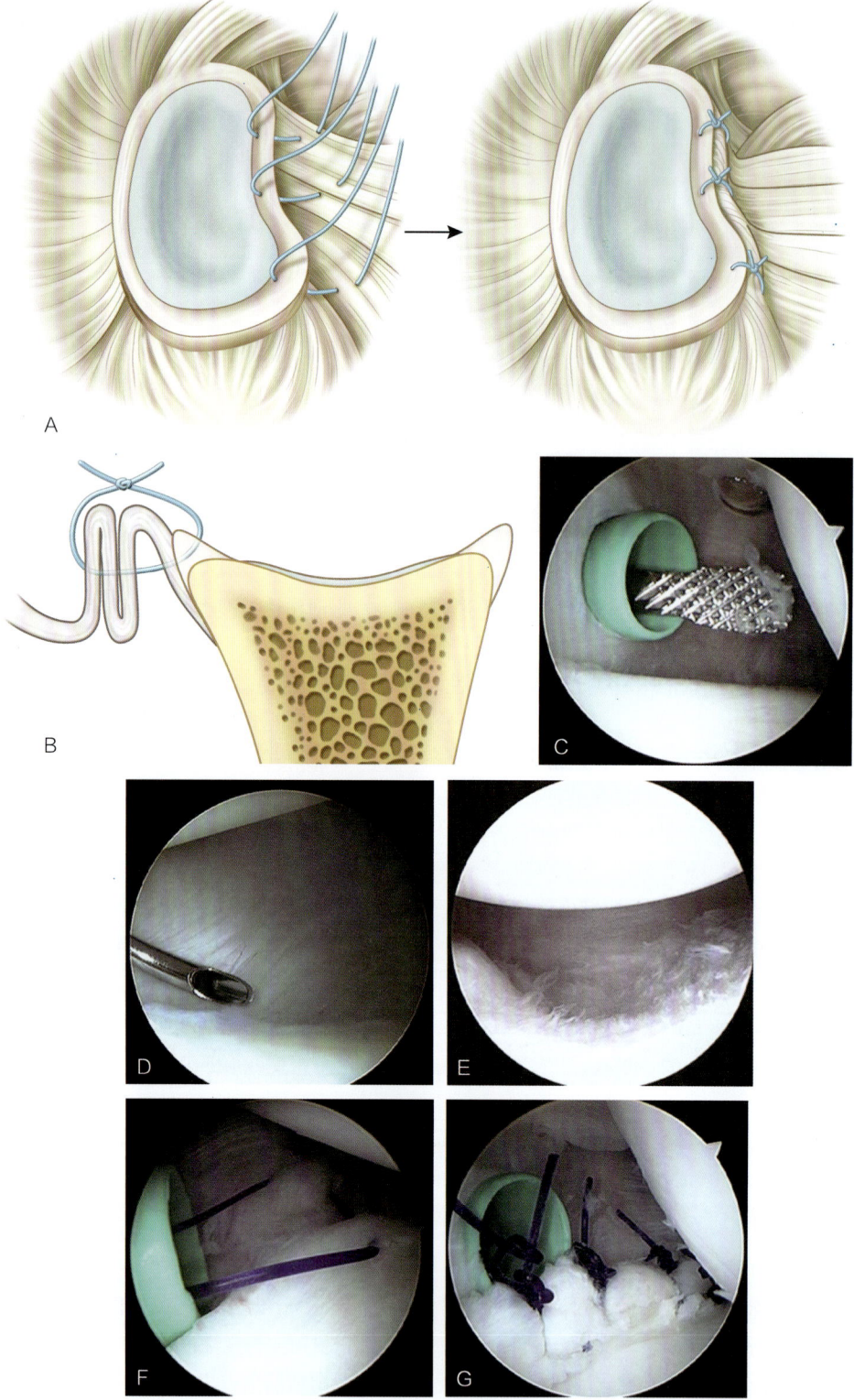

技术图 5 A. 多根紧缩缝线用于消除松弛的前下方关节囊组织。B. 关节盂轴位图,前方关节囊缝合到盂唇时呈手风琴样紧缩和折叠。C. 通过前上方入路,用关节镜锉刀磨锉关节囊,以利于紧缩后促进组织产生愈合反应。D. 磨锉后、缝合前的前方关节囊。E. 从前下方开始,用尖头过线器将关节囊缝到盂唇上,如图 F 所示。当打结收紧时,该缝线可有效地紧缩前方关节囊。G. 多根 1 号 PDS 缝线行前下方关节囊紧缩缝合。

后下方关节囊切开术

- 如前所述，只有当患者无法达到<20°的GIRD时，才进行后方关节囊切开术，以恢复正常的活动度和盂肱关节生物力学（技术图6A）。
- 在这些顽固的病例中，关节镜检查发现下隐窝挛缩和PIGHL增厚（超过6mm厚）。
- 最常见的手术方式是将关节镜置于前上方套管内，器械置于标准的后方入路（技术图6B）。
- 用长杆的钩状关节镜电刀在后下象限从6点钟到3点钟或9点钟位置完成全层的关节囊切开术。
- 关节囊切开在离盂唇约1/4 in处进行。
- 直视下轻柔地平扫并连续地分离组织（技术图6C~E）。
- 手术时，不使用化学麻醉药非常重要。
  - 肌肉抽搐是提醒术者电刀离腋神经太近，有可能造成神经损伤。
  - 如发生上述情况，应转移到更高和更内侧的部位手术，如果没有找到安全区域，则放弃。
- 后下方关节囊切开术后，内旋通常就能增加50°~60°。

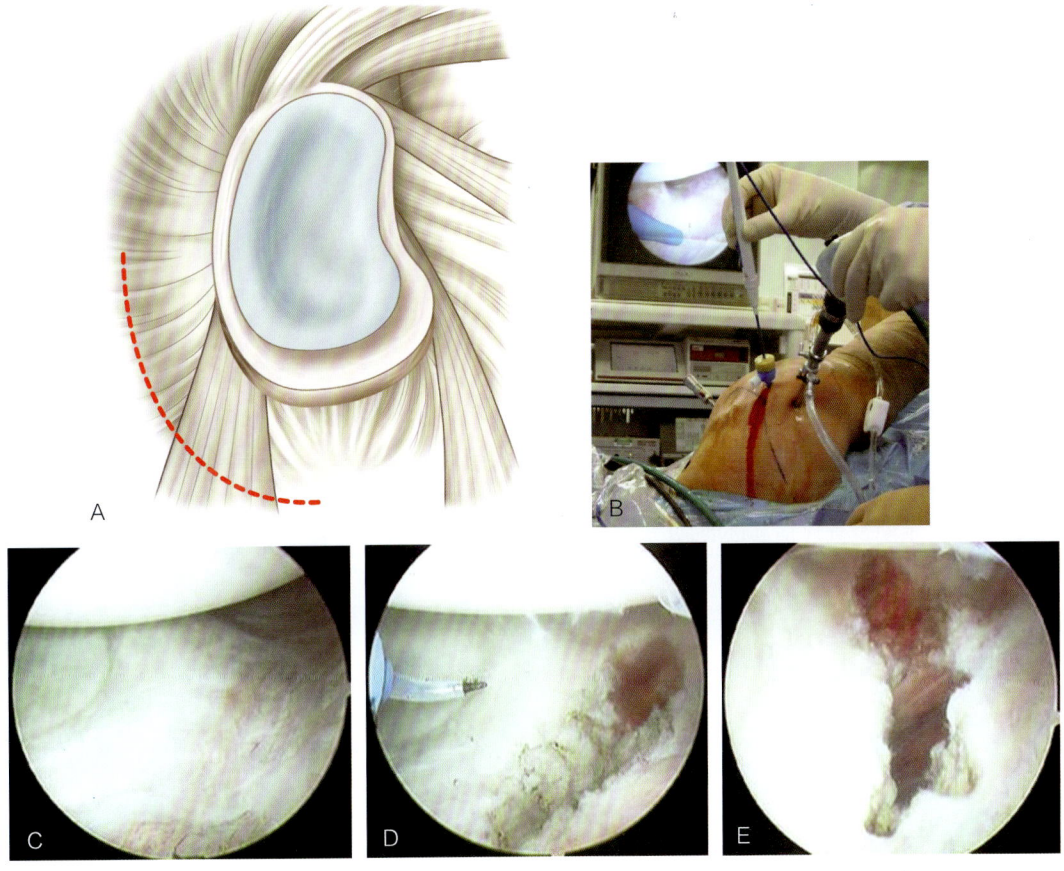

技术图6　A. 后下关节囊切开术的部位。B. 后下关节囊切开术中器械放置的位置。关节镜位于标准后方探查入路，电刀位于Wilmington入路。需要一个小直径套管（5.5 mm），以便钩头电刀通过Wilmington入路。C. 后下方关节囊的增厚和下隐窝挛缩。D. 直视下，用钩头电刀在离盂唇3~5 mm处连续切开关节囊。E. 完成关节囊切开术。在切开的关节囊边缘之间可以看到其下方的肌纤维。

要点与失误防范

体格检查	• 检查者必须对盂肱关节向前施压稳定肩胛带,以抵消肩胛胸壁关节活动的影响,同时进行活动度测量,以明确总活动弧和肩关节内旋受限。如果不能单独地测量肩关节活动度,将产生较高的错误值。这对于诊断病变和监测治疗是无用的
体位	• 所有手术都可以在沙滩椅位或侧卧位完成。沙滩椅位可提供便利的盂肱关节操作和肩峰下间隙的良好视野
使用液压泵时避免肩关节膨胀的方法	• 术前应制订一套有效的手术方案,关节镜诊断检查后根据需要调整计划。术者应操作迅速,这需要熟练的关节镜技能,包括过线和打结 • 在手术开始时,应把所有可能需要的器械准备好 • 如果需要暂停手术,应关闭加压泵 • 一旦套管穿过关节囊,特别是过线和打结时,助手应将套管维持在关节中。否则套管会退出,使浅层组织膨胀
缝线锚钉	• 对于盂唇修复,建议用小的可吸收锚钉。线结应固定在关节周围,以避免在随后的关节活动或运动中刺激周围软组织或磨损软骨。或者,用盂唇无结固定
过线	• 过线时容易发生缝线缠结。当缝线松弛时,很容易纠正。应在直视下缓慢过线,以便于及时纠正
打结	• 术者不要尝试经皮打结,因为软组织会干扰结的滑动和收紧。缝线应转移到套管内打结 • 助手应将套管指向锚钉并维持,以便于打结 • 术者应熟悉掌握1种滑结和1种非滑动结

术后处理

- 随访。
  - 手术在门诊进行。
  - 术后前72小时鼓励用冰敷或冷敷。
  - 术后10天拆线。
  - 1周时,在具体的指导下开始进行自主活动度练习(见下文)。患者定期复查评估其进展,并根据需要修改康复计划。

康复进程

- 即刻。
  - 被动外旋,手臂在侧边(不是外展),在特定参数范围内。
  - 肘关节屈伸训练。
  - 术后第1天,关节囊切开的患者开始"睡眠者式"拉伸训练。
- 1~3周。
  - 钟摆运动。
  - 使用滑轮装置,进行90°范围内的前屈和外展被动活动度训练。
  - 悬吊时,开始耸肩和肩胛骨收缩训练。
  - 不锻炼时应悬吊患肩。
- 3~6周。
  - 4~6周时停止悬吊。
  - 前屈和外展被动活动度训练推进到全关节活动度。
  - 未行关节囊切开术的患者开始"睡眠者式"拉伸训练。
- 6~16周。
  - 继续伸展和柔韧性训练。
  - 开始90°外展被动外旋伸展训练。
  - 6周时开始肩袖、肩胛稳定装置和三角肌的肌力训练。
  - 肱二头肌的肌力练习推迟到8周。
  - 每天继续"睡眠者式"拉伸训练。
- 4个月。
  - 间歇性水平面投掷训练。
  - 继续拉伸和肌力训练(强调内旋拉伸)。
- 6个月。
  - 开始全速投掷,这取决于间歇性投球训练是否达到无痛的程度。
  - 继续每天的内旋伸展练习。
- 7个月。
  - 从土墩高地上全速投掷。
  - 每天无限制地进行"睡眠者式"拉伸训练和肩胛骨康复练习,同时患者继续竞技性投掷练习。

预后

- Burkhart等[3]:高水平投掷者的SLAP修补中,8年治疗了182名投手(1/3职业,1/3大学生,1/3高中生)。
  - 92%的人恢复至伤前水平或更好。

- 1年时，平均UCLA评分92%为优，3年时87%为优。
- 164名投掷者进行了SLAP修补和后下方关节囊伸展练习。
  - 平均GIRD=术前46°，术后2年15°。
- 8名投掷者进行了SLAP修补和后下方1/4关节囊切开术。
  - 平均GIRD=术前42°，术后2年12°。
  - 平均快速球速度=术后1年增加11 mph。
- Brockmeier等[1]：前瞻研究了47名接受关节镜下修补的Ⅱ型SLAP患者的疗效，其中34名为运动员。
  - 优良率为87%。
  - ASES和L'Insalata评分分别为97分和93分。
  - 34名运动员中25名(74%)能够恢复到伤前水平。
- Van Kleennen等[12]：回顾性研究了17名高水平棒球运动员，患有GIRD和SLAP撕裂以及冈下肌撕裂50%以上，均接受了两种损伤的手术修复。
  - 只有6名患者能够恢复到相同或更高的水平。
  - 5名患者恢复到较低水平或改变位置。
  - 6名患者无法重返赛场。
  - 对于超过50%的冈下肌撕裂合并SLAP撕裂和GIRD者，很难说预后能否恢复至正常运动水平。

并发症

- 与其他关节镜下肩关节重建手术相似：感染罕见，修复失败，疼痛性粘连形成，肩峰下激惹，僵硬。
- 医生和理疗师必须警惕过顶运动员术后僵硬的发生。如果早期定期随访和指导治疗，通过修改康复计划可以有效地解决僵硬问题。

（何耀华 译，徐才祺 袁锋 审校）

参考文献

[1] Brockmeier SF, Voos JE, Williams RJ III, et al. Outcomes after arthroscopic repair of type-Ⅱ SLAP lesions. J Bone Joint Surg Am 2009;91(7):1595-1603.

[2] Burkhart SS. Arthroscopically-observed dynamic pathoanatomy in the Jobe relocation test. Presented at Symposium on SLAP Lesions. 18th Open Meeting of the American Shoulder and Elbow Surgeons, Dallas, TX, Feb. 16, 2002.

[3] Burkhart SS, Morgan CD. SLAP lesions in the overhead athlete. Orthop Clin North Am 2001;32:431-441.

[4] Burkhart SS, Morgan CD, Kibler WB. The disabled throwing shoulder: spectrum of pathology, part I: pathoanatomy and biomechanics. Arthroscopy 2003;19:404-420.

[5] Burkhart SS, Morgan CD, Kibler WB. The disabled throwing shoulder: spectrum of pathology, part II: evaluation and treatment of SLAP lesions in throwers. Arthroscopy 2003;19:531-539.

[6] Burkhart SS, Morgan CD, Kibler WB. The disabled throwing shoulder: spectrum of pathology, part III: the SICK scapula, scapular dyskinesis, the kinetic chain, and rehabilitation. Arthroscopy 2003;19:641-661.

[7] Grossman MG, Tibone JE, McGarry MH, et al. A cadaveric model of the throwing shoulder: a possible etiology of superior labrum anteriorto-posterior lesions. J Bone Joint Surg Am 2005; 87A:824-831.

[8] Jobe CM. Posterior superior glenoid impingement: expanded spectrum. Arthroscopy 1995;11:530-537.

[9] Kibler WB, Kuhn JE, Wilk K, et al. The disabled throwing shoulder: spectrum of pathology-10-year update. Arthroscopy 2013;29(1):141-161.

[10] Morgan CD, Burkhart SS, Palmeri M, et al. Type II SLAP lesions: three subtypes and their relationship to superior instability and rotator cuff tears. Arthroscopy 1998;14:553-565.

[11] Panossian VR, Mihata T, Tibone JE, et al. Biomechanical analysis of isolated type II SLAP lesions and repair. J Shoulder Elbow Surg 2005;14:529-534.

[12] Van Kleunen JP, Tucker SA, Field LD, et al. Return to high-level throwing after combination infraspinatus repair, SLAP repair, and release of glenohumeral internal rotation deficit. Am J Sports Med 2012;40(11):2536-2541.

第7章 肱二头肌腱病变的关节镜治疗
Arthroscopic Treatment of Biceps Tendinopathy

J. R. Rudzki and Benjamin S. Shaffer

定义

- 长期以来，肱二头肌长头腱被认为是一种潜在的疼痛源和肩关节损伤的根源[1,20,21,35]。
- 肱二头肌腱病变可以单独发生，但更常见的是，它与肩袖疾病同时发生，对它的忽视可能是导致肩袖修复后这类患者持续疼痛的原因。
- 肱二头肌长头腱的病理学表现为一定的疾病谱，影像诊断学显示肌腱细微病变，而在术中可以发现明显撕裂或半脱位。
- 由于肱二头肌长头腱功能的重要性一直备受争议，因此治疗往往更依赖于患者的症状、活动水平和预期，而不是严格的手术标准。
- 治疗肱二头肌腱病变、撕裂或不稳定的理想适应证和最佳手术方法仍存在争议，但推动着关节镜技术的进步。

解剖

- 肱二头肌长头（LHB）起源于盂上结节和上方盂唇。
- LHB 肌腱起点的多个解剖变异已有描述，其中最常见的变异是起到相同作用的前方和后方盂唇[33]。
- 关节内肌腱（除滑膜外）向位于大小结节之间的结节间（肱二头肌）沟平均移动（35±5）mm[27]。
- LHB 肌腱的平均长度为 9.2 cm，起点宽度最大（约 8.5 mm×7.8 mm）[23]。
- 关节内出口处有环形反折或肱二头肌滑车，其纤维来源于盂肱关节上方，喙肱韧带和肩胛下肌腱的浅层或前方（图1）。从外部看，这种结构对应的是肱骨横韧带。
- 由于与关节成形术的相关性，结节间沟一直是文献中一个重要的研究课题，并且被认为是导致 LHB 肌腱病变的一个因素[5,25]。
- 结节间沟沿其走形平均长 5 cm，入口宽度 9~12 mm，深度约 2.2 mm。在其中间部分，沟的平均宽度缩小至 6.2 mm，而其深度仍相当于约 2.4 mm。这种相对的沟狭窄可能导致肥大的关节内部分卡压，称为沙漏样肱二头肌[5,15,25]。

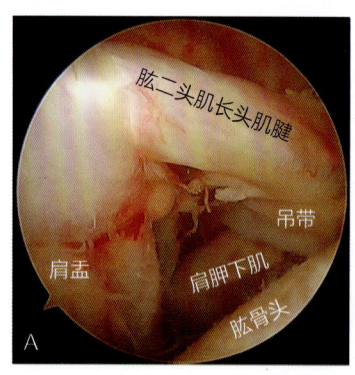
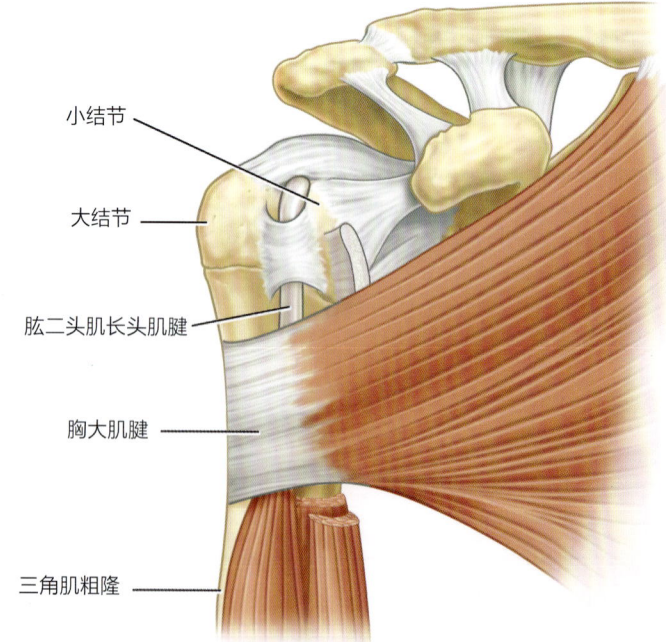

图1 A. 肱二头肌长头肌腱和结节间沟近端部分的镜下观（关节镜所见）。B. 涉及肱二头肌长头肌腱手术的相关解剖。

- 结节间沟从近端到远端内旋,外侧唇平均旋转约为16°[15]。
- 关于肱二头肌长头肌腱的生物力学重要性是有争议的。一些学者认为,它在肩关节稳定性中起作用,特别是在过顶运动中[13,24]。另一些学者认为,根据肌电图研究,LHB对肩关节稳定性没有作用[18,37]。
- 肱二头肌腱切断术后前臂旋后和肘关节屈曲力量的功能丧失程度尚未明确,这是文献中争议的焦点,但估计为10%[34]。

发病机制

- LHB肌腱病变包含一系列病理改变,包括肌腱内信号改变、鞘滑膜炎、部分撕裂、肌腱断裂和不稳定(图2)。
- LHB肌腱病变的病因是多因素的。
- 明确的原因包括退行性改变(通常与肩袖疾病有关)[20,34,35]、结节间沟内退行性骨赘刺激和狭窄[5,25]、炎性疾病、创伤性损伤、肱二头肌滑车复合体或肩胛下肌腱的损伤,以及轻微的盂肱关节不稳或上盂唇前后部(SLAP)撕裂。
- 滑车复合体损伤或上肩胛下肌腱撕裂或冈上肌前缘损伤可导致关节内半脱位、LHB不稳定和机械症状。
- 肩袖间隙内隐藏的"肩袖撕裂",或环形反折滑车复合体的损伤可导致LHB半脱位,从而导致LHB肌腱的病理改变。

- 上方盂唇的撕裂,如SLAP Ⅱ型撕裂,以及投掷运动员的后撤机制等导致的更细微的不稳定,也会引起肱二头肌疼痛和/或肱二头肌腱病变。

自然病程

- 对肱二头肌腱病变的自然病程知之甚少,因此很难预测单一患者的临床病程。
- 高等级肌腱病变的患者,无论是孤立的还是与肩袖撕裂相关的,似乎都有随后撕裂的风险。
- 自发性LHB肌腱撕裂通常能缓解事发前的慢性疼痛[34]。

病史和体格检查

- 肱二头肌腱病变的患者可能会主诉肩前痛,对抗屈肘和/或旋后时加重。
  - 肱二头肌腱病变的诊断需根据肩关节痛的病史和特点,以及适当的体格检查和影像学检查。
- 肱二头肌腱疾病可以单独存在,也可以与其他病变伴发,典型的是肩袖撕裂。
- 肱二头肌腱病变引起的疼痛常位于结节间沟区。
- 检查结果多变,但通常位于肱二头肌长头肌腱走行和结节间沟内的局部压痛。
- 此外,肱二头肌腱病变检查应包括以下内容。
  - Speed试验:前臂处于旋后伸直位,肩关节前屈抗阻时诱发疼痛,则为阳性。然而,该试验的敏感性和特异性较低(为32%~68%和56%~75%)[11]。
  - Yergason试验:病史提示LHB不稳,即让患者前臂主动旋前,屈肘90°内收。疼痛或主观症状再现提示肱二头肌腱病变,但是其敏感性和特异性也很低。
  - 主动加压试验:主要帮助区分症状性上盂唇病变和肩锁关节病变。在恰当的临床情况下阳性结果提示肱二头肌腱病变。
- 尽管已有这些临床检查,但很少有研究证实其敏感性、可靠性或准确性。

影像学和其他诊断性检查

- MRI和超声是评估肱二头肌腱病变的主要方法。
- 对于诊断LHB半脱位或脱位,超声报道的敏感性为96%~100%,特异性为100%[2]。对于评估完全撕裂,或证实肌腱正常,超声敏感性为50%~75%,特异性为100%。超声最有助于显示结节间沟的病变,并对LHB不稳定进行动态检查。尽管有其诊断价值,但超声的局限在于高度依赖检查者。

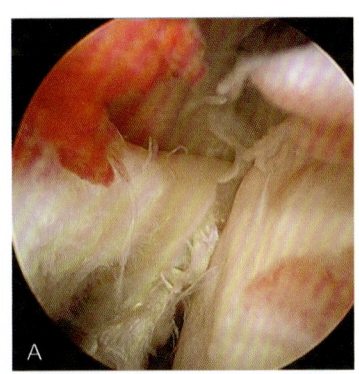

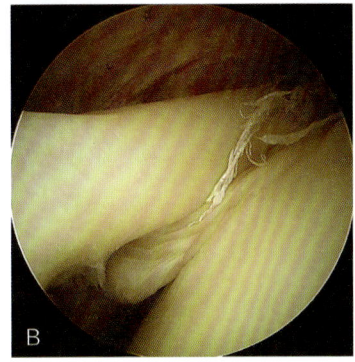

图2　A、B. 关节镜下LHB肌腱病变和肌腱撕裂的图像。

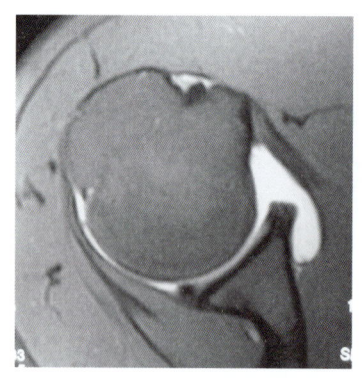

图3　MRI冠状位图像显示，结节间沟中正常的肱二头肌腱，以及相邻的正常肩胛下肌腱和上方覆盖的环形反折滑车复合体。

- MRI可以识别肌腱内异常、肱二头肌腱鞘肥大、伴随上盂唇和肩袖病变、肌腱在关节内的走行，以及肱二头肌与稳定肌腱的环形反折滑车结构的关系（图3）。

鉴别诊断

- LHB肌腱病或腱鞘炎。
- LHB部分撕裂。
- LHB破裂。
- LHB不稳定（半脱位或脱位）。
- SLAP撕裂。
- 肩锁关节病变。
- 前上方肩袖撕裂。
- 喙突下撞击。
- 肩胛下肌病变。

非手术治疗

- 肱二头肌腱病变的治疗部分取决于它是单独发生还是伴发其他病变。

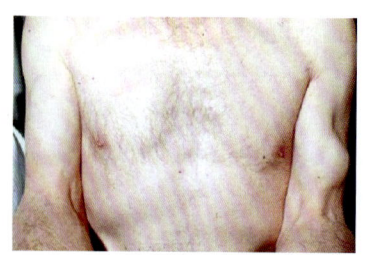

图4　左臂"大力水手"畸形。

- 疑似肱二头肌腱病变的非手术治疗包括运动方式的改变，非甾体抗炎药物和皮质类固醇直接靶向注射到结节间沟内的肱二头肌腱鞘。这种注射既是治疗性的，也是诊断性的[4]。
- 一些临床医生主张在超声引导下进行注射[14]。随着便携式超声越来越多地融入临床实践中，它可能成为肱二头肌腱鞘内注射的标准。
- 传统上LHB破裂一直采取非手术治疗，这是基于其极少发生严重损伤的理念。
  - 然而，患者可能会不满意"大力水手"畸形（上臂中段掌侧面凸起）（图4），以及可能与疲劳相关的痉挛。

手术治疗

- 手术决策应考虑患者因素、肱二头肌腱结构受损和伴随的肩部病变。
- 部分撕裂或磨损超过LHB肌腱直径的25%～50%，或肌腱半脱位或脱位，均为手术治疗的指征。然而，这些估计是凭经验的而不是客观的。
- 影响治疗的患者因素包括其年龄和活动水平、职业、想恢复的活动度和期望值。

表1　肌腱固定术和肌腱切断术的适应证

手术	优点	缺点
肌腱固定术	更加美观	在肌腱固定部位潜在的疼痛
	维持肱二头肌的长度-张力的关系	肌腱固定术潜在的不愈合
	降低疲劳相关痉挛的风险	潜在的持续性腱鞘炎
	保持前臂旋后和肘关节屈曲肌力	需要术后保护直至愈合
肌腱切断术	典型的轻度不适	潜在的疲劳相关的痉挛
	无需在肱骨近端放置内植物或腱-骨愈合	很可能出现"大力水手"畸形和不满意的外观
	缓解疼痛的成功率很高	轻微至轻度前臂旋后和屈肘力量减退
	持续性腱鞘炎的风险最小	
	不需要明显的术后保护	

- 因为肱二头肌腱被看作"疼痛源",所以在合并肩袖紊乱的治疗中,对它的评估尤为重要。
  - 如果在手术时遇到 LHB 病变,必须预先考虑手术策略。
- 治疗肱二头肌腱疾病可选的手术方案包括清理术、肌腱切断术(肱二头肌长头肌腱松解)和肌腱固定术,即将肱二头肌腱重新附着于肱骨近端的骨或软组织上。每种手术方式都有其优缺点(表1)。
- 手术方法的选择应考虑患者因素、术中发现和术者的偏好。
  - 患者因素包括年龄、优势手、工作、娱乐和活动需求、期望值及对外观的要求。
  - 术中多种因素会影响决策,包括骨的质量、软组织质量、肱二头肌悬索损伤、肩胛下肌或冈上肌前方损伤和不稳定。
  - 术者的因素包括关节镜熟练程度和经验,以及术中出现一些问题的处理,这可能会影响治疗。
- 很少有研究比较同一患者群体不同的手术效果。除了由于伴发的病变致多种手术方式之外,大多数对照研究由于患者和病变异质性而设计缺陷。
- 目前,清理术、肌腱切断术和肌腱固定术(软组织或骨)的理想适应证尚不清楚。
- 关节镜下清理术是许多肱二头肌腱手术的初始组成部分。
  - 当磨损或部分撕裂时,单纯进行清理可能足以消除疼痛源。
  - 术前检查未显示肱二头肌是引起患者症状的重要因素,伴发病变反而能解释患者的表现时,清理术尤其有效。
- 文献尚未报道根据肌腱受累程度来确定腱切断术或腱固定术,会根据伴随的病变而发生改变。
  - 一些学者认为,当肌腱受累直径<50%时(处理任何伴随病变除外),考虑单独用清理术治疗肱二头肌腱病变,但评估肌腱受累的百分比并不精确。
  - 当肱二头肌腱被认为是症状的主要原因或孤立发生时,单独进行清理术可能无法完全解决病变和缓解症状。
- 关于肌腱固定术的研究,生物力学分析侧重于构造的强度。
  - 其中一项研究发现,与双缝合锚钉固定技术相比,挤压螺钉肌腱固定术统计学上具有更大的抗拔特性[27]。
  - 最近一项关于挤压螺钉技术的生物力学研究显示,将螺钉与肱骨皮质齐平或略高非常重要。在循环加载下,结节间沟放置螺钉导致更高的失效率[28]。
  - 一些学者最近进行了生物力学研究,研究用单皮质或双皮质纽扣作为挤压螺钉或缝合锚钉固定的替代方法[31]。
  - 尽管进行了生物力学测试,但实际需要的固定强度(以及是否有明显的骨或软组织再附着优势)仍然未知。
  - 最近一项关于肱二头肌腱的研究发现,与远端技术相比,近端技术的失败率更高,并且当肱二头肌腱鞘(肱骨横韧带)未被松解时临床失败率更高[29]。在此基础上,他们主张在结间沟内更远端的部位固定。
    - 另一项研究发现,与远端固定相比,肌腱近端固定术后持续性疼痛的发生率更高。在此基础上,他们提倡远端关节镜技术,其中肌腱位置位于胸大肌腱的近端[19]。
    - 另一些学者推荐了一种胸肌下微创切开技术,认为沿着结节间沟进一步向远端固定可以最大限度地降低术后疼痛的风险。
    - 最近的研究主要集中在胸肌下微创切开肌腱固定术后并发症的相关风险[26]。
    - 一项研究报道,肌皮神经、桡神经及肱深动脉位于标准内侧牵开器 1 cm 范围内。他们进一步发现,神经血管结构的安全范围随外旋而增强,使肌皮神经距离肌腱固定部位 11.3 mm[9]。
    - 需要更多的研究来明确各种技术的最佳适应证,以及肌腱固定位置的选择。
  - 最近的一项研究主张,将肌腱固定术作为上盂唇撕裂修复失效的补救措施。一些术者已经开始建议,考虑用肌腱固定术来治疗 50 岁以上患者和重体力要求或工伤抚恤金的原发性 SLAP 损伤患者。

术前计划

- 明确肱二头肌腱对患者症状作用大小的临床评估是决策制订的重要部分,这对处理肌腱病变有帮助。
- 对肩袖病变的检查,特别是在肩袖间隙(肩袖的"隐匿损伤")和肩胛下肌完整性(压腹或抬离试验),是术前检查的必要部分。
- 准确的术前评估应包括标准的 X 线片,结节间沟位片可以更好地评估其形态。
  - 结节间沟位片可以评估其深度和是否存在骨赘,但鉴于常规轴位高清的 MRI 图像可能不必要[8]。
- MRI 像可用来评估肱二头肌腱连续性(矢状位和冠状位像)和腱内信号改变(轴位像),以及肌腱半脱位(轴位和冠状位像)。
  - MRI 阅片时必须注意评估毗邻的肩胛下肌的外形,其上界是对下方肱二头肌半脱位的重要限制结构。

体位

- 患者体位的摆放可由术者根据偏好安排。
  - 当肱二头肌腱病变是孤立的或患者临床表现的重要部分时,笔者发现沙滩椅提供了最佳的定位和操作。
  - 也可以侧卧位行肱二头肌腱固定术或切断术。
- 所有骨性突出都经过精心填衬,颈部维持在中立位,确保充分暴露至肩胛骨(向后)和喙突内侧(向前)。

入路

- 标准关节镜入路包括初始的后外侧观察入路,前方"手术"肩袖间隙入路,直接的肩峰下外侧入路(手术和观察),前外侧肱二头肌腱固定入路(BTP),以及固定入路内侧用于肌腱操作的辅助入路。
- 关节镜检查时,沿肱二头肌腱走行,从后上方盂唇附着区到肱二头肌腱鞘内的出口进行仔细检查[33]。
  - 检查应包括沿其走行向下至腱鞘观察(70°镜可改善视野)和触诊。
- 因为在关节内只能看到一部分肱二头肌长头肌腱,所以必须使用探钩、交换棒或一些无损组织的工具将肌腱移至关节内。这提高了术者观察肌腱病变的能力,否则可能无法识别。
  - 必须仔细检查近端环形反折滑车和肩胛下肌腱止点。
- 肱二头肌长头肌腱异常包括:
  - 充血:见于粘连性关节囊炎或肱二头肌腱不稳定的患者。
  - 明显半脱位:半脱位大多位置偏下,这是由于下方的限制结构(由肩胛下肌腱上方或肱二头肌腱悬索构成)损伤所致。
  - 轻微半脱位:一些学者描述了一种轻微不稳定的状态,在外观正常的鞘内滑动时,肱二头肌腱偏移大于正常,需要进行"稳定"。这种诊断评估需要经验但经验较少。
  - 肱二头肌腱"嵌顿":一些学者主张关节镜下主动加压试验来评估这种少见的病变。该试验在术中进行,手臂向前上举,轻微内收、内旋。

骨肌腱固定术

- 骨固定可以通过多种方式实现,最常见的是用挤压螺钉、单皮质或双皮质纽扣或缝合锚钉。根据医生的偏好和经验选用。
- 传统方法一直是,对单纯的肱二头肌腱病变采取肌腱挤压固定,伴相关的肩袖手术时使用缝线锚钉。
- 用挤压螺钉(肱二头肌腱撕裂/切除、肌腱旋转不良、螺钉断裂或置入性疼痛)进行肌腱固定术时,有时会出现技术困难,从而出现了替代固定方法。
- 最近出现的单皮质或双皮质固定的纽扣和附带器械已经引起越来越多的关注,尽管数据不足以推荐其常规使用(技术图1)。

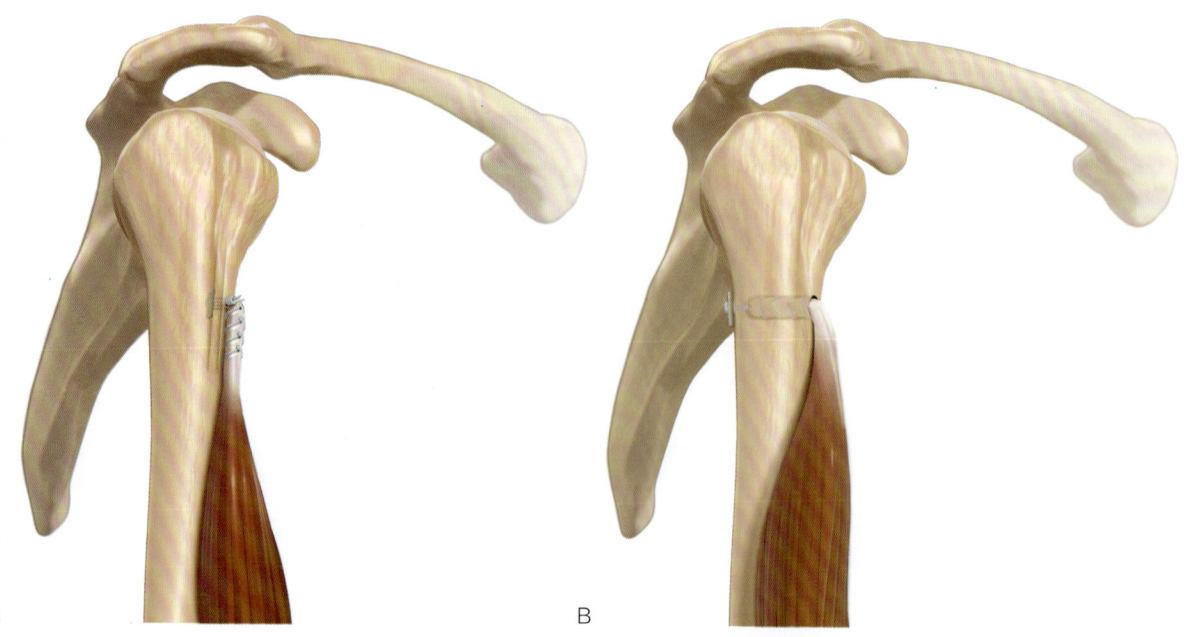

技术图1 A. 单皮质生物肌腱固定纽扣构造。B. 双皮质生物肌腱固定纽扣构造(经Arthrex, Inc许可进行了改良)。

第7章 肱二头肌腱病变的关节镜治疗

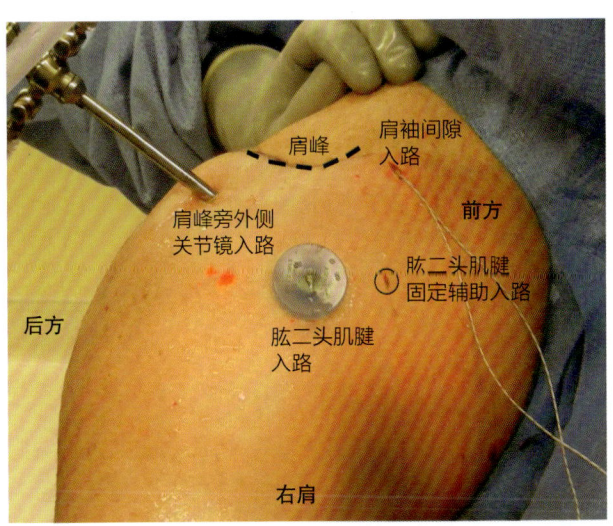

技术图2 肱二头肌腱固定时使用的关节镜入路。RI，肩袖间隙入路；BT，肱二头肌腱固定入路。

- 在关节镜检查盂肱关节和肩峰下之后，将30°关节镜定位在距肩峰中外侧缘下方2~3 cm的三角肌下间隙中（技术图2）。
- 腰椎穿刺针用于建立肱二头肌腱固定入路，通常位于肩峰前外侧下方3~4 cm处，与肱二头肌的外侧缘平齐。通常最少的三角肌下滑囊清理就可以很容易地观察肱二头肌腱鞘，其特点为闪亮交叉纤维直接在移动的肌腱上方。用探钩或交换棒探查下方的肌腱。
- 建立入路后，将适当长度的套管直接定位在肌腱固定的预期位置上。定位适当长度（通常30~40 mm，置入时需测量）的PassPort套管。
- 用可伸缩的关节镜刀、关节镜剪刀或电刀/射频刀装置将肱二头肌腱鞘切开。切开的目的是显露结节间沟远端，在胸大肌腱上缘近端。至远端时要小心，注意识别胸大肌边缘近端的血管束发出血管（技术图3）。

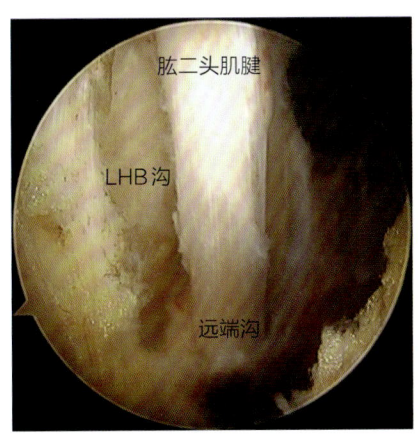

技术图3 结节间沟内无鞘的肱二头肌长头（LHB）肌腱内镜下观。

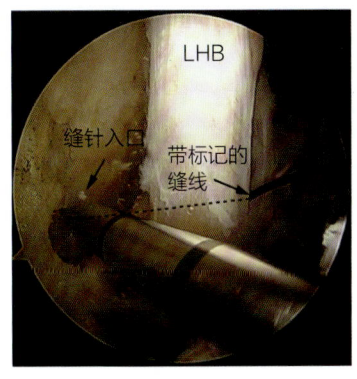

技术图4 带标记的缝线（1号PDS缝线）穿过肱二头肌长头（LHB）置于肌腱固定预期位置旁。

- 为了确保解剖学上恢复正常肱二头肌长度和张力，在切断肌腱前，标记好肌腱固定的预期部位。使用腰椎穿刺针或Spectrum过线器通过经皮入路（肱二头肌腱内侧1~2 cm），单丝缝线（1号PDS缝线）横向穿过肌腱。紧邻标记的肌腱，于结节间沟远端钻孔标记骨肌腱固定的预期部位（技术图4）。
- 用篮钳、剪刀或射频刀将肱二头肌长头肌腱从其上盂唇附着处切断。如果肩袖损伤，镜头留在肌腱固定入路中，通过肩袖损伤或肩袖间隙入路进行切断。如果肩袖完好，则需要在盂肱关节内重新定位镜头。
- 传统上在切断前，笔者会在盂肱关节内将缝线穿过肱二头肌腱，但是笔者发现这一步并不是必需的，因为很少出现肱二头肌明显回缩。
- 通过辅助肱二头肌腱入路（肌腱固定入路内侧）将切断的长头肌腱抓住并抽出体外。
- 用不可吸收缝线控制肌腱近端。距离PDS缝线标记15 mm处，使用FiberLoop缝线锁边缝合肌腱尾端，修剪多余的肌腱，测量肌腱直径（技术图5）。

关节镜挤压螺钉方法

- 当用挤压螺钉时，术者必须确保缝线的长度足以穿过空心挤压螺丝刀（技术图6）。
  - 注意使用套管进行缝线管理，这一点至关重要。这能确保最佳的视野，顺畅的软组织和缝线管理，并最大限度地减少对邻近软组织的医源性创伤。
- 用有导向器导向的钻头钻透近侧皮质。钻头直径通常为8 mm。
- 移除导针，选择螺钉进行肌腱固定。通常选择7 mm生物可吸收内植物，但这取决于骨质量、患者体型及其他因素。
- 然后通过肱二头肌腱入路将锁边缝合的肱二头肌腱抽出。

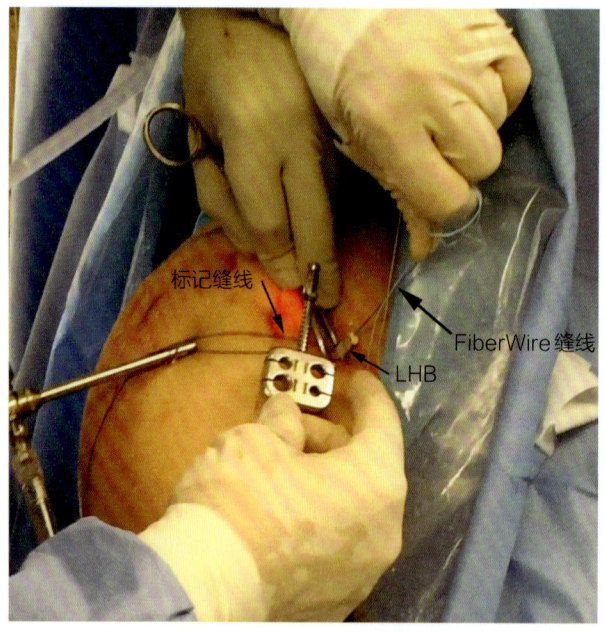

技术图5　通过辅助入路，将肱二头肌长头（LHB）抽出体外，并用FiberWire缝线锁边缝合。注意肌腱固定标记线和测量肌腱直径。

- 装入螺丝刀后将锁边的2根缝线，也装入生物可吸收螺钉（技术图6）。
- 螺丝刀内的缝线用夹子固定在螺丝刀把手顶部，从而将肌腱固定在螺丝刀的尖端处，以便输送到隧道的底部。

- 将肌腱和螺丝刀完全插入隧道，并在保持螺丝刀位置和缝线张力的同时拧挤压螺钉。向前拧至其与结节间沟的皮质表面齐平或略微突出。在拧螺钉时，轻柔牵拉近端肌腱，或者用交换棒或探钩，有助于避免肌腱在隧道中旋转和改变方向（长度也有可能）。
- 关节镜下，将2根缝线（1根从空心螺钉出来，另1根位于螺钉和骨隧道之间）在挤压螺钉的顶部打结，以进一步加固。

单皮质或双皮质纽扣固定方法

- 带刻度的3.2 mm开口器开口后，用8.5 mm肌腱近端固定纽扣进行固定时。
- 固定可以是单皮质的，用钻头仅穿透近侧皮质，将纽扣钢板放在近侧皮质的骨髓腔内膜上，并将肱二头肌腱固定在入钉处（技术图1A）。
- 或者，1个纽扣可以实现双皮质固定，在穿过肱骨钻孔后将其放置在对侧皮质上。
- 当进行双皮质固定时，只要钻到感觉尖端穿透对侧的肱骨皮质时就可，通常深度在40～45 mm。尚未发表的解剖学研究表明，钻孔距离腋神经平均36.7 mm，距离桡神经平均48 mm。但这是在胸大肌下缘位置测量的。然而，结节间沟内固定位置越高，越接近神经。因此，必须确保钻头垂直于肱骨干，对准后方，并在皮质穿透后立即停止。

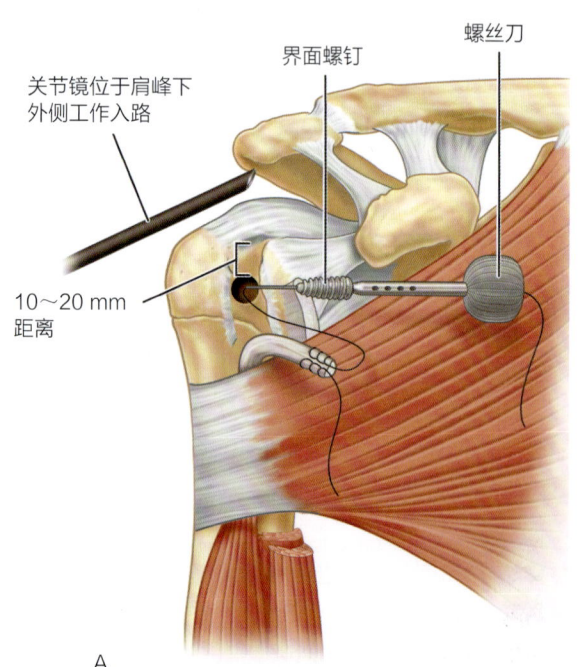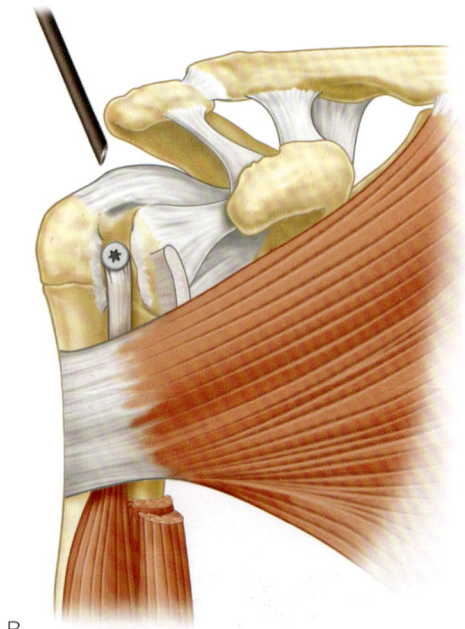

技术图6　关节镜下挤压螺钉LHB肌腱固定术。关节镜位于肩峰下外侧工作入路。A. 将肌腱置入结节间沟的接纳孔中，并用挤压螺钉固定。B. 完成肌腱固定。

- 在纽扣钢板放置的安全范围确定之前，不推荐胸大肌上方的关节镜下固定。
- 合适尺寸（通常5～7 mm）的带套管钻头穿透肱骨近端皮质。避免推进带刻度的钻头过深，如果将其留在原位，将有助于纽扣进行后续定位。
- 通过关节镜下肱二头肌腱固定（ABT）入路（技术图7A）将锁边的肌腱抽出，并穿过纽扣。
- 将纽扣钢板插入隧道近端，使用隧道保持与钻头相同的方向和角度，直到感觉到它进入远端皮质孔并穿透对侧皮质（技术图7B、C）。拧开挤压螺纹，即可展开纽扣。
- 采用牵张-滑动技术，交替地拉动2根缝线，直到肌腱进入隧道，使标记的缝线部位与隧道开口平齐。用推动器将缝线打结然后切断（技术图7C、D）。
- 加强缝线穿过隧道开口处的肱二头肌腱，即使用过线方法将FiberWire缝线的1根穿过肌腱并在此部位打结。

关节镜下锚钉固定

- 在上盂唇附着处切断前，必须操控肱二头肌长头。最好是将缝线固定在附着处远端1～2 cm。
- 可以用腰椎穿刺针，经皮穿刺和PDS缝线或用各种可用的缝线穿线工具过线来完成。
- 随后，在前上盂唇处，用双极射频、关节镜剪刀、篮钳或可伸缩的刀将肱二头肌腱附着处切断。
- 操作肌腱近端的带标记的0号PDS缝线或编织缝线从套管外的前方入路皮肤切口穿出，并用弯钳固定。
- 关节镜重新定位到肩峰下间隙，从外侧入路进行滑囊切除，以便在三角肌下间隙获得良好的视野。然后根据术者的偏好选择肌腱固定的部位。
- 如前所述，通过切开环形反折滑车来识别结节间沟，并在关节镜下用打磨头来打磨。
- 将2枚带线锚钉（1枚近端，1枚1～1.5 cm远端）置入准备好的结节间沟内，用腰椎穿刺针和0号PDS缝线或穿透式抓钳将锚钉上的缝线穿过LHB肌腱，以将肱二头肌腱牢固地固定到沟内。
- 虽然简单的褥式缝合固定效果确切，但肌腱组织质量不佳可能导致缝线-肌腱逐渐失效，滑脱和/或从肌腱中拉出。
  - 另一种将多次经皮过线从前方肩袖间隙的套管（技术图8）抽出，锁结固定可能是有效的。
- 或者，肱二头肌腱固定术可以通过关节内入路进行。其优点包括手术时不需要从关节到肩峰下间隙重新定位或肩峰下滑囊切除术。

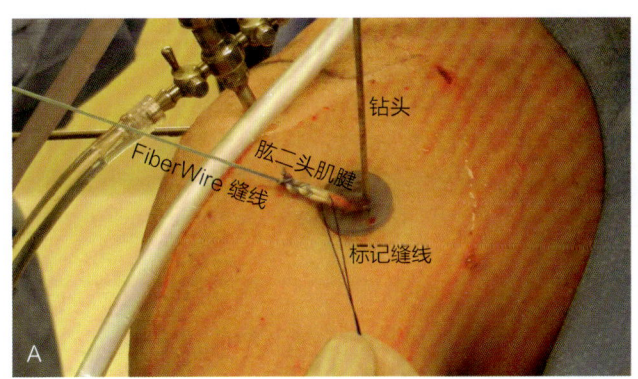
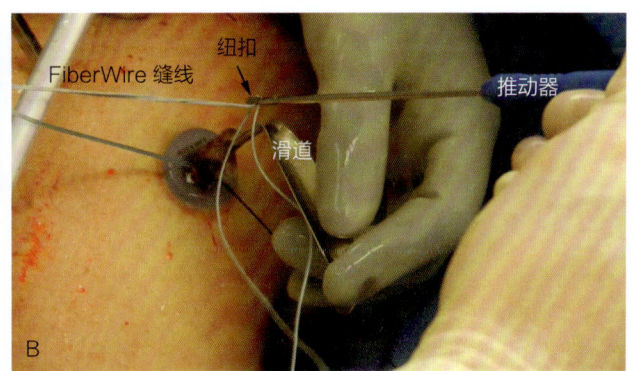
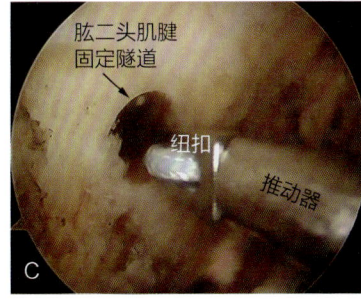
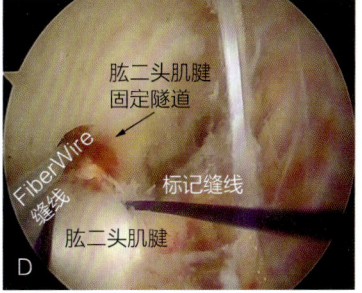

技术图7 A. 通过PassPort套管锁边的肱二头肌腱抽出，钻头不动以维持纽扣的方向。B. 纽扣已装好并准备置入隧道。C. 纽扣即将进入隧道近侧皮质。D. 使用牵张-滑动技术将肱二头肌腱拉入隧道，直到缝线标记与隧道开口平齐，重现正常的肌肉张力长度。

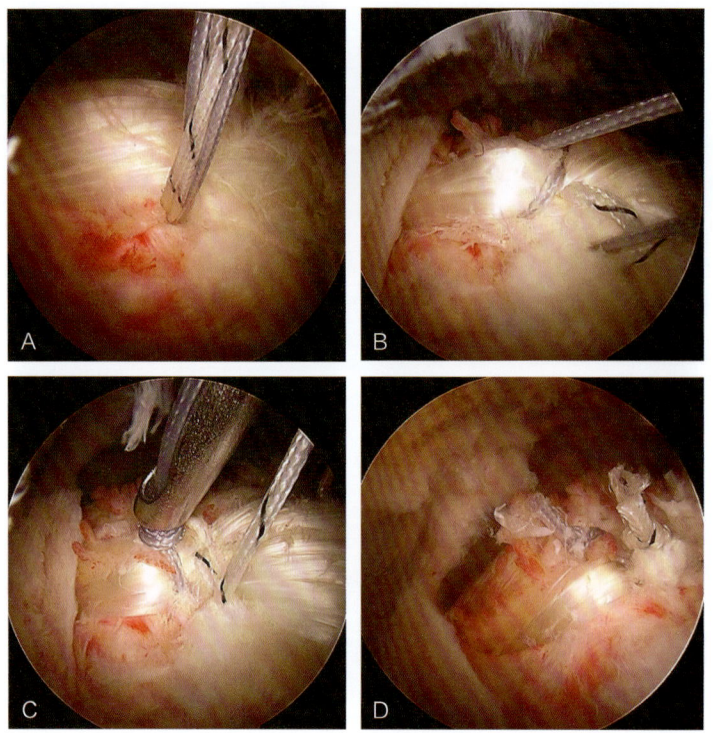

技术图8　结节间沟近端，LHB关节内固定镜下观。A. 置入锚钉。B. 过线。C. 打结。D. 完成肌腱固定。

- 后一种方法在肩袖撕裂时尤为有效，此时，处理结节间沟近端非常容易。
- 术中，在冈上肌前缘结节间沟近端处留置1根缝线。
- 肩关节屈曲和用70°镜有助于识别结节间沟最上方，这将是肌腱固定的位置。
- 将肱二头肌腱从其起始处切断，经皮（在腰椎穿刺针穿刺处）留置缝线。
- 前上方入路用来定位肱骨近端肌腱固定部位，结节间沟近端会愈合。通过旋转和屈曲肩关节，可移动肱二头肌腱，以便很好地显示肌腱固定的位置和便于锚钉定位置入。
- 有多种固定方法，其中最常见的是置入锚钉，然后在肌腱近侧残端穿线打结。
- 或者，术者可经肱二头肌腱多次过线（使用不可吸收缝线锁边缝合，如FiberWire），然后用无结锚钉（如Arthrex PushLock或SwiveLock）在先前放置的小直径套管中以经皮方式进行牢靠的肌腱固定。

软组织肌腱固定术

关节镜下固定

- 该方法是在肩袖间隙中将肱二头肌腱固定到软组织上。这是基于Sekiya等[30]和Elkousy等[10]（技术图9）描述的经皮关节内穿肌腱（PITT）技术。
- 将腰椎穿刺针经肩袖间隙外侧经皮放置，位于环形反折滑车近端，然后穿过肱二头肌腱，距其盂上结节起点远端1~2 cm。
- 1根0号PDS缝线穿过肌腱，使用抓钳通过前方肩袖间隙入路抽出。
- 然后通过过线，用不可吸收的缝线（如2号FiberWire缝线或其他类似的缝线）来替换该缝线。
- 沿肱二头肌腱走行，在远端5~6 mm重复该过程，即紧邻结节间沟上方将PDS缝线穿过肌腱。
- 然后，通过PDS缝线将套管外的2号不可吸收的缝线回穿肱二头肌腱和环形反折滑车进行褥式缝合。其后通过腰椎穿刺针制成的2个单独的穿刺孔从皮肤穿出。
- 通过前方肩袖间隙入路，使用ArthroCare电刀、针尖状电刀、关节镜剪刀或窄的翘头篮钳进行腱切断术。
- 切除残端，关节镜重新定位在肩峰下间隙，仔细清理以改观视野，抽出2组缝线。注意过线时不要损伤缝线。
  - 用关节镜"Crochet钩"或缝线操作装置便于取出经皮缝线。

- 另一种用于难以找到缝线的方法,在经皮缝合线出口部位直接做小切口,并将缝线装入单环推结器中,然后将其从皮肤推入清理好的肩峰下间隙。然后就容易识别和抓持缝线,无困难地抽回推结器。
- 在取出时,可以1次1根前方的肩峰下间隙关节镜直视线,将褥式缝合线打结。
- 彻底冲洗后,在关节、肩峰下间隙和关节镜入路注入0.25%丁哌卡因和肾上腺素。

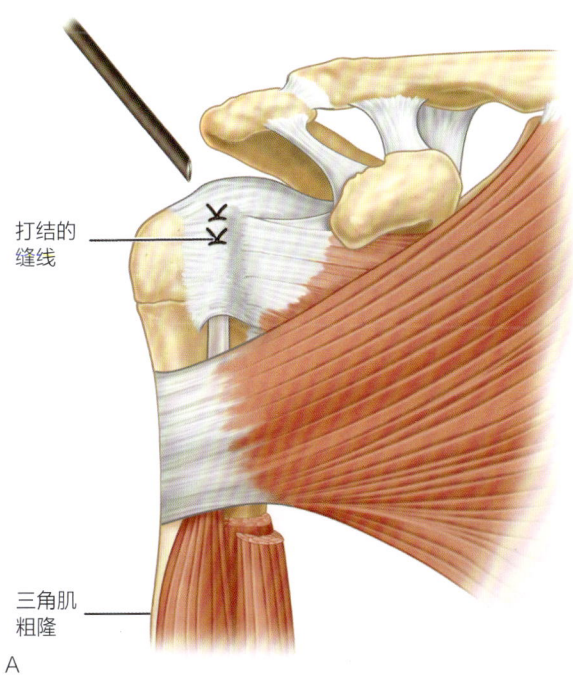
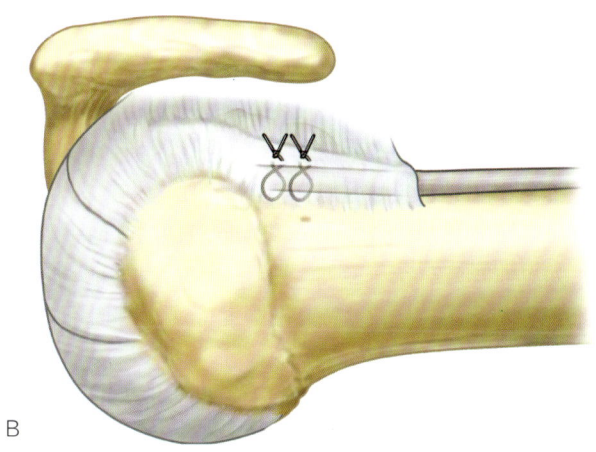

技术图9 经皮穿肌腱或软组织LHB肌腱固定术。A. 冠状位显示,将LHB肌腱缝合固定到结节间沟近端相邻的软组织结构上。B. 矢状位显示,手臂前举,三角肌下间隙打结固定。

关节镜下肱二头肌腱切断术

- 选择合适的患者,后方入路探查,通过肩袖间隙入路在肱二头肌腱附着处将其切断。
- 切除病变的肱二头肌腱(肌腱病变时)。
- 在结节间沟近端残留较宽部分的肌腱,或者在腱切断术时保留少许前上方盂唇,以避免肌腱向远侧回缩。
- 然而,笔者担心残留病变的肌腱可能是持续性疼痛的根源,因此通常不会这样做。

要点与失误防范

适应证	• 仔细评估术前病史、查体、影像学资料与术中发现,确定哪些症状性损伤需要治疗至关重要 • 与患者肌腱切断术和腱固定术的目的、期望和潜在并发症进行全方位谈话,这是获得基于患者成功疗效的关键
入路位置	• 腱固定术入路的位置将大大影响关节镜下手术的容易程度。入路的位置位于肩峰前外侧缘远端3~4 cm处,与肱二头肌外侧平齐 • 在三角肌下间隙操作时,在矢状面上沿着肩峰前半部定位外侧入路有助于改观视野 • 用腰椎穿刺针进行定位和三角会聚技术,可以优化入路的位置
关节镜诊断	• 关节镜检查的关键步骤是用探钩、交换棒或其他器械将肌腱的肌间部移到盂肱关节中以进行充分评估。另外,仔细检查环形反折滑车的纤维和肩胛下肌止点是必要的。当从标准的后方入路探查,行关节内肌腱固定用70°镜可以改观结节间沟近端的视野

视野	• 用电凝进行止血有助于行彻底的滑囊切除,这将明显改观关节镜下肌腱固定时的视野 • 准确的入路位置、液体管理(泵压)和手术持续时间将有助于限制软组织外溢
手臂位置	• 将手臂屈伸旋转有助于改观视野以及锚钉或螺钉的定位
缝线管理	• 肌腱固定时,为避免意外嵌夹软组织、固定不牢、皮肤凹陷或不必要的软组织分离,仔细的缝线管理是关键

术后处理

- 肱二头肌腱手术的术后康复方案根据不同手术(清理术、肌腱切开或肌腱固定术)而有所不同。
  - 通常情况下,康复方案将取决于同时做的其他手术,如肩袖修补。
- 一般来说,肌腱切断术后,悬吊固定持续2～4周不等,这取决于术者的喜好。
  - 6周内禁止用力、主动屈肘,但愿那时肱二头肌腱将有瘢痕长入结间沟或"自体肌腱固定",则足以开始主动活动[23]。
    - 其间的保护也有助于最大限度地减少"大力水手"畸形及与疲劳相关的痉挛的可能性。
  - 为进一步降低远端回缩的风险,一些术者建议在手臂周围使用加压绷带。
    - 笔者对这项技术没有经验,不予推荐。
- 肌腱固定术后,患者用吊带固定3周,主动辅助肘关节屈伸的活动量取决于术者的偏好和患者的舒适度。
  - 禁止主动屈肘6～8周,以使固定的肌腱愈合。
  - 一些术者建议术后将肘关节固定在15°～20°伸直位4～6周,以尽量减少肌腱固定部位的应力。
  - 6～8周后,主动屈肘锻炼逐步康复,直到术后第3个月才进行肌力训练。

预后

- 由于相关研究有限且缺乏相同患者人群,结果的解释具有挑战性。在大多数研究中,肱二头肌腱手术通常仅是肩关节病变手术的一部分。最近 Slenker 等[32]对16项研究进行了系统评价,认为肌腱固定术和肌腱切断术均有"比较好的疗效",切断术后的外观是其唯一明显的差异。
- 关节镜下肌腱固定术。
  - Checchia 等[7]报道,15 例患者中有 14 例接受了关节镜下肩袖修补术和肌腱固定,平均随访32个月,显示93%优良率。
  - Boileau 等[6]报道了关节镜下挤压螺钉行肱二头肌腱固定术的疗效,平均随访17个月,Constant 评分从术前的43分增至最近一次随访的79分($P<0.005$)。
  - Lee 等[17]报道了肩袖修补同时关节镜下锚钉肌腱固定术的疗效,"大力水手"畸形发生率为13%,前方痉挛疼痛率为7%。在该研究中,ASES 和 Constant 评分分别从43和56增加到85和82。
  - Wittstein 等[36]报道了35例患者腱切断或腱固定术后的等速肌力、耐力和主观结果,最短2年随访的队列研究,发现两种手术的主观结果和屈曲扭矩峰值相似,但切断术后扭矩峰值降低。
  - 关于肌腱固定术,之前的文献表明不可接受或疗效差的范围在6%～40%[16]。
  - 关节镜下肌腱固定术的结果见表2。简而言之,迄今关节镜下肌腱固定术的结果表明,如患者选择得当,该手术是治疗难治性肱二头肌腱病变的有效方法,并且对于年龄<60岁的患者可能更有利。
- 关节镜下肌腱切断术。
  - 关节镜下肌腱切断术的疗效表明,如果选择患者适当,该手术可以可靠地缓解疼痛,功能受限降到最低或功能改善。
  - 2001年,Gill 等[12]报道了30例患者的肌腱切断术疗效,平均随访时间为19个月。这些患者 ASES 平均评分为82分(无术前数据比较),并显示疼痛明显减轻和功能改善。他们报道87%的满意率,并发症发生率为13%,其中1例患者无痛性外观畸形,2例患者过头顶功能丧失,1例患者持续性疼痛。
  - Kelly 等[16]报道了54例关节镜下肌腱切断术的疗效,平均随访时间为2.7年,68%的优良率。然而,70%有"大力水手"征,38%的患者有与疲劳相关的不适。他们发现,屈肘力量丧失极小,60岁以上的患者丧失率为0。60岁以上的患者不存在与疲劳相关的不适。
  - 1998年,Walch 等[35]报道了307例关节镜下 LHB 切断与肩袖撕裂治疗的疗效。他们发现平均 Constant 评分为48～68分,统计学意义上有显著改善,并且报道了87%的满意率。
  - 总之,迄今关节镜下肌腱切断术的结果表明,如果选择患者恰当,该手术是难治性肱二头肌腱病变的有效治疗方法,并且对于年龄在50～60岁及以上的患者可能更有利。

并发症

- 肌腱固定术的主要并发症包括持续性疼痛、肌腱固定失效和难治性腱鞘炎。
  - 肌腱固定愈合失败可导致肌腱远端回缩。类似自发性肱二头肌腱断裂患者的情况,症状通常随时间而逐渐消退。
  - 一项研究表明,可用于肌腱固定术的剩余肌腱的质量可显著影响手术的成功率[6]。
  - Nho等[22]报道,353例胸肌下切开肱二头肌腱固定术后3年,并发症发生率为2%。
    - 另一些学者描述了该方法的并发症,包括神经损伤、骨-肌腱界面的磨损性破裂和肱骨近端骨折。
  - 最近的报道表明,口服非甾体抗炎药物可能会抑制愈合,因此对于术后镇痛这并非最佳选择。
- 肌腱切断术的主要并发症如下。
  - "大力水手"征引起的外观畸形。
  - 与疲劳相关的痉挛。
  - 肘关节旋后和屈曲力量可能略有下降。

表2 关节镜下治疗肱二头肌腱病变的疗效观察

作者	病例数	方法	结果评估	结果
Checchia等,2005[7]	15	关节镜下肌腱固定术	UCLA;平均随访32个月	93%优良率
Elkousy等,2005[10]	12	关节镜下肌腱固定术	主观电话访问;6个月随访	100%主观评估手术获益;痉挛或"大力水手"征发生率为0
Kelly等,2005[16]	54	关节镜下肌腱切断术	ASES评分,UCLA,L'Insalata,痉挛,"大力水手"征,疼痛;平均随访2.7年	68%优良率;38%主诉抗阻屈肘疲劳不适;70%"大力水手"征
Walch等,2005[34]	307	关节镜下肌腱切断术	Constant评分;平均随访57个月	87%满意或非常满意;平均Constant改善,从术前48分到术后68分
Boileau等,2001[6]	43	关节镜下挤压螺钉肌腱固定术	Constant评分;平均随访17个月	平均Constant评分改善,从术前43分到术后79分
Gill等,2001[12]	30	关节镜下肌腱切断术	ASES;平均随访19个月	平均ASES随访评分82分;87%满意率
Berlemann等,1995[4]	15	切开keyhole肌腱固定术	主观评价;平均随访7年	64%优良率,29%尚可
Walch等,2005[34]	86	切开肌腱固定术	主观评价	99%满意或非常满意
Becker和Cofield,1989[3]	51	切开肌腱固定术	主观评价;平均随访7年	平均7年随访约48%有中、重度疼痛

(何耀华 译,徐才祺 袁锋 审校)

参考文献

[1] Alpantaki K, McLaughlin D, Karagogeos D, et al. Sympathetic and sensory neural elements in the tendon of the long head of the biceps. J Bone Joint Surg Am 2005;87:1580-1583.

[2] Armstrong A, Teefey SA, Wu T, et al. The efficacy of ultrasound in the diagnosis of long head of the biceps tendon pathology. J Shoulder Elbow Surg 2006;15:7-11.

[3] Becker DA, Cofield RH. Tenodesis of the long head of the biceps brachii for chronic bicipital tendinitis: long-term results. J Bone Joint Surg Am 1989;71A:376-381.

[4] Berlemann U, Bayley I. Tenodesis of the long head of biceps brachii in the painful shoulder: improving results in the long term. J Shoulder Elbow Surg 1995;4:429-435.

[5] Boileau P, Ahrens PM, Hatzidakis AM. Entrapment of the long head of the biceps tendon: the hourglass biceps—a cause of pain and locking of the shoulder. J Shoulder Elbow Surg 2004;13:249-257.

[6] Boileau P, Krishnan SG, Coste JS, et al. Arthroscopic biceps tenodesis: a new technique using bioabsorbable interference screw fixation. Tech Shoulder Elbow Surg 2001;2:153-165.

[7] Checchia SL, Doneux PS, Miyazaki AN, et al. Biceps tenodesis

[8] Cone RO, Danzig L, Resnick D, et al. The bicipital groove: radiographic, anatomic, and pathologic study. AJR Am J Roentgenol 1983;141:781-788.

[9] Dickens JF, Kilcoyne KG, Tintle SM, et al. Subpectoral biceps tenodesis: an anatomic study and evaluation of at-risk structures. Am J Sports Med 2012;40:2337-2341.

[10] Elkousy HA, Fluhme DJ, O'Connor DP, et al. Arthroscopic biceps tenodesis using the percutaneous, intra-articular trans-tendon technique: preliminary results. Orthopedics 2005;28:1316-1319.

[11] Gill HS, El Rassi G, Bahk MS. Physical examination for partial tears of the biceps tendon. Am J Sports Med 2007;35:1334-1340.

[12] Gill TJ, McIrvin E, Mair SD, et al. Results of biceps tenotomy for treatment of pathology of the long head of the biceps brachii. J Shoulder Elbow Surg 2001;10:247-249.

[13] Glousman R, Jobe F, Tibone J, et al. Dynamic electromyographic analysis of the throwing shoulder with glenohumeral instability. J Bone Joint Surg Am 1988A;70:220-226.

[14] Hashiuchi T, Sakurai G, Morimoto M, et al. Accuracy of the biceps tendon sheath injection: ultrasound-guided or unguided injection? A randomized controlled trial. J Shoulder Elbow Surg 2011;20(7):1069-1073.

[15] Itamura J, Dietrick T, Roidis N, et al. Analysis of the bicipital groove as a landmark for humeral head replacement. J Shoulder Elbow Surg 2002;11:322-326.

[16] Kelly AM, Drakos MC, Fealy S, et al. Arthroscopic release of the long head of the biceps tendon: functional outcome and clinical results. Am J Sports Med 2005;33:208-213.

[17] Lee HI, Shon MS, Koh KH, et al. Clinical and radiologic results of arthroscopic biceps tenodesis with suture anchor in the setting of rotator cuff tear. J Shoulder Elbow Surg 2014;23:e53-e60.

[18] Levy AS, Kelly BT, Lintner SA, et al. Function of the long head of the biceps at the shoulder: electromyographic analysis. J Shoulder Elbow Surg 2001;10:250-255.

[19] Lutton DM, Gruson KI, Harrison AK, et al. Where to tenodese the biceps: proximal or distal? Clin Orthop Relat Res 2011;469:1050-1055.

[20] Murthi AM, Vosburgh CL, Neviaser TJ. The incidence of pathologic changes of the long head of the biceps tendon. J Shoulder Elbow Surg 2000;9:382-385.

[21] Neer CS II. Anterior acromioplasty for chronic impingement syndrome of the shoulder. A preliminary report. J Bone Joint Surg Am 1972;54A:41-50.

[22] Nho SJ, Reiff SN, Verma NN, et al. Complications associated with subpectoral biceps tenodesis: low rates of incidence following surgery. J Shoulder Elbow Surg 2010;19(5):764-768.

[23] Osbahr DC, Diamond AB, Speer KP. The cosmetic appearance of the biceps muscle after long-head tenotomy versus tenodesis. Arthroscopy 2002;18:483-487.

[24] Pagnani MJ, Deng XH, Warren RF, et al. Role of the long head of the biceps brachii in glenohumeral stability: a biomechanical study in cadavera. J Shoulder Elbow Surg 1996;5:255-262.

[25] Pfahler M, Branner S, Refior HJ. The role of the bicipital groove in tendinopathy of the long biceps tendon. J Shoulder Elbow Surg 1999;8:419-424.

[26] Rhee PC, Spinner RJ, Bishop AT, et al. Iatrogenic brachial plexus injuries associated with open subpectoral biceps tenodesis: a report of 4 cases. Am J Sports Med 2013;41:2048-2053.

[27] Rodosky MW, Harner CD, Fu FH. The role of the long head of the biceps muscle and superior glenoid labrum in anterior stability of the shoulder. Am J Sports Med 1994;22:121-130.

[28] Salata MJ, Bailey JR, Bell R, et al. Effect of interference screw depth on fixation strength in biceps tenodesis. Arthroscopy 2014;30:11-15.

[29] Sanders B, Lavery KP, Pennington S, et al. Clinical success of biceps tenodesis with and without release of the transverse humeral ligament. J Shoulder Elbow Surg 2012;21:66-71.

[30] Sekiya JK, Elkousy HA, Rodosky MW. Arthroscopic biceps tenodesis using the percutaneous intra-articular transtendon technique. Arthroscopy 2003;19:1137-1141.

[31] Sethi PM, Rajaram A, Beitzel K, et al. Biomechanical performance of subpectoral biceps tenodesis: a comparison of interference screw fixation, cortical button fixation, and interference screw diameter. J Shoulder Elbow Surg 2013;22:451-457.

[32] Slenker NR, Lawson K, Ciccotti MG, et al. Biceps tenotomy versus tenodesis: clinical outcomes. Arthroscopy 2012;28(4):576-582.

[33] Vangsness CT Jr, Jorgenson SS, Watson T, et al. The origin of the long head of the biceps from the scapula and glenoid labrum. An anatomical study of 100 shoulders. J Bone Joint Surg Br 1994;76B:951-954.

[34] Walch G, Edwards TB, Boulahia A, et al. Arthroscopic tenotomy of the long head of the biceps in the treatment of rotator cuff tears: clinical and radiographic results of 307 cases. J Shoulder Elbow Surg 2005;14:238-246.

[35] Walch G, Nové-Josserand L, Boileau P, et al. Subluxations and dislocations of the tendon of the long head of the biceps. J Shoulder Elbow Surg 1998;7:100-108.

[36] Wittstein JR, Queen R, Abbey A, et al. Isokinetic strength, endurance, and subjective outcomes after biceps tenotomy versus tenodesis: a postoperative study. Am J Sports Med 2011;39:857-865.

[37] Yamaguchi K, Riew KD, Galatz LM, et al. Biceps activity during shoulder motion: an electromyographic analysis. Clin Orthop Relat Res 1997;336:122.

第8章 肩峰撞击症的关节镜治疗
Arthroscopic Treatment of Subacromial Impingement

Gregory A. Tayrose and Spero G. Karas

定义

- 肩峰撞击症最初由 Neer[20] 于1972年描述为由于喙肩弓与肩袖的长期撞击导致肩关节疼痛、乏力和功能障碍。
- 冈上肌腱血管缺乏区域的重复性微损伤引起肌腱慢性炎症和退变,导致滑囊炎、肌腱病变和肩袖撕裂。
- 外源性肩袖受压可能发生于肩峰前1/3的下表面、喙肩韧带或肩锁关节。

解剖

- 肩胛骨是一块薄骨片,附有喙突、肩峰、肩胛冈和肩胛盂。
- 肩峰,连同喙突和喙肩韧带,形成喙肩弓。该弓是一个刚性结构,下方有肩袖肌腱、肩峰下滑囊和肱骨头通过。
- 冈上肌腱被肩峰下滑囊和喙肩弓覆盖,以及下面的肱骨头位于冈上出口。肩峰与肱骨头之间的冈上出口平均间距为9~10 mm[11]。喙肩弓的异常会导致这个空间缩窄。内旋或者手臂前屈也会缩短喙肩弓和肱骨头之间的距离。
- 肩峰下滑囊和三角肌下滑囊覆盖于冈上肌和肱骨头。这些囊状物起缓冲作用并润滑肩袖、肩峰和肩锁关节。进行性炎症会导致滑囊增厚和纤维化,进一步减小肩峰下间隙的容积。
- 冈上肌腱具有分水岭式的低血供区,位于肩袖内侧1 cm处。这一区域可能使冈上肌腱易退化、肌腱病变、过度使用导致的撕裂、重复微创伤或出口撞击。

发病机制

- 异常的喙肩弓造成肩袖的外部或出口撞击,导致总体上减少了肩袖肌腱的冈上出口面积。
  - 外因性撞击或出口撞击应与内撞击区别,内撞击见于投掷运动员,常由于在投掷后仰位阶段,肩胛盂后上缘与冈上肌腱关节面接触所致。
  - 另一方面,肩袖的内在退化可能导致肩袖的先天性盂肱关节稳定机制功能障碍。这些病理机制导致肱骨头相对于肩峰的抬高及随后的出口撞击。
- 冈上出口狭窄最常见的原因是肩峰形态。
  - Bigliani等[4]描述了三种肩峰形态:Ⅰ型肩峰为平直型,Ⅱ型为弯曲型,Ⅲ型为钩型。他们在尸体研究中注意到70%的肩袖撕裂有Ⅲ型肩峰。
  - Ⅰ型肩峰,前倾角增大可引起冈上出口狭窄导致肩袖撞击。
- 在一项尸体研究中,Neer[20]在存在肩袖撞击的肩袖区域观察到了肩峰前下表面增生骨刺和骨赘。
- 冈上出口狭窄的其他原因有肩锁关节骨赘、喙肩韧带肥大、大结节、锁骨或肩峰畸形愈合、滑囊炎、钙化性肩袖肌腱炎、肩袖瓣状囊侧撕裂或不稳定的肩峰。
  - 不稳定肩峰是由于其中一个肩峰骨化中心融合失败。
    - 骨化中心是前肩峰、中肩峰、后肩峰和基肩峰。
    - 命名依照未融合处的前侧节段。
    - 中肩峰不连是最常见的类型[22]。
    - 在克利夫兰市无人认领的骨骼调查中,Sammarco[28]指出肩峰不稳非洲裔美国人比白种人多(13.2%比5.8%),男性比女性更常见(8.5%比4.9%)。
    - 骨不连部位过度运动容易导致出口撞击。

自然病程

- Neer[21]将撞击分为三个渐进阶段。
  - Ⅰ期撞击病灶最初发生于运动或工作中过度过顶动作。肩峰下滑囊和肩袖水肿出血过程可逆。这通常发生在<25岁的年轻患者身上。
  - 反复发生机械撞击和血管扩张,Ⅱ期病变形成。滑囊可能变成不可逆的纤维性肉芽肿并增厚,肌腱炎发生在冈上肌腱。这病变见于25~40岁的患者。

- 随着撞击的进展，可能发生Ⅲ期病变，肩袖部分或全部撕裂。肱二头肌腱损伤，前肩峰骨改变，肱骨大结节也可能改变。这些病变几乎只在40岁以上的患者中发现。
- 非手术治疗通常对Ⅰ期和Ⅱ期病变有效，前提是不良运动在一定时间内予以限制。
- 难治性Ⅱ期病变和Ⅲ期病变需要手术治疗干预。

病史和体格检查

- 撞击综合征患者常抱怨起病隐匿的肩痛，主要发生在做过顶活动时。疼痛通常局限于肩峰的外侧面，向远处延伸到三角肌。
- 患者可能在夜间感到疼痛，尤其是在患侧卧位时。
- 撞击综合征患者通常不会抱怨肩部运动减弱。
- 鉴别肩峰下撞击的体格检查方法包括：
  - 触诊肩峰前外侧角正前方的Codman点：有压痛常预示冈上肌腱炎、肌腱病变或冈上肌腱急性撕裂。
  - 活动度：撞击患者可能受后囊挛缩引起的内旋限制。主动运动通常比被动运动更能引起疼痛，特别是在运动弧的下降、偏心阶段。
  - 疼痛的外展弧：疼痛从60°～120°（最大值在90°）提示撞击。患者可能在外旋90°时减少大结节撞击肩峰，增加活动度。
  - Neer撞击征：肩峰前下压迫冈上肌腱，产生撞击痛。
  - Hawkins征：喙肩韧带压迫冈上肌腱，产生撞击痛。它具有很高的灵敏度，但特异性差。
  - 撞击试验：将局麻药注射入肩峰下间隙后疼痛减轻。该试验大大提高肩峰下撞击的特异性诊断。一个阳性测试也能预测肩峰下减压结果的满意度[14]。
- 应对肩部进行全面检查，用于评估相关的病变或鉴别诊断。
  - 肩锁关节骨关节炎：这一退行性过程可能是无临床症状，但肩锁关节下骨赘可能导致撞击综合征。如果有症状，在肩锁关节轻触诊和交叉臂内收试验可能会引起压痛。
  - 肩袖撕裂：外伤史是多种多样的。患者主诉晚上肩膀疼得厉害，可能会主诉肩膀乏力。肌力测试将评估肩袖撕裂和撕裂大小。
  - 肱盂关节不稳定：肱骨头半脱位或脱位，同时稳定肩胛骨（负荷-移位试验）有助于诊断盂肱关节不稳定。投掷运动员可能有一种复杂的病理模式，包括前关节松弛和后关节囊挛缩，可能导致内部撞击。这些患者有典型的后背痛和恐惧试验阳性。内部撞击必须与外部出口撞击区分开来。虽然后囊挛缩可以发生出口撞击，但在投掷运动员典型的外源性出口撞击被认为是罕见的。
  - 肱二头肌病变：疼痛主要发生在前路。在肱二头肌沟可引起触痛。手臂保持屈肘时对抗肘关节伸直外力时的疼痛与前臂旋位（Speed试验）表明肱二头肌病变。
  - 盂肱关节炎：疼痛与运动有关，上举低于90°。患者主诉晚上疼痛。在盂肱关节抵抗手臂外展时加压，可能出现齿轮捻发音。

影像学和其他诊断性检查

- 标准前后位（AP）X线片内外旋和冈上出口视图，用于撞击综合征的评估。
  - 冈上或肩峰出口视图为经肩胛以15°～20°角拍摄的射线照片（图1）。
  - 出口视图是评估肩峰形态的最佳X线平片拍摄技术，有助于指导下步处理。有了这些信息，术者可以精确地计划骨切除的量，需要将肩峰转换为Ⅰ型形态学。
- 肩肱距离是指肩峰下表面和肱骨头之间的最小距离。肩肱距离<7 mm是不正常的。
  - 肩肱距离异常与患者的临床状况有关[18]。

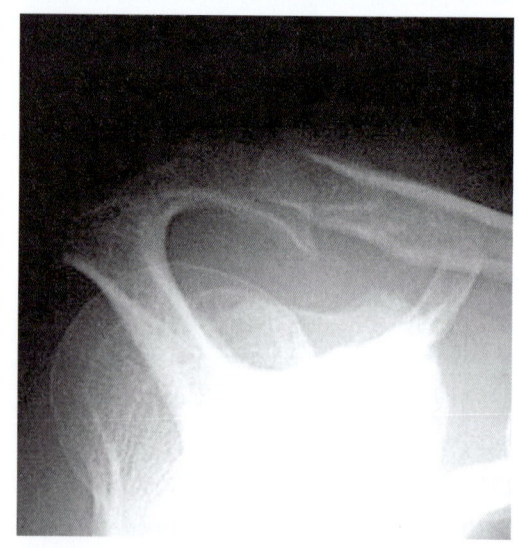

图1 冈上出口视图。有助于术者进行评估肩峰形态和便于术前计划肩峰骨的切除量。

- 可进一步使用其他视图或诊断测试评估肩的疼痛。
  - 腋窝侧位片有助于诊断肩峰骨关节炎。
  - 从病史、查体、影像学检查上看,肩峰撞击综合征的诊断尚未明确时,可行 MRI、CT 扫描、关节造影和超声检查。这些检查也有助于诊断肱二头肌、盂唇和肩袖的病变。

鉴别诊断

- 肩袖病变。
- 肩锁关节骨关节炎。
- 盂肱不稳定。
- 后盂及肩袖(内)撞击。
- 盂肱关节炎。
- 肱二头肌腱病变。
- 粘连性滑囊炎。
- 颈椎疾病。
- 病毒性臂丛病。
- 胸廓出口综合征。
- 内脏问题(如胆囊炎、冠状动脉供血不足)。
- 肱骨近端或肩胛带肿瘤。

非手术治疗

- 所有肩峰下撞击综合征患者应该进行3～6个月的非手术治疗。治疗包括肩峰下类固醇注射、非甾体抗炎药物、热疗和冷疗、超声波和物理治疗。
- 大多数患者可在3～6个月成功治疗。大型回顾性研究表明,保守治疗对大约70％的撞击综合征患者有效[19]。
- 在短期内,一个渐进的物理治疗项目,已被证明与关节镜下肩峰下减压同样有效[5]。
  - 康复计划应该从防止过度使用或再伤害开始,并进行相应的休息和活动调整。
- 随着疼痛和炎症的消退,治疗旨在恢复全活动度和消除关节囊挛缩,尤其是后关节囊挛缩治疗以逐渐内收和内旋拉伸为主。
  - 随着疼痛的持续减轻和活动度的改善,加强肩袖和肩胛周肌力训练。可通过渐进的用橡皮筋或重物阻抗练习实现。
  - 患者应避免过顶负重训练(肩部推举,背阔肌下拉)和长杠杆臂运动(直臂外举),因为这些动作可能会加剧撞击,对肩袖和盂肱关节产生不适当的扭矩力。

手术治疗

- 如果患者撞击综合征的症状持续,伸展肌力康复计划在3～6个月难以治愈,需要手术干预。
- 手术干预之前如果诊断尚未明确,则进行更广泛的检查诊断。
  - 诊断错误是关节镜下肩峰下减压和前肩峰成形术最常见的失败原因[1]。

术前计划

- 回顾影像学检查资料,确保术前诊断是正确的。
- 应特别注意肩峰形态、肩锁关节的状况和肩袖的病理证据,因为这些疾病的过程往往共存。
  - 术前冈上肌或肩峰出口视图使术者能准确测量前肩峰的骨切除量,将肩峰形态转化为Ⅰ型[16]。
  - 如果肩锁关节发生了骨关节炎,关节下骨赘可能是肩峰下撞击的原因之一。肩锁关节炎可能没有临床症状,因此需行肩峰下减压。如果肩锁关节炎有症状,术中应行锁骨远端切除术联合肩峰下减压术。
  - 术前了解肩袖撕裂是很重要的,用于计划设备、资源、手术规划时间、患者知情同意、康复时间和离开工作的时间。
  - 放射线片、MRI或CT的出口位或腋窝外侧位可见肩峰骨关节炎(图2)。
- 骨性关节炎内固定[29,30]或关节镜下切除[23]均可改善临床结果,取决于不稳定的位置。
- 进行肩峰成形术或关节镜下切除有助于改善有症状的肩峰骨关节炎[31]。
- 未能识别相关病变是手术失败的常见原因。
- 定位前在麻醉下检查患肩。记录被动活动度。评估患者后关节囊挛缩,它可加重撞击症状。用手法松解后关节囊或关节镜下松解,能明显改善后关节囊挛缩。

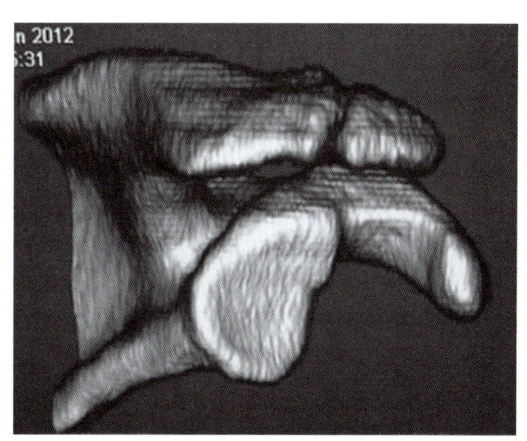

图2　三维CT图像显示肩峰不稳定。

- 检查盂肱关节前、后移位，使用可调节的负荷-移位测试。用Sulcus试验评估下移位。

体位
- 患者可取沙滩椅位或侧卧位。
- 沙滩椅位的优势在于可转换为开放手术，如肱二头肌腱固定术。
- 侧卧位的优点关节镜手术时进行更好的关节牵张，如盂唇修复。

入路
- 标准前、后、外侧关节镜下肩关节入路用以关节镜诊断和肩峰下减压。
- 这些术式的细节已在技术章节中列出。

关节镜检查

- 肩峰边缘、锁骨、喙突、肩锁关节的骨骼解剖，用皮肤标记勾勒出。后、前、外侧入口的位置已标记（技术图1）。
  - 后侧入路位于肩峰后外侧以内2 cm，以远2~3 cm。这"软点"是在肱骨头、肩胛盂和肩峰后三角区域。

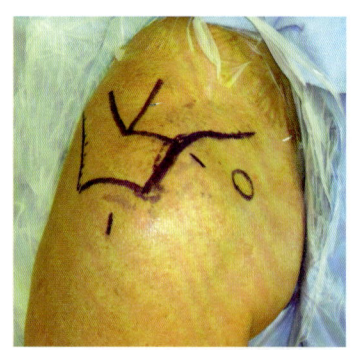

技术图1 肩锁解剖示意图和入路标记。

  - 前侧入路标记为喙突外侧1 cm和头侧1~2 cm。
  - 外侧入路位于肩峰外缘前中1/3远端2~3 cm。
- 入路注入1%利多卡因和1:300 000稀释的肾上腺素溶液。
- 盂肱关节注入50 ml稀释的利多卡因和肾上腺素溶液。
- 后侧入路建立5 mm皮肤切口，关节镜下插管和套管针置入盂肱关节。恢复先前注射的溶液确认放置在关节内。
- 取出套管针，插入关节镜。通过关节镜建立流入通道。
- 一根18号的腰椎穿刺针用于确认术前标记的前侧入路。在针点的上方做一个5 mm的皮肤切口，通过前侧入路放置探针。
- 进行诊断性关节镜检查。彻底检查盂肱关节所有表面、盂唇、盂肱韧带、肱二头肌腱、肩袖间隙和肩袖。
- 特别注意盂肱关节炎的存在，与盂唇病变相关的盂肱不稳定和肩袖撕裂，因为它们可以模拟撞击综合征。

肩峰下减压术

- 在关节内的诊断性关节镜检查之前，先将20 ml 1%利多卡因、1:300 000稀释肾上腺素注射到肩峰下间隙。
- 从后侧入路从关节内位置到肩峰下间隙重新引入套管和套管针。通过用套管针尖触诊肩峰坚硬的底面来确定正确的位置。
- 套管针一旦进入肩峰下间隙，通过侧面入路清扫三角肌下滑囊打开肩峰下空间。小心不要清扫到套管针内侧到肩锁关节，以免损伤肩峰动脉。
- 置入关节镜，初步评估肩峰下滑囊和肩峰骨刺。
- 采用5 mm皮肤切口建立外侧入路，距肩峰中外侧缘以远2~3 cm。
- 通过外侧入路置入5.5 mm全直径刨刀。
  - 可视化往往是困难的，因为肩峰下滑囊增厚合并炎症。因此，关节镜三角技术和刨刀须通过触诊完成。
  - 在滑囊切除前刨刀是可见的。
- 通过刨刀触摸肩峰前外侧的尖端与确认正确的肩峰下方向。滑囊切除术是由前到后、由外而内完成的（技术图2A）。必须小心不要切除位于肩袖肌腱连接处内侧的富血管性囊组织。
- 射频电灼装置用于凝固任何出血点，并从肩峰下取出多余的软组织，从肩峰前外侧角开始（技术图2B）。
- 电灼器用于从肩峰下表面剥下喙肩韧带，并完全切除剩余的韧带残端。当三角肌的下表面覆盖在肩峰边缘时，确认喙肩韧带完全切除（技术图2C）。
- 前肩峰成形术是用5.5 mm磨头通过外侧入路。
  - 切除开始于肩峰前外侧角。手术切除的理想深度，由术前的影像估计，是通过磨头直径测量来获得（技术图2D）。
  - 切除的深度是从肩峰的前外侧角到肩锁关节的肩峰内侧面。
  - 切除深度向后到肩峰的中段逐渐变薄，从前到肩峰中部有一个平滑的过渡区（技术图2E）。

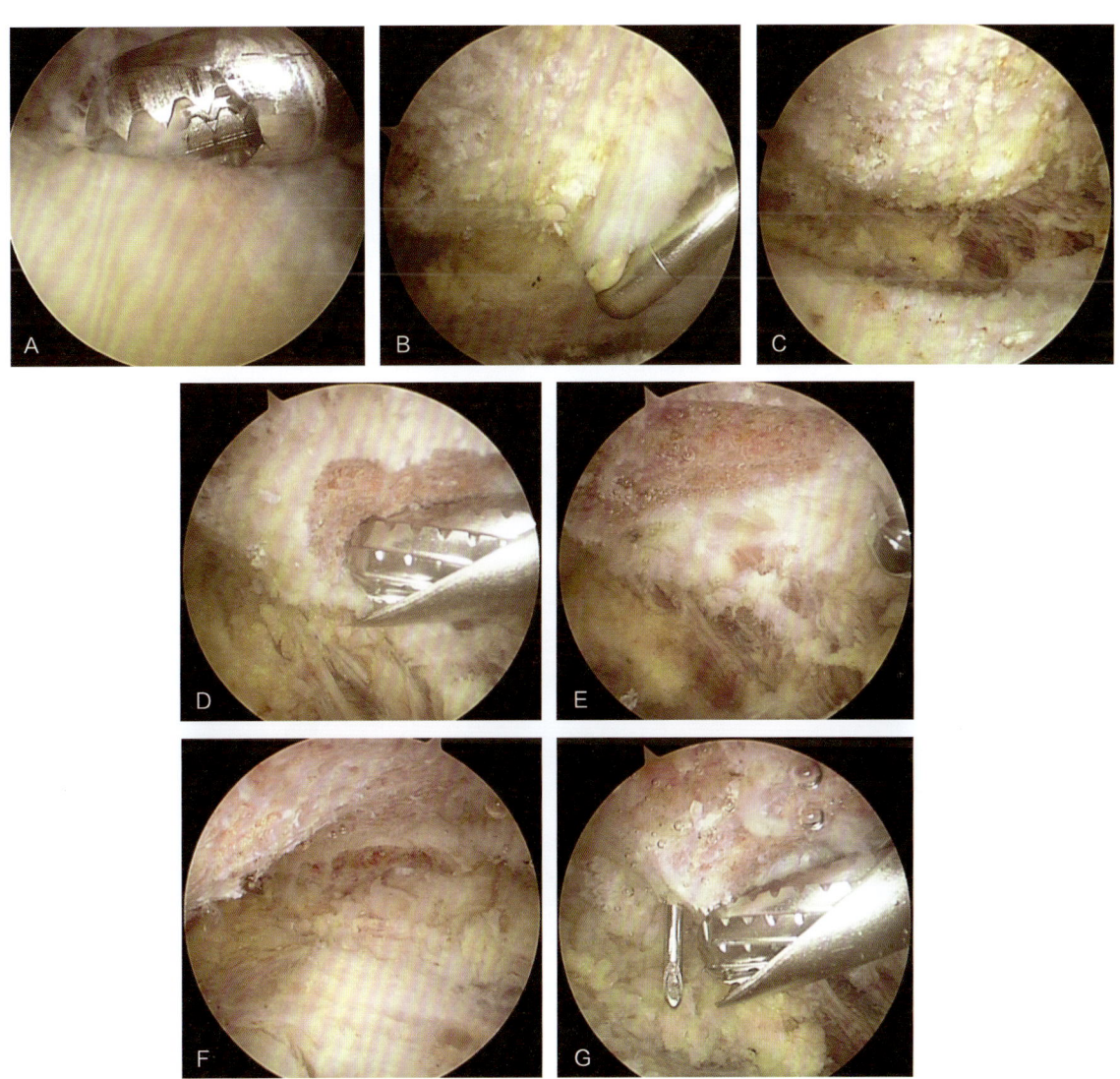

技术图2 A. 关节镜下滑囊切除术。覆盖在肩袖肌腱部分的滑囊必须彻底切除，评估肩袖囊侧撕裂的肌腱。B. 肩峰下表面的软组织被射频电灼剥离。去除软组织将暴露肩峰的下骨表面，并有助于肩峰成形术磨头操作。C. 肩峰骨刺现在完全可见。喙肩韧带必须从肩峰前外侧完全切除。如果做不到这一点，可能会导致残余的喙肩韧带撞击。三角肌的下表面纤维提示喙肩韧带完整切除。D. 肩峰成形术从肩峰前外侧远端开始。磨头的直径通常为5～6 mm，用于评估肩峰切除的初始深度。肩峰成形术以5～6 mm的条状从前到后、从外到内进行。E. 肩峰成形完成。肩峰的下表面转化为Ⅰ型形态。任何残留的骨脊或毛边都可以反向用磨头磨平。F. 肩峰成形术从外侧入口的视图。手术完成后，应将关节镜置于外侧入路，以评估肩峰任何残留的坡面或未切除的骨。肩锁关节也可以从这个入路看到，可以通过这个入路切除或平整。G. 平整肩锁关节。后侧或外侧入路用于关节镜下观察。通过前侧或外侧入路进行磨头平整。

- 任何骨脊或粗糙的边缘都可以用磨头"反向切割"磨平。反向提供一个不那么激进的骨切除术,以获得理想的平滑柔软的松质底面。
- 关节镜置于外侧入路检查是否切除充分(技术图2F)。任何未切除的肩峰残留或肩锁关节的下表面撞击骨赘都应该切除。
  - 应采用射频电灼术切除肩锁关节下表面的富血管性软组织。
  - 从前侧或外侧入路,使用5.5 mm磨头使锁骨远端与肩峰同平面(技术图2G)。

Cutting-Block技术

- 前肩峰成形术也可以用冲模技术。
- 关节镜置于外侧入路和5.5 mm磨头位于后侧入路。
- 磨头尖端位于前侧肩峰的下表面。如果是Ⅰ型肩峰形态,磨头将以后侧肩峰的下表面为基准。
- 后肩峰下表面作为引导用于切除前肩峰。
- 将前肩峰切除,直到与后肩峰的下表面平齐,形成Ⅰ型肩峰形态(技术图3)。

有症状的肩峰骨的关节镜下减压

- 关节镜在后方置入,如前所述进行囊切除。
- 确定中肩峰位置(技术图4A)。

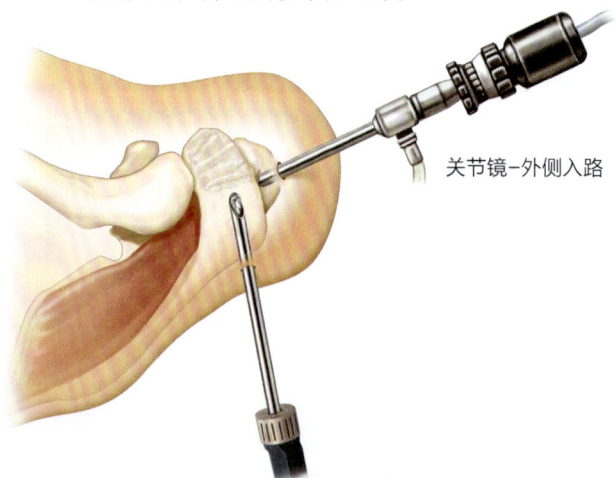

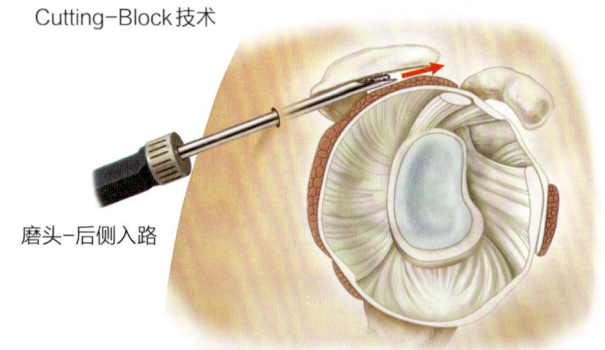

技术图3 通过"冲模"技术完成肩峰成形术。肩峰是从外侧入路看到的,而磨头从后侧入路到达肩峰的。磨头与肩峰的下表面齐平,表明Ⅰ型肩峰形态。

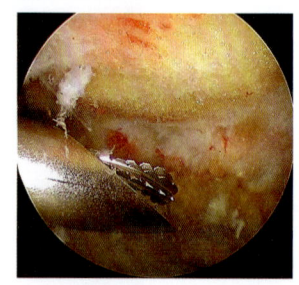

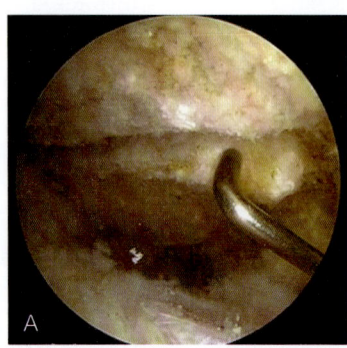
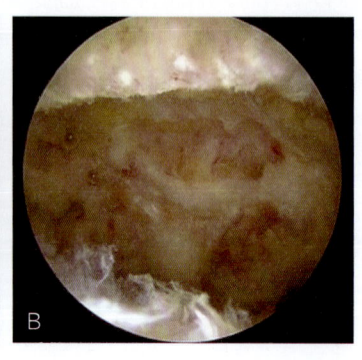

技术图4 A. 关节镜下中肩峰不稳定的视图。B. 关节镜下减压后剩余皮质层视图。

○ 前肩峰上侧直接按压，确认中肩峰结合的不稳定性。
- 外侧入路置入 5.5 mm 磨头。
- 从前方开始，小心地切除骨。
  ○ 保存三角肌前纤维、肩峰骨膜和喙肩韧带是重要的，不要破坏碎片的稳定。
- 手术应在骨不连部位后方进行，在肩锁关节内侧。
- 肩峰骨关节炎应该几乎全部移除，留下只有一个薄的皮质外壳来保存三角肌的附着（技术图 4B）。

切口关闭

- 从肩峰下和关节内排出尽可能多的液体。当液体流尽后，引流管可以通过关节镜入口放置在肩峰下间隙，完全排干肩峰下间隙。
- 切口采用 3-0 Monocryl 缝线皮下缝合。
- 使用无菌贴和敷料。

要点与失误防范

诊断失误	• 这是肩峰下减压失败的最常见原因。详细的病史和体格检查是至关重要的。当诊断有疑问时，需要进行 MRI 或其他影像学检查。肩锁关节炎、肩关节不稳、盂肱关节炎、肱二头肌损伤和肩袖撕裂通常合并撞击或容易混淆
止血	• 术中出血过多，视野模糊，可能导致骨切除不充分 • 减压前可向肩峰下间隙注射 20 ml 1∶300 000 稀释的肾上腺素和生理盐水，以限制出血 • 如无药物禁忌，低压麻醉可有效控制出血 • 减压过程中遇到的出血可烧灼处理。出血时跟随着关节镜直到看到出血血管，然后可以用烧灼来止血。另一种选择是，液泵压可以增加压力，与患者的平均动脉压相匹配。流入压力在限制出血方面是有效的，但不应使用过久，因为用这种方法容易使肩膀很快肿起来
骨切除不足	• 不充分的骨切除可能是手术失败的原因之一，可以通过术前从冈上出口观察来避免，切除适量的骨 • 充分切除骨组织的关键是通过后侧和外侧入路，实现清晰的双平面显示
不充分的滑囊切除术和肩峰下清创术	• 这些可能会影响囊侧肩袖撕裂的视野，保留增厚的肩峰下滑囊，从而影响手术结果 • 滑囊切除完成，使肩袖的滑囊表面清晰地暴露出来，肩峰的下表面是骨骼化的
保留喙肩韧带	• 不完全切除可能导致喙肩韧带持续撞击 • 通过观察三角肌下表面，可以完整切除穿过肩峰前部的喙肩韧带 • 喙肩韧带沿肩峰外侧边缘至少延伸 15 mm。术者应该切除完整的喙肩韧带，并看到三角肌的下表面到肩峰的前外侧角至少 15 mm

术后处理

- 术后患者需用吊带悬吊，以保证舒适，当肌间沟神经阻滞逐渐消失，鼓励立即停止吊带。
- 患者最初采用被动活动度练习。逐步推进到舒适的主动运动与末端伸展。实现了全活动度后，开始肩袖肩周肌力训练。在接下来的术后几个月，继续末端伸展，特别是后关节囊。
- 治疗方案应在疼痛和活动度允许下快速推进。
- 疼痛缓解后，患者可以重返工作或运动，且力量正常化。这可能花从 6 周到 6 个月不等。
- Ⅲ 型肩峰出口撞击患者改善通常很快。
- 有明显肌腱病变或囊侧肩袖撕裂可能需要更长的时间来改善。

预后

- 关节镜下肩峰下减压的成功率为 73%～95%[2,7-9,24-27]。
- 关节镜下肩峰下减压术的骨切除临床效果及可预测性与开放减压术相当[13]。
  ○ 关节镜手术的优点远远超过传统那些开放性手术，包括更低的并发症发生率，保存三角肌附着，康复进展迅速，可直视盂肱关节。资深学者认为开放减压手术是一种过时的技术，应退出历史的舞台。
- Hawkins 等[10]发现将外侧入路延长 1.5～2 cm 通过手指触诊评估减压是否充分，可显著增加关节镜下肩峰下减压术的疗效。
  ○ 这项技术对早期的关节镜术者尤其有效，通过手指触诊可以给予触觉和视觉上的反馈，了解肩峰切除的充分性。
- 肩峰下减压术后肩锁关节撞击骨赘磨平取得了一致良好的疗效[3,6]。
  - 将锁骨远端和内侧肩峰25%～50%的下段斜切并没有造成明显的肩锁关节过度松弛，也不会影响肩峰下减压结果[3,6]。
- 选择适当的患者，撞击综合征和肩锁关节症状并存可联合关节镜检查、肩峰下减压及锁骨远端切除，在长期随访中显示出良好的效果[12,15]。

并发症

- 感染。
- 出血。
- 神经血管损伤。
- 过度引流形成瘘道。
- 肩峰骨折[17]。

（戚文潇 译，徐才祺 王锋 审校）

参考文献

[1] Altchek DW, Carson EW. Arthroscopic acromioplasty: indications and technique. AAOS Instr Course Lect 1998;47:21-28.

[2] Altchek DW, Warren RF, Wickiewicz TL, et al. Arthroscopic acromioplasty: technique and results. J Bone Joint Surg Am 1990; 72:1198-1207.

[3] Barber FA. Long-term results of acromioclavicular joint coplaning. Arthroscopy 2006;22:125-129.

[4] Bigliani LU, Morrison DS, April EW. The morphology of the acromion and its relationship to rotator cuff tears. Orthop Trans 1986;10:228.

[5] Braman J, Flatow E. Arthroscopic decompression and physiotherapy have similar effectiveness for subacromial impingement. J Bone Joint Surg Am 2005;87:2595.

[6] Buford D Jr, Mologne T, McGrath S, et al. Midterm results of arthroscopic co-planing of the acromioclavicular joint. J Shoulder Elbow Surg 2000;9:498-501.

[7] Esch JC. Arthroscopic subacromial decompression and postoperative management. Orthop Clin North Am 1993;24:161-171.

[8] Esch JC, Ozerkis LR, Helgager JA, et al. Arthroscopic subacromial decompression: results according to the degree of rotator cuff tear. Arthroscopy 1988;4:241-249.

[9] Gartsman GM. Arthroscopic acromioplasty for lesions of the rotator cuff. J Bone Joint Surg Am 1990;72:169-180.

[10] Hawkins RJ, Plancher KD, Saddemi SR, et al. Arthroscopic subacromial decompression. J Shoulder Elbow Surg 2001;10:225-230.

[11] Jobe CM, Coen MJ. Gross anatomy of the shoulder. In: Rockwood CA, Matsen FA, Wirth MA, et al, eds. The Shoulder, ed 6. Philadelphia: Saunders, 2004:33-95.

[12] Kay SP, Dragoo JL, Lee R. Long-term results of arthroscopic resection of the distal clavicle with concomitant subacromial decompression. Arthroscopy 2003;19:805-809.

[13] Lindh M, Norlin R. Arthroscopic subacromial decompression versus open acromioplasty: a two-year follow-up study. Clin Orthop Relat Res 1993:174-176.

[14] Mair SD, Viola RW, Gill TJ, et al. Can the impingement test predict outcome after arthroscopic subacromial decompression? J Shoulder Elbow Surg 2004;13:150-153.

[15] Martin SD, Baumgarten TE, Andrews JR. Arthroscopic resection of the distal aspect of the clavicle with concomitant subacromial decompression. J Bone Joint Surg Am 2001;83-A:328-335.

[16] Matthews LS, Blue JM. Arthroscopic subacromial decompression: avoidance of complications and enhancement of results. AAOS Instr Course Lect 1998;47:29-33.

[17] Matthews LS, Burkhead WZ, Gordon S, et al. Acromial fracture: a complication of arthroscopic subacromial decompression. J Shoulder Elbow Surg 1994;3:256-261.

[18] Mayerhoefer ME, Breitenseher MJ, Wurnig C, et al. Shoulder impingement: relationship of clinical symptoms and imaging criteria. Clin J Sport Med 2009;19:83-89.

[19] Morrison DS, Frogameni AD, Woodworth P. Non-operative treatment of subacromial impingement syndrome. J Bone Joint Surg Am 1997;79:732-737.

[20] Neer CS II. Anterior acromioplasty for the chronic impingement syndrome in the shoulder: a preliminary report. J Bone Joint Surg Am 1972;54:41-50.

[21] Neer CS II. Impingement lesions. Clin Orthop Relat Res 1983; 173:70-77.

[22] Nicholson GP, Goodman DA, Flatow EL, et al. The acromion: morphologic condition and age-related changes. A study of 420 scapulas. J Shoulder Elbow Surg 1996;5:1-11.

[23] Pagnani MJ, Mathis CE, Solman CG. Painful os acromiale (or unfused acromial apophysis) in athletes. J Shoulder Elbow Surg 2006;15:432-435.

[24] Patel VR, Singh D, Calvert PT, et al. Arthroscopic subacromial decompression: results and factors affecting outcome. J Shoulder Elbow Surg 1999;8:231-237.

[25] Paulos LE, Franklin JL. Arthroscopic shoulder decompression development and application: a five year experience. Am J Sports Med 1990;18:235-244.

[26] Roye RP, Grana WA, Yates CK. Arthroscopic subacromial decompression: two- to seven-year follow-up. Arthroscopy 1995;11:301-306.

[27] Ryu RK. Arthroscopic subacromial decompression: a clinical review. Arthroscopy 1992;8:141-147.

[28] Sammarco VJ. Os acromiale: frequency, anatomy, and clinical implications. J Bone Joint Surg Am 2000;82:394-400.

[29] Satterlee CC. Successful osteosynthesis of an unstable mesoacromion in 6 shoulders: a new technique. J Shoulder Elbow Surg 1999;8:125-129.

[30] Warner JJ, Beim GM, Higgins L. The treatment of symptomatic os acromiale. J Bone Joint Surg Am 1998;80:1320-1326.

[31] Wright RW, Heller MA, Quick DC, et al. Arthroscopic decompression for impingement syndrome secondary to an unstable os acromiale. Arthroscopy 2000;16:595-599.

第 9 章　肩锁关节病
Acromioclavicular Disorders

Harris S. Slone and Spero G. Karas

定义

- 许多病理过程可以影响肩锁关节，改变解剖学、生物力学和正常的功能。
- 最常见的是原发性骨关节炎、创伤后关节炎和锁骨远端骨溶解。

解剖

- 肩锁关节是由肩峰的内侧端和锁骨的远端组成的可动关节。该关节以锁骨为支柱支撑肩胛带。
- 纤维软骨样关节盘可呈不同形状和大小。
- 关节平均大小为9 mm×19 mm[5]关节表面的矢状方向各不相同，包括从几乎垂直的方向到向下倾斜的50°的内侧成角[5]。
- 关节稳定性由关节囊（肩锁）韧带、囊外（喙锁）韧带及三角肌和斜方肌的筋膜附着物提供。
  - 肩锁韧带主要约束前后移位。
  - 上肩锁韧带，由三角肌和斜方肌筋膜附着加固，在较小的生理负荷下抵抗垂直平移。而喙锁韧带主要抵抗在大负载的情况下向上移位。

发病机制

- 肩锁关节退行性变是老化的自然现象。
  - DePalma[5]显示纤维软骨盘变性，早在生命的第2个10年就开始退化了。肩锁关节的退变一般在第4个10年。
- 关节的位置浅表使其易受创伤性损伤影响。
- 锁骨充当肩胛骨的支撑结构，有助于保持其方位和盂肱关节运动的生物力学优势。大的力量通过肩锁关节小的关节表面（9 mm×19 mm），从肢端向轴向骨架传递。
- 大型力量的重复传递，如举重或繁重的劳动，可能导致关节退化。
- 反复的关节微创伤可导致软骨下疲劳骨折，伴充血反应，导致再吸收和骨溶解（锁骨远端骨溶解）。

自然病程

- 尽管频繁出现明显的肩锁关节退化，但有症状的肩锁关节炎相对少见。
- 研究表明，8%～42%的患者有Ⅰ型和Ⅱ型肩锁关节分离，从创伤后关节炎发展为慢性肩锁关节症状[2,4]。
- 锁骨远端骨折或先前的肩锁关节分离也可能会导致创伤后关节炎。
- 有症状的肩锁关节退行性变的患者可以通过非手术治疗和活动调整成功治疗。

病史和体格检查

- 典型的纯肩锁关节病变患者，肩部前部或上部疼痛，在锁骨远端1/3到三角肌附着区域。
- 疼痛发生在日常生活活动中，包括内旋和内收，如穿上外套袖子、扣胸罩或洗对侧的腋窝。
  - 年轻患者可能会主诉举重、高尔夫挥杆、游泳或投掷引起的疼痛。
- 肩锁关节的检查包括以下内容。
  - 触诊：直接触诊压痛提示肩锁关节病变。
  - 交叉臂内收试验：本试验对肩锁关节病变灵敏度高，但特异性低；通常是撞击症阳性。确认疼痛应该在前面，如果后关节囊挛缩也会引起背部疼痛。
  - Paxinos测试：肩锁关节前后平移。结合骨扫描，这个测试是最能预测肩锁关节病变的方法[17]。
  - 诊断性肩锁关节注射：症状消除即诊断为肩锁关节病变，或预测锁骨远端切除。
- 应对肩部进行全面检查，对相关病变进行评估并进行鉴别诊断（如下文所述）。
  - 在患者中同时存在的肩袖撕裂可能超过80%，盂唇病变在30%以上，肱二头肌腱病变20%以上[3]。
- 撞击综合征通常与肩锁关节病变并存，或模拟肩锁关节病变，并意识到这种可能性，且予以排除。

影像学和其他诊断性检查

- 肩锁关节最好使用Zanca视图进行放射学评估。通过正常肩关节前后位视图头部倾斜10°～15°，提供了清晰的肩锁关节视图（图1A）。
  - 原发性和创伤后肩锁关节炎影像学的特征性改变包括远端锁骨骨赘形成、硬化、软骨下囊肿的形成。

肩锁关节变窄也将出现；然而，这是正常衰老的一部分。
- 类风湿关节炎影响肩锁关节通常表现为关节周围侵蚀和骨质减少，伴比骨关节炎较少的骨刺。
- 锁骨远端骨溶解特征性表现为骨质减少，锁骨远端囊性改变，锁骨远端狭窄导致关节间隙变宽。
- 冈上出口视图可显示锁骨下段骨赘，可能有助于出口撞击综合征的诊断。
- 肩关节的腋窝侧位可显示锁骨前或后移位，提示肩锁关节外伤。
- 三相锝骨扫描针对肩锁关节病变灵敏度高、特异性高。
  - 骨扫描对诊断肩锁关节病变特别有用，这在传统的放射学中并不明显。
- MRI对识别肩锁关节病变非常敏感，但特异性较差，肩锁关节异常常见于临床无症状的患者。MRI肩锁关节反应性水肿较退行性改变更具有临床症状预测性（图1B）[14]。

鉴别诊断

- 内在肩锁关节病变。
  - 原发性骨关节炎。
  - 创伤后关节炎。
  - 炎症性关节炎。
  - 晶体性关节炎。
  - 脓毒性关节炎。
  - 锁骨远端骨溶解。
- 内在肩部病变。
  - 撞击综合征。
  - 肩袖撕裂。
  - 肱二头肌损伤。
  - 盂肱关节炎。
  - 粘连性滑囊炎早期。
- 锁骨远端和肩峰近端肌肉骨骼肿瘤。
- 外在病变。
  - 颈椎疾病。
  - 涉及的内脏问题（心脏、肺或胃肠疾病）。

非手术治疗

- 肩锁关节病变疼痛的初期处理应要保守，包括活动调节、冷或热疗法、非甾体抗炎药、皮质类固醇注射及物理治疗。
- 活动调节应注意避免刺激疼痛的活动。有些患者可能治疗成功。
- 关节内注射皮质类固醇，1 ml 1%利多卡因和1 ml皮质类固醇能有效缓解肩锁关节疼痛，但缓解时间是可变的。患者可接受多次注射。
- 如果伴有撞击综合征，物理治疗包括末端拉伸和肩袖肌力训练可能是有效的。典型的纯肩锁关节病变对物理治疗没有效果。
- 手术干预之前，患者需保守治疗3～6个月。

手术治疗

- 有持续肩锁关节症状者优先考虑足够的保守治疗，超过3～6个月的周期无效，可手术干预。
- 术前记录肩锁关节注射后的疼痛缓解，因为这预示锁骨远端切除后预后良好。

术前计划

- 手术干预前回顾术前病史、体格检查和影像学检查。
- 术前应完成利多卡因注射试验，使患者疼痛得到明显缓解。
- 如果诊断有疑问，且患者没有在注射利多卡因后疼痛明显减轻，更详细的检查应在手术前完成。
  - 诊断上的错误造成了相当多的锁骨远端切除术失败[13]。

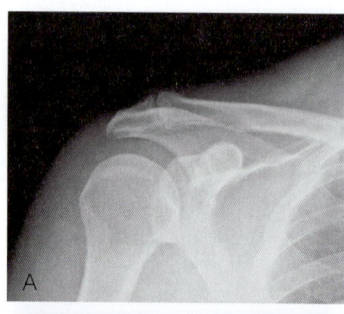
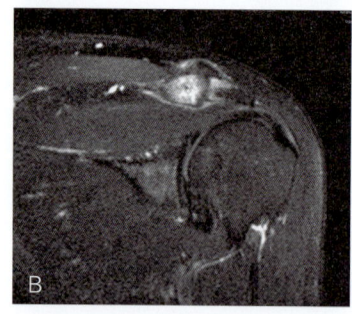

图1　A. 专用肩锁关节视图最佳显示肩锁关节骨关节病或半脱位。退行性变患者在X线平片或MRI通常没有症状。B. 肩锁关节水肿。肩锁关节水肿是临床肩锁关节疾病常见的症状。关节囊扩张和肥大也存在。

体位

- 患者可取沙滩椅位或侧卧位。
- 笔者偏向沙滩椅位,因为它便于转换为开放性手术,如肱二头肌腱固定术。沙滩椅位更容易确定肩锁关节在体内的位置,有助于关节镜三角定位。

入路

- 锁骨远端切除有两种方法:间接切除(肩峰下)入路和直接(上方)入路。
- 入路的选择取决于伴随的肩关节病变及肩锁关节状态。
  ○ 当存在肩部病变,如撞击综合征或者肩袖撕裂,患者需同时进行肩峰下减压和肩袖修复时,采用间接入路。对于狭窄的肩锁关节,间接入路也很有用,允许更广泛的暴露从而更好地观察肩锁关节表面。
  ○ 直接入路可用于单纯肩锁关节病变,或如果有足够的关节间隙放置磨头。
- 笔者偏向间接(肩峰下)入路切除锁骨远端,因为相关的病变可以同时解决,切口更小,关节也更容易充分切除。

间接(肩峰下)锁骨远端切除

- 对盂肱关节进行完整的诊断性关节镜检查。
- 关节镜通过后侧入路被重新置入肩峰下间隙。
- 完整切除滑囊,肩峰下诊断性关节镜检查,如之前肩峰下减压章节所述。
  ○ 如果撞击肩峰骨刺或肩锁关节下的骨赘,对肩锁关节进行肩峰下减压并磨平,如前所述。
- 由于患者不同的解剖,肩锁关节可能难以定位。18号的腰椎穿刺针可以经皮放置进入肩锁关节,方便定位(技术图1A)。
- 如果之前没有进行过肩锁关节的磨平,在肩峰下减压术中,使用电灼装置将肩锁关节下表面软组织切除。
- 将5~6 mm的磨头置入外侧入路,切除肩锁关节的肩峰侧。这将暴露锁骨远端(技术图1B)。
  ○ 肩锁关节的肩峰侧和锁骨侧应做成斜面。这将创造更多的操作空间,以便置入前侧入路的磨头更容易地进入肩锁关节。锁骨远端向下施压也会增加视野。
  ○ 磨头尖端10~12 mm长。因此,当从外侧入路接近锁骨远端,磨头尖端的长度可用来测量要切除远端锁骨的长度,通常8~10 mm(技术图1C)。
  ○ 应注意保护前方、后方、上方的肩锁韧带。采用间接入路切除下关节囊。
- 现将关节镜放置在外侧入路,前侧入路处放置5.5 mm

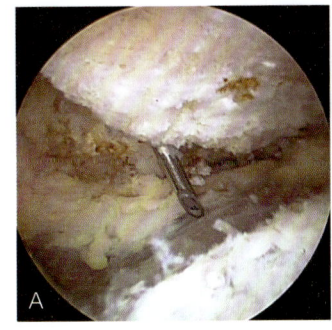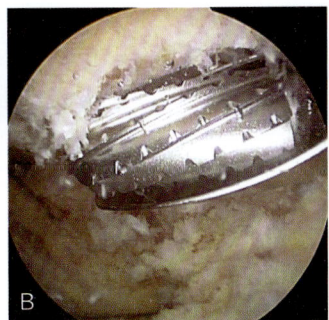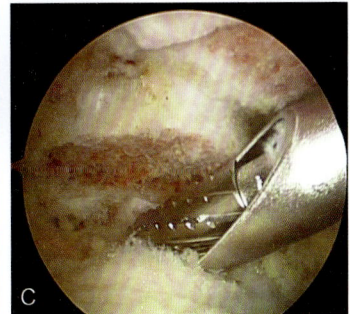

技术图1 A. 可以在肩锁关节内放置腰椎穿刺针,以帮助术者确定方向。B. 肩锁关节的后侧入路视图。磨头位于外侧入路,用于切除肩锁关节的肩峰侧。这个操作将减压肩峰下间隙,并帮助暴露锁骨远端。C. 锁骨远端磨出斜面。通过外侧入路磨出斜面标记。术者可以根据磨头的长度来确定锁骨切除量。

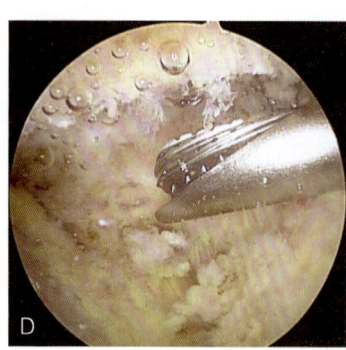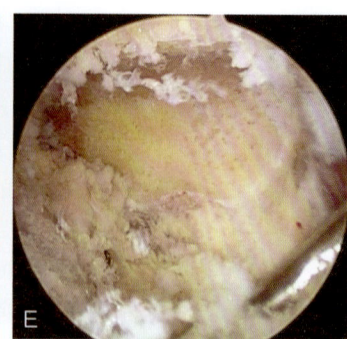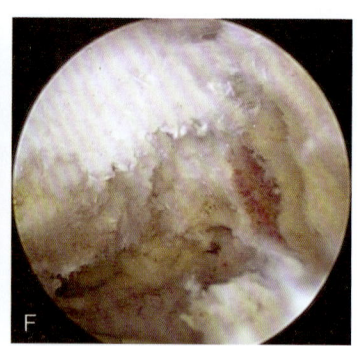

技术图1（续） D. 关节镜置于外侧入路，磨头经前侧入路进入肩锁关节。通过之前锁骨远端做成斜面时做的标记完成切除。E. 从外侧入路观察切除后的肩锁关节。F. 将关节镜引入前侧入路，观察后肩锁是否切除足够。充分切除。后关节囊完整。

磨头（技术图1D）。
- 磨头通过外侧入路放置在之前建立的斜面区域。
- 切除锁骨远端剩余的背侧2/3，由锁骨的前下侧面开始，并从后上方向操作。
- 再次强调，要注意保护上部和后部肩锁韧带及上关节囊。
- 切除锁骨远端约1 cm。这也是可以通过磨头尺寸确定切除的大小（技术图1E）。
- 然后将关节镜置于前侧入路，评估切除是否充分（技术图1F）。
  - 手臂可置于交叉内收最大位，用关节镜在前侧入路检查确保肩峰和锁骨的两端不接触。

直接（上方）锁骨远端切除

- 关节镜的入路位于上方，肩锁关节后方1 cm。做一个5 mm的切口来引入关节镜套管。
- 一旦置入关节镜，前侧入路定位在肩锁关节上方和前方1 cm（技术图2A）。
- 如果肩锁关节严重狭窄，则需更小的关节镜（2.7 mm）和软组织刨刀（2.0 mm）（技术图2B）。
- 采用电灼装置去除肩锁关节底面的软组织。
- 肩锁关节逐渐切除，直至较大的磨头（5.5 mm）能进入关节间隙。
- 首先切除锁骨远端前部。
  - 再次强调，要注意保护前方、后方和上方的肩锁韧带和关节囊。
- 前切除完成后，放置关节镜于前侧入路，磨头位于后侧入路。
  - 从下到上完成锁骨远端后部切除（技术图2C）。
- 然后将关节镜置于前侧入路，关节镜下评估切除是否充分。
  - 可行交叉内收动作以确保锁骨和肩峰之间没有接触。

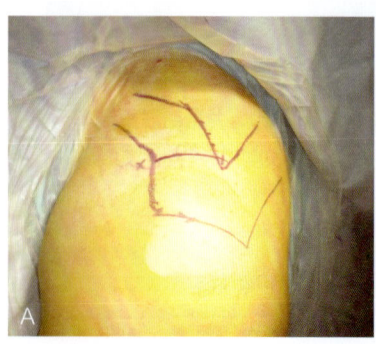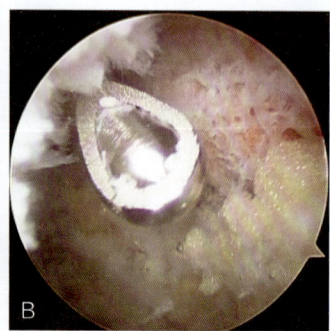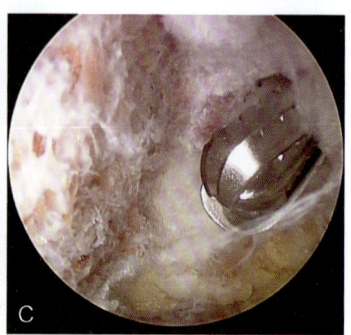

技术图2 A. 肩锁关节直接切除技术的入路。B. 肩锁关节前2.7 mm刨刀。关节镜在后侧入路。退行性肩锁关节变窄常常妨碍在初次切除时使用较大的磨头。C. 通过直接技术完成后锁骨切除。首次切除是用小型关节器械完成的，然后可以将5.5 mm的磨头引入后侧入路完成切除。再一次强调，保留后关节囊。

切口关闭

- 将尽可能多的液体从肩峰下排出关节内的空间。可在关节镜下放置引流管,以加速多余液体的排出。
- 切口皮下 3.0 Monocryl 缝线缝合。
- 使用无菌敷料覆盖切口。

要点与失误防范

诊断失误	• 诊断失误是锁骨远端切除失败的常见原因。详细的病史和体格检查必须在手术干预前进行。患者关节内注射利多卡因试验,必须有明显的肩锁关节症状缓解。注射试验阳性也预示锁骨远端切除预后良好 • 许多患者可能有肩锁退行性病变的影像学证据,但这些患者往往没有临床症状。有症状的患者经常在 MRI 显示肩锁关节骨水肿
肩锁关节定位	• 从肩峰下间隙辨别肩锁关节方向可能有困难。18 号针可放置在肩锁关节的前后两侧以帮助定位。锁骨远端可视化可以通过关节下表面的磨平、切除肩峰的内侧及在锁骨远端施加向下的压力实现 • 诊断性关节镜检查时,将前侧入路放置在与肩锁关节一致的位置,将有助于以后锁骨远端切除
锁骨远端切除不充分	• 这是导致临床失败的常见技术错误 • 后上皮层嵴切除不充分,常导致残基肩峰 • 锁骨远端切除 1 cm 就足够了;但是,还需要通过动态交叉内收动作,经前侧入路观察,评估切除情况 • 如果不确定切除充分,可将前侧入路向上延长 1 cm,可采用直接手指触诊
肩锁关节不稳	• 应尽可能多地保留肩锁关节囊韧带,尤其是上韧带,它主要抵抗后向力。无意松解喙锁韧带也应该避免,因为它们抵抗肩锁关节的轴向压力。因此,尽量骨切除充分,喙锁韧带功能丧失仍可能导致锁骨远端与肩峰撞击

术后处理

- 术后患者需用吊带悬吊,以保证舒适。一旦区域麻醉消退鼓励停止悬吊。
- 术后第 1 周,患者开始进行被动活动度锻炼。在术后第 2 周治疗进展到主动活动度训练与末端拉伸。术后第 3 周开始对抗的肩袖和肩胛周围肌力训练。术后数月继续进行末端拉伸,尤其是后关节囊拉伸。
- 疼痛和活动允许情况下,尽快推进治疗方案。
- 患者一般可在 2~3 个月恢复运动。建议循序渐进。例如,术后第 1 个月,高尔夫球手应该只击球推杆;举重运动员可以从较轻的重量开始训练,避免压迫运动直到舒适。

预后

- 关节镜下锁骨远端切除手术的效果一般较好,且与开放手术锁骨远端切除相似。
  - 83%~100%的接受关节镜下锁骨远端切除术患者(原发性骨关节炎、创伤后骨关节炎或锁骨远端骨溶解)取得了优良的治疗效果[1,7,9,10-12,15,16,18]。
- 开放性锁骨远端切除与关节镜下切除的结果已在文献中进行回顾性研究。
  - 几位学者已经发现了开放性和关节镜下锁骨远端切

除有类似的长期结果,但是观察到关节镜下切除明显恢复更快[6,8]。
- 因为保存了三角肌附着,消除了术后固定,允许快速推进的物理治疗,所以恢复更快。

并发症

- 感染。
- 出血。
- 神经血管损伤。
- 肩锁关节不稳。
- 瘢痕形成疼痛。
- 切除部位异位骨化。

(戚文潇 译,徐才祺 王锋 审校)

参考文献

[1] Auge WK, Fischer RA. Arthroscopic distal clavicle resection for isolated atraumatic osteolysis in weight lifters. Am J Sports Med 1998;2:189-192.

[2] Bergfeld JA, Andrish JT, Clancy WG. Evaluation of the acromioclavicular joint following first- and second-degree sprains. Am J Sports Med 1978;6:153-159.

[3] Brown JN, Roberts SN, Hayes MG, et al. Shoulder pathology associated with symptomatic acromioclavicular joint degeneration. J Shoulder Elbow Surg 2000;9:173-176.

[4] Cox JS. The fate of the acromioclavicular joint in athletic injuries. Am J Sports Med 1981;9:50-53.

[5] DePalma AF. Surgical anatomy of acromioclavicular and sternoclavicular joints. Surg Clin North Am 1963;43:1541-1550.

[6] Flatow EL, Cordasco FA, Bigliani LU. Arthroscopic resection of the outer end of the clavicle from a superior approach: a critical, quantitative, radiographic assessment of bone removal. Arthroscopy 1992;1:55-64.

[7] Flatow EL, Duralde XA, Nicholson GP, et al. Arthroscopic resection of the distal clavicle with a superior approach. J Shoulder Elbow Surg 1995;4:41-50.

[8] Gaenslen ES, Satterlee CC, Schlehr FJ. Comparison of open versus arthroscopic distal clavicle excision with acromioplasty. Othrop Trans 1996;19:258.

[9] Gartsman GM. Arthroscopic resection of the acromioclavicular joint. Am J Sports Med 1993;21:71-77.

[10] Jerosch J, Steinbeck J, Schroder M, et al. Arthroscopic resection of the acromioclavicular joint. Knee Surg Sports Traumatol Arthrosc 1993;1:209-215.

[11] Kay SP, Ellman H, Harris E. Arthroscopic distal clavicle excision: technique and early results. Clin Orthop 1994;301:181-184.

[12] Martin SD, Baumgarten TE, Andrews JR. Arthroscopic resection of the distal clavicle with simultaneous subacromial decompression. Orthop Trans 1996;20:19-20.

[13] Shaffer BS. Painful conditions of the acromioclavicular joint. J Am Acad Orthop Surg 1999;7:186-188.

[14] Shubin Stein BE, Ahmad CS, Pfaff CH, et al. A comparison of magnetic resonance imaging findings of the acromioclavicular joint in symptomatic versus asymptomatic patients. J Shoulder Elbow Surg 2006;1:56-59.

[15] Snyder SJ, Banas MP, Karzel RP. The arthroscopic Mumford procedure: an analysis of results. Arthroscopy 1995;11:157-164.

[16] Tolin BS, Synder SJ. Our technique for the arthroscopic Mumford procedure. Orthop Clin North Am 1993;24:143-151.

[17] Walton J, Mahajan S, Paxinos A, et al. Diagnostic values of tests for acromioclavicular joint pain. J Bone Joint Surg Am 2004;86A:807-811.

[18] Zawadsky M, Marra G, Wiater M, et al. Osteolysis of the distal clavicle: long-term results of arthroscopic resection. Arthroscopy 2000;6:600-605.

第10章 肩袖撕裂的关节镜治疗
Arthroscopic Treatment of Rotator Cuff Tears

Surena Namdari, Jay D. Keener, Ken Yamaguchi, and Aaron M. Chamberlain

定义

- 肩袖疾病包括肌腱炎、部分和全层肌腱撕裂的疾病。
- 这是骨科医生治疗的最常见的肩关节疾病,超过1 700万美国患者有可能因这种疾病而致残。
- 据多项研究,肩袖全层撕裂的发生率为7%~40%[30,40]。
- 与年龄相关的退行性改变是导致肩袖撕裂发展的主要因素[44]。
  - 已发现无症状的全层撕裂中,50~59岁的患者占10%,60~69岁的占20%,≥70岁的占40.7%[21]。
- 非手术治疗和手术治疗的风险和收益必须为每个患者考虑。
  - 决定如何治疗全层撕裂的关键因素有很多,包括外伤史、患者年龄、撕裂大小、撕裂回缩、肌肉退化和肌腱变化,以及功能障碍。
- 传统上,开放性肩袖修复是有症状的全层肩袖撕裂标准治疗。
  - 传统开放肩袖修复有几个固有的缺点。这些包括三角肌需要分离,观察不到盂肱关节病变,切口更大,手术切除范围更广,并发症发生率更高。
- 肩袖全层撕裂的手术治疗随着关节镜技术的出现而发展。
  - 肩袖修复技术已经从小切口开放式修复发展到关节镜下修复。
- 随着关节镜下肩袖修复技术的进步,较大的撕裂通常也能完全镜下修复。
  - 已有报道单排缝合锚钉修复,总体临床效果良好,但当撕裂增大时治愈率下降[6,10]。
  - 在一些研究中,双排修复技术的生物力学性能与单排修复技术相比,修复得到了改进,包括降低对足印区拉力,牢度增大,增大极限失效负载[20,22,26,28]。在其他研究中,改良的单排修复技术在生物力学固定牢度上与双排修复技术有可比性[17,25]。
  - 在大面积撕裂时,双排修复可提高完整肩袖肌腱愈合率,高于传统单排修复方法;然而,这一益处并没有转化为临床的功能改善或有效的成本控制[7,12]。
  - 最近的研究表明,单排修复可能在某些情况下更可取,特别是当残余肌腱长度<10 mm时。
  - 在全层肩袖撕裂时,笔者行双排缝合锚钉修复、张力带修复或混合修复(双排和张力带),具体根据临床情况和医生的喜好。

解剖

- 肩袖由起于肩胛骨的四块肌肉组成,并附着到近端的肱骨结节上。
- 冈上肌和冈下肌构成2/3的后肩袖。两条肌腱融合在一起并有一个直接的骨附着点。
- 进行双排肩袖修复时,要了解肩袖附着的尺寸或足印区是至关重要的。
  - 冈上肌的足印区呈三角形,平均内侧到外侧最大长度为6.9 mm,平均最大前后向(AP)宽度为12.6 mm。
    - 冈下肌的腱部较长,位于肌肉的上半部分,向前弯曲延伸至肱骨大结节前外侧区域[31]。
  - 冈下肌的足印区呈梯形,内侧到外侧最大的长度平均10.2 mm,最大AP宽度平均为32.7 mm[31]。
- 使用单排缝合锚钉修复结构,只恢复原来肩袖足印区的67%[2]。
  - 增加第二排锚钉增加60%的修复接触面积[41]。

发病机制

- 肩袖撕裂的病因是多因素的。
- 主要因素为年龄相关性退行性肌腱改变和生理负荷。
  - 年龄相关累积损伤理论获组织学检查支持,显示在肩袖附着处软骨纤维减少,血管减少,碎裂肌腱的细胞丢失,骨附着Sharpey纤维的破坏。

- 临床研究支持，衰老理论为引起肩袖疾病的主要理论[44]。
  - 对586例单侧患者进行回顾性分析发现，肩痛、肩袖撕裂与年龄增长相关，10年间无撕裂、单侧撕裂和双侧撕裂的差异显著。
  - 存在肩袖引起的疼痛，无撕裂的患者平均年龄为48.7岁，单侧撕裂的平均为58.7岁，双侧撕裂的平均为67.8岁。
- 肌腱的生理负荷也被假定作为肩袖撕裂的机制。
  - 肌腱关节区域的局部退行性变，最常见于冈上肌，表明是肌腱负荷的病因。
  - 整个肌腱发生均匀变化并不常见，提示这是一个年龄相关的退行性变过程。
  - 年龄和负荷可能有乘法效应，老年人的肌腱更容易受到损伤，包括正常生理负荷和表现出更糟糕的治疗反应。
- 肩袖损伤基因也可能在易感性中扮演重要角色。
  - 肩袖撕裂与家族病史的关系已被证明[37]。
  - 一项研究发现，患者的兄弟姐妹与对照组相比，全层肩袖撕裂的相对危险度为2.42[14]。
  - 兄弟姐妹患病风险的增加意味着遗传因素可能在肩袖撕裂的发展中发挥作用。

自然病程

- 了解肩袖疾病的自然病程是了解治疗适应证的基础。
- 因为有症状的撕裂多已得到治疗，笔者理解的肩袖疾病的自然病程是基于对无症状肩袖撕裂的研究。
- 无症状撕裂在人群中极为常见，随着时间的推移，其中很多都有发展为有症状的风险。
  - 在一项研究中，超过51%无症状肩袖撕裂和对侧有症状的撕裂的患者，从无症状撕裂发展为有症状撕裂平均要2.8年[45]。
  - 一旦出现撕裂症状，50%的患者会出现撕裂大小变化。剩下的无症状患者中只有20%发生撕口扩大。
  - 没有发现撕裂会随着时间的推移而变小，这表明对于肩袖内在的治愈潜力是有限的，并且无症状撕裂的患者有出现症状的风险。
  - 无症状肩部疼痛的发展，与肩袖撕裂的尺寸增加有关[32,27,45]。
  - 此外，术后愈合的潜力可能与延迟修复和老年患者中不可逆的肌肉和肌腱变化有关。
- 部分撕裂自发愈合的临床证据有限。
  - 部分撕裂可能会发展到全层撕裂，症状的发展与时间的推移和撕裂的发展相关[27]。
  - 在无症状肩袖撕裂的前瞻性队列研究中，40%的部分撕裂发展成全层撕裂，并伴随疼痛发展[27]。

病史和体格检查

- 肩袖功能障碍患者常主诉疼痛和/或乏力。
- 症状的发展往往是潜伏的。
  - 可能有轻微创伤的回忆（如提重物、搬运重物）。
  - 疼痛通常局限于肩部前侧或前外侧，通常从前侧或两侧向下延伸到肘部。
  - 常见于使用时疼痛加剧，尤其是过顶活动时。
  - 在有症状的肩袖疾病患者中睡眠中断也很常见。
- 有症状的全层肩袖撕裂患者主诉乏力。
  - 无症状时，与完整的肩袖相比，肩袖撕裂通常与临床标志性肩关节功能丧失有关[18]。
  - 无症状或有症状的个体，有较大撕裂更有可能表现为乏力[21,29]；然而，肌腱炎或小撕裂的疼痛也可以模拟乏力。
  - 类似地，有大的或巨大撕裂的患者也可能有非常合理的功能。
  - 然而，更常见的情况是，这些患者主诉过顶乏力和疲劳。
  - 如果在创伤后突然发现明显的乏力应怀疑和调查肩袖损伤。
- 在慢性肩袖撕裂时，检查一下肩部经常会出现冈上肌和冈下肌萎缩。
  - 应注意术前切口。如果之前进行过切开三角肌剥离，肩袖修复，应该评估三角肌的完整性和腋神经功能。
  - 活动度测试应包括主动和被动。
  - 被动活动度通常保持不变，除了在慢性大撕裂时静态肱骨头上移，后关节囊挛缩导致前屈受限。
  - 后关节囊挛缩也常见于大大小小的撕裂。
  - 主动运动抬高常局限于肩胛平面。这可能是由于乏力或疼痛。
- 肩关节力量应通过手法肌肉测试进行评估[21]。
  - 不同的手臂位置将隔离肩袖，并专门测试这些肌肉的功能障碍。
  - 冈上肌、冈下肌和小圆肌可以在肩胛骨平面高度中立旋转90°，在完全内收和轻微内旋时抵抗外旋，分别在外展90°和内收90°时外旋。

- 可以进行腹部按压、抬离或熊抱测试肩胛下肌的功能。
  - 腹部按压测试：在躯干矢状面中部肘关节后方不下垂的情况下，无法保持最大的内旋，提示肩胛下肌功能受损。
  - 抬离测试：手离开腰椎而不伸直肘部不能保持最大的主动内旋，说明肩胛下肌功能受损。
  - 熊抱测试：当手掌放在对侧肩上，肘部位于身体前方时，无法保持抵抗的内旋，表明肩胛下功能受损。
  - 肌电分析显示，腹部按压激活肩胛下肌上部，而抬离激活肩胛下肌下部。
- 已经开发了专门的测试来帮助诊断：
  - Neer 撞击试验（内旋前举）和 Hawkins 撞击试验（前举 90°，交叉内收，内旋）被设计成通过肩袖撞击肩峰下表面的喙肩韧带引起症状。
  - Hornblower 征提示若有乏力或无法在外展位充分外旋，则小圆肌轻度功能障碍或撕裂。
  - 一个阳性的结果（乏力或疼痛）与空罐检查（Jobe 征）提示冈上肌腱功能障碍。
  - 无法将肩部完全保持在外旋位置，表示阳性的外旋滞后，提示冈下肌腱功能障碍或撕裂的征象。
  - 这些测试的准确性在使用时是可变的，在隔离状态下，但在使用时再加上其他刺激性试验可提高精度[34]。

影像学和其他诊断性检查

- 每个患者的肩痛评估需拍 4 张标准肩关节 X 线片：AP 位，肩胛主动外展到 30°平面真正的 AP 位，腋窝外侧位，肩胛 Y 位。
  - 决定是否进一步获取影像学资料基于摄片结果，以及从病史和体格检查获得的信息。
  - 对于一个全层肩袖小的撕裂的患者，X 线片通常正常。
  - 随着撕裂时间的延长，常发现硬化和大结节囊性变。
  - 随着撕裂大小的增加，肱骨近端移位可以在 AP 位和真正的 AP 位视图中找到。撕裂扩展进入冈下肌腱，较孤立的冈上肌撕裂可见更大的肱骨移位[19]。
  - 近端移位最好在真正 AP 位视图上确定肱骨近端同心缩小，丧失关节盂旋转中心。
  - 肱骨上抬可能是静态的，也可能是动态的，与慢性撕裂有关。静态上抬是与下关节囊挛缩相关的。
- 通过肩关节 MRI 评估肩袖撕裂肌腱和肌肉质量。
  - 全层撕裂显示在 T2 加权图像上的肌腱止点高信号。
  - MRI 已被证明具有 90% 以上的敏感性，无需手术即可确诊撕裂。
  - 脂肪浸润和肩袖肌萎缩也可以在 MRI 上识别。
  - 肩袖肌肉的脂肪浸润增加与肌腱愈合较差和术后修复结果较差有关。
- 在熟练的超声医师的手中，超声的敏感性和特异性与 MRI 相似，可进行鉴别肩袖撕裂以及肌肉脂肪性浸润[35,39,42]。
  - 超声波的好处包括有限的辐射，可以定期进行双侧检查，并进行动态检查监测，这意味着有助于区分瘢痕和肌腱。
  - 超声最大的限制是需要一位经验丰富的超声医师。
- 在欧洲 CT 和 CT 关节造影已广泛用于诊断肩袖撕裂。
  - 对于起搏器或动脉瘤夹患者，进行 CT 关节造影可替代 MRI。CT 的局限性包括增加的辐射暴露和与 MRI 相比较差的软组织分辨率。
  - 与 MRI 相似，肌肉质量包括萎缩和脂肪浸润，可以检查和显示预测肌腱的愈合和术后结果。

鉴别诊断

- 肩袖肌腱炎。
- 部分肩袖撕裂。
- 肩袖挫伤。
- 粘连性关节囊炎。
- 关节炎或软骨损伤。
- 钙化性肌腱炎。
- 肱二头肌腱病变（肌腱炎或撕裂）。
- 肩胛上神经卡压或冈盂切迹囊肿。
- 内部撞击。

非手术治疗

- 全层的肩袖撕裂决定进行非手术治疗取决于患者和撕裂特征。无症状的撕裂是非常见，MRI、超声和关节造影研究显示，在 40~60 岁的受试者中，发病率为 4%~13%，80 岁以上的受试者超过 50%。所有无症状的撕裂都应接受非手术治疗。在 65 岁以下的受试者中，进行连续 MRI 监测或超声检查是合理的，超过 51% 的没有症状撕裂和对侧症状性撕裂患者将发展为症状肩，需平均 2.8 年以上[45]。

- 对于有症状的撕裂，非手术治疗已经显示出一定的成功，有45%～82%的结果令人满意；然而，结果随访时间相对较短[4,16,24,43]。随着患者年龄的增长和撕裂的增大成为非手术治疗的关注点，长期随访了解非手术治疗是否能持续是至关重要的。非手术治疗包括抗炎药物和物理治疗。可改变的因素，如肩胛胸运动障碍、主动外展减少、前举和外展力量下降，与疼痛和功能丧失相关，可通过非手术治疗加以解决[13]。可进行有限数量的肩峰下可的松注射，尤其是那些不需要手术的患者。任何年龄组的慢性大或巨大面积肩袖撕裂或年龄>70岁的患者出现慢性全层撕裂应进行初步（至少3个月）非手术治疗。因为大多数患者的肩袖或关节软骨已经发生了不可逆的变化，所以尝试一段时间的非手术治疗更安全。非手术治疗失败是关节镜下修复的指征。

手术治疗

- 决定继续对肩袖进行手术治疗，需要对手术和非手术治疗风险和收益进行评估。
- 尽管手术治疗的风险众所周知，但非手术治疗的风险可能不那么明显。
  - 撕裂进展，肌肉脂肪浸润或萎缩，以及关节炎都是潜在的不可逆转的非手术治疗肩袖撕裂的风险。
  - 了解这些风险有助于指导治疗。
- 在<65岁的患者中，所有急性撕裂应考虑早期手术修复和任何慢性的小或中等症状的撕裂。
  - 随着非手术治疗的延长，这些患者有相当大的风险发展成不可逆转的变化。
  - 先前存在的裂口最近增大，特别是功能突然下降，应该考虑及早修复。
  - 这些患者也有最大的治愈潜力。因此，早期手术治疗的好处加上长期非手术治疗的固有风险是手术修复的原因。

术前计划

- 撕裂的大小和时间将决定其修复的难度，因此术前仔细的影像学评估是很重要的。
  - 如果撕裂很大，术者应确保各种不同的缝合装置可供选择，协助修复。
  - Banana缝合套索可以通过Neviaser入路，肌腱缝线梭穿过回缩肌腱。
  - 斜缝套索可通过辅助入路放置，从不同的角度传送缝合线。
  - 如果骨骼质量较差，应使用较大的锚钉。
  - 在游离肌腱边缘使用牵引线缝合，有助于促进肌腱的移动和缝合。
  - 谨慎评估肌腱分层和潜在不同分层回缩，尤其在后方。
  - 慢性、较大的撕裂可能无法完全覆盖解剖足印区。侧向技术游离肌腱的边缘，如边缘收敛，是必要的。或者，需要修复肌腱到内侧足印或部分肌腱修复。
- 在患者麻醉后，开始手术之前，评估术前运动情况。患者术前僵硬可以在肩袖修补前行关节囊松解和/或手法松解[8,15]。

体位

- 沙滩椅位：优势如下。
  - 患者的肩膀几乎处于解剖状态位置，在进行修复时肩部的解剖便于定位和观察。
  - 相较于侧卧位，沙滩椅位下固定肩胛骨更有利于行麻醉下检查。
  - 手臂在手术中可以很容易地操作，不需要把它从牵引装置上解下来。
  - 不需要牵引力，可以向下增加牵引力增加肩峰下操作空间。
  - 肱骨旋转控制容易实现。这在大结节（前、后）的不同区域工作时非常重要。
  - 转换为开放式非常容易。
- 侧卧位：优势如下。
  - 许多术者认为侧卧位由于牵引会改善视野和可操作范围。
  - 显著改善盂肱关节的下侧入路，这使得做盂肱部手术不那么困难，但对肩峰下几乎没有影响。
- 曾报道过由于在侧卧位牵引造成的暂时性和永久性神经损伤。因此，笔者偏向在沙滩椅位完成所有肩峰下手术，包括肩袖修补。

双排肩袖修复

- 笔者的双排修复指征是存在限制撕裂愈合的潜在生物学因素：①较大的撕裂（>3 cm）；②质量较差的组织；③年龄为65~70岁；④翻修修复。

入路定位和套管置入

- 摄像头通过后侧入路置于肩峰下间隙。
- 笔者偏向的起始后侧入路是标准后侧入路略微偏外侧，这样做是为了获得修复时更好的外侧大结节视野。同样，也可选择一个稍微较低的位置，因为随肩部肿胀入路会上移。
- 腰椎穿刺针定位下形成外侧入路。入路应该足够低，以便管道平行于肩袖。这使得峰下器械更容易进出。应该在中小尺寸撕裂的中点建立入路。
  - 第二种外侧入路可以建立在较大的裂口处，套管之间相隔几厘米。全螺纹8.25 mm套管放置在这些入路。
- 另一个大螺纹套管通过肩峰前的前外侧入路放置，与外侧和后侧入路在同一水平面上。同样，保持低入路放置是至关重要的，因此器械将通过平行的肌腱，允许器械在肩峰下空间有最大的移动。前外侧入路主要用作取放线的辅助入路。

修复区域准备

- 通过外侧入路使用软组织消融装置清除肩峰下表面的所有软组织，向后延伸，包括周围的软组织和肩胛冈脂肪。显示前上肩峰弓的磨损，是在关节镜下有限肩峰成形术的指征。上关节囊松解和肩袖-喙肱韧带松解术是需要的，让肩袖解剖低张力复位。当冈上肌前撕裂，这种需求更为普遍，这与较大的收缩程度有关。最后，使用关节镜刨刀对退化肌腱边缘进行有限的修整。
- 用刨刀清除肩袖在大结节附着处软组织，露出骨皮质（技术图1）。注意不要进行完全去皮质，因为这可能会影响锚钉固定的稳定性。
- 通过外侧入路用组织钳评估撕裂肌腱的活动性。

锚钉缝合

- 一旦确定撕裂是可以修复的，就进行内侧修复，一排缝合锚钉（5.5 mm金属或生物复合材料拧入式）放置。锚钉装载有两根2号纤维缝合线。
  - 对于中小尺寸的撕裂，将一个或两个内侧锚钉置于关节边缘水平（技术图1）。每个锚距1~1.5 cm。锚钉是通过肩峰侧边小的切口来放置的。
  - 对于大或巨大的撕裂，笔者放置3个内侧锚钉。

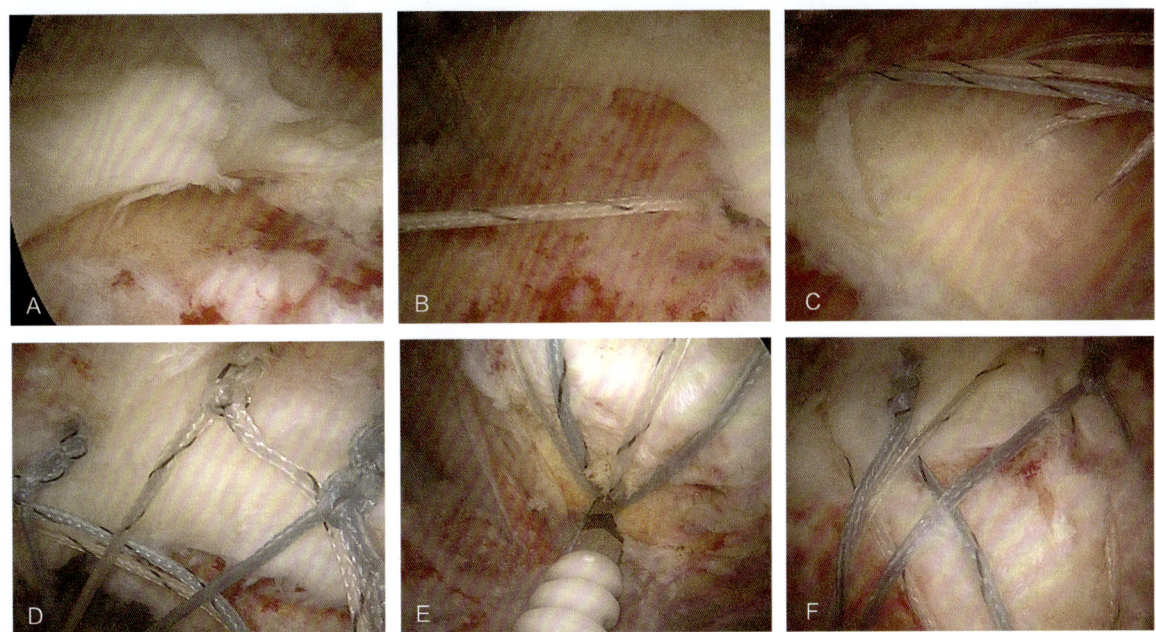

技术图1　A. 从外侧入路观察肩袖撕裂。B. 清理大结节，插入两排内侧锚钉。C. 在水平褥式缝合时，缝线穿过肩袖。所有的缝线都通过前套管引出。D. 系紧内侧锚钉缝线，确定外排锚钉位置。E. 外排锚钉插入，拉紧肩袖。F. 从侧面入路观察的最终完成双排修复的结构。

- 内排锚钉缝线穿过肌腱(技术图1)。从最前面锚开始,两股线从一个缝合口通过肌腱到撕裂的前部。缝线穿过肌腱经中间到撕裂的外侧边缘1~1.5 cm。缝线被拉出并存储在前外侧的套管。然后,第二道缝线的两股通过第一道缝线的后方,再次水平缛式缝合。
- 内侧排的后锚重复上述步骤。
- 一旦所有的线都穿过肌腱,缝线就开始通过外侧套管依次取出,用关节镜下的打结器打结。首先固定最前面的缝线有助于肌腱的适当复位。一旦打结,缝线可以通过辅助套管或用于锚钉插入的切口取出(技术图1)。
- 然后将肩袖足印区外侧囊组织清除,观察外排锚钉插入位置。锚钉放置在足印的外侧边缘,确保肩袖最大限度地覆盖。如果放置两个内排锚钉,则笔者通常放置两个外排锚钉。每一个结都有一根线可以通过外侧入路穿过5.5 mm生物复合材料锚钉自带孔。在最后一次锚钉插入之前,缝线应最小限度地拉紧,注意避免锚钉下沉到皮质表面以下(技术图1)。使用第二个5.5 mm的自冲生物复合锚钉,对每个结的剩余缝线重复此步骤(技术图3)。

无结单排(张力带)肩袖修复

- 本修复技术沿用了以前的修复肩袖技术和修复部位准备。
- 采用外侧套管和穿针装置,2号FiberWire缝线进入前肩袖肌腱,水平缛式缝合。缝线的双侧从前外侧套管被收回。缝线通过撕裂外侧边缘内约1 cm(技术图2)。
- 第二根2号FiberWire缝线的一股缝线在第一根缝线的前束附近穿过。第二股从后方约1 cm处穿过。
- 锚钉放置于肩袖足印外侧边缘。如果使用两股纤维缝线,笔者一般放置两个外排锚钉。缝线通过外侧套管收回并通过5.5 mm的自冲生物复合材料锚钉(见技术图2)。缝合线被拉紧以减小肩袖裂口,固定锚点。同样,要注意避免将锚钉沉到皮质表面下。前缝合重复这个步骤,使用第二个5.5 mm自冲生物复合锚钉(技术图3)。

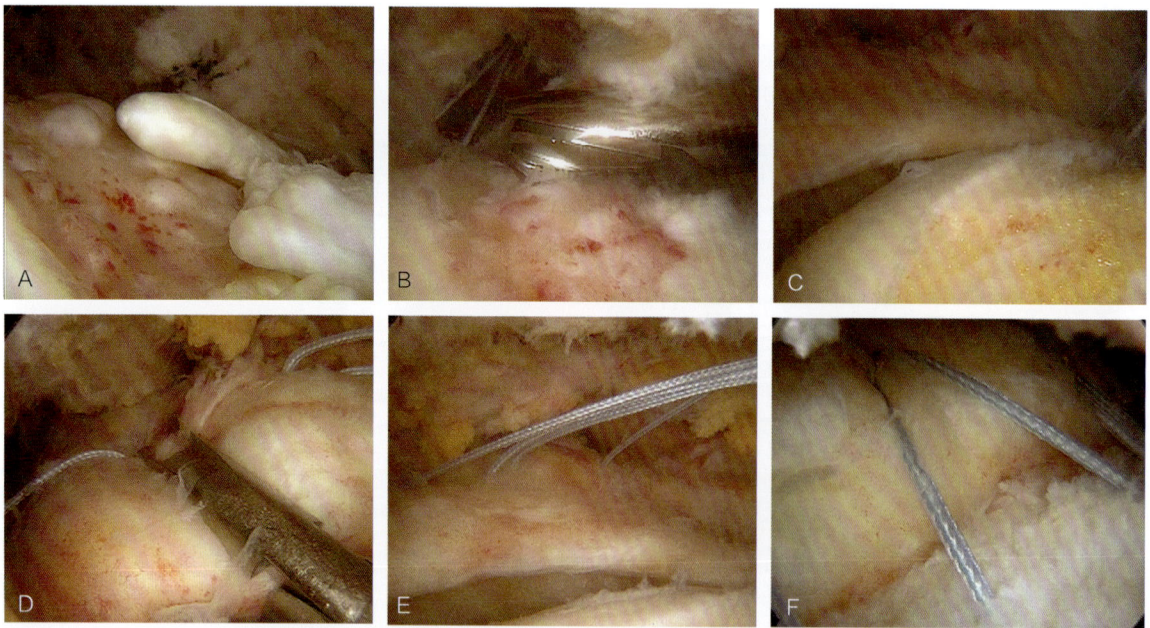

技术图2 A. 从后外侧入路观察肩袖足印和残余肌腱残端。B. 关节镜下用磨头来清理大结节。C. 清理结节和肩袖撕裂。D. 两根2号FiberWire缝线与相邻后缝合线前束与前缝合线后束一起通过。E. 通过前外侧套管引出的缝线。F. 两外排锚钉插入后,肩袖适当张紧。

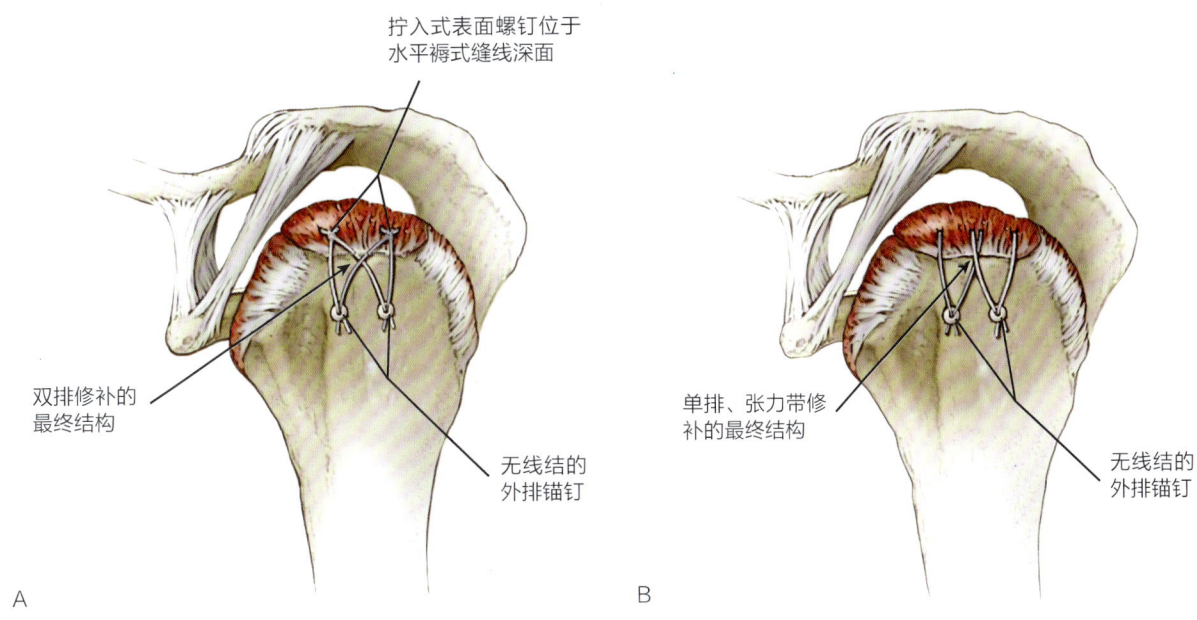

技术图 3 A. 使用两个内旋进式锚钉和两个外侧 SwiveLock 锚钉（Arthrex）进行双排修复的示意图。B. 用两个外侧 SwiveLock 锚钉修复的单排张力带的示意图。

要点与失误防范

入路定位	· 后侧入路位置应比标准后侧入路位置偏外侧（标准入路位置：肩峰后外侧角以内 2 cm、以下 2 cm），改善对大结节侧面的观察 · 入路位置应放低，以方便肩部肿胀后的器械放置
手术解剖	· 关节镜检查前，应在肩关节上准确地画出标志点，确保入路位置准确
止血	· 术前（5~10 分钟）肩峰下注射局麻药，在修复过程中用肾上腺素，肩峰下间隙能显著减少出血 · 去除肩胛冈周围软组织时，沿前下肩峰松解喙肩韧带，术者必须注意必要的血管止血
准确评估撕裂	· 撕裂模式/解剖结构可能各有不同，对于修复足迹的适当重建至关重要。此外，了解撕裂解剖可以行侧对侧或边缘收拢修复。如果从单个入路查看，撕裂通常很难确定。为了充分了解撕裂的形状和确保撕裂的移动，笔者常规地从后侧和外侧观察肩袖
避免肩袖过度复位	· 注意避免远内侧缝合通道，避免肩袖过度复位及张力过大。笔者建议通过缝线约内侧 1 cm。同样地，当拉紧外排无结锚钉时，笔者建议观察肩袖复位到足印区，以避免过度紧张

术后处理

- 所有患者最初均吊带悬吊，吊带拆除只适用于每天 3~4 次练习肘关节活动度以避免肘关节僵硬和方便洗澡。
  - 术后第 2 天取下敷料，之后可以洗澡。
  - 术后 10 天患者拆线。
- 对于肩袖修复后何时开始物理治疗，骨科医生之间有争论。这个决定是基于早期行动的风险和收益。
  - 早期运动的主要好处是避免潜在的术后肩膀僵硬。主要的风险包括修复撕裂和不利愈合。
- 开放性肩袖修复后，早期被动运动一直被推荐。随着关节镜修复的出现，减少了软组织剥离留下的瘢痕，所以限制早期运动是可能的。
  - 有限的早期活动可能不会损害愈合，适用于小到中型撕裂[3,23]。
  - 撕裂大小、肌腱、骨质量和手术前的运动等因素，应该考虑在内。
  - 骨质疏松或肌腱质量极差，建议在修复后先限制运动。
  - 术前肩部运动是决定运动起始的一个重要因素。如果术前活动受限，运动可能会开始早些，修复时需要手法松解。
  - 一般来说，撕裂尺寸是决定术后康复时间的最重要因素。
- 撕裂较大患者的限制早期活动可能改善愈合潜力,鉴于他们的整体治愈率比小的撕裂要低得多[6,10,11]。
- 术后第6周,小或中型撕裂的患者仍需使用吊带。
  - 立即开始肘部和手部活动度的锻炼。
  - 术后6周内不允许肩部运动。
  - 术前有明显的运动障碍需要手术松解或手法松解,允许早期被动运动。
  - 6周后,取下吊带,患者开始被动和主动辅助活动度练习,包括肩胛平面的前举、完全内收时的外旋、钟摆练习和滑轮练习。
  - 限制内旋和肩部伸展,且告知患者不要做任何的提升、推、拉或过顶活动。
  - 术后3个月开始肌力训练。从等长训练开始,到等张训练,全程保持伸展训练。
  - 术后4~5个月恢复体育运动,允许进行完全不受限制的活动。
- 对于较大或巨大的撕裂,患者仍需用绷带吊住肩部制动6周。
  - 6周时,取下吊带,允许患者把手臂举到肩部的高度。
  - 此时不进行正式的物理治疗。相反,肩部连续被动运动(CPM)装置用于恢复肩部平面向前抬高。CPM使用持续至术后3个月。
  - 这时,开始正式的物理治疗,按照针对中小型撕裂治疗方案,包括被动和主动的运动和肌力训练。
  - 允许在术后6个月恢复运动和不限制活动。

预后

- 根据开放性和关节镜修复后的功能结果报道,长期随访发现肩袖修复是耐用的[5,9,11]。有很多因素与修复后的结果相关,包括患者年龄、撕裂大小、撕裂敏锐度、工伤补偿状况、术前吸烟情况、肌肉质量和肌腱愈合。
- 在开放性修复和关节镜下修复中,肌腱愈合与改善结果相关[5,8,9]。愈合对于年轻或活跃的患者可能更为重要,因为它可以实现无痛的功能性肩关节。
- 有限系列报道了关节镜下双排肩袖修复的预后。
  - Sugaya等[36]比较了78例患者单排和双排修复的治愈率和预后,术后平均35个月进行MRI检查。两者UCLA评分和ASES评分有显著的改善,两技术之间无显著性差异。单排修复有显著再撕裂率。
  - Anderson等[1]最近评估了48名患者双排修复术后平均30个月通过超声评估。在主动运动、肌力方面与术前相比有显著的改善。总的再撕裂率为17%,愈合和再撕裂无显著性差异。愈合的肩膀上举和外旋明显更有力。
  - Tashjian等[38]在他们的一系列双排修复中指出年龄的增加和随访时间的延长与双排修复后愈合率降低有关。他们的结论是从年龄对愈合的影响来看,修复部位似乎是影响肌腱愈合的最重要因素。
  - 临床尚无研究比较单排、张力带修复到双排修复。

并发症

- 有几个因素可能与持续性疼痛和限制修复后功能直接相关。
  - 这些因素可分为三类:手术控制的、非手术控制的和患者相关的因素。
  - 包括不正确或不完整的诊断、手术技术错误、僵硬、感染和麻醉相关并发症。
- 肩袖修复后持续疼痛常发生于第二种病变没有被确认和治疗。
  - 常与肩袖疾病混淆的情况包括颈椎疾病、肩胛上神经病、肩锁关节炎、肱二头肌腱病、盂肱关节不稳定或关节炎、盂唇撕裂和冻结肩。
  - 完整的病史和体格检查可以防止遗漏其中的几个问题,可在肩袖修复时同时治疗。
- 导致修复后持续疼痛和功能障碍的技术问题可分为修复失败、三角肌脱离、神经损伤、过量液体外渗和患者定位损伤。
  - 术后肌腱愈合失败的最可能原因是患者的年龄。
  - 手术技术不良,包括打结技术不良、固定受限制(锚钉的数量)、锚钉植入技术不良,都能导致生物力学的薄弱构造。
  - 全关节镜修复可避免三角肌脱离,但如果采用一种小型开放入路,过度解离而没有骨性修复会导致愈合失败。
  - 过量的牵引可继发一过性神经损伤。
  - 正确的入路位置对于避免腋神经(后侧和外侧入路)和肌皮神经(前侧入路)损伤是至关重要的。
  - 由于液体渗出进入三角肌导致过度肿胀能显著提高肌内压力。因此,泵的压力应保持在50 mmHg以下,手术时间少于2小时。
  - 膝盖周围(侧卧位)和臀部和膝盖(沙滩椅位)适当的衬垫可以避免继发于定位的医源性问题。
- 术后僵硬是另一个潜在的并发症。
  - 与开放性修复相比,关节镜下修复手术切除范围有限,僵硬的风险可能显著减少。
  - 大多数早期运动丧失的肩膀可以恢复运动,很少需要关节囊松解[33]。

- 如果显著僵硬不利于治疗,建议关节镜下松解肩峰下间隙粘连与关节囊松解。
- 肩袖修复后感染不常见。
  - 大多数系列报道开放或微型开放肩袖修复后感染率为1%～2%。
  - 尽管很少有关于关节镜修复后感染率的研究报道,出现感染不像开放或小型开放修复那么常见。
  - 术后感染的诊断往往延迟,持续的伤口引流是最常见的。
  - 培养物常生长痤疮丙酸杆菌、金黄色葡萄球菌和凝固酶阴性金黄色葡萄球菌。
    - 痤疮丙酸杆菌通常需要7～10天的时间才能在培养基上生长。因此,培养应在术后感染的环境中至少保存1周。
  - 治疗包括多次清创和静脉注射抗生素,通常持续6周。
  - 虽然显著延迟的诊断或治疗可能导致较差结果,但感染后预后仍满意。
- 肩袖修复后可发生麻醉并发症。
  - 如果使用全身麻醉,严重并发症发生率不到1%。
  - 更常见的是恶心、无法排尿、严重疼痛,是门诊患者择期肩部手术的并发症。
  - 暂时性Horner综合征、膈神经麻痹、喉返神经阻滞是常见的,但通常没有重大后果。
  - 可能发生硬膜内注射或针扎伤神经根。
  - 持续性感觉异常或麻木等症状可能会令人懊恼,但通常会随着时间的推移而解决(可能几个月)。

(戚文潇 译,徐才祺 王锋 审校)

参考文献

[1] Anderson K, Boothby M, Aschenbrener D, et al. Outcome and structural integrity after arthroscopic rotator cuff repair using 2 rows of fixation: minimum 2-year follow-up. Am J Sports Med 2006;34:1899-1905. doi:10.1177/0363546506290187.

[2] Apreleva M, Ozbaydar M, Fitzgibbons PG, et al. Rotator cuff tears: the effect of the reconstruction method on three-dimensional repair site area. Arthroscopy 2002;18:519-526. doi: 10.1053/jars.2002.32930.

[3] Arndt J, Clavert P, Mielcarek P, et al. Immediate passive motion versus immobilization after endoscopic supraspinatus tendon repair: a prospective randomized study. Orthop Traumatol Surg Res 2012;98(6 suppl):S131-138. doi:10.1016/j.otsr.2012.05.003.

[4] Bartolozzi A, Andreychik D, Ahmad S. Determinants of outcome in the treatment of rotator cuff disease. Clin Orthop Relat Res 1994:90-97.

[5] Bell S, Lim YJ, Coghlan J. Long-term longitudinal follow-up of miniopen rotator cuff repair. J Bone Joint Surg Am 2013;95:151-157. doi:10.2106/JBJS.K.00499.

[6] Boileau P, Brassart N, Watkinson DJ, et al. Arthroscopic repair of full-thickness tears of the supraspinatus: does the tendon really heal? J Bone Joint Surg Am 2005;87:1229-1240. doi:10.2106/JBJS.D.02035.

[7] Chen M, Xu W, Dong Q, et al. Outcomes of single-row versus double-row arthroscopic rotator cuff repair: a systematic review and meta-analysis of current evidence. Arthroscopy 2013;29:1437-1449. doi:10.1016/j.arthro.2013.03.076.

[8] Chuang TY, Ho WP, Chen CH, et al. Arthroscopic treatment of rotator cuff tears with shoulder stiffness: a comparison of functional outcomes with and without capsular release. Am J Sports Med 2012;40:2121-2127. doi:10.1177/0363546512453296.

[9] Denard PJ, Jiwani AZ, Lädermann A, et al. Long-term outcome of arthroscopic massive rotator cuff repair: the importance of double-row fixation. Arthroscopy 2012;28:909-915. doi:10.1016/j.arthro.2011.12.007.

[10] Galatz LM, Ball CM, Teefey SA, et al. The outcome and repair integrity of completely arthroscopically repaired large and massive rotator cuff tears. J Bone Joint Surg Am 2004;86-A:219-224.

[11] Galatz LM, Griggs S, Cameron BD, et al. Prospective longitudinal analysis of postoperative shoulder function: a ten-year followup study of full-thickness rotator cuff tears. J Bone Joint Surg Am 2001;83-A:1052-1056.

[12] Genuario JW, Donegan RP, Hamman D, et al. The cost-effectiveness of single-row compared with double-row arthroscopic rotator cuff repair. J Bone Joint Surg Am 2012;94:1369-1377. doi:10.2106/JBJS.J.01876.

[13] Harris JD, Pedroza A, Jones GL, et al. Predictors of pain and function in patients with symptomatic, atraumatic full-thickness rotator cuff tears: a time-zero analysis of a prospective patient cohort enrolled in a structured physical therapy program. Am J Sports Med 2012;40:359-366. doi:10.1177/0363546511426003.

[14] Harvie P, Ostlere SJ, Teh J, et al. Genetic influences in the aetiology of tears of the rotator cuff. Sibling risk of a full-thickness tear. J Bone Joint Surg Br 2004;86:696-700.

[15] Ho WP, Huang CH, Chiu CC, et al. One-stage arthroscopic repair of rotator cuff tears with shoulder stiffness. Arthroscopy 2013;29:1283-1291. doi:10.1016/j.arthro.2013.05.024.

[16] Itoi E, Tabata S. Conservative treatment of rotator cuff tears. Clin Orthop Relat Res 1992:165-173.

[17] Jost PW, Khair MM, Chen DX, et al. Suture number determines strength of rotator cuff repair. J Bone Joint Surg Am 2012;94:e100. doi:10.2106/JBJS.K.00117.

[18] Keener JD, Steger-May K, Stobbs G, et al. Asymptomatic rotator cuff tears: patient demographics and baseline shoulder function. J

Shoulder Elbow Surg 2010; 19: 1191-1198. doi: 10. 1016/j.jse. 2010. 07. 017.

[19] Keener JD, Wei AS, Kim HM, et al. Proximal humeral migration in shoulders with symptomatic and asymptomatic rotator cuff tears. J Bone Joint Surg Am 2009; 91: 1405-1413.doi: 10.2106/JBJS. H. 00854.

[20] Kim DH, Elattrache NS, Tibone JE, et al. Biomechanical comparison of a single-row versus double-row suture anchor technique for rotator cuff repair. Am J Sports Med 2006;34:407-414. doi:10.1177/0363546505281238.

[21] Kim HM, Teefey SA, Zelig A, et al. Shoulder strength in asymptomatic individuals with intact compared with torn rotator cuffs. J Bone Joint Surg Am 2009;91:289-296. doi:10.2106/JBJS.H.00219.

[22] Kim YK, Moon SH, Cho SH. Treatment outcomes of single- versus double-row repair for larger than medium-sized rotator cuff tears: the effect of preoperative remnant tendon length. Am J Sports Med 2013; 41(10): 2270-2277. doi: 10. 1177/0363546513499000.

[23] Kim YS, Chung SW, Kim JY, et al. Is early passive motion exercise necessary after arthroscopic rotator cuff repair? Am J Sports Med 2012;40:815-821. doi:10.1177/0363546511434287.

[24] Kuhn JE, Dunn WR, Sanders R, et al. Effectiveness of physical therapy in treating atraumatic full-thickness rotator cuff tears: a multicenter prospective cohort study. J Shoulder Elbow Surg 2013;22(10):1371-1379. doi:10.1016/j.jse.2013.01.026.

[25] Lorbach O, Kieb M, Raber F, et al. Three-dimensional evaluation of cyclic displacement in single-row and double-row rotator cuff reconstructions under static external rotation. Am J Sports Med 2013;41:153-162. doi:10.1177/0363546512466652.

[26] Ma CB, Comerford L, Wilson J, et al. Biomechanical evaluation of arthroscopic rotator cuff repairs: double-row compared with single-row fixation. J Bone Joint Surg Am 2006;88:403-410. doi: 10.2106/ JBJS.D.02887.

[27] Mall NA, Kim HM, Keener JD, et al. Symptomatic progression of asymptomatic rotator cuff tears: a prospective study of clinical and sonographic variables. J Bone Joint Surg Am 2010;92:2623-2633. doi:10.2106/JBJS.I.00506.

[28] Mazzocca AD, Millett PJ, Guanche CA, et al. Arthroscopic single-row versus double-row suture anchor rotator cuff repair. Am J Sports Med 2005;33:1861-1868. doi:10.1177/0363546505279575.

[29] McCabe RA, Nicholas SJ, Montgomery KD, et al. The effect of rotator cuff tear size on shoulder strength and range of motion. J Orthop Sports Phys Ther 2005;35:130-135.

[30] Miniaci A, Dowdy PA, Willits KR, et al. Magnetic resonance imaging evaluation of the rotator cuff tendons in the asymptomatic shoulder. Am J Sports Med 1995;23:142-145.

[31] Mochizuki T, Sugaya H, Uomizu M, et al. Humeral insertion of the supraspinatus and infraspinatus. New anatomical findings regarding the footprint of the rotator cuff. J Bone Joint Surg Am 2008;90:962-969. doi:10.2106/JBJS.G.00427.

[32] Moosmayer S, Tariq R, Stiris M, et al. The natural history of asymptomatic rotator cuff tears: a three-year follow-up of fifty cases. J Bone Joint Surg Am 2013;95:1249-1255. doi:10.2106/JBJS.L.00185.

[33] Namdari S, Green A. Range of motion limitation after rotator cuff repair. J Shoulder Elbow Surg 2010;19:290-296. doi:10.1016/j.jse.2009.07.009.

[34] Park HB, Yokota A, Gill HS, et al. Diagnostic accuracy of clinical tests for the different degrees of subacromial impingement syndrome. J Bone Joint Surg Am 2005;87:1446-1455. doi: 10. 2106/JBJS.D.02335.

[35] Prickett WD, Teefey SA, Galatz LM, et al. Accuracy of ultrasound imaging of the rotator cuff in shoulders that are painful postoperatively. J Bone Joint Surg Am 2003;85-A:1084-1089.

[36] Sugaya H, Maeda K, Matsuki K, et al. Functional and structural outcome after arthroscopic full-thickness rotator cuff repair: singlerow versus dual-row fixation. Arthroscopy 2005;21:1307-1316. doi:10.1016/j.arthro. 2005.08.011.

[37] Tashjian RZ, Farnham JM, Albright FS, et al. Evidence for an inherited predisposition contributing to the risk for rotator cuff disease. J Bone Joint Surg Am 2009;91:1136-1142. doi:10.2106/JBJS.H.00831.

[38] Tashjian RZ, Hollins AM, Kim HM, et al. Factors affecting healing rates after arthroscopic double-row rotator cuff repair. Am J Sports Med 2010;38:2435-2442. doi:10.1177/0363546510382835.

[39] Teefey SA, Rubin DA, Middleton WD, et al. Detection and quantification of rotator cuff tears. Comparison of ultrasonographic, magnetic resonance imaging, and arthroscopic findings in seventy-one consecutive cases. J Bone Joint Surg Am 2004;86-A:708-716.

[40] Tempelhof S, Rupp S, Seil R. Age-related prevalence of rotator cuff tears in asymptomatic shoulders. J Shoulder Elbow Surg 1999;8:296-299.

[41] Tuoheti Y, Itoi E, Yamamoto N, et al. Contact area, contact pressure, and pressure patterns of the tendon-bone interface after rotator cuff repair. Am J Sports Med 2005;33:1869-1874. doi: 10.1177/0363546505278256.

[42] Wall LB, Teefey SA, Middleton WD, et al. Diagnostic performance and reliability of ultrasonography for fatty degeneration of the rotator cuff muscles. J Bone Joint Surg Am 2012;94:e83. doi:10.2106/JBJS.J.01899.

[43] Wirth MA, Basamania C, Rockwood CA Jr. Nonoperative management of full-thickness tears of the rotator cuff. Orthop Clin North Am 1997;28:59-67.

[44] Yamaguchi K, Ditsios K, Middleton WD, et al. The demographic and morphological features of rotator cuff disease. A comparison of asymptomatic and symptomatic shoulders. J Bone Joint Surg Am 2006;88:1699-1704. doi:10.2106/JBJS.E.00835.

[45] Yamaguchi K, Tetro AM, Blam O, et al. Natural history of asymptomatic rotator cuff tears: a longitudinal analysis of asymptomatic tears detected sonographically. J Shoulder Elbow Surg 2001;10:199-203. doi:10.1067/mse.2001.113086.

第 11 章 肩胛下肌腱撕裂包括喙突下撞击的关节镜治疗

Arthroscopic Treatment of Subscapularis Tears, Including Subcoracoid Impingement

Christopher R. Adams, Patrick J. Denard, and Stephen S. Burkhart

定义

- 典型的肩胛下肌腱撕裂发生于肱骨近端小结节止点处。
- 肩胛下肌是肩袖最大的一块肌肉,但历来不受重视。
- 肩胛下肌腱撕裂常常被忽视和漏诊,因此肩关节的正确评估至关重要。
- 肩胛下肌腱撕裂的治疗可以恢复肩关节的稳定功能。

解剖

- 肩胛下肌起自肩胛窝前方内侧2/3[8]。肌肉向外走行,位于喙突下方,在关节盂边缘移行为腱性组织。肩胛下肌腱与其深部的盂肱关节囊融合,止于肱骨近端的小结节。
- 正常的肩胛下肌腱不仅与盂肱关节囊的纤维交织在一起,而且在止点处,还与肱二头肌长头的内侧悬索纤维交织。内侧悬索由来自盂肱上韧带和喙肱韧带复合体的纤维组成。
- 肌腱止点长约2.5 cm(范围1.5~3.0 cm),呈梯形,最宽部分位于最上方(头侧)(图1)[19]。
- 上方也是肩胛下肌止点最坚强的部分[11]。
- 肩胛下肌由肩胛下神经上下支支配,其血供主要来源于肩胛下动脉[8]。
- 肩胛下肌的主要功能是内旋、内收肱骨,以及限制肱骨头前移。肩胛下肌也与其余的肩袖肌肉和三角肌相协同,以平衡盂肱关节冠状面和横断面的力偶。
  - 维持肱骨头位于关节盂中心的动态稳定("将高尔夫球保持在高尔夫球座上"),为盂肱关节运动提供稳定的支点。

发病机制

- 与其他肩袖肌腱一样,内在因素可能在肩胛下肌腱撕裂的发生中起作用。此外,该过程也涉及外在的机械性因素。
- 正常的喙突下间隙(喙肱间距)指从喙突尖到肱骨近端的距离。如果该间隙狭窄,则喙突尖将撞击肩胛下肌止点,导致肌腱止点损伤。
- 解剖学和影像学研究已将正常的喙肱间距定义为8.4~11 mm[9,10,15]。
- 喙突下狭窄定义为喙突和肱骨近端之间的间隙<6 mm(通过MRI或关节镜测量)[15]。
- 肩胛下肌撕裂的患者,喙肱间距常明显减少(肩胛下肌撕裂5 mm vs.无肩胛下肌撕裂10 mm)[17]。
- 喙突下撞击时,喙突抵靠肩胛下肌前表面,使关节(下)表面张力增加,导致肌腱纤维失效(图2)。
- 2项独立的尸体研究发现,肩胛下肌腱撕裂常常在关节面侧部分撕裂。此外,通常从止点的上方开始,常见于老年患者[20,21]。
- 然而,肩胛下肌腱完全撕裂常导致肌腱向内侧回缩至关节盂水平。
- 回缩的肌腱常牵拉毗邻的肱二头肌腱内侧悬索(由来自盂肱上韧带和喙肱韧带的纤维组成)。
- 内侧悬索的纤维大致与肩胛下肌腱的纤维走形垂直,关节镜下像逗号形状的软组织结构,笔者称之为"逗号征"(图3)[14]。

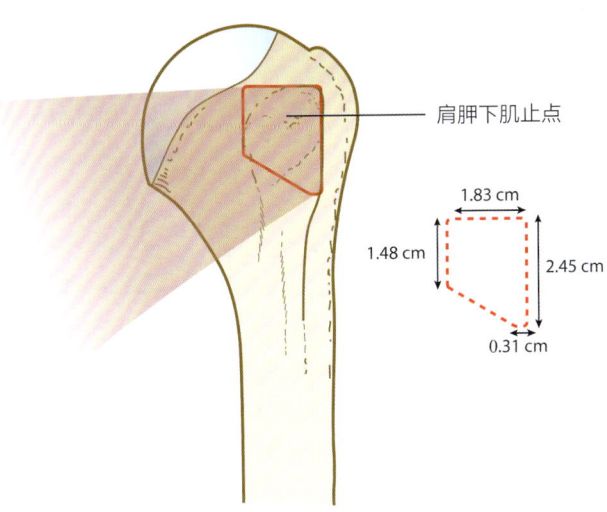

图1 肩胛下肌的止点。该止点上宽下窄。形似美国内华达州的轮廓。

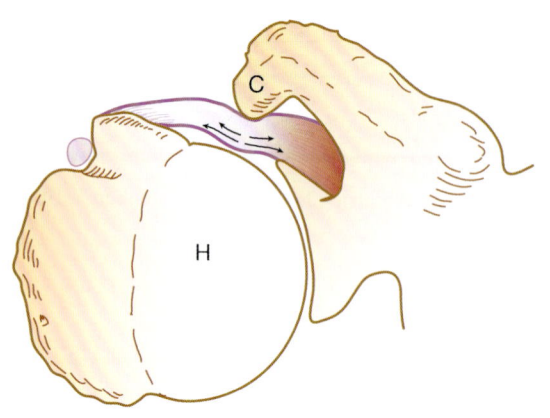

图2 碾-压效应示意图。喙突下撞击患者，突出的喙突尖端会切割肩胛下肌腱的表面，使肩胛下肌腱的凸起的关节表面上产生张力，导致肌腱损伤。C，喙突；H，肱骨（引自 Burkhart SS, Lo IKY, Brady PC. A Cowboy's Guide to Advanced Shoulder Arthroscopy. Philadelphia: Lippincott Williams & Wilkins, 2006）。

- ○ 笔者发现，逗号征是识别回缩的肩胛下肌腱外上侧缘的有效标志。
- 肩胛下肌腱撕裂导致盂肱关节支点不稳和运动学异常[13]。

- 慢性肩胛下肌腱撕裂应进行修补（即使脂肪变性和明显的肌肉萎缩），因为肩胛下肌可以通过肌腱固定而发挥作用[18]。

自然病程

- 关于肩胛下肌腱撕裂的自然病程几乎没有可用的资料。
- 在一些患者（特别是巨大肩袖撕裂）中，撕裂可能会致残。一些巨大肩袖撕裂的患者在没有手术干预的情况下永远不能恢复其过顶功能。

病史和体格检查

- 尽管大多数在社区的肩胛下肌撕裂基本都是退行性的，但创伤性撕裂的典型机制为外旋暴力[2]。
- 外旋暴力会导致偏心性张力负荷，这对"有风险的肌腱"特别危险。
- 与典型的后上方肩袖撕裂患者过顶困难相比，肩胛下肌撕裂的患者常常有在身体前方和肩部水平以下活动困难的症状（如打开食物罐或对侧手臂下洗涤时）。
- 患者典型的主诉为慢性疼痛和日常生活中身体前方活动时手臂力量减弱。

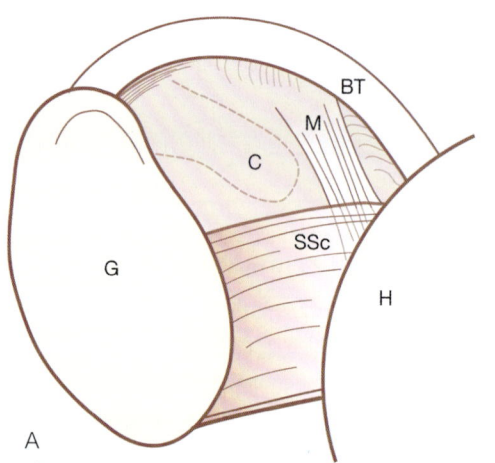

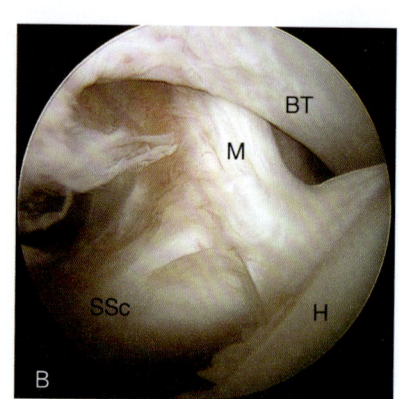

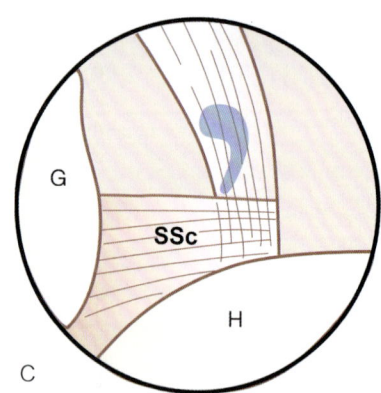

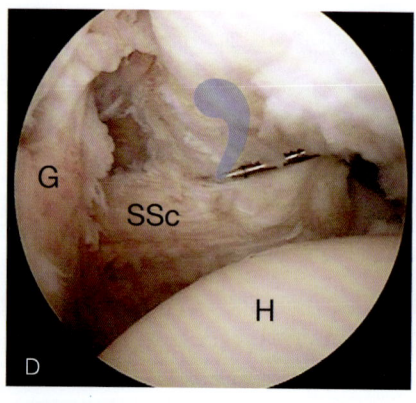

图3 A、B. 右肩后方入路探查前方结构。肱二头肌腱（BT）的内侧悬索（M）与肩胛下肌（SSc）上外侧缘一起止于肱骨（H）小结节。C、D. 肩胛下肌腱完全撕裂。在这种情况下，逗号征构成了肩胛下肌腱的上外侧缘。G，关节盂；C，喙突（引自 Burkhart SS, Lo IKY, Brady PC. A Cowboy's Guide to Advanced Shoulder Arthroscopy. Philadelphia: Lippincott Williams & Wilkins, 2006）。

- 全面的查体是必需的，包括评估颈椎和双侧上肢。查体如下：
  - Lift-off 试验：当患者不能主动将手远离下腰背时，试验为阳性；只有当至少75%的肩胛下肌腱撕裂时才出现阳性[4]。对于一些肩关节活动受限的患者，该检查也很难完成。
  - Napoleon 试验，又称改良压腹试验：腕关节屈曲90°，肘关节向后为阳性，提示肩胛下肌腱完全撕裂。腕关节弯曲30°～60°提示超过50%的肩胛下肌腱撕裂。当患者能够"罢工姿势"时为阴性，提示＜50%的肩胛下肌腱撕裂。
    - 严重的肩胛下肌腱撕裂，患者腕关节屈曲，肘关节向后，三角肌后束将手压向腹部。
  - 熊抱试验：当医生可以将患者的手从肩部拉开时，提示阳性[4]。这是肩胛下肌上部损伤最敏感的试验（例如，累及肩胛下肌腱上部的部分撕裂）[4]。
- 肩胛下肌撕裂的患者常常内旋力量减弱，如果完全撕裂，可能会被动外旋增加（与对侧肢体相比）。
- 肩胛下肌撕裂的患者也可能伴其他的肩关节病理改变。
  - 再次强调良好的查体的重要性，还可以评估其他肩袖肌腱、肱二头肌腱、盂唇等。
- 后上方肩袖撕裂的患者常常有疼痛，臂力弱和/或上举和外旋受限。
- 明显的肩胛下肌腱撕裂可导致肱二头肌长头的内侧悬索断裂、肱二头肌腱部分或完全撕裂，伴有或不伴有内侧半脱位。
- 盂唇撕裂常导致肩关节在某个位置发生"交锁"疼痛，这取决于撕裂的部位。

影像学和其他诊断性检查

- 笔者常规获取5个位置的肩关节片：内旋前后（AP）位，外旋前后位，30°向尾侧倾斜的前后位，出口位和腋位片。
  - X线平片的评估可显示肱骨近端移位（特别是长期巨大肩袖撕裂）、肩峰形态、盂肱关节或肩锁关节退行性改变、肱骨前移（见于肩胛下肌腱断裂的腋位片）等。
- 笔者也常规获取患侧肩关节的MRI。
  - MRI 可以提供肩胛下肌腱撕裂的部位和程度的重要信息。
  - 它还可以确定是否共存肩部其他病变（例如，其他肩袖撕裂，肱二头肌长头肌腱撕裂或内侧半脱位，腱鞘囊肿和盂唇撕裂）。

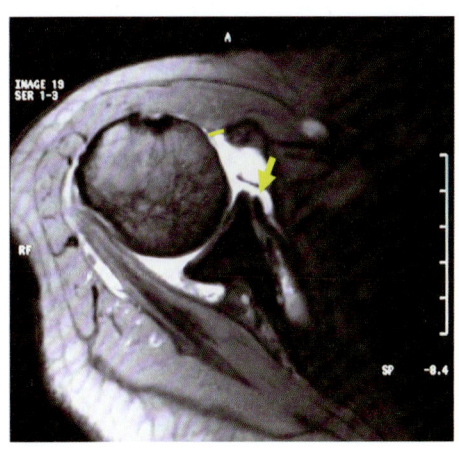

图4　T2加权轴位MRI显示喙肱间距（黄线）变小，肩胛下肌腱完全撕裂。黄色箭头指回缩的肩胛下肌腱边缘（引自Burkhart SS, Lo IKY, Brady PC. A Cowboy's Guide to Advanced Shoulder Arthroscopy. Philadelphia: Lippincott Williams & Wilkins, 2006）。

  - 肩胛下肌腱撕裂在MRI的横断位和斜矢状位显示最佳（图4）[1,3]。
  - 部分撕裂可看到液体信号填充的表现，而全层撕裂表现为部分或全部正常肌腱缺失。

鉴别诊断

- 肩胛下肌腱炎或滑囊炎。
- 后上肩袖撕裂。
- 肱二头肌腱炎。
- 盂唇撕裂。
- 神经损伤。

非手术治疗

- 对于症状性肩胛下肌撕裂的患者，非手术治疗的效果非常有限。
- 大多数肩胛下肌撕裂的患者，就医时已经撕裂很长时间了[5]。
- 而且，大多数患者已经尝试过非手术治疗，未见效果。
- 然而，对于不太适合手术（例如，年龄非常大或患病很重）的患者，需进行非手术治疗。
- 非手术治疗通常包括可耐受的肩关节轻柔拉伸和逐渐增强肌力活动。

手术治疗

术前计划

- 术前应对所有病史、体格检查、X线平片和MRI资料进行仔细评估。

体位

- 麻醉师通过气管插管实施全身麻醉并给患者使用护眼贴。
- 将患者旋转至侧卧位并放置腋枕。
  - 在患者腿下方和双腿间填塞枕头。
  - 用真空袋将患者固定在适当位置,并向后倾斜20°～30°。
  - 用加温毯以防止体温过低。
- 消毒范围必须向后延伸到肩胛骨内侧,前方至乳头外侧。
- 在进行恰当地保护、摆好体位、衬垫填塞和铺巾后,术者在麻醉下进行查体。
- 助手消毒准备患肢。
- 然后将手臂置于5～10磅平衡悬吊架上,肩关节外展20°～30°,前屈20°(图5)。

入路

- 文献报道,采用切开和关节镜技术治疗肩胛下撕裂均能获得满意的治疗。此外,修补肩胛下肌腱可以通过有结或无结方法来完成。
- 无结和有结方法均可用于修补肩胛下肌腱撕裂。一般来说,笔者更喜欢无结方法用于治疗部分关节面侧撕裂和无回缩的全层撕裂,有结方法用于治疗回缩撕裂。

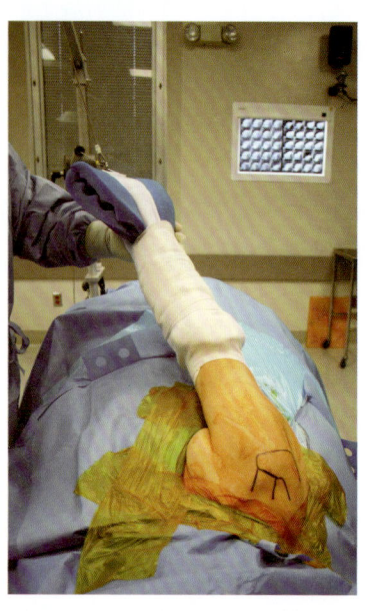

图5 患者取侧卧位。从头向远图示,手臂悬吊于外展20°～30°,前屈20°。

入路和视野

- 术者应记住关节镜入路的"6P":"正确的入路位置可以防止手术操作不佳"。
- 标准的后方探查入路位于肩峰后缘下方(尾侧)4～5 cm,肩峰后外侧角内侧3～4 cm(技术图1A)。
- 进行整个盂肱关节标准的关节镜下诊断评估。
- 必须能看到撕裂才能修复撕裂。这一点无论怎么强调都不为过,在整个操作过程中,要特别注意通过控制出血来优化视野。
  - 关键因素包括患者血压控制在最低水平和关节镜泵压力之间的压差,利用Bernoulli原理实现湍流控制,并根据需要用电凝来烧灼特定的出血点。
- 肩胛下肌腱的探查有其特殊性。肌腱撕裂常常位于术者可能不太熟悉的非常狭窄的空间(技术图1B)。随着手术的进程,这个空间会因软组织肿胀而变得更加狭窄。因此笔者建议,在处理肩部的其他问题之前先修补肩胛下肌腱。
- 笔者发现,肩关节屈曲和内旋有利于对肩胛下肌腱的部分撕裂的探查(将肩胛下肌腱抬离其在小结节上的足印迹。技术图1C)。
- 70°关节镜是非常有用的辅助工具,可提供"鸟瞰图"来改善视野。
  - 然而,最初的检查和定位应该使用30°关节镜进行,因为如果最初使用70°关节镜,很容易迷路并向下方误入危险的神经血管结构附近。
- 主要操作入路为前外侧入路,位于肩峰前外侧角前方外侧1～2 cm处。
  - 将18号腰椎穿刺针置入盂肱关节,使其与小结节成10°角。
  - 在该入路处插入8.25 mm螺纹套管。
  - 前外侧入路的优点包括良好的角度来制备小结节骨床,与肩胛下肌接近平行角度进行松解和顺行过线,到达喙突尖与肩胛下肌腱平行的平面上行喙突成形术。
- 制备下一个入路为前方入路,位于肩峰前缘下方4～5 cm处,喙突尖外侧。
  - 将18号腰椎穿刺针置入盂肱关节,呈45°角至小结节,然后按该方向建立入路。这通常是经皮入路。
  - 前方入路的优点包括理想的角度置入锚钉,缝线的管理以及有时逆行过线(尽管笔者几乎总是通过前外侧入路顺行过线穿过肩胛下肌腱)。

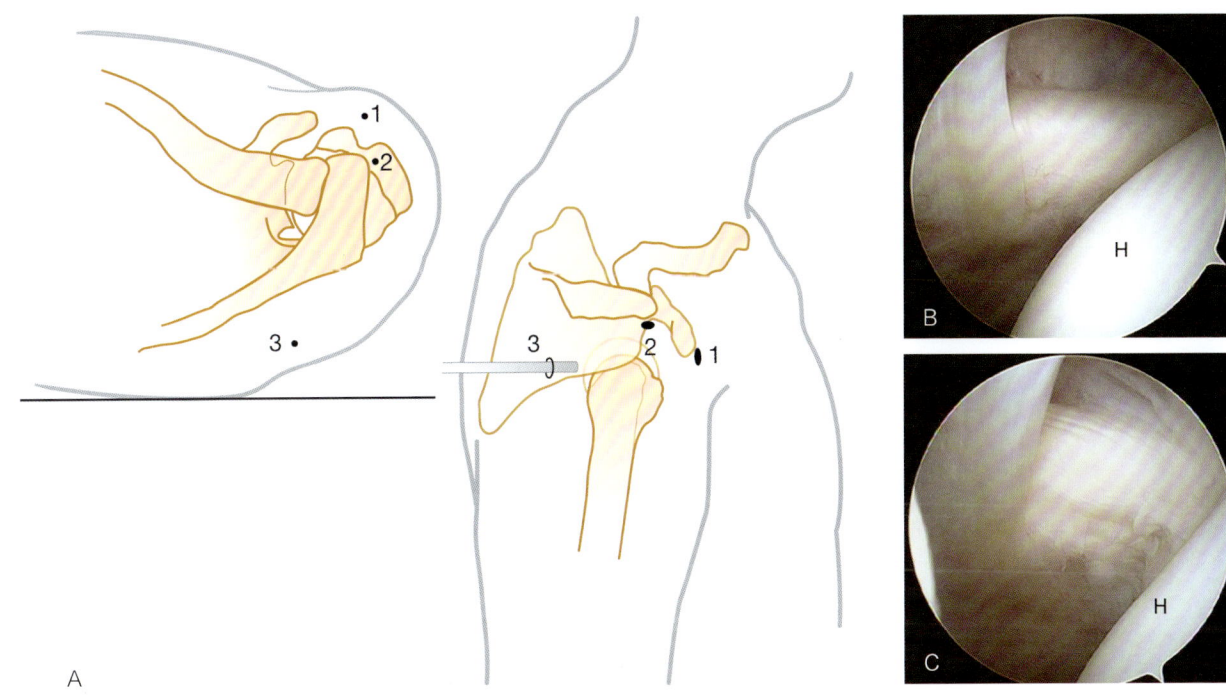

技术图 1 入路和视野。A. 用于关节镜下肩胛下肌腱修补的前方（1）、前上外（2）和后方（3）入路。B、C. 使用 30°关节镜后方入路探查右肩肩胛下肌止点，手臂处于外展 30°中立位（B）和内旋位（C）。H，肱骨头（引自 Burkhart SS, Lo IKY, Brady PC. A Cowboy's Guide to Advanced Shoulder Arthroscopy. Philadelphia: Lippincott Williams & Wilkins, 2006）。

肱二头肌腱

- 肩胛下肌腱撕裂常常与肱二头肌长头腱撕裂或内侧半脱位或脱位有关。
- 应从基底到结间沟对肱二头肌长头腱进行探查。将肌腱拉入盂肱关节，有利于发现肌腱内侧面部分撕裂。
- 而且，肱骨的内外旋可以显示肌腱的半脱位。肱骨旋转时，肱二头肌腱不应移至肩胛下肌后方。
- 大多数肱二头肌腱撕裂或半脱位伴肩胛下肌撕裂的患者，笔者行肱二头肌腱固定术。
- 笔者认为，替代方案不是最理想的。
  - 不处理肱二头肌腱半脱位会导致修补的肩胛下肌压力增加，并最终导致修补失效。
  - 明显的肱二头肌腱退变可导致持续的肩部疼痛和功能障碍。
  - 文献报道，肱二头肌腱切断术可导致屈肘和前臂旋后力量减弱，痉挛性疼痛，部分患者认为其在外观上不符合预期[16]。因此，笔者仅对要求低且手臂肌肉组织不发达的老年患者行肱二头肌腱切断术。
- 处理肱二头肌腱的第一步是在肱二头肌长头的基底远端 1~2 cm 两个半环缝线套扎（技术图 2A~C）。将缝线收紧并锁定肌腱，以便肌腱切断后牢固地固定（为肌腱固定做准备）。
- 在肱二头肌腱的基底部用电刀或剪刀切断（技术图 2D）。注意不要损伤上方盂唇。
- 然后通过前上外侧入口将肱二头肌腱抽出体外。按压肌腱出口周围的皮肤，屈肘和屈肩有利于将肌腱从入口中拉出。
- 2 号 FiberWire 缝线在肌腱的两边各锁边缝合 3 或 4 道（技术图 2E）。
- 将锁边缝线暂时拉至前上外侧入口套管外，这样不会妨碍操作，直至行肱二头肌腱固定术。
- 这种暂时的肌腱切断术改善了肩胛下肌的视野和操作空间。在手术结束时，肩胛下肌腱修补后，笔者倾向于使用界面螺钉将肱二头肌腱固定到肱骨中。

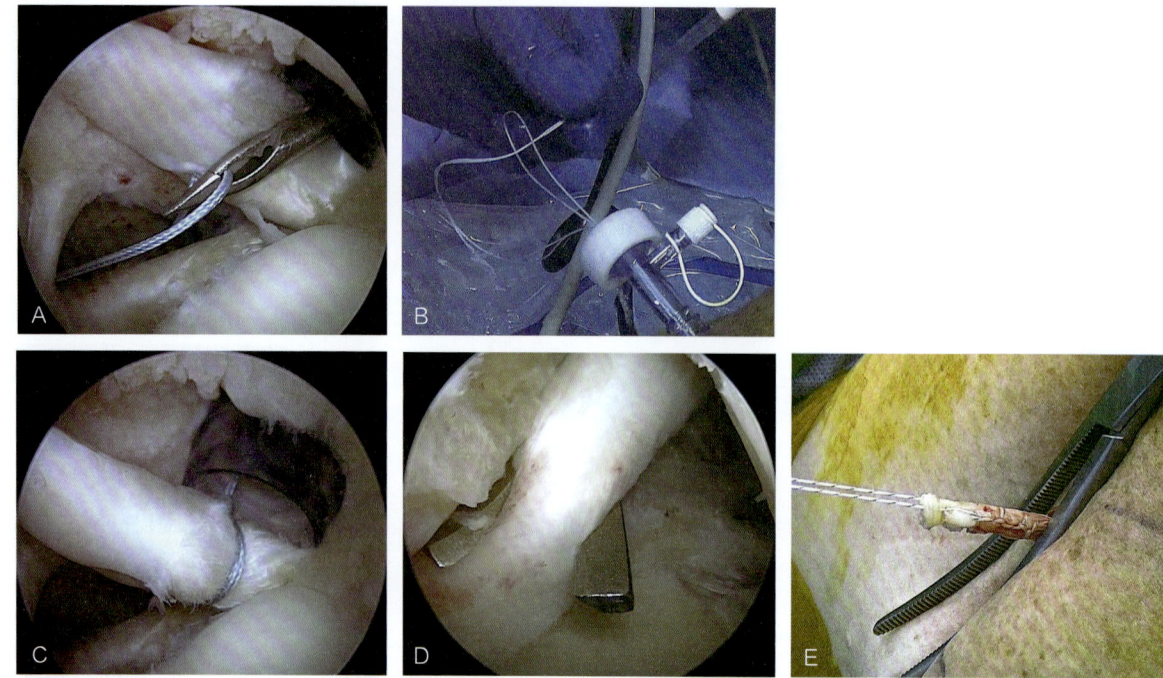

技术图2 肱二头肌腱。切断前，两个半环缝线套扎固定肱二头肌腱。A. 装有FiberWire缝线的过线器（Arthrex）穿过肱二头肌腱，张开钳口，过线器从肌腱中撤回，抓持FiberWire环。B. 然后将FiberWire环拉出，将缝线的游离端穿过环。C. 收紧缝线的游离端将缝线环向下拉至肌腱。D. 用关节镜剪刀紧贴其上盂唇止点的部位切断肱二头肌腱。E. 2个半环缝线将肱二头肌腱从前上外侧入路拉出，1根锁边缝线，在肌腱的两边各锁边缝合4道。

喙突下间隙

- 确定喙突下间隙的第一步是识别喙突尖。
  - 如果肩胛下肌腱完整或部分撕裂，则喙突尖位于肩胛下肌腱的上缘前方。肱骨内外旋时，喙突尖可视为肩袖间隙中移动的凸起。
  - 通过前上外侧入路，用电凝在肩袖间隙中开一个窗，以显露喙突尖（术者必须注意保留肱二头肌腱的内侧悬索）。
- 如果肩胛下肌腱完全撕裂回缩，联合腱和喙肩韧带可作喙突尖的参考标志。
  - 术者应用工具触诊并确认喙突尖的位置。
- 笔者发现，测量喙肱间距的最佳方法是：通过前上外侧入路，用已知尺寸的器械（例如，刨刀的直径）关节镜下直接探查。如果存在肱骨近端移位，可能需要轻柔的轴向牵引以获得准确的测量结果。
- 笔者还常规将肩关节置于屈曲、水平内收和内旋的诱发体位，于关节镜下评估喙突尖与肩胛下肌腱和肱骨近端之间是否存在撞击。
- 如果有证据表明存在喙突下狭窄（喙肱间距6 mm）或撞击，笔者则会行喙突成形术，目的是创建8～10 mm的喙肱间距。
- 用电凝和电动刨刀去除喙突后外侧面上的软组织（使喙突"骨骼化"）（术者必须注意不要从喙突的下表面游离联合腱。技术图3A、B）。
- 前上外侧入口提供了一个很大的操作角度，使高速的打磨头与肩胛下肌腱平行以进行喙突成形术。
- "后方杠杆推动"可以将前方操作空间增加5～10 mm（技术图3C～E）。第二助手位于侧卧位患者前方，将肱骨近端向后推，同时将肱骨远端向前推。
- 30°和70°关节镜交替使用来优化视野。
- 喙突成形增加了肩胛下肌修补的前方操作空间，并防止潜在的磨损以保护修补的肌腱。

第11章 肩胛下肌腱撕裂包括喙突下撞击的关节镜治疗

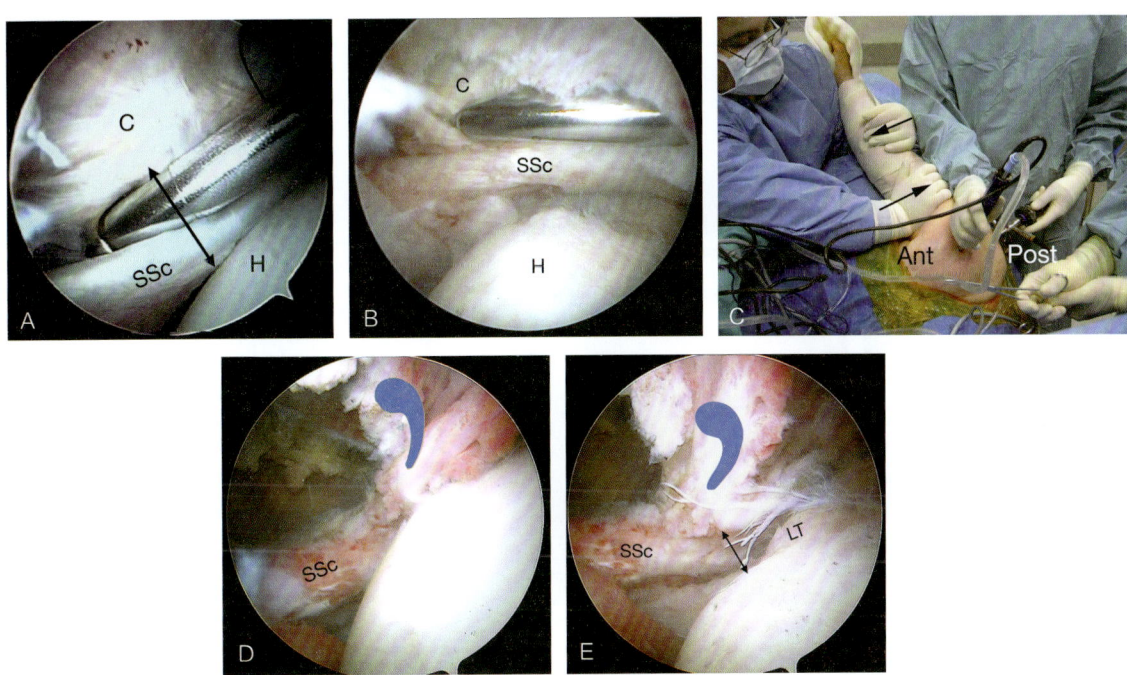

技术图3 喙突下间隙。A. 通过前上外侧入路置入刨刀。测量喙肱间距（↔），肩胛下肌腱的空间非常小，提示喙肱狭窄。B. 前上外侧入路置入刨刀，与肩胛下肌腱基本平行。C. 展示后方杠杆推动的外部图。D、E. 右肩70°关节镜后方入路探查镜下观，无杠杆推动（D）；有后方杠杆推动（E）。H，肱骨；SSc，肩胛下肌腱；C，喙突；(,)，逗号组织；LT，小结节（引自Burkhart SS, Lo IKY, Brady PC. A Cowboy's Guide to Advanced Shoulder Arthroscopy. Philadelphia: Lippincott Williams & Wilkins, 2006）。

肩胛下肌游离

- 对于肩胛下肌腱完全撕裂回缩，笔者常规进行三面松解。
- 回缩、瘢痕、空间狭窄会使三面松解颇为困难。
- 术者可能担心近端的神经血管结构；然而，一项尸体研究发现，腋神经、腋动脉、肌皮神经和臂丛神经外侧索距喙突基底均＞25 mm[12]。
  - 始终保持在喙突的后外侧是关键。
- 松解肩胛下肌的第一步是在外上方肌腱和"逗号组织"的交界处置牵引线（技术图4A）。
  - "逗号组织"是肩胛下肌腱外上角的逗号形纤维组织带；其纤维与肩胛下肌成直角，是肱二头肌的内侧悬索从小结节足印迹撕脱后的残余物，其足印迹与肩胛下肌腱上方足印迹相邻。
  - 通过前上外侧入路，用一个装有2号FiberWire缝线的Scorpion过线器完成。然后将牵引线置于套管外，以便继续用前上外侧入路。

- 通过交替使用电刀和刨刀来进行前方松解（喙突后外侧和三角肌筋膜的肩胛下肌）。
  - 如果之前未行喙突成形，则将软组织从喙突中去除（"骨化"）后外侧喙突。技术图4B）。
  - 沿着喙突后外侧继续向内侧松解，直到在喙突颈和基底的弓形下方见到肩胛下肌肌腹。
- 然后用30°关节镜下剥离器（技术图4C）完成上方松解（喙突颈和基底下方的肩胛下肌）。
  - 松解仅在剥离器刃的长度上进行，其长度约为8 mm（以防止对喙突颈内侧神经血管的损伤）。
- 然后用15°关节镜下剥离器（技术图4D）完成后方松解（关节盂颈部的肩胛下肌）。继续向内侧松解，直到肩胛下肌可自由活动。
  - 后方松解是最安全的（因为它位于肩胛下肌和关节盂颈部前方之间非常安全的平面）。下方松解是最危险的，按照笔者的经验也并不是必需的。笔者不做或不建议做下方松解。

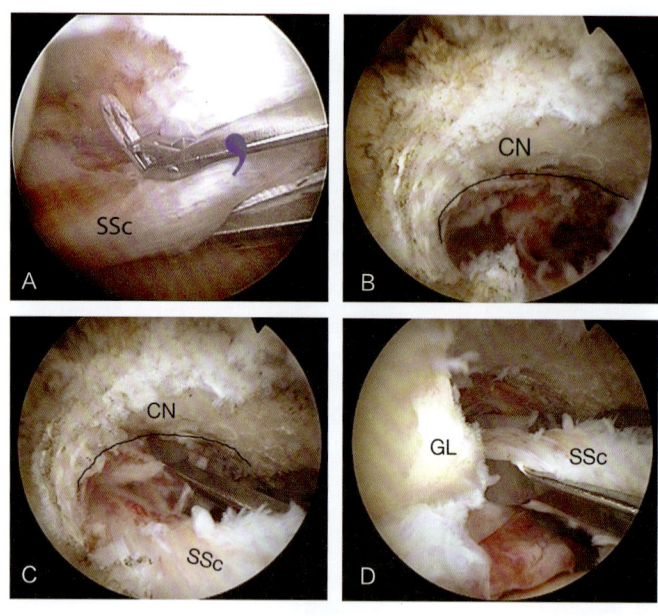

技术图4　肩胛下肌松解。A. 右肩后方入路探查，牵引线置于逗号组织（,）和肩胛下肌腱（SSc）的交界处。B. 前方松解时，分离喙突（实线），将其后外侧骨化，直至喙突颈（CN）水平。C. 通过前外侧入路置入30°关节镜剥离器，行上方松解，松解肩胛下肌和喙突颈以及基底部之间的粘连。D. 后方松解时，用15°关节镜剥离器来松解肩胛下肌腱（SSc）后方与关节盂颈前方及盂唇（GL）之间的平面（引自Burkhart SS, Lo IKY, Brady PC. A Cowboy's Guide to Advanced Shoulder Arthroscopy. Philadelphia: Lippincott Williams & Wilkins, 2006）。

骨床的制备

- 前外侧入路可以获得很大的视角，便于去除小结节上肩胛下肌足印迹处的软组织。
- 环形刮匙可用于精确地去除软组织直至关节边缘（技术图5A）。然后用电凝来消融足印迹上的软组织。
- 然后，高速的打磨头将"焦炭"（电灼残留）去除直至骨床出血而不过多去除骨皮质（技术图5B）。
- 为了减少修补部位的张力，笔者将肩胛下肌足印迹内移5～7 mm，而且不会损害其功能[6]。

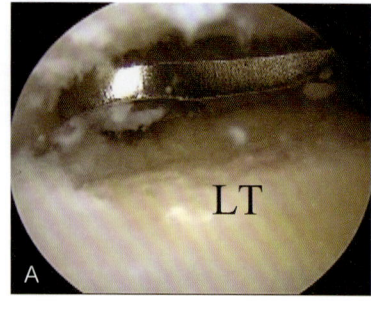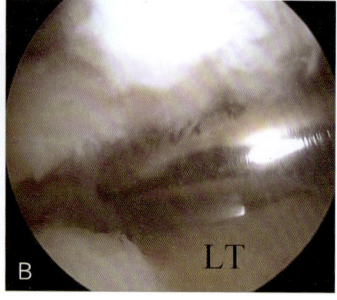

技术图5　骨床的制备。A. 环形刮匙可准确去除从小结节（LT）到关节边缘的软组织。B. 高速打磨头去除小结节（LT）的"焦炭"（电凝残留）至骨床出血，而不过多去除骨皮质。

完成修补

- 每隔1 cm放置1枚锚钉，通常部分撕裂用1枚锚钉，完全撕裂2枚锚钉（如果行单排修补）。
  - 锚钉应按从下（尾）到上（头）的顺序放置。
  - 通常通过前方入路可获得最好的固定角度。
  - 术者的手和器械（例如，开口器和锚钉安置杆）通常紧贴患者面部。这是笔者为每位患者带防护眼镜的一个原因。
- 为了最大限度地提高效率和改善视野，笔者从下到上修补肩胛下肌腱。
- 对于过线，笔者喜欢FastPass Scorpion过线器，因为它允许顺行过线和回抽（逆行过线通过是困难的，因为喙突常阻碍获得良好的进入角度）。
- 无结方法最常用于累及≤50%的上肩胛下肌腱的撕裂。
  - FiberTape缝线装在Scorpion过线器上，通过前外侧入路置入，穿过恰好位于"逗号组织"内侧的肩胛下肌腱的外上缘（技术图6A）。
  - 建立一个前方入路，其角度朝向小结节的上方。从

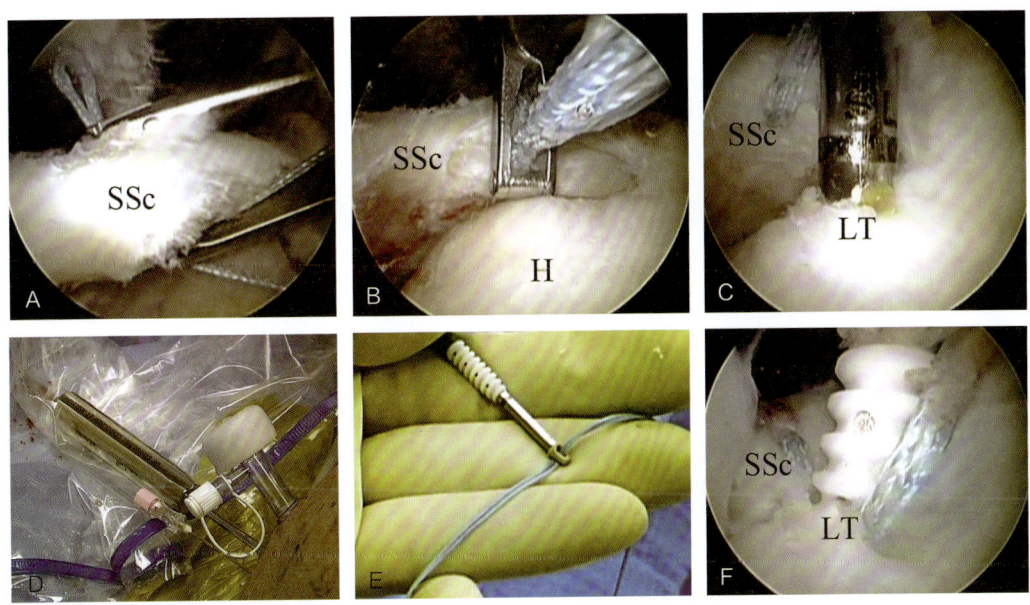

技术图6 过线和锚钉的位置。A. 缝线穿过肩胛下肌腱（SSc）上缘时，抓持肌腱使FiberTape缝线从逗号组织内侧穿过。B. 然后用FiberTape抓线钳（Arthrex）将FiberTape缝线从前方入口抽出。C. 用关节镜冲头（Arthrex）制备锚钉孔。D. 注意，体外关节镜开口器的手柄非常靠近患者的眼睛，这是笔者为每位患者带防护眼镜的一个原因。E. 体外FiberTape缝线穿过SwiveLock锚钉的孔眼。F. 然后将FiberTape缝线收紧并将SwiveLock锚钉拧入孔中。G. 最终完成肩胛下肌腱解剖、牢固和低剖面修补。H，肱骨头；LT，小结节。

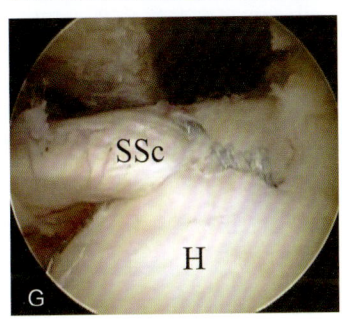

该入路抽出FiberTape缝线（技术图6B）。

○ 通过前方入口置入开口器，在小结节上打骨洞（技术图6C）。应当注意外面，器械手柄非常靠近患者的眼睛（技术图6D）。

○ 然后将FiberTape缝线穿过4.75 mm生物复合材料SwiveLock C锚钉的孔眼里（技术图6E）。

○ 然后移除开口器并置入锚钉，直到孔眼在骨洞里。

○ 手动或轻轻地槌打推进SwiveLock锚钉，直到锚钉螺纹刚好接触骨洞（技术图6F）。

○ 最后，将SwiveLock锚钉拧入到位，缝线尾端与小结节齐平。最终完成肩胛下肌腱解剖、牢固和低剖面修补（技术图6G）。

• 有结方法最常用于肩胛下肌腱的完全撕裂回缩。

○ 1枚5.5 mm的生物复合材料螺钉经皮（通过前方入路）置于小结节下方。

○ 双重锚钉的缝线穿过肩胛下肌。

– 对于大多数完全撕裂回缩的情况，如果行单排修补，采用简单的缝法。然而，如果有足够的活动度，则缝线以褥式缝合方式放置并保留以便于随后并入外排。

○ 将第2枚锚钉置于上方，并将其缝线穿过肩胛下肌的外上侧缘，在"逗号组织"的内侧。以这种方式，"逗号组织"用作"防撕裂"，以防止缝线切割。

– 通常拉动牵引线可以将肩胛下肌牵拉至外侧以利于置入上方缝线。

– 或者，如果牵引线的位置比较好，则可以用一线带一线方法将一根缝线穿过肩胛下肌。

○ 然后用外科医生的第6手指推结器将缝线从下至上依次打结，完成修补。

– 对于单排修补，缝线在打结后切断。

– 对于双排修补，保留缝线，交叉，向外侧固定在2枚4.75 mm的生物复合材料SwiveLock C锚钉上。

要点与失误防范

诊断	• 完整的病史、适当的查体、诊断的全面评估及全面的关节镜下肩关节评估是必要的
入路部位	• 在喙突下间隙以正确的角度操作,准确的入路部位是必不可少的
视野	• 关键原则包括最大限度地减小压差(麻醉下低血压与关节镜泵灌注压),避免湍流,用后方杠杆推动,以及灵活使用30°和70°关节镜
牢靠固定	• 肩胛下肌腱必须牢固地贴附于骨上以促进愈合。重要的生物力学原则包括准确的缝线锚钉的置入角度,使用强有力的缝线以及准确地缝合肌腱部位
康复	• 患者必须清楚地了解其可以做些什么来保护和优化肩胛下肌腱修补的愈合

术后处理

- 关节镜下肩胛下肌腱修复通常是门诊手术。
- 关节镜入口闭合后,无菌敷料包扎肩部。
- 带小枕头的吊带悬吊患臂。除了洗澡或吃饭,吊带全天佩戴6周。
- 最初的6周内,患者应该每天进行腕部和肘部的主动运动。
  - 如果肩胛下肌腱撕裂>30%,患者不得外旋超过中立位(笔直向前位)6周。如果撕裂<30%,允许患者被动外旋手臂至20°~30°。
  - 术后6周禁止过头顶动作。
- 术后6周,停止使用吊带。
  - 患者开始被动拉伸活动,包括持手杖被动外旋至45°,使用绳索和滑轮过头顶拉伸。
- 术后12周,患者开始使用弹力带进行肌力训练。
  - 如果肩胛下肌撕裂是巨大前上方肩袖撕裂的一部分,则肌力训练延迟至术后16周。
  - 抬举轻物的进程基于患者的进展。
  - 康复重点是加强肩周肌肉、三角肌和肩袖肌肉的力量。
  - 完全恢复,不受限制的活动通常要6~12个月,并根据患者撕裂的大小、修复的强度及患者的康复进程而定。

预后

- 关节镜下肩胛下肌腱修复后的疗效非常确切[2,7]。
- 在一项回顾性研究中,40例患者接受了关节镜下肩胛下肌腱修复手术,笔者平均随访5年[2]。
  - 视觉疼痛模拟评分(6.1→0.9),改良ASES评分(40.5→91.2),改良UCLA评分(15.7→31.6)均显著改善。
  - 术后83%的患者恢复了正常的工作、运动或爱好。
  - 在最近的随访评估中,88%的患者感到满意。
- 在另一项回顾性研究中,79例患者接受了关节镜下肩胛下肌腱修复手术,笔者随访了8.7年[7]。
  - 改良ASES评分(40.8→88.5),改良UCLA评分(16.5→30.1)均显著改善。
  - 在最近的随访评估中,92%的患者感到满意。

并发症

- 僵硬。
- 再撕裂。
- 神经麻痹。
- 感染。

(戚文潇 译,徐才祺 王锋 审校)

参考文献

[1] Adams CR, Brady PC, Koo SS, et al. A systematic approach for diagnosing subscapularis tendon tears with preoperative magnetic resonance imaging scans. Arthroscopy 2012;28(11):1592-1600.

[2] Adams CR, Burkhart SS. The results of arthroscopic subscapularis tendon repairs. Arthroscopy 2008;24(12):1381-1389.

[3] Adams CR, Schoolfield JD, Burkhart SS. Accuracy of preoperative MRI to predict a subscapularis tendon tear based on arthroscopy. Arthroscopy 2010;26(11):1427-1433.

[4] Barth JRH, Burkhart SS, DeBeer JF. The bear hug test: a new and sensitive test for diagnosing a subscapularis tear. Arthroscopy 2006;22:1076-1084.

[5] Burkhart SS, Tehrany AM. Arthroscopic subscapularis tendon repair: technique and preliminary results. Arthroscopy 2002;18:454-463.

[6] Denard PJ, Burkhart SS. Medialization of the subscapularis

footprint does not affect functional outcome of arthroscopic repair. Arthroscopy 2012;28(11):1608-1614.

[7] Denard PJ, Jiwani AZ, Ladermann A, et al. Long-term outcome of a consecutive series of subscapularis tendon tears repaired arthroscopically. Arthroscopy 2012;28(11):1587-1591.

[8] Dick TP, Howden R. Gray's Anatomy: The Classic Collector's Edition. London: Crown Publishers, 1977.

[9] Friedman RJ, Bonutti PM, Genez D. Cine magnetic resonance imaging of the subcoracoid region. Orthopedics 1998;21:545-548.

[10] Gerber C, Terrier F, Zehnder R, et al. The subcoracoid space: an anatomic study. Clin Orthop 1987;215:132-138.

[11] Halder A, Zobitz ME, Schultz E, et al. Structural properties of the subscapularis tendon. J Orthop Res 2000;18:829-834.

[12] Lo IK, Burkhart SS. Arthroscopic coracoplasty through the rotator interval. Arthroscopy 2003;19:667-671.

[13] Lo IK, Burkhart SS. Subscapularis tears: arthroscopic repair of the forgotten rotator cuff tendon. Tech Shoulder Elbow Surg 2002;3:282-291.

[14] Lo IK, Burkhart SS. The comma sign: an arthroscopic guide to the torn subscapularis tendon. Arthroscopy 2003;19:334-337.

[15] Lo IK, Burkhart SS. The etiology and assessment of subscapularis tendon tears: a case for subcoracoid impingement, the roller-wringer effect, and TUFF lesions of the subscapularis. Arthroscopy 2003;19:1142-1150.

[16] Mariani EM, Cofield RH, Askew LJ, et al. Rupture of the tendon of the long head of the biceps brachii: surgical versus nonsurgical treatment. Clinic Orthop Relat Res 1988;228:233-239.

[17] Richards DP, Burkhart SS, Campbell SE. Relation between narrowed coracohumeral distance and subscapularis tears. Arthroscopy 2005;21:1223-1228.

[18] Richards DP, Burkhart SS, Lo IK. Subscapularis tears: arthroscopic repair techniques. Orthop Clin North Am 2003;34:485-498.

[19] Richards DP, Burkhart SS, Tehrany AM, et al. The subscapularis footprint: an anatomic description of its insertion site. Arthroscopy 2007; 23(3): 251-254.

[20] Sakurai G, Ozaki J, Tomita Y, et al. Incomplete tears of the subscapularis tendon associated with tears of the supraspinatus tendon: cadaveric and clinical studies. J Shoulder Elbow Surg 1998;7:510-515.

[21] Sano H, Ishii H, Trudel G, et al. Histologic evidence of degeneration at the insertion of 3 rotator cuff tendons: a comparative study with human cadaveric shoulders. J Shoulder Elbow Surg 1999;8:574-579.

第 12 章 肩锁关节损伤的修复与重建
Repair and Reconstruction of Acromioclavicular Injuries

Mandeep S. Virk, Robert A. Arciero, and Augustus D. Mazzocca

定义

- 约9%的肩胛带损伤累及肩锁（AC）关节[16]。
- 肩锁关节分离包括肩锁韧带的断裂以及喙锁韧带、三角肌、斜方肌止点不同程度的损伤。
- 肩锁关节损伤的分型由损伤严重程度、锁骨肩峰端相对位置的影像学表现及耸肩时肩锁关节能否复位决定（表1）。

解剖

- 肩锁关节是由胸外侧神经及肩胛上神经支配的可动关节。
- 肩锁关节的关节面由透明软骨构成，关节面之间由关节内的半月板型结构分隔，这些都被内衬滑膜的关节囊包裹。
- 肩锁关节主要在前后（AP）及上下平面旋转或平移。正常的肩胛骨运动围绕3条轴线旋转，且在肩锁关节活动中起主要作用。以肩锁关节为支点，肩胛骨（肩峰）可以伸长或回缩。
- 肩锁关节的静态稳定结构包括肩锁韧带（上方、下方、前方及后方）和喙锁韧带（斜方韧带及锥状韧带）。动力稳定结构包括三角肌及斜方肌。
- 肩锁关节囊及关节囊韧带（主要为上方及后方的肩锁关节囊韧带）主要限制了锁骨远端前后方向的位移[7]。
- 喙锁韧带（斜方韧带及锥状韧带）横跨喙锁间隙，有助于维持垂直方向的稳定性。斜方韧带附着于锁骨下表面的前外侧。锥状韧带宽大粗壮，附着于后内侧（锥状结节）。这两束韧带在喙突侧均附着于胸小肌止点的后方（图1）。
- 肩锁及喙锁韧带都防止锁骨在所有平面上的运动。当施加向上的应力时，无论肩锁韧带完整性如何，锥状韧带都具有最强的复原拉力。肩锁韧带是前后方向位移的主要限制结构。然而切断肩锁韧带后，锥状韧带成为前向应力的首要限制结构，而斜方韧带则成为后向应力的首要限制结构[4]。

发病机制

- 大多数肩锁关节损伤的机制是在上臂内收时对肩部（外侧肩峰）的直接冲击。
- 当摔倒时手臂内收伸直状态下手着地或肘着地，导致肱骨头向上方位移，转动肩峰造成间接损伤。

自然病程

- 大多数Ⅰ型或Ⅱ型肩锁关节分离的患者会完全康复且没有长期后遗症，然而部分患者的症状会持续存在。一项研究中，高达27%的Ⅰ型或Ⅱ型损伤患者表现为持续性疼痛且需要外科干预。一些经保守治疗的患者在激发试验下仍继续表现为不稳定及疼痛（证据等级Ⅳ级）[11]。
- 多数Ⅲ型分离的患者保守治疗后疗效尚可。一项棒球大联盟球队医师的调查显示，80%的运动员非手术治疗后疼痛得到完全缓解且恢复了正常功能（证据等级Ⅳ级）[9]。而在能否回归运动的问题上，研究表明两者不具有统计学差异（证据等级Ⅳ级）[12]。
- Ⅳ型、Ⅴ型及Ⅵ型的肩锁关节分离不采取手术干预治疗效果不佳（证据等级Ⅴ级）[2]。疼痛及功能不全持续存在，这归因于慢性肩锁关节脱位且软组织损伤严重。

病史和体格检查

- 病史中受伤的机制是怀疑潜在肩锁关节损伤的重要线索。
- 肩锁关节区域疼痛及显著畸形是肩锁关节分离的常见体征。
- 若无明显畸形，以下三联征可用于判断肩锁关节损伤：压痛点，交臂内收时肩锁关节疼痛，以及肩锁关节注射局麻药物后症状减轻。
- 肩锁关节病变的特殊检查：
  - 肩锁关节按压（剪切）试验：肩锁关节疼痛性的分离活动结合直接创伤提示肩锁关节病变。
  - 交臂试验：寻找疼痛位置，尤其在肩锁关节处。位于肩关节后侧或外侧的疼痛或许提示其他病变。
  - Paxinos试验[21]：检查者在肩峰施加前上向压力且在锁骨干中部施加向下压力时，肩锁关节区域出现疼痛/压痛或疼痛/压痛加剧为Paxinos试验阳性。

表1 肩锁(AC)关节损伤的分型

类型	描述	图示	体征	X线表现
I	肩锁关节扭伤且所有韧带结构完好 受伤机制与肩锁关节损伤一致 没有证据表明关节不稳	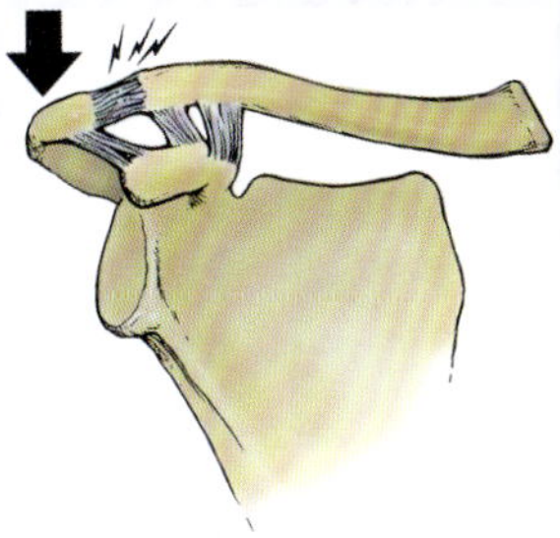	肩锁关节压痛且激发试验阳性	正常X线影像
II	肩锁韧带断裂 喙锁(CC)韧带扭伤	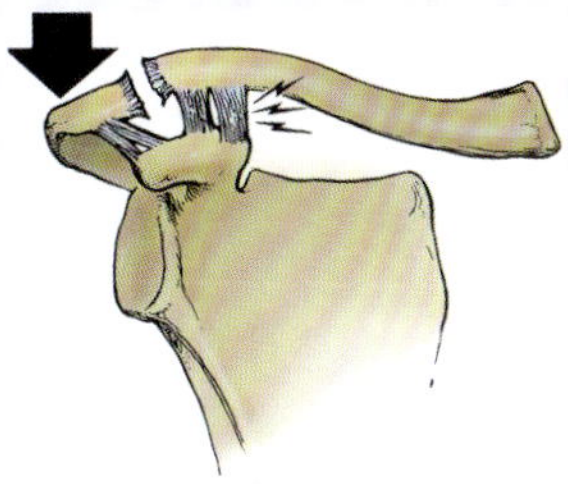	应力检查可及肩锁关节轻度半脱位	X线影像中锁骨远端可有轻微上抬,但应力位片不能显示锁骨与肩峰100%分离
III	肩锁韧带与喙锁韧带完全断裂,不伴三角肌或斜方肌筋膜的严重破坏 锁骨在水平及垂直平面不稳定	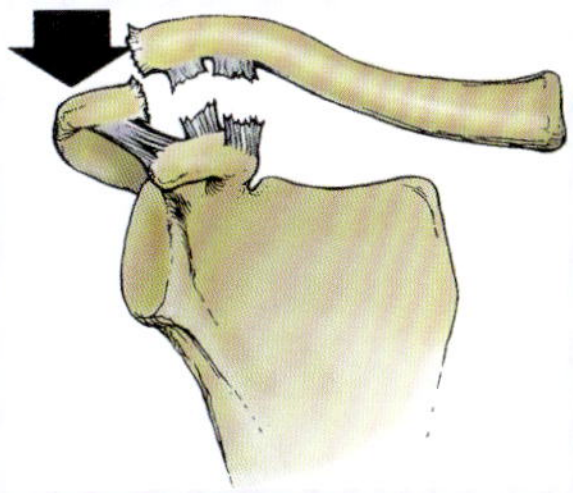	上肢常保持内收位置,肩峰低而锁骨显高位,然而实际上肩峰及上肢相对于锁骨外侧的水平面向下方脱位	X线影像显示喙锁间隙增宽达100%
IV	肩锁韧带与喙锁韧带完全断裂	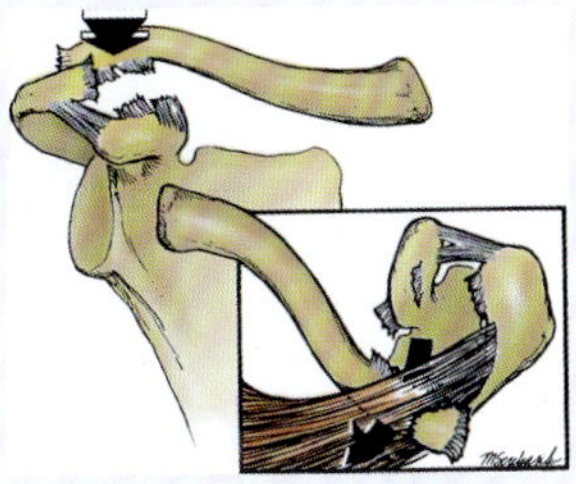	锁骨远端向后方脱位,插入斜方肌,并可能在后侧皮肤形成隆起 有必要评估胸锁(SC)关节以排除胸锁关节前脱位	锁骨的后方脱位可在腋位片上看到,在肩锁关节标准X线评估时往往需要行腋位摄片
V	肩锁及喙锁韧带断裂	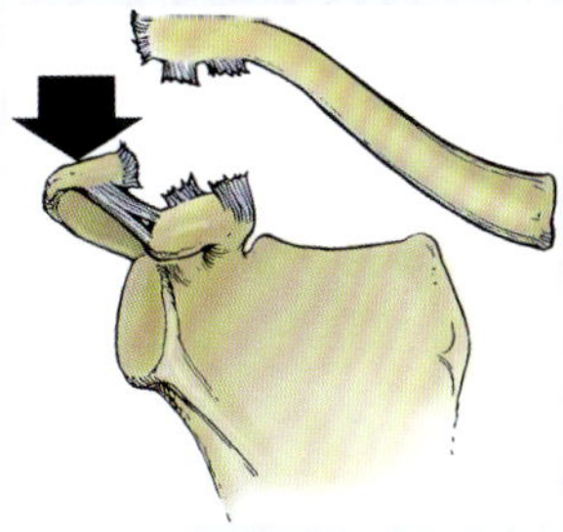	由于手臂自重及胸壁结构,肩胛骨沿胸廓向前下方移位,从而继发严重的肩下垂。这被认为是失去锁骨支撑后肩胛骨的第三移位 耸肩后锁骨远端能否复位可以鉴别III型及V型(锁骨远端嵌入软组织鞘)	斜方肌及三角肌筋膜破坏。X线评估喙锁间距增加2~3倍或锁骨肩峰间距增宽100%~300%
VI	锁骨远端下方脱位 复位可能因完好的后上肩锁韧带位于其间而受到阻挡。受伤机制被认为是上臂极度的外展外旋结合肩胛骨的内收	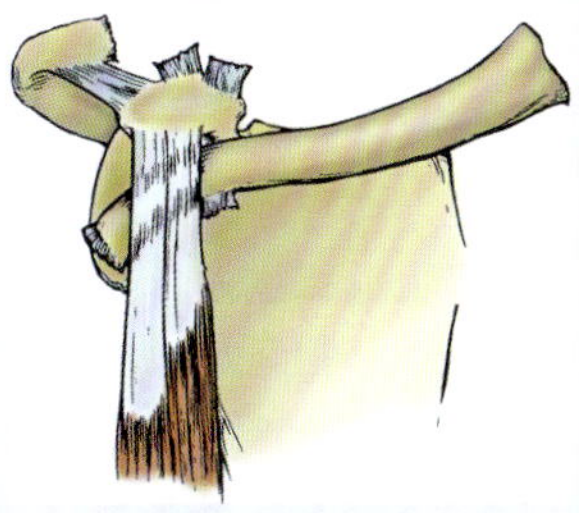	远端锁骨位于肩峰下或喙突下完好的联合腱后方	

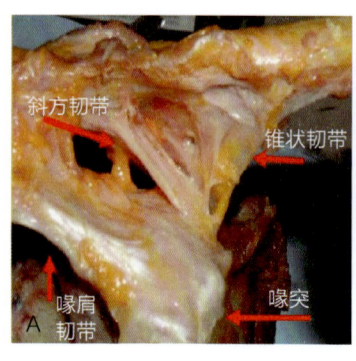 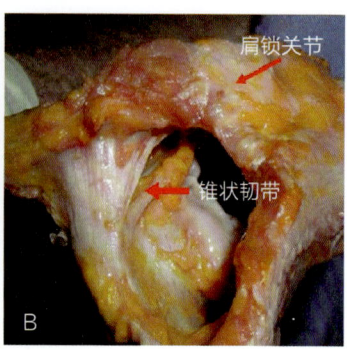

图1 A. 前面观。斜方韧带位于前外侧，而锥状韧带是后内侧结构。B. 后面观。可看到锥状韧带宽阔，扇形散开，在后内方向附着于锁骨。

- O'Brien试验：检查者必须触诊肩锁关节以明确关节顶端的症状。盂肱关节前方的疼痛提示盂唇或肱二头肌腱病变。

影像学和其他诊断性检查

- 与盂肱关节相比，肩锁关节位置较为表浅，软组织覆盖也相对较少。相比盂肱关节的标准X线片，肩锁关节只需要较低的射线穿透强度就能获取较好的显像。
- 在笔者所在医院，标准X线摄片包括AP位、冈上肌出口位（图2A）、腋位及Zanca位。
- Zanca位摄片时，X线球管呈10°～15°向头侧倾斜（图2B、C）。喙锁间距（正常1.1～1.3 cm），相比健侧增宽25%～50%，提示喙锁韧带完全断裂。正常喙锁间隙（平均1.1～1.3 cm）合并肩锁关节完全脱位，可能提示喙突骨折。这在Stryker切迹位（图2D）上显示更佳。
- 正常肩锁关节宽度在1～3 mm，随着年龄增加递减。这个宽度体现在X线片上则存在个体差异，与关节相对球管的倾斜度不同有关。
- 应力摄片（在同侧手臂上放置5～10磅重物）主要为经验性的检查，常常不必要，尽管如此，若在AP位上出现增宽的喙锁间距，则可有助于鉴别Ⅱ型及Ⅲ型损伤。
- 肩关节腋位摄片是鉴别Ⅲ型及Ⅳ型损伤的重要方法，该方法也可用于识别喙突基底骨折。
- 骨扫描可有助于明确隐匿的肩锁关节病变，然而临床应用较少。

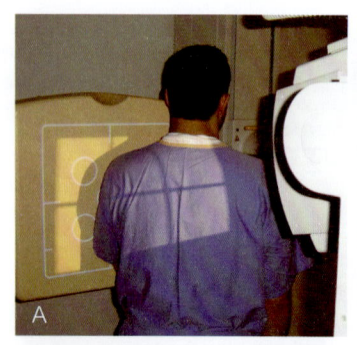 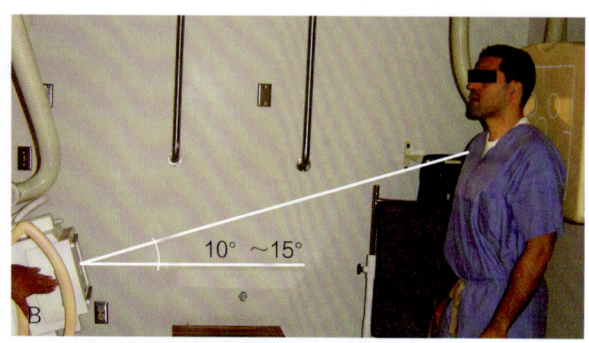

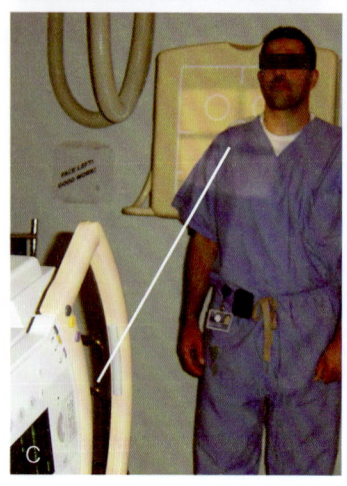 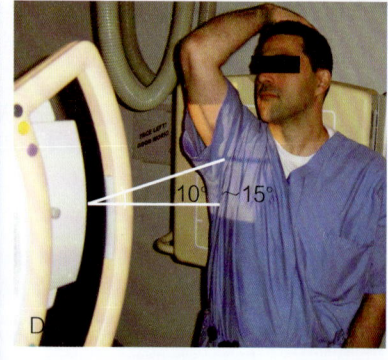

图2 X线检查的体位。A. 冈上肌出口位。B、C. Zanca位。为了取得肩锁关节的最佳显像，X线光源的方向向头侧倾斜10°，并较标准摄片减弱穿透强度。D. Stryker切迹位。该体位有助于排除合并损伤，当怀疑喙突骨折而喙锁间距正常时该体位很有帮助。

鉴别诊断

- 颈椎病变。
- 斜方肌痉挛。
- 肩胛骨运动障碍。
- 过度松弛。
- 锁骨远端或肩峰骨折。
- 喙突骨折。
- 盂肱关节病变（撞击症、肩袖损伤、Hill-Sachs 损伤、Bankart 损伤、SLAP 损伤、肱二头肌腱损伤）。
- 尺神经感觉障碍。
- 胸廓出口综合征。

治疗

- 治疗的主要目标是使肩关节免除疼痛，恢复正常的活动度、肌力，活动不受限制。

非手术治疗

- 大多数Ⅰ型和Ⅱ型的肩锁关节分离通过非手术的方式治疗。
- 初期治疗包括悬吊、冰敷及短期制动以控制疼痛，康复锻炼应在疼痛耐受后尽早开始。
- 康复计划包括4个阶段[3]：
  - 疼痛控制，立刻达到保护性活动度，等长收缩练习。
  - 通过等张收缩进行力量练习。
  - 不受限制的功能锻炼，旨在增加肌力、强度、耐力及神经肌肉控制。
  - 回归运动专项功能训练。
- 对于Ⅲ型损伤：
  - 这些患者通常被逐例评估，需要考虑很多不同因素，如惯用手、职业、重体力劳动者、运动场上的位置和需求（四分卫、投手）、肩胛胸壁关节功能不全及再损伤风险。
  - 在一项纳入1 172名患者的meta分析中，88%的手术治疗患者及87%的非手术治疗患者均具有满意的疗效（证据等级Ⅳ）[12]。
    - Ⅲ型损伤患者采用手术或非手术治疗，2年随访后在肌力恢复方面并无差异（证据等级Ⅳ）[19]。
  - Schlegel等[17]发现只有20%的患者保守治疗后的治疗结果欠佳。客观研究表明，患肢肩关节活动不受限，且旋转性肌肉力量与健侧相比无差异。另一项发现，重体力劳动者在1年随访时卧推力量下降了17%（证据等级Ⅳ）。
- 目前对于Ⅲ型肩锁关节脱位尚无确凿证据支持手术治疗[2,18]。如果症状持续超过3个月，包括疼痛加剧、由肩胛骨运动障碍导致的撞击、肌力减退、投掷时无法挥臂至预备位及疼痛性关节不稳，尤其是锁骨后向不稳、靠近肩胛骨冈前部，则具有手术指征。以临床研究结果评估肩锁关节脱位治疗效果时存在不少问题：大多数研究都是回顾性的；Ⅲ型、Ⅳ型和Ⅴ型损伤混在一起；同一队列中既有急性脱位也有慢性脱位；同一队列中的治疗采用了多种不同的手术方法，长期随访结果无法得到。另外，研究包含了混杂的患者人群（体力劳动者、投掷手等），治疗结果的评估并非标准化。

手术治疗

- 完全性肩锁关节损伤（Ⅳ型、Ⅴ型和Ⅵ型）病残率高，造成关节持续不稳定以及严重软组织损伤，一般需手术治疗。
- 对于Ⅲ型肩锁关节分离，一种方案是先行保守治疗12周，若疼痛及关节不稳持续存在再行稳定性手术；另一种方案是直接手术治疗，尤其对于运动员或功能要求较高的患者，直接手术可缩短疼痛及功能障碍时间，快速恢复运动或工作。
- 手术干预可被宽泛地分为如下方法：
  - 用钩钢板、骨针或克氏针行肩锁关节固定。
  - 用缝线襻、螺钉、纽扣钢板、带线锚钉或其他类似器械进行喙锁间隙固定。
  - 韧带重建：用自体移植物或异体移植物行喙锁韧带和/或肩锁韧带重建。
  - 动力肌肉转位（联合腱外侧半肌腱转位）。
- 喙锁韧带解剖重建（ACCR）旨在重现肩锁关节和喙锁间隙的正常解剖及生物力学。笔者所在生物力学实验室对该技术深入研究，并选用在本章进行描述。本章还描述了另一种肩锁关节重建的经典方法：改良喙肩韧带转位（Weaver-Dunn法）。肩锁关节重建还涉及多种关节镜手术技术，本书将在单独的章节中进行描述和讨论。

术前准备

- 治疗取得成功需要患者有合理期望，并配合术后治疗，包括持续6周的颈腕吊带悬吊固定。
- 治疗慢性肩锁关节疼痛时可行盂肱关节关节镜检查，以排除合并损伤。有报道表示创伤性肩锁关节炎患者，尤其是年轻患者，行锁骨远端切除术后症状无法改善，可能原因在于漏诊了SLAP损伤及盂唇病损[1]。
- 可行肩关节MRI以排除同样需要处理的合并损伤。
- 若行改良Weaver-Dunn术或ACCR术，术者应与患者讨论自体或异体移植物的选用。

体位

- 全麻诱导后，患者取沙滩椅位（图3）。
- 笔者推荐使用标准手术床，可提供后方支撑及肩胛骨的稳定。
- 肩胛骨内侧缘放置一个软垫，可稳定肩胛骨并前抬喙突。
- 患者头部可活动，由于锁骨内侧钻孔时有时需要重摆体位。
- 铺巾时范围需要较大，需暴露胸锁关节及后侧锁骨，以获取肩胛带的完整视野。
- 手臂自由下垂，允许自由活动及肩锁关节手法复位。

入路

- 笔者所在实验室对锁骨进行分析，结果提示锁骨外侧端或肩锁关节至喙锁韧带的平均长度为(46.3±5) mm；斜方韧带外侧至锥状韧带内侧的距离为(21.4±4.2) mm[15]。
- 无论是Weaver-Dunn术还是ACCR术，手术切口都要保证肩锁关节及喙突的充分显露。
- 相对于ACCR术，Weaver-Dunn术的切口更偏外。这是

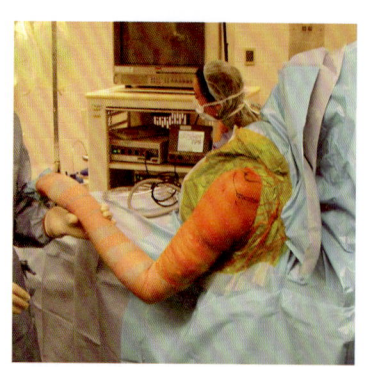

图3　使用沙滩椅位，并在肩胛骨内侧缘放置小包使喙突前移并且固定肩胛骨。头部需要可活动摆放，从而术中行锁骨钻磨时如需要可重新摆位。手臂在胸锁关节外侧自由下垂。

由于喙肩韧带的显露需要，另外由于ACCR进行锁骨准备要更偏内侧。

- 尽管肩锁关节和锁骨都是浅表的结构，皮下组织覆盖较少，按笔者的经验，牵起全厚软组织瓣可以在不伤及皮肤血管的情况下，获得更好的术野。
- 三角斜方筋膜的全厚筋膜瓣对于关闭切口十分关键。取手术入路时留下标记缝线可帮助手术医生在修补时快速高效完成软组织覆盖。

喙锁韧带解剖重建（ACCR）

手术显露

- 可行盂肱关节镜检查寻找伴随损伤。
- 从锁骨后侧至喙突沿Langer线取弧形皮肤切口，中点位于肩锁关节内侧3.5 cm。
  - 切口常有所倾斜，以完全显露肩锁关节外侧及喙突内侧（技术图1）。
- 以针头电刀处理浅表皮肤出血点，向下分至深筋膜。牵起全厚皮瓣，确认其下的三角斜方筋膜连接于锁骨及肩峰。
- 从锁骨中线同时向前及向后牵起全厚骨筋膜瓣，显露锁骨轮廓。术者可在三角肌和斜方肌在锁骨及肩峰的止点间找到一个间隙，作为切开时的无血管平面。
  - 在三角斜方筋膜边缘留置标记缝线，牵引标记缝线或在组织瓣下方使用Gelpi牵开器以充分显露。在手术的结束阶段，利用标记线可简单准确地关闭筋膜层。
- 完成手术入路后试行复位，包括向上移动肩胛肱骨复合体并在喙突及锁骨使用大号点式复位钳复位肩锁关节。

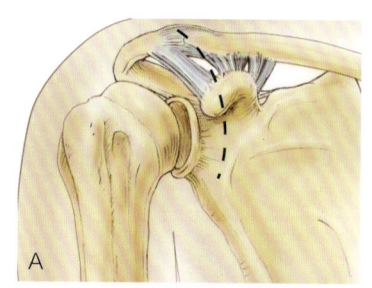

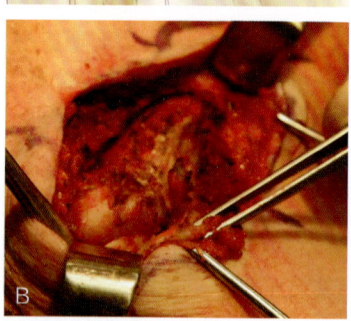

技术图1　A、B. 在肩锁关节内侧3.5 cm处沿Langer线取弧形切口，可同时显露肩锁关节及喙突，沿锁骨中间线分离三角斜方筋膜并牵起两层全厚组织瓣。

  - 可能需要在肩峰下，或少数情况下在喙突下将锁骨远端从斜方肌上游离。
  - 软组织嵌入可能阻碍肩锁关节解剖复位。

物通过骨隧道。使用标准肌腱测量器测量移植物直径，通常为 5～6 mm。
- 如果术者采用笔者推荐的襻式重建技术，此时移植物已准备好，可供使用。
- 另一种方法是使用挤压螺钉将移植物固定于喙突（腱固定重建技术）。若采用该术式，需将移植物对折，形成一条短端（约 3 in，7.62 cm），以及包含肌腱剩余长度的长端。使用 Krackow 法将一根 2 号超高强度不可吸收线缝于移植物对折处（技术图 2B）。

喙突准备及移植物喙突侧固定
- 移植物在喙突的固定可通过将移植物形成襻绕过喙突基底完成（襻式重建技术），或采用腱固定术式，使用挤压螺钉将移植物固定于喙突基底（腱固定重建技术）。
- 襻式重建技术（笔者推荐的技术）。
  ○ 分离软组织，包括喙突的内外侧边界，从基底至尖端显露喙突全程。
  ○ 用主动脉阻断钳（Satinsky 钳）或者穿线器将缝线绕过喙突基底，用手术钳或穿线器时由内向外通过。
  ○ 在缝线一端绕圈用以带过移植物以及胶原覆盖的 2 号 FiberWire 加强线。
  ○ 移植物提供了生物性喙锁间隙固定，而胶原覆盖的 2 号 FiberWire 加强线则提供了非生物性固定（技术图 3A、B）。

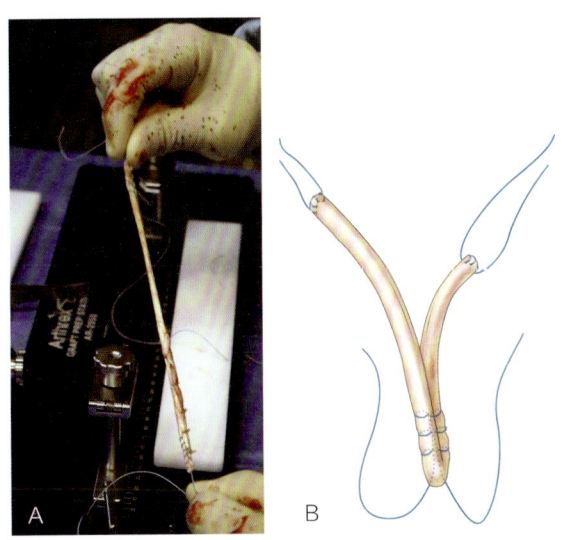

技术图 2 A. 需要在移植物两端编织缝线，便于移植物绕过喙突并穿过骨隧道。B. 另一种术式中，移植物折叠后固定于喙突，并形成一长一短两端，使用 Krackow 法将一根 2 号不可吸收线缝于移植物对折处。肌腱两端修剪成子弹形以便于通过骨隧道。

移植物准备
- 使用异体移植物（半腱肌或胫前肌）或自体移植物（半腱肌）进行手术（技术图 2A）。
- 肌腱两端修剪成子弹形以便于通过骨隧道。
- 在肌腱的两端以编织法或锁边法留置缝线，便于移植

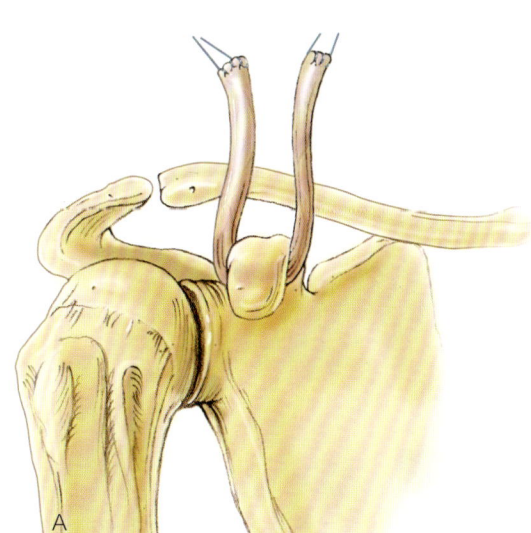

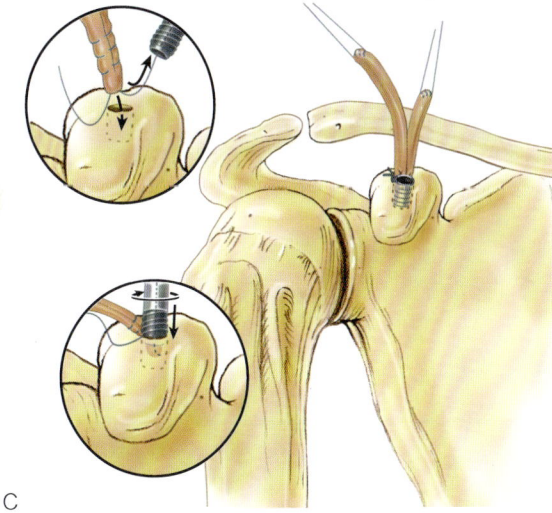

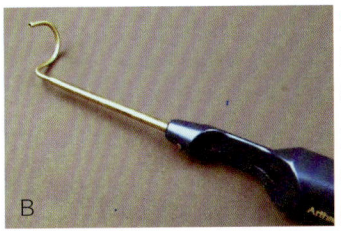

技术图 3 A. 移植物形成襻绕过喙突。B. 用过线器将移植物及不可吸收线形成襻安全地绕过喙突基底。C. 另一种术式中，于喙突上建立直径和移植物相仿的骨隧道（一般为 6～7 mm）。Krackow 缝线一端及肌腱重叠部分穿过聚醚醚酮（PEEK）螺钉及螺丝刀（顶部嵌入）。保持牵拉缝线，推入腱固定螺丝刀至接触肌腱移植物（底部嵌入），将整个肌腱、螺丝刀、螺钉复合体置入喙突骨隧道。

- 腱固定重建技术（技术图 3C）。
  - 使用标准肌腱测量器测量移植物对折部分直径，根据测量结果选用合适的空心钻（一般 6～7 mm）。
    - 如有必要，术者应先使用直径较小的钻，再扩大到合适大小。
  - 手指触摸喙突的外侧及内侧部分，使用空心钻导针在直视下钻入喙突基底。
  - 用 Nitinol 钢丝将 Krackow 缝线一端，穿入 5.5 mm×8 mm 不可吸收不显影腱固定螺钉及螺丝刀。
  - 推入腱固定螺丝刀至接触肌腱移植物，将整个肌腱、螺丝刀、螺钉复合体置入喙突骨隧道，直至 15 mm 长的 Krackow 缝线消失。
  - 将移植物的缝线在挤压螺钉上打结，利于挤压钉和缝线锚钉与肌腱之间的愈合。

锁骨准备

- 在锁骨上钻骨隧道，用以重建锁骨上的锥状及斜方韧带止点。
- 在锁骨远端内侧 45～50 mm 处穿一枚空心钻导针以重建锥状韧带，或者也可以锁骨外侧 1/3 下表面的锥结节作为解剖标志置入导针，钻孔的位置应尽可能靠后，同时确保空间足够，不至于在后续钻隧道时突破后侧皮质边缘。
- 用直径 5 mm 的空心钻建立隧道（技术图 4）。
  - 如果不确定使用多大的钻头，从最小的钻头开始用是一个好方法；术者可在必要情况下扩大隧道。
  - 以低功率电钻扩口，切断电钻电源，手动将钻头取出，这样可以确保隧道正好呈圆形，没有因磨钻不均匀而扩大。
  - 测量隧道深度，选择使用适合长度的螺钉置入。
- 重复相同步骤以重建斜方韧带，与锥状韧带相比，斜方韧带更靠前外侧。
  - 斜方韧带骨隧道建立在锁骨中心，大约位于前一隧道中部外侧 15 mm，在肩锁关节内侧 25～30 mm 处。
  - 近来发现锁骨外 1/3 的骨密度从外向内逐渐递增[5]，距离锁骨外侧端 20～50 mm 处，喙锁韧带的解剖止点处具有最佳骨密度。尸体研究表明，重建部位到肩锁关节的距离与移植物拉出强度呈正相关。

移植物锁骨侧固定与喙锁间隙、肩锁关节解剖重建

- 移植物在喙突上方交叉，一端置入后侧的骨隧道（代表锥状韧带），另一端以相同方式通过前侧骨隧道（代表斜方韧带；技术图 5A、B）。若锁骨向后方移位明显，移植物无需锁骨下方交叉。
- 同样将呈襻样绕过喙突的 2 号 FiberWire 加强线穿过隧道，以提供非生物加强修复。
- 手法复位肩锁关节，包括在肩胛肱骨复合体向上施力并在喙突及锁骨用大号点式复位钳复位肩锁关节（技术图 5C）。
- 术中透视确认肩锁关节充分复位。
- 穿过隧道来回多次循环牵拉移植物，以减少固定后的移位可能。
  - 这一步骤至关重要，确保固定完成后不再出现移位或运动。
  - 如此固定后还是会出现几毫米的移位，因此笔者固定肩锁关节时常常矫枉过正 2～3 mm。
- 移植物固定后代表锥状韧带的移植物尾部在锁骨上边缘留 2 cm 长度。如指征明确，移植物从斜方韧带隧道穿出后的较长尾部可用于加强肩锁关节修复（技术图 5B）。

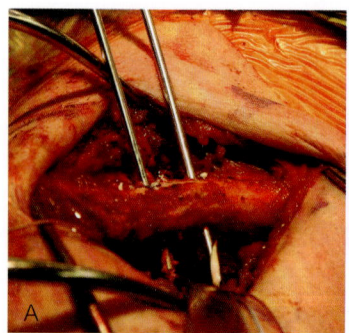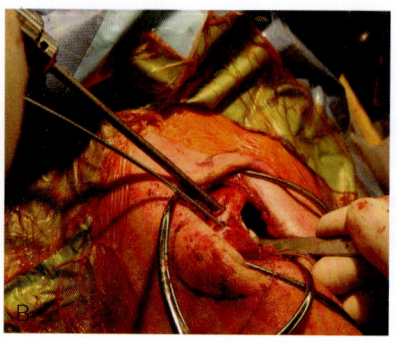

技术图 4 A. 喙锁韧带解剖重建。为重建锥状韧带，在锁骨后内侧距离肩锁关节 45 mm 处置入导针。为重建斜方韧带，在锁骨中部距离肩锁关节 30 mm 处置入导针。B. 确认导针位置正确后，用 5 mm 空心钻在锁骨上钻隧道。注意在磨钻不破坏后方骨皮质的前提下，锥状韧带隧道建立应尽可能偏后侧。

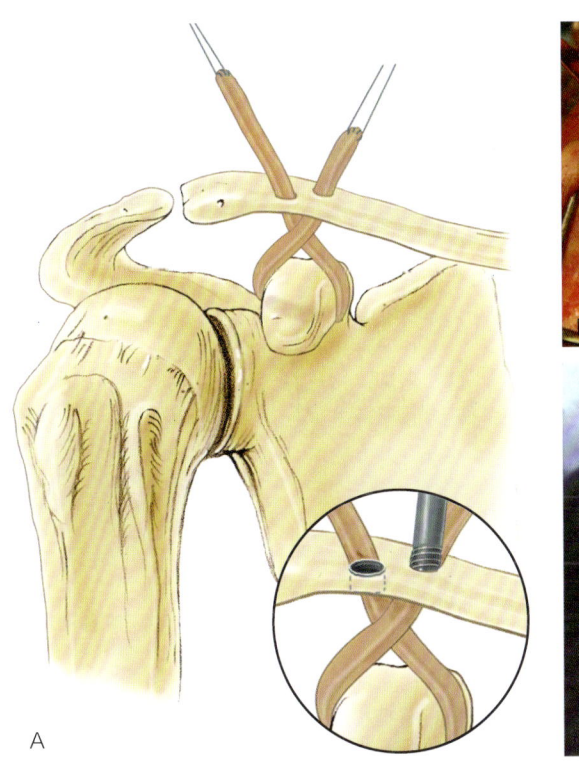
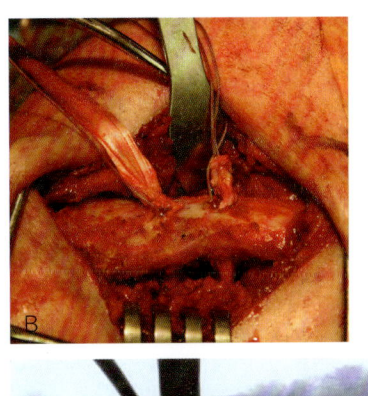
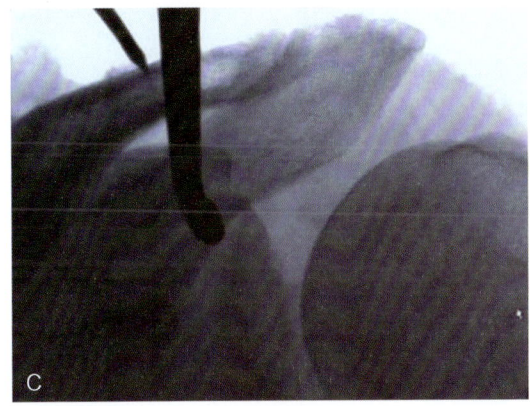

技术图5 A、B. 移植物两个游离端交叉后穿过锁骨，沿隧道来回牵拉移植物，并施加循环负载。较短的尾部作为锥状韧带留在锁骨上方，而剩余部分的移植物从斜方韧带隧道穿出；留下的一端长于另一端。用一个5.5 mm×8 mm不可吸收不显影螺钉在锁骨锥状韧带隧道对移植物行挤压固定。再次对移植物施加循环张力，保持复位状态及移植物张力的同时，以另一个5.5 mm×8 mm不可吸收不显影螺钉（聚醚醚酮，PEEK螺钉）于斜方韧带隧道前外侧置入。C. 肩锁关节复位的X线影像，可见使用点式复位钳的位置。

- 确保移植物拉紧并保持持续牵引，选用合适大小及长度的不可吸收螺钉在后内侧隧道、锥状韧带移植物的前侧置入。笔者推荐直径5.5 mm的聚醚醚酮（PEEK）螺钉。
- 再次，多次对移植物施加循环负载。持续牵拉并保持韧带张力的同时，以另一个不可吸收螺钉在外侧斜方韧带隧道、斜方韧带移植物的前侧置入。再次，笔者推荐直径5.5 mm的聚醚醚酮（PEEK）螺钉。
- 移植物固定完毕，将2号胶原覆盖的FiberWire加强线在锁骨上打结，为复位肩锁关节的非生物固定。
- 使用不可吸收线间断缝合，仔细关闭三角斜方筋膜，注意把线结打在斜方肌后侧面。
  - 如有线结突于表面，可用一根普通缝线将其埋入。

锁骨远端切除术与肩锁关节修复术

- 对于急性损伤，笔者推荐行肩锁关节修复术。
  - 显露肩锁关节。首先用一根0号不可吸收线简单或8字缝合修补肩锁关节囊及韧带。
    - 后方及上方的韧带对于防止锁骨向后及向上脱位起关键作用。
  - 肩锁关节修复可用喙锁韧带重建的一支移植物进行加强。
    - 将从内侧隧道穿出的短支向外侧折叠，连续缝合于斜方韧带隧道穿出移植物的基底处（技术图6A）。
    - 将外侧（斜方韧带）隧道穿出的长支向外拉并在肩锁关节上方缝成襻，用以加强肩锁关节囊（技术图6B、C）。
- 对于慢性脱位，有两种选择。
  - 一种方案是依前详述修复肩锁关节。
  - 替代方案是行锁骨远端切除，尤其是考虑存在肩锁关节炎时。
    - 使用摆锯去除锁骨远端1 cm长度。
    - 将锁骨后方皮质边缘修成斜边。

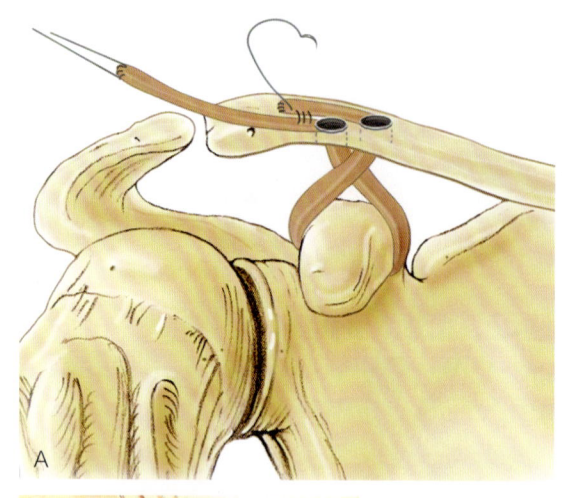
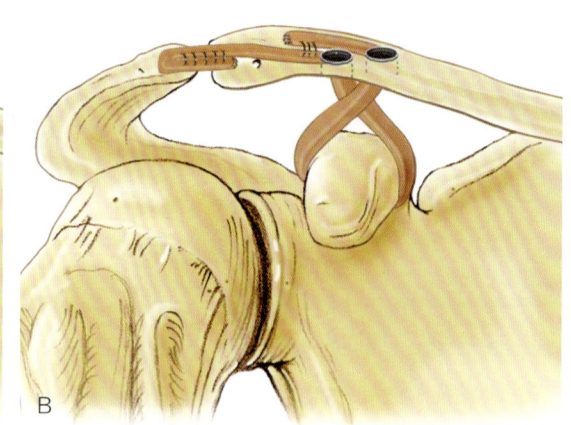
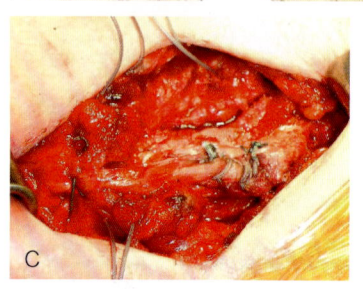

技术图6 A. 代表锥状韧带的移植物短支向外折叠，缝在代表斜方韧带的移植物基底。B、C. 将代表斜方韧带的长支拉到外侧，用以加强肩锁韧带固定。

改良 Weaver-Dunn 术

- 若怀疑存在伴随损伤可行诊断性关节镜检查[13]。
- 从锁骨后侧至喙突沿 Langer 线取弧形皮肤切口，中点距肩锁关节 1.5 cm。
  - 切口有所倾斜，以完全显露外侧的肩锁关节及内侧的喙突。
- 以针头电刀处理浅表皮肤出血点，向下分至深筋膜。牵起全厚皮瓣确认其下的三角斜方筋膜连接于锁骨及肩峰。
- 从锁骨中间线同时向前及向后牵起全厚骨筋膜瓣，显露锁骨轮廓（技术图7）。术者可在三角肌和斜方肌在锁骨及肩峰的止点间找到一个间隙作为切开时的无血管平面。
- 或者，在肩峰外侧沿锁骨中部取"曲棍球棒"切口，末端以曲棍球棒的样式向下切至喙突。
  - 牵起骨膜瓣，并在其最内侧面留置标记缝线以便准确关闭。

生物固定：喙肩韧带转位

- 分离喙肩韧带，尤其是外侧。
- 喙肩韧带从足印区切下，向后伸展至肩峰（技术图8A）。
- 在肌腱末端留置两根较粗的不可吸收锁边缝线。
- 将喙肩韧带直接向上拉，并在锁骨相应区域做标记。
  - 该标记用以明确锁骨截骨量，以使喙肩韧带在无锐

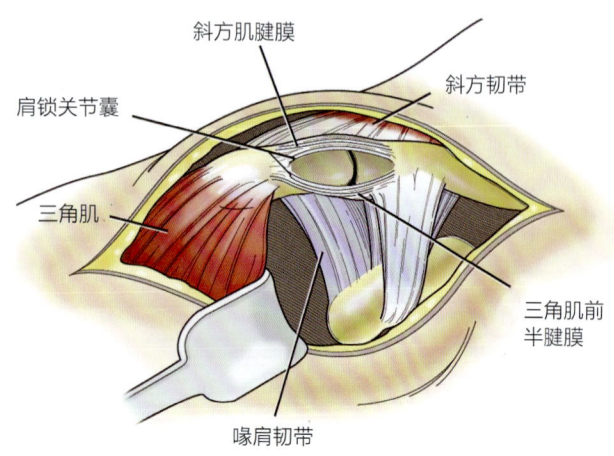

技术图7 改良的 Weaver-Dunn 术，喙肩韧带的肩峰附着部的转移。从锁骨中间分别向前后方行全厚皮瓣游离，直到锁骨。骨膜掀起，最内侧留置标记线，以便精确关闭。为了暴露喙肩韧带，三角肌前半部分的一小部分从肩峰前缘游离（经允许引自 Galatz LM, Williams GR Jr. Acromioclavicular joint injuries. In: Bucholz RW, Heckman JD, Court-Brown C, eds. Rockwood and Green's Fractures in Adults, vol 2. Philadelphia: Lippincott Williams & Wilkins, 2006：1354）。

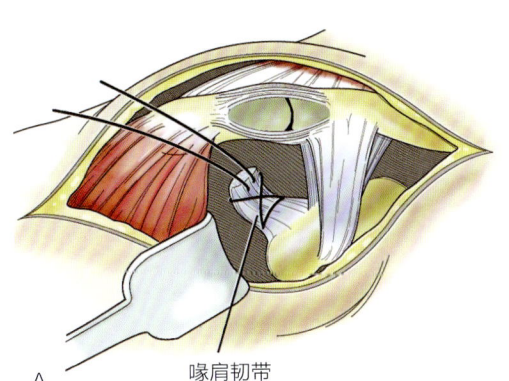 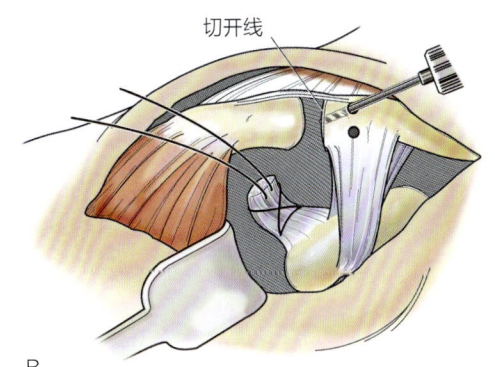

技术图8　A.将喙肩韧带从肩峰游离,缝线缝于末端。B.锁骨远端切除后,远端锁骨的后上表面,钻2个2mm的单皮质孔,穿过髓腔(经允许引自Galatz LM, Williams GR Jr. Acromioclavicular joint injuries. In: Bucholz RW, Heckman JD, Court-Brown C, eds. Rockwood and Green's Fractures in Adults, vol 2. Philadelphia: Lippincott Williams & Wilkins, 2006: 1354)。

角转向的情况下轻松通过。
- 如果关节镜下充分切除尚未完成,可使用摆锯在标记位置水平行锁骨斜行截骨,相比于下方,在上方留更多的骨量。
- 在锁骨挖出一个能容纳喙肩韧带的髓内口袋。
- 在不影响肩锁韧带的同时去除肩锁关节内关节盘。
- 用2.0 mm钻头在距离锁骨远端切缘20 mm处行十字钻孔(锁骨外侧向前,锁骨内侧向后)(技术图8B)。
- 用钢丝襻将喙肩韧带缝线带线穿过先前在锁骨切缘的钻孔。
- 为行喙肩韧带转位加强,在锁骨上、喙肩韧带内侧钻一个3.5 mm的孔。
  - 若行非生物加强,需要编织一根缝线绳。
    - 术者取3根1号可吸收线,在两端各夹一把血管钳。顺时针旋转一把血管钳,同时固定另一端,直至缝线全长都拧在一起。
    - 另2组3根线也用同样的方法处理。
    - 将3组缝线以同样的方式逆时针拧在一起,形成一条共由9根缝线组成的绳。将缝线绳绕过喙突,穿过锁骨上的3.5 mm钻孔。
  - 若行生物加强,可使用自体或异体移植物。

复位及固定
- 手法复位肩锁关节:向上移动肩胛肱骨复合体,并在喙突及锁骨处,使用大号点式复位钳复位肩锁关节。
  - 建议固定时复位稍矫枉过正。
- 完成复位后,术者牵拉喙肩韧带重建的缝线,从骨隧道中拉出,并在锁骨上表面打结(技术图9)。
  - 容纳喙肩韧带的口袋必须足够长,使移植物在解剖复位后紧致美观。
- 若使用缝线绳,将其绕过喙突并穿过锁骨后打结。
  - 术者应尽量将结打在最不突出的区域。
  - 缝线绳的末端缝线散开,两两打结,以防止缝线整体散开。
  - 最后剪去所有缝线的游离端。
- 若使用肌腱加强,将肌腱卷成8字形,并用较粗的不可吸收线缝于自身。
- 以与ACCR术相同的方法关闭切口(技术图6C)。

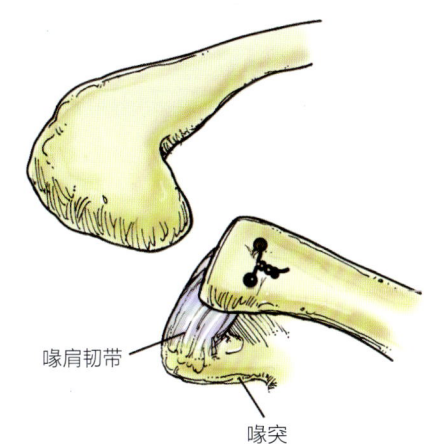

技术图9　为喙肩韧带转移,使用刮匙,在锁骨内刮出一小凹。将喙肩韧带向髓腔内转移。缝线穿过钻孔,在锁骨上打结。这个小凹必须足够大,使喙肩韧带在复位后可以顺畅地拉入。如果这些都准确完成,韧带不需要过多进入小凹就可以维持一定张力(经允许引自Galatz LM, Williams GR Jr. Acromioclavicular joint injuries. In: Bucholz RW, Heckman JD, Court-Brown C, eds. Rockwood and Green's Fractures in Adults, vol 2. Philadelphia: Lippincott Williams & Wilkins, 2006: 1354)。

要点与失误防范

体位摆放与手术入路	• 术者应确认患者头部可向侧面重新摆放,使术中有足够的空间在喙突上钻隧道 • 或者也可用巾钳将锁骨拉向前,以便于喙突钻隧道 • 标记三角肌和斜方肌筋膜以较好地修复
移植物处理	• 移植物末端处理成子弹形以便通过隧道 • 缝线在喙突下从内向外穿过 • 如果从外向内穿线,术者需要确认内侧喙突基底完全显露,并应在内侧基底置入Darrach牵开器以"抓住"穿线器 • 移植物从下方穿过喙突后,将两端交叉再穿入锁骨隧道
骨隧道准备及移植物固定	• 术者应在低功率模式下使用电钻,切断电钻电源后,术者应手动取出钻头以确保隧道正好呈圆形,不因非均匀磨钻而增宽 • 必要时从最小号钻头开始扩隧道,若移植物太粗,术者选用每次大半毫米的钻头扩隧道 • 腱固定螺钉从移植物前侧置入以均匀重建喙锁韧带

术后处理

- 术后康复的目标是通过肩胛带支撑肌肉的肌力训练恢复并加强肩锁关节稳定性,并且实现肩关节无痛运动[3]。
- 使用Lerman肩关节支具或Gunslinger肩关节支具6~8周进行术后支撑。建议使用这些支具来对抗肩关节复合物受到重力的作用。应向患者强调使用支具制动及保护的重要性,因为这对于预防术后失败至关重要。
- 早期的干预主要是缓解疼痛及炎症,从而尽早开始肌力训练。在最初的6~8周,只有在个人卫生的时候或仰卧位轻柔的被动活动训练时才可取下支具。
- 术后8周开始主被动活动训练。
- 若活动练习不引起疼痛,术后第12周可开始肌力训练。

预后

- 喙锁韧带解剖重建术。
  - Martetschlager等[8]近来报道了59例患者平均年龄约43岁的喙锁韧带解剖重建术(肌腱移植物或皮质固定纽扣)的结果。平均随访时间为2.4年,其中12及24个月的重建生存率分别为86.2%和83.2%。该队列患者没有严重的并发症,ASES评分及SF-12评分均有显著提升。总体并发症发生率为27.1%。
- Weaver-Dunn喙肩韧带转位术。
  - 由于不同研究组采用的Weaver-Dunn术式不同,患者损伤分型及程度也不同,治疗结果难以比较。原始的Weaver-Dunn术(单纯喙肩韧带转位)已转变为改良Weaver-Dunn术,除行喙肩韧带转位外,同时行肩锁关节或喙锁间隙固定。
  - Rauschning等[14]报道了使用Weaver-Dunn术(单纯喙肩韧带转位)治疗12例急性和5例慢性Ⅲ型肩锁关节损伤的治疗结果。术后随访1~5年,尽管仍有21%的复位丢失,所有患者肩关节稳定且不痛,重新开始各项活动,功能性治疗结果优异(证据等级Ⅳ)。
  - Tienen等[20]对21名Rockwood Ⅴ型肩锁关节脱位患者进行改良Weaver-Dunn手术,术中复位锁骨并用可吸收编织缝线固定肩锁关节。在平均35.7个月的随访中,18名患者术后2.5个月重新开始活动,且没有出现疼痛;最后一次随访的Constant评分平均为97。此时的X线摄片显示2名患者尚有半脱位,且1名患者由于关节感染出现了再次脱位(证据等级Ⅳ)。
  - Ⅲ型肩锁关节损伤的早晚期修复后研究结果表明,早期修复明显优于3个月后的修复。在Weinstein等[22]的一项平均4年的随访研究中,早期修复的27名患者中有26人(96%)取得了满意的治疗结果,而在晚期重建的17名患者中仅有13人(77%)结果满意(证据等级Ⅳ)。

并发症[6,8,10]

- 复位丢失及畸形复发。
- 感染。
- 粘连性关节囊炎。
- ACCR术特异性并发症:移植物失效、喙突骨折、锁骨骨折、锁骨或喙突骨溶解、锁骨远端肥厚、臂丛神经病变、内固定断裂并发症(内固定断裂、内固定相关症状),以及肩锁关节骨关节炎。
- 改良Weaver-Dunn术特异性并发症:内固定并发症(钢丝移位、肩峰骨折、肩峰骨溶解、内固定断裂),以及合成材料异物反应。

(戚文潇 译,徐才祺 王锋 审校)

参考文献

[1] Berg EE, Ciullo JV. The SLAP lesion: a cause of failure after distal clavicle resection. Arthroscopy 1997;13:85-89.

[2] Bradley JP, Elkousy H. Decision making: operative versus nonoperative treatment of acromioclavicular joint injuries. Clin Sports Med 2003;22:277-290.

[3] Cote MP, Wojcik KE, Gomlinski G, et al. Rehabilitation of acromioclavicular joint separations: operative and nonoperative considerations. Clin Sports Med 2010;29(2):213-228.

[4] Debski RE, Parsons IM, Woo SL, et al. Effect of capsular injury on acromioclavicular joint mechanics. J Bone Joint Surg Am 2001;83A:1344-1351.

[5] Geaney LE, Beitzel K, Chowaniec DM, et al. Graft fixation is highest with anatomic tunnel positioning in acromioclavicular reconstruction. Arthroscopy 2013;29(3):434-439.

[6] Geaney LE, Miller MD, Ticker JB, et al. Management of the failed AC joint reconstruction: causation and treatment. Sports Med Arthrosc 2010;18(3):167-172.

[7] Klimkiewicz JJ, Williams GR, Sher JS, et al. The acromioclavicular capsule as a restraint to posterior translation of the clavicle: a biomechanical analysis. J Shoulder Elbow Surg 1999;8:119-124.

[8] Martetschlager F, Horan MP, Warth RJ, et al. Complications after anatomic fixation and reconstruction of the coracoclavicular ligaments. Am J Sports Med 2013;41:2896-2903.

[9] McFarland EG, Blivin SJ, Doehring CB, et al. Treatment of grade III acromioclavicular separations in professional throwing athletes: results of a survey. Am J Orthop 1997;26:771-774.

[10] Milewski MD, Tompkins M, Giugale JM, et al. Complications related to anatomic reconstruction of the coracoclavicular ligaments. Am J Sports Med 2012;40(7):1628-1634.

[11] Mouhsine E, Garofalo R, Crevoisier X, et al. Grade I and II acromioclavicular dislocations: results of conservative treatment. J Shoulder Elbow Surg 2003;12:599-602.

[12] Phillips AM, Smart C, Groom AF. Acromioclavicular dislocation. Conservative or surgical therapy. Clin Orthop Relat Res 1998;(353):10-17.

[13] Ponce BA, Millett PJ, Warner JP. Acromioclavicular joint instability: reconstruction indications and techniques. Op Tech Sports Med 2004;12:35-42.

[14] Rauschning W, Nordesjo LO, Nordgren B, et al. Resection arthroplasty for repair of complete acromioclavicular separations. Arch Orthop Trauma Surg 1980;97:161-164.

[15] Rios C, Arciero R, Mazzocca A. Anatomy of the clavicle and coracoid process for reconstruction of the coracoclavicular ligaments. Am J Sports Med 2007;35:811-817.

[16] Rockwood CA, Williams GR, Young DC. Disorders of the acromioclavicular joint. In: Rockwood CA, Matsen F, eds. The Shoulder, ed 2. Philadelphia: WB Saunders, 1990:495-554.

[17] Schlegel TF, Burks RT, Marcus RL, et al. A prospective evaluation of untreated acute grade III acromioclavicular separations. Am J Sports Med 2001;29:699-703.

[18] Sood A, Wallwork N, Bain GI. Clinical results of coracoacromial ligament transfer in acromioclavicular dislocations: a review of published literature. Int J Shoulder Surg 2008;2(1):13-21.

[19] Tibone J, Sellers R, Tonino P. Strength testing after third-degree acromioclavicular dislocations. Am J Sports Med 1992;20:328-331.

[20] Tienen TG, Oyen J, Eggen PJ. A modified technique of reconstruction for complete acromioclavicular dislocation: a prospective study. Am J Sports Med 2003;31:655-659.

[21] Walton J, Mahajan S, Paxinos A, et al. Diagnostic values of tests for the acromioclavicular joint pain. J Bone Joint Surg Am 2006;86A:807-812.

[22] Weinstein DM, McCann PD, McIlveen SJ, et al. Surgical treatment of complete acromioclavicular dislocations. Am J Sports Med 1995;23:324-331.

第 13 章 关节镜下肩锁关节固定
Arthroscopic Acromioclavicular Joint Stabilization

Andrew Pastor and Winston J. Warme

定义

- 肩锁（AC）分离是肩锁复合体中相对少见的损伤。
- 这种损伤的总发病率占总人口的3/10万～4/10万，其中52%发生在体育项目中[4]。
- 损伤程度由通过肩峰向远端锁骨及周围的斜方肌、三角肌筋膜传递力量的大小来决定[1,18,24]。
- 传递力量增加导致肩锁关节分离和喙锁韧带撕裂。
- 损伤分型可用于指导选择手术还是非手术治疗[18]。

解剖

- 肩锁关节是微动关节，由内侧肩峰缘和远端锁骨组成。
- 两骨端间关节内纤维软骨盘可减少接触应力[17-19]。
- 肩锁关节动态稳定性由斜方肌筋膜和上方覆盖的前三角肌提供。
- 肩锁关节静态稳定性由以下结构提供：
  - 肩锁韧带。
    - 前、后韧带增厚。
    - 上、下韧带增厚。
  - 喙锁韧带。
    - 锥形韧带：起于喙突后内侧、锁骨后内侧。
      - 大约2.5 cm长和1 cm宽[5,18,20]。
      - 主要拮抗前、上负荷[6,8,13,14]。
    - 斜方韧带：起于喙突前外侧，紧挨胸小肌后面，附着于锁骨侧面或中部。
      - 大约2.5 cm长和2.5 cm宽[5,18,20]。
      - 主要拮抗压力和后方负荷[6,8,14]。

发病机制

损伤机制

- 肩锁分离由上肢内收时直接暴力作用于肩部的侧面（传导至肩关节）所致[1,8,10,14,18,19,24]。
- 肩锁关节、三角肌筋膜和喙锁韧带的损伤程度决定畸形结果。
- 大多数轻微损伤仅涉及肩锁关节，且常常可以自愈[18]。
- 上肢过度外展会导致锁骨向肩峰下或喙突下移位。
- 疼痛位于肩锁关节，且高级别损伤会出现肉眼可见的畸形。

病史和体格检查

- 完整的双上肢体格检查很关键，患者应取直立位，穿着得当。
- 进行上肢检查时，评估颈部十分重要。
- 严重损伤可能伴有臂丛神经损伤，因此必须进行完整的神经学检查。
- 低级别损伤，可以表现为锁骨远端可能稍抬高，肩锁关节有压痛。伴随损伤等级的提高，畸形将加重，但可能被肿胀掩盖。

分类

- Rockwood（改良自 Allman、Tossy、Bannister 等的分类）将肩锁关节损伤分为6型[1,2,18,24]。
- 这种分类方法证明对诊断和治疗有效。
  - Ⅰ型：肩锁韧带和喙锁韧带完整。
  - Ⅱ型：肩锁关节完全撕裂，但是喙锁韧带完整伴有肩锁关节半脱位。
  - Ⅲ型：肩锁韧带和喙锁韧带完全断裂。分离程度达到喙锁间隙的100%。
  - Ⅳ型：锁骨后移穿过斜方肌。
  - Ⅴ型：严重移位伴喙锁间隙增加100%～300%（Bannister Ⅲ-C），损伤累及斜方肌三角肌筋膜。
  - Ⅵ型：锁骨向下移位至肩峰下或喙突下。

影像学和其他诊断性检查

- 标准肩关节X线摄片有助于诊断，但是穿透率过大会降低肩锁关节成像效果。
- 应拍摄腋位片以避免漏诊肩关节脱位，同时有助于评估锁骨前后移位。
- 头倾10°～15°（Zanca位）摄片可避免肩胛冈遮挡，且能改善肩锁关节成像。该体位也可用于评估游离体或小骨折（标准肩关节摄片容易漏诊）[18]（图1）。
- 应力位摄片。
  - 有些学者主张站立位摄片时，在患侧腕部施加10～15

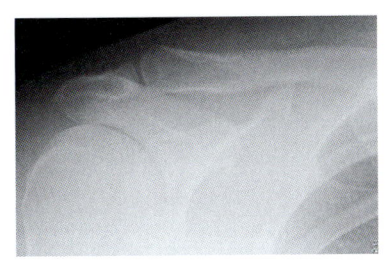

图1 肩锁关节Zanca正位X线片。

磅(4.54~6.81 kg)牵引,可以避免患者在标准站立位时采取保护性姿势的影响,准确区分损伤的级别。
- 最新文献不支持常规拍摄应力位片。该方法不影响是否手术治疗的决策[18,19,26]。

鉴别诊断

- 锁骨远端骨折。
- 胸锁关节脱位。
- 肩关节脱位。
- 肩胛胸壁分离。

非手术治疗

- Ⅰ型和Ⅱ型。
  - 大部分学者认为对这些不完全损伤采用非手术方法治疗[1,9,12,17-19,22,24,25]。
  - 1~2周采用舒适简单的悬吊,在能够耐受的前提下增加活动度。
  - 活动度、肌力恢复正常,且不会引起疼痛,可以重新开始运动。
- Ⅲ型。
  - 虽有争议,但保守治疗常常是有效的[2,3,12,17,18,21,22]。
  - 舒适悬吊、活动度训练和避免接触性运动,6~8周应当足够了。
  - 接触性运动的运动员需要使用衬垫保护残留的畸形,反复受伤可能造成更高级别的损伤。
- Ⅳ~Ⅵ型一般采取手术治疗[2,4,7,11,12,14,16,18,19,22-24]。

手术治疗

手术指征

- Rockwood Ⅲ~Ⅵ型损伤,活动度大,且不能接受功能障碍和肩关节畸形的患者。
- 若疼痛性肩锁关节炎可能存在进展,即便对于相对年轻患者,但无退行性改变,也应该考虑关节镜下肩锁关节切除术。目前,处理急性疼痛时,笔者一般不行锁骨远端切除。

术前准备

- 必须评估所有的影像学资料来排除锁骨、喙突、关节盂相关骨折。
- 应该详细读片,且仔细地进行体格检查来诊断胸锁或盂肱关节损伤。

体位

- 采取标准沙滩椅位,用软垫保护凸出的骨和软组织。
- 最好选用肢体固定器(McConnell Orthopaedics, the Spider或Trimano)。
- 常规消毒。推荐使用关节镜铺巾。

纽扣钢板固定术(Arthrex, Inc., Naples, FL)

- 纽扣钢板是一种预塑性的钛板,允许使用多股Fiber Tapes(纤维线带)复位肩锁关节。
- 该技术可以快速且相对简单地在关节镜下固定急性和亚急性肩锁关节分离。
- 纽扣钢板技术使用FiberTapes,能在Tightrope系统上提升张力,该系统使用5号FiberWrie。
- 采用标准肩关节关节镜手术入路。
- 解剖标志和入路。
  - 喙突。
  - 肩峰。
  - 锁骨长度和宽度的范围。
  - 肩锁关节。
  - 后侧入路。
  - 前上外入路比正常位置稍微偏前、偏下,在冠状和轴位面以微小的切角进入。
  - 低位前侧入路位于喙突外侧。
- 后方观测入路位于"软点",肩峰后外侧边缘的下方2 cm和内侧2 cm。
- 用标准技术进入盂肱关节。
- 一个18号腰椎穿刺针以"outside in"技术"外向内技术"建立前上外入路。
- 植入一个8 mm鞘管来辅助压力控制。
- 经前上外入路置入刨刀或电切探钩打开肩袖间隙,从喙突下缘直到基底彻底暴露喙突(技术图1A)。
- 于喙突外侧建立低位前侧入路,然后插入10 mm PassPort钢板套管。
  - 贴士:在PassPort钢板关节部分切出一个小楔形贴近喙突时形状更为匹配。

- 贴士：70°镜头有助于观察喙突下方。
- 通过低位前侧入路在喙突基底下方合适位置置入肩锁关节导向器（技术图1B）。
- 锁骨远端上方沿朗格线做一个小切口（技术图1C）。
- 使用2.4 mm空心钻头经锁骨和喙突钻孔（技术图1D）。
- 去除钻头内芯，先将SutureLasso SD线圈穿过空心钻头，再经低位前侧入路穿出（技术图1E）。
- 将WiberTape和TigerTape穿入钢板插槽，使这些线带呈U形（技术图1F）。
- 拉缝线和Dog Bone钢板通过前下套管，直到钢板紧靠喙突下方（技术图1G）。
  - 贴士：使用一个抓钳，转动钢板，并将其推过鞘管。
- 将锁骨上方穿出的缝线插入第二块Dog Bone钢板。
- 内收手臂前举上肢，最大限度地复位肩锁关节。
- 在钢板上方打方结（技术图1H）。
- 缝线末端应留出约1 cm长，使线结能平置于软组织下方。
- 为了增加稳定性，可以缝合肩锁关节囊，因其是肩锁关节稳定性的重要组成部分。三角肌筋膜撕裂也予以缝合。
- 关闭伤口，按常规方式敷料覆盖。

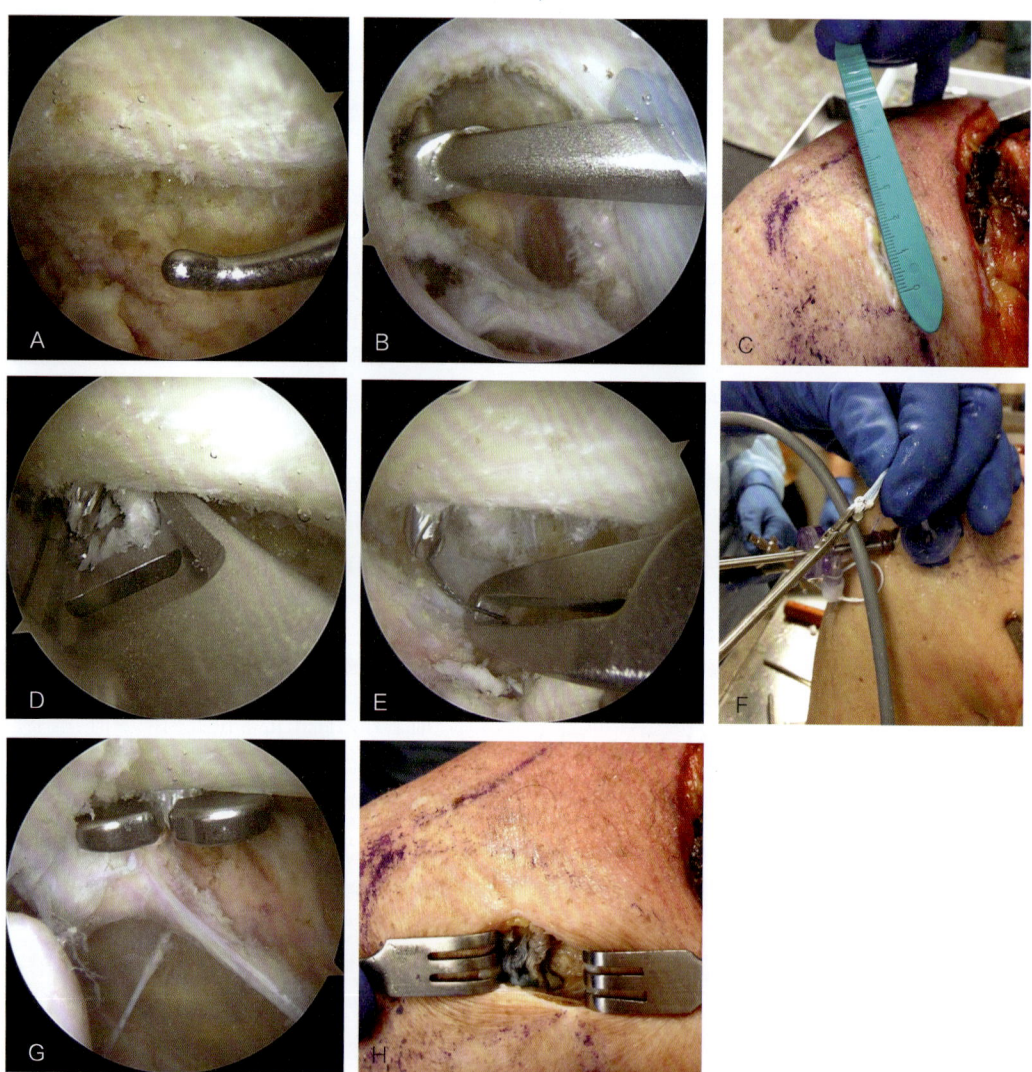

技术图1 A. 喙突基底。B. 置入空心的导向器穿过低位前侧入路跨坐在喙突下面。C. 锁骨远端上方切口。D. 2.4 mm空心钻头穿过锁骨远端和喙突。E. 将SutureLasso穿过空心钻头。F. 将FiberTape和TigerTape带插入Dog Bone钢板。G. Dog Bone钢板位于喙突下方。H. 方结在钢板上方。

要点与失误防范

要点	失误
• 修剪PassPort关节内部分,以便更好地接近喙突	
• 经后侧入路使用70°镜头观察,可以看得更清楚	• 若手术全程使用30°镜头,会需要额外入路且仍不能优化视野
• 肩锁关节复位应该略微过度,可能轻度位移	
• 在喙突处使用2.4 mm钻头	• 如果使用3.5 mm钻头稍微偏离,可能导致喙突骨折和固定失败

术后处理

- 这种固定是稳固的,但是应该使用支撑性吊带6周。
- 肘、腕和手术后即可开始活动度训练。
- 可以在吊带保护下进行轻柔的划圆运动或钟摆运动。
- 6周内限制活动,之后可以全范围活动。
- 3个月内不允许进行重体力活动或运动。
- 术后6周回访,拍摄X线片并与术后X线片进行比较。
- 3个月后允许举重,若力量和身体状况允许,可以恢复运动。

并发症

- 喙突骨折[15]。
- 缝合失张。
- 锁骨骨折。
- 复位丢失。
- 肩胛上血管神经束损伤。
- 活动度丧失。
- 需再次手术。

预后

- Dog Bone钢板固定系统相对较新,可用于治疗急性和亚急性高等级肩锁关节分离的相对较新的系统。它不适用于慢性损伤。目前尚无长期研究或前瞻性随机试验。

(何能斌 译,燕晓宇 王锋 审校)

参考文献

[1] Allman FL Jr. Fractures and ligamentous injuries of the clavicle and its articulation. J Bone Joint Surg Am 1967;49(4):774-784.

[2] Bannister GC, Wallace WA, Stableforth PG, et al. The management of acute acromioclavicular dislocation. A randomized prospective controlled trial. J Bone Joint Surg Br 1989;71(5):848-850.

[3] Chernchujit B, Tischer T, Imhoff AB. Arthroscopic reconstruction of the acromioclavicular joint disruption: surgical technique and preliminary results. Arch Orthop Trauma Surg 2006;126(9):575-581.

[4] Costic RS, Labriola JE, Rodosky MW, et al. Biomechanical rationale for development of anatomical reconstructions of coracoclavicular ligaments after complete acromioclavicular joint dislocations. Am J Sports Med 2004;32(8):1929-1936.

[5] Costic RS, Vangura A Jr, Fenwick JA, et al. Viscoelastic behavior and structural properties of the coracoclavicular ligaments. Scand J Med Sci Sports 2003;13(5):305-310.

[6] Debski RE, Parsons IM IV, Woo SL, et al. Effect of capsular injury on acromioclavicular joint mechanics. J Bone Joint Surg Am 2001;83-A(9):1344-1351.

[7] Dimakopoulos P, Panagopoulos A, Syggelos SA, et al. Double-loop suture repair for acute acromioclavicular joint disruption. Am J Sports Med 2006;34(7):1112-1119.

[8] Fukuda K, Craig EV, An KN, et al. Biomechanical study of the ligamentous system of the acromioclavicular joint. J Bone Joint Surg Am 1986;68(3):434-440.

[9] Imatani RJ, Hanlon JJ, Cady GW. Acute, complete acromioclavicular separation. J Bone Joint Surg Am 1975;57(3):328-332.

[10] Jari R, Costic RS, Rodosky MW, et al. Biomechanical function of surgical procedures for acromioclavicular joint dislocations. Arthroscopy 2004;20(3):237-245.

[11] Lancaster S, Horowitz M, Alonso J. Complete acromioclavicular separations. A comparison of operative methods. Clin Orthop Relat Res 1987;(216):80-88.

[12] Larsen E, Bjerg-Nielsen A, Christensen P. Conservative or surgical treatment of acromioclavicular dislocation. A prospective, controlled, randomized study. J Bone Joint Surg Am 1986;68(4):552-555.

[13] Lee SJ, Nicholas SJ, Akizuki KH, et al. Reconstruction of the coracoclavicular ligaments with tendon grafts: a comparative biomechanical study. Am J Sports Med 2003;31(5):648-655.

[14] Mazzocca AD, Santangelo SA, Johnson ST, et al. A biomechanical evaluation of an anatomical coracoclavicular

ligament reconstruction. Am J Sports Med 2006;34(2):236-246.
[15] Moneim MS, Balduini FC. Coracoid fracture as a complication of surgical treatment by coracoclavicular tape fixation. A case report. Clin Orthop Relat Res 1982;(168):133-135.
[16] Pearsall AW IV, Hollis JM, Russell GV Jr, et al. Biomechanical comparison of reconstruction techniques for disruption of the acromioclavicular and coracoclavicular ligaments. J South Orthop Assoc 2002;11(1):11-17.
[17] Powers JA, Bach PJ. Acromioclavicular separations. Closed or open treatment? Clin Orthop Relat Res 1974;(104):213-223.
[18] Rockwood CA Jr, Williams GR Jr, Young DC. Disorders of the acromioclavicular joint. In: Rockwood CA Jr, Matsen FA III, eds. The Shoulder. Philadelphia: WB Saunders, 1998:483-553.
[19] Rokito AS, Oh YH, Zuckerman JD. Modified Weaver-Dunn procedure for acromioclavicular joint dislocations. Orthopedics 2004;27(1):21-28.
[20] Salter EG Jr, Nasca RJ, Shelley BS. Anatomical observations on the acromioclavicular joint and supporting ligaments. Am J Sports Med 1987;15(3):199-206.
[21] Schlegel TF, Burks RT, Marcus RL, et al. A prospective evaluation of untreated acute grade III acromioclavicular separations. Am J Sports Med 2001;29(6):699-703.
[22] Taft TN, Wilson FC, Oglesby JW. Dislocation of the acromioclavicular joint. An end-result study. J Bone Joint Surg Am 1987;69(7):1045-1051.
[23] Tienen TG, Oyen JF, Eggen PJ. A modified technique of reconstruction for complete acromioclavicular dislocation: a prospective study. Am J Sports Med 2003;31(5):655-659.
[24] Tossy JD, Mead NC, Sigmond HM. Acromioclavicular separations: useful and practical classification for treatment. Clin Orthop Relat Res 1963;28:111-119.
[25] Wolf EM, Pennington WT. Arthroscopic reconstruction for acromioclavicular joint dislocation. Arthroscopy 2001;17(5):558-563.
[26] Yap JJ, Curl LA, Kvitne RS, et al. The value of weighted views of the acromioclavicular joint. Results of a survey. Am J Sports Med 1999;27(6):806-809.

第14章 关节镜下松解神经卡压症
Arthroscopic Release of Nerve Entrapment

Felix H. Savoie III and Michael J. O'Brien

定义

- 肩胛上神经卡压可能源于肩胛上凹缩窄、冈上窝底部囊肿挤压，或肩胛冈关节盂切迹缩窄。
- 使用 Thomas Samson 和 Laurent Lafosse 提出的关节镜技术能较为容易地处理该神经卡压。

解剖

- 肩胛上神经主要来自 C5 神经根，少部分来自 C4、C6 神经根。
- 它从臂丛上干分出，通过锁骨上窝，经过肩胛横韧带下方的肩胛上切迹，分成2支。
  - 第1支向内侧冈上肌走行。
  - 第2支持续穿过肩胛骨的冈上肌窝底部，直到肩胛冈和肩胛盂后上颈部的连接处。一些研究表明存在第3感觉分支，并向肩胛盂侧方通过。
- 该神经于不恒定出现冈盂韧带之下走行，围绕骨连接处小转弯，经过冈下窝上方向内侧走行，发出分支到该肌肉，终止于此块肌肉的内侧部分[3]。

发病机制

- 神经卡压症状经常出现于肩胛上凹（切迹）。
  - 创伤、反复过头顶动作致使肩胛骨过度收缩和伸展（如排球），慢性肩袖损伤可能引起这些区域肿胀，压迫神经。
  - 一般认为，先天性 V 形肩胛上凹（切迹）是卡压的原因之一。
- 较为少见的是由于肩胛窝中间或后面及冈盂切迹处的囊肿挤压而发生的卡压。
  - 增厚的冈盂韧带也可能导致冈盂切迹卡压。
  - 不常见的神经卡压的原因包括血管扩张（动脉瘤或静脉曲张）和肿瘤。
- 排球和网球运动员在发球时，手臂极度外旋，位于冈盂切迹内侧的粘连可能导致神经病变。

自然病程

- 肩胛上神经卡压的自然转归取决于病因和解剖的病理改变。
- 已经有报道称康复治疗后可自然痊愈。
- 如果肌电图神经传导检查显示神经受压，常常提示需手术治疗。
- 肩胛上凹或冈盂区域的卡压常常是原发问题，与关节内病变无关[6]。冈上窝腱鞘囊肿挤压窝常常与盂唇撕裂有关系，治疗时需同时进行盂唇固定与囊肿清除术。如果非手术治疗无效需行手术治疗，这些手术都可以在关节镜下完成。

病史和体格检查

- 患者常常出现撞击、肩袖撕裂、过头顶上举无力、被动屈曲疼痛、肩峰下捻发音等症状和体征。
- 仔细检查可能发现冈上窝、冈下窝相比对侧出现萎缩。
- 可单独出现冈上肌或冈下肌无力，并常常出现 Whipple 试验阳性。
- 肩袖无触及缺损。冈上肌腱远端常常不能或仅能触及轻微的肿胀。
- Lafosse 等报道了一种肩胛上神经卡压试验，伸展肩胛骨，同时头部和颈部向远离患肢方向伸展[4]。

影像学和其他诊断性检查

- 大多数患者需行 MRI 检查。
  - 该检查可显示肩袖完整，冈上肌、冈下肌萎缩。然而在很早的阶段（如运动员），可能只能单纯看到受神经压迫引起的肌肉水肿。
  - 偶尔可能有肩袖撕裂伴有萎缩，萎缩程度不与撕裂的大小或持续时间成比例。
- 从事上肢近端卡压研究的神经病学家行肌电图神经传导检查，能够最终决定是否有肩胛上或冈盂切迹神经卡压。

鉴别诊断

- 该病主要容易与原发撞击症和肩袖撕裂混淆。
- 这些疾病的病史和体格检查结果常常是相似的,但是仔细进行评估和体格检查,还是能发现上述讨论中所描述的差异。

非手术治疗

- 非手术治疗对于真正的神经卡压病变作用有限。在受压区域试行超声或透视下注射,然后对受累的肌肉进行物理治疗和电刺激,症状可能缓解。
- 穿刺抽吸囊肿可减小囊肿的压迫,但这种改善已被证明是相对短暂的。
  - 然而,如果神经传导检查显示此区域神经受压,无论卡压来自肩胛上或冈盂切迹,都应该手术松解。

手术治疗

- 已有多种描述切开松解方法的报道[6,7]。
- 最近,Samson 和 Lafosse(Samson 和 Lafosse,个人通讯,2000)专注研究关节镜下松解技术[1-6]。

体位

- 患者取侧卧位(笔者的首选)或沙滩椅位。

TECHNIQUES

- 诊断性肩关节镜检查排除关节内病变。
- 镜头插入外侧入路进入肩峰下滑囊,该入路与前肩峰相平以便观察冈上肌和肌腱(技术图1A)。
- 镜头沿着冈上肌前缘前移,直到见到喙突基底部(技术图1B)。
- 经内侧 Neviaser 入路置入交换棒,沿着位于喙突基底部内侧面以内的冈上窝前缘进行触诊(技术图1C)。
- 从前侧入路插入全半径刨刀小心地清理软组织,清理范围只要保持在交换棒外侧即可。交换棒除了可以作为诊断工具,同时可用作牵开器(技术图1D)。
- 然后,将关节镜推进到"有墙的房间",其后壁为冈上肌,底部为喙突基底部,前壁为喙锁韧带(cc),内侧壁相当于保护性交换棒,在其后面为需要受保护的肩胛上神经和血管(技术图1E)。
- 创建第二个内侧 Neviaser 入路,并将用于牵引的交换棒移至该入路,并用于向内牵拉动脉和神经,以保护这两

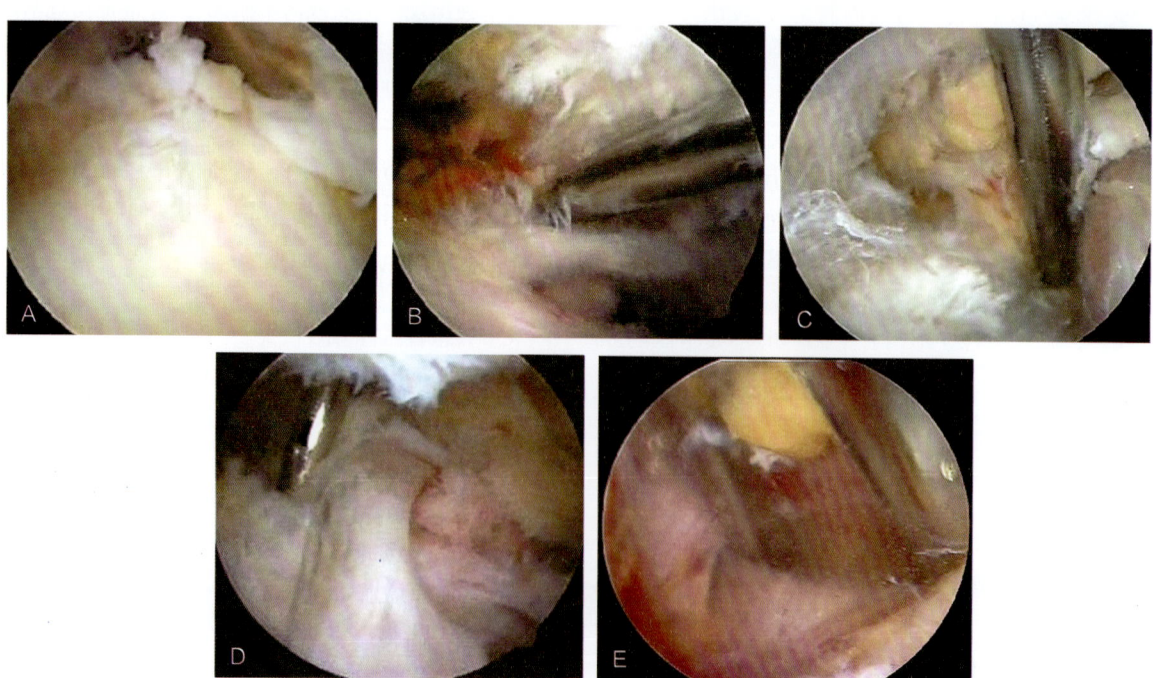

技术图1 A. 当关节镜从肩峰外侧入路进入肩峰下滑囊时,可以看到冈上肌和肌腱。B. 镜头沿着冈上肌前缘深入,直到见到喙突基底部。C. 将交换棒经外侧 Neviaser 入路置入,术者即可触诊位于喙突基底部内侧面的冈上窝内侧前缘。D. 经前侧入路使用刨刀清理软组织,术者必须一直保持刨刀在交换棒的外侧。E. 然后将关节镜推进到"有墙的房间"。

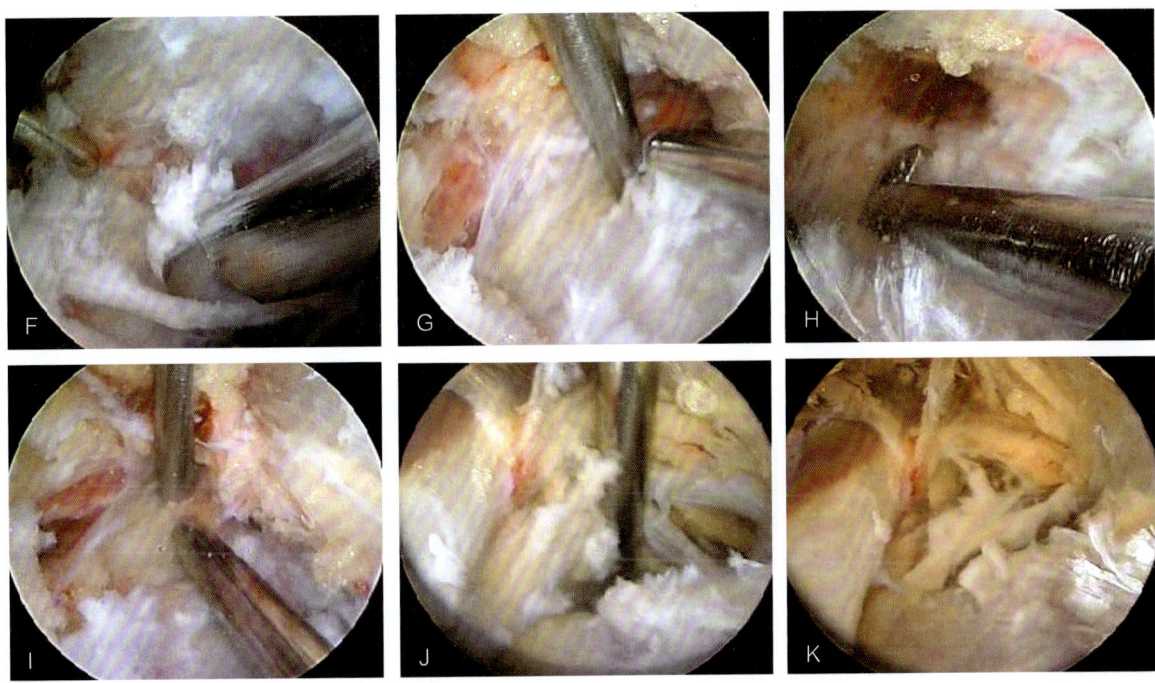

技术图1（续） F. 建立第二个Neviaser入路，可以用交换棒将动脉牵开至内侧并保护。然后，进入一个房间，其中冈上肌为一侧，喙锁韧带为对侧，喙突基底部和冈上窝为基底，锁骨为屋顶。G. 用钝头探钩来明确韧带并且保护下方的肩胛上神经。H、I. 用侧方咬钳或刨刀松解韧带。J. 显露的神经。K. 肩胛上神经、动静脉可回到松弛的状态。

个结构。也可以将其直接插入肩胛切迹，进一步保护神经和动脉（技术图1F）。
- 沿着韧带顶点移动交换棒牵开器，也能保护一些通过韧带上面变异的神经分支。
- 通过外侧Neviaser入路置入的钝头探钩可进一步明确韧带并且保护下方的肩胛上神经（技术图1G）。
  - 用侧方咬钳（技术图1H）或刨刀（技术图1I）松解覆盖切迹的韧带从而松解神经（技术图1J）。
- 完成韧带切除后神经可连同动静脉向内侧缩回。在可能已发生粘连的翻修病例中，在切迹的前后触诊神经很重要。
- 切除外侧肩胛上凹的锐利边缘成斜面。这个步骤可用关节镜锉完成，去除所有锋利的边缘。
- 撤除交换棒牵开器，肩胛上神经、动静脉就可以退回松弛的状态（技术图1K）。
- 从冈上窝底部到冈盂切迹探查神经。
- 如果必须评估冈盂韧带的紧张度，那么可以探查冈上肌，向前面牵开，显露肩胛冈，顺着该结构进入冈盂切迹。

冈盂切迹松解

- 肩胛冈底部附近的解剖结构与肩胛上凹前面的比较不恒定。在这一区域，笔者倾向于采用类似于前侧的双入路技术（技术图2A～H）。
- 关节镜置于外侧观察入路。
- 标准的后入路用于刨刀，并识别肩胛冈。
- 建立一个与冈盂切迹相对应的后入路，将钝的交换棒或鞘管内芯在冈盂切迹的底部，保护神经。
- 然后使用电刀或刨刀清理肩胛冈，直到看到肩盂韧带或牵开器。一旦靠近基部，就可以使用钝性探针定位神经。
- 在初次手术病例中，笔者常发现切迹内侧存在粘连，必须松解来充分减压，因为肩盂韧带不是一个恒定的解剖结构。
- 在翻修病例中，肩关节上盂唇前后部的损伤（SLAP）修复过程中，在置于后上锚钉和缝线过低之后，通常紧贴神经的外侧留下瘢痕。

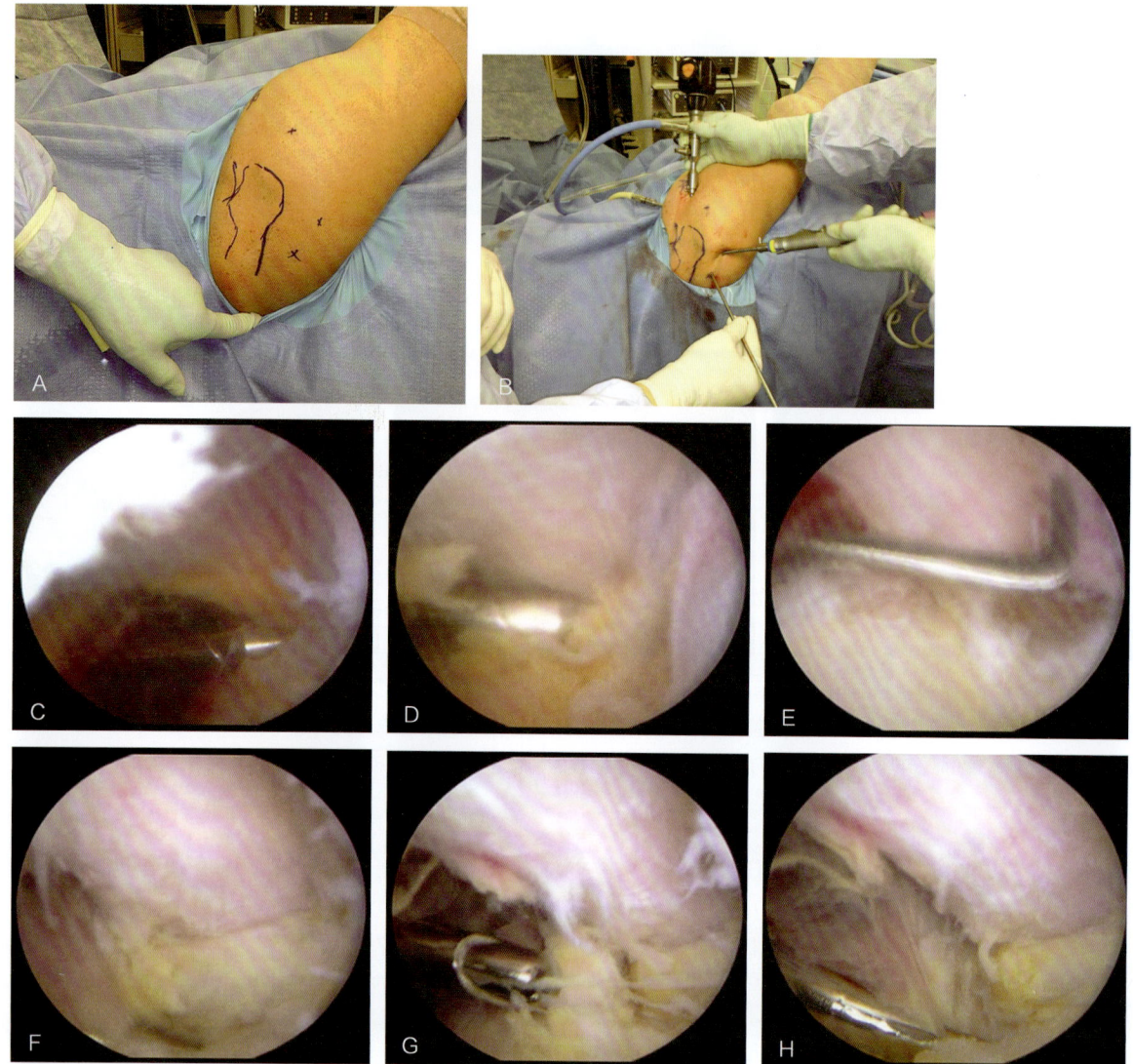

技术图2 A. 侧卧位显示入路的位置。B. 外侧入路中的关节镜，标准后侧入路中的刨刀和内侧后入路中保护神经的交换棒。C. 经第二个后入路置入探钩保护神经。D. 继续清理到神经周围的脂肪，同时牵开器继续保护神经。E. 将钝探钩放在肩胛冈上，然后在直视下小心松解。F. 显露环绕着肩胛冈的肩胛上神经。G. 继续在内侧进行清理，切断内侧粘连（运动员常见）。H. 一旦内侧粘连松解完成，就可以沿神经向内观察其肌支进入冈下肌。

要点与失误防范

要点	• 术者应该将关节镜置于外侧入路，沿着冈上窝前缘推入关节镜 • 喙突基底的内侧面被用作肩胛上切迹参考标志 • 经内侧 Neviaser 入路置入牵开器 • 肩盂韧带并不总是存在，因此在该区域应始终使用牵开器保护神经
失误	• 主要的失误是未使用牵开器保护神经、动静脉 • 刨刀吸力太大吸入神经，甚至可能切断神经 • 缺乏尸体实践练习是手术操作的相对禁忌

术后处理

- 患者立即开始冈下肌理疗,并使用家用神经肌肉刺激器。正确的肩胛骨位置对恢复和促进恢复正常肌力是必要的。
- 大多数患者看似立即减少了疼痛,增加了力量,但是常常需要6~12周来恢复冈下肌、冈上肌的正常肌力。
- 治疗和电刺激需持续到患者恢复正常活动为止。

预后

- Lafosse曾报道应用其技术>90%的患者病情成功缓解[5]。
- 该疗效和大多数其他学者报道的开放手术系列的效果相同,或更优。
  - 笔者在文献检索中未发现大量有关于关节镜下冈盂韧带松解的报道。
- Mall等曾报道切开松解冈盂韧带治疗的患者系列获得满意的疗效[6]。

并发症

- 关节镜下松解技术几乎没有并发症的报道。
- 主要的并发症可能是因疏忽而不慎切断神经,但是据笔者所知并未有相关报道。

(何能斌 译,燕晓宇 王锋 审校)

参考文献

[1] Bencardino JT, Rosenbert ZS. Entrapment neuropathies of the shoulder and elbow in the athlete. Clin Sports Med 2006;25:1-19.

[2] Fabre TH, Piton C, Leclouerec G, et al. Entrapment of the suprascapular nerve: upper limb. J Bone Joint Surg Br 1999;81-B: 414-419.

[3] Goslin KL, Krivickas LS. Proximal neuropathies of the upper extremity. Neurol Clin 1999;17:525-547.

[4] Lafosse L, Piper K, Lanz U. Arthroscopic suprascapular nerve release: indications and technique. J Shoulder Elbow Surg 2011; 20(2 suppl):S9-S13. doi:10.1016/j.jses.2010.12.003.

[5] Lafosse L, Tomasi A, Corbett S, et al. Arthroscopic release of suprascapular nerve entrapment at the suprascapular notch: technique and preliminary results. Arthroscopy 2007;23(1):34-42.

[6] Mall NA, Hammond JE, Lenart BA, et al. Suprascapular nerve entrapment isolated to the spinoglenoid notch: surgical technique and results of open decompression. J Shoulder Elbow Surg 2013; 22(11):e1-e8.

[7] Post M. Diagnosis and treatment of suprascapular nerve entrapment. Clin Orthop Relat Res 1999;368:92-100.

第15章 关节镜下关节囊松解治疗运动损失
Arthroscopic Capsular Releases for Loss of Motion

Ruth A. Delaney, Ryan W. Simovitch, Lindsay R. Miller, and Laurence D. Higgins

定义

- 软组织瘢痕形成、挛缩或骨质改变可能是造成肩关节僵硬的原因。
- 僵硬肩或冻结肩曾被命名为粘连性关节囊炎。
- 关于粘连性关节囊炎的定义尚无共识,但通常认为这是一种主动和被动肩部运动功能受限的疾病,不伴有骨性受限因素[18]。
- 它的主要鉴别特征是肩关节被动外旋受限,但X线片显示肩关节正常。
  - 例外的情况是可能在X线片上看到钙化性肌腱炎表现。
- 导致活动度损失的粘连性关节囊炎主要有2种形式,都可以通过关节镜技术完全治疗。
  - 原发性粘连性关节囊炎(特发的)。
  - 继发性粘连性关节囊炎。
    - 内源性。
      - 与肩袖疾病、钙化性肌腱炎、肱二头肌腱炎、肩关节术后或肱骨近端骨折相关。
    - 外源性。
      - 远处或局限的外在异常,如同侧乳房手术后、颈神经根病、肱骨干骨折后、肩胛胸壁异常、肩锁骨关节炎或锁骨骨折。
    - 全身系统的。
      - 与系统性疾病相关,如糖尿病、甲状腺功能亢进(较少见)、甲状腺功能减退、肾上腺皮质功能减退甚至心肌梗死。
- 肩关节僵硬包括关节内粘连、关节囊挛缩、肩峰下粘连、三角肌下粘连。
- 治疗僵硬肩的基本原则是找到导致僵硬的解剖区域,且在可控方式下进行松解。
  - 对解剖的充分了解是恢复功能、避免伴行肌腱损伤和神经的关键。

解剖

- 肩关节活动度主要有2个部分:
  - 盂肱关节。
  - 肩胛胸关节。
- 一般情况,盂肱关节与肩胛胸关节活动度的正常比例是2:1,肩关节活动以盂肱关节为主。
- 关节囊韧带结构有助于维持肩关节稳定性,在非病理的情况下能控制终末活动度起到缰绳作用。
- 关节囊内许多区域包含盂肱韧带而增厚(图1A):
  - 盂肱上韧带。
  - 喙肱韧带。

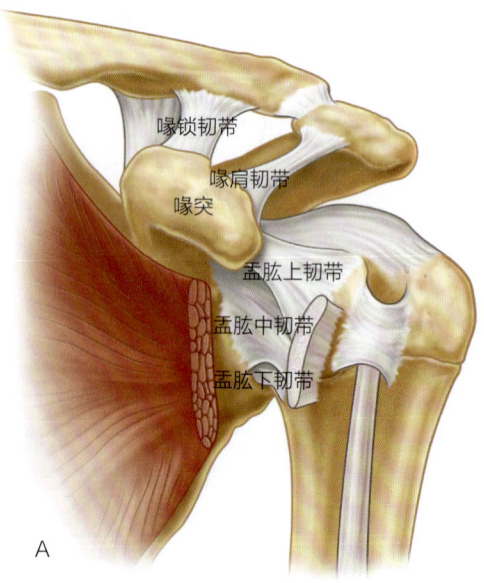
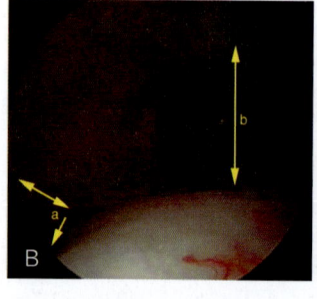
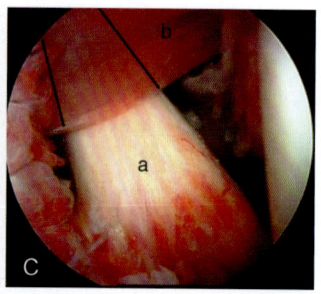

图1 A. 增厚的关节囊被称为盂肱韧带,在生理状态下可控制终末活动度,起到缰绳作用。B. 肩峰和肩袖之间的肩峰下间隙(a)、三角肌和肩袖或肱骨之间的三角肌下间隙(b)都存在着纤维束。这些结构都约束着肩袖的移动,从而限制肩关节主动和被动活动度。C. 腋神经穿过肩胛下肌浅面,然后紧邻着肩胛下肌下缘转向后侧。只要镜下直视肩胛下肌,前关节囊松解可以安全进行。

- ○ 盂肱中韧带。
- ○ 盂肱下韧带复合体。
  - 前束。
  - 腋囊。
  - 后束。
- 肩袖间隙是一个三角形区域，其位于冈上肌腱前缘和肩胛下肌上缘之间。盂肱上韧带和喙肱韧带位于其中。
- 当肩关节活动时，盂肱韧带和关节囊交替绷紧和松弛，伴随着肩袖和三角肌交替拉长和缩短。
  - ○ 三角肌和肱骨间存在一个间隙（三角肌下），当瘢痕形成后就会限制盂肱关节活动。
  - ○ 肩袖和肩峰间存在一个间隙，通常由肩峰下滑囊占据。
  - ○ 在这些间隙的瘢痕组织和粘连会限制肩袖移动，从而限制盂肱关节活动度（图1B）。
- 松解关节囊时，保留与之延续或位于其近端的一些结构很重要。
  - ○ 肩胛下肌腱位于盂肱中韧带的表面。肩胛下肌上2/3位于关节内。
  - ○ 肱二头肌腱位于肩袖间隙。
  - ○ 腋神经紧邻肩胛下肌下缘经过，然后与盂肱下韧带、关节囊并行，最后穿出四边孔（图1C）。
- 后关节囊紧邻覆盖在关节盂后方，与肩袖肌肉层次不同。
  - ○ 后侧肩袖和关节囊是并行的，事实上很难区分。
  - ○ 后关节囊应该靠近关节盂松解，从而避免破坏肩袖肌肉和肌腱。
- 特定关节囊区域和韧带的挛缩，一一对应于临床上特定的活动度的损失。这些必须术前明确来指导关节镜下松解（表1）。

表1　特定的关节囊韧带区域挛缩及其对肩关节运动的影响

解剖部位	肩关节运动受限
肩袖间隙（盂肱上韧带和喙肱韧带）	肩关节内收时外旋受限
盂肱中韧带	中度范围外展时外旋受限
盂肱下韧带（前束）	外展90°时外旋受限
下关节囊	外展和前屈受限
后关节囊和盂肱下韧带（后束）	内旋受限

发病机制

- 肩关节僵硬可能源于原发性或继发性因素。
  - ○ 原发性僵硬常常称为粘连性关节囊炎。
    - 粘连性关节囊炎也常被称为冻结肩，可以是特发性，在女性中更常见。
  - ○ 继发性僵硬可能因瘢痕形成导致，创伤或手术后肩关节粘连原因可能是软组织破坏释放细胞因子，以及创伤后身体炎症反应。
    - 继发性僵硬也可能是医源性因素导致的，如Putti-Platt或Magnuson-Stack术后的病例。
- 冻结肩的发病机制被分为三个阶段（表2）。这些阶段可连续出现，每个患者的时间进程也可能不同。

自然病程

- 继发性肩关节僵硬的自然转归已被相对普遍地接受，非手术治疗迁延难愈且疗效不佳。但粘连性关节囊炎（原发性或继发性）的时间进程还是饱受争议。
- 最近报道显示，不进行手术干预，随访时50%的患者存在粘连性关节囊炎持续，此外39%～76%的患者活动受限[3,11,13]。
- 粘连性关节囊炎病程可能较为持久，症状平均持续30个月[13]。
- 疼痛和活动度受限呈弱相关。
  - ○ 有些患者有剧痛，但活动度接近正常。
  - ○ 有些患者无痛，但活动度严重受限。
- 有研究发现，>50%的粘连性关节囊炎患者有活动度受限，但是仅7%的患者有功能缺陷[13]。
- 活动度受限或疼痛对患者生活质量的影响，取决于患者的功能要求。
- 糖尿病患者的粘连性关节囊炎更趋迁延难愈，比特发性粘连性关节囊炎患者手术意愿更强。

表2　冻结肩的发病机制

阶段	描述	时间进程
冻结或炎症性阶段	渐渐开始疼痛，疼痛恶化时肩关节出现运动丧失	6周至9个月
冻固阶段	疼痛慢慢好转，但是僵硬持续	4～9个月，甚至更久
解冻阶段	肩关节活动逐渐恢复正常	5～26个月

病史和体格检查

- 特发性粘连性关节囊炎的患者常常否认创伤史，但是主诉有隐匿的、物理治疗效果不佳的疼痛，且疼痛早于活动受限出现。
- 继发性粘连性关节囊炎患者常常有创伤史、手术史或医疗并发症。
  - 骨折或长期固定的病史。
  - 作为僵硬的潜在病因，应记录以前的外科手术包括肩袖修补、关节囊转位、Putti-Platt 术、Bristow-Latarjet 术、切开关节盂骨移植和骨折切开复位内固定。
  - 应记录相关合并症，包括糖尿病和甲状腺疾病，因为这些和粘连性关节囊炎相关。
- 肩关节僵硬的症状包括：
  - 活动度缺失转变为功能受限。
  - 运动的疼痛弧。
  - 由于"非出口性"撞击，疼痛常常辐射至三角肌区。
  - 由于盂肱关节活动度受限，疼痛转移至肩胛胸壁关节，最终造成肩胛周围疼痛。
  - 由于肩胛胸壁运动增加造成肩锁关节疼痛。
- 应进行肩关节的全面检查确认是否伴随其他病变。检查技术包括：
  - 被动活动度检查：结果与对侧肩关节比较。被动活动度的损失应该一直与主动活动度损失相比较。
    - 评估前上关节囊：内收中被动外旋活动度减小，说明肩袖间隙附近的前上关节囊挛缩。
    - 评估前下关节囊：被动外旋外展活动度减小，说明前下关节囊挛缩。
    - 评估下关节囊：被动屈曲和外展活动度减小，说明下关节囊挛缩。
    - 评估后关节囊：记录想象平行地面的水平线和手臂轴之间的角度，测量跨胸内收的度数。被动内收活动度减小，说明后关节囊挛缩。
  - 检查肩关节是否有手术史、创伤、畸形和挛缩的表现。
  - 徒手检测肩袖和三角肌的力量。
  - 应记录坐位与仰卧位下所有平面的主动和被动活动度。应该分别在患者正面和后面观察肩关节运动。
  - 评估仰卧位活动度时，要防止肩胛胸壁运动和腰部倾斜代偿，以便得到一个更精确的检查结果。
  - 主动和被动活动度损失相等，提示该病例是粘连性关节囊炎。
  - 主动比被动活动度损失更多，提示肩袖或神经损伤。
  - 被动活动度全面损失是典型的粘连性关节囊炎，然而仅某个平面的活动度损失常常是由于术后瘢痕形成或创伤造成的。
  - 利多卡因关节腔内注射试验：所有平面的被动和主动运动的活动度，在盂肱关节注射前应该记录。应评估并记录注射后疼痛缓解，被动和主动运动度的任何改善。在疼痛减轻后评估活动度可以更准确。如注射后活动度增加，说明其活动度的减小来源于粘连和软组织挛缩而不是非出口撞击造成的疼痛或症状性肩锁关节病。这种注射可以治疗早期粘连性关节囊炎的滑膜炎症。关节内注射也可与肩峰下注射联合使用[11]。

影像学和其他诊断性检查

- 常规放射影像学评估应该包括肩关节中立位、内收或外旋时前后位（AP）摄片，肩胛 Y 位、腋窝侧位片。
  - 常常能发现失用性骨萎缩。
  - 可能同时发现钙化性肌腱炎或之前手术的钢板影像（如切开复位内固定术、Putti-Platt 术）（图2）。
- 当怀疑肩袖撕裂或其他软组织紊乱，考虑MRI检查。
- 关节造影或实验室检查来并非确认粘连性关节囊炎的必需条件。

鉴别诊断

- 盂肱关节炎。

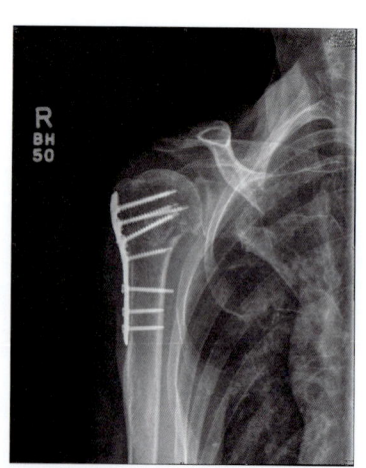

图2 X线片中的钢板有助于指导治疗。如本病例为开放复位内固定治疗近端肱骨骨折后，该手术可能造成三角肌下间隙的粘连。

- 肩锁关节炎。
- 肩袖肌腱炎。
- 肩峰下或三角肌下滑囊炎。
- 肱二头肌腱炎。
- 钙化性肌腱炎。
- 化脓性关节炎。
- 肩袖撕裂。
- 痛风或结晶性关节病。

非手术治疗

- 可以尝试非手术治疗,但对典型的继发性肩关节僵硬的患者常常无效。
- 原发性和继发性粘连性关节囊炎患者,且僵硬不超过6个月或从未正规治疗。
- 非类固醇类抗炎药常常用来缓解疼痛。但是应避免使用阿片类镇痛药,因为长期使用有依赖性。
- 注射治疗有助于缓解早期粘连性关节囊炎的疼痛。
  - 3次为一疗程的关节内注射可以缓解疼痛。关节内注射也可用于诊断,注射后疼痛缓解,活动度受限仍持续存在[10,12]。
  - 可以采取配对注射(肩峰下和关节内注射)[14]。
- 在康复医生的监督下,每天应该完成4~5组、每组5~10分钟的主动辅助活动度训练,拉伸挛缩的关节囊[7]。其他治疗如练习前后冰敷和热敷,可以让患者觉得舒适,但是在炎症期或冻结期常常不是非常有效。

手术治疗

- 粘连性关节囊炎早期不应该采取手术治疗。否则可能达不到预期目标,手术后丰富的瘢痕形成反而可能造成的活动度受限。
- 原发性或继发性粘连性关节囊炎,疼痛仅为终末痛,而非全部运动弧疼痛时,可以考虑手术治疗。
  - 当活动度逐渐恢复,笔者推荐继续进行非手术治疗。只有在患者活动度进入平台期时推荐手术。
- 推荐麻醉下关节镜松解后进行手法松解,使其处于可控状态,而不是单行手法松解或先手法松解,后进行关节镜评估和松解之前进行。

术前准备

- 查阅影像学资料,明确是否伴随其他病变。
  - 明确肩袖是否存在撕裂,因为修复与否会影响术后康复和手术时机。
  - 明确是否存在盂肱关节炎。这些患者可能得益于关节镜下松解,但是他们的预后受盂肱关节匹配度的影响。
- 若无禁忌,笔者在肌间沟置管进行局部麻醉(1.5%甲哌卡因和0.5%布比卡因混合的30~40ml溶液),可以提供术中肌松和疼痛控制,直到关节镜下关节囊松解术后48小时(图3A)。
  - 术后康复是必不可少的,其有效性、安全性已经被证实[5,16,17]。在肌间沟导管麻醉阻滞下,患者可在术后48小时内进行高强度康复锻炼。
- 建议麻醉下检查运动度来评估前上、前下、下和后关节囊挛缩情况。术中可据此决定松解的侧重点(图3B)。

体位

- 患者仰卧于手术台上,取沙滩椅位。
- 麻醉下检查后,肩关节广泛消毒,铺巾。前方至喙突内侧,后方到肩胛骨内缘。
- 消毒整个手臂,然后将其放入液压手臂固定器(蜘蛛臂式定位器)(图4)。这样无需助手一直托举患者手臂。

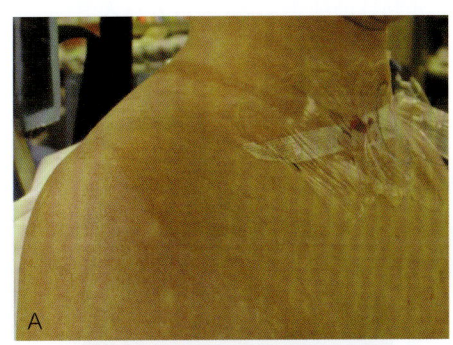

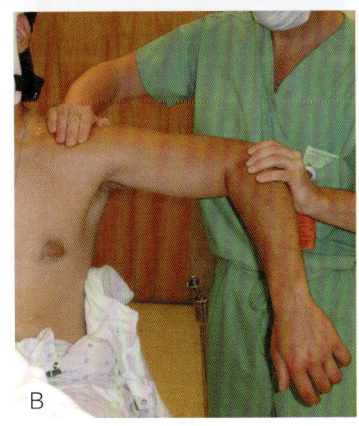

图3 A. 肌间沟置管提供术中肌松和疼痛控制,同时提供关节镜下松解术后48小时的持续疼痛控制。B. 麻醉下检查被动活动度来指导关节镜下松解术。检查者的一只手控制肩胛骨从而避免肩胛胸活动。

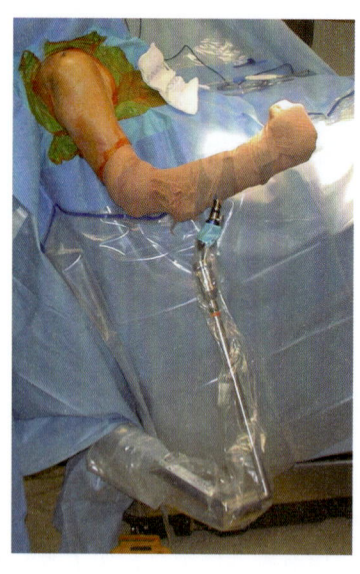

图4 笔者使用一种液压手臂固定器（蜘蛛臂式定位器）固定手臂，无需助手托举。

建立入路

- 关节镜下关节囊松解的难点在于如何在不造成医源性关节损伤的同时，进入挛缩的关节（技术图1A）。
- 笔者采用的后侧关节镜入路比标准后侧入路的略微高些（技术图1A～C）。
- 18号腰椎穿刺针插入关节后注入无菌盐水（关节存在挛缩时常常需注入10～15ml）（技术图1B）。
  - 腰椎穿刺针的盐水回流，确认进入关节。
  - 这样可保证入路定位准确，同时扩张关节，从而减少医源性关节损伤的风险（技术图1F）。

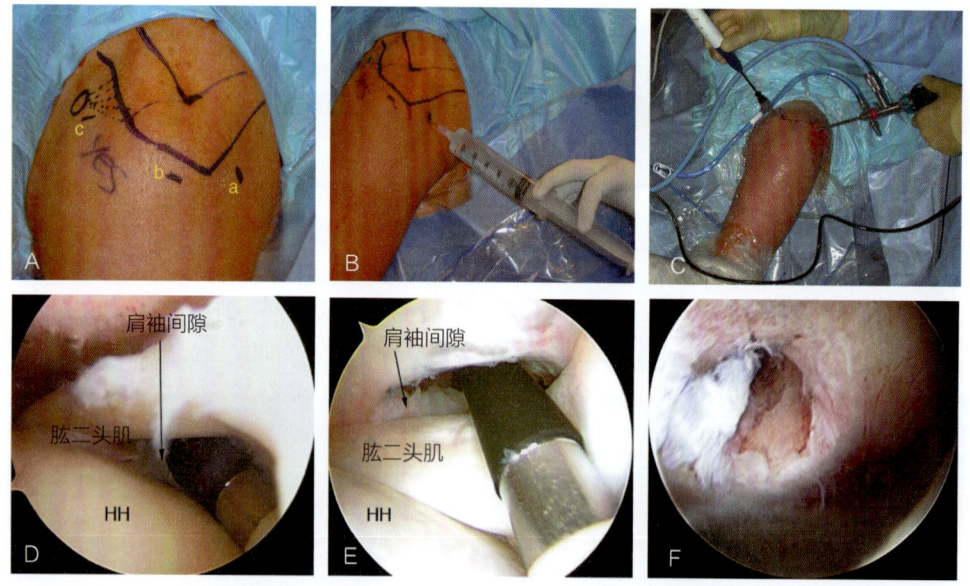

技术图1 进入关节囊明显挛缩和瘢痕形成的肩关节常常十分困难。A. 后侧入路（a）比普通的入路位置高一点，从而减少医源性关节损伤的风险。外侧入路（b）和前侧入路（c）使用18号腰椎穿刺针利用"outside-in"技术来建立的。B. 将无菌生理盐水注入盂肱关节，扩张关节，从而减少医源性关节损伤的风险，且确定入路的位置。腰椎穿刺针中有盐水回流能够确定进入关节而非软组织。C. 后侧入路镜下可以看到前侧关节囊，经前侧鞘管置入射频电刀去除滑膜，创造有利的工作空间。D. 通常可以经前侧鞘管操作肱二头肌或其上方。E. 向下方牵开肱二头肌，松解肩袖间隙，并向下进一步松解。F. 视野不佳时强行进入，可能导致严重的骨软骨损伤。图中，HH为肱骨头。

- 使用11号刀片在进针点做切口,然后将关节镜鞘管插入盂肱关节。
  - 鞘内盐水流出,确认进入关节。
- 在后侧关节镜监视下,腰椎穿刺针插入肩袖间隙,该间隙位于喙突外侧肱二头肌下方和肩胛下肌上方。
- 用11号刀片做切口,同时在该入路插入6 mm鞘管。
- 经鞘管置入射频电刀,去除阻挡视线的滑膜和软组织(技术图1C~E)。在某些情况下,可能有必要使用射频电刀穿入增厚的关节囊以完成入路建立。此时建议最好不要使用钩形电刀,因为在尝试刺破挛缩的关节囊内时,尖端可能折断。可以使用常规的射频电刀在关节囊上做切口,然后换用钩形电刀进行关节囊切除。

前关节囊松解

- 使用射频电刀、刨刀或关节镜篮钳来切除挛缩和增厚的关节囊。
  - 笔者偏爱使用钩形头的射频电刀来操作,不但能够避免出血,操作可控,并可获得邻近肌肉和神经电刺激的反馈。
  - 在关节囊切缘形成后可以使用关节镜篮钳(技术图2A、B)。
- 粘连性关节囊炎中,关节囊常常增厚至1 cm,生理情况下只有2 mm。
- 系统地切除前关节囊。
- 注意介于肱二头肌和关节内肩胛下肌之间的肩袖间隙关节囊,其中包含上盂肱、喙肱韧带(技术图2C)。
- 开始松解,紧贴肱二头肌腱下缘切开关节囊(技术图2D)。
- 向下方松解关节囊组织至肩胛下肌上缘,从而完成肩袖间隙和其内容的松解(技术图2E)。
- 使用交换棒从肩胛下肌深面钝性分离关节囊,创造一个明确的间隙。这部分关节囊形成盂肱中韧带(技术图2F)。
- 分离覆盖在肩胛下肌表面的关节囊至6点钟位置(技术图2G)。
  - 轻柔地外旋肩关节囊,给予一定的张力,以便切除。
- 只要在直视下操作肩胛下肌,腋神经就不会有损伤的危险(图1C)。
- 用刨刀切除关节囊组织,使间隙足够宽(10 mm),防止关节囊组织再次挛缩。

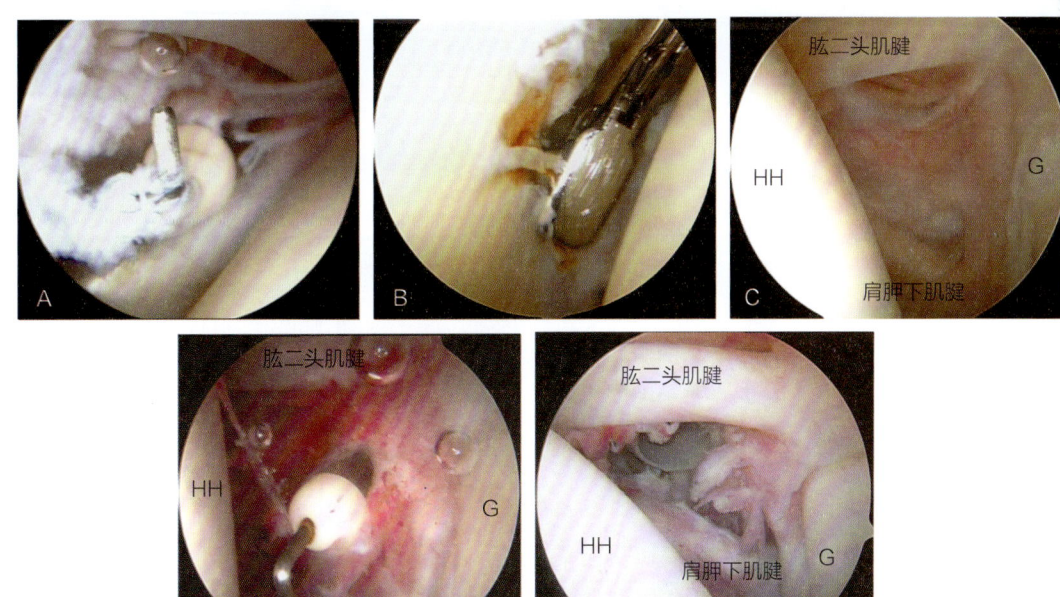

技术图2 可以使用射频装置(A)或关节镜篮钳(B)来切除关节囊。C. 肩袖间隙是关节囊的一部分,介于冈上肌和肩胛下肌之间。关节镜下见到的边缘是肱二头肌、肩胛下肌、肱骨头(HH)和肩胛盂(G)。D. 从肱二头肌下方开始,平行于关节盂,切开肩袖间隙中的关节囊。E. 从肱二头肌下方开始切开关节囊直到肩胛下肌腱上缘。

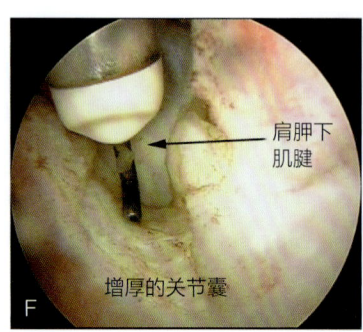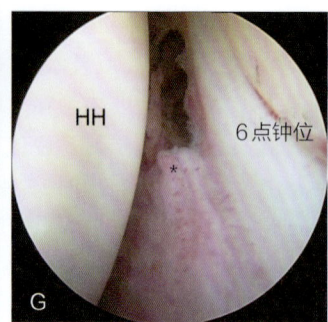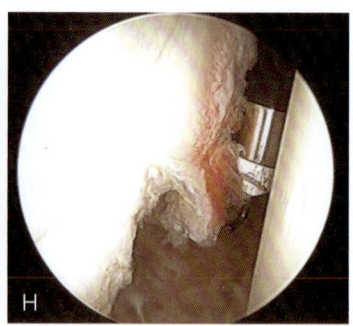

技术图2（续）　F. 可用钝的内芯或交换棒从肩胛下肌腱表面钝性分离深部关节囊，使用电刀切开。G. 松解前关节囊（星号）至6点钟位置。H. 将下关节囊和盂肱下韧带切开，完成松解。

后关节囊松解

- Warner等描述某些患者单出现内旋活动受限[15,16]。这通常伴随疼痛，并且经常见于非出口撞击症的患者。对于该类患者及全关节囊挛缩的患者，应特别注意松解后关节囊。
- 关节镜置于前侧6 mm套管。
  - 灌注液经前侧鞘管注入。

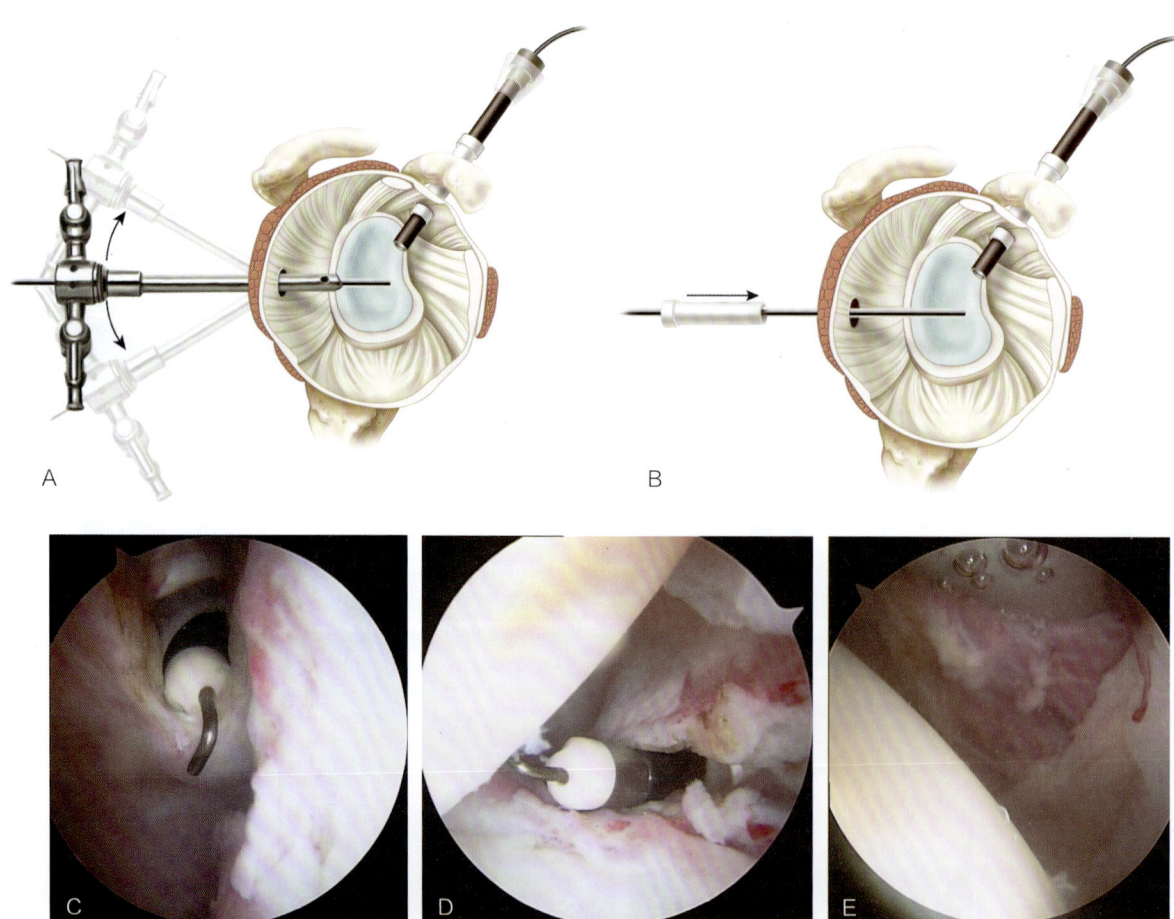

技术图3　A. 关节镜通过前路鞘管来观察后关节囊，然后通过关节镜鞘从后路插入交换棒，从前路鞘管注入灌注液。B. 经后路通过交换棒插入6mm光滑鞘管，行后关节囊松解。C. 经后路鞘管使用射频电刀头来松解后关节囊，已出现增厚。D. 如果有必要，可以回退鞘管以使射频电刀头达到更好的角度。E. 关节囊松解至8点钟位置。

- 经后侧关节镜鞘管，将交换棒插入关节（技术图3A）。
- 撤除后侧入路关节镜鞘管，通过交换棒插入6 mm鞘管（技术图3B）。
- 经鞘管使用钩状射频电刀，于肱二头肌长头腱后方松解后关节囊直到8点钟位置（技术图3C～E）。
- 插入刨刀进一步切除内侧和外侧组织，留出10 mm无关节囊间隙。关节囊与冈下肌紧密连接，露出冈下肌时停止松解。

下关节囊松解

- 下关节囊松解的必要性饱受争议。一些学者认为，关节镜下盂肱关节的关节囊松解是否成功取决于下关节囊是否彻底切除[8]。
- 笔者常规松解下关节囊。
- 关节镜仍置于前路，经后入路使用钩状射频电刀沿下关节囊和盂肱后下韧带，从8点钟到6点钟方向彻底松解，连接后方和前方的松解区域（技术图2H）。
- 腋神经紧邻下关节囊和盂肱下韧带，需要注意的是，研究表明，在下关节囊松解过程中，最安全的体位是手臂外展和外旋[8]。
- 另外，下关节囊的松解应该紧贴其关节盂止点处进行。
- 如果用射频电刀松解下关节囊时三角肌出现明显的收缩，提示接近腋神经。此时可在该处进行钝性分离来完成下关节囊松解，而不是继续使用射频电刀。
- 另一种方法是使用篮钳将关节囊从下方组织切下，而不使用射频电刀。经前侧入路观察，经后侧入路操作篮钳一般最为方便。

肩峰下和三角肌下关节镜技术

- 肩峰下、三角肌下瘢痕形成和粘连常见于肩袖修补和骨折固定术后。
- 粘连性关节囊炎常合并肩峰下滑囊炎。
- 需常规评估肩峰下间隙和三角肌下间隙是否有滑囊炎或紧密粘连。
- 经后侧入路，紧贴肩峰下缘插入关节镜。
- 经前侧入路置入6 mm光滑鞘管（技术图4A）。
- 经前侧入路鞘管插入射频电刀，与镜头相会开始行肩峰下减压直到邻近外侧三角肌的间隙粘连。

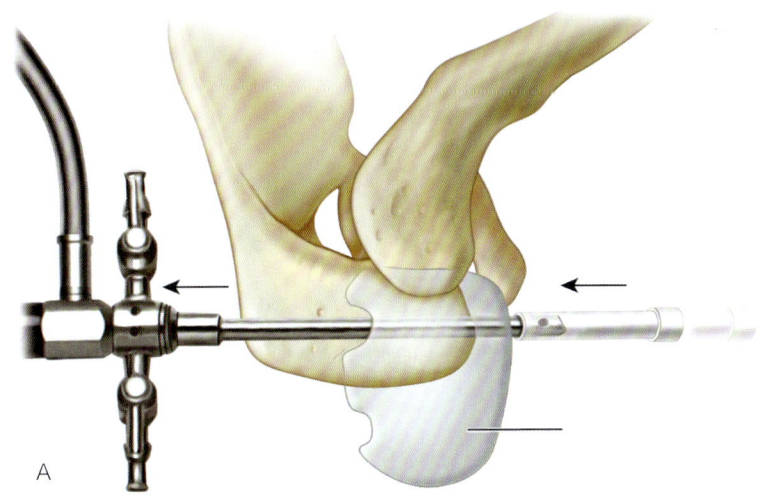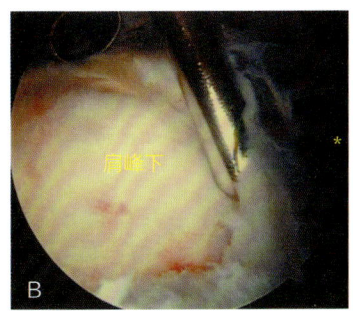

技术图4　A. 关节镜鞘管和钝的内芯一起穿过肩峰下间隙，从已做好的前侧入路穿出。拔出鞘管中的内芯，换上镜头，通过鞘管及镜头经前侧入路插入6 mm工作鞘管。镜头和鞘管撤回肩峰下，在关节镜监控下，用射频电刀清除增厚的软组织。B. 使用刨刀和射频电刀从肩峰下间隙和三角肌下间隙（图中星号所示）清理瘢痕和滑囊，松解肩袖、肩峰、三角肌之间的粘连。

- 使用腰椎穿刺针定位外侧入路。
- 用11号刀片做外侧入路,插入6 mm鞘管进入肩峰下间隙。
- 交替使用前侧和外侧套管充分完成肩峰下减压。
- 必须松解肩峰和肩袖之间的间隙,以及三角肌和肱骨近端之间的外侧间隙(技术图4B)。
- 如果需要可以行肩峰成形术,但是它对于原发性粘连性关节囊炎通常不是必需的。

麻醉下松解术后手法松解

- 在麻醉下手法松解之前评估活动度,确定什么结构需要额外的松解。
- 移除铺巾后无菌敷料包扎,之后固定肩胛骨。
- 关节囊松解术后的操作需要的力量小很多,因此骨折的风险比较小。
- 用一只手固定肩胛骨,另一只手牢牢抓住肘关节上方的肱骨(技术图5)。
- 操作顺序:
  - 内收下外旋。
  - 外展。
  - 外展下外旋。
  - 外展下内旋。
  - 前屈。
  - 内收下内旋。

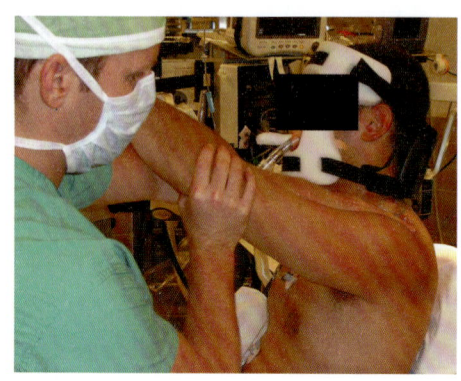

技术图5 关节镜松解术,移除铺巾后立即开始,轻柔地麻醉下手法松解。

要点与失误防范

止血	关节囊松解术时视野必须清楚。笔者常规在灌注生理盐水中加入肾上腺素。另外笔者使用射频电刀操作,较少使用刨刀和关节镜篮钳
当关节镜进入盂肱关节遇到困难	通过18号腰椎穿刺针用无菌生理盐水来扩张关节,从而保证入路定位正确 通常可以在肱二头肌水平上方进入关节腔。先松解出此处间隙,可以放松关节,从而改善视野
如有大量瘢痕肩峰下视野不清楚,建立入路困难	如下的操作步骤有助于进入肩峰下间隙,从而安全减压和粘连松解: - 关节镜鞘(及内芯)通过邻近肩峰后部的后侧入路进入,朝向前侧入路插入 - 当镜鞘靠近肩峰时,插入镜鞘和内芯通过已做好的前侧入路 - 移除内芯,关节镜与镜鞘牢固相连(镜头和关节镜尖端从前侧入路退出) - 通过镜鞘的尖端插入6 mm鞘管 - 缓慢地将关节镜撤回肩峰下间隙。同时维持鞘管于镜鞘的尖端,进入肩峰下间隙 - 经工作鞘管置入射频电刀,同时镜鞘回退1~2 mm - 现在可以控制关节镜直视射频电刀,安全地减压,而不是在密集的瘢痕和滑囊内盲目地操作

术后处理

- 术后立即简单悬吊手臂,肩关节置于冷敷袖套内。
- 患者经先前置入的肌间沟导管来可持续输注0.1%布比卡因,实现48小时疼痛管理,根据疼痛水平,滴速控制在10~20 ml/h。
- 术后第1天早上在康复医师指导下开始在所有平面被动活动,每天2组。
- 术后第2天下午去除留置导管后患者出院。
- 出院时予以简单悬吊,但是鼓励患者使用术侧手臂来处理日常生活。
- 出院后即可开始门诊物理治疗,包括拉伸和水疗。
  - 前2周,每周5天。
  - 后2周,每周3天。
  - 1个月后,转为家庭康复。
  - 恢复活动度后开始利用弹力带和负重行肌力训练。推荐活动度完全恢复后再行肌力训练。

预后

- 很多研究证明了关节镜下关节囊松解治疗肩关节僵硬的有效性。
- 一个平均随访33个月的研究中,末次随访显示最终患侧功能为对侧的93%,比术前增加41%。健康状况(SF-36)和手臂功能[6]明显改善了。
- 长期随访表明,关节囊松解后疼痛和功能的改善能长期维持甚至越来越好。在一项平均随访时间为7年(5~13年)的研究中,Le Lievre和Murrell证明,研究样本中包括的49个左肩的疼痛频率和严重程度都有明显改善[9]。患者报告的肩关节功能、僵硬度和完成活动的困难度,与初次就诊($P<0.001$)和1年随访评估($P<0.01$至$P<0.001$)的结果相比有显著性差异。肩部运动功能也得到改善($P<0.001$),与对侧相当[9]。
- Warner等发现23位伴有原发性粘连性关节囊炎患者经关节镜下松解治疗后,活动度明显增加(与正常对侧肩关节活动度差不到7°)[16]。所有患者强有力地使用肩关节时无痛或仅有偶然的轻微疼痛。
- Warner等发现11位术后肩关节僵硬患者,非手术治疗失败后,接受了关节镜下前方或前后联合关节囊松解,其活动度明显增加。
- 与后关节囊挛缩有关联的非出口性撞击症,已经能够有效地被关节镜下后关节囊松解治疗,在外展90°时内旋平均提高了37°,8/9的患者疼痛缓解[15]。
- Beaufils等研究表明,不论什么原因导致的肩关节僵硬,关节镜下关节囊松解都能有效改善活动度[1]。但是相对于粘连性关节囊炎,术后僵硬患者的疼痛似乎更难缓解。

并发症

- 腋神经损伤。
- 肩袖肌腱断裂。
- 医源性软骨损伤。
- 在麻醉下手法松解时骨折或脱位。
- 僵硬再发。

(何能斌 译,燕晓宇 王锋 审校)

参考文献

[1] Beaufils P, Prevot N, Boyer T, et al. Arthroscopic release of the glenohumeral joint in shoulder stiffness: a review of 26 cases. Arthroscopy 199;15:49-55.

[2] Binder A, Bulgen DY, Hazelman BL. Frozen shoulder: a long-term prospective study. Ann Rheum Dis 1984;43:361.

[3] Bulgen DY, Binder A, Hazelman BL, et al. Frozen shoulder: a prospective clinical study with an evaluation of the three treatment regimens. Ann Rheum Dis 1983;43:353.

[4] Bunker TD. Time for a new name for "frozen shoulder" — contracture of the shoulder. SOT 2008;31:370-373.

[5] Cohen NP, Levine WN, Marra G, et al. Indwelling interscalene catheter anesthesia in the surgical management of stiff shoulder: a report of 100 consecutive cases. J Shoulder Elbow Surg 2000;9: 268.

[6] Harryman DT, Matsen FA III, Sidles JA. Arthroscopic management of refractory shoulder stiffness. Arthroscopy 1997; 13:133-147.

[7] Holovacs T, Warner JP. Acquired shoulder stiffness: posttraumatic and postsurgical. In: Warner JP, Iannotti J, Flatow W, eds. Complex and Revision Problems in Shoulder Surgery. Philadelphia: Lippincott Williams & Wilkins, 2005:236.

[8] Jerosch J, Filler TJ, Peuker ET. Which joint position puts the axillary nerve at lowest risk when performing arthroscopic capsular release in patients with adhesive capsulitis of the shoulder? Knee Surg Sports Traumatol Arthrosc 2002;10:126-129.

[9] Le Lievre HMJ, Murrell GAC. Long-term outcomes after arthroscopic capsular release for idiopathic adhesive capsulitis. J Bone Joint Surg Am 2012;94:1208-1216.

[10] Lundber BJ. The frozen shoulder: clinical and radiographical observations. The effect of manipulation under general anesthesia: structure and glycosaminoglycan content of the joint capsule. Acta Orthop Scand Suppl 1969;119:1-59.

[11] Murnagham JP. Frozen shoulder. In: Rockwood CAJ, Matsen FA, eds. The Shoulder. Philadelphia: WB Saunders, 1990:837.

[12] Quin CE. "Frozen shoulder": evaluation and treatment with hydrocortisone injections and exercises. Ann Phys Med 1965;8:22.

[13] Reeves B. The natural history of the frozen shoulder syndrome. Scand J Rheumatol 1986;4:193.

[14] Richardson AT. Ernest Fletcher lecture: the painful shoulder. Proc R Soc Med 1975;68:731.

[15] Ticker JB, Beim GM, Warner JP. Recognition and treatment of refractory posterior capsular contracture of the shoulder. Arthroscopy 2000;16:27-34.

[16] Warner JP, Allen A, Marks PH, et al. Arthroscopic release for chronic, refractory adhesive capsulitis of the shoulder. J Bone Joint Surg Am 1996;78A:1808-1816.

[17] Warner JP, Allen A, Marks P, et al. Arthroscopic release of postoperative capsular contracture of the shoulder. J Bone Joint Surg Am 1997;79A:1151-1158.

[18] Zuckerman JD, Rokito A. Frozen shoulder: a consensus definition. J Shoulder Elbow Surg 2011; 20:322-325.

第16章 肩胛胸疾病的关节镜治疗
Scapulothoracic Arthroscopy

Ryan J. Warth and Peter J. Millett

定义

- 肩胛胸滑囊炎和肩胛骨弹响综合征是罕见的疾病,其特征是肩胛周围疼痛伴或不伴机械性捻发音。
- 1867年Boinet首次描述肩胛胸捻发音[6]。
- 1904年Mauclaire最初描述这种合成的捻发音,其可分为3种:沙沙声、摩擦声和撕裂声。[21]。
  - Milch[24]区分了由软组织产生的声音(摩擦声)和那些起源于骨或纤维骨病变的声音(撕裂声)。

解剖

- 骨的解剖。
  - 肩胛骨上起第2肋骨下至第7肋骨,并通过肩锁和胸锁骨关节连接到躯干骨。
  - 肩胛骨有3条沟(内侧、外侧和上方)和4个角(内下侧、内侧、外侧和内上侧),它们是关节镜手术中重要的标志。
  - 肩胛骨前面的凹面与胸廓的凸面形成关节。
  - 肩胛胸关节的骨解剖结构可有很大变异[39],其中一些非病理性变化可能与弹响肩有关。
    - 肩胛骨内侧缘的凹度增加[39]。
    - 内上侧钩[12]。
    - Luschka结节(在内上侧角的骨性隆起)[24,39]。
    - 大圆肌结节[39]。
    - 内上角和内下角增厚[1]。
  - 肩胛上切迹位于喙突起始的内侧,Rengachary将其形状分为6种类型(Ⅰ~Ⅵ型)[34]。
    - Ⅰ型(8%):不存在切迹。
    - Ⅱ型(31%):切迹为V形,位于中间。
    - Ⅲ型(48%):切迹为U形,研究表明与肩胛上神经压迫有关。
    - Ⅳ型(3%):切迹非常小,呈V形。肩胛上神经在与切迹相邻的凹槽中穿行。
    - Ⅴ型(6%):切迹为U形,肱骨头横韧带骨化。
    - Ⅵ型(4%):肱骨头横韧带完全骨化,留下一个孔,肩胛上神经穿过该孔。
  - 肩胛横韧带,跨越肩胛上切迹,其形态也存在变异。Polguj等将其描述为3种类型[33]:
    - 扇形(55%)。
    - 带状(42%):更有可能导致神经卡压。
    - 分叉的(3%)。
- 肌肉的解剖。
  - 斜方肌。
    - 起于颈椎和胸椎棘突,止于肩胛冈上方。
    - 由沿其深面的脊髓副神经支配。
  - 前锯肌。
    - 起于肋骨,止于肩胛骨内侧缘的前部。
    - 由沿其前面的长胸神经支配。
  - 肩胛下肌。
    - 起于肩胛骨前面的肩胛下窝,止于肱骨近端的小结节。
    - 由沿其前面肩胛下神经的上、下支支配。
  - 肩胛提肌。
    - 起于颈椎棘突,止于肩胛骨内侧缘。
    - 由肩胛背神经支配。
  - 大菱形肌。
    - 起于上胸椎,止于肩胛骨内侧缘。
    - 由肩胛背神经支配。
  - 小菱形肌。
    - 起于下颈椎和上胸棘突,沿着肩胛骨内侧缘,止于肩胛冈底部。
    - 由肩胛背神经支配。
- 血管神经的解剖(图1)。
  - 必须全面了解周围的神经血管结构,以防止医源性损伤。
  - 肩胛背侧神经、动脉在肩胛骨内侧缘内侧1~2 cm从上向下走行,并深入至菱形肌(Ruland)。入路位于肩胛骨内侧缘3 cm内会危及这些结构。
  - 脊髓副神经位于斜方肌深处的肩胛提肌的中央部位[36]。入路位于肩胛冈水平上方会危及该结构。

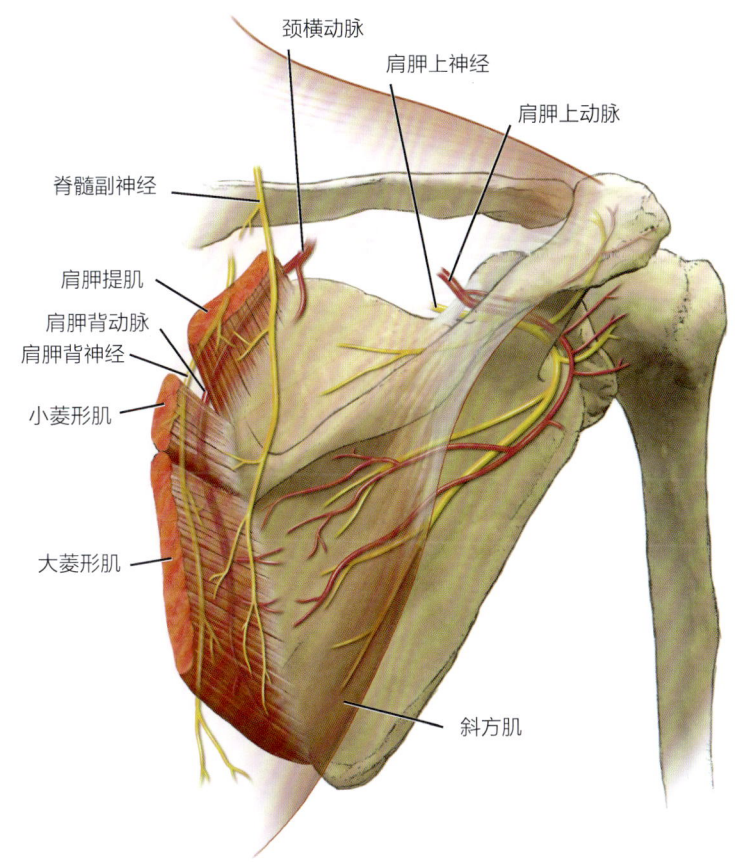

图1 肩胛胸关节周围的神经血管解剖和安全入路位置的图解。

- 胸长神经沿着前锯肌前腹走行。除非入路位置极端偏外,否则一般不会伤及该神经。
- 肩胛上神经从臂丛神经分出,在肩胛上动脉后方与之伴行。该神经在肩胛横韧带下方经肩胛上切迹穿出,而伴行动脉穿过该韧带上方。内上侧入路或进行内上侧肩胛骨切除可能会危及这些结构。应在肩胛上切迹外侧2~3 cm建立关节镜入路以避免医源性损伤这一点很重要[1,4]。
- 滑囊的解剖(图2)。
  - 解剖的滑囊。
    - 非病理性滑囊通常可以在肩胛胸关节面或其周围的表面滑动。
    - 前锯肌下滑囊位于前锯肌的前面和胸后壁之间,可以在这两个结构之间滑动(Kuhne)。
    - 前锯肌上滑囊位于肩胛下肌的前面和前锯肌的后面之间,可以在这两个结构之间滑动[18]。
  - 外膜的滑囊。
    - 病理性滑囊最常出现肩胛骨内上和内下角[10,32]。
    - 在肩胛骨内下角处出现症状,最有可能是由于前锯肌和胸后壁之间存在滑囊组织病变引起的[24,37]。
    - 在肩胛骨内上角出现症状,应考虑是由前锯肌上或前锯肌下滑囊病变所引起的[11,17]。
    - 在肩胛冈基底内侧出现症状,最常由位于肩胛骨内侧缘和肩胛冈交界附近、斜方肌深面的肩胛斜方肌滑囊病变引起。
- 生物力学。
  - 肩胛胸的稳定和运动,来源于肩胛骨周围肌肉的协调收缩和位于肌肉之间滑囊的滑动功能。肩胛胸关节能有效地定位了关节盂,最大限度地增加了盂肱关节的活动度。

发病机制

- 肩胛胸疾病是在解剖变异的易感基础上遭受异常压力所致。
- 滑囊炎。
  - 最常见的是肩部过度使用综合征。

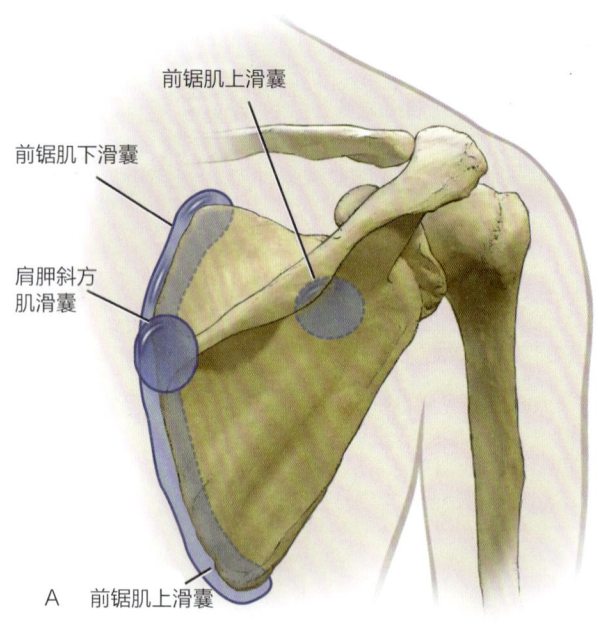
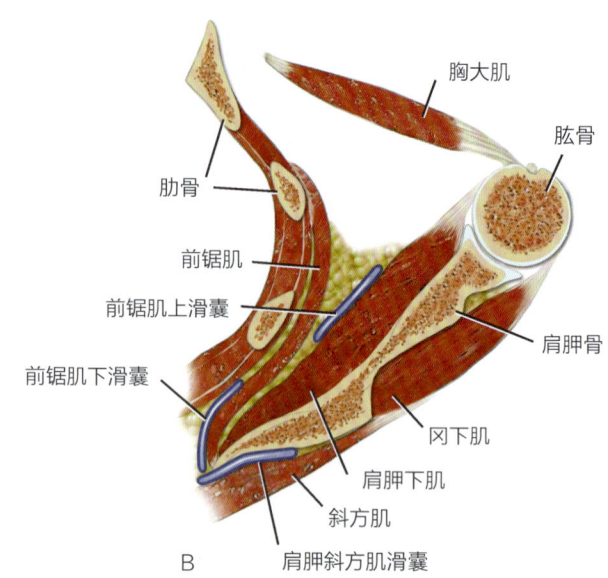

图2　A. 肩胛骨周围的解剖和外膜滑囊的相对位置的图解。B. 横截面展示了肩胛胸滑囊的各个位置及其与肩胛骨周围肌肉组织、肩胛骨体部的关系。

- 在不平坦的表面上滑动时,滑囊组织受到激惹。
- 最常见于肩胛骨的内上、内侧和下角。
- 如果存在慢性炎症,则会发生纤维化。即便没有明显的肩胛胸肿物,纤维化的滑囊组织也会产生复发性滑囊炎和弹响肩[17,32]。
- 弹响肩。
  - 最常见的原因是肩胛骨和下方胸廓之间存在软组织压迫。弹响肩还可能是由于骨组织或软组织肿块引起(伴或不伴有滑囊炎),这种情况十分少见。捻发音也可出现在无症状的个体中。因此,除非伴有疼痛和/或肩关节功能障碍,否则不应将其视为病变。
  - 肿块在临床上很少见。最常见导致捻发音的肩胛胸肿块包括肩胛骨内上角的骨软骨瘤[13,40]、肩胛骨内下角的背部弹力纤维瘤[8]和软骨肉瘤(尤其是老年患者)。在大多数情况下,切除这些肿块是有效的[13,40]。
  - "弹响"的其他机械原因包括滑囊的纤维化[23,24]、肩胛骨或肋骨骨折畸形愈合[38]、肩胛骨或后胸壁的解剖结构变异[1,12,39]、脊柱侧弯/后凸畸形[20]、第一肋骨切除[41],以及肌肉组织异常(很少见)。

自然病程

- 反复的肩胛胸运动可能对具有解剖易感性患者造成炎症、瘢痕和慢性滑囊炎。
- 骨组织或软组织肿块会加剧炎症循环,从而导致疼痛和肩胛肱骨的运动学改变。

病史和体格检查

- 病史。
  - 患者可能报告有反复过头顶活动或刺激性创伤史[22]。
  - 患者可能会出现各种症状,范围从轻度、间歇性疼痛到致残性疼痛和功能障碍。对于某些患者增加过头顶活动可能加重疼痛。
  - 无论是否有滑囊炎可能出现听诊或可触诊捻发音[3,22]。大约1/3的患者双侧受累。
  - 据报道,肩胛胸滑囊炎有可能具有遗传易感性[10]。
- 体格检查。
  - 检查颈椎和胸椎是否有脊柱侧弯和后凸畸形的表现,这可能导致肩胛胸不匹配[10]。颈椎病或椎间盘病也可能导致相关的疼痛综合征。
  - 触诊肩胛骨边缘可能发现滑囊激惹点和触诊捻发音。
    - 炎症在肩胛骨内上角最常见。但是,有时也会发生在肩胛骨内下角。
  - 常规进行活动度检查。
    - 进行主动和被动运动度检查,注意肩部是否有痛性捻发音,以及肩胛肱骨的运动学是否正常。

- 肩胛胸肿块或运动代偿可导致病理性肩胛骨翼状外翻。
- 手臂外展时向肩胛胸加压可诱发捻发音加重[23]。
○ 常规进行肩胛骨周围肌力检测。
- 斜方肌。
  · 双侧肩部比较进行主动"耸肩"动作。
- 菱形肌和肩胛提肌。
  · 双侧肩部比较进行肩胛骨主动内收动作。
○ 前锯肌。
  · 前锯肌无力的患者,撑墙试验时肩胛骨内侧可出现翼状外翻。

影像学和其他诊断性检查

- X线片(图3)。
  ○ 肩胛骨平面的前后位(AP)、侧位和轴位片显示骨结构异常。
- CT扫描。
  ○ 当通过X线识别病变时,建议行CT扫描(如果可能,行三维扫描)。
  ○ 三维CT扫描用于检测可能导致弹响肩或肩胛胸滑囊炎的骨病变的检测灵敏度最高[27]。
- MRI扫描(图4)。
  ○ MRI扫描最适合用于检测软组织肿块、滑囊炎症,有时还可以检测到肩胛成角异常。因此,当怀疑这些病因时,建议使用MRI扫描。

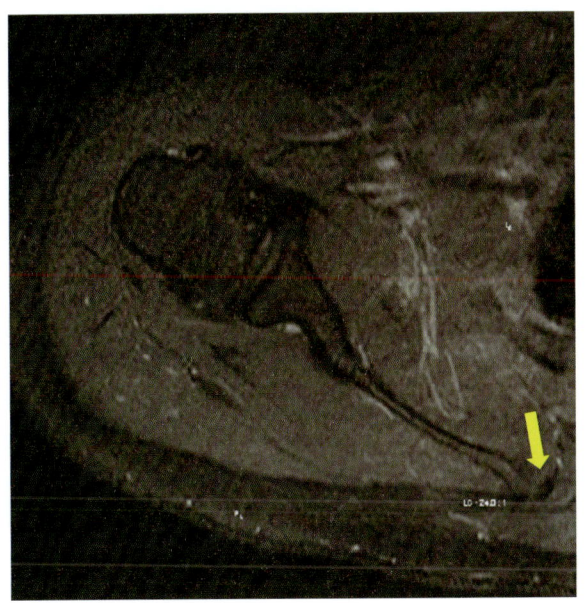

图4 MRI显示肩胛骨内上角的向前成角(黄色箭头)。

鉴别诊断

- 肩胛胸滑囊炎。
- 肿块。
  ○ 背部弹力纤维瘤。
  ○ 骨软骨瘤。
  ○ 软骨肉瘤。
- 脊柱侧弯/脊柱后凸畸形。
- 牵涉痛(如颈椎神经根病、胆囊疾病)。
- 盂肱疾病。
- 肩胛骨或肋骨骨折畸形愈合。
- 第一肋骨切除术的并发症。

非手术治疗

- 当症状由良性病变诱发时,一般建议先进行保守治疗。但是,必须认识到,在不存在任何肿块的情况下,非手术治疗是最有效的[23]。
- 休息和非甾体抗炎药通常有效[16]。
- 在许多情况下,类固醇注射既可以诊断又可以治疗。
- 物理治疗应重点进行肩胛骨周围肌力训练(尤其是前锯肌和肩胛下肌[15,30])及姿势训练。
- 超声检查已引起争议。但是,它不太可能加剧症状,临床医师可酌情决定是否使用。
- 对于脊柱后凸畸形患者,"8"字矫形背带有效,可以改善肩胛胸壁不协调。

手术治疗

- 保守治疗无效的患者可以考虑手术治疗,当局部注射

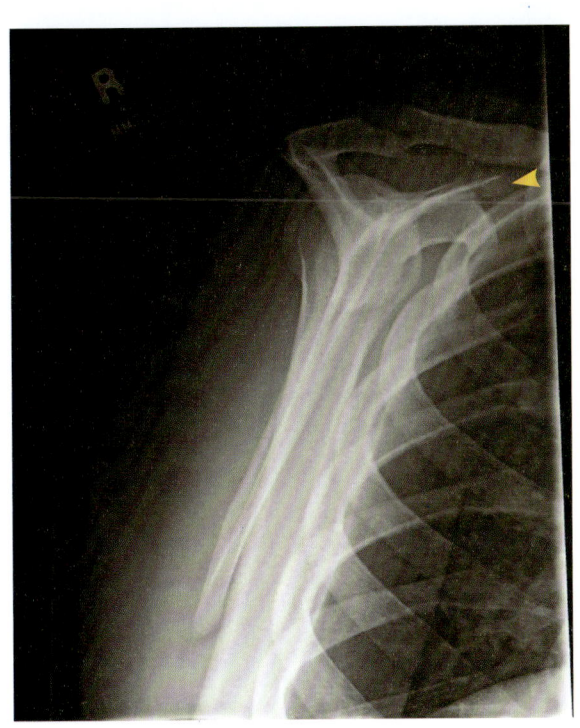

图3 X线片显示肩胛骨内上角的向前成角(黄色箭头)。

改善症状时，滑囊切除术是改善症状最可靠的方法[17,20,28]。
- 通过关节镜或术前X线检查发现肩胛骨内上侧成角突出，建议行内上肩胛切除。
- 切开手术可成功治疗滑囊炎[28,37]和疼痛性捻发音[23,35]。
  - 完成病变组织的清创术后，需要对内侧肌肉组织行大范围显暴露和骨膜下剥离，随后修复至骨骼。
  - 可用于切除大型、固定性的肿块。
- 关节镜手术无需解离肌肉可最大限度地降低暴露过程造成的创伤，视野更好，并有利于早期康复。
  - 可用于切除带蒂肿块。

术前准备
- 术前，用笔标记症状位置和骨性标志，以便在手术过程中轻松找到。

体位
- 患者取俯卧位，患肢单独铺盖，以便术中摆放肩胛位置。广泛消毒后胸部，将患肢放置在弹力袖套中。
- 将手背放在腰背部的位置（所谓的"鸡翅"位置）（图5）。极度内旋和后伸增加了肩胛骨前面和后胸壁之间的手术操作空间[26,29]。在手术过程中，可以通过对上臂向内施力来增加操作空间。

入路
- 首先将100 ml含局麻药和肾上腺素的盐水注入前锯肌下滑囊，以减少出血。
- 为了避免损伤肩胛背神经和动脉，于肩胛冈水平下的肩胛骨内侧缘内侧约3 cm处建立入路，入路靠内的同时也

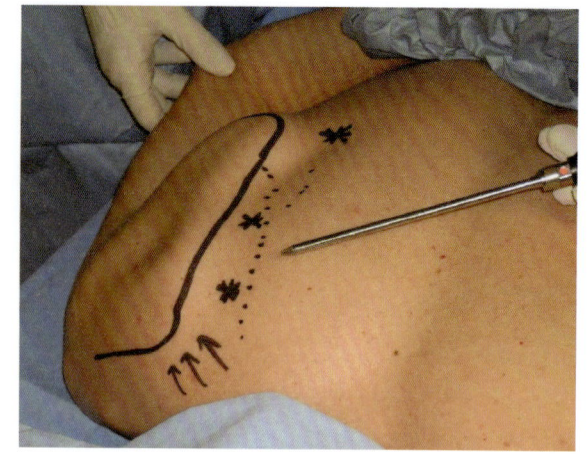

图6　建立第一个关节镜入路。

提供了更多操作炎性滑囊的途径，无需穿过胸壁（图6和图7）[36]。
- 在肩胛骨内下角以内约3 cm处建立第一个观察入路（图8）。插入4.0 mm 30°关节镜并进行诊断性关节镜检查。在直视下，通过三点共面，在距肩胛冈水平下方肩胛骨内侧缘以内约3 cm处建立第二个操作入路（图9）。
- Bell的上方辅助入路，大约位于肩胛骨上缘的内1/3和外2/3的交界处之间，可用于肩胛骨内上角切除术。但是，高于肩胛冈水平建立的入路，都可能损伤脊髓副神经、肩胛背神经和动脉、颈横动脉。
- 在某些情况下，可能需要使用70°关节镜来改善视野效果。
- 前锯肌下滑囊内，肋间肌位于肩胛骨内上角下方，菱形肌和肩胛提肌位于内侧，肩胛下肌位于外侧。

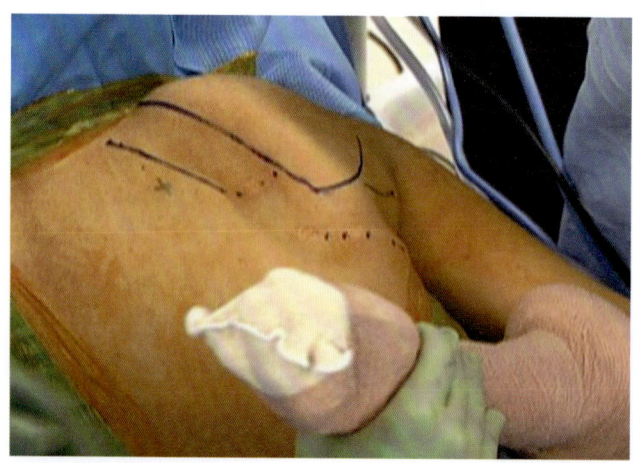

图5　手臂在内旋并放置在背后面，以增加可用于关节镜视野下的操作空间。这也称为"鸡翅"位置。

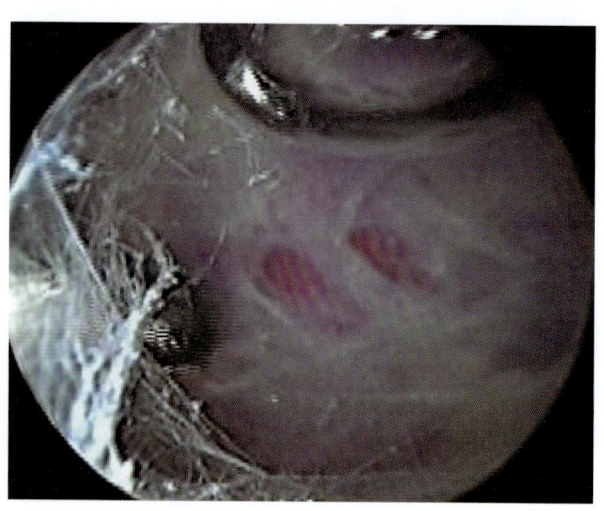

图7　经第一个入路的关节镜视野。

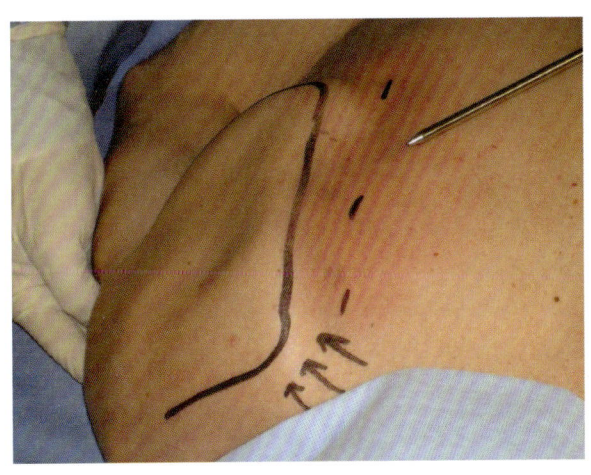

图8 第二个"工作"关节镜入路。

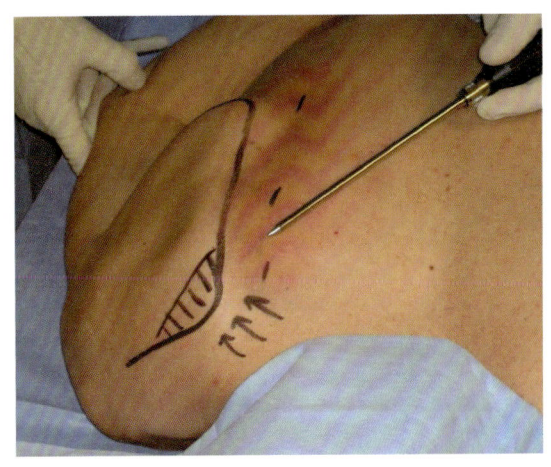

图9 可选的上入路。

切除滑囊组织

- 切除前锯肌下滑囊时要小心,以免切除该区域的肌肉纤维。
- 使用射频电刀将肩胛骨内上缘骨骼化,以确保彻底切除有症状的前锯肌上或前锯肌下滑囊(技术图1A、B)。

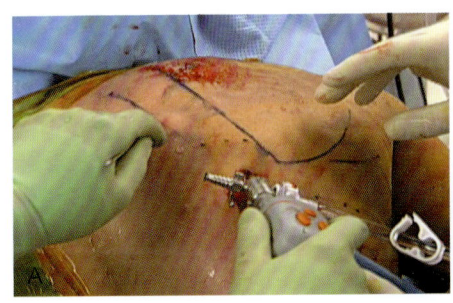 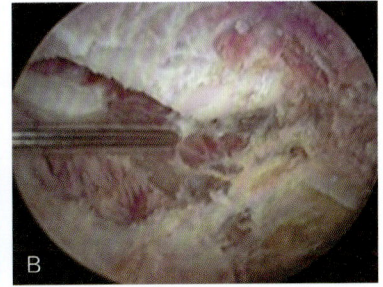

技术图1 A、B. 肩胛骨的切除和清创术。

肩胛骨内上角切除

- 当肩胛骨内上角骨架化完成,能明显听到肩胛骨弹响后,在透视下插入一根腰椎穿刺针来帮助定位肩胛骨内上角最外侧的位置,以便切除(技术图2A、B)[26]。
- 置入一个高速磨头,去除肩胛骨内上角的2 cm(上到下)×3 cm(内侧到外侧)的骨骼部分,从而有效地去除出现在肩胛骨内侧缘的凸起[25]。
- 行切除术时通过每个入路来观察,以确保存在光滑的表面和足够的间隙(技术图2C、D)。

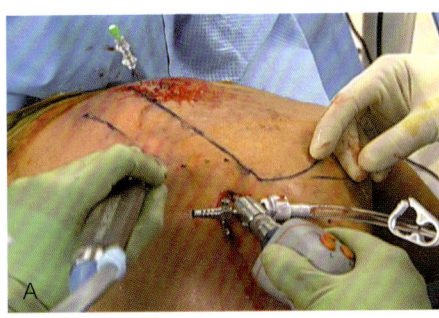 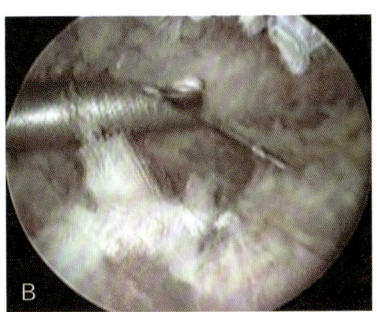

技术图2 A、B. 使腰椎穿刺针定位肩胛骨内侧缘。

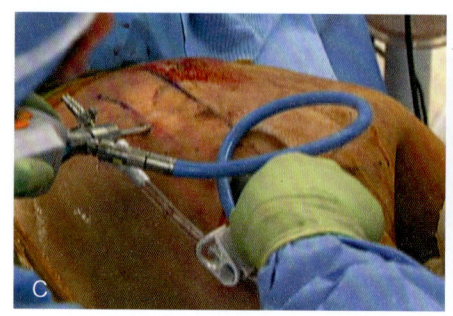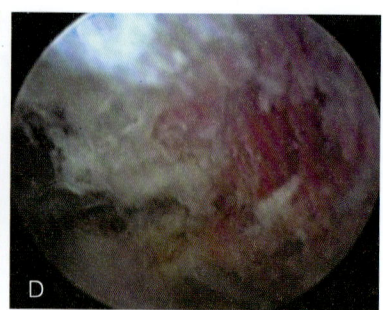

技术图2（续） C、D. 最终清理。

动态肩胛骨检查

- 当患者仍处于麻醉状态时，必须对肩胛骨进行动态检查，以确保捻发音解决了，并进一步确保肩胛骨体部与胸后壁之间留有足够的间隙。

闭合

- 常规闭合入路，并且将肩部放在吊带中以保证术后舒适。

要点与失误防范

入路建立	• 术者应考虑血管神经和胸壁结构 • 术者应平行于肋骨进入，并用腰椎穿刺针准确来定位肩胛骨内上角 • 入路越低越安全，因为肩胛背神经在上方末端分叉
视野	• 使用含生理盐水和肾上腺素的溶液进行预先扩张，可以获得更好的视野和止血效果 • 优化泵压 • 避免损伤胸壁
滑囊切除术	• 进行彻底的滑囊切除术 • 避免穿透肩胛下肌内侧，因为这可能导致明显的出血
肩胛骨部分切除术	• 常规或三维CT扫描，制订术前计划 • 用腰椎穿刺针来定位肩胛骨内上角 • 笔者更喜欢在肩胛骨内上角切除三角形的部分骨骼，包括内侧缘界的最上方2 cm和上缘的最内侧3 cm

术后处理

- 切开技术需要解离内侧肌肉组织，通常需要将吊带固定4周，然后进行被动活动度锻炼。术后8周，开始主动运动。然而，这与手术过程中充分暴露解离点并修复特定肌肉有关。大约术后12周开始肩胛骨周围肌力训练。
- 关节镜术后应使用吊带固定。但是，大约48小时后停止使用悬吊。在经验丰富的康复医师指导下，术后即刻开始耐受范围内的被动活动度训练，逐渐过渡为主动运动。术后约4周，开始盂肱关节肌内训练。术后约8周开始肩胛骨肌内训练。

预后

- 开放性滑囊切除术和肩胛骨成形术。
  - McCluskey 和 Bigliani 报道了在 9 例患者中 8 例有极好的疗效。疗效差的患者发生了医源性脊髓副神经损伤。
  - Nicholson 和 Duckworth 使用美国肩部和肘部外科医师（ASES）评分和视觉模拟量表（VAS）评分进行评分，结果表明疼痛有了显著的改善。
  - Arntz 和 Matsen 报道，在 42 个月的随访期后，用局部肩胛切除术治疗的 14 个患者中 12 个患者的肩部疼痛彻底缓解。
- 关节镜下滑囊切除术和微创肩胛骨成形术。
  - Lien 等对 12 例患者进行了该手术，平均随访时间约为 3 年。与术前相比，ASES 评分提高了 52 分，VAS 疼痛评分提高了 6 分。
- 关节镜下滑囊切除术和肩胛骨成形术。
  - 许多学者描述了关节镜技术与开放或微创手术相比疗效相似。
  - Millett 等报道，23 例患有肩胛胸滑囊炎的患者，采用滑囊切除术（伴或不伴肩胛切除术），进行了至少 2 年的随访，其肩部疼痛和功能得到了显著改善。
  - 在 Pearse 等的一项研究中，在进行或不进行部分肩胛切除术的 13 例患者中有 9 例，疼痛和功能得到了显著改善。他们的中位常数得分为 87（范围为 58～95）。其余 4 名患者感觉自己没有改善，没有超过他们术前的 55 分恒定评分（32～66）的基线。9 名运动员患者中有 6 名恢复到发病前的竞赛水平。
  - Blønd 和 Rechter 报道了 20 例患者，采用肩胛胸滑囊切除术和肩胛骨内上角切除术后，平均 2.9 年的随访。20 名患者中有 18 名好转。这些患者中，中位西安大略肩袖疾病评分指数（WORC）从术前的 35.0 提高到术后的 86.4。

并发症

- 关节镜入路建立过于靠内侧引起肩胛背神经和/或动脉损伤。
- 关节镜入路建立于肩胛冈水平上方引起的脊髓副神经损伤。
- 广泛的外侧解离导致胸长神经损伤。
- 滑囊切除不彻底导致症状持续。
- 肩胛切除不到位导致症状持续。
- 错误的诊断。

（何能斌 译，燕晓宇 王锋 审校）

参考文献

[1] Aggarwal A, Wahee P, Harjeet, et al. Variable osseous anatomy of costal surface of scapula and its implications in relation to snapping scapula syndrome. Surg Radiol Anat 2011;33(2):135-140.

[2] Albino P, Carbone S, Candela V, et al. Morphometry of the suprascapular notch: correlation with scapular dimensions and clinical relevance. BMC Musculoskelet Disord 2013;14:172.

[3] Arntz C, Matsen FI. Partial scapulectomy for disabling scapulothoracic snapping. Orthop Trans 1990;14:252-253.

[4] Bell SN, van Riet RP. Safe zone for arthroscopic resection of the superomedial scapular border in the treatment of snapping scapula syndrome. J Shoulder Elbow Surg 2008;17(4):647-649.

[5] Blønd L, Rechter S. Arthroscopic treatment for snapping scapula: a prospective case series. Eur J Orthop Surg Traumatol 2014;24(2):159-164.

[6] Boinet W. Snapping scapula. Societe Imperiale de Chirurgie 1867;8(2):458.

[7] Chan BK, Chakrabarti AJ, Bell SN. An alternative portal for scapulothoracic arthroscopy. J Shoulder Elbow Surg 2002;11:235-238.

[8] Cinar BM, Akpinar S, Derincek A, et al. Elastofi broma dorsi: an unusual cause of shoulder pain [in Turkish]. Acta Orthop Traumatol Turc 2009;43(5):431-435.

[9] Ciullo JV. Subscapular bursitis: treatment of "snapping scapula" or "wash-board syndrome." Arthroscopy 1992;8:412-413.

[10] Cobey MC. The rolling scapula. Clin Orthop Relat Res 1968;60:193-194.

[11] Codman E. The Shoulder. Malabar, FL: Krieger Publishing, 1984:1-31.

[12] Edelson JG. Variations in the anatomy of the scapula with reference to the snapping scapulas. Clin Orthop Relat Res 1996;(322):111-115.

[13] Fukunaga S, Futani H, Yoshiya S. Endoscopically assisted resection of a scapular osteochondroma causing snapping scapula syndrome. World J Surg Oncol 2007;5:37.

[14] Gaskill TR, Millett PJ. Snapping scapula syndrome: diagnosis and management. J Am Acad Orthop Surg 2013;21:214-224.

[15] Groh GI, Simoni M, Allen T, et al. Treatment of snapping scapula with a periscapular muscle strengthening program. J Shoulder Elbow Surg 1996;5(2):S6.

[16] Kibler WB. Snapping scapula. Arthroscopy 2010;26(3):299-300.

[17] Kuhn JE, Plancher KD, Hawkins RJ. Symptomatic scapulothoracic crepitus and bursitis. J Am Acad Orthop Surg 1998;6(5):267-273.

[18] Kuhne M, Boniquit N, Ghodadra N, et al. The snapping scapula: diagnosis and treatment. Arthroscopy 2009;25(11):1298-1311.

[19] Lien SB, Shen PH, Lee CH, et al. The effect of endoscopic

[20] Manske RC, Reiman MP, Stovak ML. Nonoperative and operative management of snapping scapula. Am J Sports Med 2004;32(6):1554-1565.

[21] Mauclaire M. Craquements sous-scapulaires pathologiques traits par l'interposition musculaire interscapuothoracique. Bull Mem Soc Chir Paris 1904;30:164-168.

[22] McCluskey G III, Bigliani L. Surgical management of refractory scapulothoracic bursitis. Orthop Trans 1991;15:801.

[23] Milch H. Partial scapulectomy for snapping of the scapula. J Bone Joint Surg Am 1950;32-A(3):561-566.

[24] Milch H. Snapping scapula. Clin Orthop 1961;20:139-150.

[25] Millett PJ, Gaskill TR, Horan MP, et al. Technique and outcomes of arthroscopic scapulothoracic bursectomy and partial scapulectomy. Arthroscopy 2012;28(12):1776-1783.

[26] Millett PJ, Pacheco IH, Gobezie R, et al. Management of recalcitrant scapulothoracic bursitis: endoscopic scapulothoracic bursectomy and scapuloplasty. Tech Shoulder Elbow Surg 2006;7:200-205.

[27] Mozes G, Bickels J, Ovadia D, et al. The use of three-dimensional computed tomography in evaluating snapping scapula syndrome. Orthopedics 1999;22(11):1029-1033.

[28] Nicholson GP, Duckworth MA. Scapulothoracic bursectomy for snapping scapula syndrome. J Shoulder Elbow Surg 2002;11(1):80-85.

[29] O'Holleran J, Millett P, Warner JJ. Arthroscopic management of scapulothoracic disorders. In: Miller M, Cole B, eds. Textbook of Arthroscopy. Philadelphia: Saunders, 2004:277-287.

[30] Pavlik A, Ang K, Coghlan J, et al. Arthroscopic treatment of painful snapping of the scapula by using a new superior portal. Arthroscopy 2003;19(6):608-612.

[31] Pearse EO, Bruguera J, Massoud SN, et al. Arthroscopic management of the painful snapping scapula. Arthroscopy 2006;22(7):755-761.

[32] Percy EC, Birbrager D, Pitt MJ. Snapping scapula: a review of the literature and presentation of 14 patients. Can J Surg 1988;31(4):248-250.

[33] Polguj M, Jȩdrzejewski K, Podgórski M, et al. A proposal for classification of the superior transverse scapular ligament: variable morphology and its potential influence on suprascapular nerve entrapment. J Shoulder Elbow Surg 2013;22(9):1265-1273.

[34] Rengachary SS, Burr D, Lucas S, et al. Suprascapular entrapment neuropathy: a clinical, anatomical and comparative study. Part 2: anatomical study. Neurosurgery 1979;5(4):447-451.

[35] Richards RR, McKee MD. Treatment of painful scapulothoracic crepitus by resection of the superomedial angle of the scapula. A report of three cases. Clin Orthop Relat Res 1989;(247):111-116.

[36] Ruland LJ III, Ruland CM, Matthews LS. Scapulothoracic anatomy for the arthroscopist. Arthroscopy 1995;11:52-56.

[37] Sisto DJ, Jobe FW. The operative treatment of scapulothoracic bursitis in professional baseball pitchers. Am J Sports Med 1986;14(3):192-194.

[38] Takahara K, Uchiyama S, Nakagawa H, et al. Snapping scapula syndrome due to malunion of rib fractures: a case report. J Shoulder Elbow Surg 2004;13:95-98.

[39] Totlis T, Konstantinidis GA, Karanassos MT, et al. Bony structures related to snapping scapula: correlation to gender, side and age. Surg Radiol Anat 2014;36(1):3-9.

[40] van Riet RP, Van Glabbeek F. Arthroscopic resection of a symptomatic snapping subscapular osteochondroma. Acta Orthop Belg 2007;73(2):252-254.

[41] Wood VE, Verska JM. The snapping scapula in association with the thoracic outlet syndrome. Arch Surg 1989;124(11):1335-1337.

第17章 关节镜下清理术和关节盂成形术治疗肩关节退化性关节炎

Arthroscopic Débridement and Glenoidplasty for Shoulder Degenerative Joint Disease

Christian J.H. Veillette and Scott P. Steinmann

定义

- 骨关节炎（OA）是滑膜关节的退化性疾病，特点是局灶性软骨缺损，伴软骨下骨、边缘骨、滑膜和关节周围结构的反应性改变[1,9]。
- 有肩关节退化性关节炎（DJD）的患者常常有共存的病理改变，包括滑囊炎、滑膜炎、游离体、盂唇撕裂、骨赘和关节软骨缺损[2,3,8]。
- 对于保守治疗失败的患者，如不想行关节置换术，关节镜下清创术是合理的治疗选择。
- 从历史观点上说，早期骨关节炎患者，如腋位X线片显示盂肱关节呈同心性，关节间隙可见，可以选择关节镜下清理术[13]。
- 有时患者虽有严重的盂肱关节炎，但关节置换，如承受大负荷或应力的中青年患者和年纪较大的患者，这类患者临床上较难处理，可考虑行关节镜清理。
- 关节镜治疗肩关节退化性关节炎（DJD）有5项基本选择：
  - 盂肱关节清创术（包括游离体清除和骨赘切除）。
  - 关节囊松解。
  - 肩峰下解压。
  - 肱二头肌腱固定术[7]。
  - 关节盂成形术。
- 以上技术如何选择，取决于关节炎的程度，以及外科医生的技术、理念和经验。
- 最近，Millett等主张，如果术前检查时患者主诉肩部后或外侧疼痛，建议行腋神经减压。如果术前MRI显示腋神经受累，或关节镜术中评估发现下骨赘压迫腋神经，也建议行腋神经减压。
- 关节镜下清理术的目标是一段时间内的症状缓解，而不是逆转或停止骨关节炎的进展。

解剖

- 正常的颈干角大约是130°，后倾30°。
- 肱骨头关节面比关节盂的要大，因此肩关节拥有较大的活动度。
- 关节盂倾角，即关节盂中心和肩胛体部之间形成的角度，平均为3°，对稳定起决定性作用。
- 关节盂提供浅窝，与肱骨头形成关节。关节盂由骨性关节盂和关节盂唇组成。
- 盂唇是环绕关节盂周围的纤维软骨结构。盂唇增加了关节盂50%的凹度，大大增加了盂肱关节的稳定性。
- 有完整盂唇的关节盂上下向平均深9 mm，前后向宽5 mm[4,6]。
- 关节囊韧带结构提供肩关节主要的稳定性（图1）。
  - 关节囊内有3个明显的增厚，分别组成盂肱上韧带、盂肱中韧带和盂肱下韧带。

发病机制

- 骨关节炎可分为原发性（没有潜在的病因）；或继发性（继发于相关疾病）。
- 盂肱关节骨关节炎的病理改变除了滑膜炎和软组织挛缩，还有盂唇退化、游离体、骨赘及关节软骨缺损。
- 肩关节骨关节炎的病情进展和其他关节类似。病因可能是正常关节过度负荷，或是关节未到病变程度（负荷相对正常）[11]。
- 软骨退变，蛋白多糖和胶原合成减少，关节间隙逐步发

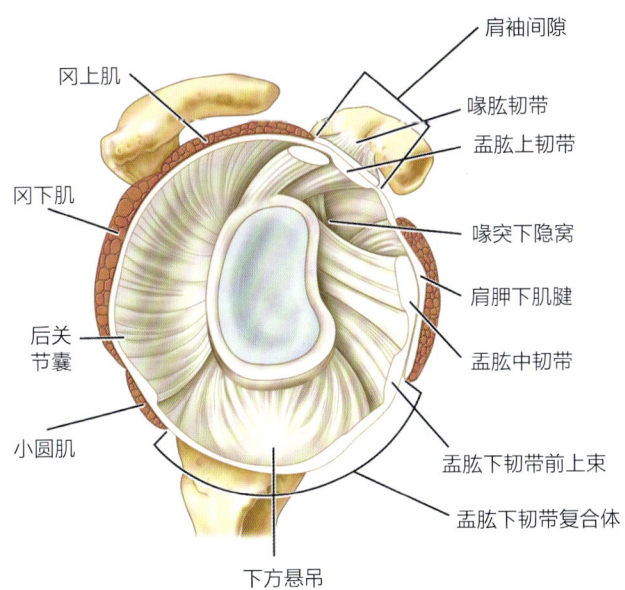

图1 关节盂解剖。有完整盂唇的关节盂上下方向平均深9 mm，前后向宽5 mm。

生不对称狭窄,关节软骨也逐步纤维化。
- 当应力超过骨和软骨下骨的承受强度,则发生血管反应和网状增生,导致最终在压力增加区域软骨下硬化的形成。
- 慢性撞击引起骨质坏死或滑液侵入,出现囊性变。
- 软骨下骨髓血管化,滑膜结缔组织骨质化生和突出软骨骨化,骨赘形成于关节边缘非应力区。
- 这些骨赘或关节软骨断裂,导致关节内游离体形成。在后期,关节软骨完全丧失,接着发生骨侵蚀。
- 通常后期关节盂明显磨损,导致关节盂后倾增加,容易出现半脱位和复位,引起不稳定的症状。

自然病程

- 关于骨关节炎的自然转归和修复过程的认知有限。
- 一般认为,骨关节炎的进展缓慢(10~20年),与关节部位有关[9]。
- 尚无有关肩关节骨关节炎进展的详细纵向研究。

病史和体格检查

- 日益加重的活动性疼痛是典型的骨关节炎病史。
- 早期,疼痛与劳力活动相关,久而久之发展到即便日常生活活动时也会疼痛。后期,休息和晚上都会疼痛。
- 早期活动度尚可,疼痛会被误认为撞击综合征或肩袖疾病。
- 随着疾病进展,关节囊和肌肉常出现继发性挛缩,从而引起主动活动和被动活动度缺失。
- 常有报道使用肩关节时会有机械症状,如交锁和研磨。
- 肩关节骨关节炎疼痛可以被分为3种类型。
  - 活动终末时出现疼痛:由于骨赘及牵拉炎性关节囊和滑膜所致。
  - 静息痛:由于滑膜炎所致(夜间痛和静息痛不一样,可能由于体位不适或压力增加)。
  - 活动中期出现疼痛:常常与捻发音及关节面损伤相关。
- 体格检查应该包括以下几个方面。
  - 活动度:主动和被动活动度都丧失说明软组织挛缩。保留被动活动而丧失主动活动的患者,应该排除肩袖疾病。
  - 挤压旋转试验:活动中期出现疼痛,是预后差的潜在信号。
  - Neer试验和Hawkins试验:骨关节炎患者常常有撞击征阳性撞击症,与盂肱关节关节面损害、关节滑膜炎和肩峰下病变有关。
  - 冈上肌评估:力量减弱提示冈上肌撕裂可能。骨关节炎患者的无力可能与抗阻动作时的疼痛抑制机制有关。
  - 冈下肌和小圆肌评估:力量减弱提示后肩袖撕裂可能。骨关节炎患者的无力可能与抗阻动作时的疼痛抑制机制有关。
  - 肩胛下肌评估:力量减弱提示肩胛下肌撕裂可能。骨关节炎患者的无力可能与抗阻动作时的疼痛抑制机制有关。

影像学和其他诊断性检查

- 标准的肩关节摄片包括肩胛骨平面的真前后位、肩胛骨侧位和腋位(图2A、B)。所有患者术前应完成这些检查。
  - 盂肱关节骨关节炎的典型表现是关节间隙变窄、软骨下硬化、软骨下囊性变和骨赘形成。
  - 后期腋位片常常发现关节盂后部磨损。
- MRI诊断早期骨关节炎比X线平片更敏感,而且能够明确是否并发其他软组织疾病。
- 45%的Ⅳ级软骨损害不能在术前影像学资源中找到相关证据[2,12]。
- CT扫描能清晰显示骨性关节盂、骨赘和游离体(图2C)。
  - 三维重建能良好地显示双凹关节盂,指导术前计划(图2D)。

鉴别诊断

- 撞击综合征。
- 粘连性关节囊炎。
- 上盂唇前后部(SLAP)损伤。
- 肩袖撕裂。
- 不稳。

非手术治疗

- 应在关节镜手术治疗之前先尝试标准的非手术治疗形式,如非甾体抗炎药治疗、类固醇注射和物理治疗。

手术治疗

- 目前关节镜下骨关节成形术和关节盂成形术的指征如下。
  - 中至重度的盂肱关节骨关节炎。
  - 双凹面关节盂。
  - 保守治疗失败并致功能障碍的中至重度疼痛。
  - 盂肱关节受压运动出现无痛捻发音。
- 对全肩置换必须有相对禁忌证,如年龄<50岁、重体力

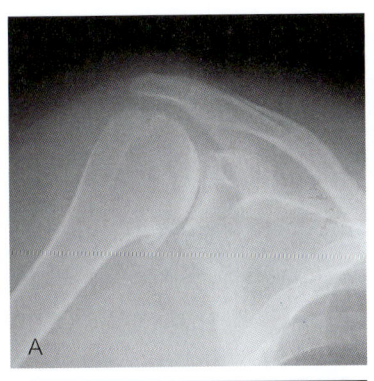
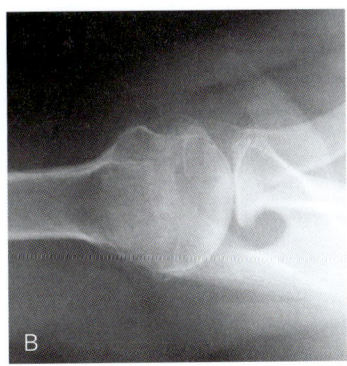
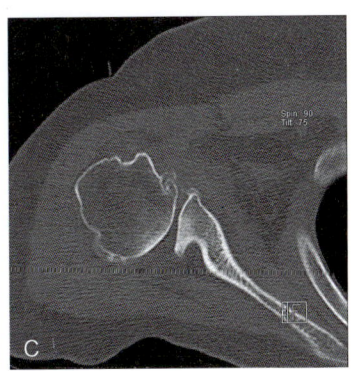
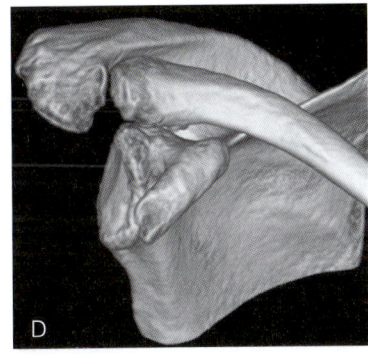

图2　A. 前后位片示关节间隙减少、软骨下硬化，早期下方骨赘形成的增生性改变。B. 腋位示关节间隙完全丧失，伴有典型的后关节盂磨损和静态肱骨头向后半脱位。C. 二维CT扫描显示关节软骨丧失、软骨下硬化、游离体，以及后关节盂侵蚀伴随静态肱骨头向后半脱位。D. 三维重建示双凹面关节盂，是前上关节镜入路观察时的预期影像。这些视图允许旋转关节盂和肱骨模拟从不同工作入路看到的病变位置。

- 需求或不愿意进行肩关节置换者。
- 年龄和对侧已经成功行置换术不是禁忌证。
- 如果后关节盂磨损形成双凹关节盂，则需行关节盂成形，重建单一的凹面。
  - 其理由是恢复肱骨头位置，以减少向后半脱位，增加关节面，减少关节压力，且放松前面的软组织。
- 术前检查和术中关节镜下发现提示疼痛来源于肩峰下时可行肩峰下减压。
  - 增厚的滑囊表明慢性滑囊炎。多位学者建议至少行软组织减压[3,14]。
  - 肩峰下面出血可导致肩峰下纤维化和运动丧失。因此，不推荐常规行肩峰下减压。

术前计划

- 如果要进行关节盂成形术，术者应该评估高质量的影像学资料，特别是腋位片，计算双凹面关节盂转化为单一凹面所需增加的深度。
- 麻醉下检查活动度，并与对侧比较。

体位

- 局部麻醉（肌间沟阻滞）或全身麻醉后取沙滩椅位或侧卧位。
  - 要能够自由地对肩关节的前后部进行操作（图3）。
- 侧卧位潜在的缺点是不时要将手臂解除牵引，以便检查关节囊松解后的活动度。
- 如在腋神经附近操作，侧卧位时的半外展位可使腋神经靠近关节囊。

入路

- 常规建立标准的后正中关节镜入路。
- 直视下在肩袖间隙用18号腰椎穿刺针来定位标准前方入路。
- 常需辅助入路包括前中入路，以便清除骨赘。后内入路，以便放置拉钩将腋囊从肱骨头和颈拉开。
- 前后入路可较标准位置稍低，以便更容易操作关节下方。

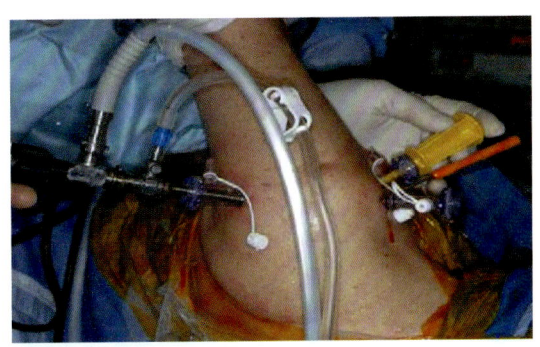

图3　患者取侧卧位。

关节镜检查

- 按 Snyder 15 点法检查盂肱关节解离[10]。
- 常规发现广泛的滑膜炎（特别在肩袖下面）、盂唇磨损、关节软骨纤维化或减少。

滑膜切除术和清理术

- 组合使用关节镜电刀和全半径刨刀（4.5 mm 或 5.5 mm）行完整的系统性滑膜切除术。
  - 从前上开始，接着向后，然后向下进入腋囊，最后是后下滑膜。
  - 全半径刨刀用来清理磨损的盂唇和移除游离体、不稳定的软骨瓣。

下骨赘切除

- 清除撞击的骨赘，特别是肱骨头下方的骨赘，并行适当关节囊或肩袖间隙松解来恢复被动活动。
  - 前方入路置入标准30°关节镜，然后建立后下工作入路，可有效显露并清除下方骨赘。之后可以从后侧置入打磨头或刨刀来清除关节囊或骨赘。
  - 通过后下工作入路，使用4.0 mm有罩盖的磨头（从而保护下关节囊和腋神经）从后向前清除肱骨下方骨赘。
  - 可以内旋肱骨来显露骨赘，并改善器械操作角度。

关节囊切除和松解

- 找到下方关节囊在肱骨头上的附着点，并以此作为标志来重建正常肱骨结构。
  - 5.5 mm全半径刨刀可以清理打磨过程中产生的碎骨片和软组织。
  - 控制吸力避免卷入软组织时误伤腋神经。
  - 可能需要弧形的刮勺切除下方骨赘的前部。
  - 必要时用刨刀和手挫来精细修整。
- 在清除下方骨赘后，腋囊的操作空间明显增加，下方关节囊的视野改善，并可以安全地进行局部关节囊切除。
- 经后侧入路置入刨刀，并在关节盂边缘附近的下方关节囊（在正确肩关节的7点钟位置）后部行关节囊切除术。
- 用宽的鸭嘴状篮钳从后向前沿下方关节囊和其下软组织之间的平面松解。然后用刨刀来进一步切除，扩大间隙。
- 关节囊切除术应该尽可能贴近关节盂边缘进行，从而尽可能减小损伤腋神经的风险，到达6点钟位置后应用探钩探查并加以保护。
- 然后行前侧部分关节囊切除术切除前方骨赘，切除肩袖间隙关节囊（技术图1）。
  - 经后侧入路观察，经前侧入路置入高频电刀或刨刀从前关节盂表面松解前关节囊。
- 从前侧入路切除剩余的前下关节囊，与下关节囊切除相近。
- 就像全肩关节置换时一样，一般不切除后方关节囊。骨关节炎时后关节囊常常因为向后半脱位和后关节盂磨损而松弛。

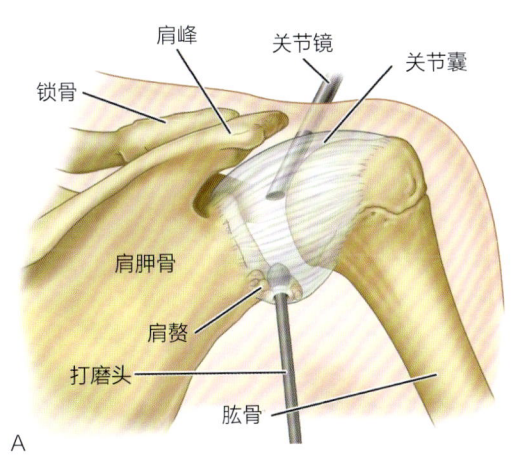
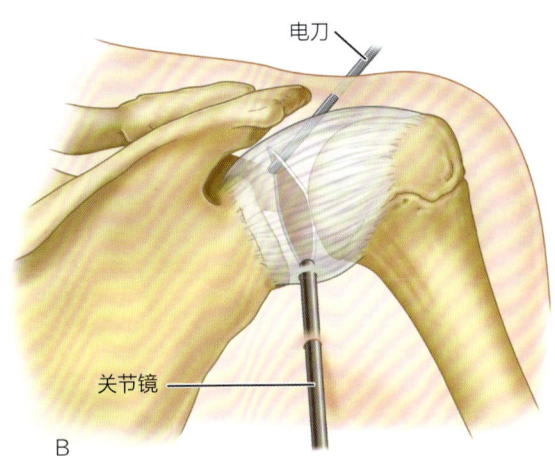
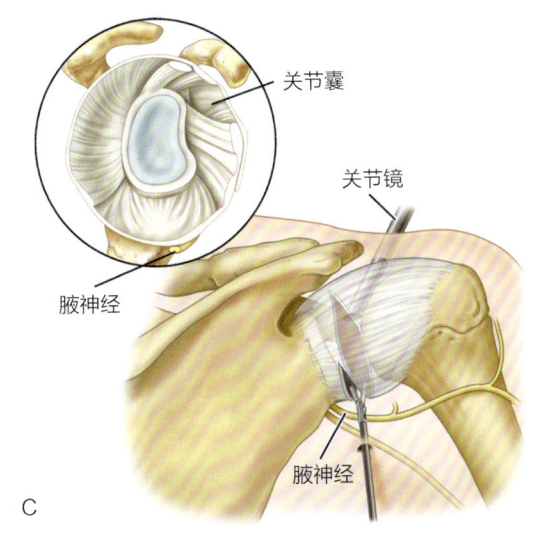

技术图1 骨关节成形术。主要在盂肱关节下方进行操作，最好在切除关节囊之前将骨赘移除。A. 使用标准30°关节镜经前侧入路置入，可以获得下方骨赘的最佳视野，然后可以从后下工作入路置入刨刀或打磨头，来清除关节囊或骨赘。B. 前关节囊切除术经后侧入路观察，经前侧入路置入高频电刀或刨刀从前关节盂表面松解前关节囊。C. 下关节囊切除术从前侧入路观察，鸭嘴状篮钳从后面进入关节来移除下关节囊。

关节盂成形术

- 使用前侧和后侧入路来完成这个手术。经前侧入路向下观察能够提供关节盂双凹面的最佳视野（技术图2A）。
- 使用全半径刨刀用来移除关节盂关节前面剩余的软骨（技术图2B）。
- 然后用4 mm周径打磨头，从前到后、上到下的方向移动，来移除中间垂直的骨嵴。
- 关节盂被分成4个象限，先整形上半部以便与先前的双凹面关节盂比较（技术图2C）。
- 从前到后交替观察关节盂，一旦单一凹面建立，使用大号半球形骨挫加深、平整关节面（技术图2D）。
- 关节镜下关节盂成形术时需通过压迫旋转试验和触诊捻发音进行评估，并评估肱骨在新的关节盂表面的旋转情况。

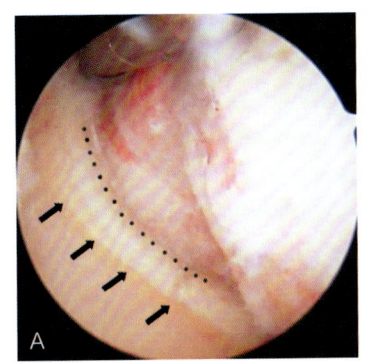
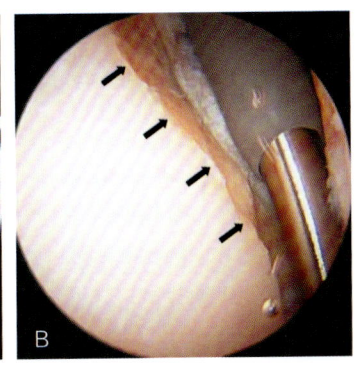

技术图2 关节盂后方磨损的镜下观，关节盂成形术前（A）和清除关节盂前方软骨之后（B）。中部骨嵴将关节盂分为前、后两部。

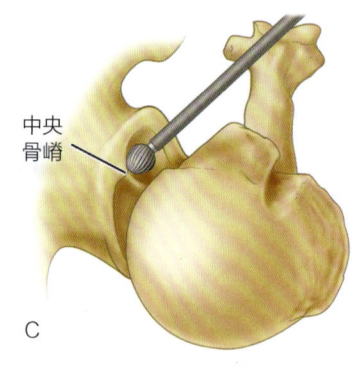
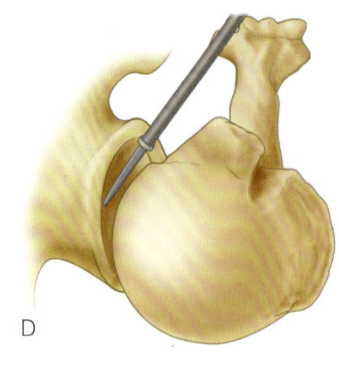

技术图2（续） C、D. 经前、后入路行关节盂成形术。C. 交替使用前、后侧观察，首先从关节盂前面清除残余的软骨，然后切除中间垂直的骨赘。使用周径4 mm的打磨头可完成操作。D. 一旦单一凹面建立，可以用大号骨挫来平整其表面。

肩峰下减压

- 使用标准入路来探查肩峰下空隙使用刨刀或射频探钩置于肩袖上方操作，切除全部增厚滑囊。
- 滑囊面肩袖磨损或撕裂也可以同时处理。
- 通常不必须行肩峰成形术，但是如果肩峰有小骨刺也可以切除。喙肩韧带应该保留。

要点与失误防范

适应证	• 中重度盂肱关节骨关节炎 • 当加压盂肱关节运动至中度范围出现无痛捻发音 • 年龄＜50岁或重体力需求
术前计划	• CT扫描加三维重建可以预先显现关节镜下双凹关节盂视图
清理术	• 完整、系统地切除滑膜，清除所有滑膜炎痕迹 • 射频装置有助于清除滑膜炎和同时控制出血 • 清除肱骨头下方骨赘可明显增加下关节囊切除术的工作空间 • 后侧入路关节镜观察，前侧入路进器械行前关节囊切除术 • 前侧入路关节镜观察，后侧入路进器械行下关节囊切除术 • 行关节囊切除术应该尽可能靠近关节盂边缘，尽可能避免损伤腋神经
关节盂成形术	• 术者切除前方软骨，找到中间骨嵴 • 关节盂被分成4个象限。关节窝成形术从下半部开始，以便与双凹关节盂比较 • 当在关节盂的前部进行手术时，助手必须向后推移肱骨头。反之亦然 • 弧形手锉用于微调关节盂轮廓

术后处理

- 术后第1天就开始全范围、无限制的被动和主动辅助活动度训练。
- 行骨关节囊关节成形术和关节盂成形术的患者留置关节内导管用于术后止痛，在医院住一晚。
- 在受过培训的康复医师监督下，按经验性康复计划进行，鼓励全范围的被动运动和主动运动，大多数患者将获益。
- 患者立即开始等长肌力训练，并在能耐受的前提下逐步过渡到等张肌肉锻炼。
- 一旦患者觉得舒适即可返回工作。

预后

- Ellman等展示了18位患者关节镜下清理术治疗盂肱关节炎的好处，这些患者最初诊断为撞击综合征而采取肩关节镜治疗[13]。术中发现有伴盂肱关节退化性关节炎，但该诊断是术前的临床和影像学依据。

- Weinstein等报道关节镜清理术治疗25位早期骨关节炎患者,80%症状好转[13]。
- Cameron等报道了用关节镜清理术来治疗61位肩关节Ⅳ级软骨损害的患者(有或无关节囊松解)。总的来说,88%的患者有满意的预后[2]。
- 疼痛缓解与放射影像学关节炎分期或病变位置无关。然而,直径>2 cm的骨软骨损伤与疼痛复发和失败有关。
- Kelly等报道了,用骨关节囊成形术和关节盂成形术治疗14位平均年龄50岁的患者的结果[5]。早期随访3年显示86%的改善率,92%的手术认可率。没有并发症,无迹象表明肱骨向内侧移位。
- Millett等调查29例活动患者的30个末期有盂肱关节炎症状的肩关节,在综合关节镜处理(CAM)后的结果[7]。有23例男性和6例女性,平均年龄为52岁,平均随访时间为2.6年,肩关节退变需要关节置换($n=24$)。功能结果得到改善[美国肩肘外科医师评分(ASES),58~83分],疼痛程度减轻,且中位满意度评分为9/10。1年的总生存率为92%,2年的总生存率为85%。其中6个肩关节在平均1.9年后需行关节置换。

并发症

- 没有与关节镜治疗盂肱关节骨关节炎相关并发症的报道。
- Ogilvie-Harris和Wiley报道439例肩关节镜手术治疗的患者中15例(3%)出现并发症[8]。
- 尚未遇到关节盂成形术后的肱骨内侧移位、全肩关节置换术时无法进行关节盂表面置换的情况。

(何能斌 译,燕晓宇 王锋 审校)

参考文献

[1] Altman RD. Overview of osteoarthritis. Am J Med 1987;83:65-69.

[2] Cameron BD, Galatz LM, Ramsey ML, et al. Non-prosthetic management of grade IV osteochondral lesions of the glenohumeral joint. J Shoulder Elbow Surg 2002;11:25-32.

[3] Ellman H, Harris E, Kay SP. Early degenerative joint disease simulating impingement syndrome: arthroscopic findings. Arthroscopy 1992;8:482-487.

[4] Howell SM, Galinat BJ. The glenoid-labral socket: a constrained articular surface. Clin Orthop Relat Res 1989;243:122-125.

[5] Kelly E, O'Driscoll SW, Steinmann S. Arthroscopic glenoidplasty and osteocapsular arthroplasty for advanced glenohumeral arthritis. Presented at Annual Open Meeting of the American Shoulder and Elbow Surgeons, 2001.

[6] Lazarus MD, Sidles JA, Harryman DT II, et al. Effect of a chondrallabral defect on glenoid concavity and glenohumeral stability: a cadaveric model. J Bone Joint Surg Am 1996;78A:94-102.

[7] Millett PJ, Horan MP, Pennock AT, et al. Comprehensive Arthroscopic Management (CAM) procedure: clinical results of a joint-preserving arthroscopic treatment for young, active patients with advanced shoulder osteoarthritis. Arthroscopy 2013;29(3):440-448.

[8] Ogilvie-Harris DJ, Wiley AM. Arthroscopic surgery of the shoulder: a general appraisal. J Bone Joint Surg Br 1986;68:201-207.

[9] Rottensten K. Monograph series on aging-related diseases IX: osteoarthritis. Chron Dis Can 1996;17:92-107.

[10] Snyder SJ, Waldherr P. Shoulder arthroscopy techniques: 15-point arthroscopic anatomy. Orthopaedic Knowledge Online. April 7, 2004. Available at: http://www5.aaos.org/shoulder_elbow/arthroscopy/anatomy/anatomy.cfm. Accessed October 30, 2006.

[11] Stacy GS, Basu PA. Primary osteoarthritis. eMedicine. Available at: http://www.emedicine.com/radio/topic492.htm. Accessed October 30, 2006.

[12] Umans HR, Pavlov H, Berkowitz M, et al. Correlation of radiographic and arthroscopic findings with rotator cuff tears and degenerative joint disease. J Shoulder Elbow Surg 2001;10:428-433.

[13] Weinstein DM, Bucchieri JS, Pollock RG, et al. Arthroscopic debridement of the shoulder for osteoarthritis. Arthroscopy 2000;16:471-476.

[14] Witwity T, Uhlmann R, Nagy MH, et al. Shoulder rheumatoid arthritis associated with chondromatosis, treated by arthroscopy. Arthroscopy 1991;7:233.

第18章 Bankart修复和下关节囊移位术
Bankart Repair and Inferior Capsular Shift

Theodore A. Blaine, Andrew Green, Jennie Garver, and Louis U. Bigliani

定义

- 盂肱关节不稳由正常稳定的解剖结构损伤造成，出现盂肱关节复发性脱位或半脱位。

解剖

- 盂肱关节（GHL）的稳定性取决于静态与动态稳定结构的完整情况[4]。
- 动态稳定结构包括肩袖肌肉，提供凹面的压迫作用；当上肢处于外展外旋位时，这些稳定结构和肱二头肌腱保证关节的前向稳定作用（图1A、B）。
- 静态稳定结构包括肩胛盂与肱骨头的骨关节结构；完整的盂肱关节囊提供了关节内负压，关节囊盂唇复合体包括盂唇和盂肱上、中、下韧带（图1C）。
  - 盂唇在加深关节盂窝方面起到了重要作用，是盂肱韧带的附着部位（图1D）。
  - 盂肱上韧带（SGHL）位于肩袖间隙，当上肢处于内收位、中立位或内旋位时，防止肱骨头向下、后半脱位。

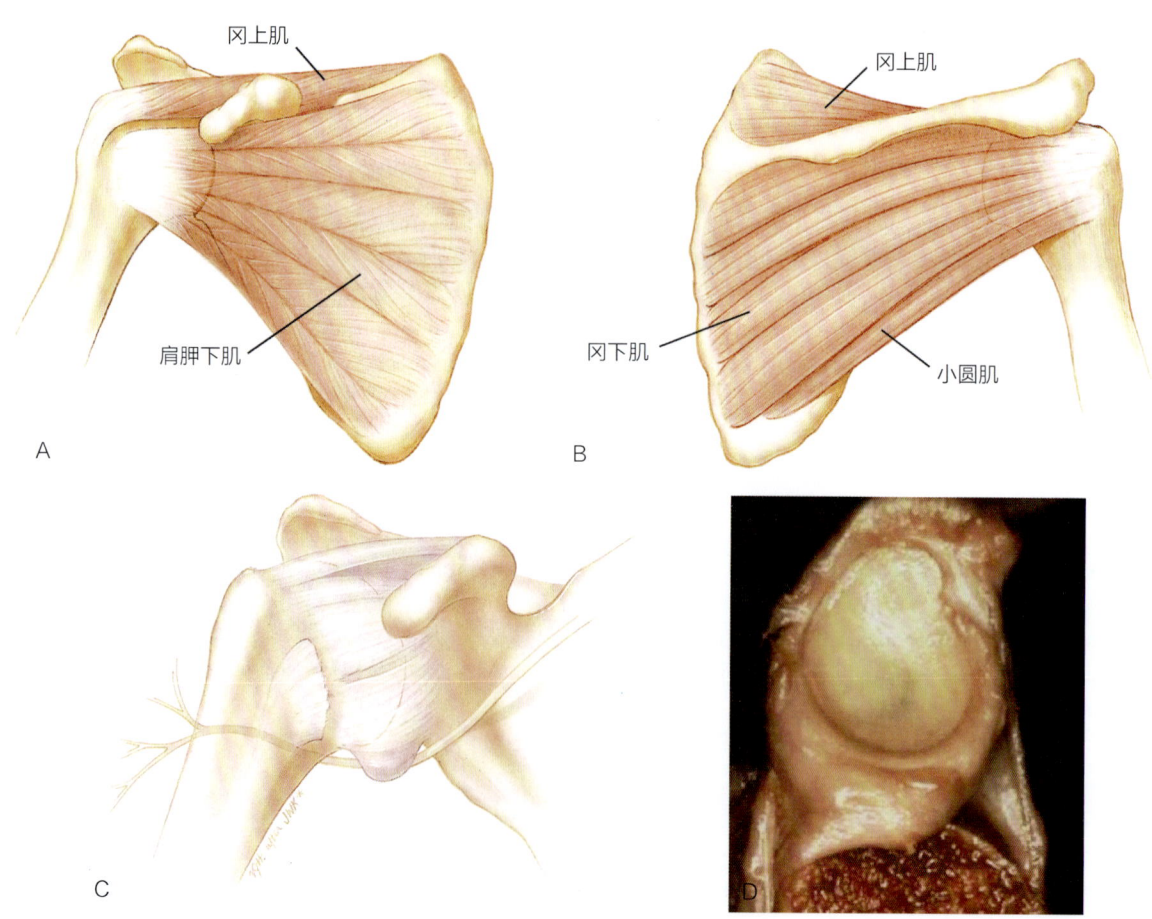

图1　肩关节的动态稳定结构包括旋转肩袖（冈上肌、冈下肌、小圆肌和肩胛下肌）（A、B）。盂肱关节的静态稳定结构包括关节囊的盂肱韧带（C）和盂唇（D），它加深了盂窝，并且作为盂肱韧带和肱二头肌腱附着。

- 盂肱中韧带（MGHL）和盂唇、盂颈及肱二头肌腱起点有较多的连接点。MGHL在肩关节中立位到外展45°范围内防止肱骨头向前半脱位起到了重要作用。
- 在肩关节外展、外旋90°位时，防止肱骨头向前下脱位的主要结构是盂肱下韧带前束（IGHL）。

发病机制

- 盂肱关节的不稳（脱位或半脱位）发生在肩关节的静态或动态稳定结构损伤时，无论急性撕裂还是反复的轻微伤。
- 反复的严重创伤和/或重复性的小创伤导致IGHL实质性变形，从而产生症状性半脱位。
- 对这一韧带的生物力学研究表明，撕裂通常发生在关节盂止点（40%）、韧带（35%）和肱骨附着处（25%）。撕裂前可发生显著的关节囊拉伸（23%～34%）。
- 在急性前脱位后的关节镜检查中发现了广泛的关节囊盂唇病变，包括前盂唇撕裂、上盂唇撕裂、前关节囊松弛和盂肱韧带肱骨附着部撕脱（HAGL损伤）[11]。
- 英国病理学家A. Blundell Bankart于1923年首次描述了"基本解剖缺陷"或Bankart损伤。他描述了前盂唇和IGHL的前束从前下关节盂撕脱，通常是由于创伤性肩关节脱位造成（图2A）。
  - 在急性前脱位后接受关节镜检查的肩关节中，有高达87%的肩部存在Bankart损伤[15]。
  - Bankart损伤的"本质"特性受到质疑，因为模拟Bankart损伤时无关节囊拉伸，盂肱关节移位程度并没有明显增加。
  - 修复Bankart损伤的手术操作于1938年首次被描述[3,26]。
- 盂唇也可能从关节盂边缘撕脱，作为包括关节盂骨膜的袖状组织的一部分（前盂唇韧带骨膜袖状撕脱，ALPSA）（图2B）[23]。在这些病例中，组织移位到内侧关节盂颈，如果不进行矫正，随后会出现不稳定。
- 前缘骨缺损（骨性Bankart损伤）可能导致盂肱关节的不稳定（图2C）。
  - 在一项研究中，三维计算机断层扫描（3D-CT）确定了90%的复发性前向不稳定患者的骨质变化[27,33]。
- 前或下段骨丢失超过25%，导致关节盂呈"倒梨形"状，与不稳定风险显著增加相关，通常需要通过一期修复或骨增强重建骨弧（图2D）[27]。

自然病程

- 据统计，盂肱关节不稳的发病率是每年（8.2～23.9）/10万[32]。
- 高风险人群发病率显著增高［军人：1.69/（1 000人·年）；美国大学体育总会（NCAA）统计为运动员：0.12次损伤/1 000名从事运动时间］[25]。
- 需要做过头运动的运动员更容易导致这种重复性损伤，他们的动作需要外展、外旋位，应力作用在关节囊盂唇结构。身体接触（对抗型）运动员（足球运动员和摔跤运动员）比其他运动项目有更多的肩关节脱位机会。

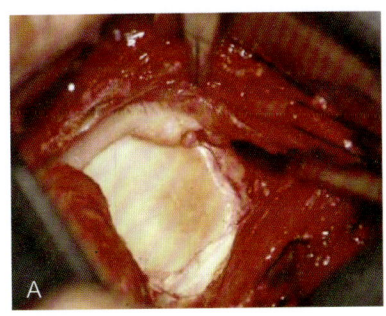
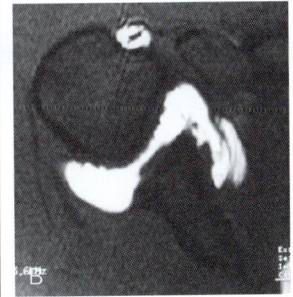
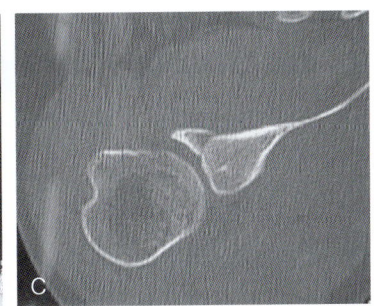
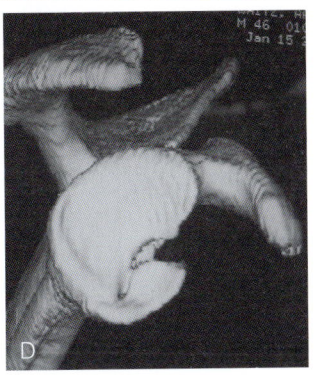

图2 A. Bankart损伤：前下盂唇撕裂。B. MRI轴位片上显示前盂唇骨膜下袖状撕脱伤。C、D. CT轴位片和重建图像都显示一个前下关节盂骨折（骨性Bankart损伤）。

- 外伤性第一次脱位非手术治疗后再脱位的发生率取决于患者的年龄、性别和活动水平，但在年轻、活跃的男性人群中可能高达92%[19,25,34]。在初次脱位时，随着年龄的增加，再脱位率显著降低。

病史和体格检查

- 评估怀疑有不稳的患者需要一份详尽的病史资料。
- 记录上肢优势，脱位性质（方向、创伤性或非创伤性）和受伤史。
- 确认是否为外伤导致的不稳，这种情况更容易导致Bankart损伤。非外伤性或自发性脱位的病史也应被寻求，因为这可能是全身韧带松弛或多向不稳定的迹象。
- 下面这些问题需要提及：
  ○ 运动员主诉疼痛或不稳定？
  ○ 肩关节有无半脱位或脱位？
  ○ 手臂何种位置产生症状？
- 应该记录先前的治疗方式（物理治疗、训练方式的改变、药物和手术）。
- 体格检查需要双肩对照。
- 视诊确认是否有皮肤裂口，三角肌、肩袖或肩胛周围肌肉是否萎缩，以及松弛迹象，包括沟槽（Sulcus）征或多发韧带松弛征。
- 触诊鉴别压痛点，前关节线压痛出现在急性关节前脱位；肩峰下压痛出现在轻微不稳定继发的撞击症。
- 主动和被动活动试验是不稳定性检查重要部分。检查会发现投掷运动员有明显的关节活动变化，受累肩关节外旋增加，内旋减少。
- 临床评估肩关节不稳定时，激发试验可能是最重要的检查。
- 前移和后移根据患者仰卧及前后负荷-移位试验进行分级（表1），但是该测试仅在麻醉患者中进行。
  ○ 在清醒的患者，不稳定的迹象可能更微妙。
  ○ 评估患者坐姿和手臂在一侧的肩关节移位，以确定患肩的潜在松弛程度，并与对侧进行比较。
  ○ 恐惧测试通常在仰卧患者手臂外展、伸展和外旋的情况下进行。患者的不稳定或半脱位的感受是迫在眉睫的半脱位。疼痛不那么特殊，可能表明肩袖关节面受到内部撞击，或肩袖关节囊侧功能性撞击突出的喙肩韧带。
  ○ 检查者对肱骨头施加后向力（Jobe移位试验）缓解了恐惧，这表明肩关节不稳定。
  ○ 坐姿患者手臂放在一侧时，应用向下牵引引出Sulcus征，通常在下方或多向不稳定的患者中出现（表2）。
- 肩胛下肌的完整性和强度应在肩胛骨不稳定的患者中进行评估，尤其是那些先前因不稳定而接受过手术的患者。
  ○ 当肘部位于身体前方时，不能将手按到腹部，这是腹部按压试验的阳性结果，表明肩胛下肌无力或撕裂。
  ○ 不能从背部抬起手是一个阳性的抬离测试，表明肩胛下肌无力或撕裂。

表1 负荷下的前后移位分级表

前后移位评分方案	
0级	正常盂肱关节
1级	肱骨头平移至肩胛骨边缘
2级	肱骨头平移超过肩胛盂处缘，一旦力被撤回自动减少
3级	肱骨头平移过肩胛盂缘锁定

表2 下方移位或Sulcus征分级

Sulcus试验分级方案	
1级	肩峰肱骨间距<1 cm
2级	肩峰肱骨间距1~2 cm
3级	肩峰肱骨间距>2 cm

影像学和其他诊断性检查

- 放射检查包括前后位（AP）、侧位和腋位（图3A、B）。
  ○ 腋位片诊断关节盂前缘缺损尤其重要。
  ○ 肱骨头后上方Hill-Sachs损伤在内旋前后位或Stryker切迹位影像上最清楚。
- 不需要CT检查所有病例，但是CT有助于骨缺损诊断（参考图2C、D）。
- 并非所有病例都需要MRI检查，但可用于识别盂唇部病变以及伴随的肩袖损伤（图3C），或非移位结节性骨折。这些在50岁以上患者的脱位中更常见。
- MRI造影对于确诊盂唇的病变非常敏感，怀疑上盂唇或后盂唇病变需进行该项检查。

鉴别诊断

- 外撞击、肩峰下滑囊炎或肩袖肌腱炎。
- 内部撞击。
- SLAP（上盂唇损伤）。
- 自发不稳定。
- 胶原疾病（Ehlers-Danlos综合征、Marfan综合征）。
- 肩胛下肌功能不全或撕裂。

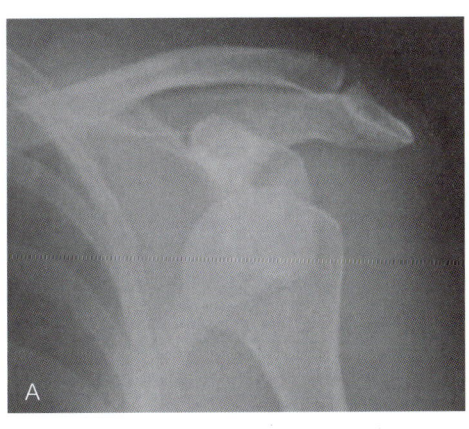
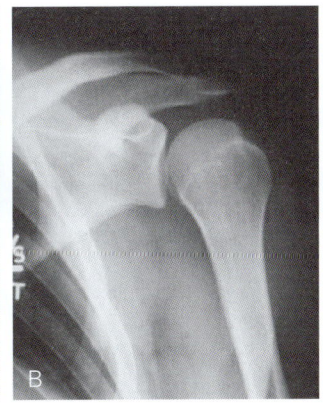
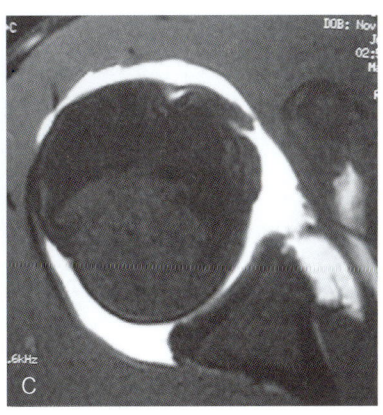

图3　左肩前后位X线片显示肩关节脱位（A）和随后复位（B）。后外侧肱骨头的Hill-Sachs骨折。C. MRI轴位片显示盂唇损伤和肩胛下肌撕裂。

非手术治疗

- 急性脱位复位后使用吊带制动。固定时间仍存在争议，推荐固定3～6周[28]。
- 有学者认为外展外旋位固定有助于愈合。但是多数患者不能耐受这个位置，因此内收内旋位广泛应用。
- 治疗急性损伤，受累关节固定后早期开始进行旋转和肩部肌肉力量锻炼。康复计划按照肌力与运动的正常方式，通过增加对抗训练进行操练。
- 当活动度正常，无痛，肌力正常，无恐惧征，患者才能恢复运动[28]。
- 对于慢性和复发性不稳定，加强肩稳定结构和肩袖肌力，就像加强腹部或躯干肌力一样。旋转肩袖抗阻锻炼是在上肢中立位90°时逐步进行。加强肩关节稳定结构尤其重要。
- 非手术治疗的再脱位率取决于患者的年龄和运动水平。热衷高风险运动年轻的患者（如军人），再脱位率高达92%[34]。
- 比较手术干预与康复或关节镜下未修复的灌洗的4项系统回顾研究发现，修复后复发性不稳定的风险约为其他治疗方式的1/5[6]。Meta分析研究表明，初次脱位非手术治疗后，50%病例要手术治疗[25]。

手术治疗

- 手术方式一般分为解剖和非解剖方式。
- 非解剖术式（Putti-Platt、Magnuson-Stack）旨在紧缩前方结构，避免上肢危险位（即外展外旋位）。大部分医生放弃这些术式，因为紧缩前方结构易出现后方半脱位和盂肱关节炎[14,24]。
  - Putti-Platt术是在肩胛下肌腱与关节囊上垂直切口，然后将外侧关节囊缝合在关节盂缘的软组织上[24]。
  - Magnuson-Stack术是将肩胛下肌腱转位到肱二头肌腱沟（图4A）。
  - 喙突转位术是另一种非解剖手术方式，将带肱二头肌短头和喙肱肌腱的喙突，转位到前方关节盂缘上，并用螺钉固定[1]。肱二头肌和喙肱肌腱短头附着在喙突的顶端，形成一个前软组织吊索，有助于稳定。

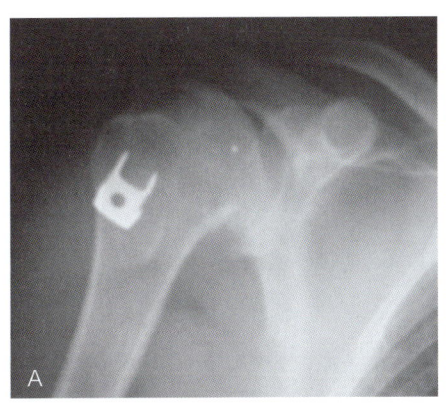
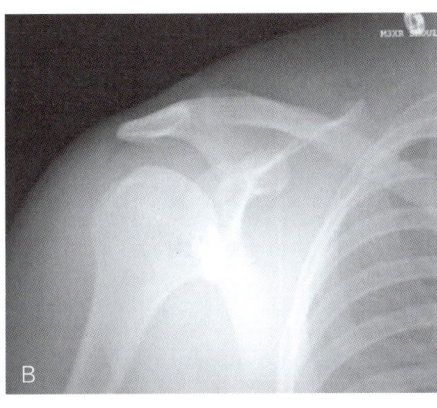

图4　A. Magnuson-Stack术后患者右肩前后位X线片（肩胛下肌腱向外侧移位到肱二头肌间沟，并用门形钉固定）。B. Laterjet术术后患者右肩前后位X线片，两枚螺钉将喙突骨块固定在肩胛盂。

- Bristow 术：是用一枚松质双骨皮质螺钉将喙突尖垂直固定于关节盂前缘，增大关节面。
- Laterjet 术：是用两枚螺钉将喙突平行固定于关节盂前缘（图 4B）。
  - 尽管部分学者采用这些术式取得良好效果，但对于内固定松动移位和后期移位骨块吸收的担心使得这些术式没有解剖术式那么流行。现在主要用于翻修手术和肩胛盂有骨缺损病例。
- 解剖重建术用缝线、门形钉和平头钉重建前方盂唇[2,10,12,18,29]。这些解剖术式效果优良，复发率低（<5%），因而成为外科治疗盂肱关节不稳的首选。
  - Bankart 修复和下关节囊移位术是应用最广泛的解剖重建术。
- 早期关节镜下 Bankart 修补和下关节囊移位术的复发率比切开手术高。但是，随着关节镜技术进步，镜下手术效果类似切开。
- 下列情况推荐切开手术，而不是关节镜手术：
  - 明显 Bankart 骨缺损（>30%）。
  - 明显 Hill-Sachs 缺损，"啮合"关节盂缘上，关节镜检查在外旋位时才能看到。
  - 翻修手术。
  - 身体接触（对抗型）运动员（足球）和极限运动者，要求比关节镜术式有更低的复发率。

术前计划

- 仔细评估患者对手术期望和术后康复护理，包括同患者及家属进行详谈，这些都是术前计划的必需部分。
  - 患者不依从术后规定会增加再脱位率。
- 对多向不稳定患者，评估精神状态与家族病史非常重要。自发脱位或装病（Munchausen 综合征）患者失败率很高，术前要进行甄别。
- 术前评估关节盂骨缺损非常重要，这需要通过喙突移位或异体骨重建物等骨性加强。术前需要准备特殊设备（同种异体骨及器械来做切开内固定）。

体位

- 选择肌间沟阻滞麻醉，能获得很好的肌松，并提供术后镇痛。如果麻醉阻滞不完全，可以使用全身麻醉。
- 患者背部垫高沙滩椅位，移到手术台边缘或肩悬空，方便肩关节前后入路。
- 液压上臂控制器（Tenet Spider）非常有用，它不需要额外的助手来扶手臂（图 5）。

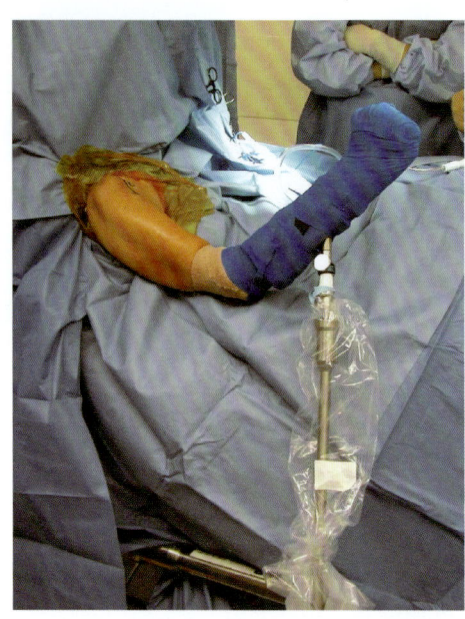

图 5　液压上臂控制器术中用来控制上臂的位置。

入路

- 确认肩关节骨性标志，包括肩峰、锁骨、喙突。
- 肩关节手术入路包括胸大肌三角肌入路、隐匿的腋部切口、小切口。这些都是标准胸大肌三角肌手术入路的改进。
- 标准胸大肌三角肌手术入路：
  - 是肩关节最有用的手术入路。
  - 喙突外侧做一个 7~15 cm 的切口，锁骨下开始，延长到肱骨干三角肌止点。牵开皮瓣，找到三角肌胸大肌间隙。
  - 手术入路其余部分在后面详细描述。
- 隐匿的腋部切口：
  - 传统的肩胸入路切口长约 15 cm，隐匿的腋部切口从喙突下 3 cm 开始，延长 7 cm 到腋窝褶皱（图 6A）。牵开皮瓣，找到三角肌胸大肌间隙。
  - 该切口相当美观，对于有美容要求的患者非常重要。
- 小切口入路：
  - 喙突外侧 5 cm 的切口用于肩关节稳定术式（图 6B）。广泛分离皮下组织，找到三角肌胸大肌间隙。其余步骤和标准的胸大肌三角肌入路相似。
  - 切口定位非常重要，能直接到达关节盂，而不需要延长切口：1/3 在喙突上，2/3 在喙突下。

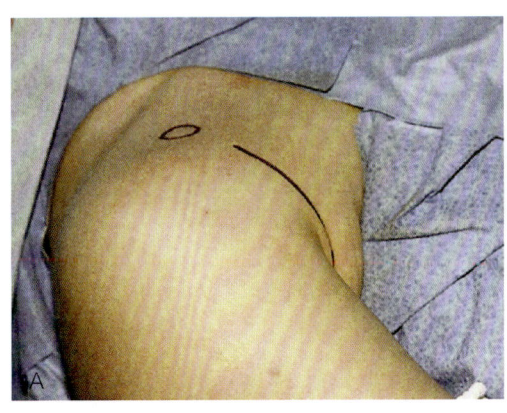
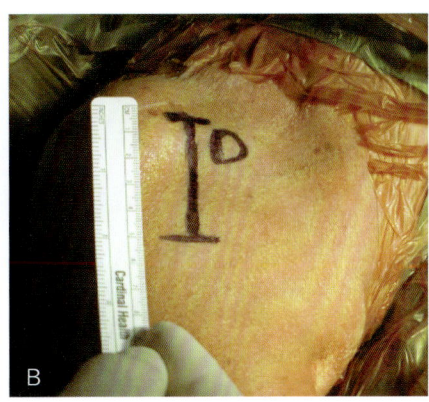

图6 A. 隐匿的腋部切口从喙突下到腋窝褶皱。B. 小切口平行于胸大肌三角肌间隙，1/3在喙突上，2/3在喙突下。

切开Bankart手术方法

- 根据上面描述方式做切口，皮肤切口基于术者的偏好，最常用的是隐匿的腋部切口。
- 牵开皮瓣，找到三角肌胸大肌间隙（技术图1A）。
- 将头静脉和三角肌向外侧牵开，暴露肩胛下肌与带状肌表面的锁胸筋膜。
- 如果需要进一步暴露，切开并用缝线标记胸大肌肱骨止点的上1/3。注意避免损伤位于胸大肌止点深面的肱二头肌。
- 带状肌外侧切开锁胸筋膜，拉钩撑开，暴露肩胛下肌和肌腱。
- 喙肩韧带做一小楔状切除，扩大上方暴露区域（技术图1B）。
- 然后在肩胛下肌前缘电灼旋肱前动脉的分支血管，控制出血。
- 暴露肩胛下肌，从止点内侧垂直切断，用骨膜剥离器钝性分离和Bovie针头电刀锐性分离，将肌腱与下方关节囊分开（技术图1C、D）。
- 在关节盂缘水平垂直切开前方关节囊（技术图1E、F）。
- 用刮匙或骨刀将前方关节盂缘软骨去除，去除任何软组织，保证修复愈合（技术图1G）。
- 用点式钳或钻头打洞来进行穿骨缝合。
- 另一种方法是，在关节软骨缘用带线锚钉，一般在2点半到6时钟方位上放置2~3枚锚钉（技术图1H）。
- 移位关节囊，或按解剖修复。典型下关节囊移位术和Bankart术将在后面描述。
- 解剖修复肩胛下肌腱止点。肩胛下肌腱的牢固修复对预防术后撕裂非常重要。

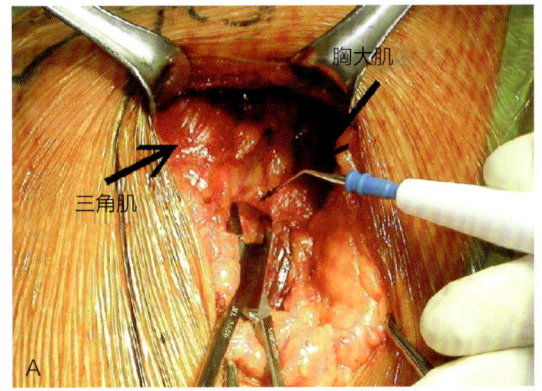
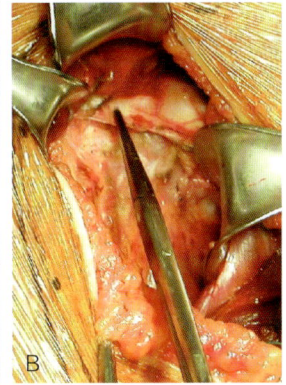
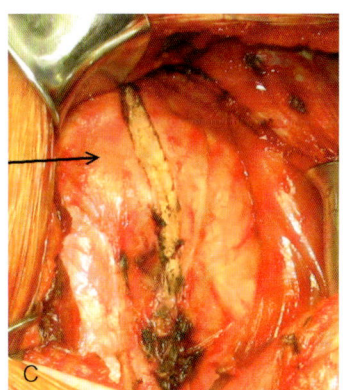

技术图1 Bankart术。A. 找到胸大肌三角肌间隙，用Bovie针头电刀切开，将头静脉和三角肌向外侧牵开。B. 将喙肩韧带的前外侧缘（血管钳标记）切断，来增加上方的显露。C. 止点内侧1 cm处将肩胛下肌切断，肩袖外侧留些组织并作标记，以保证随后的修补。

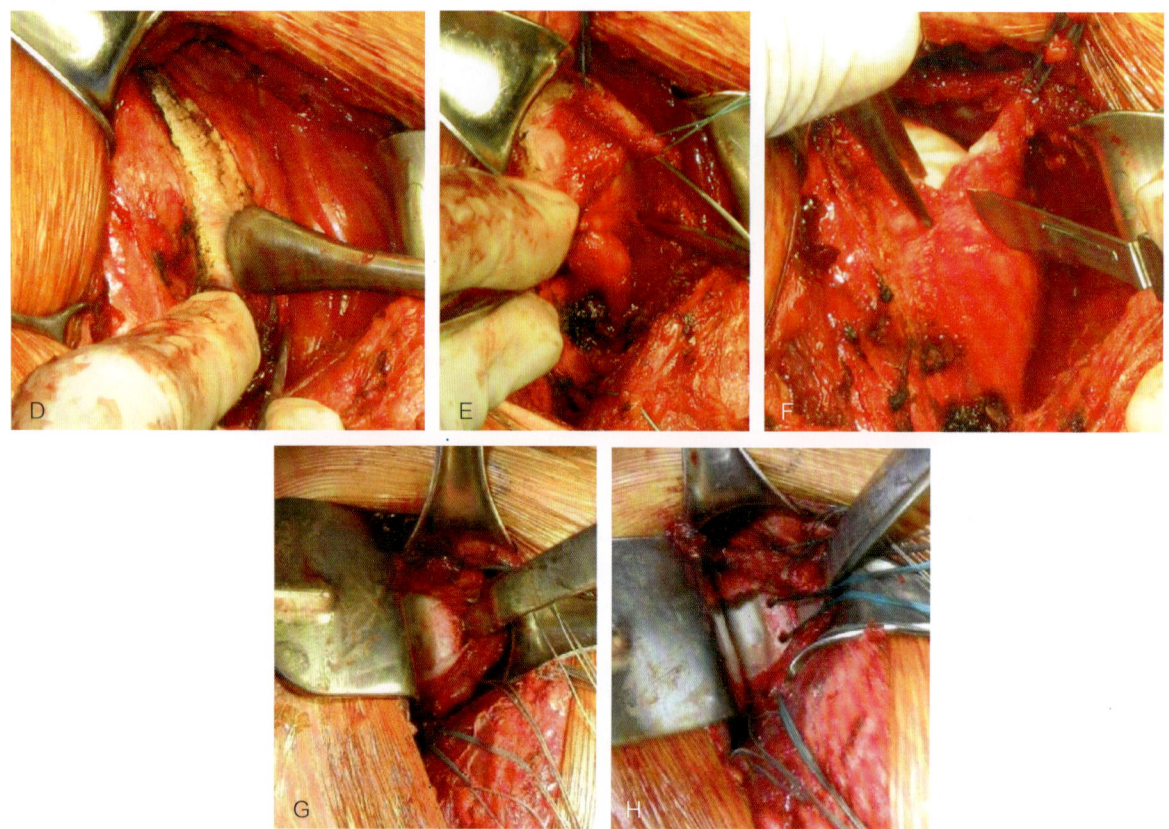

技术图1（续） D. 向下钝性分离，这里肩胛下肌和关节囊不连，很容易找到肩胛下肌和前关节囊的分离间隙。E. 锐性切开关节囊，要特别小心，防止损伤下面的肱骨头软骨。F. 保留足够的肩袖组织，以保证随后的修补。G. 用刮匙或骨刀来处理关节盂缘。H. 将带线锚钉放置到关节盂缘的顶点。

Bankart术的T形改良术

- 对于Bankart损伤，为了处理关节囊松弛，Altchek和Warren[2]通过在关节囊上做T形切口改良Bankart术式。
- 术式与Bankart术描述一样，从前盂肱关节囊切断肩胛下肌。
- 与下关节囊移位术不同，T形术式在关节盂缘关节囊有一个中间切口。
- T形关节囊切开术从关节囊顶点切开2/3关节囊，垂直切开到关节盂缘（技术图2）。
- 用带线锚钉或穿骨缝合来修复Bankart损伤。
- 将切开的关节囊下外侧部分移位向上方，而内侧部分缝合到关节盂缘。
- 将上方部分向内侧移位，同下方部分重叠缝合。
- 解剖修复肩胛下肌止点。

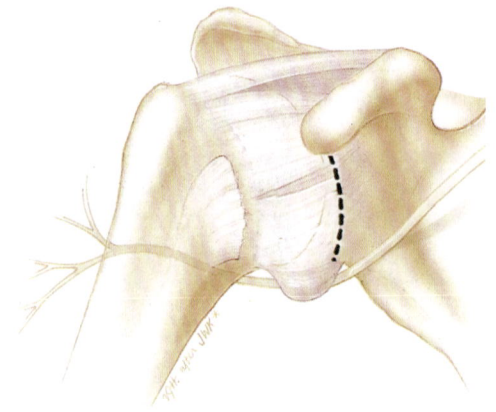

技术图2 Bankart术的T形改良术，T形关节囊切开术从关节囊顶点切开2/3关节囊，垂直切开到关节盂缘。

前方关节囊盂唇重建术

- 前方稳定术后,投掷运动员肌力和速度会有损失。有鉴于此,Jobe等[18]在1991年设计了肩胛下肌保留术式,沿着纤维方向将它劈开,保留其肱骨附着点。
- 采用胸大肌三角肌入路,带状肌向内侧牵开以暴露肩胛下肌。
- 在肩胛下肌腱上2/3和下1/3处平行纤维方向切开(技术图3A、B)。
- 在关节囊中间水平切开,向内延长到关节盂缘。骨膜下将关节囊与关节盂切开,来保证上、下关节囊前移术(技术图3C)。
- 将切开的下关节囊外侧部分移向上方,与其关节囊经骨缝合到关节盂,建立盂唇(阻挡)(技术图3D、E)。
- 将上方部分向内侧移位,同下方部分重叠缝合。
- 由于肩胛下肌没有切断,术后第1天可以开始进行辅助主动康复锻炼,康复进度就比较快。

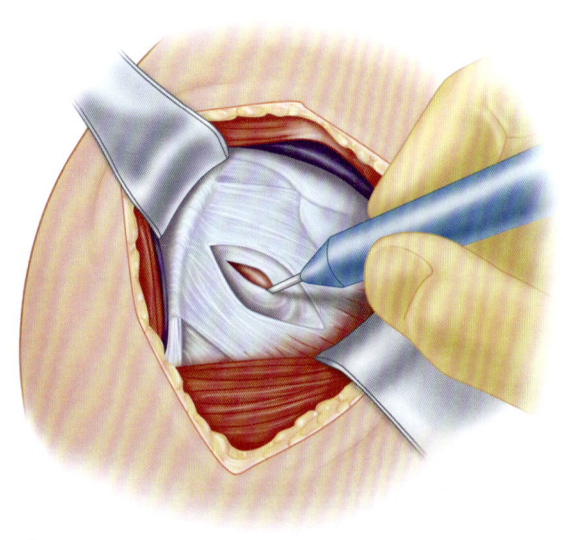

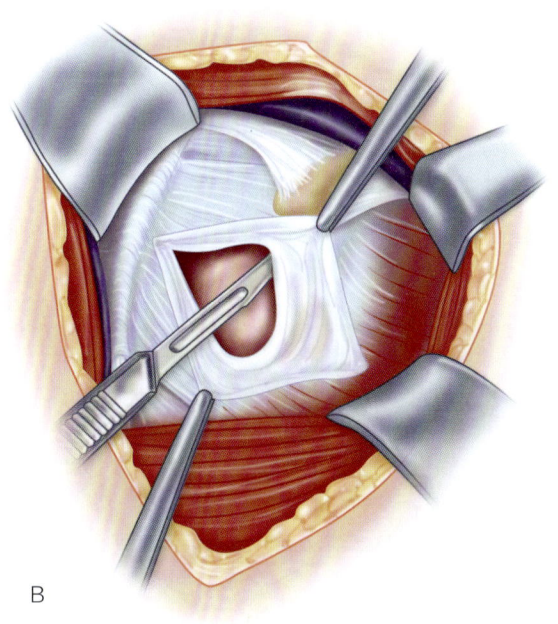

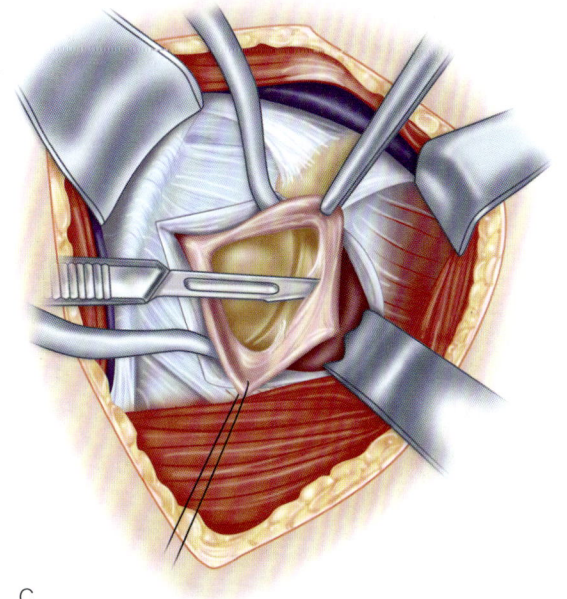

技术图3 前方关节囊重建术。A. 肩胛下肌腱沿纤维方向在上2/3和下1/3连接处平行切开。B. 在关节囊中间水平切开,向内延长到关节盂缘。C. 骨膜下将关节囊与关节盂切开,来保证上、下关节囊前移术。

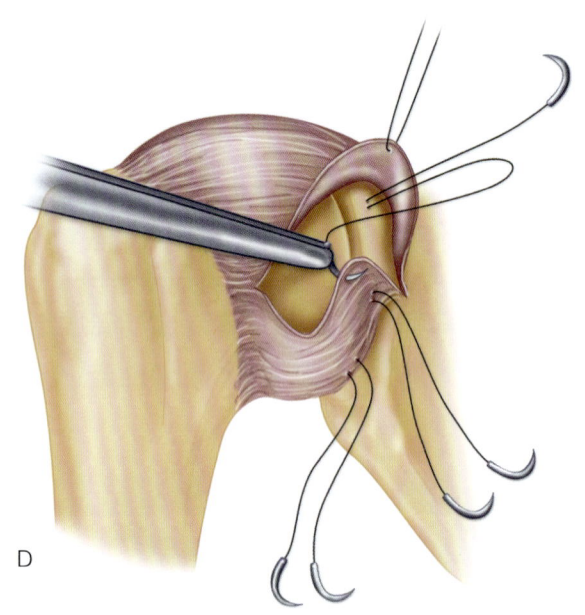 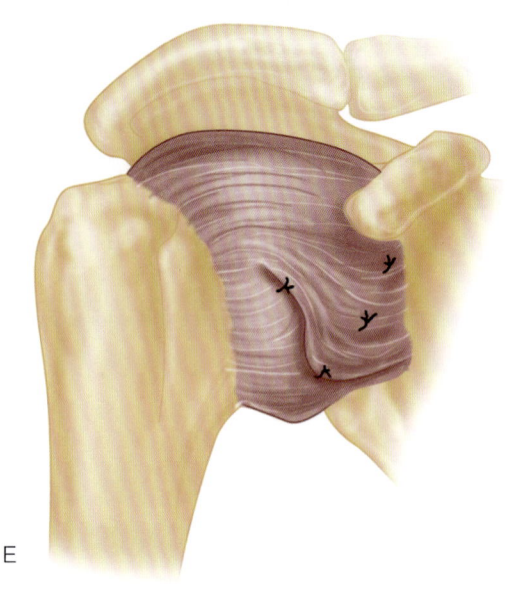

技术图3（续） D. 将切开的下关节囊外侧部分移向上方，并经骨缝合到关节盂缘，建立盂唇（阻挡）。E. 将上方部分向内侧移位，同下方部分紧缩缝合。

前下关节囊移位术

- 前下关节囊移位术由 Charles Neer[22] 在 1980 年首先报道。
- 术式用来治疗单纯前盂唇修复（Bankart术）无法处理的下方或多方不稳定。
- 根据选择术式建立手术切口。
- 在肩胛下肌小结节止点内 1～2 cm 切开，保留足够的肩袖组织以便修复。
- 肩胛下肌由上方 2/3 腱性组织和下方 1/3 肌肉部分组成[20]。
- 显露盂肱关节囊的下方时，需要小心锐性和钝性分离相结合，把肌纤维止点与前方关节囊分开。在下方分离过程中，将上肢处于外展、外旋位，特别注意防止损伤腋神经。
- 在肱骨颈关节囊止点内侧 5～10 mm 垂直切开关节囊，进行外侧关节囊移位术（技术图1E、F）。
- 将切开关节囊的内侧部分，用不可吸收缝线连续标记至 6 点钟方位（技术图4A）。
- 向上外牵拉关节囊标记缝线，进一步关节囊分离时腋窝关闭。

- 剥离肱骨上的下方关节囊附着非常重要，它在前方关节面止点范围广。经典方法是用骨膜剥离器或 Bovie 针头电刀烧灼骨膜下钝性分离（技术图4B、C）。
- 然后判断盂肱韧带内侧止点或盂唇是否撕脱或撕裂。Bankart 损伤或 ALPSA 存在的内侧关节囊盂唇复合结构损伤需要进行修复。
  - 这种技术在 Bankart 修复部分有描述。
- 骨性固定完成后，关节囊上外移位，并用不可吸收缝线穿过关节内外进行缝合。
  - 尽可能将缝线靠近关节盂缘，以便内侧关节囊皱褶有足够长度。
  - 操作用双手技术，一手持穿线的针，另一手从关节外找到针。
  - 缝线在关节外打结，把关节囊固定在关节盂缘。
- Bankart 修复后存在多余的前内侧关节囊（AMCR）时，应用荷包缝合技术，用非吸收线缝合前方关节囊[9]。
  - 垂直于关节盂缘水平进行荷包缝合，在关节外打结。它的范围取决于 AMCR 大小（技术图4D、E）。
- 内侧稳定性的修补完成后，注意把外侧关节囊修复到肱骨颈上肩袖残留组织。
- 将关节囊向上、外移位（技术图4F）。

- 术后康复外旋角度逐渐进行，取决于患者年龄、组织质量、全部或局部韧带的松弛度、竞技水平、优势手，以及对制订康复方案的依从性。
  - 康复准则是前关节囊移位修复后，上臂处于外展20°外旋30°位。
  - 投掷运动员外展时需要较大外旋角度，他们就需要比那些依从性差或不参加投掷的患者更松弛一些。
- 避免前关节囊缝合过紧，防止以后会出现关节囊后方关节病[14]。
- 关节囊向上方外侧移位后，松弛的关节囊在上方有多余关节囊组织。对于这些肩关节，根据T形关节囊缝合术，关节囊切口转向外侧切开盂肱下、中韧带间的关节囊，向下到关节盂缘。
  - 首先把关节囊下瓣缝合到它在肱骨上外侧止点处。
  - 将上瓣向外侧折叠缝合到止点外侧（技术图4G）。这样减少关节囊的体积，并加强前方关节囊韧带组织。
- 除了评估残余关节囊的松弛度，还要评估肩袖间隙（技术图4H）。
- 如果肩袖间隙过宽或力量较弱，要用不可吸收性缝线间断缝合来紧缩。
- 间隙闭合的程度取决于前面提到的患者情况，因为肩袖间隙过紧可能导致外旋受限[13]。
- 对于竞技运动员，只需闭合肩袖间隙外侧部分，以保证盂肱关节的活动度。
- 解剖修复肩胛下肌止点。

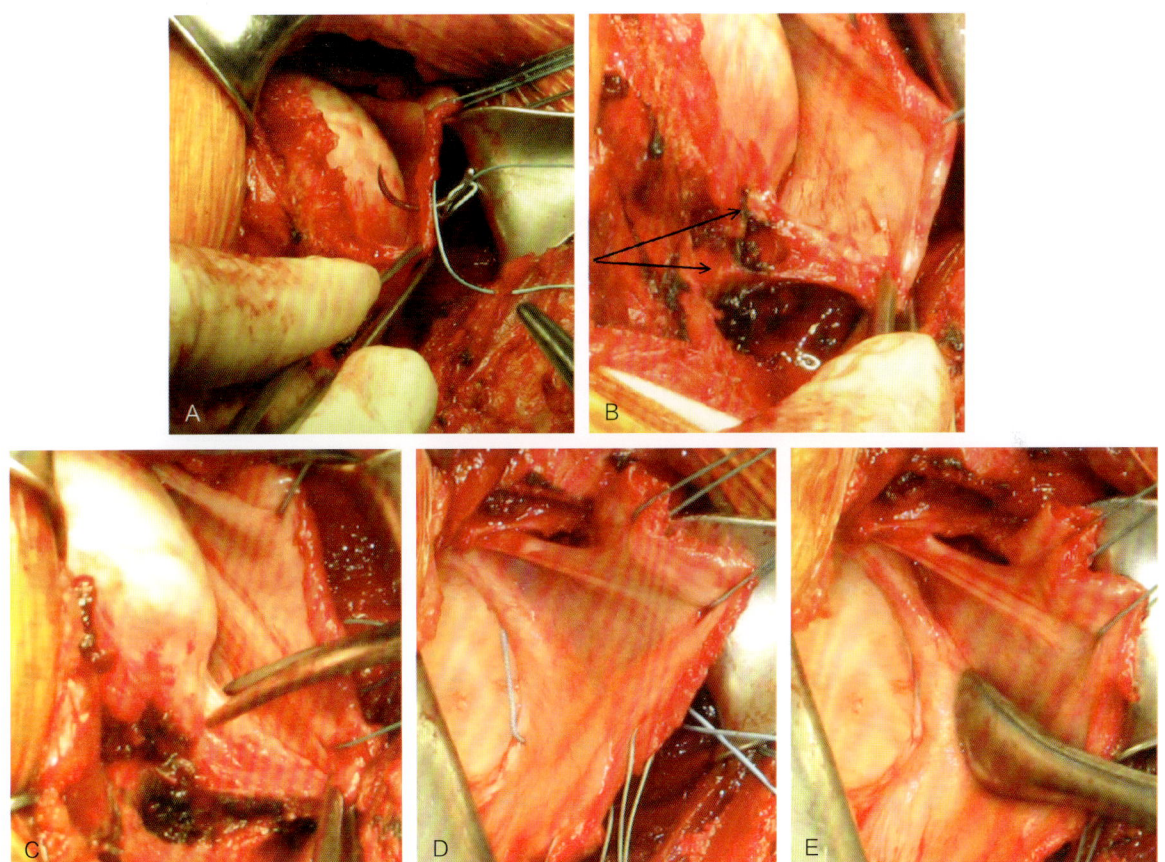

技术图4　A. 在下关节囊移位术中，在外侧将关节囊切口向下松解延长时，用标记缝线将切开的关节囊牵开。B. 下方关节囊在肱骨颈有双重附着点。C. 剥离关节囊双重附着点，关节囊可以完全移位。D. 用荷包缝来减少富余的前下关节囊。在关节囊表面行褥式缝合。E. 打结后荷包缝合能减少前内关节囊，建立前下方阻挡。

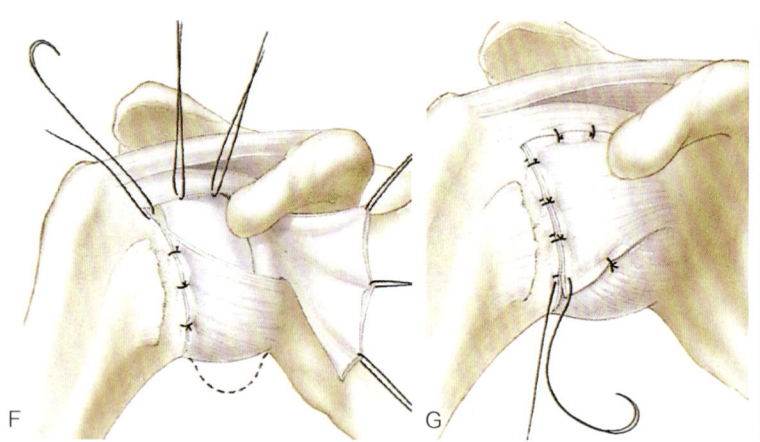
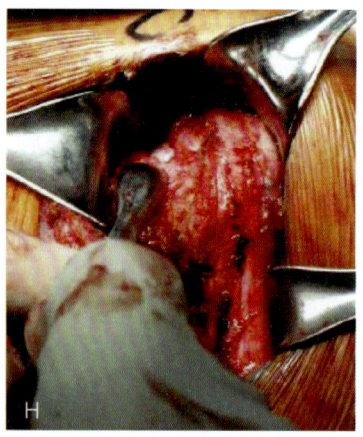

技术图4（续） F. 前下关节囊向上移位，固定在肱骨颈上的关节囊肩袖残留处。G. 把关节囊上瓣与下瓣重叠缝合，减少体积并增加强度。H. 在肩胛下肌与冈上肌之间触到肩袖间隙。

要点与失误防范

自发不稳	• 对于自发不稳的患者，术前要仔细甄别。如果要求术后效果高，外科治疗可能不成功，不建议做。建议术前进行精神评估，但是对于筛选这些患者帮助不大
肱骨骨缺损（Hill-Sachs缺损）	• 判断肱骨骨缺损程度非常重要，在X线片上（内旋时前后位或Stryker切迹位）、CT、MRI或诊断性关节镜检查中很容易看到。对于这种"啮合"缺损，切开手术比关节镜手术有优越性，可以考虑（自体或异体骨）填充
关节盂骨缺损（骨性Bankart）	• 关节盂缺损可以在术前影像学（X线、CT、MRI）或诊断性关节镜检查中进行评估。明显缺损（超过关节盂30%）需要用Bristow或Laterjet喙突转位术
后方不稳	• 通过术前或麻醉下检查来确定不稳的方位，如果明显后方不稳，需要全面下关节囊移位术来恢复稳定性。但是在许多病例，可能需要额外的后方入路
相关SLAP（上盂唇）损伤	• 某些患者盂唇病变可能和Bankart损伤同时存在。这些损伤通常在关节镜下或开放手术得到很好的处理

术后处理

- 康复计划要因人而异。
- 术后患者前臂吊带4周。
- 术后10天至2周内，被动前屈上举到110°、外旋到15°，到4周前抬臂逐渐增加到140°、外旋到30°。其间开始进行等长肌力训练。
- 4～6周，上举到160°、外旋到40°。
- 6周后，增加活动到正常范围。
- 锻炼要循序渐进，避免出现恐惧征或半脱位。
- 抗阻锻炼在上臂中立位90°范围内开始逐步进行。
- 肩关节稳定后的肌力锻炼尤其重要。
- 身体接触（对抗型）运动前需要运动与肌力完全恢复，通常在6～9个月，取决于运动项目本身和患者。

预后

- 1978年Carter Rowe[29]首先报道Bankart术长期随访研究，再脱位率为3.5%。
- Neer报道[16]1974—1979年，前下关节囊移位术治疗40例肩关节不稳，其中11例先前曾接受盂肱关节不稳定的治疗。除一位患者外都达到满意疗效，这位患者术后肩关节半脱位。
- 自从Neer报道后，许多研究采用前下关节囊移位术治疗前下不稳定。由于不同术者技术和关节囊移位程度不同，复发率为1.5%～9%[5,7,12,22,35]。
- T形成形术结果：在这项研究中，42例肩关节平均3年随访，95%的患者效果满意，复发4例（10%）[2]。
- 一项报道25例投掷运动员前关节囊盂唇重建结果，平均随访39个月,优良率为92%,17例(68%)重新恢复竞技水平。
- 在随后研究中,22例半脱位,9例脱位,术后优良率为97%,94%恢复运动[21]。
- 不同研究报道切开手术治疗前下不稳定,恢复运动比率为32%～94%[2,5,18]。

并发症

- 复发性脱位可发生在高达5%的患者。然而当手术适应证不严格时,这个比率可能更高。
- 中外侧关节囊过度张力修复可能导致外旋功能丧失。
- 即使是一个单一的前脱位,也有可能发展成盂肱关节炎。Samilson和Prieto[31]在1983年将其称为脱位性关节病。手术对盂肱关节炎发展风险的影响尚不清楚。一项由Hovelius和Saeboe进行的25年随访的前瞻性研究表明[17],手术治疗的患者关节病发生率与非手术治疗的单纯关节脱位患者相似,低于非手术治疗的复发性脱位患者。
- 可能损伤腋神经,它在IGHL深部约2.5 mm走行,6点位离关节盂仅12 mm。神经损伤仅损伤感觉功能,通常能自行恢复。
- 脱位复发高达5%,如果不严格遵守手术适应证,这种概率将更高。
- 与器械有关的并发症可能出现螺钉、锚钉的松动,弯曲或断裂,或缝线松开(图7)[36]。有报道,PLLA可吸收内植物出现滑膜炎反应。盂唇螺钉或带线锚钉的移位,无论是金属的或可吸收的,可能导致关节病或关节炎。

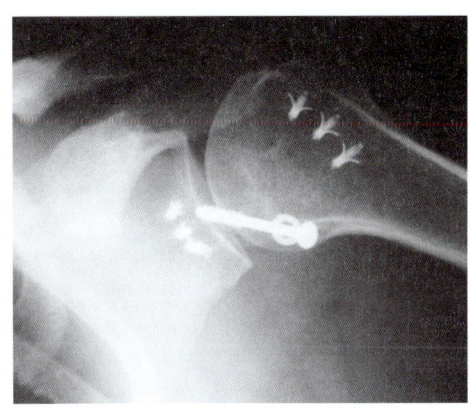

图7 左肩关节前后位片显示喙突转位术后内固定松动。

- 体位造成的并发症已有报道,包括深静脉血栓和挤压造成的神经失用症。因此术中或术后,用软垫保护骨性突出,避免过紧包扎。
- 肩关节手术很少出现感染。出现时感染菌常是痤疮丙酸杆菌,需要特殊的细菌培养。外科手术用洗必泰制剂,术前预防性使用抗生素如克林霉素或万古霉素等,对该菌有效。对一些患者应予以考虑[8,30]。

(余伟林 译,徐才祺 蒋仕林 审校)

参考文献

[1] Allain J, Goutallier D, Glorion C. Long-term results of the Latarjet procedure for the treatment of anterior instability of the shoulder. J Bone Joint Surg Am 1998;80A:841-852.

[2] Altchek DW, Warren RF, Skyhar MJ, et al. T-plasty modification of the Bankart procedure for multidirectional instability of the anterior and inferior types. J Bone Joint Surg Am 1991;73A:105-112.

[3] Bankart AS. The pathology and treatment of recurrent dislocation of the shoulder joint. Br J Surg 1938;26:23-29.

[4] Bigliani LU, Kelkar R, Flatow EL, et al. Glenohumeral stability: biomechanical properties of passive and active stabilizers. Clin Orthop Relat Res 1996;330:13-30.

[5] Bigliani LU, Kurzweil PR, Schwartzbach CC, et al. Inferior capsular shift procedure for anterior-inferior shoulder instability in athletes. Am J Sports Med 1994;22:578-584.

[6] Chahal J, Marks PH, Macdonald PB, et al. Anatomic Bankart repair compared with nonoperative treatment and/or arthroscopic lavage for first-time traumatic shoulder dislocation. Arthroscopy 2012;28:565-575.

[7] Cooper RA, Brems JJ. The inferior capsular-shift procedure for multidirectional instability of the shoulder. J Bone Joint Surg Am 1992;74A:1516-1522.

[8] Dodson CC, Craig EV, Cordasco FA, et al. Propionibacterium acnes infection after shoulder arthroplasty: a diagnostic challenge. J Shoulder Elbow Surg 2010;19:303-307.

[9] Flatow EL. Glenohumeral instability. In: Bigliani LU, Flatow EL, Pollock RG, et al, eds. The Shoulder: Operative Technique. Baltimore: Williams & Wilkins, 1998:183-184.

[10] Gill TJ, Micheli LJ, Gebhard F, et al. Bankart repair for anterior instability of the shoulder: long-term outcome. J Bone Joint Surg Am 1997;79A:850-857.

[11] Green A, Norris TR. Proximal humeral fractures and glenohumeral dislocations: Glenohumeral dislocations. In: Browner B, ed. Skeletal Trauma: Basic Science, Management and Reconstruction, ed 4. Philadelphia: Saunders Elsevier, 2009:1717-1755.

[12] Hamada K, Fukuda H, Nakajima T, et al. The inferior capsular shift operation for instability of the shoulder: long-term results in 34 shoulders. J Bone Joint Surg Br 1999;81B:218-225.

[13] Harryman DT, Sidles JA, Harris SL, et al. The role of the rotator interval capsule in passive motion and stability of the shoulder. J Bone Joint Surg Am 1992;74A:53-66.

[14] Hawkins RJ, Angelo RL. Glenohumeral osteoarthrosis: a late complication of the Putti-Platt repair. J Bone Joint Surg Am 1990; 72A:1193-1197.

[15] Hintermann B, Gachter A. Arthroscopic findings after shoulder dislocation. Am J Sports Med 1995;23:545-551.

[16] Hovelius L, Olofsson A, Sandstrom B, et al. Nonoperative treatment of primary anterior shoulder dislocation in patients forty years of age and younger. J Bone Joint Surg 2008;90:945-952.

[17] Hovelius L, Saeboe M. Arthopathy after primary anterior shoulder dislocation—223 shoulders prospectively followed up for twenty-five years. J Shoulder Elbow Surg 2009;18:339-347.

[18] Jobe FW, Giangarra CE, Kvitne RS, et al. Anterior capsulolabral reconstruction of the shoulder in athletes in overhand sports. Am J Sports Med 1991;19:428-434.

[19] Kirkley A, Griffin S, Richards C, et al. Prospective randomized clinical trial comparing the effectiveness of immediate arthroscopic stabilization versus immobilization and rehabilitation in first traumatic anterior dislocations of the shoulder. Arthroscopy 1999; 15:507-514.

[20] Klapper RJ, Jobe FW, Matsuura P. The subscapularis muscle and its glenohumeral ligament like bands: a histomorphologic study. Am J Sports Med 1992;20:307-310.

[21] Montgomery WH III, Jobe FW. Functional outcomes in athletes after modified anterior capsulolabral reconstruction. Am J Sports Med 1994;22:352-358.

[22] Neer CS II, Foster CR. Inferior capsular shift for involuntary inferior and multidirectional instability of the shoulder: a preliminary report. J Bone Joint Surg Am 1980;62A:897-908.

[23] Neviaser TJ. The anterior labroligamentous periosteal sleeve avulsion lesion: a cause of anterior instability of the shoulder. Arthroscopy 1993;9:17-21.

[24] Osmond-Clarke H. Habitual dislocation of the shoulder: the Putti-Platt operation. J Bone Joint Surg Br 1948;30B:19-25.

[25] Owens BD, Dawson L, Burks R, et al. The incidence of shoulder dislocation in the United States military: demographic considerations from a high-risk population. J Bone Joint Surg Am 2009; 91:791-796.

[26] Perthes G. Uber Operationen bei habitueller Schulterluxation. Deutsche Zeitschr Chir 1906;85:199-227.

[27] Piasecki DP, Verma NN, Romeo AA, et al. Glenoid bone deficiency in recurrent anterior shoulder instability: diagnosis and management. J Am Acad Orthop Surg 2009;17:482-493.

[28] Pollock RG, Bigliani LU. Glenohumeral instability: evaluation and treatment. J Acad Orthop Surg 1993;1:24-32.

[29] Rowe C, Patel D, Southmayd WW. The Bankart procedure, a long-term end result study. J Bone Joint Surg Am 1978;60A:1-16.

[30] Saltzman MD, Marecek GS, Edwards SL, et al. Infection after shoulder surgery. J Am Acad Orthop Surg 2011;19:208-218.

[31] Samilson R, Prieto V. Dislocation arthropathy of the shoulder. J Bone Joint Surg Am 1983;65:456-460.

[32] Simonet WT, Melton LJ, Cofield RH, et al. Incidence of anterior shoulder dislocation in Olmstead County, Minnesota. Clin Orthop Relat Res 1984;186:186-191.

[33] Sugaya H, Moriishi J, Dohi M, et al. Glenoid rim morphology in recurrent anterior glenohumeral instability. J Bone Joint Surg Am 2003;85:878-884.

[34] Wheeler JH, Ryan JB, Arciero RA, et al. Arthroscopic versus nonoperative treatment of acute shoulder dislocation in young athletes. Arthroscopy 1989;5:513-517.

[35] Wirth MA, Groh GI, Rockwood CA Jr. Capsulorrhaphy through an anterior approach for the treatment of atraumatic posterior glenohumeral instability with multidirectional laxity of the shoulder. J Bone Joint Surg Am 1998;80A:1570-1578.

[36] Zuckerman J, Matsen F. Complications about the shoulder related to the use of screws and staples. J Bone Joint Surg Am 1984;66A: 175-180.

第19章 复发性肩关节后方不稳的治疗
Treatment of Recurrent Posterior Shoulder Instability

Jeffrey S. Noble, Matthew B. Noble, and Robert H. Bell

定义

- 有症状复发性后方不稳在肩关节不稳中高达12%,可以细分成两个不同类型[32,40]。
- 第一种是真正意义上的后脱位,其发病急性,常与创伤有关。如果无大块的肱骨头缺损或无法处置的原发癫痫,此类型脱位易复位,复发率低。
  - 如果忽略了初次脱位,当处于慢性交锁后脱位状态时,体检会发现肩关节处于特征性内旋和外旋障碍。
- 另一种是复发性单向后方半脱位,是骨科医生面临挑战的难题,也是本章节要讨论的主要内容。
  - 由于内科医生对此类疾病认知的提升或是更多运动人员就诊积极性提高,复发性单向后方不稳常常能得到及时诊断和治疗。
  - 复发性后方半脱位患者最初主诉疼痛、无力。随着时间推移,患者不再主诉后方半脱位的这些症状,而通过做一些特定的肌肉收缩、翼状肩胛和上肢位置(前抬、内收、内旋)等动作来展示肩关节不稳定。
- 表1显示后方不稳的分类。

解剖

- 后方不稳定可能继发于后下盂唇的撕裂或开放的后关节囊。
- 它很少涉及后盂唇骨膜下袖状撕脱伤或盂肱后韧带肱骨止点撕脱伤(后HAGL损伤)。
- 最近,Kim等[24]报道隐匿的或不完全性后下盂唇撕脱伤(Ⅱ型边缘破裂或Kim损伤)。
- 病理学改变在本质上可能是骨性的,继发于后关节盂撕脱、侵蚀、关节盂退变明显或大块的啮合反Hill-Sachs压缩缺损。

发病机制

- 大部分(40%~50%)复发性后半脱位病例有相关外伤史。通常是运动员,年龄18~30岁,从事竞技性的身体对抗型运动。
- 外伤病例常与上肢伸直和特定体位有关,如举重或足球运动时被拦阻。当上肢处于危险位(前抬、内收、内旋)时,跌倒或碰撞也是诱因。
- 通常,除了创伤的原因,无明显诱因情况下出现的半脱位也需被清楚地记录。
- 在许多病例中,尤其是肩关节重复性过顶位运动,如游泳、体操、棒球和排球,运动员忆述首先逐渐出现不舒服,随后出现半脱位。此类发作被认为是非创伤性的,是由于关节囊被牵拉引起反复"微创伤"而造成的。

病史和体格检查

- 无论患者有无明确外伤或长期非创伤病史,经常有肩关节"脱出"感觉。上肢处于前伸、内收、内旋危险体位时,就会出现肩关节不稳定。
- 患者主诉经常是模糊的不适感、疼痛或无力。这会导致一开始的误诊。
- 当肢体处于诱发体位时,患者会出现恐惧感或即将脱位的感觉。虽然这种情况不多见,但是确实存在。
- 那些需要过顶位投掷的运动员可能会主诉投掷速度降低、易疲劳,或肩关节后方疼痛。
- 视诊时通常肌肉没有明显的不对称。

表1　肩关节后方不稳的分类

急性后脱位	无压缩缺损 有压缩缺损
慢性后脱位	有交锁(漏诊)伴有压缩缺损
复发性后半脱位	自发性脱位 　习惯性(随意性) 　肌肉控制的(非随意性) 非自发性脱位 　体位性(可演示的) 　非体位性(不可演示的)

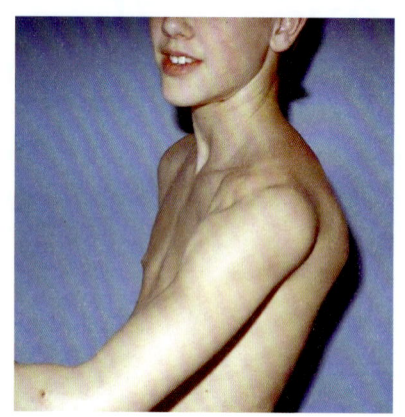

图1 年轻患者随肌肉收缩和上肢位置，能自行显示后方不稳定。

- 触诊时沿着后肩关节线可能有压痛。
- 如果存在盂唇病变，沿后关节线可能会有捻发音或咯喇音。
- 关节的活动度可以是正常的，经常有内旋减少和过度外旋。
- 通常自发半脱位患者，通过控制上肢体位和特定肌肉收缩，可复制半脱位发作(图1)。
- 体格检查要包括以下部分：
  - 改良的抽屉试验：记录不稳定的方向和程度。
  - 仰卧位抽屉试验(Gerber 和 Ganz)[16]：记录不稳定的方向和程度。
  - 坐位抽屉：记录不稳定的方向和程度。
  - 后方应力试验：记录不稳定的方向和程度。
  - 沟槽征：后方不稳定(双向性)或更大范围的不稳定(即多向不稳定)中评估下方关节囊的状况。
  - 肩胛骨压肩试验：证明翼状肩胛在复发性肩关节不稳患者中的重要性，并证明患者需要加强肩胛周围肌力来控制肩关节不稳定。
  - Jerk试验：是用来描述肩关节不稳，Jerk试验中出现疼痛说明存在后下方盂唇损伤，该试验可以作为保守治疗是否成功的标志。
  - Kim试验：评估后盂唇是否存在撕裂。
  - 肩关节轴移移位试验：记录不稳定的方向。

影像学和其他诊断性检查

- 放射线评估包括损伤肩关节的三个方位系列片，包括标准肩关节前后位(AP)、侧方肩胛骨位，更重要的是腋位。
  - 如果肩关节外展疼痛，无法拍摄腋位片，可以用Velpeau腋位来代替。
  - 对于肩关节自发不稳的患者，让其再现半脱位并保

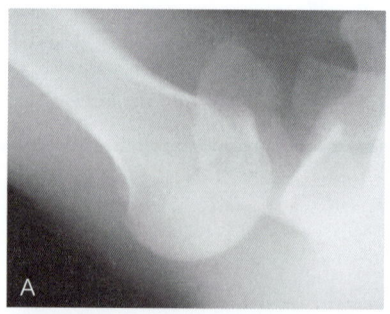
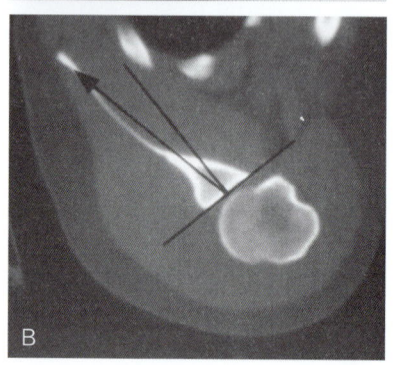

图2 A. 自发后方不稳患者的腋位X线片，当摄片时再现不稳定。B. CT片显示后方不稳定的患者存在明显后关节盂后倾。

持半脱位，摄腋位X线片来记录方向(图2A)。
  - CT片很少需要用，但是有助于评估肱骨头缺损和伴随的后关节盂缘、大结节或肱骨干的复合骨折。CT可以发现明显的关节盂后倾(图2B)。
  - MRI是继X线平片后重要的影像学检查，评估后关节囊和盂唇损伤以及相关病变。
  - 在某些情况，MRI造影有助于诊断后下盂唇撕裂。

鉴别诊断

- 上盂唇从前到后损伤(SLAP)。
- 前方不稳。
- 多向不稳。
- 内部撞击。
- 后方Bennett损伤。

非手术治疗

- 有报道单向后方不稳定的患者，非手术治疗成功率高达80%[11,21]。
  - 直立和坐位抗阻锻炼是关键，尤其是那些翼状肩胛出现不稳定的患者，训练时强调挤压肩关节的内侧缘。
  - 物理疗法程序包括向心和离心抗阻训练，来加强外旋、三角肌和重要的肩胛周围肌群的力量。
  - 直立和坐位抗阻锻炼是关键，尤其是那些翼状肩胛出现不稳定的患者，训练时强调挤压肩关节

- 除了防止肩关节处于容易脱位的危险体位，加强肩关节周围的肌力训练是关键。
- 非手术治疗的时间需要个体化。
  - 对于身体活动条件要求低的、年轻的、无外伤史的患者治疗6个月或更长。
  - 要求高的运动员或外伤患者合并盂唇损伤患者更倾向于采用外科手术治疗。不管是否合并盂唇撕裂，优秀运动员通常采用的运动强化计划至少需要3个月。

手术治疗

- 对于复发性单向后半脱位的患者，保守治疗失败后，虽然切开手术成为主流和金标准，但关节镜治疗已越来越普遍。
  - 如同20年前治疗前方不稳定一样，肩关节后脱位的患者通过关节镜评估，越来越多的软组织和关节内损伤得到诊断和治疗。显然关节镜治疗后关节囊撕脱、软组织缺失的关节囊冗余或骨性畸形，与切开手术成功率相似，但是并发症没有切开术那么多[2,7,24,25,27,38]。
- 只有在充分的肌力强化训练失败后，患者仍存在明显的症状时才考虑手术治疗。
- 理想手术患者是那些继发外伤后的复发性单向后半脱位的患者。合并创伤性后盂唇损伤的患者，更倾向于关节镜下修复。
  - 对于关节囊冗余造成非创伤半脱位的患者，可采用开放性手术、关节镜下关节囊移位或紧缩手术。
  - 对于多种因素的不稳定或翻修患者，最好采用切开手术。

术前计划

- 详尽的病史和体格检查是确定患者不稳定方向和程度的关键。
- 评估所有影像学检查。X线平片和MRI用来确定存在陈旧性骨折、游离体和以前手术的内固定。更重要的是，MRI可以确定不稳定性由创伤有关的后盂唇损伤造成，或是关节囊冗余造成。
- 相关骨性病变（创伤性盂唇撕裂，关节盂后倾）与软组织缺失（根据笔者以前的操作）需同时处理[12]。
- 麻醉下检查需在复位前完成，以确定不稳定的方向和程度。

关节镜下后方重建术（笔者首选的技术）

体位

- 侧卧位患肢外展40°，不超过10磅（4.54 kg）的纵向牵引重量。
- 确认所有受压点，腋窝下放置腋垫。
- 患者身体后倾15°～20°紧靠术者。
- 笔者不做前方不稳的双重牵引，因其增加内收会限制后下关节的视野。笔者发现在外展40°时最佳，视野从前方进入。

入路

- 大多数后方重建仅使用两个入路。
- 第一个是后侧入路，位于肩峰后外侧角外侧。
  - 与传统后侧入路不同，它位于肩峰后外侧角的内侧1 cm、下方2 cm处。
  - 此入路偏外侧并稍上移少许，可得到一个最佳的角度，能看到关节盂的后下部分。
- 前侧入路在肩袖间隙，直视下针头定位。
- 6.5 mm的套管插入关节镜内，8 mm的套管放置到后方入路可允许Spectrum新月形的穿线器通过。

定位准备

- 修复是从关节镜下评估后盂唇移位和损伤开始（技术图1A）。
- 用组织抓钳来抓持盂肱下韧带（IGHL）后束，向上移位确定关节囊的松弛度和最终修复位置。
- 如果确定是后Bankart损伤，用铲刀游离盂唇（技术图1B），用刨刀或打磨头来清理准备放置锚钉的关节盂后侧面（技术图1C）。
- 把游离的盂唇放置到关节盂缘上是关键性步骤，以此来重建它的缓冲阻挡效应。锚钉放置位置起始于关节盂的最下方，通常在5点半或6点半方位，取决于受累的关节盂缘（技术图1D）。

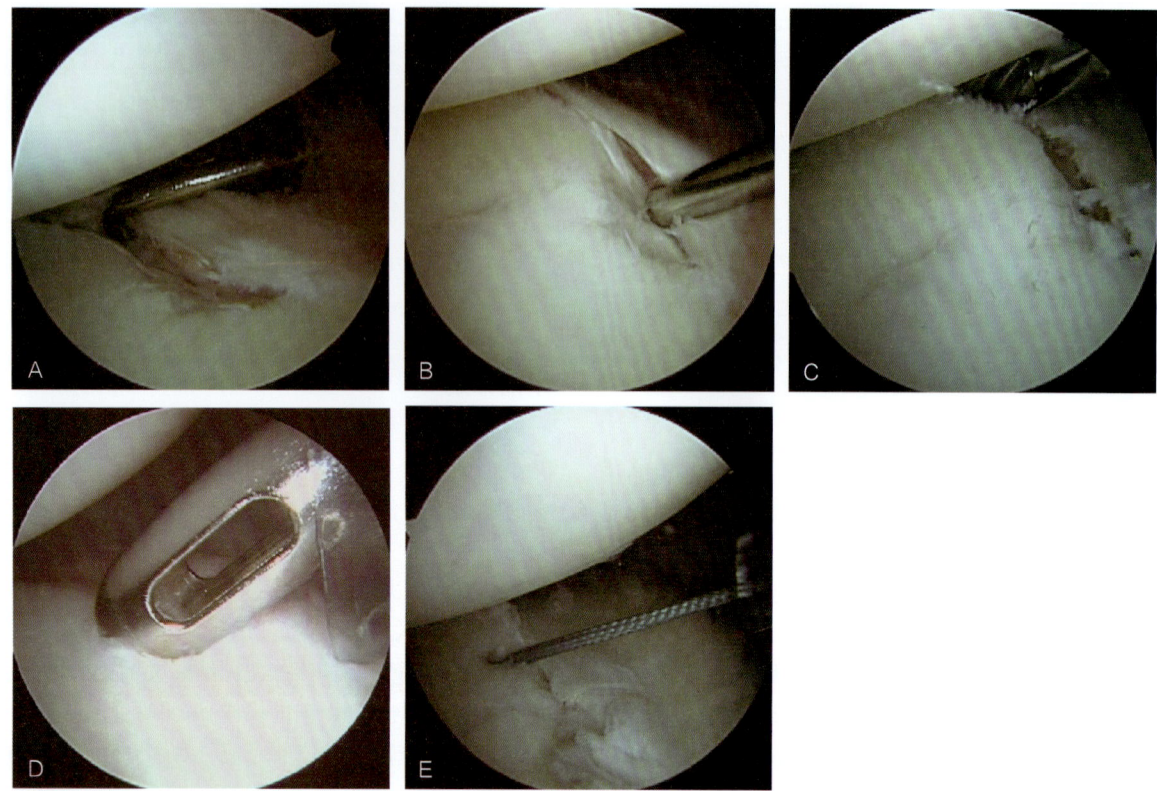

技术图1　A. 后方入路进入探针来确定后Bankart损伤的活动性,确认在裂缝处有肉芽组织。B. 损伤一旦确定,用铲刀来清除后Bankart损伤的表面纤维。C. 准备用高速打磨头,轻微地剥离关节盂后下部分软骨,为置入锚钉做准备。D. 在关节盂的下方置入锚钉时,使用导向器。E. 第一个锚钉放置到关节面上2 mm。

- 此位置能保证锚钉的安全置入,并保证最佳的下关节囊紧缩术效果。在重建术中可使用生物可吸收锚钉(技术图1E)。

缝合

- 采用Spectrum 45°偏心缝线引导器,先放入一根0号聚二噁烷酮(PDS)单线穿过后侧套筒,在IGHL后束区域抓持下方关节囊(技术图2A)。

  ○ 把此组织向上提,第二根向深部穿过盂唇缺损后方。
- 用缝线器将PDS缝线推入关节,用抓线器从后入路抓出(技术图2B、C)。
- 拉出PDS缝线与锚钉缝合线的一头绑在一起,牵拉退回PDS缝线,带出锚钉缝合线,以此穿过关节囊和盂唇组织,完成简单一针(技术图2D)。

  ○ 这使下关节囊向上内移位,同时闭合了后Bankart损伤。

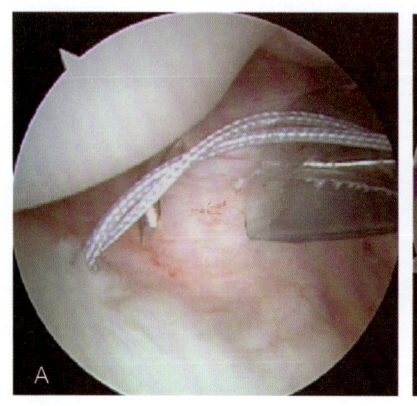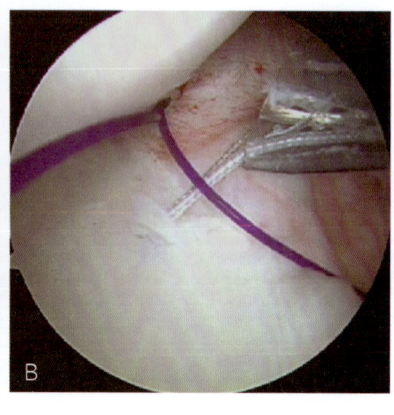

技术图2　A. 用Spectrum缝线器抓持下关节囊组织和盂肱下韧带的后束区域。B. 置入锚钉后,通过锚线轻拉来确定是否稳定,并将PDS单线穿过传送器。

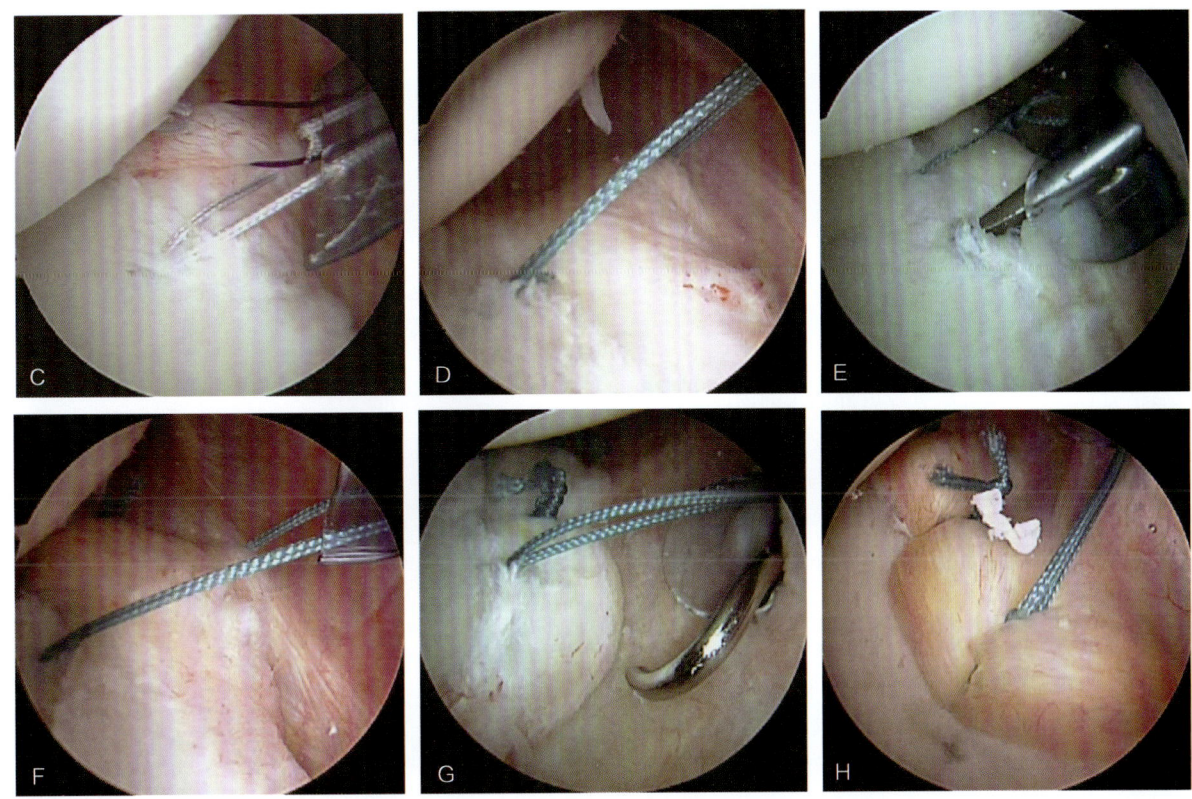

技术图2（续） C. 穿过下方关节囊的单线，拉出来评估关节囊的活动度，确定移动的程度。D. 锚钉缝线的一头与单线系在一起，从后侧入路拉出，完成简单一针。E. 第一个锚钉缝线固定后，在其上方7~8 mm打洞，置入第二个锚钉。F. 穿入第二个锚钉的缝线后，判断后方关节囊紧牢程度。G. 在上方置入最后的锚钉后，穿线器向上抓取多余的后内关节囊和上方盂唇。H. 最后一个锚钉缝线系好后，显示重建后方盂唇缺失的优良性，恢复后方盂唇的缓冲效用。

- 与第一根缝线一样穿入第二根缝线，同样缝合关节囊和盂唇（技术图2E、F）。
- 如果需要重复这个步骤多次，每次向上移动6~8 mm，以此修复盂唇缺失和消除冗余关节囊（技术图2G、H）。

关节囊紧缩术
- 如果确认没有游离的盂唇，或只存在冗余的关节囊，不用锚钉，直接进行向后上关节囊移位术。
- 用刨刀或骨锉将后关节囊滑膜轻微清理以促进愈合。
- 再次用Spectrum穿线器在6点半方位穿过关节盂外侧1 cm处关节囊。
- 然后将关节囊向上内移位，在完整的盂唇和关节盂缘关节软骨接合处用穿线器再次进入关节。

- 根据关节囊松弛度，重复至少2~3次。
- 在关节盂方位上，关节囊缝线每针提拉1小时方位（即6点半关节囊移位到7点半盂唇方位，7点半移位到8点半，以此类推）。

肩袖间隙紧缩术
- 个别韧带明显松弛患者，镜头移到后侧入路，附加肩袖间隙的紧缩。
- 通过前侧入路，将0号PDS线穿过盂肱中韧带的上缘，缝合盂肱上韧带和肩袖间隙关节囊。
  - 这一针作牵拉线，牵拉2号编织涤纶纤维线（Tyco, United States Surgical, Norwalk, CT）。
- 重复此步骤，将缝线在关节囊外打结。

切开肱骨侧关节囊移位术

体位

- 全麻后,侧卧位。
- 健侧腋窝下放置较大的腋垫。
- 术侧上肢肩部消毒铺巾,并允许自由活动。

切口和解剖

- 腋后褶处做一纵切口,从肩峰后外侧角的内侧 2 cm 开始,沿着腋后线方向,向远端延长(技术图 3)。
- 将深面三角肌沿其纤维方向钝性劈开,放置自动撑开器[39]。
  - 注意劈开三角肌远端不要超过 5 cm,防止损伤腋神经[10,39]。
  - 如果个别情况需要大的暴露,将三角肌肩胛起点处分离小部分,保留一小部分腱性附着点以便缝合。
- 缝合三角肌起点也可以在肩胛冈打洞穿线完成修复。
- 其下方的冈下肌可以通过两种方式辨别:双羽纹特征,中间有脂肪组织将冈下肌和小圆肌分开;分辨两个肌肉的纤维走向不同。

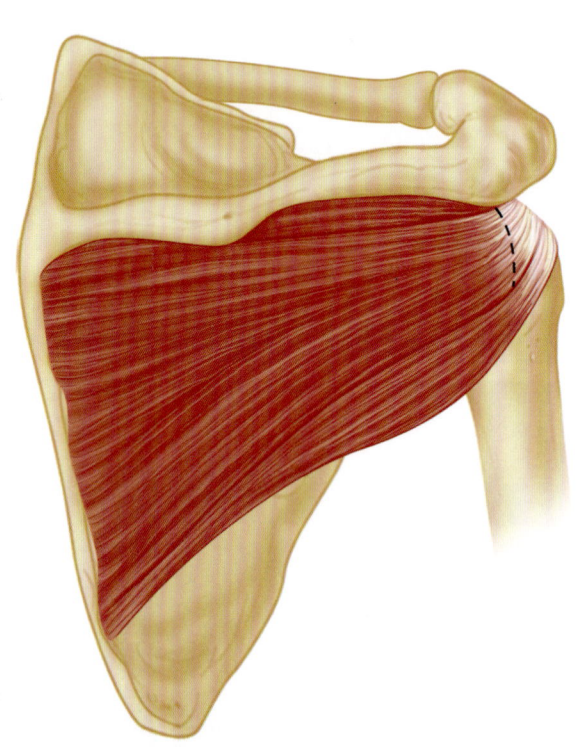

技术图 4　沿着三角肌纤维方向钝性劈开,通过冈下肌垂直切开,保留一小部分冈下肌腱性组织以进行再次修复。

- 冈下肌有 3 种处理方式:
  - 首先,可以水平劈开肌肉暴露深部的关节囊[37]。注意劈开向内侧延长不要超过关节盂缘内侧 1.5~2 cm,因为肩胛上神经的冈下肌支在冈下肌深面穿筋膜走行直达肩胛表面。肌肉分离过于向内侧延伸或将肌筋膜从肩胛骨上剥离,会损伤一部分到冈下肌的分支,但不是全部。
  - 第二种方式是找到冈下肌和小圆肌的间隙,将肌肉向上移时可以找到这个间隙,由此可以暴露下面的关节囊。
  - 第三种是将冈下肌完全剥离,保留 2 cm 的腱性部分以便后期修复(技术图 4)。将它做上标记,小心从深面较薄的关节囊上分离。

关节囊切开术

- 上肢旋转中立位时,在肱骨侧垂直切开关节囊(技术图 5A)。
  - 在肱骨附着点保留 3~4 mm 少量的关节囊组织,以便移位时修复外侧的关节囊。
  - 注意拉钩下面的腋神经,它从前向后穿行并在四边孔区域下方穿出。

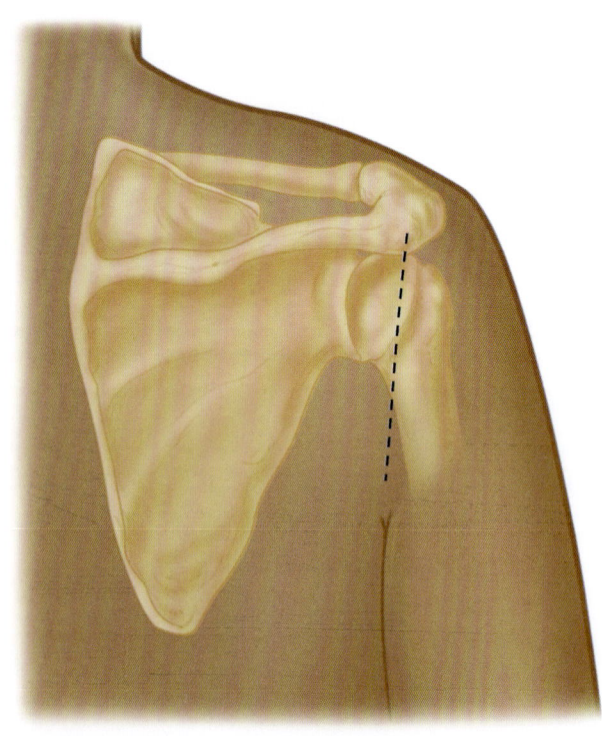

技术图 3　后纵切口,从肩峰后外侧角的内侧 2 cm 处开始,向远端延长到腋褶皱处。

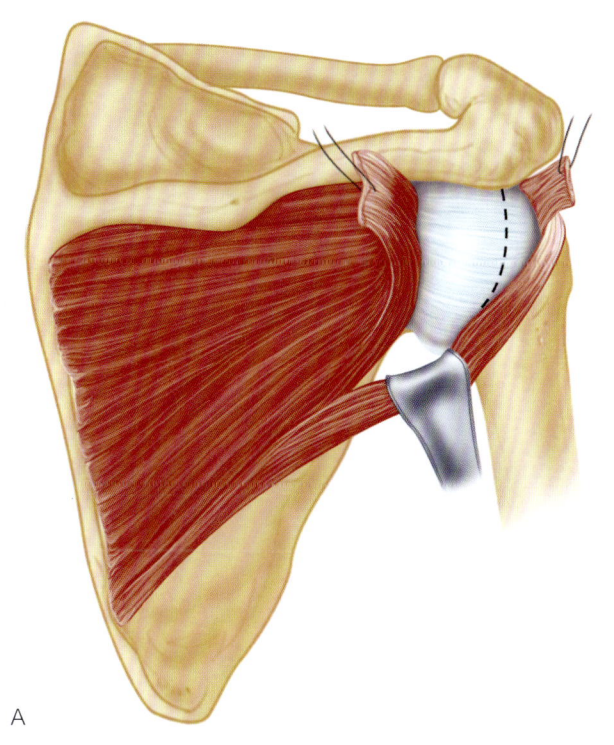
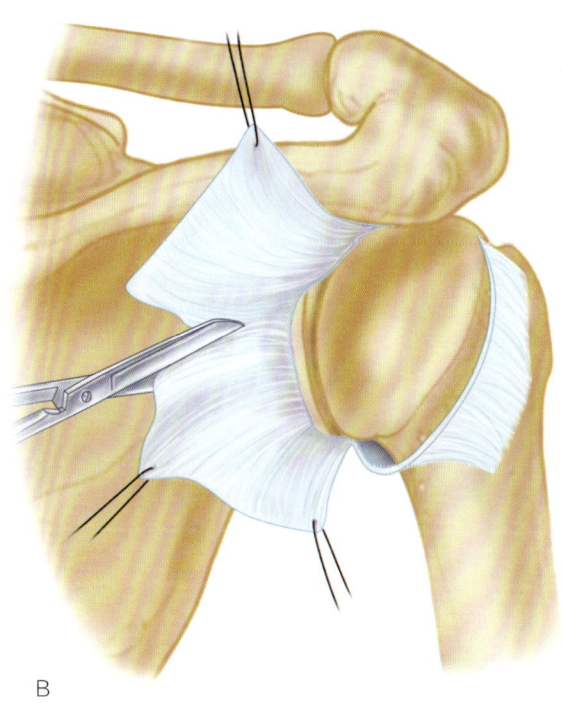

技术图 5 A. 将冈下肌作为单独一层牵开，暴露深面的后方关节囊。在肱骨侧从 12 点到 6 点钟位置垂直切开关节囊。B. 放置牵引缝线，在缝线之间将内侧关节囊水平切开，朝着盂唇但不要切过盂唇。

- 关节囊垂直切开后，在中点位置做两根牵引缝线，在两线之间，朝着关节盂缘的中央水平切开关节囊，距离后方盂唇 1～2 mm 处停止（技术图 5B）。

T 形关节囊切开术

- 虽然已经描述内外侧关节囊移位术，笔者倾向于肱骨端关节囊 T 形切开术，认为这样便于控制调整切开关节囊瓣的张力，能够根据需要大幅度减小关节囊体积。
- 选择关节盂端关节囊 T 形切开移位术，优势在肌肉劈开，如遇到反 Bankart 损伤时容易修复。
  - 如果选择关节盂端移位术，多数学者在关节囊修复时将上肢摆放于外展 20° 和中立 20° 外旋位。

后下关节囊移位术

- 检查后盂唇，如果有小的分离，在做关节囊移位术前要进行修复。
- 将切开关节囊下瓣小心向下移动过 6 点钟位置，移到肱骨的下方。
  - 这一步非常关键，如果下关节囊松解不充分，可能影响下关节囊冗余和容积的纠正。

- 用高速打磨头处理非关节内的槽沟，剩余的关节囊保留内侧，促进愈合（技术图 6A）。
- 切开的关节囊下瓣向上外轻拉移位，同时上肢处于外展 40°～45°、外旋 15°～20° 位。
- 将切开的关节囊下瓣原位用不可吸收缝线多重 "8" 字进行缝合。
  - 如果保留的关节囊组织缝合质量差，可用缝线锚钉进行修复。用同样的方式，将切开的关节囊的上瓣向下移位，与下瓣进行重叠，然后缝合（技术图 6B、C）。
- 将关节囊 T 形切开的水平部分关闭，用不可吸收缝线加强缝合。
  - 如果需要，这个水平部分闭合的程度可以进一步加强后方关节囊。
- 如果冈下肌切断时肱骨端保留部分附着点，可以将冈下肌用不可吸收缝线重新与它的腱性残端解剖缝合。
- 如果是劈开冈下肌，拉到原来位置，用可吸收缝线将筋膜关闭。
- 常规关闭完成后，根据患者的依从性，上肢处于外展 20°、外旋 20° 位用肩矫形器或人字形石膏固定。

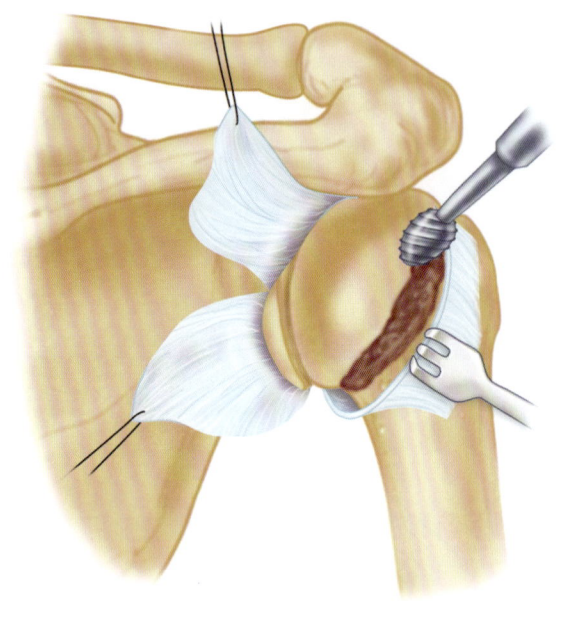
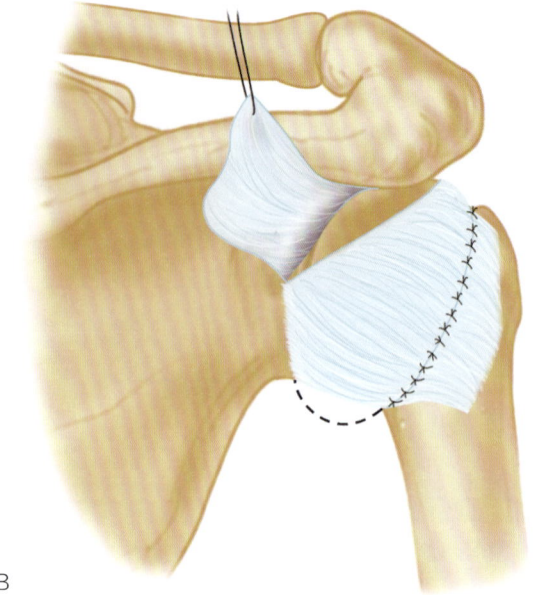
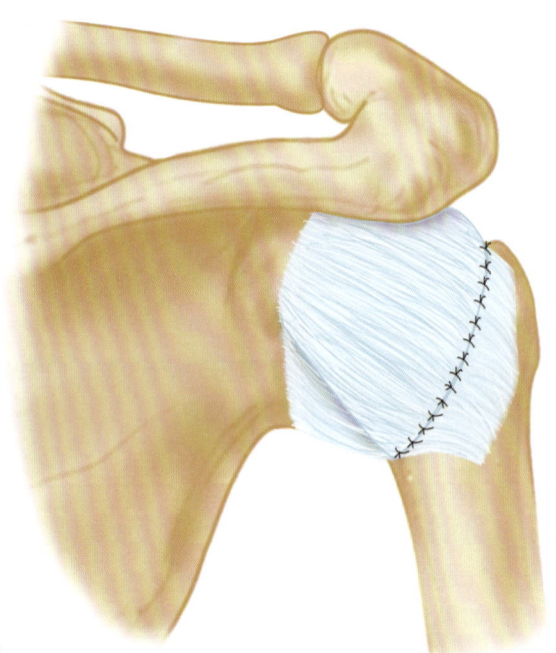

技术图6　A. 将关节囊上、下瓣打开后，用电动打磨头将关节囊止点部与关节面之间的干骺端区域打磨毛糙。B、C. 这时将上肢轻轻外展，将切开的关节囊下瓣首先向上移动，上肢处于外展45°位。紧接着将上瓣向下移位。

切开后方盂唇修复术（反Bankart修复术）

- 患者的体位和手术显露与冈下肌手术相似。
- 笔者选择将冈下肌劈开，或关节盂缘外侧2 cm做一水平切口，在一个层次切开冈下肌和关节囊。
- 将后关节囊盂唇组织从关节盂颈游离下来。
- 用电动打磨头将关节盂颈打磨毛糙以促进愈合，用术者备好的市售带线锚钉或经骨隧道将盂唇重新固定。
- 目的是再次将盂唇固定到后方关节盂缘上，恢复关节囊盂唇的缓冲作用。
- 虽然这种术式是通常首选术式，但它也可以结合肱骨或关节盂底部的后下T形关节囊移位术，治疗体格检查时关节囊过松或肩关节不稳的患者。
- 注意两种术式修复时不要过紧，因为术后可能发生关节僵硬、活动丧失，尤其是内旋活动。

开放性冈下肌关节囊肌腱固定术（少用或翻修情况下）

- Hawkins 和 Janda 报道的后方冈下肌关节囊肌腱固定术，具备可重复性，该术式利用粗厚的冈下肌腱及下面关节囊组织[5,19]。
- 笔者认为该术式在处理质量差的关节囊组织时非常有用，因为后方关节囊厚度仅为 1～2 mm，在翻修的病例中，多数后方手术方式都不成功（技术图7）。

体位

- 手术体位以及显露与前面描述的冈下肌肌群术式一样。
- 术前，患肢放置到外展肩人字形石膏中，由玻璃纤维长臂组件和可拆卸人字绷带杆或肩矫形器组成。
- 患肢消毒，包无菌巾，便于手臂移动。

切口和入路

- 切口如前面描述，采用腋部后方切口，劈开深面的三角肌。
- 上肢处于中立位，用腰椎穿刺针定位冈下肌深面的关节盂缘。在关节盂上由内侧到外侧移动穿刺针，直到准确找到关节的位置。
- 以此位置做标记来确定关节盂的外缘。
  - 这一步很关键，如果穿过冈下肌和关节囊的垂直切口向外太远时，会导致切口过紧。

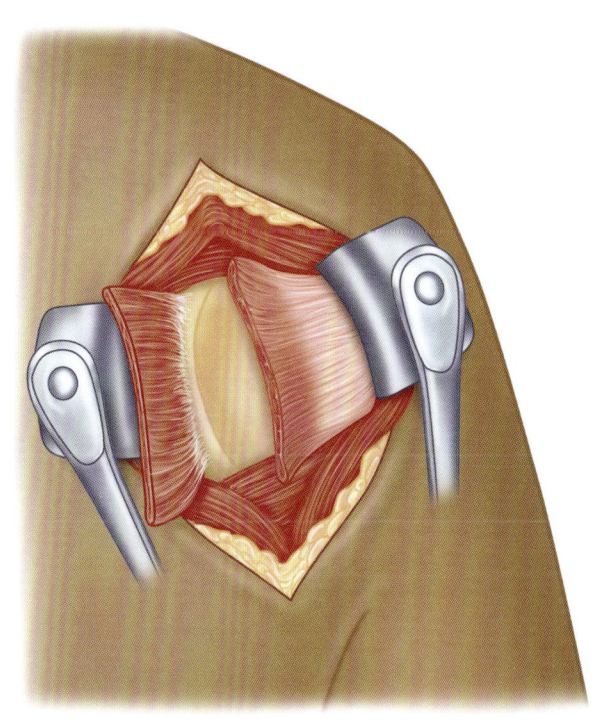

技术图8　上肢处于中立旋转位，平行关节盂缘，一并切开冈下肌和深部的后关节囊。

纵行关节切开术

- 在上肢处于旋转中立位，在关节线的外侧 1～1.5 cm 处平行关节线，做垂直切口，切开冈下肌和深部的关节囊（技术图8）。
  - 大部分冈下肌腱在其深面走行，表层只有肌肉。这种解剖情况导致术者开始向下切开冈下肌后面部分感觉很不舒服。
  - 其实不必担心，因为垂直切开时冈下肌的腱性部分位置较深。
- 关节囊完全切开后，将 Fukuda 撑开器放入关节内，显露后盂唇。

后方修复

- 将撑开器拿开，上肢处于外旋 20°位（技术图9A）。
- 用不可吸收缝线将冈下肌和关节囊的外侧残端（单层）与完整的后方盂唇缝合到一起（技术图9B）。
- 用不可吸收缝线将冈下肌和关节囊保留的内侧部分向外侧重叠，一期修复或缝合（技术图9C）。
- 将三角肌拉回原处，关闭筋膜。常规关闭手术切口。

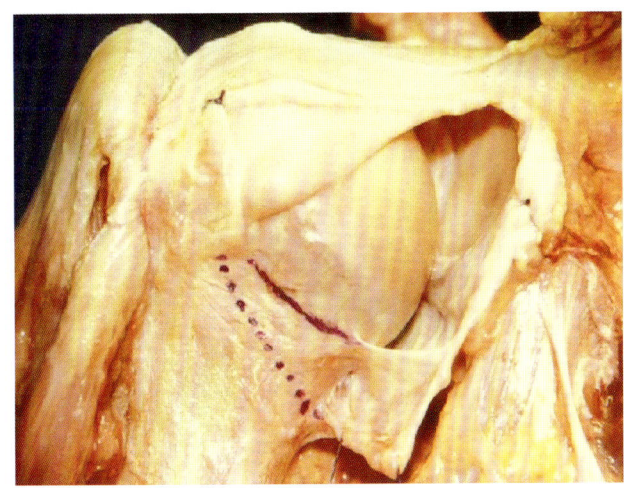

技术图7　将后侧肩袖肌肉组织切断后翻转，显露后方薄弱的关节囊结构。

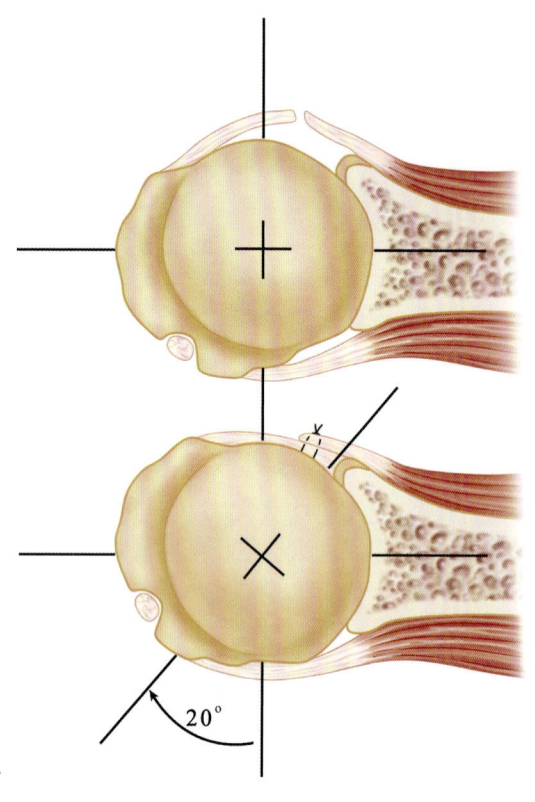

技术图9 A. 后关节囊切开后，上肢处于外旋约20°位，将冈下肌的外侧腱性部分和关节囊同完整的后方盂唇缝合在一起。B. 这时将上肢处于外旋20°位，将冈下肌和关节囊下瓣同后方盂唇缝合在一起。C. 将切开的冈上肌的内瓣同它的外侧腱性部分重叠缝合在一起。

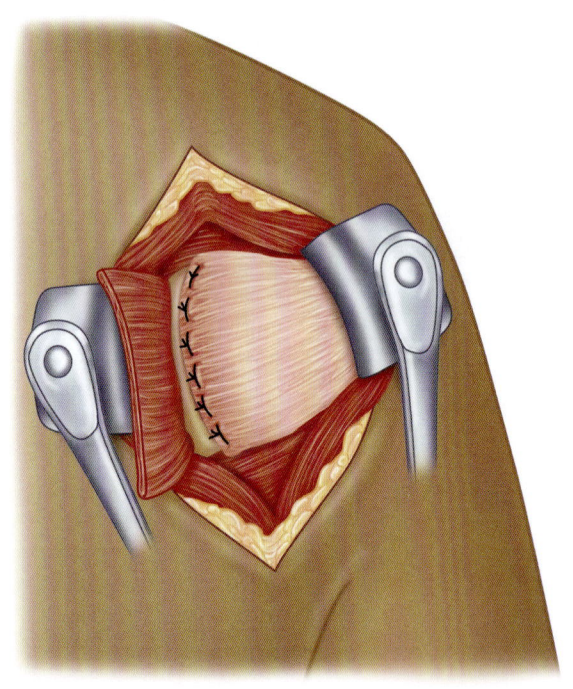
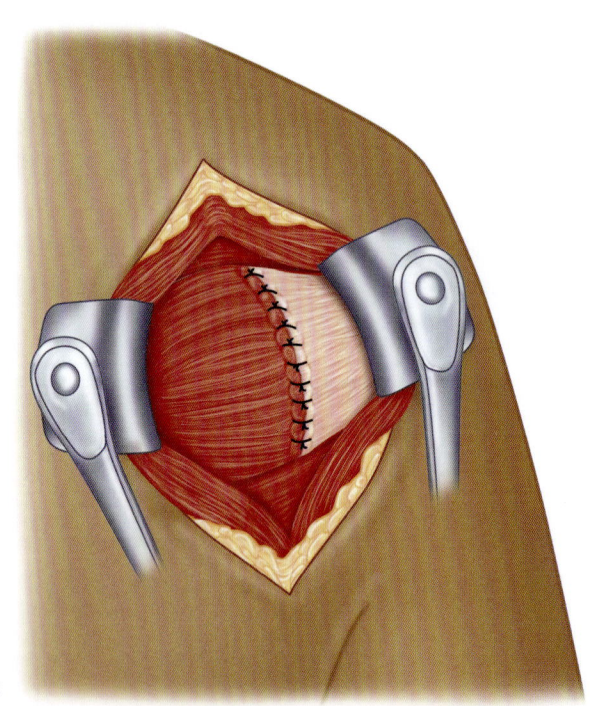

开放性关节盂截骨术（少用或翻修情况下）

- 术前评估时很少能够发现患者过度后倾20°的关节盂[34,36]。
  - 这种情况下，术者需要考虑把后方关节盂截骨术作为首选手术方式，或联合运用后方关节囊缝合术或移位术[20]。
  - 这种术式很少应用，但是在特殊情况下是有用的。这种术式技术上要求高，需要术者熟练掌握以上提到术式的显露。

体位和入路

- 开始步骤，包括术前使用人字绷带和体位，反复操练。

- 运用标准的术式到冈下肌,将冈下肌从它的外侧止点切断。

关节囊垂直切开术
- 在关节盂缘外侧1 cm垂直切开关节囊。
- 将内侧关节囊从关节盂的后缘锐性剥离,保留附着在后关节盂缘上的盂唇。
  - 操作时注意,肩胛上神经向上走行于肩胛冈上,离关节盂2~3 cm。
- Fukuda撑开器放到关节内,显露关节盂后倾角和关节盂平面的方位。

关节盂截骨术
- 按照设定的方向和标记的截骨线,钻洞穿过前后骨皮质。
  - 这些洞距离关节盂面超过1 cm。
- 对盂肱关节的凹陷,上下前后方向要熟记于心,操作时避免穿入关节和造成骨折。
- 用测深尺测量每个骨道,了解关节盂颈的深度。
- 进入的摆锯锯片要小于所测的关节盂深度,减少锯片穿透前、后骨皮质的可能,防止造成漂浮的关节盂(技术图10A)。
- 截骨完成后,用1 in(25.4 mm)的骨刀轻轻敲进,向外侧移动骨刀和关节盂撬开截骨处。
  - 保留前方局部完整的骨膜和骨皮质,维持关节盂截骨块适当位置。
- 用1 in(25.4 mm)骨刀和1/4 in(6.35 mm)骨刀垂直插入截骨面,在上方或下方维持截骨界面呈开角状态(技术图10B)。
- 从后肩峰或髂嵴取下的三面骨皮质植入到截骨界面,检查其位置和稳定性。
  - 通常肱骨头和关节盂对抗产生足够的压力来关闭截骨,其位置稳定,不需要硬件和内固定(技术图10C)。如果需要内固定,比较理想的是颌面外科或手外科使用的钢板。
- 根据冈下肌处理术式,可以结合使用肱骨基底部后下关节囊移位术和冈下肌关节囊肌腱固定术。
- 术后,上肢肩人字形石膏固定4~6周,来保证后方骨移植物的稳定。

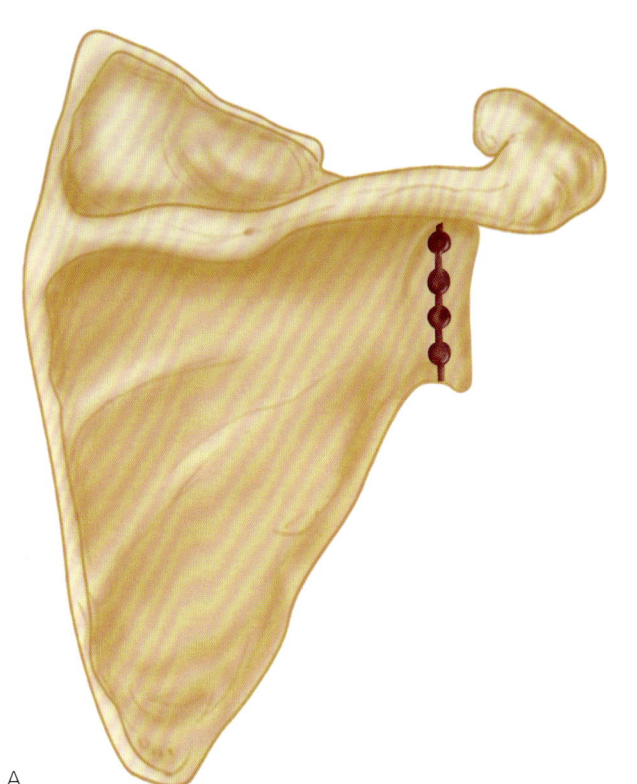
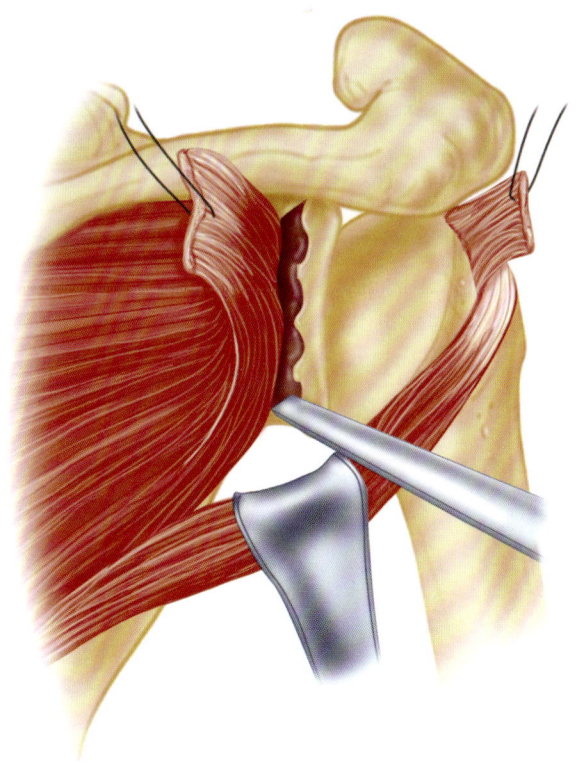

技术图10 A. 在后关节盂缘内侧1 cm,并平行于关节盂双皮质打洞。从后方用摆锯完成截骨术。B. 用小骨刀轻柔地凿开截骨部位,保留一些前方骨皮质、骨膜和软组织附着点的完整性。

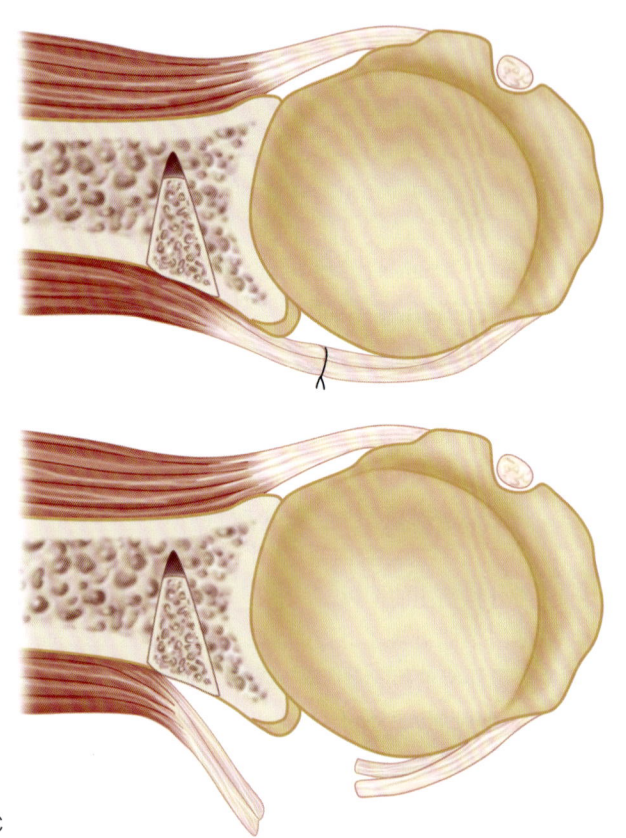

技术图 10（续） C. 从后肩峰或髂嵴取下三面骨皮质块植入到截骨区域。这种术式可以与后下关节囊移位术或冈下肌腱固定术联合应用。

开放性后方骨移植物阻挡增强术（少用或翻修情况下）

- 后方放置骨块可能是首选手术方式，但这种方法通常作为辅助增强术式来支持翻修情况时没有足够的关节囊组织。
  - 这种技术在过去 10 年内被笔者作为增强术式仅使用两次。
- 对于那些伴软组织缺损的难度较大患者，笔者在关节外放置骨块，如 Ehlers-Danlos 综合征。
  - 关节外放置骨块，允许进行前方关节囊修复，用移植骨来代替软组织。
- 体位和显露关节囊与前面描述一样。
- 后关节囊移位后，放置一块从后肩峰或髂嵴取下的 3 cm×2 cm、8～10 mm 厚的骨块。
- 显露关节盂颈，打磨植骨区域骨床，将植骨块的松质面向后、下放置，并用两枚骨松质螺钉固定。
- 用打磨头将植骨块修整到需要的形状。
- 注意不要把植骨块放置到关节盂缘太外侧，这会造成与肱骨头撞击；也不要过内，以免造成失效。目的是增加关节盂的宽度和深度，而不与肱骨头接触。

要点与失误防范

适应证	- 不能准确诊断不稳的方向和程度 - 完整的病史与体格检查至关重要。如果需要,可以在麻醉下检查来排除多向不稳 - 患者的选择对于每一种计划术式很重要 - 不能确定习惯性"病理性"自发脱位的患者[33]
软组织的处理	- 不能评估伴随的韧带松弛 - 有必要排除多向不稳 - 要谨防曾做过广泛关节囊热挛缩术后失败的患者[42]
骨缺损的处理	- 明显关节盂缘缺损需要进行重建,软组织手术不足以替代 - 极少地,过度的关节盂后倾需要纠正
操作技巧	- 熟练每一操作步骤都是关键。任何对关节镜或切开术的尝试会造成修复失败 - 对于韧带过松的患者,需要关节镜下联合关节囊紧缩的后盂唇修复 - 注意不要将肩袖间隙过多关闭,尤其靠近关节盂,可能造成外旋活动丧失,根据患者临床松弛度关闭间隙 - 关节镜下修复时,将锚钉放置到关节盂缘关节面下1~2 mm是至关重要的,这样能保证关节囊盂唇组织一起固定到关节盂缘上,恢复盂唇的缓冲作用 - 对于关节囊过度冗余患者,在做关节囊移位术时,若肱骨干骺端超过6点钟方位关节囊松解不充分,可能会残留下方不稳症状或失败 - 切开冈下肌腱固定术,确认关节盂缘位置很重要。避免错位垂直切开冈下肌和关节囊;如果切口靠外可能导致过紧、内旋活动丧失、增加继发性关节炎的风险 - 对于那些关节盂过度后倾的病例极少用关节盂截骨术,后皮质上预钻孔能减少使关节盂漂浮风险和关节内骨折意外 - 术后关节活动度丧失和僵硬,经常被忽视或不报道,尤其在切开手术。对于翻修病患,为了达到稳定矫正,虽然内旋丧失可以接受,但对于那些优秀运动员,如游泳或过头投掷运动员,内旋和前抬轻微减少都是极具破坏性的。因此,对于游泳和优秀的过头投掷运动员,如果可能,就采用关节镜手术

术后处理

- 运用这些技术时,根据术中需要适当调整术式。不管采用何种技术,所有患者康复都类似。
- 完成修复后,上肢避免牵拉和后移。
- 术后患者用30°外展位支具固定3~4周。
- 其间开始轻柔辅助性全范围关节运动。前6周要避免所有向后到冠状面的内旋动作。
- 术后6周,开始轻柔的等长训练。
- 投掷运动员术后4个月开始训练,6个月后重新恢复到相关运动中。
- 虽然手术入路不同,但所有后方重建的术后计划大致相似。

并发症

- 不稳定复发或残留。
- 术后关节活动度丧失或僵硬。
- 神经血管损伤,尤其是后束、腋束、肩胛上神经。
- 锚钉拉出或内固定失效。
- 感染。
- 后方不稳修复后的关节炎(关节囊缝合术关节病)。
- 软骨损伤。
- 关节囊热挛缩继发软骨溶解[41]。
- 血肿。
- 术后肩袖萎缩或无力。
- 喙突下撞击(由于后关节囊挛缩导致或关节盂截骨术强制性的前肱骨头移位)。

预后

- 从急性和慢性后方脱位,到频繁复发性后半脱位,后方不稳定有个连续过程。早期文献报道病例少或短期随访的个案报道。
  - 以往外科治疗包括许多非解剖重建术式,间接控制后半脱位或脱位。
  - 随着解剖术式的发展,设计出开放性术式修复分离盂唇(反Bankart修复)[3,31],或处理患者冗余的关节囊(后下关节囊移位术)[6,15,18,23,30]。

- 1980年Neer和Foster最先介绍肱骨侧后下关节囊移位术,早期效果较好[31]。从此,许多学者运用Neer后下关节囊移位术,取得较好的效果。另外一些学者改良这种术式,用关节盂侧后方T形关节囊移位术,同样使后关节囊得到紧缩效果[28]。
- 最近,Misamore和Facibene[29]报道开放式后关节盂侧关节囊移位术治疗单向后方不稳定,取得了令人惊喜的效果,14例患者中有12例术后重返竞技运动。
  - Fronek和同事们[14]报道关节囊移位术治疗11例患者,10例未再次出现不稳定,总体效果不错。但只有3例患者恢复到他们以前的运动水平。如果通过内侧的移位术不能消除关节囊松弛情况,可以在关节囊上做额外的外侧切口,运用H形修复方法。
- 已有报道,可以采用骨性重建包括开放性后方关节盂楔形截骨术[5,9,17,26,37]和后方骨块植入术[1,13,14,22,30]来增加或弥补骨性缺损。虽然极少用,但在特定情况下还是有用的。Hernandez和Drez[20]综合关节囊缝合术、冈下肌前移术完成关节盂成形术。
- 后方冈下肌腱固定术是非常有前景的术式,尤其对那些关节囊组织薄弱的病例或翻修病例。Hawkins及其同事们[19]报道,肌腱固定术作为首选术式有85%的成功率。Pollock和Bigliani[33]报道,运用相同的技术治疗包括翻修病例内的患者,也有80%的成功率。
- 随McIntyre及其同事[32]之后,Papendick和Savoie[28],最早报道用关节镜技术治疗单向后半脱位,取得了令人鼓舞的效果。
- 随着关节镜下缝合修复技术和手术器械的进一步发展,关节镜治疗复发性后半脱位具备有效性和可重复性。最有前景的关节镜下修复技术包括:用带线锚钉修复后方盂唇、后方关节囊盂唇紧缩术及肩袖间隙一起完成修复加强。
  - Kim和同事[23]前瞻性报道了27例创伤造成单向复发性后脱位的运动员。采用关节镜下后方Bankart修复和上关节囊移位术。所有患者都使用带线锚钉,如果遇到不完全的盂唇损伤,在修复前,要使它变成完全分离。术后平均39个月随访,所有患者的功能评分都提高,27例中仅1例(4%)复发。
- Bahk和colleagues[4]报道了29例外伤性单向后方不稳患者,他们接受了关节镜下后盂唇重建和前平衡关节囊折叠术。在研究组中,85%的患者恢复了运动,68%恢复到以前的水平。
- Savoie和他的同事[35]采用全关节镜下后关节囊修补术,92例患者术后平均28个月的成功率为97%。
- 最近,Bradley和同事们[7,8]更新了迄今最大样本前瞻性研究,回顾183例(200肩)单向复发性后方不稳定的运动员。根据术前临床检查和关节镜下所见,采用三种方式修复关节囊盂唇:不用带线锚钉的关节囊盂唇紧缩术、用带线锚钉附加紧缩缝线的关节囊盂唇紧缩术和用带线锚钉的关节囊盂唇紧缩术。
  - 不用带线锚钉的关节囊盂唇修复用来治疗那些有明显的后关节囊松弛而盂唇不分离的病例,将盂唇向上内移位。对急性创伤而较小关节囊拉伤的患者,在修复时做较小的关节囊前移。而对于慢性关节囊冗余的患者,需要较大的前移[7,8]。
  - 本项研究平均随访时间为36个月。所有人都参加了体育运动,58%的人参加了接触式运动。在200个肩关节中,64%的肩关节后唇完全脱离,15%的肩关节不完全脱离,21%的肩关节后关节囊扩张。与无锚修复患者相比,接受锚钉带缝线的关节囊成形术的患者按照美国肩关节和肘关节外科医生(ASES)评分明显更高,并且有较高的恢复率。14例(7%)的失败是由于复发性不稳定、疼痛或功能减退。研究组中只有10%的患者没有恢复运动,27%恢复到有限水平,64%恢复到相同水平[8]。

(余伟林 译,徐才祺 蒋仕林 审校)

参考文献

[1] Ahlgren S, Hedlund T, Nistor L. Idiopathic posterior instability of the shoulder joint: results of operation with posterior bone graft. Acta Orthop Scand 1978;49:600-603.

[2] Antoniou J, Duckworth DT, Harryman DT II. Capsulolabral augmentation for the management of posteroinferior instability of the shoulder. J Bone Joint Surg Am 2000;82A:1220-1230.

[3] Arciero RA, Mazzocca AD. Traumatic posterior shoulder subluxation with labral injury: suture anchor technique. Tech Shoulder Elbow Surg 2004;5:13-24.

[4] Bahk MS, Karzel RP, Snyder SJ. Arthroscopic posterior stabilization and anterior capsular plication for recurrent posterior glenohumeral instability. Arthroscopy 2010;26:1172-1180.

[5] Bell RH, Noble JS. An appreciation of posterior instability of the shoulder. Clin Sports Med 1991;4:887-899.

[6] Bigliani LU, Pollock RG, McIlveen SJ, et al. Shift of the posteroinferior aspect of the capsule for recurrent posterior glenohumeral instability. J Bone Joint Surg Am 1995;77A:1101-1120.

[7] Bradley JP, Baker CL, Kline AJ, et al. Arthroscopic capsulolabral reconstruction for posterior instability of the shoulder. Am J Sports Med 2006;34:1061-1071.

［8］Bradley JP, McClincy MP, Arner JW, et al. Arthroscopic capsulolabral reconstruction for posterior instability of the shoulder. Am J Sports Med 2013;41:2005-2014.

［9］Brewer B, Wubben RC, Carrera GF. Excessive retroversion of the glenoid cavity: a cause of non-traumatic posterior instability of the shoulder. J Bone Joint Surg Am 1986;68A:724-731.

［10］Bryan WJ, Schauder K, Tullos HS. The axillary nerve and its relationship to common sports medicine shoulder procedures. Am J Sports Med 1986;14:113-116.

［11］Burkhead WZ Jr, Rockwood CA Jr. Treatment of instability of the shoulder with an exercise program. J Bone Joint Surg Am 1992;74A:890-896.

［12］Duey RE, Burkhart SS. Arthroscopic treatment of a reverse Hill-Sachs lesion. Arthrosc Tech 2013;2:e155-e159.

［13］Fried A. Habitual posterior dislocation of the shoulder joint: a case report on 5 operated cases. Acta Orthop Scand 1949;18:329.

［14］Fronek J, Warren RF, Bowen M. Posterior subluxation of the glenohumeral joint. J Bone Joint Surg Am 1989;71A:205-216.

［15］Fuchs B, Jose B, Gerber C. Posterior-inferior capsular shift for the treatment of recurrent, voluntary posterior subluxation of the shoulder. J Bone Joint Surg Am 2000;82:16-25.

［16］Gerber C, Ganz R. Clinical assessment of instability of the shoulder: with special reference to the anterior and posterior drawer tests. J Bone Joint Surg Br 1984;66B:551-556.

［17］Gerber C, Ganz R, Vinh TS. Glenoplasty for recurrent posterior shoulder instability: an anatomic reappraisal. Clin Orthop Relat Res 1987;216:70-79.

［18］Goss TP, Costello G. Recurrent symptomatic posterior glenohumeral subluxation. Orthop Rev 1988;17:1024-1032.

［19］Hawkins RJ, Janda DH. Posterior instability of the glenohumeral joint: a technique of repair. Am J Sports Med 1996;24:275-278.

［20］Hernandez A, Drez D. Operative treatment of posterior shoulder dislocations by posterior glenoidplasty, capsulorrhaphy, and infraspinatus advancement. Am J Sports Med 1986;14:187-191.

［21］Hurley JA, Anderson TE, Dear W, et al. Posterior shoulder instability: surgical versus conservative results with evaluation of glenoid version. Am J Sports Med 1992;20:396-400.

［22］Jones V. Recurrent posterior dislocation of the shoulder: report of a case treated by posterior bone block. J Bone Joint Surg Br 1958;40:203-207.

［23］Kim SH, Ha KI, Park JH, et al. Arthroscopic posterior labral repair and capsular shift for traumatic unidirectional recurrent posterior subluxation of the shoulder. J Bone Joint Surg Am 2003;85A:1479-1487.

［24］Kim SH, Ha KI, Yoo JC, et al. Kim's lesion: an incomplete and concealed avulsion of the posteroinferior labrum in posterior or multidirectional posteroinferior instability of the shoulder. Arthroscopy 2004;20:712-720.

［25］Kim SH, Kim HK, Sun JI, et al. Arthroscopic capsulolabroplasty for posteroinferior multidirectional instability of the shoulder. Am J Sports Med 2004;32:594-607.

［26］Kretzler HH. Scapular osteotomy for posterior shoulder dislocation. J Bone Joint Surg Am 1974;56A:197.

［27］Lenart BA, Sherman SL, Mall NA, et al. Arthroscopic repair for posterior shoulder instability. Arthroscopy 2012;28:1337-1343.

［28］McIntyre LF, Caspari RB, Savoie FH III. The arthroscopic treatment of posterior instability: two-year results of a multiple suture technique. Arthroscopy 1997;13:426-432.

［29］Misamore GW, Facibene WA. Posterior capsulorrhaphy for the treatment of traumatic recurrent posterior subluxations of the shoulder in athletes. J Shoulder Elbow Surg 2000;9:403-408.

［30］Mowery CA, Garfin SR, Booth R, et al. Recurrent posterior dislocation of the shoulder: treatment using a bone block. J Bone Joint Surg Am 1958;67:777-781.

［31］Neer GS II, Foster CR. Inferior capsular shift for involuntary inferior and multidirectional instability of the shoulder. J Bone Joint Surg Am 1980;62A:897-908.

［32］Papendick LW, Savoie FH III. Anatomy specific repair techniques for posterior shoulder instability. J South Orthop Assoc 1995;4:169-176.

［33］Pollock RG, Bigliani LU. Recurrent posterior shoulder instability: diagnosis and treatment. Clin Orthop Relat Res 1993;291:85-96.

［34］Rowe CR, Pierce DS, Clark JG. Voluntary dislocation of the shoulder: a preliminary report on a clinical, electromyographic, and psychiatric study of 26 patients. J Bone Joint Surg Am 1973;55A:445-460.

［35］Savoie FH III, Holt MS, Field LD, et al. Arthroscopic management of posterior instability: evolution of technique and results. Arthroscopy 2008;24:389-396.

［36］Schutte JP, Lafayette LA, Hawkins RJ, et al. The use of computerized tomography in determining humeral retroversion. Orthop Trans 1988;12:727.

［37］Scott DJ Jr. Treatment of recurrent posterior dislocations of the shoulder by glenoplasty. J Bone Joint Surg Am 1967;49:471-476.

［38］Shaffer BS, Conway J, Jobe FW, et al. Infraspinatus muscle-splitting incision in posterior shoulder surgery. Am J Sports Med 1994;22:113-120.

［39］Williams RJ, Strickland S, Cohen M, et al. Arthroscopic repair for traumatic posterior instability. Am J Sports Med 2003;31:203-209.

［40］Wirth MA, Butters KP, Rockwood CA. The posterior deltoid splitting approach to the shoulder. Clin Orthop Relat Res 1993;296:92-96.

［41］Wolf EM, Eakin CL. Arthroscopic capsular plication for posterior shoulder instability. Arthroscopy 1998;14:153-163.

［42］Wong KL, Williams GR. Complications of thermal capsulorrhaphy of the shoulder. J Bone Joint Surg Am 2001;83:151-155.

第20章 Latarjet术治疗伴骨缺损的肩关节不稳
Latarjet Procedure for Instability with Bone Loss

Patrick J. Denard and Stephen S. Burkhart

定义

- 在肩关节不稳中，正确评估并妥善处理骨缺损是达到良好手术效果的关键。
- 盂肱关节之间充分匹配使得肩关节运动过程中肱骨头和关节盂保持接触。这种充分匹配的关节弧度对盂肱关节稳定性非常重要。肩胛盂骨缺损或肱骨头后侧缺损（即Hill-Sachs损伤）可以导致关节弧度不匹配（图1，图2）。
- 当关节盂骨丢失超过下盂直径25%或更大时需要Latarjet术治疗。
- 在Latarjet术治疗中，将喙突转移到下肩胛盂，用2个螺钉固定。
- Patte指出，Latarjet术治疗的成功可以归因于三重效果，如下：
  - 通过骨移植延长关节弧。
  - 联合腱的吊带效果。
  - 通过联合腱在其新的位置（覆盖在下肩胛盂）产生肩胛下肌下部的张力。

解剖

- 1954年，Latarjet[14]报道了喙突骨移植技术，用于预防前脱位。
  - 他把胸小肌从喙突上解离，切开喙肩韧带，留下部分喙肩韧带附着在喙突上，完成喙突基底部截骨，作为移植骨块紧靠关节盂颈前部。
  - 喙突通过肩胛下肌的裂隙，定位到它的下表面，使之接触盂颈前部，用两个螺钉固定（图3）。这样做，喙突后外侧表面与肩胛盂关节表面相靠近。
- 笔者的手术技术被称为等弧技术。Burkhart和DeBeer[5]在2000年首次报道了这种技术合并了两个重要的修改。
- 喙突移植围绕其长轴旋转90°使它的凹下表面成为关

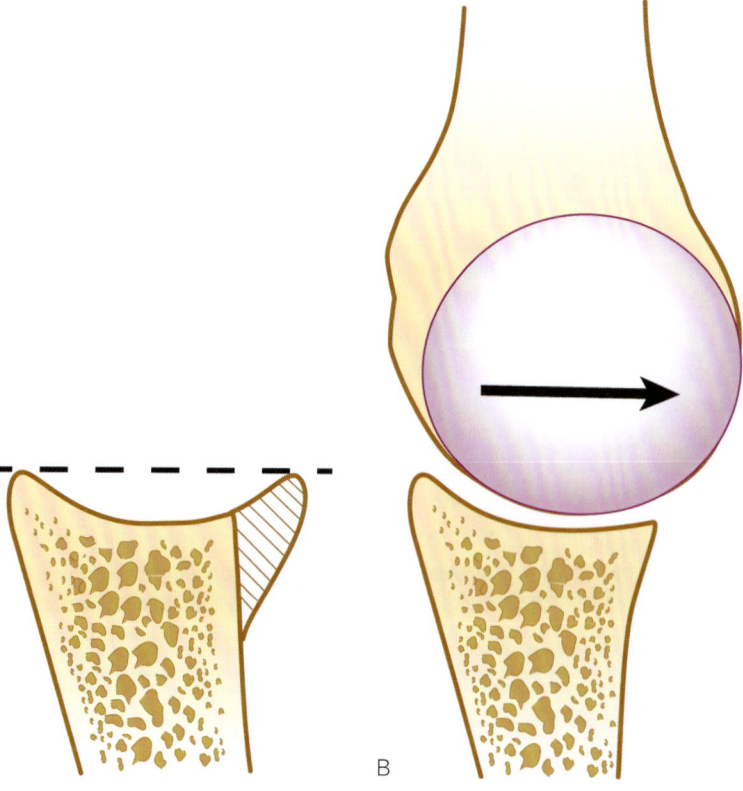

图1 A. 关节盂前缘有助于"加深"关节盂和支撑抵抗脱位。B. 骨丢失的肩胛盂关节弧受损，具有较小的抗剪切力，对斜向施加的离轴载荷的抗阻能力也较小（经允许引自Burkhart SS, Lo IK, Brady PC. Burkhart's View of the Shoulder: The Cowboy's Guide to Advanced Shoulder Arthroscopy. Philadelphia: Lippincott Williams & Wilkins, 2006）。

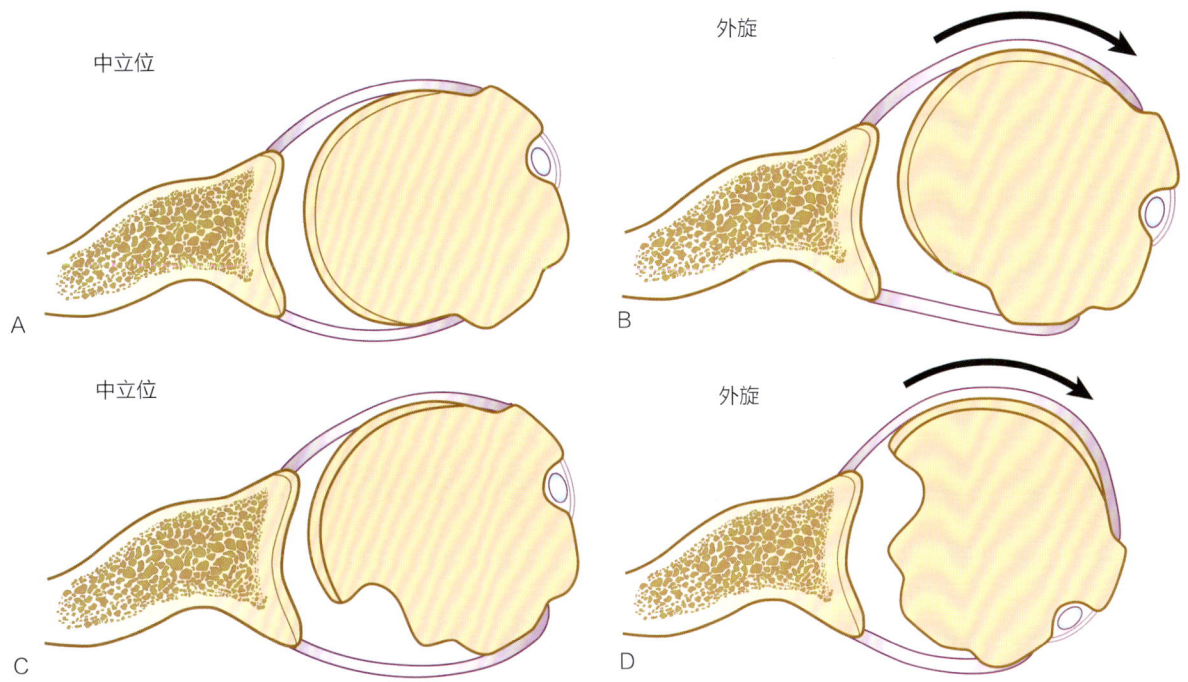

图2　A. 肩胛盂与肱骨关节面的正常关系。B. 保持完全外旋位时肱骨和肩胛盂关节面的位置关系。C. 广泛的Hill-Sachs损伤造成关节弧长不匹配。D. 少量外旋会导致Hill-Sachs损伤累及肩胛盂前角（经允许引自Burkhart SS, Lo IK, Brady PC. Burkhart's View of the Shoulder: The Cowboy's Guide to Advanced Shoulder Arthroscopy. Philadelphia: Lippincott Williams & Wilkins, 2006）。

- 节盂凹的延伸，为重建的关节盂表面提供了一个更加解剖性的关节弧[11]（图4）。
- 关节囊通过缝合锚钉重新附着于原关节盂，使喙突移植在关节外，从而防止肱骨关节面磨损移植喙突骨。
- 使用等弧技术，或喙突下表面延伸到肩胛盂，相较于Latarjet所描述的后外侧位，更能恢复到正常的盂肱接触力。

发病机制

- 高达95%的肩关节不稳复发患者存在骨病损[10]。
- Sugaya等[19]报道，通过单独检查肩胛盂发现复发性不稳定的患者中有90%存在盂骨异常（包括骨丢失或外形异常）。50%的病例存在盂骨丢失（不包括外形异常），其中一半以上有大于肩胛盂宽度5%的缺陷。

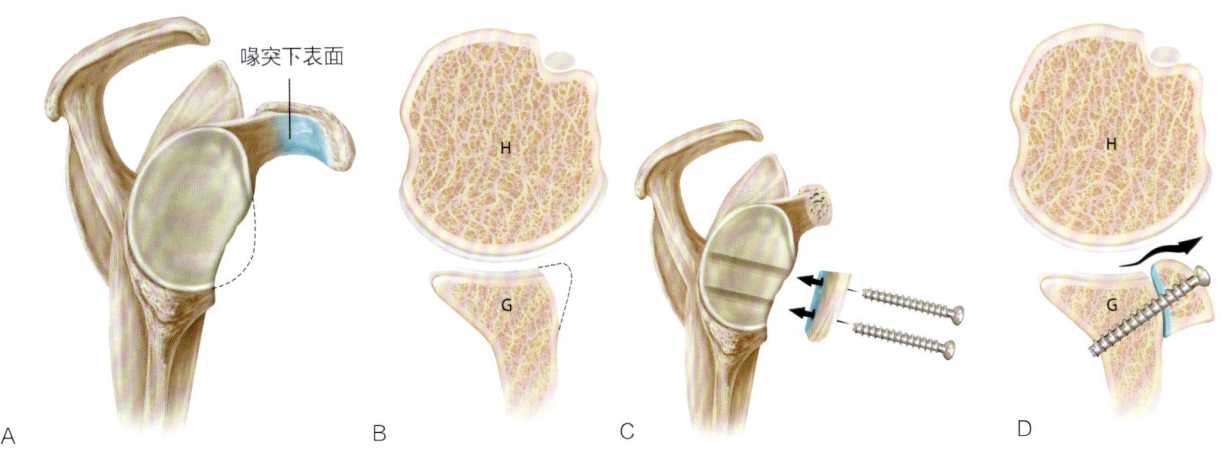

图3　法国Latarjet重建技术示意图。A. Latarjet重建前矢状面和轴向（B）示意图。C、D. 喙突做了截骨手术，喙突的下表面直接与肩胛盂相连。喙突骨移植物的轮廓与盂骨的轮廓不匹配。G，关节盂；H，肱骨（经允许引自Burkhart SS, Lo IK, Brady PC, et al. The Cowboy's Companion: A Trail Guide for the Arthroscopic Shoulder Surgeon. Philadelphia: Lippincott Williams & Wilkins, 2012）。

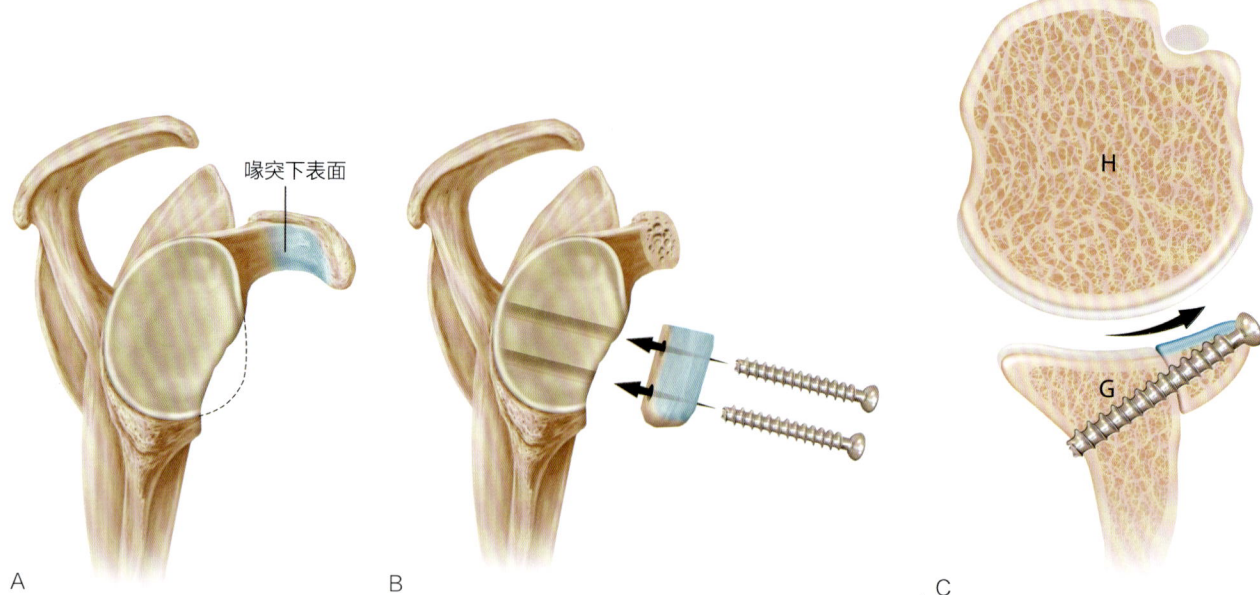

图4 Latarjet重建的Burkhart-DeBeer改善示意图。A. 矢状面显示盂骨丢失。喙突的底面为图中蓝色阴影所示。B. 喙突截骨后，植骨片旋转90°，使喙突的下表面与关节盂紧密结合，形成关节盂凹弧的延续。移植物用2个螺钉固定。C. 轴向视图演示了方向改变[与原先的法国技术相比（图3）]提供了更接近于原关节盂凹面的轮廓，并且提供了关节弧较长的延伸。G，关节盂；H，肱骨（经允许引自Burkhart SS, Lo IK, Brady PC, et al. The Cowboy's Companion: A Trail Guide for the Arthroscopic Shoulder Surgeon. Philadelphia: Lippincott Williams & Wilkins, 2012）。

- Yamamoto 等[20]引入了"肩胛盂轨迹"的概念，用以描述盂骨丢失和Hill-Sachs损伤之间的相互作用。
  - 当手臂抬起时，肩胛盂接触区域从肱骨头后关节面下内侧移至上外侧，形成一个肩胛盂与肱骨头之间的接触区域（肩胛盂轨迹）。完整的肩胛盂轨迹可以保证骨的稳定性。
    - 在关节盂骨丢失≥25%的情况下，骨稳定性总是受到影响，需要增加骨质。
    - 当盂骨丢失<25%时，肩胛盂轨迹可用于将Hill-Sachs损伤定义为"在轨"或"离轨"，由此决定除了关节镜下的Bankart修复外，是否需要再填充。

自然病程

- 在关节盂骨丢失关节下盂直径≥25%的情况下，关节镜下Bankart修复的复发率为67%~75%[3,5]。在这种情况下，通过Latarjet将喙突延接到关节盂可使复发率显著减少。

病史和体格检查

- 详尽的病史记录是必要的，包括损伤机制和先前接受的治疗。
  - 获取以前的手术报告，了解骨缺损区域、组织质量和内固定物等有价值的信息。
  - 病史的基本要素包括年龄、脱位机制、脱位次数、脱位时肩关节的位置、复位史（自行复位或医生复位）、惯用手、运动和工作需求、治疗史和患者的期望。
- 体格检查确定不稳定的位置和方向，并识别或消除导致不稳定的因素：
  - 肌肉紧张或萎缩。
  - 主动和被动活动度。
  - 肌力评估（排除伴随的肩袖损伤）。
  - 恐惧体位。
  - 再脱位。
  - 失稳方向（加载移位试验）。
  - 全身韧带松弛。
  - 神经血管检查。

影像学和其他诊断性检查

- 笔者对骨丢失的评估是基于术前和术中评估。笔者通常获得盂肱关节前后位(AP)、肩胛侧位和腋位X线片，评估患者是否出现盂骨丢失或Hill-Sachs损伤。
- 虽然X线平片能大致显示骨缺陷的严重性，但往往被低估。因此，笔者通过CT扫描和三维重建获得所有患者的骨缺损情况。此外，对没有拍摄平片但有复发的危险因素（如年轻患者，多次脱位）的患者进行CT检查的门槛很低。可通过双侧三维CT评估关节盂骨丢失。

- 通过与正常的对侧肩对比，比较盂的宽度来评估骨缺损程度。96%的病例可据此分为两类，即盂骨丢失小于关节盂宽度的25%和超过其25%[9]。

鉴别诊断
- 多向不稳。
- 癫痫。

非手术治疗
- 盂骨丢失≥25%时，很少有非手术治疗的指征。
- 但是，必须认识到失控的癫痫可能是Latarjet术的禁忌证，这种情况下失败率很高[18]。
- 此外，感染和自发不稳也是Latarjet术的禁忌证。

手术治疗
- 笔者进行开放式Latarjet术的主要适应证如下：
  - 下关节盂骨丢失≥25%（倒梨盂）。
  - 严重Hill-Sachs损伤，由90°外展加90°外旋（运动体位）所致。
- 总的来说，笔者发现大范围Hill-Sachs损伤通常与倒梨型关节盂合并发生，这样的病例同时满足了两种指征。另外，当有大范围Hill-Sachs损伤时，经Latarjet术喙突骨移植物将延长关节弧，Hill-Sachs损伤将不能累及关节盂缘。这样，Latarjet术就可以在不需要用肱骨缺损骨移植术的情况下有效地治疗Hill-Sachs损伤。

- Latarjet重建有一个相对指征：前盂唇韧带复合体软组织严重缺损的患者。
  - 这种软组织损伤可能是由于关节囊热坏死或由于多次软组织手术失败。尽管一些学者推荐软组织移植，笔者仍优先推荐Latarjet重建。
  - 或者，笔者注意到偶尔会有病例为关节囊部分缺损（关节囊热坏死，多次手术失败）且没有明显骨质流失。笔者发现这种情况是可以在关节镜下用肩胛下肌的深面肌肉进行修复，以扩增或代替前关节囊[8]。

术前计划
- X线片、MRI和CT检查需在术前回顾。
- 在麻醉下进行检查以评估不稳定的程度。

体位
- 手术通常在全身麻醉下进行。患者首先以侧卧位行关节镜检查，以确定骨缺损的范围。喙突转移最好以沙滩椅位进行。

入路
- 诊断性关节镜使用后侧和前上外侧入路。如需进一步治疗（如SLAP修复），根据需要建立其他入路。
- 喙突转移通过标准的三角肌入路完成，从喙突水平开始向远侧延伸。

骨缺损评估
- 笔者对所有接受手术治疗的肩关节不稳患者进行关节镜下骨丢失评估。
- 通过前上外侧入路观察下盂宽度，通过后侧入路插入刻度探针评估[7]。
  - 肩胛盂裸露点标志着肩胛盂的中心，用来比较前后盂的宽度。
  - 评估肱骨近端后侧是否存在Hill-Sachs损伤，若存在，同时评估其严重程度。
    - 可使用刻度探针来估计Hill-Sachs间距（HSI）。
    - HSI是指肩袖附着处到Hill-Sachs损伤内侧缘的距离，等于Hill-Sachs损伤的宽度加上完整骨桥的宽度（BB），此骨桥位于Hill-Sachs损伤与肩袖之间（HSI＝Hill-Sachs宽度＋BB宽度）。
- 如果盂骨丢失≥25%，笔者下一步将解决任何关节镜下可修复的相关病变。笔者以前报道过64%的SLAP损伤发生在Latarjet重建的患者[2]。在这些情况下，笔者使用前面描述的关节镜下SLAP修复术[8]。
- 接下来，患者取仰卧位，将手术台调整到一个可调角度的沙滩椅位，然后重新准备和铺巾，准备行开放Latarjet术。

喙突截骨术

- 采用标准三角肌入路切口。从喙突顶端到喙锁韧带附着喙突的底部显露喙突。喙肩韧带从喙突的外侧面解离,胸小肌腱止点从喙突内侧解离。喙突内侧表面,将作为用螺钉固定时与肩胛盂颈前面的接触面。
- 喙突截骨可采用骨刀或成角锯片(技术图1)。笔者认为骨刀应该只用于瘦的患者。在一个肌肉发达的患者身上,发达的三角肌和胸大肌可能会阻碍关节盂前入路的适当角度,可能导致关节盂内骨折。使用锯片或骨刀时,神经血管结构由内、下牵引器保护。截骨手术是在喙锁韧带前面进行的,以获得尽可能长的喙突骨移植物。理想的移植体长度为2.5~3.0 cm,但在年幼患者中,2.0 cm的移植物对于两个螺丝固定是足够的。
- 将联合腱连同喙突上维持移植物的血供一起移植,完成后提供吊带效果增强肩关节的稳定性。喙突和联合肌腱移植后,肌皮神经回缩到喙突内侧,防止任何牵拉损伤神经。

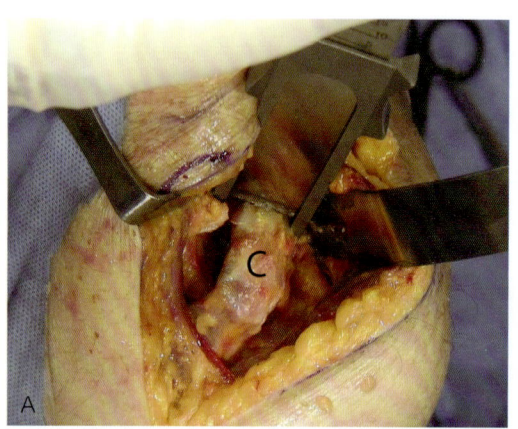
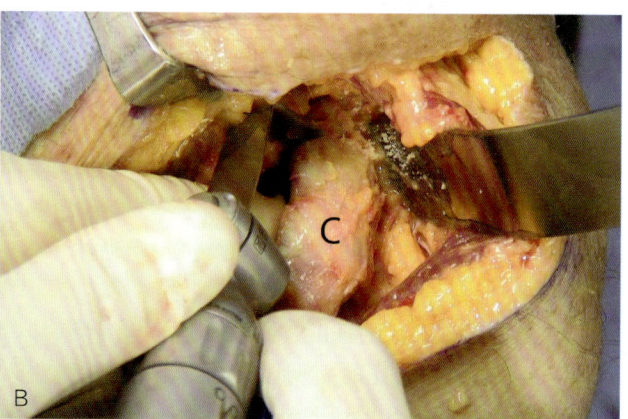

技术图1 喙突截骨术可以使用骨刀(A)或成角锯片(B)。C,喙突(经允许引自Burkhart SS, Lo IK, Brady PC, et al. The Cowboy's Companion: A Trail Guide for the Arthroscopic Shoulder Surgeon. Philadelphia: Lippincott Williams & Wilkins, 2012)。

盂肱关节显露及关节盂准备

- 一旦喙突被截骨,就会有清晰的前肩关节视野。肩胛下肌腱的上半部分在远端分离,显露关节内侧(技术图2)。肩胛下肌下半部分保留下来。肩胛下肌腱上半部分解离后,肩胛下肌腱下部与前关节囊之间平面显露。
- 或者,可以通过肩胛下肌劈开入口显露关节盂。笔者中的一个(PJD)偏向这样的技术。肩胛下肌劈开入口是通过肩胛中下1/3的交界处的肌肉纤维完成的。关节囊从肩胛下肌钝性分离,然后做关节囊切口。

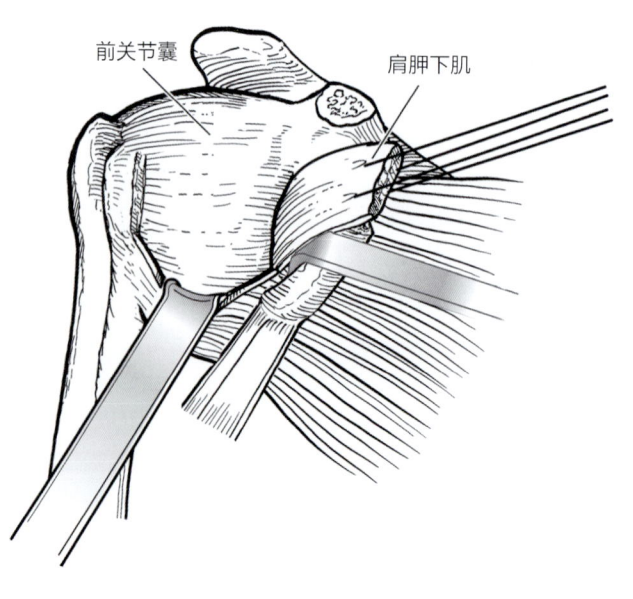

技术图2 肩胛下肌腱的处理。分离肌腱的上半部分,然后显露肩胛下肌腱下部与前关节囊之间平面(经允许引自Burkhart SS, Lo IK, Brady PC. Burkhart's View of the Shoulder: The Cowboy's Guide to Advanced Shoulder Arthroscopy. Philadelphia: Lippincott Williams & Wilkins, 2006)。

- 据报道,这种入路可以更好地保存肩胛下肌的力量,减少术后肩胛下肌的脂肪化[17]。
- 然而,视野可能是相当有限的,而且裂口位置严重限制了术者改变关节盂上移植物的位置的能力(如果需要的话)。因此,只有当术者很适应该方法时笔者才推荐,因为笔者认为,移植物的位置是最重要的。

- 关节囊切口开始于关节盂边缘内侧1 cm处,通过骨膜下锐性剥离,保留足够的关节囊长度以利于后面再附着(技术图3)。盂颈前面是喙突骨移植的接收床,用刮骨器或磨头进行处理,小心保存尽可能多的原盂骨。清理前肩胛盂颈至骨面出血,用高速磨头精确去骨。

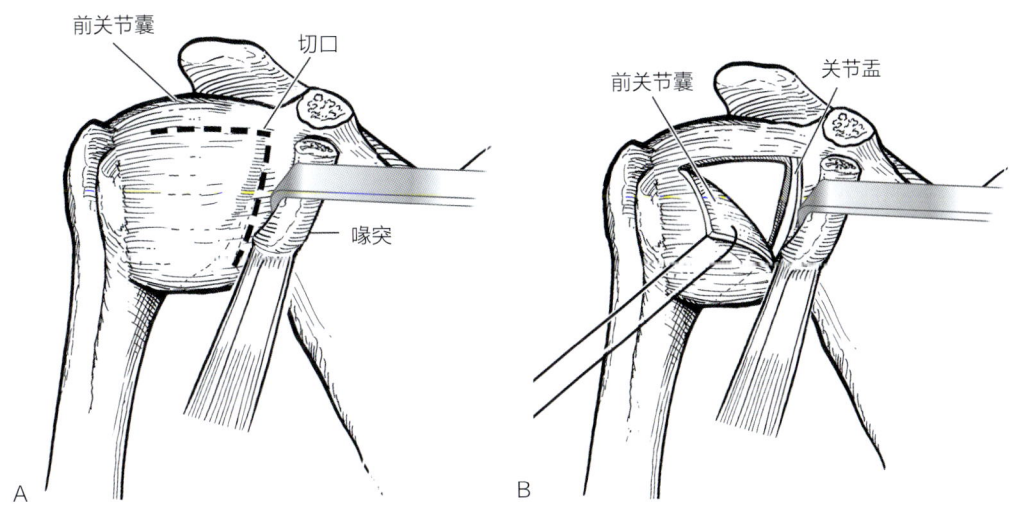

技术图3 A. 关节囊切开术草图。B. 在盂缘内侧1 cm处切开关节囊,在肩胛盂颈保留尽可能多的关节囊,以便以后再附着(经允许引自Burkhart SS, Lo IK, Brady PC. Burkhart's View of the Shoulder: The Cowboy's Guide to Advanced Shoulder Arthroscopy. Philadelphia: Lippincott Williams & Wilkins, 2006)。

喙突移植物制备

- 用Kocher钳固定喙突,使用电锯去除胸小肌附着的内侧喙突表面上的薄骨片。该表面会和前盂颈接触(技术图4)。
- 用夹持式喙突钻头导向器夹持喙突移植物(技术图4),使喙突移植物拉长的间隙槽处于最终会接触到的新鲜的关节盂表面。导向器允许术者在移植物上钻两个平行的4 mm孔。注意确保孔以移植物为中心,且垂直于准备好的骨表面。

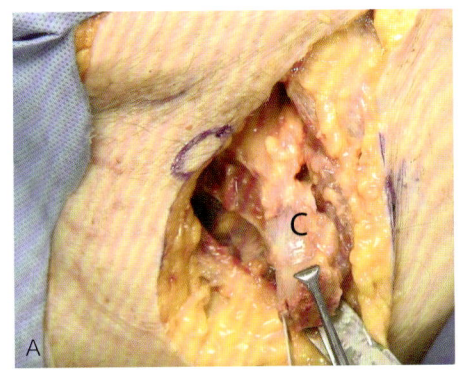 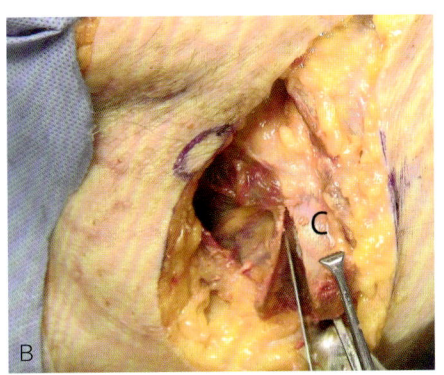

技术图4 喙突移植物的制备。A. 用仪器抓住喙突。B. 直锯刀片用来从内侧表面去除一块薄骨片。C,喙突骨移植。

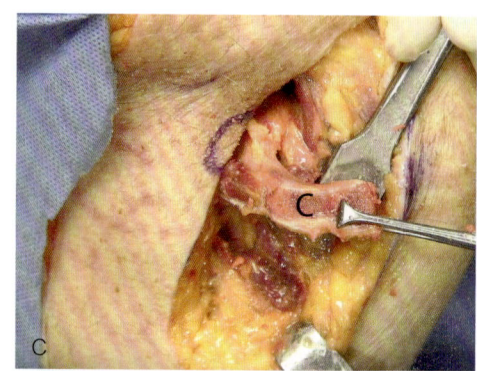
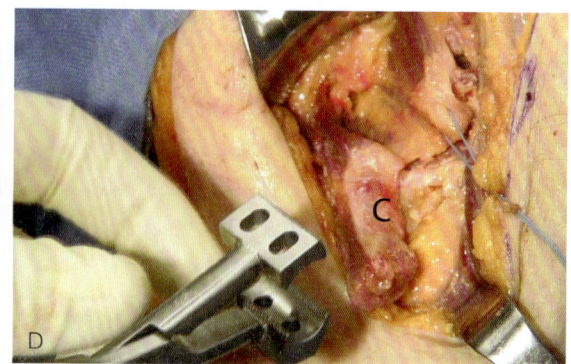
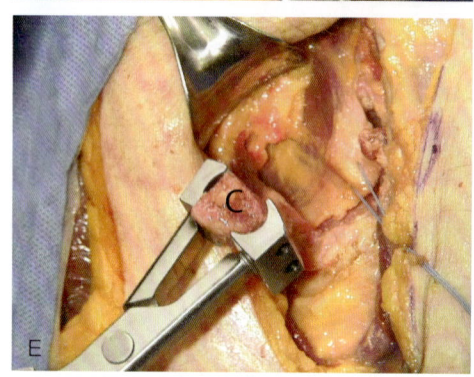

技术图4（续）　喙突移植物的制备。C. 内侧表面已被切开，将固定在肩胛盂缘上。D. 喙突钻头导向器上有用于钻孔喙突的槽，为Latarjet重建做准备。E. 细长的插槽被放置于喙突骨移植的内侧表面（会紧靠关节盂）。使用该导向器便于放置两个4 mm平行钻孔。C，喙突骨移植（经允许引自Burkhart SS, Lo IK, Brady PC, et al. The Cowboy's Companion: A Trail Guide for the Arthroscopic Shoulder Surgeon. Philadelphia: Lippincott Williams & Wilkins, 2012）。

移植物定位固定

- 在开发关节盂骨丢失定位器之前，喙突移植物必须人工定位在关节盂上。这在技术上非常困难不容易重复。平行钻导向器大大简化了这部分的程序，并做了相应的改进，可反复操作。
- 平行钻导向器上的钉与喙突骨移植上的预钻孔（也就是用喙突钻头导向器形成的孔）相匹配，便于控制和定位喙突骨移植到关节盂。有三种定位尺寸（4 mm、6 mm和8 mm）适应各种移植骨直径。用咬骨钳或磨钻对移植物进行额外的整形，以获得适合导向器的最好尺寸。当螺钉完全置入喙突正好位于偏心突出翼，即为最佳位置（技术图5）。
- 通过放置Fukuda牵开器，可以使关节盂处于最佳显露状态，向后撬肱骨头并在内侧放置一个两杠杆Hohmann牵开器，牵开内侧软组织。
- 喙突移植物相对于关节盂的正确位置是至关重要的。移植物必须被放置在关节盂弧的延伸线上，这样它才能发挥作用（技术图5）。平行钻导向器对于放置移植物到关节盂的关节面非常有用，使其不偏内侧或偏外侧。确保该导向器向中间略微倾斜，朝向关节盂面，使肩胛盂达到合适的螺钉插入角度，以避免任何潜在的螺钉穿透关节软骨的风险。
- 肩胛上神经的安全区域不超过关节盂表面内侧10°[13]。
- 两根较短的（6 in）导针向前推进直接穿过下位导孔，然后从移植物到关节盂颈。导针不是末端螺纹，使后部更好感觉肩胛盂皮质被穿透。然后，较长（7 in）导针通过第二导孔（技术图5）。
- 下一步，移除平行钻导向器。严格控制移植物和肩胛盂（用钉子能紧紧插入喙突钻孔），同时撤回平行钻导向器，使两根导针保持原位。使用2.75 mm空心钻，只穿透关节盂皮质，螺钉插入。由于螺钉可能在后方接近肩胛上神经，可考虑用自钻自攻螺钉穿透后盂皮质。
- 螺钉长度及测深尺可用于帮助确定适当的螺丝长度。螺钉长度直接从后端较短的6 in导针和从激光线较长的7 in导针读取。笔者已经找到最常见的低位螺钉长度为34 mm，上位螺钉为36 mm。
- 每个螺钉都用空心六角形钻安装。必须小心不要过拧紧螺钉，因为这可能会使移植物开裂或损坏。一旦螺丝几乎完全拧紧时，术者再次检查喙突移植物的位置。如果位置令人满意，则取下导鞘，螺丝被拧紧到完全固定的位置。术中正位和腋位X线检查以确保螺钉

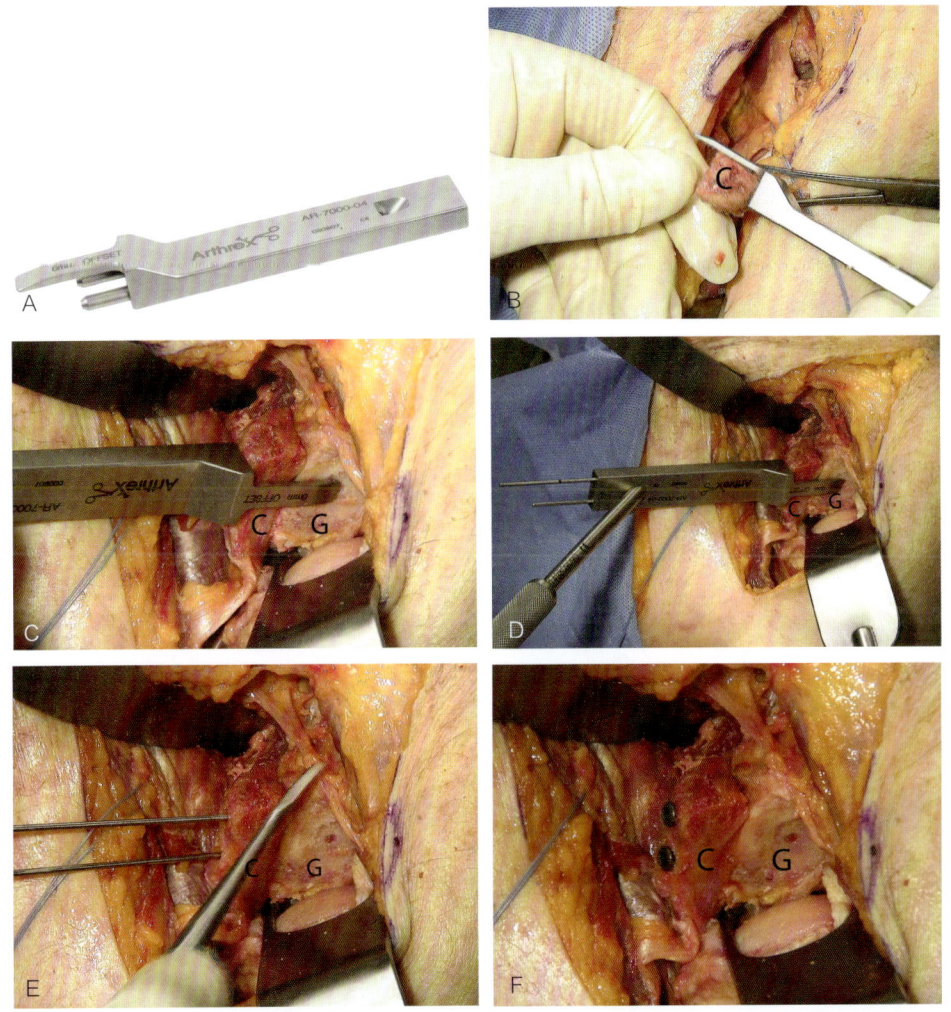

技术图5　平行钻导向器。A. 导向杆上的钉与喙突移植物上的预钻孔相配合，不同的偏移量可用于适应不同厚度的移植物。如图所示为6 mm偏移导向器。B. 当悬垂的喙突移植物融合时，就会正好匹配。C. 当移植物与肩胛盂表面平齐时，喙突移植物位置正确，肩胛盂弧有效延长。平行钻导向器有助于移植物的正确放置。D. 固定喙突骨移植。导针通过平行钻导向器插入，以临时固定移植物。E. 取下钻头导向器，测量合适的螺钉长度。F. 放置两个3.75 mm空心螺钉后，移植物的最终外观。移植物与关节盂表面平齐，延长了原关节盂弧形。C，喙突移植物；G，关节窝（经允许引自Burkhart SS, Lo IK, Brady PC, et al. The Cowboy's Companion: A Trail Guide for the Arthroscopic Shoulder Surgeon. Philadelphia: Lippincott Williams & Wilkins, 2012）。

和移植物的位置满意。
- 此时，术者评估Latarjet结构的稳定性。这个结构最神奇的地方是手臂外展和外旋时，施加一前向力，肩关节无法脱位，即使关节囊未修复。

关闭

- 通过鞘管在空心螺钉的上、中、下处的原关节盂上放入三个生物复合SutureTak锚钉（Arthrex），修复关节囊。这使移植物成为关节外的结构，防止其直接与肱骨头直接接触，消除移植物可能磨蚀肱骨关节软骨（技术图6）。
- 如果使用了肩胛下肌分离术，一旦牵开器被取下，上部和下部肩胛下肌段会自己重新连接就没有缝合的必要。当肩胛下肌上段解离时，在暴露过程中向内收缩，通常用2号纤维线（Arthrex）缝合修复回到它的附着处。如果肌腱残端质量较差，可使用生物复合Cork-Screw FT缝合锚钉（Arthrex）。肩胛下肌修复后，进行标准的皮肤闭合。
- 不需要将胸小肌重新附着在剩余的喙状基底或邻近的软组织，因为它不回缩。笔者对于未修复的胸小肌没有观察到任何残留症状或外观畸形。

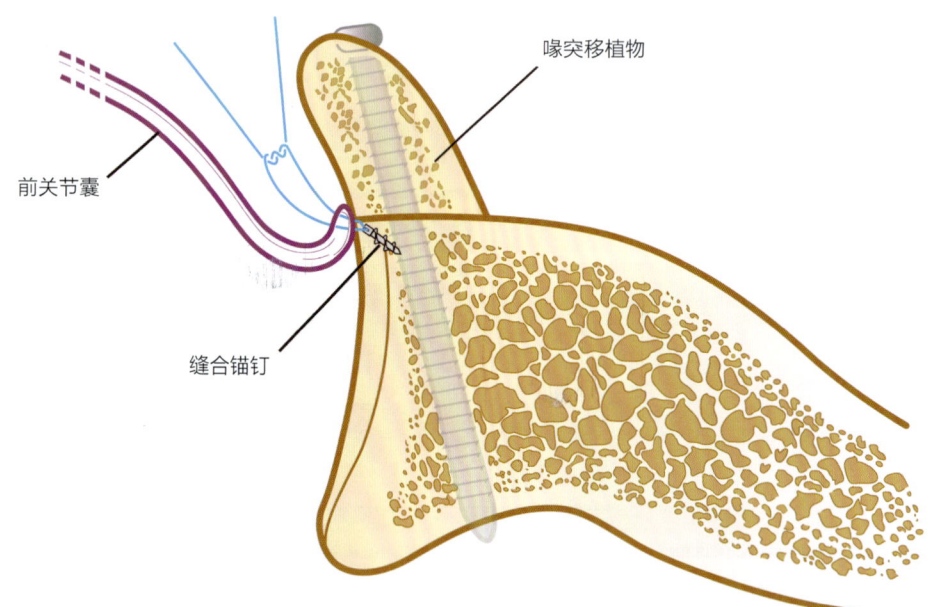

技术图6 缝合锚钉放置于移植物和原关节盂弧形交界面上，用于修复前关节囊，使喙突骨移植物保持在关节外（经允许引自Burkhart SS, Lo IK, Brady PC. Burkhart's View of the Shoulder: The Cowboy's Guide to Advanced Shoulder Arthroscopy. Philadelphia: Lippincott Williams & Wilkins, 2006）。

要点与失误防范

暴露	• 使用正式的三角肌入路，肩胛下肌的L形切开，以获得最佳的暴露 • 随着舒适度的提高，切口可以减少，肩胛下肌劈开也可以考虑
移植物获取	• 目标是获取2.5~3 cm的移植物 • 移植物底部的骨弧度通常提示截骨是否充分
移植物固定	• 将移植物与原关节盂齐平是整个过程中最关键的部分，可避免盂肱关节炎
固定移植物	• 自钻、自攻螺钉固定移植物可将肩胛上神经损伤的风险降到最低 • 螺钉角度的安全区在肩胛盂表面内侧不超过10°

术后处理

- 患者使用吊带6周,外旋限制在0°。
- 6周后停止吊带悬挂,并鼓励过顶运动。术后6周开始轻柔的外旋拉伸,目标是术后3个月术侧肩膀外旋是对侧肩的一半。
- 术后3个月,患者开始使用松紧带进行肌力训练。
- 6个月时,如果移植物保持良好的位置,并显示早期愈合迹象,可在健身房开始练习举重。
- 通常术后9~12个月,骨移植在影像学上显示已经愈合,一般允许进行接触性运动或繁重劳动。

预后

- 关于Latarjet术的报道,英语文献很少[1,4]。有很多关于Bristow的报道(通常称为Latarjet-Bristow术),明显不同的是Bristow只转移喙突尖到肩胛盂颈部。
- Burkhart等[6]报道了102例Latarjet术后患者在重建后平均59个月的预后。有4例复发性脱位,1例复发性半脱位(复发率4.9%)。所有的复发脱位与术后早期暴力创伤有关,术后发生移植物移位。患者平均达到前举180°(较术前提高2°),手臂外旋平均48°(比术前减小5°)。根据最终随访结果,Constant评分平均为94分,Walch-Duplay评分平均为92分。报道了5例并发症,包括2个血肿、2个不需要移除的松动螺钉和1个纤维化愈合。
- Allain等[1]回顾了58例肩部复发前向不稳Latarjet术后平均14年的案例。尽管有6名患者呈恐惧试验阳性,但无术后脱位,只有一例半脱位。总的来说,20%的肩部临床表现为盂肱关节炎。有趣的是,尽管超过30%的肩胛下肌腱切断修复是通过重叠肩胛下肌腱的边缘进行的,平均有29°的外旋丢失,但该种肩胛下肌修复和盂肱关节炎的联系无统计学意义。严重的肩关节盂肱关节炎27%发生于移植体太过外侧,对于移植体放置完美或偏内侧则一例也没有。

并发症

- 大多数报道的并发症与喙突移植物的获取情况和移植物沿着关节窝的固定位置有关。
  - 肩胛骨骨折可发生在骨移植获取期间,在大多数情况下,笔者偏向带角度的锯片。
  - 倾向于获得尺寸较小的移植物。目标是获得2.5~3 cm的移植物。移植物的基部弧度通常表明有足够的截骨。
- 晚期移植物骨折和复发性脱位发生于运动损伤。笔者建议术后9~12个月避免接触性运动。
- 按笔者经验,移植物的纤维性愈合或不愈合发生率<1%[4]。通过放置2个螺钉加压、准备关节盂和去除喙突移植物骨皮质可减少不愈合。
- 据报道,随访14年后有20%发展为严重盂肱关节炎。但在长期随访中,术后稳定的关节炎发生率比复发脱位未治疗的低[12]。术后关节炎最好通过仔细注意移植物的位置来避免。
- 术后感染和/或血肿少见。
- 复发率低于5%,Latarjet术治疗失败后,手术治疗需要自体髂嵴或异体胫骨移植[15]。
- 有证据表明采用肩胛下肌劈裂的方法比L形肩胛下肌切开术术后脂肪变性减少[17]。然而,肩胛下肌劈开暴露欠佳,因为笔者认为移植物的位置是手术中最重要的部分,推荐L形切口,尤其是对很少做Latarjet术的术者。
- 肩胛上神经损伤已被描述[16]。为避免损伤,笔者建议在肩胛盂的表面10°内定位螺钉,钻透关节盂前皮质,插入自攻自钻螺丝。

(胡庆翔 译,徐才祺 蒋仕林 审校)

参考文献

[1] Allain J, Goutallier D, Glorion C. Long-term results of the Latarjet procedure for the treatment of anterior instability of the shoulder. J Bone Joint Surg Am 1998;80:841-852.

[2] Arrigoni P, Huberty D, Brady PC, et al. The value of arthroscopy before an open modified latarjet reconstruction. Arthroscopy 2008;24:514-519.

[3] Boileau P, Villalba M, Hery JY, et al. Risk factors for recurrence of shoulder instability after arthroscopic Bankart repair. J Bone Joint Surg Am 2006;88:1755-1763.

[4] Burkhart SS. The bare spot of the glenoid. Arthroscopy 2007;23:449;author reply 449-450.

[5] Burkhart SS, De Beer JF. Traumatic glenohumeral bone defects and their relationship to failure of arthroscopic Bankart repairs: significance of the inverted-pear glenoid and the humeral engaging Hill-Sachs lesion. Arthroscopy 2000;16:677-694.

[6] Burkhart SS, De Beer JF, Barth JR, et al. Results of modified Latarjet reconstruction in patients with anteroinferior instability and significant bone loss. Arthroscopy 2007;23(10):1033-1041.

[7] Burkhart SS, De Beer JF, Tehrany AM, et al. Quantifying glenoid bone loss arthroscopically in shoulder instability. Arthroscopy 2002;18:488-491.

[8] Burkhart SS, Lo IK, Brady PC, et al. The Cowboy's Companion:

A Trail Guide for the Arthroscopic Shoulder Surgeon. Philadelphia: Lippincott, Williams, & Wilkins, 2012.

[9] Chuang TY, Adams CR, Burkhart SS. Use of preoperative three-dimensional computed tomography to quantify glenoid bone loss in shoulder instability. Arthroscopy 2008;24:376-382.

[10] Edwards TB, Boulahia A, Walch G. Radiographic analysis of bone defects in chronic anterior shoulder instability. Arthroscopy 2003;19:732-739.

[11] Ghodadra N, Gupta A, Romeo AA, et al. Normalization of glenohumeral articular contact pressures after Latarjet or iliac crest bone-grafting. J Bone Joint Surg Am 2010;92:1478-1489.

[12] Hovelius L, Saeboe M. Neer Award 2008: arthropathy after primary anterior shoulder dislocation—223 shoulders prospectively followed up for twenty-five years. J Shoulder Elbow Surg 2009;18: 339-347.

[13] Lädermann A, Denard PJ, Burkhart SS. Injury of the suprascapular nerve during latarjet procedure: an anatomic study. Arthroscopy 2012;28:316-321.

[14] Latarjet M. Treatment of recurrent dislocation of the shoulder [in French]. Lyon Chir 1954;49:994-997.

[15] Lunn JV, Castellano-Rosa J, Walch G. Recurrent anterior dislocation after the Latarjet procedure: outcome after revision using a modified Eden-Hybinette operation. J Shoulder Elbow Surg 2008; 17:744-750.

[16] Maquieira GJ, Gerber C, Schneeberger AG. Suprascapular nerve palsy after the Latarjet procedure. J Shoulder Elbow Surg 2007; 16:e13-e15.

[17] Maynou C, Cassagnaud X, Mestdagh H. Function of subscapularis after surgical treatment for recurrent instability of the shoulder using a bone-block procedure. J Bone Joint Surg Br 2005;87:1096-1101.

[18] Raiss P, Lin A, Mizuno N, et al. Results of the Latarjet procedure for recurrent anterior dislocation of the shoulder in patients with epilepsy. J Bone Joint Surg Br 2012;94:1260-1264.

[19] Sugaya H, Moriishi J, Dohi M, et al. Glenoid rim morphology in recurrent anterior glenohumeral instability. J Bone Joint Surg Am 2003;85-A:878-884.

[20] Yamamoto N, Itoi E, Abe H, et al. Contact between the glenoid and the humeral head in abduction, external rotation, and horizontal extension: a new concept of glenoid track. J Shoulder Elbow Surg 2007;16(5):649-656.

第21章 肩盂植骨治疗伴骨缺损的肩关节不稳
Glenoid Bone Graft for Instability with Bone Loss

Ryan W. Simovitch, William E. Bragg, Alex Girden, Laurence D. Higgins, and Jon J. P. Warner

定义

- 肩关节前向不稳是由于稳定肱盂关节的关节囊、韧带和盂唇损伤造成的。
- 高能量的创伤或复发性脱位,会造成前方关节盂缘的骨丢失或磨损。
- 治疗肩关节前向不稳的关键是确定损伤出现在关节囊、盂唇、韧带结构,还是在关节盂前下方骨质。

解剖

- 肩关节的稳定是由动态和静态性稳定结构共同维持(图1)。
- 动态性稳定结构包括:
  - 肩袖。
  - 肱二头肌。
  - 肩胛胸壁的协调运动。
  - 本体感觉。
- 静态性稳定性作用包括:
  - 关节盂和肱骨头的骨性解剖结构。
  - 盂唇。
  - 盂肱关节囊和韧带。
  - 关节内负压。
- 盂肱下韧带(IGHL)复合体起于下关节盂下方的盂唇,外展时限制肱骨头在关节盂的前移;复合体包含前束、后束和中间束。前束的作用是在上肢极度外展外旋时,限制前移。
- 肱骨头的表面积是肩胛盂的2~3倍,导致肩关节骨稳定性相对有限。
- 关节盂的正常形态是梨形。关节盂和肱骨头之间的接触与肩关节体位有关,在不同的肩关节体位下,两者接触面积占肩胛盂的10%~67%(图1)[14]。
- 肩袖和肱二头肌协同作用提供挤压力,把凸状的肱骨头推进凹状的关节盂和盂唇结构内。这就是凹面挤压机制[9]。

发病机制

- 肩关节前向不稳的典型原因是上肢外旋、外展时坠落或碰撞造成的脱位。
- 通常初次肩关节脱位在肌肉松弛和镇静后能闭合复位,而复发性脱位轻微外力即可以复位。

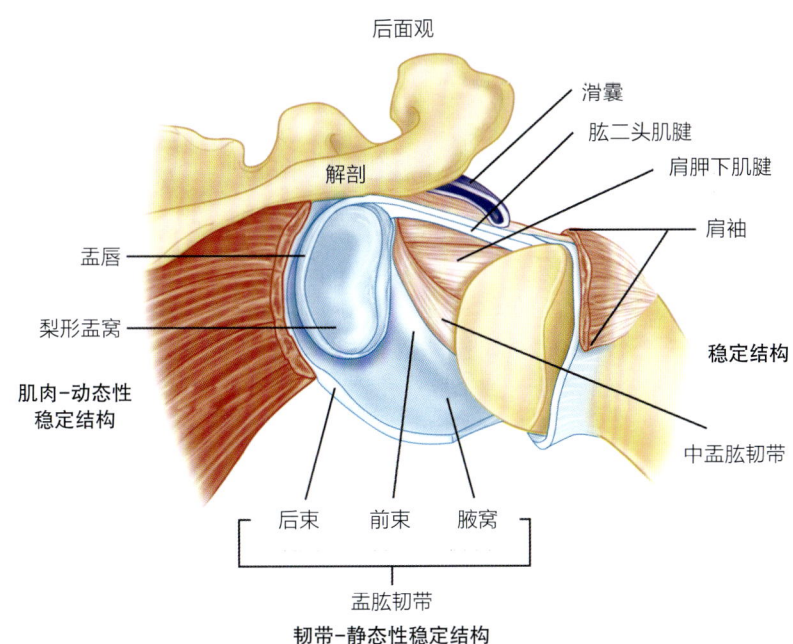

图1 肩关节的稳定性取决于软组织的动态和静态的共同限制作用,而关节盂和肱骨的骨性结构也起到了重要作用。

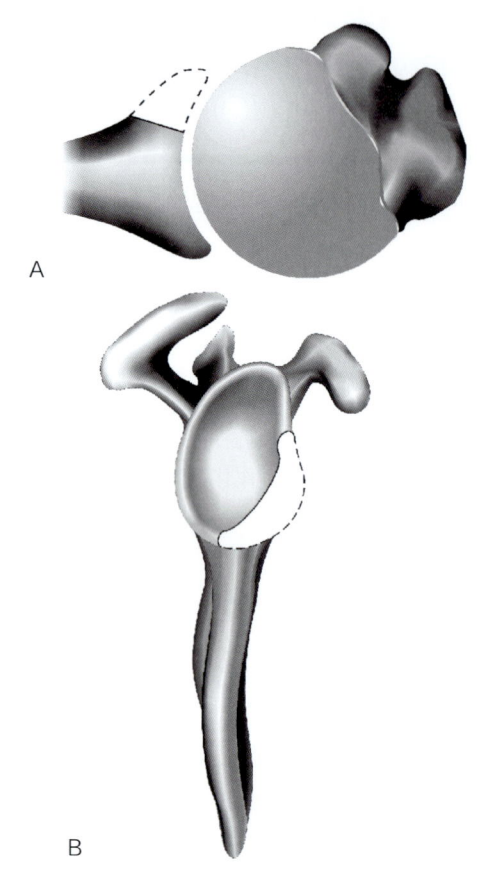

图2 磨蚀或骨折引起关节盂前方的骨性丢失（虚线），导致关节盂宽度（A）和深度（B）的丢失。关节盂倒梨形结构没有正常梨形结构那样能有效抵抗肱骨头向前方移位。

- 关节盂前下象限盂唇损伤、IGH复合体失稳、关节囊前下拉伤或撕裂都能导致肩关节前向不稳。
- 超过40岁的脱位患者，应怀疑出现肩袖损伤。
- 肩关节复发性前向不稳可能存在关节盂前方骨质丢失，这种情况源于简单脱位后的关节盂骨折或复发性半脱位、脱位后造成的骨性磨损。
- 关节盂缘前方骨性缺损减少了关节盂窝的宽度和深度，破坏了正常的凹面挤压机制（图2）[8]。
- 复发性前向不稳或高能量创伤后的急性脱位，应考虑是否存在关节盂前方骨缺损或骨折。
- 如果有关节盂前方骨性缺损，患者经常在睡梦中轻微创伤出现复发性脱位。

自然病程

- 相对于关节盂骨性结构正常者来说，无论是切开或关节镜下软组织修复来治疗伴有关节盂骨性缺损的前向不稳，都会有较高的失败率[1,2]。
- Burkhart和DeBeer[3]研究关节镜下仅修补关节囊和盂唇组织的效果，发现存在关节盂骨性缺损的身体对抗型运动员，关节镜下关节盂呈倒梨形，复发率为87%，而关节盂骨性正常的身体对抗型运动员术后复发率为6.5%。
- 考虑到存在关节盂前方明显骨缺失的患者有较高的失败率，准备关节囊和盂唇修补治疗复发性肩关节前向不稳之前，需要综合评估关节盂骨性解剖。

病史和体格检查

- 肩关节完整检查包括评估其他并发损伤和排除鉴别诊断，彻底检查包括以下部分，但不仅限这些。
  - 恐惧试验：恐惧征不是简单的疼痛，需要试验时恐惧阳性表现。
  - 复位试验：复位操作阳性时，需要向后方的压力来缓解恐惧感。
  - 抽屉试验：检查者需要注意肱骨头相对关节盂缘的移位程度。
  - 压腹试验：压腹试验阳性时，患者需要屈腕和伸臂来保持手掌面在腹部。
  - 评估全身韧带松弛度：尤其需要记录肘关节和膝关节的过度伸展，以及拇指反向指向前臂的能力。
  - 肩袖：需要做肩胛下肌、冈上肌、冈下肌和小圆肌的手法强度试验，肩袖撕裂可以导致不稳。
  - 肩胛下肌无力：肩关节内收内旋无力，提示肩胛下肌损伤，但不是特异的。肩关节内收时，增加伤侧外旋度，同时对比对侧肩关节；肩关节外旋时疼痛、压腹征阳性、抬离试验阳性，应高度怀疑肩胛下肌无力。
  - 腋神经损伤：需要评估三角肌的肌力和腋神经分布区的感觉。记录三角肌萎缩情况。

影像学和其他诊断性检查

- X线平片可以发现Hill-Sachs损伤、关节盂发育不良、关节盂前方骨折或磨蚀。标准的平片包括关节盂准确的前后位（AP）、腋位和Stryker切迹位。需要记录关节盂的骨折或磨蚀，以及肱骨在关节盂上的位置。
- 借助X线平片、复发性脱位病史，当怀疑关节盂前方明显骨性损伤时应做CT关节造影。此检查评估肩胛下肌、关节盂骨性结构、肱骨头、肱骨大小结节及关节囊盂唇损伤或冗余程度。

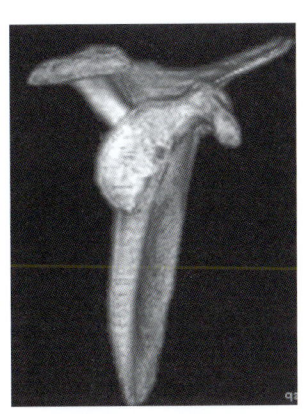

图3 CT三维重建显示关节盂前方骨缺损的程度。

- Rerko[12]的诊断一致性研究比较了X线、MRI和CT在量化复发性肩关节前向不稳中关节盂骨丢失的准确性，发现3D-CT和CT是最可靠的方法。
- Ito[7,8]和Gerber[5]描述评估关节盂前方骨量的方法，作为复发性肩关节前向不稳时骨性增强术的指南。
- Gerber方法很容易通过关节盂表面斜矢状位或三维重建完成（图3）。
  - 尸体研究显示，如果关节盂缺损长度超过了关节盂最大半径，造成肩关节前方脱位的力量减少了70%[3]。

鉴别诊断

- Bankart损伤。
- 多向不稳。
- Hill-Sachs损伤。
- 大结节骨折。
- 肩袖撕裂（尤其是肩胛下肌）。
- 翼状肩胛（尤其是前锯肌功能障碍）。
- 腋神经损伤。

非手术治疗

- 复发性肩关节前方脱位的保守疗法包括加强肩袖肌群和关节囊周围的稳定结构。三角肌力增强应纳入肩袖肌力强化计划中。肩胛周围的加强应集中在菱形肌、斜方肌、锯肌、背阔肌。
- 如果存在关节盂骨性缺损时，保守疗法治疗复发性肩关节脱位成功率极低[1,2]。

手术治疗

术前计划

- 复习所有的影像学检查，包括X线平片（准确关节盂前后位、腋位、Stryker切迹位）和关节内钆造影CT扫描。其他影像学检查也有帮助。
- 尖斜位摄片显示前关节盂唇缺损和肱骨头后外侧压缩性骨折。西点位和Bernageau位都可显示关节盂缘缺损。
- Bernageau视图已被证明在评估肩胛骨丢失方面具有良好的有效性和可靠性。然而，CT三维重建仍然是量化肩胛骨缺损的首选方法[10]。
- CT关节造影证实存在关节盂前方骨缺损：
  - 关节盂面斜矢状面重建或三维重建来评估骨性缺损的程度（图4）。
  - 测量前方关节盂骨缺损的长度。
  - 如果关节盂缺损长度超过关节盂最大直径一半时，考虑用自体髂骨骨移植来进行关节盂解剖重建[5]。
- 通常前方磨蚀广泛，很难准确测量关节盂直径。这些情况，在关节盂影像上画出关节盂的上下轴，从这条线引垂线到关节盂的后面来确定最大半径（图4）。
- 术前注意是否合并上盂唇损伤、肱二头肌病变、肩袖损伤、关节磨蚀、关节炎，有手术指征时同时给予适当治疗。
- 麻醉下检查评估被动活动度、记录受限制和过度运动，这些提示肩胛下肌无力。另外评估肩关节的松弛度，来排除双向或多向不稳。

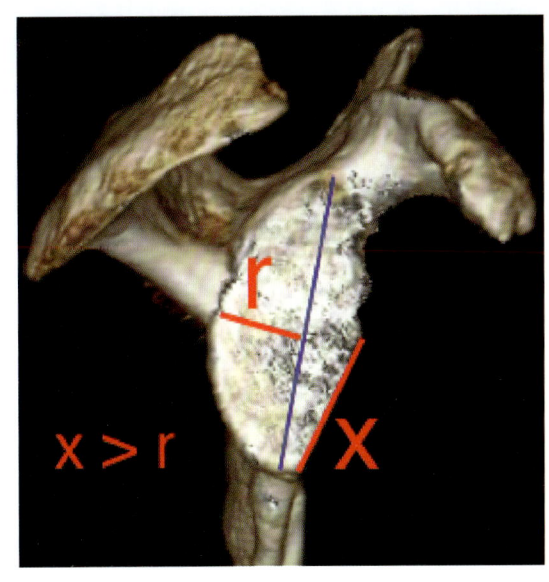

图4 Gerber方法评估关节盂磨蚀程度。x是磨蚀关节盂的长度。r是关节盂最大直径的一半，可在明显缺损病例连接关节盂上缘与下缘的垂线（蓝色）测得。如果x>r，导致脱位的力量则减少了70%。

体位

- 虽然有些术者选择沙袋，笔者倾向于沙滩椅位，连接液压关节上肢托(图5)。
- 沙滩椅头部抬高30°~45°，允许能切取同侧的髂嵴。
- 同侧臀部或髋部下面放置适宜的枕垫，使髂嵴突出，以利于手术。
- 标准消毒，铺巾，准备肩关节与髂嵴区域。

入路

- 髂骨骨移植来重建前方关节盂需要两个入路：
  - 三角肌胸大肌入路为关节盂做准备。
  - 在髂嵴前方切取3层骨皮质块。

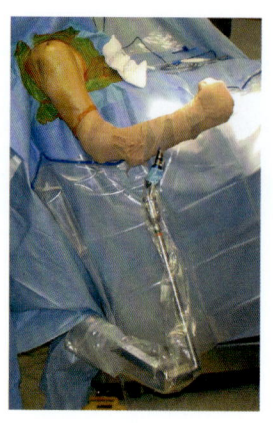

图5 患者安置在沙滩椅位，并连接液压关节上肢托。上身倾斜30°~45°，允许能切取同侧的髂嵴。

关节盂显露技术

- 在前腋襞做一长5~7 cm切口，从胸大肌下缘开始，向上延长到喙突。
- 切开皮下组织到胸大肌和三角肌的筋膜，用15号刀片锐性剥离全层皮瓣到喙突平面，并向内、外侧剥离至少1 cm，找到头静脉，并切开三角肌与胸大肌之间的间隙。
- 一般头静脉外侧有许多的交叉分支。因此锐性切开头静脉内侧的筋膜，助手用皮肤双分叉的拉钩将胸大肌对抗牵开。清楚游离，逐个电凝内侧的分支。
- 用15号刀片锐性剥离三角肌与胸肌的深面，来松解扩大显露。
- 放入四脚自动拉钩，胸大肌向内侧牵拉，三角肌牵拉向外侧(技术图1A)。
- 通常在喙突水平有到锁胸筋膜表浅的血管束，需要电凝止血。
- 联合腱外侧将锁胸筋膜锐性切开，确认位于肱二头肌短头腱外侧。
- 联合腱深面可触到肌皮神经。将联合腱牵向内侧，暴露肩胛下肌腱和肌肉。
- 如果需要向上进一步显露，离断喙肩韧带。
- 找到旋肱前分支血管，结扎或电凝(技术图1B)。
- 可以触及腋神经穿过肩胛下肌下部到下方关节囊下面环行。外侧放置钝性拉钩到腋神经深部，轻柔牵拉，将腋神经内移，显露肩胛下肌腱移行部。
- 将肩胛下肌从肱骨小结节处切断，避免损伤肱二头肌沟内肱二头肌长头腱(技术图1C)。
- 通过锐性分离，显露肩胛下肌与关节囊之间的间隙，保留关节囊的完整。通常从下开始，很容易钝性剥离分开间隙。
- 在前方关节盂颈部用拉钩将肩胛下肌腱和肌肉牵向内侧。
- 需要广泛暴露时，在腋神经深部重新放置钝性拉钩，将其牵拉远离关节囊。
- 在肱骨颈处将关节囊倒L形切开，水平延长跨过肩袖间隙区域(技术图1D)。

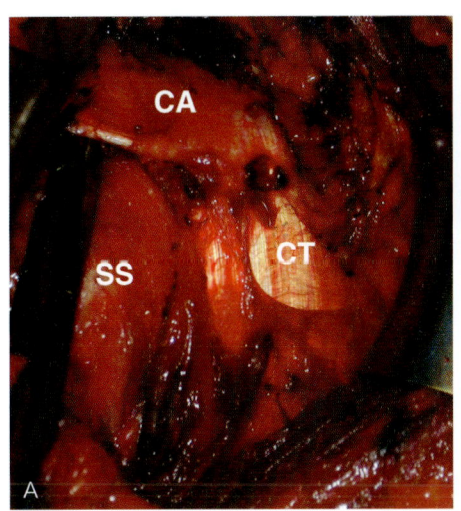
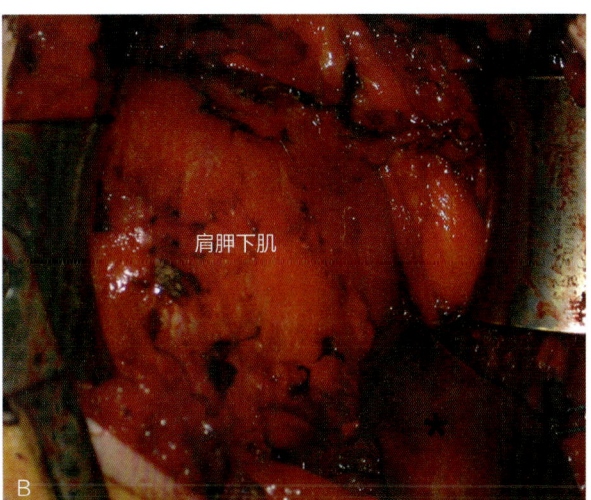
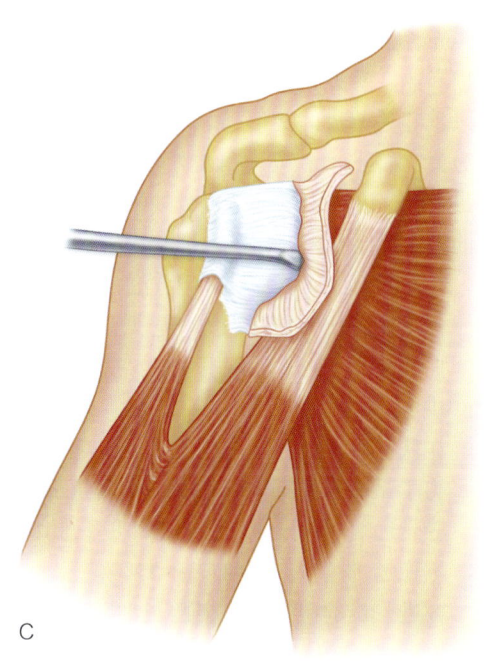
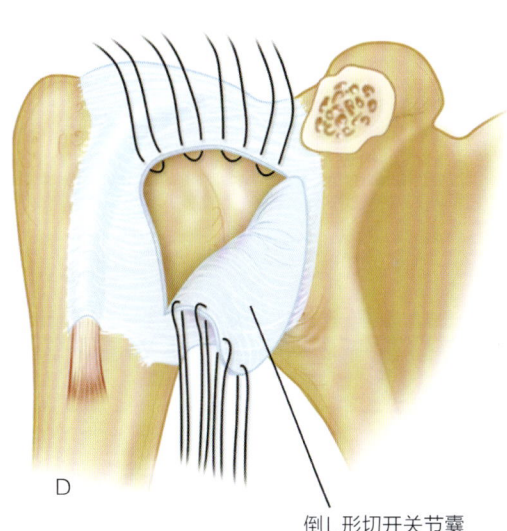

技术图1　A. 牵开胸大肌与三角肌，充分暴露联合腱（CT）与跨越的肩胛下肌肌腹（SS）。如果需要进一步显露，离断喙肩韧带（CA）。B. 沿肩胛下肌下方放置钝性弯拉钩，来保护腋神经。C. 将肩胛下肌在肱骨小结节处止点切断，钝性剥离器把深部关节囊和肩胛下肌分开。D. 在肱骨颈处关节囊倒L形切开，水平延长跨过肩袖间隙区域，以便进到关节，保留少许组织以便后期修复。

关节盂的准备

- 暴露关节盂和肩胛颈前方（技术图2）。
- 关节囊L形切开后，用骨膜剥离器从肩胛颈前处剥离骨膜袖。
- 前方用关节盂颈拉钩将关节囊牵向内侧。
- 用Fukuda拉钩或类似钝性拉钩将肱骨头拉向后方，暴露关节盂面。
- 测量关节盂骨性缺损的长度，并和正位最大半径宽度比较。缺损长度的测量是髂骨取骨的依据。
- 从关节盂前方清理软组织与瘢痕组织，该处骨与邻近肩胛颈用高速打磨头打磨成渗血骨面，作为移植骨固定面。

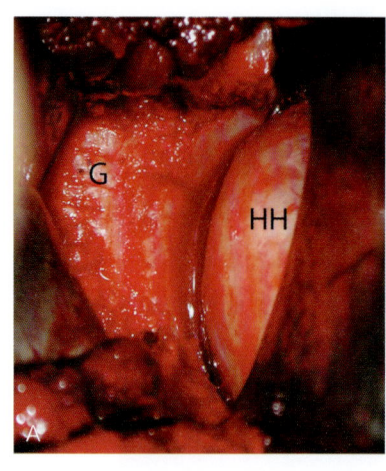
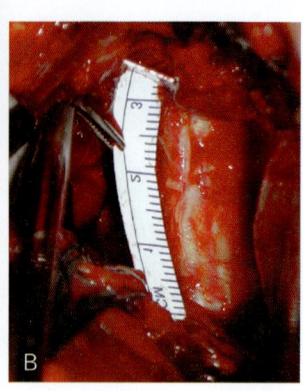

技术图2　关节盂准备。A. 用Fukuda拉钩和钝性弯拉钩将肱骨头（HH）拉向外后方。内侧关节囊和软组织向内侧牵拉，暴露前方肩胛颈与磨损的关节盂面（G）。B. 用软尺测量前方关节盂缺损的长度。

髂嵴三面皮质移植骨切取和准备

- 从髂崎处切取三面皮质移植骨（技术图3）。
- 髂嵴上做一长2~3 cm弧形切口，向后到髂前上棘。
- 锐性切开皮下组织显露到骨膜，锐性切开，骨膜下剥离显露内板和外板。沿内板与外板方向，在顶端与骨膜之间放置自动拉钩。
- 用摆锯切取二面皮质楔形移植骨。一般移植骨块长约3 cm、宽约2 cm，但尺寸要以测量的缺损为依据。
- 用高速打磨头和小摆锯来修整移植骨，沿关节盂放置，来重建关节盂的凹形、深度和长度。移植骨的内板作为关节部分，骨松质面与前方关节盂缺损面接触。
- 最近的研究提出了关节盂骨缺损同种异体骨软骨移植的潜在替代供区。
  - 在一项对照实验室研究中，DeHaan等[4]发现，94%的标本中，胫骨外侧移植物提供了与关节盂相匹配的曲率半径，这表明胫骨可能是关节盂重建的可行供区。
  - 在获得显示胫骨远端与关节盂高度一致的初步生物力学试验数据后，Provencher和collaues[11]成功地将胫骨远端同种异体骨植入3例患者，其关节盂骨明显不稳定，骨丢失率为25%~35%。
  - 在进一步的研究和患者的长期随访中，髂嵴仍然是供者选择的位置。

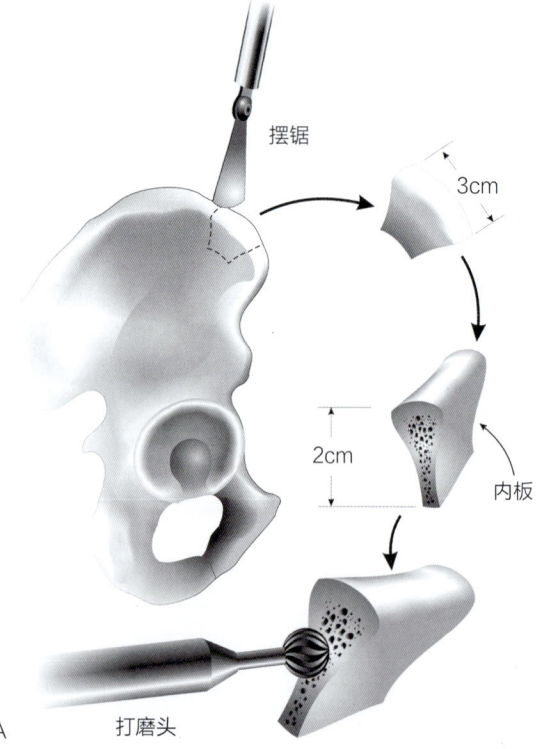
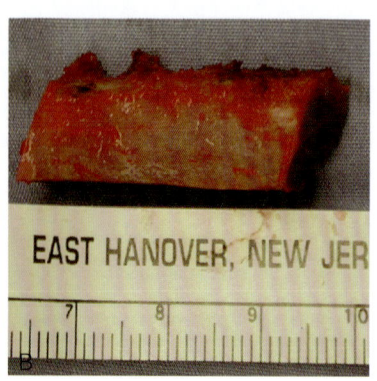

技术图3　髂嵴三面皮质移植骨。A. 用摆锯从髂嵴上取下移植骨，保留内板与外板。用高速打磨头来修整移植骨。B. 一般移植骨长约3 cm、宽约2 cm，但尺寸要以测量的缺损为依据。

三面皮质移植骨固定到关节盂上

- 三面皮质移植髂骨固定到关节盂上（技术图4）。
- 将修整的移植骨放置到前方关节盂上,髂嵴的内板朝外,作为关节面。
- 移植骨块位置至关重要。建立关节盂的凹面,同时避免发生撞击或关节面有台阶。避免移植骨与关节盂之间角度太直或太平。
  - 避免角度太垂直,会导致肱骨碰撞。
  - 避免角度太平,会导致关节盂的H形恢复失败。
- 移植骨正确放置后,用2~3枚AO 4.0 mm空心螺钉匹配的不锈钢带螺纹克氏针暂时固定在前关节盂（AO/Synthes, Paoli, PA）。
- 通过克氏针拧入放置2~3枚半螺纹4.0 mm空心螺钉来固定移植骨。
- 拧紧螺钉之前,用2号聚乙烯编织缝线环绕每个4.0 mm螺钉,以便接下来的关节囊修补。
- 轻柔撤除Fukuda拉钩,注意肱骨头的位置。注意肩关节的活动度以及存在的任何不匹配或不稳;如果存在及时调整移植骨的位置。

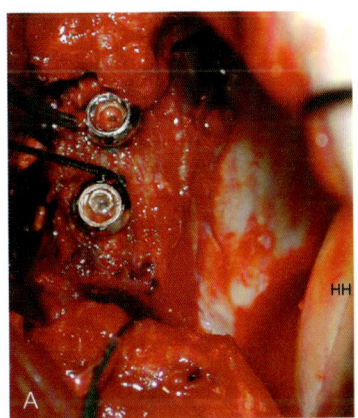

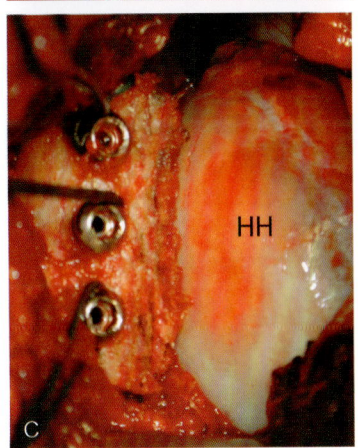

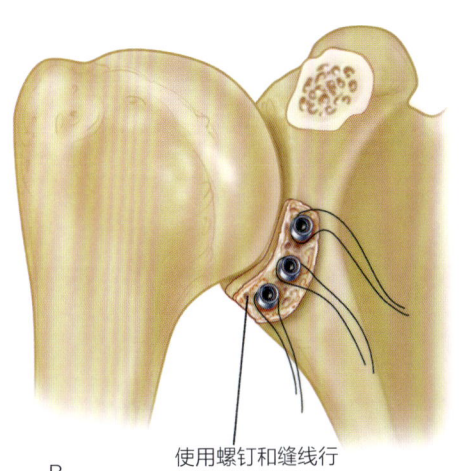

使用螺钉和缝线行肩胛盂骨移植

技术图4 移植骨固定到关节盂上。A. 调整移植骨的位置来建立关节盂的凹形,并使移植骨和关节盂平滑,避免关节面有台阶。B. 拧紧之前,用2号聚乙烯编织缝线环绕每个4.0 mm螺钉,以便随后的关节囊修补。HH,肱骨头。C. 移植骨用螺钉固定后,撤除盂肱关节内的拉钩,注意肱骨头在关节盂上的位置。

修复关节囊与肩胛下肌

- 修补切开的关节囊和肩胛下肌（技术图5）。
- 用固定移植骨螺钉上的缝线穿过关节囊-骨膜袖,进行水平褥式缝合并打结。
- 切开的关节囊用下述两种方法中的一种进一步修复:
  - 如果关节囊L形切开,可以直接用2号聚乙烯编织缝线进行修补。通常移植骨占据了较大空间,并且关节囊挛缩,不可能直接缝合关节囊。
  - 如果上肢外旋30°以上,L形切开的关节囊不能直接缝合到肱骨颈部,把关节囊与肩胛下肌腱的外侧部分缝合到一起。这会使前方关节囊绷紧,外旋时肩胛下肌变得更紧。
- 用高速打磨头打磨肱骨小结节处,打磨成渗血骨面。
- 用改良的Mason-Allen缝合法使用2~3枚带线锚钉将肩胛下肌谨慎地缝合到肱骨小结节处。
- 肩关节切口逐层缝合。

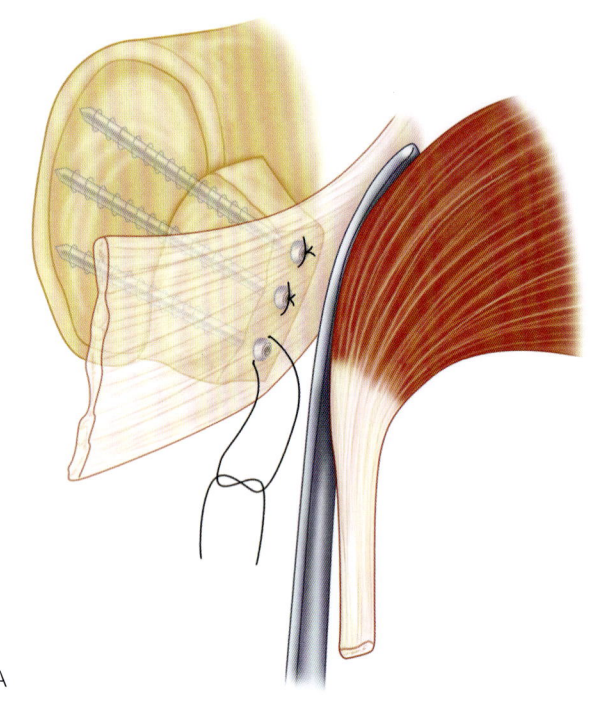
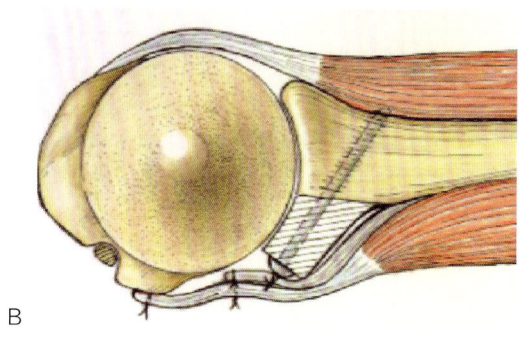

技术图 5　修补切开的关节囊与肩胛下肌。A. 用固定移植骨螺钉上的缝线穿过关节囊，进行水平褥式缝合。B. 如果关节囊不能重新缝合到肱骨颈部，不能过紧或不能限制外旋，将它固定到肩胛下肌的深面，并采用水平褥式缝合。用带线锚钉将肩胛下肌缝合到肱骨小结节处。

要点与失误防范

适应证	• 收集完整病史与完善体格检查 • 确认和处理伴随病变 　◦ 评估肩关节是否存在关节病 　◦ 评估肱骨头是否存在明显啮合 Hill-Sachs 损伤。关节盂的宽度重建后，这种损伤啮合很少见
三面骨皮质切取术	• 切取时避免损伤髂前上棘 • 在髂前侧剥离时，存在损伤大腿外侧皮肤感觉和髂腹股沟神经的风险
三面骨皮质移植术	• 移植骨放置太垂直时，可能导致肱骨头撞击和关节侵蚀 • 移植骨放置太平时，没有重建关节盂的凹度 • 存在的关节盂与移植骨之间要平稳过渡，这需要精确的定位。移植骨固定后，用打磨头去除移植骨的突出部分
僵硬	• 预知患者术后可能出现外旋角度有所降低 • 目的是达到关节稳定、外旋角度缺失低于 20°，减少关节囊缝合术后关节病出现的风险。在关节囊缝合时需要充分考虑上述问题

术后处理

- X 线平片来评估移植骨与螺钉的位置，CT 扫描有助于评估移植骨愈合（图 6）。
- 肩关节悬吊固定 4 周。
- 1 周后开始钟摆运动锻炼。
- 4 周后去掉吊带，开始进行以下锻炼：
  - 主动的日常活动锻炼。
  - 被动活动锻炼、主动辅助运动锻炼、水疗。
- 3 个月后进行强化锻炼。
- 4 个月后开始过头运动，如高尔夫、网球、游泳。
- 6 个月后开始进行身体接触或碰撞运动。

预后

- 充分的术前准备、正确诊断、良好的外科技术及用三面皮质髂骨移植骨解剖重建关节盂，可以有效治疗关节盂骨缺损的复发性肩关节脱位。
- Hutchinson 和同事们[6]报道用三面骨皮质移植治疗一批癫痫且术后经常发作的患者，术后再未出现脱位。

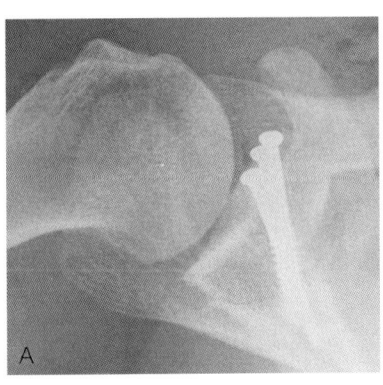 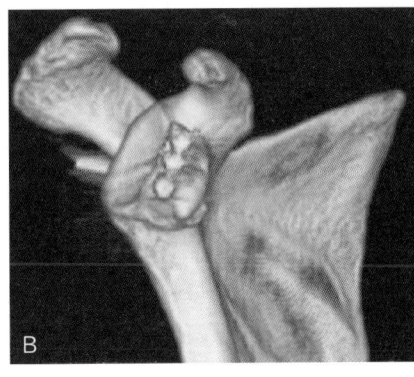 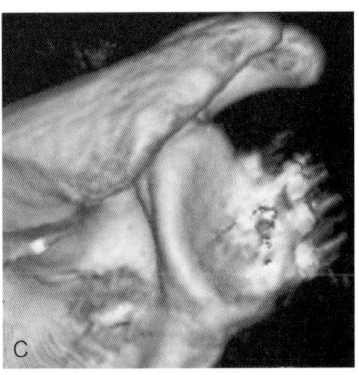

图6 用三面骨皮质移植重建关节盂的术后影像。A. 腋窝侧位。B. CT三维重建前面观显示移植骨位置和骨性愈合情况。C. CT三维重建后面观显示恢复了关节盂的宽度、深度和凹度。

- Warner和同事们[15]报道关节盂前方骨移植治疗外伤后的复发性前向不稳的运动员，术后再没出现脱位或半脱位。随访外展时外旋角度平均丢失14°。

并发症

- 肩胛下肌功能不全。
- 内固定失败或移位。
- 骨不连或移植重吸收。
- 僵硬。
- 臂丛神经损伤。

（胡庆翔 译，徐才祺 蒋仕林 审校）

参考文献

[1] Balg F, Boileau P. The instability severity index score. A simple preoperative score to select patients for arthroscopic or open shoulder stabilisation. J Bone Joint Surg Br 2007:89:1470-1477.

[2] Bigliani LU, Newton PM, Steinmann SP, et al. Glenoid rim lesions associated with recurrent anterior dislocation of the shoulder. Am J Sports Med 1998;26:41-45.

[3] Burkhart SS, DeBeer JF. Traumatic glenohumeral bone defects and their relationship to failure of arthroscopic Bankart repairs: significance of the inverted-pear glenoid and the humeral engaging Hill-Sachs lesion. Arthroscopy 2000;16:677-694.

[4] Dehaan A, Munch J, Durkan M, et al. Reconstruction of a bony bankart lesion: best fit based on radius of curvature. Am J Sports Med 2013;41:1140-1145.

[5] Gerber C, Nyffeler RW. Classification of glenohumeral joint instability. Clin Orthop Relat Res 2002;400:65-76.

[6] Hutchinson JW, Neumann L, Wallace WA. Bone buttress operation for recurrent anterior shoulder dislocation in epilepsy. J Bone Joint Surg Br 1995;77B:928-932.

[7] Itoi E, Lee SB, Amrami KK, et al. Quantitative assessment of classic anteroinferior bony Bankart lesions by radiography and computed tomography. Am J Sports Med 2003;31:112-118.

[8] Itoi E, Lee SB, Berglund LJ, et al. The effect of glenoid defect on anteroinferior stability of the shoulder after Bankart repair: a cadaver study. J Bone Joint Surg Am 2000;82A:35-46.

[9] Lippitt SB, Vanderhooft JE, Harris SL, et al. Glenohumeral stability from concavity-compression: a quantitative analysis. J Shoulder Elbow Surg 1993;2:27-35.

[10] Pansard E, Klouche S, Billot N, et al. Reliability and validity assessment of a glenoid bone loss measurement using the Bernageau profile view in chronic anterior shoulder instability. J Shoulder Elbow Surg 2013;22:1193-1198.

[11] Provencher MT, Ghodadra N, LeClere L, et al. Anatomic osteochondral glenoid reconstruction for recurrent glenohumeral instability with glenoid deficiency using a distal tibia allograft. Arthroscopy 2009;25:446-52.

[12] Rerko MA, Pan X, Donaldson C, et al. Comparison of various imaging techniques to quantify glenoid bone loss in shoulder instability. J Shoulder Elbow Surg 2013;22:528-534.

[13] Soslowsky LJ, Flatow EL, Bigliani LU, et al. Articular geometry of the glenohumeral joint. Clin Orthop Relat Res 1992;285:181-190.

[14] Warner JJ, Bowen MK, Deng XH, et al. Articular contact patterns of the normal glenohumeral joint. J Shoulder Elbow Surg 1998;4:381-388.

[15] Warner JP, Gill TJ, O'Hollerhan JD, et al. Anatomical glenoid reconstruction for recurrent anterior glenohumeral instability with glenoid deficiency using an autogenous tricortical iliac crest bone graft. Am J Sports Med 2006;34:205-212.

第22章 合并肱骨骨缺损的肩关节不稳的治疗
Management of Glenohumeral Instability with Humeral Bone Loss

Ronak M. Patel, T. Sean Lynch, Nirav H. Amin, and Anthony Miniaci

定义

- 盂肱关节脱位是最常见的关节脱位。
- 前关节脱位,前盂骨缺损和肱骨头的后上侧骨缺损相对较多。
- 骨损伤通过改变关节的接触面积、一致性和静态功能直接影响复发的不稳定性[3,14,15,25,28]。
- 1861年,Flower[13]首次发现了关于肱骨头病灶的描述,随后许多研究者报道了这些骨缺损[26]。
- 1940年,Hill和Sachs[17]两位放射科医生报道,这些缺损实际上是压缩骨折,当肱骨后外侧头撞击肩胛盂的前缘产生的。
- Hill-Sachs损伤的真实发生率尚不清楚;然而,40%~90%与初始盂肱关节前脱位有关[7,36,38,41,45]。
- 复发性失稳的发生率最高可达70%~100%,关节镜检查通常能发现缺损的实际情况[17,38]。
- Hill-Sachs损伤的处理主要取决于病灶大小及有无咬合[4]。
  - 大部分病变小,临床表现不明显。
  - 通常,与临床相关的病变可能通过旨在处理基本的关节盂不稳而间接得以解决(如Bankart修复、肩胛盂重建等)。

解剖

- 肩关节前脱位,肱骨头脱位在平移时相对于关节盂进行外旋伴前移。
- 静态盂肱约束(即关节囊、韧带、盂唇)被进一步前移撕裂,肱骨头脱位。
- 肱骨头后上外侧撞击肩胛盂前部边缘,造成Hill-Sachs损伤(图1)。

发病机制

- 造成肩关节前脱位创伤的最常见机制是在间接力作用下发生的手臂外展和外旋。
- Palmer、Widen、Burkhart和De Beer描述了一种"咬合的"Hill-Sachs损伤,当手臂"主动"外展(90°)和外旋(0°~135°)时,它与前肩胛盂边缘撞击[4,6,30]。
  - 当手臂外展外旋[1]时,这些肱骨头缺损平行于肩胛盂前缘表面。
  - 这就是所谓的关节弧缺损,当Hill-Sachs损伤旋转经过前盂缘时,破坏了肩胛盂肱关节弧[4]。
  - 不平行于关节盂边缘的病变在"主动"或"运动"姿势不咬合,称为未咬合病变[4,6]。Hill-Sachs损伤外旋时对角经过前盂,因此有连续的接触关节面与无咬合关节盂前病变[27]。
  - 因此,当患者出现症状性前向不稳伴Hill-Sachs损伤时,有关节弧缺损,必须直接治疗修复Bankart损伤,如果存在,需预防Hill-Sachs损伤与关节盂前缘咬合。
- 在轴向视图上,0°代表正前方,典型的Hill-Sachs损伤位于170°~260°之间中点,为209°(图2)[35]。
- Cho等[9]研究了3D-CT扫描107例接受复发性前向不稳手术的术前肩部CT扫描,用于预测Hill-Sachs的咬合。
  - 轴向图像上的肱骨头直径平均宽度为52%(范围为27%~66%),肱骨头深度为14%(范围为8%~20%)。
- Hill-Sachs损伤通常伴有其他病理改变,包括软组织和/或骨性Bankart病变及盂肱前韧带断裂。无论是否伴有Hill-Sachs损伤,最佳的外科治疗是处理这些病变。
- 治疗盂肱前向不稳的Hill-Sachs缺损有多种选择,包括肱骨成形术、缺损填塞、同种异体骨移植重建(骨软骨栓与大小匹配的同种异体骨块)、部分表面置换及全表面置换/关节成形术。
- 笔者首选的技术是解剖同种异体骨移植重建肱骨头,通过大小匹配的同种异体肱骨头重建肱骨头,在维持肩关节的活动度的同时消除这些结构性病变。

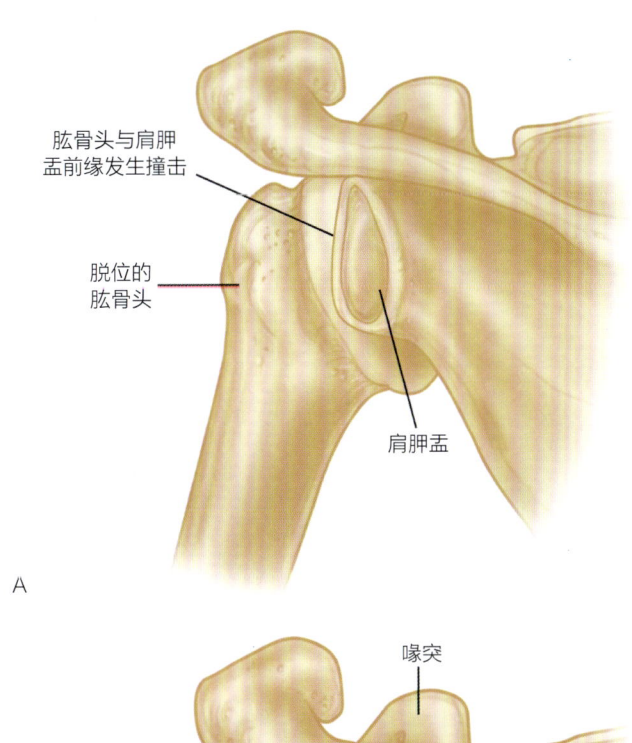
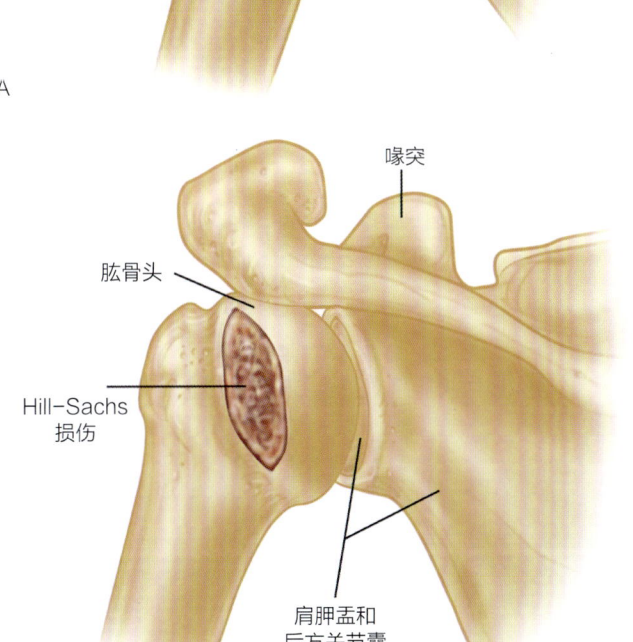
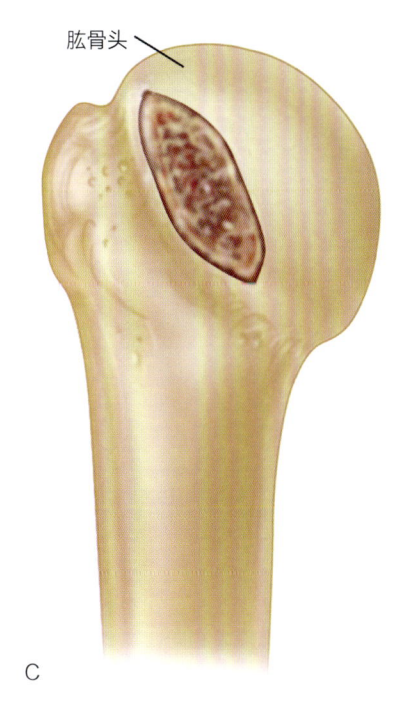

图1 A. 盂肱关节前脱位的后视图。B. 肱盂关节复位后啮合性Hill-Sachs损伤。C. 肱骨头有大的Hill-Sachs损伤。

自然病程

- Hovelius等[19]对229例肩关节脱位进行了为期25年的前瞻性研究。所有患者均初始接受非手术治疗,并监测预后因素、复发率和手术干预。
  - 10年后,185人中有99人(53.5%)的肩关节出现X线片可显示的Hill-Sachs损伤。
    - 在这99个肩关节中,在10年的随访中,60个至少再脱位一次,51个至少有两次再脱位。
  - 相比之下,86个肩关节中有38个(44%)没有这种病变的记录($P<0.04$)。
  - 然而,在25年时,初始脱位时他们出现了肱骨小压缩骨折,这没有影响复发率。
- Rowe等[36]分析了针对复发性不稳的Bankart修复的长期效果,并发现总复发率为3.4%(5/145);中度和重度Hill-Sachs损伤患者的复发率分别为4.7%和6%。
- 虽然Rowe等使用了3 mm、5 mm和大于10 mm深度来区分Hill-Sachs损伤的大小,评估各种肱骨头部缺陷大小和/或体积的方法未取得一致意见,这些包括系数、关节弧长和Hill-Sachs角[6,8,9,20,23,26,37,39]。

病史和体格检查

- 所有患者最初均接受完整病史评估和体格检查。
  - 病史的特殊性包括不稳定的机制和初始症状时间以及表现症状的细节,包括疼痛、频率、不稳定和功能水平。
  - 手臂的位置和不稳定性所需的力,可能是一个不断发展的过程。

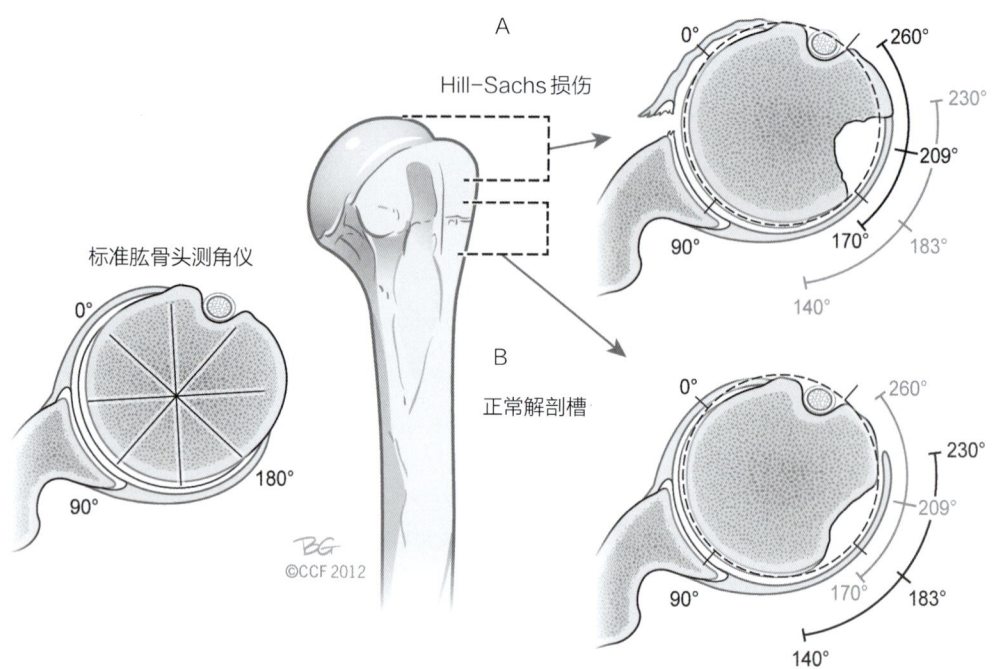

图2 A. 典型的Hill-Sachs损伤部位。B. 解剖槽（经允许引自Richards RD, Sartoris DJ, Pathria MN,et al. Hill-Sachs lesion and normal humeral groove: MR imaging features allowing their differentation. Radiology 1994；190：665-668）。

- ○ 相关病史，包括胶原蛋白紊乱或应该注意的癫痫。
- ○ 以前所有肩部手术值得注意。
- 许多患者会有复发性脱位或多次手术试图纠正不稳。
- 体检重点在于检查以前的瘢痕，严重不对称，彻底比较关节运动的主动和被动范围，肌力测试，评估肩袖完整性和强度以及腋神经功能。
- 临床医生应进行详细检查盂肱关节前部、后部和下部松弛度。
- 应多体位进行恐惧试验检查（如坐、站、仰卧），因为巨大Hill-Sachs损伤患者通常表现出这种担忧，往往发生在手臂明显低于90°外展和90°外旋时[26,27]。
  - ○ 前向恐惧测试：阳性意味着与前方盂唇损伤有关。
  - ○ 骨性恐惧测试：程度较低的外展诱发阳性，可能表明一个严重的和有症状的骨性病损导致不稳。

影像学和其他诊断性检查

- 术前影像包括全面的影像学检查：前后位（AP）、正位（AP）、腋位和所涉及肩部的Stryker切口位片（图3A）。
- 所有患者术前均需进行轴位影像学检查（CT或MRI），以更充分地了解肩胛盂和肱骨头的骨结构（图3B）。
  - ○ 三维重建可以是一个有用的工具，以更清晰地确定缺损的大小和位置，并进行估计累及关节表面的大小。
  - ○ 虽然病变的体积和深度肯定会影响肩膀的稳定性，然而更重要的是关节弧缺损大小。
- 在影像上，Hill-Sachs缺陷的平面是与轴位倾斜的平面，因此，这些缺陷的大小在标准轴位像上往往被低估。

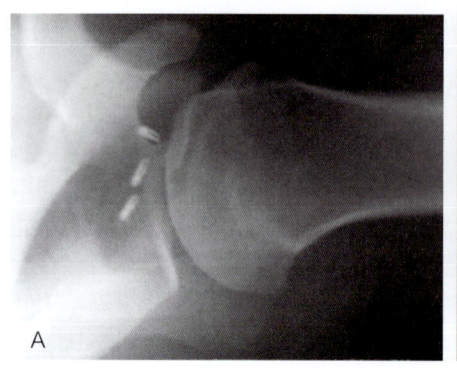
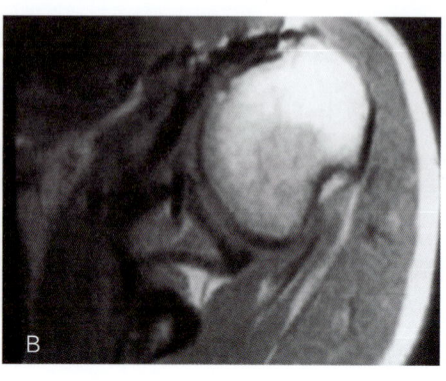

图3 A. 肩部腋位X线片显示巨大的Hill-Sachs损伤。B. 轴向MRI图像显示巨大啮合性Hill-Sachs损伤。

鉴别诊断

- 肩关节前脱位,合并或不合并以下情况:
  - Bankart损伤。
  - "骨性Bankart损伤"或前盂损伤。
  - Hill-Sachs损伤。
  - 上述组合。
- 肩关节后脱位有或无相关软组织和骨性损伤。
- 肩关节下脱位伴或不伴软组织及骨骼损伤。

非手术治疗

- 小骨性损伤和非咬合Hill-Sachs损伤可以采用非手术治疗。通常,合并肱骨头部和肩胛盂损伤可以通过单纯处理原发性缺损[如Bankart损伤、盂肱韧带肱骨撕脱(HAGL)或盂骨丢失]。
- 注重加强康复监测,最初短暂制动后开始动态肌力稳定训练(三角肌、肩袖和肩周肌)。

手术治疗

适应证

- 绝对适应证[33]。
  - 移位性肱骨头骨折,伴肱骨骨折脱位及相关的Hill-Sachs损伤。
  - 肱骨头缺损大于30%~40%,伴有慢性脱位或复发性前向不稳定。
- 相对适应证[33]。
  - 啮合性病损大于肱骨头的20%~25%。
  - 病变部位大于肱骨头的10%~25%,关节镜不稳定修复之后关节窝的中心点没有很好保持。

手术的选择

- 肱骨近端截骨术内旋转肱骨近端,增加肱骨后倾和最大限度地减少外旋时损接触关节盂前缘的可能性[42]。
  - 这项技术具有重要的历史意义,考虑到并发症的风险和更成功的替代方案[4,5,34,36,42]。
- 开放的前路手术,如East-West折叠,内侧和上方移动关节盂轨道以限制外旋,防止肱骨头缺损啮合[4,6]。
  - 这些软组织的技术可能不十分适用于巨大肱骨头缺损。此外,对年轻患者运动受限,可能防止功能恢复和导致晚期关节病。
- 急性期可行肱骨成形术或绞锁解除术(<3周)[21,40]。
- 填塞术:将冈下肌移植到缺损处使病变本质上位于关节外[10,44]。
- 肱骨头增大术,可采用骨软骨栓或大小匹配的同种异体骨块移植,可以用于重建关节弧。
- 肱骨头增大,通过安装匹配缺陷的假体帽[29]。
- 在严重或重建失败的情况下,进行假体置换采用半关节置换术或全肩关节置换术可能是必要的[32]。

解剖学上的同种异体移植物重建

- 同种异体骨解剖重建肱骨头的适应证如下:
  - 最初的手术治疗前确认一个巨大的Hill-Sachs损伤。临床经验提示损伤累及25%~30%以上关节面有手术指征[27]。
  - 持续症状性盂肱前向不稳定或痛点,绞锁,或突发的巨大Hill-Sachs损伤患者,之前的软组织稳定术失败。
  - 患者再脱位风险高(如癫痫复发伴前向不稳定和巨大的Hill-Sachs损伤,或关节盂合并肱骨头骨缺损的接触型运动员),可以考虑这个手术作为一个主要治疗选择。
  - 接触型运动员丧失某项运动可以被认为是一重要问题。因此,治疗集中在骨和软组织损伤可能减少维持在一个不良状态的时间,以及恢复全面竞技运动的时间。
- 本手术禁忌包括常规医疗合并症,排除了选择性的外科手术,有全身麻醉、已有感染或非啮合或功能性非啮合性Hill-Sachs损伤。

术前计划

- 新鲜冷冻保存的肱骨头关节同种异体移植物必须从声誉良好的认证组织中获得。
  - 获得尺寸匹配的移植物是很重要的,因为这允许重建一个最佳的半径肱骨头弧度。
  - 关于处理、保存和储存的细节,取决于样本的类型和外科医生的偏好。
  - 移植物主要起结构功能,软骨生存能力是不可预测的。
  - 新鲜冷冻移植物是首选,但可能有获得困难。第二个不太受欢迎的选项是被辐射移植物。
  - 在笔者治疗的20例病例中,有2例使用了辐射移植物有部分塌陷,需要再手术和螺丝拆卸。幸运的是,这并没有导致反复的不稳定。
- 正确的肱骨头同种异体骨大小的确定需要患者的影像,从骨库中选择测量。
- 放大标记测量平片即可。可接受的标志物包括某种可识别的货币,如美国硬分币或硬角币,或从您的组织库中可获得的标准放大标志物。

- 肱骨近端CT或MRI影像允许直接对放大标记进行比拟。
  - 从组织库取出的匹配物尺寸误差应该在2 mm内。临床上,笔者已经发现了此误差为本手术可接受的结果。
- 匹配的肱骨同种异体移植物不可预测。
  - 对于有时效性要求的病例,采用不匹配的肱骨移植物或采用同种异体股骨头移植。
  - 值得注意的是,股骨头经常有骨关节炎的迹象,包括关节软骨的损失,应该尽可能避免。
  - 如果使用不匹配的肱骨或股骨头移植,可能需要仔细修剪和切除,使之与天然肱骨头的弧度相匹配。
- 使用同种异体移植物需理解和了解它的细节,这很重要,因为可能对患者有直接影响。

体位
- 患者取改良沙滩椅位,倾斜大约45°,上肢悬空。

入路
- 采用三角肌延伸入路。
- 确定联合肌腱外侧边界,轻轻地向内侧牵开,露出下面的肩胛下肌腱。

肩胛下肌松解和关节囊切开术
- 在肱骨小结节止点处内侧约0.5 cm处将整个肌腱横断。
- 肌腱从肱骨小结节处切断后,肩胛下肌腱的外侧缘用2号缝线标记松解下来的肌腱。
- 小心锐性剥离肩胛下肌与前方关节囊之间的间隙,向内侧延长到关节盂颈部。
- 然后,注意钝性剥离下方关节囊。
- 平行于肩胛下肌切口,在外侧垂直切开关节囊,并向上方延长。
- 用骨剥在关节内剥离前下关节囊,将其从肱骨外科颈上松解下来。

检查前方盂唇和Bankart重建术
- 将标准肱骨头拉钩放进盂肱关节内,检查关节盂和前下关节囊盂唇结构是否存在病变。
- 如果发现Bankart损伤,用骨钻钻孔或带线锚钉进行常规修补。缝线留置直到异体骨移植重建完成。

Hill-Sachs损伤的暴露
- 移掉肱骨头处拉钩,将肱骨最大程度外旋,暴露Hill-Sachs损伤。
- 去除冈上肌上滑膜,使肱骨极度外旋,以便更好地观察和评估Hill-Sachs损伤。
- 将一个平窄的拉钩(如Darach)跨过切开的肩胛下肌的下表面,放到肱骨颈后方肩袖,来撬出肱骨头(技术图1)。

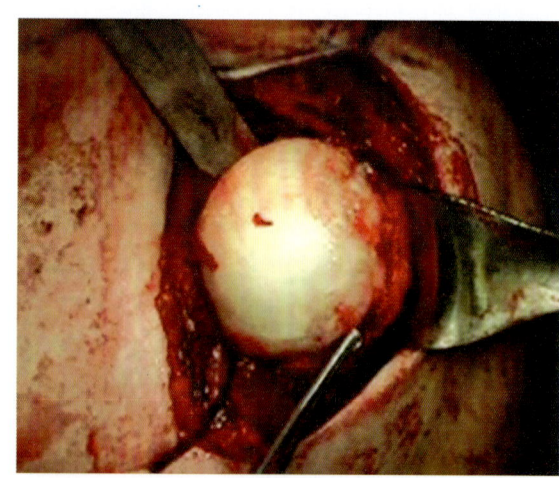

技术图1　术中暴露较大的Hill-Sachs损伤,以备重建。

肱骨头截骨术

- Hill-Sachs损伤充分显露后,用微型摆锯将缺损处修整光滑,塑成人字颚构型(Chevron型)。
- 将匹配的异体肱骨头像深盘馅饼那样插到修好的肱骨头内(技术图2A、B)。
- 用手锉将缺损的底部和侧面进一步修整成精确平整的表面。
- 毫米级精度测量缺损的底部(X)、高度(Y)、长度(Z)和外部部分粗糙面周径(C)(技术图2C)。

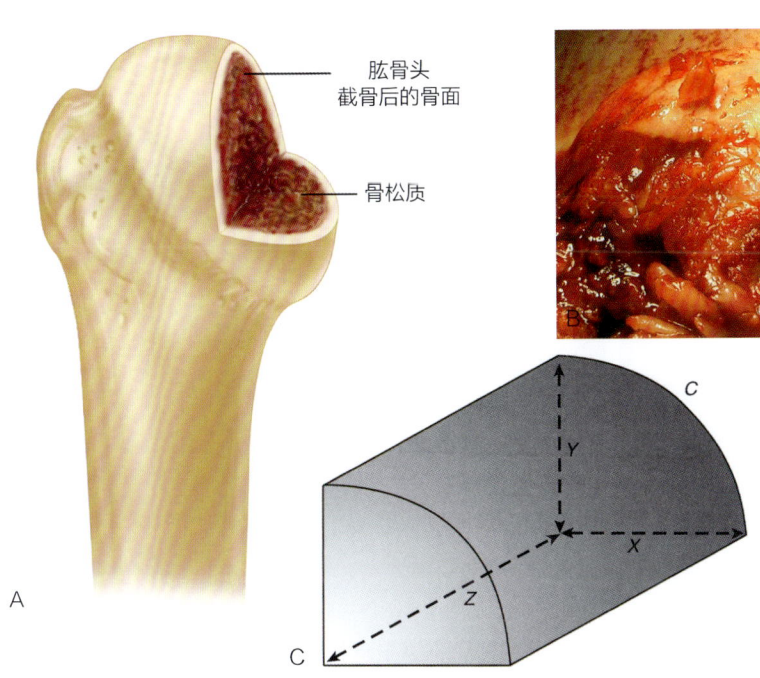

技术图2 A. 肱骨头截骨后的图。B. Hill-Sachs损伤塑形后放置异体移植骨。C. 测量缺损和移植骨的图示。毫米级精度测量缺损的底部(X)、高度(Y)、长度(Z)和外部部分粗糙的周径(C)。

异体肱骨头截骨术

- 在肱骨头匹配的异体骨上,切取比肱骨头缺损的测量值大2~3 mm的植入体。
- 移植骨暂时放到Hill-Sachs缺损处,调整3个平面匹配。
- 用微型摆锯小心修整去除矢状面多余的移植骨,同样处理另外两个面。
- 在一个面继续精细调整移植骨,直到所有平面达到精确匹配,包括底部(X)、高度(Y)、长度(Z)和外部周径(C)。

肱骨头处异体移植骨的固定

- 将移植骨块放到缺损处,调整位置使其与关节面相一致。
- 用2~3枚光滑的直径0.045 in(1.14 mm)克氏针暂时固定(技术图3A、B)。
- 然后用3.5 mm全螺纹骨皮质螺钉或4.0 mm骨松质螺钉替换克氏针,使用拉力螺钉技术来固定(技术图3C、D)。
- 确保螺钉头埋进骨内,以便其低于关节面水平。
- 冲洗关节,少许活动肩关节,确保重建的肱骨头创造平滑的、匹配的关节面。

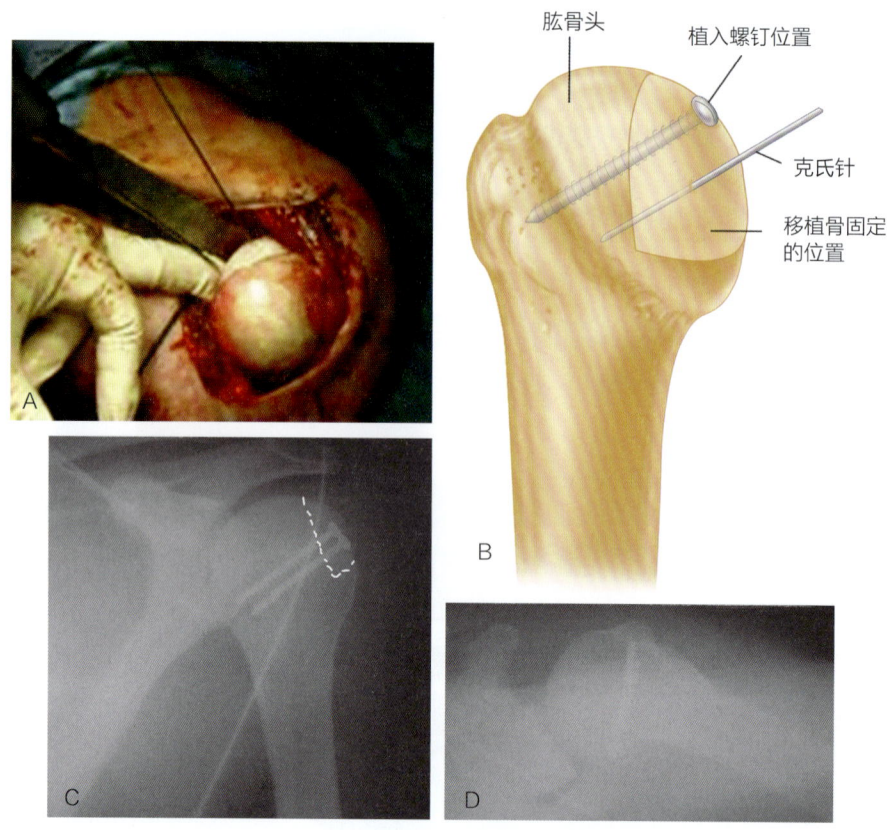

技术图3 A. 解剖型的异体骨重建Hill-Sachs缺损，用2枚克氏针暂时固定。B. 用克氏针和AO螺钉固定，异体肱骨重建Hill-Sachs缺损的图示。C. 肩关节X线前后片显示用2个骨皮质螺钉埋头固定解剖型的异体移植骨来重建Hill-Sachs缺损（虚线为植骨区域）。D. 肩关节腋位片显示2个骨皮质螺钉埋头固定解剖型异体骨重建Hill-Sachs缺损。

盂唇修补和肩胛下肌复位固定

- 可吸收缝线缝合切开的关节囊，用先前留置的缝线修复关节囊的病变。
- 把肩胛下肌拉到残端恢复原有解剖结构，不能有短缩，用带线锚钉或不可吸收线进行软组织修补。
- 联合腱、三角肌、胸大肌回归到原来的解剖位置。
- 常规的皮下、皮肤缝合。
- 无菌包扎。
- 上肢制动装置固定。

要点与失误防范

前方盂唇损伤	• 在暴露关节后，术者要及早确定盂唇损伤的类型。把锚钉或缝线放到关节盂前方，以便Hill-Sachs缺损重建后来修补盂唇
暴露肱骨头后上方	• 通过外旋和前屈上肢来暴露肱骨头，放置适当的拉钩协助暴露
异体移植骨大小	• 术者要确保移植骨块要比实际缺损大2～3 mm。这需要原位测量
螺钉放置	• 先用2枚0.045 in（1.14 mm）克氏针固定，后用2个3.5 mm的不锈钢AO螺钉替换它们，并用拉力螺钉技术来固定 • 螺钉头埋进骨面下，防止内植物突出

术后处理

- 手术后,患者需要佩戴吊带以保持舒适,允许立即进行能忍受的全被动范围的运动锻炼。
- 由于肩胛下肌解离,笔者进行了6周主动和对抗内旋活动。
- 在最初的6周后,患者可以停止拉伸和肌力运动。
- 分别在6周和6个月时复查X线片,术后6个月CT扫描来评估移植物的牢固和融合情况。

预后

- 在1995—2001年,笔者回顾了18例尝试稳定术失败后进行该手术的患者,平均随访50个月(24~96个月)[26,27]。
  - 15例患者有外伤性盂肱前向不稳病史,与运动不稳定性有关。有3例与癫痫发作或其他创伤不稳定有关。
  - 均有肱骨头后外侧缺损(Hill-Sachs损伤),病损超过了25%~30%肱骨头。
  - 1例患者肱骨头前、后均有缺损,双向肩失稳,持续存在癫痫发作。
  - 没有患者出现真正的多向不稳。
  - 对接受正式复查的患者进行术前评估并在术后进行如下处理:
    - 影像学评估(X线平片和轴位成像,CT、MRI,或两者兼备)。
    - 已经过验证的临床评估措施:Constant-Murley肩关节评分,西安大略肩部不稳索引(WOSII),以及SF-36。
  - 手术时的发现包括:
    - 9例复发性Bankart损伤。
    - 仅9例囊性冗余。
    - 无肩胛下肌撕裂患者。
    - 1例后盂磨损。
    - 3例前盂软骨缺损患者(20%),没有重建。
  - 没有复发性不稳18例中有16例(89%)重返工作岗位。
  - 术后平均Constant评分为78.5分,WOSII是一个已经过验证的生活质量量表,使用视觉模拟量表来反映肩部不稳定性明显下降,说明需改进。
- 总的来说,这是首次报道复发性Hill-Sachs缺损的同种异体移植重建修复失败后的外伤性前向不稳定。
- Diklic等[11]对13例肱骨头Hill-Sachs缺损在25%~50%的病例,采用新鲜冷冻股骨头进行同种异体移植重建术。
  - 平均术后54个月,该队列的Constant评分为86.8。
  - 12例患者肩部稳定,1例患者有骨坏死的证据。

并发症

- Hill-Sachs损伤病例进行移植重建后发生于肱骨骨关节的并发症包括:影像学随访证据显示部分移植物塌陷,18例患者中有2例;早期有骨关节炎的3例(边缘骨赘);轻度半脱位1例(后向)[26,27]。
- 2例患者出现螺钉穿透,外旋会引起剧烈的疼痛。
  - 术后2年左右取出螺钉,症状缓解。
- 必须权衡持续肩部功能障碍与使用同种异体新鲜骨关节的风险。金属部分表面置换是一种新型的关节置换术,允许重建肱骨关节的表面,不使用同种异体移植,这也是一种选择[16]。

关节镜下填塞术

- Remplissage(法语)意为"填塞"。
- 手术技术包括将关节内的肱骨头缺损转变为关节外缺损,伴软组织覆盖以防止与前盂前缘啮合(图4)。
- 最初由Connolly[10]描述,通过冈下肌连带大结节一部分转移填塞Hill-Sachs缺损。
- Wolff等[43]首先描述了一种全关节镜技术,包括后关节囊和冈下肌腱固定术转移到肱骨头缺损伴前下盂唇修复。
  - 保留用于与之相关的巨大Hill-Sachs损伤缺损,关节盂损失小于25%,巨大的缺损会需要开放性Latarjet技术。
  - 缝合锚钉放置于缺损内,用缝合钩直接从后面穿过。
- Koo等[22]使用双滑轮对其进行了修改,用两个锚钉插过

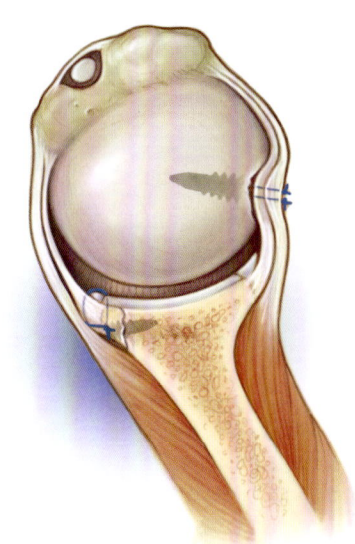

图4 关节镜下重建的示意图。冈下肌腱连接到Hill-Sachs缺损,前关节囊修复[经允许引自 Purchase RJ, Wolf EM, Hobgood ER, et al. Hill-Sachs "remplissage": an arthroscopic solution for the engaging Hill-Sachs lesion. Arthroscopy 2008; 24 (6): 723-726]。

冈下肌腱的技术进入肱骨头缺损。
- 这使得缝合线可以绑在肌腱上而不是通过肌腱或上肌腹，这样更符合解剖结构和更好地保存组织，确保生物力学上强度。

手术技术

- 麻醉：一般气管内麻醉加肌间沟阻滞。
- 定位（基于外科医生的偏好）：沙滩椅和侧卧位。
- 入路。
  - 后侧入路：肱骨头稍外侧，缺损上方，以获得缺损的最佳显示。
  - 前上入路：远离肩峰前缘，在肱二头肌腱的上面和后面。
  - 辅助后外侧入路（"填塞入路"）：后侧入路向外2个手指宽度。
- 前唇和肩胛盂的准备，解离盂唇，盂肱下韧带软组织，利于最后组织修复。
- 肱骨头缺损应采用刨刀或磨头清理。微骨折可通过刺激一个出血表面完成。
- 2根腰椎穿刺针穿过肩峰下间隙评估缝合锚钉的穿刺角。
- 关节镜应转移至肩峰下空间清创。后侧、外侧和后外侧充分清理，以确保冈下肌腱缝合视野。
- 缝合通道从将关节镜移动到关节镜前上的入路。缝合锚钉应通过后侧入路放置于病变的上边缘和下边缘。每条缝合线都要穿过后关节囊和冈下肌腱。
- 肱骨头复位，手臂中立位旋转，关节囊固定术是由两个绺式缝线在肩袖囊表面打结而成。
- 最后，标准的前下软组织修复。

术后护理

- 术后康复方案与Bankart修复相似。
  - 吊带中立旋转固定4周。
  - 钟摆可以在手术后的第一天开始摆动。
- 正式的物理治疗开始于4周后，3~6个月恢复至体育活动。

预后

- 早期的研究报道复发发生率为7%（2/24），2年随访无任何平面的运动损失[34]。
- Zhu和他的同事们[46]连续对49名患者进行了评估，随访至少2年。
  - 平均而言，患者的前屈增加了8°，外旋损失1.9°。
  - 8.2%（4/49）的失败率，其中1例再脱位，2例半脱位，1例恐惧试验阳性。
- 11例患者平均随访18个月，进行MRI检查，早在8个月即发现肱骨头缺损肌腱融合的证据[31]。
  - 冈下肌腱填塞占75%~100%的缺损，肌肉萎缩程度为0~25%。
- Boileu等[2]研究了47例接受关节镜下重建的患者，平均随访2年。
  - 98%的患者在最后的随访中肩部保持稳定，所有患者均接受影像学检查（42例），显示后关节囊冈下肌腱有缺损愈合的证据。
  - 有一个外旋受限（8°±7°）和外展（9°±7°）。
    - 这不是功能上的限制；41名患者中手术前参加过体育运动，37人（90%）复出，28人（68%）恢复到了相同的运动水平，包括过顶运动。
- 通过对关节镜下重建填塞联合Bankart修复的7项研究（Ⅱ、Ⅲ、Ⅳ级）的系统评估，平均随访26个月，发现合并复发性脱位率为3.4%[24]。
  - 无明显临床意义的活动度丧失。
  - 其中4项研究回顾了术后影像资料，发现冈下肌腱填塞术具有较高的愈合率和填充率。

（赵松 译，徐才祺 蒋仕林 审校）

参考文献

[1] Armitage MS, Faber KJ, Drosdowech DS, et al. Humeral head bone defects: remplissage, allograft, and arthroplasty. Orthop Clin North Am 2010;41(3):417-425.

[2] Boileau P, O'Shea K, Vargas P, et al. Anatomical and functional results after arthroscopic Hill-Sachs remplissage. J Bone Joint Surg Am 2012;94(7):618-626.

[3] Bollier MJ, Arciero R. Management of glenoid and humeral bone loss. Sports Med Arthrosc 2010;18(3):140-148.

[4] Burkhart SS, Danaceau SM. Articular arc length mismatch as a cause of failed bankart repair. Arthroscopy 2000;16(17):740-744.

[5] Burkhart SS, De Beer JF. Traumatic glenohumeral bone defects and their relationship to failure of arthroscopic Bankart repairs. Arthroscopy 2000;16(7):677-694.

[6] Burkhart SS, De Beer JF. Traumatic glenohumeral bone defects and their relationship to failure of arthroscopic Bankart repairs: significance of the inverted-pear glenoid and the humeral engaging Hill-Sachs lesion. Arthroscopy 2000;16(7):677-694.

[7] Calandra JJ, Baker CL, Uribe J. The incidence of Hill-Sachs lesions in initial anterior shoulder dislocations. Arthroscopy 1989;5(4):254-257.

[8] Chen AL, Hunt SA, Hawkins RJ, et al. Management of bone loss associated with recurrent anterior glenohumeral instability. Am J Sports Med 2005;33(6):912-925.

[9] Cho SH, Cho NS, Rhee YG. Preoperative analysis of the Hill-Sachs lesion in anterior shoulder instability: how to predict engagement of the lesion. Am J Sports Med 2011;39(11):2389-2395.

[10] Connolly RS. Humeral head defects associated with shoulder dislocations: their diagnostic and surgical significance. Instr Course Lect 1972;21:42-54.

[11] Diklic ID, Ganic ZD, Blagojevic ZD, et al. Treatment of locked chronic posterior dislocation of the shoulder by reconstruction of the defect in the humeral head with an allograft. J Bone Joint Surg Br 2010;92(1):71-76.

[12] Elkinson I, Giles JW, Boons HW, et al. The shoulder remplissage procedure for Hill-Sachs defects: does technique matter? J Shoulder Elbow Surg 2013;22(6):835-841.

[13] Flower W. On the pathological changes produced in the shoulder-joint by traumatic dislocations, as derived from an examination of all specimens illustrating this injury in the museums of London. Trans Pathol Soc London 1861;12:179.

[14] Ghodadra N, Gupta A, Romeo AA, et al. Normalization of glenohumeral articular contact pressures after Latarjet or iliac crest bonegrafting. J Bone Joint Surg 2010;92(6):1478-1489.

[15] Greis PE, Scuderi MG, Mohr A, et al. Glenohumeral articular contact areas and pressures following labral and osseous injury to the anteroinferior quadrant of the glenoid. J Shoulder Elbow Surg 2002;11(5):442-451.

[16] Grondin P, Leith J. Combined large Hill-Sachs and bony Bankart lesions treated by Latarjet and partial humeral head resurfacing: a report of 2 cases. Can J Surg 2009;52(3):249.

[17] Hill HA, Sachs MD. The grooved defect of the humeral head a frequently unrecognized complication of dislocations of the shoulder joint. Radiology 1940;35(6):690-700.

[18] Hovelius L, Augustini BG, Fredin H, et al. Primary anterior dislocation of the shoulder in young patients. A ten-year prospective study. J Bone Joint Surg Am 1996;78(11):1677-1684.

[19] Hovelius L, Olofsson A, Sandstrom B, et al. Nonoperative treatment of primary anterior shoulder dislocation in patients forty years of age and younger. A prospective twenty-five-year follow-up. J Bone Surg Am 2008;90(5):945-952.

[20] Kaar SG, Fening SD, Jones MH, et al. Effect of humeral head defect size on glenohumeral stability a cadaveric study of simulated Hill-Sachs defects. Am J Sports Med 2010;38(3):594-599.

[21] Kazel MD, Sekiya JK, Greene JA, et al. Percutaneous correction (humeroplasty) of humeral head defects (Hill-Sachs) associated with anterior shoulder instability: a cadaveric study. Arthroscopy 2005;21(12):1473-1478.

[22] Koo SS, Burkhart SS, Ochoa E. Arthroscopic double-pulley remplissage technique for engaging Hill-Sachs lesions in anterior shoulder instability repairs. Arthroscopy 2009;25(11):1343-1348.

[23] Kralinger FS, Golser K, Wischatta R, et al. Predicting recurrence after primary anterior shoulder dislocation. Am J Sports Med 2002;30(1):116-120.

[24] Leroux T, Bhatti A, Khoshbin A, et al. Combined arthroscopic Bankart repair and remplissage for recurrent shoulder instability. Arthroscopy 2013;29(10):1693-1701.

[25] Matsen F III, Chebli C, Lippitt S, et al. Principles for the evaluation and management of shoulder instability. J Bone Joint Surg Am 2006;88:648-659.

[26] Miniaci A, Gish MW. Management of anterior glenohumeral instability associated with large Hill-Sachs defects. Tech Shoulder Elbow Surg 2004;5(3):170-175.

[27] Miniaci A, Martineau PA. Humeral head bony deficiency(large Hill-Sachs). In: ElAttrache NS, Harner CD, Mirzayan R, et al, eds. Surgical Techniques in Sports Medicine. Philadelphia: Lippincott Williams & Wilkins, 2007:189-194.

[28] Montgomery WH Jr, Wahl M, Hettrich C, et al. Anteroinferior bonegrafting can restore stability in osseous glenoid defects. J Bone Joint Surg 2005;87(9):1972-1977.

[29] Moros C, Ahmad CS. Partial humeral head resurfacing and Latarjet coracoid transfer for treatment of recurrent glenohumeral instability. Orthopedics 2009;32(8):602.

[30] Palmer I, Widen A. The bone block method for recurrent dislocation of the shoulder joint. J Bone Joint Surg Br 1948;30B(1):53-58.

[31] Park MJ, Garcia G, Malhotra A, et al. The evaluation of arthroscopic remplissage by high-resolution magnetic resonance imaging. Am J Sports Med 2012;40(10):2331-2336.

[32] Pritchett JW, Clark JM. Prosthetic replacement for chronic unreduced dislocations of the shoulder. Clin Orthop Relat Res 1987;216:89-93.

[33] Provencher MT, Frank RM, Leclere LE, et al. The Hill-Sachs lesion: diagnosis, classification, and management. J Am Acad Orthop Surg 2012;20(4):242-252.

[34] Purchase RJ, Wolf EM, Hobgood ER, et al. Hill-Sachs "remplissage": an arthroscopic solution for the engaging Hill-Sachs lesion. Arthroscopy 2008;24(6):723-726.

[35] Richards RD, Sartoris DJ, Pathria MN, et al. Hill-Sachs lesion and normal humeral groove: MR imaging features allowing their differentiation. Radiology 1994;190(3):665-668.

[36] Rowe CR, Patel D, Southmayd WW. The Bankart procedure: a long-term end-result study. J Bone Joint Surg Am 1978;60(1):1-16.

[37] Rowe C, Zarins B, Ciullo J. Recurrent anterior dislocation of the shoulder after surgical repair. Apparent causes of failure and treatment. J Bone Joint Surg Am 1984;66(2):159.

[38] Saupe N, White LM, Bleakney R, et al. Acute traumatic posterior shoulder dislocation: MR findings. Radiology 2008;248(1):185.

[39] Sekiya JK, Wickwire AC, Stehle JH, et al. Hill-Sachs defects and repair using osteoarticular allograft transplantation biomechanical analysis using a joint compression model. Am J Sports Med 2009;37(12):2459-2466.

[40] Stachowicz RZ, Romanowski JR, Wissman R, et al. Percutaneous balloon humeroplasty for Hill-Sachs lesions: a novel technique. J Shoulder Elbow Surg 2013;22(9):e7-e13.

[41] Taylor DC, Arciero RA. Pathologic changes associated with shoulder dislocations. Arthroscopic and physical examination findings in first-time, traumatic anterior dislocations. Am J Sports Med 1997;25(3):306-311.

[42] Weber B, Simpson L, Hardegger F, et al. Rotational humeral osteotomy for recurrent anterior dislocation of the. J Bone Joint Surg Am 1984;66:1443-1450.

[43] Wolf EM, Pollack ME. Hill-Sachs "remplissage": an arthroscopic solution for the engaging Hill-Sachs lesion. Arthroscopy 2004;20(suppl 1):e14-e15.

[44] Yagishita K, Thomas BJ. Use of allograft for large Hill-Sachs lesion associated with anterior glenohumeral dislocation: a case report. Injury 2002;33(9):791-794.

[45] Yiannakopoulos CK, Mataragas E, Antonogiannakis E. A comparison of the spectrum of intra-articular lesions in acute and chronic anterior shoulder instability. Arthroscopy 2007;23(9):985-990.

[46] Zhu YM, Lu Y, Zhang J, et al. Arthroscopic Bankart repair combined with remplissage technique for the treatment of anterior shoulder instability with engaging Hill-Sachs lesion: a report of 49 cases with a minimum 2-year follow-up. Am J Sports Med 2011;39(8):1640-1647.

第23章 肘关节镜基础
Elbow Arthroscopy: The Basics

John E. Conway

定义

- 肘关节镜包括用关节镜检查肘关节的内部结构,并进行微创诊断和治疗。
- 肘关节镜可以明确治疗超过12多种复杂肘部疾病。
- 尽管充分了解周围的神经与血管解剖非常重要,但肘关节基本的入路操作仍然存在一定程度的损伤风险,这超过了其他关节[4,6,7,14]。
- 这种治疗方式的安全应用需要外科医生扎实掌握相关的解剖学知识,经过治疗技术的临床或模拟培训,积累关节镜医生的临床经验,并能客观评估自己的技术水平。

解剖

- 神经与血管的损伤风险相对较高,三维肘关节解剖的掌握是安全、可靠、成功的肘关节镜手术的基础(图1)[1,3,5-8,10-12,15]。

- Miller等[8]的研究表明,90°屈曲的肘关节随着关节内灌注,骨–神经的平均间距会增加:正中神经12 mm,桡神经6 mm,尺神经1 mm。
  - 随着灌注关节囊–神经的间距变化很少,然而肘关节伸直时,则失去灌注的保护作用。
- Miller等[8]还提出,关节灌注时90°屈曲肘关节,桡神经和正中神经在关节囊6 mm内经过,桡神经接近关节囊平均比正中神经近3 mm。尺神经基本都在关节囊上方。
  - 其他学者也提示桡神经贴近关节囊,强调在双入路和关节囊切除时损伤该神经的风险更大[2,3,6,8,12]。
- Stothers等[11]强调在入路定位时屈肘的重要性。肘部伸直时,入路至神经的距离外侧平均减少3.5～5.1 mm,内侧1.4～5.6 mm。
  - 远端前外侧入路伸肘时距离桡神经鞘平均1.4 mm(范围0～4 mm),屈肘时4.9 mm(2～10 mm)。
- Field等[3]比较了3个前外侧入路,发现入路至桡神经的距离有统计学上的显著差异,显示越靠近端越安全。

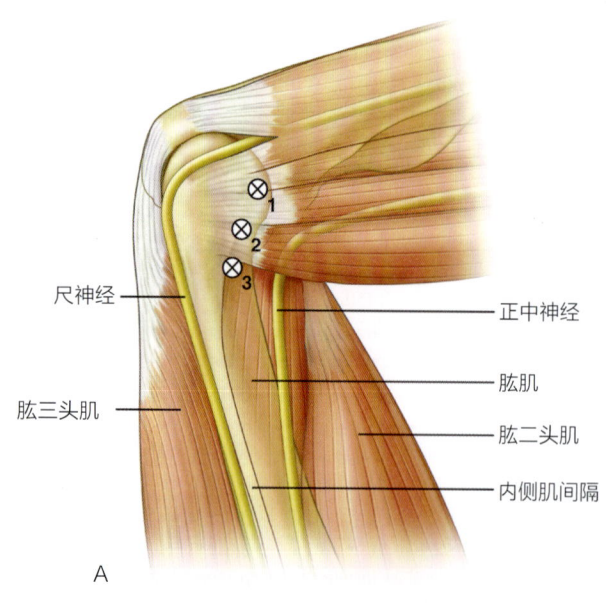
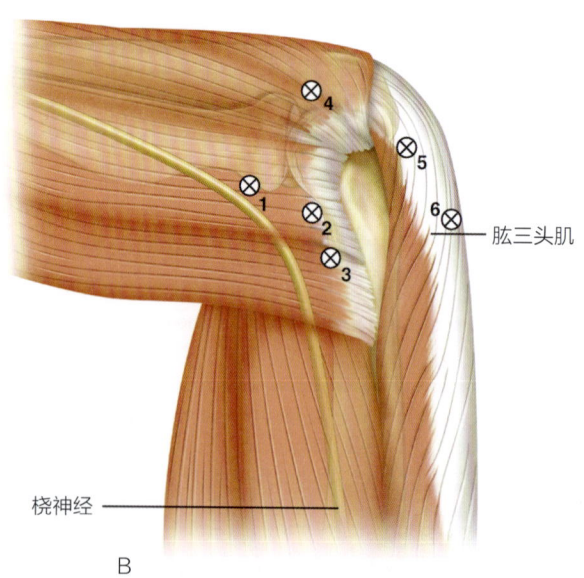

图1 A. 肘关节内侧观和各关节镜入路的相对解剖关系。图中1:标准前内侧入路;2:前内侧中间入路;3:前内侧近端入路。
B. 肘关节外侧及后侧观和各关节镜入路的相对解剖关系。图中1:前外侧远端入路;2:前外侧中间入路;3:前外侧近端入路;4:正后外侧入路;5:后外侧入路;6:后正中入路。

- 解剖研究表明为确保神经血管的安全制订了三个指导方案：
  - 入路位置在肘关节屈曲90°时比伸肘时更安全。
  - 入路定位前尽量扩张肘关节，通过增加神经与入路距离来增加安全性[3,5,6,11]。
  - 近端前侧入路的神经与入路距离比远端前侧入路明显增大。

病史和体格检查

- 本章不涉及解决具体的情况，而是讨论了有关可能应用于肘关节许多不同问题的基本考虑事项和外科治疗设备。
- 完成审查大量的临床试验对于肘关节的诊断评价将不在本章的范围。

影像学和其他诊断性检查

- 常规术前肘部X线照片应包括一个标准的侧位片、标准的前后位片（AP），以及当关节活动受限时关节的充分伸直时肱骨远端和前臂近端AP位片。
- 额外影像学检查包括肘管的视图、后侧撞击视图、肱骨小头部视图、桡骨头视图。
  - 肘管的视图，肱骨的前后投照，当肘关节极度屈曲时，提供清晰的内上髁和肘管沟。
  - 后侧撞击视图也是肱骨的前后投照，肘关节极度屈曲，肱骨外旋45°。此图像能够更好地评估后内侧边缘的尺骨鹰嘴和内上髁。
  - 肘部屈曲45°肱骨小头视图，尺骨前后的投照，提供一个切向视图，能更好地评估肱骨小头骨软骨炎病变（OCD）。
  - 桡骨头视图是一个肘关节屈曲90°经过尺骨和桡骨头的斜视图。它能清晰地成像桡骨头和尺桡骨间隔。
- 关节内骨切除作为关节镜挛缩松解术的一部分时，CT影像常常有用。
- MRI可以在一个封闭的轨迹磁体截面进行优化，空间分辨率高序列可以提供特殊细节的肘关节周围结构。然而，磁共振关节造影术，无论是用生理盐水还是钆，都会改善评估关节内结构，如游离体的显示。

手术治疗

- 肘关节镜手术适应证包括评价治疗感染性关节炎、外侧滑膜皱襞综合征、系统性炎性关节炎、游离体、滑膜炎、骨软骨病、退行性关节炎、后方撞击、创伤性关节炎、滑车软骨软化症、关节纤维化、外上髁炎、关节挛缩、后外侧旋转不稳定及鹰嘴黏液囊炎。
- 治疗选择包括：诊断性评估、游离体切除、滑膜活检、部分或全滑膜切除术、皱襞切除术、桡侧腕伸短肌腱清创、关节囊松解、关节囊切开术、关节囊切除术、关节外膜切除术、肱尺关节成形术、挛缩松解术、软骨成形术、微骨折软骨成形术、经皮穿刺或骨软骨性炎病变固定、肱骨小头骨软骨移植、桡骨头切除术、骨折内固定、外侧尺侧副韧带皱缩、尺神经减压、尺骨鹰嘴镜下切除和黏液囊切除术。
- 肘关节镜的相对禁忌证包括关节附近或软组织感染，进展性病变，以前的创伤或手术明显改变了肘关节正常的神经血管、骨或软组织的解剖，广泛的囊外异位骨化，复杂区域疼痛综合征，以及妨碍肘关节囊的扩张的病变。
- 先前有尺神经转位的通常在前内侧入路建立之前，需要显露尺神经。

术前计划

- 与所有疾病一样，需要充分强调仔细和完整的病史和检查，从而确定准确的诊断。
- X线平片也是必要的，但一些学者认为在术前评估中CT和MRI提供的信息很少。
  - 相比之下，关节内的确切位置，关节囊和关节外骨，关节囊厚度，软骨覆盖的完整性，骨软骨性炎病变，以及应力性骨折或摄片未见的游离体，额外一些影像检查可指导或修改诊治。
- 外科医生应该考虑相关关节镜手术步骤将影响患者的体位及可能术中需要更改体位。
- 钻孔定位或内固定时考虑透视。
- 除了标准关节镜仪器，术前计划时还应考虑是否有需要进行专科治疗的器械，如用于挛缩松解术的牵引器和专用咬骨钳，以及用于骨软骨性炎病变或骨折治疗的小碎片固定装置。
- 肘关节镜检查可能会使用全身或区域麻醉。
  - 全身麻醉通常是首选，因为它允许完整的肌肉放松。区域阻滞可用于需反复操作的挛缩松解术，在住院期间计划需连续被动运动治疗。
  - 虽然手术前可以区域麻醉，但许多外科医生更愿让神经血管恢复状态。
  - 留置导管区域麻醉，有时会用于挛缩松解术，但并不是所有的中心都对这些技术能适应或有经验，住院期间重复区域麻醉似乎同样有效。

- 在注射时使用超声定位,可能会减少区域麻醉相关的并发症。

体位

- 肘关节镜检查时常用的4个体位:仰卧屈肘位、仰卧悬吊位、侧卧位、俯卧位。
  - 虽然后两个体位目前是最受欢迎的,但仰卧位的经验仍然是更有优势的。例如,一个喜欢俯卧的外科医生当关节镜和开放手术结合时,体位可选择仰卧交叉体位,不需要重新定位。
- 仰卧屈肘位。
  - 在这个位置的关节镜检查可以用几种商用的手臂固定装置中的一种来完成,在助手充当手臂固定器的情况下也可以同样好地进行(图2A)。
  - 因为手肘不能严格固定在这个位置,复杂的手术可能更难操作,并且有更高的受伤风险。
  - 仰卧位是肘关节镜检查的一种安全有效的体位,无论手术的复杂性如何,它能转换为开放式交叉体位入路或开放式外展臂板入路。
- 仰卧悬吊位。
  - 这个位置需要使用一个牵引装置来悬挂手臂。需要抓住手或手腕,并在示指和中指进行牵引效果更好(图2B)。
  - 手肘不能靠在柱子或垫子上,这使得肘关节有更大的活动度。
  - 这种姿势的两个潜在缺点是关节镜会意外地从自由摆动的关节中抽出,以及在后房室进行关节镜检查时,关节镜几乎处于垂直位置。
- 侧卧位。
  - 肘关节镜检查的这个姿势通常与肩关节手术相同,只是手臂被放置在桌子上的一个有衬垫的水平支柱上(图2C)。
  - 与仰卧位相比,这种姿势的优势在于,可以形成一个稳定的平台,上臂可以靠在这个平台上。前间室和后间室是平等的。
  - 这种姿势比俯卧位的优势在气道管理问题上更容易。如果俯卧位是一个问题,如高体重指数或肺容量受损的患者,最好采用侧卧位。

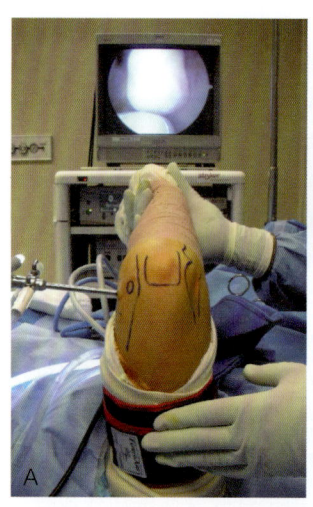
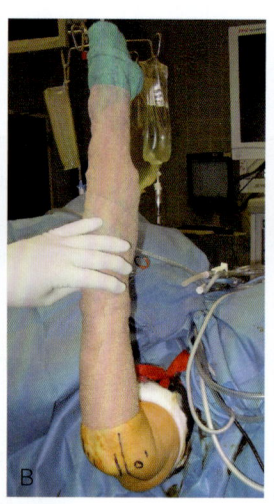
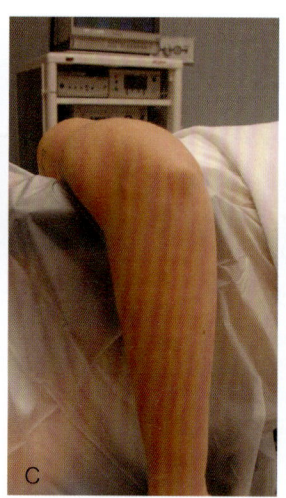
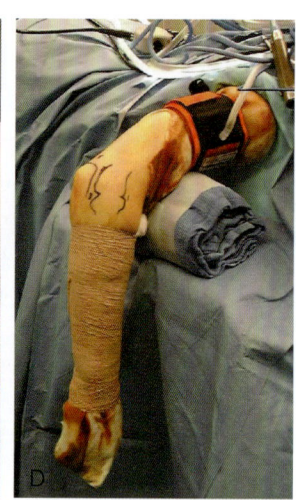
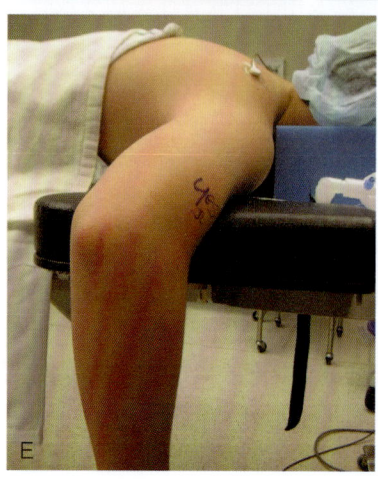

图2 体位。A. 仰卧屈肘体位,左肘铺单后,关节镜头置于前内侧近端入路,监视器上显示有一游离体。B. 仰卧悬吊体位,左肘铺单后,置于示指或中指的手指夹套被覆无菌巾。C. 侧卧位的左肘。D. 俯卧位,右肘铺单后,患肢置于与手术床相连的搁板上,上臂下垫有毛巾卷。E. 右肘铺单后置于搁板上。

- 这个位置的一个缺点是,体型较小患者,如体操运动员有骨软骨性炎病变,是很难做到侧位,仍然保持与手臂完全接触。
- 俯卧位。
  - 许多外科医生,由于其稳定性和可操作,更喜欢俯卧位。然而,要避免并发症,仔细注意定位是必不可少的(图2D)。
  - 气道必须安全,面部应该有良好的保护垫。
  - 胸部卷用于提升胸部和腹部降低通气所需的气道压力。
  - 膝盖用垫保护,足升高。
  - 非手术手臂放置在一个填充良好的臂板上,注意尺神经,手术臂可以悬挂在一个缩短的、垫好的臂板上,放置在桌的一侧(图2E)。
  - 所有四肢脉搏需确认良好。
  - 悬垂后,在上臂下方放置一小卷毛巾,使肱骨与身体冠状面对齐,并使肘部弯曲90°。

入路

- 第一个入路应建立在关节前侧,除非所有的手术操作只需通过后入路完成。前间室可能存在隐匿性疾病,关节的完整诊断评估需要前侧入路。
- 最初的前侧入路是内侧还是外侧,还有争议,但通常取决于外科医生的偏好和患者诊断。这两种入路都有很好的支持[1,9,14]。
- 第二前侧入路可以用由外向内或由外向外的方法建立。笔者更喜欢首先是内侧入路,然后用由外向内的方法创建外侧入路。
- 器械。
  - 一个标准的4.0 mm,30°关节内镜适用于几乎所有的肘关节镜检查。在罕见的情况下,4.0 mm,70°关节镜和2.7 mm的关节镜可能会有帮助。由于通常需要将关节镜的尖端穿过囊膜几毫米,因此最好使用无侧流孔的关节镜鞘,并使液体外渗到软组织中的可能降至最低。
  - 必不可少的器械包括一个18号腰椎穿刺针、止血器、Wissinger棒、交换棒,以及标准和小型机械刨刀(图3A、B)。
  - 专门的器械,包括一系列弯曲和直的关节镜牵开器、刮匙和骨刀。手咬钳是为了更安全地切除前囊而设计的,在挛缩松解手术中非常有用(图3C)。

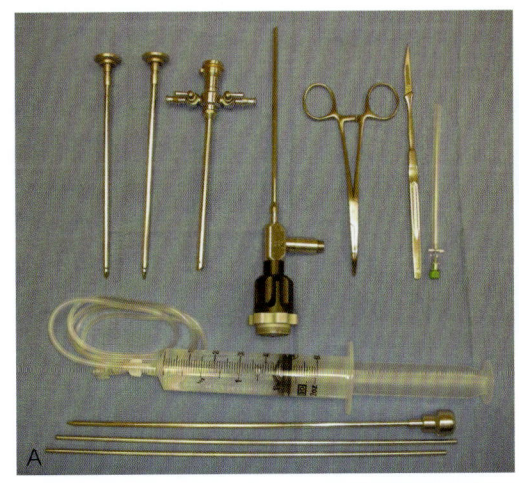
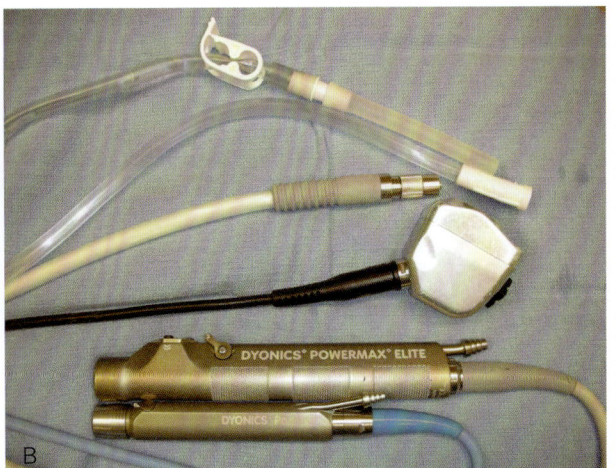
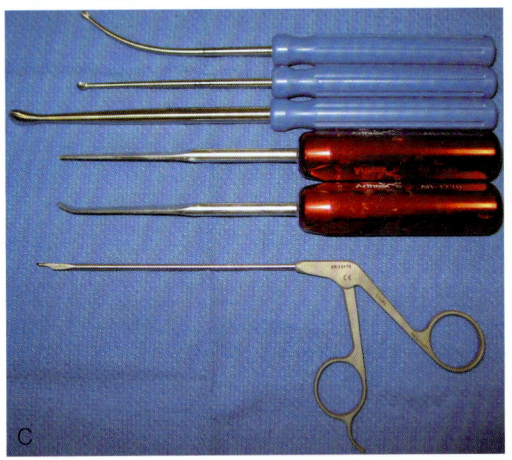

图3 A、B图示肘关节镜手术中的基本器械。A. 一个标准的4mm 30°关节镜头,附锐性和钝性内芯的关节镜鞘管、18号腰椎穿刺针、含有60ml生理盐水的大号注射器,以及连接管、止血钳、交换棒。B. 标准刨削刀、小号刨削刀、关节镜摄像头、光缆、入水管、吸引管。C. 肘关节镜特殊器械:手动咬钳、弯的和直的关节镜拉钩、刮匙和骨刀。

肢体准备

- 设置和入路位置在介绍仰卧交叉位时已有阐述。
- 全身麻醉后,手术臂肩定位,刚好超出手术台的边缘,从而可以到达整个肢体,并减少手术医生所需的活动度。
  - 肩和整个手臂都消毒,近端使用无菌止血带更好。
- 肢体驱血后,止血带升高,弹性压缩包被紧紧地贴在前臂上,从远端延伸到近端,末端刚好在桡骨头的远端。
  - 弹性包扎将减少液体外渗到前臂皮下组织和肌肉间室,并可能降低筋膜室综合征的风险。
- 对肘部体表标志和拟用的关节镜入路做标记。
- 在入路定位之前,用盐水使肘关节膨胀,用一根18号腰椎穿刺针穿过后外侧"软点"(技术图1)。
  - "软点"位于鹰嘴突、外侧髁突及桡骨头外侧边缘组成的三角形的中心。
- 连接管连接到一个60 ml注射器,让助手在最初的建立入路过程中保持关节扩张,不妨碍手术医生的操作。

入路放置顺序

- 前部或后部。
  - 神经与血管的风险是最重要的危险因素,在决定入路位置时要加以考虑。
  - 软组织肿胀和关节扩张能力的丧失将在建立后入路后出现,并使正中神经和桡神经更靠近前侧入路路径。
  - 大部分关节镜外科医生在开始关节镜手术时选择前侧入路。

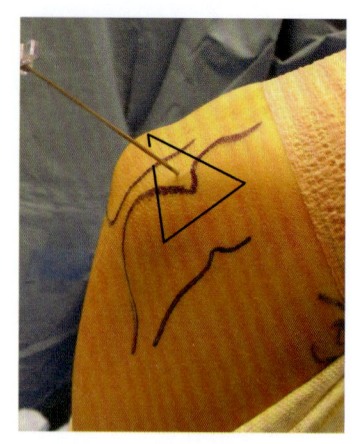

技术图1 患者取仰卧交叉位,左肘关节用一根18号腰椎穿刺针通过后外侧"软点"注入生理盐水。"软点"在一个由尺骨鹰嘴、外上髁突及桡骨头的外侧边缘组成的三角形的中心。

- 内侧或外侧。
  - 顺序通常依据外科医生的偏好及疾病的性质来决定。
  - 前内侧中部入路鞘和神经距离平均23 mm[5],远端前外侧入路鞘到神经距离平均为3 mm[5],近端前外侧入路鞘到神经距离平均为14.2 mm[3]。
  - 因为前内侧入路鞘和神经距离比前外侧入路更大,有人认为初始接触关节时内侧入路更安全。
- 一旦建立内侧入路,外侧入路可采用由外而内的技术和18号腰椎穿刺针[11,12],或采用由内而外的技术,再配上一根Wissinger棒[5]。
  - 这两种方法都是相对安全的技术,但是由外而内的技术提供了更大的角度进入关节,更好地接近肱骨前方。

前内侧入路

- 入路描述一般有3种:标准、中、近端(技术图2A)。
- 神经损伤风险最大的是前臂内侧皮神经。这种风险随着切开皮下组织深度的减少而降低[6]。
- 钝头血管钳分离的屈肌筋膜,使皮神经远离入路以获得保护。
  - 在肘部内侧有多达6个分支,平均而言,至少有一个分支在入路1 mm(0~5 mm)范围内(技术图2B)。
- 在内侧入路置入期间,正中神经和肱动脉也面临风险。
  - 继续对内侧关节囊进行止血解剖(技术图2C),用钝的套管针插入关节镜鞘,最后用锋利的套管针穿透关节囊,这样可以安全地穿透内侧囊,避免关节镜囊外放置。
  - 也有一些学者认为,锋利的套管针在肘部关节镜没有作用。然而,钝头套管针更倾向于从侧面穿透关节囊或更不希望保持囊外位置。用钝头来代替尖锐的套管针,提供了一个安全有效的折中方案。

标准前内侧入路

- Andrews和Carson[2]描述标准的前内侧入路位于内上髁突的前2 cm和远2 cm处。他们报道了神经到鞘的距离平均为6 mm。
  - 入路的路径穿透屈肌的起始部、桡侧腕屈肌和旋前肌。
  - 在一些患者中,入路也穿透肱肌的内侧缘。

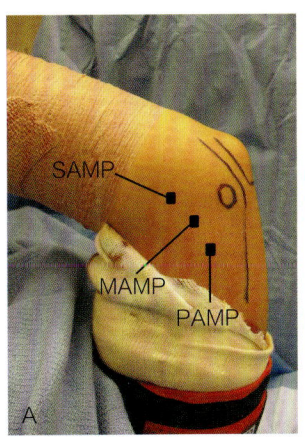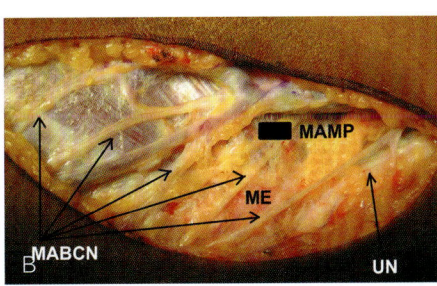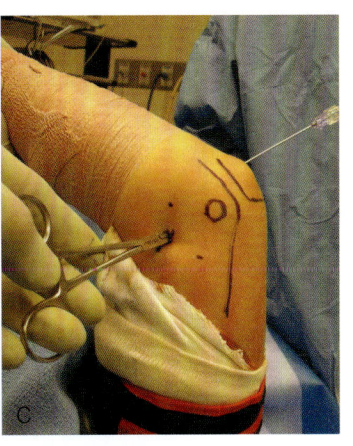

技术图2　A. 取仰卧屈肘位的左肘关节内侧面，图示为前内侧标准入路（SAMP）、前内侧中间入路（MAMP）和前内侧近端入路（PAMP）。B. 肘关节内侧观显示前臂内侧皮神经（MABCN）的多条分支。ME，肱骨内上髁；UN，尺神经。C. 止血钳经由皮肤钝性分离皮下组织、筋膜和肌肉直至内侧关节囊，以建立前内侧入路。

- Lynch等[6]表明，关节扩张和90°肘关节屈曲，此入路平均距正中神经14 mm。然而，Stothers等[11,12]的研究显示，到神经鞘的距离平均只有7 mm（5～13 mm），到肱动脉鞘的距离是15 mm（范围8～20 mm）。
- 标准前内侧入路可以通过内侧（由外而内）或外侧（由内而外）方法创建。一些学者建议使用后者，采用交换棒技术创建更安全。
- 虽然这个入路可以很好地显示肘关节前外侧的内容物，但它现在最常被用于作为囊膜牵开器的辅助入路。

近端前内侧入路

- 近端前内侧入路由Poehling等推广[10]，该入路为离内上髁近端2 cm，在内侧肌间隔前侧。
  - 陆续有其他人描述这个入路位于肌间隔前上2 cm[9]。
- 肌间隔和尺神经的位置必须在入路定位和入路路径之前确定，必须保持在肌间隔前方。
- 关节内镜鞘与肱骨前侧接触时，建议进一步保护正中神经[10]。
- 在这个位置，在90°屈曲和关节扩张时，入路距离正中神经平均12.4 mm（范围7～20 mm），距肱动脉18 mm，距尺神经12 mm（范围7～18 mm），距前臂内侧皮神经2.3 mm（0～9 mm）。
- 这个入路还可以看到肘关节外侧结构，但与标准的前内侧入路相比，观察上关节囊结构、外侧桡骨头、肱桡关节间隙受限[11,12]。

前内侧中部入路

- Lindenfeld[5]描述了近侧前内侧入路的改变，位于内上髁的近端1 cm和前1 cm处。
- 入路的远端指向关节中心，保留近端位置提供的保护，显示平均距离正中神经22 mm。

前外侧入路

- 尽管前臂后神经的前支横穿肘外侧，但在肘外侧入路置管过程中，前臂后神经的前支比前臂内侧皮神经的损伤风险小，但它还可能会损伤。减少皮肤切口的深度，使用关节镜投射出神经的轮廓可以提供合理的保护。
- 有3个前外侧的入路位置：远端、中期和近端（技术图3A）。

远端前外侧入路

- Andrews and Carson[2]首先描述一个前外侧入路，建议放置在外侧上髁突远端3 cm和前1 cm。他们的工作显示肘关节屈曲90°时，桡神经平均距离关节镜鞘7 mm。
- 其他人已经报道，神经至鞘管距离是缩短的，平均只有3～4.9 mm[5,11,12]。肘关节伸直时这个距离只有1.4 mm。
  - Field等[3]、Andrew and Carson通过对所有标本进行研究，建议将入路定位在桡骨头，而对于较小的患者，这些测量可能会使入路定位于桡骨头的远端。
- 为了降低桡神经损伤的风险，笔者用标志物而不是测量来确定入路是否靠近桡骨头[3]。

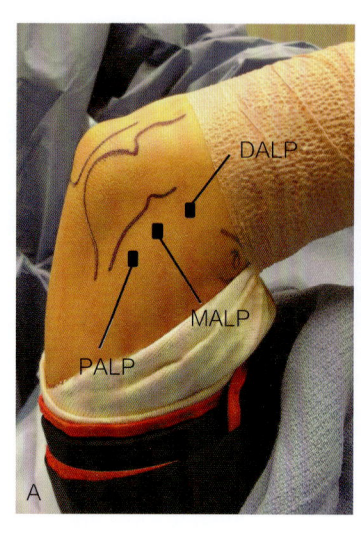
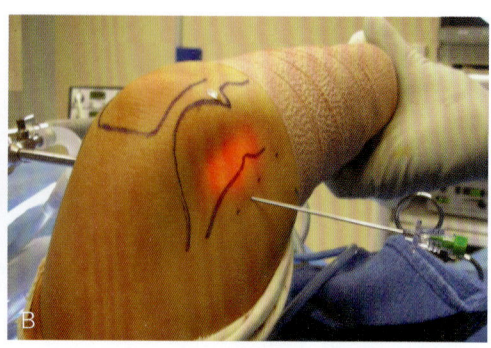

技术图3　A. 左侧肘关节外侧表面仰卧屈肘位。前外侧远端（DALP）、中间（MALP）并显示近端入路（PALP）。B. 左肘外侧前外侧正中入路，使用由外向内的方法创建。使用腰椎穿刺针定位了入路的路径。

- 出于安全考虑，该入路较近端入路不常用，通常用于钝性牵开器。
- 由外向内的方法是有效的，可能也是最安全的。
  - 肘关节90°，前臂轻微内旋，关节最大限度地膨胀，18号腰椎穿刺针被放置在桡骨头部的正前方指向近端的肱桡关节中心（技术图3B）。
  - 然后用血管钳分离包膜并引入钝头牵开器来移动前关节囊。
  - 更近端入路放入关节镜和工作器械。
- 43%的前臂后部皮肤神经的前支平均位于鞘管7.6 mm（范围从0～20 mm）进入，并与肘部鞘接触。

前内侧中间入路

- 前内侧中间入路更安全，比远端前外侧入路使用更广泛。
- Field等[3]比较了远端、中端和近端前外侧入路，发现越近端入路比远端入路离鞘更远，且有统计学意义。他们所描述的前外侧中部入路的位置到外上髁突前1 cm处，靠近桡小头关节间隙的前边缘。
- 在肘关节屈曲90°时，桡神经至鞘的距离平均为9.8 mm，无关节膨胀；关节膨胀时为10.9 mm。这是远端入路距离的2倍多。
- 由内而外和由外而内技术是建立该入路的有效和安全的方法。肘关节内侧的探查和肱桡关节前方的清创术最有用。

近端前外侧入路

- Stothers等[11,12]描述了近端前外侧的入路位置为外上髁近端1～2 cm，前外侧入路沿肱骨前表面走行。鞘朝向肘关节中心，穿过肱桡肌、肱肌和桡腕伸肌，最后穿透关节囊。
- 多项研究表明，在90°弯曲和膨胀的肘关节，桡侧神经与鞘距离平均9.9～14.2 mm。与中部或远端入路相比，从神经到鞘的距离在统计学上显著增加。
- 前臂后皮神经前支距入路平均为6.1 mm，套管针与神经接触的次数占29%。
- 近端前外侧入路可在前内侧入路前或后建立，最常用的方法是由外向内。
- 尽管3个前外侧入路的前内侧结构视野相似，但近侧前外侧入路被一致地认为提供了更广泛的关节评估范围，尤其是在观察桡骨头关节时[11,12,15]。

双前外侧的入路

- 当尺神经先前转位到肌肉下或皮下位置，前内侧入路建立前可以通过触诊或解剖神经完成；然而，有时使用两个前外侧入路更安全有效。
- 第一个入路创建于前外侧入路位置，如前所述。
- 在中间外侧入路建立后，再建立近侧前外侧入路，70°镜可用于确保入路位置。

前外侧双套管单入路

- 前外侧双套管单入路，允许创建一个7 mm入路，可进出镜头和必要的器械和刨刀。
- 前外侧双套管单入路可无需使用双前外侧的入路。

后侧入路

- 与前侧入路相比，所有后侧入路均相对安全[11]（技术图4A）。
- 从侧面看，前臂后皮神经存在危险，而且有报道支配肘肌的桡神经分支受到损伤。
- 尺神经是离后侧入路最近的主要神经，其位置为距离后入路中心不小于15～25 mm[11]。
  - 这种神经通常只有在关节挛缩松解后内侧囊切除术时才有危险；然而，即使安全地进行神经周围囊切除术，术前肘关节屈曲小于110°的患者恢复屈曲仍会使尺神经受到牵引损伤。
  - 在这种情况下，建议神经移位。
- 后侧入路可在肘部屈曲45°～90°建立。
  - 建议减少屈曲，可以减少后部组织的张力，使鹰嘴窝扩张，并提供更大的内侧和外侧凹通路。

后正中入路

- 后正中入路又称后直入路，已被许多学者描述，通常位于鹰嘴突近端2～4 cm处，内侧和外侧髁的中间。
- 这通常是最基本的后侧入路，可提供良好的视野，包括鹰嘴窝、鹰嘴尖、后滑车、内侧隐窝。外侧凹、中央滑车和肱桡关节则视野不佳。
- 虽然尺侧神经距离鞘为15 mm或更多[11]，应先进行神经触诊和轮廓勾画。
- 建立前入路时通常不推荐使用锐性的解剖和锐性的套管针。然而，一个11号刀片可能会用于安全创建后中央入口，避免肱三头肌腱损伤。
  - 先用18号针确认鹰嘴窝，然后刀片指向中心与肌腱纤维一致。
  - 对于关节纤维化患者建立入路可能需用锋利的套管针。
- 部分患者有髁间孔，在建立此入路需注意以下几点。
  - 经肱骨进入前腔室可能通过髁间孔。
  - 对于没有髁间孔的患者，可以使用小头扩孔器的开窗技术用于前路手术。
  - 然而，只有在肘关节镜下有丰富经验的人才推荐使用后正中入路进行前间室探查。

后正中单入路双套管

- 后正中单入路双套管可以处理后间室病变，如后撞击、滑车软骨软化、游离体，无需要创建后外侧入路。
- 因为后外侧入路是最容易引流的入路，往往关闭速度最慢，因此不进行后外侧入路[4]可使患者更快地恢复无限制活动。

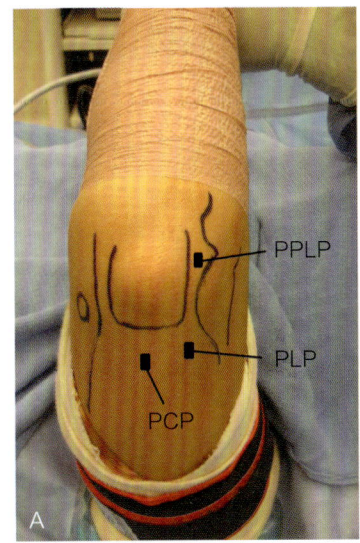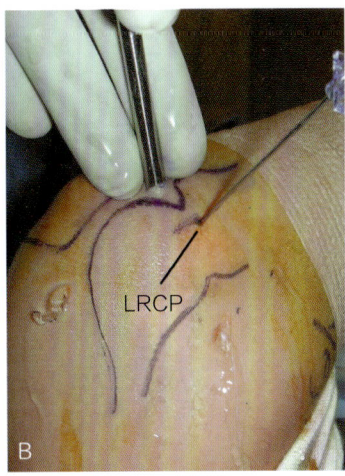

技术图4 A. 左肘后表面，仰卧位屈肘位。后正中（PPLP）、后外侧（PLP）和正后外侧（PCP）的入路显示。B. 左肘后外侧面，关节镜下直后外侧入路，用18号腰椎穿刺针确定肱桡关节入路（LRCP）的合适位置。

后外侧入路

- Andrews 和 Carson[2]将后外侧入路描述为距鹰嘴近端3 cm,并穿过肱三头肌腱外侧缘。
- 辅助入路可以安全放置在近端后外侧入路和"软点"之间任何地方[1,12]。入路的位置需根据预定的目的。
  - 用于肘关节后内侧区域的手术,一个较近的入路将提供更大通道和视野。
  - 相比之下,较远端的入路将有助于手术向后外侧隐窝探查。
- 使用一根18号针确保正确进入鹰嘴窝和侧沟。
  - 鹰嘴窝内视野直接维持在肱骨外侧柱上,以避免被后脂肪垫遮挡。
- 当放置正确时,此入路可清楚地看到鹰嘴窝、鹰嘴尖、后部和中部滑车、内侧隐窝、外侧隐窝和后部肱桡关节。
- 当需要一个弯曲的牵开器时,可另建一更近端后外侧入路。

正后外侧入路

- 在前侧入路定位之前,直接后外侧入路通常用于关节扩张的部位。这个位置被定义为一个三角形的中心,这个三角形由外上髁、鹰嘴突出和桡骨头组成(参见技术图1)。
- 又称中外侧入路、背外侧入路,更常见的是,"软点"入路,这个入路可以穿透肘肌,始终提供最佳的肱桡关节视野。

后外侧单入路双套管

- 后外侧单入路后外侧入路用于取代任何其他的后外侧入路。在某些情况下还可以仅使用一个入路进行肘关节镜检查。

外侧肱桡关节入路

- O'Driscoll 和 Morrey[9]描述了标准的中外侧入路,也称为外侧肱桡关节入路。由于空间的限制,该入路创建难度较大。
- 当使用非常小的刨刀时,可用于骨软骨炎处理与肱桡关节软骨损伤,这时最好使用这个入路。
- 使用18号针确定合适的入路位置(技术图4B)。

远端后外侧入路

- van den Ende K 等[13]描述远端后外侧入路为远端尺侧入路。
- 这个入路提供了更直接的垂直方式看到肱骨小头表面或肱骨小头骨软骨缺损,尤其适用于微骨折软骨成形术,以及骨软骨碎片固定和骨软骨移植。

要点与失误防范

准备	• 手术医生应熟悉肘部的结构和神经血管解剖 • 手术医生应在其经验范围内工作,并承认其局限性 • 必须有一个经过全面考虑的手术计划
神经血管风险	• 所有骨性标志和入路位置在开始前都已标出 • 所有皮肤切口的深度都是有限的 • 在建立前侧入路前,肘关节被液体最大限度地充满 • 前侧入路定位及关节囊切除时肘关节保持90° • 前侧入路应使用更多的近端入路 • 内侧肌间隔膜的位置必须确定,手术医生必须保持在其前方,同时创建近端前内侧入路 • 牵引器用于滑膜切除和关节囊切除时的可视化和保护 • 机械切除关节囊时避免吸引 • 以前的创伤或手术可能会改变神经血管结构的位置 • 尺神经半脱位可使神经直接位于近端内侧入路下方 • 区域麻醉后,很难评估直接血管损伤或间室综合征导致的术后血管损害
液体管理和组织肿胀	• 通过一个端流关节镜鞘、低压重力流和前臂压缩包裹限制液体外渗到软组织中的量

术后处理

- 伤口通常用简单的缝线缝合。
- 滑膜皮下瘘和滑膜皮肤瘘通常发生在后外侧沿肱三头肌腱外侧缘的入路[4]。
  - 深部可吸收缝线放置于外侧三头肌筋膜上,同时皮肤使用缛式缝合,会尽量减少这种并发症的风险。
- 除非所执行的操作有禁忌,否则肘部通常用夹板固定,尽量伸展,以减少肿胀。
- 手臂抬高过夜,第二天取出夹板。
- 条件允许时,就开始被动和主动活动度的练习。
- 对于进行挛缩松解手术的患者,在第2天早些时候可选择腋神经区域阻滞。
  - 肘部轻轻做一个完整的弧形运动,然后进入连续被动运动。
- 根据释放和肿胀的程度,以及疼痛的水平,患者住院时间为1～3天。
- 术后静态渐进性活动度支具及物理疗法也被用于康复运动。

并发症

- 据报道,关节镜检查肘关节术后神经并发症的发生率是0～14%[4]。
  - 短暂的、不完整的、完全永久的神经麻痹,包括医源性神经切除损伤,桡神经、尺神经和中位神经也有报道。
- Kelly等[4]回顾性分析了473例关节镜检查并发现整休并发症率为7%。
  - 短暂性神经失活是最常见的短暂轻微并发症,包括桡神经、尺神经、骨间后神经、骨间前神经和前臂内侧皮神经麻痹。
    - 危险因素包括自身免疫性疾病、挛缩、过长使用止血带等。
- 前外侧及外侧入路长时间清创或浆液性引流是最常见的次要并发症,据报道有5%的患者会出现这种情况。
- 深部感染发生率为0.8%,所有病例均发生在手术结束时接受关节内皮质类固醇治疗。
- 1.6%的患者术后发生轻度挛缩。

(仲飙 译,王海明 徐兵 审校)

参考文献

[1] Abboud JA, Ricchetti ET, Tjoumakaris F, et al. Elbow arthroscopy: basic setup and portal placement. J Am Acad Orthop Surg 2006; 14:312-318.

[2] Andrews JR, Carson WG. Arthroscopy of the elbow. Arthroscopy 1985;1:97-107.

[3] Field LD, Altchek DW, Warren RF, et al. Arthroscopic anatomy of the lateral elbow: a comparison of three portals. Arthroscopy 1994;10:602-607.

[4] Kelly EW, Morrey BF, O'Driscoll SW. Complications of elbow arthroscopy. J Bone Joint Surg Am 2001;83A:25-34.

[5] Lindenfeld TN. Medial approach in elbow arthroscopy. Am J Sports Med 1990;18:413-417.

[6] Lynch GJ, Myers JF, Whipple TL, et al. Neurovascular anatomy and elbow arthroscopy: inherent risks. Arthroscopy 1986;2:191-197.

[7] Marshall PD, Fairclough JA, Johnson SR, et al. Avoiding nerve damage during elbow arthroscopy. J Bone Joint Surg Br 1993; 75B:129-131.

[8] Miller CD, Jobe CM, Wright MH. Neuroanatomy in elbow arthroscopy. J Shoulder Elbow Surg 1995;4:168-174.

[9] O'Driscoll SW, Morrey BF. Arthroscopy of the elbow: diagnostic and therapeutic benefits and hazards. J Bone Joint Surg Am 1992; 74A:84-94.

[10] Poehling GG, Whipple TL, Sisco L, et al. Elbow arthroscopy, a new technique. Arthroscopy 1989;5:222-281.

[11] Stothers K, Day B, Regan W. Arthroscopy of the elbow: anatomy, portal sites, and a description of the proximal lateral portal. Arthroscopy 1995;11:449-457.

[12] Stothers K, Day B, Regan W. Arthroscopic anatomy of the elbow: an anatomical study and description of a new portal. Arthroscopy 1993;9:362-363.

[13] van den Ende KI, McIntosh AL, Adams JE, et al. Osteochondritis dissecans of the capitellum: a review of the literature and a distal ulnar porta. Arthroscopy 2011;27(1):122-128.

[14] Verhaar J, van Mameren H, Brandsma A. Risks of neurovascular injury in elbow arthroscopy: starting anteriomedially or anteriolaterally? Arthroscopy 1991;7:287-290.

[15] Woods GW. Elbow arthroscopy. Clin Sports Med 1987;6:557-564.

第24章 软骨损伤和剥脱性骨软骨炎的关节镜治疗
Arthroscopic Treatment of Chondral Injuries and Osteochondritis Dissecans

Marc Safran and Michael Kalisvaart

定义

- 剥脱性骨软骨炎（OCD）是一种进行性发展的骨软骨病，累及软骨下骨或其血供，它可发生于青少年各个不同关节。
- 膝关节是OCD最常累及的关节，但也可发生于肘关节的几个部位，包括桡骨头、肱骨滑车和肱骨小头（肘关节内最常见的发病部位）。
- 软骨下骨的损伤导致覆盖其上方的关节软骨失去结构性支撑，从而引起关节软骨以及深层骨质的变性和碎裂，常伴有游离体形成。
- OCD软骨下骨的组织病理学表现为骨坏死。
- 关节软骨损伤可能发生在肘关节的任何部位，尤其是受到创伤后。非关节炎性软骨损伤比较常见的发生部位包括桡骨小头和肱骨小头。

解剖

骨解剖

- 肘关节的解剖结构使其具有两种复杂的活动：屈伸和旋转。
- 肘关节内的肱尺关节近似一个铰链关节，其固定的旋转轴通过肱骨外上髁和肱骨内上髁偏前下方的连线。这一匹配良好的铰链关节几乎不允许其他轴向运动。
- 桡骨与尺骨近端以及肱骨远端的圆形肱骨小头同时相关节。肱桡关节和近端尺桡关节允许旋前-旋后动作（图1A）。肱尺关节则允许肘关节屈伸活动。
- 肱尺关节存在11°～16°的外翻。这导致外侧柱（肱桡关节）在轴向负荷时受到更大的压应力。

韧带解剖

- 肘关节的韧带主要由桡侧副韧带复合体和尺侧副韧带复合体组成。
  - 外侧或桡侧副韧带复合体提供内翻稳定性。这组韧带在运动员中很少受到牵拉损伤。
  - 尺侧和内侧副韧带复合体由3条韧带组成：前斜束、后斜束和横束。
- 尺侧副韧带复合体，尤其是前斜束韧带，是对抗如投掷活动时外翻应力的主要解剖结构，而肱桡关节是对抗外翻应力的次要解剖结构（图1B）。

骨内血管解剖

- 肘关节的肱骨外侧髁在生长发育期间有2条营养血管。
- 每条血管都延伸至肱骨滑车的外侧面，一条从近端进入关节软骨，另一条则从后外侧从关节囊的起始部位进入。
- 尽管2条血管相互交通，但并不与干骺端的脉管系统相

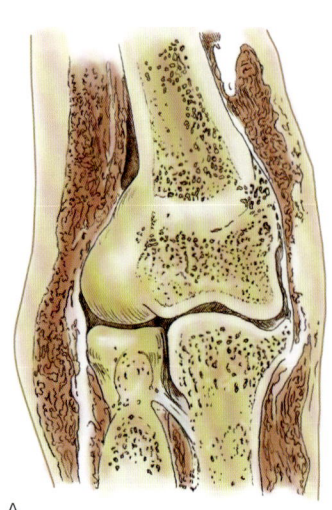

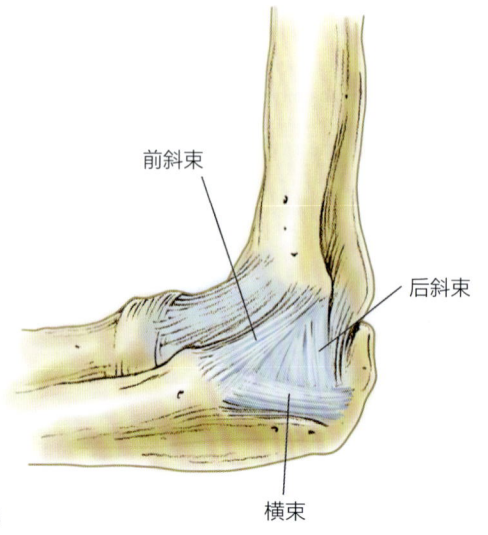

图1 A. 肘关节的剖面图显示圆形凸起的肱骨小头及与其相匹配凹陷的桡骨头。B. 肘关节内侧韧带复合体的解剖。尺侧副韧带复合体由3条韧带组成：前斜束、后斜束和横束。

交通。肘关节生长发育期间快速生长的肱骨小头骨骺的血供来自1或2条独立穿越骨骺并从骨骺后侧进入的血管。
- 这些血管的作用类似于穿过软骨骺到达肱骨小头的终末动脉。
- 长到约19岁时，干骺端的血管相互吻合成为肱骨小头主要血供，因此这个区域具有血管损伤的风险。

发病机制

- OCD的发病原因尚不明确且存在争议。
- OCD主要影响青少年的优势侧肢体，症状起始于11～16岁。
- 多数病例见于反复经受肘关节外翻应力和关节外侧压应力的高强度运动员（如过顶投掷运动员、体操运动员和举重运动员）。
- 通常损伤只影响部分肱骨小头。
- 遗传因素、创伤以及局部缺血被认为是可能的发病机制。
- 多数学者认为，OCD的基本发病机制是具有遗传倾向的，患者在肘关节发育中因反复轻微创伤引起血供减少，导致本就脆弱的血管受损。
- 肱骨小头不如桡小骨头坚硬。
- 反复轻微的创伤，如肘关节伸直时受到轴向负荷或关节因反复投掷所承受的外翻应力，会导致肱桡关节受到应力增加。
  - 这些外力造成的反复轻微的创伤可能会造成肱骨小头的软骨下骨强度减弱从而引起疲劳性骨折。
  - 软骨下骨结构的进一步削弱会导致骨修复失败以及部分骨质因缺血发生骨吸收。这与病灶周围常见的特征性骨质疏松性改变完全一致。
  - 发生改变的软骨下骨结构无法支撑其上方的关节软骨，使得关节软骨承受剪切应力的能力降低，最终发生关节软骨碎裂。
- 反复的轻微创伤会造成本就脆弱的肱骨小头终末动脉进一步受损，最终引起OCD。
- 尽管有文献报道存在易发生OCD的遗传体质，但目前并没有足够令人信服的证据说明OCD是一种遗传性疾病。该疾病在某些个体比较容易发生，或许存在一定的基因基础。

自然病程

- 肱骨小头OCD的自然病程无法预测。没有可靠的标准可以用来判断哪些损伤会发生软骨碎裂并遗留关节病变，哪些会自行愈合不留下任何后遗症。
- 通常只有当骨骺将要闭合时，损伤才有可能愈合。

- 如果没有发生愈合，损伤的部位已失去软骨下骨支撑的关节面会在经受反复的轻微创伤和剪切应力后，软骨下骨会进一步出现塌陷和形变，造成关节软骨受损、碎裂、关节面不匹配和游离体形成。
- 在重度病例中，可能会发生退行性改变伴有关节活动度丢失。

病史和体格检查

- 典型的OCD患者是肘关节经受反复外翻应力和外侧压应力的青少年运动员（如过顶投掷运动员、体操运动员和举重运动员）。
  - 患者的主诉通常是优势侧的肘关节外侧出现隐约发作，且无法精准定位的进行性疼痛。
  - 患病关节有一定的屈曲挛缩。
- 投掷运动员会提及投掷距离减少或投掷速度减慢，或两者兼有。
- 先兆性疼痛并不总是出现。
- 通常疼痛症状在活动时加重，休息后有所减轻。
- 在一些软骨碎片不稳定或已经变成游离体的重度病例中，可能会出现肘关节交锁、弹响或锯夹等症状。
- 体检方法：
  - 检查时，对肱桡关节进行触诊，可有压痛及弹响。
  - 关节积液意味着关节内激惹，关节内可能存在不稳定的OCD损伤或游离体。
  - 肘关节肿胀时要注意触诊后外侧沟（软点）。
  - 活动度测量时可发现关节弹响。
  - 常见伸直丢失10°～20°，也可出现屈曲和前臂旋转活动轻度受限。旋前活动度受限并不常见。
  - 激发试验包括肱桡关节活动挤压试验，它是在肘关节完全伸直位时做前臂旋前旋后动作从而重现相应症状。
- 检查者可通过挤牛奶、改良挤牛奶、外翻应力和活动外翻应力试验等方法排除那些由于尺侧副韧带功能不全而造成的肱桡关节过度负荷。

影像学和其他诊断性检查

- OCD的影像学检查首选X线：正位、侧位和斜位，尤其是肘关节屈曲45°的正位片，能较好地观察关节内病损。
- X线可以显示肱骨小头病变的典型表现：异常透亮影（图2A）或骨质疏松（图2B），并能显示出关节面不规则或变平。
- 损伤最常见的表现为局部可透光的环形病灶合并周围骨质硬化带，以及肱骨小头前外侧的骨质疏松。

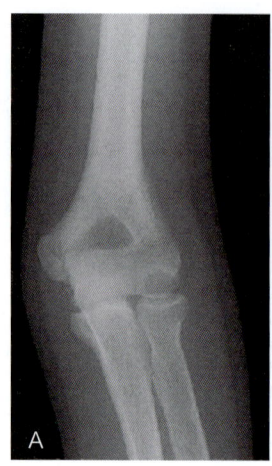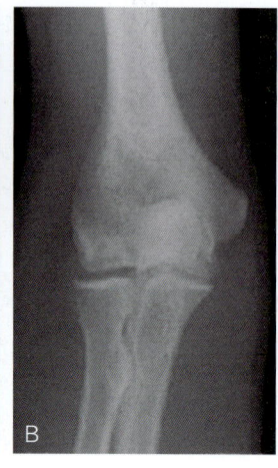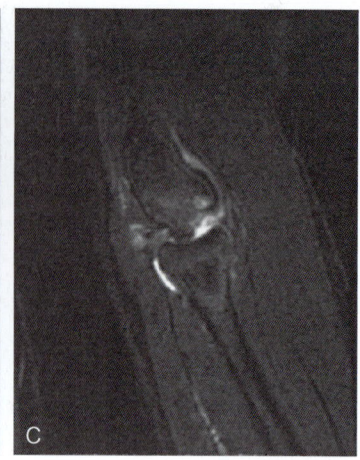

图2　A．15岁棒球投手的优势侧肘关节X线，显示肱骨小头OCD，骨床的缺损和硬化清晰可见。B．一名罹患OCD的15岁体操运动员的肘关节斜位片，肱骨小头的骨软骨损伤表现为局部骨质疏松。C．一名棒球投手的肘关节MRI，OCD损伤表现为表面的关节软骨缺损和游离体形成。

- 但X线无法显示骨软骨的早期损伤，对单纯软骨损伤的诊断价值不大。
- 重度病例可见软骨表面塌陷、游离体形成、软骨下骨囊肿形成、桡骨小头增大及骨赘形成等现象。
- 对OCD的进一步影像学诊断包括MRI，有时也可采用超声或者骨显像。
- MRI对评估OCD病灶上方软骨表面的完整性、诊断早期OCD及明确游离体等尤其有效（图2C）。
- 是否需要增强磁共振关节造影仍存在争议。这项技术对关节软骨的状况及明确游离体可能提供更多有价值的信息。
- 骨显像对判断OCD损伤局部的成骨细胞活性和局部血流的增加十分敏感。但是特异性较差，诊断价值有限。
- CT能够明确骨性结构情况和游离体。
- 超声有助于评估肱骨小头损伤，包括疾病早期变化，但是对于经验及技术要求较高。

鉴别诊断

- Panner病。
- 感染。
- 肱骨外上髁炎。
- 肱骨外上髁疲劳性损伤。
- 桡骨小头骨软骨病。
- 桡骨小头或桡骨颈损伤。
- 尺侧副韧带损伤所致的肱桡关节过度负荷或关节软骨软化。
- 肘关节后外侧旋转不稳定。

非手术治疗

- 根据患者的年龄、症状、病灶部位及疾病阶段，尤其是软骨表面完整性来选择保守还是手术治疗。
- 肘关节OCD的治疗目标是避免病灶发展、骨软骨损伤分离及关节软骨的退变。
- 年轻（骨骺未闭）的运动员如果病灶小且没有移位，并且关节软骨完整没有剥离，最好采用保守治疗，包括适当休息、调整活动、冰敷及口服非甾体抗炎药，特别是当骨扫描显示病灶存在成骨活动。
- 调整活动方式包括避免患肢做投掷运动和负重动作。
- 短期制动（<2～3周，根据症状）亦可酌情运用。
- 在10～12周再次摄片，以监测愈合情况。
- 调整活动应持续至X线可见再血管化和出现愈合迹象为止。
- OCD的X线表现可持续数年，保守治疗后运动员是否能够恢复体育运动，主要的依据是症状是否得到改善。
- 多数患者能在保守治疗后6个月恢复运动。

手术治疗

- 手术指征包括经保守治疗后症状持续不缓解、骨关节软骨病灶移位、产生症状的关节内游离体、关节软骨骨折及骨扫描未见浓聚表现。
- 术者须对病损范围、剥脱软骨的移位程度和再生潜力进行评估，并由此决定术中清除剥脱软骨或手术原位修复固定。
- 多数剥脱软骨无法固定回原位，多在清理关节时予以清除。

- 关节镜下行软骨打磨成形或软骨下钻孔可促进愈合。
- 尽管几乎所有患者的症状会有所改善，但仍有半数左右的患者会遗留慢性疼痛或活动受限。
- 通常多数运动员无法恢复至先前的运动水平。
- 对于关节软骨完整、病灶稳定的患者，手术指征是依据X线显示病灶进行性发展，或者经6个月的保守治疗后症状无明显改善。
  - 必要时选择关节镜检查、清理、钻孔或微骨折（伴或不伴原位钢针固定）都是治疗OCD的常见手术方法。
- 对于稳定性差的病灶，如关节软骨碎裂、软骨下骨塌陷或游离体形成则需要手术治疗。
  - 这些软骨损伤通常为瓣样损伤，在X线上多有比较严重的特征性表现（边界清楚的软骨碎片，同时周边有骨质硬化）。
  - 对于单个软骨碎片究竟是做清除还是复位固定（开放手术或关节镜下）尚有争论。多数学者建议对于剥脱的软骨片应予以切除，再行钻孔或微骨折手术。
- 术前应重点关注：病灶的范围和碎片的完整性（即再生能力）、病灶部位软骨下骨的结构及骨床的条件、关节面潜在的解剖再生能力，以及准备固定应采取的方法。
- 内固定可采用金属螺钉、可吸收螺钉或针、普通克氏针、骨钉或动力性骑缝钉。
- 已有报道采用自体或异体骨软骨柱移植治疗较严重的病灶，但此项技术经验十分有限，目前建议使用该方法的是治疗肘关节外侧柱的病灶。

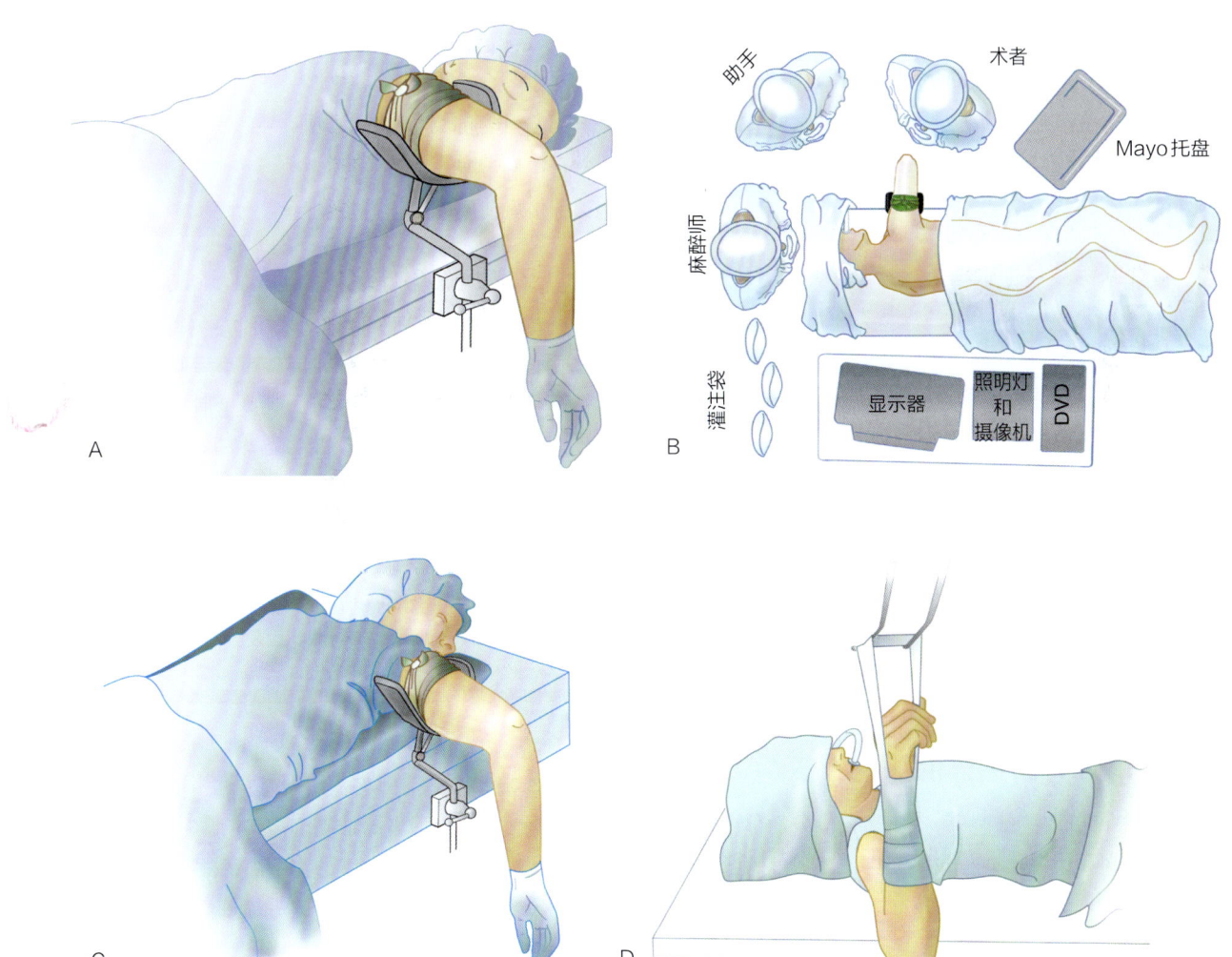

图3　A. 取侧卧位的肘关节手术，患肢已安置止血带。B. 侧卧位术中手术室的布置。C. 患者可取俯卧位。这是较为常用的体位，特别有利于后间室的操作，手术室的布置和术者的术中取位与侧卧位相同。D. 患者取仰卧位，有时术者较喜欢这个体位，因为可以比较容易地转为开放性手术，也易于麻醉，但该体位的后间室操作相对困难。

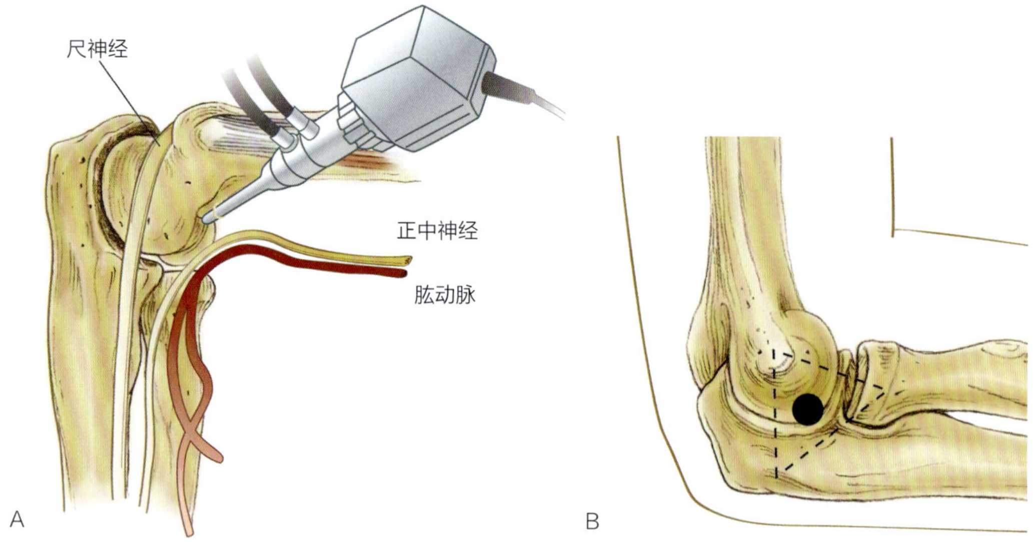

图4 A. 肘关节术中经由前内侧近端入路直接观察肱骨小头前份和桡骨头。B. 外侧"软点"入路位置。

术前计划

- 术前MRI检查，最好是增强MRI，有助明确关节软骨的完整性，从而决定是否做关节清理、游离体清除，是否需钻孔或是采用更为复杂的术式，如复位内固定或软骨移植。
  - 关节MRI还能明确游离体数量和位置（如肘关节前间室或后间室）（见图2C）。
- 回顾所有的影像学资料。
- 麻醉下检查患侧肘关节的活动度和韧带稳定性，特别是外翻松弛，对运动员而言尺侧副韧带的损伤会加大肱桡关节的负荷。

体位

- 肘关节镜手术可以在仰卧位、侧卧位或俯卧位下进行（图3）。
- 多数术者倾向于俯卧位，易于操作和进入肘关节，同时也避免了仰卧位使用手指牵引装置，降低无菌术野被污染的风险。
- 患者的胸、膝、足、踝部都应放置软垫。
- 上臂置于搁手架上。
- 消毒铺巾后使用无菌止血带。

入路

- 所有患者手术开始阶段的入路准备都是一样的。
  - 采用近端前内侧、近端前外侧和两个后侧通道作为诊断性关节镜检查，由此保证对整个肘关节做出全面评估，不会遗漏任何游离体。
- 经由近端前内侧通道可以观察肱骨小头（图4A），观察的同时让肘关节做全幅度的屈伸活动。
- 外侧入路（有时称为软点入路）用于直接进入肱桡关节，并由此进一步明确OCD和软骨损伤的程度（图4B）。

关节镜下清理和游离体清除

- 肘关节镜术可以取俯卧位（高资历学者偏爱的体位）、侧卧位或仰卧位，经近端内侧入路观察肱骨小头。
- 必须探查整个肘关节寻找游离体。
  - 近端前内侧入路。
  - 近端前外侧入路。
  - 后正中入路。
  - 后外侧入路。
  - 外侧入路。
- 游离体经常位于：
  - 上尺桡关节前方或者关节间沟内。
  - 尺骨鹰嘴窝或者后侧间室的沟槽内，特别是外侧沟。
- 经前内侧入路观察肱骨小头时，可经近端前外侧入路进行器械操作（包括刨刀、磨钻、抓钳和刮匙等）。
- 屈伸肘关节可以帮助更好地观察肱骨小头。
- 游离体及软骨碎片可以经前侧入路取除（技术图1A、B）。
- 接着，镜头更换至后侧入路并寻找游离体。

- 外侧入路("软点"入路)用于全面评估肱骨小头。
  - 此入路对于评估病灶的严重程度及彻底清理、移除游离体是必需的。
  - 通常,经此入路可以发现游离体。
- 游离体和剥脱的、碎裂的软骨可以用刨刀、抓钳和咬骨钳予以清除(技术图1C)。

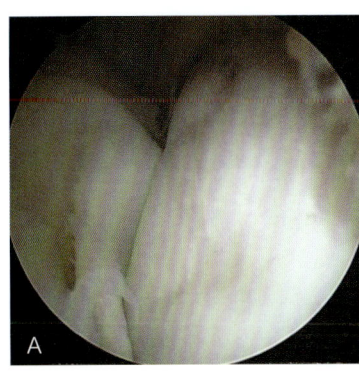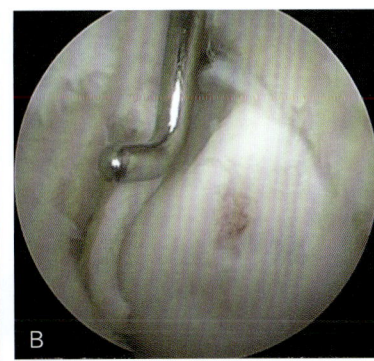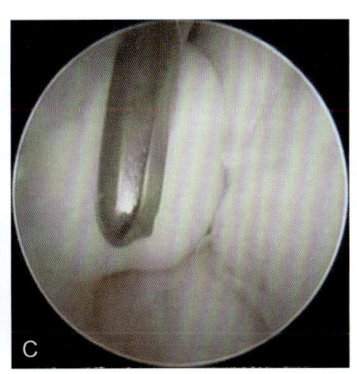

技术图 1 肱骨小头 OCD。A. 经近端前内侧入路观察可见肱骨小头(左侧)软骨瓣状剥脱,以及轻度变形的桡骨小头(右侧)。B. 同一患者的肱骨小头,探钩示瓣样软骨剥脱。C. 由外侧入路作为观察窗,用抓钳清除游离体。

微骨折和关节打磨成形

- 如果OCD碎片游离无法原位固定,则采用微骨折和关节打磨成形技术以期刺激原病损部位的纤维软骨生长。
- 刺激纤维软骨重建的原理基于:来自骨髓的多能干细胞长入并形成局部的血凝块。
- 根据治疗膝关节软骨损伤的经验,彻底清除不稳定和受损的软骨,保护病灶部位的软骨下骨。
- 肘关节镜可以取俯卧位(高资历学者喜欢的体位)、侧卧位或仰卧位,采用近端内侧入路观察肱骨小头。
- 探查肘关节需要4个标准入路,同时加做外侧入路寻找游离体。
- 经前内侧入路观察肱骨小头时,可经近端前外侧入路进行器械操作(包括刨刀、磨钻、抓钳和刮匙)。
- 屈伸肘关节以帮助增加肱骨小头的观察视野。
- 镜下采用刨刀或磨钻或手动使用刮匙和咬骨钳等器械清理病灶区。
- 然后将关节镜转至后侧入路寻找游离体。
- 外侧入路(软点入路)用于全面评估肱骨小头。
  - 此入路对于评估病灶的严重程度及彻底清理、移除游离体是必需的,并且便于对骨床进行微骨折的操作。
- 打磨成形经前外侧入路或外侧入路完成,使用高速刨刀或磨钻进行操作。
- 对于软骨损伤,关节打磨成形去除硬化的软骨,将软骨下骨轻轻磨去一层,直至局部病灶渗血,该项技术的关键在于切勿磨得太深以至于磨到骨松质。
- 如果OCD仅是软骨层膨起而且表面不完整,则只是轻微打磨,去除小部分的软骨直至渗血即可。
- 如果OCD或者软骨损伤造成下方的骨床裸露,可以采用微骨折技术或钻孔技术使病灶位置渗血。微骨折技术理论上比钻孔技术损失更少的骨组织且不产生热损害。
- 微骨折技术在骨床上每隔3~4 mm用骨锥打入骨质约4 mm深;钻孔技术采用0.062 in(1.57 mm)的克氏针进行钻孔(技术图2)。
- 如果前外侧入路或者外侧入路无法保证微骨折或钻孔的方向,则根据解剖情况,用腰椎穿刺针由外向内另做一个入路。

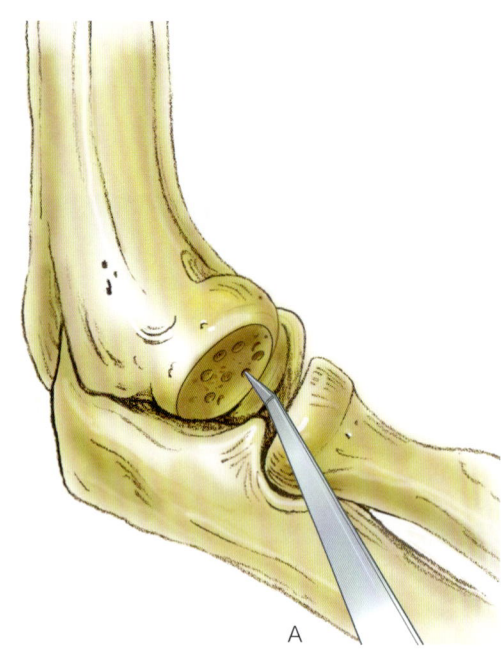
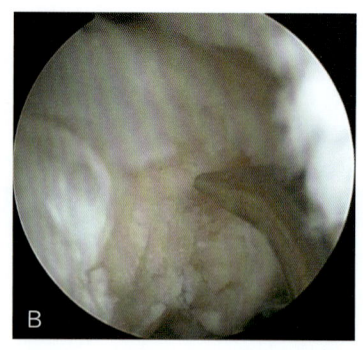

技术图2　A. 微骨折技术治疗肱骨小头病变，在肱骨小头上每隔约4 mm做4 mm深的小孔。B. 以外侧入路作为观察口拍摄的术中照片，OCD的硬化骨被去除后，用骨锥在病灶周边用微骨折技术打孔。

钻孔技术治疗表面完整的OCD损伤

- 如果OCD表面的软骨完整，可采用钻孔技术促进其愈合，尽管在多数情况下并不都需要。
- 钻孔技术的诀窍在于避免损伤OCD表面的软骨层，因而有些医生为了避免损伤关节软骨采用由外向内的技术，但是也有医生选择直接在关节内钻孔，这会穿过关节软骨层。
- 肘关节镜可以取俯卧位（高资历学者喜欢的体位）、侧卧位或仰卧位，采用近端内侧入路观察肱骨小头。
  - 探查肘关节需要4个标准入路，同时加做外侧入路寻找游离体。
- 经前内侧入路观察肱骨小头时，可经近端前外侧入路进行器械操作（包括刨刀、磨钻、抓钳和刮匙等）。
- 屈伸肘关节可以帮助更好地观察肱骨小头。
- 更换镜头至后侧入路并寻找游离体。
- 接着从外侧通道（"软点"通道）全面评估肱骨小头。
- 可以通过直视下判断或探钩触诊判断OCD病灶是否表现为关节软骨完整、软骨下骨软化、软骨纤维化或者软骨变性（技术图3），或者术中透视帮助判断。
- 钻孔需同时穿透软骨和硬化的软骨下骨以期促进骨愈合。
- 对于完整的关节软骨，应尽可能少地穿过，但是又要尽量多地对软骨下骨进行钻孔。
  - 为此，可通过单个（或多个）软骨孔，依靠调整钻头角度对软骨下骨多次钻孔。
- 钻孔技术采用0.062 in（1.57 mm）的克氏针进行钻孔。
- 如果前外侧入路或者外侧入路无法保证微骨折或钻孔的方向，则根据解剖情况，用腰椎穿刺针由外向内另做一个入路。

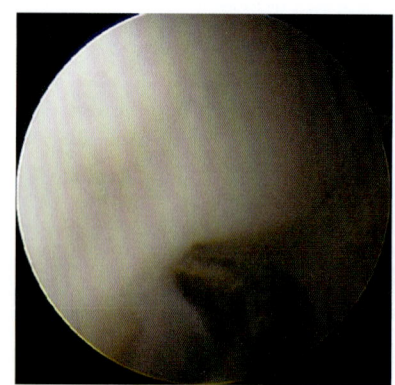

技术图3　从外侧入路观察OCD病灶，可见完整的关节软骨。由于缺少软骨下骨的支撑，探钩触及软骨可致其形变。

钻孔技术治疗关节软骨完整的OCD损伤：由外向内技术

- 对于关节软骨完整的OCD损伤，钻孔技术可促进其愈合。
- 为避免损伤关节软骨，有些术者采用由外向内技术，而有些则在关节内透过关节软骨钻孔，关键在于避免损伤OCD膨起的软骨。
- 肘关节镜可以取俯卧位（高资历医生喜欢的体位）、侧卧位或仰卧位，采用近端内侧入路观察肱骨小头。
  - 探查肘关节需要4个标准入路，同时加做外侧入路寻找游离体。
- 经前内侧入路观察肱骨小头时，可经近端前外侧入路进行器械操作（包括刨刀、磨钻、抓钳和刮匙等）。
- 屈伸肘关节可以帮助更好地观察肱骨小头。
- 更换镜头至后侧入路并寻找游离体。
- 接着从外侧入路（"软点"入路）全面评估肱骨小头。
- 可以通过直视下判断或探钩触诊判断OCD病灶是否表现为关节软骨完整、软骨下骨软化、软骨纤维化或者软骨变性（技术图3），或者术中透视帮助判断。
- 术中透视可用于辨认病灶。
- 使用膝关节前叉定位器或者后叉的股骨定位器帮助钻头从外向内导向肘关节的病灶。
- 根据病灶位置，从肱骨外上髁近端前侧或肱骨远端后方钻孔。
- 在关节外钻孔位置做一个小切口，钝性分离至骨面。
- 采用0.062 in (1.57 mm)的克氏针对病灶进行钻孔，镜下或者透视确认没有损伤关节软骨。
- 克氏针应多次多角度对病灶进行钻孔以促进病灶愈合。

内固定

- OCD的软骨碎片未完全游离，或完全游离但形态完整，且软骨下带有的骨量较多，应考虑复位后固定。
- 内固定原则是将软骨固定到骨床上，促进病灶愈合。
- 肘关节镜可以取俯卧位（高资历医生喜欢的体位）、侧卧位或仰卧位，采用近端内侧入路观察肱骨小头。
- 如果部分游离的软骨块需要固定，则可能需要切开关节囊，根据高资历医生的经验取侧卧位会使手术更易操作。
- 探查肘关节需要4个标准入路，同时加做外侧入路寻找游离体。
- 经前内侧入路观察肱骨小头时，可经近端前外侧入路进行器械操作（包括刨刀、磨钻、抓钳和刮匙等）。
- 屈伸肘关节可以帮助更好地观察肱骨小头。
- 镜下采用刨刀和磨钻或手动使用刮匙和咬骨钳等器械清理病灶区。
- 镜头更换至后侧通道并寻找游离体。
- 接着从外侧入路（"软点"入路）全面评估肱骨小头。
  - 此入路对于评估病灶的严重程度及彻底清理、准备骨床是必需的。
- 将瓣样软骨块或游离软骨块拨开，清理其下方的硬化骨和纤维组织（技术图4A），对骨床需钻孔以促进愈合。
- 打磨成形主要经前外侧或外侧入路完成，使用高速刨刀或磨钻或克氏针完成，避免打磨丢失过多骨质。
- 将瓣状软骨块复位至原骨床。
- 可用带螺纹的克氏针或普通克氏针对病灶做逆行固定，克氏针由内向外从肱骨外上髁打出并在之后的操作中拔除（技术图4B、C）。
  - 克氏针的末端应埋在关节软骨下方，避免克氏针进入关节腔。
- 另外也可以选择可吸收克氏针或可吸收螺钉用于固定（技术图4D）。
- 有些术者选择金属螺钉内固定。这些螺钉可以是无头螺钉，埋在关节软骨下；如果选择加压效果更好的普通螺钉固定，日后需要取出。
- 如果前外侧或外侧入路无法让微骨折或钻孔技术的器械获得满意的操作角度和空间，可以根据解剖情况，用腰椎穿刺针由外向内另做一个入路。
- 行关节清理或内固定可能需要切开关节囊。

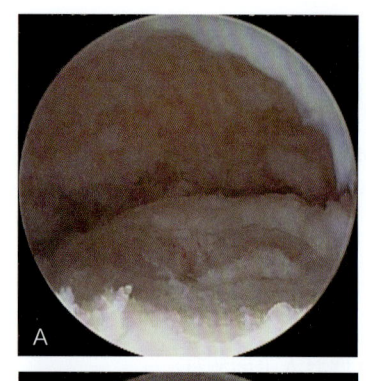
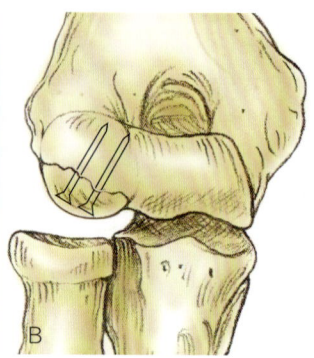
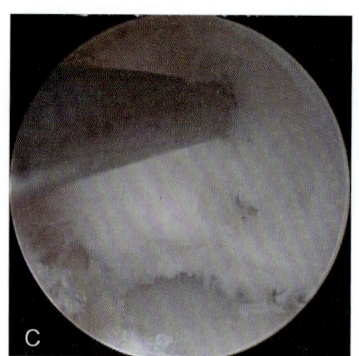
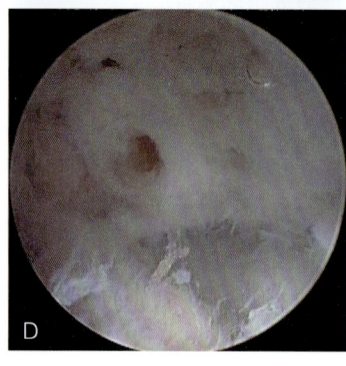

技术图4　肱骨小头OCD。A. 图上方是肱骨缺损部位，图下方显示骨软骨碎片像暗门一样打开。纤维组织清理（已完成）并做好骨软骨碎片修复或固定的准备。B. 克氏针或者螺钉用作内固定的示意图。C. 碎片已复位，并用克氏针临时固定。D. 用可吸收螺钉固定已复位的骨软骨碎片（使用3枚可吸收螺钉固定）。

自体骨软骨移植

- 如果OCD碎片游离无法复位固定，病灶表现为火山口样骨软骨缺损，尤其累及肱骨外侧柱时，则考虑使用自体骨软骨栓移植，用于减轻病灶边缘软骨的压力性负荷，并由此恢复关节外侧柱的支撑。
- 骨软骨栓取自膝关节，移植到肱骨小头。
- 肘关节镜可以取俯卧位、侧卧位或仰卧位，采用近端内侧入路观察肱骨小头。因为从膝关节取自体骨软骨及植入骨软骨需要切开关节囊，所以更推荐仰卧位。
- 探查肘关节需要4个标准入路，同时加做外侧入路寻找游离体。
- 经前内侧入路观察肱骨小头时，可经近端前外侧入路进行器械操作（包括刨刀、磨钻、抓钳和刮匙等）。
- 屈伸肘关节可以帮助更好地观察肱骨小头。
- 可能需要建立后侧或者外侧入路。
- 肘关节前方做切口，指总伸肌和桡侧腕长/短伸肌之间的间隙进入，暴露肘关节前方的关节囊，并将其切开。
- 在肘关节充分屈曲后，在关节后方做纵行切口，分离肘肌和后方关节囊，暴露OCD损伤。
  - 后外侧Kocher入路由肘肌和尺侧腕伸肌之间的间隙进入，避免损伤外侧韧带复合体，由此入路可显露后侧肱桡关节。
- 使用适宜的骨软骨移植器械。
- 评估病灶大小，明确需要采集的自体骨软骨的大小和数量，不需要100%覆盖受损区域。
- 用骨软骨移植的器械工具在病灶位置建立准备植入的骨软骨栓的受植孔。
- 有时因为病灶位置骨床硬化，使用骨软骨移植的磨钻建立受植孔比较困难，可以使用空心钻建立受植孔。
- 在植入自体骨软骨栓之前，先在受植孔底部钻孔以刺激骨髓而促进骨愈合。
- 膝关节镜下或者小切口在股骨髁间凹或是膝关节非负重的股骨外上髁位置采集自体骨软骨栓，长度约10 mm。
- 报道这一技术的文献较少，有些采用3.5 mm大小的多个骨软骨栓的移植技术，有些采用单个较大骨栓的移植方法。
- 受植孔的深度可以用测深器或者标尺测量。
- 自体骨软骨栓的大小需要与受植孔的大小相匹配。
- 自体骨软骨栓的软骨面需要与正常的软骨面相平齐。
- 虽然自体骨软骨移植无法覆盖100%的病灶，但是有必要覆盖到80%~90%的面积。

要点与失误防范

神经损伤	• 对于肘关节镜手术,不论是OCD还是其他疾病,最大的风险是损伤神经。掌握肘关节周围神经解剖,尤其是关节镜入路的相关解剖是至关重要的。近端内侧和近端外侧入路的前侧是最安全的。向关节内注水,切开皮肤后,钝性分离至关节,这对于减少医源性损伤很有帮助
关节镜外侧入路	• 掌握外侧入路是治疗肱骨小头关节软骨和软骨下骨病变的关键,经此入路可以清楚地观察桡骨小头和肱骨小头的后侧。外侧入路也是找到关节软骨形成的游离体的唯一入路。缺少此入路无法对OCD损伤做全面的分析和评估
转为切开术式	• 有时候因为滑膜阻挡或缺乏足够的操作空间使得观察病灶十分困难。如果观察或内固定在镜下不易完成,为了降低难度可以转做切开手术。是否转为切开的标准是根据术者的经验,以及能否舒适地操作关节镜

术后处理

- 肘关节镜下清理或镜下清除游离体后:
  - 鼓励患者早期活动锻炼以避免关节活动度丢失。早期目标还包括减轻肿胀、疼痛及避免肌肉萎缩。
  - 恢复完全的关节活动度及软组织肿胀基本消退后,功能锻炼的重点除关节活动度训练外还应该增加肌力训练和耐力训练。以上康复方案在术后2周开始。
  - 术后4周,运动员可以开始恢复功能性训练,进一步恢复力量、耐力和柔韧性。但有学者认为OCD患者若合并软骨缺损则不适合继续从事体育运动,因为可能有加重肘关节退变的风险。
- 若术中在病灶区域钻孔治疗,则患者应延迟恢复运动直至术后3~6个月,且前提是X线上可见软骨表面完整或有明确愈合的证据。
- 做微骨折或内固定术后:
  - 鼓励活动度训练,但部分临床医生建议将患者的肘关节保持内翻位,用可屈性铰链式支具固定,以减轻肱桡关节的应力。
  - 部分临床医生认为需要加用CPM训练,使得更好地营养关节软骨,避免微骨折的血凝块或内固定术后软骨表面因愈合所引起的关节粘连。这类患者的术后康复计划在术后6周内不做肌力训练。
  - 恢复体操运动或过顶投掷运动需要在术后6个月之后。
- 自体软骨移植术后:
  - 术后2周内石膏或支具制动关节。
  - 术后第3周开始活动度训练。
  - 术后3个月开始肘关节和前臂的力量训练。术后6个月开始过顶投掷训练,术后10~12个月恢复正常训练。

预后

- 鉴于缺乏公认的分类系统,报道的病例数有限,发病年龄、症状和病灶大小、部位、关节稳定性及病灶的潜在再生能力等多方面具有差异性,文献对OCD保守或手术治疗的随访结果很难进行比较和分析。而且,OCD的诊断影像学方法、手术技术及随访时间在有限的文献中也有很大的差异。
- 文献中可以得出比较一致的建议是术后限制患者肱桡关节的高应力负荷(即便治疗相当成功),以避免良好的短期治疗效果恶化。所以建议大多数棒球投手改打其他位置,建议体操运动员不宜继续参加高水平的竞赛。
- OCD的保守治疗效果并不都能取得令人满意的结果。
- Takahara等[6,7]研究结果显示对早期OCD采取了保守治疗做了平均5.2年的随访,半数以上患者活动时仍有疼痛,不足一半的病灶在影像学上的表现有所改善。
- 手术治疗也并不都能取得良好的治疗效果。
- Bauer等[1]的研究是肘关节OCD治疗文献报道中随访时间最长的,其对31位肱骨小头OCD患者(23例做了病灶清理或游离体摘除)随访了23年。结果显示,大多数患者有活动度的丢失(屈曲度平均丢失9°,伸直2°,旋前-旋后6°),且活动时仍有疼痛。影像学显示61%的患者有肘关节退行性改变;58%的桡骨头可见骨性增大。
- McManama等[4]的结果共包括14位肱桡关节OCD损伤的青少年患者,经由外侧入路做了病灶清理,平均随访2年。文中未对病灶大小做出说明,93%的患者获得了优良的治疗效果。
- Jackson等[3]治疗了罹患OCD的10位女性体操运动员,对其做了软骨刮除、钻孔及游离体清除,术后平均随访3年。结果显示所有患者症状减轻,但仅有一位患者重返竞技赛场,且运动时仍旧伴有不适感。在随访终末期,伸肘活动平均丢失9°,此结果与其他文献报道基本一致。

- Ruch等[5]对12位OCD青少年仅做关节镜下清理,平均随访3.2年。肘关节屈曲挛缩平均改善13°(术前挛缩23°至术后挛缩10°)。所有患者术后X线片显示有肱骨小头的重塑改变,但大约有42%的患者合并有桡骨小头增大。92%的患者对治疗效果满意,没有遗留任何症状。但值得注意的是有5位患者(42%)的外侧关节囊可见三角形撕脱碎片(X线上可见,但关节镜下未见),这种情况被认为与主观上认为治疗结果不佳在统计学上有显著相关性。
- Baumgarten等[2]研究治疗罹患OCD的16位患者(17个肘关节),术后平均随访4年(24~75个月)。结果表明肘关节屈曲挛缩平均改善14°,大约24%的患者仍有疼痛症状,9位棒球手中的7位(78%)和5位体操运动员中的4位(80%)重返赛场。没有患者进展为肘关节退行性疾病。

并发症

- 无论采取手术治疗还是保守治疗,OCD的并发症包括屈曲挛缩、肘关节疼痛、骨关节炎和运动功能无法恢复至运动水平。
- 采取保守治疗的OCD可能会出现肘关节游离体。
- 手术治疗,尤其是关节镜手术,有损伤神经的风险,其原因是关节镜手术的常用入路非常靠近神经结构。

(仲飙 译,王海明 徐兵 审校)

参考文献

[1] Bauer M, Jonsson K, Josefsson PO, et al. Osteochondritis dissecans of the elbow: a long-term follow-up study. Clin Orthop Relat Res 1992;284:156-160.

[2] Baumgarten TE, Andrews JR, Satterwhite YE. The arthroscopic classification and treatment of osteochondritis dissecans of the capitellum. Am J Sports Med 1998;26:520-523.

[3] Jackson D, Silvino N, Reimen P. Osteochondritis in the female gymnast's elbow. Arthroscopy 1989;5:129-136.

[4] McManama GB Jr, Micheli LJ, Berry MV, et al. The surgical treatment of osteochondritis of the capitellum. Am J Sports Med 1985;13:11-21.

[5] Ruch DS, Cory JW, Poehling GG. The arthroscopic management of osteochondritis dissecans of the adolescent elbow. Arthroscopy 1998;14:797-803.

[6] Takahara M, Ogino T, Fukushima S, et al. Nonoperative treatment of osteochondritis dissecans of the humeral capitellum. Am J Sports Med 1999;27:728-732.

[7] Takahara M, Ogino T, Sasaki I, et al. Long-term outcome of osteochondritis dissecans of the humeral capitellum. Clin Orthop Relat Res 1999;363:108-115.

第25章 肘关节外翻伸直过度负荷的关节镜治疗

Arthroscopic Treatment of Valgus Extension Overload

Jonathan H. Capelle and Larry D. Field

定义

- 肘关节外翻伸直过度负荷(VEO)常见于过顶投掷的运动员,其内侧间室牵张,外侧间室压缩,后间室撞击[5,7]。

解剖

- 肘关节的骨性结构在屈肘<20°和>120°时是对抗内外翻的主要稳定结构。
  - 在20°~120°范围内,即大多数体育活动的活动度,软组织成为主要的稳定结构。
- 尺侧副韧带(UCL)是限制外翻的主要结构。
  - UCL包括前束、后束和横束。
  - 前束进一步细分为前部和后部条索,两者之间有互补的功能(图1)。
- UCL强度不足可以较为轻微,研究显示切断UCL前束可分不同的三度损伤[3]。

发病机制

- 典型的VEO发生于重复过顶活动的运动员,最为常见的是棒球运动的投手。重复的投掷活动的动能很大一部分为肘关节外翻应力。导致的微创伤和不完全的修复可引起UCL变得纤弱。
- UCL失效导致肘关节异常的外翻运动,从而影响肘后关节高限制性的运动。
- 这可导致尺骨鹰嘴后内侧与对应的鹰嘴窝部位之间发生撞击。
- 慢性的骨性撞击可导致软骨损伤,以及后间室的骨赘和游离体形成(图2)[2]。

自然病程

- 迄今还未有研究报道该疾病的自然病程。
- 一般认为慢性撞击和VEO可导致尺骨鹰嘴后内侧骨赘形成,继而引起尺神经的激惹、丧失伸肘活动度及肘后间室的关节炎。

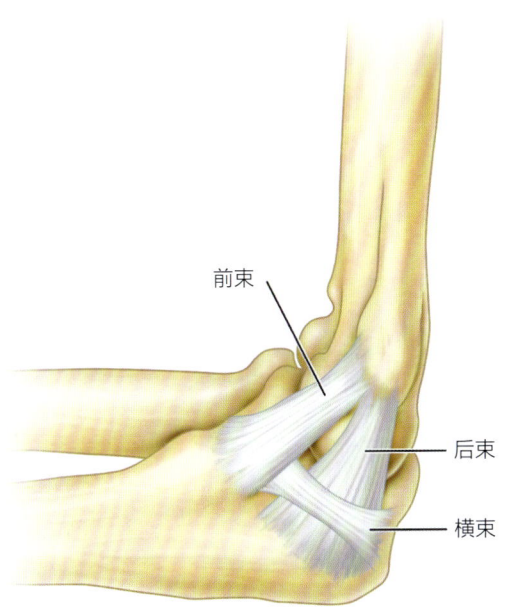

图1 UCL由3部分组成:前束、后束和横束。前束可以再分为前部和后部。

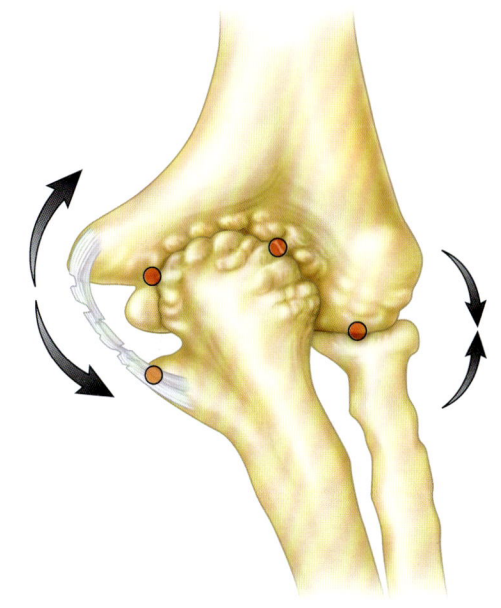

图2 VEO。内侧间室牵张外侧间室加压并伴随UCL变弱,最终导致尺骨鹰嘴内后侧的撞击。

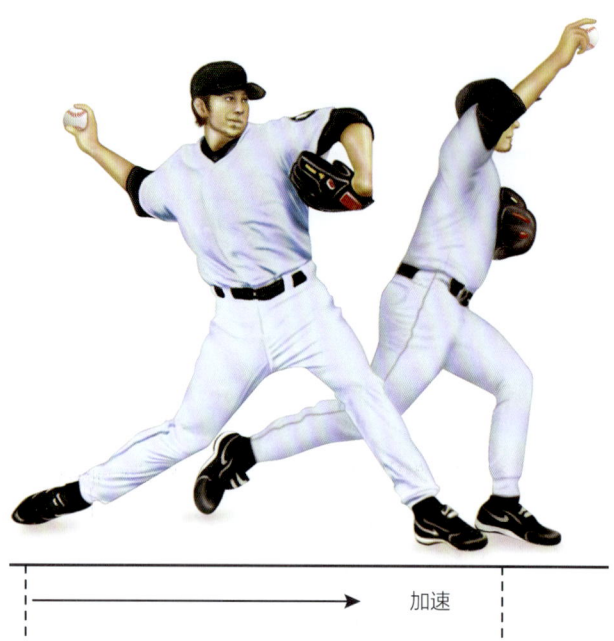

图3 投掷运动员承受VEO常常会主诉在投掷过程的加速期和后续期疼痛。

病史和体格检查

- 患者常会主诉伸肘受限,并且肘后和后内侧疼痛。
- 投手会反映投球的控制和/或速度降低,以及投球加速后期和随球阶段的早期有疼痛感(图3)。
- VEO的体格检查应包括下列内容:
  - VEO试验:操作者使患者模拟投掷过程引发撞击,再现肘后疼痛症状。
  - 外翻应力试验:施加肘关节外翻应力后肘内侧间隙增大,并失去外翻终止点,或者UCL强度较弱引发的疼痛。
  - 挤奶试验:该试验引发疼痛、恐惧感,或者不稳,提示UCL强度不足。
  - 尺骨鹰嘴后侧撞击。
  - 肘关节活动度:可显示有游离体,软骨软化,或者骨赘形成;屈曲挛缩提示既有可能骨赘撞击,又有可能前方关节囊挛缩。
- 肘关节检查也应评估引起肘内侧问题的其他原因,如单纯的UCL损伤、尺神经病损、肱骨内上髁炎及屈肌旋前圆肌断裂等。

影像学和其他诊断性检查

- X线平片的正侧位可显示尺骨鹰嘴后侧骨赘(图4A)。
  - 一些研究者也建议拍摄尺骨鹰嘴轴位片(图4B)。
- 由于X线平片无法确认软骨损伤、软组织损伤及常被低估的游离体形成,MRI和CT也常用于诊断。
  - 存在UCL潜在撕裂时MRI也是重要的检测手段(图4C)。

鉴别诊断

- 单纯UCL损伤。
- 内上髁炎。
- 屈肌旋前圆肌断裂。
- 尺神经病变。

非手术治疗

- 在建议手术前,患者应行3~6个月的保守治疗。
- 这一期间的治疗目标是无痛的完全活动幅度,查体无疼痛和压痛,以及满意的肌肉力量、体力和耐力。
- 早期的保守治疗是休息1~3周,以使滑膜炎或其他炎症消退。

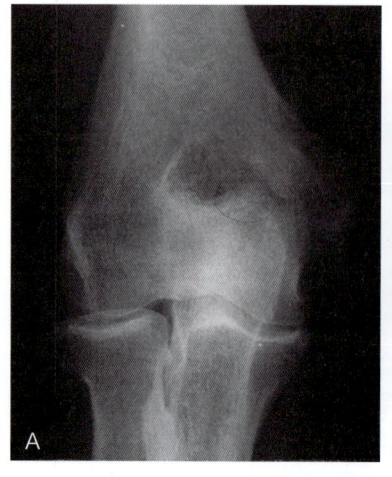 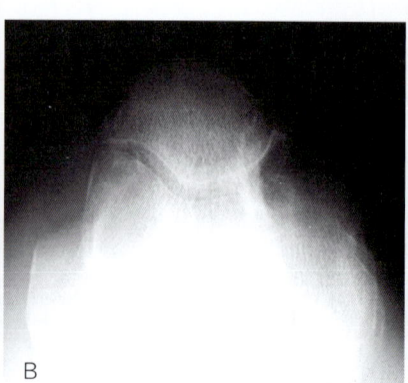 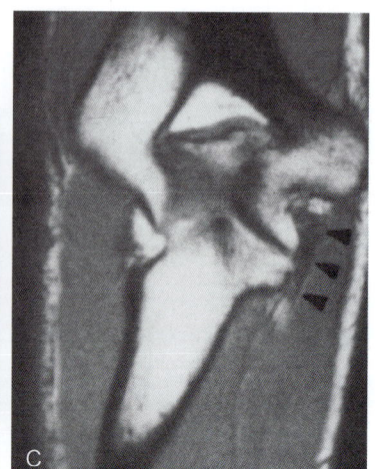

图4 正位(A)和尺骨鹰嘴轴位(B)X线片显示沿尺骨鹰嘴后内侧的骨赘。C. 冠状面MRI显示UCL损伤。

- 接着开始腕肘屈伸肌肉的拉伸和力量训练。
- 最后开始间歇性的投掷项目训练。

手术治疗

- 肘关节镜的禁忌证包括严重的骨性或纤维性关节强直，之前的手术破坏了关节原有的解剖结构，如做过尺神经前置术。

术前计划

- 彻底详尽的病史了解对肘关节镜的术前计划极为重要。
- 术者应确认尺神经位于尺神经沟内，且不能半脱位。
- 如考虑VEO，术者应评估外翻应力不稳。
- 存在UCL失效性不稳时VEO治疗可能失败。

体位

- 笔者喜欢俯卧位完成关节镜，该体位可使肘关节稳定，且进入后间室较为便利。尤其是方便俯卧位下切除尺骨鹰嘴骨赘。
  - 另一常用的体位是侧卧位，肘关节屈曲90°，有着类似于俯卧位的解剖方向。
- 笔者常规使用充气止血带和上臂托架。
- 肘关节安置铺巾，托架应置于上臂的近侧，肘关节处于屈肘90°休息位，肘窝不要接触到托架（图5）。

入路

- 肘关节镜技术使开放性切除尺骨鹰嘴骨赘变得过时。偶有一些情况需要开放式手术。
- 是否存在关节镜禁忌证是选择手术方式的关键因素。
- 当同时需要UCL重建、尺神经前置，或之前完成的尺神经前置需要探查时，可应用肘关节后内侧入路，同时完成后内侧骨赘的清理。

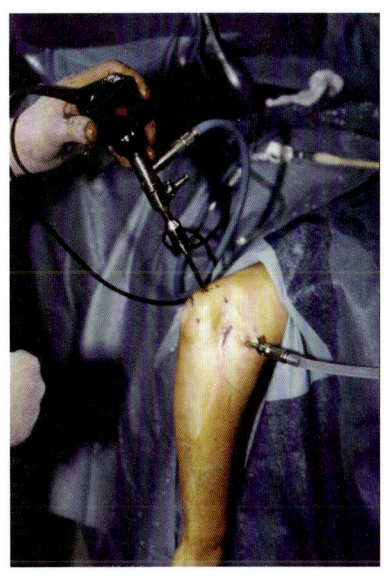

图5　俯卧位肘关节镜术中图片。

设备

- 由于局部麻醉使得术后运动和感觉神经检查困难，所以优先使用全麻。
- 需要准备标准的4.0 mm镜头、灌注泵、刨刀和打磨头等设施。
- 用得着的手控器械包括钝头Trocar。
- 视频监视器置于患者对侧。

麻醉下检查

- 麻醉下检查十分必要，可感受伸直阻碍的特点和引发的原因。
- 骨性阻挡会有硬性和突然性停顿，并感受到骨性的撞击。前关节囊挛缩患者伸肘终末期常会有轻微软性的止点。
- 在屈伸活动弧内外翻不稳试验可帮助评估UCL的状态。

关节镜诊断手术

- 标记出内上髁、外上髁和尺神经的轮廓。
- 术者确认尺神经位于尺神经沟内，且在屈伸活动时没有移位。
- 确认外侧的"软点"并于此点向关节内注入20 ml的生理盐水。通常关节囊充满时肘关节会有轻微的伸直。
- 诊断性肘关节镜必须包括彻底的探查和评估。
- 镜下必须完成外翻不稳试验，并记录内侧的稳定性（技术图1A、B）[4]。
  - 检查尺骨鹰嘴与鹰嘴窝时可能会显示鹰嘴后内侧的骨赘形成（技术图1C、D）。
- 应查看鹰嘴窝是否过度肥厚、软骨软化和骨赘形成。
- 通过系统的检查来确认并去除存在的游离体。

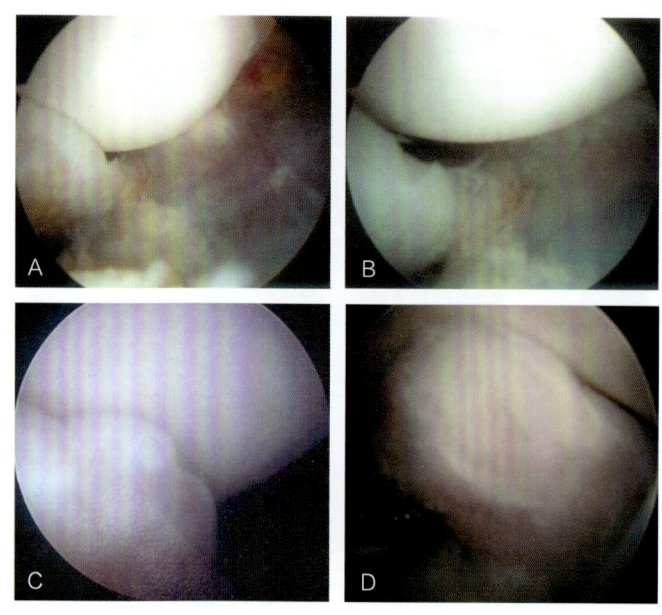

技术图1　A. 关节镜下外翻不稳试验显示肱尺关节明显张开。B. 观察到肱尺关节分离。C、D. 后内侧骨赘的关节镜下观。

尺骨鹰嘴后内侧骨赘的清理

- 首先通过后外侧入路建立观察口。
- 建立一个直接的后方或劈三头肌入路,可探入电动切割器和打磨头切除后内侧骨赘(技术图2A、B)。
  - 注意避免切除正常的尺骨鹰嘴内侧部,以免术后增加UCL承担的应力。
  - 通常也要一并清理邻近的肱骨侧骨赘。
- 尺神经邻近尺骨鹰嘴内侧。内侧操作时尽量减少吸引器的使用,总是将打磨头套管一侧朝向尺神经(技术图2C)。

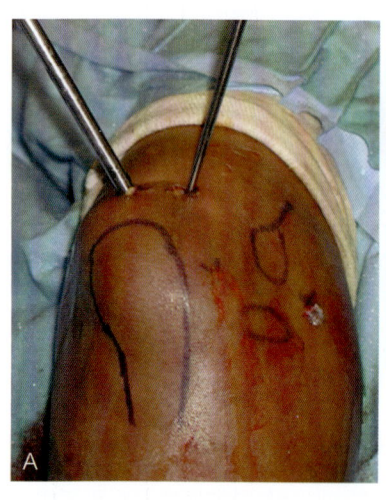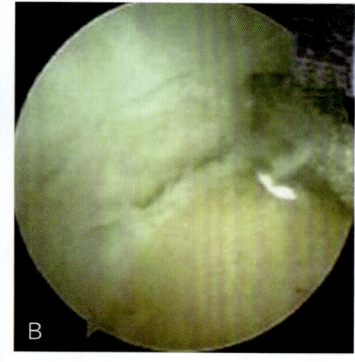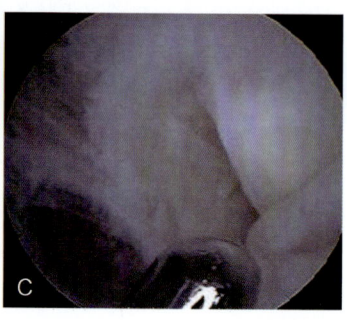

技术图2　A、B. 后侧间室切除尺骨鹰嘴骨赘。C. 用带保护套的打磨头切除后内侧骨赘。注意器械需要始终远离尺神经。

关节软骨的评估和治疗

- 清理完鹰嘴窝后,仔细查看关节软骨。
- 术者可选择微骨折、软骨成形或旷置等方式治疗软骨软化。

鹰嘴窝加深

- 偶有患者鹰嘴窝过度肥厚,需要加深或开窗(技术图3)。
- 这一操作可在同一入路和器械条件下完成。
- 当切除完成,术者应再次评估肘关节伸直,以及镜下外翻不稳试验。

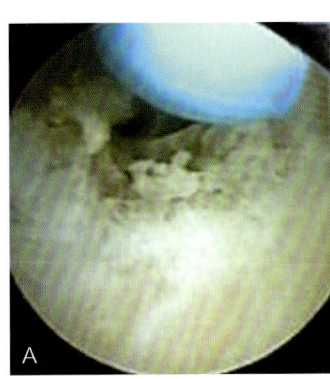 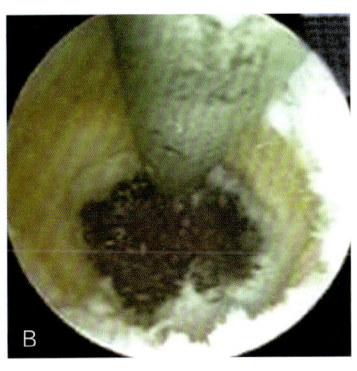

技术图3 关节镜下鹰嘴窝成形中（A）和已完成鹰嘴窝成形（B）。

要点与失误防范

术前彻底的病史询问和体格检查	• 筛查出关节镜禁忌证可避免医源性神经损伤。如果尺神经定位或走向不能确定，术者不应再开内侧入路
关节镜下外翻应力试验	• 骨赘切除前后仔细的检查可防止对UCL不稳的忽视
电动套管切除器的使用	• 即使正确使用电动刨刀，仍有尺神经损伤的风险

术后处理

- VEO患者单纯实施骨赘切除者可快速进入康复程序[6]。
- 术后开始的7~10天予以颈腕吊带以增加患者的舒适。
- 1周后即可鼓励患者使用患肘参与正常日常生活，并可开始力量和活动度练习。
  - 笔者涵盖屈肌旋前圆肌的力量训练，以增加动态外翻的稳定。
- 当已达无痛状态，患者可进阶到间歇性投掷项目训练。
  - 投掷项目一般于术后6周开始。
  - 期望术后康复3~4个月后投手可恢复竞技性投球。

预后

- Wilson等[7]报道5例患者行开放性双平面骨赘切除，其中1例由严重的鹰嘴关节面软骨软化需二次手术。

- Bartz等[1]报道了使用微小切口治疗24例棒球投手。其中19例完全消除了症状，并能够达到甚至超过术前的投球速度。而2例需要二次行UCL重建术。

并发症

- 迄今还未有此诊断及疗法的并发症的报道。
- 使用刨刀清理内侧沟骨赘时需极度小心，骨赘近侧邻近尺神经。
- 未认识到UCL强度不足是二次手术的原因。
  - 过度切除尺骨鹰嘴会使UCL承担的应力加大，并增加术后UCL失效的风险。
  - 通常这一诊断在术后即刻难以诊断，只有当运动员无法重新达到投球的速度和控制时，这种表现才会变得明显。

（仲飙 译，王海明 徐兵 审校）

参考文献

[1] Bartz RL, Lowe WR, Bryan WJ. Posterior elbow impingement. Oper Tech Sports Med 2001;9:245-252.

[2] Byram IR, Kim HM, Levine WN, et al. Elbow arthroscopic surgery update for sports medicine conditions. Am J Sports Med 2013;41:2191-2202.

[3] Callaway GH, Field LD, Deng XH, et al. Biomechanical evaluation of the medial collateral ligament of the elbow. J Bone Joint Surg Am 1997;79A:1223-1231.

[4] Field LD, Altchek DW. Evaluation of the arthroscopic valgus instability test of the elbow. Am J Sports Med 1996;24:177-181.

[5] Miller CD, Savoie FH. Valgus extension injuries of the elbow in the throwing athlete. J Am Acad Orthop Surg 1994;2:261-269.

[6] Wilk KE, Arrigo C. Current concepts in the rehabilitation of the athletic shoulder. J Orthop Sports Phys Ther 1993;18:365-378.

[7] Wilson FD, Andrews JR, Blackburn TA, et al. Valgus extension overload of the elbow. Am J Sports Med 1993;11:83-88.

第26章 肘关节活动度缺失的关节镜治疗
Arthroscopic Treatment of Elbow Loss of Motion

Laith M. Al-Shihabi, Chris Mellano, Robert W. Wysocki, and Anthony A. Romeo

定义

- 肘关节活动功能丧失是肘关节创伤或非创伤自然病程的后遗症，将严重影响上肢的功能并阻碍日常生活活动（activities of daily living, ADL）的进行。
  - 对于大多数 ADL，肘关节屈伸功能范围是 100°（30°~130°），前臂旋前旋后范围是 100°（各50°）[19]。
  - 周围的关节提供很少的功能代偿，使得肘关节僵硬的患者无法耐受功能的丢失。
- 关节僵硬可能源于内在因素（关节内）或外在因素（关节外），或者两者兼而有之[6,14]（表1）。
- 创伤后僵硬是最常见的，但骨关节炎、炎症反应、系统性损伤（头颅创伤）及神经系统疾病均可能会导致肘关节挛缩。
- 伸直受限是最常见的。尽管屈曲功能丢失是更不易耐受的，因为这会使患者无法使手达到面部进而无法吃东西或洗漱打扮[18]。
- 治疗的关键是辨识、纠正恢复功能性及职业性损害；治疗方法的选择不能仅取决于肘关节的功能丢失[11]。
- 关节镜技术治疗肘关节僵硬目的在于恢复活动、功能及如果有疼痛时能缓解疼痛[23]。
- 关节镜技术治疗范围涵盖从单纯的关节囊松解到关节成形术，包括游离体摘除、清理骨赘、关节囊切除[22]。

表1 基于受累结构部位的肘关节僵硬分型

类型	部位	描述
内在型	位于肘关节内部	骨折后关节不匹配、关节退行性变、软骨丢失、关节内粘连、游离体、滑膜炎、感染
外在型	紧邻肘关节的组织	软组织和关节囊挛缩、肌肉纤维化（特别是肱肌）、侧副韧带僵硬、肘关节移位骨化、皮肤挛缩
外围型	其他与肘关节无明显解剖联系的因素	卒中、神经系统疾病、周围神经病变、头颅损伤、脑性瘫痪

注：经允许引自 Jupiter JB, O'Driscoll SW, Cohen MS. The assessment and management of the stiff elbow. AAOS Instr Course Lect 2003;59:93-111。

解剖

- 从解剖上来看，肘关节容易发生僵硬，因为关节囊与周围的肌肉和韧带的关系比较近、密切。同时三个关节在一个滑囊腔内——肱尺关节（屈伸关节）、肱桡关节和桡尺近侧关节[11]。
- 肘关节囊附着在冠突窝的近端上面，远端延伸到冠状突内侧面和环状韧带的外侧面。后关节囊起自尺骨鹰嘴窝的近端上面，附着到滑车切迹的关节边缘和环状韧带（图1）。
- 前关节囊在肘关节伸直时拉紧，屈曲时松弛，这种牵张力量来源于其纤维的十字方向。
- 关节腔在关节 80° 屈曲时容积最大[9,24]。正常关节囊容积是 25 ml，在挛缩状态下时可以减少到最少 6 ml[9,24]。
- 肘关节囊由途径关节的主要神经分支和肌皮神经分支支配[16]。
- 肘管容纳尺神经，在关节屈曲时被挤压（由于尺骨鹰嘴与肱骨内上髁之间的支持带拉伸），在伸肘时松弛。
- 屈肘挛缩可能会加重对尺神经的压迫，导致尺神经病变（图2）。

发病机制

- O'Driscoll[23]描述了创伤后肘关节僵硬的四个阶段：
  - 出血期：伤后数分钟到数小时。
  - 水肿期：伤后数小时至数天。出血和水肿一起会导致关节和周围组织内肿胀，从生物力学方面来说关节囊顺应性减小。在第一和第二阶段，早期肘关节全活动度的运动有助于防止肘关节僵硬。
  - 肉芽组织期：数天至数周。支具可以用于恢复肘关节的活动度。
  - 纤维化期：肉芽组织的进一步成熟将减少肘关节的活动度。更加激进的支具锻炼是必需的，必要时可接受手术治疗。
- 创伤后肘关节囊对挛缩敏感，继发于胶原纤维在细胞水平无序沉积增加，使关节囊增厚致使关节屈伸活动及关节容积的丢失[9,16,23]。

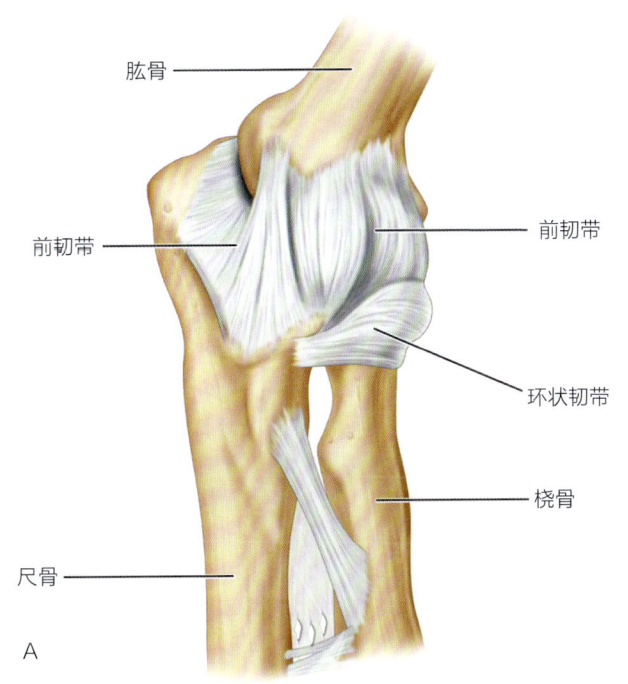
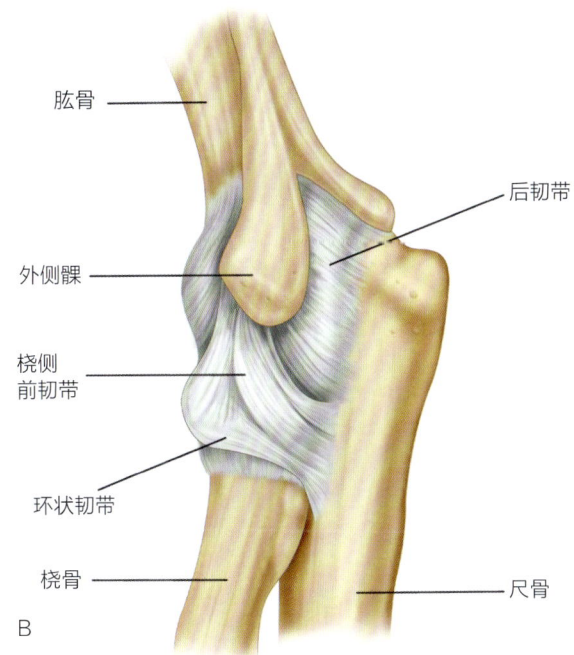
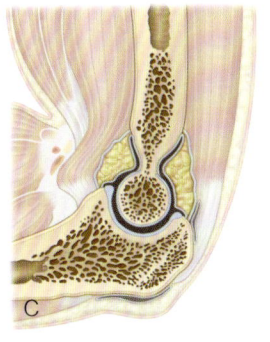

图1 肘关节结构的解剖示意图。前关节囊向远侧止于冠突（内侧）和环状韧带（外侧）。A. 关节囊的前面观。B. 关节囊的后面观。C. 肘关节的外侧面观显示关节腔的大小和脂肪垫。

- 关节囊性质改变的原因有多种，而且多未知。
  - 肌成纤维细胞增强了胶原的形成和组织收缩，并且在创伤后前关节囊处细胞数量增加[10]。
  - 在挛缩的肘关节囊组织中胶原形成、交联、肥大等增加，同时水分及蛋白多糖成分减少[1]。
  - 有文献报道在挛缩的关节囊组织中基质金属蛋白酶活性以及胶原降解增加[10]。
  - 其中还可能有生长因子和其他细胞机制参与。在个体之间存在较大的差异[17]。
- 当关节囊增厚的同时还可能会发生异位骨化。异位骨化作为骨性阻挡会妨碍关节的活动。对于合并有头颅和肘关节损伤、烧伤及有肘关节手术史的患者风险最高。这些情况会引起复杂的炎症反应链，从而导致肘关节挛缩和异位骨化[7]。

自然病程

- 肘关节僵硬的发生和发展与其诱因密切相关（表1）；大多数肘关节挛缩都由多种因素引起[14]。
  - 肘关节创伤后挛缩是最常见的原因。在肘关节直接创伤后导致肘关节无法恢复正常活动，而不是肘关节逐渐丧失活动度。典型的创伤后挛缩的肘关节在很长时间内是稳定的，除非发生关节内退变将会导致关节活动度的进一步丢失。
  - 由关节退变或炎症性关节炎而导致的关节挛缩可能随着时间推移缓慢地发生。它由关节囊挛缩和骨赘或增生肥大的滑膜造成的撞击引起。这类病例常常伴有间歇性肿胀和僵硬的发作，并伴有稳定的基线进展。
- Morrey[17]也根据累及的组织范围将肘关节僵硬区分为静态或动态僵硬（表2）。

病史和体格检查

- 明确每个患者功能受损的程度和症状持续的时间是非常重要的。治疗决策应该基于患者主观的功能受损情况和需求，而不必拘于关节活动度丢失的程度[11]。

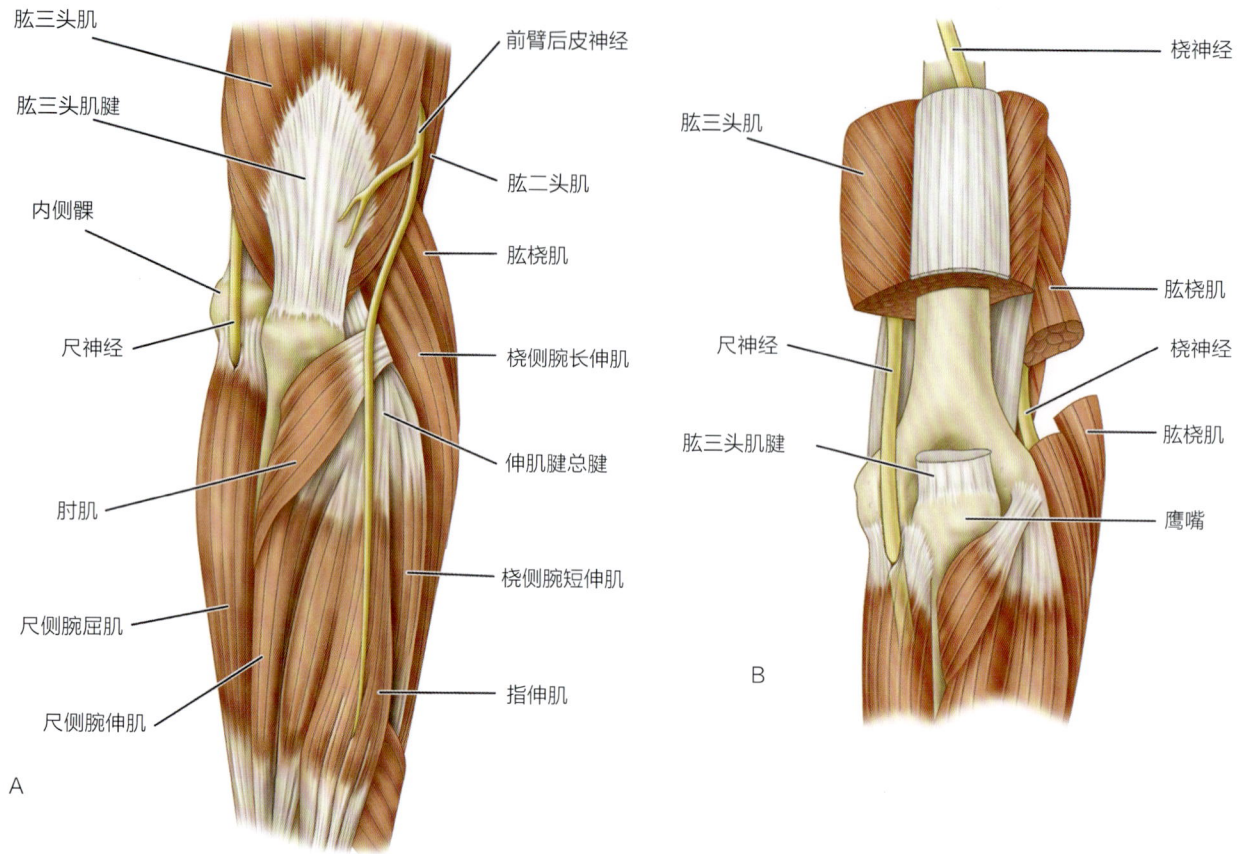

图2　A. 尺神经在肘关节的位置。B. 尺神经在肘管内的解剖行经。

- 需确认合并的相关病损,如存在周围或中枢性神经性病损会影响治疗方案的选择。
- 左利手还是右利手,患者的职业,以及之前的治疗都应记录在案。
- 应该对同侧整个肢体和对侧上肢的功能进行评估。
- 体格检查。
  ○ 检查脑神经和颈椎以评估神经系统病变情况。
  ○ 评估肩关节活动和力量。
  ○ 仔细评估尺神经。
    - 在邻近肘关节发生病理改变的情况下患者常常忽视了尺神经病变存在的可能,所以对尺神经检查是至关重要的。肘关节屈曲以及尺神经压迫试验对于发现肘关节水平的尺神经病变是最敏感的[21]。
    - 两点辨别觉:尽管两点辨别能力小于6 mm也被考虑为正常,但仔细的比较同侧正中神经和对侧的尺神经对于发现细微的神经损伤是必要的。
    - Froment征和手内在肌功能:拇收肌和骨间肌肌力降低可能表明尺神经病变。
    - 触诊肘管评估是否有触痛或Tinel征阳性。
  ○ 肘关节活动度:将肩关节屈曲至90°时检查肘关节屈曲和伸直功能;将肘关节屈曲固定在身体旁时评估前臂的旋前和旋后功能。
    - 测量前臂近手腕处的平面,以肱骨轴线为对照。如果用手掌来测量肘关节旋后的话,测量结果可能是错误的,因为患者通常可以通过腕间旋后来进行代偿。

表2　基于受累组织范围的肘关节僵硬分型

分型	相对发生概率	部位	描述
静态	最常见	肘关节内和周围的组织	关节囊、韧带、移位骨化、关节和关节软骨组分
动态	相对少见	累及肘关节周围的肌肉	肌张力下降、神经损伤、横跨肘关节的肌肉活动差

注:经允许引自Moorey BF. The stiff elbow with articular involvement. In: Jupiter JB, ed. The Stiff Elbow. Rosement, IL: American Academy of Orthopaedic Surgeons, 2006:21-30。

- 对于无法将肢体完全内收的肥胖患者的测量可能会出现错误,因为如果测量是以躯干轴为对照,而不是外展的肱骨,测量结果可能显示一定的旋后功能丢失。因此,应该使用肱骨而不是躯干作为测量的参照。
- 肘关节不稳:术者应该检查肘关节韧带限制关节内翻和外翻的情况。因为在肘关节脱位或半脱位时可能会同时伴有肘关节不稳和僵硬。
  - 在患者活动度许可的情况下,于肘关节0°位和屈曲30°位时进行内翻和外翻应力试验以评估韧带功能。

影像学和其他诊断性检查

- 一般X线平片(前后位和侧位片)是足够的。
  - 前后位可以观察关节线和软骨下骨。
  - 如果肘关节挛缩超过45°,在前后位X线片上关节线是扭曲的[17]。
- 侧位片可以观察到鹰嘴、冠突或其对应的窝部位的骨赘(图3A、B)。
- 可以使用影像检查追踪异位骨化的成形过程。异位骨化的出现通常意味着肘关节挛缩有多种外在原因,这就排除了选择关节镜治疗的可能(图3C)。
- CT扫描对于更好地观察撞击的骨赘、游离体及关节内不愈合或畸形愈合非常有帮助。这些检查往往用于制订术前计划,而不是用于诊断。
- MRI在肘关节僵硬治疗的应用意义不大。但是它在剥脱性骨软骨炎和尺侧副韧带松弛的诊断和分期中有一定意义,因为这些情况在关节功能丢失中较常见。好在这些患者的年龄和病史具有特异性,将有助于降低鉴别诊断的难度。

鉴别诊断

- 肘关节骨折脱位。
- 骨性关节炎、创伤性关节炎。
- 炎症性关节病。
- 剥脱性骨软骨炎。
- 尺侧副韧带松弛伴后内侧撞击。
- 异位骨化。
- 闭合颅脑损伤。
- 烧伤。
- 桡骨小头发育不良(遗传性)。
- 神经肌肉病。
- 卒中。

非手术治疗

- 在挛缩发生后6个月内可以考虑非手术治疗[14]。
- 如果在关节活动过程中有软性终点,非手术治疗可能会有较好的疗效[14,23]。当关节活动中出现骨性阻挡,如异位骨化或骨赘,对于牵拉治疗方案可能无效。
- 非手术治疗的目的是在不引起关节囊额外损伤及其后的关节囊收缩(疼痛、炎症反应和肿胀的加剧导致更严重的挛缩)的情况下逐渐恢复关节的活动度。
- 控制水肿非常重要,治疗应该关注这一点,不要做导致关节周围炎症的运动。
- 静态-渐进型支具是治疗关节囊挛缩的一线方法,应该在治疗间歇每天使用3次[11,18]。动态支具的治疗结果与静态支具相当,但是耐受性比较差,因为动态支具提供了长时间的持续张力而不允许软组织应力松弛[16,20]。需要特别注意不要过度牵拉肘关节,因为这会导致炎

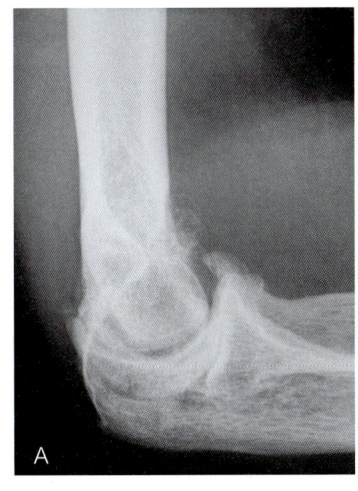
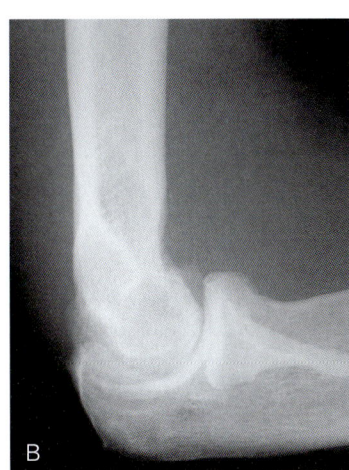
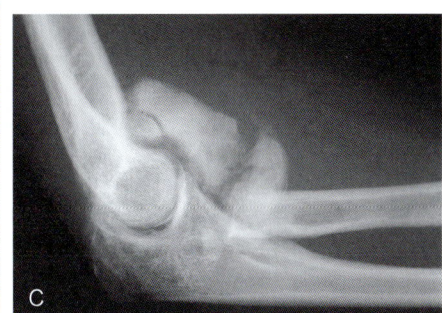

图3 A. 一例接受了关节镜下切除鹰嘴和冠突骨赘并伴有前关节囊挛缩的患者的术前X线侧位片。未见异位骨化。B. 术后X线片可见骨赘切除。C. 一例肘关节异位骨化病例的侧位X线片。对于这类患者不建议采用关节镜下切除。

症反应进而加重关节囊挛缩。无论是选择静态还是动态支具，对于创伤后肘关节僵硬这种支具可以提供长达1年的帮助[16]。
- 非手术治疗改善患者关节活动度的程度差异较大。Müller[20]发表的一项系统性回顾发现采用静态-渐进型支具可以使患者关节活动度平均改善40°。但有其他研究报道了10°~50°甚至更大幅度的改善[14,17,23]。

手术治疗

- 手术治疗的关键在于判断患者功能障碍——疼痛、活动度丢失或兼而有之，以及纠正什么是收益最大的。
- 适应证包括功能丢失使患者无法进行正常的日常生活活动和工作等。
- 只有阻挡结构可以在关节镜下清除时才考虑使用关节镜治疗肘关节僵硬。关节囊挛缩和关节内骨赘是关节镜治疗的最佳适应证。而关节畸形愈合、异位骨化或皮肤、肌肉的挛缩是无法通过关节镜松解改善的。
- 与患者沟通时应该了解患者对关节活动度及功能恢复的期望值。患者是希望使他们的手能够到嘴部、能梳头、伸到背后还是有更广泛的需求？
- 使用关节镜松解的禁忌证：
  - 既往手术治疗史改变了血管神经的解剖状态，特别是改变了桡骨头区域附近桡神经的解剖状态。
  - 关节畸形可能会影响关节镜下的观察，如严重的创伤后畸形愈合或炎症性关节炎。
  - 关节镜不适用于需要切开操作的情况，如异位骨化或骨折畸形愈合需要截骨治疗[3,26,27]。

术前计划

- 麻醉下查体有助于鉴别静态或动态肘关节僵硬，以及进一步明确术前临床诊断。
- 对疾病的病理解剖全面深入的理解将使术者更好地计划手术操作顺序，以使手术效果最大化，并最大限度地保证患者的安全。
  - CT扫描联合冠状面和矢状面二维重建影像以及三维表面重建影像对于观察骨赘和游离体情况非常有帮助，可以为骨关节囊成形术提供清晰的解剖"地图"。
  - 如果关节后侧间室内外侧沟需要广泛的处理，从技术上讲，在软组织明显肿胀之前先处理这个是比较容易的。在已经出现软组织肿胀时如果要观察肘关节前间室，可能更适合用关节镜拉钩。
- 如果术前的体格检查记录了尺神经刺激症状或神经变性，或者如果患者有尺神经的半脱位[3]，应该暴露并原位松解尺神经。
  - 笔者建议在进行液体灌注进行关节镜下软组织剥离前先松解尺神经。
  - 对于肘关节屈曲<100°的患者，为了防止术后屈曲功能恢复时肘关节受压，建议预防性地松解尺神经[17]。
  - 对于既往已经接受过尺神经转位的患者，在关节镜之前探查和辨识尺神经是必需的。对这类患者更适合采取切开松解。
  - 在神经松解后，在放置前内侧关节镜器械时必须保护神经防止医源性损伤。

体位

- 侧卧位或俯卧位都可以使用，患肢采用搁手架或单巾卷支撑（图4A、B）。
- 采用无菌止血带以减少关节内出血，优化视野。
- 其余的关节镜设置在后文中介绍。
- 术者需要使用手术记号笔清晰地标记尺神经路径、器械窗及骨性标志点（图4C）。

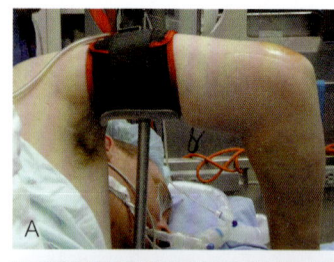
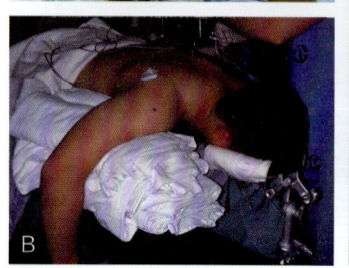
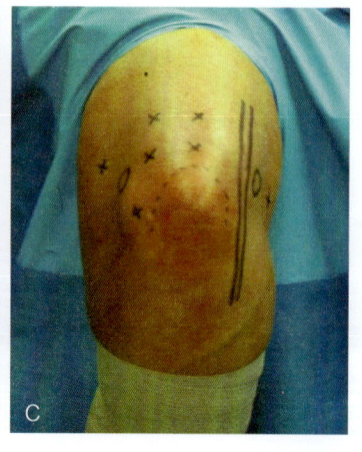

图4 A、B. 采用肘关节镜治疗时患者的体位放置侧卧（A）、仰卧（B）。C. 在俯卧位下，标记的肘关节手术切口及风险结构，包括尺神经。

手术入路

- 关节镜下肘关节骨关节囊成形术需要逐步操作。
  - 建立一个进入关节内的视野并明确解剖方向。
  - 创造一个操作空间,用于滑膜切除及碎屑清理。
  - 骨牵开器用于牵开并维持软组织,避免触及关节镜刨刀或磨钻。
  - 关节囊切除:使用大的刨刀有利于灌注液流出,并在切除关节囊前发挥骨膜剥离器的作用,将软组织从骨上剥离下来。
- 关节囊挛缩和关节容积丢失使关节镜视野受限,但通过使用关节镜拉钩可以极大地辅助暴露。关节镜拉钩放置于标准的内侧和外侧窗上方1~2 cm近内侧和近外侧窗处[22,23]。
- 在入路过程中和关节囊治疗时避免神经损伤是至关重要的。
- 如果需要,在关节镜操作前给予尺神经减压,以避免灌注液流出时软组织扭曲(图5)。

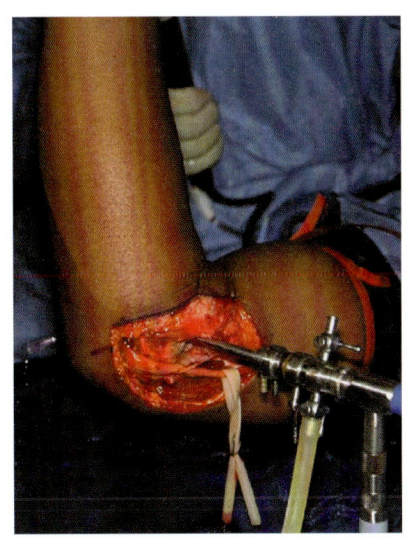

图5 如果考虑到可能涉及尺神经,则在开始关节镜操作之前松解神经,因为在关节镜操作过程中灌注液流出会导致软组织解剖关系改变。使用一根引流管标记尺神经。

尺神经松解及转位

- 对尺神经可以给予皮下转位或原位减压,这些技术在其他章节中有描述。
- 在进行关节镜松解前暴露尺神经,以便灌注液从后内侧窗缓慢流出[23]。
  - 在这个区域进行关节镜下松解操作时,使用烟卷引流管轻柔地牵开神经将有助于保护神经,特别是在后内侧骨赘处。

挛缩肘关节的操作窗建立

- 通过"软点"入路灌注盐水使关节膨胀(挛缩的关节容积最多可达40 ml)。
- 建立入路。
  - 首先建立近端前内侧窗(位于肱骨内上髁近端2 cm及肌间隔前方1 cm处)。使用4.5 mm、30°关节镜形成视野(技术图1A、B)[2]。
  - 建立近端前外侧窗(肱骨外上髁近侧1.5~2 cm),放置拉钩改善灌注和视野。建立这个窗时可以使用钝尖Wissinger棒的由内向外的技术,或使用脊柱穿刺针直视下由外向内的技术(技术图1C)。
- 使用Wissinger棒这一更灵活的剥离器或特别设计的牵开器钝性撑开,将关节囊从关节和肱骨前方掀起,将有助于创造更大的操作空间。

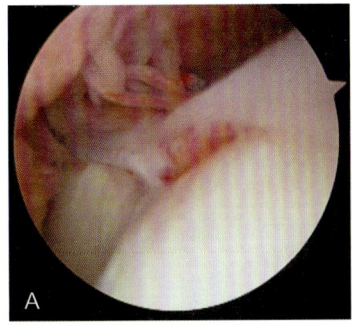 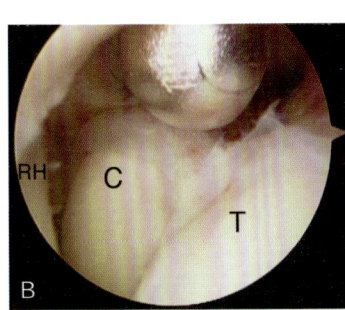 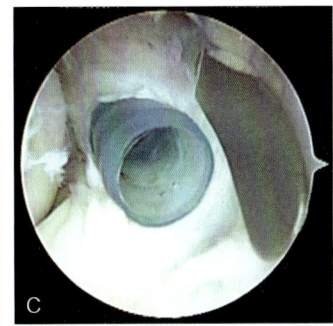

技术图1 A. 一例右侧肘关节的关节镜下视野。首先从近端前内侧窗植入关节镜向外侧投视,可见关节有滑膜炎。B. 在使用关节镜刨刀清理滑膜炎后,可见冠突和桡窝的骨性增生。可见滑车和肱骨小头区域凹面结构消失。C. 从内侧窗看到的关节镜视野。采用关节内牵开器后增加了关节内视野。C,肱骨小头;RH,桡骨小头;T,滑车。

- 避免过度灌注以及灌注压过高（>35 mmHg），将会导致液体流出增加，关节外软组织膨胀，影响手术视野。
- 使用4.5 mm刨刀（震荡功能）清理关节内滑膜炎或关节剥脱的软骨。
- 也可以使用一个高频电刀烧灼关节内瘢痕组织。在使用这些产热器械时要增加灌注液体量以防止损伤软骨。
- 如果需要，使用磨钻或刨刀对冠突尖和冠突窝或滑车窝内引起撞击的骨赘进行切除。
  - 使用过程中要使磨钻远离前方关节囊以防止损伤前方的血管神经结构。
- 要把关节囊作为一个结构，清理其表面及所有的滑膜炎；当然直到关节内清理时才清除它们。为了减少液体流出，已经对骨组织和软组织进行了清理。

前关节囊松解

- 使用关节镜闭式铰刀或高频消融器切除前关节囊，沿着肱骨远端没有关节的表面从外向内切除。
  - 桡神经位于桡骨头水平的前关节囊处。为了防止桡神经受损，切除关节囊时应该尽量贴近肱骨。
  - 骨后间神经（posterior interosseous nerve，PIN）在桡骨颈水平贴近前外侧关节囊[26]。
  - 关节囊切除达到两侧的侧副韧带水平，但不切开侧副韧带。
- 暴露肱肌，从外侧工作窗分离出肱肌与关节囊之间的间隙（技术图2A）。
  - 肱肌保护了正中神经，所以术者应该避免穿透该肌肉。肱肌的纤维张力可以作为关节囊松解到合适深度的判断标志。
- 其后将关节镜移到前外侧窗，相同的步骤松解关节囊确保内侧部分得到充分松解（技术图2B）。
- 在后方骨赘切除和单纯前方关节囊切除后检查被动伸肘功能。如果伸肘功能完全恢复，则不需要做全关节囊切除。
- 全关节囊切除包括了从自肱骨上从内到外的关节囊切除，对于前方松解是足够了。应避免损伤血管神经结构，这是全关节囊切除的最大风险。

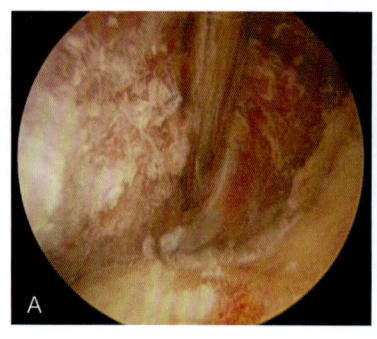 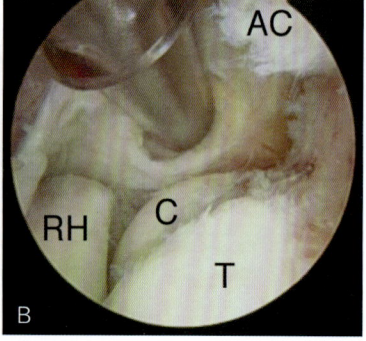

技术图2　A. 关节囊切除和冠突窝、桡窝清理加深后的肘关节关节镜下观。于肱肌纤维下剥离，但是不损伤肱肌（被牵拉的结构）。B. 从外侧窗看到的部分松解后的情况。在关节囊切除前骨性阻挡已完全切除。冠突窝和滑车窝的凹面恢复，但前关节囊并没有被完全切除。AC，前关节囊；C，肱骨小头；RH，桡骨小头；T，滑车。

后关节囊松解

- 操作窗建立：
  - 首先建立后正中窗（位于鹰嘴尖近侧3~4 cm，穿过肱三头肌）。这个窗必须尽量位于近端，以便能够清理鹰嘴尖和进入整个鹰嘴窝。
  - 使用由外向内的技术建立近端后外侧工作窗（位于鹰嘴尖近侧2 cm，肱三头肌外侧）。
- 使用刨刀清理后侧脂肪垫并打开后侧操作空间，在获得完整视野前应避免对中线内侧区域以及沿着内侧沟进行清理。
- 使用钝性分离器或剥离器将关节囊从肱骨远端剥离下来。
- 使用中外侧（软点）工作窗有助于暴露和清理肱桡关节后侧。
  - 在后外侧窗监视下，使用腰椎穿刺针通过软点直接放置到肱桡关节后侧，直视下建立中外侧窗。
  - 关节镜刨刀通过该窗对后侧关节囊和纤维变性的软骨进行清理。在内侧沟或者沿着内侧沟应避免使用吸引器。
- 在切除关节囊以获得最佳视野前，清除游离体和撞击的骨赘。

- 使用关节镜磨钻或刨刀自鹰嘴窝、肱骨小头后侧和鹰嘴尖上切除骨赘。
- 必要时,仔细清理位于内侧沟的骨赘。使用磨钻或锯齿状的刨刀可能会损伤到尺神经。因此,建议使用刨刀刃。
- 鹰嘴尖最长可被切除14 mm,避免损伤肱三头肌腱[12]。
- 在取出体积大的游离体时可能需要小范围的关节切开。
- 使用闭式铰刀或关节镜剥离器从内侧和外侧松解后侧关节囊;特别小心避免松解至鹰嘴窝内侧,以防止损伤尺神经。
- 只有肘关节屈曲严重丢失时才切除后内侧关节囊(内侧副韧带的后束)。松解这一组织不会导致肘关节内侧不稳定[25]。
- 需要确切保护尺神经,因为它代表了肘管的底部。如果计划对后内侧进行松解,建议在进行关节镜治疗前有限切开对尺神经进行减压或完全转位。
- 沿着鹰嘴进行松解,而不是沿着肱骨,因为这部分关节囊离尺神经更远。
- 对内侧结构进行操作时应避免使用高频消融器或吸引器以保护神经。
- 对关节镜视野受限的病例,通过尺神经切口切开关节囊损伤率极低,将有助于通过后内侧关节囊进行松解并切除尺骨鹰嘴尖。
- 最终通过两个窗口探查明确松解完全(技术图3)。

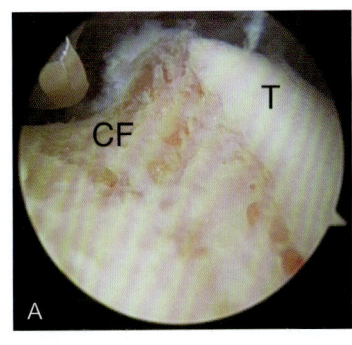 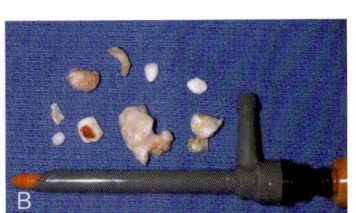

技术图3 A. 在对内侧松解后从外侧窗观察可见关节囊完全切除,位于冠突窝区域的骨赘清理完全。B. 在这个过程中,通过一个5 mm光滑套管移除了游离体。CF,冠突窝;T,滑车。

切口闭合及术中支具

- 通过近端前内侧窗放置一根引流管,因为残留的灌注液和术后的出血将限制关节的活动度。
- 术后使用柔软宽松的绷带,结合Webril、Kerlix和Ace绷带从腕部缠绕到肩部。肘窝部位的绷带材料切除以有利于关节屈曲(技术图4)。术后当天在医生监护下即开始持续被动活动(CPM)。
  - 或者,于前方放置一块石膏板以保持肘关节几乎完全伸直位,同时使用交替休息屈伸夹板。
- 留置导管、长效区域阻滞或降温治疗可用于辅助CPM(从完全屈曲到伸直)。

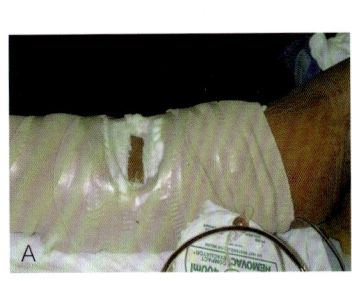 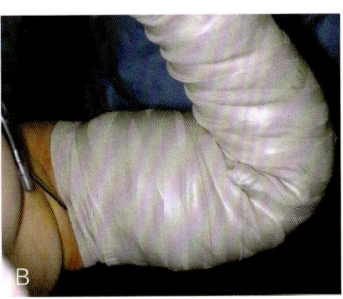 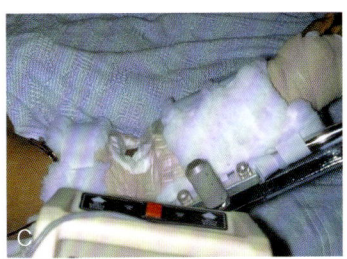

技术图4 A. 在手术室,术后绷带应用于接受了关节囊松解并留置了引流管的患者。B. 将肘窝处的夹板材料切除后关节屈曲活动恢复。C. 术后即刻开始CPM。

要点与失误防范

处理尺神经	• 如果屈曲挛缩严重或体格检查持续表现为神经病变或神经炎症状,则在关节镜处理前预防性松解
视野优化	• 在前后间室使用关节镜撑开器辅助暴露
避免血管神经损伤	• 术者应避免使用动力磨钻。在高危区域避免在刨刀上使用吸引器。建议使用关节镜撑开器
前方关节囊松解	• 使用间隔器或撑开器在关节囊和肱肌之间的平面分离,直到看到肱桡关节中部明确的脂肪条纹,这代表了桡神经。寻找靠近前外侧关节远侧的PIN
后方关节囊松解	• 如果在内侧和外侧沟操作则考虑首先进行后方关节囊松解。牵开尺神经并使用刨刀刃以避免医源性神经损伤

术后处理

- CPM 可以居家进行,最长可以持续4周。进行CPM时应该保证关节活动度达到完全的范围(0~145°)。在肘关节后侧放置一个垫枕[26]。
- 术后即刻开始制订每天的物理治疗方案,同时使用居家静态(推荐)或动态-渐进型支具。
- 术者应该考虑使用吲哚美辛预防异位骨化。只有在最严重的异位骨化病例中才考虑使用单剂光束外照射,对这类严重患者通常采用切开松解。

预后

- 患者通常恢复大约丢失活动的50%[11,23]。
- 大约80%的患者获得的活动功能弧度超过100°[11]。
- Kodde等[15]进行的一项系统性回顾发现,尽管有报道称使用关节镜进行肘关节松解的患者获得了达到80°的活动弧度[26],但平均获得的活动弧度为40°(从84°提升到124°)。
- Ball等[3]报道了术后较高的患者满意度和功能恢复情况,所有患者自述可能会再次接受手术治疗。
- 对于伸直终末受限(<35°)的高水平运动员在接受关节镜松解后,平均屈曲丢失从27°降低到6°,26个患者中有23位恢复到了以前的运动水平[4]。
- 很难比较关节镜和切开关节囊松解。因为关节镜手术往往用于症状较轻的患者,切开松解常常用于比较复杂的病例[15]。

并发症

- 关节镜松解手术的总并发症发生率较低,为5%(切开手术为23%)[15]。
- Blona等[5]报道了在超过500例肘关节僵硬的关节镜松解病例中没有发生永久性的神经损伤病例。对于没有经验的术者,发生神经损伤的可能性更大,需要评估学习曲线。
- 持续的僵硬需要二次手术松解是最常见的并发症[15]。
- 尺神经。
  - 尽管使用肘关节镜时尺神经损伤的总发生率较低(1%),但术前诊断肘关节挛缩及进行关节囊切开操作是短暂性尺神经麻痹的危险因素[13]。
  - 在关节内侧,术者需要使用撑开器将关节囊向内侧移动,避免沿着肱骨切开关节囊,或者在后内侧沟进行任何操作之前通过小的切口辨认和保护尺神经。
- 尺神经炎。
  - 如果术前存在,或者术后在屈曲时明显加重,则需要对尺神经进行松解。
  - 术后可能发生短暂性的尺神经炎。如果在既往的手术中已经进行了转位,则发生率极低。
- 桡神经或骨间后神经。
  - 在肘关节镜中桡神经和骨间后神经麻痹的总发生率为1%[13]。
  - 在肱桡关节中线前方区域操作时尽量不要使用吸引器,以避免医源性损伤。
  - 使用软组织撑开器将改善视野和肿胀。
- 正中神经或骨间前神经。
  - 不要刺穿肱肌,以避免医源性损伤。
  - 术者在定位窗口时需小心,避免不必要地向前移动。
- 切除骨性结构过多导致的医源性骨折,或者过度切除桡骨小头周围的软组织导致的侧副韧带损伤以及肘关节不稳。
  - 当在前外侧关节操作时,避免向后清理超过肱桡关节中线,因为这对应的是外侧副韧带的上缘[8]。

(仲飙 译,王海明 徐兵 审校)

参考文献

[1] Akai M, Shirasaki Y, Tateishi T. Viscoelastic properties of stiff joints: a new approach in analyzing joint contracture. Biomed Mater Eng 1993;3:67-73.

[2] An K, Morrey BF. Biomechanics of the elbow. In: Morrey BF, ed. The Elbow and Its Disorders. Philadelphia: WB Saunders, 2000: 43-74.

[3] Ball CM, Meunier M, Galatz LM, et al. Arthroscopic treatment of post-traumatic elbow contracture. J Should Elbow Surg 2002;11: 624-629.

[4] Blonna D, Lee G, O'Driscoll SW. Arthroscopic restoration of terminal elbow extension in high-level athletes. Am J Sports Med 2010;38:2509.

[5] Blonna D, Wolf JM, Fitzsimmons J, et al. Prevention of nerve injury during arthroscopic capsulectomy of the elbow utilizing a safety-driven strategy. J Bone and Joint Surg Am 2013;95:1373-1381.

[6] Bruno RJ, Lee ML, Strauch FJ, et al. Posttraumatic elbow stiffness: evaluation and management. J Am Acad Orthop Surg 2002; 10:106-116.

[7] Cohen MS. Heterotopic ossification of the elbow. In: Jupiter JB, ed. The Stiff Elbow. Rosemont, IL: American Academy of Orthopaedic Surgeons, 2006:31-40.

[8] Cohen MS, Romeo AA, Hennigan SP, et al. Lateral epicondylitis: anatomic relationships of the extensor tendon origins and implications for arthroscopic treatment. J Should Elbow Surg 2008;17: 954-960.

[9] Gallay S, Richards R, O'Driscoll SW. Intraarticular capacity and compliance of stiff and normal elbows. Arthroscopy 1993;9:9-13.

[10] Hildebrand K, Zhang M, van Snellenberg W, et al. Myofibroblast numbers are elevated in human elbow capsules after trauma. Clin Orthop Relat Res 2004;419:189-197.

[11] Jupiter JB, O'Driscoll SW, Cohen MS. The assessment and management of the stiff elbow. AAOS Instr Course Lect 2003;52:93-111.

[12] Keener JD, Chafik D, Kim HM, et al. Insertional anatomy of the triceps brachii tendon. J Should Elbow Surg 2010;19:399-405.

[13] Kelley ED, Morrey BF, O'Driscoll SW. Complications of elbow arthroscopy. J Bone Joint Surg Am 2001;83:25-34.

[14] King GJ, Faber KJ. Posttraumatic elbow stiffness. Orthop Clin North Am 2000;31:129-143.

[15] Kodde IF, van Rijn J, van den Bekerom MP, et al. Surgical treatment of post-traumatic elbow stiffness: systemic review. J Should Elbow Surg 2013;22:574-580.

[16] Lindenhovius AL, Doornberg JB, Brower KM, et al. A prospective randomized control trial of dynamic versus static progressive elbow splinting for posttraumatic elbow stiffness. J Bone Joint Surg Am 2012;94:694-700.

[17] Morrey BF. Anatomy of the elbow joint. In: Morrey BF, ed. The Elbow and Its Disorders. Philadelphia: WB Saunders, 2000:13-42.

[18] Morrey BF. The stiff elbow with articular involvement. In: Jupiter JB, ed. The Stiff Elbow. Rosemont, IL: American Academy of Orthopaedic Surgeons, 2006:21-30.

[19] Morrey BF, Askey LJ, Chao EY. A biomechanical study of normal functional elbow motion. J Bone Joint Surg Am 1981;63:872-877.

[20] Müller AM, Sadoghi P, Lucas R, et al. Effectiveness of bracing in the treatment of nonosseous restriction of elbow mobility: a systematic review. J Should Elbow Surg 2013;22:1146-1152.

[21] Novak CB, Lee GW, Mackinnon SE, et al. Provocative testing for cubital tunnel syndrome. J Hand Surg 1994;19:817-820.

[22] O'Driscoll SW. Arthroscopic osteocapsular arthroplasty. In: Yamaguchi K, King G, McKee M, et al, eds. Advanced Reconstruction Elbow, 1 ed. Rosemont, IL: American Academy of Orthopaedic Surgeons, 2007:59-68.

[23] O'Driscoll SW. Clinical assessment and open and arthroscopic treatment of the stiff elbow. In: Jupiter JB, ed. The Stiff Elbow. Rosemont, IL: American Academy of Orthopaedic Surgeons, 2006:9-19.

[24] O'Driscoll SW, Morrey BF, An K. Intra-articular pressure and capacity of the elbow. Arthroscopy 1990;6:100-103.

[25] Ruch DS, Shen J, Chioros GD, et al. Release of the medial collateral ligament to improve flexion in post-traumatic elbow stiffness. J Bone Joint Surg Br 2008;90:614-618.

[26] Savoie FH III, Field LD. Arthrofibrosis and complications in arthroscopy of the elbow. Clin Sports Med 2001;20(1):123-129.

[27] Tucker SA, Savoie FH, O'Brien MJ. Arthroscopic management of the post-traumatic stiff elbow. J Should Elbow Surg 2011;20:S83-S89.

第27章 肘关节镜下清理治疗肘关节退行性疾病

Arthroscopic Débridement for Elbow Degenerative Joint Disease

Julie E. Adams and Scott P. Steinmann

定义

- 原发性退行性肘关节炎相对来说不是很常见[9,18]。
- 肘关节原发性退行性病变患者多为体力劳动者、运动员和因截肢需靠轮椅或者拐杖生活的患者[4,15,18,21]。
- 对于炎症性关节炎和/或功能要求不高的患者而言,全肘置换能减轻疼痛并提高关节活动度;但如果用于活动度较多的年轻患者,往往会出现早期关节松动,所以并不受欢迎。同样,肘关节融合术亦不为很多患者所接受,因为患者并不愿牺牲关节的活动来换取疼痛减轻[8]。
- 切开做关节清理术很早就用于临床,并获得良好的结果[3,4,6,9,14,16,22,23]。
- 关节镜手术的优势在于微创,并且能更好地观察关节,从而被患者和部分医生接受。
  - 越来越多的结果表明关节镜手术效果至少与切开手术效果相当,两者并发症的发生率也基本相当。
  - 关节镜下清理能够充分治疗潜在的疾病进展,使患者早期恢复活动,术后效果持久,但这并不意味能排除后期手术重建的可能性,也无法降低围手术期并发症的发生率[2,10-12,17,20]。

解剖

- 在肘关节中,前方的冠突窝、肱骨滑车和后方的鹰嘴窝分别与冠突和尺骨鹰嘴相关节,在关节退变过程中,骨赘会持续生长并导致肘关节无论在屈曲或伸直位都有可能发生撞击。

发病机制

- 原发性肘关节退行性病变包括三种病理改变:软骨丢失及关节软骨碎裂导致游离体形成;反应性骨增生造成骨赘生成;造成关节撞击的骨赘、增厚并且挛缩的关节囊导致了关节僵硬[21,22]。
- 症状主要包括终末期的屈曲和伸直活动度减少,活动终末期疼痛和机械性症状比如嵌顿或者交锁[4,9]。
- 其他常见的伴发症状还有肘管综合征所致的麻痹和尺神经支配肌群的肌力减弱,以及握力下降[4,13]。

自然病程

- 主要表现为缓慢进展的关节挛缩和不适。尺神经炎亦可随之发生。

病史和体格检查

- 典型的患者多为中年男性体力劳动者,优势侧肘关节疼痛并伴有功能受限。
  - 较为少见的有以轮椅或拐杖代步者,因其肘关节的高负荷而患病。
- 注意进行性活动度丧失或活动终末期疼痛是由骨赘增生引起的撞击所导致的。
- 疼痛性弹响、嵌顿或交锁在运动弧中出现应予以关注,疼痛感总是在活动的中期消失。
- 后方关节囊挛缩导致屈曲受限,而前方关节囊挛缩则致伸直受限。
- 应注意是否有尺神经激惹,其实并不少见。应仔细记录并最终决定是否需要做尺神经减压或转位。

影像学和其他诊断性检查

- 通常X线、体检和病史就足够做出诊断(图1)。
- X线可以显示关节间隙减小、骨赘增生、游离体和骨关节炎典型的软骨下硬化。
- 二维CT和三维重建对于评估肘关节的骨性解剖及术前规划很有帮助。

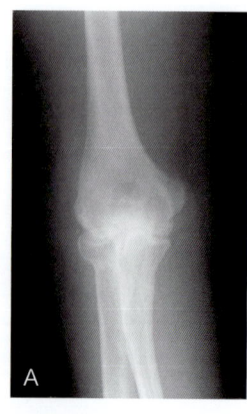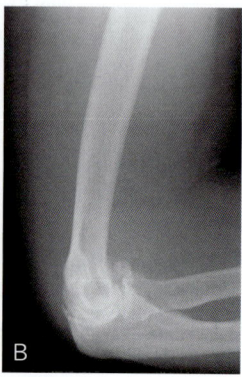

图1 典型肘关节退变的正位(A)和侧位(B)X线。可见明显骨赘及游离体形成。

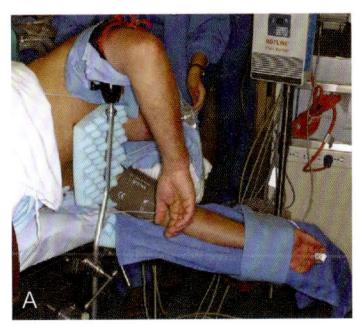 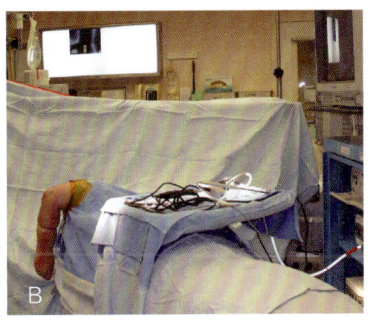

图2 A. 上臂置于搁手架，患者侧卧位。B. 手术室的相关布置。

鉴别诊断

- 通常炎症性关节病变和创伤后肘关节炎都不难排除，这两种疾病也能通过关节清理治疗。
- 体格检查可排除其他疾患，比如网球肘、肘关节不稳定及肘管综合征。

非手术治疗

- 只有当保守治疗尝试过并且失败后才考虑手术治疗。保守治疗的措施包括调整活动、应用非甾体抗炎药物等[17]。

手术治疗

- 经保守治疗无效，并且患者积极要求恢复肘关节功能活动以及迫切希望缓解肘关节疼痛的情况下，才考虑手术治疗。

术前计划

- 细致地检查血管神经情况并记录。
- 常规的影像学检查。

体位

- 患者全麻插管后，取侧卧位。
- 上臂用搁手架保护，确保可以操作患侧肘关节（图2A）。
  - 将肘关节摆放地略微高于肩关节，便于进入肘关节。
- 绑上止血带后开始消毒，铺巾（图2B）。

入路

- 肘关节不能屈曲的患者应先处理后侧间室，而伸直受限的患者先在关节前方行松解和清理。先处理前侧还是后侧间室需要根据病变情况。
- 包括4 mm 30°关节镜头在内的标准关节镜设备器械。
  - 2.7 mm的镜头也可采用，但多数病例的关节腔足够容纳4 mm镜头。
  - 70°关节镜亦可采用，但通常不需要；除非术者对此有丰富的经验，不然很难熟练应用。
- 使用带钝芯的鞘管，而非锐性。
- 手术中可能需要使用牵开器，如Howarth剥离器或斯氏针，可用于改善视野。另有其他市面上可见的牵开器可使用。
- 使用标准的关节镜刨刀和磨钻。
  - 吸引器只依靠重力作用进行吸引，避免刨出的碎片卡住刨刀头，所以一般刨刀上的负压是不开的（图3）。
- 向关节腔注水前，应先标记通道和骨性标志，包括桡骨小头、肱骨内/外上髁、肱骨小头和尺骨鹰嘴，以免注水后无法扪清。
- 尺神经也需在术前行检查，其走行也应标记，术者应注意尺神经是否有半脱位。
  - 假如有既往手术史或对神经走行存在任何疑问，应在术中加做小切口以明确神经情况，并对其行牵引保护，避免误伤。

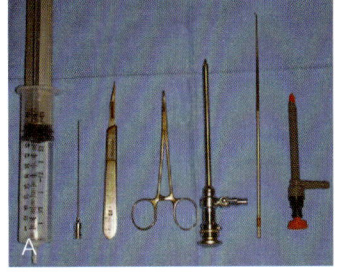 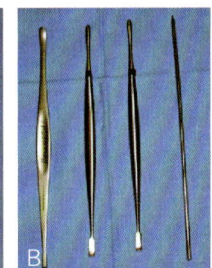

图3 肘关节镜的标准手术器械。A. 从左边：注射针筒、腰椎穿刺针、手术刀、用于建立入路时分离组织的血管钳、含有钝芯的套管、转换棒、含钝芯的工作鞘管。B. Howarth剥离器、牵引器和用于牵引的斯氏针。

建立前侧入路

- 关节镜下行肘关节清理和关节囊松解手术的技术和配套器械作为一项标准化技术已有文献报道[1,19,20]。
- 用18号针筒的针头经"软点"(位于由鹰嘴、肱骨外上髁和桡骨小头三点组成的三角形的中心)向关节腔内注入20~30 ml生理盐水,便于器械更容易进入关节腔。
- 建立入路根据不同术者的喜好有不同的方法,以下仅介绍笔者的经验。
- 在入路建立位置用15号刀片切开皮肤后,血管钳钝性分离至关节。
  - 突破关节囊进入关节后会突然渗出关节液,以此来判断和确认进入关节。
- 将含钝芯的套管置入关节并更换关节镜头。
- 先建立前外侧入路(技术图1A),注意避免损伤桡神经。
  - 此入路位于肱骨小头和桡骨小头关节间隙的前方。
- 采用由内向外的技术,在直视下建立前内侧入路。
- 从前外侧入路取出镜头,更换为钝芯的套管。将套管推顶至肘关节内侧直至内侧皮肤有隆起。
- 在皮肤隆起的部位做一小切口,将套管由此切口推入关节。
  - 内侧入路的套管内芯上置入套管,并将套管内芯拉回关节直至可以从前外侧入路取出(技术图1B)。
- 按需在肱骨外上髁近端2 cm位置建立前外侧入路,作拉钩用。

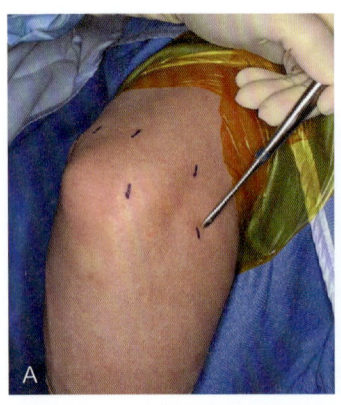 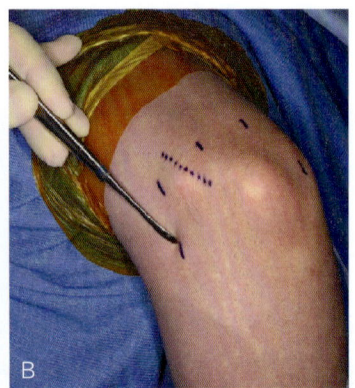

技术图1 A. 在关节灌注前标记入路位置和尺神经位置会有所帮助。通常先建立前外侧入路。B. 建立前内侧入路通常采用由内向外技术。尺神经位置已被标记。

前侧关节囊切除及关节镜下清理

- 4.8 mm刨刀自前内侧入路进入,关节镜拉钩自前外侧入路进入。
- 刨削清理扩大关节镜视野。
- 清除游离体,以刨刀和磨钻清除鹰嘴和桡骨头窝的骨赘。
- 清理完骨性结构后,外侧入路作为工作入路松解前关节囊。可能需要从关节囊的肱骨端开始松解。
- 若计划行关节囊切除,则咬除一小部分关节囊游离缘后,自内侧向外侧切除前侧关节囊,直至暴露桡骨小头前方的脂肪垫。使用刨刀完全切除前侧关节囊。
- 内侧入路作为观察入路,完成最后的骨关节清理和前关节囊切除。

建立后侧入路

- 关节前侧清理完成后,开始转向肘关节后侧的清理。
- 再次强调,关节腔灌注和手术开始前,先标记骨性结构和确认尺神经位置(技术图1B)。
- 后外侧入路作为观察入路。
  - 肘关节屈曲90°,平鹰嘴顶端位置在外侧关节线建立后侧入路。
- 后侧入路是工作入路,位于鹰嘴顶近端2~3 cm;因为需要穿透厚实的肱三头肌,所以使用刀片建立入路。
- 根据需要建立作拉钩用的入路,可以是后侧入路近端2 cm的稍偏内或偏外。

清理后侧间室与关节囊松解

- 因为后侧间室是一个潜在的关节腔隙,所以在清理开始前,先用钝性套筒插入鹰嘴窝,由此分离软组织和脂肪。然后使用刨刀清理,使得视野清晰。
- 建立后外侧观察入路和后正中工作入路后,使用刨刀自后正中入路将鹰嘴和鹰嘴窝周围的骨赘清理干净。
- 屈曲受限的患者需要行后内侧和后外侧关节囊松解。
- 处理内侧关节囊时,确认并保护尺神经。
- 何时做尺神经减压或转位仍旧存在争议,但一般情况下,对于预计术后的活动度有大幅度改善或术前已有尺神经症状的患者,考虑行尺神经减压和转位。
  - 如果术者的关节镜技术熟练,则尺神经减压手术可以在镜下完成,否则需切开做尺神经皮下前置。

要点与失误防范

关节腔灌注	• 在关节腔注水及手术操作开始之前,先要辨认骨性标志和解剖结构(包括尺神经)。否则关节腔灌注后很难清楚辨认这些结构 • 关节腔注水后使得器械可以更容易地进入关节腔;关节囊膨胀后,覆盖其上的组织结构会发生移位,由此使得进入关节腔更为容易和安全
建立入路	• 建立入路时做的切口,仅需切开皮肤,以避免损伤皮神经
骨赘	• 骨赘清理需要包括肱骨远端的桡骨窝和冠突窝,以及鹰嘴窝周边,这些位置经常被忽略
尺神经	• 术前应检查尺神经并标记;术者应查视有无尺神经半脱位;如果有既往手术史或对尺神经走行有任何疑问,就应加做小的皮肤切口,确认尺神经位置并予以牵开保护,避免其受到损伤

术后处理

- 手术操作完成后即刻评估活动度(图4),通道用3-0尼龙线或者Prolene线缝合,并以无菌敷料加压包扎。
  - 术后患肢伸直位石膏后托固定,术后当晚患肢需悬吊抬高(所谓自由女神像手势)。
- 术后第一天,拆除石膏并检查血管神经情况,特别是桡神经、尺神经和正中神经。
  - 开始肘关节全幅度的屈伸功能锻炼,患肢上臂可自由活动。
- 术后预防异位骨化的作用以及患者的依从性有多高都值得商榷。笔者一般要求患者术后6周内每天3次口服吲哚美辛75 mg,但大多数患者不能耐受。
- 多数患者需要遵循石膏固定计划,如将患肢石膏固定由伸直位改为极度屈肘位,这是很有帮助的。每隔一小时改变石膏固定位置,使患肢轮流固定在术中所能获得的最大伸直和最大屈曲角度。
- 用CPM操练器械进行训练,并且可同时给予神经阻滞,但依据笔者的经验这并非必需的。
  - 对于无法行主动活动锻炼的患者或挛缩严重的患者,CPM操练可能是有一定帮助的。虽然对CPM操练的确切使用指征和必要性尚缺乏统一意见。

预后

- 在笔者的系列研究中[2],对41位患者的42个肘关节进行手术治疗,平均随访176.3周(至少2年),结果显示:
  - 屈肘活动度(从术前117.3°提高至131.6°,$P<0.0001$),伸肘活动度(从术前21.4°提高至8.4°,$P<0.0001$),前臂旋后(从术前70.7°提高至78.6°,$P<0.0001$)都显著改善。根据Mayo肘关节功能评分,81%的患者

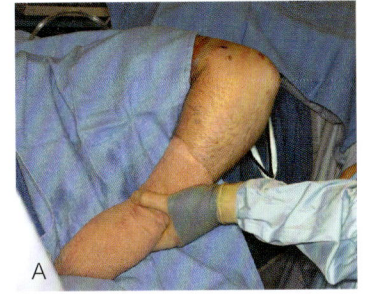 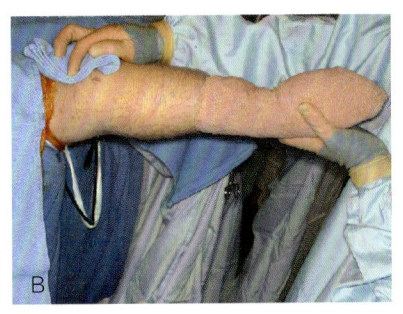

图4 A、B. 术中关节松解后,确认肘关节活动度的恢复情况。

- 患肢功能优良（$P<0.0001$）。
  - 疼痛明显改善（$P<0.0001$）。
  - 并发症发生率低（$n=2$，异位骨化和一过性尺神经麻痹）。
- Cohen等[5]比较关节镜下清理和切开清理（Outerbridge-Kashiwagi）治疗肘关节骨关节炎的结果。
  - 两组患者的肘关节屈曲活动度都有明显改善，疼痛减轻。患者的满意率都很高。
  - 增加肘关节的伸直角度，虽然两组都有所增加，但关节镜组增加得更少些。
  - 两种术式都不行关节囊松解。
  - 比较两种手术方法的结果发现，切开术式对肘关节屈曲功能改善更有效，而关节镜术式对减轻疼痛更有效。
  - 两种术式总体有效性没有显著性差异。
- 这些研究结果和其他文献报道结果显示：关节镜下关节清理与关节囊松解在减轻疼痛、改善活动度和并发症发生率等方面效果相近。尽管关节镜技术对疾病治疗有效，但目前尚无证据说明其相较于切开术式有更大的优势。

并发症

- 肘关节手术无论关节镜还是切开，都需要当心损伤血管神经。
- Mayo Clinic的研究显示[7]，在473例肘关节镜手术中发生50例并发症。
  - 最常见的是伤口引流时间延长，其他还包括感染、神经损伤和关节挛缩。
  - 未发现永久性的神经损伤。
- 肘关节周围各种可能会被医源性损伤到的神经都有被报道。
- 术中保持专注与细心，正确建立手术入路及掌握相关解剖知识对避免神经损伤会有所帮助。

（仲飙 译，王海明 徐兵 审校）

参考文献

[1] Adams JE, Steinmann SP. Nerve injuries about the elbow. J Hand Surg Am 2006;31A:303-313.

[2] Adams JE, Wolff LH III, Merten SM, et al. Primary elbow arthritis: results of arthroscopic debridement and capsulectomy. Presented at American Society for Surgery of the Hand, Sept 6-9, 2006, Washington DC.

[3] Allen DM, Devries JP, Nunley JA. Ulnohumeral arthroplasty. Iowa Orthop J 2004;4:49-52.

[4] Antuna SA, Morrey BF, Adams RA, et al. Ulnohumeral arthroplasty for primary degenerative arthritis of the elbow: long-term outcome and complications. J Bone Joint Surg Am 2002;84A:2168-2173.

[5] Cohen AP, Redden JF, Stanley D. Treatment of osteoarthritis of the elbow: a comparison of open and arthroscopic debridement. Arthroscopy 2000;16:701-706.

[6] Kashiwagi D. Osteoarthritis of the elbow joint. In: Kashiwagi D, ed. Elbow Joint. Proceedings of the International Congress, Japan. Amsterdam: Elsevier Science Publishing, 1986:177-188.

[7] Kelly EW, Morrey BF, O'Driscoll SW. Complications of elbow arthroscopy. J Bone Joint Surg Am 2001;83A:25-34.

[8] McAuliffe JA. Surgical alternatives for elbow arthritis in the young adult. Hand Clin 2002;18:99-111.

[9] Morrey BF. Primary degenerative arthritis of the elbow: treatment by ulnohumeral arthroplasty. J Bone Joint Surg Br 1992;74B:409-413.

[10] O'Driscoll SW. Arthroscopic treatment for osteoarthritis of the elbow. Orthop Clin North Am 1995;26:691-706.

[11] O'Driscoll SW. Operative treatment of elbow arthritis. Curr Opin Rheumatol 1995;7:103-106.

[12] Ogilvie-Harris DJ, Gordon R, MacKay M. Arthroscopic treatment for posterior impingement in degenerative arthritis of the elbow. Arthroscopy 1995;11:437-443.

[13] Oka Y, Ohta K, Saitoh I. Debridement arthroplasty for osteoarthritis of the elbow. Clin Orthop 1998;351:127-134.

[14] Phillips NJ, Ali A, Stanley D. Treatment of primary degenerative arthritis of the elbow by ulnohumeral arthroplasty: a long-term follow-up. J Bone Joint Surg Br 2003;85B:347-350.

[15] Redden JF, Stanley D. Arthroscopic fenestration of the olecranon fossa in the treatment of osteoarthritis of the elbow. Arthroscopy 1993;9:14-16.

[16] Sarris I, Riano FA, Goebel F, et al. Ulnohumeral arthroplasty: results in primary degenerative arthritis of the elbow. Clin Orthop 2004;420:190-193.

[17] Savoie FH III, Nunley PD, Field LD. Arthroscopic management of the arthritic elbow: indications, technique, and results. J Shoulder Elbow Surg 1999;8:214-219.

[18] Stanley D. Prevalence and etiology of symptomatic elbow osteoarthritis. J Shoulder Elbow Surg 1994;3:386-389.

[19] Steinmann SP. Elbow arthroscopy. J Am Soc Surg Hand 2003;3:199-207.

[20] Steinmann SP, King GJ, Savoie FH III. Arthroscopic treatment of the arthritic elbow. J Bone Joint Surg Am 2005;87A:2114-2121.

[21] Suvarna SK, Stanley D. The histologic changes of the olecranon fossa membrane in primary osteoarthritis of the elbow. J Shoulder Elbow Surg 2004;13:555-557.

[22] Tsuge K, Mizuseki T. Debridement arthroplasty for advanced primary osteoarthritis of the elbow: results of a new technique used for 29 elbows. J Bone Joint Surg Br 1994;76B:641-646.

[23] Vingerhoeds B, Degreef I, De Smet L. Debridement arthroplasty for osteoarthritis of the elbow(Outerbridge- Kashiwagi procedure). Acta Orthop Belg 2004;70:306-310.

第28章 肱骨外上髁炎(网球肘)的关节镜治疗
Lateral Epicondylitis(Tennis Elbow) Arthroscopic Treatment

Alexander A. Fokin, Colin P. Murphy, and Kevin P. Murphy

定义

- 肱骨外上髁炎(LE)是一种常见的运动系统病变,主要表现为肱骨外上髁疼痛,肱骨外上髁稍远端前侧的桡侧腕短伸肌起点处压痛,以及对抗阻力的伸腕动作可加重疼痛。
- "肱骨外上髁炎"这个命名并不严谨,因为该疾病并不会导致局部的"炎"性反应。
- 描述肱骨外上髁炎的术语还包括桡侧腕短伸肌创伤性起点病、肌腱病、肌腱炎,以及肱骨外上髁痛、肱骨外上髁病、网球肘等。
- 肱骨外上髁炎最早由德国学者 F. Runge 于1873年提出。当时,Runge 认为这种疾病的病因是肱骨外上髁骨膜炎,将之称为书写痉挛。1882年,H. Morris 在 Lancet 上发文称肱骨外上髁炎与频繁反手击球有关,并将之称为"网球臂"[35]。受其启发,H.P. Major 学者于1883年提出了"网球肘"这一名称。

发病率

- 肱骨外上髁炎总发病率约为3%;各年龄段的发病率在0.7%~4.0%,以45~54岁发病率最高;男性与女性发病率基本一致[19,36]。黑种人较为少见。肱骨外上髁炎主要累及惯用手,累及双侧或非惯用手者较为罕见。
- 肱骨外上髁炎是一种职业病,在食品加工、汽车制造等劳动密集型产业中高达14.5%。这些职业劳动过程中的反复"拧毛巾"的动作是导致本疾病的重要危险因素[23]。
- 肱骨外上髁炎在网球运动员中的发病率为1.3%~14.1%,男性与女性发病率基本一致。危险因素包括球拍过沉、握把尺寸不佳及拍线张力过大等。但是有研究表明拍线减震器和握把调节器并不能有效防治肱骨外上髁炎。肱骨外上髁炎可能与缺乏经验的运动员技术动作不到位的关系更为密切[1]。

解剖

- 肱骨外上髁炎涉及的基本解剖结构包括肱骨外上髁和桡侧腕短伸肌腱。
- 桡侧腕短伸肌腱所处的解剖位置必然导致肘关节活动时,尤其是伸肘和旋前运动时,其底面易与肱骨小头的外侧缘接触并磨损。
- 桡侧腕短伸肌近端起于肱骨外上髁的伸肌总腱,远端止于第三掌骨基底部的背侧面,是背伸手腕的主力肌。
- 桡侧腕短伸肌的近侧部为桡侧腕长伸肌所覆盖,因此暴露桡侧腕短伸肌之前必须拉开桡侧腕长伸肌。
- 桡侧腕短伸肌起点以腱性成分为主,呈菱形;而桡侧腕长伸肌起点以肌性成分为主,呈三角形。
- 必须确保完全找到桡侧腕短伸肌变性部分,并将之完全切除(一般为 13~15 mm)。如需快速鉴别桡侧腕短伸肌和指总伸肌起点,可自前臂远端顺着纤维方向向近端分离,亦可通过观察肌腱的底面[13]。
- 此外,滑膜皱襞、肱骨小头、桡骨头和关节囊与肱骨外上髁炎也有一定的关系。
- 滑膜皱襞,在英语中称为 synovial fold、synovial plica 或 synovial fringe,是环状韧带近侧缘的滑膜增厚,但是其并不是环状韧带的组成部分。滑膜皱襞可以保护肱桡关节,避免过度运动。
- 肱骨小头和桡骨头反复相互撞击其中间的滑膜皱襞,尤其是在肘关节伸直和前臂旋前时,可造成滑膜皱襞反复损伤,导致滑膜皱襞综合征,即滑膜皱襞局部炎症反应和增厚。继发性的滑膜炎最常见于滑膜皱襞的后外1/4,表现为肘关节的痛性弹响[12,37]。

发病机制

- 描述肌腱和韧带在骨骼上附着部的术语为 enthesis,即希腊文的"止点"。
- 止点部位生物力学应力高度集中,而年龄增长和局部的磨损、撕裂,最终将导致止点发生退行性改变。
- 桡侧腕短伸肌止点的成分为纤维软骨。纤维软骨有利于在硬组织和软组织的界面构建力学特性呈梯度变化的三维结构。止点可以确保关节活动导致的肌腱/韧带纤维扭曲远离骨面,从而避免应力集中。
- 止点部位对抗集中应力的结构并非仅有止点本身,还包括一些毗邻组织。许多止点周围存在黏液囊和脂肪组织,部分止点还有深筋膜覆盖。
- 功能性滑膜-止点复合体中,微小创伤好发于止点,而炎症反应则好发于滑膜。
- 止点是一相对缺血的组织结构，且内容量有限，难以积攒过多的积液[7]。

组织病理学
- 桡侧腕短伸肌反复遭受微小创伤可引发以内生修复组织薄弱为特点的退行性改变，最终导致血管内皮成纤维细胞增生，即血管内皮成纤维细胞源性肌腱变性。
- 非炎症性的退行性改变的特征性表现为胶原排列混乱、未成熟的成纤维细胞及血管颗粒化。肌腱内注射糖皮质激素也会引发类似表现。
- 如前文所述，桡侧腕短伸肌和肱桡关节之间的特殊关系导致手术治疗的肱骨外上髁炎患者中65%伴有肱骨小头关节面软骨损伤，81%伴有桡骨头关节面软骨损伤[33]。

自然病程
- 肱骨外上髁炎通常情况下起病较为隐匿，多源于反复遭受微小创伤，极少继发于急性创伤。
- 肱骨外上髁炎的病程可分为三个阶段：①急性期，3个月内；②亚急性期或中间期：3～6个月；③慢性期，6个月以上。
- 急性期的处理除了非甾体抗炎药等保守疗法外，还可以采用冰敷、休息、改变生活方式。
- 及时采用非手术治疗手段，结合日间使用前臂至肱骨外上髁以上水平的护具覆盖桡侧腕短伸肌以减轻压力，可缓解90%～95%患者的急性症状。
- 持续不断的反复创伤导致的肌腱磨损及微小撕裂最终可进展至肉眼可见的肌腱撕裂，甚至断裂或撕脱。
- 如果外侧关节囊为慢性肱骨外上髁炎所累及，则其可能与桡侧腕短伸肌腱一并撕脱，导致外侧滑膜囊肿和关节不稳定。
- 慢性难愈性肱骨外上髁炎可自桡侧腕短伸肌蔓延至指总伸肌前侧部分，最终导致腕关节背伸和旋后力量减弱。
- 极少数严重的慢性肱骨外上髁炎可能需行肌腱转位术重建伸肌功能。
- Baker[6]等学者提出的肱骨外上髁炎的关节镜下分型较为可靠（表1）。

表1 肱骨外上髁炎的关节镜下分型

分型	描述
Ⅰ	不伴撕裂的桡侧腕短伸肌底面磨损
Ⅱ	局限于桡侧腕短伸肌底面和外侧关节囊的线性撕裂
Ⅲ	桡侧腕短伸肌起点的部分性或完全性撕脱

注：经允许引自 Baker CL Jr, Murphy KP, Gottlob CA. Arthroscopic classification and treatment of lateral epicondylitis: two-year clinical results. J Shoulder Elbow Surg 2000;9:475-482.

病史和体格检查
- 详细询问病史是明确肱骨外上髁炎诊断的第一步，而明确诊断则是指导进一步的临床评估和选择合适治疗方案的重要依据。
- 病史应包括疼痛的诱因、情况、持续时间及伴随症状。
- 应详细记录惯用手、体育特长及职业。
- 应详细记录患者曾接受何种治疗，并评估治疗效果。
- 非手术治疗早期效果满意但随后出现症状加重的原因可能在于患者过早地恢复力量锻炼，进一步试验性的非手术治疗仍有可能取得较好疗效。
- 患肘既往手术史对于制订手术计划具有极为重要的参考价值，对于明确诊断也有一定的意义。更重要的是，既往有尺神经前置手术史的患者的尺神经可能位于关节镜手术入路附近，从而导致只能选择开放性手术。
- 如果紧靠肱骨外上髁远侧区域有疼痛或压痛，伸腕阻抗触发疼痛加剧，则可以诊断肱骨外上髁炎。

体格检查
- 体格检查应注意检查同侧和对侧的上肢以及颈椎。
- 触诊肱骨外上髁和伸肌总腱区域。疼痛和压痛的中心应位于肱骨外上髁稍前侧、远端（1～3 cm）的位置，即桡侧腕短伸肌起点的位置。局部不应伴有红斑、发热及肿胀等体征。
- 椅子试验阳性：患者前臂旋前可以诱发肘关节疼痛，导致患者拒绝或无法提起椅子。
- Cozen试验阳性：肘关节屈曲90°、前臂旋前时腕关节对抗阻力背伸可以诱发肱骨外上髁疼痛加剧。
- Mill试验阳性：肘关节屈曲90°、前臂旋前、腕关节屈曲时中指对抗阻力伸直可诱发肱骨外上髁疼痛。
- 前臂抗阻旋后和握力检查：肱骨外上髁炎病例中，78%伴有握力减弱，51%伴有对抗阻力旋后疼痛加重。旋转门把手诱发疼痛提示肱骨外上髁炎可能。

影像学和其他诊断性检查
- 影像学检查应作为常规检查以排除伴随疾病，尤其对于顽固性疼痛的病例。X线平片只需拍摄伸肘位的正位片和90°屈肘位的侧位片。
  - 约25%患者可伴有桡侧腕短伸肌起点处的钙化（图1A）[28]。
- MRI诊断肱骨外上髁炎的敏感性为90%～100%，特异性为83%～100%[27]。
  - MRI提示T1和T2加权像信号增强，伸肌腱增厚（图1B）。
  - 冠状位和轴位T2加权像上可显示桡侧腕短伸肌腱全层或部分撕裂区域内出现液体信号。T2加权像还可以显示毗邻软组织水肿。

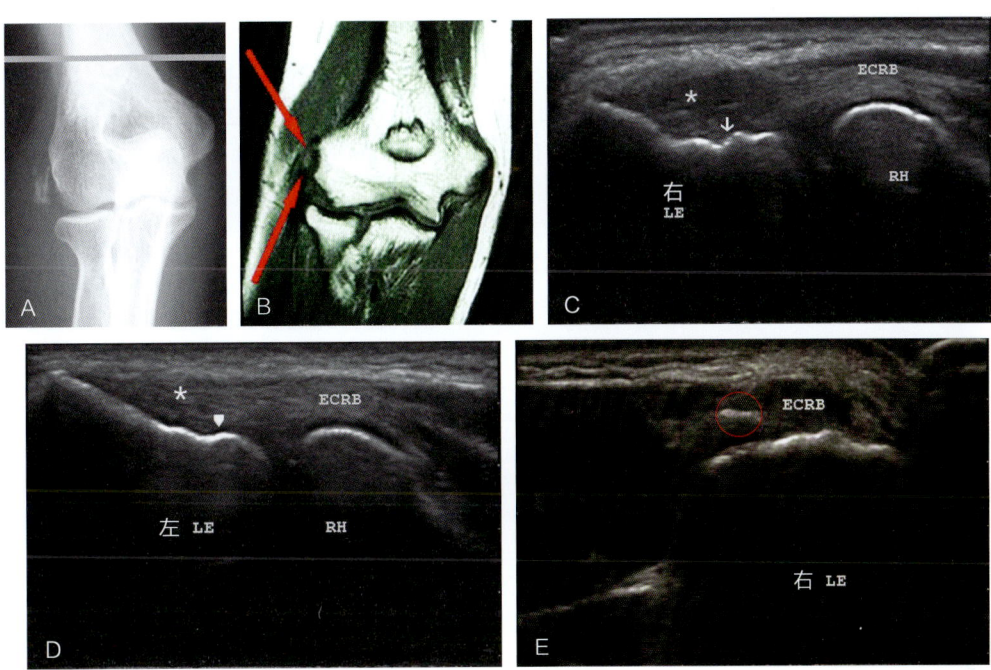

图1　A. 肘关节标准正位片提示桡侧腕短伸肌腱钙化。B. MRI T1加权像提示肱骨外上髁桡侧腕短伸肌起点处的中介信号或高信号（箭头所示）。C. 男性，42岁，惯用手侧的单侧慢性肱骨外上髁炎，超声波长轴观提示桡侧腕短伸肌增厚伴肌腱内低回声区（星号所示），正常纤维组织结构消失，伴肱骨外上髁皮质不规则（箭头所示）。D. 同一病例的健侧超声波长轴观图像提示，健侧桡侧腕短伸肌起点处（星号所示）和肱骨外上髁皮质（箭头所示）结构正常。E. 同一病例的患侧超声波短轴观提示，桡侧腕短伸肌腱近起点处的钙化灶（红圈所示）。ECRB，桡侧腕短伸肌；RH，桡骨头；LE，外上髁。

- 关节腔注射钆造影剂的增强MRI对于侧副韧带撕裂、关节囊撕裂、关节内游离体等关节内和关节周围组织损伤有较高的诊断价值。静脉注射钆造影剂可以更好地显示骨组织的灌注和活力[16]。
  - 滑膜皱襞增厚超过3 mm、信号强度异常伴关节间隙不规则提示滑膜皱襞综合征可能。
  - 组织学和手术探查结果证实，MRI在肌腱损伤和变性的诊断方面极具优势[38]。
- 超声检查是一种无创性检查方法，可用于肱骨外上髁炎的诊断。此外，超声检查还可以在肘关节进行屈曲和伸展活动的同时对肱骨外上髁炎进行动态评估。
  - 超声检查诊断肱骨外上髁炎的敏感性约为80%，特异性约为50%。但是超声检查假阳性率较高，最佳用途可能是评估有症状患者的肌腱损伤程度。
  - 肌腱退行性变主要表现为肌腱增厚和混杂的低回声结构伴正常纤维组织结构消失（图1C、D）。肌腱撕裂表现为肌腱内出现无回声区域。
  - 多普勒成像可以通过检查组织充血程度来分析局部血流量的增长情况。肱骨外上髁炎的多个病程中均可出现局部血流量增加，既可见于局部病理性变化进展，亦可见于局部组织修复。
  - 超声检查还可以发现周围组织的积液和钙化（图1E）。
  - 如灰阶超声提示伸肌腱边缘突出、肱骨外上髁皮质腐蚀、肌腱钙化和撕裂，结合多普勒提示局部新生血管形成，即基本可以明确诊断[22,30,38]。
  - 反复的激素局封治疗可影响肌腱在超声检查中的回声性质。
  - 正常的滑膜皱襞在超声检查中表现为高回声的三角形团块，病变的滑膜皱襞则表现为组织增厚伴不规则回声。

其他评估方法

- 自我评估法包括多种基于患者主观感受的评价量表。
  - PRTEE（patient-related tennis elbow evaluation）评分可同时评估肘关节的功能和疼痛情况，是一种较为可靠的评估方法，也是评估肱骨外上髁炎疗效的标准方法。
  - VAS（visual analog scale）评分广泛用于疼痛情况的评估。
  - DASH（disability of the arm, shoulder, and hand）评分可以定量评估上肢的功能和疼痛情况。
  - ACES（andrew-carson elbow scores）评分和MEPS（mayo elbow performance score）评分亦可用于评估肱骨外上髁炎患者治疗前、后的肘关节功能。

- 生物力学评估包括应用Jamar握力器检测无痛性握力检测和发力率。肱骨外上髁炎多伴有极限握力显著减弱。
  - 治疗前后应对比惯用手和非惯用手的握力。惯用手力量一般强于非惯用手,因此两手力量基本一致则提示受肱骨外上髁炎所累的惯用手力量显著减弱。
- 表面肌电图也是一种较为成熟的定量评估法。

鉴别诊断

- 近30种疾病可导致肘关节外侧疼痛综合征。肘关节外侧疼痛的鉴别诊断包括但不限于以下疾病:
  - 肘后外侧皱襞撞击征(posterolateral elbow plica impingement):可导致难愈性肘关节外侧疼痛综合征。如果疼痛位于肘关节后外侧,以肱桡关节处为重,而非肱骨外上髁或桡侧腕短伸肌,伴前臂旋前时屈伸肘关节加重,则应该高度怀疑滑膜皱襞综合征,即炎症累及关节内的滑膜皱襞。该疾病还可能导致痛性弹响和肘关节绞锁。治疗方案可考虑行关节镜下滑膜皱襞切除术。
  - 桡管综合征(radial tunnel syndrome, RTS):旋后肌压迫骨间背神经(posterior interosseous nerve, PIN)引发。最剧烈的压痛点大多数位于肱骨外上髁的前、远3~4 cm处,较肱骨外上髁更远处。骨间背神经是桡神经深支的延续。桡管综合征症状以力量较弱为主,多不伴有疼痛。神经传导检测和表面肌电图等电诊断学手段可以明确诊断。可有高达5%的肱骨外上髁炎患者并发桡管综合征。
  - 肘关节后外侧旋转不稳定(posterolateral rotatory instability, PLRI):维持内翻稳定性的桡侧尺副韧带(lateral ulnar collateral ligament, LUCL)损伤导致。尽管该疾病可有肘关节外侧疼痛,但是可凭借侧向旋转移位试验、后外侧旋转抽屉试验和上推试验等阳性结果将之与肱骨外上髁炎鉴别[26,29]。轻度肘关节后外侧旋转不稳定可导致继发性的肱骨外上髁炎。反之,慢性肱骨外上髁炎患者偶尔也可因为遭受急性创伤而导致肘关节后外侧旋转不稳定[17]。
  - 骨性关节炎(osteoarthritis):尤其需要与肱桡关节骨性关节炎鉴别。体格检查多可发现机械症状和活动度下降。X线平片可发现硬化带、骨赘形成、关节内游离体和肱桡关节间隙狭窄。

非手术治疗

- 有40余种非手术治疗方案可供选择。
- 90%~95%的肱骨外上髁炎非手术治疗有效[9,29]。
- 从休息、支具固定、改变生活方式,到针灸和肉毒杆菌注射,再到大量的电物理疗法以及传统医学,各类治疗措施数不胜数。加之各种治疗措施还可联合应用,使得肱骨外上髁炎的非手术治疗方案不胜枚举。
- 鉴于部分肱骨外上髁炎有自愈性倾向,休息和避免反复过劳性损伤于情于理都是基本治疗措施的重要组成部分。非手术治疗方案还推荐使用腕关节支具限制腕关节夜间无意识的屈曲活动以减轻伸肌张力,联合包括力量训练和拉伸训练的理疗。
  - 激素局部封闭:有部分证据证明该疗法可以通过抑制炎症反应和神经肽的止痛作用获得了一定的镇痛疗效。然而,较高的复发率(72%)和激素对肌腱的潜在不良作用导致越来越多学者反对该疗法[14,34]。
  - 富血小板血浆(platelet-rich plasma, PRP)注射:用于治疗慢性肱骨外上髁炎。血小板颗粒可释放多种促进血管再生、组织重塑和伤口愈合的生长因子和细胞因子。PRP是一种从自体血里提取的血小板富集物,其血小板浓度可达全血的3~10倍。PRP疗法是一种安全、简单、方便且价格相对低廉的技术,其制备方法、最佳成分和浓度以及应用规范仍在进一步完善与进步中。大量研究(其中不乏随机对照试验)发现,PRP可以显著减轻疼痛,改善功能[18,20]。
  - 体外震波:美国FDA于2003年批准将其用于肱骨外上髁炎的治疗。将电动液压、电磁、压电等技术生成的脉冲能量集中于靶点即可获取震波。震波可以诱导腱-骨联合处新生血管生成,改善局部血供,从而缓解疼痛,促进组织再生。据报道震波疗法成功率可达68%~91%。但是有研究认为,震波疗法的疗效可能更多地源于安慰剂效应[39]。
  - Graston技术:实质上是一种强力的按摩技术,借助带有坚硬边缘的器械来增强按摩的软组织松解作用。该疗法宣称可以通过有控微创伤和瘢痕松解来促进肱骨外上髁炎患者肌腱愈合和功能改善,但是其理论缺乏有力证据[8]。
  - 再生注射疗法:该疗法通过向毁损肌腱注射刺激性药物或硬化剂以期促进组织修复,是肱骨外上髁炎的一种辅助疗法。该疗法的机制可能是通过诱发局部炎症反应以促进胶原合成,从而在肱骨外上髁构建一块更强力的纤维结缔组织。该疗法可作为一种相对便宜的替代疗法用于反对激素局部封闭治疗的病例[10]。
  - 水蛭疗法是一种非传统的疗法。随机对照试验发现,水蛭唾液中含有蛋白酶抑制剂和组胺样血管扩张剂等成分,水蛭疗法可以通过前者减轻痛感的作用和后者改善局部血供的作用,短期内显著缓解肱骨外上髁炎患者的疼痛症状。但是有研究认为,水蛭疗法的疗效可能也更多地源于安慰剂效应[5]。
- 其他非手术治疗方法还包括自体血注射、激光疗法、低强度超声理疗、地塞米松离子导入法、经皮神经电刺激、一氧化氮外用等。
- 没有一种非手术治疗方案具有无与伦比的优势,也没有一种非手术治疗方案得到循证医学证据支持。

手术治疗

- 从常规的桡侧腕短伸肌腱松解术,到肌腱重建术,再到肱骨外上髁去神经术,已有超过15种术式经报道可用于肱骨外上髁炎的治疗。这些术式可以大致分为三类:①开放手术;②经皮松解术;③关节镜手术。
- 手术指征包括:①疼痛影响日常生活和工作;②非手术治疗6个月后症状无明显缓解。
- 肘关节镜技术最早可追溯至1931年,Burman MS在一项尸体研究中首次探索了肘关节镜的可行性。
- 肘关节镜手术可以探查并明确关节内有无合并病变,保留浅层的指总伸肌腱起点从而避免握力减弱,术后并发症发生率低,恢复工作和运动的时间短。因此,关节镜手术与其他术式相比具有显著优势。
- 与开放手术和经皮手术相比,肘关节镜手术在探查并明确关节内有无合并病变方面优势明显。而肱骨外上髁炎合并关节内损伤概率较高,因此肘关节镜手术的这一优势极具临床价值。
  - 肘关节镜手术禁忌证包括:①感染活动期;②肘关节解剖结构因手术、创伤及关节病变而发生较大改变,如严重的肘关节僵硬和既往尺神经前置术手术史;③医生尚未熟悉肘关节镜的相关技术和设备;④伴有神经系统症状。

循证医学支持关节镜手术用于肱骨外上髁炎治疗

- 基于大量具有一致性的Ⅱ级或Ⅲ级证据支持,B级推荐将肘关节镜手术用于治疗肱骨外上髁炎。

术前计划

- 术前需详细回顾患者的所有影像学检查以排除合并损伤,如骨软骨游离体、肱桡关节骨性关节炎、骨折以及外侧副韧带复合体损伤等关节周围软组织损伤。
- 全身麻醉成功后,完善以下检查:
  - 侧向轴移试验:最早由O'Driscoll提出,用于评估桡侧尺副韧带是否合并损伤[29]。肘关节被动旋后、过头完全伸直位,将肘关节逐渐屈曲至20°~40°的同时,外翻肘关节并行轴向加压。
    - 如肱桡关节半脱位,导致桡骨头近端可出现沟痕,则提示肘关节后外侧旋转不稳定。
  - 此外,术者必须检查患肢麻醉状态下的肘关节最大活动度,包括伸肘、屈肘、旋前和旋后活动度。
  - 应注意对比患侧和健侧的体格检查结果。

体位

- 患者取俯卧位。
- 患肘屈曲90°,自然下垂于床沿,患肢下可垫沙袋以保持肘关节屈曲。
- 术者可坐于手术床边操作。

入路

- 手术方式包括肱骨外上髁部分切除、环状韧带部分切除及伸肌腱延长术或滑移术。
- 文献已报道过大量肘关节镜入路可供选择,其中9个入路临床应用较为广泛,包括内侧2个、外侧4个和后侧3个入路。
- 在肘关节镜治疗肱骨外上髁炎术中,术者必须探查肘关节前间室,镜下观察、评估并处理外侧关节囊和桡侧腕短伸肌腱底面的病损。
- 尽管多种内外侧联合入路均可用于肱骨外上髁炎的肘关节镜治疗,但是笔者倾向于使用近端前内侧入路观察和近端外侧入路操作以期改善术野暴露并避免血管神经损伤。
  - 近端前外侧入路需在肘关节屈曲90°时穿过肱桡肌、肱肌和外侧关节囊方可进入肘关节前间室。
    - 桡神经距离该入路的套管平均13.7 mm,而距离标准前外侧入路的套管约7.2 mm[2]。
  - 近端前内侧入路经内侧肌间隔的前方进入肱肌深面,可以避开肱动脉和正中神经。
    - 该入路一般距离远端的前臂内侧皮神经6 mm,后方的尺神经3~4 mm,正中神经22 mm[24]。

诊断性肘关节镜术

- 摆放体位，消毒、铺巾，标记体表解剖标志，经正外侧入路插入18号针头，注入20 ml生理盐水扩张关节（技术图1）。
- 首先构建用于观察的近端内侧入路，然后在肘关节镜监视下建立近端外侧入路。
- 在肱骨内上髁前方、近端各2 cm处用11号刀片做一2 mm纵行切口。
  - 皮肤切口不宜过深以免损伤皮神经和静脉。
  - 亦可使用关节镜光源照射皮肤以显现皮神经和静脉，从而在切开皮肤时避开这些组织结构。
- 将血管钳刺过皮下组织，直抵肱骨内上髁和内侧关节囊后行钝性分离。
  - 关节囊质地坚韧，穿透时可闻及声响。
  - 如扩张关节的生理盐水此时自入路部位溢出，证实已进入关节。
  - 操作须限于内侧肌间隔的浅面以免损伤尺神经。
- 套管针钝性分离进入关节，随之换为4 mm的30°关节镜镜头。
- 首先应探查肘关节前间室内的病变，包括骨性关节炎、游离体、关节韧带损伤等，并通过近端外侧入路处理。
- 前间室探查完毕后，探查外侧关节囊和桡侧腕短伸肌腱。
- 18号腰椎穿刺针在肱骨外上髁前侧、近端各2 cm处穿刺。
- 在肘关节镜直视下构建近端外侧入路，皮肤和软组织处理方法同前所述。
  - 构建此入路时务必注意保护桡神经。

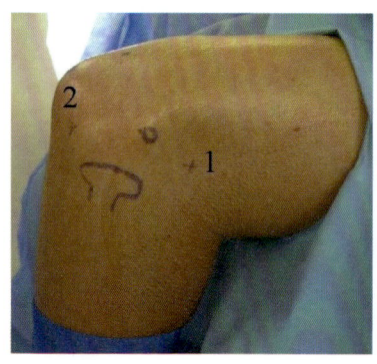

技术图1　肘关节外侧术中照。标记体表解剖标志，标准近端前外侧入路（1）和正外侧入路（2），经正外侧入路注入20 ml生理盐水扩张关节。

肘关节镜下肘关节外侧（桡侧腕短伸肌）松解术

- 近端内侧入路用于观察，30°关节镜镜头绕过桡骨头，观察外侧关节囊和桡侧腕短伸肌起点的底面（技术图2A）。
- 外侧关节囊与桡侧腕短伸肌起点底面之间常有粘连，并伴有不同程度的退行性变，可表现为线性撕裂（Ⅱ型损伤）、磨损、脂肪浸润或呈菲薄透明样表现（技术图2B）。
  - 如果关节囊完整，则经近端外侧入路（即操作入路）插入4.5 mm滑膜刨刀将之切除以更好地暴露桡侧腕短伸肌在肱骨外上髁的附着部位。
  - 如关节囊和肌腱完全撕脱、挛缩，则为Ⅲ型损伤（技术图2C）。
- 清理关节囊后即可暴露桡侧腕短伸肌底面。
- 桡侧腕短伸肌松解应使用4.5 mm刨削刀自退变或撕裂部位开始操作（技术图2D）。
- 继而向近端推进镜头，观察桡侧腕短伸肌在肱骨外上髁的起点。
  - 该步操作时应格外注意避免损伤肱骨小头和桡骨头的软骨面（技术图2E）。
- 暴露桡侧腕短伸肌浅面的桡侧腕长伸肌（技术图2F）。
- 经近端外侧入路置入4.0 mm磨头进一步清理残留的桡侧腕短伸肌起点，并将肱骨外上髁和髁突外侧嵴去皮质化，以促进骨愈合（技术图2G）。
  - 据报道，使用上述技术可以安全地切除平均23 mm的桡侧腕短伸肌腱和22 mm的肱骨外上髁[24]。
  - 此外，30°镜头的视野有限，可以避免损伤关节囊内桡骨头中线后方的尺副韧带[31]。
- 如有必要，可在肘关节屈曲90°时构建正外侧入路进入后间室。
  - 该入路途经桡骨头、尺骨鹰嘴和肱骨外上髁之间的三角形间隙。
  - 该入路有损伤前臂内侧皮神经的风险。
- 镜头进入关节腔后即应伸直肘关节，并将镜头插入后间室。
- 如需操作入路，则在肱骨内肱骨外上髁中线，尺骨鹰嘴尖近端3 cm水平构建后正中入路。
- 最后，完全抽弃关节腔积液，3-0尼龙线关闭切口，无菌敷料包扎。
- 对于伴有桡骨头外侧1/4或肱骨小头微骨折等软骨损伤的病例，建议使用电动刨刀或刮匙清理不稳定的关节软骨[33]。
- 在单纯桡侧腕短伸肌腱松解术的基础上，还可以考虑联合应用关节镜下去骨皮质术。但是，这一术式可能

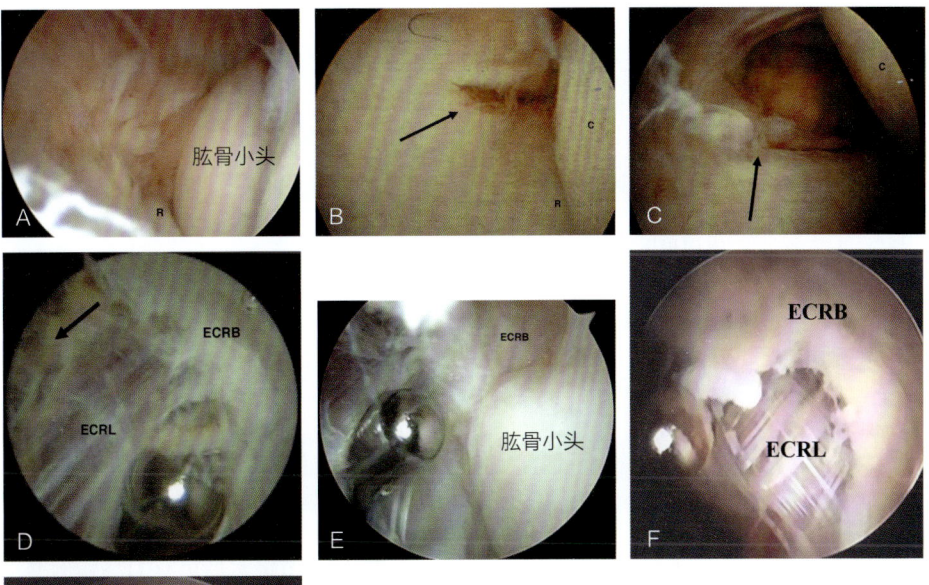

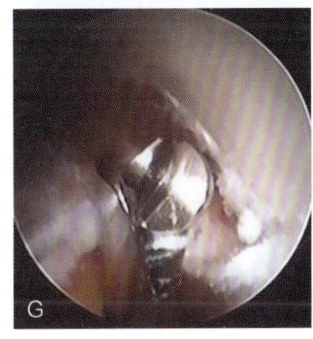

技术图2　A. Ⅰ型损伤表现为滑膜炎和外侧关节囊磨损。B. Ⅱ型损伤表现为外侧关节囊与桡侧腕短伸肌腱近起点处的线性撕裂。C. Ⅲ型损伤表现为关节囊和肌腱完全撕脱和挛缩。D. 桡侧腕短伸肌腱的脂肪浸润（箭头所示），其浅面为桡侧腕长伸肌–肌腱移行区。E. 用4.5 mm刨削刀初步清理肱骨小头（C所示）和桡骨头（R所示）稍近端的桡侧腕短伸肌腱。F. 清理桡侧腕短伸肌腱和关节囊的病变组织，显露浅面正常的桡侧腕长伸肌。G. 最后，用4.0 mm磨头将肱骨外上髁去皮质化，桡侧腕短伸肌腱松解术即告完成。ECRB，桡侧腕短伸肌；ECRL，桡侧腕长伸肌。

加剧术后疼痛和切口出血，减小术后早期肘关节活动度，且并不能进一步改善手术的长期疗效[21,32]。

- 在标准的30°镜头中，桡侧腕短伸肌腱起点和桡侧副韧带位于视野边缘，从而一定程度上增加了确定清理平面的难度[4]；而在70°镜头中，上述组织位于视野中心，术中暴露更为充分。虽然70°镜头提供的广阔视野使得清理范围更大的肘关节镜手术成为可能，但是这一广阔视野提高了损伤外侧副韧带复合体的风险，而30°镜头不仅可以满足常规肘关节镜清理手术的需求，还在一定程度上保护了外侧副韧带[31]。

- 就笔者的经验来看，标准的30°镜头完全可以满足手术需要，而且可以避免70°镜头过度后推导致的桡侧副韧带损伤及其引发的关节不稳定。此外，70°镜头学习曲线更长，需要设备更多，手术时间更长，手术费用更高。

要点与失误防范

手术指征	• 疼痛持续6个月以上，休息、拮抗支具固定、牵引、力量训练等非手术治疗后仍不缓解
手术禁忌证	• 骨性结构或软组织解剖结构异常，妨碍手术入路的安全构建 • 既往尺神经前置术史或内植物植入史，妨碍内侧入路的安全构建 • 骨髓炎或局部蜂窝织炎
避免神经血管损伤	• 通过"由点及面"技术避免神经血管损伤： 　○ 11号尖刀片刺穿皮肤，并将皮肤向远端牵拉以实现小切口技术 　○ 用血管钳钝性分离关节囊 • 用2.7 mm的关节镜镜头替代4.0 mm镜头 • 如确需4.0 mm镜头，则在进入关节腔时使用转换棒 • 术后关节腔注射10 ml布比卡因可提供24小时术后镇痛，但布比卡因渗出导致一过性桡神经麻痹，从而影响术后对神经功能的即时评估

(续表)

完全外侧松解	• 桡侧腕短伸肌起点在肱骨外上髁上的跨度约为1.5 cm • 桡侧腕短伸肌腱自肱骨外上髁剥离 • 应使用磨头行肱骨外上髁去皮质化，务必确保桡侧腕短伸肌松解完全
肘关节后间室进入	• 正外侧入路用于观察 • 后正中入路用于操作 • 术者坐位，无菌单覆盖大腿。患者手腕屈曲，手背置于术者大腿上，调整手术床高度使肘关节可以自由屈伸
外侧副韧带复合体医源性损伤	• 不得打磨肱骨外上髁后方皮质 • 虽然通过30°镜头难以观察肱骨后方，妨碍了扩大清理范围，但是可以避免损伤外侧副韧带

术后处理

- 术后伤口敷料包扎2天，患肢颈腕带悬吊。
- 术后即可开始肘关节活动度的主动和被动锻炼。
- 术后72小时常规冰敷消肿。
- 术后2天后患者自行去除包扎敷料，伤口聚维酮碘消毒后绷带包扎。
- 首次术后随访应安排在术后10天内，主要随访内容包括检查伤口愈合情况、拆线和肘关节活动度评估。
- 如果肘关节镜下行桡骨侧或肱骨侧的侧副韧带修复术，术后石膏固定3周，再用铰链支具保护下锻炼6周。
- 术后4周内禁止用力握拳。
- 术后4周后开始循序力量训练。
- 术后4~6周，应避免反复性或工作量较大的手工劳作。
- 术后2周内即可恢复日常生活，术后6周可恢复体育锻炼。

预后

- 据报道，肘关节镜治疗肱骨外上髁炎的优良率可达92%[3,40]。
- 笔者在过去10年间已使用肘关节镜治疗超过250例肱骨外上髁炎病例，就笔者经验来看，约85%病例伴有游离体、滑膜炎、肘关节后方骨赘、肱桡关节软骨损伤等关节内疾病，80%病例伴发滑膜皱襞，其中，至少1/3病例伴有增厚、炎症等滑膜皱襞异常表现。
- 笔者随访肘关节镜下肘关节外侧松解术后病例发现，95%患者自觉症状改善或明显改善，62%患者在平均2.8年的随访期内疼痛完全消失[6]。

- 肘关节镜治疗肱骨外上髁炎安全、可靠，且疗效持续。

并发症

- 据报道，肘关节镜术后可有11%病例继发轻微并发症，包括关节镜入口处延期愈合、肘关节持续性轻度挛缩（<20°）和一过性神经麻痹。
- 继发性一过性神经麻痹的危险因素包括类风湿性关节炎和肘关节屈曲挛缩畸形。神经失用症发生率约为2.5%，关节感染发生率约为0.8%。医源性损伤还包括关节软骨损伤、滑膜瘘及止血带相关并发症[3]。
- 肘关节镜术后常见的并发症为神经损伤，可能与入路选择、套管针植入方向、锐性剥离、烧灼热损伤等有关。
- 肘关节镜术的特征性神经损伤包括骨间背神经横断、正中神经和骨间前神经（正中神经分支）神经瘤形成。外侧入路，即近端前外侧入路，和关节囊切除术易伤及骨间背神经。套管针植入应指向关节间隙，避免穿越肘关节前方神经血管结构密集的软组织[11]。
- 笔者所做的手术术后继发一过性桡神经麻痹发生率不足3%，与文献报道一致[25]。
- 部分肘关节镜术预后不佳，其原因可能是术中肌腱清理不够彻底，残留肉眼不可见但镜下可见变性肌腱组织[15]。
- 肘关节后外侧旋转不稳定多源自术中清理过多而伤及外侧尺副韧带。术中应注意仅在肱骨外上髁前方清理肌腱，以免导致肘关节后外侧旋转不稳定。
- 血肿和持续性握力下降较为罕见。

（仲飙 译，王海明 徐兵 审校）

参考文献

[1] Abrams GD, Renstrom PA, Safran M. Epidemiology of musculoskeletal injury in the tennis player. Br J Sports Med 2012;46:492-498.

[2] Adolfsson L. Arthroscopy of the elbow joint: a cadaveric study of portal placement. J Shoulder Elbow Surg 1994;3:53-61.

[3] Ahmad CS, Vitale MA. Elbow arthroscopy: setup, portal placement, and simple procedures. Instr Course Lect 2011;60:171-180.

[4] Arrigoni P, Zottarelli L, Spennacchio P, et al. Advantages of 70°

[4] arthroscope in management of ECRB tendinopathy. Musculoskelet Surg 2011;95:S7-S11.

[5] Bäcker M, Lüdtke R, Afra D, et al. Effectiveness of leech therapy in chronic lateral epicondylitis. A randomized controlled trial. Clin J Pain 2011;27:442-447.

[6] Baker CL Jr, Murphy KP, Gottlob CA. Arthroscopic classification and treatment of lateral epicondylitis: two-year clinical results. J Shoulder Elbow Surg 2000;9:475-482.

[7] Benjamin M, McGonagle D. The enthesis organ concept and its relevance to the spondyloarthropathies. Adv Exp Med Biol 2009;649:57-70.

[8] Blanchette MA, Normand MC. Augmented soft tissue mobilization vs. natural history in the treatment of lateral epicondylitis: a pilot study. J Manipulative Physiol Ther 2011;34:123-130.

[9] Boyd HB, McLeod AC. Tennis elbow. J Bone Joint Surg Am 1973;55A:1183-1187.

[10] Carayannopoulos A, Borg-Stein J, Sokolof J, et al. Prolotherapy versus corticosteroid injections for the treatment of lateral epicondylosis: a randomized controlled trial. PM R 2011;3:706-715.

[11] Carofino BC, Bishop AT, Spinner RJ, et al. Nerve injuries resulting from arthroscopic treatment of lateral epicondylitis: report of 2 cases. J Hand Surg Am 2012;37(A):1208-1210.

[12] Cerezal L, Rodriguez-Sammartino M, Canga A, et al. Elbow synovial fold syndrome. AJR Am J Roentgenol 2013;201:W88-W96.

[13] Cohen MS, Romeo AA, Hennigan SP, et al. Lateral epicondylitis: anatomic relationships of the extensor tendon origins and implications for arthroscopic treatment. J Shoulder Elbow Surg 2008;17:954-960.

[14] Coombes BK, Bisset L, Brooks P, et al. Effect of corticosteroid injection, physiotherapy, or both on clinical outcomes in patients with unilateral lateral epicondylalgia: a randomized controlled trial. JAMA 2013;309:461-469.

[15] Cummins CA. Lateral epicondylitis: in vivo assessment of arthroscopic debridement and correlation with patient outcomes. Am J Sports Med 2006;34:1486-1491.

[16] Dewan AK, Chhabra B, Khanna AJ, et al. MRI of the elbow: techniques and spectrum of disease. J Bone Joint Surg Am 2013;95:e99(1)-e99(13).

[17] Dzugan SS, Savoie FH III, Field LD, et al. Acute radial ulno-humeral ligament injury in patients with chronic lateral epicondylitis: an observational report. J Shoulder Elbow Surg 2012;21:1651-1655.

[18] Halpern BC, Chaudhury S, Rodeo SA. The role of platelet-rich plasma in inducing musculoskeletal tissue healing. HSS J 2012;8:137-145.

[19] Herquelot E, Gueguen A, Roquelaure Y, et al. Work-related risk factors for incidence of lateral epicondylitis in a large working population. Scand J Work Environ Health 2013;39:578-588.

[20] Kaux JF, Crielaard JM. Platelet-rich plasma application in the management of chronic tendinopathies. Acta Orthop Belg 2013;79:10-15.

[21] Kim JW, Chun CH, Shim DM, et al. Arthroscopic treatment of lateral epicondylitis: comparison of the outcome of ECRB release with and without decortication. Knee Surg Sports Traumatol Arthrosc 2011;19:1178-1183.

[22] Kotnis NA, Chiavaras MM, Harish S. Lateral epicondylitis and beyond: imaging of lateral elbow pain with clinical-radiologic correlation. Skeletal Radiol 2012;41:369-386.

[23] Krogh TP, Bartels EM, Ellingsen T, et al. Comparative effectiveness of injection therapies in lateral epicondylitis: a systematic review and network meta-analysis of randomized controlled trials. Am J Sports Med 2013;41:1435-1446.

[24] Kuklo TR, Taylor KF, Murphy KP, et al. Arthroscopic release for lateral epicondylitis: a cadaveric model. Arthroscopy 1999;15:259-264.

[25] Lattermann C, Romeo AA, Anbari A. Arthroscopic debridement of the extensor carpi radialis brevis for recalcitrant lateral epicondylitis. J Shoulder Elbow Surg 2010;19:651-656.

[26] Mehta JA, Bain GI. Posterolateral rotatory instability of the elbow. J Am Acad Orthop Surg 2004;12:405-415.

[27] Miller TT, Shapiro MA, Schultz E, et al. Comparison of sonography and MRI for diagnosing epicondylitis. J Clin Ultrasound 2002;30:193-202.

[28] Nirschl RP, Pettrone FA. Tennis elbow: the surgical treatment of lateral epicondylitis. J Bone Joint Surg Am 1979;61A:832-839.

[29] O'Driscoll SW, Bell DF, Morrey BF. Posterolateral rotatory instability of the elbow. J Bone Joint Surg Am 1991;73A:440-446.

[30] Obradov M, Anderson PG. Ultra sonographic findings for chronic lateral epicondylitis. JBR-BTR 2012;95:66-70.

[31] Owens BD, Murphy KP, Kuklo TR. Arthroscopic release for lateral epicondylitis. Arthroscopy 2001;17:582-587.

[32] Rhyou IH, Kim KW. Is posterior synovial plica excision necessary for refractory lateral epicondylitis of the elbow? Clin Orthop Relat Res 2013;471:284-290.

[33] Sasaki K, Onda K, Ohki G, et al. Radiocapitellar cartilage injuries associated with tennis elbow syndrome. J Hand Surg Am 2012;37:748-754.

[34] Snyder KR, Evans TA. Effectiveness of corticosteroids in the treatment of lateral epicondylitis. J Sport Rehab 2012;21:83-88.

[35] Thurston AJ. The early history of tennis elbow: 1873 to 1950s. Aust N Z J Surg 1998;68:219-224.

[36] Tosti R, Jennings J, Sewards JM. Lateral epicondylitis of the elbow. AJM 2013;126:357.e1-357.e6.

[37] Tsuji H, Wada T, Oda T, et al. Arthroscopic, macroscopic, and microscopic anatomy of the synovial fold of the elbow joint in correlation with the common extensor origin. Arthroscopy 2008;24:34-38.

[38] Walz DM, Newman JS, Konin GP, et al. Epicondylitis: pathogenesis, imaging, and treatment. Radiographics 2010;30:167-184.

[39] Wang CJ. Extracorporeal shockwave therapy in musculoskeletal disorders. J Orthop Surg and Res 2012;7:11.

[40] Yeoh KM, King GJ, Faber KJ, et al. Evidence-based indications for elbow arthroscopy. Arthroscopy 2012;28:272-282.

第29章 Panner病和剥脱性骨软骨炎的肘关节镜治疗

Elbow Arthroscopy for Panner Disease and Osteochondritis Dissecans

Theodore J. Ganley, Christine M. Goodbody, J. Todd R. Lawrence, and R. Jay Lee

定义

Panner病
- Panner病是一种软骨下骨受损的疾病,可能是由于在青春期前发育时肱骨远端软骨骨骺内的骨化核反复微损伤和血供减少所致[9]。
- 受影响儿童多为6～10岁,症状通常与反复微损伤有关[9]。

肱骨小头剥脱性骨软骨炎
- 该术语用于描述青少年肱骨小头软骨下骨受损的情况,可导致继发性关节面分离[8]。
- 肱骨小头剥脱性骨软骨炎(OCD)最常见于10～17岁的儿童,特别是那些从事过顶投掷运动和肘关节起承重作用的运动的人。

解剖
- 肘关节由是肱尺关节、肱桡关节和近侧桡尺关节三个关节组成。
- 肱尺关节是一个铰链关节,负责肘关节的弯曲和伸展,而肱桡和桡尺关节是滑车关节,负责肘关节的轴向旋转和绕肘旋转。
- 在屈伸和内外旋过程中,肱骨小头与桡骨小头的远端始终相关节。
- 次级骨化中心参与形成肱骨远端,桡骨近端和尺骨。肱骨小头的骨化中心出现在18个月,14岁时完全融合。
- 肱动脉的骨外降支营养肱骨小头。软骨血管营养骨化核,进而营养软骨骨骺。

发病机制
- 理论上认为,Panner病和OCD都是由反复的应力刺激,导致异常外翻力作用于肱桡关节所致[3,4,11,13]。
- 这种异常应力作用于肱桡关节的结果取决于患者的年龄,较小的患者(6～10岁)往往发展成Panner病,较大的患者(10～17岁)则发展为肱骨小头OCD。
- 病变的发展也取决于肱骨小头的血供受限,从而限制自我修复的潜力。

自然病程
- 通过限制运动,再次骨化,症状消失,通常为Panner病[7]。
- 对于不限制运动的患者,OCD的自然病程是关节面分离。即使调整运动和短期固定,肘关节OCD病变在大多数保守治疗患者中都会逐渐加重。
- 肱骨小头OCD的早期X线片显示肱骨小头不规则和碎裂。晚期可见骨侵蚀,溶解和硬化。

病史和体格检查
- 早期阶段:
  - 患者活动正常,但抱怨投掷及负重活动时肘关节外侧隐痛不适,伴有肿胀。通常他们的活动度正常。
  - 滑膜炎:偶尔可触及轻度积液。
- 后期:患者出现机械症状,包括交锁和顿挫、屈伸受限。
  - 体检可触及滑膜增厚,肘关节积液,活动度缩小,肱桡关节压痛。

影像学和其他诊断性检查
- 这两种病变均需要摄肘关节前后位(AP)及侧位X线片进行评估。
  - 对于Panner病,X线片可确定骨化核的大小和放射强度。
  - 对于OCD,骨碎裂、侵蚀、软骨下骨溶解或囊性变均可能在X线片上看到(图1A)。
- OCD的MRI表现为骨水肿、滑膜炎、游离体及软骨下骨和软骨分离(图1B)。

鉴别诊断
- 家族性OCD。
- 血友病及其变异。
- 多发性骨骺发育不良。
- 自身免疫性血管炎。
- 类固醇激素诱导的缺血性坏死。

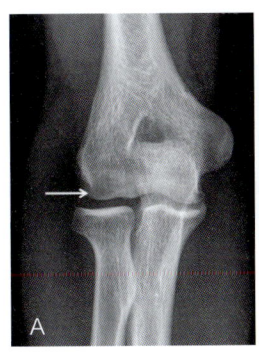
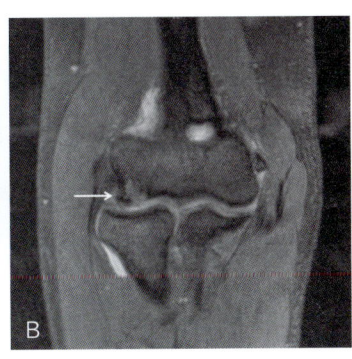

图1　A. 肘关节AP片显示肱骨小头软骨下骨溶解，说明有一个大的骨软骨病变（箭头所示）。B. MRI图像显示肱骨小头的同一OCD病变与软骨下骨分离（箭头所示）。

非手术治疗

- Panner病的治疗包括：
  - 吊带使用4～6周。
  - 关节活动度训练。
  - 停止所有不当运动。
  - 在恢复专项运动前，在吸收重构阶段，每3个月复查X线片。
- OCD的非手术治疗适用于软骨完好无损的病例。包括以下内容：
  - 用后方夹板或吊带固定6周。
  - 每天数次去除夹板或吊带几分钟，进行关节活动度训练。
  - 休息至症状消失。
  - 在恢复专项运动前，在吸收重构阶段，复查X线片。

手术治疗

- 手术治疗在很大程度上取决于患者骨溶解性病变的性质（稳定或不稳定、关节软骨完整或部分/完全分离）和有无症状。
- 对于关节软骨部分或完全脱落的不稳定病变，一般采用手术治疗。
- 对于持续疼痛和肿胀的病例，尽管软骨完好无损，也应该在关节镜下进行评估，寻找游离体，并考虑病变钻孔刺激软骨下骨愈合。

术前计划

- 术前所有影像学检查均应复查。磁共振成像有助于确定病变的程度，明确关节内软骨或小的骨软骨游离体的大小和部位。
- 应在麻醉下行全面检查，注意活动度和正常或病理性的关节松弛程度。

体位

- 患者取侧卧位，充分软垫保护。
- 患肘用衬垫垫高，使肘关节屈曲90°。
- 然后患肢消毒铺巾，允许肘关节不受阻碍的屈伸和肩关节的内外旋（图2A）。
- 肘关节体表标记（图2B）。

入路

- 关节镜辅助微创关节切开术（费城儿童医院入路）用于大到巨大的游离体和骨软骨缺损。
- 患者体位摆好，消毒铺巾，体表解剖标志标记后，在肱骨小头表面做一个3～5 cm的切口（图2C）。
- 切口向下切开筋膜，选择在肘肌和尺侧腕伸肌之间的平面进入。
- 或者，如果在关节镜检查过程中需要更大的切口，则可以将上、下关节镜入路合并为一个1.5 cm的切口。同样，深部分离在肘肌和尺侧腕伸肌之间的平面进行。

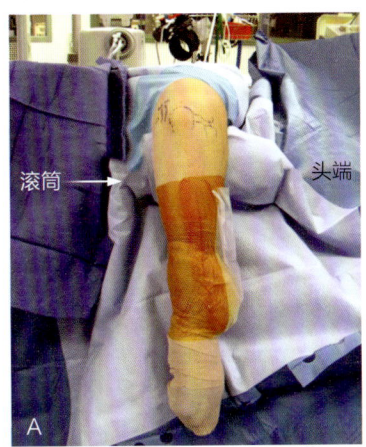
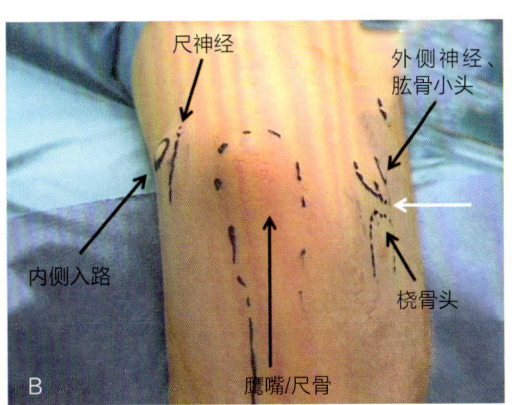
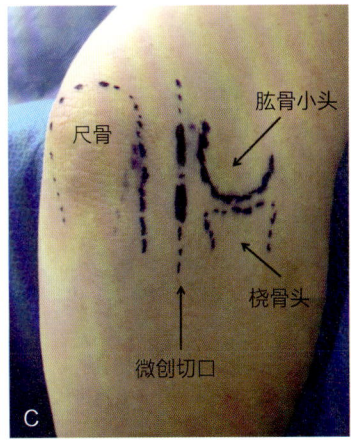

图2　A. 侧卧位，肘关节置于滚筒上呈屈曲90°。B. 体表标记，用记号笔标出位于内上髁后方的尺神经的走行，以及肱桡关节间隙（白色箭头）和鹰嘴。C. 将关节镜辅助下微创关节切开术切口（虚线）和仅关节镜手术入路切口（实线部分）均在皮肤上标记。

- 微创关节切开术和连接上、下关节镜入路,在深层分离时都要注意避免损伤环状韧带。然后,切开关节囊,以便充分观察病变。
- 然后插入 30° 关节镜观察关节表面。关节镜放置于肱桡关节的外缘,并呈一定角度,使其能够完整地观察肱骨小头和肱桡间隙。

关节镜治疗

- 如前所述,患者侧卧位摆放、消毒铺巾。
- 用记号笔在肘部标记并加压止血带后,根据患者体型注入 15 ml 无菌生理盐水进入关节。
- 使用一套较小的设备(2.9mm)。
- 关节镜入路通过触摸体表标志来确认(技术图 1A)。
  - 在外上髁或肱骨小头与外侧的桡骨头和内侧的鹰嘴之间的软点处,与外侧上髁或肱骨小头或桡骨头等距处标记。
  - 略低于这个位置的是下外入路的位置,而恰好高于这个位置的是上外入路的位置。
- 首先创建下外入路。用 15 号手术刀穿过皮肤和皮下组织。止血器钝性插入关节囊。如果有可能行微创关节切开术,皮肤切口应该定向,以便可以很容易地连接上外入路。
- 插入关节镜,仔细彻底检查肘关节,检查桡骨头和肱骨小头的软骨面,可直视下将 18 号针头置于鹰嘴窝作为流出道(技术图 1B、C)。
- 直视下在初始入路上方 1 cm 做一入路,用于插入抓钳和刨刀。用硬膜穿刺针确定位置和角度,再次使用 15 号手术刀做皮肤切口。
- 根据术中所见决定治疗方法。
  - 对于稳定完整的病灶,笔者选择病灶钻孔促进愈合。
  - 对于部分分离或"铰链样"连接于软骨下骨的不稳定病变,笔者选择螺钉固定。
  - 对于完全分离并含有缺损的病灶,笔者选择骨髓刺激。
  - 对于完全分离未包含缺损的病灶,笔者选择通过关节镜辅助下微创关节切开术行自体骨软骨移植。骨软骨移植方法见本书其他章节(见索引)。

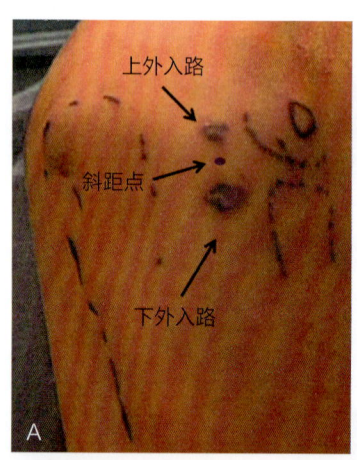
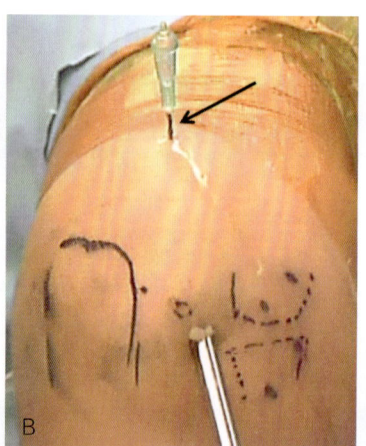
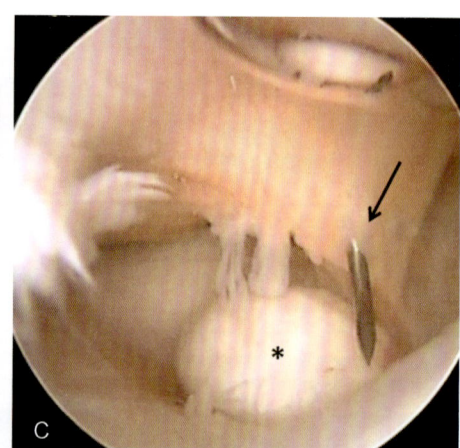
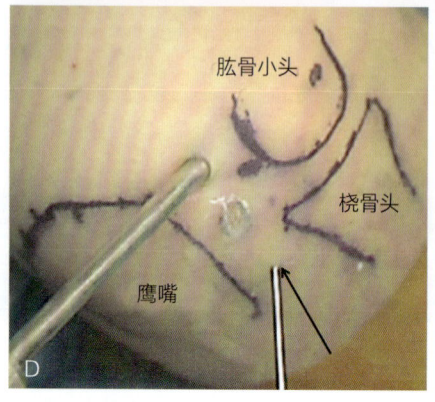

技术图 1 A. 确定关节镜入路,正是上、下等距点。B、C. 关节镜置于下外入路,18 号针头置于鹰嘴窝,都可以作为流出道(B 图箭头),和作为固定游离体防止移动的手段(C 图星号)。D. 通过下方经皮入路钻孔,使用 0.62 mm 克氏针(箭头)。有时,经皮置入克氏针并屈曲肘关节确保其始终垂直于肱骨小头的表面是有帮助的。注意后方起点要避开后方骨间神经。

软骨稳定和完整时

- 病变钻孔是为了刺激愈合。
- 用0.62 mm或0.45 mm克氏针钻入软骨下骨。钻孔从远端朝近端方向,尽可能垂直于肱骨小头。克氏针可通过下入路或在下入路远、后侧的下方经皮入路置入。
  - 对于下方经皮入路,入路位于桡骨头颈结合处和鹰嘴之间。克氏针偏向于鹰嘴而远离桡骨,避免损伤后方骨间神经(技术图1D)。
- 钻出满意出血创面后,最后再检查一遍关节腔,移除关节镜,伤口用4-0 Monocryl皮下缝合线和Steri-Strips逐层关闭。
- 采用无菌敷料覆盖,后方夹板固定。

软骨不稳定,部分分离或"铰链样"连接于软骨下骨

- 病灶清理并固定,不仅刺激愈合,也可提供稳定以利愈合。
- 彻底检查关节后,探查病灶。
- 对于具有适当活力的软骨下骨的病变,可关节镜下用加压螺钉固定病变。
- 对于底部为肉芽组织或无活力骨的病灶,可以清理出一个健康的软骨下基底以利于愈合。
  - 如果清创后出现骨缺损,必须通过关节切开术植骨固定。
- 对于有软骨骨折的病灶,无健康的软骨下骨,可移除骨折铰链块,并采取抢救程序,如骨髓刺激和骨软骨移植。

病变处软骨完全脱离

- 刮除病灶并钻孔,刺激纤维软骨的形成。
- 彻底检查关节后,移除关节内发现的游离体。
- 确认缺损,刮除肉芽组织,确保周缘软骨的稳定(技术图2A、B)。
- 显露底面硬化骨。
- 使用0.62 mm或0.45 mm克氏针钻孔。钻孔时从远端朝近端方向,尽可能垂直于肱骨小头。采用前述下方经皮入路(技术图1D)。
- 最后再检查一遍关节腔,移除关节镜,伤口用4-0 Monocryl皮下缝合线和Steri-Strips逐层关闭。
- 采用无菌敷料覆盖,后方夹板固定。

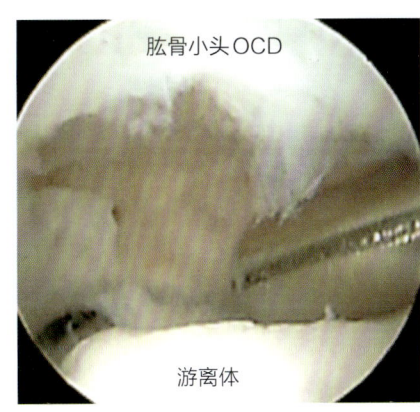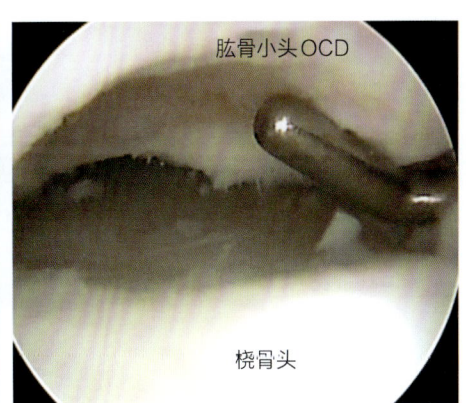

技术图2 清理肱骨小头OCD,直至获得稳定的基底部。

关节镜辅助下微创关节切开术

- 患者的体位、消毒、铺巾同前述。
- 微创关节切开术入路通过肘肌和尺侧腕伸肌之间的平面进入,打开关节囊,显露病灶(技术图3A)[9]。
- 通过关节切开部位置入30°关节镜观察和评估整个病变(技术图3B)。
- 通过关节切开部位关节镜可用于评估肱骨小头病变,但不能清晰可见,更像一面口腔科检查镜(技术图3C)。
- 完全显露病灶后,移除游离体,清理病灶,用克氏针钻孔,具体同前述关节镜技术。
  - 对于大量或不包含缺损的病灶,可以进行骨软骨移植(技术图3D)。
- 最后再检查一遍关节腔,移除关节镜。
- 修复关节囊。逐层关闭切口。
- 采用无菌敷料覆盖,后方夹板固定。

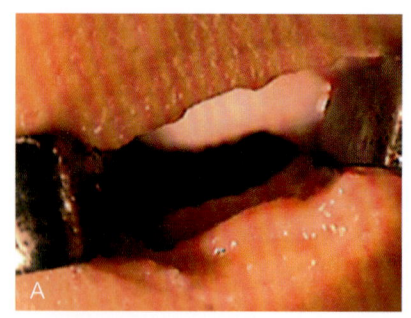
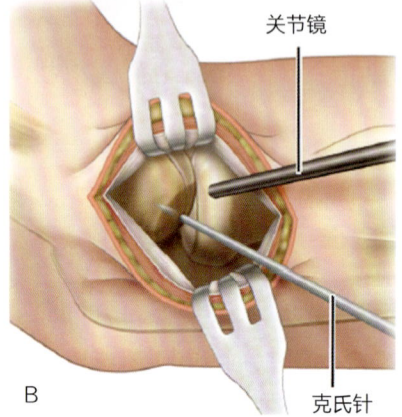
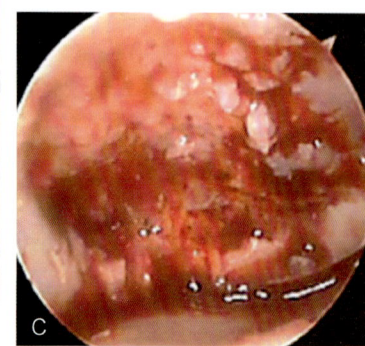
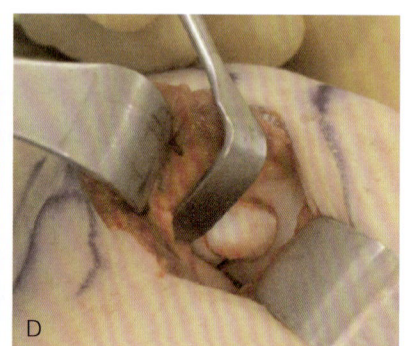

技术图3　A. 对于巨大的病变和游离体，可以通过肘肌和尺侧腕伸肌之间的平面行微创关节切开术。B. 插入30°关节镜，发现病变。行微创关节切开术时，关节镜可以像口腔科检查镜一样使用，以增强可视性和尽可能小切口显露。C. 已准备好的病变处骨床的关节镜视图。D. 肘关节图像显示不包含缺损的病灶，用多种骨软骨移植治疗。

要点与失误防范

手术技术	• 行微创关节切开术时，应避免肱骨小头后方分离，避免损伤血供
病变钻孔	• 钻孔时，克氏针应垂直于肱骨小头。可以肘关节屈曲从下方入路插入或从肱桡关节远端的入路插入。必须注意要靠近尺骨而不是桡骨头置入克氏针，以避免损伤后方的骨间神经
关节镜技术	• 手术前应仔细标记骨性标志和尺神经的位置，以避免无意中损伤神经或血管。铺巾时允许手自由活动可使操作更灵活

术后处理

- 对于稳定完整的病变，钻孔治疗后，恢复肌力和活动度是早期康复训练的目标。当放射学检查可见愈合时，可逐渐恢复运动和轴向负重。
- 对于不稳定和软骨分离的病变接受固定手术后，以及全层缺损行骨髓刺激术后，可使用吊带和早期辅助性活动。患者可接受物理治疗以确保适当的肘关节活动度和核心力量，但要避免肘关节受到冲击负荷。6周后，逐渐恢复日常生活。但6个月内禁止轴向负荷、冲击负荷和投掷运动。

预后

- Panner病。
  - 完全恢复预计需要12~18个月，但长期不配合可能导致病变进展。
- 肱骨小头OCD。
  - 前述的关节镜辅助微创关节切开术的中期结果满意。25例患者中，10例单独关节镜下清理钻孔，12例行微创关节切开植骨或游离体摘除，所有患者术后48个月与术前活动度相比，伸直平均改善17°，屈曲平均改善10°[6]。采用Single Assessment Numerical Evaluation评分表（0~100%）所得的平均肘关节功能评分为87%。21例患者中有18例恢复到受伤前的运动水平。
  - Ruch和同事[10]报道了12例接受关节镜下清理术治疗的肱骨小头OCD患者；其中11例对结果非常满意。平均年龄为14.5岁，平均随访3.2年。临床表现为挛缩从23°改善到10°。
  - Byrd和Jones[2]报道了10名接受关节镜下清理术治

疗肱骨小头OCD的棒球运动员；其中4人恢复竞技比赛。平均年龄为14.5岁，平均随访3.9年。然而，在这项研究中，结果与病变程度相关性较差。
- Baumgarten和同事[1]报道了14名接受关节镜下清理术治疗肱骨小头OCD的年轻运动员（体操或投掷运动）。其中3例被迫放弃了运动。平均年龄为13.8岁，平均随访4年。在这项回顾研究中，挛缩改善了14°。
  - Shimada等[12]报道了26例用自体肋软骨柱移植治疗晚期肱骨小头OCD的患者，平均随访36个月。所有患者功能恢复迅速，恢复运动。术后伸直改善7°，屈曲改善13°。5例患者接受了其他小手术，如螺钉取出，游离体去除，关节软骨刨削，但其余患者均在1年内痊愈。
  - Iwasaki等[5]描述19名男性运动员接受自体骨软骨移植治疗肱骨小头OCD。肘关节活动总弧度平均提高16°。除1例外，所有患者临床结果均良好或优秀；除2例外，所有人都恢复到了之前的运动水平。

并发症

- 成角畸形。
- 肱骨小头缺血性坏死。
- 软骨脱落和肱骨小头增生。
- 早期关节炎。

（赵松　译，王海明　徐兵　审校）

参考文献

[1] Baumgarten TE, Andrews JR, Satterwhite YE. The arthroscopic classification and treatment of osteochondritis dissecans of the capitellum. Am J Sports Med 1998;26:520-523.

[2] Byrd JW, Jones KS. Arthroscopic surgery for isolated capitellar osteochondritis dissecans in adolescent baseball players: minimum threeyear follow-up. Am J Sports Med 2002;30:474-478.

[3] Douglas G, Rang M. The role of trauma in the pathogenesis of the osteochondroses. Clin Orthop Relat Res 1981;(158):28-32.

[4] Duthie RB, Houghton GR. Constitutional aspects of the osteochondroses. Clin Orthop Relat Res 1981;(158):19-27.

[5] Iwasaki N, Kato H, Ishikawa J, et al. Autologous osteochondral mosaicplasty for osteochondritis dissecans of the elbow in teenage athletes: surgical technique. J Bone Joint Surg Am 2010; 92(suppl 1, pt 2):208-216.

[6] Jones KJ, Wiesel BB, Sankar WN, et al. Arthroscopic management of osteochondritis dissecans of the capitellum: midterm results in adolescent athletes. J Pediatr Orthop 2010;30(1):8-13.

[7] Kobayashi K, Burton KJ, Rodner C, et al. Lateral compression injuries in the pediatric elbow: Panner's disease and osteochondritis dissecans of the capitellum. J Am Acad Orthop Surg 2004;12:246-254.

[8] Krijnen MR, Lim L, Willems WJ. Arthroscopic treatment of osteochondritis dissecans of the capitellum: report of 5 female athletes. Arthroscopy 2003;19:210-214.

[9] Pill SG, Ganley TJ, Flynn JM, et al. Osteochondritis dissecans of the capitellum: arthroscopic-assisted treatment of large, full-thickness defects in young patients. Arthroscopy 2003;19:222-225.

[10] Ruch DS, Cory JW, Poehling GG. The arthroscopic management of osteochondritis dissecans of the adolescent elbow. Arthroscopy 1998;14:797-803.

[11] Ruch DS, Poehling GG. Arthroscopic treatment of Panner's disease. Clin Sports Med 1991;10:629-636.

[12] Shimada K, Tanaka H, Matsumoto T, et al. Cylindrical costal osteochondral autograft for reconstruction of large defects of the capitellum due to osteochondritis dissecans. J Bone Joint Surg Am 2012;94:992-1002.

[13] Singer KM, Roy SP. Osteochondrosis of the humeral capitellum. Am J Sports Med 1984;12:351-360.

第 30 章　腕关节镜：术前准备和手术技术
Arthroscopy of the Wrist: Preparation and Techniques

David J. Slutsky

背景

- 腕关节镜自开创以来，就在不断地发展。最初强调从背侧观察腕关节是因为手背相对缺乏神经血管结构，而且大多数外科医生比较熟悉从背侧入路进入桡腕关节。
- 因解剖学研究对骨间韧带以及腕关节运动学两方面有了更深刻的理解，从而发展出了腕中关节镜。
- 极富创造力的外科医生持续推动着腕关节镜技术的发展，以治疗腕间病变，这反而造就了许多新的辅助入路。

解剖

- 标准腕关节镜入路是背侧入路（图1A～C）。这部分是由于背侧腕关节的神经血管结构相对较少，还因为最初强调对于掌侧腕关节韧带的评估。背侧入路能够进入桡腕关节，它是根据背侧伸肌腱间室命名的。
  - 1～2 入路位于第一和第二背侧伸肌腱间室之间，前者包括拇短伸肌腱和拇长展肌腱，后者包括桡侧腕短伸肌（ECRB）腱和桡侧腕长伸肌（ECRL）腱（图1D）。
  - 3～4 入路位于第三和第四背侧伸肌腱间室之间，前者包括拇长伸肌腱，后者包括指总伸肌（EDC）腱。
  - 4～5 入路位于 EDC 和小指伸肌（EDM）之间。
  - 6R 入路位于尺侧腕伸肌（ECU）的桡侧，6U 入路则位于尺侧。
- 通过2个入路，使得关节镜和操作器械形成三角会面来探查腕中关节。
  - 腕中桡侧入路位于 3～4 入路以远 1 cm，桡侧以 ECRB 为界，尺侧以 EDC 为界。
  - 腕中尺侧入路位于 4～5 入路以远 1～2 cm，以 EDC 和 EDM 为界。
  - 三角骨钩骨（triquetrohamate）入路于 ECU 尺侧的三角骨钩骨关节水平进入腕中关节。入点偏腕中尺侧

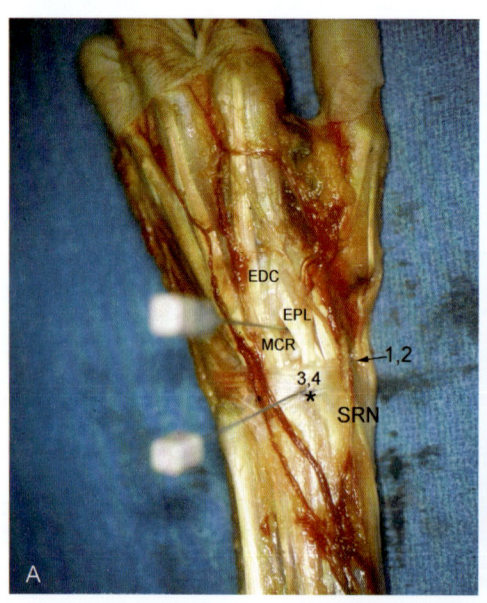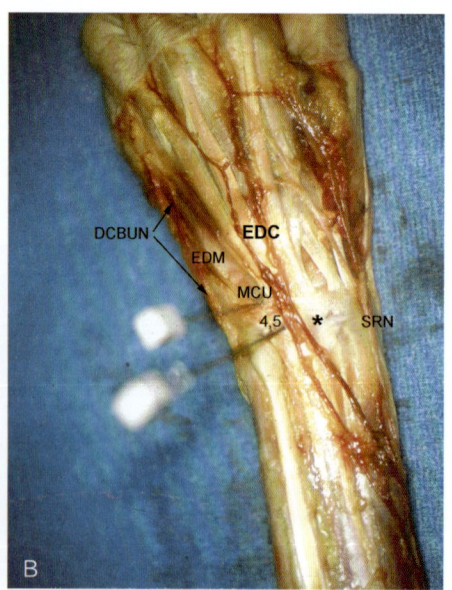

图1　背侧入路解剖。A. 左手腕背侧的尸体解剖示桡背侧入路的相对位置。EDC，总伸肌腱；EPL，拇长伸肌；MCR，桡侧腕中关节；SRN，桡神经浅支；星号，李斯特结节（tubercle of Lister）。B. 尺背侧入路的相对位置。EMD，小指伸肌；DCBUN，尺神经背侧皮肤分支。

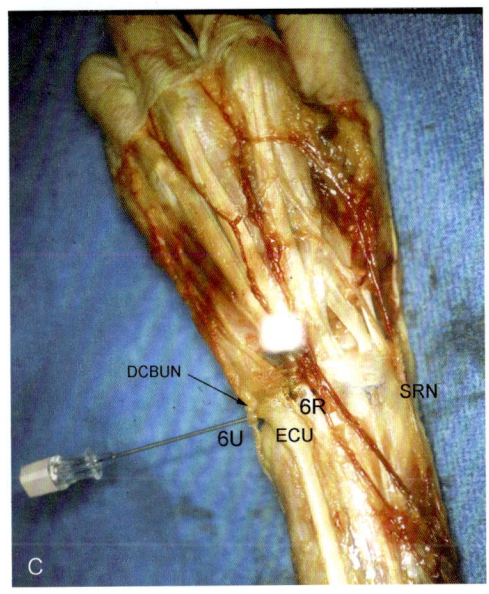
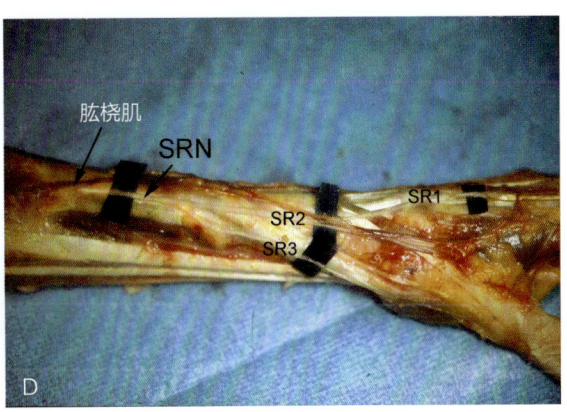

图1（续） C. 6R和6U入路的位置。ECU，尺侧腕伸肌。D. 桡神经（SRN）浅支的分支。SR1，小背侧支；SR2，大背侧支；SR3，大掌侧支（经允许引自Slutsky DJ. Wrist arthroscopy portals. In: Slutsky DJ, Nagle DJ. Techniques in Hand and Wrist Arthroscopy. Philadelphia: Elsevier, 2007）。

入路的尺侧和远端。尺神经的背侧皮肤分支是最容易误伤的（图2A）。
- 背侧桡尺入路位于ECU和EDM之间。尺神经背侧皮支的横支是背侧桡尺入路附近唯一的感觉神经，平均相距17.5 mm（10～20 mm）（图2B、C）。
- 有2个掌侧入路可以进入桡腕关节。
  ○ 掌桡侧入路是从近端腕横纹水平穿过桡侧腕屈肌（FCR）腱鞘底建立的[4,7,9]。
    - 有解剖研究表明，存在一个安全区，此区域内没有任何神经血管组织，大约是FCR肌腱周围3 mm。
    - 可以通过掌桡侧腕中入路来观察腕中关节的掌侧。皮肤切口相同，但进入关节囊的位置大约再远1 cm。
  ○ 掌尺侧入路是从近端腕横纹水平穿过屈肌腱尺侧缘底建立的[6]。
- 可通过远端掌桡尺入路观察远侧桡尺关节（DRUJ）的掌侧。此入路可用于尺腕侧入路相同的皮肤切口，但进入关节囊的位置比尺腕侧靠近端5 mm至1 cm（图2D、E）。

非手术治疗

- 一般来说，腕关节镜检查可以作为一种诊断技术，用于有持续腕关节疼痛，且已接受过规范保守治疗但无效的患者。保守治疗包括：
  ○ 非甾体抗炎药和改变活动方式。
  ○ 注射可的松。
- 腕关节镜还作为治疗急性桡骨远端骨折或舟骨骨折的辅助工具，还可以对腕关节退行性病变进行分期。

适应证

- 使用标准背侧入路的适应证有些与腕关节镜检查的适应证类似，主要取决于目前治疗的情况。
  ○ 一般通过3～4入路、4～5入路、6R和6U入路之间形成不同的组合来完成腕关节镜检查。
  ○ 观察桡腕关节的桡侧并且进行操作，一般主要通过3～4、4～5入路。
  ○ 4～5和6R入路一般用来观察尺腕关节。
  ○ 6U入路通常作为出水口。
- 掌桡侧入路常用来评估背侧桡腕韧带（DRCL）和掌侧舟月骨间韧带（SLIL）。当需要关节镜下复位桡骨远端关节内骨折时，背侧的骨折碎片缘通过掌桡侧入路清晰可见。
- 掌尺侧入路用来观察月三角韧带，并可对其掌侧撕裂部分行清创术。它也是背侧三角纤维软骨（TFC）撕裂行清创或修补时的辅助入路，因为4～5和6R入路相距较近，使得器具三角会面较困难。
- 通过背侧腕中入路行腕中关节镜检查对舟骨和月三角关节不稳定的诊断具有重要意义。
  ○ Geissler和其同事[2]提出了一种分级方式，可以用来对不稳定的程度进行分级，并且提供了治疗的标准流程。

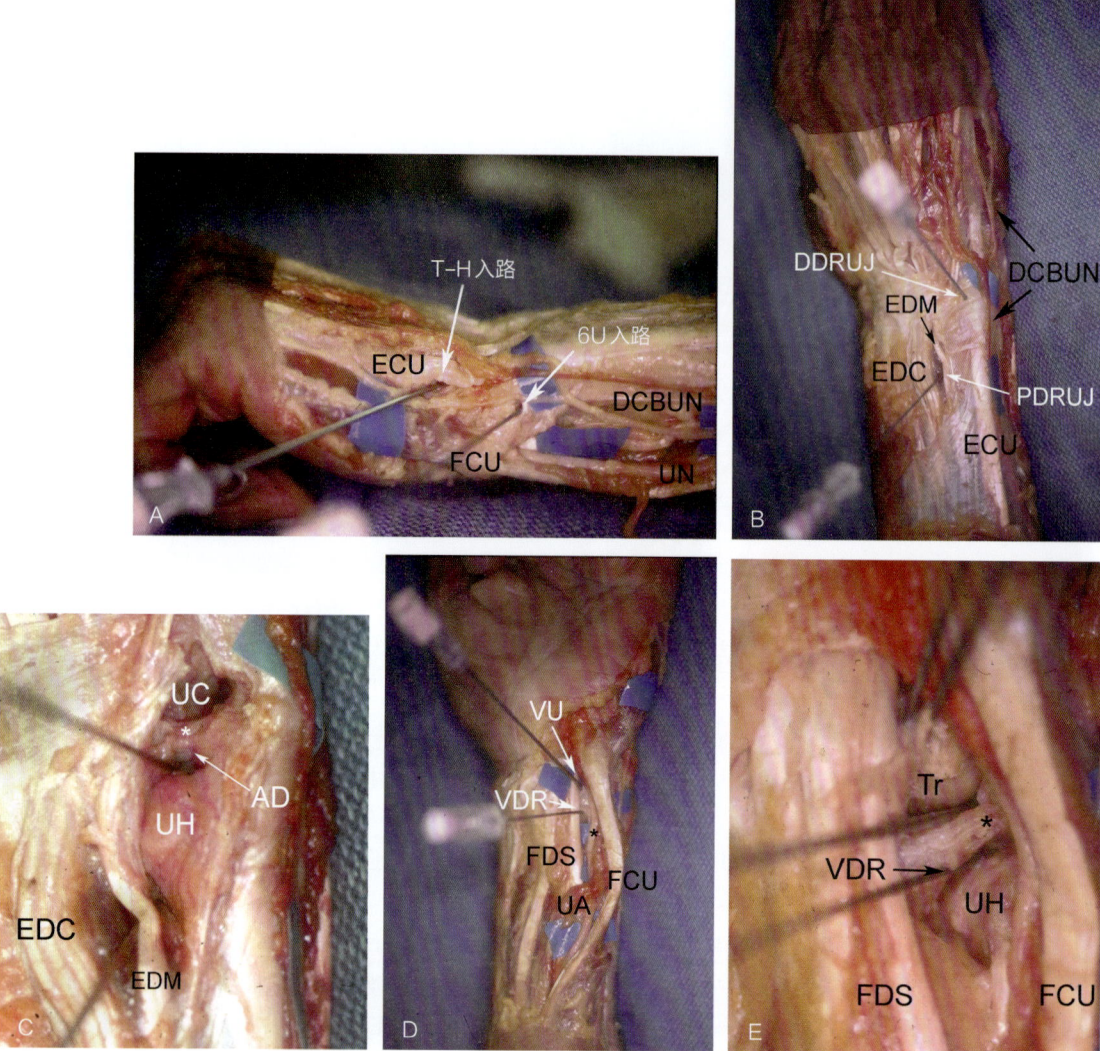

图2 A. 左腕尺侧观，示三角骨钩骨（triquetrohamate，T-H）入路和6U入路，ECU，尺侧腕伸肌；FCU，尺侧腕屈肌；DCBUN，尺神经背侧皮支；UN，尺神经。B和C为背侧DRUJ入路解剖。B. 近端DRUJ（PDRUJ）和远端DRUJ（DDRUJ）的相对位置。C. 背侧关节囊移除后特写，示背侧桡尺韧带（星号）和针头的位置。UC，尺腕关节；AD，关节盘；UH，尺骨头；EDC，指总伸肌；EDM，小指伸肌。D、E. 掌侧DRUJ入路。D. 左腕掌侧观，示掌侧尺骨（VU）和掌侧DRUJ（VDR）入路相对于尺神经（星号）和尺动脉（UA）的位置。FDS，指浅屈肌；FCU，尺侧腕屈肌。E. 掌侧关节囊移除后特写，示掌侧桡尺韧带（星号）和针头的位置。Tr，三角骨（经允许引自Slutsky DJ. Wrist arthroscopy portals. In: Slutsky DJ, Nagle DJ. Techniques in Hand and Wrist Arthroscopy. Philadelphia: Elsevier, 2007）。

- ○ 腕中关节镜检查也可同时对钩骨近端的软骨损伤进行评估和治疗。
- ○ 通过另一种专用的腕中入路也可观察三角骨钩骨关节[1]。
- 掌桡侧腕中入路通常是观察头状骨和钩骨的掌侧发生无血管坏死或骨软骨损伤的辅助入路。
  - ○ 此入路可观察头状骨钩骨间韧带的掌侧面，此韧带对减少平移运动和腕横弓的稳定性起着重要作用。
- 掌侧DRUJ入路可用来评估三角纤维软骨复合体（TFCC）的中央凹附着处，而这之前通常需要行开放关节囊切开术。
  - ○ 如果通过标准尺腕侧入路未见明显TFCC撕裂，仍怀疑TFCC周围损伤就可以用此入路。
- 同时使用掌侧和背侧DRUJ入路可以更好地评估尺骨头和乙状切迹的关节软骨并进行操作。
- 适合使用关节镜治疗的疾病数量正持续增长。许多关节镜技术现在已很常见，然而还有一部分技术有待临床检验。更多标准的手术方式见表1。

表 1　腕关节镜手术方式

腱鞘囊肿切除:掌侧和背侧
腕关节挛缩松解
关节镜下滑膜切除术
退行性关节炎分期(舟月骨塌陷晚期或舟骨不连进展为塌陷, Kienbock病)
桡骨茎突切除术
钩骨近端切除
背侧桡腕韧带修补
腕骨间不稳定的评估和治疗:舟月骨间、月三角骨间、腕中部分
三角纤维软骨损伤:修补和清创
关节镜下薄片切除
关节镜下桡骨远端骨折的复位和内固定
关节镜引导下舟骨骨折固定

禁忌证

- 使用背侧或掌侧入路的禁忌证包括腕部明显肿胀,这会使得腕部的局部解剖改变;关节囊巨大撕裂,这会导致灌洗液外渗;易导致神经血管损伤;有出血性疾病;或感染。
- 局部解剖不熟是相对禁忌证。

手术治疗

- 建立一个系统的观察腕关节的方法是必要的。
- 标准的腕关节镜检查应包括桡骨关节面;舟骨、月骨和三角骨的近端;SLIL 和月三角骨间韧带(LTIL)的掌侧和背侧面;桡舟头状骨韧带;桡月长韧带;桡三角月骨韧带;尺月韧带;尺三角韧带;关节盘;TFCC 桡侧及周围附着点。
- 许多步骤可以不用液体灌注,这减少了发生肿胀和液体外渗的概率。用连接在关节镜注入口的 10 ml 注射器间歇灌注然后再加以吸引就可以清理视野。
- 若患者手腕桡背侧疼痛,可以用掌桡侧入路观察 SLIL 掌侧和 DRCL。
- 若患者手腕尺侧疼痛,可以用掌尺侧入路观察 LTIL 掌侧和背侧桡尺韧带,ECU 腱鞘下区域,以及 TFCC 桡侧附着处。
  - 将镜子插入3～4入路,通过4～5入路和6R入路进行配合操作。6U 入路一般作为出水口(outflow),但也可以用于LTIL撕裂时进行清创操作。
- 然后行腕中关节镜探查,主要探查 SLIL 和 LTIL 关节间隙,是否稳定,头状钩骨间韧带,以及观察是否有头状骨和钩骨近端的软骨损伤或游离体。
  - 可能会用到一些专用入路,如背侧和掌侧 DRUJ 入路和 1～2 入路。

术前准备

- 使用 2.7 mm,30°附带摄像头的镜头。
  - 表 2 示理想状态下通过 2.7 mm 关节镜观察到的视场[1,3]。
  - 有时可能会用到 1.9 mm 的镜头,尤其是评估 DRUJ 时。
- 使用 3 mm 探钩来探查腕骨内的结构。
- 使用电刀如 Oratec probe 可快速清创。
- 依不同手术而定可能需要辅助设备。
  - 若需要骨切除,可使用 2.9 mm 和 3.5 mm 打磨头。
  - 有许多商业化的缝线修补包,包括 Linvatec 的 TFCC 修补套件。韧带修补也可用 Tuohy 针,这可在麻醉车里找到。

体位

- 患者仰卧位于手术台上,将患肢外展于手架上。
- 尽可能将止血带放置在手臂近端。
- 牵引:
  - 手臂牵引支架上宜挂 5～10 磅的沙袋。
  - 可使用商业化的牵引架如 Linvatec tower 或 the ARC traction tower。
- 行背侧入路时,术者坐于患者头侧,面向手腕背侧。而行掌侧入路时,术者坐于患者腋区,面向掌侧。

入路

- 通过触诊辨别解剖标志,然后将 22 号针头插入关节间隙,建立入路。向关节内注射 5 ml 生理盐水。若能回抽,则说明进入了关节腔。若准备行干式关节镜检,此步不是必需的。
- 做一浅切口,避免损伤感觉神经和肌腱。用蚊式钳或小肌腱剪钝性分离软组织,刺穿背侧关节囊,进入关节腔。
- 插入套管(Trocar),镜身上连接关节镜和进水管,将镜身插入套管。
- 在 6U 入路插入 18 号针头作为出水口,若行干式关节镜检则不需要此步。
- 若患者有滑膜炎、骨折、韧带损伤或腕关节间隙狭窄,则会限制关节镜视野,这时就需要从其他入路充分评估整个腕关节。

表2 视场

入路	桡侧	中间	掌侧	背侧/远侧	尺侧
1～2	舟骨和月骨窝，桡骨背侧缘	舟骨近端和桡侧端，月骨近端	斜视RSC,LRL,SRL	斜视DRCL	勉强可见TFCC
3～4	舟骨和月骨窝，桡骨掌侧缘	舟骨和月骨近端，SLIL膜部和背侧部	RSC,RSL,LRL,ULL	斜视DRCL插入SLIL背侧	TFCC桡侧插入部,中央关节盘,尺侧附着处,PRUL,DRUL,PTO,PSR
4～5	月骨窝，桡骨掌侧缘	月骨近端，三角骨，LTIL膜部和背侧部	RSL,LRL,ULL	几乎不可见	TFCC桡侧插入部,中央关节盘,尺侧附着处,PRUL,DRUL,PTO,PSR
6R	几乎不可见	月骨近端，三角骨，LTIL膜部和背侧部	ULL,ULT	几乎不可见	TFCC桡侧插入部,中央关节盘,尺侧附着处,PRUL,DRUL,PTO,PSR
6U	乙状切迹	三角骨近端，LTIL膜部	斜视ULL,ULT	斜视DRCL	斜视TFCC桡侧插入部,中央关节盘,尺侧附着处,PRUL,DRUL
掌桡侧	舟骨和月骨窝，桡骨背侧缘	舟骨和月骨窝，桡骨背侧缘	舟骨和月骨掌侧，SLIL掌侧	斜视RSL,LRL,ULL	斜视TFCC桡侧插入部,中央关节盘,尺侧附着处,PRUL,DRUL
腕中桡侧	舟大小多角关节，舟骨远端极	SLIL关节，舟骨远端，月骨远端	弓状韧带桡侧支（即RSC韧带延续）	头状骨远端,CHIL,斜视钩骨近端	LTIL关节，部分三角骨
腕中尺侧	月骨、三角骨远端关节面和部分舟骨	SLIL关节	弓状韧带掌侧支（即连接三角头状月骨韧带）	斜视头状骨,CHIL,钩骨近端	LTIL关节，三角骨
桡尺远端关节背侧	乙状切迹,TFCC桡侧附着处	尺骨头	桡尺韧带掌侧	关节盘近端	可见部分深层DRUL
桡尺远端关节掌侧	乙状切迹,TFCC桡侧附着处	尺骨头	桡尺韧带背侧	关节盘近端	深层TFCC纤维附着于中心凹（即DRUL,PRUL）

注：RSC,桡舟头状韧带；LRL,桡月长韧带；SPL,桡月短韧带；DRCL,背侧桡腕韧带；TFCC,三角纤维软骨复合体；SLIL,舟月骨间韧带；RSL,桡舟月韧带；ULL,尺月韧带；PRUL,掌侧桡月韧带；DRUL,背侧桡月韧带；PTO,豆三角孔；PSR,茎突前凹；LTIL,月三角骨间韧带；ULT,尺三角韧带；CHIL,头状钩韧带（经允许引自 Slutsky DJ. Wrist arthroscopy portals. In: Slutsky DJ, Nagle DJ. Techniques in Hand and Wrist Arthroscopy. Philadelphia: Elsevier, 2007）。

3～4入路

- 月骨上的凹陷位于拇长伸肌和EDC之间，正好在李斯特结节远端，与第二指蹼（web space）成一直线。
- 用22号针头探查桡腕关节，再将此针头与掌侧成10°插入来计算桡骨的掌侧倾角。
- 桡舟月韧带的血管束（技术图1A）正好行经此入路。桡舟月韧带上方是SLIL的膜部。
- 当向尺侧观察时，通过向背侧旋转关节镜，常可见背侧关节囊插入SLIL的背侧。此处是背侧腱鞘囊肿的好发位置。
- 桡舟头状韧带和桡月韧带在入路的桡侧，在4～5入路可以用探钩探查（技术图1B）。
- LTIL、TFCC和尺月韧带在此入路的尺侧。

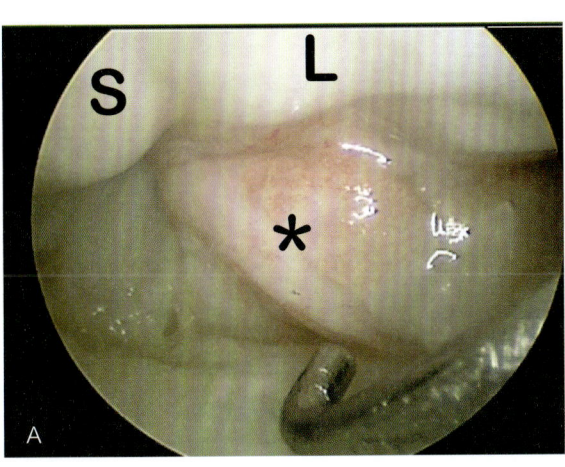 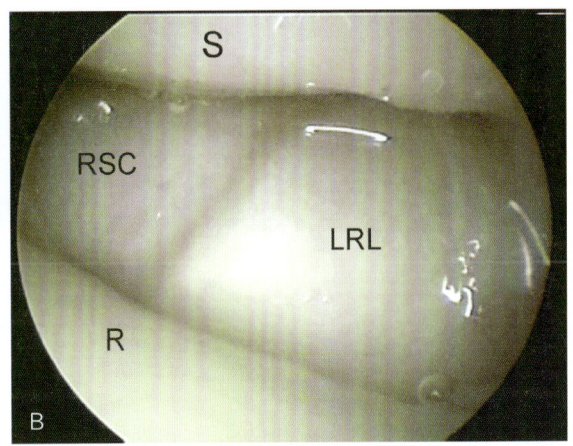

技术图1　A. 3~4入路下的桡舟月韧带（星号）。S，舟骨；L，月骨。B. 3~4入路下的桡舟头状韧带（RSC）和桡月长韧带（LRL）。S，舟骨；R，桡骨。

4~5入路

- 用22号针头确认4~5入路的位置，位于EDC和EDM之间，与掌骨环（ring metacarpal）成一直线。
- 由于正常的远端桡骨存在桡侧倾斜，因此此入路与3~4入路相距稍近，距3~4入路尺侧1 cm。
- 须小心插入关节镜因为LTIL在此入路正前方。
- 把关节镜向桡侧移动时，会碰到月骨的尺侧半，再往上尺侧方向可见三角骨的斜面。
- 此入路可斜视LTIL，但若不用探钩探查一下一般难以和腕骨区分，除非有明显的撕裂（技术图2A）。
- 能在关节远端看到尺月韧带和尺三角韧带。
- 在近端，TFCC在桡侧与桡骨的乙状切迹相融合难以区分，但是依旧可以使用探钩从3~4或6R入路探查加以区分。
- TFCC的周围部分斜向上融入尺侧关节囊。TFCC周边的撕裂常发生在尺背侧。
- 易见掌侧桡尺韧带，可用探钩探查（特别若存在撕裂时），但背侧桡尺韧带几乎不可见。
- 豆三角隐窝内有时可见一小簇滑膜突起，当用探钩探查时，可见到豌豆骨的关节面（技术图2B）。

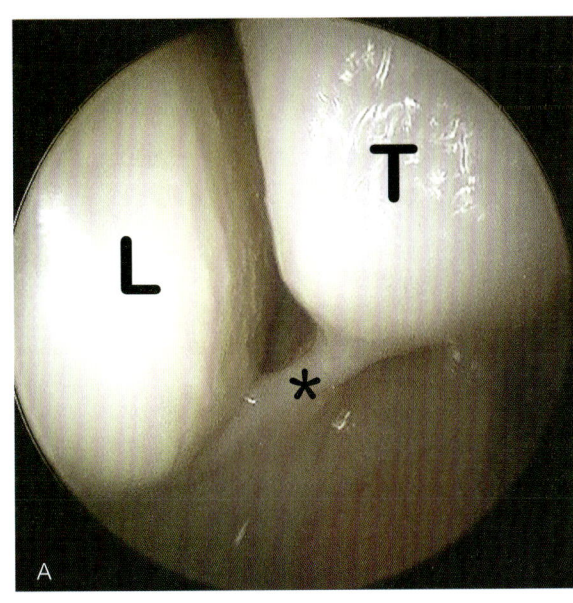 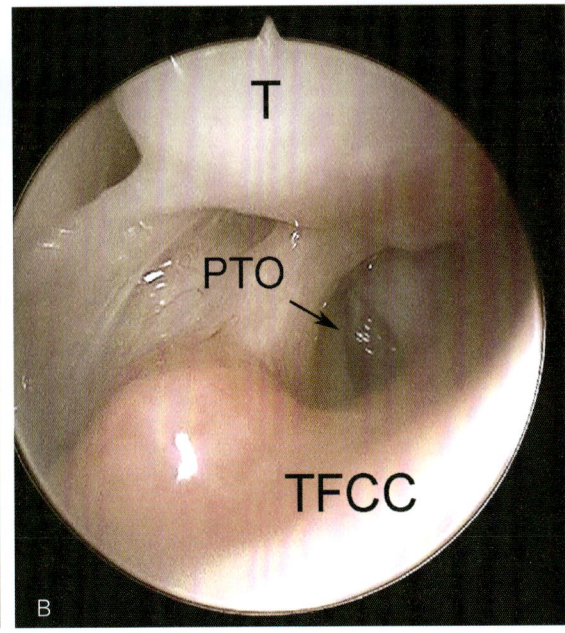

技术图2　A. 6R入路下的月三角韧带撕裂（星号）。L，月骨；T，三角骨。B. 6R入路下的豆三角孔（PTO）。T，三角骨；TFCC，三角纤维软骨。

6R 和 6U 入路

- 6R 入路在 ECU 的桡侧,刚好在尺骨头远端。
  - 关节镜应向近端倾斜 10°,避免误伤三角骨。TFCC 就在入路下方。
  - LTIL 在入路的桡侧上方,而尺侧关节囊紧邻关节镜。
- 6U 入路在 ECU 的尺侧。将针向腕部尺侧远端倾斜有助于避免碰到三角骨。
  - 此入路可观察 TFCC 的背侧缘或在进行掌侧 LTIL 清创时进行操作。

1~2 入路

- 触诊出鼻烟窝内的解剖标志并做标记,包括桡骨茎突远端、拇长展肌、拇短伸肌、拇长伸肌和桡动脉。
- 为了减小伤到桡动脉和桡神经浅支的分支,1~2 入路要距第一伸肌腱间室和桡骨茎突 4.5 mm 以内(技术图 3)[10]。
- 使腕向尺侧偏斜,插入钝头和套管,以减少对舟骨近端的损伤。

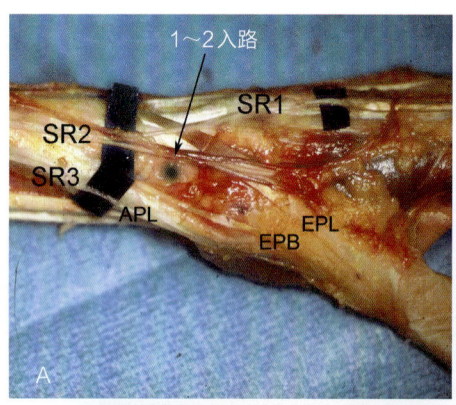

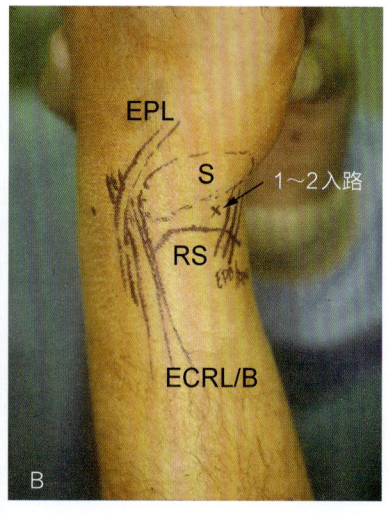

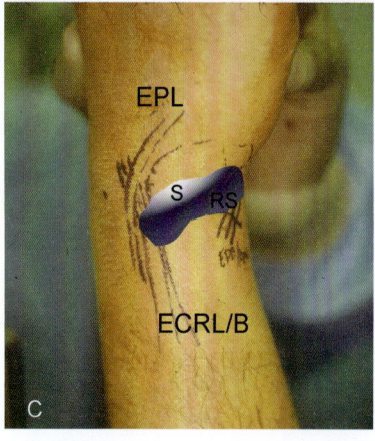

技术图 3　1~2 入路的解剖标记。A. 尸体解剖示 1~2 入路的位点。SR,桡神经浅支;EPL,拇长伸肌;EPB,拇短伸肌;APL,拇长展肌。B. 1~2 入路的表面解剖标志。S,舟骨;ECRL/B,桡侧腕长/短伸肌。C. 叠加了关节内的视野(经允许引自 Slutsky DJ. Wrist arthroscopy portals. In: Slutsky DJ, Nagle DJ. Techniques in Hand and Wrist Arthros-copy. Philadelphia: Elsevier, 2007)。

腕中桡侧入路

- 腕中桡侧入路距 3~4 入路远端 1 cm。
- 屈腕,用拇指重压以确认在舟骨远极和头状骨近端的软点。
- 舟大小多角关节在入路桡侧,将关节镜向背侧旋转可以看见这些关节。
- 舟月关节在入路尺侧近端;用探钩探查,可确定其稳定性或是否有塌陷。再往尺侧,可见月三角关节。
- 将关节镜稍向上移动可斜视头状骨和钩骨的近端表面,同时也能见到头状钩骨间韧带。
- 有时会在腕中间隙看到桡舟头状韧带移行为弓状韧带的桡侧部分(即舟头状韧带)。

腕中尺侧入路

- 腕中尺侧入路距4~5入路远端1 cm,离腕中桡侧入路稍近,距其尺侧1.5 cm,都在掌骨环(ring metacarpal axis)上。
- 对于Ⅰ型月骨面来说此入路的进入点位于月骨、三角骨、钩骨和头状骨的交点;Ⅱ型月骨面,此入路就位于月三角关节上方[11]。
  - 此入路适合观察月三角关节。
- 正前方可见弓状韧带的尺侧支(技术图4)(即三角钩头状韧带)从三角骨斜形发出,穿过钩骨近端角,到达掌侧的头状骨颈。
  - 这对于腕中不稳定具有重要意义。
  - 正常情况下舟骨和月骨的远端关节面只有非常小的"台阶"。

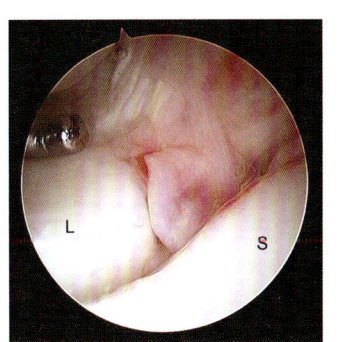

技术图4 腕中桡侧入路下的弓状韧带。S,舟骨;L,月骨。

- 关节镜对腕骨的直接压力和牵引可能会打乱腕内关节的排列。
- 减轻牵引重量,应在腕中尺侧入路观察舟月关节,而在腕中桡侧入路观察月三角关节。

掌桡侧入路

- 在近端腕横纹处做一2 cm横行切口,可见其下的FCR肌腱。用常规方法建立入路(技术图5)。
- 将探钩插入3~4入路,用它评估SLIL和DRCL的掌侧部分。
- 当从掌桡侧入路观察时,可将舟骨和月骨窝之间的沟间嵴(intersulcal ridge)作为标志物。
  - DRCL的桡侧起点就在此标志物的尺侧,月骨的近端。

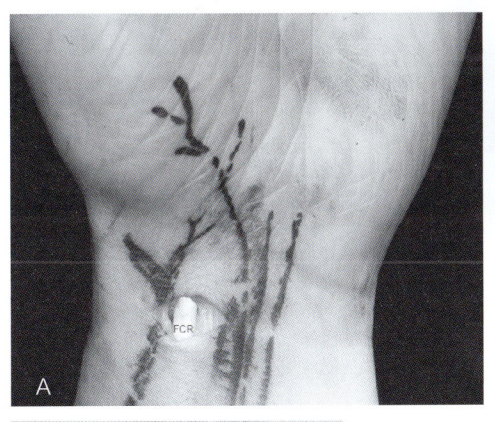
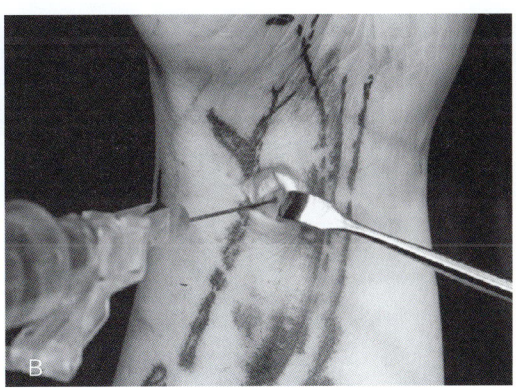
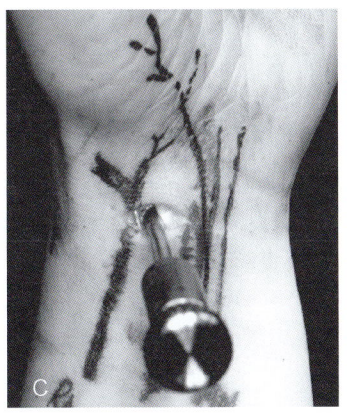

技术图5 建立掌桡侧入路。A. 掌桡侧入路的皮肤切口。FCR,桡侧腕屈肌。B. 在桡腕关节内注入生理盐水。C. 经FCR腱鞘底插入套管(经允许引自Slutsky DJ. Volar portals in wrist arthroscopy. J Am Soc Surg Hand 2002;2:225-232)。

掌桡侧腕中入路

- 可通过做与掌桡侧入路相同的切口来进入腕中关节的掌侧。
- 自桡腕点(radiocarpal site)向远端移1 cm并向尺侧倾斜5°将套管(trocar)插入,此处即掌桡侧腕中入路进入关节囊的位点。
- 可将探钩自腕中桡侧入路插入进行探查。
- SLIL撕裂时,可见完整的背侧纤维及头状骨的掌侧面。

掌尺侧入路

- 在近端掌横纹中心沿着指屈肌腱的尺侧缘做一2 cm纵行切口,即为掌尺侧入路的切口(技术图6)。
- 将屈肌腱移向桡侧,用22号针头确定桡腕关节间隙。
- 小心确认屈肌腱尺侧缘下方入路的进入点,向桡侧牵引避免损伤尺神经和尺动脉。
- 屈肌腱会保护正中神经。
- LTIL的掌侧区域就在此入路的桡侧远端。
- 可从6R或6U插入探钩进行探查。

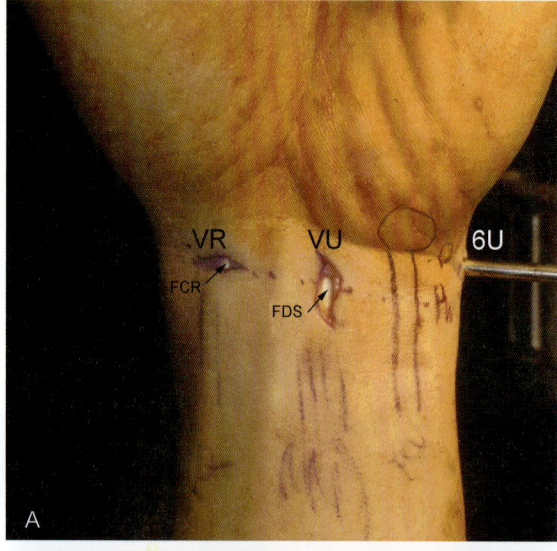
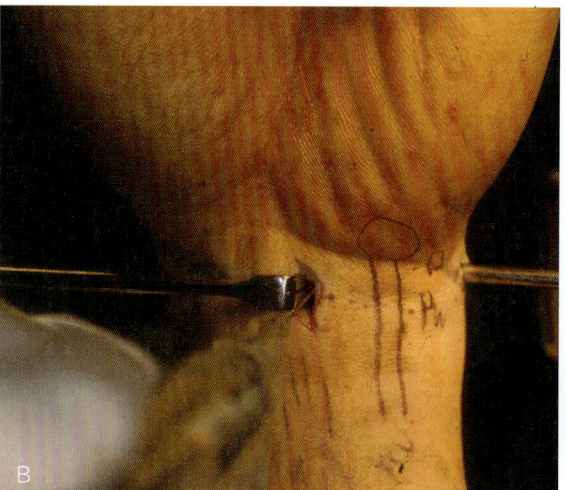
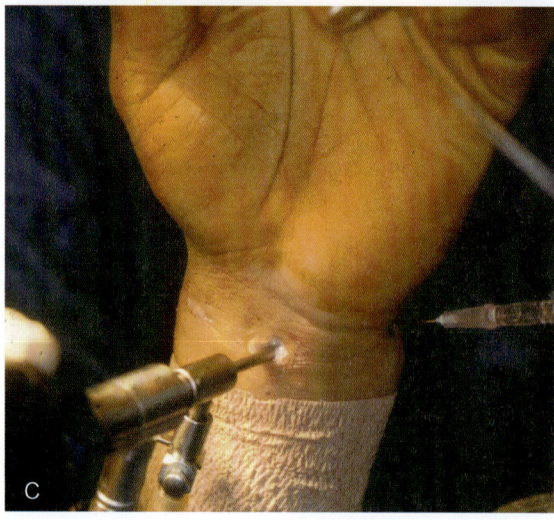

技术图6 建立掌尺侧入路。A. 掌尺侧入路的皮肤切口。VR,掌桡侧入路;VU,掌尺侧入路;FCR,桡侧腕屈肌;FDS,指浅屈肌。B. FDS移向桡侧,向桡腕关节注射生理盐水。C. 经FDS肌腱下方的关节囊插入套管(经允许引自Slutsky DJ. The use of a volar ulnar portal in wrist arthroscopy. Arthroscopy 2004;20:158-163)。

桡尺关节远端入路

桡尺关节远端掌侧入路

- 做一掌尺皮肤切口建立掌侧DRUJ入路(技术图7)。
  - 用22号针头向近端倾斜45°进入关节。
    - 可在尺腕关节内留置一根针或套管作为参考。
  - 可在远端DRUJ入路放置一根探针穿过掌侧切口,可作为一根交换棒,套管可以套在其上[5]。
- 最初,此间隙看上去非常狭窄,但经过液体灌注3~5分钟后,关节间隙就能被撑开,可大幅提升视野。
- 经背侧远端DRUJ入路插入3 mm探钩进行探查。
  - 必要时可用打磨头或电针替代探钩。
- 可直视中央凹附着处,避免了意外损伤此结构。
- 上方可见关节盘。
- 可通过此入路探查TFCC的近端表面撕裂,此损伤常由于巨大轴向负荷所致。
- 下方可见尺骨头。
- 当探钩穿过背侧DRUJ的关节囊后,可用探钩经远端背侧DRUJ入路探查TFCC在乙状切迹的附着处。
- 可见背侧桡尺韧带中央凹附着处的深层纤维。
- 理想情况下可见背侧桡尺韧带、尺侧副韧带和掌侧桡尺韧带的联合肌腱。

桡尺关节远端背侧入路

- 近远端DRUJ入路都可观察DRUJ的背侧面。
- 近端DRUJ入路位于关节窝,就在乙状切迹的近端和尺骨干骺端。
  - 此入路易穿透,因此应先建立此入路,这样可防止插入套管所致的软骨损伤。
  - 前臂应保持旋后,这样可以使背侧关节囊松弛,使尺骨头向掌侧移动,并使中央关节盘从尺骨头向远端翘起。
  - 减轻1~2磅的牵引重量可使得尺骨和乙状切迹之间的视野更佳,因为这减轻了轴向的牵引压力。

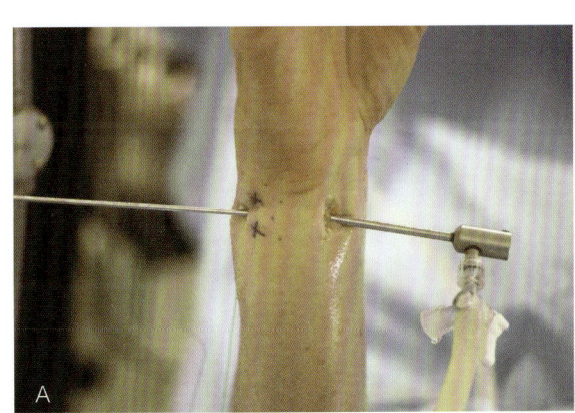
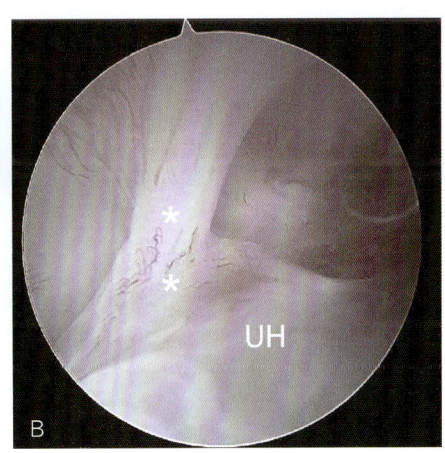
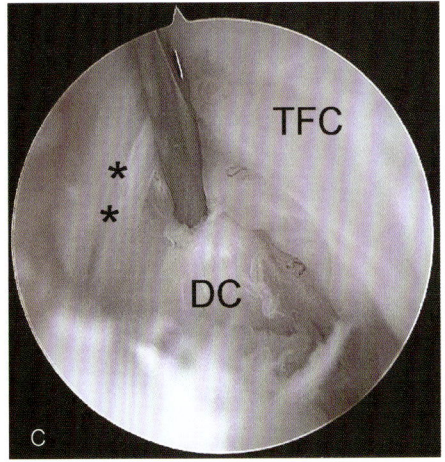

技术图7 A. 经掌侧DRUJ入路插入关节镜套管,6R入路插有探钩。B. 经VDRU入路观察中央凹韧带附着处(foveal ligament attachment)(星号)。UH,尺骨头。C. 三角纤维软骨(TFC)底面观。用22号针头测试中央凹韧带(星号)的张力。DC,背侧关节囊。

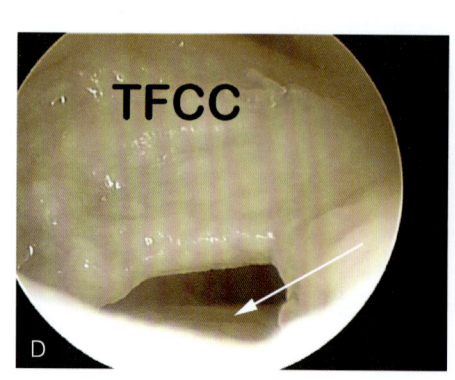 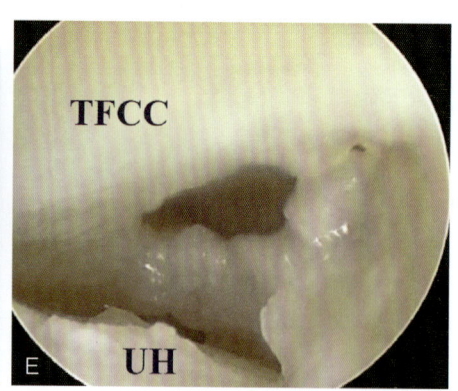

技术图7（续） D. 干式关节镜检查经4~5入路示TFC桡侧撕裂。注意箭头所指为露出的尺骨头。TFCC，三角纤维软骨复合体。E. VDRU入路示与D同样的TFC撕裂。UH，尺骨头。

- 于远端尺骨颈处水平插入22号针头进入关节腔。
  - 透视可帮助放置针头。
- 远端背侧DRUJ入路就在近端入路以远6~8 mm，可用22号针头试穿，就在6R入路的近端。
  - 此入路可作为出水口或是操作仪器的入路。
  - 它位于尺骨头上方，但又在TFCC下方，因此若尺骨有变异则很难使用。
- TFCC本身在前臂处于中立位时存在着一定张力，此位置便于观察尺骨头的关节圆顶，TFCC的下表面，从乙状切迹到尺骨窝的近端桡尺韧带。
- 由于关节镜是从背侧进入的，除非正好碰到桡尺韧带附着到尺骨窝内，否则一般是不可见的。
- 此入路可观察近端乙状切迹软骨和尺骨颈的关节面。

要点与失误防范

- 皮肤切口要浅
- 慢慢扩创，钝性分离，保护附近的感觉神经
- 如果套管不能轻易插入套管，要重新定位，避免软骨损伤
- 通常在术中需要减轻腕部的牵引，应随时按需调整，避免使关节表面发生剐蹭
- 关节镜检查需按标准程序进行，才能保证检查完整彻底

术后处理

- 术后康复方案取决于具体实施的手术方案。
- 腕关节镜检查后，不论有无进行清创，患者都需要打上夹板4~7天。
- 取下夹板后就可以进行主动运动，可进行日常生活活动，然后可循序渐进地加强运动强度。
- 若进行了韧带或TFCC修补，又或是行骨间固定，在开始活动之前需制动一段时间。

并发症

- 大部分人与使用了背侧入路有关的并发症，是由于损伤了桡神经浅支的感觉支，或者是尺神经背侧皮支。
  - 建立掌桡侧入路时可能会伤及尺神经的掌侧皮支，尽管伴行的FCR肌腱能起到一定的保护作用。
  - 建立掌桡侧入路时并没有一个明确的神经走形的层面，因此可能会损伤尺神经的掌侧皮支的感觉支或Henle神经。因此，需要仔细分离。

- 如果牵拉过度或入路定位不准,可能也会损伤尺侧神经血管束。
- 静脉出血,腕部活动受限(特别是前臂旋后),由于液体外渗引起的一系列并发症,以及感染,这些都是腕关节镜手术的常见并发症。
  - 仔细手术、积极康复、术后早期随访都有助于降低并发症发生的风险。

（谢国明　译，王海明　徐兵　审校）

参考文献

[1] Berger RA. Arthroscopic anatomy of the wrist and distal radioulnar joint. Hand Clin 1999;15(3):393-413.

[2] Geissler WB, Freeland AE, Savoie FH, et al. Intracarpal soft-tissue lesions associated with an intra-articular fracture of the distal end of the radius. J Bone Joint Surg Am 1996;78(3):357-365.

[3] Slutsky DJ. Arthroscopy portals: volar and dorsal. In: Budoff J, Slade JF, Trumble TE, eds. Master's Techniques in Wrist and Elbow Arthroscopy. Chicago: American Society for Surgery of the Hand, 2006.

[4] Slutsky DJ. Clinical applications of volar portals in wrist arthroscopy. Tech Hand Up Extrem Surg 2004;8(4):229-238.

[5] Slutsky DJ. Distal radioulnar joint arthroscopy and the volar ulnar portal. Tech Hand Up Extrem Surg 2007;11:38-44.

[6] Slutsky DJ. Management of dorsoradiocarpal ligament repairs. J Am Soc Surg Hand 2005;5:167-174.

[7] Slutsky DJ. Volar portals in wrist arthroscopy. J Am Soc Surg Hand 2002;2:225-232.

[8] Slutsky DJ. Wrist arthroscopy portals. In: Slutsky DJ, Nagel DJ, eds. Techniques in Hand and Wrist Arthroscopy. Philadelphia: Elsevier, 2007.

[9] Slutsky DJ. Wrist arthroscopy through a volar radial portal. Arthroscopy 2002;18:624-630.

[10] Steinberg BD, Plancher KD, Idler RS. Percutaneous Kirschner wire fixation through the snuff box: an anatomic study. J Hand Surg Am 1995;20:57-62.

[11] Viegas SF. Midcarpal arthroscopy: anatomy and portals. Hand Clin 1994;10(4):577-587.

第31章 髋关节镜基础
Hip Arthroscopy: The Basics

Marc Safran, Michael Kalisvaart, and Matthew A. Stanich

定义

- 由于对病变认识的提高、研究的进展、影像学技术的进步，以及髋关节镜作为诊断及治疗手段的更广泛应用，越来越多的疼痛被发现其实由髋关节所致。
- 20世纪30年代，Burman首次在尸体上进行髋关节镜检查，但直到80年代后，髋关节镜才常规应用于诊断及简单的治疗，如游离体的摘除、滑膜活检、盂唇的部分切除等。
- 随着器械的进步，髋关节镜的手术指征不断扩展，因为外科医生可以在较低的医源性损伤风险下进行更多的操作。而且，影像学技术的进步也能做到无创诊断，相关的研究加深了对髋部病理的认识及对这一技术更多的兴趣。
- 髋关节镜可以用于中央间室（股骨头和髋臼之间的间隙）及周围间室（股骨颈周围），这也进一步扩展了它的指征和成功率，使这一技术容易推广。

解剖

- 髋关节是一个多轴运动的球窝型滑膜关节，由股骨头（球）与髋臼（窝）构成髋关节。
- 关节软骨覆盖了股骨头和髋臼，但不包括髋臼窝。
  - 相对于膝关节，股骨头和髋臼的软骨比较薄（图1A）。
- 髋臼盂唇是一个附着于髋臼边缘的三角形纤维软骨，与髋臼软骨相连续，髋臼最下方处则是由臼横韧带附着于髋臼边缘。
- 关节囊由外侧的纤维层和内侧的滑膜构成，它将髋关节封闭，直接附着于髋臼的骨性边缘。
- 关节囊的纤维层由髂股、耻股和坐骨韧带构成，把股骨头固定在髋臼中（图1B、C）。
- 圆韧带位于关节囊外，连接于髋臼的中央和股骨头凹之间（图1A）。
- 髋关节的主要供血动脉包括旋股内侧和旋股外侧动脉，发出多个支持带动脉分支供应股骨头和股骨颈（图1D）。
- 供应股骨头的动脉还横穿圆韧带给股骨头供血。
- 由于血管只穿透关节囊的最外层，盂唇愈合的能力比较差。
- 髋关节周围的相关神经血管结构包括股外侧皮神经、股神经、臀上神经、坐骨神经和旋股外侧动脉的升支。
- L2和L3神经根后支发出的股外侧皮神经，支配大腿外侧皮肤的感觉。它沿骨盆从髂前上棘的下内侧下行，在髂前下棘的远端分出3个以上分支。
- 股神经和股动静脉紧贴一起走行，于髂前下棘和耻骨联合的中点，从腹股沟韧带下方穿过，神经位于外侧、静脉位于内侧，在髋关节的水平位置最为表浅。
  - 股神经距前侧通道约3.2 cm，略远于到关节囊水平的距离。
- L4、L5和S1神经根后支分出的臀上神经，经过闭孔内肌和梨状肌的后外侧，然后到臀中小肌间位于髋关节的近端约4 cm。
- 从L4到S3神经根发出的坐骨神经，经过梨状肌的前下方和外旋短肌的后侧，支配腘绳肌群和小腿、足踝部。
  - 坐骨神经距离髋关节镜的后侧通道2.9 cm，但是在关节囊水平最接近。
  - 在建立后侧通道时内旋或屈髋会使坐骨神经更靠近关节镜。
- 旋股外侧动脉从股动脉分出来后，与旋股内侧动脉一起围绕股骨颈形成血管环，发出多个分支供应股骨头血供（图1D）。
- 旋股外侧动脉位于关节镜前侧通道内侧约3.7 cm，在关节镜进入关节囊处更接近。

发病机制

- 关节内游离体可能是骨性的或非骨性的，可能由髋部外伤导致，或者与一些疾病如骨关节炎软骨剥脱、滑膜软骨瘤病有关。

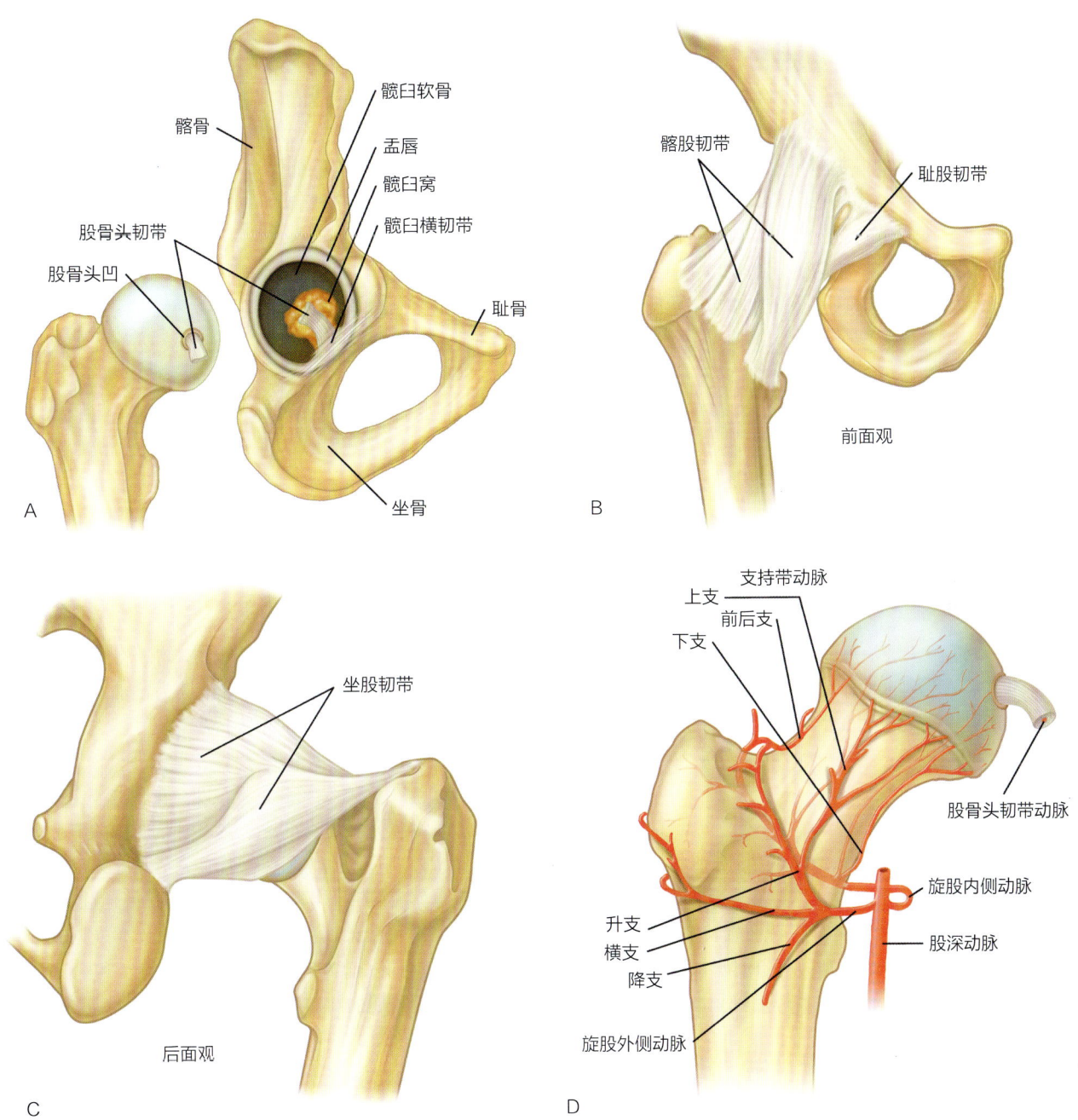

图1 髋关节解剖。A. 髋关节包括关节面的骨型结构。注意股骨头凹和股骨头韧带。同时也要注意盂唇在髋臼下方并不连续而且髋臼下方缺乏关节软骨。B、C. 韧带解剖。前方的髂股韧带和耻股韧带和后方的坐股韧带。D. 血管解剖。注意旋股内侧和外侧动脉。

- 盂唇撕裂多见于髋关节过伸或外旋,更多与髋臼发育不良有关。
- 软骨损伤可能由关节脱位或半脱位所致,或髋关节直接的撞击,超过一半的病例会合并盂唇损伤[9]。
- 股骨髋臼撞击症是盂唇撕裂和软骨损伤的主要原因。
  - 这主要见于股骨头-颈处的凹陷消失(凸轮畸形)、髋臼覆盖过度(即反倾、骨赘形成、骨盆截骨矫正过度、股骨头内陷或关节内陷),或两者都有。
  - 股骨头-颈异常撞击髋臼和盂唇,导致盂唇撕裂、软骨剥脱、滑膜炎及最后发展为关节炎。
- 圆韧带的病变可以表现为肥大、部分或完全撕裂,可删除由创伤或退行性关节病(DJD)所致。
  - 圆韧带肥大或撕裂导致的疼痛是由于增厚或撕裂的边缘卡压于关节面之间所致。
- 退行性骨关节病可伴有关节内游离体、盂唇撕裂、软骨损伤、圆韧带的改变和滑膜炎等。

- 股骨头缺血性坏死主要是原发性的，但也可以由激素使用、饮酒、骨折、潜水病等引起。
- 滑膜病变如色素沉着绒毛结节性滑膜炎、滑膜软骨瘤病、骨软骨瘤病也可以导致髋部疼痛和关节损害。
- 创伤性和非创伤性的髋关节不稳定，都可以导致盂唇撕裂和软骨损伤。
  - 髋关节不稳可能是创伤性（如髋臼后壁骨折）因素所致，或非创伤性因素（如髋臼发育不良、关节囊或韧带的问题、关节过度松弛或反复的外旋）产生的微损伤所致。
  - 病理表现为髋关节脱位、半脱位或微不稳定。

自然病程

- 髋关节疾病的大部分自然病程目前还缺乏研究，多数的自然病程描述都是推测性的。
- 去除游离体可缓解机械症状，减少关节软骨损伤。
- 切除撕裂的盂唇和损伤的软骨可能导致退行性关节炎。
- 股骨髋臼撞击症未经治疗也可导致退行性关节炎。
- 目前推测盂唇修复或手术治疗股骨髋臼撞击症或许可以降低退行性骨关节病发生的风险或减缓关节退变的速度，然而还未经证实。

病史和体格检查

- 病史应包括疼痛的部位和性质的描述、症状的时间和原因、牵涉痛。
- 有关节内病变的患者可能有扭转或旋转活动的困难，长时间屈髋（如久坐）后不适，从屈曲位伸直时（如坐位站起时）疼痛或卡住，在斜坡上行走较平地上更困难等症状[2]。
- 关节内病变可以引起腹股沟区疼痛并向膝关节放射、机械症状（如弹响、交锁等）或活动度受限等症状[3]。
  - 对于髋部疼痛持续超过4周的患者，要查清楚关节内病变的具体原因。
- 检查的方法总结在后面。
  - 查体时需遵循系统的检查方法，包括视诊、触诊、ROM、肌力及一些特殊手法。
- 关节内病变一般不会有压痛，但是长时间的关节病变会导致肌肉或滑囊代偿性的压痛。
- 要检查整个下肢的活动和神经血管的情况。
- 一定要注意排除其他原因导致的髋部疼痛。
  - 脊柱病变引起的疼痛常位于腰骶部和臀部，可能向下肢放射。
  - 骶骨和骶髂关节损伤可以通过增宽的间隙或前侧的横向挤压试验来诊断。
  - 腹部损伤可以通过观察和触摸腹部的肿块或筋膜疝诊断，收缩腹直肌或腹斜肌有助于判断。
  - 腹直肌或腹斜肌收缩时疼痛说明是腹部肌肉损伤。
  - 疝囊造影可用于排除疝气。
    - 比较难诊断的是运动疝（发生在腹股沟区的），这不是真的疝。
  - 泌尿生殖道。
    - 骨盆区域的损伤如耻骨联合与骨盆内的问题，可通过间隙变化、前侧的横向挤压或分离实验来诊断。
- 髋关节的特殊检查手法包括：
  - McCarthy试验：用于鉴别关节内病变如盂唇撕裂或外侧边缘撞击。
  - Stinchfied和Fulcrum试验：用于诊断关节内结构异常，尤其是髋臼前缘。
  - Scour试验：与关节微不稳定、骨盆前倾和髋臼前倾之和、关节过度松弛、髂股韧带过紧有关。
  - Thomas试验：用于检测关节屈曲挛缩。将髋关节伸直为0°（与躯干共线）时腰部无活动为正常。若在不旋转骨盆或抬起腰部的情况下无法伸直髋关节则考虑有髋关节屈曲挛缩。
  - Ober试验：用于评估髂胫束紧张度。在膝关节屈曲的状态下将髋关节被动伸展、外展、内收，若膝关节上端仍保持外展状态则为阳性。若髋关节及膝关节在髋关节自然旋转时可以内收，膝关节内收可越过中线，则说明髋关节外展肌不紧张；若膝关节不可越过中线，则说明髋关节外展肌紧张。
  - Ely试验：若屈曲膝关节时，同侧髋关节也会屈曲，说明股直肌紧张。
  - Trendelenburg试验：可提示髋关节外展肌肌力下降并可提示盂唇损伤引起的神经保护行为。如抬起下肢时同侧骨盆（髂嵴或髂后上棘）抬起则为正常。若骨盆比对侧位置低或比初始位置低，则考虑Trendelenburg试验为阳性，提示站立与地面侧的髋关节外展肌肌力下降。若骨盆维持水平位则提示外展肌肌力轻度下降。
  - Patrick试验（FABER试验）：提示骶髂关节异常或髂腰肌痉挛。膝关节屈曲，使用向下的力作用于膝关节后骨盆后方疼痛，提示疼痛可能来自骶髂关节。
  - 盂唇压力试验：当髋关节旋转时患者感受到腹股沟区疼痛或在固定位置疼痛则为阳性。提示盂唇损伤。
  - 梨状肌试验：该试验可导致患者出现髋关节外侧或臀部疼痛，符合梨状肌导致的疼痛。

- 撞击试验：腹股沟区疼痛则为撞击试验阳性，符合髋关节内疼痛而并不仅仅是股骨髋臼撞击征。
- 髋关节伸展和外旋试验：提示髋关节微不稳定，患者会感觉到髋关节前侧区域的不适。

影像学和其他诊断性检查

- 常规对所有主诉髋关节痛的患者拍摄骨盆正位、侧位（Dunn位）X线平片，以评估骨性结构的变化以及观察可能出现疼痛的部位如耻骨联合、骶骨、骶髂关节、髂骨和坐骨。
  - X线平片可帮助排除退行性关节炎、骨坏死、关节内游离体、应力性骨折或其他病理改变，并帮助评估髋臼发育不良以及股骨颈畸形（肿块或凸轮病变）以及股骨髋臼撞击症（图2A、B）。
- 骨扫描或放射性核素成像在检测骨折、关节炎、肿瘤、感染和血管异常方面很敏感，但特异性低，解剖分辨率低。
- 磁共振成像（MRI）可用于检测股骨颈应力性骨折，并确定髋关节疼痛的来源，如骨坏死、色素沉着绒毛结节性滑膜炎、滑膜软骨瘤、骨软骨瘤和其他关节内病变。
  - MRI关节造影可帮助诊断盂唇损伤以及关节软骨缺损。
  - MRI结合关节腔局部注射含钆麻醉剂可以评估疼痛是否来源于关节内的病变（图2C）。
  - 最近的研究表明，在年轻、活跃的人群中，无症状盂唇撕裂的发生率非常高。
- CT、MRI和放射性同位素成像可帮助诊断盂唇撕裂、髋关节不稳定、髂腰肌肌腱炎、炎性关节炎、早期缺血性坏死、隐匿性骨折、腰肌脓肿、肿瘤、上腰椎神经根病变或血管异常。
  - CT扫描可用于检查股骨颈和髋臼的前倾和后倾，显示髋臼和股骨头及颈部的大小和形状，阐明骨性结构，确定髋关节脱位后的复位，并排除关节内游离体。
  - CT扫描可评估髂前下棘的形态，有助于棘下撞击的诊断。
- 超声检查是一种无辐射的评估关节腔积液与软组织肿胀的方法。
- 髂腰肌滑囊造影可用于诊断髂腰肌滑囊炎与髋关节内弹响。
  - 髂腰肌滑囊炎以及髋关节内弹响可使用实时动态超声进行评估。

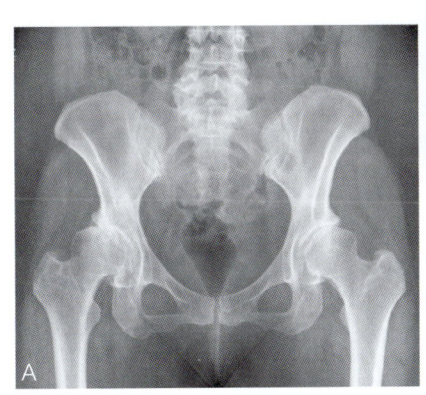
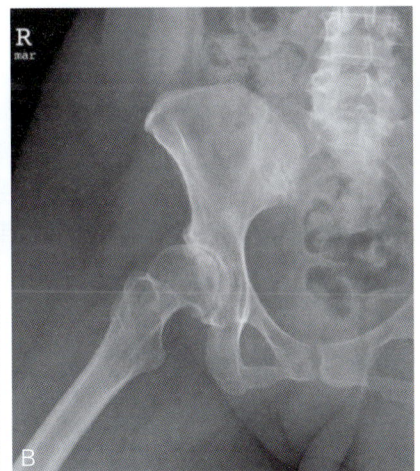
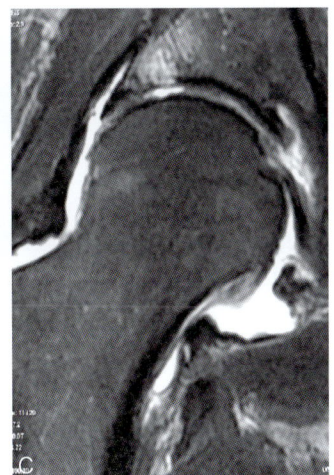
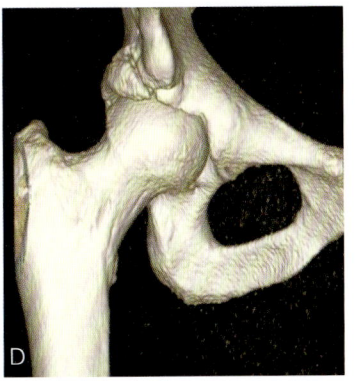

图2　A. 髋关节发育不良伴退行性髋关节炎患者的骨盆正位片。B. 同一患者的髋关节侧位片。C. 股髋撞击患者的髋关节MRI。注意软骨下水肿和软骨损伤。D. 一名32岁的运动员凸轮撞击及髋臼上应力骨折不愈合。

○ 三维CT用于评估导致髋关节撞击症的骨性异常,包括髋臼骨赘以及股骨颈损伤(图2D)。

鉴别诊断

- 盂唇撕裂。
- 软骨撕脱退行性变。
- 发育不良。
- 股髋撞击症。
- 滑膜炎。
- 滑膜软骨瘤。
- 滑膜骨软骨瘤。
- 关节内游离体。
- 圆韧带撕裂。
- 圆韧带肥大。
- 化脓性髋关节炎。
- 髋关节炎。
- 髋关节脱位、半脱位或微不稳定。
- 棘下撞击(髂前下棘撞击)。
- 股骨头缺血性坏死。
- 骶髂关节病变,包括强直性脊柱炎。
- 转子滑囊炎。
- 运动疝。
- 股骨、骨盆、髋臼骨折或应力性骨折。
- 肌肉、肌腱拉伤。
- 梨状肌综合征。
- 骨化性肌炎。
- 神经刺激。
- 腘绳肌综合征。
- 髂胫束综合征。
- 髂腰肌腱病变(如断裂和肌腱炎)。
- 肌腱炎。
- 肌腱损伤(髂腰肌、梨状肌、股直肌、腘绳肌或内收肌)。
- 良性肿瘤(如骨样骨瘤、骨软骨瘤)。
- 隐匿疝。
- 腰椎(机械性疼痛和椎间盘突出)。
- 腹部疾病。
- 耻骨炎。

非手术治疗

- 保守治疗包括休息、行动辅助、非甾体抗炎药及理疗。
- 大多数髋关节疾患最初应予以保守治疗的措施如适当休息、非甾体抗炎药、康复治疗。有时,可能需要减少负重并使用行动辅助装置。
- 然而,一些关节内疾病不能通过非手术治疗来解决或治愈,包括盂唇撕裂、关节内游离体、关节软骨损伤和股髋撞击症。

手术治疗

- 正确的患者选择对于满意的手术疗效至关重要。
- 关节镜对于近期有症状的髋关节内的疾病,尤其是对于有机械性症状而关节内病理学改变较小的患者疗效较好。
- 若患者髋关节疼痛持续且无法缓解,查体时疼痛加重,且对保守治疗无效的患者应考虑采用髋关节镜手术。
- 若关节内局部封闭治疗可缓解疼痛说明手术疗效较好。
- 髋关节镜的手术指征包括关节内游离体、异物、盂唇撕裂、软骨损伤、滑膜疾病、股髋撞击症、伴有机械性症状的轻微关节退行性变、股骨头坏死、剥脱性软骨炎、圆韧带撕裂、髋关节内弹响综合征、骨赘撞击、粘连性关节囊炎、髂腰肌腱松解、髂腰肌滑囊炎、大转子滑囊切除术、髂胫束切除术、结晶性髋关节病、髋关节不稳定、棘下撞击、化脓性髋关节炎、骨样骨瘤、骨软骨瘤以及其他难以解决的髋关节疼痛。
- 关节镜手术前应评估髋关节活动度以确定是否存在挛缩。
- 髋关节镜可延缓因退行性骨关节病而进行髋关节置换的时间。
- 髋关节镜的禁忌证包括全身疾病、开放性伤口、软组织紊乱、骨质疏松(即不能承受牵引力)、股骨头非进展性缺血性坏死、关节纤维化或关节囊挛缩、髋关节强直。
- 严重肥胖是一个相对禁忌证,若有加长的器械也可对该类患者手术。
- 盂唇切除的手术适合关节内局部封闭可缓解疼痛、物理治疗或非甾体抗炎药无效、由于诊断延误而错过时间或症状持续4周以上的患者。
- 对于以机械性症状为主而无畸形的轻、中度退行性骨关节病的年轻患者,应考虑行髋关节镜手术。
- 微骨折可用于Ⅳ级软骨损伤,周围关节面健康且软骨下骨完整的患者。
- 化脓性关节炎的治疗包括引流、灌洗、清创和术后抗生素,且需要早期诊断。
  ○ 髋关节置换术后关节内感染需要及时行髋关节镜清创,固定植入物,选择敏感且患者易耐受的抗生素[7]。

术前准备

- 术前应完善体格检查、X线平片及其他影像学检查。
- 三维CT可用来进一步评估骨性结构的异常(图2D)。

- 关节镜通常在全身麻醉下进行。
- 若使用硬膜外麻醉,应选用合适的运动神经阻滞来减小肌肉张力。
- 常规的设备包括记号笔;11 号刀片手术刀;6 in(15.24 cm)17 号腰椎穿刺针;60 ml 带延长管的生理盐水注射器;一个镍钛诺合金导线;4.5、5.0、5.5 mm 带管状和实心封闭器的套管;一个交换棒;一个单独的液体流入调节器和一个改进的探针。
- 可通过悬挂或泵灌注冲洗液体。
- 髋关节镜需使用更长、更牢固的特殊的器械。器械包括刨刀、磨头、抓钳、探针、刮匙及游离体抓持器。

体位

- 患者在牵引床上呈仰卧位或侧卧位以便于牵引髋关节。
  - 侧卧位有利于使脂肪组织远离手术区域。
- 手术侧髋关节应保持旋转中立位、外展 10°~25°,屈伸中立位(图 3A)。
- 在牵引及建立通道过程中若屈髋会增加损伤坐骨神经的风险。
- 非手术侧髋关节也应保持外展并略微牵引,以保持患者体位并便于在双腿间放置朝向手术侧髋关节的 C 臂机。
- 在手术侧大腿内侧的耻骨支和坐骨结节处放置一个厚垫的会阴柱以保护会阴结构(图 3B)。
- 应注意牵引方向略向外侧,使牵引与股骨颈方向平行,以减少对阴部神经损伤的风险,并利于关节的牵引。
- 术者、助手及手术助理护士站在手术侧,面向置于患者非手术侧的关节镜监视器(图 3C、D)。
- 透视监视器放置在手术台的底部。

手术方法

- 仰卧位和侧卧位下建立通道和手术方法是相同的。

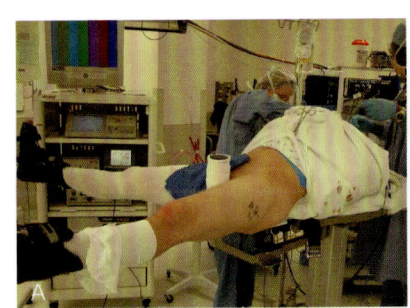
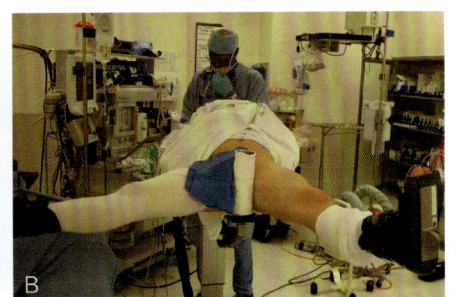
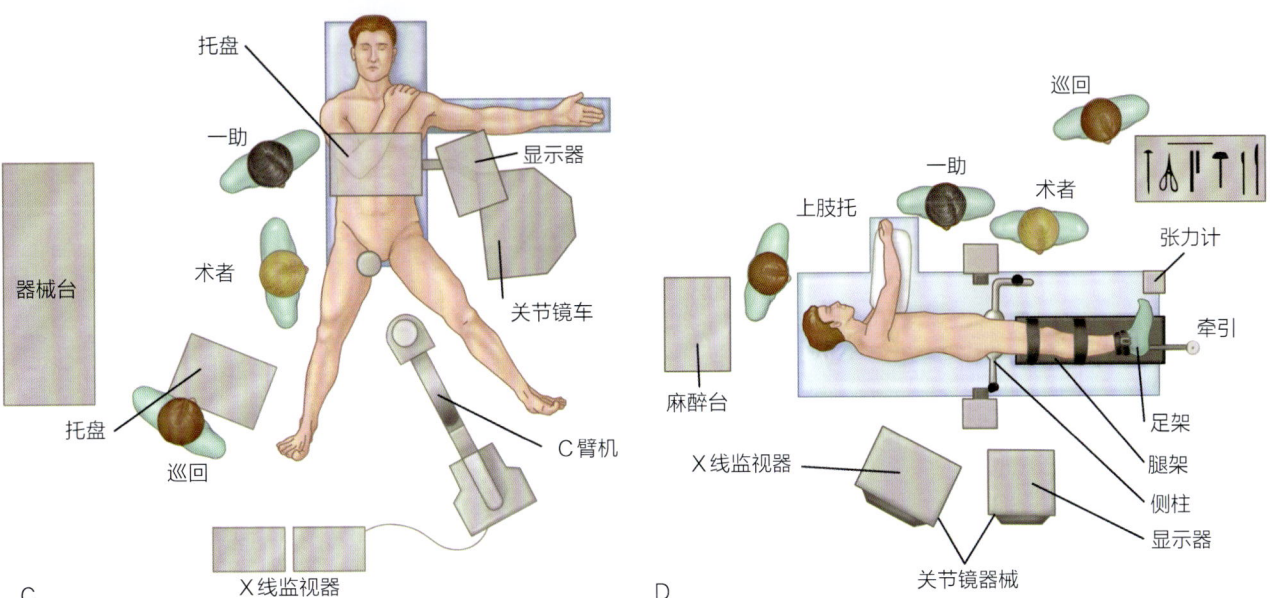

图 3　A. 髋关节镜手术室布局。患者仰卧于骨折手术床上,对侧肢体外展约 60°,手术时髋应置于屈伸中立位,内外旋中立位及外展 15°。B. 有良好衬垫的会阴柱使患髋在牵引作用下股骨头向远端移位的同时产生侧向应力。C、D. 仰卧位及侧卧位髋关节镜示意图。髋关节镜手术时显示器位于患者对侧。荧光屏位于手术床足侧;进行仰卧位髋关节镜手术时透视机置于两腿之间或患者对侧。而侧卧位髋关节镜手术则将荧光屏置于患者对侧并将透视机置于术者身旁。

- 髋关节镜检查通常通过三个通道进行：前外侧、前侧和后外侧入路。
- 短的滑槽可以容纳4.5 mm、5.0 mm、5.5 mm套管的使用。
  - 虽然5.0 mm套管适于关节镜的初次进入，但4.5 mm套管可允许液体流入、关节镜以及其他设备的互换，5.5 mm套管允许较大的工具（如刨削刀）的进入。
- 30°关节镜可提供髋臼中央区域、股骨头和髋臼窝上部的最佳视角。
  - 70°关节镜可提供关节周围、盂唇及髋臼下窝的最佳视角。
- 射频装置可用于烧蚀组织，提高刨刀的可操作性。
- 加长的凹凸弧形刨刀可用于去除股骨头周围的组织。
- 应避免使用为其他关节镜手术设计的易碎的加长器械，因为这些器械更容易断裂。

髋关节牵引

- 患者使用氯己定（hibiclens）或聚维酮碘（betadine）消毒。
- 牵引髋关节7～10 mm。
- 可使用张力计检测牵引力大小（一般为25～50磅，11.33～22.67 kg）。
- 应监测牵引时间。将时间限制在2小时以内，以防止如阴部神经压迫或其他神经损伤等并发症的发生。
- 在透视引导下将腰椎穿刺针插入髋关节囊前外侧部分以平衡该间隙和环境中的压力（技术图1A、B）。
- 通过空气或生理盐水平衡关节腔内的压力（技术图1C）。
- 应注意避免腰椎穿刺针损伤盂唇或关节面。

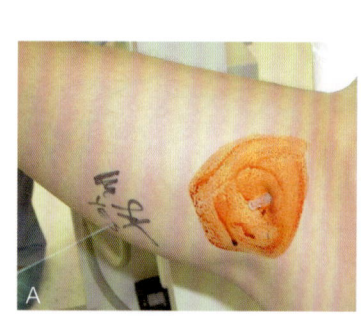 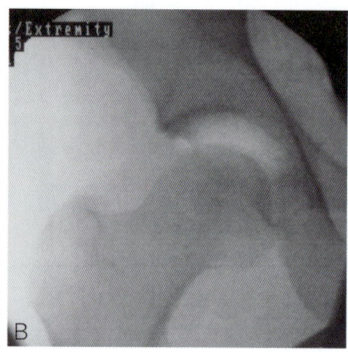 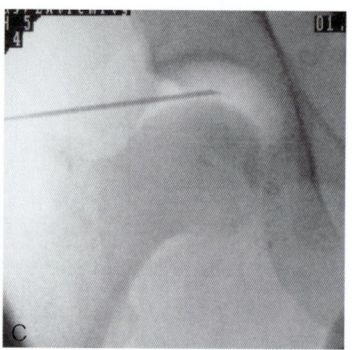

技术图1 A. 平衡关节内压力与周围的压力。在透视引导下插入腰椎穿刺针以减轻关节内负压的吸盘效应，从而在开始髋关节镜检查前确保足够的牵引。B、C. 髋关节镜检查初期的透视图像。B. 在插入腰椎穿刺针之前，牵引髋关节。C. 插入腰椎穿刺针并取下套管针后，就可以进行关节空气造影。关节外侧可见空气，且在不增加牵引力的情况下增加关节牵张量。

建立入路

- 通过使用6 in（15.24 cm）17号的腰椎穿刺针穿透皮肤，并将针定位到相应的关节空间来建立通道。
- 取出腰椎穿刺针的套管，将镍钛诺合金导线（Nitamol导线）顺着针插入髋关节间隙内（技术图2A、B）。
- 移出腰椎穿刺针。
- 在入口做一皮肤切口以放入5.0 mm的扩孔器。
- 将长套管鞘及套管针顺着导线插入关节间隙中（技术图2C、D）。
- 套管闭孔器应远离股骨头以避免损伤关节。
- 应注意避免反复移除插入套管以减少对软骨的损伤。
- 有时需要用关节镜刀松解关节囊。
- 股骨头的负重区域可以在关节镜下通过三个中心部分通道的70°和30°镜头或术中内外旋转髋关节看到。
- 髋臼窝和圆韧带一般在三个通道中都可以看到，在使用30°的镜头时最容易看到。

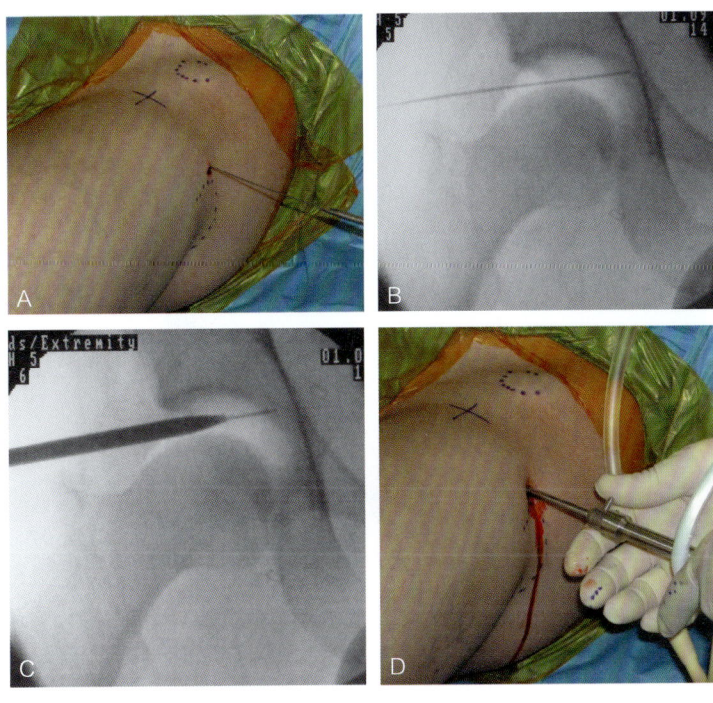

技术图2　A. 前外侧通道中的导线。腰椎穿刺针已被换成导丝，导丝又被用来引导套管针和套管鞘。B. 腰椎穿刺针取出后导线在牵引的髋关节中的透视影像。C. 套管针及套管鞘在导线上的透视图。D. 关节镜置于前外侧通道。

前外侧入路

- 首先创建前外侧通道，因为它是最安全的，是离股骨和坐骨的神经血管结构最远、损伤风险最小的。
- 此通道穿过臀中肌，直接位于大转子前缘的上方，进入大转子前缘的侧囊（技术图3）。
- 在创建前外侧通道时，需在冠状面插入腰椎穿刺针，使其与地面平行（技术图2A）。
- 在套管进入关节内间隙后，应注意避免损伤盂唇或关节面软骨。
- 此通道可观察到大多数髋臼软骨、盂唇及中心部分的股骨头承重区域，以及边缘部分如股骨头的非承重区、股骨颈前部、关节囊前侧折叠及轮匝带和前侧盂唇下的滑膜组织。
- 臀上神经是离该通道最近的神经血管结构，位于通道后4.4 cm。

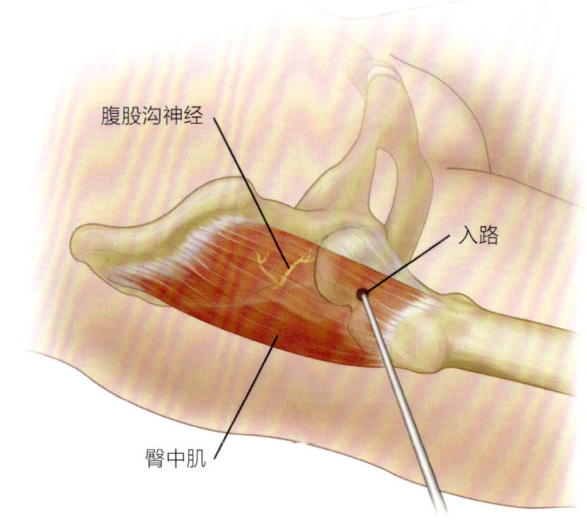

技术图3　前外侧入路的起始点正好位于股骨大转子上缘前方并贯穿臀中肌。

前侧入路

- 大多数学者认为在建立前外侧通路后建立前侧通路，但有些人认为应首先建立前侧通路。
- 在前外侧通路关节镜直视，透视辅助下建立通道有助于减小对盂唇和关节软骨的损伤。
- 现已有几种不同的前侧通路。
- 一种常见的前侧通道的进入是在髂前上棘远处画线与大转子上缘横线的交汇处（技术图4A）。
- 此通道穿过缝匠肌和股直肌，在朝向头侧45°和向内侧30°方向进入髋关节前囊（技术图4B、C）。

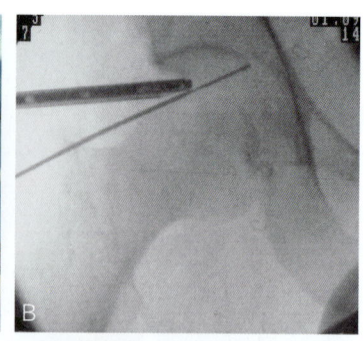
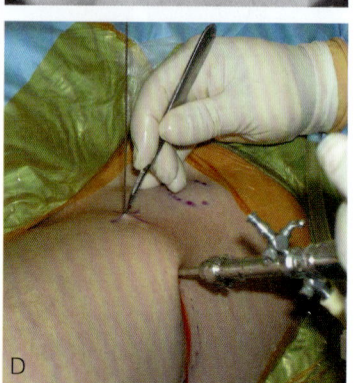
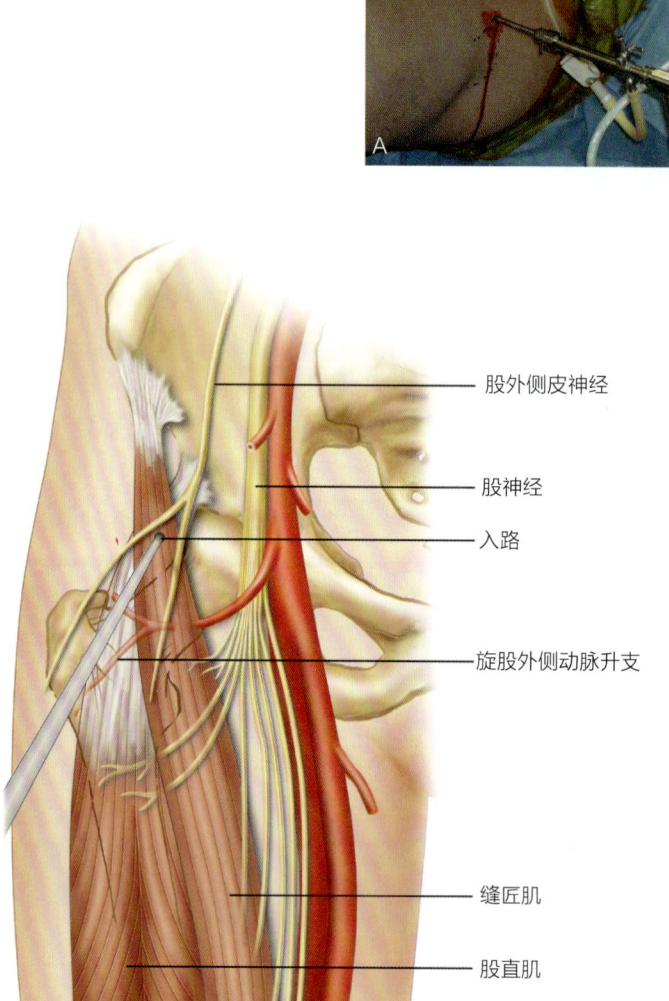

技术图 4 前侧通道通常是在关节镜下建立的第二个通道,在关节前外侧通道的 70° 关节镜和透视引导下建立。A. 以大转子的上侧面与从髂前上棘向下画的一条线的交界处为起点插入腰椎穿刺针。B. 关节镜位于前外侧通道及腰椎穿刺针从前侧通道插入的透视影像。C. 图示通道位于靠近股外侧皮神经分支,穿透缝匠肌和股直肌的位置。D. 在建立前侧通道时,注意仅切开皮肤,以减少股外侧皮神经损伤的风险。

- 套管封闭器在进入关节间隙后,应远离关节面并朝向髋臼盂唇的下方。
- 通过此通道可以看到股骨颈前部、关节前部、关节囊上侧折叠、圆韧带和外侧盂唇。
- 通过柔和操作,避免在入路处切口过深,避免使用强力的工具,并在前外侧通道使用 70° 关节镜辅助来尽量避免对股外侧皮神经的损伤(技术图 4D)。

- 股神经在通道内侧 3.2 cm 处,并与前侧通路相切。
- 旋股外侧动脉上行支在通道下 3.7 cm 处,但终末支在关节囊水平可距离通道仅数毫米。
- 最近,前侧通道更倾向于在前述前侧通道的远端(约 7 cm)和稍外侧(1~3 cm)处建立。
  - 这个位置可更容易处理髋臼前缘下的钳夹撞击,并更有利于盂唇修复的钻孔和锚定。

后外侧入路

- 在建立前侧入路后建立后外侧入路(技术图5A)。
- 此通道位于大转子后方,与前外侧入路在同一水平。
- 关节镜以及透视辅助该入路的建立。
- 该通道穿过臀中肌和臀小肌,朝向大转子后缘的上方,并于其后缘进入关节囊侧面(技术图5B)。
- 通道位于梨状肌的前上方。
- 通过此通道可以观察到股骨头的后侧面、后侧盂唇、关节囊后侧和坐骨肌韧带的下缘(技术图5C)。
- 坐骨神经位于后外侧通道后2.9 cm的关节囊水平。
  - 应注意保持下肢在旋转和伸展的中立位,并水平插入腰椎穿刺针,以避免损伤坐骨神经。

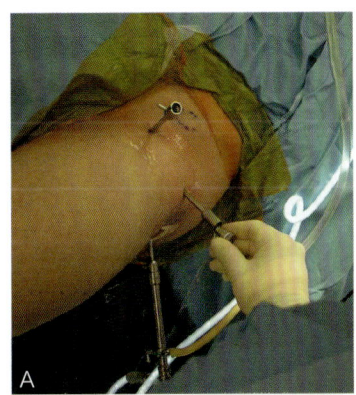
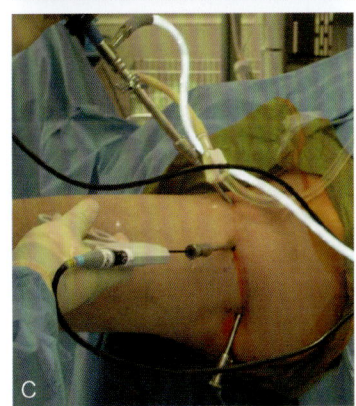
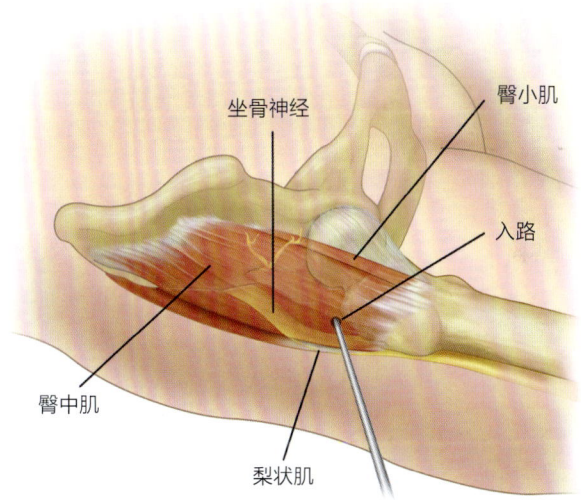

技术图5 后外侧入路。后外侧入路一般是最后一个中心入路,但是其也可以在前侧通道前建立。A. 后外侧入路建立方法及与其他通道的关系。B. 后外侧入路穿过臀中肌和臀小肌。注意它与臀上神经的关系。C. 髋关节镜三个入路的视图。所有通道均使用30°和70°的镜头以对髋关节中心区域进行完整的髋关节镜检查。

远端前外侧入路

- 为了进入髋关节外周的股骨颈区域,在松开牵引后需使用两个入路。
- 髋关节外周区域的髋关节镜可在放松前侧关节囊的屈髋位或屈伸中立位下进行。
- 前外侧通道是其中的一个入路。
- 远端前外侧入路位于前外侧入路外3~5 cm处,在股骨近端和股骨颈外侧的正前方(技术图6)。
- 通过透视辅助建立入路。
- 此通道穿过了臀中肌和股外侧肌的上部。
- 从髋关节外周区域旁插入腰椎穿刺针,将导线顺着腰椎穿刺针轻轻推入关节内侧囊,此举有助于确认该区域为髋关节外周区域。
- 切开皮肤,顺着导线插入套管针和套管鞘。
- 将导线和套管鞘换为关节镜或其他器械。
- 关节镜和透视可共同用来辅助进行髋关节外周区域的手术。

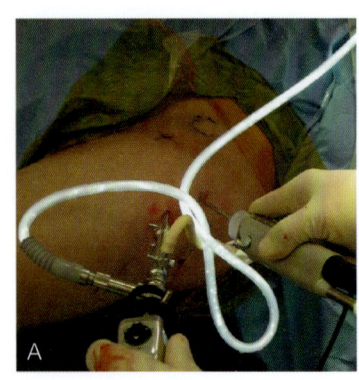 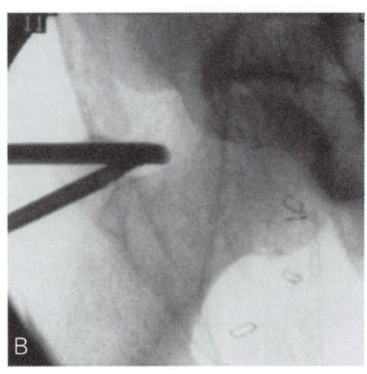

技术图6 远端前外侧入路。此入路便于对髋关节周围区域进行检查。通道位于前外侧入路远端2.5~5 cm处。A. 该示例中髋关节处于屈伸中立位，这使得对凸轮型股骨髋臼撞击更容易行骨成形术，该过程中使用透视辅助。B. 另一种方法是，髋关节可以屈曲以放松前囊，使其更容易进入关节。

要点与失误防范

患者筛选	• 应仔细对患者进行病史问询、体格检查及进行适当的影像学检查 • 应仔细辨别需要手术的关节内问题以及仅需要保守治疗的关节外问题 • 患者应该对手术结局有明确的预期
髋关节牵引	• 应尽力牵引髋关节以保证安全地放置器械，一般牵引8~10 mm • 将牵引时间限制在2小时以内，如果需要超过这个时间，需要暂停牵引 • 过小的牵引可能导致损坏关节表面软骨 • 过大的牵引可能导致神经损伤或会阴、膝关节、足、踝的损伤
患者体位	• 选择恰当的牵引方向以使用最小的力进行牵引 • 会阴柱应放置足够的衬垫，并置于手术侧髋关节内侧面
入路建立	• 恰当地建立前外侧入路是建立其他入路的关键 • 注意避免在插入腰椎穿刺针以及套管针时损伤盂唇和关节表面软骨 • 在第二个通道灌注液体以促进液体的流动 • 在每个通道中均使用30°和70°的镜头 • 使用专门的髋关节镜器械和金属套管，以减少器械断裂的风险，并便于手术的开展 • 避免多次插入套管，以减少液体渗出和盂唇、软骨和神经血管结构受损的风险 • 将收缩压保持在100 mmHg以下，并使用射频设备以减少出血

术后处理

- 松开牵引。
- 在关节腔内注射长效局部麻醉药物。
- 缝合通道，在伤口处敷上无菌敷贴。
- 关节镜检查是门诊手术，患者通常在1~3小时后离开复苏室。
- 如果关节镜检查不涉及股骨颈骨重建术、盂唇修复或关节表面微骨折，则允许患者立即行走，但应使用拐杖辅助3~7天或直到步态正常。
- 术后康复应考虑软组织愈合、控制肿胀和疼痛、关节早期活动、限制负重、早期开始肌肉活动和神经肌肉控制训练、下肢肌力的训练，以及本体感觉的训练、心血管功能训练和专项运动训练。
- 肿胀和疼痛通过冰敷和非阿司匹林、非甾体抗炎药控制。
- 术后第1天或第2天取下敷料，并用绷带包扎伤口。
- 手术数天后拆线。
- 对盂唇前上部分进行盂唇修复和关节囊缝合术的患者应遵循特殊的髋关节活动和负重指南。
- 进行骨成形术的患者在术后最初的几周中应限制有股骨颈骨折风险的活动。
- 进行微骨折术的患者应坚持8周的拐杖负重保护。

预后

- 记录功能及假体生存时间（如有的话）。
- 关节内游离体是髋关节镜的最直接的适应证，与开放手术相比，其并发症少，恢复快[4]。
- 盂唇清理已在68%～82%的病例中获得成功，在单纯性盂唇撕裂中疗效较好，在已有关节炎的患者中预后较差[2,5,12]。
- 当病灶是孤立的，且没有相关的髋臼骨折或髋臼及股骨头明显骨软骨缺损时，圆韧带清理或盂唇清理的效果较好。
- 对于退行性髋关节病的患者使用髋关节镜手术的疗效不确切。34%～60%退行性髋关节病的患者在关节镜下清理后症状有所改善[6,13]。
- 一项研究报道，86%的软骨损伤患者经微骨折治疗后，2年的随访中显示出良好的疗效[1]。
- 关节镜下滑膜切除术是一种姑息性治疗，成功与否取决于关节软骨的完整性。
- 髋关节退变程度越低，股骨髋臼撞击征的疗效越好。
- 对于股骨头缺血性坏死的治疗是有争议的——当关节表面没有被破坏或治疗机械性症状时效果更好。
  - O'Leary[10]报道40%的患者在30个月随访时症状有改善。
- 在描述髋关节不同治疗的具体技术的章节中提供了更多的治疗细节。

并发症

- 牵引相关的神经麻痹。
- 阴部、股外侧皮神经、股神经和坐骨神经的直接损伤。
- 医源性盂唇和软骨损伤。
- 液体外渗。
- 阴道撕裂。
- 阴囊、阴唇、会阴、足部压迫性坏死。
- 阴唇和会阴血肿。
- 膝关节韧带损伤。
- 脚踝骨折。
- 股骨头缺血性坏死。
- 股骨颈骨折。
- 器械断裂。
- 通道血肿出血。

（丁振禹 译，杨星光 谢国明 审校）

参考文献

[1] Byrd JWT, Jones KS. Microfracture for grade IV chondral lesions of the hip. Arthroscopy 2004;20:89.

[2] Byrd JWT, Jones KS. Prospective analysis of hip arthroscopy with 2-year follow-up. Arthroscopy 2000;16:578-587.

[3] Carreira D, Bush-Joseph CA. Hip arthroscopy. Orthopedics 2006;29:517-523.

[4] Epstein H. Posterior fracture-dislocations of the hip: comparison of open and closed methods of treatment in certain types. J Bone Joint Surg Am 1961;43A:1079-1098.

[5] Farjo LA, Glick JM, Sampson TG. Hip arthroscopy for acetabular labrum tears. Arthroscopy 1999;15:132-137.

[6] Farjo LA, Glick JM, Sampson TG. Hip arthroscopy for degenerative joint disease. Arthroscopy 1998;14:435.

[7] Hyman JL, Salvati EA, Laurencin CT, et al. The arthroscopic drainage, irrigation, and débridement of late, acute total hip arthroplasty infections: average 6-year follow-up. J Arthroplasty 1999;14:903-910.

[8] Kelly BT, Williams RJ III, Philippon MJ. Hip arthroscopy: current indications, treatment options, and management issues. Am J Sports Med 2003;31(6):1020-1037.

[9] McCarthy JC, Noble PC, Schuck MR, et al. The role of labral lesions to development of early degenerative hip disease. Clin Orthop Relat Res 2001;393:25-37.

[10] O'Leary JA, Berend K, Vail TP. The relationship between diagnosis and outcome in arthroscopy of the hip. Arthroscopy 2001;17:181-188.

[11] Safran MR. Evaluation of the hip: history, physical examination, and imaging. Oper Tech Sports Med 2005;13:2-12.

[12] Santori N, Villar RN. Acetabular labral tears: results of arthroscopic partial limbectomy. Arthroscopy 2000;16:11-15.

[13] Villar RN. Arthroscopic debridement of the hip: a minimally invasive approach to osteoarthritis. J Bone Joint Surg Br 1991;73B:170-171.

第32章 软骨损伤
Cartilage Injuries

Benjamin V. Stone, Caroline Park, and Anil S. Ranawat

定义

- 髋关节软骨损伤很常见,据报道,在一系列运动员中,髋关节软骨损伤高达所有髋关节内病变的50%[5]。
- 软骨修复和保髋措施作为控制髋关节炎体征由无到有的方法已得到改善,但是髋部的局灶性软骨缺陷仍对外科医生提出了挑战。全髋关节置换术(THA)仍然是一种可行的选择。
- 髋关节软骨损伤的治疗对年轻患者尤其重要。THA术影响存活率,因而要尽量避免对年轻患者行THA术[11]。

解剖

- 髋关节面包括股骨头和髋臼。股骨头深深地嵌入髋臼中,手术时难以触及。
- 髋关节的关节软骨在腹外侧最厚,并且在朝向股骨头和髋臼窝的中央凹中呈同心梯度变薄[19]。
- 髋关节由关节囊、髂股和耻股韧带向前包围,并且由坐股韧带向后包围。
- 盂唇在髋臼周围形成C形圆周边界,向后和向前连接到髋臼横韧带。它延伸接触到股骨头,维持关节内负压,并增强和保护关节软骨。

发病机制

- 髋部软骨损伤的可能原因包括创伤、股髋撞击症、滑膜疾病、不稳定、骨坏死、剥脱性骨软骨炎、骨关节炎、股骨骺滑脱和类风湿关节炎[16]。
- 年轻运动员的股骨头或髋臼的急性创伤性软骨损伤通常由作用于股骨转子的侧向冲击伤引起[18]。
- 软骨损伤与盂唇病变有关。McCarthy等表示,73%的盂唇磨损或撕裂的患者有软骨损伤[20]。
- 股髋撞击症是髋部软骨损伤的最常见原因。Cam撞击导致前上髋臼软骨脱落而没有相关的盂唇损伤。Pincer撞击导致后下方髋臼上的软骨损伤,伴有盂唇损伤和钙化。这两种病通常同时存在[4]。

自然病程

- 局灶性软骨损伤会增加进展为有症状性骨关节炎的风险,特别是对于未经治疗的>2 cm不稳定的缺损[2]。
- 软骨损伤未经治疗可能导致患者进行THA术(图1A)。

病史和体格检查

- 病史和体格检查用于确定疼痛的来源是关节内还是关节外。
- 患者用手托住外侧髋部,并用手造成"C"字样,提示髋关节前方深部疼痛。关节内损伤通常不伴有触诊疼痛。
- 虽然屈曲内旋(FIR)、滚动试验和Scour试验提示关节内病变,但没有针对髋部软骨损伤的特异性试验。
- Scour试验:患者仰卧,髋关节旋转,膝盖完全弯曲。应注意任何弹响、绞锁或其他相关的机械症状。

影像学和其他诊断性检查

- X线平片是评估髋关节病变的标志,但它们在检测软骨缺损方面的应用受到限制。
- MRI是检测髋关节软骨损伤的金标准(图2)。
- 软骨特异性非对比MRI已被证明是有效的,与关节镜检查结果非常一致。Mintz等证明92名患者的股骨关节软骨缺损的MRI和关节镜检查结果的一致性分别为92%和86%[21]。髋臼软骨缺损在MRI和关节镜评估之间显示出88%和85%的一致性。
- Potter和Chong le[26]也描述了没有造影剂注射的软骨特异性MRI脉冲序列的有效性。
- MRA可以提供更准确的软骨损伤评估。MRA使用造影剂来勾勒软骨缺损,但结果不如MRI可靠。此外,需要注射造影剂使MRA比MRI更具侵入性。
- 延迟的钆增强的软骨MRI(dGEMRIC)能够评估糖胺聚糖含量,从而可以检测软骨的退化。Cunningham等[8]表明,dGEMRIC指数评分较低,可有效预测髋臼周围截骨术的失败。
- 多探测器计算机断层扫描关节造影(MDCTA)是用于检测软骨缺损的另一种方式,但最近的研究显示其诊断准确性存在争议[6,23,24]。
- 超声是诊断髋部损伤的新选择,可用于诊断性注射。

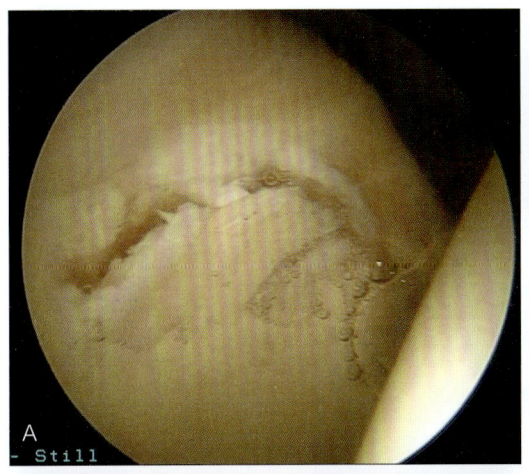
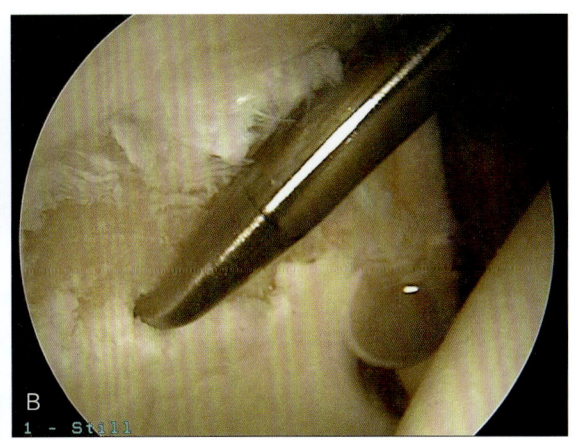
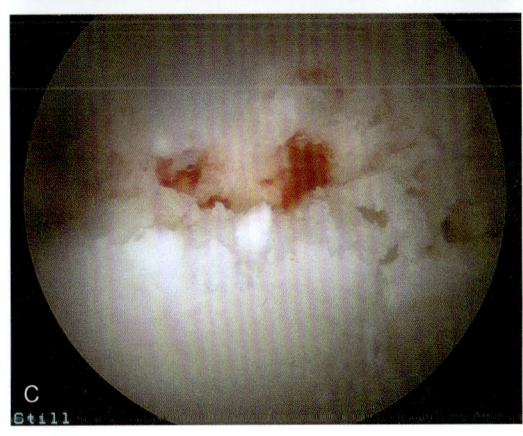

图1 A.右侧髋关节镜下图像显示髋臼缘不稳定的软骨瓣。B.镜下图像显示微骨折技术。C.微骨折后的镜下显示骨面渗血。

鉴别诊断

- 非髋关节。
  - 来源于背部、骶髂关节、腹壁、胃肠道、泌尿生殖道的牵涉痛。
- 髋关节。
  - 关节外。
    - 外展肌、内收肌或股直肌撕裂。
    - 梨状肌综合征。
    - 腘绳肌综合征。
    - 转子滑囊炎。
    - 运动性耻骨/耻骨炎。
    - 髂腰肌或髂胫带来源响声。
  - 关节内。
    - 盂唇撕裂。
    - 缺血性坏死。
    - 游离体。

非手术治疗

- 软骨损伤的非手术治疗首先包括休息、物理治疗、非甾体抗炎药和关节内注射。如果髋部疼痛持续存在,则表明需要手术治疗。

手术治疗

- 对于髋部的软骨损伤存在5种手术治疗选择。这些包括清创术、直接缝合修复、微骨折、自体骨软骨移植(OATS)和自体软骨细胞移植或基质诱导的自体软骨细胞移植(ACI/MACI)。OATS和ACI通常作为开放手术进行,而清创、修复和微骨折是通过关节镜进行的。

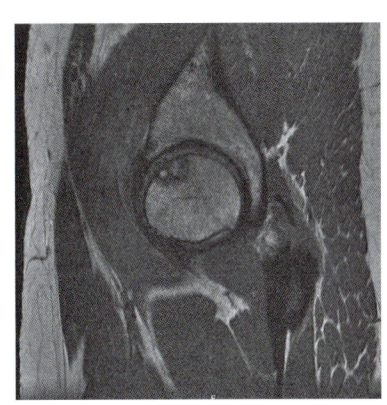

图2 矢状位MRI显示右股骨头负重部分的骨软骨病变。

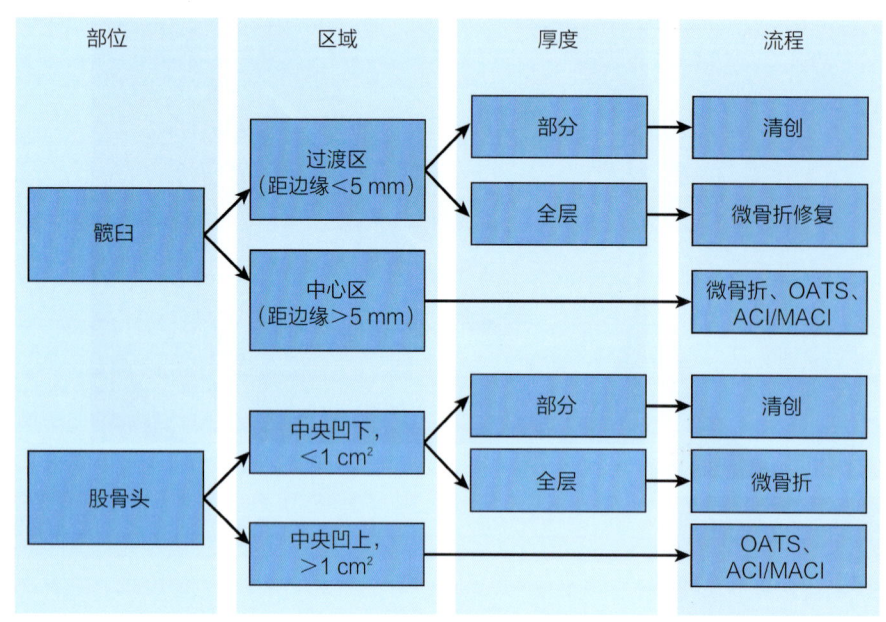

图3 流程图显示根据位置和缺陷深度，以及外科医生的关节镜或开放手术经验进而选择手术方式。

- 手术治疗的选择取决于患者年龄、损伤程度、缺损的位置和深度，以及外科医生使用关节镜或开放技术的经验(图3)。
  - 对于较大的全层缺陷，非承重区域的损伤适用于清创或微骨折术。
  - 直接软骨修复正在成为微骨折的替代方案，用于髋臼的过渡区全层剥离。
  - 髋关节负重区域的软骨损伤，如股骨头中央凹以外或髋臼中央区，用微骨折、OATS 或 ACI/MACI 治疗。一些学者[30]认为微骨折在超过 400 mm 的缺损治疗中效果不佳。
- 任何软骨手术的禁忌证包括不愿意或无法完成康复方案，以及对吻损伤、晚期关节炎和感染。

术前计划

- 获得 X 线平片以检测骨性异常，如股髋撞击症或髋臼发育不良。
- 获得 MRI/MRA 以检测任何相关的软组织病变。
- 可以进行超声引导注射以确认关节内损伤。
- 对于关节镜和开放手术，需检查整个髋关节，盂唇病变需要定位和治疗，同时应当去除任何关节腔游离体。
- 关节镜下，前外侧入路用于评估前部盂唇、髋臼窝、圆韧带和中央凹。
  - 髋臼窝的两个正常变异可能看起来类似于软骨缺损：位于上方的星状褶皱和前部或后部的骺板瘢痕。
- 然后将镜头移至前侧入路，以检查髋关节后方。

体位

- 关节镜手术可以在患者仰卧位或侧卧位进行，并可根据损伤的大小和位置使用两个或三个入路。通常使用前外侧和前侧入路，偶尔使用后外侧入路(图4)。
- 关节镜手术应使用具有良好填充的会阴柱的手术床，以防止对阴部神经的损伤。在 C 臂机器透视下，使用足部牵引器来在肢体上施加 25～50 磅的牵引力，使髋关节间隙为 7～15 mm。
- 开放手术在髋关节外科脱位下进行，患者处于侧卧位，采用转子翻转截骨术。

入路

- 关节镜入路应当建立在髋关节镜检查的安全区[27]。
- 对于关节镜手术，将前外侧入路置于大转子前部上方 1～2 cm 处，并且位于大转子前部前方 1～2 cm 处。这个入路应该首先建立。术中应该使用透视引导放置，以确保正确放置和避免对关节面或神经血管束的损伤。
- 前侧入路是下一个应该建立的，并且位于髂前上棘下方的垂直线和大转子上表面的水平线的交叉点。必须小心，此入路易损伤旋股外侧动脉和股外侧皮神经[18]。

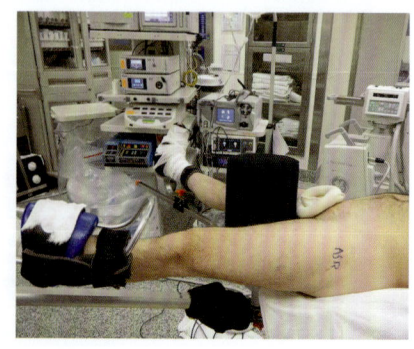

图4 关节镜手术体位和入路。

- 如果使用后外侧入路，则位于大转子上表面后2~3 cm处，与前侧入路处于同一水平。此入路可能会对坐骨神经造成伤害[18]。
- 开放手术使用Ganz手术髋关节脱位方法进入股骨头和髋臼，同时保持血液供应并最大限度地降低缺血性坏死的风险[10]。患者处于侧卧位，使用Kocher-Langenbeck切口，然后腿部内旋。下一个切口是从大转子的后上缘到股外侧肌后缘。然后可以根据该切口进行转子截骨术，最大厚度为1.5 cm，并且可以是单次或逐步切割。为了保护旋股内侧动脉（MFCA），截骨术应该在臀中肌腱后方开始。松解后方边缘后，将带有股外侧肌的大转子部分牵向前方，然后使腿弯曲并向外旋转。梨状肌保持在原转子上。然后将臀小肌的下缘与梨状肌和关节囊分开，保留臀下动脉和MFCA。坐骨神经通过梨状肌下方，可被识别和保护。然后可以向前和向上移动截骨部分，暴露关节囊。沿着股骨颈的前外侧切口保留MFCA的深部分支，然后进行前下切口。MFCA的主要分支位于小转子的上方和后方，因此关节囊切开术必须保留在小转子的前方。在延伸切口之后，可以通过弯曲和向外旋转腿部来使髋部脱位，在之前腿部被放置在手术台的上方或前面。

关节镜下的清创

- 电刀、直的和弯曲的刨刀以及刮匙用于去除不稳定的软骨瓣并留有附着力的病变。
- 避免过度清创是至关重要的，尽可能保留健康的软骨和盂唇（技术图1）。

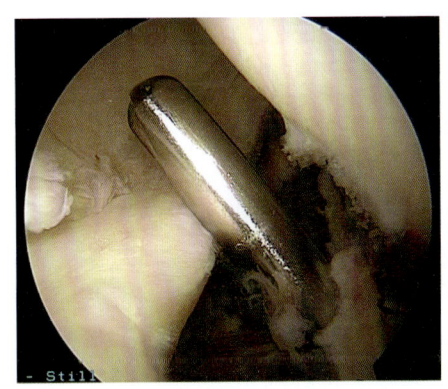

技术图1　通过右侧臀部的前外侧入路，使用刨削刀进行镜下清创。

直接缝合修复

- 作为清创术的替代方案，缝合锚钉或半月板修复装置可用于直接修复松散的软骨瓣。
- 对髋关节进行检查和评估。微骨折在分层的软骨缺损下面进行，小心不要剥离骨瓣。
- 缝线穿引器装置用于使可吸收的单股缝线穿过软骨。

微骨折

- 彻底检查髋关节并评估软骨缺损。将所有不稳定的软骨从暴露的骨中清除，小心地保持有附着力部分并暴露软骨下骨（技术图2A）。
- 使用刮匙除去钙化的软骨层。
- 然后使用30°、70°和90°关节镜锥子在软骨下骨制作多个垂直孔（微骨折）。尽可能多制作孔，两孔之间留3~4 mm。而且，可以进行弯曲钻孔技术（图1B、技术图2B）。
- 孔的深度应为2~4 mm，以便在降低灌溉压力时，可观察到脂肪滴和出血并确认足够的穿透深度（图1C、技术图2C）。

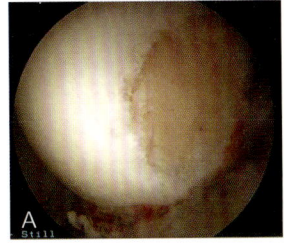 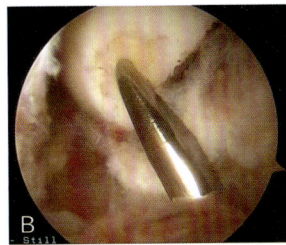 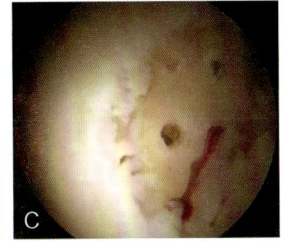

技术图2　A. 右侧髋关节镜下显示全厚度股骨头损伤。B. 镜下图像显示微骨折技术。C. 微骨折后的镜下显示骨面渗血。

骨软骨自体移植（OATS）

- OATS 是一种髋关节外科脱位的开放手术。
- 骨软骨植入物可以从同侧膝关节获取，通常是滑车的内侧或外侧部分。或者，股骨头的下部非承重部分或股骨头颈部前方部分可用作供体部位[22,29]。
- 获取植入物后，在受区钻孔。隧道比植入物的长度短，以保持股骨头的曲线。
- 骨松质用于填充间隙，供区隧道由受区获取物填充。
- 也可以使用新鲜的同种异体移植物代替自体移植物。
- 髋关节复位，关节闭合，股骨大转子骨瓣翻转用螺钉固定（技术图3）。

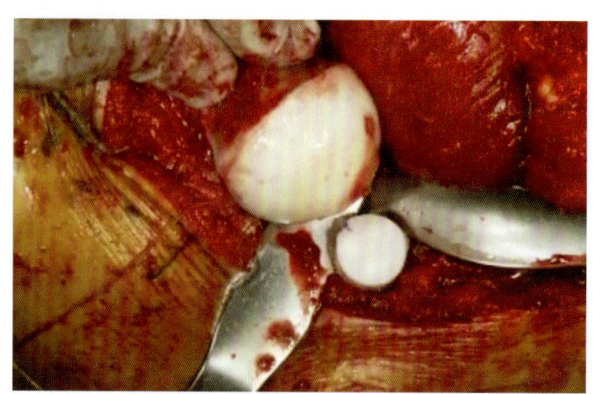

技术图3　OATS术中。

自体软骨细胞移植（ACI）/基质诱导的自体软骨细胞移植（MACI）

- ACI 已经出现了好几代，最近使用可植入的基质，其中可生长软骨细胞。这些手术通常各自在髋臼和股骨头上进行，并且可以开放或关节镜进行（技术图4）。
- 对于股骨头上的 ACI，Akimau 等[1]描述了一种手术方式。其中胶原膜固定在股骨头上，软骨细胞注入膜内。

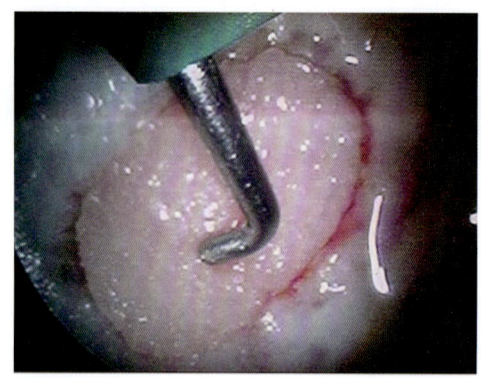

技术图4　镜下观察自体软骨细胞植入覆盖髋臼软骨缺损[经允许引自 Fontana A, Bistolfi A, Crova M, et al. Arthroscopic treatment of hip chondral defects: autologous chondrocyte transplantation versus simple debridement—a pilot study. Arthroscopy 2012; 28（3）: 322-329, Elsevier]。

- 进行关节软骨的全深度活检并在实验室中培养。
- 3周后，在髋关节外科脱位后，病变被清除，露出健康的渗血骨面。
- 将2片胶原蛋白贴片缝合在一起，使用荷包缝合将贴片固定在股骨头上。
- 密封胶原贴片的边缘，并从两个注射点在贴片下注射软骨细胞。
- MACI 手术可以在关节镜下植入的三维支架，如 Fontana 等人所述[9]。
- 当患者处于侧卧位时，通过关节镜评估缺损并采取健康软骨的活组织检查。
- 然后将软骨细胞在双组分凝胶聚合物支架上培养。它们在单层培养3～5周，达到约1 200万个细胞。然后将这些细胞在膜上孵育再培养2～6周，以促进其三维生长。
- 在第二次关节镜手术中，将软骨缺损清除到稳定边缘并准备用于支架植入。切割支架膜以适应清除区域，然后卷入管中以通过套管植入。
- 将支架植入，展开在关节空间中，并定位在病变处。该步骤应该在没有关节镜流体的情况下进行，以便于正确定位。
- 然后释放牵引力，执行5次伸展和旋转运动，并重新施加牵引力以评估植入物是否处于固定位置。

要点与失误防范

清创	外科医生必须避免过度清创，尽可能多地保留健康的软骨
直接修复	可吸收缝合线、缝合锚钉或半月板修复装置都已经应用。关节中有突出材料时必须小心

	(续表)
微骨折	• 这可以通过传统的锥子或动力弯曲钻来完成
OATS	• 根据病变的大小,可以使用自体移植物和同种异体移植组织。必须注意有适当的轮廓
ACI/MACI	• ACI/MACI 都可以根据病变的大小和使用的方法来完成。必须注意在每种技术中实现恰当的固定

术后处理

- 关节镜手术后,患者应部分负重3~6周,逐渐增加耐受性。在微骨折术后,在肌力、灵活性、关节活动完全恢复前,不建议完全恢复运动。康复早期应使用CPM康复[7]。
- 开放手术需要至少6周进行30%~50%的部分负重,然后在耐受的情况下增加负重。在术后长达1年内,可能不建议完全恢复运动。

预后

- 在有限的病例报道中描述了直接缝合修复。Sekiya等[28]报道了使用直接缝合修复全层髋臼软骨分层。患者术后7个月恢复运动,Harris髋关节评分(HHS)为96分,HOSADL评分在2年的随访中为93分。
- 微骨折已被证明可提供比清创术和近乎完全的软骨缺损填充更好的结果。
  - Haviv等[15]采用了微骨折法治疗了29例患者,其中II级和III级髋臼病变<300 mm²,166名患者(170髋)采用清创术。随访22个月,微骨折患者的NAHS评分从70.0分提高到90.2分,显著高于晚期患者,其NAHS从67.6分提高到80.8分。
  - Philippon等[25]对9名患有全层髋臼软骨缺损的患者进行了微骨折术,并在20个月的随访中报道了91%的平均填充率。
  - Karthikeyan等[17]对20名患有全层髋臼软骨缺损的患者进行了微骨折术,并在17个月的随访中报道了93%的平均填充率。
- OATS在治疗髋臼中央凹和股骨头上部的大块病变中取得了良好结果。Girard等[12]报道了使用来自股骨头最下部、非负重部分的移植物对股骨头上平均缺损尺寸为4.8 cm²的10名患者的OATS结果。在6个月的随访中,所有患者均显示出良好移植物结合,表现为完整的软骨覆盖和正常的股骨头曲率。随访29.2个月,所有功能评分均有改善:Postel Merle d'Aubigné评分从10.5分提高到15.5分,平均HHS从52.8分到79.5分,平均牛津髋关节评分从34.5分降低到19.2分,Devane活动量从2.1分增加到3.25分,加州大学洛杉矶分校(UCLA)活动评分从3.7分增加到5.8分,全局运动从175.4分到210.7分。
  - Nam等[22]、Hart[14]和Bastian等[3]各自发表了具有优异临床结果的OATS病例研究。
- MACI明显优于髋臼病变的清创术。Fontana等[9]将30例平均大小为2.6 cm²的患者的软骨缺损清创术与MACI进行了比较,清创术导致HHS从术前46例改善至6个月随访时为59.1分,随访5年时为56.3分,疼痛评分和步行距离得到改善。MACI在HHS方面有显著的改善,从6个月随访时的48.3分~82.6分。在5年的随访中为87.4分。MACI使疼痛评分显著改善。15例MACI患者中有3例结果不理想,术后HHS为74.8分,这些缺损均位于股骨头上,但笔者认为不应使用固有刚性的支架。
- Akimau等报道了使用胶原膜在创伤性损伤后使用ACI治疗股骨头坏死。在12个月的随访中,HHS从术前的52分改善到76分。15个月的全深度活检显示2 mm厚的软骨层与下面的骨骼很好地结合在一起。
- 大量研究调查了膝关节的各种软骨修复程序,没有一种方法可以提供优秀的临床效果[13,31]。
- 在髋关节,THA仍然是所有关节保存和修复技术的补救程序。需要进一步研究以确定哪些程序提供最佳临床结果并最有效地预防或延迟THA术。

并发症

- 这些手术与髋关节镜和开放手术引起的典型并发症有关。
- 与清创相关的常见并发症是过度切除和随后的骨关节炎进展。
- 不当的手术技术和软骨下穿透、填充不足可能导致微骨折失败。
- 骨软骨移植可能导致供体部位发病,源自过于突出或过于凹陷的植入物,以及撞击导致软骨细胞死亡。
- 骨软骨同种异体移植物消除了供体部位的发病率,但可能导致病毒和细菌疾病传播、炎症反应和同种异体移植物的宿主排斥。
- 最近的手术技术降低了这种风险,但ACI可能导致移植物过度生长。

(丁振禹 译,谢国明 审校)

参考文献

[1] Akimau P, Bhosale A, Harrison PE, et al. Autologous chondrocyte implantation with bone grafting for osteochondral defect due to posttraumatic osteonecrosis of the hip—a case report. Acta Orthop 2006;77(2):333-336.

[2] Alford JW, Cole BJ. Cartilage restoration, part 1: basic science, historical perspective, patient evaluation, and treatment options. Am J Sports Med 2005;33(2):295-306.

[3] Bastian JD, Büchler L, Meyer DC, et al. Surgical hip dislocation for osteochondral transplantation as a salvage procedure for a femoral head impaction fracture. J Orthop Trauma 2010;24(12): e113-e118.

[4] Beck M, Kalhor M, Leunig M, et al. Hip morphology influences the pattern of damage to the acetabular cartilage: femoroacetabular impingement as a cause of early osteoarthritis of the hip. J Bone Joint Surg Br 2005;87(7):1012-1018.

[5] Byrd JW, Jones KS. Hip arthroscopy in athletes: 10-year follow-up. Am J Sports Med 2009;37(11):2140-2143.

[6] Christie-Large M, Tapp MJ, Theivendran K, et al. The role of multidetector CT arthrography in the investigation of suspected intraarticular hip pathology. Br J Radiol 2010;83(994):861-867.

[7] Crawford K, Philippon MJ, Sekiya JK, et al. Microfracture of the hip in athletes. Clin Sports Med 2006;25(2):327-335, x.

[8] Cunningham T, Jessel R, Zurakowski D, et al. Delayed gadoliniumenhanced magnetic resonance imaging of cartilage to predict early failure of Bernese periacetabular osteotomy for hip dysplasia. J Bone Joint Surg Am 2006;88(7):1540-1548.

[9] Fontana A, Bistolfi A, Crova M, et al. Arthroscopic treatment of hip chondral defects: autologous chondrocyte transplantation versus simple debridement—a pilot study. Arthroscopy 2012;28 (3):322-329.

[10] Ganz R, Gill TJ, Gautier E, et al. Surgical dislocation of the adult hip a technique with full access to the femoral head and acetabulum without the risk of avascular necrosis. J Bone Joint Surg Br 2001;83(8):1119-1124.

[11] Girard J, Glorion C, Bonnomet F, et al. Risk factors for revision of hip arthroplasties in patients younger than 30 years. Clin Orthop Relat Res 2011;469(4):1141-1147.

[12] Girard J, Roumazeille T, Sakr M, et al. Osteochondral mosaicplasty of the femoral head. Hip Int 2011;21(5):542-548.

[13] Harris JD, Siston RA, Pan X, et al. Autologous chondrocyte implantation: a systematic review. J Bone Joint Surg Am 2010;92 (12):2220-2233.

[14] Hart R, Janecek M, Visna P, et al. Mosaicplasty for the treatment of femoral head defect after incorrect resorbable screw insertion. Arthroscopy 2003;19(10):E1-E5.

[15] Haviv B, Singh PJ, Takla A, et al. Arthroscopic femoral osteochondroplasty for cam lesions with isolated acetabular chondral damage. J Bone Joint Surg Br 2010;92(5):629-633.

[16] Jordan MA, Van Thiel GS, Chahal J, et al. Operative treatment of chondral defects in the hip joint: a systematic review. Curr Rev Musculoskelet Med 2012;5(3):244-253.

[17] Karthikeyan S, Roberts S, Griffin D. Microfracture for acetabular chondral defects in patients with femoroacetabular impingement: results at second-look arthroscopic surgery. Am J Sports Med 2012;40(12):2725-2730.

[18] Kelly BT, Williams RJ III, Philippon MJ. Hip arthroscopy: current indications, treatment options, and management issues. Am J Sports Med 2003;31(6):1020-1037.

[19] Kurrat HJ, Oberländer W. The thickness of the cartilage in the hip joint. J Anat 1978;126(pt 1):145-155.

[20] McCarthy JC, Noble PC, Schuck MR, et al. Aufranc Award: the role of labral lesions to development of early degenerative hip disease. Clin Orthop Relat Res 2001;(393):25-37.

[21] Mintz DN, Hooper T, Connell D, et al. Magnetic resonance imaging of the hip: detection of labral and chondral abnormalities using noncontrast imaging. Arthroscopy 2005;21(4):385-393.

[22] Nam D, Shindle MK, Buly RL, et al. Traumatic osteochondral injury of the femoral head treated by mosaicplasty: a report of two cases. HSS J 2010;6(2):228-234.

[23] Nishii T, Tanaka H, Sugano N, et al. Disorders of acetabular labrum and articular cartilage in hip dysplasia: evaluation using isotropic high-resolutional CT arthrography with sequential radial reformation. Osteoarthritis Cartilage 2007;15(3):251-257.

[24] Perdikakis E, Karachalios T, Katonis P, et al. Comparison of MRarthrography and MDCT-arthrography for detection of labral and articular cartilage hip pathology. Skeletal Radiol 2011;40(11): 1441-1447.

[25] Philippon MJ, Schenker ML, Briggs KK, et al. Can microfracture produce repair tissue in acetabular chondral defects? Arthroscopy 2008;24(1):46-50.

[26] Potter HG, Chong le R. Magnetic resonance imaging assessment of chondral lesions and repair. J Bone Joint Surg Am 2009;91 (suppl 1):126-131.

[27] Robertson WJ, Kelly BT. The safe zone for hip arthroscopy: a cadaveric assessment of central, peripheral, and lateral compartment portal placement. Arthroscopy 2008;24(9):1019-1026.

[28] Sekiya JK, Martin RL, Lesniak BP. Arthroscopic repair of delaminated acetabular articular cartilage in femoroacetabular impingement. Orthopedics 2009;32(9).

[29] Sotereanos NG, DeMeo PJ, Hughes TB, et al. Autogenous osteochondral transfer in the femoral head after osteonecrosis. Orthopedics 2008;31(2):177.

[30] Steadman JR, Briggs KK, Rodrigo JJ, et al. Outcomes of microfracture for traumatic chondral defects of the knee: average 11-year follow-up. Arthroscopy 2003;19(5):477-484.

[31] Vasiliadis HS, Wasiak J. Autologous chondrocyte implantation for full thickness articular cartilage defects of the knee. Cochrane Database Syst Rev 2010;(10):CD003323.

第33章 股髋撞击症的关节镜治疗
Scope for Femoroacetabular Impingement

Christopher M. Larson and Patrick M. Birmingham

定义

- 股髋撞击症（FAI）是股骨近端与髋臼缘异常接触的结果。
- 畸形出现在股骨端或髋臼端，但更多见双侧同时发生。
- 异常接触可以导致髋臼软骨和/或盂唇的损伤，如果不加以治疗，会引起髋关节疼痛并使受累髋关节逐渐发生弥漫性骨性关节炎[1,7,9]。

解剖

- 生理活动度内（ROM），正常股骨近端和髋臼并不发生关节接触。
- 然而对ROM的需求取决于所进行的活动，久坐的人所需活动度较小，某些运动如跳舞、芭蕾及曲棍球守门员则需要极度的活动度。
- 正常的髋臼前倾12°～16.5°。
- 正常髋臼以形似眼眉状的臼顶负重区覆盖股骨头，其深度应不引起撞击（过度覆盖）及不稳（发育不良或覆盖不足）。
- 股骨近端有球形的头–颈结构，使关节在生理活动度内不产生撞击。
- 正常的股骨颈干角是120°～135°，股骨颈的前倾角一般是12°～15°。
- 髋臼盂唇的功能是对股骨头形成一个液体负压封闭[8]。
- 了解并重视支持带血管的位置至关重要，它已被证实进入股骨颈的前侧和后外侧部分并提供股骨头的大部分血供。
- 关节囊是髋关节重要的稳定结构，应当予以保留和修复以维持软组织稳定性，特别是存在发育不良、关节过度活动以及结缔组织疾病时[3]。

发病机制

- FAI主要有两种发病机制：钳夹型（Pincer）撞击与凸轮型（Cam）撞击[1,7,9]。
- 钳夹型撞击是异常的髋臼缘与正常的股骨头-颈交界处发生接触的结果（图1A）。
  - 典型的Pincer撞击是髋臼过深，前方局部过度覆盖（髋臼后倾），或者比较少见的后方过度覆盖导致的结果。
  - 这导致髋臼盂唇挫伤及退变性撕裂，最终导致盂唇骨化与后方髋臼软骨对冲性损伤。

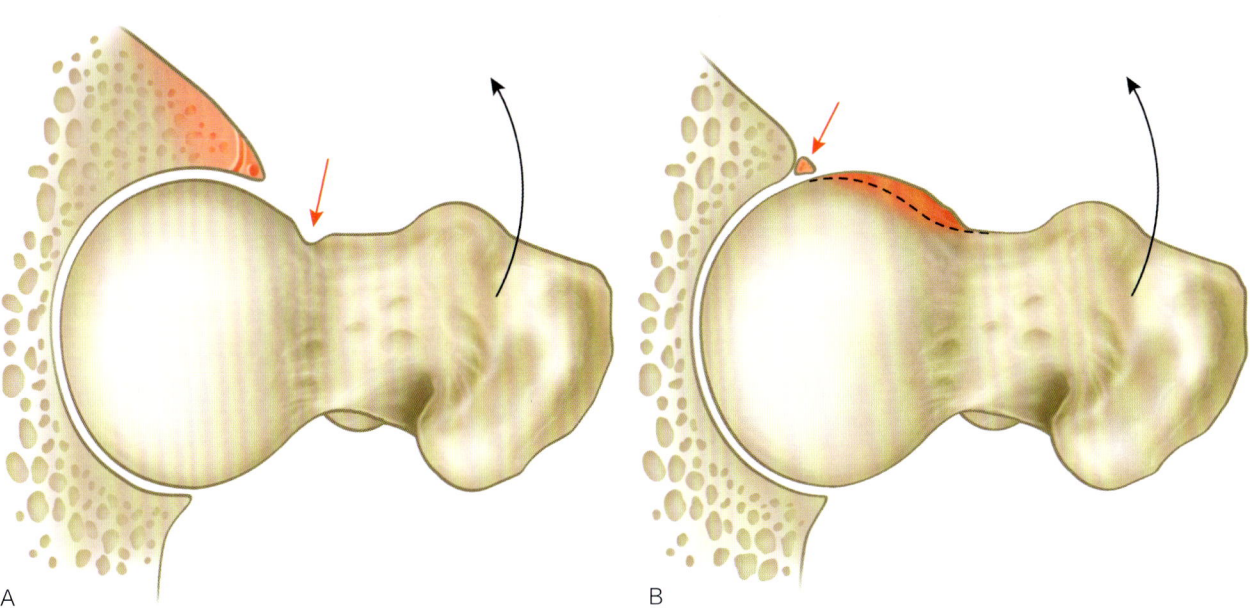

图1 A. Pincer撞击是异常的髋臼缘与正常的股骨头–颈交界处发生接触导致的。B. Cam撞击是异常的股骨头–颈连接部和正常的髋臼发生接触导致的。

- 髋臼整体的过度覆盖多见于女性,而髋臼后倾更多见于男性。
- Cam撞击是异常的股骨头-颈连接部和正常的髋臼盂唇发生接触的结果(图1B)。
  - 异常的股骨头-颈连接部通常继发于非球形的前外侧头-颈连接,但也可能继发于股骨头骨骺滑脱、股骨后倾、髋内翻、复位不佳的股骨颈骨折以及较为少见的后侧股骨头-颈部畸形。
  - Cam撞击会引起前上方髋臼的剪切应力,有时候会导致髋臼软骨分层和盂唇剥脱或撕裂。
  - 虽然报道称Cam撞击在年轻男性运动员中更多见,钳夹型撞击则更多见于中年女性,但是大部分股髋撞击症患者会同时发生Cam和Pincer撞击。
- 近年来,对关节外来源的撞击有所认识。
  - 髂前下棘撞击症作为一种髋臼来源的撞击已被逐渐认识。
  - 髂前下棘为股直肌直头的起点,撞击可继发于以往的撕脱性损伤、骨盆截骨术或由发育所致的髋臼后倾[12,18,26]。
  - 坐骨股骨撞击症是一种少见的股骨近端撞击,发生于小转子和坐骨结节之间。
  - 股方肌位于该间隙内,当间隙减小时会受到压迫。
  - 小转子和坐骨结节之间的正常距离是20 mm。坐骨股骨撞击症患者该距离可减少到13 mm左右。
  - 此外,女性由于坐骨结节较为宽大,发生风险更高。

自然病程

- 由于还没有在症状出现之前对这类患者进行前瞻性纵向研究,因此未经治疗的FAI发展为骨性关节炎的可能性尚未可知。
- 超过600例采用髋关节外科脱位治疗FAI患者的临床经验显示:这种疾病与进行性髋臼软骨退变、盂唇撕裂以及进行性骨关节炎紧密相关[1-3]。
- 目前已经普遍接受的观点认为,许多FAI患者会发生进行性软骨和盂唇损伤,最终导致终末期骨性关节炎。
- 一项流行病学调查结果显示髋臼过深和枪柄样畸形的发生率分为15%～19%与5%～19%,这类人群发展为骨关节炎的相对危险比为2.2～2.4[11]。
- 股髋撞击症特别是Cam撞击在男性运动员的发生率可高达90%[14,19]。

病史和体格检查

- 患者多为中青年人(20～40多岁),以腹股沟疼痛、体力活动后加重为主诉。
- 久坐、从椅子上坐起、穿鞋袜、进出小汽车、盘腿坐时症状常加重。
- 笔者发现患者的兄弟姐妹、父母、祖父母也可能会有髋关节疼痛或骨性关节炎病史,而且患者对侧髋关节还可能有较轻或类似的症状。
- 患者通常会有数月至数年的疼痛,易被误诊为慢性下腰部疾病、髋部屈肌扭伤以及运动疝,并且常常在进行其他手术治疗后疼痛却未见缓解。
- 体格检查应当包括以下几项检查:
  - 髋关节活动度评估:整体活动度受限表明有晚期骨性关节炎。
  - 前侧撞击试验:腹股沟疼痛表明髋臼前外侧缘病变。
  - 后侧撞击试验:腹股沟疼痛或后外侧疼痛表明髋臼后外侧缘病变。
  - 伸髋/外展与屈髋/外展提示外侧病变。
  - FABER试验:FABER是指屈曲、外展、外旋髋关节。如果膝关节外侧到检查床之间的距离变大就表明有股髋撞击症。
  - 髂前下棘撞击可出现直腿抬高时疼痛、屈髋受限,髂前下棘常有压痛且可诱发屈髋导致的不适。
  - 坐骨股骨撞击时,伸髋、内收及外旋时可诱发症状。

影像学和其他诊断性检查

- X线平片检查应当包括骨盆正位片、骨盆蛙位片,45°改良Dunn侧位或穿台侧位片,假斜位片。
- 骨盆正位X线片应当是尾骨至耻骨联合的距离为0～2 cm,并且尾骨中心正对耻骨联合,以便准确评估髋臼前后倾。
- 在骨盆正位片上可测量如下参数(图2A):
  - 外侧中心边缘角(LCEA):正常为25°～40°,可用于区分髋臼过深或髋臼发育不良。
  - 交叉征:表明存在髋臼后倾,可为髋臼前缘局部过度覆盖或髋臼后上方覆盖不足。
  - 后壁征:表明存在髋臼后方覆盖不全(髋臼后倾)。
  - 髂前下棘延伸至形似眼眉状的臼顶负重区以下及皮质硬化性改变:提示有髂前下棘撞击。
- 股骨头-颈偏心距减小与非球形形态:提示存在Cam撞击。
  - 股骨颈干角减小表明髋内翻,可能会造成撞击。
- 骨盆蛙位片、45°改良Dunn侧位和/或伴有15°内旋的穿台侧位片可用于以下评估:
  - α角:正常情况下<50°～55°(前外侧隆起/非球形股骨头-颈连接部,图2B)。
  - 股骨头-颈偏心距和偏心距比率:正常股骨头-颈偏心

距＞8～11 mm,正常股骨头-颈偏心距比率＞0.15。
- 股骨头-颈部囊性变及硬化。
- 假斜位片用来评估以下指标:
  - 前侧中心边缘角:提示髋臼前方覆盖过度或不全。
  - 髂前下棘向前方和远端过度延伸:正常髂前下棘远端位于髋臼缘的近侧。
  - 前、后侧关节间隙。
- MRI关节造影有利于评估以下指标:
  - 盂唇和软骨病变、髋臼前后倾以及股骨头-颈交界处畸形,这些都可以在轴位像特别是辐射状扫描图像中得到最好的显示(图2C)。
  - 股骨颈前后倾:股骨颈后倾/向后扭转可导致撞击的发生,而过度前倾/向前扭转可导致关节不稳;测量时还需要进行远端股骨髁的扫描。
  - 股骨头-颈连接部的滑膜疝凹和撞击性囊肿偶尔也提示存在FAI。
  - 麻醉剂与含钆的造影剂一起注射到髋关节内,在注射后的最初数小时内即予以手法刺激,若疼痛暂时得到缓解则可以明确疼痛来源于髋关节。如果注射的液体量大,有时会由于关节囊膨胀而导致疼痛加重。因此,诊断性注射时可仅使用少量的麻醉剂(＜5 ml)。
  - 股骨小转子和坐骨结节之间的正常距离是20 mm。坐骨股骨撞击症患者该距离可减小至13 mm左右[13]。
- 三维CT扫描很有价值,适用于所有或部分选择性的患者。
  - 可精确反映撞击区域。
  - 在轻度FAI、怀疑非常见部位FAI(如后侧股骨头-颈隆起)或者需要翻修的情况下,这项检查可常规进行,以便更好地评估需优先切除的骨质。
  - CT扫描也可以用于评估股骨(需要同时进行远端股骨髁的扫描)和髋臼的前后倾角/扭转角。

鉴别诊断

- 运动疝。
- 腰椎疾病。
- 妇科或泌尿外科疾病。
- 腹腔内疾病。
- 髋部屈肌疾病或髂腰肌弹响。
- 髂胫束病变或弹响。
- 其他关节外肌腱病变。
- 外展肌、臀中肌、臀小肌病变。
- 骨盆应力性骨折。
- 发育中骨骼的骨突炎或骨突损伤。
- 与FAI无关的关节内病变。
- 髋关节外撞击。
- 神经源性疾病。

非手术治疗

- FAI的非手术治疗包括改变活动,避免引发疼痛的活动,如深度屈髋、以屈髋为基础的激烈负重训练,以及其他会加重症状的体育运动;消炎镇痛药,部分患者可进行关节内注射。
- 早期关节内病变进展时常没有症状,值得关注的是,如果不进行手术治疗,可能会发生严重的盂唇软骨损伤并最终导致骨关节炎,尤其是存在大的凸轮畸形时。
- 对于髋关节已经退变并出现关节间隙狭窄的患者,在行全髋关节置换术之前最好先进行非手术治疗,包括调整活动方式、躯干力量训练,有时也可向关节内注射皮质类固醇药物或透明质酸。

手术治疗

- 体格检查和影像学检查符合FAI表现。
- 尽管调整活动方式,但疼痛仍然存在。
- 不能或不愿意调整活动方式以缓解疼痛的患者。
- 退行性改变非常轻微甚至没有。
- FAI关节镜手术与开放手术的比较(表1)。
- 没有严格指征表明究竟选择关节镜还是切开手术,这通常取决于医生通过各种方法矫正畸形的能力。
- 后方为主的股骨畸形,关节外转子-骨盆撞击,以及FAI

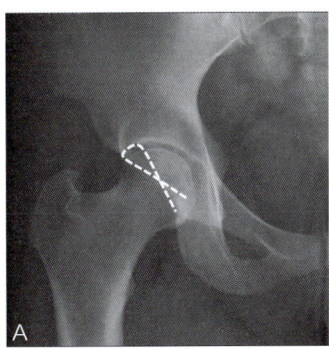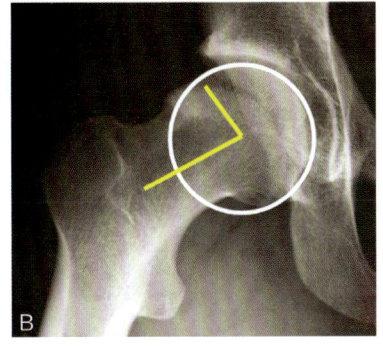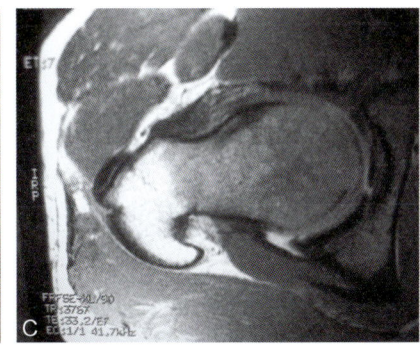

图2 A. 交叉征(白虚线)表明存在髋臼后倾。B. Cam撞击时α角增大。C. MRI轴位片显示股骨头-颈交界处前外侧隆起。

合并发育不良伴有明显关节不稳表现时最好采用开放手术。

表1 关节镜与切开手术治疗股髋撞击症指南

Pincer撞击
外侧中心边缘角
通常矫正到30°～35°
>25°,关节镜下髋臼缘成形
20°～25°,避免髋臼缘外侧成形
16°～20°,可考虑行骨盆截骨术
前侧中心边缘角
<20°,避免髋臼缘前侧成形
中度到重度的髋臼后倾应考虑行骨盆截骨术
16°～20°,可考虑行骨盆截骨术
Cam撞击
如果股骨颈部需要切除的范围>30%才能恢复到正常的α角,应考虑同时行股骨截骨术(如严重的枪柄样畸形或者股骨头-骨骺滑脱)
如果有明显的股骨颈后倾或者髋内翻,在股骨头-颈部成形后撞击依然存在,应考虑同时或者分期行截骨术
股骨头-颈部后侧撞击的治疗具有挑战性,这取决于术者的经验,通常采用髋关节外科脱位会更容易处理
高位股骨大转子、过度的股骨颈前倾(后侧撞击)或者股骨颈后倾(前侧撞击)会导致关节外的转子骨盆撞击症,通常采用髋关节外科脱位来治疗

- 与开放手术相比,关节镜手术可能使部分高水平运动员更早地恢复运动[29]。

术前计划

- 首先,要行X线透视,应放平骨盆,使术前骨盆正位影像位于中心,能够显示髋臼前后壁的关系。随后用六个特殊投射全面评估股骨头-颈结合部。三个投射在伸髋位(外旋位、中立位、内旋位)拍摄以评估头-颈交界处外侧和内侧,三个投射在屈髋30°～40°(中立位,30°外旋位,50°外旋位)拍摄以评估股骨头-颈交界处前、后部。

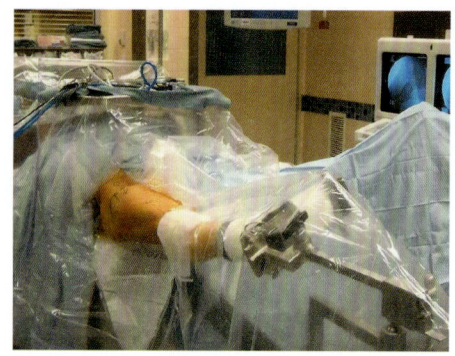

图3 手术侧肢体位于外展中立位、轻度屈髋及内旋。非手术侧外展位,轻度牵引,厚实的会阴柱保护会阴区域。

- 通过屈髋外旋并外展,以及伸髋并内外旋及内收进行动态X线透视评估,有时可以显示髋臼在股骨近端上的撞击,并引起关节的真空效应如同股骨近端从髋臼被撬出一样。

体位

- FAI关节镜手术治疗标准的手术体位有:仰卧位或侧卧位。
- 笔者比较喜欢用仰卧位,轻度屈髋,外展中立及内旋(图3)。

入路

- 采用标准的大转子前外侧入路和前侧或前正中入路就可以进行大部分手术,偶尔也会使用大转子后外侧入路或远侧辅助入路(图4)。

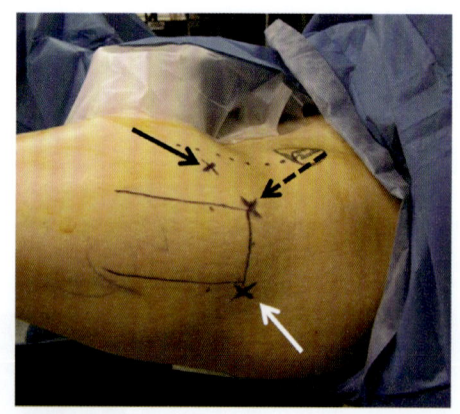

图4 关节镜治疗FAI的标准入路,包括前外侧入路(黑色虚线箭头)、前正中入路(黑色箭头)及偶尔使用的后外侧入路(白色箭头)

诊断性关节镜

- 首先评估髋关节内结构，包括髋臼盂唇、髋臼、股骨头软骨、卵圆窝、圆韧带、髋臼横韧带、关节囊（技术图1A、B）。
- 对外周间室评估包括股骨头-颈交界处以及股骨颈直至关节囊反折处/外周关节囊附着部、盂唇、轮匝带及内外侧滑膜襞（技术图1C）。
- 病理表现有助于明确病理机制，前上方软骨分层常提示凸轮型撞击（技术图1D），盂唇瘀斑、撕裂及髋臼后方软骨线样磨损提示钳夹型撞击。髂前下棘区域局灶性盂唇和关节囊挫伤表明存在髂前下棘撞击。重要的是要了解通常存在多种病理机制，因此可同时出现多种病理表现。此外，在髋臼发育不良时也可见到同样的表现（技术图1E）。

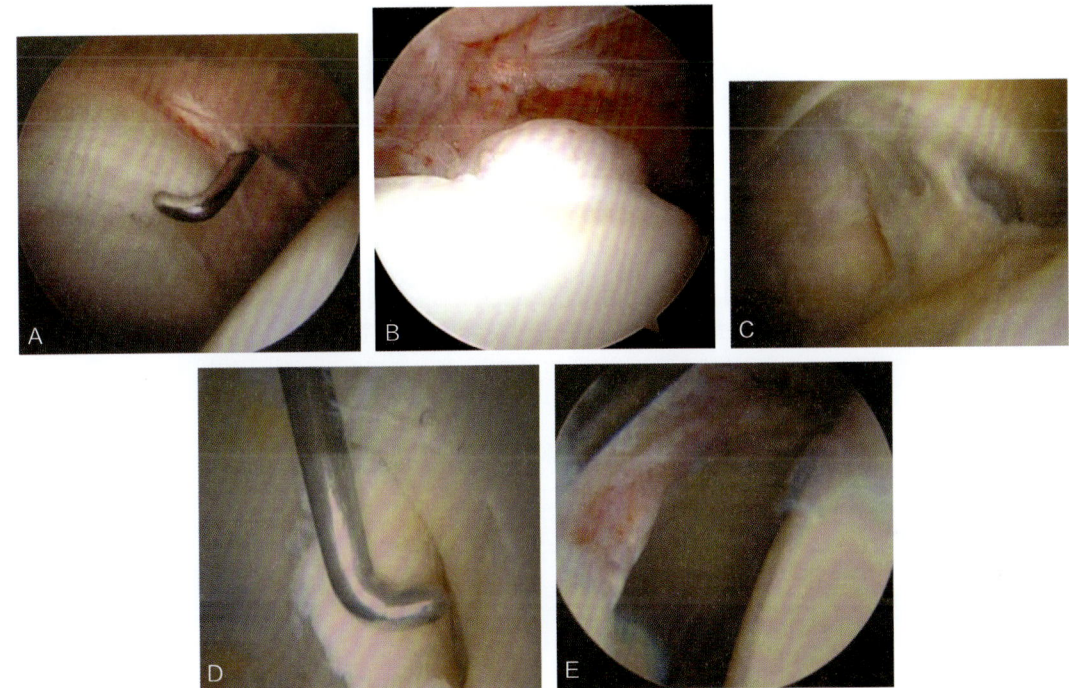

技术图1 A. 从前外侧入路显示前外侧盂唇，髋臼（左）及股骨头（右）。B. 显示卵圆窝（上），圆韧带（中），股骨头内侧（下）。C. 从前侧入路显示外周间室，包括轮匝带（上），股骨颈和内侧滑膜襞（中），股骨头-颈交界处（下）。D. 髋臼前上方软骨分层表明Cam撞击。E. 广泛盂唇瘀斑表明Pincer撞击。

Pincer撞击

- 存在Pincer撞击时，盂唇可见瘀斑（技术图2A）、盂唇内囊肿，退变性撕裂及钙化；可看到其深面的髋臼缘凸起/髋臼缘骨折。
- 应尽可能保留盂唇以保持其潜在的密封功能。
- 如果盂唇存在不可修复的撕裂，应仔细或选择性清理盂唇；但盂唇边缘通常都是完整的，可以进行修复或固定。
- 如果盂唇可以进行修复或固定，笔者通常切除髋臼过度覆盖区域但不剥离盂唇（技术图2B、C），仅在治疗较为严重的局部或整体过度覆盖时才会剥离盂唇。
- 将关节囊从髋臼缘掀开，盂唇仍然附着于髋臼缘软骨的边缘。
- 也可以用钩刀和刨刀自外周缘至关节软骨侧将盂唇仔细地从髋臼缘剥离。
- 在尽可能剥离盂唇的同时要注意不要向关节软骨侧切得过深，否则会导致髋臼关节软骨剥脱。
- 对局灶性过度覆盖的臼缘修整通常从前侧入路至12点位置。臼缘的修整范围变化较大，应根据术前影像及与Pincer撞击相符合的术中所见决定。

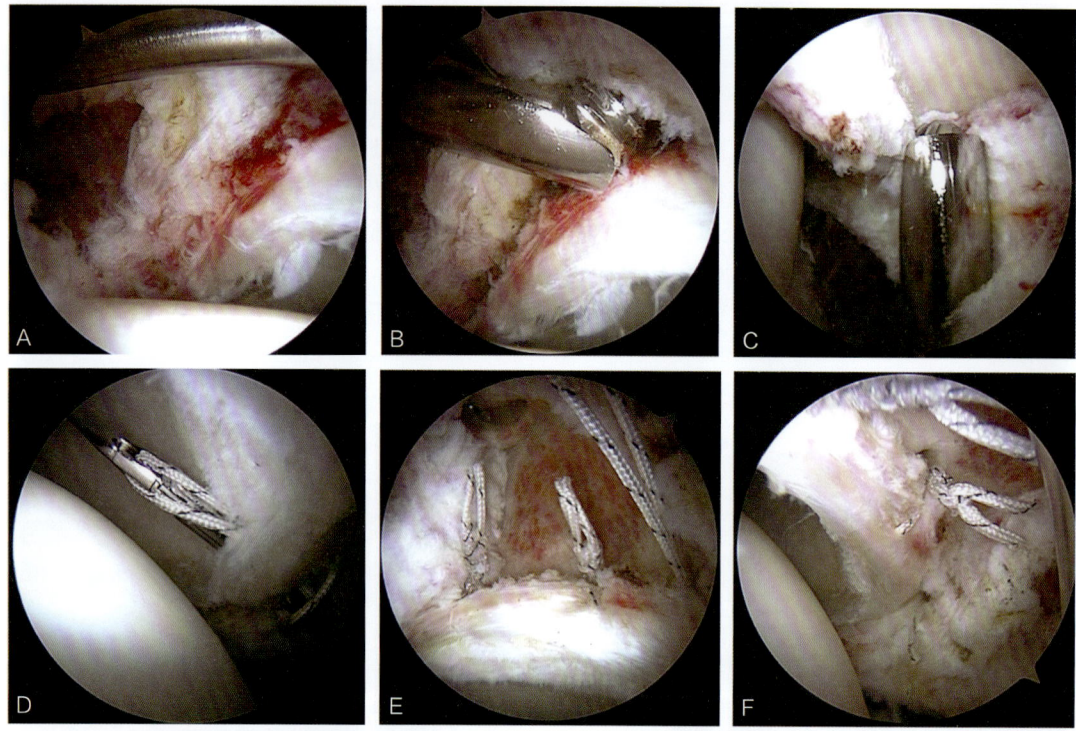

技术图2　A. 左髋外周盂唇瘀斑，表明为钳夹型FAI。B. 从前中入路用磨钻修整髋臼缘。C. 从前外侧入路放入磨钻，在不剥离盂唇的情况下完成该例髋臼缘修整。D. 以褥式缝合置入锚钉，将缝线的一端从盂唇软骨交界处（图）置入，然后自盂唇基底部抽出。E. 从前外侧入路显示髋臼缘修整及3个锚钉修复后。F. 从前正中入路显示盂唇修复后的最终状态。

- 笔者对髋臼缘的切除更加慎重，特别是存在髋臼后倾时。笔者切除髋臼缘时尽量使外侧中心边缘角不小于30°~35°范围，通常保留股骨头前方覆盖为35%~40%，后方为40%~50%。再次申明，髋臼切除的范围是非常多变的，应取决于术前影像、术中病变及动力学评估。
- 如果髋臼缘修整后仍有区域存在4度软骨软化，应对裸露骨质行微骨折术。
- 缝合锚钉（通常2~4个）应于髋臼关节边缘外1~2 mm置入，注意不要打到关节内及穿透髋臼前壁。如果固定整个盂唇或需行盂唇重建时，最多可用到5~8个锚钉。缝线先从盂唇基底部穿过，然后穿过盂唇或从盂唇表面抽出，用标准的打结技术将盂唇固定于髋臼缘（技术图2D~F）。
- 笔者通常采用基底部褥式缝合，这样可以更好地恢复盂唇的密封功能。如果盂唇较小/发育不全，可进行简单的环扎缝合以避免盂唇进一步损伤。
- 注意将线结打在盂唇关节囊侧，以避免突出的线结在负重或全范围活动时损伤股骨头关节软骨。

髋臼小骨/髂前下棘及坐骨股骨撞击

- 有时髋臼小骨或臼缘骨折与局灶性前侧/后外侧过度覆盖有关，通常与髋臼相连，位于盂唇外周或后方。
- 显露髋臼小骨，用磨钻在纤维软骨于真正髋臼附着处之外将其去除，视情况决定是否清理或固定盂唇，通常能够保留盂唇（技术图3）。如果髋关节有发育不良，稳定骨块可不予处理，或关节镜辅助下部分切除后用空心螺钉固定[20]。如果存在髂前下棘撞击，前方臼缘切除范围要向近端扩大以显露并减压隆起的髂前下棘。
- 有时可以通过内侧关节囊额外开窗以便于向更近端切除。这样对于较大的髂前下棘畸形可以做更广泛的切除，并能够用于在手术结束时缝合关节囊。
- 严重的坐骨股骨撞击症患者，可通过开放或关节镜手术磨锉小转子以扩大坐骨股骨间的距离，或将腘绳肌自坐骨结节上剥离后行坐骨外侧减压。

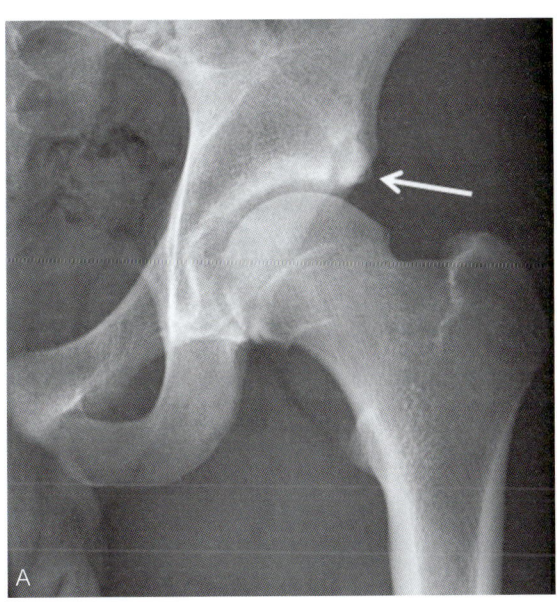 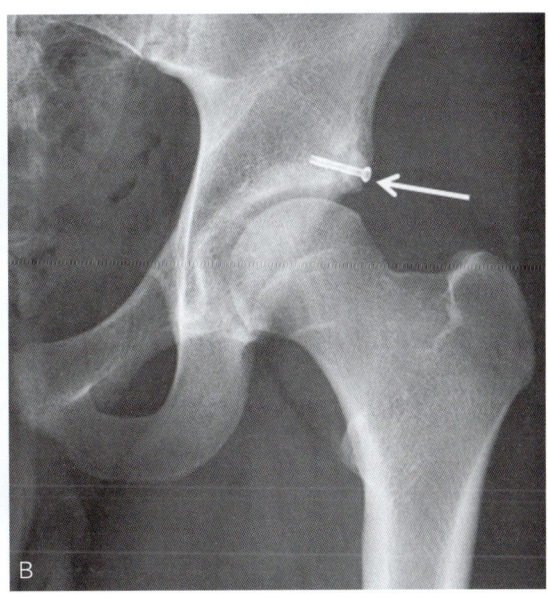

技术图3　尽管大多数臼缘骨折或髋臼小骨可以切除，如果有助于髋关节稳定性（A，箭头），也可不处理稳定骨块，或将关节镜辅助下空心螺钉内固定（B，箭头）作为FAI手术治疗的一部分。减压点取决于坐骨股骨撞击程度和位置。

Cam撞击

- 显露股骨头-颈交界处可用大范围的关节囊切开、关节囊切除或小的关节囊窗。
- 笔者喜欢采用从前侧入路到前外侧入路做广泛的关节囊切开，并延伸至后外侧入路处（技术图4A）。
- 笔者发现采用该技术及细致的关节囊显露，可将股骨侧从内测滑膜襞至外侧滑膜襞进行减压，超过血管近端的滑膜襞，远端至大转子或关节囊反折部水平。此外，手术结束前要将切开的关节囊部分或完全修复，必要时可折叠缝合。
- 还可以采用T形关节囊切开以显露凸轮畸形处，但笔者发现一般不需要。这样会进一步损伤关节囊，需要在股骨颈成形完成后进行修补。
- 中央间室操作完成后，松开牵引，将髋关节屈、伸、外展及内收并伴随不同度数的内、外旋，可显露外周股骨头-颈交界处及凸轮畸形。
- 正常头-颈交界处接近球形（技术图4B），而凸轮畸形头-颈交界处为蛋形、扁平或凸起（技术图4C）。
- 凸轮畸形通常被外观貌似正常，但存在不同程度象牙化的关节软骨覆盖，严重的病例头-颈交界处退行性改变更为明显，可伴有裂纹及骨内囊肿。
- 需要辨认内外侧滑膜襞（技术图4D）。
- 动态评估凸轮型撞击及撞击区域。
- 用5.5 mm磨钻修整前外侧隆起部位，以增加偏心距，恢复头-颈交界处的球形，消除运动时的撞击（技术图4E）。
- 股骨成形将凸面修成凹面时，应尽可能在更大的活动度内保留盂唇密封功能（技术图4F）。
- 近期有尸体研究建议股骨颈磨除深度不应超过股骨颈

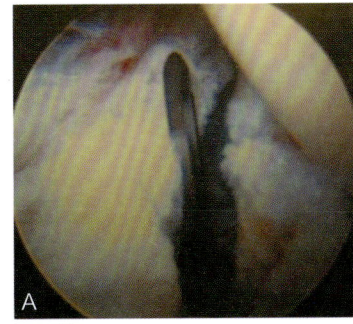 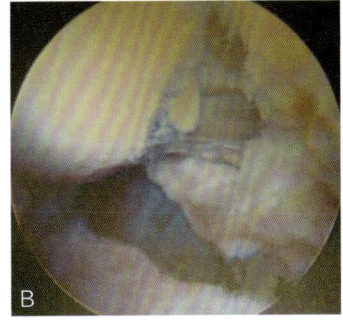 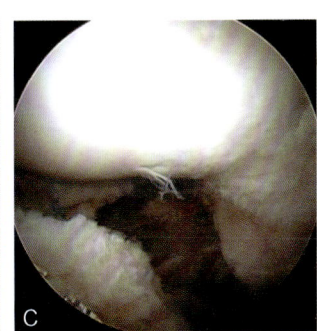

技术图4　A. 广泛关节囊切开显露外周股骨头-颈交界处，可见盂唇（左）和股骨头（右）。B. 关节镜下显示右髋正常、球形的股骨头-颈交界处。C. Cam撞击，可见右髋头-颈交界处为非球形、蛋形。

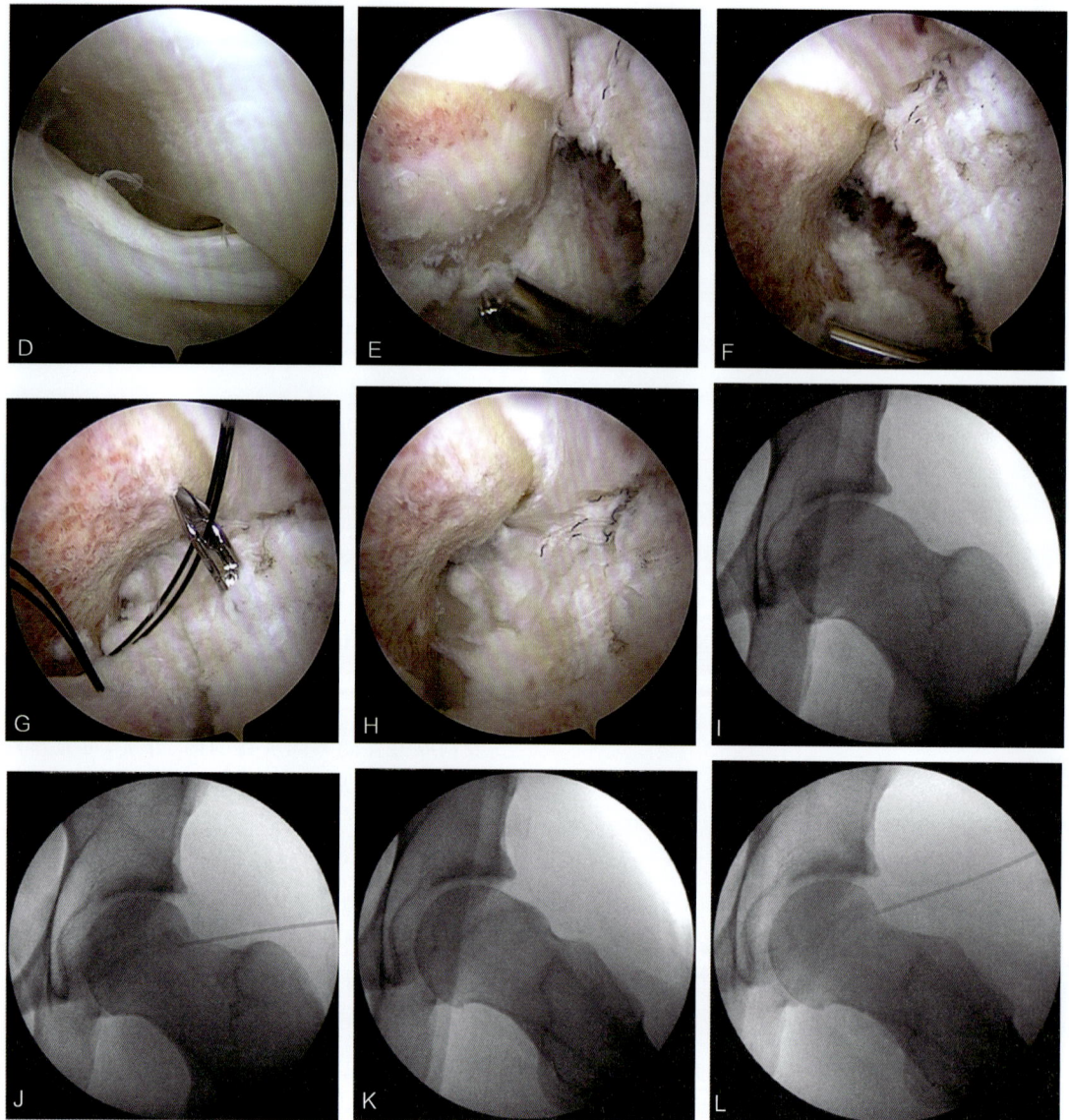

技术图4（续） D. 关节镜下显示左髋外侧滑膜襞（支持带血管的位置）。E. 用磨钻对左髋头-颈交界处切除和成形。F. 左髋股骨成形结束后股骨头-颈恢复正常的球形。G. 左髋股骨成形及髋臼缘修整后用穿线圈缝合切开的关节囊。H. 关节囊缝合4针，手术结束。I～L. 术前及术后正侧位透视确认凸轮畸形减压是否充分。

- 厚度的30%，以最大限度地降低术后骨折的风险[21]。
- 前方头-颈交界处成形最好在不同角度的屈髋位上，外侧和内侧头-颈交界处成形最好在适当的牵引下伸髋内旋。
- 伸髋及屈髋下透视以确认内外侧（前后位）和前侧（侧位）切除范围（技术图4I～L）。
- 确保后外侧及前内侧磨除范围位于内、外侧滑膜襞的近端，以避免损伤支持带血管。
- 典型的Cam撞击在股骨头-颈交界处沿股骨颈延伸，靠近股骨头关节软骨边缘，超出内、外侧支持带血管区域。
- 关节镜下进行动态评估，包括屈髋内旋（前侧股骨）、伸髋外展及屈髋外展位（外侧股骨），以最终确认股骨颈成形是否足够。
- 用缝合过线器穿过一侧关节囊，将套索经另一侧关节囊拉出，用2～6根可吸收线以该方法缝合关节囊（技术图4F～H）。
- 如果关节囊过度松弛、翻修手术时关节囊质量不佳或结缔组织疾病如Ehlers-Danlos综合征时，可合并使用可吸收线与不可吸收线缝合关节囊。
- 用标准的关节镜打结技术在关节囊外盲法打结。
- 髋关节浸润麻醉，常规关闭切口。

要点与失误防范

指征	• 病史、查体和影像学检查应与股髋撞击症及髋关节相关疼痛一致 • 关节内麻醉注射可用于确认疼痛是否来自髋关节
显露	• 要尽可能多地保留盂唇,避免医源性髋臼关节软骨损伤 • 关节囊切开要足够,以充分显露股骨头-颈交界处,注意保留关节囊组织以方便修复 • Cam撞击髋关节屈伸位置变换可完全显露股骨头-颈交界处凸起

Pincer撞击	• 髋臼后倾常伴有正常的前方髋臼覆盖,这种情况下无需修整
	  ◦ 如果需要修整,通常将髋臼边缘磨除3~5 mm,更多的磨除取决于术前影像及关节镜所见,注意不要造成髋臼覆盖不足
	  ◦ 此外,通过更靠远端的入路置入锚钉角度更好,在靠近髋臼软骨边缘时不容易穿入关节内

Cam撞击	• 股骨成形要充分(通常5~10 mm)但不能过度,要在镜下反复活动关节进行动态评估,并进行正、侧位影像透视
	  ◦ 要将股骨凸面修成凹面,从而在髋关节更大范围的活动中保留盂唇密封功能
	  ◦ 修整前方时最好在屈髋位,外侧和后外侧修整时最好在适当牵引下伸髋内旋

并发症	• 复杂的FAI患者关节镜手术耗时较长,切换牵引和屈髋或松开牵引有助于防止由牵引导致的神经麻痹 • 仔细冲洗所有骨屑,并在术后应用非甾体抗炎药有助于降低异位骨化的发生

术后处理

- 术前及术后摄片确认股骨颈成形及髋臼缘修整是否充分(图5)。
- 术后对活动的限制尚无一致意见,取决于具体的手术过程。
- 笔者建议进行以下活动限制:
  - 股骨近端成形患者使用腋杖保护性负重2~4周,具体取决于骨的质量,2.5~3个月不要做剧烈活动或跑步。
  - 髋臼缘修整时如果盂唇做了清理,不需要特别制动。
  - 髋臼盂唇修复固定后,2周内足趾触地部分负重,避免肢体外旋。
  - 术后2~4周应避免被动伸髋及外旋关节,保护修复的关节囊。
  - 微骨折术后应足趾触地部分负重4~8周,具体取决于损伤面积。
  - 没有证据支持或反对髋关节支具、防旋靴或连续被动运动机的作用。
- 被动环形运动、静止自行车或连续被动运动机从手术当天或术后第1天开始。
- 前2个月主要恢复关节的活动度、步态及骨盆力线,可进行轻微的核心肌群训练。
- 2个月之后可进行强度更高的核心肌群训练,争取在功能改善的基础上于3~6个月完全恢复体育运动。
- 还要进行更深入的研究,以针对上述不同的手术方式制订最佳康复方案。

预后

- 股髋撞击症早中期结果及系统回顾显示大多数患者疼痛及功能均有改善,且改善程度与手术时骨关节炎程度直接相关[1,2,4,6,7,22-24,27]。
  - 68%~96%的患者术后疼痛改善,与采用开放还是关节镜手术无关[2,4,6,22,24]。
  - 一项回顾性研究中,对45名职业及奥林匹克水平的运动员FAI采用关节镜治疗,所有患者症状改善,恢复运动[29]。
  - 另一组研究对320例FAI患者采用关节镜治疗,90%的患者撞击症状消失,且对手术疗效满意[10]。
- 一组连续病例研究表明,盂唇修复或再固定疗效优于盂唇清理或切除[7,17]。
  - Larson和Giveans[16]对100例经关节镜治疗的FAI患者进行平均3.5年的前瞻性随访研究,发现盂唇保留患者疗效(Harris髋关节评分、SF-12,疼痛视觉模拟评分)优于盂唇切除患者,且具有统计学差异,两者优良率分别为92%和68%。
  - Krych等[15]在一项随机研究中发现,女性患者术后32个月随访时,盂唇修补组髋关节疗效、日常活动及运动量表评分明显优于盂唇切除组。
- 缺乏设计完善、长期或随机研究证实手术治疗FAI能否改变骨关节炎的进展。要对开放和关节镜手术对比进行更长时间的随访,才能够更好地明确FAI患者的最佳指征以及手术方式。

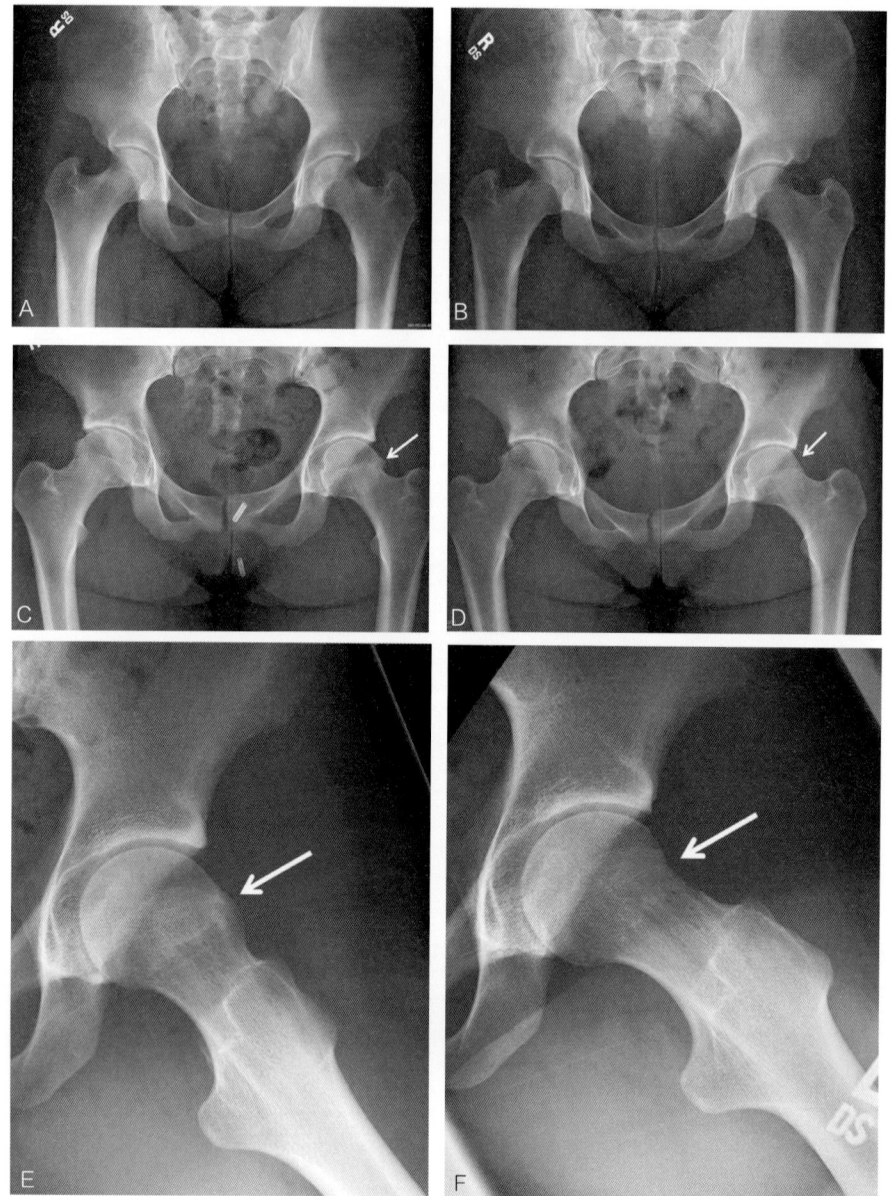

图5　A. 术前骨盆正位片显示左侧髋臼反倾伴有髂前下棘过低。B. 髋臼缘修整、盂唇修复及髂前下棘减压术后骨盆正位片。C. 术前骨盆正位片可见凸轮畸形（箭头）。D. 凸轮减压术后骨盆正位片（箭头）。E. 术前侧位片可见凸轮畸形（箭头）。F. 凸轮减压术后髋关节侧位片（箭头）。

并发症

- 股外侧皮神经麻痹（常见，大多数能恢复）。
- 异位骨化或骨化性肌炎形成。
  - 建议应用非甾体抗炎药3周。
- 医源性髋臼和股骨头软骨损伤。
  - 术中仔细操作会将其损伤减小到最低。
- 罕见的术后股骨颈骨折。
  - 骨质疏松、骨质磨除过多及早期过度负重。
- 潜在的坐骨神经或阴部神经麻痹。
  - 尽可能减少牵引的力度和时间。
- 可能出现股骨头坏死。
  - 尚无股骨成形后坏死的报道。
- 罕见：深静脉血栓/肺栓塞。
  - 通常有危险因素。
- 罕见：液体外渗。
  - 应避免过长时间应用高压冲洗系统。

（丁振禹　译，杨星光　谢国明　审校）

参考文献

[1] Beck M, Leunig M, Parvizi J, et al. Anterior femoroacetabular impingement: part II. Midterm results of surgical treatment. Clin Orthop Relat Res 2004;418:67-73.

[2] Bedi A, Chen N, Robertson W, et al. The management of labral tears and femoroacetabular impingement of the hip in the young, active patient. Arthroscopy 2008;24(10):1135-1145.

[3] Bedi A, Galano G, Walsh, C, et al. Capsular management during hip arthroscopy: from femoroacetabular impingement to instability. Arthroscopy 2011;27(12):1720-1731.

[4] Botser IB, Smith TW Jr, Nasser R, et al. Open surgical dislocation versus arthroscopy for femoroacetabular impingement: a comparison of clinical outcomes. Arthroscopy 2011;27(2):270-278.

[5] Buller LT, Rosneck J, Monaco FM, et al. Relationship between proximal femoral and acetabular alignment in normal hip joints using 3-dimensional computed tomography. Am J Sports Med 2012;40(2):367-375.

[6] Clohisy JC, St John LC, Schutz AL. Surgical treatment of femoroacetabular impingement: a systematic review of the literature. Clin Orthop Relat Res 2010;468(2): 555-564.

[7] Espinosa N, Rothenfluh DA, Beck M, et al. Treatment of femoroacetabular impingement: preliminary results of labral refixation. J Bone Joint Surg Am 2006;88(5): 925-935.

[8] Ferguson SJ, Bryant JT, Ganz R, et al. An in vitro investigation of the acetabular labral seal in hip joint mechanics. J Biomech 2003; 36(2):171-178.

[9] Ganz R, Parvizi J, Beck M, et al. Femoroacetabular impingement: a cause for osteoarthritis of the hip. Clin Orthop Relat Res 2003; (417):112-120.

[10] Glick JM, Sampson TG, Gordon RB, et al. Hip arthroscopy by the lateral approach. Arthroscopy 1987;3(1):4-12.

[11] Gosvig KK, Jacobsen S, Sonne-Holm S, et al. Prevalence of malformations of the hip joint and their relationship to sex, groin pain, and risk of osteoarthritis: a population-based survey. J Bone Joint Surg Am 2010;92(5):1162-1169.

[12] Hapa O, Bedi A, Gursan O, et al. Anatomic footprint of the direct head of the rectus femoris origin: cadaveric study and clinical series of hips after arthroscopic anterior inferior iliac spine/subspine decompression. Arthroscopy 2013;29(12):1932-1940.

[13] Johnson KA. Impingement of the lesser trochanter on the ischial ramus after total hip arthroplasty. Report of three cases. J Bone Joint Surg Am 1977;59(2):268-269.

[14] Kapron AL, Anderson AE, Aoki SK, et al. Radiographic prevalence of femoroacetabular impingement in collegiate football players: AAOS Exhibit Selection. J Bone Joint Surg Am 2011;93(19):e111(1-10).

[15] Krych AJ, Thompson M, Knutson Z, et al. Arthroscopic labral repair versus selective labral debridement in female patients with femoroacetabular impingement: a prospective randomized study. Arthroscopy 2013;29(1):46-53.

[16] Larson CM, Giveans MR. Arthroscopic debridement versus refixation of the acetabular labrum associated with femoroacetabular impingement. Arthroscopy 2009;25(4):369-376.

[17] Larson CM, Giveans MR, Stone RM. Arthroscopic debridement versus refixation of the acetabular labrum associated with femoroacetabular impingement: mean 3.5-year follow-up. Am J Sports Med 2012;40(5):1015-1021.

[18] Larson CM, Kelly BT, Stone RM. Making a case for anterior inferior iliac spine/subspine hip impingement: three representative case reports and proposed concept. Arthroscopy 2011;27(12): 1732-1737.

[19] Larson CM, Sikka RS, Sardelli MC, et al. Increasing alpha angle is predictive of athletic related "hip" and "groin" pain in collegiate NFL prospect. Arthroscopy 2013;29(3):405-410.

[20] Larson CM, Stone RM. The rarely encountered rim fracture that contributes to both femoroacetabular impingement and hip stability: a report of two cases of arthroscopic partial excision and internal fixation. Arthroscopy 2011;27(7):1018-1022.

[21] Mardones RM, Gonzalez C, Chen Q, et al. Surgical treatment of femoroacetabular impingement: evaluation of the effect of the size of the resection. Surgical technique. J Bone Joint Surg Am 2006;88(suppl 1) (pt 1):84-91.

[22] Matsuda DK, Carlisle JC, Arthurs SC, et al. Comparative systematic review of the open dislocation, mini-open, and arthroscopic surgeries for femoroacetabular impingement. Arthroscopy 2011; 27(2):252-269.

[23] Murphy S, Tannast M, Kim YJ, et al. Debridement of the adult hip for femoroacetabular impingement: indications and preliminary clinical results. Clin Orthop Relat Res 2004;(429):178-181.

[24] Ng VY, Arora N, Best TM, et al. Efficacy of surgery for femoroacetabular impingement: a systematic review. Am J Sports Med 2010;38(11):2337-2345.

[25] Notzli HP, Wyss TF, Stoecklin CH, et al. The contour of the femoral head-neck junction as a predictor for the risk of anterior impingement. J Bone Joint Surg Br 2002;84(4):556-560.

[26] Pan H, Kawanabe K, Akiyama H, et al. Operative treatment of hip impingement caused by hypertrophy of the anterior inferior iliac spine. J Bone Joint Surg Br 2008;90(5):677-679.

[27] Peters CL, Erickson JA. Treatment of femoro-acetabular impingement with surgical dislocation and debridement in young adults. J Bone Joint Surg Am 2006;88(8):1735-1741.

[28] Philippon MJ, Maxwell RB, Johnston TL, et al. Clinical presentation of femoroacetabular impingement. Knee Surg Sports Traumatol Arthrosc 2007;15(8):1041-1047.

[29] Philippon MJ, Schenker ML. Arthroscopy for the treatment of femoroacetabular impingement in the athlete. Clin Sports Med 2006;25(2):299-308, ix.

[30] Torriani M, Souto SC, Thomas BJ, et al. Ischiofemoral impingement syndrome: an entity with hip pain and abnormalities of the quadratus femoris muscle. AJR Am J Roentgenol 2009;193(1): 186-190.

第34章 弹响髋/髋外侧
Snapping Hip/Lateral Hip

J.W. Thomas Byrd, MaCalus V. Hogan, Brian D. Busconi, Sean McMillan, Craig M. Roberto, and Scott King

定义

- 弹响髋是Allen和其合作者推广的术语[1]。
  - 弹响髋可以分为3种类型。
    - 内侧型（髂腰肌腱）。
  - 外侧型（髂胫束）。
  - 关节内型，这类弹响髋一般是由一系列不同的关节内病变引起（如一些疏松小体、盂唇破裂等）。
    - 现如今，关于髋部关节内病变的描述与诊断的精确性大大提高，因此这类病变不再被当成弹响髋的一部分。

解剖

- 髂腰肌的复合结构：是强力的屈髋肌群，由腰大肌和髂肌组成（图1A）。
  - 腰大肌起于T_{12}至L_5的横突，以及椎体和椎间盘的侧面，髂肌起于髂窝上2/3、骶骨翼和骶髂前韧带。
  - 肌腱的形成是从腰大肌近端到腹股沟韧带处开始，然后发生旋转使其前表面延伸至内侧而后表面延伸至外侧。
  - 肌腱附着于小转子，并与其表面广泛相连。
  - 该肌腱与来自髂肌的一根副肌腱汇集，并在形成髂腰肌腱止点之前融合在一起。部分髂肌纤维仍分离，直接附着于骨面。
  - 在矢状面，髂腰肌在出骨盆处以40°~45°向其止点方向越过耻骨隆起。
- 髂胫束与相关肌肉协同可屈曲、外展、内旋髋部（图1B）：阔筋膜覆盖了整个髋关节区域，包住3块浅肌，即阔筋膜张肌、缝匠肌和臀大肌。
- 阔筋膜张肌和臀大肌汇合形成髂胫束。
  - 也有部分臀大肌在臀肌粗隆处附着于股骨近端。
  - Henry[12]考虑到该纤维肌鞘覆盖髋关节的模式与三角肌覆盖肩部非常相似，遂将它描述为"骨盆三角肌"。

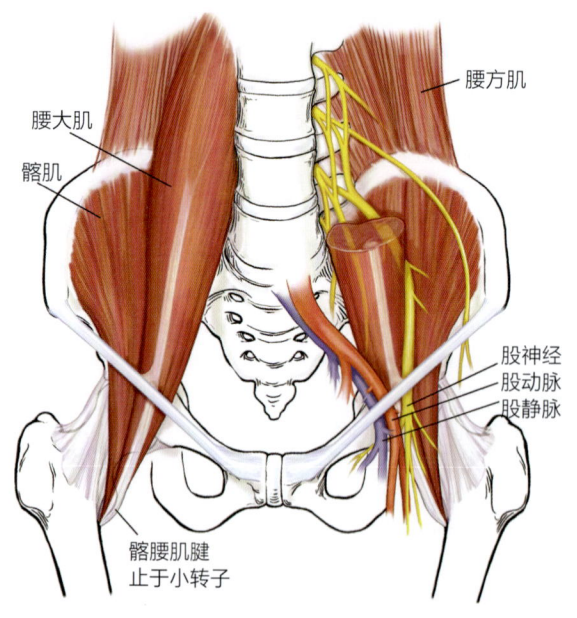
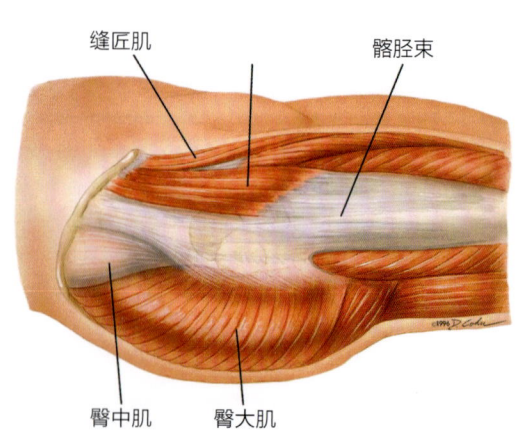

图1 A. 图中右侧显示，髂腰肌近端已被切除，显露出位于其后侧的腰丛神经。在远端可见股神经血管结构越过髂腰肌，形成股三角外侧壁。图中左侧显示，腰大肌首先形成肌腱的一束，然后髂肌在其前侧加入合并形成联合腱并附着于小转子。B. 髋关节浅肌层（版权：A. J. W. Thomas Byrd, MD; B. Delilah Cohn）。

发病机制

内侧型

- 当髋关节由屈曲、外展、外旋位转换成伸展、内旋位时，髂腰肌腱将从外侧半脱位至内侧，从而发生弹响（图2A、B）。
  - 目前，理论上认为前侧股骨头和关节囊、耻骨隆起及髂腰肌囊是导致短暂阻碍肌腱并产生弹响的原因。
  - 估计至少有10%的正常人群偶发无症状的髂腰肌腱弹响。
  - 伴有疼痛的弹响可由严重的外伤或反复多次轻微外伤引发，好发于某些运动，如芭蕾等。
  - 出现有症状的弹响时，是否发生确切的结构改变尚未明确。

外侧型

- 外侧型弹响源于髂胫束在大转子表面的滑动，这通常是由于髂胫束后侧部分或臀中肌前缘的增厚引起的（图2C）。
  - 这些增厚的部分在髋关节后伸时位于转子后方，当髋关节开始屈曲时又滑到前方。
  - 大转子关节囊位于髂胫束与大转子间。其跨过臀中肌的肌腱附着处于股外侧肌起点。在某些情况下，弹响髋可能会引起炎症及疼痛。
  - 解剖上的易患因素包括髋内翻和双侧髂骨宽度较小。
  - 髂胫束紧张也可能是一个使病情加重的因素。
  - 和髂腰肌腱的弹响类似，髂胫束的弹响可能没有诱因或症状。
  - 伴有疼痛的弹响可能在损伤后发生，但更常见的是与重复动作有关。典型的主诉是在斜坡路面上进行下坡跑训练时腿部产生弹响。
  - 也有医源性因素的报道，如外科手术使大转子更加突出，或者膝关节周围重建手术使髂胫束产生变化。

自然病程

- 对于大多数人来说，弹响髋没有症状，不需要治疗。
- 有症状的弹响髋病情多变，但慢性弹响髋并没有明显的长期影响。
- 症状可以自行缓解，但比较少见。

病史和体格检查

髂腰肌腱

- 发病史多变且可能是隐匿的，这是由于特定的重复动作或急性外伤所致。
  - 有症状的内侧弹响髋患者一般会出现前侧腹股沟疼痛和可闻及的弹响。

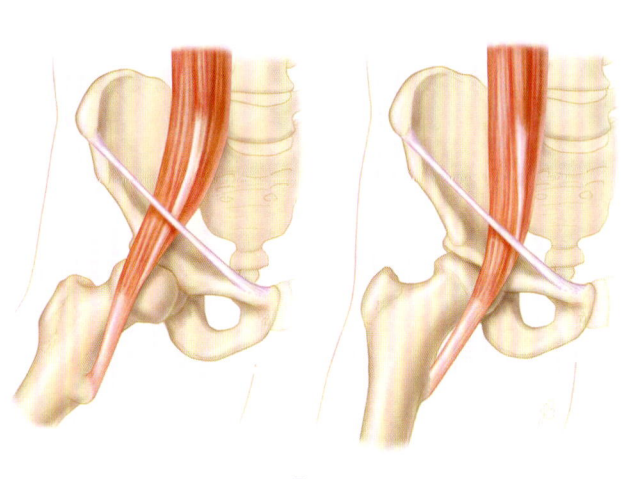

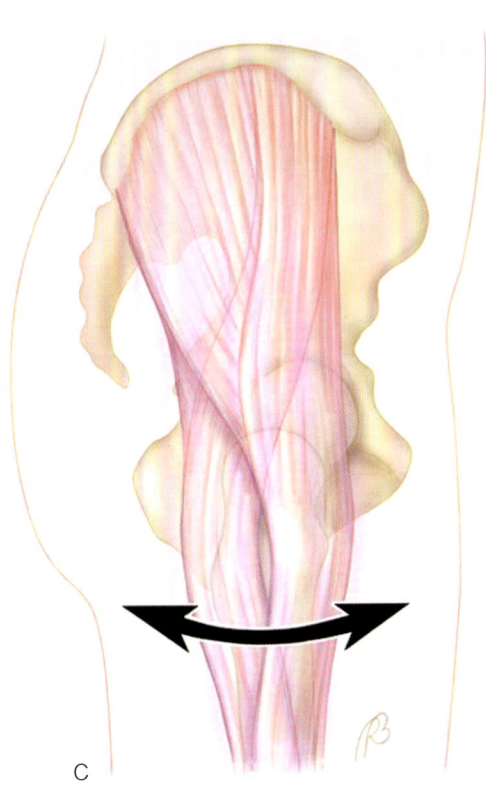

图2　髂腰肌在髋前方和耻骨隆起之间前后滑动。A. 随着髋关节屈曲，髂腰肌腱位于股骨头中心的外侧。B. 随着髋关节后伸，髂腰肌腱向股骨头中心的内侧移动。C. 当髂胫束经大转子前后滑动时，它的腱性部分伴随髋关节屈伸在大转子前后滑移，肌腱静止不动时其下方的大转子内旋、外旋也可造成其相对的前后运动（版权：J. W. Thomas Byrd, MD）。

- 患者经常表示爬楼梯或从椅子上坐起来时会出现弹响。
- 虽然症状通常都涉及前方腹股沟，但部分患者会诉说有起自胁腹部或骶髂部的不适，可能由腰大肌和髂肌受到刺激所致。
- 体格检查时嘱患者仰卧位，髋关节屈曲超过90°并外展、外旋，检查者将其髋关节摆至伸展内旋位过程中注意倾听有无弹响出现。
- 有时，这是一个患者主动演示比检查者被动引发更好的动态过程。虽然通常症状很明显，但难以捕捉，可能更多的只是患者的主观感觉，而不是检查者的客观发现。
- 如果在患者关节前方施压可以阻止肌腱弹响，有助于明确诊断。

髂胫束

- 和髂腰肌腱发病一样，患者可能会描述发病隐匿，而且由特定的重复动作或急性外伤引发。
  - 髂腰肌腱引发的弹响经常在房间另一头都能听到，而髂胫束引发的弹响却是在房间另一头都能看到。
  - 临床表现主要分为两种：
    - 第一种是"髋关节脱位型"，患者主要表示其可感觉到髋关节脱位，而无伴随的疼痛。这种情况主要出现于患者两腿直立时向患侧倾斜或者旋转髋关节。
      - 这被称为"假性半脱位"，因为视觉呈现可能提示为髋关节半脱位，但影像学检查一致证明髋关节仍然在位。
    - 第二种是"真"外侧弹响髋，主要表现为在屈伸髋关节时大转子区域出现弹响。
  - 患者几乎一直有弹响或半脱位的感觉。这些症状位于髋外侧，并且患者在站立位时通常能够演示出来。
  - 与髂腰肌弹响一样，这通常是一个动态过程，患者本人演示比被动检查更好。可以在患者侧卧位并被动伸屈髋时发现弹响。
  - 可以在大转子上触及弹响，如果加压能够阻止其发生，则可以确认弹响的起因。
  - Ober试验可用来评估伴或不伴有症状的、弹响的髂胫束的紧张度。

影像学和其他诊断性检查

- 髂腰肌腱弹响的诊断主要基于病史和体格检查，而其他的一些检查手段对于辅助诊断的帮助有限。
- 然而，X线平片仍然是评估髋关节疾病的基本工具。
- X线片包括骨盆前后位、髋部前后位及侧位片。虽然这些影像结果通常都是正常的，但是有些病例会出现股骨-髋臼撞击症的表现。
- 髂腰肌滑囊造影和超声检查有助于诊断，但不能排除诊断（图3）。
- 髂腰肌滑囊超声是一种动态的、非侵入性检查，它不仅可以发现髋部的弹响现象，还能够发现相关的肌腱及关节囊病变。
  - 检查者的技术水平、设备因素、临床经验及在检查髋部运动时发现弹响的能力，会影响超声检查的可行性及其结果的可信程度。
- 考虑到有髋关节弹响症状的患者中几乎有一半会存在关节内病变[4,10,15]，可以使用MRA检查关节内病变及与髂腰肌腱或关节囊有关的病变。
- 影像技术引导下关节内注射利多卡因或可的松对于区分关节内外病变有重要作用。

鉴别诊断

- 髂胫束弹响。
- 髋关节不稳。
- 髂腰肌腱弹响。
- 关节内病变。

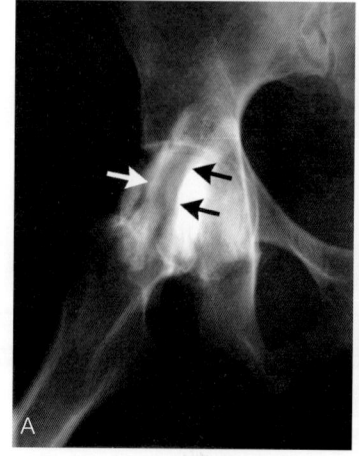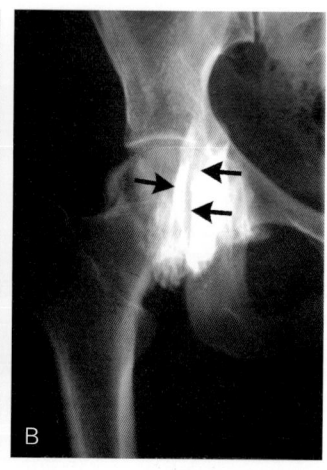

图3 髂腰肌囊造影术显示髂腰肌腱的轮廓。A. 屈曲时髂腰肌腱位于股骨头外侧。B. 后伸时髂腰肌腱向内侧移动（版权：J. W. Thomas Byrd, MD）。

表1　内侧型弹响髋综合征手术治疗的效果（开放及内镜手术）

第一作者，年[ref]	髋数量	手术技术	随访时间	疼痛	弹响复发
Taylor, 1995[19]	17	开放松解	17个月	0	5
Jacobson, 1990[16]	20	开放"Z"字成形	20个月	2（再次手术）	6
Dobbs, 2002[7]	11	开放"Z"字成形	4年	0	1
Gruen, 2002[11]	11	开放"Z"字成形	3年	0	0
Byrd, 2005[4]	9	内镜下股骨小转子松解	20个月	0	0
Ilizaliturri, 2005[15]	7	内镜下股骨小转子松解	21个月	0	0
Wettstei, 2006[21]	9	经关节囊内镜下松解（保留髂肌）	3个月（技术报道）	0	0
Flanum, 2007[10]	6	内镜下股骨小转子松解	12个月	0	0
Contreras, 2010[6]	7	内镜下松解，中央室切开（髋关节牵引）	24个月	0	0

- 骨盆不稳（如骶髂关节或耻骨联合）。
- 骨软骨瘤。

非手术治疗

- 治疗通常包括明确诊断，并让患者相信弹响不会造成伤害或不良预后。
- 除了关节柔韧性和稳定性练习之外，口服抗炎药物对治疗可能也有帮助。
- 对于难治性病例：
  - 在一段时间内调整活动方式对减轻症状可能是必需的。
  - 为了使患者症状得到暂时缓解以增加其他治疗方法的疗效，可谨慎使用皮质类固醇药物进行注射治疗。

手术治疗

髂腰肌腱

- 通常来说，各种对髂腰肌的腱性部分进行松解的开放手术治疗效果普遍良好[1,7,11,19]。
- 最近，有报道称成功的内镜下松解比开放手术效果更好（表1）。
- 研究发现，几乎有一半内侧弹响髋综合征的患者伴有关节内病变[4,10,15]。
- 开放手术中，未能检查髋关节内情况、发现相关病变，可能是导致手术效果不佳的重要因素。

髂胫束

- 治疗髂胫束弹响有多种方法。
- 一种复杂的手术操作是"Z字成形延长术"，其手术效果报道不一[2,17,18]。
- 一些技术采用了更简单的方法，在髂胫束越过大转子处做一个松解切口。结果显示大多数病例都能有效消除弹响[5,22]。这使肌腱结构的破坏最小化，减少了手术并发症，并有利于术后康复。
- 内镜技术已经获得很好的发展，并可达到同样的治疗目标（表2）。

表2　外侧型弹响髋综合征手术治疗的效果（开放及内镜手术）

第一作者，年[ref]	髋数量	手术技术	随访时间	疼痛	弹响复发
Fery, 1998[9]	35	开放横断切开及瓣反转缝合	7个月	21	10
Faraj, 2001[8]	11	开放Z字成形	12个月	3	0
Provencher, 2004[18]	9	开放Z字成形	22个月	1	0
White, 2004[22]	17	开放垂直切开及多个横行切断	32.5个月	0	2（再次手术）
Ilzaliturri, 2006[14]	11	菱形切除	25个月	1	1（非手术治疗后缓解）

术前计划

- 髂腰肌腱和髂胫束弹响的临床评估相对简单。
- 然而，必须进行仔细的评估以确认患者的症状是否来源于弹响。除此之外，还要评估其他相关情况，尤其是伴随的关节内病变。
- 仔细评估患者的治疗目的、对疾病的认知和康复的目标可能是最重要的。
- 切记弹响髋经常会出现在无症状个体当中，这也非常重要。
- 只有在患者经过各种保守治疗无效并对术后康复依从性良好的情况下，才考虑进行手术治疗。

体位

- 髂腰肌腱。
  - 髂腰肌腱的镜下松解术与常规关节镜检查一起进行。
  - 关节镜检查可在仰卧位或侧卧位进行。这两种体位各有优点。
- 髂胫束。
  - 开放手术采用侧卧位，也是内镜术式的首选体位（图4）。

入路

- 髂腰肌腱。
  - 多数镜下手术报道是从髂腰肌滑囊内小转子止点部位开始松解肌腱的[3,15]。
  - 这种镜下手术方法与Taylor和Clarke报道的开放手术方法极其相似[19]；是全髋关节置换术偶有髂腰肌腱弹响患者的首选入路。
  - 另一项从髋关节的外周间室处理髂腰肌腱的镜下技术似乎也可以达到类似的松解效果[15]。这种方法与Allen等[1]报道的开放手术方法相类似。理论上，它可能具有减少并发症的优点。
  - 近期报道称内镜下于中央间室行松解术可取得很好的效果[6]。该操作应在牵引下使用70°关节镜进行。
- 髂胫束。
  - 各种开放手术均采用常见的位于大转子上的外侧纵向切口入路。
  - 镜下的方法以外侧入路为基础，从皮下经髂胫束表面到达腱性部分。

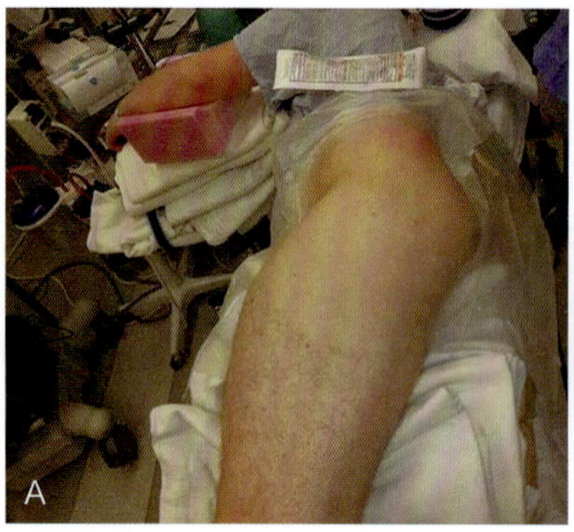

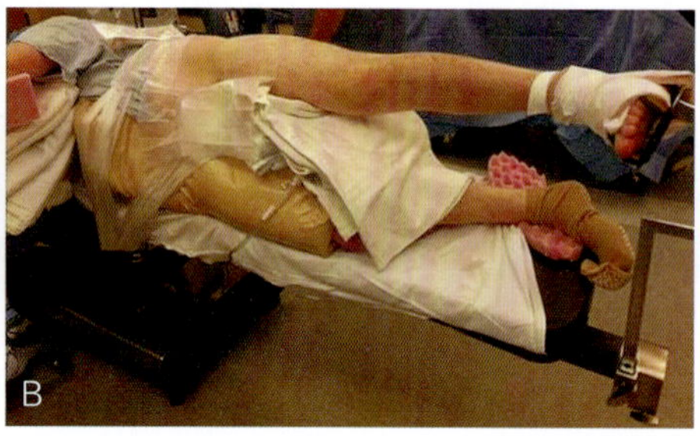

图4 A. 侧卧位情形。B. 经靠垫辅助侧卧于标准骨折手术台上。腋窝卷和衬垫压力点。保护对侧下肢的腓神经。髋略微外展、屈曲和外旋。放松阴囊，会阴部适当填充（版权：Brian Busconi, MD）。

内镜下髂腰肌腱松解

小转子（髂腰肌囊）

- 在完成了常规的关节内及周围间室的关节镜手术后，移除牵引，并将患腿重新摆至20°屈曲、完全外旋位。
- 轻度的屈曲可以部分松弛肌腱并保持一定的张力。
- 外旋体位则使得小转子更向前侧方移动，有利于从外侧进入（技术图1A）。
- 在透视引导下，在标准的前外侧髋部通路远端于小转子水平建立所需通路（技术图1B）。
  - 这样可显露髂腰肌囊（人体内最大的关节囊）内的肌腱。
- 在远端再建立一条朝向小转子的通路（技术图1C）。
- 关节镜及手术器具可在这两条通路之间交换放置以获得更好的视野及操作空间（技术图1D）。
- 清除关节囊内的粘连以提供更佳的髂腰肌腱视野。
- 于髂腰肌腱小转子附着处的近端将其切断（技术图1E）。
  - 使用有弹性的射频装置进行切除会更加方便。
- 为了安全起见，肌腱内侧部应充分暴露，然后从内至外松解肌腱。肌纤维应分离1～2 cm。
- 注意保留髂肌与髂骨的连接。

周围间室

- 在完成关节内间室的关节镜检查后，移除牵引，将髋部屈曲45°，在周围间室内建立标准通路（技术图2）。

第34章 弹响髋/髋外侧　311

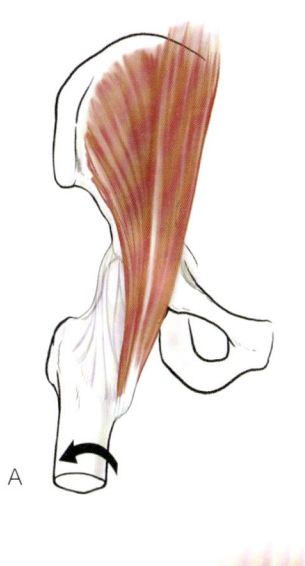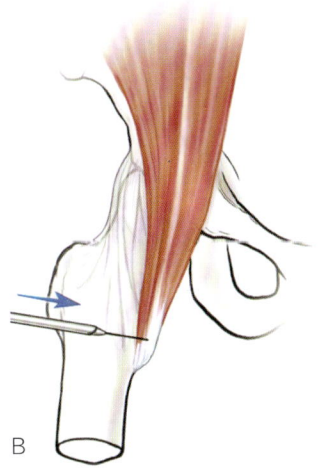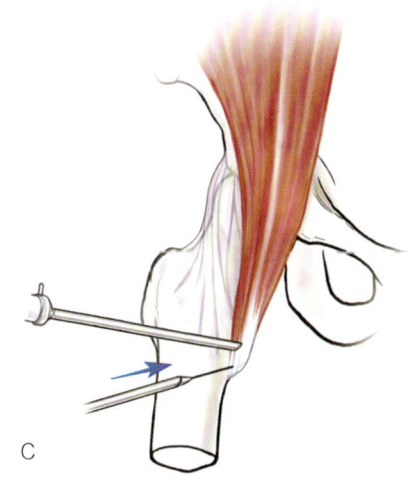
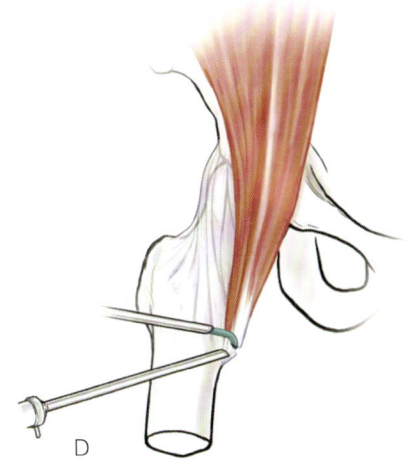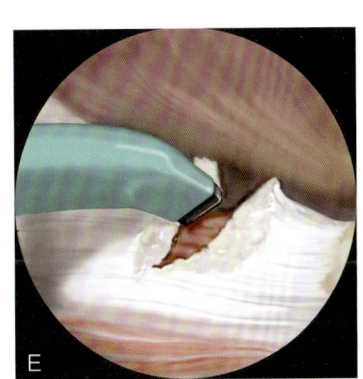

技术图1　从小转子松解右侧髂腰肌腱。A. 髋关节屈曲大约20°，外旋。B. 小转子水平建立第一个通路。C. 关节镜视野下在远端建立辅助通路。D. 关节镜和其近端的弹性射频探头已经更换位置到更远端的通路内。E. 关节镜下显示髂腰肌腱部松解（版权：J.W.Thomas Byrd, MD）。

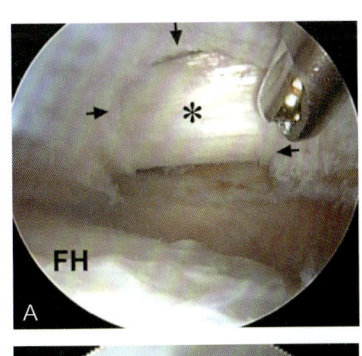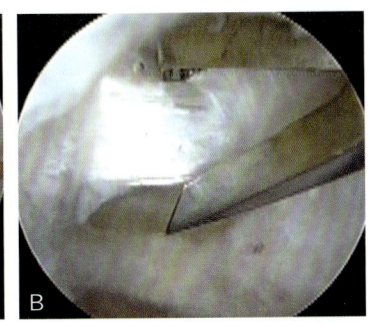
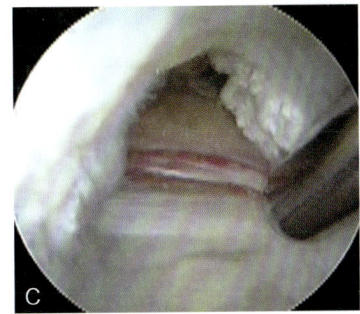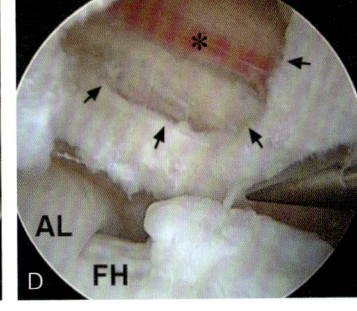

技术图2　右髋关节周围间室的关节镜检查。A. 通过薄的内侧囊膜开窗（箭头），显露股骨头（FH）前方的髂腰肌腱（星号）。B. 腱性部分用篮钳松解。C. 残留的纤维用电动刨削头清理。D. 通过囊膜窗口（箭头），肌腱完全松解，保留肌肉纤维（星号）。膜囊窗口、髋臼上唇（AL）和股骨头（FH）之间的关系（版权：J. W. Thomas Byrd, MD）。

- 于盂唇及轮匝带间行前侧髋关节囊切开术，在关节囊和与髂腰肌囊之间建立连接。
- 于该水平处确认髂腰肌腱，通过热装置、手动咬刀和电动刨削刀松解肌腱，并且要注意不能损伤髂腰肌腱上髂肌的完整性。
- 肌肉组织是股神经血管结构的最外侧部分，其将肌腱与股神经隔离。

中央间室

- 使用70°关节镜在牵引下进行操作。
- 通过直接的前侧通路，在关节盂2~3点钟方向处，于关节唇前端与股骨头前端之间行前侧关节囊切开术。
- 通过关节囊切开术显露髂腰肌腱，并在该水平将其松解，注意要保留髂肌纤维。

髂胫束肌腱形成术

开放手术

- 于大转子上正中处行一外侧纵向直切口（技术图3）。
  - 切口的长度取决于手术所需的暴露程度。
  - 小切口更加美观，并且可以根据需要选择性地分离皮下组织以满足手术需要，但是注意不能影响到手术所需视野。
  - 一些学者描述过松解该肌腱的不同方法。这些方法均由一种相似的方法演变而来。这些方法大都是在髂胫束最厚的部位中，于大转子后侧至中部行一道8~10 cm的纵向切口。
- 于肌腱表面行2条平行的或交错的1~1.5 cm的横向切口以完成松解。
- 该部位相对血供较少，但是也要注意保证局部止血，并逐层缝合皮下组织以防止血肿生成。

内镜技术

- 当患者选择侧卧位时，应仔细铺巾以保证肢体可被动自由活动，从而可以在术中检查关节弹响现象。
- 术中不需要牵引。
- 该手术需使用两个通路：一个位于大转子尖端的近侧，而另一个则位于大转子远端。弹响位置位于两个通路之间（技术图4A）。
- 可使用40~50 ml生理盐水浸润髂胫束下区域。
- 在皮下使用标准的关节镜管道，并在近端通路的指引下建立远端关节镜通路，之后使用钝闭孔器在髂胫束上建立一操作空间。
- 之后，借助关节镜的视野建立近端通路，将皮下组织与肌腱表面分离。操作过程中要注意止血（技术图4B~D）。

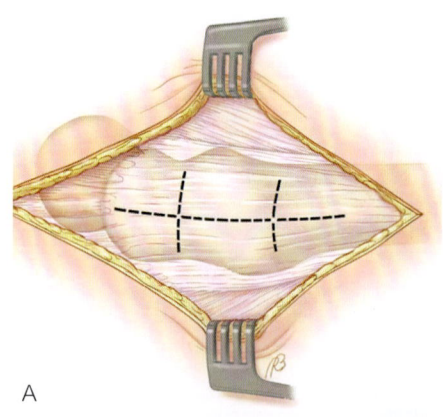
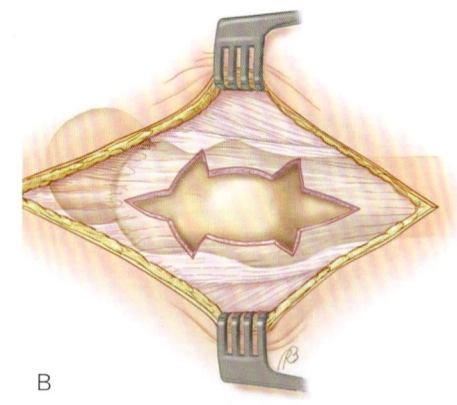
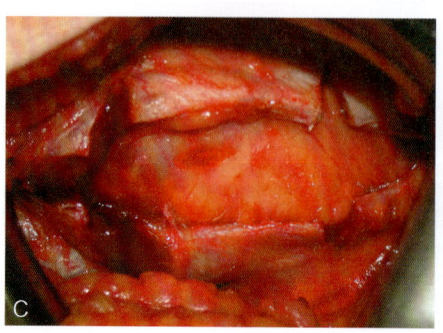

技术图3 笔者的首选方法包括一个位于大转子中点后方的8~10 cm的纵向切口和两个平行的1~1.5 cm的横向切口。如此可以松解髂胫束，消除弹响，并且不需要缝合从而不延长康复时间。A. 切口类型。B. 经切口松解。C. 术中情形（版权：J. W. Thomas Byrd, MD）。

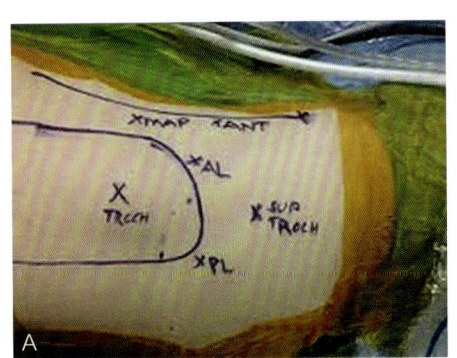
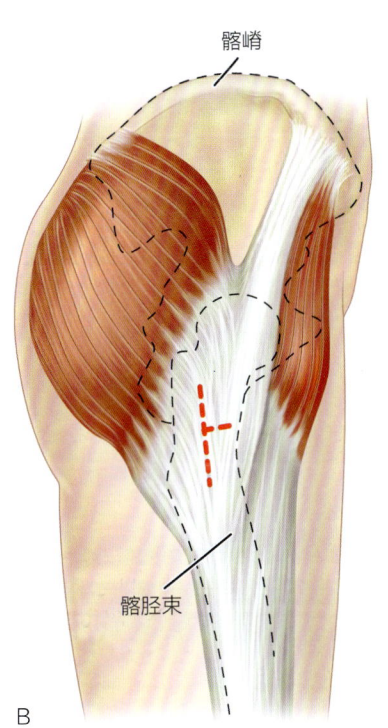
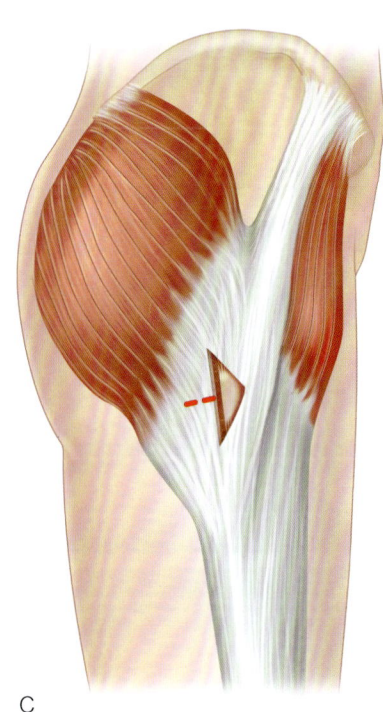
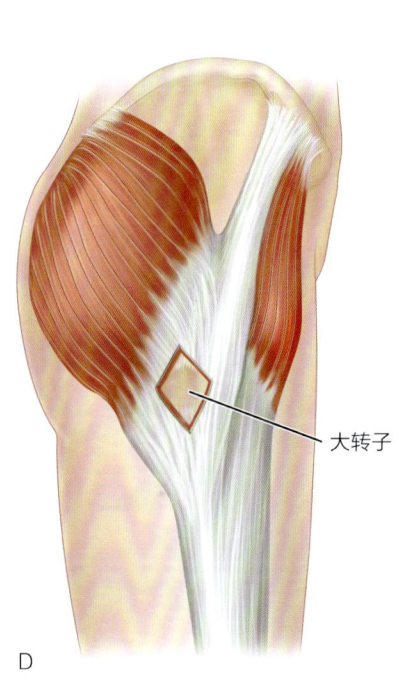

技术图4　A. 内镜下髂胫束成形术通道位置标记。troch 和 sup troch 分别代表远端和近端粗隆通道。B~D. 内镜下髂胫束肌腱成形术，见右髋。B. 纵向切口切开后，一个垂直切口形成前肢；C. 切除边缘形成一个三角形，有助于观察其深部结构；D. 另一个垂直切口形成后肢，切除边缘形成完整的髂胫束肌腱成形术的菱形切口（A图版权：Sean McMillan, DO; D图经允许引自 Ilizaliturri VM Jr, Martinez-Escalante FA, Chaidez PA, et al. Endoscopic iliotibial band release for external snapping hip syndrome. Arthroscopy 2006;22:505–510）。

- 从远端通路水平开始，使用刨削头/射频探头在肌腱内反向切开一个4~5 cm的纵行切口。
- 之后，于该水平纵行切口的中点切开一2 cm的前侧横向切口，切除形成的肌腱瓣，最终形成一长的钝角三角形。
  - 这一操作可以提供更好的手术视野，以确定髂胫束与覆盖于其下的大转子之间的关系。
- 最后，于后方切开一个与上述前侧横向切口对称的切口，移除肌腱瓣，形成一菱形的创面。
  - 这种松解是最重要的，操作一直持续到弹响消失。
- 大转子囊可通过该创面切除，并通过其检查外展肌是否有撕裂。
- 加压包扎，尽量减少血肿生成。

要点与失误防范

视野	• 对于任何内镜技术,良好的手术视野都是必不可少的。视野不佳会导致操作不当。使用高流量流体管理系统、保持收缩压<100 mmHg、补液中加入稀释的肾上腺素,以及合理地使用电凝,有利于建立良好的手术视野
髂腰肌腱损害	• 无论开放手术还是关节镜下手术,手术损害髂腰肌腱都有引起异位骨化的危险。对于这种情况,应使用药物预防,谨慎应对
未能完全松解肌腱	• 髂腰肌和髂肌形成髂腰肌腱。肌腱有时会一直保持分叉直至止于小转子。如果肌腱看起来非常小,无论从周围间室(图5 A~G)或髂腰肌囊(图5 H、I)处理肌腱,均需寻找肌腱的分离部分。未能完全松解肌腱纤维可能导致无法完全消除弹响 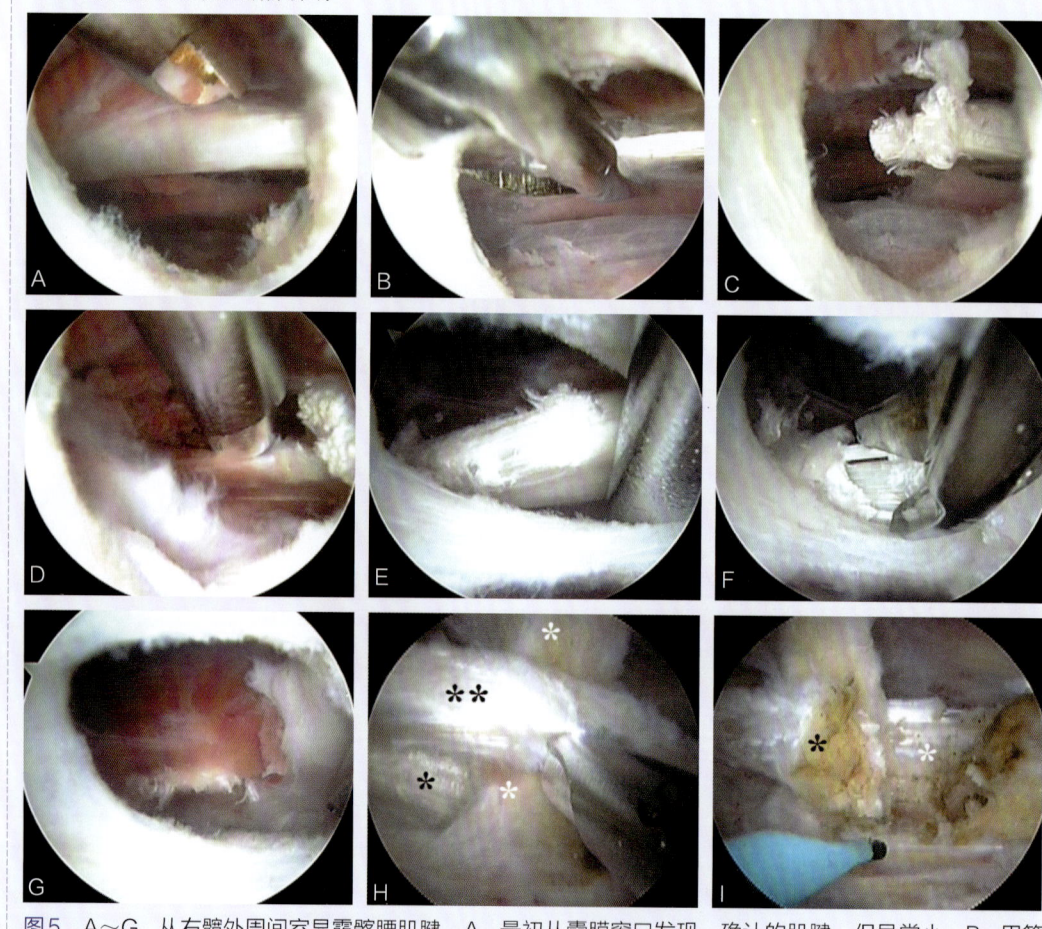 图5 A~G. 从右髋外周间室显露髂腰肌腱。A. 最初从囊膜窗口发现、确认的肌腱,但异常小。B. 用篮钳松解肌腱。C. 残留的断端。D. 用刨削头切除。E. 进一步解剖显露髂腰肌腱的更大部分。F. 同样也被松解。G. 记录分叉肌腱都被完全松解。H、I. 于髂腰肌囊内观察右髋髂腰肌腱在小转子上的附着点。H. 被垂直的血管(2个白色星号)分隔的内侧(黑色星号)和外侧(双黑色星号)髂腰肌分叉肌腱。I. 用弹性射频探头松解的外侧束(黑色星号),显露随后被松解的内侧束(白色星号)(版权:J. W. Thomas Byrd, MD)。
肌腱成形不足	• 髂胫束肌腱成形不足可导致症状缓解不彻底,但是过度松解会导致外展功能减弱,使其几乎无法挽回
正确诊断	• 经正确诊断后,手术治疗髂腰肌腱和髂胫束弹响、消除症状的结果具有较高的可预测性和准确性 • 然而,对手术效果的主观反映高度依赖于患者的期望和动机,这在评估中也同样极为重要

术后处理

- 术后患者即可完全负重，但是要使用拐杖大约2周，直到步态恢复正常。
- 只要症状允许，患者可进行轻微的关节活动度、闭链运动及稳定性练习。
- 如果进行髂腰肌腱松解，应在最开始的6周内避免进行过度的髋部屈曲强化练习；如进行髂胫束松解，则应避免过度的拉伸。
- 患者应至少在3个月内避免参与过度的活动。

预后

- 一些有关内镜下髂腰肌腱松解术的研究认为，弹响可否被有效消除及患者的满意度具有高度可预测性[3,13]。
- 通过小转子行关节镜下髂腰肌腱松解术可能会出现异位骨化[13]。
- 上述发现与开放手术下行髂腰肌腱松解术会出现异位骨化的报道一致[18]。
- 对于髂胫束弹响，由于肌腱松解术可以维持外展肌系统的结构完整性，所以无论是开放手术还是镜下手术，都能以较小的损伤消除弹响[5,9,20]。

并发症

- 目前还没有关于内镜下髂腰肌腱松解术并发症的相关报道。
- 由于可能会出现异位骨化，Ilizaliturri推荐使用药物预防[13]。
- 损伤周围组织与结构（如股神经肌肉血管束等）引起的潜在并发症。
- 目前尚无关于髂胫束弹响的小范围肌腱松解术的并发症报道。只要术中操作仔细，即可避免肌腱松解不足或过度。肌腱松解不足可能会导致症状未被完全消除，而松解过度可能会导致无法挽回的外展肌系统受损。

（丁振禹 译，杨星光 谢国明 审校）

参考文献

[1] Allen WC, Cope R. Coxa saltans: the snapping hip revisited. J Am Acad Orthop Surg 1995;3:303-308.

[2] Brignall CG, Stainsby GD. The snapping hip, treatment by Z-plasty. J Bone Joint Surg Br 1991;73B:253-254.

[3] Byrd JWT. Evaluation and management of the snapping iliopsoas tendon. Instr Course Lect 2006;55:347-355.

[4] Byrd JWT. Evaluation and management of the snapping iliopsoas tendon. Tech Orthop 2005;20:45-51.

[5] Byrd JWT. Snapping hip. Oper Tech Sports Med 2005:13:46-54.

[6] Contreras ME, Dani WS, Endges WK, et al. Arthroscopic treatment of the snapping iliopsoas tendon through the central compartment of the hip. A pilot study. J Bone Joint Surg Br 2010;92:777-780.

[7] Dobbs MB, Gordon JE, Luhmann SJ, et al. Surgical correction of the snapping iliopsoas tendon in adolescents. J Bone Joint Surg Am 2002;84A:420-424.

[8] Faraj AA, Moulton A, Sirivastava VM. Snapping iliotibial band. Report of ten cases and review of the literature. Acta Orthop Belg 2001;67:19-23.

[9] Fery A, Sommelet J. The snapping hip. Late results of 24 cases. Int Orthop 1988;12:277-282.

[10] Flanum ME, Keene JS, Blankenbaker DG, et al. Arthroscopic treatment of the painful "internal" snapping hip: results of a new endoscopic technique and imaging protocol. Am J Sports Med 2007;35:770-779.

[11] Gruen GS, Scioscia TN, Lowenstein JE. The surgical treatment of internal snapping hip. Am J Sports Med 2002;30:607-613.

[12] Henry AK. Extensile Exposure, ed 2. New York: Churchill Livingstone, 1973.

[13] Ilizaliturri VM, Camacho-Galindo J. Endoscopic release of the iliopsoas tendon and iliotibial band. Oper Tech Sports Med 2011; 19:114-124.

[14] Ilizaliturri VM Jr, Martinez-Escalante FA, Chaidez PA, et al. Endoscopic iliotibial band release for external snapping hip syndrome. Arthroscopy 2006;22:505-510.

[15] Ilizaliturri VM Jr, Villalobos FE Jr, Chaidez PA, et al. Internal snapping hip syndrome: treatment by endoscopic release of the iliopsoas tendon. Arthroscopy 2005;21:1375-1380.

[16] Jacobson T, Allen WC. Surgical correction of the snapping iliopsoas tendon. Am J Sports Med 1990; 18:470-474.

[17] Kim DH, Baechler MF, Berkowitz MJ, et al. Coxa saltans externa treated with Z-plasty of the iliotibial tract in a military population. Mil Med 2002;167:172-173.

[18] Provencher MT, Hofmeister EP, Muldoon MP. The surgical treatment of external coxa saltans (the snapping hip) by Z-plasty of the iliotibial band. Am J Sports Med 2004;32:470-476.

[19] Taylor GR, Clarke NMP. Surgical release of the "snapping iliopsoas tendon." J Bone Joint Surg Br 1995;77B:881-883.

[20] Velasco AD, Allan DB, Wroblewski BM. Psoas tenotomy and heterotopic ossification after Charnley low-friction arthroplasty. Clin Orthop Relat Res 1993;291:93-95.

[21] Wettstein M, Jung J, Dienst M. Arthroscopic psoas tenotomy. Arthroscopy 2006;22:907.e1-e4.

[22] White RA, Hughes MS, Burd T, et al. A new operative approach in the correction of external coxa saltans: the snapping hip. Am J Sports Med 2004;32:1504-1508.

第35章 运动疝和内收肌损伤
Athletic Pubalgia and Adductor Injuries

Kostas Economopoulos and Anikar Chhabra

定义

- 虽然运动疝这个名称广为传播，但描述运动员的慢性腹股沟区疼痛这一损伤表现时，运动性耻骨疼痛可能是一个更合适的术语。
  - 由于腹股沟解剖复杂，而且可能同时存在两种以上的损伤，腹股沟疼痛的病因诊断非常困难。
  - 必须首先排除腹内病变、泌尿系统异常、涉及腰骶部的疼痛及髋关节疾病。
- 内收肌拉伤是引起运动员腹股沟疼痛最常见的原因。
  - 内收肌常在偏心收缩时导致拉伤，经常发生在肌-腱连接处，但也可能发生在肌腱本身或骨止点处。
  - 腹股沟区域内部及周边的其他肌肉也可能会拉伤，包括股直肌、缝匠肌、腹肌及联合腱。
- 运动疝是由腹股沟底部的撕裂引起的腹股沟慢性疼痛疾病，临床上并没有明显的疝形成[7,11]。
  - 它是大多数检查者通常无法发现的一种隐匿性损伤。随着检查经验的增加，检查者就可以触摸到异常的腹股沟底部并觉察到浅环内异常的压痛点。
  - 相反，斜疝、直疝在腹股沟管内存在容易触及的或穿过腹壁前肌肉组织的缺损。
  - 典型的症状可以持续数月，且保守治疗无法缓解疼痛。
- 耻骨炎以耻骨联合处疼痛及关节破坏为特征，多见于长跑运动员和足球运动员。
  - 它很难与内收肌拉伤区分，而且这两种情况可能会同时发生。
- 少数情况下，骨的反复循环荷载会导致应力性骨折。
  - 骨盆应力性骨折最常见于耻骨支。这种骨折多见于长跑运动员。

解剖

- 腹股沟区内部及周边的解剖很复杂（图1），全面了解该区域解剖对于诊断各种腹股沟损伤至关重要。
- 就运动性耻骨痛而言，骨盆由两个关节组成：一个为髋关节，又被广泛称为"球窝关节"；另一个为鲜为人知的耻骨关节。

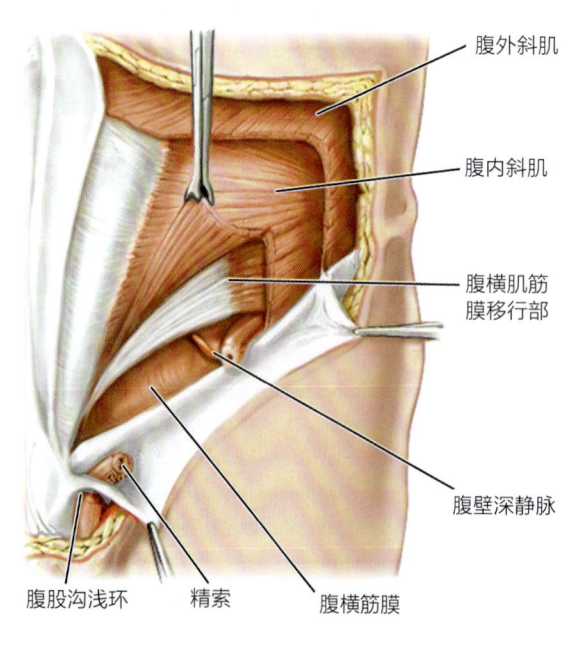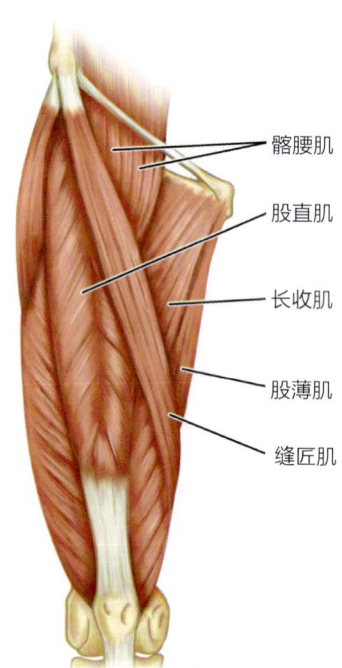

图1 腹部（A）及腹股沟区（B）肌肉结构解剖。

- 耻骨关节是一个包括耻骨及其两侧所有软组织附着物构成的、具有复杂旋转功能的关节(图2)。
- 耻骨联合是耻骨关节的中心部位，同时也是许多肌肉、肌腱的附着点。耻骨联合能够稳定前部骨盆的位置。
- 附着在耻骨联合上的腹部肌肉由腹内斜肌、腹外斜肌、腹横肌和腹直肌组成。附着在骨盆上的大腿内收肌包括耻骨肌、股薄肌、长收肌、短收肌和大收肌。
- 腹股沟后壁主要由腹横筋膜构成，同时还有由腹内斜肌和腹横肌腱膜组成的联合腱一起参与构成[7]。
- 联合腱止于耻骨结节，沿着髂耻线走行。

发病机制

- 腹直肌和长收肌是维持骨盆前侧稳定的最强壮、最重要的肌肉。
- 这些肌群在骨盆屈、伸、旋转时，通过相向的、相互拮抗的力作用于骨盆(图3)。
- 运动员参加需要旋转、剪切力的体育活动时，骨盆会受到极大的扭转力。这些扭转、剪切需要腹部肌肉和骨盆周围肌肉的参与，产生巨大的力作用于骨盆及肌腱附着点处。
- 过度的髋部过伸和躯干旋转运动会导致肌腱附着点磨损及撕裂，最终导致这些结构的部分或全部撕裂。当一块肌肉力量减弱或其肌腱损伤时会导致骨盆受力不平衡，使骨盆前倾或后倾。

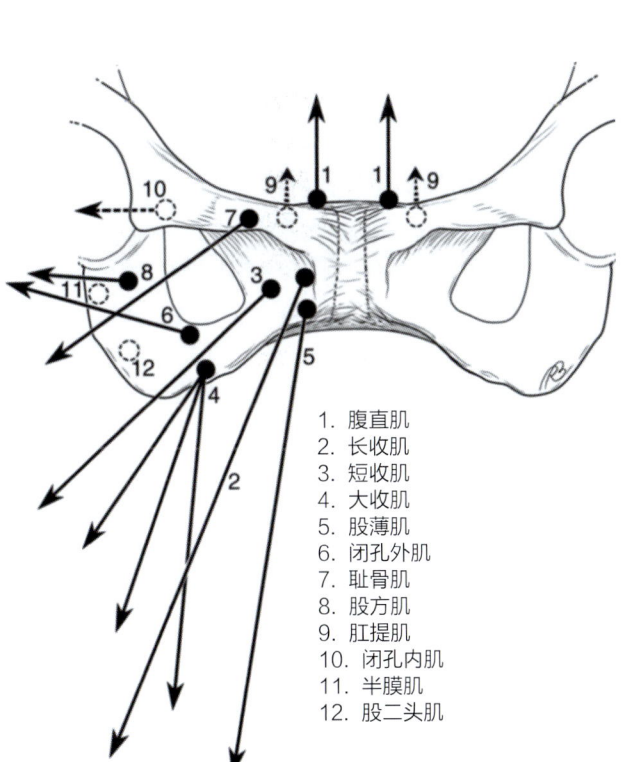

1. 腹直肌
2. 长收肌
3. 短收肌
4. 大收肌
5. 股薄肌
6. 闭孔外肌
7. 耻骨肌
8. 股方肌
9. 肛提肌
10. 闭孔内肌
11. 半膜肌
12. 股二头肌

图2 耻骨关节。耻骨关节由骨盆的前部骨性结构和耻骨的所有软组织附件组成。此示意图显示了许多附着在骨盆前部的结构以及施加在耻骨关节上的力（经允许引自Meyers WC, Greenleaf R, Saad A. Anatomic basis for evaluation of abdominal and groin pain in athletes. Oper Tech Sports Med 2005;13:55 - 61）。

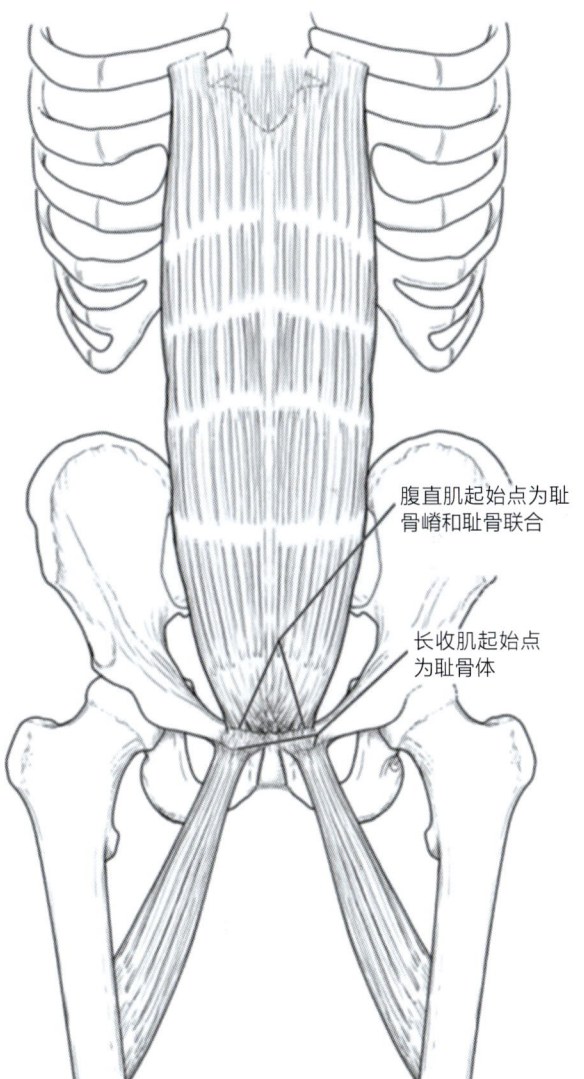

图3 腹直肌和内收肌附件。维持骨盆稳定最重要的肌肉是腹直肌和内收肌。这些结构在耻骨前部有一个共同的附着点，并向相反的方向拉动骨盆（经允许引自Meyers WC, Greenleaf R, Saad A. Anatomic basis for evaluation of abdominal and groin pain in athletes. Oper Tech Sports Med 2007;15: 165 - 177）。

自然病程

- 大多数急性内收肌拉伤予以恰当的保守治疗可以在2~6周恢复。但是,如若没有得到恰当的康复,内收肌损伤可能会进展为慢性拉伤或肌腱病。
- 运动疝的恢复因人而异。尽管很多运动员在休息和保守治疗下可以缓解,但是在重新回到比赛后常出现复发。少部分患者可以通过非手术治疗缓解,但是大多数确诊为运动疝的患者最终都需要通过手术治疗修复[7,13]。运动疝的重要表现为患者在不运动时缓解,运动后疼痛加剧。
- 耻骨炎是自限性疾病,但可能平均需要9个月才能痊愈[5]。

病史和体格检查

- 病史是评估运动疝的最重要部分。
- 要询问患者症状持续时间、诱发事件、缓解和加重因素,以及疼痛发作的时间。
- 必须进行全面的髋关节检查以排除关节内来源的髋部疼痛,如髋臼上唇撕裂和股髋撞击(FAI)。
  - 髋关节的屈曲、内收、内旋可用来发现前部FAI,FABER检查(髋关节屈曲、外展及外旋)用来发现后侧撞击症。
  - 髋关节内旋受限常见于Cam型的FAI患者。内旋<25°被认为是异常。
  - 屈髋抗阻试验:测试髂腰肌力量,并且可能会发现该肌肉的劳损或撕裂。
- 腹股沟检查。
  - 触诊腹直肌的止点以及内收肌的起点,可发现这些肌腱的局部撕裂、炎症或损伤。
  - 联合腱止点触诊:让患者做捏鼻鼓气动作,触诊会使其压痛加剧,并可以感到局部膨胀。
  - 直腿抬高试验:若患者有脊神经根性下腰痛,该试验可以再次诱发原有的疼痛。
  - 腹股沟内收抗阻试验:有助于诊断内收肌拉伤或撕裂。
  - 耻骨联合触诊:可有耻骨炎的特有体征。
  - Ober试验:患者无法将大腿完全放下至检查桌上。这是髂胫束挛缩的特异性体征。

影像学和其他诊断性检查

- 结合患侧髋关节的正位、侧位、Dunn位X线片用于评估是否有股骨髋臼撞击症。
- X线片有助于排除骨折或撕脱[4]。
  - 应力性骨折在X线片上通常并不明显。
- MRI可以确认肌肉拉伤或撕裂,以及肌腱部分或完全撕裂(图4A)。
  - MRI已经用于运动疝的检查,但是结果不是很准确[4]。
  - MRI也可用于评估可能存在的髋关节盂唇损伤。
- 动态超声在某些病例中可以用来检查后壁缺陷,不过这项技术高度依赖于操作者水平[17]。
- 疝造影术是一种在腹膜内注射造影剂,然后进行荧光透视或X线透视的检查手段,可以用来确诊运动疝,但其敏感度低,并且造成穿孔的风险高达5%[2]。
- 耻骨炎有典型的放射学表现,包括骨吸收、耻骨联合间隙增宽、关节面的不规则外形或关节周围硬化(图4B)。
  - 骨扫描中可以发现耻骨炎患者的耻骨联合区域有放射性浓聚;然而不是所有有症状的患者都能发现异常[12]。
  - MRI在诊断耻骨炎方面变得越来越有用。其表现包括骨髓水肿或耻骨联合软骨盘突出[16]。

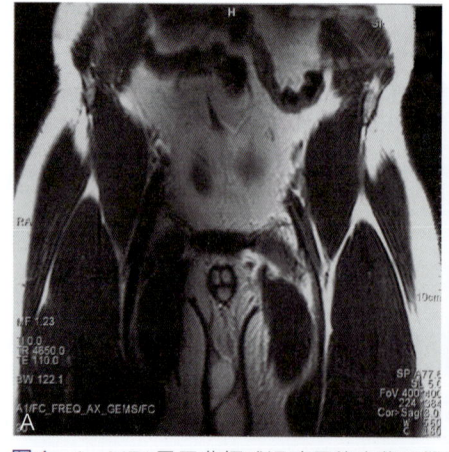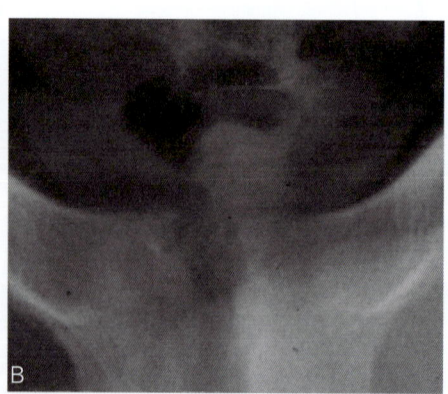

图4 A. MRI显示曲棍球运动员的内收肌撕裂。在靠近耻骨的内收肌腱起点处信号增强。B. 耻骨炎的典型影像学改变。可发现骨吸收、耻骨联合间隙增宽,以及关节面的不规则外形。

鉴别诊断

- 腹股沟撕裂或拉伤。
- 髋部盂唇撕裂。
- Cam型或Pincer型FAI。
- 耻骨骨炎。
- 骨盆应力性骨折。
- 斜疝和直疝。
- 髋关节缺血性坏死。
- 髋关节骨性关节炎。
- 腹肌撕裂。
- 腰椎神经根病变。
- 神经卡压。
- 肿瘤。
- 泌尿生殖系统问题。
- 炎性肠道疾病。
- 子宫内膜异位症。
- 盆腔炎。

非手术治疗

- 对于下腹部的撕裂或腹股沟的损伤，治疗包括活动矫正、抗炎及物理治疗。
  - 核心强化训练的目标是腹部、腰椎及臀部。
  - 伸展训练主要集中于髋关节的旋转肌群、内收肌群及肌腱。
  - 治疗的目的是纠正髋部及骨盆肌肉的不稳定[18]。
  - 4～6周后，运动员在可耐受的情况下可逐渐恢复体育专项运动。
  - 内收肌应力损伤的治疗包括休息、冰敷、压迫及抬高患肢。
  - 下一阶段的目标是尽量恢复活动度及防止肌肉萎缩。一旦患者能够忍受，便开始着重恢复患者的肌肉力量、柔韧性及耐受力[8]。
- 对于运动性耻骨疼痛的非手术治疗包括物理治疗、抗炎药物的使用，在局部疼痛部位注射皮质类固醇激素[1,9]。
- 耻骨炎是自限性疾病；治疗的重点是髋关节活动度训练，同时还要进行内收肌牵拉及增强肌力训练。
  - 耻骨炎的局部封闭治疗存在争议，不过对运动员患者这样的特殊群体而言可能是有帮助的[10,16]。
- 骨盆应力性骨折的治疗很简单，包括休息4～6周，避免刺激该区域的活动。

手术治疗

- 若非手术治疗失败且排除了其他诊断，则应进行外科探查和修复。
- 手术修复一般有三类，包括带网的盆底修复、不带网的盆底一期修复和腹腔镜网修复。
- 目前对哪一种手术方式较好并无共识。
- 由于腹部肌肉的局部僵硬及网片可能带来运动受限，有些学者不建议在运动员中使用网片修复的手术方法[15]。
- 对于运动性耻骨疼痛同时伴有内收肌损伤，笔者首选的治疗方法是通过手术修复腹股沟管下壁的损伤，并通过治疗和康复来恢复内收肌的功能。

术前准备

- 术前准备包括明确患者确实存在需要手术修复的损伤。这需要一份完整的病史和熟悉该损伤病理生理的检查者完成的体格检查报告。
- 术前的MRI可用于协助制订手术计划。通过检查腹直肌止点能够明确是需要进行腹直肌修复还是简单的收紧肌肉止点。

体位

- 患者取仰卧位，并暴露损伤一侧的腹股沟。

麻醉

- 术中使用全身麻醉。
- 预防性镇痛对于减轻手术后疼痛及顺畅的麻醉操作很重要。此外，无菌下行局部麻醉，能减少感染的风险。
- 建议0.25%布比卡因加肾上腺素和碳酸氢钠。

微创修复技术

切口、分离和术野评估

- 切口是沿着腹股沟韧带设计，位于韧带内上方1 cm处。5～6 cm长度就已足够。
- 向下分离至腹外斜肌，结扎静脉。过多的电凝会增加皮下感染的风险。
- 切开腹外斜肌进入腹股沟管浅环，松解内外侧筋膜。
- 分离出精索，予以保护。
- 手指触诊腹股沟后壁，评估其后壁的强度。
- 通常在后壁可以发现一个局限性的薄弱点，周围组织牢靠且较为完整（技术图1A）。

修复

- 腹横肌筋膜撕裂,并从缺损区域一直撕裂至内环深部(技术图1B)。
- 仅在薄弱部分打开腹横肌筋膜,正常组织并不需要打开。
- 需要对股神经生殖支进行评估。
  - 若神经未受损,它会从受伤区域中缩回。
  - 如果神经被卡压,则进行神经松解。
  - 切除严重受损及纤维化的神经组织。
- 从内侧向腹股沟深环连续使用2-0 Prolene缝线进行缝合,在髂胫束外侧塑造游离的筋膜唇(技术图1C)。
- 随后将缝合线翻转,并朝向耻骨(技术图1D)。
  - 然后将游离唇缝合并向后与腹股沟韧带缝合。
- 第二道缝线用于稳定或修复腹直肌,如果出现撕裂,则需重新进行一期修复直至修复至耻骨。如果腹直肌附着处减弱但并未撕裂,则第二道缝线通过将腹直肌外侧边缘缝合到腹横筋膜上来使腹直肌侧向化(技术图1E)。
  - 如果腹直肌没有撕裂,则第二道缝线用于腹直肌侧向化。这道缝线能够抵消由于腹直肌向上及向内收缩所引起的耻骨张力增加。
- 注射布比卡因,使用可吸收缝线缝合腹外斜肌,瘢痕筋膜及皮肤。

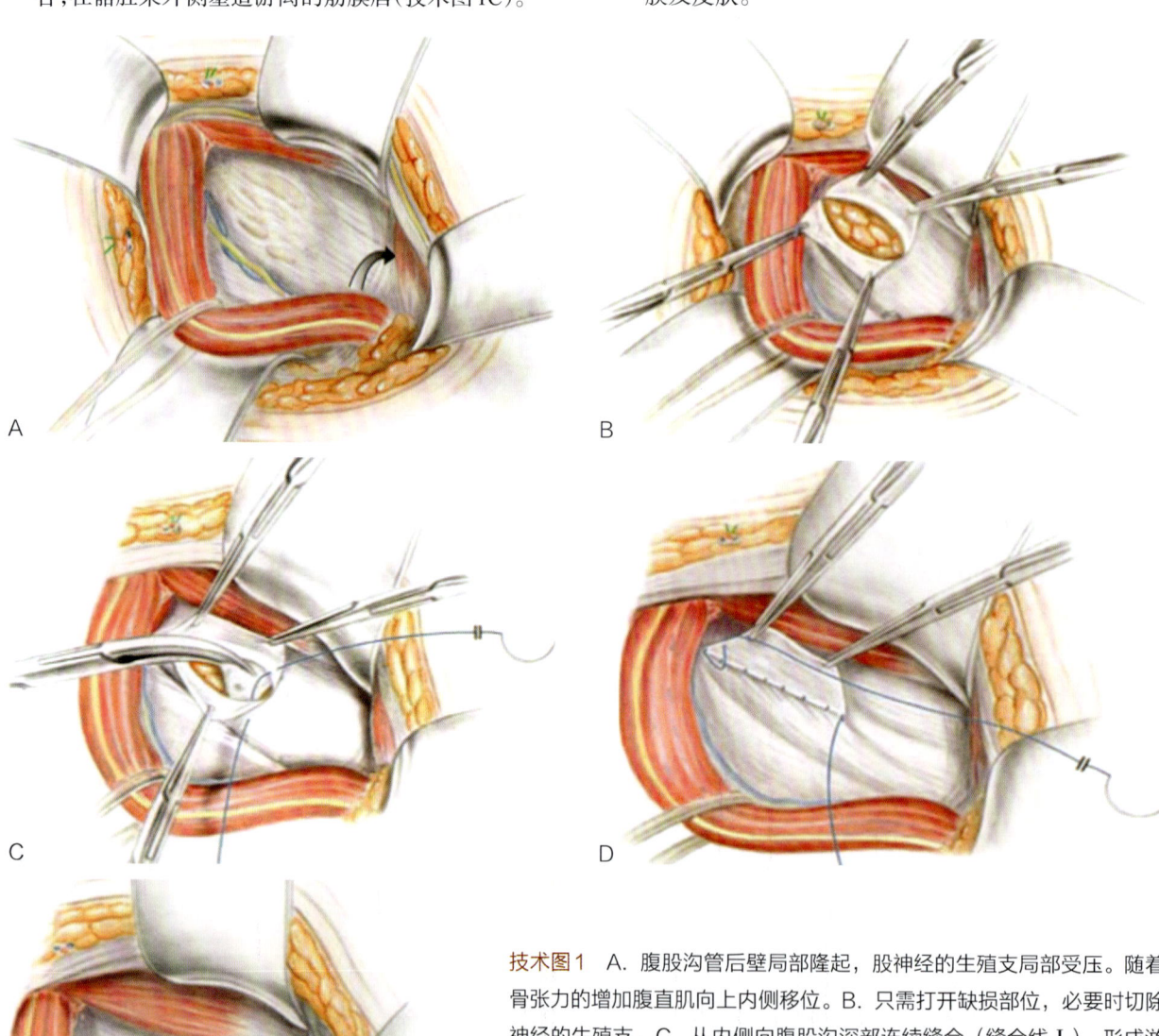

技术图1 A. 腹股沟管后壁局部隆起,股神经的生殖支局部受压。随着耻骨张力的增加腹直肌向上内侧移位。B. 只需打开缺损部位,必要时切除股神经的生殖支。C. 从内侧向腹股沟深部连续缝合(缝合线Ⅰ),形成游离唇。通常使用2-0 Prolene缝线。D. 然后将缝合线Ⅰ向耻骨方向翻转,将游离缘包裹在缝合线中,并与腹股沟韧带进行缝合。E. 第二根2-0 Prolene缝线(缝合线Ⅱ)用于修复腹直肌附着处的撕裂,若附着处没有撕裂,则将腹直肌侧向化。2-0 Prolene缝线贯穿腹直肌附着处并来回缝合腹横筋膜,使得腹直肌侧向化。

要点与失误防范

- 只有当患者具有明确的损伤机制，病史详细且体格检查明确诊断后方可进行手术治疗
- 评估股神经生殖支相当重要。对于受伤的神经应当进行减压或切除受损部位，以减少腹股沟的疼痛
- 排除髋关节的病变，如股骨颈撞击、盂唇撕裂等
- 为了获得良好的结果，腹直肌修复或使用第二道缝线使其侧向化是必要的

术后处理

- 康复训练的目标是通过逐渐增量的肌力抗阻训练，获得一个完全正常的活动度和灵活性。
- 运动员在手术后最高可举起20 kg。
- 术后第2天可以开始无阻力骑行。
- 跑步运动员在2周内可以开始跑步，而高尔夫球手在1周内可以开始打高尔夫球。
- 接触型运动员应该能够在3~4周重返赛场。

预后

- 选择适当的适应证及手术方法可以使高强度运动员的运动疝修补术成功率高达97%~100%，而手术成功的标准是重获原有运动强度水平并且不伴有疼痛[6,14]。
- 使用微创修复技术，96.1%的患者能够在4周后恢复训练。恢复训练的中位数为7天，在一部分专业运动员中，83.7%的患者在1个月的随访中恢复了不受限的体育活动[15]。
- 笔者的研究发现，接受微创修复技术的患者恢复运动时间的中位数为5.6周，与改良的Bassini修复组（恢复中位数为25.8周）相比恢复明显更快[3]。

并发症

- 复发。
- 术后早期大腿疼痛。
- 感染。
- 血肿。
- 持续性疼痛。

（丁振禹 译，杨星光 谢国明 审校）

参考文献

[1] Ashby EC. Chronic obscure groin pain is commonly caused by enthesopathy: "tennis elbow" of the groin. Br J Surg 1994;81(11): 1632-1634.

[2] Calder F, Evans R, Neilson D, et al. Value of herniography in the management of occult hernia and chronic groin pain in adults. Br J Surg 2000;87(6):824-825.

[3] Economopoulos KJ, Milewski MD, Hanks JB, et al. Sports hernia treatment: modified Bassini versus minimal repair. Sports Health 2013;5(5):463-469.

[4] Ekberg O, Sjoberg S, Westlin N. Sports-related groin pain: evaluation with MR imaging. Eur Radiol 1996;6(1):52-55.

[5] Fricker PA, Taunton JE, Ammann W. Osteitis pubis in athletes. Infection, inflammation or injury? Sports Med 1991;12(4):266-279.

[6] Genitsaris M, Goulimaris I, Sikas N. Laparoscopic repair of groin pain in athletes. Am J Sports Med 2004;32(5):1238-1242.

[7] Hackney RG. The sports hernia: a cause of chronic groin pain. Br J Sports Med 1993;27(1):58-62.

[8] Holmich P. Adductor related groin pain in athletes. Sports Med Arthroscopy Rev 1997;5:285-291.

[9] Holmich P, Uhrskou P, Ulnits L, et al. Effectiveness of active physical training as treatment for long-standing adductor-related groin pain in athletes: randomised trial. Lancet 1999;353(9151):439-443.

[10] Holt MA, Keene JS, Graf BK, et al. Treatment of osteitis pubis in athletes. Results of corticosteroid injections. Am J Sports Med 1995; 23(5):601-606.

[11] Joesting DR. Diagnosis and treatment of sportsman's hernia. Curr Sports Med Rep 2002;1(2):121-124.

[12] Karlsson J, Jerre R. The use of radiography, magnetic resonance, and ultrasound in the diagnosis of hip, pelvis, and groin injuries. Sports Med Arthroscopy Rev 1997;5268-5273.

[13] LeBlanc KE, LeBlanc KA. Groin pain in athletes. Hernia 2003;7(2):68-71.

[14] Meyers WC, Foley DP, Garrett WE, et al. Management of severe lower abdominal or inguinal pain in high-performance athletes. PAIN(Performing Athletes with Abdominal or Inguinal Neuromuscular Pain Study Group). Am J Sports Med 2000;28(1):2-8.

[15] Muschaweck U, Berger L. Minimal repair technique of sportsmen's groin: an innovative open-suture repair to treat chronic inguinal pain. Hernia 2010;14(1):27-33.

[16] O'Connell MJ, Powell T, McCaffrey NM, et al. Symphyseal cleft injection in the diagnosis and treatment of osteitis pubis in athletes. AJR Am J Roentgenol 2002;179(4):955-959.

[17] Orchard JW, Read JW, Neophyton J, et al. Groin pain associated with ultrasound finding of inguinal canal posterior wall deficiency in Australian Rules footballers. Br J Sports Med 1998;32(2):134-139.

[18] Taylor DC. Abdominal musculature abnormalities as a cause of groin pain in athletes. Inguinal hernias and pubalgia. Am J Sports Med 1991;19:239-242.

第36章 髋关节周围间隙的关节镜手术
Periarticular Arthroscopy

Danyal H. Nawabi and Bryan T. Kelly

定义

- 髋关节周围疼痛主要来源于以下部位的异常。
  - 转子间隙(转子滑囊炎、髋关节外弹响及外展肌撕裂)。
  - 髂腰肌-肌肉肌腱复合结构(髋关节内弹响)。
  - 腹直肌、耻骨联合及内收肌腱(运动疝)。
  - 腘绳肌腱近端(撕脱性骨折或肌腱撕裂)。
  - 坐骨神经、髂腹股沟神经、闭孔神经和股外侧皮神经(LFCN)(压迫综合征)。
- 髋关节周围关节镜手术能够处理上述所有区域的病理改变。
- 弹响髋、运动疝及近端腘绳肌腱损伤已在本书其他章节谈到。本章主要阐述使用关节镜手术治疗关节周围的外展肌撕裂。

解剖

- 转子周间隙位于大转子与髂胫束之间,其前侧由阔筋膜张肌构成,臀大肌肌腱于股外侧肌下方止于股骨部分构成下壁,臀中肌、臀小肌肌腱构成上壁。
- 髋关节大转子与肱骨大结节类似,具有反映臀肌附着的骨性轮廓。
- 大转子具有四面[7]:前侧面、外侧面、后上面和后侧面(图1)。
- 臀中肌是一个巨大的扇形肌肉,其起点为髂骨的外侧面,由前、中、后三束大小相等的节段构成,每一节段由臀上神经独立的神经分支支配。臀中肌止于大转子的两个面,前束以及大部分中束肌纤维止于外侧面,后束肌纤维止于大转子的后上面[16](图2)。
- 臀中肌的前、中束在大转子外侧面止点成矩形,面积约为 440 mm^{2}[16]。止于大转子后上面的后束部分较前、中束更为粗壮,其为圆形,面积较小,约 200 mm^{2}[16]。
- 臀中肌肌纤维的走行与步态周期有关。其前、中束为纵向走行,协助髋关节进行外展。在对侧肢体的摆动阶段,前束参与骨盆的外旋。臀中肌后束走行更加水平,其主要在足跟落地时维持髋关节稳定[8]。
- 臀小肌也起自髂骨外侧面,位于髂前下棘和髂后下棘之间[1]。
- 臀小肌远端的两个头分别止于两个止点。关节囊头由增厚的筋膜构成,其止于髋关节囊的上部,髂股韧带大转子的前方[1]。长头止于大转子前侧面前缘的内侧。在大转子上臀小肌腱与臀中肌腱止点由大转子"秃斑"分界(图3)。

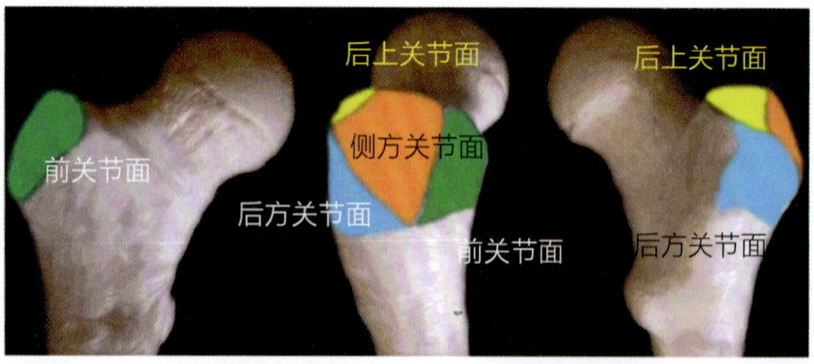

图1 从左到右:大转子的前侧观、外侧观、后侧观,显示前侧面、外侧面、后侧面、后上侧面(经允许引自 Dwek J, Pfirrmann C, Stanley A, et al. MR imaging of the hip abductors: normal anatomy and commonly encountered pathology at the greater trochanter. Magn Reson Imaging Clin N Am 2005; 13[4]: 691-704, with permission from Elsevier)。

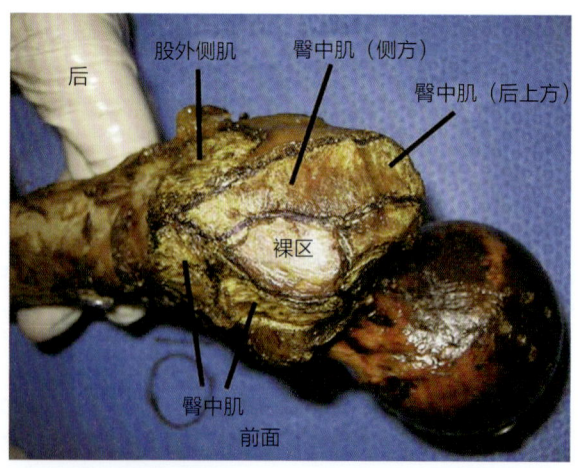

图2 大体标本显示臀中肌在外侧面和后上侧面的止点区。"秃斑"位于臀中肌和臀小肌在前侧面的止点之间[经允许引自 Robertson WJ, Gardner MJ, Barker JU, et al. Anatomy and dimensions of the gluteus medius tendon insertion. Arthroscopy 2008; 24 (2): 130-136]。

- 臀中肌与臀小肌的作用与肩关节中的肩袖类似[3,10]。臀中肌止于大转子的外侧面以及后上面,其力矩与冈上肌和冈下肌类似[3]。臀小肌止于大转子前侧面,根据股骨和骨盆位置的不同可产生不同的力矩,可影响髋关节的屈髋、外展、内旋;臀小肌通过这些力矩相互平衡维持股骨头在髋臼中的稳定性[1]。臀小肌在髋关节的很多功能位中都可以产生强大的内旋力矩,其作用与肩胛下肌类似(图4)。
- 在修复臀中肌的撕裂过程中应对其止点的解剖结构有充分的了解,以避免对肌腱附着点实际面积大小有过度的判断。应避免将锚钉错误地固定在大转子"秃斑"处,否则会使"秃斑"与臀中肌腱的解剖学止点融合[17]。

发病机制

- 发现臀中肌及臀小肌肌腱撕裂的诊断最早是在20世纪90年代后期,其与肩关节的肩袖损伤类似,最终导致退行性改变[3,10,16]。
- 臀中肌撕裂可以是间质撕裂、部分撕裂或全层撕裂,其中全层撕裂的撕裂面积较大[16]。
- 臀中肌的撕裂较臀小肌更常见,其发生于肌腱的前部附着于大转子外侧面的部分。

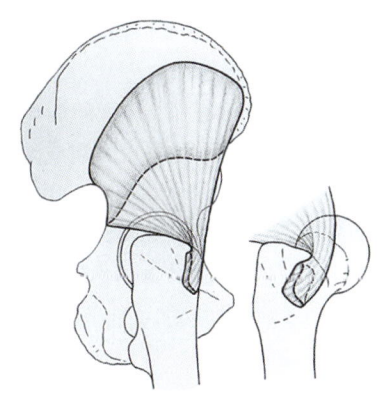

图4 臀小肌示意图,显示肌肉中多种纤维走行,其起于髂骨并止于大转子囊前部以及前侧面(经允许引自 Beck M, Sledge JB, Gautier E, et al. The anatomy and function of the gluteus minimus muscle. J Bone Surg Br 2000; 82[3]: 358-363)。

- 由于撕裂部分下表面的退变,间质撕裂或部分撕裂可逐渐发展为全层撕裂。
- 臀中肌撕裂最早在开放性髂胫束松解治疗顽固性大转子滑囊炎[10]、全髋关节置换术[9]及股骨颈骨折[3]的治疗中发现。
- Kagan等[10]在对大转子滑囊炎的患者进行髂胫束松解时发现,在7名患者存在臀中肌部分性撕裂的现象。这些患者的臀中肌撕裂可在磁共振成像中发现,但体格检查无明显发现。使用不可吸收线修复撕裂的臀中肌后,所有患者均在45个月中期随访时得到疼痛的缓解。
- 在一个纳入176名患者的队列研究中,Howell等[9]发现在因骨关节炎而进行全髋关节置换的患者中,20%伴随有外展肌的退行性变,其中大多数为女性患者。
- 在一项纳入了50名股骨颈骨折患者手术治疗的前瞻性研究中,Bunkel等[3]发现其中22%的患者存在髋关节旋转袖撕裂。其典型的表现为臀中肌、臀小肌腱附着处的环形缺损。撕裂处的边缘卷曲,并常伴随有游离液体流入转子囊,且大转子表面出现骨化增生[3]。
- 创伤可导致髋关节外展肌腱病的发生,但是并不常见[13,15]。

自然病程

- 外展肌腱病和撕裂是髋关节外侧顽固性疼痛的常见原因。
- 对于保守治疗失败的大转子疼痛综合征(GTPS)患者,应高度怀疑外展肌撕裂。

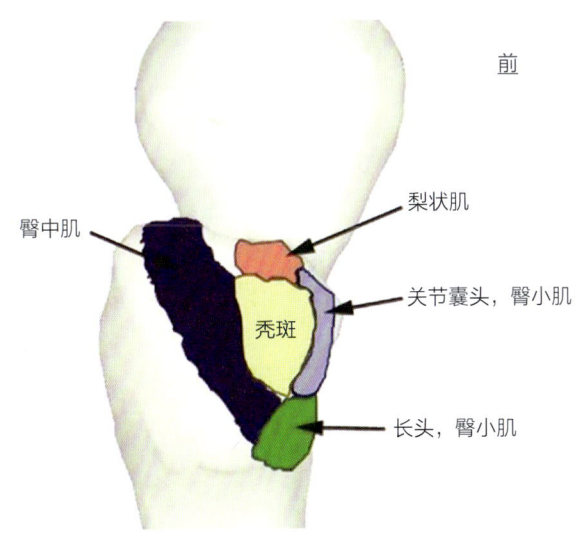

图3 计算机形成的图2中大体标本的模式图,显示了右侧近端股骨的上外侧观。图中显示了臀中肌腱、臀小肌两个头、梨状肌的附着点。大转子"秃斑"位于臀中肌止于外侧面的前部和臀小肌在前侧面的止点的后部之间(经允许引自 Robertson WJ, Gardner MJ, Barker JU, et al. Anatomy and dimensions of the gluteus medius tendon insertion. Arthroscopy 2008; 24[2]: 130-136)。

- 作为一种退行性疾病，患者常描述这种髋部外侧疼痛起病隐匿，且令人感觉虚弱。
- 退化性外展肌撕裂状态是一个连续的病理过程，外展肌的部分撕裂如果不治疗，最终会发展成全层的撕裂，与肩袖损伤的发生类似。
- 女性肌腱撕裂的概率是男性的4倍，且这一比例随年龄的增长而上升[18]。据估计25%的中年妇女会出现臀中肌腱撕裂。女性发病率的增加可能部分与女性骨盆变宽有关[9]。
- 外展肌的全层撕裂可能引起严重的髋关节外侧疼痛和严重的跛行，保守治疗失败后未治疗的患者预后较差。

病史和体格检查

病史

- 起病隐匿，表现为髋关节外侧的顽固性疼痛。
- 行走、爬楼梯、患侧卧位或抵抗髋关节外展可能会加剧疼痛。
- 伴有轻至中度跛行。
- 按照转子滑囊炎的诊断进行保守治疗，症状几乎没有改善。

体格检查

- 可观察到患者伴有跛行、减痛步态或明显的Trendelenburg步态。
- 如果怀疑患者为Trendelenburg步态，嘱患者进行单腿站立30秒以上观察Trendelenburg征。阳性表现为患侧骨盆支撑力明显下降，提示外展肌无力。Trendelenburg征是检测外展肌损伤最敏感（敏感性为73%）、最特异（特异性为77%）的体格检查指标，其观察者信度为0.68[2]。
- 接下来应嘱患者在检查床上平卧，检查髋关节活动度。外展肌撕裂通常可保留一定的活动度，但必须注意引起疼痛的部位，尤其是排除导致髋关节疼痛的关节内原因。
- 外展外旋试验对于怀疑大转子疼痛综合征（GTPS）的患者非常实用。将髋关节屈曲45°，外展、外旋可刺激大转子后侧面上的炎症软组织，激发患者的疼痛。这种检查手法将大转子后侧面靠近坐骨和髋臼后壁，挤压其中间的软组织部分。
- 行抗外旋试验时应使患者呈仰卧位，屈髋90°，外旋30°，并嘱患者抵抗阻力将髋关节内旋，若该动作导致髋关节外侧疼痛则为阳性。该试验检测外展肌腱病的敏感性为88%，特异性为97%[12]。
- 接下来的检查应嘱患者取侧卧位。
- 在大转子处深触诊可能诱发髋关节外侧疼痛。
- 外展肌力减弱提示外展肌腱病或撕裂。外展肌力的检查需保持髋关节自然屈曲或伸直，用一只手稳定骨盆，并嘱患者主动对抗阻力外展髋关节。行此检查时可使膝关节屈曲、伸直，以分别放松、紧张髂胫束。
- Ober试验同样可用来评估髋关节外展肌的紧张度或是否存在挛缩。

影像学和其他诊断性检查

- 对所有主诉为髋关节疼痛的患者拍摄X线骨盆正位及X线Dunn位片（髋关节屈曲90°，外展20°，射线垂直于髋关节）进行评估。
- 非髋关节炎的外展肌撕裂患者的X线平片一般无明显异常，有时可在大转子外展肌止点处见到钙化灶。
- 根据临床具体情况可进行高质量的MRI检查，用于辅助诊断外展肌撕裂。
- 利用冠状位反转恢复和轴向质子密度序列，非对比MRI和钆对比MRA均可用于评估髋关节情况。
- 伴有大转子滑囊炎的可疑臀中肌腱撕裂患者可通过MRI确诊[11]。MRI对于诊断臀中肌、臀小肌腱撕裂有高特异性和高敏感性（图5A～C）。
- MRI可鉴别部分和全层外展肌撕裂，并可鉴别钙化性肌腱炎和肌肉内脂肪萎缩。
- MRI还可以用来评估手术修复外展肌腱撕裂后的康复情况（图6A～C）。
- 超声可用于评估臀中肌和臀小肌腱病变，并提供有关疾病严重程度和撕裂大小的信息。

鉴别诊断

- 大转子滑囊炎。
- 外展肌腱钙化性肌腱炎。
- 大转子骨折。
- 髋关节发育不良。
- 髋关节外弹响（继发于髂胫束增厚）。
- 髋关节内弹响（继发于髂腰肌腱病变）。
- 梨状肌综合征（坐骨神经受压）。
- 腰椎神经根病。
- 骶髂关节疼痛。

非手术治疗

- 非手术治疗可缓解患者疼痛，改善生活质量。
- 保守治疗包括患者的教育，告知患者疾病的诊断、自然病程等情况，并告知患者所有的治疗手段。对于初诊为外展肌撕裂的患者，优先考虑进行非手术治疗。

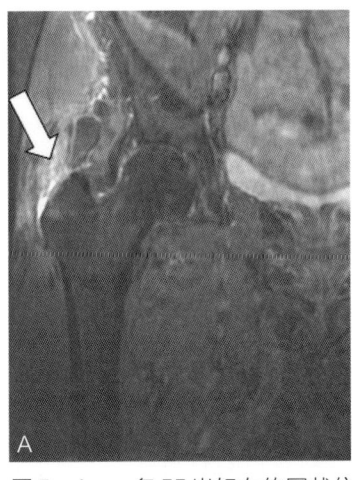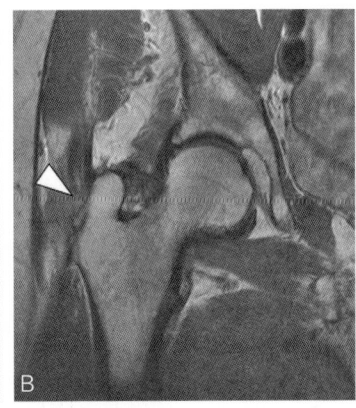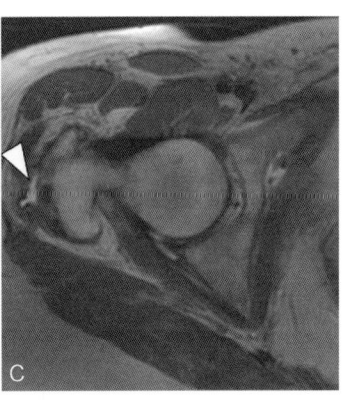

图5　A. 一名55岁妇女的冠状位反转恢复序列图像，显示外展肌沿大转子止点处软组织水肿（白色箭头）。B. 正常对照以及轴向快速自旋回波（FSE）图像（C），显示臀中肌前外侧纤维球（白色箭头）在其位于大转子外侧止点处出现重度部分撕裂（版权：Alissa Burge, MD）。

- 非手术治疗方法包括休息、冰敷、抗炎药物，以及训练活动度、力量、步态等的物理治疗手段。
- 如果在保守治疗后上述症状仍持续存在，笔者考虑对MRI确诊为外展肌撕裂的患者进行超声引导下局部封闭注射麻醉剂和富血小板血浆。对于外展肌止点正常的患有大转子疼痛综合征的患者，考虑对其局部注射皮质醇激素。

手术治疗

- 对于保守治疗后仍有髋关节外侧疼痛、无力的患者考虑使用手术治疗的方式。
- 外展肌修复可行开放手术或在关节镜下进行。
- 笔者建议对MRI上显示外展肌腱从大转子上完全撕裂且伴有退缩的患者进行开放手术修复。笔者认为对于该类患者进行开放手术可以达到更持久的修复效果。随着技术的进步，在内镜下修复较大范围的撕裂可能是可行的。
- 关节镜下修复外展肌腱损伤重复性高，在短时间内可以实现疼痛的缓解、功能的恢复。
- 进入大转子周间隙后，镜下对中心和周围部位的病理学改变进行常规评估与治疗。
- 除了手术技术，熟悉外展肌在大转子止点上的解剖结构，有助于在关节镜下找到损伤的部位，并进一步进行修复。

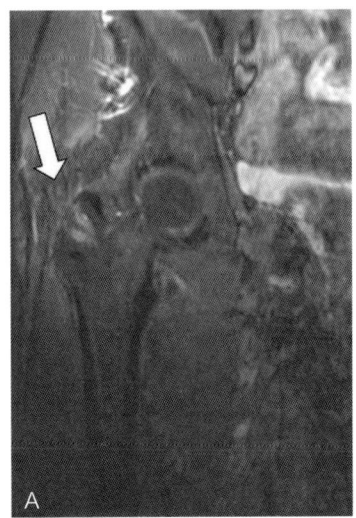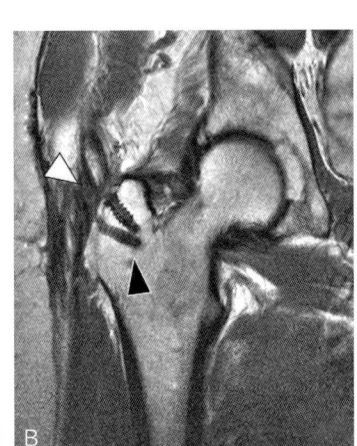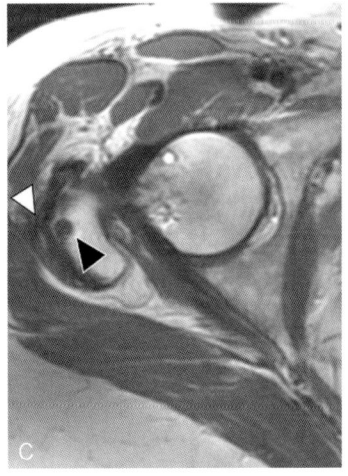

图6　A. 图5中患者外展肌损伤修复后的图像，显示大转子处软组织水肿消退（白色箭头）。B. 冠状位和轴位快速自旋回波图像（C），显示大转子外侧面的锚钉（黑色箭头）术前臀中肌前外侧止点的撕裂部分恢复（白色箭头）（版权：Alissa Burge, MD）。

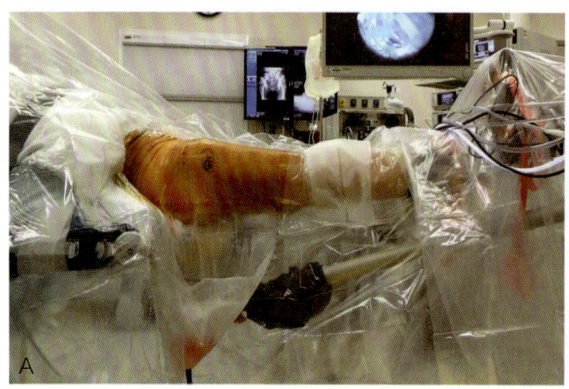
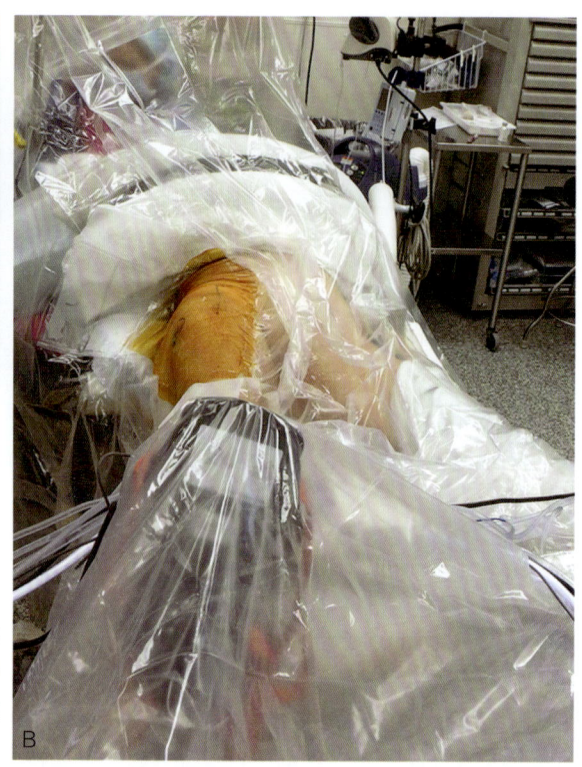

图7　A. 患者置于标准手术台上，下肢固定在特殊支架上的侧面观。手术侧下肢屈曲0°～20°，内旋10°～15°，外展20°以放松髂胫束，以便进入转子周间隙。B. 从床尾向近端看患者体位的视图。

术前准备
- 术前准备包括对患者进行详细的问诊及体格检查，确认症状来源于髋关节外侧部分。
- 根据临床表现及影像学检查确认所有可以在关节镜下处理的中央或周围部分的病理学改变。
- 准备患者近期骨盆X线平片以排除进行性关节间隙变窄，因为其是关节镜的禁忌证。
- 准备近期行MRI平扫确认患者的外展肌撕裂修复适合在关节镜下进行。

体位
- 与常规关节镜检查相同，患者应该安置在标准手术室的床上，并有专门的下肢支架。
- 手术不需要牵引，因此移除会阴柱。
- 双足用厚靴子保护。
- 非手术髋关节置于轻度外展，正常伸直，膝关节完全伸展的体位。
- 术侧下肢屈曲0°～20°，内旋10°～15°，外展20°以放松髂胫束，以助于进入大转子与髂胫束间的间隙中（图7A、B）。

入路
- 前侧入路和前中入路（MA）均可用于进入大转子周间隙（图8）。
- 前侧入路均从髂前下棘（ASIS）外侧进入，以避免损伤股外侧皮神经（LFCN），入路从阔筋膜张肌和缝匠肌的肌间隙间穿过。
- 笔者常规通过前中入路进入大转子周间隙中，此通路位于标准前入路的旁外侧2 cm左右。

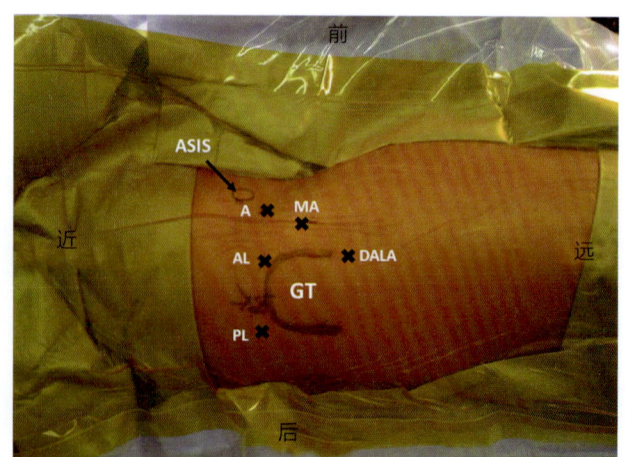

图8　准备并覆盖好的手术侧腿，并且标出了进入转子周空间的标准入路。A，前侧；AL，前外侧；ASIS，髂前上棘；DALA，前外侧远端入路；GT，大转子；MA，前中入路；PL，后外侧入路（版权：Bryan T.Kelly, MD）。

- 前中入路相对于标准前入路有两个优点。
  - 由于其相对标准前入路，位置在髂前下棘的更外侧，可进一步降低损伤股外侧皮神经的可能[16]。
  - 前中入路位于大转子的正外侧，因此在臀中肌腹的远端和股外侧肌的近端，可避免修复过程中对外展肌群的损伤。
- 透视检查可用来辅助确认前中入路在大转子外侧顶点股外侧肌止点边缘（图9）。此方法可以避免近端的臀中肌和远端的股外侧肌损伤。
- 一般三个通道足够完成镜下外展肌修复[前中入路、前外侧入路及前外侧远端入路（DALA）]。后外侧入路也常常用到（图8）。

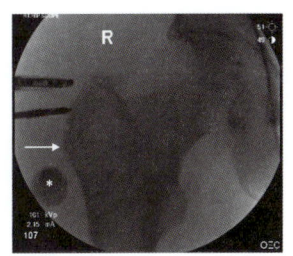

图9 右侧髋关节的透视影像。一个金属帽（星号）被用于外部触诊大转子的外侧耀斑（箭头）。在前后方向使用套管针的初始入针点必须指向这个外侧突起，以避免无意中损伤近端臀中肌纤维和远端股外侧肌纤维。透视检查也可以用来确定缝线锚钉的进入方向垂直于大转子外侧面（版权：Bryan T.Kelly, MD）。

建立第一个观察入路

- 在透视引导下确定了前中入路的位置后，将钝性塑料套管从前后方向插入转子周间隙中。
- 将套管在转子囊和髂胫束间来回清扫，以清除其间粘连。其方式与进入肩峰下空间时的操作类似。
- 在找到合适的平面后，使用50 mmHg的液压将腔内空间膨胀，采用70°的镜头并与套管锁住。
- 光源和镜头的方向朝向远端，镜头与患肢平行（技术图1）。

技术图1 进入转子周间隙后，镜头平行于手术侧下肢，光源面向远端。

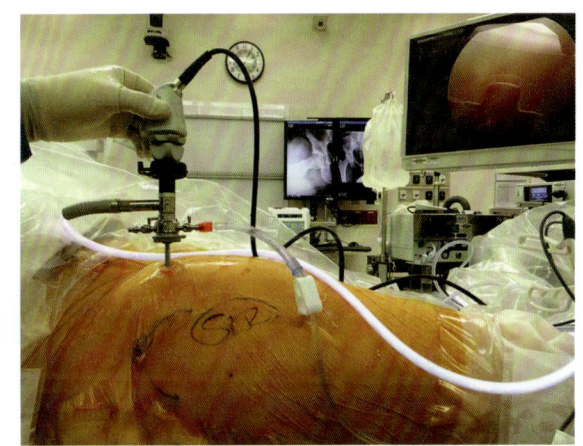

切除滑囊与建立视野

- 使用常规的Seldinger法通过前外侧远端入路（DALA）进入转子周间隙（图8），此通道与前外侧入路平行，位于前外侧入路外4～5 cm处。
- 将刨刀通过上述入路插入转子周间隙，清除转子囊（技术图2）。
- 囊壁的切除应由远端臀大肌股骨止点开始向近端进行。此举可更容易看到髂胫束及大转子，即转子周间隙的内外侧界限。
- 接下来可打通标准前外侧入路，便于对近端进行操作以及获取远端视野。

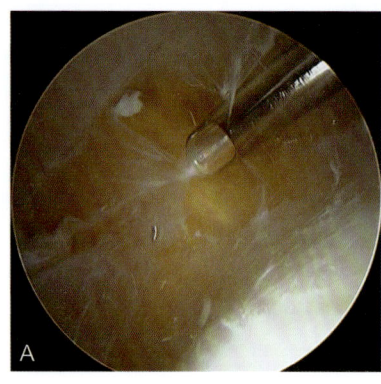 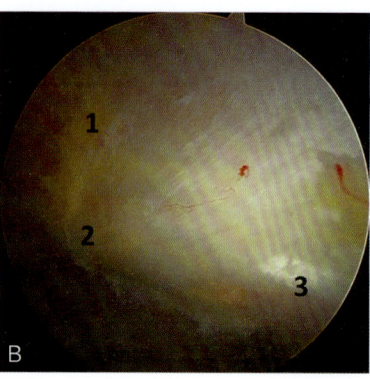

技术图2 A. 初始以70°通过前中入路进入转子周间隙的镜下观，光源朝向远端。完全的转子囊切开可获得更好的视野，图中正使用刨刀进行操作。B. 转子囊清理后，可通过臀中肌（1）大转子外侧面（2）及股外侧肌（3）定位。

在转子周间隙定位

- 镜下第一个定位的结构为臀大肌在股骨上的止点，其位于股外侧肌正下方（技术图3A）。
- 此位置易于找到，且是一个安全区域。坐骨神经位于臀大肌止点后3～4 cm处，因此应避免探查该肌腱下方的区域。
- 光源接下来应朝向股骨的外侧，可见股外侧肌的纵行肌纤维及近端的股骨嵴。向前上方调整光源可在股骨嵴的内侧见到臀中肌的肌腹及其止点（技术图3B）。

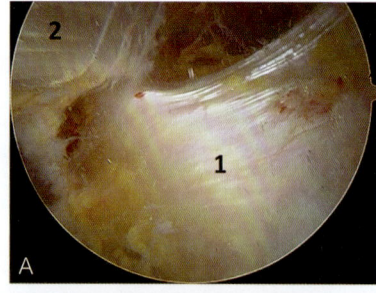 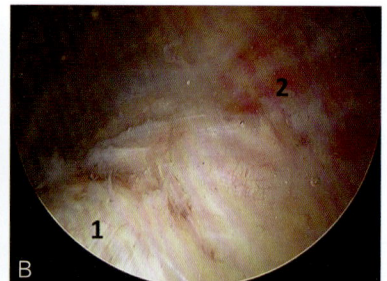

技术图3 A. 以70°进入前中入路，最清晰的标志物是臀大肌腱的股骨远侧止点（1）。该肌腱为关节周围内镜检查建立了一个安全区域，有助于确认坐骨神经在手术过程中没有损伤风险。注意臀大肌肌腱的起点在股外侧肌纵行纤维的后方（2）。B. 可见股外侧肌的纵行纤维（1）并在靠近股骨嵴处有臀中肌的肌腹及其止点（2）。

评估外展肌止点

- 评估大转子外侧面上的臀中肌及其止点时，应仔细探查整条肌腱。
- 观察臀中肌及其肌腱的最佳位置是在关节镜的前外侧入路的近端，该位置可见到整个外展肌。旋转光源以观察到前上方视野。
- 其他工具可通过前中入路（MA）及前外侧远端入路（DALA）进入。
- 臀小肌常被臀中肌覆盖，一般难以看到。可用交换棒轻柔地牵拉开臀中肌，来观察臀小肌在大转子前侧面上的止点（技术图4）。
- 一般来讲，臀中肌退变或撕裂的位置是其大转子外侧面的止点处。
- 肌腱的表面下层撕裂也可能发生，若肌腱止点处明显薄弱，也应对其撕裂进行修复。

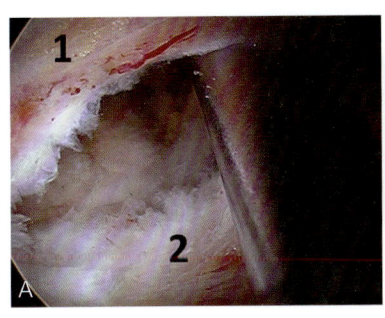
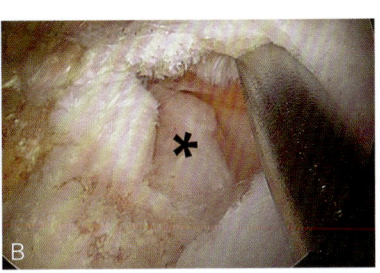

技术图4　A. 在臀中肌前侧边缘处（1），臀中肌和臀小肌（2）之间的平面可见下层肌腱。B. 拨开撕裂的臀中肌可见其肌腱与大转子外侧面的止点（星号）（版权：Bryan T.Kelly，MD）。

准备内镜下外展肌修复

- 若发现了臀中肌撕裂，与肩袖损伤的修复类似，应评估其收缩能力及可修复性（技术图5A、B）。
- 使用探针或抓钳将撕裂的部分恢复至解剖学止点，用以评估组织及肌腱的活力。
- 使用刨刀清理撕裂肌腱的边缘坏死变性组织直至边缘为健康、有活力的组织。
- 使用磨头打磨大转子外侧面，为促进损伤的修复提供一个出血的骨松质床（技术图5C）。

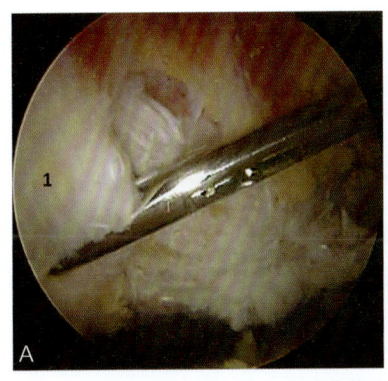
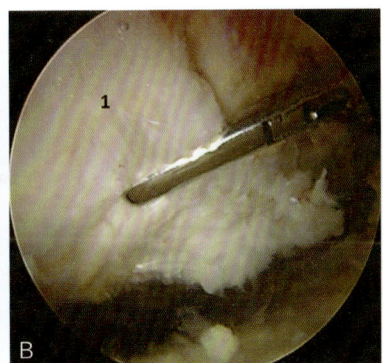
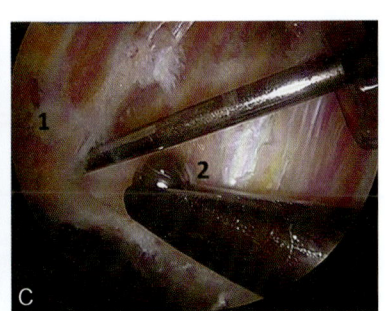

技术图5　A. 使用抓钳评估臀中肌腱游离缘（1）的活力。B. 该情况下，撕裂部分若可回纳到解剖学位置，说明组织情况良好。C. 臀中肌腱的前缘（1）被牵拉，使用锉刀修整大转子外侧面（2），并提供一个出血的骨松质床以便组织修复（版权：Bryan T. Kelly，MD）。

内镜下修复髋关节旋转袖

- 由于大转子处骨质坚硬，修复时常使用金属或PEEK锚钉进行。金属锚钉的位置可通过透视确认。
- 一般来说两个锚钉足以修复臀中肌腱撕裂。应在两个锚钉间留有适当的距离以保证锚钉间有足够的骨组织。
- 在放置锚钉前应先在镜下直视和透视指引下放置腰椎穿刺针，再经皮将锚钉放置在肌腱止点处，并在透视下确认锚钉的位置（技术图6A）。
- 在锚钉固定后，使用穿线器将缝线依次穿过肌腱游离缘（技术图6B、C）。在前外侧远端入路使用穿针器将肌腱边缘接住，并在前中通路完成缝合。
- 缝合均应在髋关节套管中完成，以避免损伤周围软组织。
- 在缝线缝合完成后，在镜下使用推结器锁定绳结，使臀中肌及臀小肌止点回归解剖学位置（技术图6D）。相对于单纯缝合，笔者更倾向于使用垂直褥式缝合。
- 应仔细评估肌腱修复情况，以确保肌腱的解剖结构复位以及缝合的安全性。

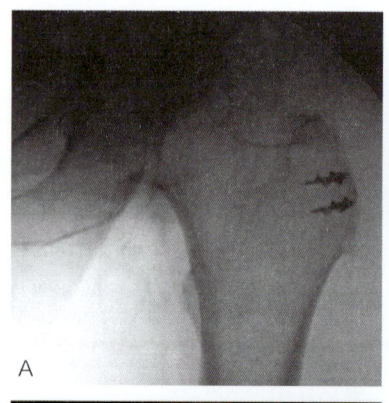
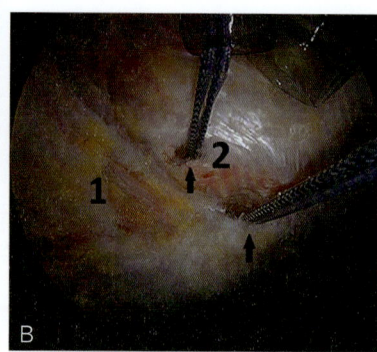
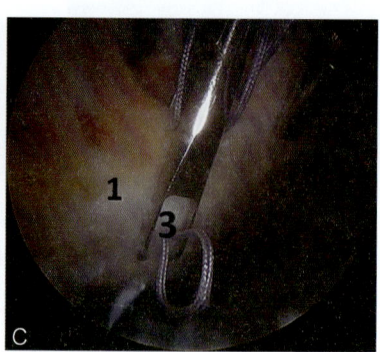
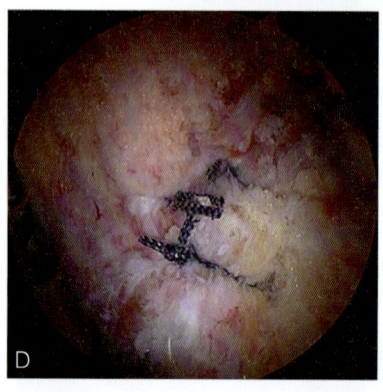

技术图6　A. 植入锚钉后使用透视确定锚钉植入到大转子上。B. 两个锚钉固定在臀中肌（1）撕裂边缘的远端，其间适当地间隔以跨过大转子外侧面（2）的足印区。C. 然后使用穿线器（3）将缝线依次穿过游离肌腱边缘。D. 拉紧所有缝线完成外展肌撕裂的修复。最后检查并确认肌腱止点回归解剖学位置，并确认修复的安全性（A、C、D版权：Bryan T.Kelly，MD）。

部分外展肌腱撕裂的手术处理

- MRI上提示的肌腱深层部分撕裂很难在镜下观察到。
- 这种撕裂与肩关节面肩袖撕裂类似，其向下延伸可能会变成全层撕裂。
- 相比与肩袖撕裂，大转子周间隙较窄，不足以观察到部分撕裂的臀中肌。
- 在臀中肌和臀小肌间的臀中肌前缘构建一个平面可更好地观察撕裂部分。
- 若是高程度损伤，其有可能发展为全层撕裂，应使用前述方法对撕裂部分进行修补。
- 经肌腱修复也是可行的，其技术已有文献报道[6]。
  - 在大转子外侧面臀中肌止点处将臀中肌腱纵行切开。
  - 通过切口可以观察到肌腱的下层撕裂。
  - 内镜插入切口，详细观察下层撕裂。
  - 使用刨刀修剪去除病理组织，使用锉刀打磨大转子外侧面。
  - 在透视引导下将锚钉穿过肌腱切口放置。
  - 使用穿线器将线头的一端穿过肌腱的前后部分。
  - 将所有缝线绑牢，将肌腱固定在大转子外侧面的同时逐侧修复肌腱撕裂部分。

要点与失误防范

优点	• 通过钝性分离的方法进入前中入路,可将损伤股外侧皮神经(LFCN)的风险降到最小 • 通过透视确认进入前中入路的始点位于大转子外侧顶点旁,可避免损伤臀中肌 • 在手术过程中应时刻关注液压,避免液体溢出进入大腿,导致周围软组织的损伤 • 套管应至少90 mm长,避免在修复缝合外展肌时有软组织嵌入 • 在术后前4周持续进行被动活动以尽量减少术后粘连的发生
缺陷	• 范围大而不可逆的外展肌撕裂可能导致内镜修复后效果不佳或失败,此种情况更适合开放手术修复 • 当患者年龄较大时,应考虑预防深静脉血栓(DVT)的发生 • 外展肌修复术后早期失败的患者可通过康复训练逐渐缓解

术后处理

- 在术后前6周内,在拄拐的状态下患侧下肢可负重20 lb(约9 kg)的重量。
- 外展支具锁定在髋关节外展10°的位置。
- 术后前6周即开始每天进行持续被动运动4小时,每天固定骑自行车20分钟,以防止粘连。
- 术后前6周不进行主动外展和内旋或被动内收和外旋,以保持修复的完整性。
- 术后前6周,在疼痛忍受范围内进行髋关节屈曲90°并被动外展。
- 术后前6周髋关节被动屈曲大于90°是允许的。
- 术后10~14天拆线,此后可对瘢痕处进行按摩。
- 术后2周后可对髋关节内收肌、伸肌和外旋肌进行等距强化训练。
- 术后6周开始进行主动肌肉力量训练,从髋关节半屈等长和股四头肌力量训练开始。
- 术后6~8周开始可拄拐在忍受的范围内逐渐增加负重。
- 术后8周开始逐步进行髋部被动内、外旋转的运动训练。
- 10周后,在耐受范围内,逐渐增强下肢和主要肌肉的力量训练。
- 在术后3~6个月,患者疼痛应消失,股四头肌和腘绳肌的峰力矩强度应在对侧肢体15%以内,且Stepdown试验应表现正常。

预后

- 内镜下臀中肌修复的结果资料仅限于短期随访的小病例。
- Voos等[18]报道了10名患者(平均年龄为50岁)关节镜下臀中肌全层损伤的修复病例,其平均随访时间为25个月。在最后一次随访时所有患者的疼痛完全缓解,平均Harris髋关节评分为94分,髋关节结局评分为93分。
- Domb等[15]报道了平均年龄为58岁的15名患者的病例,平均随访时间为28个月。其中有6例臀中肌部分撕裂和9例部分撕裂。14名患者对手术治疗的满意度为非常满意,4种不同的髋关节评分中均至少提高了30分。
- McCormick等[14]报道了平均年龄为66岁的10名患者的病例,平均随访时间为23个月。所有患者均在关节镜下进行臀中肌全层损伤的修复。所有患者都有较好的结果指标,肌力也得到恢复。笔者还提到了年轻患者的术后结果更好。

并发症

- 相对于髋关节腔内的关节镜手术,关节旁内镜手术的并发症发生率更低。
- 尚未有文献报道有并发症的发生[14,18]。
- 潜在的股外侧皮神经损伤及大量液体渗入大腿的风险确实存在,但是发生率尚不明确。

(丁振禹 译,杨星光 谢国明 审校)

参考文献

[1] Beck M, Sledge JB, Gautier E, et al. The anatomy and function of the gluteus minimus muscle. J Bone Joint Surg Br 2000;82(3):358-363.

[2] Bird PA, Oakley SP, Shnier R, et al. Prospective evaluation of magnetic resonance imaging and physical examination findings in patients with greater trochanteric pain syndrome. Arthritis Rheum 2001;44(9):2138-2145.

[3] Bunker TD, Esler CN, Leach WJ. Rotator-cuff tear of the hip. J Bone Joint Surg Br 1997;79(4):618-620.

[4] Connell DA, Bass C, Sykes CA, et al. Sonographic evaluation of gluteus medius and minimus tendinopathy. Eur Radiol 2003;13(6):1339-1347.

[5] Domb BG, Botser I, Giordano BD. Outcomes of endoscopic gluteus medius repair with minimum 2-year follow-up. Am J

Sports Med 2013;41(5):988-997.
[6] Domb BG, Nasser RM, Botser IB. Partial-thickness tears of the gluteus medius: rationale and technique for trans-tendinous endoscopic repair. Arthroscopy 2010;26(12):1697-1705.
[7] Dwek J, Pfirrmann C, Stanley A, et al. MR imaging of the hip abductors: normal anatomy and commonly encountered pathology at the greater trochanter. Magn Reson Imaging Clin N Am 2005;13(4):691-704.
[8] Gottschalk F, Kourosh S, Leveau B. The functional anatomy of tensor fasciae latae and gluteus medius and minimus. J Anat 1989;166:179-189.
[9] Howell GE, Biggs RE, Bourne RB. Prevalence of abductor mechanism tears of the hips in patients with osteoarthritis. J Arthoplasty 2001;16(1):121-123.
[10] Kagan A II. Rotator cuff tears of the hip. Clin Orthop Relat Res 1999;(368):135-140.
[11] Lequesne M, Djian P, Vuillemin V, et al. Prospective study of refractory greater trochanter pain syndrome. MRI findings of gluteal tendon tears seen at surgery. Clinical and MRI results of tendon repair. Joint Bone Spine 2008;75(4):458-464.
[12] Lequesne M, Mathieu P, Vuillemin-Bodaghi V, et al. Gluteal tendinopathy in refractory greater trochanter pain syndrome: diagnostic value of two clinical tests. Arthritis Rheum 2008;59(2):241-246.
[13] Lonner JH, Van Kleunen JP. Spontaneous rupture of the gluteus medius and minimus tendons. Am J Orthop 2002;31(10):579-581.
[14] McCormick F, Alpaugh K, Nwachukwu BU, et al. Endoscopic repair of full-thickness abductor tendon tears: surgical technique and outcome at minimum of 1-year follow-up. Arthroscopy 2013;29(12):1941-1947.
[15] Ozcakar L, Erol O, Kaymak B, et al. An underdiagnosed hip pathology: a propos of two cases with gluteus medius tendon tears. Clin Rheumatol 2004;23(5):464-466.
[16] Robertson WJ, Gardner MJ, Barker JU, et al. Anatomy and dimensions of the gluteus medius tendon insertion. Arthroscopy 2008;24(2):130-136.
[17] Voos JE, Rudzki JR, Shindle MK, et al. Arthroscopic anatomy and surgical techniques for peritrochanteric space disorders in the hip. Arthroscopy 2007;23(11):1246.e1-e5.
[18] Voos JE, Shindle MK, Pruett A, et al. Endoscopic repair of gluteus medius tendon tears of the hip. Am J Sports Med 2009;37(4):743-747.

第37章 腘绳肌近端损伤
Proximal Hamstring Injury

Thomas J. Kremen, Jr., Robert T. Sullivan, and William E. Garrett

定义

- 腘绳肌近端损伤在运动员中很常见。
- 这些损伤包括一系列表现：肌-腱连接处（MTJ）拉伤、肌腱部分撕裂或腘绳肌复合体从坐骨结节上完全撕脱[2,11]。

解剖

- 腘绳肌肌群由3块肌肉组成：股二头肌（长头和短头）、半腱肌和半膜肌。除了股二头肌的短头外，所有3块肌肉都起自骨盆的坐骨结节。
- 股二头肌和半腱肌具有共同的起点。
- 腘绳肌是跨2个关节的肌肉，桥接髋关节和膝关节。
- 股二头肌和半膜肌的近端肌腱在其肌腹处分别延伸约62%和73%。
- 坐骨神经紧贴在腘绳肌起点外侧。

发病机制

- 伸展时的离心运动，出现于屈髋、伸膝动作；膝关节在高速的相关活动中进行伸展时，腘绳肌却试图降低下肢的速度，被认为是损伤的主要机制[3,26]。
- 其他较少见的腘绳肌损伤机制是极度伸展时伴有不确定数量的肌肉活动。这可能发生在滑水运动或当膝关节伸直时突然屈髋的情况下[2,11,13,21]。

自然病程

- 这些损伤的病程差异很大，近端的损伤可能需要更长的时间恢复至受伤前水平。此外，对于腘绳肌撕脱所造成的持续而且明显的功能障碍很可能需要手术治疗。
- 部分或完全腘绳肌撕脱不应该与肌-腱连接处拉伤混淆。撕脱与肌-腱连接处拉伤不同，它会造成严重肢体功能障碍，可能需要手术干预。撕脱会造成肌肉控制的无力和丧失，特别是在快节奏跑步时。
- 幸运的是，大多数腘绳肌近端损伤是肌-腱连接处拉伤，最佳处理是非手术治疗。拉伤多发生于股二头肌，并且最常见的位置是靠近肌-腱连接处。恢复时间取决于所累及肌肉的百分比，这可以通过测量MRI中横截面积或异常肌肉信号的纵向长度来确定[2,7,15,23]。
- >50%横截面积的损伤会导致恢复期>6周，然而若影像学表现正常，则恢复期大约为1周[15]。
- 腘绳肌复合体损伤的最大危险因素是之前曾有位于同一个部位的损伤史[26,18]。
- Peterson和Hölmich报道腘绳肌损伤的复发率为12%~31%[19]。无论再损伤的原因是康复治疗不充分且过早重返比赛，或者之前的危险因素仍持续存在，主治医师必须有能力评估损伤的程度，了解肌肉愈合修复过程，以及腘绳肌损伤的康复及预防措施。

病史和体格检查

- 腘绳肌近端损伤的典型症状是运动比赛或训练中突然出现大腿后侧近端疼痛。
- 通常不出现机械症状，如弹响和突出。
- 通常与腘绳肌损伤相关的运动包括跨栏、长跳、短跑和滑水。
- 严重的损伤，比如撕脱伤，可能表现为明显的畸形、肿胀、瘀斑和明显的凹陷。与其相一致的发现包括触诊时局部压痛并且抗阻屈膝能够诱发疼痛。
- 让患者俯卧并收缩腘绳肌，同时对腘绳肌近端起点进行触诊。
- 可触知的缺陷意味着近端撕脱。大腿后部形状可能存在明显的不对称性。
- 无凹陷的疼痛提示部分撕脱。
- 通过使患者顺序地收缩并松弛腘绳肌复合体以抵抗阻力，可以揭露明显的肌-腱连接处损伤。在急性或慢性损伤后及康复期恢复运动期间，此评估可能有用。
- 患肢腘绳肌外观上的灵活性明显增加提示近端撕脱。
- 基于临床上损伤的程度，目前肌肉损伤的分类为轻度、中度和重度损伤。
  - 轻度肌肉损伤是指肌力丧失很少或没有丧失。
  - 中度损伤肌力丧失明显。
  - 严重损伤是指肌肉功能完全丧失。在严重损伤中，神经症状的出现可能继发于毗邻坐骨神经的直接受压或牵拉性神经炎。

影像学和其他诊断性检查

- X线平片有助于评估骨性撕脱。
- 可以选择MRI检查来明确是否存在肌肉损伤或撕脱,尤其是当医师进行体格检查发现和患者的症状不一致的时候。
- 尽管最近对使用超声成像越来越感兴趣,但已经证明腘绳肌近端损伤,MRI仍然是最佳选择[27]。
- 在独立研究中,Connell、Kouloris、Askling与Slavotinek都报道康复时间与累及肌肉的百分比相关,这可以通过测量MRI中横截面积或异常肌肉信号的纵向长度来确定。
  - Kouloris报道>50%横截面积的损伤恢复期>6周,然而若影像学表现正常,则恢复期大约为1周[2,7,15,23]。
- Schneider等怀疑MRI预测轻、中度损伤康复时间的能力[22]。尽管不同康复治疗方法存在局限,他们认为MRI有助于预测中度及重度损伤的康复期。相反对于轻度损伤而言,他们认为临床评估优于MRI。
- Verall报道部分临床上确诊为腘绳肌拉伤,但MRI检查阴性的患者群[26]。与Schneider相似,Verall报道MRI有明显改变的腘绳肌拉伤患者预后要比MRI阴性的大腿后侧损伤患者差[26]。
- Askling也证实由MRI确定的损伤部位和康复时间具有相关性[2]。他发现越靠近腘绳肌起点的损伤,其康复时间越长。也就是说,损伤越靠近头端,其康复时间越长。有趣的是,在损伤后的3周内,触诊时最痛点的位置同样也能很好地预测康复时间。
- 虽然不是特异于腘绳肌近端损伤,但最近,仅基于横截面积的传统MRI损伤评分系统与新的MRI损伤评分系统进行了比较,后者考虑了其他学者先前所涉及的许多特征。这些包括患者年龄、受伤部位、异常信号的纵向长度、回缩、所涉及的肌肉数量及其他特征。传统和新描述的损伤评分系统都与美国职业足球运动员重返赛场的时间相关联[6]。
- 在肌肉中度、重度损伤的下列情况中MRI是最有用的:根据损伤位置或受累肌肉百分比来预测恢复时间,或检测由于大范围血肿或肿胀无法在体检时感觉到的撕脱(图1)。

鉴别诊断

- 涉及腰部的疼痛(椎间盘源性疼痛、关节病等)。
- 神经根病(椎间盘髓核突出、椎管狭窄)。

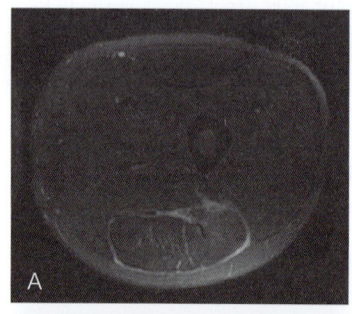
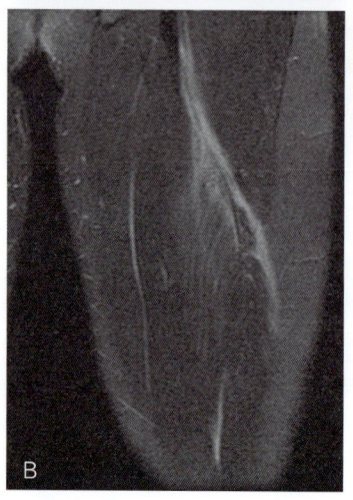
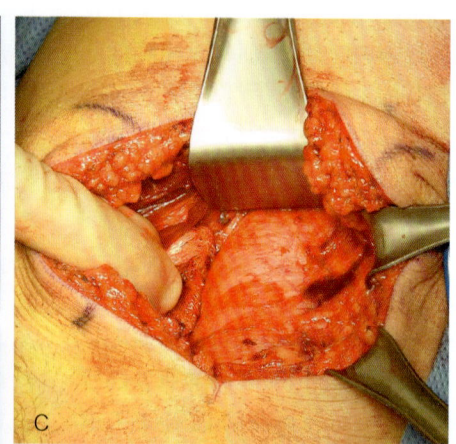

图1 A、B. 腘绳肌拉伤MRI表现。沿着左腘绳肌全长都显示出增强的T2信号,尤其是在肌-腱连接处,涉及股二头肌和部分半腱、半膜肌。C. 术中见近端肌腱从坐骨结节止点处完全撕脱(版权:Gary Fetzer, MD 和 Brad Nelson, MD, Mn-neapolis)。

- 坐骨神经痛。
- 肿瘤。
- 梨状肌综合征。
- 骨突炎。
- 骨盆应力性骨折。
- 坐骨神经撞击[24]。

非手术治疗

- 绝大部分腘绳肌近端损伤为肌-腱连接处拉伤,采取以恢复肌肉力量及灵活性为主的保守治疗[10,12]。
- 腘绳肌近端拉伤的治疗是基于损伤的严重程度,以及对肌肉再生和瘢痕形成的认知[12]。
- 腘绳肌近端劳损的治疗通常是根据损伤程度决定休息天数,然后在疼痛能够忍受的范围内早期进行主动运动和被动运动。
- 冷敷和压迫有助于减少出血、炎症,而大的血肿可能不利于瘢痕形成。
- 运动专项训练通常在大约受伤后2周开始。
- 一旦运动员重返运动,他们应该在赛季内继续进行强化及拉伸训练,因为避免由高复发率引起的再损伤非常关键[3,8,19,25,26]。

手术治疗

- 和腘绳肌近端拉伤不同,腘绳肌撕脱必须进行手术修补,特别是对于高要求的运动员或腘绳肌复合体近端完全断裂的患者。完全撕脱的报道很少,大多数撕脱损伤都是部分性、累及股二头肌。
- 有学者报道对部分和完全撕脱性腘绳肌近端损伤进行急性和延迟手术治疗都取得了满意的疗效。他们认为诊断和手术的延误会导致疗效变差[4,5,9,14,16,17]。手术干预的多数论据都来源于Sallay的报道,他研究报道5名完全撕脱伤的滑水运动员非手术治疗后,无法奔跑或重返体育运动[21]。Sallay还报道了7名部分撕脱伤患者康复时间延长和功能下降。
- 有些学者对研究部分撕脱伤的手术治疗仍有一定的兴趣,但很少有研究能够证明对部分撕脱伤进行非手术治疗的疗效较差[16]。

术前计划

- 骨盆X线平片可用来评估骨性撕脱。
- MRI可用来确认部分或完全撕脱,以及评估腘绳肌回缩的程度。
- 记录患肢的神经血管检查结果。
- 亦可考虑用肌电图来评估持续性、能感知到的神经缺陷。

体位

- 患者取俯卧位,胸部下垫软垫。
- 术侧患肢铺巾,使髋膝能够屈伸自如。

入路

- 在伴有小的腘绳肌回缩急性病例中,笔者采取臀肌皱褶内横切口。
- 纵行切口从坐骨结节开始,越过大腿后侧,用于需要有效松解或部分延长腘绳肌,或行坐骨神经松解术的慢性病例。有明显腘绳肌回缩的急性病例中也可以使用纵行切口(图2)。

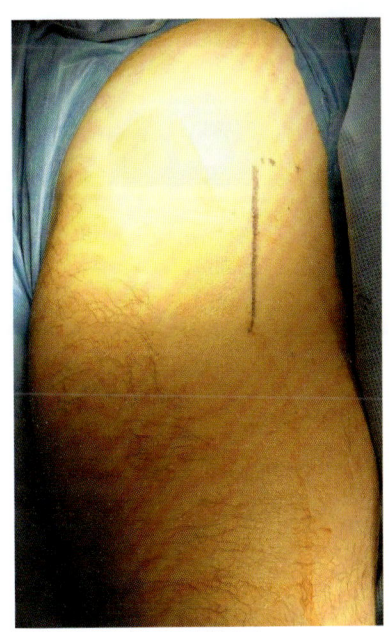

图2 纵行切口从坐骨结节开始,越过大腿后侧,用于需要有效松解或部分延长腘绳肌,或行坐骨神经松解术的慢性病例。有明显腘绳肌回缩的急性病例中也可以使用纵行切口(版权:Gary Fetzer MD和Brad Nelson MD, Minneapolis MN)。

手术技术：腘绳肌完全撕脱伤的修复

- 股后皮神经及其近端分支走行于筋膜深面，沿大腿后方向下斜行跨过股二头肌长头。
  - 股后皮神经分支为臀下支和会阴支。
  - 臀下皮神经共3～4支，转向上方至臀大肌下缘周围。
  - 会阴支支配大腿上方和内侧皮肤。
- 切开后侧筋膜使臀大肌下缘松动并向上牵拉肌肉，以显露坐骨结节及撕脱的肌腱残端。
- 从正常解剖的远侧开始，可见坐骨神经位于坐骨外侧。
  - 如果需要，慢性病例可以小心地进行坐骨神经松解术。
  - 要注意确认并保护支配半膜肌的分支。
- 显露撕脱的肌腱残端并用高强度缝线抓握缝合，进行标记（技术图1A）。
- 小心松解肌腱残端和近端肌肉组织，尽量减少修补时的张力，并且限制屈膝。如果可能，将肌腱在接近坐骨结节外侧面的起点处进行修复。对于慢性病例，腘绳肌远端延长术可能是必要的。
- 先清理坐骨结节上解剖足迹区的软组织，再用缝合锚钉修复（技术图1B）。
- 如果无法将肌腱移至其坐骨上的解剖学起点，其他学者已有报道将肌腱固定于邻近的肌-腱复合体。
- 然后逐层缝合筋膜和皮肤。

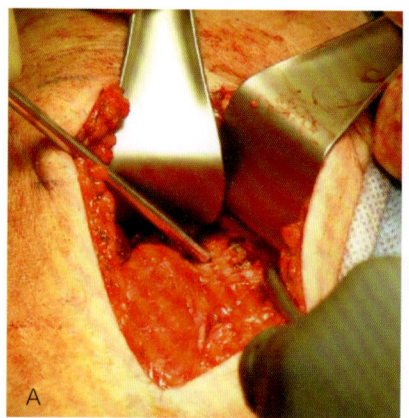 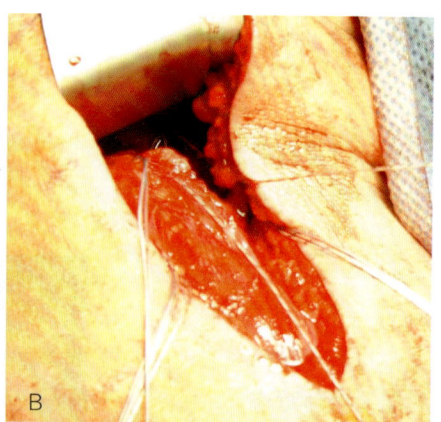

技术图1 A. 先清理坐骨结节上解剖足迹区的软组织，再用缝合锚钉修复。B. 完成最后的缝合，显示撕脱肌腱重新靠近坐骨结节（版权：Gary Fetzer MD 和 Brad Nelson MD, Minneapolis MN）。

要点与失误防范

适应证	通过体格检查和影像学检查确诊的腘绳肌近端撕脱需要早期修复，特别是在高水平运动员中
解剖学	股二头肌和半腱肌在坐骨结节的外侧方面具有共同的起点
手术暴露	髋部和坐骨神经靠近腘绳肌的起点，必须加以识别和保护

术后处理

- 应保持轻度屈膝位3～4周，以限制修复部位的牵张力。
- 之后开始关节活动度训练，以便术后6周能获得正常步态。
- 6周后开始渐进性强化训练，而恢复相关体育活动则不应早于术后3个月。

预后

- Klingele报道采用缝合锚钉固定治疗11例完全近端撕脱伤患者（平均年龄为41.5岁）[14]。其中有7例急性及4例慢性（>4周）损伤患者，术后6个月有78%重返比赛，在最短2年的随访中满意率为91%。在慢性病例中，进行了不同程度的腘绳肌松解术和部分延长术。对进行

- 了修复手术的慢性损伤患者平均随访34个月后用Cybex测试发现,患肢平均腘绳肌肌力仅为健侧肢体的89%。
- Chakravarthy采用直接或缝合锚钉修补术对4例患者进行治疗,1例急性和3例慢性,平均随访15个月,所有的患者都获得了正常的肌力和接近正常的灵活性。其中3例患者恢复了受伤前的运动水平[5]。
- Cross对9名慢性完全撕脱伤患者(平均年龄为34岁)在平均伤后36个月进行了修复手术[9],术后8周内,这些患者的膝关节被固定于屈曲90°;术后14周所有病例均获得了完全的膝关节活动度。平均随访4年,患侧腘绳肌力量恢复到健侧的60%。其中7名患者重返低水平比赛。
- Brucker和Imhoff对8例完全撕脱伤患者进行了手术修复,6例急性和2例慢性,术后6周内也同样将患膝固定于90°[4]。术后16周所有病例均获得完全的膝关节活动度。随访33个月,所有患者都表示满意,其中7例重返运动。重返运动时间最短的为6~8个月,有2例延迟>24个月。客观指标显示腘绳肌灵活性与健侧肢体相比并无区别,Cybex测力计测试显示患肢腘绳肌平均最大扭矩为对侧肢体的88.8%。
- Orava和Kujala对8例患者进行了手术治疗[17],5例急性和3例慢性,伴有完全或不完全性近端撕脱伤,手术采用缝合锚钉、钻孔或将撕脱的腘肌腱固定于邻近完整的腘绳肌上[2,7]。避免髋膝关节屈曲1个月,之后开始完全负重。随访5.7年,5例急性患者全部显示出正常的肌力和完全的活动度。然而,伤后3个月或更长时间才进行手术治疗的患者预后相对较差。
- Lempainen最近报道,手术修复48例保守治疗无效病例,这些运动员经MRI确诊为部分腘绳肌近端撕脱或肌腱撕裂[16]。43例在伤后>4周进行手术,平均延误13个月。不进行制动,而且术后2周就开始完全负重。平均随访36个月,其中88%显示结果优良,87%恢复到受伤前的运动水平。然而,这个病例群体主要由保守治疗失败的患者组成。目前还没有保守治疗部分撕脱伤患者成功的报道。
- Sallay等报道了25例腘绳肌近端撕脱伤患者的预后[20]。对于手术时间超过12个月($n=15$)的患者,通过测力计测量与对侧肢体相比,报道了98%的肌力恢复。虽然没有经过验证,但笔者描述了一个结果评分系统并报道了他们实施的结果。
- Aldridge等最近描述了23例部分损伤,这些部分损伤均采用缝合锚修复[1]。从受伤到手术平均间隔28周,平均随访3年。患者术后6周进行部分负重,然后完全负重。在6个月的时间内允许逐步恢复功能。笔者证实,术前肢体力量的改善从术前对侧肢体肌肉强度的64%提高到术后的88%。坐姿疼痛和跑步能力也有所改善。
- 尽管存在手术技术、损伤程度和患者群的不同,这些报道显示对急性和慢性完全或局部腘绳肌近端撕脱伤进行修复手术都能改善预后。笔者倾向早期进行手术治疗,这样可以避免腘绳肌回缩、萎缩,获得更好的功能结果。对于急性部分损伤是否应该选择手术治疗目前仍未明确。Sallay报道延迟返回比赛和持续性功能障碍与部分撕脱伤相关[20],Lempainen建议进一步研究关于这类患者的手术适应证和手术时机[16]。

并发症

- 手术修复腘绳肌近端撕脱伤有令人满意的预后。然而,也有报道几例患者仍有持续性疼痛和/或与剧烈运动相关的痉挛。
- Brucker报道了1例缝线锚钉在坐骨结节处固定失败的病例[4]。患者在坐位时疼痛,该锚钉二次手术取出。
- 其他报道为处理术后的瘢痕、对出现的顽固性坐骨神经痛进行神经松解术治疗。

(丁振禹 译,杨星光 谢国明 审校)

参考文献

[1] Aldridge SE, Heilpern GNA, Carmichael JR, et al. Incomplete avulsion of the proximal insertion of the hamstring: outcome two years following surgical repair. J Bone Joint Surg Br 2012;94(5):660-662.

[2] Askling C, Saartok T, Thorstensson A. Type of acute hamstring strain affects fl exibility, strength, and time to return to pre-injury level. Br J Sports Med 2006;40(1):40-44.

[3] Brooks JH, Fuller CW, Kemp SP, et al. Incidence, risk, and prevention of hamstring muscle injuries in professional rugby union. Am J Sports Med 2006;34(8):1297-1306.

[4] Brucker PU, Imhoff AB. Functional assessment after acute and chronic complete ruptures of the proximal hamstring tendons. Knee Surg Sports Traumatol Arthrosc 2005;13(5):411-418.

[5] Chakravarthy J, Ramisetty N, Pimpalnerkar A, et al. Surgical repair of complete proximal hamstring tendon ruptures in water skiers and bull riders: a report of four cases and review of the literature. Br J Sports Med 2005;39(8):569-572.

[6] Cohen SB, Towers JD, Zoga A, et al. Hamstring injuries in

[7] Connell DA, Schneider-Kolsky ME, Hoving JL, et al. Longitudinal study comparing sonographic and MRI assessments of acute and healing hamstring injuries. AJR Am J Roentgenol 2004;183(4):975-984.

[8] Croisier JL. Factors associated with recurrent hamstring injuries. Sports Med 2004;34(10):681-695.

[9] Cross MJ, Vandersluis R, Wood D, et al. Surgical repair of chronic complete hamstring tendon rupture in the adult patient. Am J Sports Med 1998;26(6):785-788.

[10] De Smet AA, Best TM. MR imaging of the distribution and location of acute hamstring injuries in athletes. AJR Am J Roentgenol 2000;174(2):393-399.

[11] Garrett WE. Muscle strain injuries. Am J Sports Med 1996;24(6 suppl):S2-S8.

[12] Järvinen TA, Järvinen TL, Kääriäinen M, et al. Muscle injuries: biology and treatment. Am J Sports Med 2005;33(5):745-764.

[13] Kirkendall DT, Garrett WE Jr. Clinical perspectives regarding eccentric muscle injury. Clin Orthop Relat Res 2002;(403 suppl):S81-S89.

[14] Klingele KE, Sallay PI. Surgical repair of complete proximal hamstring tendon rupture. Am J Sports Med 2002;30(5):742-747.

[15] Koulouris G, Connell D. Evaluation of the hamstring muscle complex following acute injury. Skeletal Radiol 2003;32(10):582-589.

[16] Lempainen L, Sarimo J, Heikkilä J, et al. Surgical treatment of partial tears of the proximal origin of the hamstring muscles. Br J Sports Med 2006;40(8):688-691.

[17] Orava S, Kujala UM. Rupture of the ischial origin of the hamstring muscles. Am J Sports Med 1995;23(6):702-705.

[18] Orchard JW. Intrinsic and extrinsic risk factors for muscle strains in Australian football. Am J Sports Med 2001;29(3):300-303.

[19] Petersen J, Hölmich P. Evidence based prevention of hamstring injuries in sport. Br J Sports Med 2005;39(6):319-323.

[20] Sallay PI, Ballard G, Hamersly S, et al. Subjective and functional outcomes following surgical repair of complete ruptures of the proximal hamstring complex. Orthopedics 2008;31(11):1092.

[21] Sallay PI, Friedman RL, Coogan PG, et al. Hamstring muscle injuries among water skiers. Functional outcome and prevention. Am J Sports Med 1996;24(2):130-136.

[22] Schneider-Kolsky ME, Hoving JL, Warren P, et al. A comparison between clinical assessment and magnetic resonance imaging of acute hamstring injuries. Am J Sports Med 2006;34(6):1008-1015.

[23] Slavotinek JP, Verrall GM, Fon GT. Hamstring injury in athletes: using MR imaging measurements to compare extent of muscle injury with amount of time lost from competition. AJR Am J Roentgenol 2002;179(6):1621-1628.

[24] Stafford GH, Villar RN. Ischiofemoral impingement. J Bone Joint Surg Br 2011;93(10):1300-1302.

[25] Verrall GM, Slavotinek JP, Barnes PG. The effect of sports specific training on reducing the incidence of hamstring injuries in professional Australian Rules football players. Br J Sports Med 2005;39(6):363-368.

[26] Verrall GM, Slavotinek JP, Barnes PG, et al. Clinical risk factors for hamstring muscle strain injury: a prospective study with correlation of injury by magnetic resonance imaging. Br J Sports Med 2001;35(6):435-439.

[27] Zissen MH, Wallace G, Stevens KJ, et al. High hamstring tendinopathy: MRI and ultrasound imaging and therapeutic efficacy of percutaneous corticosteroid injection. AJR Am J Roentgenol 2010;195(4):993-998.

第38章 基于滑膜的疾病
Synovial-Based Disorder

Jared Thomas, James R. Ross, Michael J. Salata, Rick Bancroft, and Asheesh Bedi

定义

- 基于滑膜的髋关节疾病是相对罕见的。滑膜软骨瘤病和色素沉着绒毛结节性滑膜炎(PVNS)越来越受到髋关节镜术者的关注,并将成为本章的主要焦点。还将讨论炎性关节病和脓毒性关节炎,因为它们通常与所引用的病症组合并且适合于类似的外科手术干预。
- 滑膜软骨瘤是良性的,源自关节的滑膜组织通常是单关节,是以结节性软骨增生为特征的肿瘤形成过程。透明软骨结节最初在滑膜组织内形成,逐渐扩大,并最终从滑膜分离。这种重复过程可能导致许多关节内游离体,并被称为原发病。继发性滑膜软骨瘤病的不同之处在于,先前存在的关节病变引起类似的关节内松动体。
- PVNS是病因不明的增殖过程,其导致慢性炎症和滑膜内特征性含铁血黄素沉积。PVNS可以是局限性的,仅涉及给定关节滑膜的一部分,或者是弥漫性的,涉及整个关节的滑膜组织。

解剖

- 滑膜是一种高度特化的组织,排列在关节内。它由2～3层滑膜细胞组成,所述滑膜细胞被由胶原蛋白、脂肪和血管组成的疏松结缔组织覆盖。
- 滑膜除了起机械减震作用外,还能产生滑液和透明质酸,它们共同为关节表面提供营养和润滑。
- 髋关节由股骨头和骨盆髋臼之间的关节代表。股骨头深深地嵌入髋臼内,形成固有的稳定关节。
- 除了受骨骼解剖限制外,具有韧带凝聚的厚关节囊(耻骨韧带、髂股韧带和髂股韧带),为髋关节提供了进一步的稳定性,特别是关节达到活动极限时。
- 髋关节进一步被一个由肌肉、肌腱和神经血管结构组成的大型软组织包膜覆盖。
- 髋关节的复杂解剖结构可分为3个间室,在讨论关节镜治疗各种髋关节病变时是相关的(图1)[12]。
  - 中央间室,由关节囊、髋臼唇、髋臼、股骨头和韧带组成。这些结构通常被称为髋关节本体。
  - 然而,外周间室的结构虽然被描述为关节外结构,但其仍然是在关节囊内。轮匝带被认为是外周间室的典型标志,并且是髋关节囊内一增厚的结构,环绕包裹股骨颈。外周间室中的其他标志包括内侧和外侧滑膜褶皱,腰大肌腱和股骨头-颈部交界处。
    - 外侧滑膜皱褶包含关节囊内穿支动脉,其为股骨头提供主要的血液供应。
  - 外侧/股骨转子间室,即股骨近端和髂胫束之间的空间。可以在该间室内观察到的结构包括臀大肌、臀中肌、臀小肌腱及股外侧肌近端起点。
- 滑膜疾病可以出现和/或延伸到任何所提到的间室中,在诊断滑膜病理进行髋关节镜检查时,对上述三个间室应当彻底、系统的评估。

发病机制

- 如Milgram所述,滑膜软骨瘤病可存在3个时间阶段。Ⅰ期,结节性软骨增生活跃,但没有关节内游离体。Ⅱ期滑膜持续增生,关节内存在游离体。滑膜Ⅲ期变为静止状态,但游离体仍然存在。
  - 关节内游离体可能通过第三者磨损股骨头和/或髋臼的软骨表面,造成机械损伤。
  - 滑膜软骨瘤病也可能影响大关节的滑囊和腱鞘,髋关节周围包括腰大肌腱和滑囊。
  - 最近的一项研究表明,11例行关节镜治疗的滑膜软骨瘤病患者平均有42个(7～220个)游离体(图2)[12]。
- PVNS是一种特发性,单关节反应性滑膜疾病,已被描述为结节状或弥漫性模式。其特征是滑膜绒毛和结节性增殖。该过程通过几种机制导致关节破坏,包括反复的出血和慢性炎症,导致关节表面的腐蚀性损伤及游离体形成,这可能导致类似于滑膜软骨瘤病的机械损伤。

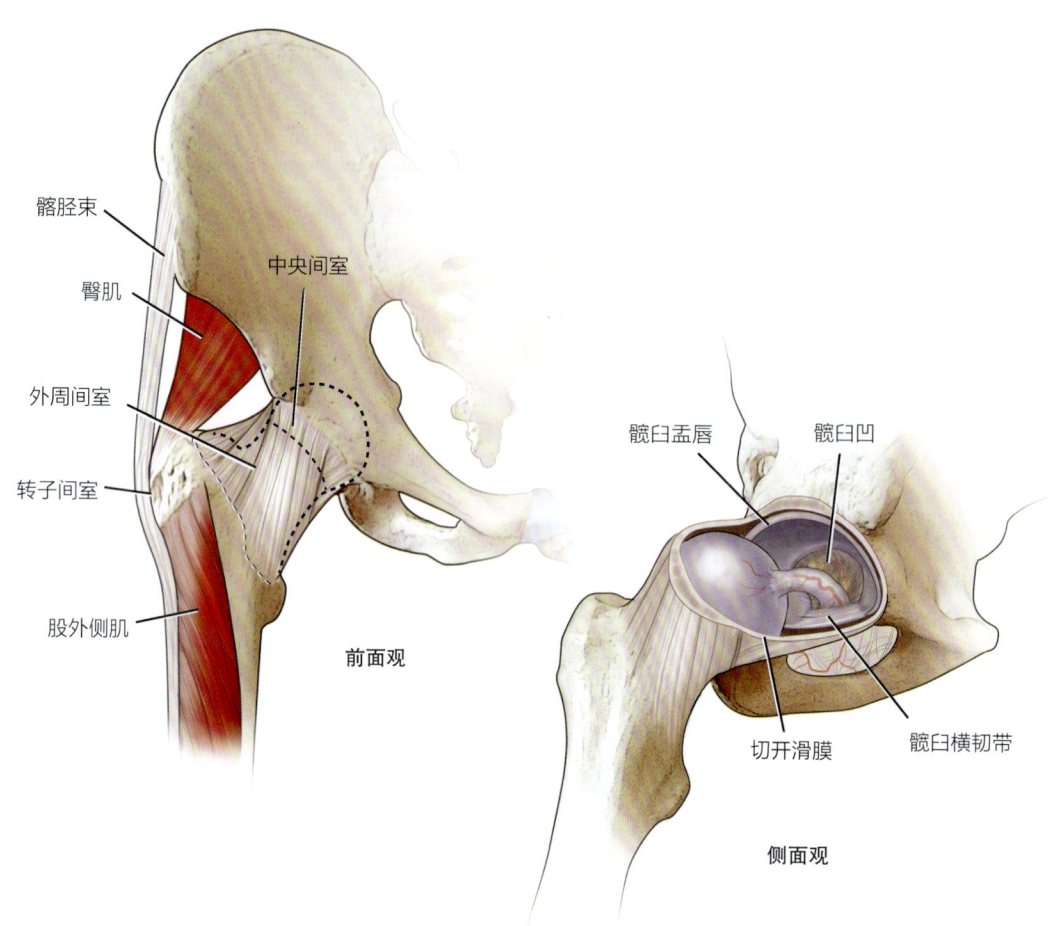

图1　髋关节的三个关节镜腔室，具有重要的边缘界定结构。

- 髋关节受限制的性质使其比其他关节更容易受到骨质侵蚀和滑膜疾病过程中的破坏性变化的影响。
- 可能会遇到软骨钙质沉着症，认识到这一点很重要。它最常由特定关节内的焦磷酸钙二水合物（CPPD）晶体沉积引起。这通常以髋臼唇和/或关节软骨内的晶体沉积为特征。

自然病程

- 滑膜软骨瘤病有3个不同的阶段。
  - 早期：活动性滑膜病，但没有游离体。
  - 过渡期：活动性滑膜病，有游离体。
  - 晚期：活动性滑膜疾病停止，但有游离体。
- 尽管滑膜软骨瘤病在某些情况下是自限性的，但在制订治疗策略时，导致骨关节炎的进行性疾病是首要关注的问题。及时清除游离体和炎症性滑膜对于症状缓解和预防长期并发症都很重要。
- 据报道，转归为滑膜软骨肉瘤的发生率为5%。出现快速起病，关节外受累，反复发作的不典型表现时应当怀疑该病。

- 在关节退行性变化开始后，PVNS患者体征出现滞后。由于在出现症状时关节破坏较大，单独的滑膜切除术不太可能取得实质性的临床改善。
- 软骨钙质沉着导致结晶沉积到髋臼唇和关节软骨中，从而改变机械性质，使它们更容易破裂。

病史和体格检查

- 出现滑膜疾病的患者通常会有一些模糊的主诉，这些主诉在发病时是隐匿的。这些主诉包括在活动、僵硬、肿胀、关节不稳定和机械症状（如锁定和捕捉）时加重的疼痛。腹股沟深部和髋部侧面深部疼痛也常常引起髋关节的滑膜疾病相关的主诉。
- 通过快速进展的疼痛，对关节活动极度不耐受和全身症状，可鉴别滑膜炎与化脓性关节炎。关节脓毒症需要紧急干预，因此鉴别至关重要。
- PVNS患者有时会有关节创伤史，然而两者之间的相关性尚未得到确认。
- 所有良性滑膜疾病的体格检查结果相似，并且可能是滑膜炎症，游离体撞击或在疾病后期明显的退行性关

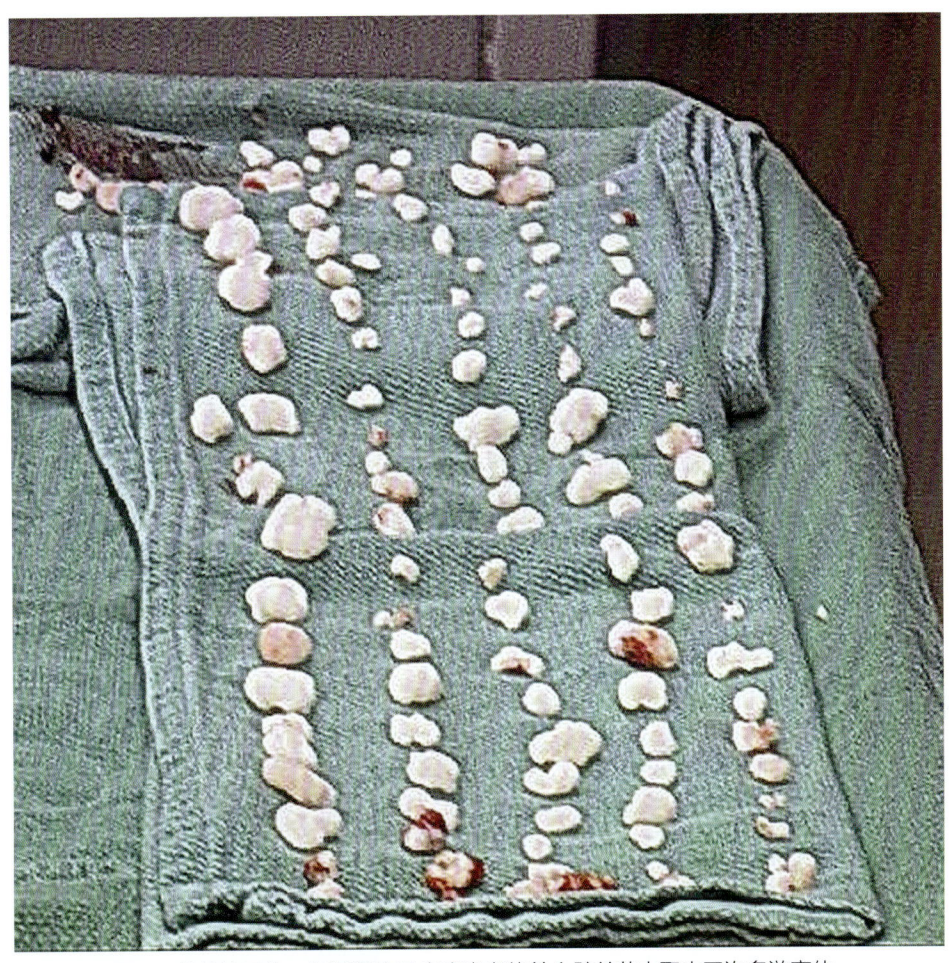

图2 关节镜下从一名滑膜软骨瘤病患者的单个髋关节中取出了许多游离体。

节变化的结果。最常见表现包括活动度减小、红斑、皮温改变和对受影响关节的触痛。应该注意的是,由于髋关节周围存在较大的软组织包绕,髋关节滑膜炎中通常没有肿胀和其他表浅的体格检查结果。
- 髋关节检查通常会诱发疼痛,特别是在达到关节最大活动度时最为明显。关节活动度的减小也常继发于游离体导致的炎症和/或关节囊扩张。
- 可能出现阳性结果检查操作包括Patrick(FABER)测试,前部撞击测试和外展内旋测试(参见书末检查表)。

影像学和其他诊断性检查

- 影像学检查是区分各种良性滑膜疾病以及识别其他疾病的最可靠方法,也可以通过特征表现来诊断造成髋关节症状的其他原因。
- 双侧髋关节的前后和侧面(穿桌位、蛙位和Dunn位)X线平片是首选,特别是用于评估股髋撞击症。
  ○ X线平片结果可以显示为正常到多个游离体,或根据疾病过程和/或阶段的退行性变化(图3)。
  ○ 当出现关节周围的侵袭和骨性病变而没有关节受累的证据时,这样的X线表现提示PVNS。
  ○ 然而,大多数PVNS患者在初始X线平片上没有表现。

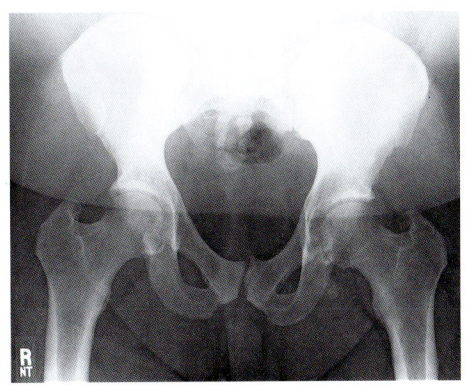

图3 前后位X线片显示滑膜软骨瘤患者左侧髋关节内的游离体。

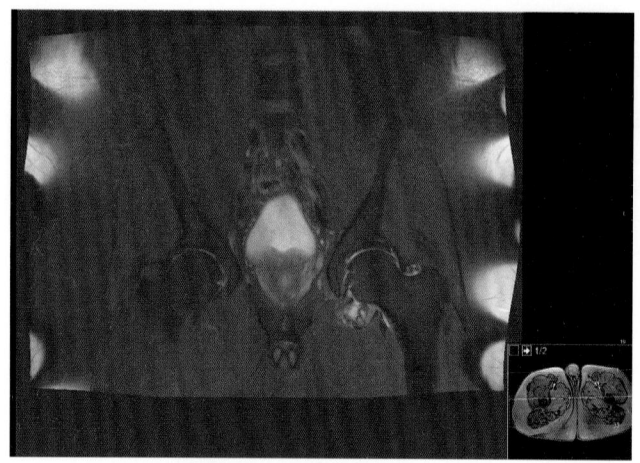

图4 T2加权MRI显示左髋滑膜软骨瘤患者体位多发的游离体。

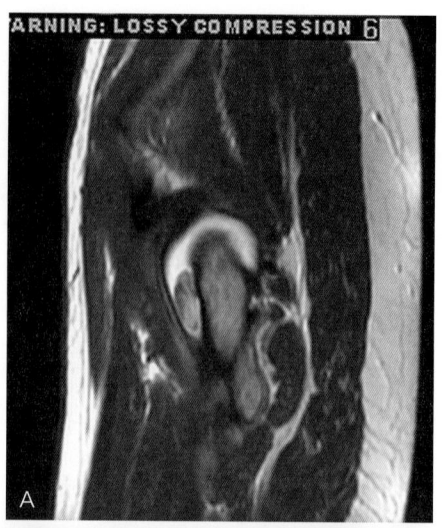

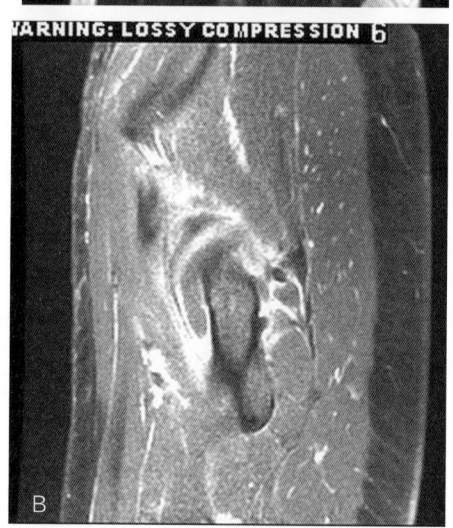

图5 T1、T2加权的右侧髋关节MRI显示沿股骨颈远端前部的局灶性PVNS病变；同时还观察到大量关节积液。

- 如果怀疑游离体并且在X线平片上看不到，MRI、CT和/或关节造影可能是有帮助的，特别是在病程早期游离体尚未钙化（图4）。
- 通常，MRA被认为是评估髋关节软组织病理学以及关节内、非骨化游离体的金标准。
- PVNS患者MRI表现包括T1和T2加权图像上相似病变表现。这种dark-on-dark的表现是由于富含铁血红素（图5）。
- 尽管影像学检查在滑膜疾病的诊断中起着至关重要的作用，许多PVNS病例，滑膜软骨瘤病及其相关的游离体首先被关节镜手术发现。在2011年Marchi等人的一项研究中，将近50%接受髋关节镜检查治疗滑膜软骨瘤病的患者术前影像学检查未能诊断，其中包括钆增强MRI。
- 对于疑似滑膜病患者，一般不建议进行关节穿刺，除非怀疑关节感染或结晶性关节病。当进行关节穿刺时，在大多数滑膜软骨瘤病的病例中，关节液呈正常的透明或稻草色。PVNS患者滑膜液呈棕色。
- 在大多数滑膜炎病例中，如全血细胞计数、红细胞沉降率和C反应蛋白等实验室值通常是正常的。当怀疑感染时，应当对上述数据进行分析。

鉴别诊断

- 原发性绒毛结节性滑膜炎。
- 滑膜软骨瘤病。
- 化脓性关节炎。
- 血肿。
- 树状脂肪瘤。
- 滑膜血管瘤。
- 肿瘤性钙质沉着症。
- 结晶性关节病（痛风、假性痛风、软骨钙质沉着症）。
- 炎症性关节病（类风湿性关节炎）。

非手术治疗

- 对于症状轻微且活动度正常的患者，可以考虑进行仔细监测。然而，大多数患有良性滑膜疾病的患者已经经历了明显的诊断延迟，因此他们出现在骨科医师面前时，保守治疗已经失败。
- 尽管缺乏涉及髋关节的研究，PVNS已被证明对放射性同位素治疗和关节内注射放疗有反应，这可实现类似于膝关节滑膜切除术的结果[7]。最近，这种方式被提倡作为手术治疗的辅助手段，以减少复发的发生率[9]。

手术治疗

- 手术治疗的目标是切除所有异常滑膜，以改善症状，消除或降低复发的可能性，同时减少疼痛，并最大限度地降低关节破坏的风险。
- 传统常使用开放手术，但近来关节镜已被用来实现上述目标，同时避免了开放手术所引起的髋关节脱位和/或放射的潜在并发症和恢复时间较长的缺点。鉴于该方法的侵入性较小，关节镜手术还可以允许更快的恢复。然而，对于非局灶性、弥漫性PVNS在关节内和关节外间室中延伸的情况下，笔者倾向于选择开放手术，以避免滑膜切除不完全造成的复发风险。
- 关节镜有可直视下观察非骨化游离体和滑膜活检的作用，被认为是一种重要的诊断工具。当明确诊断困难且髋部疼痛难以保守治疗时，可作为关节镜手术的指征。
- 在以前，关节镜下髋关节滑膜切除效果较差归因于较旧的技术，比如未在牵引下进行并且未能进入中央间室。随着关节囊处理的进步如内通道建立和关节囊切开术，关节镜手术对中央和外周间室的观察和操作得到了提高（图6）[1]。
- 重要的是，要注意关节镜滑膜切除术和游离体移除通常与盂唇修复和骨整形术一起进行，这取决于手术时存在的伴随病理改变。

术前计划

- 术前应当阅览X线平片、CT和MRI等，以确定最容易发现游离体的间室。这些信息对于选择开放手术或关节镜手术至关重要，并确保对关节囊的处理允许彻底的观察和操作。
- 影像学检查和体格检查结果的回顾还应包括评估其他髋关节病理改变，如凸轮和/或夹钳式股髋撞击症形态或盂唇撕裂，这可以在关节镜手术时一同处理。而在治疗股髋撞击症期间遇到并解决了许多滑膜病例。
- 对于那些患有其他可能导致全身麻醉风险的疾病的患者，也应进行详细术前风险评估和医学检查。

体位

- 仰卧位（图7）和侧位（图8）的髋关节镜手术已得到描述。
- 仰卧位手术通常在允许轴向牵引的手术台上进行。双脚均放置在带衬垫的牵引靴或类似的保持装置上。带衬垫的会阴柱放置于患者的腿部之间并略微侧向手术侧。这种放置避免了对阴部神经施加直接压力，并为股骨近端提供了侧向矢量，以帮助关节牵引。非手术腿首先定位在45°~60°的外展和屈曲/伸展和旋转中立位。笔者倾向于首先将手术腿在手动轴向牵引下外展放置。在将牵引力锁定在适当位置之后，然后将操作

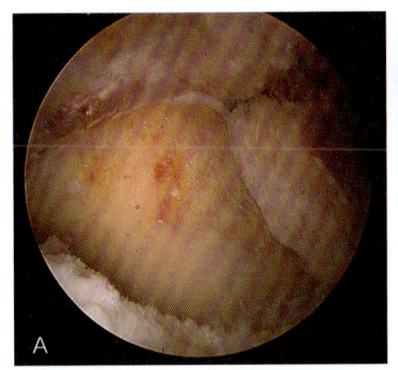

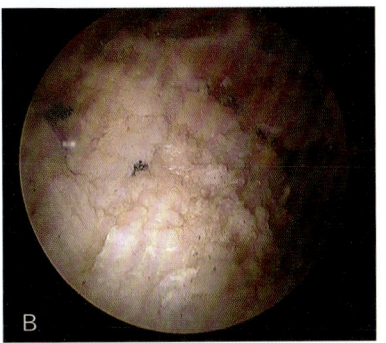

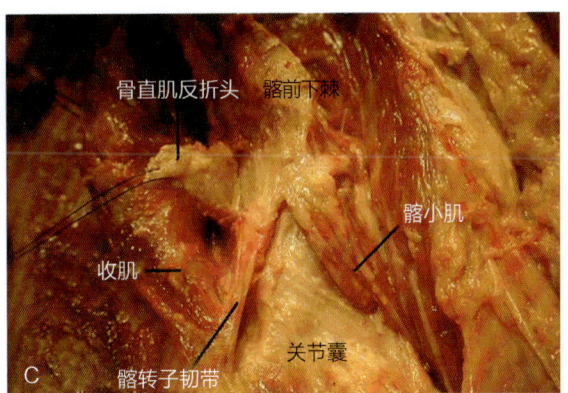

图6　扩大性关节囊切开前（A）和修复后（B）通过大体标本展示髋关节囊周围的解剖（C）。

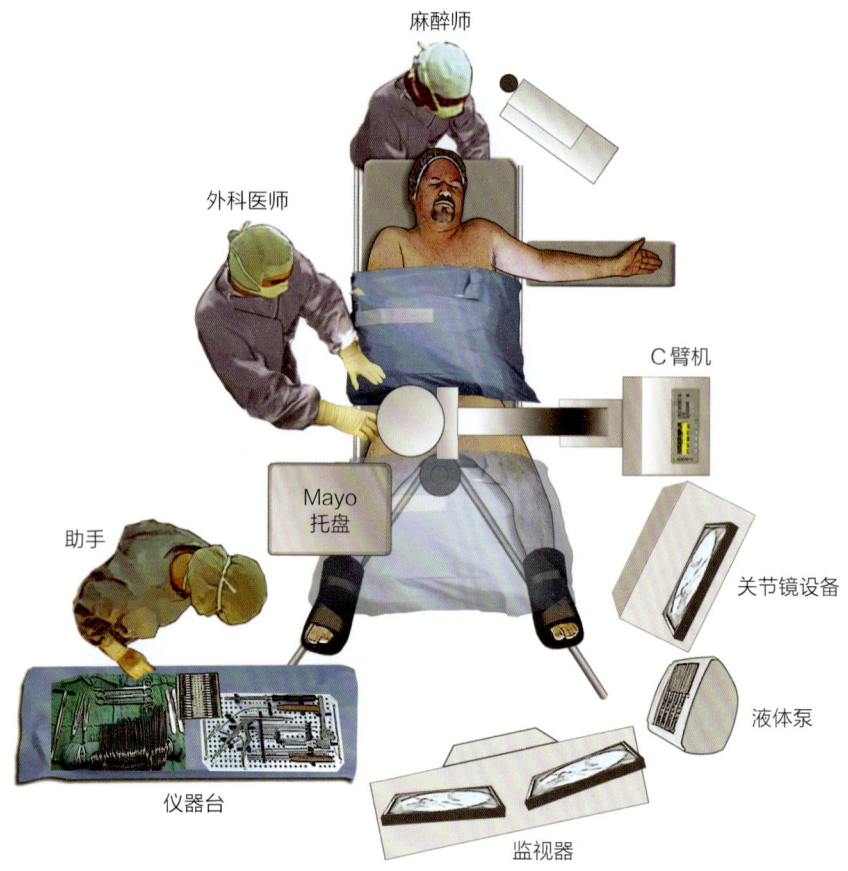

图7　髋关节镜手术室布局。患者仰卧于手术床上。

腿内收至中立位，同时使髋部保持0°～10°的屈曲。这种定位允许实现手术所需的股骨头-髋臼牵引的轴向牵引力和侧向力。必须明智地进行牵引，注意实现最小的关节牵引，并确保最短的手术时间，以尽量降低医源性软骨损伤的风险。

- 外科医师和助手最好处在手术侧，关节镜设备位于非手术侧的桌上。
- C臂机覆盖无菌敷料，并且可以定位在患者的腿之间，或者与手术髋部的相对侧的身体垂直。在腿之间通常是首选的，这样在侧向透视时无遮挡。根据C臂机的位置，透视观察屏通常最佳放置在床脚附近或直接在外科医师的对面。
- 侧卧位手术时，通过将患者侧卧置于带有衬垫的手术台上并且手术侧朝上。应使用腋下衬垫。然后使用挡板稳定骨盆并防止在手术过程中骨盆发生不必要的晃动。手术脚也放置在带衬垫的牵引靴中。
- 与仰卧位相比，会阴柱与非手术腿的接触需最小或不接触，同样注意避免对阴部神经和会阴施加压力，同时提供关节轴向牵引。
- 起始位置使腿处于中立旋转，15°屈曲和15°外展。这使得髋关节囊得到最大放松，有助于镜下观察。
- 外科医师可以选择站在患者的前面或后面，助手在桌的另外一面，器械护士位于手术操作侧。
- C臂机放置在手术床下，球管位于转子水平处，紧邻术者，监视器靠近外科医师对面的床脚。

入路

- 虽然大多数髋关节镜检查程序涉及对所有隔室进行系统检查，但是入路和建立通道在很大程度上取决于将要执行的手术计划。
- 无论如何，建立通道是成功进行髋关节镜检查的关键。
- 中央间室：常用的入路包括前部、中部、前外侧、中侧外

第38章 基于滑膜的疾病

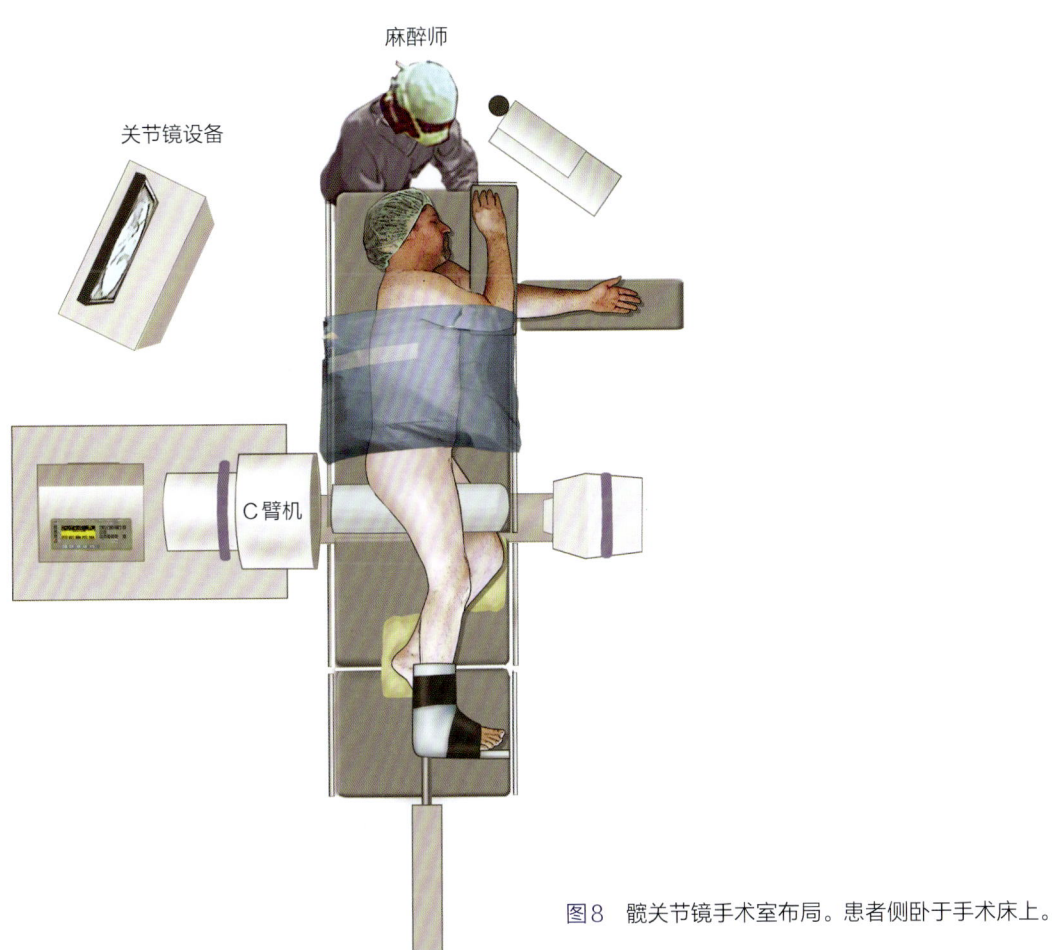

图8 髋关节镜手术室布局。患者侧卧于手术床上。

侧和后外侧入路。
- 周围间室：前外侧、中前、后外侧、远端前外侧辅助、前外侧辅助和上外侧。
- 转子间室：前外侧、前侧、后外侧、近侧前外侧辅助、远端前外侧辅助、转子周围间隙和辅助后外侧。

入路
- 前外侧（图9）。
  - 位于大转子触诊尖端前方1 cm，上方1 cm处。
  - 在建立入路期间，臀上神经和股外侧皮神经是最容易损伤的结构。

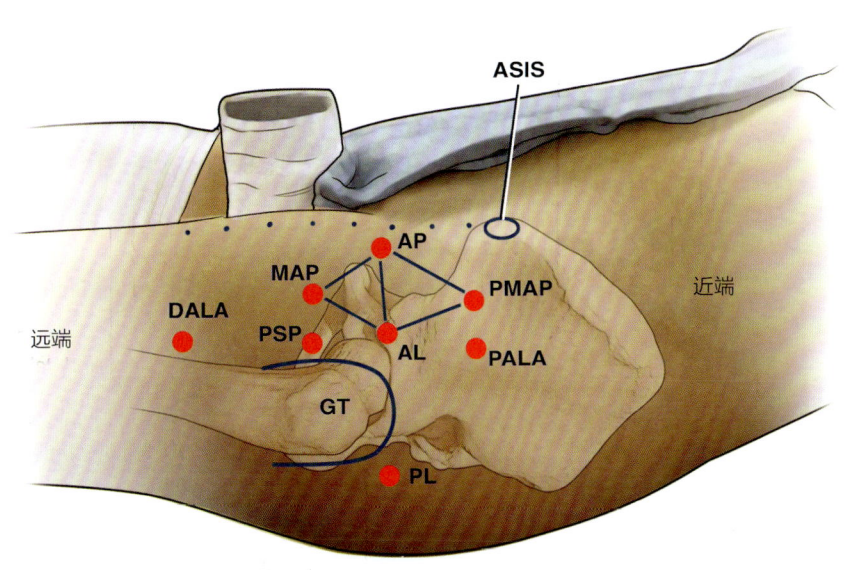

图9 左髋部体表标志和手术入路示意图。ASIS，髂前下棘；AP，前侧入路；AL，前外侧入路；PL，后侧入路；MAP，中前侧入路；PMAP，中前侧近端入路；PALA，前外侧近端入路；DALA，前外侧远端入路；PSP，转子周围间隙。

- 后外侧(图9)。
  - 位于大转子触诊尖端上方1 cm,后方1 cm处。
  - 坐骨神经是建立入路过程中风险最大的结构。为了降低坐骨神经损伤的风险,建立此入路时应避免外旋和过度屈髋。
- 前部(图9)。
  - 位于髂前上棘(ASIS)外侧1 cm处,与前外侧入路一致。
  - 在门静脉置入期间,股外侧皮神经和股外侧动脉(LCFA)的上行分支处于最大风险。
- 中前部(近端和远端)(图9)。
  - 在前部和前外侧入路的近端和远端处建立,该入路在上述入路之间是等距的并且在中间。
  - LCFA的上升分支是在放置此入路时受损风险最大。
- 辅助前外侧(图9)。
  - 直接位于前外侧入口远端3~5 cm处。
- 近端前外侧(图9)。
  - 横向位于股骨的前缘,直接位于近端中前部入路的后方。
- 转子间隙(图9)。
  - 在远端中前入路的水平处横向位于与股骨前缘成一直线。
- 远端前外侧(图9)。
  - 在股骨转子间隙入路的远端处与股骨的前缘平行,其等于近端前外侧入路和股骨转子间空间入路的距离。

入路定位

- 在建立任何入路之前,外科医生必须确保患者正确的体位,以及足够的关节牵引以安全的建立入路。
- 触摸并标记体表标志:大转子的前部、上部和后部,以及ASIS。

牵引下建立入路

- 在髋关节处于牵引状态时,首先建立前外侧入路。
  - 在指向髋关节中心的皮肤上放置腰椎穿刺针,在透视检查下确认入路位置和方向。
  - 腰椎穿刺针在透视辅助下前进,目标是髋臼缘和股骨头之间的远端1/3空间,确保针保持平行或略微向后朝向地板的方向。适当的方向确保安全进入,而不会无意中损坏股骨头的髋臼唇或关节软骨。
  - 一旦腰椎穿刺针穿过髋关节囊,就移除内芯,透视时会产生关节内空气显影。然后使柔性导丝穿过腰椎穿刺针,并移除腰椎穿刺针。
  - 使用11号刀片,在导丝上方做一个5 mm的切口,以容纳钝头鞘管,然后将鞘管顺导丝上方,进入髋关节。重要的是使用缓慢的恒定压力以旋转的方式插入鞘管以帮助穿透关节囊,以及避免无意的关节软骨损伤。必须注意不要使导丝断裂。
  - 一旦前外侧入路建立好,即可插入关节镜镜头从而在直视下建立前入路或中前入路。
  - 通常,在关节镜直视下建立前部入路或中前入路。
  - 关节镜位于前外侧入路并向前指向以显示前三角形,前三角形由股骨头、髋臼唇和可观察到的顶部形成。前部入路或中前入路应进入前三角区以达到最佳工作效果。
  - 一旦腰椎穿刺针通过前三角进入关节,则移除腰椎穿刺针内芯,并将导丝拧入关节。取出腰椎穿刺针,在导丝的近端和远端使用11号刀切开皮肤,使用弯曲的止血钳将组织深处撑开,以避免损伤股外侧皮神经。
  - 然后将具有管状套管的关节镜套管沿着导丝传递,在直视下进入髋关节。
  - 然后将关节镜切换到新创建的前侧入路或中前侧入路,以便观察并确认先前建立的前外侧入路并确保其放置在盂唇远端。
- 如果需要,后外侧入路在最后以与前部入路相同的方式建立。注意避免穿透盂唇或对股骨头的损伤。在严重的滑膜炎和易碎的出血组织中,这个入路通常可以用作流出通道。
  - 建立此入路时腿部位置至关重要,因为髋关节的外旋和/或屈曲使坐骨神经处于更大的风险。

中央间室的评估

- 大多数外科医生使用70°关节镜进行髋关节镜检查;然而,30°关节镜也可能有益于髋关节的全方位观察。
- 前外侧入路是中央间室的主要观察入路。通过这个入路,外科医生能够观察髋臼唇、股骨内侧头、髋口窝、韧带和枕区。
- 在髋臼窝中经常发现滑膜病变和游离体,此时应使用如刨刀、篮钳和抓钳等将其移除和/或清除,以便于操作。
- 前部、中前和后外侧入路也有利于病理性滑膜和/或游离体的全面诊断评估和治疗。

外周间室的评估

- 使用用于评估中央间室的相同入路可以容易地实现对外周间室的探查。值得注意的是,可以在不使用牵引力的情况下完成该间室中的工作。
- 该入路应沿着股骨颈前方重新导向,这可以通过直视下和透视引导下完成。
- 一些外科医生在外周间室中操作时喜欢屈曲髋部,以减小关节囊和韧带结构上的张力。髂股韧带可以这种方式中回缩得到保存。
- 应当进行系统的评估,并且通常涉及将髋关节置于不同程度的旋转、外展和屈曲位以进入整个间室。
  - 首先,可以观察到轮匝带、前部和内侧滑膜皱褶,然后移动尾部以使关节囊的下部翻折进入视野。
  - 沿内侧滑膜褶皱向下推进关节镜将允许观察下部骨结构(股骨颈和下外侧股骨头)以及前下盂唇和髋臼横韧带。
  - 向头侧冲洗、前唇、前外侧股骨头、上部股骨头和上盂唇可以得到全部观察。
  - 最后,可以将关节镜推向股骨颈上方以观察外侧滑膜皱褶。可以通过关节镜在轮匝带和外侧滑膜皱褶之间通过,以便观察股骨颈后部和关节囊以及后外侧股骨颈。

评估股骨转子间/侧室

- 为了进入转子间隙,应将髋关节置于中立旋转和伸展以及轻微外展位,以缓解髂胫束带的张力并打开侧室。
- 进入、观察和工作入路通常是基于前面工作,但也取决于所需解决的病变,可能需要侧方入路和甚至后侧入路。然而,简单的清创术很少需要这些辅助入路。
- 一般而言,通过简单地在各个方向上移动镜头,在镜下液体灌注和浅层清创后,容易看到整个间室。彻底的滑囊切除术通常对于确保完整视野并避免遗漏隐匿的游离体,外展肌撕裂或其他病理学变化至关重要。
- 也可能需要进入转子间室以解决已侵入的滑膜炎或已迁移到该空间的游离体。另外,在一些病例中采用转子间通路来解决伴随的病理改变,如臀中肌撕裂、转子滑囊炎和髂胫束弹响。

游离体去除

- 游离体移除的第一个也是最重要的步骤是检测它们的存在,这可以通过如前所述对术前成像的仔细审查以及对髋室的系统术中评估来实现(技术图1A、B)。
- 一旦确定,可以通过多种方式移除游离体。无论用于移除游离体的方法如何,最终目标是移除关节内的所有游离体而不是将它们移入软组织中。

- 一种传统的方法是根据游离体的大小采用不同的策略。通常可以使用有吸力的关节镜刨刀来移除较小的碎片。中型游离体通常可以用中空工具容易地移除，该中空工具可以钩住游离体并抽吸。用抓紧器可以更容易地去除较大的游离体（技术图1C）。最后，特别大的游离体可能需要在被取出之前就地破碎。
- 从其他亚学科手术医生手中借用大口径管和器械，目的是帮助迅速去除滑膜软骨瘤病中可能存在的许多松散体。这些技术的优点是减少牵引时间，同时有效地去除所有游离体。除了标准的关节镜刨刀、套管和抓持器之外，文献中先前描述的有助于游离体移除的工具包括：
  ○ 灵活的连接负压的气管内插管[8]。
  ○ 用于直接抓取的篮钳[11]。

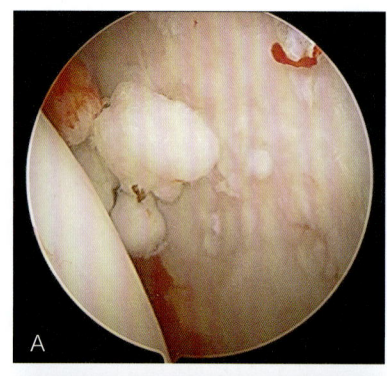
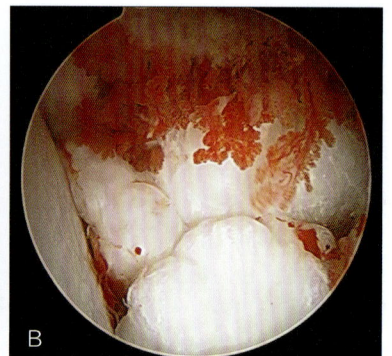
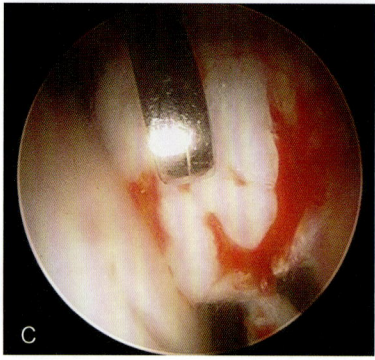

技术图1　A. 在一个滑膜软骨瘤病患者身上，中央间室显示去除前的游离体。B. 游离体被炎性滑膜包绕。C. 在移除前，一个巨大的游离体被抓钳夹持。

滑膜切除术

- 与游离体移除一样，在进行滑膜切除术时，对整个髋关节的观察是必不可少的。
- 全部或接近全部滑膜切除术必须在每个间室中以系统方式进行。这只能通过交替工作和观察入路来查看并最终进入整个髋关节来实现。
- 大多数滑膜切除术可以使用标准关节镜刨刀进行。
- 已知标准关节镜刨刀对处理PVNS中的滑膜组织效果不佳，并且可能需要使用更坚固的抓紧器和/或咬合器来完全移除（技术图2）。

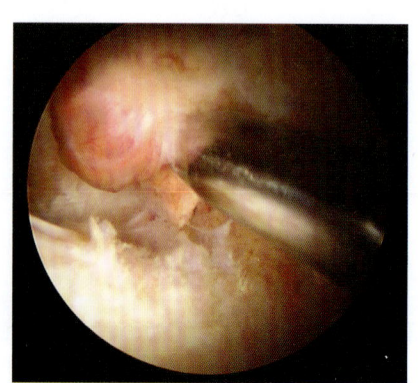

技术图2　局灶性PVNS病变。

要点与失误防范

术前计划	• 为不同大小和不同数量的游离体做好准备,因为发现之前未在影像学检查中发现的游离体并不罕见
伴随病理学	• 重要的是要有适当的设备来处理伴随的病变,如股骨髋臼撞击、双侧撕裂或经历过转子间室病变
滑膜清除和移除	• 在滑膜褶皱附近进行清创术时应小心,以免损伤穿支动脉
寻找游离体	• 虽然在髋部的任何地方都可以找到游离体,但常见的位置包括下隐窝和髋臼窝
去除游离体	• 不要小看非传统游离体去除方法,成功的结果需要完全和及时移除游离体

术后护理

- 在滑膜切除术和/或游离体移除后,患者在术后约1周保持非负重或脚趾触摸负重。立即鼓励主动髋部活动。
- 如果建立穿过髂股韧带大通道的或T形切开髋关节囊以促进游离体移除和/或滑膜切除术时,则可以使用髋关节矫形器支具来限制髋关节外旋和关节囊修复的张力,持续约2周。
- 通常短程口服麻醉剂以有效地控制术后疼痛。
- 针对大多数患者,需要针对髋关节活动度和强化进行理疗,并且应该进行6~12周的治疗。

结果

- 关节镜下滑膜切除术和/或游离体移除的结果的研究主要集中在比较镜下手术同开放手术相比的疗效和并发症率。人们普遍认为,与髋关节开放手术相比,关节镜检查的并发症率较低,恢复较快,术后活动度也有所改善。然而,疗效的比较不太清楚,如果对病灶有限的暴露和处理,会导致对滑膜病变的不完全治疗和更高的复发率,则不应选择关节镜检查。
- 尽管文献有限,但一些研究已经研究了关节镜下髋关节滑膜切除术的结果。一项回顾性研究观察了连续120例滑膜软骨瘤病,平均随访时间为78.6个月。笔者证明63名患者(57%)具有良好至优异的结果。值得注意的是,42名患者(38%)又接受了开放手术,23名(21%)需要重复关节镜检查,22名(20%)最终进行全髋关节置换术[2]。
- 最近,平均随访41个月的24例滑膜软骨瘤病患者的小病例研究显示,关节镜下滑膜切除术和游离体移除后75%的患者有良好或优异的预后,16.7%的症状性复发。该研究使用经过验证的髋关节评分,临床评估工具和活动量表[Harris髋关节评分、视觉模拟评分、加州大学洛杉矶分校(UCLA)活动量表],分别与术前和术后成像相结合。
- 单独进行全滑膜切除术治疗髋关节PVNS并不是有利的,因为在随访期间患者接受关节置换术比例较高。一项研究回顾了16例,其中8例单独使用滑膜切除术,结果显示转换为全髋关节置换术的比例为50%[10]。这归因于在发病时患者出现退变的百分比很高,这强调了患者选择的重要性。开放式方法的并发症率也可能在这种高失败率中发挥作用。最近,Byrd等人对关节镜下髋关节滑膜切除术后的患者进行了2~10年的随访,其研究显示Harris髋关节评分和活动度评分有统计学上显著改善。在关节镜术后6年,只有一名患者(8%)接受全髋关节置换术。

并发症

- 关节镜滑膜切除术和游离体移除通常耗时较长。手术时间长及牵引时间延长会导致并发症风险增加,其中包括以下内容。
  - 阴部神经:由于会阴部局部压迫导致的牵引或压迫损伤。
  - 腓神经:继发于牵引的神经麻痹。
  - 坐骨神经:继发于牵引的神经麻痹。
  - 液体外渗。
    - 腹腔室综合征:由于液体外渗进入腹膜后和/或腹腔。
    - 股神经麻痹。
- 神经损伤。
  - 臀上神经:在前外侧入路建立时直接损伤。
  - 坐骨神经:在后外侧入路建立时直接损伤。
  - 股外侧皮神经:在外侧或前外侧入路建立时直接损伤。
  - 深静脉血栓形成。
  - 医源性关节软骨损伤。
  - 异位骨化。

(丁振禹 译,杨星光 谢国明 审校)

参考文献

[1] Bedi A, Galano G, Walsh C, et al. Capsular management during hip arthroscopy: from femoroacetabular impingement to instability. Arthroscopy 2011;27(12):1720-1731.

[2] Boyer T, Dorfmann H. Arthroscopy in primary synovial chondromatosis of the hip: description and outcome of treatment. J Bone Joint Surg Br 2008;90(3):314-318.

[3] Byrd JW, Jones KS, Maiers GP III. Two to 10 years' follow-up of arthroscopic management of pigmented villonodular synovitis in the hip: a case series. Arthroscopy 2013;29(11):1783-1787.

[4] Lee JB, Kang C, Lee CH, et al. Arthroscopic treatment of synovial chondromatosis of the hip. Am J Sports Med 2012;40(6):1412-1418.

[5] Marchie A, Panuncialman I, McCarthy JC. Efficacy of hip arthroscopy in the management of synovial chondromatosis. Am J Sports Med 2011;(39 suppl):126S-131S.

[6] Milgram JW. Synovial osteochondromatosis: a histopathological study of thirty cases. J Bone Joint Surg Am 1977;59(6):792-801.

[7] Park G, Kim YS, Kim JH, et al. Low-dose external beam radiotherapy as a postoperative treatment for patients with diffuse pigmented villonodular synovitis of the knee: 4 recurrences in 23 patients followed for mean 9 years. Acta Orthop 2012;83(3):256-260.

[8] Randelli F, Randelli P, Banci L, et al. Intra-articular loose body removal during hip arthroscopy. Orthopedics 2010;33(7):476.

[9] Shabat S, Kollender Y, Merimsky O, et al. The use of surgery and yttrium 90 in the management of extensive and diffuse pigmented villonodular synovitis of large joints. Rheumatology 2002;41(10):1113-1118.

[10] Vastel L, Lambert P, De Pinieux G, et al. Surgical treatment of pigmented villonodular synovitis of the hip. J Bone Joint Surg Am 2005;87(5):1019-1024.

[11] Weinrauch P, Kermeci S, Lang A. The use of a ureteric stone basket for removing loose bodies at hip arthroscopy. Arthrosc Tech 2013;2(3):e311-e313.

[12] Zini R, Longo UG, de Benedetto M, et al. Arthroscopic management of primary synovial chondromatosis of the hip. Arthroscopy 2013;29(3):420-426.

第39章 膝关节镜基础
Knee Arthroscopy: The Basic

Alan L. Zhang and Christina R. Allen

定义
- 膝关节镜是针对膝关节内疾病所施行的一种视频辅助外科手术方式。

解剖
- 膝关节可以分成3个间室：髌股关节、外侧胫股关节及内侧胫股关节。
- 髌股关节由以下部分组成：髌上囊、髌骨、与髌骨相对应的股骨关节面（称为滑车）、内外侧股骨髁及内外侧髌股韧带。
- 髌上囊是个潜在的空间，当膝关节被液体充盈后可以扩张。在这个区域内可能会发现粘连、皱襞和游离体。粘连现象在翻修手术中普遍存在。
  - 滑膜皱襞是在胚胎发育期残留的滑膜束带。它们的位置及大小可能是导致弹响感及关节内炎症的原因。然而在髌上囊，它们通常提供了一个游离体藏匿的场所。
  - 髌上滑膜皱襞可能会在髌上囊中分隔出一个完整的间室，仅残留一个可以使游离体通过的中心孔。这些孔被称为门。
- 髌骨是体内最大的籽骨。它与内外侧股骨髁形成各自的关节面。中央部分为位于股骨滑车处的骨嵴。
  - 髌骨有体内最厚的软骨，可以承受5倍以上体重的应力负荷。
  - 在正常的髌股关节面中，内侧软骨面会触及股骨内侧髁。在关节镜下能观察到这种现象。
  - 髌骨在屈膝约20°时开始与滑车相咬合，屈膝45°时则完全咬合。在这个活动度内髌骨内侧关节面与股骨内侧髁之间接触面积的减少往往预示着对线不良。
- 内外侧髌股韧带分别为内外侧支持带的增厚部分。它们起源于髌骨中央并延伸至内外侧股骨上髁。
  - 髌骨脱位时内侧髌股韧带可能撕裂或变细。这将造成髌骨进一步脱位，从而需要手术修补。
  - 外侧髌股韧带及支持带经常被松解从而恢复髌股关节力线。

- 内侧胫股关节间室包括内侧间沟及胫股关节。
  - 内侧间沟由关节后内侧的滑膜皱襞构成，游离体可能藏匿于此。为确保此处不存在潜在的疼痛来源，对该区域的冲击触诊是必需的。
  - 内侧胫骨平台在矢状面上比外侧要大一些。它是一个凹面，与股骨髁的凸面形成关节，但平台的曲率比股骨髁平坦许多（图1）。由于这种相对的不一致性，接触压力将集中在较小的表面积上，从而导致较高的点接触压力并使软骨退变。
  - 内侧半月板的存在缓和了这个矛盾。内侧半月板是在内侧胫骨平台周边的一个C形结构。它的横切面呈三角形，周缘较宽大。
    - 半月板在上下两个表面之间提供了良好的匹配性，参与负载平衡，减少了通过关节的点接触压力。
    - 它通过前后半月板根部止点附着于胫骨平台。内侧副韧带深层附着于内侧半月板体部中央以提供稳定性。它的边缘也与关节囊相附着。
    - 半月板底面不附着于平台而且能够被掀起，因此当怀疑半月板底面损伤时可以对它进行探查。
- 在外侧胫股间室，半月板形状更像O形而非C形。除了它能够覆盖大约75%的外侧胫股关节面之外，它的横切面解剖与内侧半月板相类似。这是由骨性结构的几何特性所决定的。

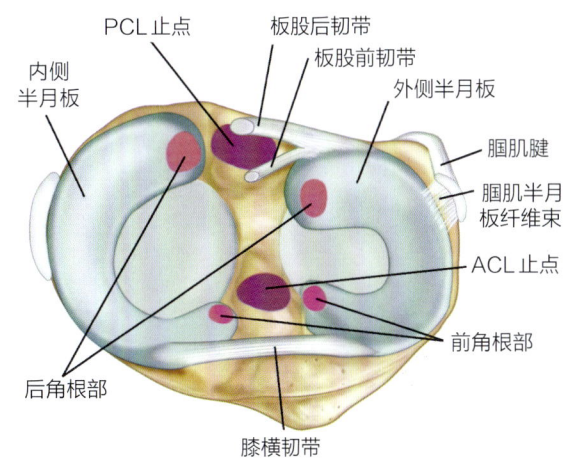

图1 胫骨平台。

- 虽然股骨外侧髁与内侧髁非常相似，但外侧胫骨平台却完全不同。
  - 股骨外侧髁和外侧胫骨平台都是凸面。为了提供合适的匹配性，半月板需要变得更大。
  - 腘肌腱穿过外侧半月板后角体部交界处并提供半月板体部的稳定性。它通过3条腘肌半月板纤维束与半月板相附着：前下束、后上束及后下束。腘肌腱的前后插入点是关节囊的凹陷处而并非插入半月板周缘。这使外侧半月板比内侧半月板有更大的活动度。
  - 沿着外侧半月板后角发出2条韧带至股骨：板股后韧带（Wrisberg）经后交叉韧带（PCL）后方至股骨。板股前韧带（Humphrey）经后交叉韧带（PCL）前方至股骨。
- 在内外侧关节之间是髁间窝。它是膝关节内非关节部分，从滑车处向远侧及后侧延伸而成。
  - 在髁间窝的最前方横卧着膝横韧带。膝横韧带从内侧半月板前角远离根部处发出，连接至外侧半月板根部前方的前角处。
  - 膝横韧带与内外侧半月板前角之间的间隙在磁共振成像（MRI）中常被误认为是半月板的撕裂。
  - 根据髁间窝宽度可以看到显著的骨性变异。这有助于判断在前交叉韧带（ACL）重建术中是否需要做髁间窝成形或髁间窝扩大术。
  - ACL和PCL都位于髁间窝内。
    - ACL起源于髁间窝内壁的后外侧部分（右膝约时钟10:30处，左膝约时钟1:30处），止于胫骨前侧中央。在矢状面，它位于外侧半月板前角的稍后方及PCL纤维前方约7 mm。
    - PCL起源于髁间窝内侧壁前方，有个较宽的起点：从大约时钟12:00处一直到时钟3:30处（右膝）。它位于ACL后方，止于胫骨平台关节线下方10～15 mm的后中央区域。韧带纤维非常接近内侧半月板后角根部，PCL重建术中在此区域清理PCL残端时必须注意不要太靠近内侧。

手术治疗

术前计划

- 每个患者都是独一无二的，每个手术对器械的需求也是千变万化的。术者在术前必须观察及研究病例的特殊性，以确保当手术开始时所有需要的器械都已准备齐全。
- 在手术当天，术者必须再次和患者确认手术肢体，术前标记手术部位，并核实术前标记以及自就诊以来的损伤症状没有变化。
- 应该在患者麻醉状态下体检以再次确认诊断，因为这对明确损伤的本质是至关重要的。患者在镇静状态下更加放松，容易使体格检查的敏感性提高。

体位

- 患者应该仰卧位并靠近手术床边缘。
  - 术者应该确认患者腿部能够进行适当的屈曲活动，而这对于下垂足部到床旁来说是必要的。
- 对侧腿可以放在一个有很好衬垫的腿部固定器中或者用环绕在周围的衬垫安全地放置在床上。
- 在关节镜术中是使用大腿固定器还是使用外侧挡板取决于术者的喜好。
  - 应用大腿固定器可以使足部下垂到床沿至屈膝90°，对侧腿可以外展并离开床旁（图2A）。
- 批量生产的膝关节固定器可能无法固定非常大的或者儿童的膝关节。在这些病例中，外侧挡板将作为首选（图2B）。

入路

- 入路的选择主要取决于准备施行什么样的膝关节镜手术。
- 不管怎样，切口的位置选择是关节镜手术成功的关键因素。

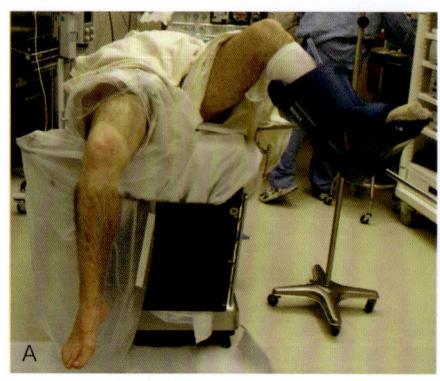 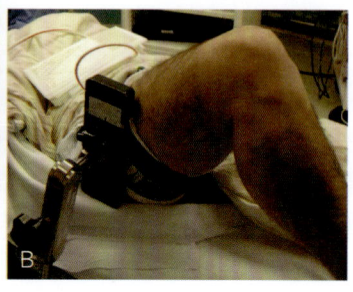

图2　A. 术侧右腿使用大腿固定器，左腿抬起并使用有"良好支柱"的固定器进行保护。B. 关节镜术中使用外侧挡板为右膝关节摆放体位。

入路位置

- 技术图1可显示远外侧、前外侧、前内侧和远内侧入路位置,以及它们与膝关节标志之间的关系。

前外侧入路

- 大部分关节镜观测都是通过这个入路完成的。
- 通过髌腱外侧就可以建立该入路。切口通常位于髌骨下缘的下方。另外,切口以胫骨为参考也可作为一种选择。
- 切口应该有1 cm长。
- 典型的切口是纵行的,但一些术者更偏好横行切口,试图避免误伤隐神经髌下支。

前内侧入路

- 这是基本操作入路。
- 它的位置在很大程度上取决于需要进行什么样的手术。
- 传统的前内侧入路要比前外侧入路稍低一些,位于髌腱内侧,但术者应该可以自由移动这个入路位置,以便能够更好地达到关节镜手术的目的(如半月板手术与自体骨软骨镶嵌移植术相比较)。
- 在前内侧入路做切口之前,术者可以用腰椎穿刺针先行定位得到最佳切口位置。

内上或外上入路

- 上方入路可以放置在股四头肌腱的内侧或外侧。
- 笔者更喜欢外上入路,因为它减少了对股内斜肌的干扰。
- 该入路可用作进水口或出水口,也可进行髌上囊的操作(如游离体摘除、内侧支持带紧缩、滑膜切除或髌骨轨迹的评估)。
- 该入路位于髌骨上极股四头肌腱两旁近端约2.5 cm处。

中间(经髌腱)入路

- 该入路通过髌腱中1/3关节线水平处,切口为纵行。
- 它通常用于更方便地探查髁间窝。
- 当髁间窝狭窄的患者需进行改良Gillquist操作(通过髁间窝探查半月板后角)时可能偶尔需要用到这个入路。

后内侧入路

- 当病变出现在膝关节后内侧时,这个入路就有可能被用作工作入路。
- 为了评估该入路恰当的位置,术者通过前外侧入路进行改良Gillquist操作(技术细节将在诊断性关节镜检查章节中具体描述),并使用70°关节镜镜头透照后内侧关节囊处的皮肤。

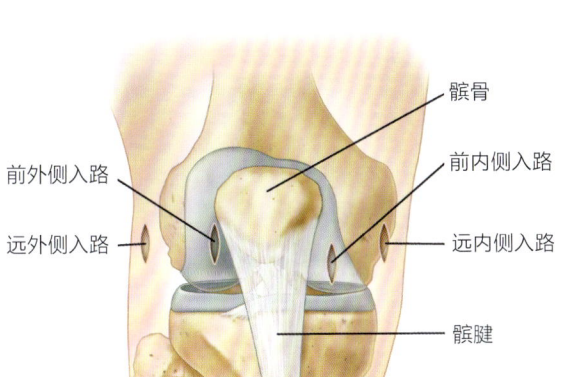

技术图1 A、B. 右膝关节的前视图,显示远外侧、前外侧、前内侧和远内侧入路位置,以及它们与髌骨下极、内外侧关节线和髌腱之间的关系。C. 右膝关节的内侧视图,显示前内侧、远外侧和后内侧入路位置,以及它们与内侧平台和内侧股骨髁之间的关系。D. 右膝关节的外侧视图,显示远外侧、前外侧和后外侧入路位置,以及它们与外侧平台、股骨外侧髁、腓骨和股二头肌腱之间的关系。

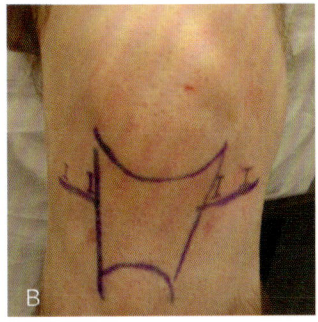
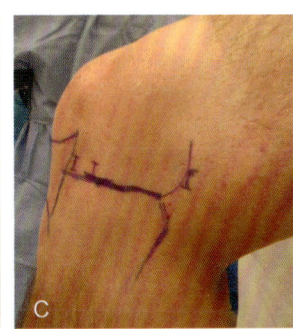
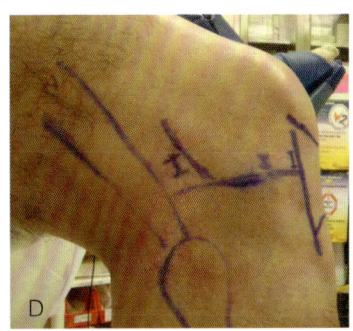

- 通过被透照处皮肤的中央置入一根腰椎穿刺针。这个位置应该位于关节线上方 1~2 cm 处。
- 当看到腰椎穿刺针安放位置比较理想之后,用 11 号刀片做一个 1 cm 的皮肤切口,将带有钝性内芯的套管穿透关节囊。这样做可以保护该区域的软组织免受伤害,并减少液体外渗到周围的软组织中。
- 隐神经走行接近该区域,因此在建立该切口时存在损伤的风险。

后外侧入路
- 该入路的适应证和操作方法与后内侧入路相似。
- 如上所述,术者通过前内侧入路进行改良 Gillquist 操作,并使用 70°关节镜镜头透照后外侧关节囊处的皮肤。
- 腰椎穿刺针用来确认恰当的入路位置。该入路应该位于后外侧室的外侧以避开主要神经血管结构。
- 在切开皮肤之前,术者必须再次确认设计的切口位于股二头肌腱前方,以避开腓总神经。

远外侧和远内侧入路
- 这些入路分别位于它们各自前侧入路外侧或者内侧 2 cm 处。
- 它们可以用来辅助需要在股骨髁后方进行的操作。

诊断性关节镜检查

标记体表标志
- 用无菌外科记号笔标记膝关节的体表标志可以对手术有所帮助。
- 术者可以标记髌骨下极、髌腱和胫骨结节。
- 胫骨关节线被划分为内侧及外侧。这将有助于前内侧及前外侧入路的精确定位。

前外侧入路
- 在患者屈膝 60°~90°时,术者用 11 号刀片于髌腱外侧及髌骨下缘处做一个 1 cm 纵行切口。
- 刀片的斜面完全埋入(刀刃方向背离半月板)以确保穿透关节囊。
- 刀片方向朝向髁间窝以防止误伤股骨外髁。

前内侧入路
- 建立前内侧入路对完成彻底的诊断性关节镜检查很有必要。
- 插入关节镜之后,术者可以通过该切口用探钩探查软骨是否损伤,以及对半月板进行完整的评估。
- 该入路的定位根据所需施行的手术操作可以有很大不同。典型的前内侧入路在髌腱内侧 1 cm,并且比前外侧入路略偏低一些。

内芯和鞘管的引入
- 当膝关节屈曲到 60°~90°时,用带内芯的关节镜鞘管通过前外侧入路插入,方向对准髁间窝。
- 通过内芯触探膝内侧间室的前方以确认位置处于关节内。

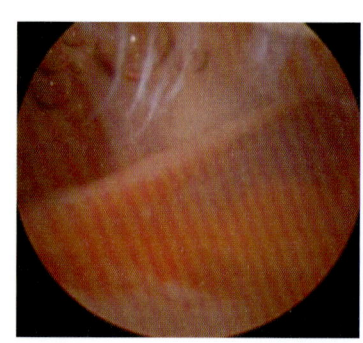

技术图 2 髌上囊关节镜影像显示斜行走向的粘连带,评估髌上囊的大小。

- 术者在降低手部位置的同时,稍微回抽内芯及鞘管。
- 当伸直膝关节之后,内芯及鞘管轻柔地向前插入髌上囊内。

髌上囊视野
- 摄像头放置在髌上囊中(技术图 2)。
- 评估髌上囊大小。
- 术者寻找粘连带及游离体。

髌骨视野
- 摄像头在前方(朝向天花板)力求观察到髌骨。
- 回抽关节镜直到髌骨进入视野(技术图 3)。
- 看到髌骨内外侧面的图像。
- 术者可以用空闲的手活动髌骨以得到更佳的视觉效果。
- 用探钩探查髌骨软骨寻找是否有软化、软骨肿胀或者出现裂缝的迹象。

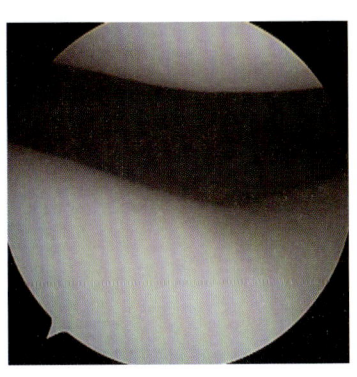

技术图3　关节镜下所看到的髌骨嵴和滑车。

滑车和股骨髁视野
- 关节镜镜头对准股骨、检查滑车及股骨内外侧髁的前方。
- 用探钩探查软骨寻找是否有软化、出现裂缝或者不稳定的软骨肿胀的迹象。

髌骨轨迹的评估
- 进一步回抽关节镜镜头,在膝关节屈伸活动时评估髌骨轨迹。
- 髌骨内侧关节面在屈膝20°时将会与滑车内侧面咬合,并在屈膝45°时与滑车完全咬合。
- 髌骨外侧关节面的悬突可能提示外侧支持带过紧及髌骨轨迹异常。

外侧间沟
- 关节镜向前上方插入髌上囊使头端接近髌骨。
- 逐渐伸直患者膝关节,将镜头置于股骨外侧髁上方。术者将手抬起以便使镜头角度朝下,同时转动光源使其向远处观看(技术图4A)。
- 外侧间沟(位于股骨外侧髁及膝关节外侧关节囊之间)将呈现在视野中。
- 继续向后推进镜头将会看到腘肌腱插入点,以及外侧半月板的3个腘肌半月板纤维束(技术图4B、C)。

外侧半月板关节囊连接处及膝关节前间室视野
- 回抽关节镜观察外侧半月板在关节囊上的附着处。在屈膝20°时最易操作。
- 屈膝30°时施加内翻应力。
- 将关节镜镜头转向内侧观察外侧半月板前角。
- 如果视野没有被滑膜或前方脂肪垫阻挡,也能在更加偏内侧的位置看到内侧半月板前角。

内侧间沟
- 关节镜回到髌上囊之后,术者将镜头越过股骨内侧髁上方并移动到内侧间沟。

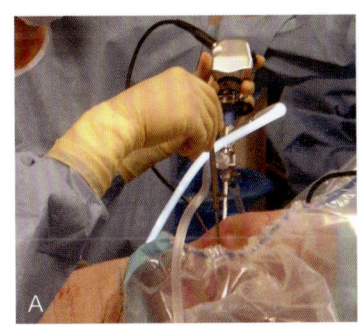
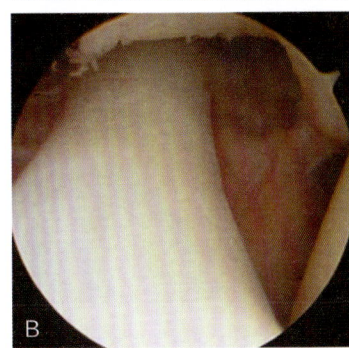
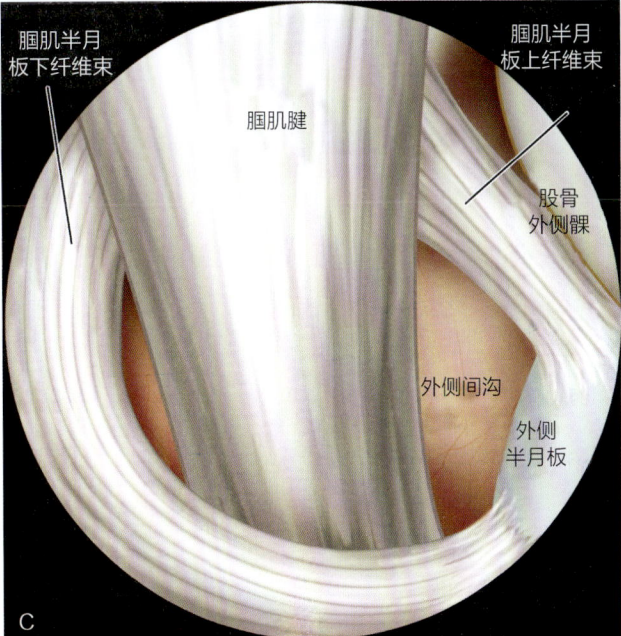

技术图4　A. 行膝关节后外侧角关节镜下评估时术者和关节镜的位置。B、C. 膝关节后外侧角的关节镜下视图(B)及示意图(C)。腘肌腱向上走行,腘肌半月板纤维束从外侧半月板后角发出附着于腘肌腱。

- 将手抬起同时转动光源以便使镜头角度再次朝下，术者就能观察到内侧间沟（位于股骨内侧髁及膝关节内侧关节囊之间）。
- 进行冲击触诊，检查是否有游离体。
- 在这个视野内同样也能观察到内侧半月板囊肿，以及有移位的内侧半月板瓣状撕裂。

内侧间室

- 将关节镜从内侧间沟处朝中线方向移动并进入内侧间室，直到股骨内侧髁出现在视野内（技术图5A）。
- 从完全伸直到完全屈曲范围内活动膝关节。评估整个股骨内侧髁是否有软骨缺损。
- 术者用探钩探查软骨，寻找是否有软化、出现裂缝或者肿胀的迹象，同时检查是否有滑膜皱襞在股骨髁上方产生弹跳现象。
- 屈膝30°并施加外翻应力通常可以得到观察内侧间室后方的最佳视野（技术图5B）。
- 在外翻应力下内侧间室可以异常增宽，出现内侧胫骨平台与股骨内侧髁之间的明显空间。
  - 当出现这种现象时术者应该怀疑内侧副韧带损伤。如果半月板抬离胫骨平台则可以十分准确地提示显著的胫侧（内侧）副韧带松弛。

- 观察胫骨平台并探查是否存在软骨异常情况。术者应该观察半月板的后侧根部、后角、体部、前角及前侧根部。
- 探查半月板的底面。检查半月板的环箍张力。
- 探查胫骨平台周缘，寻找是否有半月板翻转或瓣状撕裂的迹象。
- 在无韧带松弛的患者中，可能难以观察到后角周缘。
  - 在这种情况下，改良Gillquist操作可以为内侧半月板后角提供更好的观察视野。
- 由于胫骨平台是个凸面，翘头器械最适合在内侧间室中进行操作。

膝关节后内侧室

- 术者使用改良Gillquist操作技术。
  - 从鞘管中取出关节镜并将钝性内芯置入。膝关节应当处于屈曲70°~90°状态。
  - 钝性内芯及鞘管从前外侧入路进入，并向前插入髁间窝内侧面和后交叉韧带之间的区域（技术图6A）。
  - 轻柔用力推进直到内芯滑行到后方。
  - 用70°关节镜及其镜头替换钝性内芯，术者观察到内侧半月板后角、后内侧股骨髁、半月板后侧根部及其关节囊附着处、PCL在胫骨平台后方的插入点（技术图6B）。术者同时可以检查是否有游离体存在。

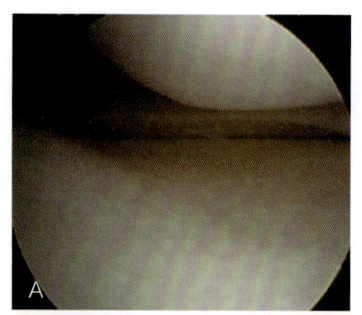

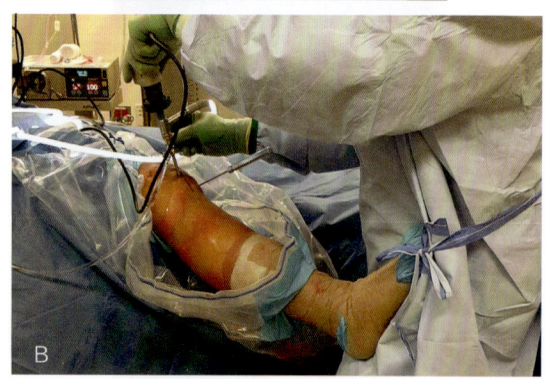

技术图5 A. 内侧间室的关节镜下视图，包括股骨内侧髁、内侧胫骨平台及内侧半月板。B. 术者在内侧间室进行诊断性关节镜检查，患者腿靠在术者的髋部以形成一个外翻和屈曲的力，使得镜头能探查到后内侧间室。

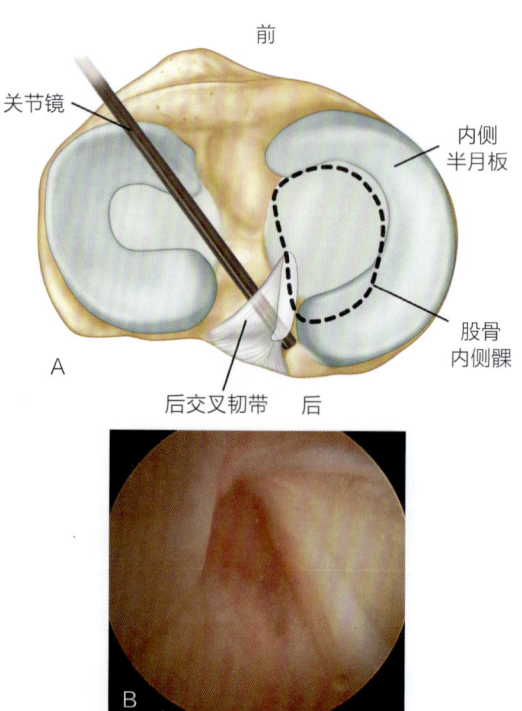

技术图6 A. 改良Gillquist操作示意图，显示关节镜在后交叉韧带及股骨内侧髁之间通过。B. 经过Gillquist操作后使用70°镜头观察到的膝关节后内侧室关节镜下视图，包括内侧半月板原关节囊连接处、股骨内侧髁及内侧间沟。

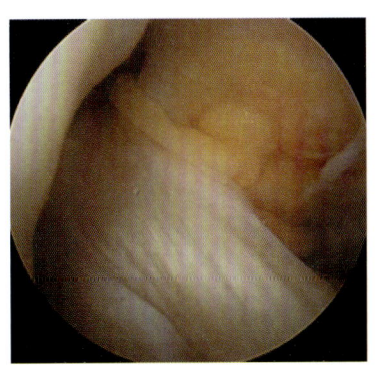

技术图7　髁间窝的关节镜下视图。在左侧可以很好地观察到前交叉韧带，而在右侧的后交叉韧带则更多地被脂肪及滑膜组织遮掩。

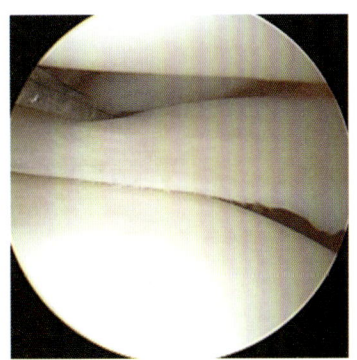

技术图8　外侧间室的关节镜下视图，包括股骨外侧髁、外侧胫骨平台、外侧半月板和腘肌腱。

髁间窝
- 放松腿部使其悬垂在床旁。
- 在髁间窝观察交叉韧带并检查它们的性能及松弛度（技术图7）。

外侧间室
- 将关节镜及探钩置于髁间窝内靠近股骨外侧髁内侧面处。
- 将腿部摆放为4字位并屈膝90°使之施加内翻应力。屈曲90°是观察膝关节后外侧室的最佳位置。
  - 使用大腿固定器并施加内翻应力也可得到类似结果。
- 当外侧间室打开之后，如果位于外侧胫骨平台和股骨外侧髁之间的间隙显著增大，术者就应当怀疑是否有后外侧角损伤。
- 从完全伸直到完全屈曲范围内活动膝关节，并评估整个股骨外侧髁及外侧胫骨平台软骨损伤情况（技术图8）。
- 术者应当用探钩探查软骨，寻找是否有软化、出现裂缝或者肿胀的迹象。
- 观察半月板并用探钩探查其表面及底面。
- 检查腘肌腱是否有撕裂。
- 检查腘肌腱裂隙是否有反常不稳定现象。
- 术者应当观察半月板的后侧根部、后角、体部、前角及前侧根部。
- 观察并用探钩探查半月板底面，同时检查半月板的环箍张力。
- 探查胫骨平台周缘，寻找是否存在半月板瓣状翻转撕裂。
- 术者应当观察外侧半月板后角。这可能需要使用改良Gillquist操作技术并做相应改变（前文已述及）。

后外侧间室的改良Gillquist操作技术
- 从鞘管中取出关节镜并将钝性内芯置入。膝关节应当处于屈曲70°~90°状态。
- 钝性内芯及鞘管从前内侧入路进入并向前插入髁间窝外侧面和ACL之间的区域。
- 轻柔用力推进，直到内芯从ACL下方接近股骨外侧髁处，向后滑行到后外侧室。
- 用70°关节镜及其镜头替换钝性内芯。可以观察到外侧半月板后角、后外侧股骨髁、半月板后侧根部及其关节囊附着处。术者同时可以检查是否有游离体存在。

要点与失误防范

术前计划	术者必须确保已经准备好所有将会有助于手术的器械及移植物。在大部分情况下70°镜头都可以使用。肩关节镜器械及套管对于更复杂的手术也同样可能有帮助。术者应当与患者进行术前谈话，并在麻醉状态下进行体格检查以确认必须进行手术处理的病变
合适的入路位置	手术切口应当根据病例需求进行调整。如果一个入路不够或位置不理想，术者应当做一个新的入路。体型较大或体重较重的患者可能需要更大的切口以便能更好地进行操作

（续表）

避开脂肪垫及滑膜	• 这些软组织有丰富的血供和神经支配。清理这些结构可能增加术后疼痛及延长康复时间
泵压力	• 过高的泵压力会使液体外渗到软组织中，可能导致筋膜室综合征。尤其是在创伤或老年患者中更容易发生。在这种情况下术者可考虑减少重力灌注流入量或降低泵压力
老年患者	• 在施加内外翻应力以便得到间室更好视野的情况下，有可能损伤老年患者的侧副韧带，所以术者的动作应当更轻柔
间室过紧	• 有些患者膝关节韧带过紧，导致进入内外侧胫股关节间室后方困难。术者应当使用所有可以利用的入路，包括远内外侧以及后内后外侧入路，以便正确地定位病变位置

术后处理

- 一旦手术结束，就要开始术后护理。
- 从膝关节内吸出过量的液体。
- 虽然关闭切口有一些不同方法，笔者更喜欢用不可吸。收线单线缝合方法简单地进行皮肤切口关闭。
  - 不管使用何种缝合方法或技术，术者都应当将切口缝紧。
- 关节内或切口处的局麻药注射可能对术后疼痛管理有所帮助。
- 深静脉血栓可以通过从脚趾到大腿的加压包扎、抬高患肢、活动及踝泵运动训练进行预防[5,7]。
- 无论术后负重状态如何，大部分患者行走时都需要拄拐。
- 冷敷疗法已被证实能够改善膝关节镜术后疼痛评分，可以推荐使用。
- 运动及负重状态是由手术方式和患者意愿所决定的。
- 使用麻醉药进行疼痛控制在开始的数周内很可能是必需的。

并发症

- 感染。
- 丧失活动能力。
- 医源性软骨损伤。
- 神经损伤：隐神经、腓神经、股神经、坐骨神经[6]。
- 血管损伤[2]。
- 深静脉栓塞。
- 筋膜室综合征。
- 关节纤维化。
- 反射性交感神经营养不良。
- 持续性关节积血[1]。

（刘闻欣 译，何耀华 赵松 审校）

参考文献

[1] DeLee JC. Complications of arthroscopy and arthroscopic surgery: results of a national survey. Arthroscopy 1985;1:214-220.

[2] Furie E, Yerys P, Cutcliffe D, et al. Risk factors for arthroscopic popliteal artery laceration. Arthroscopy 1995;11:324-327.

[3] Gillquist J, Hagberg G. A new modification of the technique of arthroscopy of the knee joint. Acta Chir Scand 1976;142:123-130.

[4] Hungerford DS, Barry M. Biomechanics of the patellofemoral joint. Clin Orthop 1989;241:203.

[5] Jaureguito JW, Greenwald AE, Wilcox JF, et al. The incidence of deep venous thrombosis after arthroscopic knee surgery. Am J Sports Med 1999;27:707-710.

[6] Kim TK, Savino RM, McFarland EG, et al. Neurovascular complications of knee arthroscopy. Am J Sports Med 2002;30:619-626.

[7] Williams JS Jr, Hulstyn MJ, Fadale PD, et al. Incidence of deep vein thrombosis after arthroscopic knee surgery: a prospective study. Arthroscopy 1995;11:701-705.

第40章 关节镜下滑膜切除术
Scope Synovectomy

Bryan Haughom, Brandon J. Erickson, and Charles Bush-Joseph

定义

- 滑膜组织分布于关节囊和腱鞘内。
- 滑膜炎是一种滑膜炎症,见于一些病理状态,也可见于普通的创伤反应。
- 临床上,滑膜炎会导致关节疼痛、肿胀及僵硬。持续的关节炎症可能导致关节软骨损伤和骨质疏松。
- 如果患者内科治疗无效,仍然存在持续疼痛、肿胀及机械症状,则需要进行手术治疗。
- 与膝关节滑膜炎相关的疾病很多,举例来说,包括炎症性关节炎(类风湿关节炎、狼疮性关节炎、银屑病性关节炎)、关节退变(骨性关节炎)、增生性疾病[色素沉着绒毛结节性滑膜炎(PVNS)、滑膜骨软骨瘤病]、结晶性关节病(痛风、假性痛风),可引起关节积血的状态(创伤、血友病A和B、血管性假血友病、慢性抗凝治疗),导致滑膜炎、血管瘤、关节内粘连、脂肪垫纤维化、血友病性滑膜炎和韧带纤维黏液样变等[4-6,9,10,14,20,21]。

解剖

- 滑膜组织是一种由高度分化的间充质细胞形成的关节衬里。它由纤维血管区域(血管组织、脂肪组织、结缔组织)上方的薄层滑膜细胞组成。
- 一般来说,滑膜组织是光滑透明的,然而在炎症状态下,它会增厚、发红,并产生更多更明显的绒毛。
- 滑膜组织的主要功能是产生滑液润滑关节并提供氧气和蛋白质以滋养关节。
- 慢性滑膜炎的组织学特征包括衬里层细胞的增殖,淋巴细胞的浸润及血管增生。在复发性关节病的情况下,镜下可见不同数量的含铁血黄素。
- 慢性滑膜炎患者可能有局限性或弥漫性的病变,而这取决于他们的基础疾病。当病变为局限性时,影像学检查如MRI可以帮助医生进行直接关节镜诊治。而当病变为弥漫性时,探查膝关节所有间室就显得极其重要。

发病机制

- 滑膜炎的发病机制多种多样,取决于其潜在的病因(例如,炎症性关节炎 vs 复发性关节积血 vs 增生性疾病,如PVNS)。
- 在慢性滑膜炎患者中,滑膜衬里层将会经历细胞增殖、血管新生及细胞构成增加(炎症细胞,如淋巴细胞及巨噬细胞)。
- 类风湿关节炎是许多免疫性炎性疾病中的一种。临床表现为发病隐匿,晨僵并伴有多关节累及。继发的滑膜炎可能是一种急性自身抗体介导的炎症应答反应。
- PVNS是一种由关节内滑膜结节及绒毛增生引起的滑膜炎。通常单关节发作,最常累及膝关节。
- 血友病是一种X连锁凝血因子基因缺陷(血友病A,因子Ⅷ;血友病B,因子Ⅸ)引起的遗传性疾病,会导致不同程度的出血现象。这种情况通常会使关节反复出血,特别是在膝关节,最终产生慢性进展性滑膜增生、疼痛和关节破坏。
- 膝关节是最常见的关节积血部位。反复的关节腔出血将导致慢性渐进性滑膜增生。

自然病程

- 急性滑膜炎的反复发作或慢性炎性滑膜可以导致慢性疼痛,活动度受限,最终使关节退变及产生关节病。

病史和体格检查

- 询问完整的个人史和家族性风湿病及血液病史,包括是否有其他关节的累及和过去膝关节或其他关节肿胀的发作史。
- 患者可能有反复发作的肿胀、疼痛、皮温升高、关节强直及机械症状(图1)。
- 患者可能有银屑病(银斑)、狼疮(颧骨红疹)和类风湿

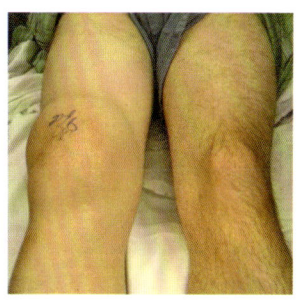

图1 患者长期右膝慢性滑膜炎。

关节炎(类风湿结节)。
- 类风湿关节炎患者颈椎常被累及,在术前必须做出评估。而且这个疾病通常不仅仅局限于肌肉骨骼系统,患者可能还会有血管炎、皮下结节及心包炎。
- PVNS可以导致机械症状如交锁,与半月板撕裂并无太大差异。还可能触及团块。
  - 间歇性症状多见于局限性PVNS,而弥漫性PVNS更多的是长期持续性的表现。
- 医生在做检查时必须留意关节是否有渗液、触痛、皮温增高、团块及滑膜增厚现象。
  - 活动度:屈伸活动度的丧失可能预示着关节强直。
  - Lachman试验:评估前交叉韧带的性能。
  - 后抽屉试验:评估后交叉韧带的性能。
  - 内翻试验:评估外侧副韧带的性能。
  - 外翻试验:评估内侧副韧带的性能。
  - 小腿外旋试验(拨号试验):评估后外侧角和后交叉韧带功能。
- 注意患者是否有力线不佳及韧带功能不全,由于它们与关节破坏之间存在关联,医生可能不会考虑进行关节镜下滑膜切除术。
- 滑液分析应当包括以下资料:滑液颜色(PVNS棕色滑液表明出血反复发作)、检验类风湿因子、补体浓度、细胞计数、革兰染色、细胞培养及结晶体分析。

影像学和其他诊断性检查

- 放射检查对于界定关节损伤的范围非常重要,而且可能帮助医生确定滑膜炎的病因。
  - 医生必须寻找关节周围侵蚀及骨量减少等典型的风湿性征象。
  - PVNS和痛风的放射学信息包括囊性、硬化或侵蚀等病变。
  - 假性痛风患者关节软骨和半月板内可见线状钙化。
  - 滑膜软骨瘤通常在X线平片上能看见。

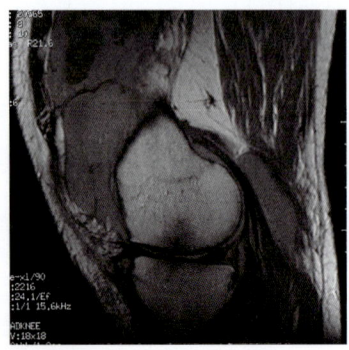

图2 MRI T2加权像显示患者膝关节大量渗出,之后在关节镜下滑膜切除术中诊断为类风湿关节炎。

- 晚期的退行性疾病与关节镜术后较差的预后有着密切关联[17]。
- MRI对于术前关节累及范围的评估很有帮助(图2)。
  - 结节性的PVNS在T1和T2像上都呈现低信号,因此很容易被发现。

鉴别诊断

- 滑膜病变。
- 感染。
- 退行性关节病变。

非手术治疗

- 一旦滑膜炎病因明确,一线的保守治疗包括对基础疾病的药物治疗。
- 可以使用口服抗感染药物,此外也可以在关节腔内注射皮质类固醇。
- 适度的理疗可以帮助维持关节活动度。
- 如果潜在病因确定为感染,通常没有必要尝试非手术治疗。

手术治疗

- 关节镜和开放手术切除滑膜都有报道,但是关节镜下滑膜切除术能够鉴别及处理那些在开放手术操作中可能错过的滑膜病变,而且患病率较低的滑膜炎在进行标准手术之后也可以进行重新评估[11,18]。
- 关节镜下滑膜切除术能够为许多滑膜病变提供彻底的治疗。
- 对于更多像类风湿关节炎或血友病性滑膜炎的慢性或复发状况,这种手术能够减轻与病理变化相关的疼痛和功能障碍的严重程度。它能够降低复发率并且可以减缓关节病的进程[11]。

术前计划

- 术前颈椎屈伸位的放射学检查对于排除类风湿关节炎患者的不稳定性是十分必要的。
- 适当的体格检查对于尽可能减少手术期并发症很有必要。
- 由于手术过程可能时间较长,笔者推荐全麻而非局麻。当临床上有需要时也可以使用硬膜外麻醉,这样可以帮助减轻术后疼痛。预期麻醉时间较持久时可能需要插导尿管。
- 设备。
  - 4.5 mm 30°镜头。
  - 4.5 mm 70°镜头(当30°镜头没有足够视野时使用)。
  - 带吸引的小型刨刀。
  - 关节镜电刀。
  - 关节镜篮钳。

- 麻醉状态下检查应该记录膝关节是否积液、活动度、韧带稳定性、髌骨活动度及其轨迹。用测角器准确测量关节活动度对术后康复过程很有帮助。对侧膝关节的检查常用于临床对照。

体位

- 患者仰卧位并靠近床旁以确保腿部可以很容易地悬垂到旁边（内踝应该位于床缘）。
  - 关节镜腿部固定器可能限制内上及内下入路的应用，因此不推荐使用。
  - 将关节镜外侧挡板放置于手术床旁大腿中段处。
- 将有良好衬垫的大腿止血带放置在术侧大腿的近端。
- 将对侧腿放置于有良好衬垫的腿部固定器中，屈髋屈膝并轻度外展髋部。由于手术过程时间较长，对侧腿应该进行加压包扎或者序贯使用弹力袜（图3）。
- 放下床脚板使术侧腿部可以自由垂下。弯曲手术床使髋关节微曲，从而减少过度伸髋及腿部牵引可能引起的股神经麻痹。
- 使用负压吸引废液收集罐为收集活检标本做准备。
- 使用电灼设备时，应放置接地板。

入路

- 在皮肤上标记切口，一个彻底的滑膜切除术通常需要5～6个入路（图4）。

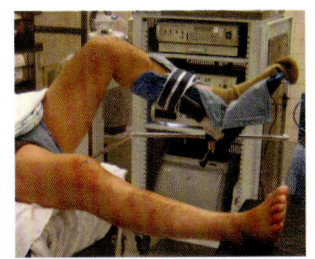

图3 关节镜下滑膜切除术的患者体位。

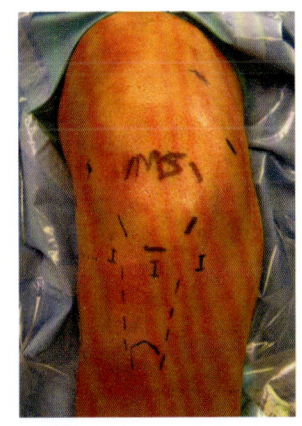

图4 在右膝关节标记关节镜入路。

诊断性关节镜检查

- 术侧肢体驱血后，止血带充气加压至250～300 mmHg（技术图1A）。
- 以内上方入路作为出水口开始手术，因为它极少会作为观察入路使用（技术图1B）。
- 在外下方入路处做一切口。关节镜在伸膝位时插入髌上囊，建立外上方工作入路（技术图1C、D）。

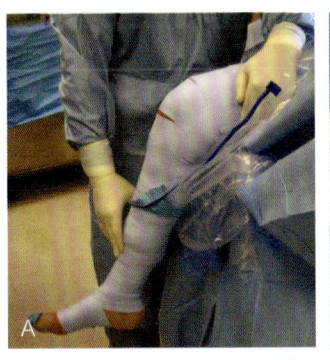
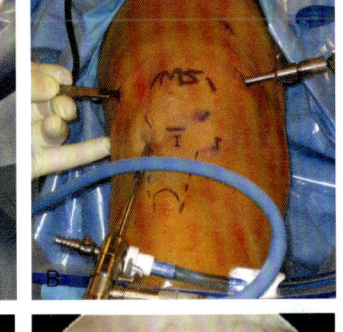
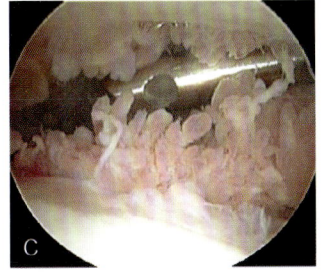
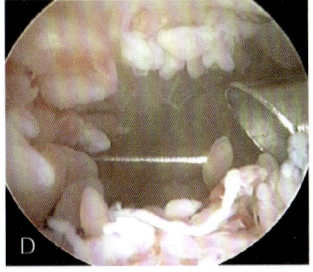

技术图1 A. 用橡胶驱血带给患肢驱血。B. 关节镜显示内上方入路出水口情况。C. 建立外上方入路。D. 关节镜显示在直视下建立外上方工作入路。

滑膜切除

髌上囊、内外侧间沟及髁间窝

- 从外下方入路放置关节镜,将刨刀插入外上方入路,从髌上囊和外侧间沟开始切除滑膜(技术图2A、B)。
- 刨刀移至内下方入路,在内侧间沟和髌上囊的内侧处切除滑膜(技术图2C、D)。

髌后囊、外下及内下间沟

- 将关节镜移至外上方入路,刨刀置于外下方入路。在外下间沟及髌后方区域进行滑膜切除(技术图3A、B)。
- 将刨刀置于内下入路,完成髌后区域及内下间沟的滑膜切除(技术图3C、D)。

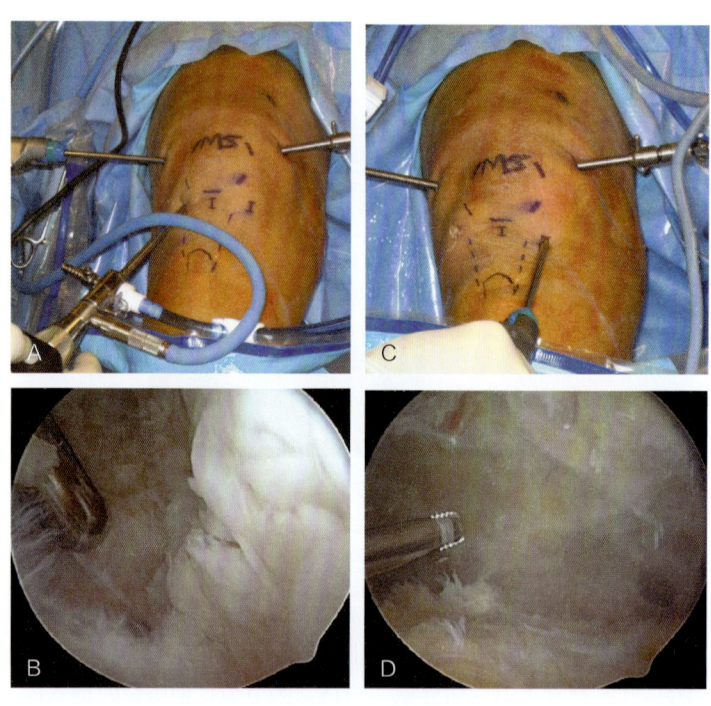

技术图2　A. 将刨刀插入外上方工作入路。B. 关节镜显示外侧间沟滑膜部分切除。C. 刨刀移至内下方入路。D. 关节镜下行内侧滑膜切除。

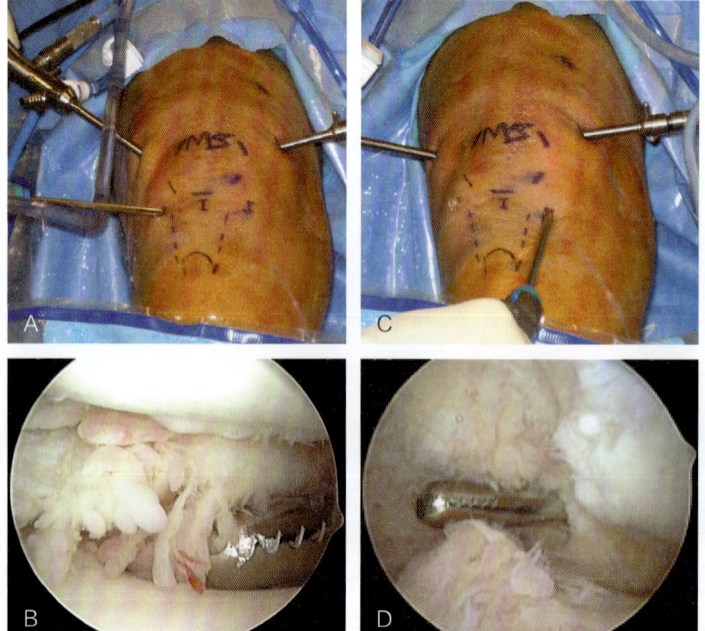

技术图3　A. 将关节镜移至外上方入路,刨刀置于外下方入路。B. 关节镜显示在髌后方区域及外侧间沟进行滑膜切除。C. 将关节镜移至内下方入路,刨刀置于外下方入路。D. 关节镜显示内下间沟滑膜切除。

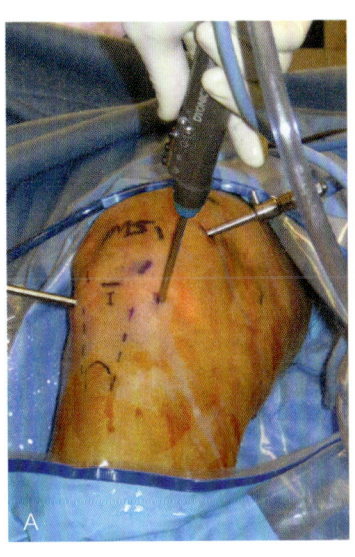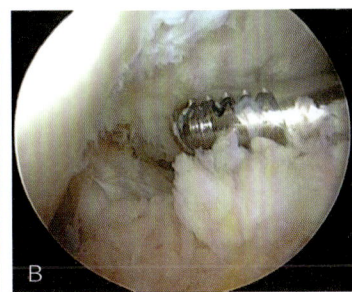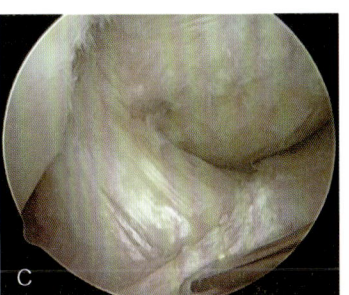

技术图4　A. 关节镜回到外下入路，刨刀置于内下方入路。B. 关节镜图像显示在髁间窝进行滑膜切除术。C. 关节镜图像显示已完成在髁间窝的滑膜切除，前交叉韧带已完全显现。

髁间窝

- 关节镜回到外下入路，刨刀仍置于内下方入路（技术图4A、B）。
- 在髁间窝和交叉韧带周围小心地切除滑膜（技术图4C）。
  - 这将在髁间窝内建立足够的工作空间以显露膝关节后侧间室。
  - 术中一定要注意区分滑膜和韧带。
  - 如果存在韧带黏膜化，可以进行切除，有助于显示视野的清晰。

后内侧室

- 为了进入后内侧室，将钝头置于关节镜鞘内并通过外下方入路插入。
  - 也可以将关节镜置于内下方入路，然后在其直视监控下通过外下方入路插入交换棒。
- 用钝头顶端触探股骨内侧髁并将其在股骨内侧髁及后交叉韧带之间向后方推进，同时需要抬起手臂以适应胫骨后侧的斜坡。
- 通常无须太过用力就能够将钝头推进到后内侧室。
  - 如果完成这个操作确有困难，可以使用髌腱中间入路使其能够轻松地进入后内侧室。
- 取出钝头并插入关节镜。从这个位置可以看到股骨内侧髁的后方及内侧半月板的后角。
- 将镜头转向内侧，在直视监控下可以建立后内侧工作入路。
  - 在腓肠肌内侧头前方插入腰椎穿刺针以避开神经血管组织（技术图5A）。
  - 一旦定位合适，就在皮肤上做一个小的纵行切口。
  - 用止血钳分离软组织直到关节囊。

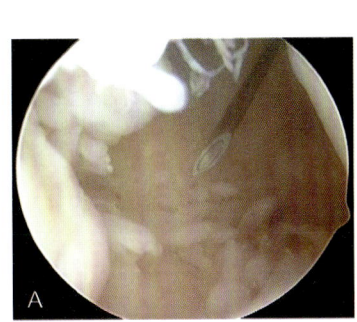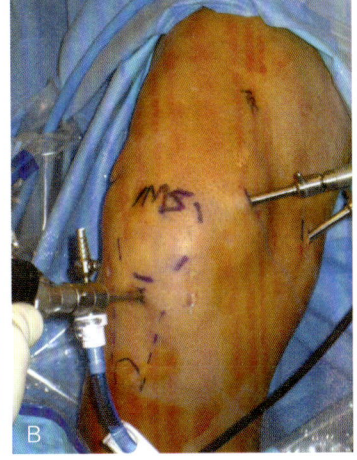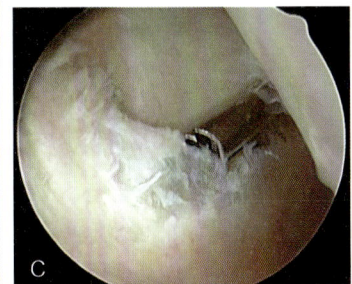

技术图5　A. 关节镜图像显示后内侧入路的建立。B. 通过髁间窝插入关节镜至后内侧室，刨刀置于后内侧入路。C. 后内侧室的滑膜切除。

- 用钝头及关节镜套管取代止血钳从而建立工作入路。
- 术者拔出钝头后插入刨刀,在后内侧室进行滑膜切除术(技术图5B、C)。

后外侧室

- 将钝头插入关节镜套管并置于内下方入路中。
- 用钝头顶端触探股骨外侧髁,并将其在股骨髁及前交叉韧带之间通过髁间窝向后方推进(技术图6A)。
  - 正如之前所描述的方法,使用交换棒也能够完成这个操作。
  - 同时仍然需要抬起手臂以适应胫骨平台后侧的斜坡。
- 打通后外侧室通道后应当撤出钝头。重要的是在推进时不要有太大阻力,避免穿透关节囊及损伤神经血管组织。
- 将关节镜插入套管。应该可以看到股骨外侧髁的后方以及外侧半月板的后角。
- 在直视下将腰椎穿刺针插入后外侧室建立后外侧入路(技术图6B、C)。
  - 腰椎穿刺针应当在腓侧副韧带后方及腓肠肌外侧头前方插入。
  - 股二头肌腱前方及髂胫束后方的软点可以保证腓神经的安全。
- 建立后外及后内入路时,术者应该确保器械的方向能在相应股骨髁后方的冠状面上。
- 与后内侧入路方法类似,用刀片切开皮肤后,术者用止血钳仔细分离软组织,然后在直视下穿过后侧关节囊。
- 保持同样的角度,术者用带操作套管的钝头替代止血钳。
- 术者插入刨刀并进行后外侧室的清理(技术图6D、E)。
- 应该切除后关节囊及后纵隔上过度生长的滑膜。
- 由于可能穿透后关节囊,使神经血管结构处于危险中,因此必须在仔细监控之下才能使用吸引。
- 滑膜切除术后,松开止血带,电灼止血。必须先松开止血带,再取下镜头并关闭入路,以确保彻底止血。
- 应该将整个负压吸引废液收集罐送病理及微生物检查(技术图6F)。
- 术后负压引流管通常使用24小时以尽量减少关节内积血。
- 轻微压力加压包扎和冷敷疗法可以用于减轻肿胀及支持早期关节活动。

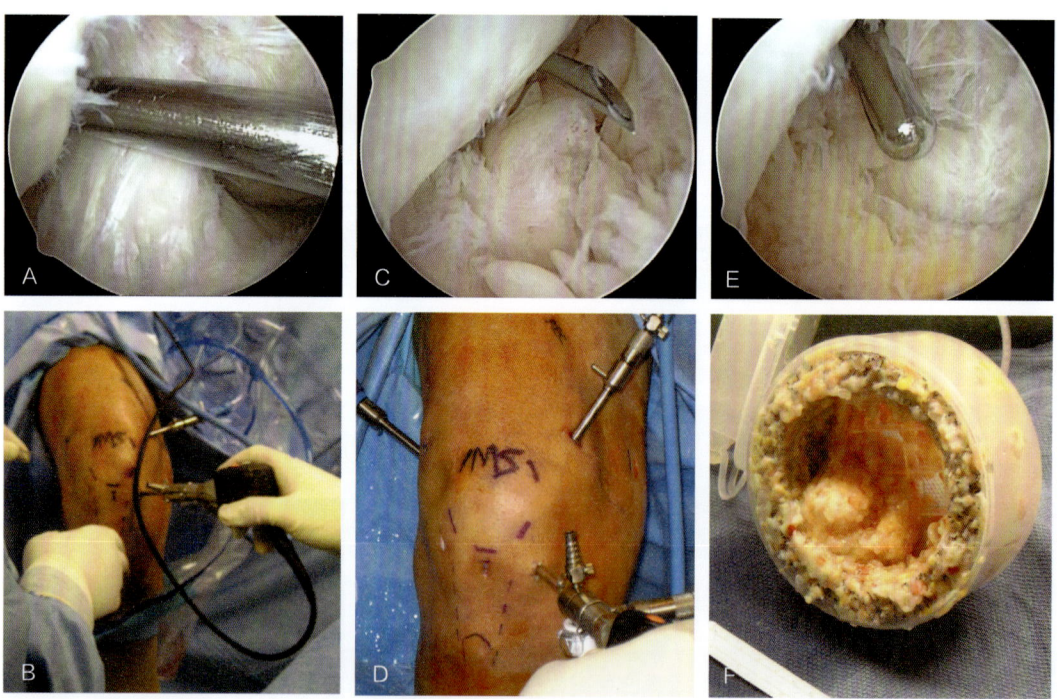

技术图6 A. 在直视下将交换棒插入后外侧室。B. 用针头定位建立后外侧入路。C. 关节镜图像显示为了建立后外侧入路进行针头定位。D. 刨刀置于后外侧入路中。E. 关节镜图像显示在后外侧室中进行滑膜切除。F. 负压吸引废液收集罐过滤分离滑膜活检标本。

要点与失误防范

止血	• 在手术的最后阶段必须进行止血,否则将会导致关节积血及手术失败
入路设置	• 术者必须做好从多个入路观察膝关节的准备 • 入路必须在直视下进行设置以保护神经血管结构 • 当要确保器械无创进出时必须使用套管,以避免软组织损伤
技术	• 术者必须按照规定步骤进行关节镜下滑膜切除术,这样就可以几乎完整地切除病变组织
活检	• 获取足够的组织进行病理学鉴定和诊断
治疗	• 重新获得和保持完全的膝关节活动度及股四头肌功能是关键 • 术前四头肌周长测量有助于跟踪术后康复情况

术后处理

- 患者可以在能够忍受的范围内负重。
- 建议对滑膜全切除的患者进行持续被动活动,在可容忍范围内逐渐增加强度并持续1~3天及以上。
- 拔除引流管后开始理疗。着重进行活动度和闭链训练。

预后

- 当把关节镜下滑膜切除术与开放手术比较时发现,关节镜技术在治疗类风湿关节炎、血友病及其他炎症性关节炎时有更低的死亡率,有更快的功能恢复及更低的复发率[11,15,18]。此外,由于在后间室有精确的视野,还能够更彻底地切除滑膜[21]。
- 然而,已有许多研究发现膝关节和肘关节类风湿关节炎的复发率和影像学进展在关节镜下滑膜切除组高于开放治疗组,但开放组和关节镜组最终的全关节置换率相似[2]。
- 一项包括96个类风湿膝关节炎的研究发现,关节镜下滑膜切除术后平均4年随访时关节疼痛及滑膜炎症状都显著降低[13]。
- 尽管缺乏长期和高水平的证据,滑膜炎放疗切除术联合开放或关节镜下滑膜切除术治疗复发性滑膜炎逐渐成为一种可行的治疗方案[1,16,21]。
- 关节镜下滑膜切除术并且同时使用类风湿药物治疗,可以减少炎症反应和帮助患者保持关节活动度[5]。
  - 类风湿关节炎关节镜治疗后疼痛和肿胀缓解的成功率已经高达80%[15]。
- 关节镜下滑膜切除术已经成功地应用到PVNS的治疗当中。
  - 在过去,开放性滑膜切除术会导致术后膝关节僵直及疼痛。在一组18个弥漫性PVNS患者中,1/3的患者在开放性手术后复发,而且大部分患者的膝关节需要进行手法松解试图减少僵直程度[8]。
  - 关节镜下局限性PVNS滑膜切除术的复发率已经降低至0~11%,并增加了关节活动度。然而,弥漫性PVNS复发率仍有50%[7,14]。
- 关节镜联合开放滑膜切除术治疗弥漫性PVNS有助于降低复发率,从单纯开放或关节镜治疗的62%和64%复发率降低到9%。
- 局限性PVNS对关节镜治疗反应最佳。
  - 多个系列研究报道在手术切除之后随访时未见复发[12,14,21]。
  - 手术过程中病灶的显像变得更好,有利于发现局限性PVNS的小病灶。
- 血友病性滑膜炎也常侵袭并破坏关节,对关节镜下滑膜切除术反应良好,症状得到缓解。
  - 和大部分滑膜炎不同,它是系统性基础疾病,通常要求住院治疗时间较短。
  - 手术对于降低关节血肿复发率和维持关节活动度非常有效。
  - 然而,速度可能减缓,但是关节的退化仍将继续[20]。
- 关节内预先存在的退行性病变是长期功能结果的最大预测因素[19]。

并发症

- 复发性关节内血肿,需要经常重复抽吸或者手术冲洗和清创。
  - 在滑膜切除术中注意细节以确保切除所有可见的滑膜,可将血肿复发率降至最低。
- 丧失活动度。
  - 处理关节僵直及屈曲挛缩可能是一种挑战。
  - 可以使用动力性支具。
- 罕见并发症包括表浅的或关节内的感染、神经血管损伤、关节病的迅速发生,或者交叉韧带损伤。
  - 应完整记录手术前后的神经血管检查结果。

(刘闻欣 译,何耀华 赵松 审校)

参考文献

[1] Akmese R, Yildiz KI, Isik C, et al. Combined arthroscopic synovectomy and radiosynoviorthesis in the treatment of chronic non-specific synovitis of the knee. Arch Orthop Trauma Surg 2013;133(11):1567-1573.

[2] Chalmers PN, Sherman SL, Raphael BS, et al. Rheumatoid synovectomy: does the surgical approach matter? Clin Orthop Relat Res 2011;469(7):2062-2071.

[3] Colman MW, Ye J, Weiss KR, et al. Does combined open and arthroscopic synovectomy for diffuse PVNS of the knee improve recurrence rates? Clin Orthop Relat Res 2013;471(3):883-890.

[4] Comin JA, Rodriguez-Merchan EC. Arthroscopic synovectomy in the management of painful localized post-traumatic synovitis of the knee joint. Arthroscopy 1997;13:606-608.

[5] Fiacco U, Cozzi L, Rigon C, et al. Arthroscopic synovectomy in rheumatoid and psoriatic knee joint synovitis: long-term outcome. Br J Rheumatol 1996;35:463-470.

[6] Gilbert MS, Radomisli TE. Therapeutic options in the management of hemophilic synovitis. Clin Orthop Relat Res 1997;343:88-92.

[7] Jain JK, Vidyasagar JV, Sagar R, et al. Arthroscopic synovectomy in pigmented villonodular synovitis of the knee: clinical series and outcome. 2013;37(12):2363-2369.

[8] Johansson JE, Ajjoub S, Coughlin LP, et al. Pigmented villonodular synovitis of joints. Clin Orthop Relat Res 1982;163:159-166.

[9] Klein W, Jensen KU. Arthroscopic synovectomy of the knee joint: indication, technique and follow-up results. Arthroscopy 1988;4:63-71.

[10] Lee BI, Yoo JE, Lee SH, et al. Localized pigmented villonodular synovitis of the knee: arthroscopic treatment. Arthroscopy 1998;14:764-768.

[11] Matsui N, Taneda Y, Ohta H, et al. Arthroscopic versus open synovectomy in the rheumatoid knee. Int Orthop 1989;13:17-20.

[12] Moskovich R, Parisien JS. Localized pigmented villonodular synovitis of the knee. Clin Orthop Relat Res 1991;271:218-224.

[13] Ogilvie-Harris DJ, Basinski A. Arthroscopic synovectomy of the knee for rheumatoid arthritis. Arthroscopy 1991;7:91.

[14] Oglivie-Harris DJ, McLean J, Zarnett ME. Pigmented villonodular synovitis of the knee. J Bone Joint Surg Am 1992;74A:119-123.

[15] Ogilvie-Harris DJ, Weisleder L. Arthroscopic synovectomy of the knee: is it helpful? Arthroscopy 1995;11:91-95.

[16] Oztemur Z, Bulut O, Korkmaz M, et al. Surgical synovectomy combined with yttrium 90 in patients with recurrent joint synovitis. Rheumatol Int 2013;33(5):1321-1326.

[17] Roch-Bras F, Daures JP, Legouffe MC, et al. Treatment of chronic knee synovitis with arthroscopic synovectomy: long-term results. Rheumatology 2002;29:1171-1175.

[18] Shibata T, Shiraoka K, Takubo N. Comparison between arthroscopic and open synovectomy for the knee in rheumatoid arthritis. Arch Orthop Trauma Surg 1986;105:257-262.

[19] Verma N, Valentino LA, Chawla A. Arthroscopic synovectomy in haemophilia: indications, technique and results. Haemophilia 2007;13 (suppl 3):38-44.

[20] Wiedel JD. Arthroscopic synovectomy of the knee in hemophilia: 10 to 15 year follow-up. Clin Orthop Relat Res 1996;328:46-53.

[21] Zvijac JE, Lau AC, Hechtman KS, et al. Arthroscopic treatment of pigmented villonodular synovitis of the knee. Arthroscopy 1999;15:613-617.

第41章 关节镜下半月板切除术
Arthroscopic Meniscectomy

Frederick M. Azar and Nicolas S. Bonnaig

定义

- 不可修补的半月板撕裂是指那些无愈合可能的损伤。
  - 这可包括半月板的全部或一部分,提示需要进行部分、次全或全部半月板切除术。
- 在"白区"(中央无血运区)的半月板损伤通常需要进行部分半月板切除术(图1)。
  - 这通常累及半月板的内2/3。
- 有症状的外侧盘状半月板撕裂同样可能需要进行部分或次全半月板成形术。
- 基于撕裂的位置或形态、病因及其他因素,临床上提出了许多半月板撕裂的分类法;大部分常用分类法是在术中发现的撕裂形态基础上提出的(图2)。
  - 纵行半月板撕裂。
  - 横行和斜行半月板撕裂。
  - 纵行和横行混合型撕裂。
  - 伴有半月板囊肿的撕裂。
  - 盘状半月板撕裂。
- 纵行撕裂最为常见,通常累及内侧或外侧半月板的后段。
- 外侧半月板撕裂的诊断比内侧多见。
  - 虽然没有明确的比较内外侧半月板撕裂发生率的研究报道,但笔者相信两者应该存在几乎相同的发生率。
  - 大多数部分厚度撕裂的半月板所累及的是下表面而非上表面。
- 某些类型的半月板撕裂与机械性交锁有关。
  - 局限于后角的小纵行撕裂通常不会产生交锁而是引起疼痛、反复肿胀及主观上的不稳定感。
  - 广泛的纵行撕裂会移位至髁间窝从而导致交锁。这种不稳定的撕裂通常称为桶柄样撕裂。
  - 根部裂开可能导致桶柄样撕裂片段后方或前方的附着处分离。
- 横行、放射状或斜行撕裂可以在任何半月板出现,但在外侧最常见,通常在前角与中1/3交界处。
- 横行撕裂也可以由使半月板活动度减少的退行性改变引起。
- 复杂横行及纵行撕裂可能在退变或反复发生创伤的情况下发生。
- 半月板囊肿经常伴随撕裂,而且发生在外侧的概率通常比在内侧多9倍。
- 盘状半月板在移动性和组织体积方面的不正常导致它们在压应力及旋转应力的作用下容易受伤。

解剖

- 半月板呈新月形,其横截面接近三角形。
- 它们覆盖了相应胫骨平台1/2~2/3的关节面。
- 它们由致密的相互交织的胶原纤维以一种具有很强弹性并能够承受压应力的方式进行排列。
  - 半月板胶原纤维的主要方向是在周缘部环形排列。
  - 放射状纤维和穿通纤维也同时存在(图3A)。
  - 这些纤维的排列在一定程度上决定了半月板撕裂的特定方式(图3B、C)。
  - 由于胶原纤维的功能主要是抵抗沿着纤维方向的牵张力,因此在对半月板模型施加垂直于纤维方向的应力进行测试时,发现应力强度减少到了10%以下[6]。
  - 环状纤维起了类似环绕在木桶周缘安放的加压金属环的作用:环箍张力使木桶板保持在原位(图3D、E)。
- 当单纯放射状切割或撕裂延伸到关节囊缘时环箍张力

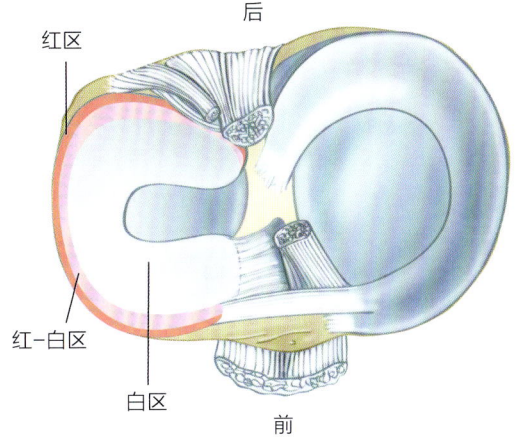

图1 半月板中央无血运区(白区)的撕裂通常需要行部分切除,有血运的红区具有很好的愈合潜能,红白区具有有限的愈合潜能。

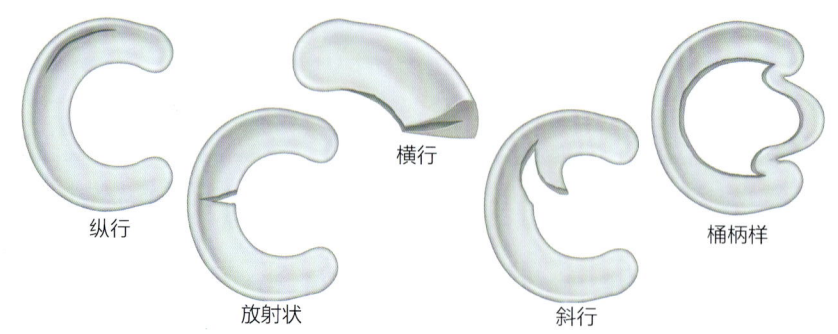

图2 半月板撕裂方式。

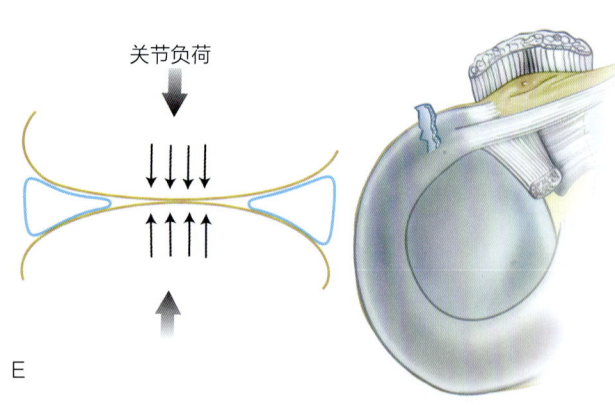

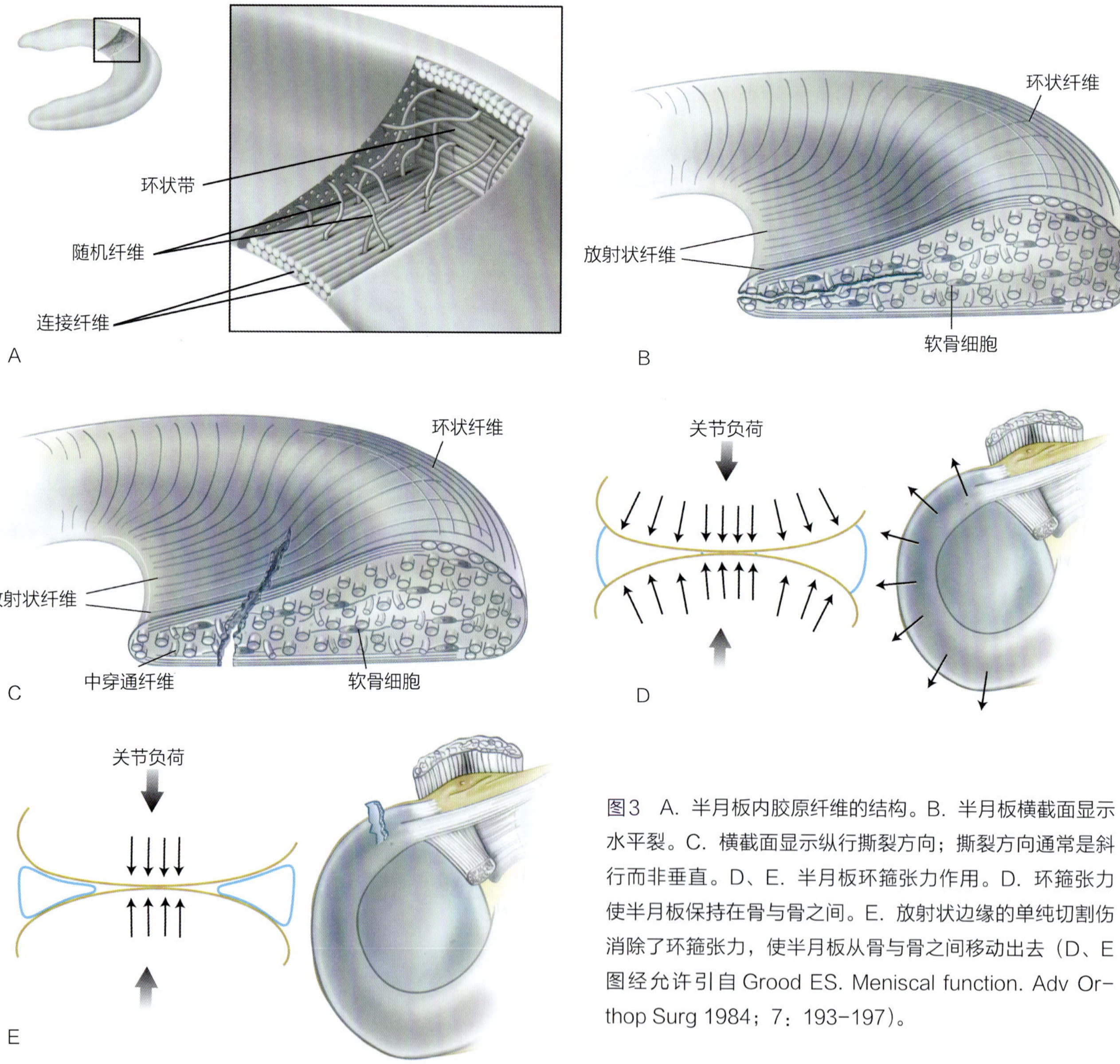

图3 A. 半月板内胶原纤维的结构。B. 半月板横截面显示水平裂。C. 横截面显示纵行撕裂方向；撕裂方向通常是斜行而非垂直。D、E. 半月板环箍张力作用。D. 环箍张力使半月板保持在骨与骨之间。E. 放射状边缘的单纯切割伤消除了环箍张力，使半月板从骨与骨之间移动出去（D、E 图经允许引自 Grood ES. Meniscal function. Adv Orthop Surg 1984; 7: 193-197)。

将会消失。
- 半月板周缘是突起的、固定住的，并且附着于膝关节囊的内侧面，腘肌腱起点除外；周缘同时也与胫骨平台的边缘通过冠状韧带呈松散连接。
- 内侧缘是凹陷的、薄的及无附着的。
- 半月板大部分是无血运的，除了接近周缘附着处。
- 每个半月板下表面都是平坦的，而上表面都是凹陷的，与相关骨性解剖的轮廓相一致。

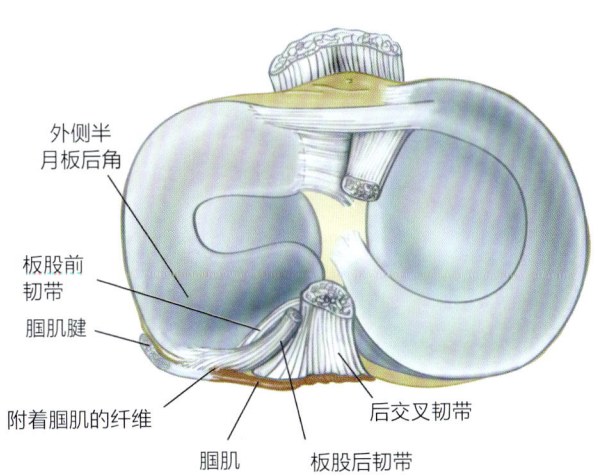

图4 胫骨髁上面观。外侧半月板相对内侧半月板来说直径较小,周缘较厚,体部较宽,活动度较大;它的后方以板股前或后韧带附着于股骨内侧髁,这取决于哪根韧带会出现,同时它还附着于腘肌。

- 内侧半月板呈C形结构,半径大于外侧半月板,且后角宽于前角(图4)[19,24,30]。
  - 前角紧密附着于胫骨,位于髁间隆起及前交叉韧带(ACL)的前方。
  - 大部分体重的压力都施加于半月板的后侧部分。
  - 后角直接固定在后交叉韧带附着点前方及髁间隆起后方。
  - 它整个外周边缘都紧密连接于内侧关节囊,并且通过冠状韧带与胫骨上缘连接。
- 外侧半月板在形态上更接近圆形,覆盖了下方胫骨平台关节面的2/3。
  - 前角在胫骨内侧附着于髁间隆起之前。
  - 后角插入髁间隆起后方和内侧半月板后角附着处前方。
  - 后角经常通过板股后韧带(Wrisberg)和板股前韧带(Humphrey)连接固定到股骨,还常连接于覆盖在腘肌上的筋膜及膝后外侧角的弓形复合体上。
  - 内缘与内侧半月板类似,也是薄的、凹陷的和游离的。
  - 腘肌腱将外侧半月板后外侧边缘与关节囊及外侧副

韧带分隔开来。这根肌腱由滑膜包绕并在半月板外侧边缘形成一个斜行沟槽。
  - 外侧半月板相对内侧半月板来说直径较小,周缘较厚,体部较宽,活动度较大。
- 半月板在关节屈伸时随着胫骨髁活动,但在旋转时则随着股骨在胫骨上移动(图5)。
  - 因此,内侧半月板变得扭曲。
  - 它的前后附着处随胫骨活动,但中间部分却随着股骨活动,这样它在旋转运动时就有可能损伤。
  - 由于外侧半月板牢固地附着于腘肌和板股后韧带及板股前韧带,随着外侧股骨髁做旋转运动时不太可能损伤。
  - 此外,当胫骨内旋并屈膝时,腘肌通过弓状韧带复合体将外侧半月板后段向后牵拉,从而保护半月板不被股骨髁及胫骨平台啃合。
- 内外侧半月板的血供绝大部分起源于膝内外侧动脉(包括上下方)。
  - 这些血管的分支在滑膜及关节囊组织中产生半月板周围毛细血管丛,通过半月板与关节囊附着处提供半月板周缘的血供。
  - 这些血管绝大部分以环形方式存在,再发出放射状分支集中供应关节中央。
  - Arnoczky和Warren[6,7]使用显微镜下注射技术显示周缘血管的渗透深度,分别占内侧半月板宽度的10%~30%及外侧半月板宽度的10%~25%。
  - 膝内侧动脉随同一些膝内外侧动脉的终末分支通过血管滑膜覆盖,也同时提供半月板的血供。
- 目前已经提出了半月板在膝关节中的许多功能。
  - 作为关节的填充物,其弥补了股骨及胫骨关节面之间显著的不协调性。
  - 被认为有关节润滑功能,分布滑液并帮助营养关节软骨。Ciccotti等[10]的一项研究似乎可以确认半月板的这项功能:在因半月板病变行关节镜手术治疗的252名患者中,85%年龄在50~59岁的患者和86%年龄在60岁及以上的患者存在关节软骨的改变。

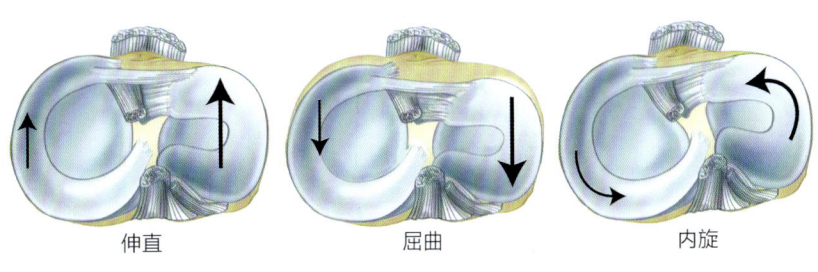

图5 膝关节屈伸及旋转时半月板的运动学。虽然外侧半月板和外侧胫骨平台前后宽度较小,但无论膝关节做何运动,外侧半月板的活动度都比内侧半月板要大得多(经允许引自Tria AJ Jr, Klein KS. An Illustrated Guide to the Knee. New York: Churchill Livingstone, 1992)。

- 作为重要的第二稳定结构在所有关节面中发挥作用,特别是提供关节的旋转稳定性,在伸膝过程中使关节能够顺利滑动或者进行旋转运动。

发病机制

- 半月板损伤一般由创伤或退变引起。
  - 在年轻好动的患者中由创伤引起的半月板损伤常合并有前后交叉韧带的损伤,且多见于外侧半月板。
  - 最常见的创伤性撕裂是垂直纵行撕裂,然后是垂直横行撕裂。
  - 退变性半月板撕裂通常发生在年龄>40岁的患者中,一般不伴有特殊外伤史,常合并膝关节其他退行性改变。
  - 半月板退行性撕裂只有很小或没有愈合的可能性[24]。
  - 最常见的退行性撕裂方式是水平撕裂、瓣状撕裂及复合撕裂(图2)。
- Miller等[22]基于血管分布分成的三个区域中损伤的位置,对半月板撕裂进行了分类,并用它来确定修补后愈合的潜在可能性(图1)。
  - 红区:全部位于有血运区内。
  - 红白区:位于有血运区边缘。
  - 白区:位于无血运区内。
- 在周缘有血运区损伤发生之后,将形成富含炎症细胞的纤维蛋白凝块。
  - 通过纤维蛋白支架,半月板周缘毛细血管丛开始增生并伴有已分化的间充质细胞的增殖。
  - 损伤部位最终被细胞组成的纤维血管瘢痕组织所填充,将伤口边缘胶合在一起,并出现与相邻正常半月板纤维软骨相延续现象。
  - 动物实验研究表明,半月板完全放射状损伤在10周之内就以初期纤维软骨瘢痕形式完全愈合,但还需要数月时间才能成熟为呈现正常形态的纤维软骨。
- 对于半月板或半月板切除术后再生的类半月板组织的功能还存在争议。
  - 目前一般公认的观点是如果要有任何再生出现,必须完全切除半月板直到暴露有血运的滑膜组织,或者不完全切除半月板时切除部位必须延伸至半月板周缘血管分布区。
  - 半月板再生的频率和程度尚未得到确定。
- 半月板创伤性撕裂通常是由于从屈膝到伸膝运动时伴有旋转引起的。
  - 最常见的损伤部位是半月板后角,纵行撕裂是最常见的损伤类型。

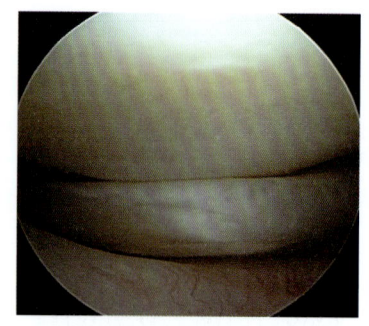

图6 典型的桶柄样半月板损伤。

- 撕裂的长度、深度及位置取决于损伤当时后角与股骨及胫骨髁之间的位置关系。
- 不显著的创伤能够损伤那些退变的或由于先前的损伤、手术、疾病、先天性畸形(如盘状半月板)造成活动度减少的半月板。
- 在关节不相称、韧带不稳定、严重肌无力或关节先天性松弛的情况下,半月板损伤的风险也相应增加。
- 当屈膝内旋时内侧半月板被迫向后方移动。如果周缘附着处延伸或撕裂,半月板后部被迫向中央移动,在股骨及胫骨之间被夹住,当伸膝时将产生纵行裂伤。
- 如果这种纵行裂伤向前延伸超过内侧副韧带,半月板内侧部分会嵌夹在髁间窝且无法回到原先位置;这样就产生了一个典型的桶柄样撕裂并伴有关节交锁(图6)。
- 同样的损伤机制可以使外侧半月板产生后部周缘或纵行裂伤。
- 由于移动性和结构的特点,外侧半月板不太容易产生桶柄样损伤,但不完全性横行裂伤则比内侧半月板更加常见。

自然病程

- 有学者对半月板切除术在前后向移位、内外翻及旋转活动时的关节松弛度影响进行了研究。
  - 这些研究表明对关节松弛度的影响取决于膝关节韧带是否完整及关节是否负重。
  - 在韧带完整的情况下,半月板的切除使关节松弛度小幅增加。
  - 当合并韧带功能不全时,这些由半月板切除术引起的不稳定性的增加都被过分夸大了。
- 当膝关节存在ACL功能不全时,内侧半月板切除将导致屈膝90°时胫骨位移增加58%,而外侧半月板切除则对初期的前后位移并没有造成影响[3]。
- 在解剖学上,外侧半月板与胫骨相连的关节囊部分并没有像内侧半月板那样非常紧密地固定在一起。

- 这些结果与内侧半月板形成鲜明对照,外侧半月板后部无法形成一个有效的楔形来抵制胫骨在股骨上的前移。
- 因此,在缺乏ACL的膝关节中,外侧半月板承受着与内侧完全不同的应力。
- Allen等[3]在一项生物力学研究中发现,在ACL切断后内侧半月板所承受的胫骨前移载荷显著增加,这也许可以解释在前交叉韧带功能不全的膝关节中,内外侧半月板为何会有不同的损伤方式。
- Walker和Erkman[29]注意到当载荷增加到150 kg时,外侧半月板似乎承担了外侧关节70%的载荷,而内侧半月板则与显露的关节软骨平均分担了内侧的载荷。
  - 内侧半月板切除使接触面积减少了50%~70%,接触应力则增加了100%。
  - 外侧半月板切除使接触面积减少了40%~50%,但由于外侧胫骨平台有相对突起的表面使其接触应力显著增加了200%~300%。
  - 可以推测,在载荷由整个胫骨关节面承担的情况下,半月板提供了内外侧稳定性。缺少半月板使载荷集中在各个平台的中央,减少了杠杆臂的载荷支持。
- 半月板切除术后产生了明显的放射学改变,包括关节间隙狭窄、股骨髁扁平和骨赘形成。

病史和体格检查

- 诸如别卡感、弹响、交锁等机械症状通常仅限于纵行撕裂,以桶柄样撕裂最为常见,且一般发生于内侧。
- 膝关节交锁并非半月板桶柄样撕裂的特异性症状;其他情况诸如游离体、髌骨轨迹不良及关节内肿瘤都可以引起同样的症状。
- 下列线索对于鉴别诊断来说可能非常重要:
  - 打软腿。
  - 积液。
  - 股四头肌萎缩。
  - 关节线上压痛(或半月板)。
  - 在检查时用手法操作可重复出现咔哒声。
- 也许最重要的检查发现是沿着后内或后外关节线的局部压痛,而这最常由反应性滑膜炎引起。
- 外伤史可能并不明确,尤其是当出现不规则撕裂或退变性半月板的时候。
- 没有典型交锁症状的患者会有数次牵涉膝关节的症状发作史,经常导致积液及短暂的不适,但不存在确切的交锁。
- 膝关节可能有打软腿、弹响、咔哒声、别卡感或抽搐等症状,或者可能更多地表现为不明确发作史,伴随膝关节反复发生的疼痛和轻度肿胀,以及过度运动后前方关节间隙的压痛。
- 患膝应该与健侧比较,可能会存在5°~10°的生理性过伸。在这种情况下,患膝可以锁定但应处于伸直中立位。
- 无论是何原因,若交锁症状在抽吸关节积血及一段时间的保守治疗之后未得到缓解,则需要进行手术治疗。
  - 不能鉴别真性与假性交锁是一种严重的错误。
  - 假性交锁通常发生在伤后不久,由后关节囊出血或侧副韧带及相关腘绳肌痉挛以防止完全伸膝引起的。
  - 在抽液和短时间休息直到反应部分消退之后,通常就可以鉴别关节是否假性交锁,MRI也可以确诊。
- 打软腿的感觉经常出现,但并非半月板撕裂的特异性症状。
- 积液仅提示某些损伤刺激到滑膜,因此它对明确诊断的价值有限。
  - 损伤后突然发生的积液通常表示关节腔内出血,当半月板有血运的周缘撕裂时可以出现上述情况。
  - 在半月板体部或退行性改变区域的撕裂可能不会产生关节积血。
  - 半月板根部或撕裂部分反复移位可以充分刺激滑膜,从而产生非血性积液的慢性滑膜炎。
  - 缺乏积液或关节血肿不能排除半月板损伤。
- 膝关节肌肉萎缩提示继发的功能障碍,但不能表明原因。
- 在关节屈伸和旋转运动中听到或触诊发现的咔哒声、弹响或别卡感,在诊断上很有价值,应尽力重复并进行精确定位。
- 临床上对许多手法操作试验进行了描述,但McMurray试验是最常用的。虽然其他试验不能视为诊断性的,但还是很有帮助,因此仍被包括在膝关节的常规检查中。
  - McMurray试验:完全屈膝,检查者一只手触碰关节线,另一只手伸直膝关节的同时将足部内旋。在足部外旋状态下重复以上手法。如果半月板存在撕裂,将会在进行手法检查时听见或感觉到累及侧关节线的咔哒声。
  - 研磨试验:由Apley描述[5],是另一种诊断单纯半月板病变的试验。患者俯卧位,屈膝90°,大腿前方固定于检查台。牵拉足部使膝关节保持牵引状态,同时旋转足部。接着,膝关节保持同样位置,下压足部及小腿并在缓慢屈伸关节时进行旋转。
  - 另外还有一种很有用的下蹲试验:包括数次在完全

下蹲状态下重复的手法检查,即在下蹲时对足部及小腿进行轮流充分内外旋,在膝关节内外侧引起反复疼痛,虽然无法确诊但提示可能有半月板撕裂。
- 由于髋部和背部的病变会引起膝关节牵涉痛,因此应该仔细检查这两个部位。
- 即使是有丰富经验的骨科医生也很难做出半月板损伤引起的膝关节功能紊乱这一诊断,但仔细的病史询问、体格检查结合适当的影像学检查,可以减少误诊和不必要的关节镜手术。
- 在受伤过程中,膝关节其他结构诸如韧带和关节软骨的损伤也很常见。本章仅单独论述半月板撕裂,但在临床上一定要同时寻找其他损伤的迹象。

影像学和其他诊断性检查

- 影像学包括站立位前后位、45°后前位和髌股关节位摄片检查以排除其他膝痛原因,诸如关节退变、游离体及剥脱性骨软骨炎。
- 其他非介入性诊断性研究诸如超声、核素显像、CT和MRI,已被证实在很多膝关节疾病中都提高了诊断准确率。
- 与关节镜相比,MRI已被证实在内侧半月板撕裂的诊断中有98%的准确率,而在外侧半月板则有90%。
- 其他报道称MRI在半月板病变的诊断中,阳性预测值为75%,阴性预测值为90%,敏感性为83%,特异性为84%。
- MR关节造影对膝关节先前的半月板切除或修补的评估非常有用。
- 高分辨率CT已被报道有96.5%的敏感性、81.3%的特异性及91%的精确性,但笔者通常是用它来评估髌股关节。

鉴别诊断

- 韧带损伤。
- 软骨损伤。
- 骨软骨性游离体。
- 膝关节皱襞病变。
- 髌骨轨迹不良。
- 关节内肿瘤。

非手术治疗

- 半月板不完全撕裂或小的(5 mm)稳定的周缘撕裂若不伴有诸如ACL损伤之类的其他病变情况,可以进行非手术治疗且预期结果良好。如果膝关节稳定,许多不完全撕裂就不会再进一步发展为完全撕裂。
- 笔者已经观测到小的稳定的周缘撕裂在6～8周的保护性治疗后完全愈合。
- 已经有报道称稳定的垂直纵行撕裂常出现在半月板周缘有血运区,在保守治疗后可完全愈合。
- 仅引起轻微症状的半月板撕裂可以通过康复训练及限制活动进行治疗[15,31]。Yim等[31]研究发现在一个102个具有相似半月板病变的患者群中,半月板切除和物理治疗在疼痛缓解和功能改善方面作用相近。
- 半月板撕裂并伴随韧带性不稳的患者,如果延期进行韧带重建或有手术禁忌证,也可以进行非手术治疗。
- 非手术治疗包括更改活动方式、非甾体抗炎药和理疗。
- 如果在一段时间的保守治疗之后症状仍然复发,就必须进行半月板损伤部位的手术修补或切除。
- 一旦急性疼痛和积液症状减轻,非手术治疗中最重要的是恢复关节正常活动度和肌力。这可以通过渐进性的、有规律的肌肉锻炼计划(包括股四头肌、腘绳肌、髋部屈肌及髋外展肌)来实现。

手术治疗

- 半月板撕裂的手术指征包括[1,16,20,22,25]:
  - 症状影响参与运动或日常生活活动或工作(交锁、打软腿、反复积液)。
  - 非手术治疗失败。
  - 缺乏其他膝痛原因(基于完整的临床及影像学评估)。
- 半月板切除术根据切除半月板的量分为三种类型。
  - 部分切除,只切除游离的不稳定的半月板碎片,保留稳定的平衡的周缘环健康半月板组织(图7)。
  - 次全切除,该撕裂类型和范围需要切除周缘环的一部分,通常留下大部分前角和完整的中间1/3部分。
  - 完全切除。
- 撕裂半月板切除的手术指征和技术历史上一直存在争议。
  - 一些人主张对撕裂半月板进行完全切除,而其他人却建议次全切除。

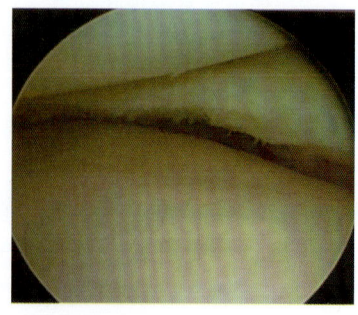

图7 部分半月板切除术:切除游离的不稳定片段,保留稳定的平衡的周缘健康半月板组织。

- 完全切除的理由基于短期的功能恢复标准,然而长期随访却显示出与退行性改变相关。
- 已经证实即使只切除1/3半月板,关节接触应力也增加了350%以上。
- 关节软骨退行性改变的数量似乎与半月板切除的数量成正比。
- 如果半月板病变导致几乎每天都有的症状,经常交锁,反复或慢性积液,那么半月板病变部分必须切除,因为目前这些症状所引起的问题远远超过将来出现退行性关节炎的可能性或重要性。
- 如果在次全切除半月板时能够保留周缘环的重要部分,长期随访结果将会得到改进。
- 有足够的支持理由及临床结果表明用关节镜技术进行部分半月板切除术可以常规使用。
- 次全切除只有在半月板撕裂无法修补的情况下才有其合理性,如果可能的话半月板环必须保留。
- 半月板完全切除术不再考虑作为年轻运动员或其他在日常生活中需要经常使用膝关节的人的治疗选择。

术前计划

- 关于半月板修补还是切除的讨论应该在术前进行。患者应当了解两种方法的风险和优点、替代方案和潜在的并发症,还有术后恢复时间及康复过程的不同。
- 患者同样应当了解半月板撕裂复发的可能性和半月板切除的长期后果。
- 关于附加病变治疗的讨论也应该进行,比如软骨损伤,这有可能成为术后持久疼痛的根源。
- 如若遇到无论是半月板还是软骨病变都应当准备必需的器械来治疗。

体位

- 患者仰卧位,健侧肢体置于大腿固定器中并使其屈髋屈膝(图8A)。
- 术侧膝关节近端大腿挡板的使用使患者足部置于术者髂嵴处,无须助手帮助控制腿部。
- 止血带使用时间少于30分钟,证实对于术后康复、回归活动或肌肉功能均无影响,而且可以使手术时间加快13%[28]。

入路

- 麻醉状态下进行体检后,在关节水肿之前在皮肤上画出关节线、软组织和骨性标志(图8B)。
- 画出的典型标志包括髌骨和髌韧带、内外侧关节线,以及内外侧股骨髁后侧轮廓线。
- 标记出标准的和可选择的关节镜入路(见第39章)。
  - 一个小的出水口,可以使用针头类的套管置于内上方或外上方,通过关节镜进水,但对于半月板切除术来说通常并不需要。
- 可以使用双入路或三入路技术方式(见第39章)。
  - 前外及前内侧入路是双入路技术方式使用的最常见入路。
- 偶尔会用到后内侧、辅助内侧或中间入路来协助完成移位的半月板碎片的切除。
- 彻底的系统的膝关节镜检查必须在做出部分或次全切除决定之前完成(见第39章)。
  - 应该用关节镜探钩检查半月板以确定撕裂的前后范围(图8C)。还需要用探钩触探半月板撕裂的上下范围。
- 当确认半月板撕裂为不可修补时,所有可移动的能从半月板内侧缘被牵拉到关节内的碎片都应当切除,并对剩余的半月板外形进行修整,从而降低遗留可能扩展成大裂口缺损的风险。
- 半月板环边缘没有必要非常光滑,半月板切除的数量及环的外形修整很可能与退行性改变的风险相当(退行性改变的风险与半月板切除的数量成正比)。
- 目标是完全切除撕裂部分而切除的半月板尽可能越少越好。

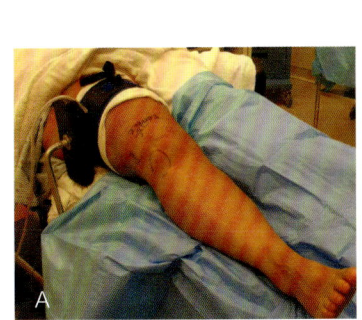 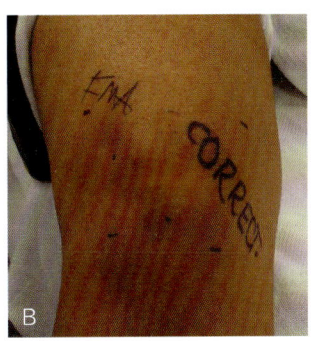 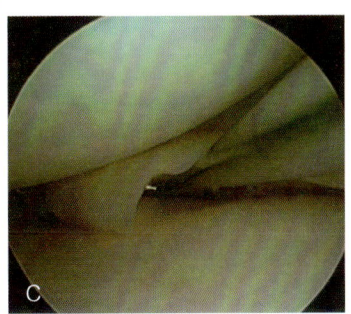

图8 A. 患者半月板切除术体位。B. 描画出手术部位体表标志,确认术侧肢体。图示已经"标记手术部位。"C. 关节镜探钩用于确定半月板撕裂范围。

半月板常见损伤的关节镜部分切除术

- 手术目的是切除半月板上可移动部分并修整剩余的半月板，留下的半月板周缘环越宽越好。
- 半月板上任何可能卡在关节内或移位到关节中央的悬垂物或碎片都用半月板钳、篮钳、剪刀或抓钳进行切除（技术图1）。
- 全径刨刀和电动吸引刨刀用以去除损伤软骨，使半月板环变平滑，以及去除半月板和软骨的游离碎片。
- 各种消融装置可以用来修整撕裂部分，然而必须多加小心以免伤及邻近软骨。
- 对于水平横裂，根据术者的喜好可以切除1片或所有"叶子"，没有明确的研究表明保留上面或下面的叶片会改善结果。

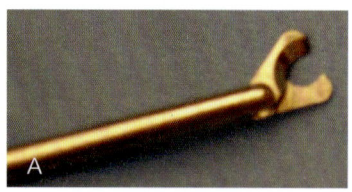 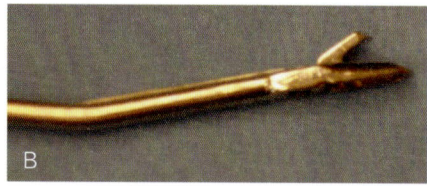 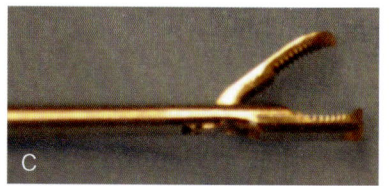

技术图1　A. 半月板剪刀。B. 半月板篮钳。C. 半月板抓钳。

半月板桶柄样撕裂的关节镜部分切除术

- 用探钩或钝头穿刺器使碎片复位到原来正常的位置（技术图2A）。
- 用篮钳、剪刀或关节镜刀将半月板碎片的后侧附着处部分切断。这个切口应当在它与剩余正常半月板周缘环的连接处，沿着活动碎片后侧附着处几乎完全切断（技术图2B）。
- 为了避免伤及正常半月板或关节软骨，不能盲目地做这个切口。让关节镜通过髁间窝观察半月板后角，使碎片后侧附着处可以显露出来并在关节镜辅助下进行切割。另外，也可以建立后内侧入路进行直接观察。
- 半月板组织悬着的小碎片保留与后侧的完整连接，以防止半月板在前侧断开后成为关节内游离体。
- 用侧弯剪刀、篮钳或关节镜刀分离前角附着处。此处分离应当非常平整且保留完整半月板前环，没有残根或折角遗留下来（技术图2C）。
- 如果从同侧入路接近前角附着点比较困难，可以改变

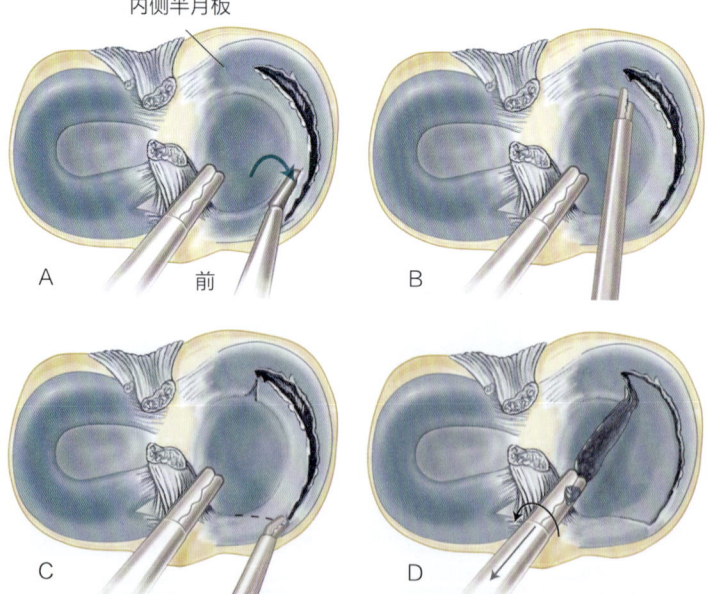

技术图2　半月板桶柄样撕裂的关节镜部分切除术。A. 用探钩使移位的碎片复位到原来正常的位置。B. 用半月板咬钳将后侧附着处几乎完全横断。C. 用半月板咬钳或刀片将前侧附着处完全横断。D. 抓住碎片并旋转撕脱少量剩余的半月板组织纤维（经允许引自Scott N. The Knee. St. Louis: Mosby, 1994）。

入口位置,从对侧入路进器械会变得相对容易一些。在少数情况下,需要建立髌中部入路以便使所有前侧入路都能够用于器械操作。
- 止血钳可用于在准备移除半月板之前扩大关节囊切口。
- 抓钳从同侧入路进入抓取半月板碎片,操作时应尽可能接近残留后侧附着处。保持碎片在视野中,扭动并旋转抓钳,同时牵拉撕脱少量剩余的半月板纤维,最后从关节内取出碎片(技术图2D)。
- 单独用抓钳偶尔会无法分离半月板碎片。用抓钳从外侧入路进行牵拉,关节镜剪刀可以通过同一个入路来完成切除任务。如果有必要的话,可以为关节镜建立一个辅助入路以便使前侧两个入路都能用于器械操作。
- 用电动半月板刨刀使剩余的半月板环变平滑。

关节镜半月板部分切除术和半月板囊肿减压术

- 仔细探查半月板以确认其撕裂范围。放射状撕裂可以修整成稳定的周缘环。对于稳定的水平裂,只需切除下层而对上层进行轻柔的修整。
- 从外部触压囊肿,可能会将囊肿内含物推进关节腔并进行减压,从而确认囊肿的交通情况。
- 如果这种方法没能成功,可以将腰椎穿刺针从皮下插入并穿过囊性肿块,以便帮助定位囊肿与半月板之间的通道。咬取钳穿过撕裂处追踪到囊肿内可以充分扩大通道,使囊肿内容物排出到关节内。
- 如果有必要的话,可以将小的电动刨刀插入囊肿并打碎小腔,帮助囊肿减压,刺激囊肿炎症反应及瘢痕形成。

关节镜盘状半月板部分切除术

- 下列原则可用于所有三种类型的盘状半月板,包括不完全型、完全型及板股后韧带型。
- 在年轻患者的小膝关节中,应当使用2.7 mm的关节镜及小关节器械。
- 在老年患者中可以使用标准的4 mm关节镜。除了标准技术之外,当通过内侧髌中部入路进行观察时,还可以使用前内侧和外侧入路进行器械操作。
- 膝关节置于4字体位,用篮钳开始进行盘状半月板的中央切除(技术图3A)。
- 直视下观察盘状半月板,切除前需要先进行计划,以便能够保留约8 mm宽的健康的半月板周缘组织。
- 当切除理想的半月板组织数量及半月板环变得稳定匀称之后,半月板内缘的厚度远大于常规部分切除术后的厚度(技术图3B)。
- 对于板股后韧带型盘状半月板,建议进行成形加修补术。然而如果它没有足够的后侧胫骨附着存在,可以进行半月板全切除。

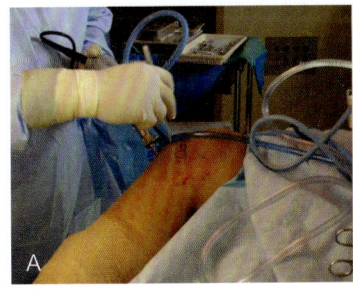 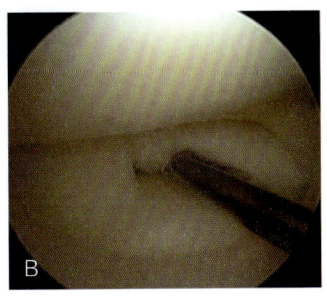

技术图3 A. 膝关节摆放成4字体位进行盘状半月板切除。B. 盘状半月板辐射状撕裂。

要点与失误防范

患者体位	• 腿部固定器或挡板放置在髌骨上极上方10 cm • 若太近或太远,术者将无法得到足够的外翻应力使内侧关节间隙打开并进行检查
入路	• 入路的数量应当尽量减少 • 若有许多入路,术者必须当心液体外渗 • 用刀片建立入路时若为横切口则内外侧须避开髌腱,若为纵切口则应偏上以避开半月板前角

(续表)

关节镜检查	· 运用系统性的方法以便确认任何存在的病变 · 前侧间室(髌上区域,髌骨关节包括轨迹、下方的滑车) · 内外侧间沟 · 内外侧室 · 后侧间室(通过关节镜指向后交叉韧带的内侧) · 探查半月板上下方:内侧半月板后角可有多达5 mm的生理性偏移;外侧可有多达10 mm的生理性偏移 · 检查可能酷似半月板撕裂的病理性滑膜皱襞 · 观察并探查移位的半月板碎片,它们可能在半月板下方或后侧间室内(图9)

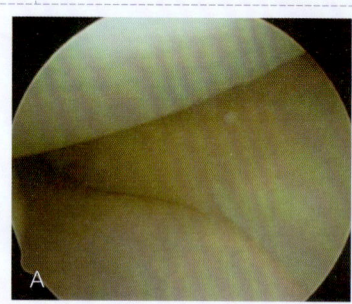 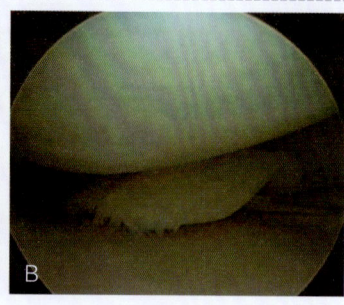

图9 移位的半月板碎片(A),必须找出并移除(B)。

术后处理

- 无须使用支具或限制活动度。
- 即刻完全负重,根据需要使用拐杖。
- 冰敷。
- 若无禁忌证可使用2周非类固醇类抗炎药。
- 术后即刻开始主动、被动和主动辅助的活动度训练。
- 即刻进行直腿抬高训练。
- 重返运动的时机:重新获得完全活动度,没有积液出现,力量恢复到健侧的80%(通常至少4~6周)。

预后

- 膝关节即使缺少半月板也能正常使用,有时在患者的整个余生中都没有问题,但有时也会出现关节的晚期退行性改变,而半月板的缺失毫无疑问是产生这些变化的原因之一[2,4,9]。
- 除了半月板本身的情况,还有许多其他因素会影响长期的功能,如膝关节力线、关节囊或韧带结构的松弛度,以及肌肉组织的不完全康复。一项最近的研究发现中重度肥胖(体重指数BMI>26)患者相对于非肥胖患者短期疗效较差[11]。
- Fairbank[12]对施行了半月板切除术的患者进行了随访,随访时间为术后3个月至14年不等,并描述了他在膝关节中所观察到的单独或组合的三种变化。
  - 从股骨髁边缘投射到远侧的前后的脊状突起显影。
  - 股骨髁周缘一半关节面变扁平。
  - 关节间隙狭窄。
  - 已有报道称,在40%~90%的施行了半月板切除术并伴有ACL功能不全的患者膝关节中存在这些改变。大量证据表明关节退行性改变经常紧随半月板切除术之后出现,但究竟是损伤半月板本身引起的改变,还是它的切除所导致的退行性改变,在绝大部分研究中都无法确切地给出答案。或许所有这些因素和其他因素一起都产生了影响[4,9]。
- 半月板部分切除术的临床结果已被证明显著优于完全切除术(在对照研究中报道分别有90%和68%的结果显示良好)。
- 通常内侧半月板部分切除术后结果(80%~100%结果显示良好到优)优于外侧半月板部分切除术(54%~92%结果显示良好到优)。然而最近的一个文献回顾报道却称在他们所分析的内外侧半月板损伤的研究中,非常一致地表明放射学或功能随访结果并无显著性差别[21]。
- 儿童盘状半月板部分切除术所报道的结果通常较好(87%~100%结果显示良好到优)[13,18,23]。
- 膝关节的退行性改变会使临床结果随着时间的推移有变坏的趋势;然而,已经有随访长达10~20年的报道显示仍然可以维持优良结果[27]。
- 与半月板部分切除术较差结果相关的两个主要因素是原本就存在的骨性关节炎和ACL功能不全。其他可能倾向于得到较差结果的因素包括年龄>35岁、女性、存在内侧软骨退变、半月板后1/3的切除及半月板环的切除[8]。
- 术前参加体育运动已被证实可以预测得到一个更好的结果[9]。

并发症

- 半月板关节镜切除术后并发症发生概率(2.8%)低于后

交叉韧带重建术(20%)、前交叉韧带重建术(9%)、半月板修补术(7.6%)和软骨成形术(3.6%)[26]。
- 半月板部分或完全切除术后可能产生的并发症与其他膝关节关节镜手术相同[17](见第39章)。
- 术后并发症包括:化脓性关节炎、深静脉血栓和肺栓塞,常见于65岁及以上的患者[14]。
- 患者须被告知以下风险:感染、深静脉血栓(伴或不伴肺栓塞)、反复积液、撕裂切除不完全、滑膜皮肤瘘、动静脉瘘、腘窝假性动脉瘤及筋膜室综合征。

(刘闻欣 译,何耀华 赵松 审校)

参考文献

[1] Abrams GD, Frank RM, Gupta AK, et al. Trends in meniscus repair and meniscectomy in the United States, 2005-2011. Am J Sports Med 2013;41:2333-2339.

[2] Alford JW, Lewis P, Kang RW, et al. Rapid progression of chondral disease in the lateral compartment of the knee following meniscectomy. Arthroscopy 2005;21.1505-1509.

[3] Allen CR, Wong EK, Livesay GA, et al. Importance of the medial meniscus in the anterior cruciate ligament- deficient knee. J Orthop Res 2000;18:109-115.

[4] Anderson- Molina H, Karlsson H, Rockborn P. Arthroscopic partial and total meniscectomy: a long-term follow-up study with matched controls. Arthroscopy 2002;18:183-189.

[5] Apley AG. The diagnosis of meniscal injuries: some new clinical methods. J Bone Joint Surg Am 1947;29:78-84.

[6] Arnoczky SP, Warren RF. Microvasculature of the human meniscus. Am J Sports Med 1982;10:90-95.

[7] Arnoczky SP, Warren RF, Kaplan N. Meniscal remodeling following partial meniscectomy: an experimental study in the dog. Arthroscopy 1985;1:247-252.

[8] Bowen TR, Feldmann DD, Miller MD. Return to play following surgical treatment of meniscal and chondral injuries to the knee. Clin Sports Med 2004;23:381-393.

[9] Chastain F, Robinson SH, Adeleine P, et al. The natural history of the knee following arthroscopic medial meniscectomy. Knee Surg Sports Traumatol Arthrosc 2001;9:15-18.

[10] Ciccotti MC, Kraeutler MJ, Austin LS, et al. The prevalence of articular cartilage changes in the knee joint in patients undergoing arthroscopy for meniscal pathology. Arthroscopy 2012;28:1437-1444.

[11] Erdil M, Bilsel K, Sungur M, et al. Does obesity negatively affect the functional results of arthroscopic partial meniscectomy? A retrospective cohort study. Arthroscopy 2013;29:232-237.

[12] Fairbank TJ. Knee joint changes after meniscectomy. J Bone Joint Surg Br 1948;30:664-670.

[13] Good CR, Green DW, Griffith MH, et al. Arthroscopic treatment of symptomatic discoid meniscus in children: classification, technique, and results. Arthroscopy 2007;23:157-163.

[14] Hame SL, Nguyen V, Ellerman J, et al. Complications of arthroscopic meniscectomy in the older population. Am J Sports Med 2012;40:1402-1405.

[15] Herrlin S, Hallander M, Wange P, et al. Arthroscopic or conservative treatment of degenerative medial meniscal tears: a prospective randomised trial. Knee Surg Sports Traumatol Arthrosc 2007;15:393-401.

[16] Jeong HJ, Lee SH, Ko CS. Meniscectomy. Knee Surg Relat Res 2012;24:129-136.

[17] Kinsella SD, Carey JL. Complications in brief: arthroscopic partial meniscectomy. Clin Orthop Relat Res 2013;471:1427-1432.

[18] Lee CH, Song IS, Jang SW, et al. Results of arthroscopic partial meniscectomy for lateral discoid meniscus tears associated with new technique. Knee Surg Relat Res 2013;25:30-35.

[19] Lee SJ, Aadalen KJ, Malaviya P, et al. Tibiofemoral contact mechanics after serial medial meniscectomies in the human cadaveric knee. Am J Sports Med 2006;34:1334-1344.

[20] Lyman S, Oh LS, Reinhardt KR, et al. Surgical decision making for arthroscopic partial meniscectomy in patients aged over 40 years. Arthroscopy 2012;28:491-501.

[21] Meredith DS, Losina E, Mahomed NN, et al. Factors predicting functional and radiographic outcomes after arthroscopic partial meniscectomy: a review of the literature. Arthroscopy 2005;21:211-223.

[22] Miller MD, Warner JJP, Harner CD. Meniscal repair. In: Fu HH, Harner CD, Vince KG, eds. Knee Surgery. Baltimore: Williams & Wilkins, 1994:615-641.

[23] Okazaki K, Miura H, Matsuda S, et al. Arthroscopic resection of the discoid lateral meniscus: long- term follow- up for 16 years. Arthroscopy 2006;22:967-971.

[24] Pena E, Calvo B, Martinez MA, et al. Why lateral meniscectomy is more dangerous than medial meniscectomy: a finite element study. J Orthop Res 2006;24:1001-1010.

[25] Phillips BB, Mihalko MJ. Arthroscopy of the lower extremity. In: Canale ST, Beaty JH, eds. Campbell's Operative Orthopaedics, ed 12. Philadelphia: Elsevier, 2013:2393-2465.

[26] Salzler MJ, Lin A, Miller CD, et al. Complications after arthroscopic knee surgery. Am J Sports Med 2014;42:292-296.

[27] Scheller G, Sobau C, Bulow JU. Arthroscopic partial lateral meniscectomy in an otherwise normal knee: clinical, functional, and radiographic results of a long- term follow- up study. Arthroscopy 2001;17:946-952.

[28] Tsarouhas A, Hantes ME, Tsougias G, et al. Tourniquet use does not affect rehabilitation, return to activities, and muscle damage after arthroscopic meniscectomy: a prospective randomized study. Arthroscopy 2012;28:1812-1818.

[29] Walker PS, Erkman MJ. The role of the menisci in force transmission across the knee. Clin Orthop Rel Res 1975;109:184-192.

[30] Wojtys EM, Chan DB. Meniscus structure and function. AAOS Instr Course Lect 2005;54:323-330.

[31] Yim JH, Seon JK, Song EK, et al. A comparative study of meniscectomy and nonoperative treatment for degenerative horizontal tears of the medial meniscus. Am J Sports Med 2013;41:1656-1570.

第42章 半月板修补
Meniscal Repair

Nicholas A. Sgaglione, Kevin Myers, and Adam Bitterman

定义

- 半月板撕裂导致内侧或外侧半月板或两者的大体结构机械性破裂。
- 半月板修补的目的是保持并优化半月板功能,从而恢复关节生物力学。

解剖

- 内侧半月板和外侧半月板呈新月形,其横断面呈三角形。
- 内侧半月板呈C形。它覆盖了胫骨平台面的64%,其宽度从前到后有变化,平均是10 mm(图1)。
- 外侧半月板更圆。它覆盖了胫骨平台的84%,平均宽度为12~13 mm。
- 半月板是由胶原(90%为Ⅰ型胶原,其余由Ⅱ、Ⅲ、Ⅴ和Ⅵ型胶原组成)、纤维软骨细胞和水组成的纤维软骨组织。
- 胶原纤维在外周1/3呈环形排列,而内2/3则由辐射状及环形纤维组合排列(图2)。
- 完整的胶原纤维排列将受到的轴向应力转化为半月板内的环向应力。半月板内的三层结构各自有独有的纤维排列。
- 最表层区域的纤维排列呈网状,中间区域纤维随机排列,最深层的则呈环状排列。最深层纤维与放射状纤维交联,防止半月板纵裂(如桶柄样撕裂)。如果深层撕裂,应力分布会相应发生改变,可能导致损伤半月板被挤出[14]。

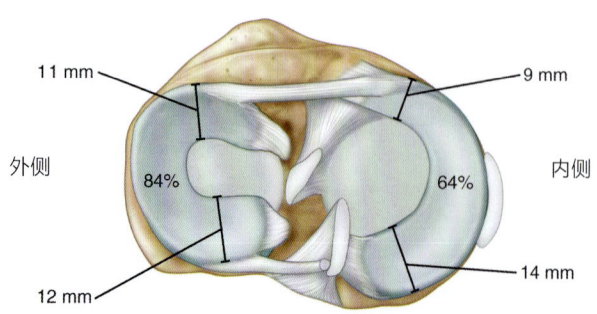

图1 半月板解剖,显示内外侧半月板各部分平均尺寸及胫骨平台覆盖范围的平均数。

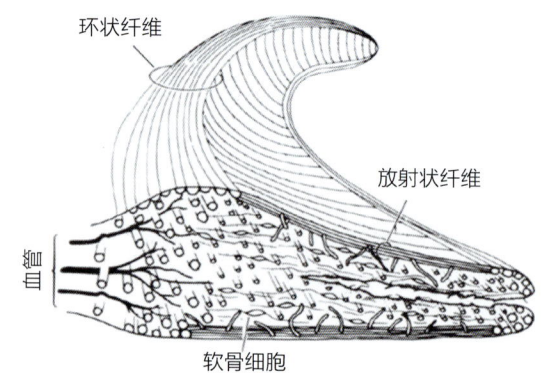

图2 半月板横截面,显示放射状和周缘环状胶原纤维方向。同时显示穿透半月板周缘1/3的血管以及软骨细胞的位置。

- 半月板的功能是加深胫骨平台关节面,可以吸收震荡,补偿关节面之间的总体不协调,充当了关节的稳定装置。它们提供关节润滑,维持滑液的生成,并协助提供关节软骨的营养[39]。
- 血供来自内外侧上下膝动脉所组成的半月板周围毛细血管丛,血管丛在半月板周围渗透,往中央区方向血供逐渐减少。血管分布的不同形成了红-红区、红-白区和白-白区[5]。
- 半月板包含游离神经末梢和微粒机械性感受器,提供关节的疼痛和本体感觉[39]。

发病机制

- 急性撕裂往往发生在年轻患者膝关节从屈曲到伸直位运动时的挤压或旋转损伤。
- 发生在老年患者中的退变性撕裂往往是慢性的、复杂的、通常不可修复的损伤。
- 内侧半月板撕裂最常发生在稳定的膝关节或者慢性前交叉韧带(ACL)功能不全的膝关节中,而外侧则更常发生在有急性ACL撕裂的年轻患者中。
  - 联合损伤经常发生。"恐怖三联征"包括外侧半月板、ACL及内侧副韧带的撕裂。它经常承受过伸位外翻应力,如足球中"绊人"导致的损伤。
- 撕裂可以根据解剖区域(由Cooper等[13]描述)、血管分布(红-红区、红-白区、白-白区)或撕裂类型进行分类。

- 撕裂类型被描述为横行、放射状、纵行、桶柄样、斜行或复合型[13]。

自然病程

- 1975年Walker和Erkman[49]发现当负重达到150 kg时，外侧间室大部分的载荷由外侧半月板承受，而内侧半月板仅占胫股关节面所承受载荷的50%。
- 部分和完全半月板切除术已被证实会增加关节软骨的接触应力，导致软骨退变并最终形成骨性关节炎。
- 在半月板部分切除术后，胫股关节接触面积减少了约10%，同时局部接触应力峰值（PLCS）增加了约65%。在半月板完全切除术后，接触面积减少了75%而PLCS增加了约235%[7]。
- Lee等[24]研究发现相比于完整的半月板，累及50%宽度的放射状撕裂、累及75%宽度的放射状撕裂、节段性撕裂和半月板完全切除均表现为接触面积大幅减少，以及接触应力均值和峰值大幅增加。
- 半月板垂直撕裂与半月板完全切除术后有类似的接触面积和压力。而半月板修补术后相关数值可以接近正常半月板[31]。
- 半月板还有助于维持关节稳定性，尤其是前后向（AP）稳定性。在一项人体标本研究中，相对于ACL缺损伴完整半月板，ACL缺损伴内侧半月板后角纵行撕裂在膝关节前后向稳定性方面显著较差[2]。半月板修补可以在运动学方面使膝关节恢复至ACL缺损伴完整半月板的水平。

病史和体格检查

- 病史应包括疼痛部位（关节线压痛）、最近所受的创伤、以前的损伤及手术，还有积液、交锁、别卡或者不稳（这提示合并韧带病变）现象。
- 另外，应当询问患者年龄、活动能力、活动水平、职业、目标、期望值及其他相关医学问题。这些将会帮助医生决定是非手术还是手术，是切除还是修补。
- 应当进行膝关节全面的体格检查，包括以下评估。
  - 前后韧带损伤：Lachman试验，前后抽屉试验，轴移试验，损伤时会听到"砰"的声音同时发生急性肿胀。
  - 后外侧角损伤：腘肌腱、髂胫束、腘腓韧带、股二头肌及后关节囊的损伤。不对称的拨号试验（外旋）是最敏感的检查。
  - 副韧带损伤：内外侧副韧带损伤可以通过触诊及屈膝30°和完全伸膝位内外翻应力下关节间隙的增宽来进行评估。
  - 其他：
    - 检查积液。出现弥漫性关节积液没有足够的特异性。关节线局限性肿胀可能提示半月板周围囊肿。
    - 对所有韧带和肌腱止点以及髌股关节进行触诊。这有可能提示相关的病变。
    - 评估活动度。伸直受限或交锁可能与移位的或桶柄样撕裂有关，下蹲痛可能提示后角撕裂。
    - 进行McMurray试验。屈膝，检查者一只手触碰外侧关节线，在伸直膝关节的同时将小腿内旋、外翻；或者一只手触碰内侧关节线，在伸直膝关节的同时使小腿内旋、内翻。疼痛或者听到弹响提示可能有半月板撕裂。
    - 进行Apley试验，以寻找半月板撕裂体征。患者俯卧位，屈膝90°，在内外旋膝关节的同时施加轴向应力。如果半月板撕裂是唯一病变则在牵引时会发现症状缓解，但是如果同时存在副韧带的损伤则会发现症状未能得到缓解。
    - 进行Childress试验。患者采用下蹲体位，一般反复下蹲或者下蹲时行走。若患者发生疼痛或机械性阻挡则为阳性，这可能提示半月板撕裂。
- 当对Merkel征进行评估时，胫骨内旋时引起的疼痛与内侧半月板撕裂诊断一致；而胫骨外旋时引起的疼痛与外侧半月板撕裂诊断一致。

影像学和其他诊断性检查

- X线平片用来评估骨性病变、下肢力线、关节炎、软骨钙质沉着病或者与相关损伤一致的发现，如Segond征（ACL损伤），剥脱性骨软骨炎病变或骨软骨骨折。
  - 可以得到4种典型的影像位置：30°或45°后前屈膝负重位、真正的外侧位、髁间窝位和髌骨切线位。
- 半月板病变的评估并不一定需要MRI，但是它通常会使用且有助于在半月板有可疑撕裂时评估相关损伤。据报道，MRI对半月板撕裂的敏感性高达96%，特异性为97%[26]。
- MRI分级如下。
  - 1级：小的局灶性的信号增高，未延伸到关节面。
  - 2级：线性的信号增高，未延伸到关节面。
  - 3级：线性的信号增高，延伸到关节面。
- 在2个连续图像中若线性异常信号已确认延伸到关节面，则被认为极有可能是真实的撕裂（图3A）。
- 桶柄样撕裂可以根据"双PCL"（后交叉韧带）征确认（图3B、C）。
- 修补部位填充的纤维瘢痕可能在术后的MRI影像中继续表现出异常信号，因此对半月板术后的评估变得富有挑战性。目前最好的评估方法是增强MRI。

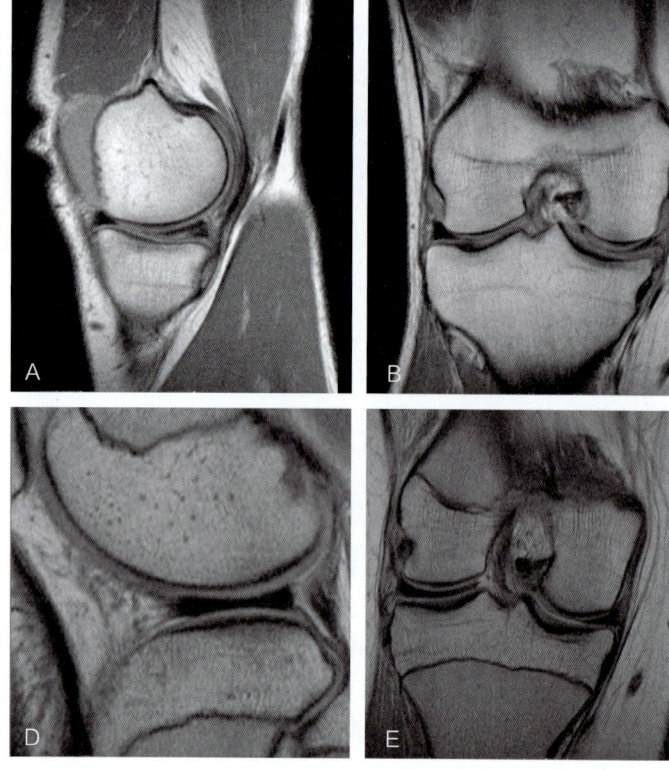

图3　A、B. 半月板撕裂的侧位和后前位MRI图像。C. 半月板内侧桶柄样撕裂及双PCL征MRI图像。D、E. 外侧盘状半月板撕裂矢状位及冠状位图像。

- 盘状半月板在MRI所有层面中很明显都呈矩形，与典型的楔形影像截然相反（图3D、E）。

鉴别诊断

- ACL或PCL撕裂。
- 内外侧副韧带撕裂。
- 剥脱性骨软骨炎损伤。
- 髌股关节综合征。
- 骨性关节炎。
- 软骨钙质沉着病。

非手术治疗

- 保守治疗选择包括理疗、非甾体抗炎药物治疗、类固醇注射、调整活动方式。
- 通常一个稳定的＜10 mm的周缘纵行撕裂有可能会自行愈合。
- 治疗半月板撕裂通常不需要支具固定。
- 非手术治疗的预期结果是在6周内改善症状，3个月内恢复完全活动。

手术治疗

- 手术介入治疗可以在保守治疗失败，或患者存在更加急迫的诸如交锁或别卡等机械性症状时进行。这可能表现为游离体或不稳定的半月板撕裂（如桶柄样撕裂），如果未经处理将会导致严重的关节损伤。
- 所有半月板病变的治疗目标都是尽可能多地保留半月板。
- 修补与切除相比：
  ○ 半月板修补潜在的长期优势在于保护软骨。
  ○ 当术者要决定是修补还是切除半月板时，应当考虑撕裂位置、方式、血运和伴随病变。
  ○ 术者应当考虑患者年龄、活动水平、整体健康情况及遵守有限的术后活动原则。
  ○ 当进行切除术时必须做出一切努力尽可能多地保留可能存活的半月板。
  ○ 移动的不稳定的半月板碎片必须切除，以留下一个平滑的边缘。
  ○ 应仔细评估并测量半月板外周边缘以确定"边缘宽度"。由于半月板滑膜连接处是环形胶原纤维形成环箍张力的主要部分，所以应当尽量保留。
  ○ 术者应当考虑只单独留下稳定的撕裂部分。不稳定的撕裂很容易活动，移位至少7 mm和/或有能力"翻转"（图4）。

术前计划

- 术前应当对所有的放射学及临床相关检查进行再次评估确认，然后综合评估患者情况。

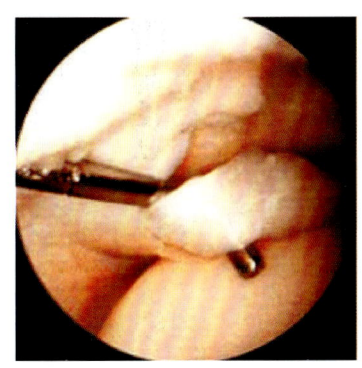

图4 术中评估半月板"翻转"能力。

- 在开始手术前麻醉状态下必须检查膝关节力图查找相关病变。
- 同时进行前交叉韧带重建的半月板修补,愈合潜力远远优于单独修补。
- 术者应当与患者讨论手术的风险和好处,以及知情同意原则。
- 应当告知患者半月板切除及修补的所有可能性。患者应当了解短期和长期后果,包括失败风险以及术后康复计划中每一项条款的含义。
- 医生可以讨论存在相关病变的可能性,并在进入手术室之前能更好地了解患者的治疗选择。这可能是一次与优秀运动员之间非常关键的谈话,他们可能宁愿进行切除术试图更快地重返竞技运动。
- 麻醉方式通常是在进入手术室之前由麻醉师及骨科医生共同决定。可以使用全麻或喉罩麻醉。
- 笔者更喜欢由麻醉师提供镇静剂同时由术者施行局部麻醉。
- 笔者通常使用0.5%布比卡因和1%利多卡因以及肾上腺素按相等比例混合。在关节腔内注射30～40 ml,在每个入路处注射5 ml。

体位

- 患者通常处于仰卧位。
- 腿部支撑最通常的两种方法是膝关节固定器(大腿固定器)和外侧挡板。
  - 膝关节固定器应当垂直放置于股骨的位置,并处于髌骨和入路上方,使膝关节能够在应力作用下外翻。
  - 手术台末端从水平处向下翻转90°,使膝关节以下的腿部能够自由下垂。
  - 外侧挡板应当放置于髌骨上方并将其角度朝外,使术侧膝关节可以承受外翻应力。实施这个技术时无须将手术台末端向下翻转。
- 当大腿对抗外侧挡板外展并屈膝悬垂于床旁时,术者应当检查膝关节是否可以在一定范围内活动。
- 如果考虑出血可能,如进行肥厚的脂肪垫清创时可以将止血带放置于大腿上部。
- 对侧腿衬垫敷料是用来防止与压力相关的骨性突起或浅表神经损伤。

入路

- 入路位置通常是内上、前内和前外入路(图5)。
- 内上入路通常在髌骨上极近端沿髌骨内侧缘(股四头肌内侧)以斜行方式进入关节。
  - 该入路通常用于出水或进水。
- 前外入路是在关节线近端1 cm及髌腱外侧1 cm刺戳形成的一个小(约6 mm)切口。
  - 这个区域可以像"软点"一样被识别。该入路用于插入关节镜。
- 前内入路被认为是工作入路用来插入器械。它通常是在直接监控下用腰椎穿刺针插至位于髌腱内侧1 cm及关节线近端1 cm处的内侧"软点"中来建立。
- 根据撕裂类型和修补方式选择对手术有帮助的辅助入路,可以包括外上、后内、后外、髌骨中央、中央、远内或外入路(图5)。
- 撕裂在锉磨或钻孔的刺激下可能会愈合。锉磨操作可以用关节镜刨刀或半月板锉轻轻地打磨撕裂部位的胫骨和股骨缘,以及半月板滑膜连接处,刺激血管形成。
- 钻孔操作可以用一根长的18号针头经皮下或通过关节镜入路经半月板撕裂处建立血运通道。

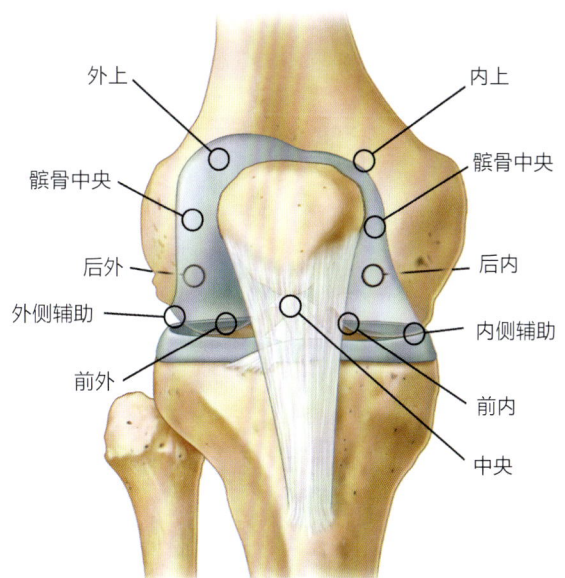

图5 膝关节标准(外上、前内、前外)及辅助关节镜入路的定位。

- 术者应避免在半月板表面穿孔使其进一步损伤。
- 在较紧的内侧关节间室中，为避免关节软骨损伤或磨损，可以使用内侧副韧带（MCL）松解（pie-crusting）技术。施加外翻应力，使用18号针头或关节镜尖锥在MCL深层刺戳出许多小孔。刺戳时应从后往前，直到内侧半月板后角充分暴露[6]（图6）。

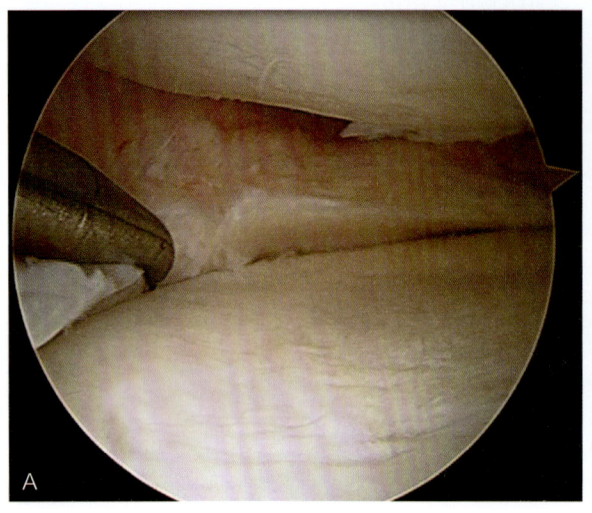 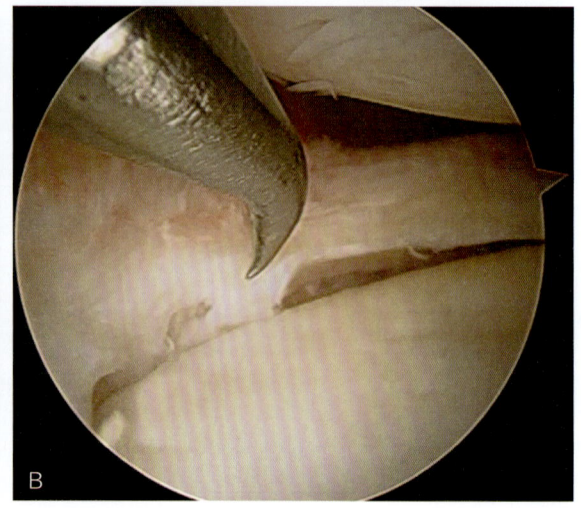

图6　在MCL松解前（A）及后（B）显露的半月板。

由内向外技术

- 这项技术需要用有双股2-0或0号不可吸收缝线通道的可弯曲长针头，在关节镜监控下穿过细套管（技术图1A～E）。
- 它最适合用于修补后角、中1/3、周缘关节囊及桶柄样撕裂。
- 在缝线通过之前，做一个后内或后外切口，在针头穿出关节囊时先抓到它。用这种方式可以保护所有的神经血管结构。
- 为了使针头通道穿过内侧间室，膝关节被置于屈曲20°～30°以避免系住关节囊。
- 做一个4～6 cm后内侧切口，刚好位于内侧副韧带的后方，约1/3向关节线上方延伸，而2/3向下延伸。
- 继续分离到缝匠肌和半膜肌的前方，深达腓肠肌内侧头。
- 屈膝90°时做后外侧切口，使腓神经、腘肌及外下膝动脉移向后下方。
- 做一个4～6 cm后外侧切口，刚好位于外侧副韧带的后方及股二头肌腱的前方，1/3向关节线上方延伸，2/3向下延伸。
- 继续分离到髂胫束和股二头肌腱之间，然后继续深入并到达腓肠肌外侧头前方。
- 在暴露关节囊时，置入一个"勺子"或腘窝牵开器挡开关节囊以便能够看到针头的穿出。
- 单腔或双腔套管通过关节镜入路进入撕裂部位。
- 然后将可弯曲的长针头穿过关节囊，在撕裂部位的上下方分别刺穿半月板并进行垂直褥式缝合。
- 由助手每次抓住一个针头并在关节囊处收回（技术图1F）。
- 注意不要一直拉住任何一根缝线，直到所有针头都穿出为止。
- 拉紧缝线并在关节囊上打结，同时在关节镜下观察修补效果。

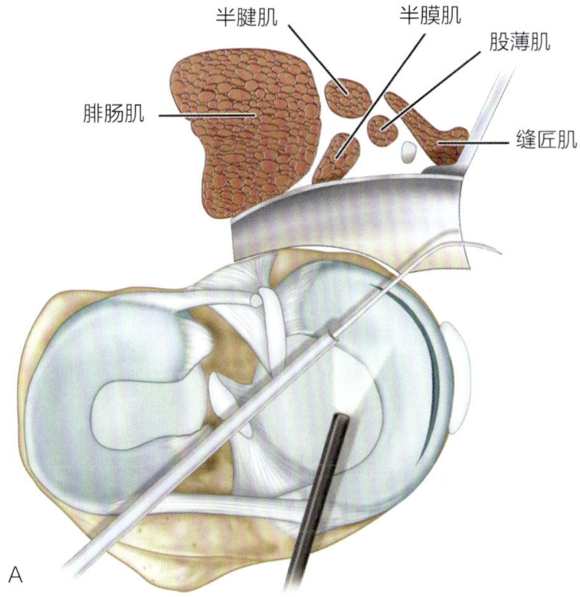

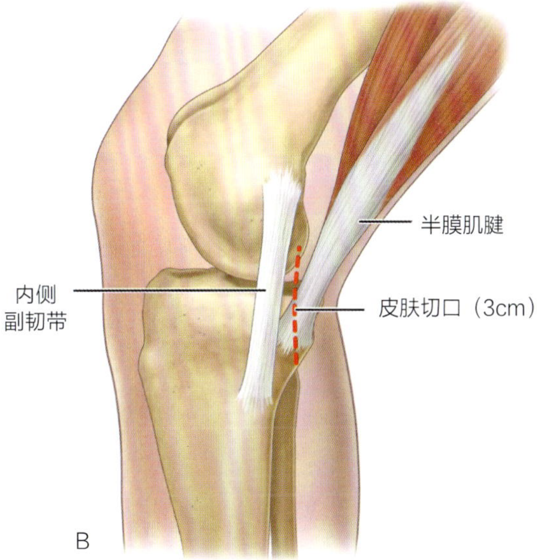

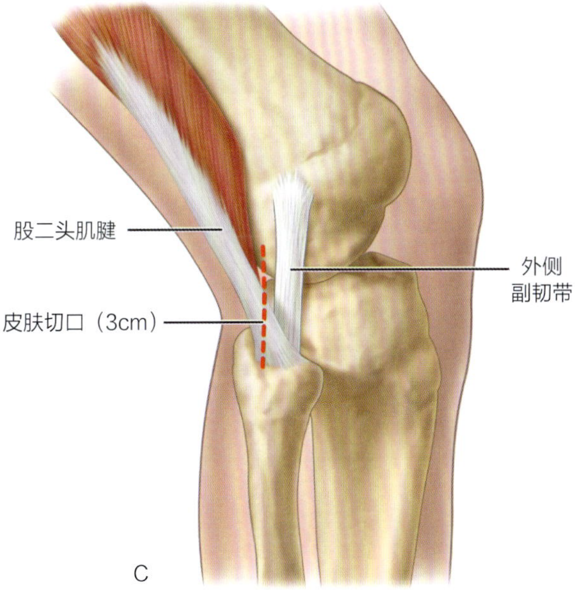

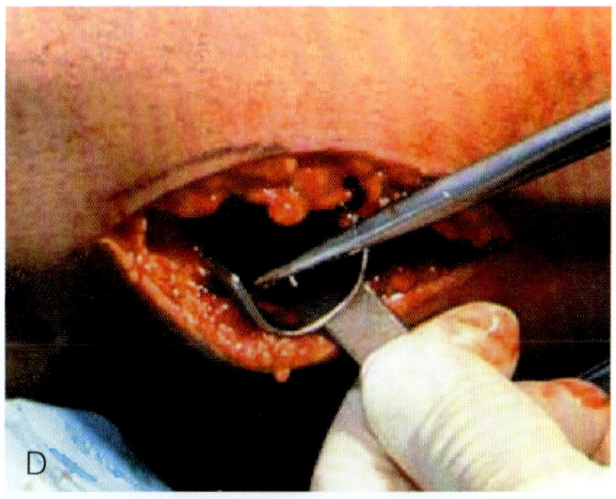

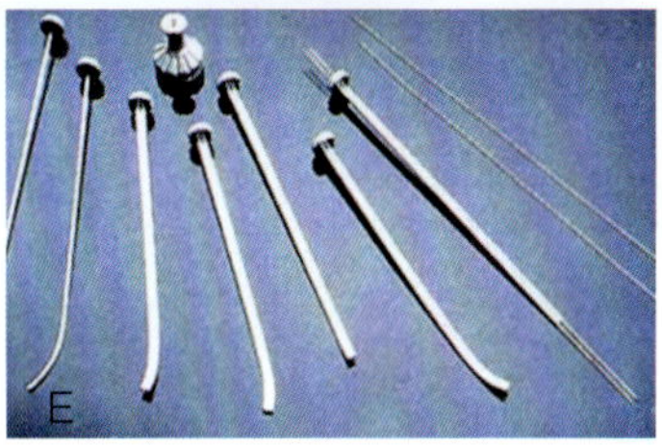

第42章 半月板修补

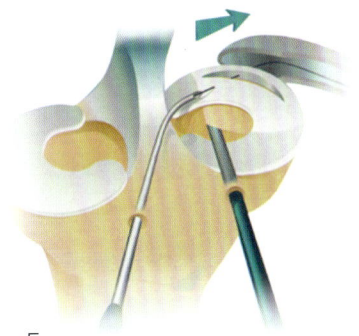

技术图1 由内向外技术。A. 技术图解。B. 内侧皮肤切口。C. 外侧皮肤切口。D. 术中图像和已在位的腘窝牵开器。E. 用于穿针的套管。F. 一项专利系统包含一个弯曲套管和抓针牵开器（Protector Meniscus Suturing Set）。

由外向内技术

- 这项技术是用许多18号长腰椎穿刺针经皮从膝关节外侧穿到关节腔内(技术图2)。
- 这项技术最适合修补前角、中1/3及放射状撕裂。
- 针头应当隔开3～5 mm。
- 针头应当通过周缘进入关节腔以获得垂直或水平褥式缝合的结构外形。
- 可吸收的单丝缝线通过并进入关节,可用来传递需要的不可吸收和/或高强线。
- 带有3-0钢丝回收套管的第2个针头穿过撕裂部位并取回缝线。
- 调整褥式缝合张力之后,在靠近缝线处做一个3～5 mm的皮肤切口,用止血钳钝性分离并移至关节囊。
- 用探钩取出缝线并直视下在关节囊上打结,注意要避免将神经血管组织打在线结内。
- Meniscal Mender Ⅱ(Smith & Nephew, Andover, MA)是用一种专利缝线抓环,并提供弯的或直的针头以便更好地通过撕裂部位,从而减少对周围神经血管结构损伤的风险。

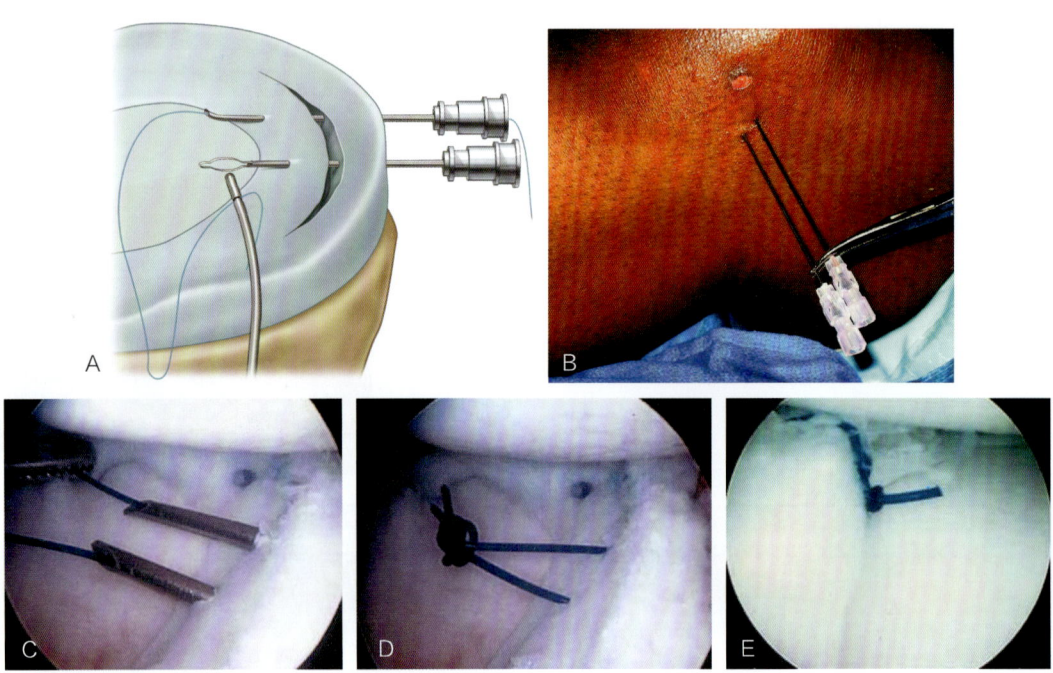

技术图2　由外向内技术。A. 使用腰椎穿刺针和金属丝进行关节内没有线结的水平褥式缝合技术图解。B. 放置针头。C、D. 关节镜下观察线结通道。E. 关节镜下观察用由外向内技术进行褥式缝合。

全内置非缝合固定技术

- 考虑到其并发症以及需要进一步手术,这些装置越来越不受欢迎。
- 许多专利固定装置可供使用并且有各种各样的流行的倒钩型鱼钩设计,如Meniscus Arrow(ConMed Linvatec, Largo, FL)、Biostinger(conMed)、Dart(Arthrex, Naples, FL)。
  - 它们被称为第一代固定装置。
- 这些装置最适合用于修补后角红-白区的垂直纵行撕裂。
- 它们通常是用生物可吸收共聚物,如聚L-乳酸和聚D-乳酸制成。
- 确认撕裂部位之后,用关节镜测量工具精确测量半月板大小。
- 固定装置的插入必须垂直于撕裂部位并且平行于胫骨关节面。
- 应间隔3～5 mm放置固定装置。
- 一定要小心植入固定装置,以便使其跨越撕裂处时固定平齐或埋头到半月板表面中,从而使两边均衡相称地压紧撕裂处。
- 已经有许多研究报道过这些装置使用中存在的问题:植入物破损、软骨磨损和损伤,以及不可预料的吸收和降解[15,22,45]。

全内置缝合固定技术

- 第四代半月板固定装置强调了在不对软骨结构造成进一步损伤的情况下进行半月板修补的重要性。这些具有柔韧性且带线的装置可以承受压力并在半月板撕裂处保持张力(技术图3A)。
- 缝合固定装置被设计成允许全关节镜下对半月板进行褥式缝合修补。
- 这种装置配置了2根可吸收或不可吸收的缝线锚钉,以及附于其上的不可吸收高强缝线,或使用全关节镜下缝合方式。
- 然后根据专利设计这种缝线可以在关节镜下打结,或可以预先打结,或使用无结设计。
- 在用标准方法准备好撕裂部位之后,固定装置应当从对侧入路插入。
- 入路滑轨装置有助于关节镜下进入且可以作为一种关节镜下"牵开器"。
- 弯针的使用相对于直针来说给术者在位置、复位和插入角度方面提供了更多选择。针头通过护套或套管插入可以防止传送系统被松散的组织捕获(技术图3B)。

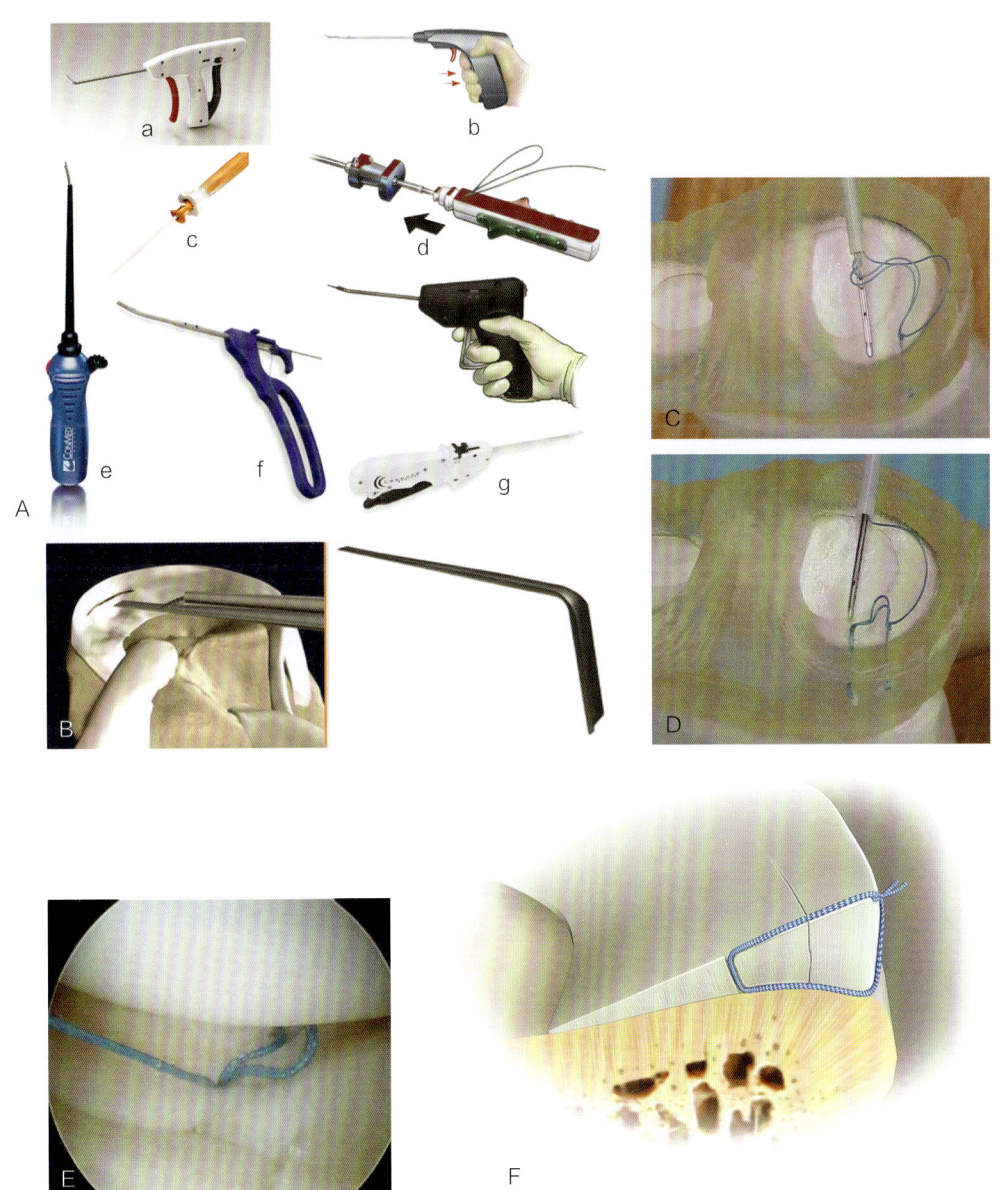

技术图3 A. 全内置缝合固定装置。(a) NovoStitch;(b) OmniSpan;(c) FasT-Fix 360;(d) MaxFire and MaxFire MarXmen;(e) Sequent;(f) Meniscal Cinch;(g) CrossFix II。B. 一项专利开槽套管便于装置放入(FasT-Fix 360半月板修补系统)。C、D. 关节镜下以褥式结构放置缝线。E. 使用缝合装置进行关节镜下"自动打结"。F. 使用NovoStitch装置行半月板周缘修补。

- 术者从中央开始修补并向外操作。这可以避免接触不紧密、边缘波动和形成折角。
- 使用18号腰椎穿刺针由外向内保持缝线可以帮助维持复位,尤其针对移位的桶柄样撕裂,直到褥式缝合放置到位。
- 装置是垂直于撕裂部位放置的。最好使用双重垂直或水平褥式缝合,因为这样修补最稳固(技术图3C~E)。
- 第一个锚钉应当放置于后上方,第二个则应当放置于前下方并跨越撕裂部分形成垂直褥式缝合。
- 推结器用于滑动和手动帮助向下系紧线结;然而,术者应当避免打结过紧使缝合部位形成皱褶。
- 应间隔4~5 mm放置固定装置。
- 有多种专利设计:
  - Fast-Fix/FF 360(Smith & Nephew):配有预置结的滑结,装置设计成可穿半月板两次以进行褥式缝合。
  - Meniscal Cinch(Arthrex):配有预置结的滑结,握枪式把手设计。
  - CrossFix Ⅱ(Cayenne Medical, Scottsdale, AZ):配有预置结的滑结,所有缝线不使用塑料内植物。
  - NovoStitch(Ceterix Orthopaedics, Menlo Park, CA):低断面,缝线可以再次装配,以多次过半月板缝合;可以进行半月板周缘修补(技术图3F)。
  - OmniSpan(Depuy Mitek, Raynham, MA):配有预置结的滑结,可放入两个内植物。
- 也有无结设计:
  - MaxFire MarXmen(Biomet, Warsaw, IN):配有一股缝线,反向穿过缝线自身两次编织而成[25]。这使得术者可以使用不同张力缝合固定半月板且不需要打结。
  - Sequent(ConMed Linvatec):一个可以连续缝合6针的无线缝合系统(技术图3A)。

修补生物学增强办法

- 半月板损伤后,保留半月板对于终身关节维护非常重要。由于半月板复杂的愈合机制及不完整的血供,一些附加的技术可以帮助半月板修复,以及改善临床效果[3]。
- 随着对半月板自然修复机制越来越深入地了解,现如今半月板修补生物学增强方法的发展和应用也越来越强[42]。
- 通常认为当同时进行ACL重建时半月板修补的结果将会得到改善。成功的原因理论上是继发于在钻骨隧道时骨内生长因子和细胞因子的释放。
- 有几种方法已被用于尝试再现这种生物学上的优势。
- 可能进行钻孔或锉磨操作试图增加输送到撕裂部位的血运。
- 让更多的血液进入关节被认为是最理想的情况。在髁间凹骨面处锉磨或钻孔是一种实用且经济有效的造成关节积血的方法。
- 使用纤维蛋白凝块或富血小板纤维蛋白基质以尝试直接对修补部位提供生物活性因子。纤维蛋白凝块对于修复过程有促进趋化和有丝分裂的作用,同时纤维组织会在修复处形成纤维支架[42]。
- 富血小板纤维蛋白基质技术是富血小板血浆(PRP)技术的一个变体。该技术的操作是通过在术中抽取样本较小的自体血(约10 ml),并把它放在离心机中离心。离心完成后,纤维蛋白凝血途径被试剂(如氯化钙)激活,然后样本放入离心机中进行第二阶段离心。这个操作可最大限度地限制血小板激活,并把未激活的血小板局限在纤维蛋白基质中,使得细胞因子可以得到缓释[40]。之后,把纤维蛋白基质放置在半月板修补部位。有相关专利技术支持该方法施行(技术图4)。
- 血小板内与增强愈合相关的生长因子包括:血小板源性的生长因子、血管内皮生长因子、转化生长因子-β、成纤维生长因子和表皮生长因子。
- 许多研究表明PRP的使用对于慢性肌腱病,包括外上髁炎及跟腱疼痛都具有较好的疗效。但目前尚未有使用PRP和半月板修复之间临床关联的随机对照研究。

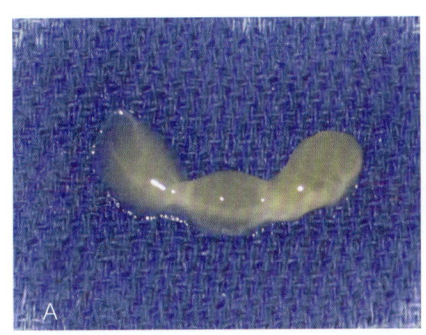
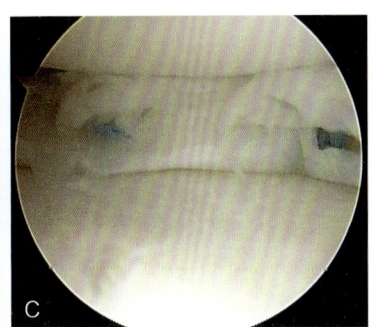
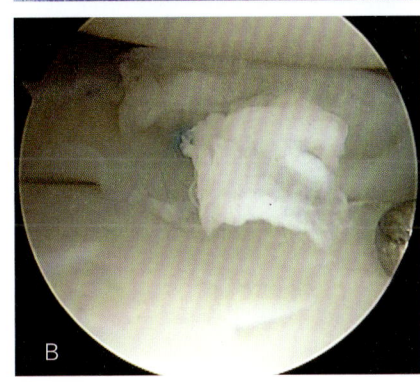

技术图4　A. 准备好的纤维蛋白凝块。B. 置入中的纤维蛋白凝块。C. 最终置入位置。

要点与失误防范

适应证	• 仅在最适宜的红-白区和红-红区撕裂进行修补 • 如果有并发的病变存在,半月板撕裂始终应当在前交叉韧带重建的同时进行修补
撕裂部位处理	• 应从前方入路接近撕裂处,以利于垂直接触并缝合撕裂部位。对侧入路有助于缝线传递 • 锉磨、清创或钻孔对于撕裂部位的准备来说是必需的,且使用低剖面关节镜刨刀、半月板锉刀和18号腰椎穿刺针有助于这些操作 • 撕裂部位应当精确复位,在放置固定装置过程中应当维持复位状态 • 撕裂部位复位时应当在中间切开以防止折角现象发生 • 用锚钉缝合可以协助撕裂部位的复位 • 混合使用全关节镜下、由内向外、由外向内各种技术是非常有效的 • 辅助入路改善了通道的建立和固定的布局
固定装置的放置	• 植入物应当隔开3～5mm • 植入物应当垂直于胫骨面放置 • 植入物留下部分不应该过于突出
缝合技术	• 如果可能的话应该使用垂直褥式缝合 • 后内及后外入路应当在屈膝90°时做皮肤切口 • 内侧撕裂应屈膝20°,而外侧撕裂应屈膝90°进行缝合
康复	• 应当为患者在保护、负重、活动度及重返赛场等方面制订个体化方案

术后处理

- 术后处理必须个体化,并基于撕裂的几何形态、修补重建强度、相关手术及术者的偏好等制订方案。
- 在手术室,患者应当用膝关节固定器或铰链式支具固定在伸直位。
- 单独行半月板修补术的患者术后应当扶拐保持部分负重1个月左右。
- 早期被动关节活动度训练从术后第1天就开始进行。
- 通常对于无移位的半月板撕裂在开始3周内关节活动度应限制在90°,而对于移位的桶柄样撕裂则需要4～6周。
- 当患者股四头肌功能恢复良好并且无需镇痛时,可以停止使用拐杖。
- 重返旋转运动的时间范围是术后4～6个月,或者是当患者没有压痛点或积液,并且可以表现出完全伸直和无痛性极度屈曲的状态时。

预后

联合或不联合前交叉韧带重建的半月板修补

- 半月板修补的远期成功率据估计在75%～85%,若修补的同时进行ACL重建则具有更高的成功可能性[32]。
- Paxton等对所有半月板修补方法进行系统综述,发现在145例随访时间>10年的患者中,再次手术的概率达20.8%[34]。在半月板修补联合前交叉韧带重建的患者中概率为14%,而在单独进行半月板修补的患者中为24%。此外,半月板修补的患者中78%在X线平片上未发现关节退行性改变,而部分半月板切除的患者中仅有64%。
- 最近,一项加拿大临床注册的研究对988个单纯行半月板修补和半月板修补联合前交叉韧带重建患者进行了配对研究[50]。结果发现平均9.7%的半月板修补联合前交叉韧带重建患者在2年内需再次手术,而单纯半月板修补患者则有16.7%。

远期疗效

- Brucker等发表了一项长期临床随访结果,对26名进行单独半月板开放性修补的患者随访平均21年[10]。其中,18名患者没有发生再次半月板撕裂(69.2%),17名患者有良好的主观临床效果。
- 在一项针对42名由内向外修补半月板同时ACL重建的患者进行长达10年的随访中,有非常好的临床结果[28]。平均86.2%的患者Lysholm评分优秀或良好的在80%～100%,并且这些患者相比于经历半月板部分切除同时ACL重建的匹配队列组有着更好的功能评分。
- 研究报道在41名进行由外向内半月板修补患者平均11.7年的随访中有87.8%成功率,其中失败定义为需进一步手术[1]。一项针对88名经历由外向内修补的患者平均10年的随访研究显示,根据临床和主观评分,成功率达72.7%[27]。

全内置缝合临床结果

- 有研究表明由内向外垂直褥式缝合方式是最强的固定技术,而全内置缝合固定装置提供了极佳的修补强度。相对于新的固定装置而言,全内置第一代固定装置已显示出劣势结果[22,23,45]。
- 最近一项Fast-Fix对61例半月板进行修补并平均随访了18个月的研究,发现有90%的成功率[20]。62%的患者进行了ACL重建术。基于Lysholm膝关节评分的临床结果为优秀或良好的占88%。
- 另一项由Fast-Fix进行修补的研究发现,31名患者中30名患者在平均随访3年中没有症状[12]。42%的患者进行了联合ACL重建。Lysholm和Tegner活动评分比术前显著改善,且未发生神经血管或其他主要并发症。
- 一个系统综述发现由内向外和全内置半月板修补技术在临床失败率或主观评分结果上没有差异。但这包含了第一代全内置固定装置[15]。全内置固定有更多植入相关的并发症,而由内向外技术则有更多神经相关的并发症。总体上看,两者并发症发生率没有差异。
- 实验室研究发现第二代全内置固定装置和由内向外缝合固定一样牢固。
- 在半月板纵行撕裂模型标本上进行生物力学测试发现使用Ethibond缝线垂直褥式缝合后所能承受的平均失效负荷为73N; OrthoCord 垂直褥式缝合, 88N; OmniSpan, 88N; Cinch, 71N; MarXmen/MaxFire, 54N; Sequent, 66N; FasT-Fix 360, 60N[8]。这些装置之间没有显著性差异。
- Pujol等最近的一项研究对31名使用Fast-Fix装置行全内置修补的患者进行了平均9.7年的随访[38]。其中,92%的患者IKDC评分良好,12.9%的患者需要额外手术,26%的患者显示有骨关节炎的改变。

慢性撕裂修补和半月板修补失败

- 慢性半月板撕裂定义为半月板任何部位的撕裂出现3个月到1年以上。
- 一项研究中25名患者使用Fast-Fix装置修补,平均受伤到手术时间为27个月,愈合率为84%[35]。平均随访时间为20个月,其中1名患者(4%)需要额外手术。
- 最近,同一作者发表了关于使用由外向内或Fast-Fix全内置技术修补大于3个月的半月板损伤的结果[36]。平均随访18.5个月,85.7%的患者发现有临床愈合。受伤到手术时间超过1年的患者有更高的失败率。
- 一期修补成为可修补半月板撕裂的治疗方式之一,以尽可能多的保留原来的半月板组织。
- 再次半月板修补的存活率大约72%,低于一期修补[48]。这些修补能承受修补前的活动水平。但需要长期临床随访研究以更好地理解修补对于关节退行性病变的影响。
- Pujol等研究报道关于半月板修补失败后半月板切除的数量[37]。研究者记录原来半月板撕裂的大小,在295名患者中,37名患者需要再次手术。在第二次关节镜手术时半月板切除的数量和第一次手术时如果没有修补而需切除的数量进行对比,两者之间没有差异。

患者年龄和修补的关系

- 对于可修补部位,可以尝试半月板撕裂修补的年龄限制目前尚未达成共识。有研究发现,在年龄>40岁的患者中,其半月板组织比年轻患者有较差的愈合反应以及较少的细胞结构[29]。此外,问题还包括组织活力差、复杂的退行性撕裂及对于术后康复计划依从性低等,所有这些因素都会影响医生判断何时应该和何时不应该为>40岁的患者进行半月板修补手术。
- Noyes 和 Barber-Westin 报道了进行由内向外修补的年龄≥40岁的29名患者的临床结果,平均随访33个月,有87%的患者未发现存在临床症状[33]。
- Barrett 等研究报道,>40岁进行由内向外修补的患者平均随访26个月,86.5%没有发生临床症状[9]。
- Kalliakmanis 等研究报道在年龄>35岁和<35岁的患者中,进行半月板修补联合 ACL 重建时,半月板修补的失败率没有差异[18]。

小儿半月板修补

- 小儿半月板损伤曾被认为罕见,近来发病率逐渐上升。可能与发现确诊的比率升高及小儿膝关节损伤的发病率升高有关。
- Carter 和 Kocher 指出,在术中对于小儿半月板病变的处理决定和成人相比更加重要[11]。因为研究表明半月板切除对于膝关节长期功能存在负面影响,术者必须把尽可能保留半月板组织作为首要考虑因素。
- 小儿的半月板撕裂修补技术与成人类似,但是全内置技术必须考虑到腿较为短小,避免医源性的神经血管损伤。
- 两个最近的研究发现在小儿半月板撕裂的任何部位(包括白-白区)进行修补,都有较好的临床结果。
- 有研究对29名半月板全层撕裂的患者运用全内置或由外向内技术进行半月板修补,不论撕裂部位或区域,平均随访2.3年,其中24名(82.8%)没有产生明显症状。
- Vanderhave 等研究发现,45名经历由内向外半月板任何部位撕裂修补的患者平均随访27个月,43名(95.6%)患者有非常好的临床结果[47]。

并发症

- 关节镜半月板手术并发症总体发生率为0.56%~8.2%[44]。
- 半月板修补术比半月板切除术有更高的并发症发生率,有报道高达18%[43]。
- 通常讨论的并发症包括感染、深静脉血栓、血管损伤及神经系统并发症(图7)。
- 感染率为0.23%~0.42%,发生率的增加与手术时间延长、止血带时间延长、同时进行多个手术及以前的手术史相关[4]。
  - 对于围手术期预防性抗生素的使用目前还没有明确的共识。
  - 有已发表的报道称,感染发病率的增加与术中皮质类固醇激素关节内注射相关[30]。
  - 在修补术后一旦被诊断为感染,最适当的方法是在原位取出植入物或缝线;然而,高失败率与这种做法密切相关。
- 膝关节镜术后深静脉血栓形成的发病率介于1.2%~4.9%[17]。关于围手术期的抗凝尚无明确共识。
- 血管并发症的总发病率是0.54%~1.0%,包括腘动脉损伤、假性动脉瘤、动静脉瘘[19]。
- 神经系统并发症,包括直接或间接的神经受伤或复杂区域疼痛综合征。总发病率是0.06%~2.0%[41]。
  - 使用由内到外或由外向内技术对内侧半月板进行修补,可能会导致隐神经病变或神经失用,据报道高达43%的病例存在该并发症[46]。
- Grant 等系统综述报道,发现由内向外技术神经激惹/损伤的发生率为9%,而全内置技术包括第一代装置则为2%[15]。但全内置技术有更高的局部软组织激惹、肿胀和移植物移位或破损的风险。
- 第一代全内置装置并发症主要与由移植物磨损引起的软骨损伤有关[15,22]。
- 全内置固定有更多与移植物相关的并发症。装置可能

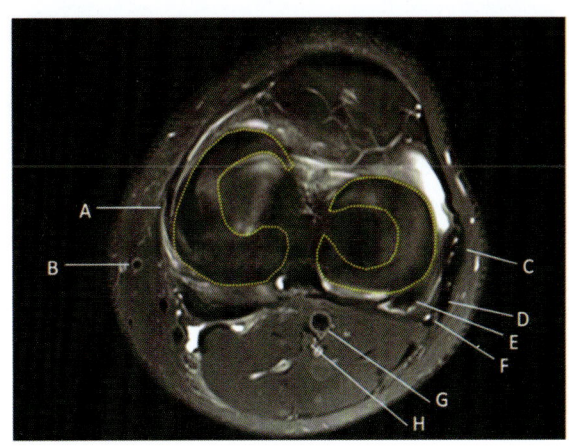

图7 需要对膝关节周围结构了如指掌,以避免在半月板修补过程中出现损伤或捆栓。在这个膝关节横截面MRI可以显示内外侧半月板轮廓。在膝关节内侧,MCL(A)和隐静脉和神经(B)易受损。在膝关节外侧,髂胫束(C)、外侧副韧带(D)、腘肌腱(E)和腓神经(F)易受损。在后侧,腘动脉(G)和胫神经(H)靠近外侧半月板后角[16]。

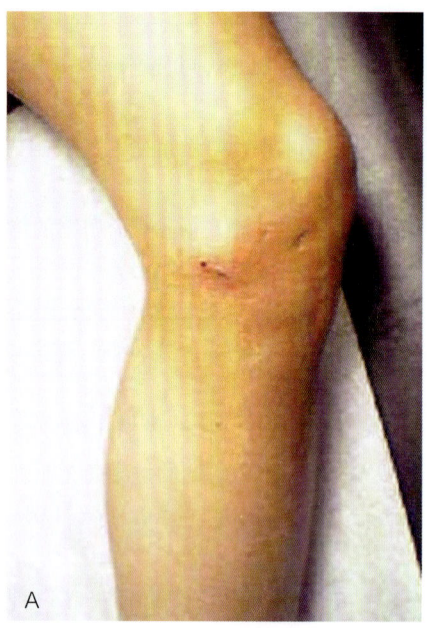
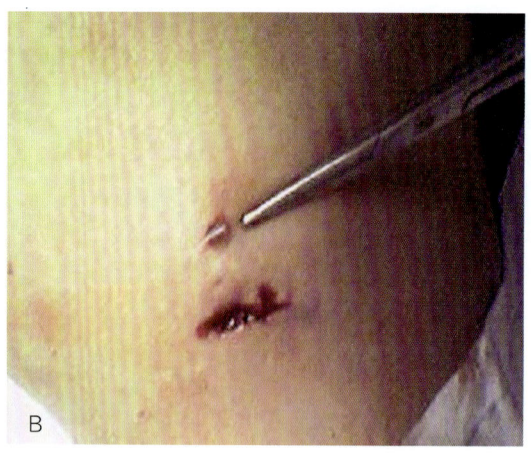

图8 A、B. 因内植物导致表皮激惹或皮肤破损。

会激发失效、放置不到位或破损。这会导致过度的软骨缺损或关节腔内游离体或碎片形成。其他并发症包括皮下固定物表面的炎症反应，尤其是覆盖在MCL内侧，还会导致囊肿形成（图8）。

（刘闻欣　译，何耀华　赵松　审校）

参考文献

[1] Abdelkafy A, Aigner N, Zada M, et al. Two to nineteen tears follow-up of arthroscopic meniscal repair using outside-in technique: a retrospective study. Arch Orthop Trauma Surg 2007;127: 245-252.

[2] Ahn JH, Bae TS, Kang KS, et al. Longitudinal tear of the medial meniscus posterior horn in the anterior cruciate ligament-deficient knee significantly influences anterior stability. Am J Sports Med 2011;39(10):2187-2193.

[3] Anz AW, Rodkey WG. Biological enhancement of meniscus repair and replacement. Sports Med Arthrosc 2012;20(2):115-120.

[4] Armstrong R, Bolding F, Joseph R. Septic arthritis following arthroscopy, clinical syndromes and analysis of risk factors. Arthroscopy 1992;8:213-223.

[5] Arnoczky SP, Warren RF. The microvasculature of the meniscus and its response to injury: an experimental study in the dog. Am J Sports Med 1983;11:131-141.

[6] Atoun E, Debbie R, Lubovsky O, et al. Arthroscopic trans-portal deep medial collateral ligament pie-crusting release. Arthrosc Tech 2013;2(1):e41-e43.

[7] Baratz M, Fu F, Mengato R. Meniscal tears: the effect of meniscectomy and of repair on intraarticular contact areas and stress in the human knee. A preliminary report. Am J Sports Med 1986;14:270-275.

[8] Barber FA, Herbert MA, Bava ED, et al. Biomechanical testing of suture-based meniscal repair devices containing ultrahighmolecular-weight polyethylene suture: update 2011. Arthroscopy 2012;28(6):827-834.

[9] Barrett GR, Field MH, Treacy SH, et al. Clinical results of meniscus repair in patients 40 years and older. Arthroscopy 1998; 14(8):824-829.

[10] Brucker PU, Von Campe A, Meyer DC, et al. Clinical and radiological results 21 years following successful, isolated, open meniscal repair in stable knee joints. Knee 2011;18(6):396-401.

[11] Carter CW, Kocher MS. Meniscus repair in children. Clin Sports Med 2012;31(1):135-154.

[12] Chiang CW, Chang CH, Cheng CY, et al. Clinical results of all-inside meniscal repair using the FasT-Fix meniscal repair system. Chang Gung Med J 2011;34(3):298-305.

[13] Cooper DE, Arnoczky SP, Warren RF. Arthroscopic meniscal repair. Clin Sports Med 1990;9:589-607.

[14] Fazalare J, McCormick K, Babins D. Meniscal repair of the knee. Orthopedics 2009;32(3):199.

[15] Grant JA, Wilde J, Miller BS, et al. Comparison of inside-out and all-inside techniques for the repair of isolated meniscal tears: a systematic review. Am J Sports Med 2012;40(2):459-468.

[16] Gwathmey FW Jr, Golish SR, Diduch DR. Complications in brief: meniscus repair. Clin Orthop Relat Res 2012;470(7):2059-2066.

[17] Jauregito J, Greenwald A, Wilcox J, et al. The incidence of deep venous thrombosis after arthroscopic knee surgery. Am J Sports Med 1999;27:707-710.

［18］Kalliakmanis A, Zourntos S, Bousgas D, et al. Comparison of arthroscopic meniscal repair results using 3 different meniscal repair devices in anterior cruciate ligament reconstruction patients. Arthroscopy 2008;24(7):810-816.

［19］Kim T, Savino R, McFarland E, et al. Neurovascular complications of knee arthroscopy. Am J Sports Med 2002:30:619-629.

［20］Kotsovolos E, Hantes M, Mastrokalos D, et al. Results of all-inside meniscal repair with the fasT-fix meniscal repair system. Arthroscopy 2006:22:3-9.

［21］Kraus T, Heidari N, Švehlík M, et al. Outcome of repaired unstable meniscal tears in children and adolescents. Acta Orthop 2012;83(3):261-266.

［22］Kurzweil P, Tifford C, Ignacio E. Unsatisfactory clinical results of meniscal repair using the meniscus arrow. Arthroscopy 2005; 21:905.e1-905.e7.

［23］Lee G, Diduch D. Deteriorating outcomes after meniscal repair using the meniscus arrow in knees undergoing concurrent anterior cruciate ligament reconstruction: increased failure with long-term follow-up. Am J Sports Med 2005;33:1138-1141.

［24］Lee SJ, Aadalen KJ, Malaviya P, et al. Tibiofemoral contact mechanics after serial medial meniscectomies in the human cadaveric knee. Am J Sports Med 2006;34(8):1334-1344.

［25］Likes RL, Julka A, Aros BC, et al. Meniscal repair with the MaxFire device: a cadaveric study. Orthop Surg 2011;3(4):259-264.

［26］Magee T, Williams W. 3.0 T MRI of meniscal tears. Am J Radiol 2006;187:371-375.

［27］Majewski M, Stoll R, Widmer H, et al. Midterm and long-term results after arthroscopic suture repair of isolated, longitudinal, vertical meniscal tears in stable knees. Am J Sports Med 2006;34:1072-1076.

［28］Melton JT, Murray JR, Karim A, et al. Meniscal repair in anterior cruciate ligament reconstruction: a long-term outcome study. Knee Surg Sports Traumatol Arthrosc 2011;19(10):1729-1734.

［29］Mesiha M, Zurakowski D, Soriano J, et al. Pathologic characteristics of the torn human meniscus. Am J Sports Med 2007;35:103-122.

［30］Montgomery S, Campbell J. Septic arthritis following arthroscopy and intraarticular steroids. J Bone Joint Surg Am 1989;71:540-544.

［31］Muriuki MG, Tuason DA, Tucker BG, et al. Changes in tibiofemoral contact mechanics following radial split and vertical tears of the medial meniscus, an in vitro investigation of the efficacy of arthroscopic repair. J Bone Joint Surg Am 2011;93(12):1089-1095.

［32］Nepple JJ, Dunn WR, Wright RW. Meniscal repair outcomes at greater than five years: a systematic literature review and meta-analysis. J Bone Joint Surg Am 2012;94(24):2222-2227.

［33］Noyes FR, Barber-Westin SD. Arthroscopic repair of meniscus tears extending into the avascular zone with or without anterior cruciate ligament reconstruction in patients 40 years of age and older. Arthroscopy 2000;16(8):822-829.

［34］Paxton ES, Stock MV, Brophy RH. Meniscal repair versus partial meniscectomy: a systematic review comparing reoperation rates and clinical outcomes. Arthroscopy 2011;27(9):1275-1288.

［35］Popescu D, Sastre S, Caballero M, et al. Meniscal repair using the FasT-Fix device in patients with chronic meniscal lesions. Knee Surg Sports Traumatol Arthrosc 2010;18(4):546-50.

［36］Popescu D, Sastre S, Garcia AI, et al. MR-arthrography assessment after repair of chronic meniscal tears ［published online ahead of print June 5, 2013］. Knee Surg Sports Traumatol Arthrosc.

［37］Pujol N, Barbier O, Boisrenoult P, et al. Amount of meniscal resection after failed meniscal repair. Am J Sports Med 2011;39(8):1648-1652.

［38］Pujol N, Tardy N, Boisrenoult P, et al. Long-term outcomes of all-inside meniscal repair ［published online ahead of print June 6, 2013］. Knee Surg Sports Traumatol Arthrosc.

［39］Renstrom P, Johnson RJ. Anatomy and biomechanics of the menisci. Clin Sports Med 1990;9:523-538.

［40］Rodeo S, Delos D, Williams RJ, et al. The effect of platelet-rich fibrin matrix on rotator cuff tendon healing: a prospective, randomized clinical trial. Am J Sports Med 2012;40(6):1234-1241.

［41］Rodeo S, Forster R, Weiland A. Neurological complications due to arthroscopy. J Bone Joint Surg Am 1993;75:917-926.

［42］Scordino LE, Deberardino TM. Biologic enhancement of meniscus repair. Clin Sports Med 2012;31(1):91-100.

［43］Sherman O, Fox J, Snyder S, et al. Arthroscopy—"no problem surgery." Analysis of complications in 2640 cases. J Bone Joint Surg Am 1986;68:256-265.

［44］Small N. Complications in arthroscopic surgery performed by experienced arthroscopists. Arthroscopy 1988;4:215-221.

［45］Spindler KP, McCarty EC, Warren TA, et al. Prospective comparison of arthroscopic medial meniscal repair technique: inside-out suture versus entirely arthroscopic arrows. Am J Sports Med 2003;31:929-934.

［46］Stone R, Miller G. A technique of arthroscopic suture of a torn meniscus. Arthroscopy 1985;1:226-232.

［47］Vanderhave KL, Moravek JE, Sekiya JK, et al. Meniscus tears in the young athlete: results of arthroscopic repair. J Pediatr Orthop 2011;31(5):496-500.

［48］Voloshin I, Schmitz MA, Adams MJ, et al. Results of repeat meniscal repair. Am J Sports Med 2003;31(6):874-880.

［49］Walker PS, Erkman MJ. The role of the menisci in force transmission across the knee. Clin Orthop 1975;109:184-192.

［50］Wasserstein D, Dwyer T, Gandhi R, et al. A matched-cohort population study of reoperation after meniscal repair with and without concomitant anterior cruciate ligament reconstruction. Am J Sports Med 2013;41(2):349-355.

第43章 半月板移植
Meniscal Transplant

Clay G. Nelson and Kevin F. Bonner

定义

- 据估计,在美国每年要进行85万例半月板手术。
- 应该尽量保留半月板,但大多数不能修补的撕裂还是经常需要进行部分或次全半月板切除术。
- 许多患者将在半月板功能不全的对应间室产生症状,这是关节软骨接触应力增加和渐进性软骨恶化的结果。
  - 内侧半月板功能不全会使相应间室的关节软骨受力面积减少50%～75%,从而使接触应力增加134%～200%[1,8]。
  - 外侧半月板功能不全会使相应间室的关节软骨受力面积减少45%～50%,从而使接触应力增加2倍[13]。
- 在进一步的关节退变发生之前,同种异体半月板移植可以作为有临床症状的半月板缺失患者的一种选择,当然这部分患者需要进行精心挑选。

解剖

- 半月板呈新月形,是主要由Ⅰ型胶原蛋白组成的纤维软骨盘。水分占半月板组分的70%,由带负电荷的黏多糖将其锁定在基质中(图1)。
- 通常而言只有周缘1/3的半月板存在血供(10%毗邻腘肌腱裂隙)。血供来自内外侧上下膝动脉组成的半月板周围毛细血管丛。
- 内侧半月板。
  - 内侧半月板覆盖内侧间室关节面的比例比外侧要少。
  - 一部分前交叉韧带(ACL)胫骨止点足印区位于前后角止点之间。
- 外侧半月板。
  - 在各自的间室中外侧半月板覆盖关节面的比例相比内侧半月板更大。
  - 其前角附着点邻近ACL,后角附着点在髁间嵴的后方。
  - 前后角附着点较内侧半月板更加相互靠近,且其间无韧带止点足印区。这使外侧半月板更适合骨桥移植技术。
  - 有3.5%～5%的患者存在盘状变异。

发病机制

- 半月板病变通常有两种类型。
  - 急性创伤性撕裂。
    - 这种损伤通常发生于35岁以下患者的先前相对"健康"的半月板中。它们可能也会发生在老年患者中。
    - 创伤性撕裂通常为有血供区的不稳定纵行撕裂,而这正是半月板修补的最佳指征。
    - 它们的出现常常伴有膝关节联合损伤(ACL、内侧副韧带)。
  - 退行性撕裂。
    - 这是一种更复杂的撕裂方式,通常发生在35岁以上患者。
    - 往往一个相对轻微的外伤或事件"是压垮骆驼的最后一根稻草",且撕裂会通过退变半月板组织扩张。
    - 这些撕裂无法修补。
- 半月板撕裂的危险因素包括参与体育活动(尤其是跳跃和使韧带受剪切应力的运动,这些运动存在并发ACL损伤的风险)、年龄、体重指数较高、职业跪和蹲(与退变而不是与急性外伤性半月板病变相关)、运动水平和ACL不稳定性。
- 半月板损伤与ACL损伤之间的关联已被众多文献证实。外侧半月板损伤常伴随急性ACL撕裂发生,而内侧半月板损伤则常在慢性ACL功能不全时发生。
- 无法修补的撕裂类型或先前失败的半月板修补,往往

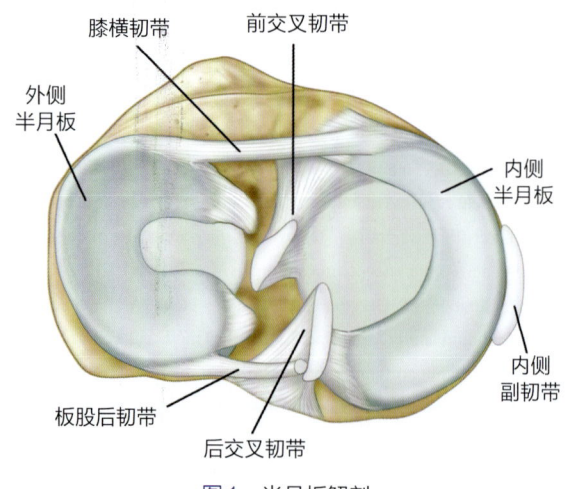

图1 半月板解剖。

需要在关节镜下切除半月板不稳定的撕裂部分。撕裂扩张的程度通常决定需要切除的量。

自然病程

- 半月板切除术会减少50%～75%的接触面积,并增加134%～200%的关节接触应力[1,8]。
- 接触应力的增加程度和接触面积的减少程度与半月板切除的多少成比例关系。而半月板节段性切除所致的接触面积减少、平均和峰值接触应力的增加程度可能和半月板全切相当[8]。
- 关节压力的增加通常导致关节软骨破坏,促进关节炎的发生。尽管半月板切除的患者在发展为严重的退行性病变之前通常无明显症状,但是那些年轻且爱好活动的患者在退行性变的过程中更早出现疼痛症状。
- 外侧半月板切除术的预后被认为比内侧切除更差。
- 内侧半月板是限制胫骨前移的次级稳定装置。内侧半月板切除术(后角)在ACL功能不全的膝关节中往往增加胫骨前移和不稳定。
- 半月板移植可以降低峰值应力和改善接触力学,但无法恢复完美的膝关节力学状态[6,14]。

病史和体格检查

- 潜在的移植适用患者通常年龄较小,半月板缺如或无功能,且由于半月板功能不全而产生症状。
- 详细病史包括具体的症状、先前受伤和随后手术的情况。关节镜照片对确定半月板切除的程度和关节软骨的情况很有帮助。
- 有症状的半月板切除术后患者通常表现为关节线疼痛(有时是轻微的)、肿胀,以及与气压变化相关的疼痛。症状通常是活动相关的。
- 检查应侧重于确定疼痛位置、韧带的稳定性、力线、软骨的评估,并排除一些鉴别诊断。
  - 触压关节线寻找压痛点可以对疼痛的来源进行定位。
  - McMurray试验引起的锐痛可能提示半月板复发性或软骨损伤,而钝痛则表示为半月板功能不全。
  - Lachman试验可用于评估伴随的ACL病变,应当在手术时进行。
  - 需要行下肢全长力线摄片以评估有无下肢力线异常。
  - 在移植前需确保患者双下肢有对称的活动度和足够的肌肉力量。
    - 肢体活动度显著降低者不适用半月板移植。

影像学和其他诊断性检查

- X线平片:最初的检查。
  - 双膝完全伸膝前后位(AP)影像(图2A):寻找轻微的关节间隙狭窄。
  - Rosenberg位影像:屈膝45°负重,后前位片,寻找轻微的关节间隙狭窄。
  - Merchant位:非负重侧位影像。
  - 下肢全长力线X线平片(如果怀疑力线异常)。

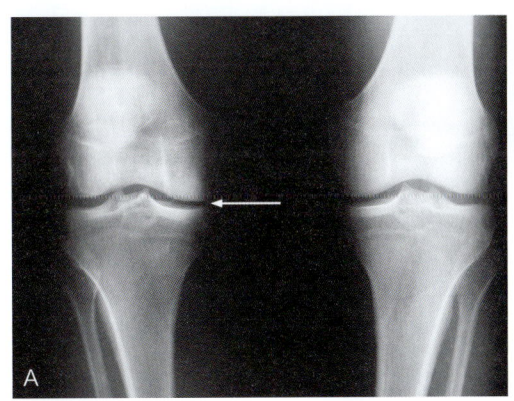
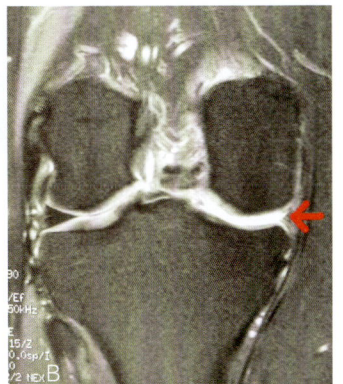
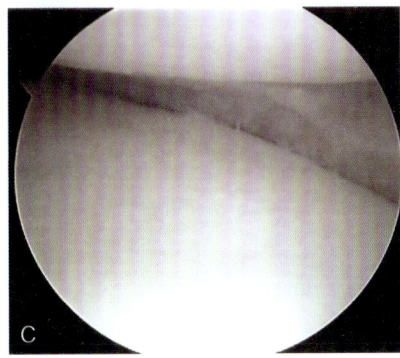

图2 A. 双膝关节后前位负重位X线平片示右膝内侧间室关节间隙轻微变窄(箭头)。B. MRI显示内侧半月板缺失。C. 关节镜下观,右膝内侧半月板缺失。

- MRI：评估半月板、关节软骨及软骨下骨（图2B）。
- 骨扫描检查：可以显示所累及间室增加的放射性聚集活度。但是通常不做该项检查，而且在这方面其灵敏度也尚未可知。
- 通常建议进行诊断性关节镜检查。
  - 如果以前的关节镜图像不可用或不清晰，或者距上次关节镜手术已经超过半年至1年，关节镜检查将会明确半月板切除的程度及关节病变的程度（图2C）。
  - Outerbridge Ⅲ级或更轻的关节软骨损伤是可以接受的（Ⅰ级或Ⅱ级更好），除非一个局灶性Ⅳ级损伤同时需要进行软骨重新修补手术。诊断性关节镜技术可以针对关节软骨损伤做更好的术前规划。

鉴别诊断

- 半月板复发性损伤。
- 软骨或骨软骨损伤（也许是疼痛的主要因素，但是可能需要半月板移植对软骨进行保护）。
- 晚期双极性退行性关节炎。
- 滑膜炎。
- 髌股关节疼痛（内侧放射性疼痛）。
- 关节外来源（即腘绳肌腱炎）。
- 髋部或脊柱病变。

非手术治疗

- 活动调整（无压力性活动或训练）。
- 适当的药物治疗。
- 注射疗法（也可用于诊断疼痛来自关节内还是关节外）。
- 使用减压支具。
- 膝关节存在慢性ACL功能不全或ACL重建失败，且伴有内侧半月板功能不全者，可能不应当采取非手术治疗。
  - 在ACL重建时进行半月板同种异体移植术可能改善关节的稳定性、ACL移植物的生存，以及最终的临床结果。
  - 这是一个新的相对适应证。

手术治疗

- 适应证是患者年龄<50岁，半月板缺失或无功能，而且由于半月板功能不全或进行性关节间隙变窄引发了疼痛症状。手术宜在软骨进一步破坏之前进行，负重正位片中膝关节间隙变窄少于2~3 mm的患者为佳[9]。
  - 30岁以下年轻患者，如果在半月板切除术后继发关节间隙狭窄，但疼痛并不剧烈者，可以考虑手术治疗。
  - 此外，膝关节存在慢性ACL功能不全或ACL重建失败，且伴有内侧半月板功能不全者，可以考虑行前交叉韧带重建合并半月板移植手术。这些患者往往在查体时表现出典型的膝关节前向不稳。
  - 年龄上限通常为50岁，对活动要求较高，不宜行关节置换者。
- 手术的禁忌证包括免疫缺陷、骨骼未发育成熟、炎症性关节炎、先前的膝关节深部感染、骨赘表明骨性结构改变、显著肥胖、广泛Outerbridge Ⅳ级关节变化（局灶性软骨缺损可以同时解决）、膝关节不稳或显著力线异常（除非这些问题得到纠正）。

术前计划

- 移植物尺寸：虽然同种异体移植物与受体膝关节半月板的尺寸匹配至关重要，但尺寸不匹配的耐受度仍然未知。而且，到目前为止依然没有一种测量方法可以广泛适用。通常推荐使用尺寸偏差在患者原半月板尺寸5%以内的同种异体移植物。移植物提供方通常会使用他们特有的测量方式计算尺寸。但对于大部分术者来说，可以使用X线平片，CT和MRI这些测量方法来确认尺寸（表1）。
  - Pollard测量方法是目前最常用的参考标准，用X线平片上观察到的骨性标志为界，经过放射放大率修正，对于外侧及内侧半月板分别乘以0.7及0.8，从而得出预估的半月板尺寸[15]。

表1 异体半月板移植尺寸测量方法

尺寸测量方法	优点和缺点
直接测量	对侧膝关节可用于测量尺寸，尽管对侧膝关节的半月板会存在一些变异
X线平片	半月板大小与X线平片中骨性标志之间的一致关系往往被组织库用来测量同种异体移植物尺寸。通过对内外侧胫骨平台长度和宽度的测量，McDermott等确定半月板的尺寸可以预测，而平均误差率仅为5%[11]
MRI	Prodromos等认为MRI能比X线平片更好地预估半月板尺寸[16]。在测量同种异体移植物尺寸方面，虽然过去认为MRI检查比X线平片稍微更准确一些，但Shaffer等人发现用MRI测量的半月板只有35%与所需要的实际尺寸相差在2 mm之内[20]
CT	Carpenter等报道MRI一贯低估内外侧半月板前后及内外尺寸的大小[2]，但能够更准确估计半月板的高度。他们得出结论CT和X线平片在测量同种异体移植物尺寸方面更加有用
三维CT重建	McConkey等报道三维CT重建在测量胫骨平台方面较X线平片误差更小[10]。X线平片预估胫骨平台通常误差在5 mm以内，而三维CT重建则在2 mm以内

- MRI、CT和三维CT重建都被成功运用于半月板尺寸的预估。
- 半月板同种异体移植物是按照由美国组织库协会制定的供体的适配性和测试标准,在冷缺血时间12~24小时严格无菌条件下获得的。有资质的著名公司提供的未受辐照的(也是最常见、最受推荐的)及冷冻保存的半月板移植物是较合适的,因为使用这些的手术成功率最高[9]。
  - 半月板移植的存活率和手术结果并不受供者细胞活性的影响。
  - 术者应当事先了解组织库对于移植物的处理程序。
  - 后续消毒工序(如γ辐照、环氧乙烷处理)已经被逐渐弃用。
- 所有设备应当安排好且随时可供使用(即市场上有售的半月板工作站)。
- 一个有经验的助手对这个手术而言很有价值。

体位

- 患者取仰卧位,膝关节置于手术台可折弯处(图3)。

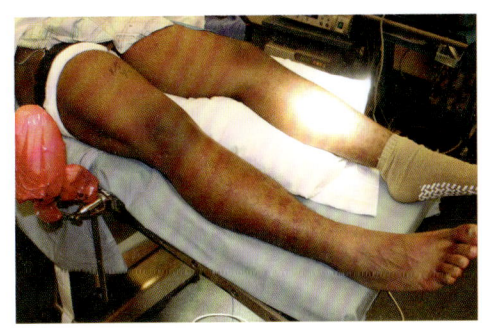

图3　患者体位,膝关节置于手术台可折弯处。

- 对于外侧半月板移植,有2种选择:4字体位或使用大腿近端挡板(见入路章节)。
- 确保可以进入膝后内侧室及后外侧室。

入路

- 对于外侧半月板,使用外侧髌旁切口及后外侧半月板修补入路。
- 对于内侧半月板,使用内侧髌旁切口及后内侧半月板修补入路。

外侧半月板移植物准备

- 将预先与相对应胫骨平台配好尺寸的外侧半月板放在含抗生素的生理盐水中解冻。
- 切除半月板上的软组织(关节囊组织)(技术图1A)。
- 始终应用骨"槽内桥"技术,维持骨桥位于前后插入点之间。
  - "槽内桥"技术被推崇是因为其能帮助保留"环向应力",并避免半月板被挤出。相较于单纯的软组织固定,该技术可使患者术后有更大的活动度[9,19]。
- 市售的半月板工作站可以使骨桥能够更方便制备成各种形状,从而与胫骨接受部位相匹配(技术图1B、C)。
- 最常见的骨制备技术是锁孔、楔形榫头和插槽配置(技术图1D)。
- 使用合适的工作站在半月板插入点之间制备骨桥形态(技术图1E)。

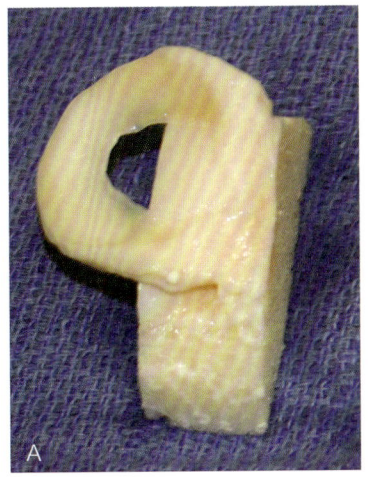 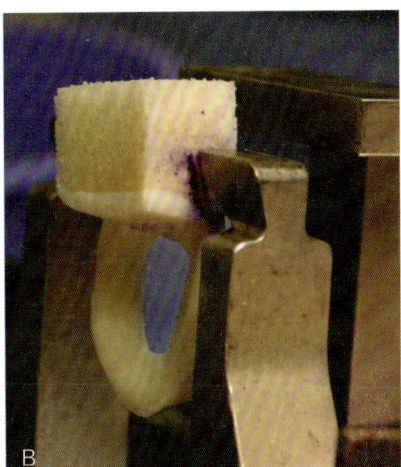 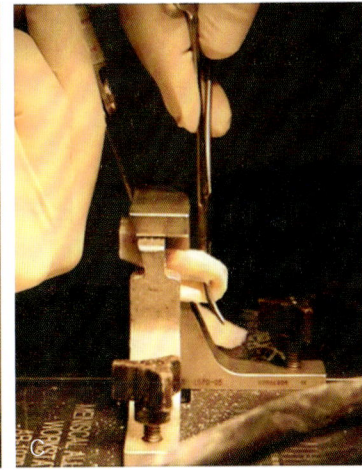

技术图1　外侧半月板移植物制备。A. 制备前外侧半月板移植物(切除关节囊软组织之后)。B、C. 在楔形榫头工作站制备半月板前后角之间的骨桥。

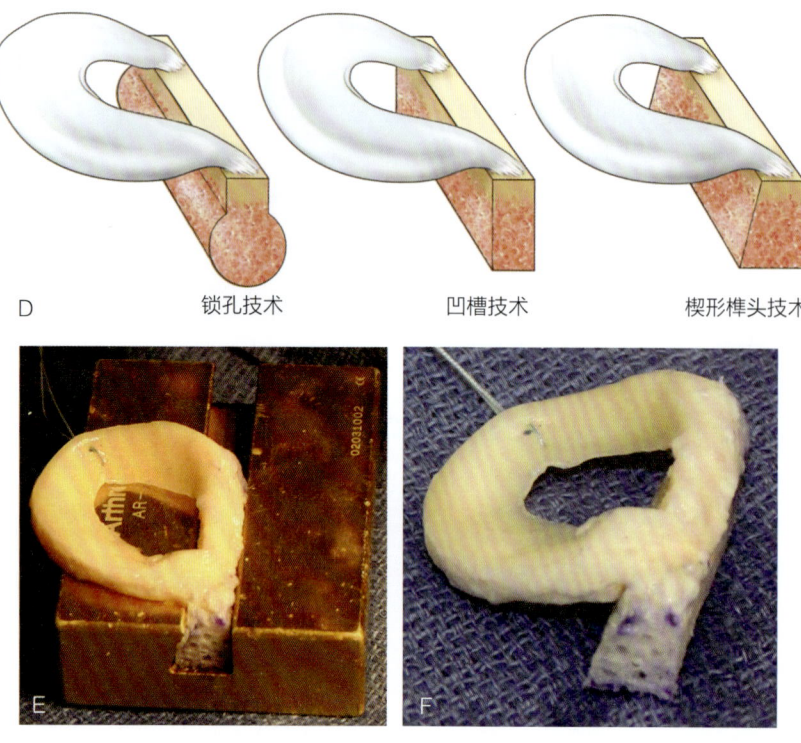

技术图 1（续） D. 通常的骨桥形态。E. 确保骨桥容易在楔形榫头形状装置中滑动。F. 楔形榫头移植物单通道缝合。

- 在骨制备过程中，当心不要损伤半月板插入点。
- 用外科记号笔标记半月板上表面及腘肌腱裂隙。
- 使用 10 in(25.4 cm) 可弯曲的半月板修补针放置 1 个或多个垂直褥式缝合，通过半月板后角邻近腘肌腱裂隙（技术图 1F）。不要剪掉针头。这些将作为通道缝线用于辅助半月板的传递和复位。当然，它还可以用于半月板的固定。

外侧半月板入路和胫骨准备

- 建立关节镜及外侧髌旁切口联合入路。
    - 在紧贴髌腱边缘处建立外侧入路会使器械更容易到达半月板前后角止点插入位置之间的区域。
- 用刨刀或半月板打磨刀头进行关节镜清理直到最边缘的半月板环或关节囊。如有可能，宜保留完整的 1~2 mm 的半月板周缘。
- 可以用 15 号刀片切除前角及体部的任何残余。
    - 在开始时保留前后角附着部位有助于引导受体槽的定位。
- 用关节镜打磨头创建一个与前后角附着点连成一直线的浅槽（为植入部位指引方向）（技术图 2A、B）。
- 通过一个外侧髌旁与开槽方向相一致的小切口暴露胫骨近端。
- 市售的操作仪器将有利于创建与前后角附着点连成一直线的胫骨受体部位后角附件（技术图 2C~E）。
- 注意要避免穿透后侧皮质。
- 建立后外侧切口以接受由内向外缝合（半月板修补入路）（技术图 2F）。

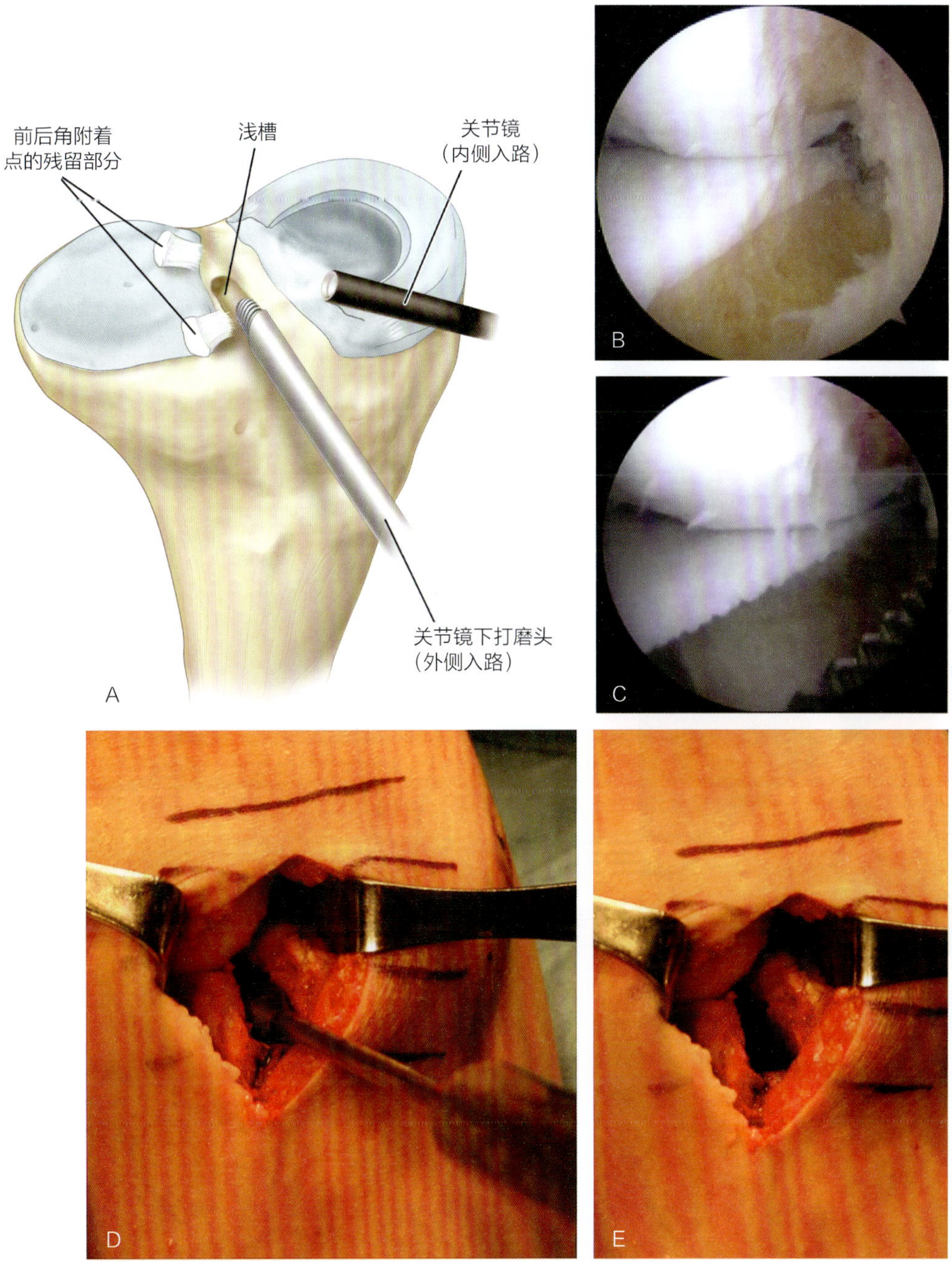

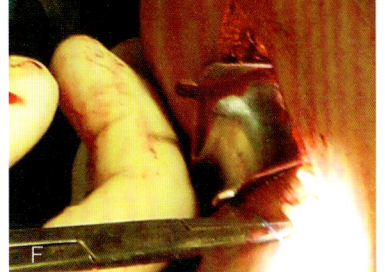

技术图2 外侧半月板入路及胫骨准备。A、B. 在前后角附着点之间打磨出一个小槽。C. 锉磨受体位置(从内侧入路观测)。D、E. 准备胫骨侧楔形榫头受体位置。F. 建立后外侧入路。

外侧半月板的递交及固定

- 在移植物递交到受体部位之前，从通道缝线处放置10 in（25.4 cm）的针头通过关节小切口和后外侧关节囊以协助移植物的递交（技术图3A）。后外侧的暴露、撤回和针头取出与由内向外修补技术相同。这种缝合方式有助于半月板在髁间窝下传递和复位。
  - 也可选择通过后外侧入路将一个镍钛合金环由外到内传递到关节腔。在关节镜监控下通过前侧关节切口用抓持器将镍钛合金环取回。将通道缝线穿过合金环并将其递送到后外侧关节囊外。
- 通过关节囊相对于半月板的位置来计划最佳缝合定位（技术图3B）。用移植物中腘肌腱及其裂隙位置作为缝合定位的标记。
- 通过插入形状匹配的供体移植物到胫骨受体位置，同时牵拉后方由内向外通道缝线，递交移植物并重建正常的插入点（技术图3C）。
- 给予膝关节内翻应力并牵拉后方通道缝线，将帮助在股骨髁下方复位后角。
- 使前方皮质相匹配（移植物和受体）及膝关节通过一些活动将会协助前后方的最终定位。关节进行观察前后角位置有助于正确的移植物放置（技术图3D、E）。
- 通过置于内侧入路的缝线套管放置附加的由内向外半月板缝线。镜头从关节小切口置入（技术图3F、G）。
- 附加的前方缝线可以通过前方关节切口并使用标准的开放性缝合技术置入。
- 在屈膝时将外侧植入物缝线打结（技术图3E、F）。
- 界面螺钉或经骨缝合固定可能会在开槽技术中使用，但这在楔形榫头及锁孔技术中通常都是不必要的。

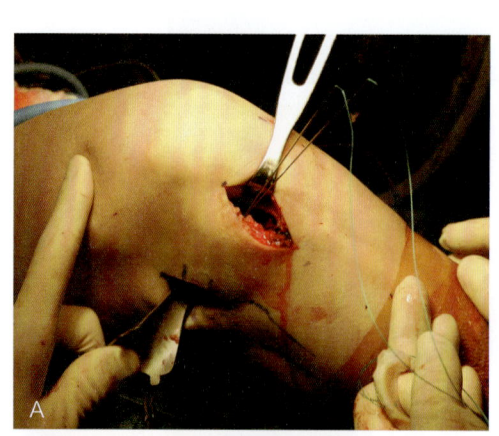
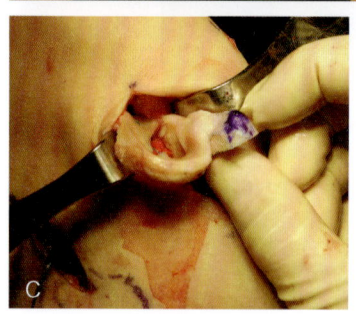
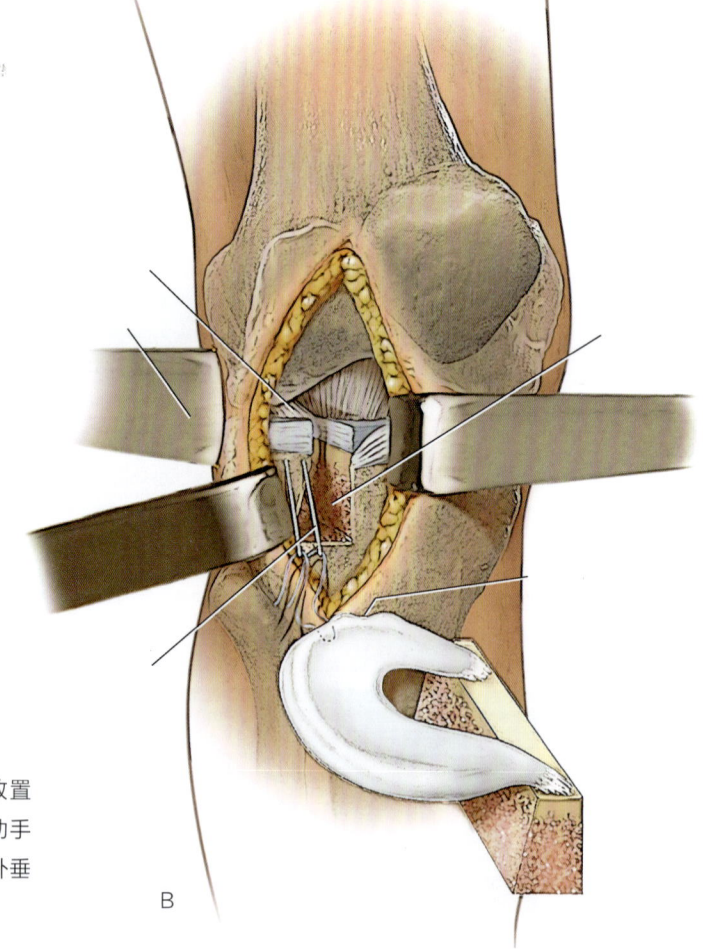

技术图3 外侧半月板的递交。A. 从通道缝线处放置10 in（25.4 cm）的针头，通过后外侧关节囊并由助手取回。B. 在后外侧关节囊内通过适当的位置由内向外垂直缝合。C. 将楔形榫头移植物递送到受体位置。

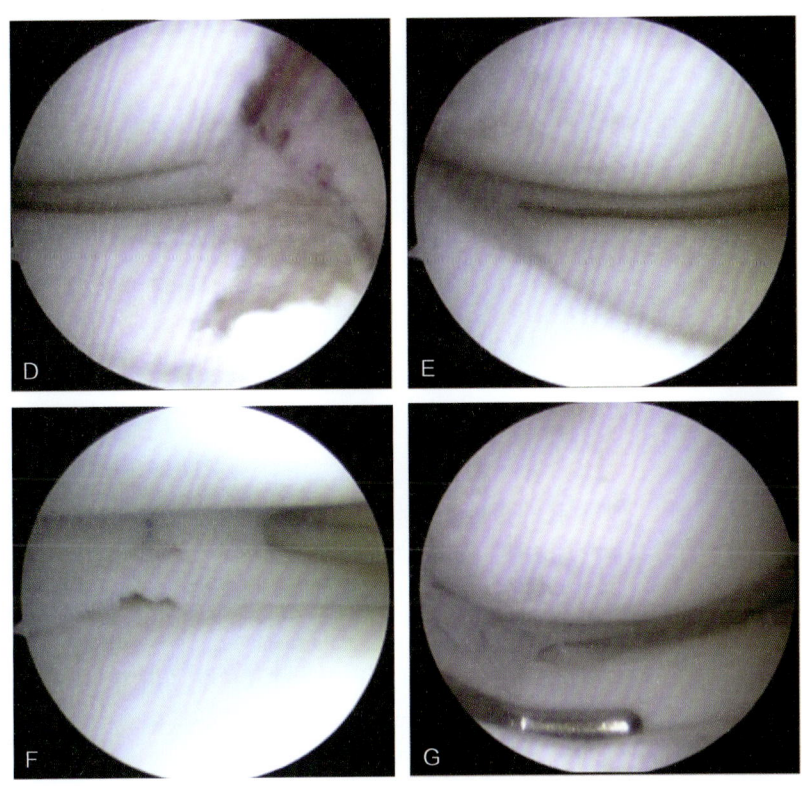

技术图3（续） D. 将外侧半月板骨桥递送到胫骨骨槽。E. 在股骨髁下方复位半月板。F. 放置由内向外缝线。G. 完成外侧半月板移植。

内侧半月板移植准备

- 将预先与相对应胫骨平台配好尺寸的内侧半月板放在含抗生素的生理盐水中解冻。切除软组织方法同外侧半月板。

- 内侧半月板同种异体移植物在前后角插入点处可能是骨栓或无骨栓式（技术图4A、B）。
  - 建议通过前后角的骨栓将半月板锚定，这可以维持环箍张力，同时也可以避免半月板被挤出[9]。

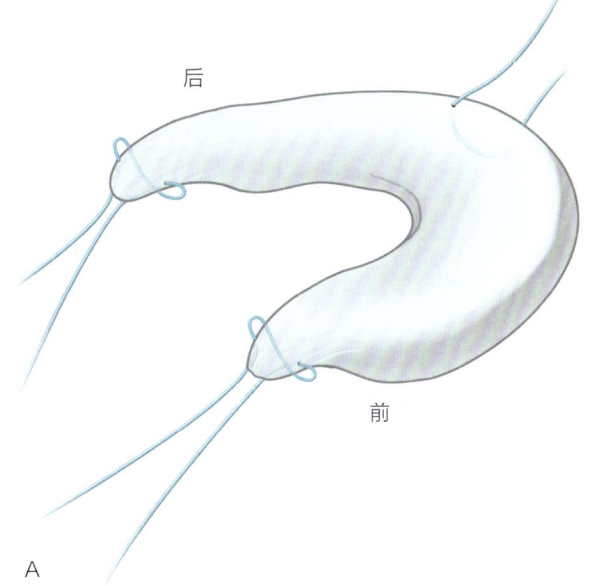
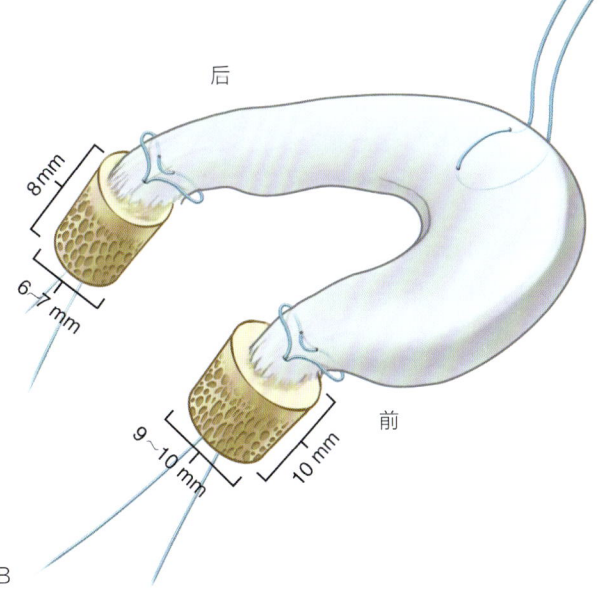

技术图4 内侧半月板移植准备。A. 没有骨栓。B. 有骨栓。

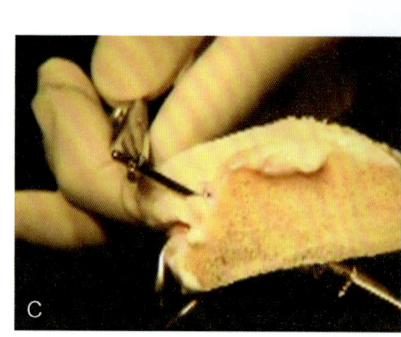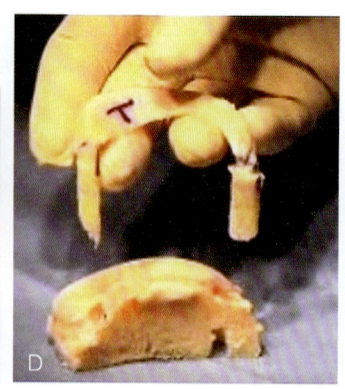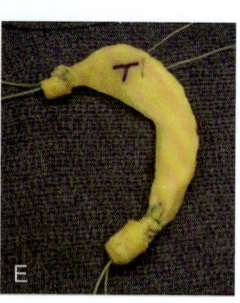

技术图4（续） C. 空心钻通过带缘导销。D. 骨栓置入受区。E. 移植物完成，缝线穿入，通道缝线位于后角。

- 为了制备无骨栓移植物，须从骨块上分离前后角，并用粗的不可吸收缝线锁针缝合各角。除非骨栓骨折且不可挽回，笔者通常不使用这项技术。
- 也可以选择"槽内桥"技术移植内侧半月板，但须注意不伤及前交叉韧带止点足印区，而且由于其骨桥更长容易发生骨折，操作应十分小心。该技术与前文外侧半月板移植相仿。
- 为了制备带骨栓移植物（推荐），通过骨块置入1根2.4 mm Beath 导针，以大约60°角穿过后方插入点。再将1根市售带缘导销插入 2.4 mm 的孔中。用 7 mm 或 8 mm 的空心钻通过带缘导销进行扩孔（创建一个 6 mm 或 7 mm 直径的骨栓）（技术图4C、D）。创建一个 8 mm 长的骨栓，修剪并使其尾端呈锥形。
- 也可以徒手用钻头和小锯片打中心孔并将骨栓塑形。
  - 在前角插入处重复以上步骤，但导针角度接近20°并创建一个 10 mm 直径的骨栓。将一根粗的不可吸收缝线（2号 FiberWire 线）穿入导针孔，通过半月板组织，然后退出每个骨栓的导针孔。
- 在半月板中/后 1/3 部分用不可吸收缝线行垂直穿针缝合，有助于穿过半月板并将其固定于关节囊。
- 在半月板上表面标记前后角（技术图4E）。

内侧半月板入路和胫骨准备

- 该步骤需要通过关节镜内侧髌旁及后内侧半月板修补入路进行操作（技术图5A）。用腰椎穿刺针建立与前后角插入点处平行的内侧入口（内侧髌骨凹处）。
- 对残留半月板进行清创，留下 1～2 mm 的半月板环。用刨刀或半月板锉对周缘的关节囊和半月板床进行锉磨。
- 为了显示并接近后角插入点，在后交叉韧带（PCL）插入点下方髁间窝内侧壁进行小规模髁间窝成形（技术图5B）。同样向后清除内侧胫骨棘直到获得容易进入的通道为止。
- 在直视下，使用角度可调的 ACL-PCL 胫骨导向器使导针能在原先后角插入点足迹区的中心引出（技术图5C、D）。
- 钻一个 7～8 mm 胫骨后侧隧道。钻孔时用刮匙将导针遮挡保护，避免导针前移和伤及后侧的损伤。隧道关节内部分进行清理及挖槽操作。穿梭缝线向上通过隧道并从内侧入路引出（技术图5E）。
- 完成内侧髌旁关节切开，与内侧入路合并（不可切断穿梭缝线），要等待后方隧道建立好后再进行关节切开（技术图5F）。
- 进行后内侧切口暴露，接受由内到外缝合（半月板修补入路）。

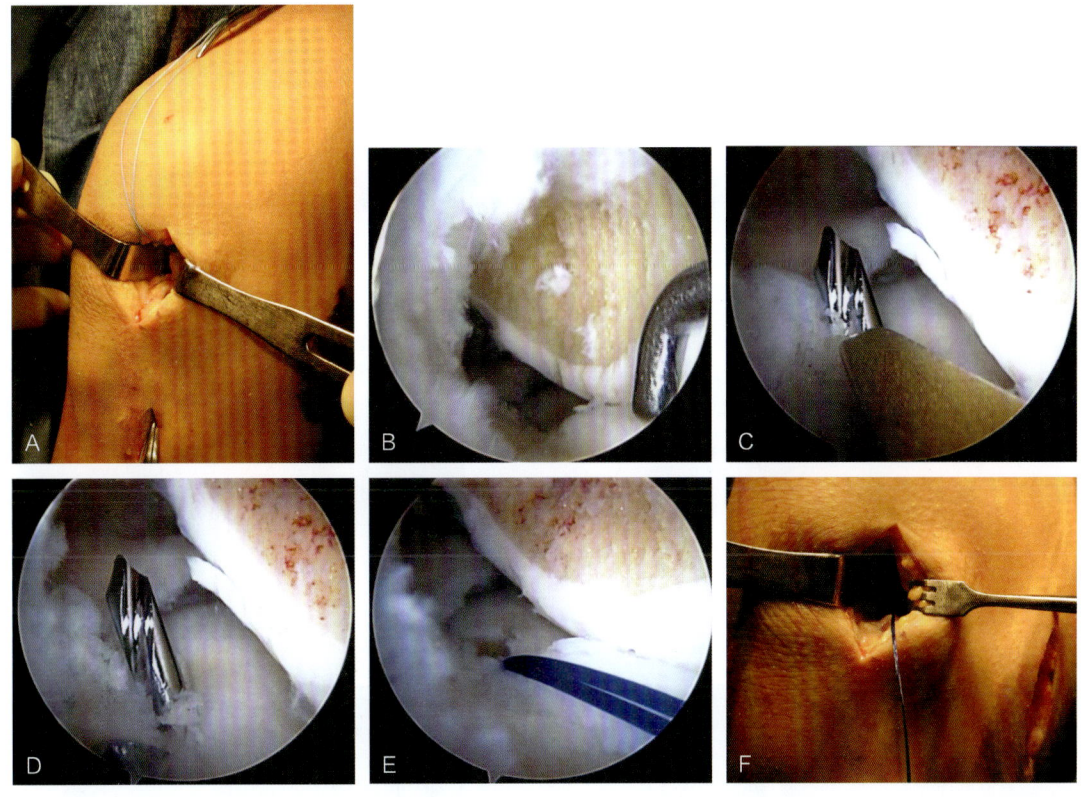

技术图5　内侧半月板技术。A. 内侧入路。B. 在后交叉韧带下方进行髁间窝成形。C、D. 导针置于后角插入处。E. 穿梭缝线通过后方隧道从内侧入路引出。F. 在内侧入路基础上做前方关节囊切开。

内侧半月板的递交及固定

- 将穿梭缝线与后方骨栓缝线及通过移植物的缝线穿梭交换。通过髌旁关节切口，递交半月板移植物到膝关节内，使后方骨栓完全插进后方隧道（技术图6A～C）。可以通过止血钳或探针辅助骨栓在后交叉韧带下方的传递。当牵拉后方骨栓缝线及通过移植物的缝线时应当对膝关节施加外翻应力。与将桶柄样撕裂的半月板复位相似，可用钝性穿刺器或探钩辅助半月板在髁间窝下复位（技术图6D）。
- 使用特定区域的套管以及从内向外技术，从后往前将移植物与周缘进行缝合。这将保证移植物的后2/3部分安全与关节囊缝合（技术图6E）。
- 通过髌旁关节切开来确定前角插入点，并将Beath导针置于其中心位置。这通常和受者半月板前角止点位置相同。不过，有时也要将移植物前插入点进行微调以便更好地适应受体部位（当后角和体部已经由缝线固定时）。
- 垂直盲钻一个9～10 mm隧道到足够的深度使其能容纳同种异体移植物前方骨栓（技术图6F）。
  - 垂直于隧道钻一个2 mm的孔从前方胫骨皮质进入隧道底部。
  - 通过2 mm的孔置入穿梭缝针并从前方隧道上方引出。
- 将穿梭缝线与前方骨栓缝线穿梭交换。递交并使前骨栓完全插进隧道（技术图6G）。
- 将骨栓缝线的结打在骨桥上而不是塑料韧带纽扣上（技术图6H）。
- 使用开放修补技术完成半月板到前方关节囊的修补（技术图6I、J）。

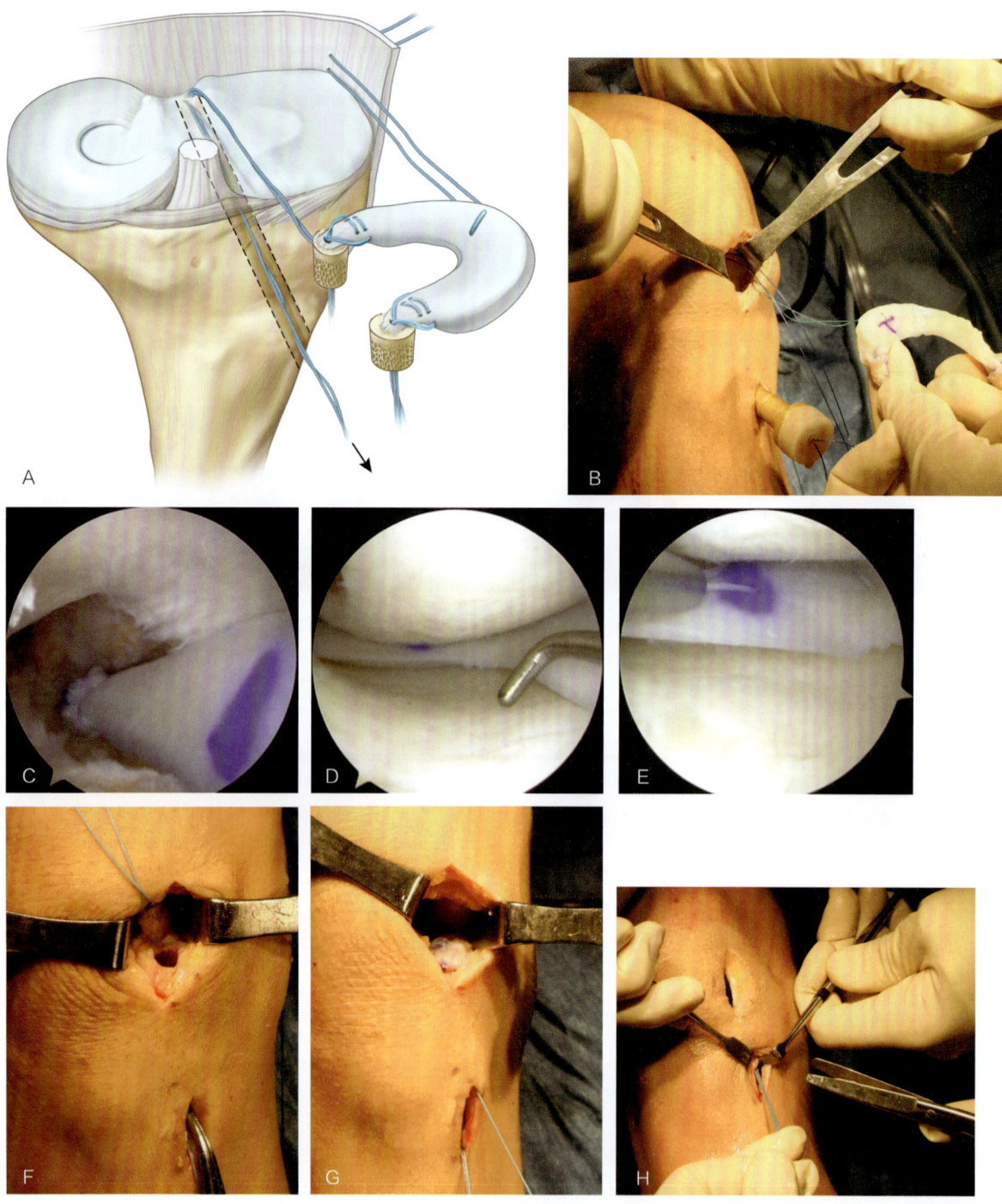

技术图6 A、B. 半月板递交。穿梭缝线及后方骨栓和半月板的递交。C. 在复位前，将半月板递入关节腔，置于髁间窝下。D. 半月板复位。E. 由内向外缝合（从后向前）。F. 通过导针钻孔建立前侧受体隧道。G. 将前侧骨栓置入隧道。H. 骨栓缝线在前方骨桥上打结。

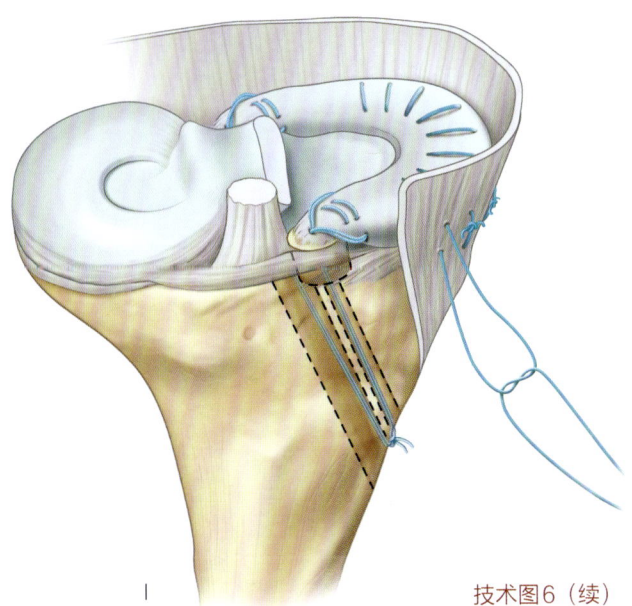
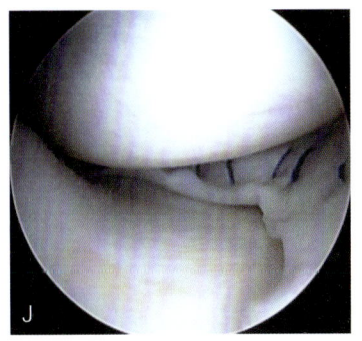

技术图6（续） I. 骨栓及半月板固定示意图。J. 移植物最终位置关节镜下视图。

内侧半月板移植合并前交叉韧带翻修重建

- 目前人们已经逐渐意识到，当患者先前的韧带重建失效或存在长期严重的膝关节前向松弛，以及内侧半月板功能不全时，进行ACL重建同时行内侧半月板移植能提升膝关节稳定性[18]。
  - 尤其是对于已经发生多次移植物失效的年轻患者应考虑上述方案。
- ACL翻修重建的原则不变。
- 对于先前多次ACL重建失败者，笔者对骨移植隧道应降低期望，并分期进行韧带翻修与半月板移植。
- 笔者通常在钻取ACL隧道之前，完成外周关节囊的准备和半月板后角骨隧道的准备（也是最难的步骤）（技术图7）。
- 在胫骨前缘骨皮质远侧钻取后侧半月板隧道（钻取位置与PCL经胫骨重建隧道位置相似），以便与ACL隧道之间预留骨桥。
- 推荐先将ACL移植物传递，固定于股骨侧，之后再进行半月板移植物放置、固定。最后在ACL胫骨端固定。
- 半月板前角骨栓缝线通常通过ACL胫骨隧道传递，并通过前方的骨皮质桥与后角骨栓缝线打结。

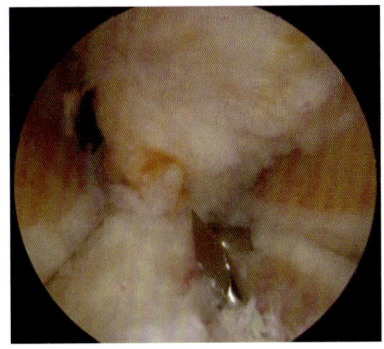

技术图7 内侧半月板移植同时行ACL翻修重建。在钻取ACL隧道之前先钻取后侧半月板隧道（金属导针在隧道内）。

要点与失误防范

指征	• 术者必须确定半月板缺失是患者症状的来源 • 半月板移植手术应该把握住特定的时间窗,一般从症状出现到出现严重的退行性关节改变 • 在膝关节前方明显松弛及内侧半月板缺如时,尤其要考虑到患者此前是否有ACL重建失效或ACL慢性不稳定的情形
移植物处理	• 移植物骨块应比隧道小1 mm,防止"压配"从而使之顺利通过隧道 • 对于内侧半月板移植,如果骨块脱落或发生骨折并无法利用,可以改用无骨栓技术 • 对于外侧半月板移植,强烈推荐商业化半月板移植物准备套装
联合ACL重建时半月板移植物的通道传递	• 对于内侧半月板移植,在牵拉牵引线时注意保持外翻应力 • 使用牵引线辅助半月板的传递和复位 • 当内侧间室非常紧张的时候考虑内侧副韧带松解(Pie-Crusting) • 可能需要分期翻修 • 半月板后内侧隧道在胫骨前方皮质上位于ACL隧道的远端 • 先固定半月板,然后再将ACL固定在胫骨端,不要预先拉进韧带

术后处理

- 术后康复可能需要根据伴随的手术进行改变。
- 在可以忍受的情况下,通常允许佩戴膝关节支具于完全伸膝位进行完全负重(这可能被其他手术限制)。
- 在最初的6周内非负重活动度限制在0°~90°。
- 在6~12周屈曲度增加。
- 在6周时开始闭链训练,骑自行车及游泳。
- 在3~4个月开始跑步。
- 禁止进行下蹲及旋转运动6~9个月。

预后

- 若适应证选择适当,目前同种异体半月板移植的成功率是70%~85%[3,4,7,17,21]。然而,由于存在不同研究方式、手术技术和相关移植程序,手术成功率差异较大[9]。
  - 在改善疼痛,提升功能方面,半月板移植是有效的。
  - 一则最近的生存分析显示外侧和内侧半月板移植的10年存活率分别是70%和74%[21]。
  - 在已知的数据中,目前对于该手术是否具有软骨保护作用尚无定论[12]。
- 骨栓固定可以改善临床结果,但是这还存在争议。
- 临床结果不佳通常与更晚期的关节软骨退变有关。
- 半月板移植结合关节软骨表面重建或ACL重建可以产生有利的结果[5,19]。
  - 如合并ACL重建,内侧半月板移植可以提升膝关节稳定性[18]。
  - 一项研究报道,86%进行ACL重建结合半月板移植手术的患者有正常或接近正常的国际膝关节文献委员会(IKDC)评分,KT关节动度计双侧平均相差最大值为1.5 mm[18]。
  - 然而这些患者情况复杂,往往无法在主观上认为自己的膝关节恢复如常。对期望持现实态度是很重要的。随着时间推移,大多数此类患者最终还是需要行关节置换术。

并发症

- 移植物撕裂。
- 未愈合或不完全愈合。
- 持续或渐进的症状(通常与关节软骨有关)。
- 移植物吸收,影响未知。
- 血管神经损伤。
- 活动度丧失。
- 半月板撕裂或突出(晚期)。
- 感染。

(刘闻欣 译,何耀华 赵松 审校)

参考文献

[1] Baratz ME, Fu FH, Mengato R. Meniscal tears: the effect of meniscectomy and of repair on intraarticular contact areas and stress in the human knee. A preliminary report. Am J Sports Med 1986;14:270-275.

[2] Carpenter JE, Wojtys EM, Huston LJ, et al. Abstract: preoperative sizing of meniscal allografts. Arthroscopy 1993;9:344.

[3] Cole BJ, Carter TR, Rodeo SA. Allograft meniscal transplantation: background, techniques, and results. Instr Course Lect 2003; 52:383-396.

[4] Cole BJ, Dennis MG, Lee SJ, et al. Prospective evaluation of

allograft meniscus transplantation: minimum 2-year follow-up. Am J Sports Med 2006;34:919-927.

[5] Graf KW Jr, Sekiya JK, Wojtys EM. Long-term results after combined medial meniscal allograft transplantation and anterior cruciate ligament reconstruction: minimum 8.5-year follow-up study. Arthroscopy 2004;20:129-140.

[6] Huang A, Hull ML, Howell SM. The level of compressive load affects conclusions from statistical analyses to determine whether a lateral meniscal autograft restores tibial contact pressure to normal: a study in human cadaveric knees. J Orthop Res 2003;21:459-464.

[7] Kang RW, Lattermann C, Cole BJ. Allograft meniscus transplantation: background, indications, techniques, and outcomes. J Knee Surg 2006;19:220-230.

[8] Lee SJ, Aadalen KJ, Malaviya P, et al. Tibiofemoral contact mechanics after serial medial meniscectomies in the human cadaveric knee. Am J Sports Med 2006;34:1334-1344.

[9] Matava MJ. Meniscal allograft transplantation: a systematic review. Clin Orthop Relat Res 2007;455:142-157.

[10] McConkey M, Lyon C, Bennett DL, et al. Radiographic sizing for meniscal transplantation using 3-D CT reconstruction. J Knee Surg 2012;25:221-225.

[11] McDermott ID, Sharifi F, Full AM, et al. An anatomical study of meniscal allograft sizing. Knee Surg Sports Traumatol Arthrosc 2004;12:130-135.

[12] Noyes FR, Barber-Westin SD, Chen RC. Repair of complex and avascular meniscal tears and meniscal transplantation. Instr Course Lect 2011;60:415-437.

[13] Ode GE, Van Thiel GS, McArthur SA, et al. Effects of serial sectioning and repair of radial tears in the lateral meniscus. Am J Sports Med 2012;40:1863-1870.

[14] Paletta GA Jr, Manning T, Snell E, et al. The effect of allograft meniscal replacement on intraarticular contact area and pressures in the human knee: a biomechanical study. Am J Sports Med 1997;25:692-698.

[15] Pollard ME, Kang Q, Berg EE. Radiographic sizing for meniscal transplantation. Arthroscopy 1995;11:684-687.

[16] Prodromos CC, Joyce BT, Keller BL, et al. Magnetic resonance imaging measurement of the contralateral normal meniscus is a more accurate method of determining meniscal allograft size than radiographic measurement of the recipient tibial plateau. Arthroscopy 2007;23:1174-1179.

[17] Rodeo SA. Meniscal allografts—where do we stand? Am J Sports Med 2001;29:246-261.

[18] Sekiya JK, Giffin JR, Irrgang JJ, et al. Clinical outcomes after combined meniscal allograft transplantation and anterior cruciate ligament reconstruction. Am J Sports Med 2003;31:896-906.

[19] Sekiya JK, West RV, Groff YJ, et al. Clinical outcomes following isolated lateral meniscal allograft transplantation. Arthroscopy 2006;22:771-780.

[20] Shaffer B, Kennedy S, Klimkiewicz J, et al. Preoperative sizing of meniscal allografts in meniscal transplantation. Am J Sports Med 2000;28:524-533.

[21] Verdonk PC, Demurie A, Almqvist KF, et al. Transplantation of viable meniscal allograft. Survivorship analysis and clinical outcome of one hundred cases. J Bone Joint Surg Am 2005;87:715-724.

第44章 微骨折软骨成形术
Microfracture Chondroplasty

J. Richard Steadman and William G. Rodkey

定义

- 膝关节软骨缺损很常见。
- 病变可能是部分或全层(图1),贯穿所有关节软骨层直到软骨下骨。
- 软骨缺损可能为急性或慢性。
- 这些关节软骨损伤可能出现在各种临床情况及不同年龄中[5-10]。

解剖

- 膝关节软骨厚度为2~4 mm,这取决于它在关节内的位置。

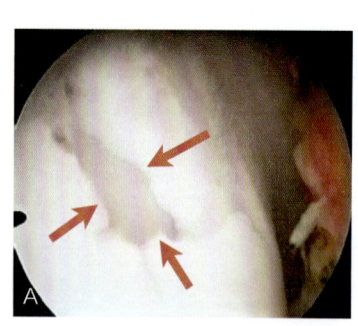

- 关节软骨是缺乏神经及淋巴系统的无血管组织。
- 相对数量很少的细胞(软骨细胞)存在于丰富的细胞外基质中。
- 这些因素是关节软骨损伤后缺乏一种自发或自然发生的修复反应的关键。

发病机制

- 股骨在胫骨上的剪切力作为一个单一事件可能造成关节软骨的创伤(图2),导致软骨骨折、撕裂,并从其下方的软骨下骨处或者带着一小块软骨下骨分离。
- 超过正常生理水平的慢性反复载荷也可能会导致软骨表面的软化和缺失。
- 单一事件通常发生在年轻患者,而慢性退行性病变更常见于中老年人[5-10]。
- 反复碰撞会导致软骨肿胀,胶原纤维直径增加,以及胶原蛋白和蛋白多糖之间关系改变。

自然病程

- 累及软骨下骨的全层关节软骨缺损,如果不进行干预则极难愈合[5-10]。
- 有些患者可能不会由于急性全层软骨缺损而产生显著的临床问题,但大部分终将由退行性改变带来伤害,严重影响功能。

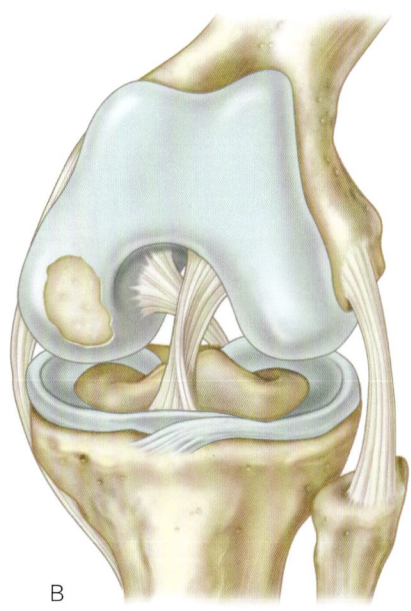

图1 A. 一个贯穿所有关节软骨层的全层软骨缺损已显出轮廓(箭头所示)。B. 全层软骨损伤。

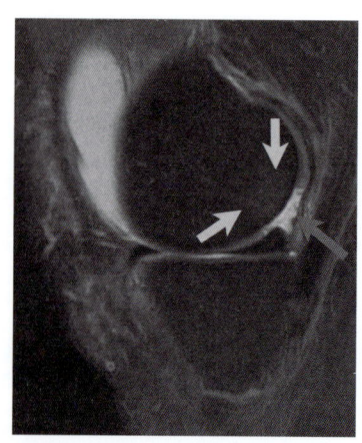

图2 剪力性损伤已导致全层软骨缺损,如该MRI扫描图像所示。深色箭头示软骨缺损,白色箭头示继发于剪力性损伤的软骨下骨水肿范围(版权:Dr. Charles Ho, Vail, CO)。

- 急性事件可能不会导致全层软骨缺损,但是可能会启动一个退行性级联反应,并可导致慢性全层的缺损。
- 退行性级联通常包括早期软化和纤维化(Ⅰ级);在软骨表面产生裂纹和裂缝(Ⅱ级);严重的裂纹和裂缝并伴有"蟹肉"样外观(Ⅲ级);最后暴露软骨下骨(Ⅳ级)。

病史和体格检查

- 体格检查诊断可能很难确定,特别是不伴有其他损伤的软骨缺损。
- 软骨病变可能位于股骨、胫骨或髌骨的关节面。
- 股骨髁或胫骨平台压痛点有诊断价值,但并不能确诊。
- 如果髌骨挤压出现疼痛,可能提示髌骨或滑车病变。
- 关节积液可能会出现,但这并不能得出一致的结论。
- 别卡感或弹响可能会出现,特别是存在翘起的软骨瓣的时候。
- 受限制的活动度(ROM)可能与许多膝关节病理状态相关,但ROM应该作为基准并记录在任何治疗之前。
- 应进行如下检查:
  - 在上下和左右方向触诊髌骨以寻找积液的迹象。约50%软骨缺损的患者存在积液。
  - Lachman试验是用来排除韧带不稳定的,它是在屈膝20°~30°时给胫骨施加前向应力。
  - 用拇指和示指按压膝关节所有膝盖区域以检测压痛点;发现压痛点是非常有用的,但本身并不是诊断性的。
  - 一个可以触及或听到的砰的响声结合疼痛,被认为是McMurray试验的阳性结果,表明半月板损伤而并非软骨病变。

影像学和其他诊断性检查

- 对于影像学诊断,可以用站立位下肢全长片来评估成角畸形和关节间隙狭窄程度。
- 对于膝关节负重机械轴向力线,笔者用以下两种影像学方式进行测量。
  - 前后(AP)位股骨和胫骨之间的角度可在患者站立位摄片获得。
  - 负重机械轴是在站立位全长(51 in,130 cm)片上从股骨头中心到胫距关节中心绘制的(图3A)。
- 如果绘制出的胫骨和股骨之间的内外翻角度显示比正常膝关节>5°以上,这种轴向力线异常将是微骨折的相对禁忌证。
- 笔者通常依赖机械轴线。无论落在内侧还是外侧间室,负重机械轴线都最好位于胫骨平台中央1/4范围内。
- 如果负重机械轴向力线超出胫骨平台中央1/4的内侧或外侧(图3B),这种负重偏移如果未进行矫正同样也将成为禁忌证。在这种情况下,力线调整手术应当作整体治疗方案的一部分。
- 在屈膝30°~45°时也可以获得标准的AP位、侧位及负重位。
- MRI检查针对关节软骨所使用的新的诊断序列对于诊断检查可能存在软骨损伤的患者是至关重要的(图3C)。

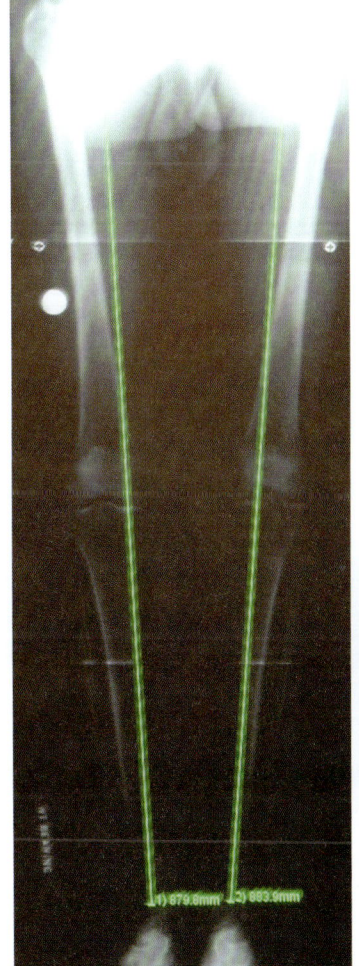
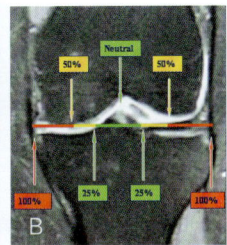
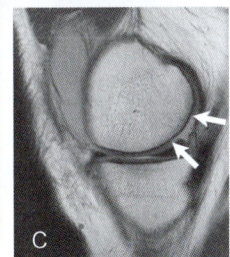

图3 A. 站立位全长摄片,片中可以看到负重轴在左膝向内侧有些偏移,在右膝则严重偏移(绿线)。B. 如果负重轴在任一间室中间25%(绿色区域),膝关节力线将被视为正常。如果负重轴在25%~50%(黄色区域),可考虑进行力线调整手术结合微骨折软骨成形术。如果负重轴在任一间室都>50%(红色区域),则是微骨折的绝对禁忌证,除非先进行力线调整手术或结合微骨折。C. MRI清楚显示急性全层软骨缺损,白箭头指出了它的范围(C图版权:Dr. Charles Ho, Vail, CO)。

鉴别诊断

- 半月板撕裂。
- 游离体。
- 附着的软骨瓣。
- 有症状的皱襞。
- 滑膜炎。
- 软骨挫伤，伴有或不伴有软骨下水肿。

非手术治疗

- 急性软骨损伤患者在做出诊断后应尽快处理，尤其是正在同时治疗膝关节半月板或前交叉韧带病变的时候。
- 当可疑软骨缺损被临床确诊之后，慢性或退行性软骨损伤患者通常接受非手术（保守）治疗至少12周。
- 非手术治疗方案包括活动方式调整、物理治疗、非甾体抗炎药物、黏补剂注射及可能有刺激软骨特性的膳食补充剂。
- 如果非手术治疗不成功，就应考虑手术治疗。

手术治疗

- 微骨折最初是为膝关节创伤后软骨损伤并已发展到全层软骨缺损患者设计的。
- 对于在股骨和胫骨之间负重区域或髌骨和滑车沟之间接触区域关节软骨全层缺失而言，微骨折仍然是最常用的技术。
- 覆盖在软骨下骨表面的软骨如果不稳定，也是微骨折的手术指征（图4）。
- 如果一个非全层软骨损伤用探钩探查时，软骨易被刮除，骨质外露，笔者就认为这是一个全层损伤。
- 有正常轴向力线的退行性膝关节疾病是另外一个常见的微骨折手术指征。

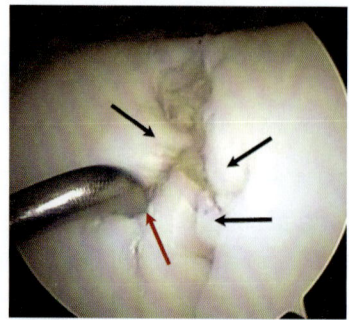

图4 探钩（红色箭头）显示这个软骨缺损中有完全裂到软骨下骨处的不稳定软骨区域（黑色箭头）。必须清除这些不稳定软骨片段直到获得一个稳定的边缘。

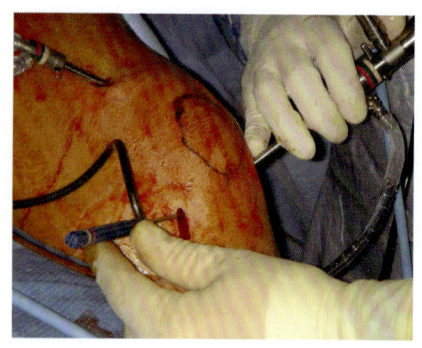

图5 手术时，将手术台远侧部分降低以便让足部离开手术台并屈膝90°。

- 这些病变都涉及骨软骨界面处的关节软骨缺损。

术前计划

- 回顾所有的影像学检查。
- 再次回顾MRI扫描寻找是否有伴随病变。
- X线片应仔细检查是否有骨折、游离体、轴向力线及关节间隙狭窄。
- 手术计划应当包括酌情同时处理伴随病变。
- 麻醉下检查必须在皮肤准备及铺巾之前完成。

体位

- 患者仰卧位。
- 在最初的关节镜诊断时，足部放置在手术台上。
- 在进行手术时，将手术台远侧部分降低以便让足部离开手术台并屈膝90°（图5）。
- 将外侧挡板升高以便在必要时对膝关节施加内翻应力来扩大视野。

手术方法

- 笔者处理软骨损伤的主要方法是关节镜微骨折软骨成形术[5-10]（表1）。

表1 微骨折的适应证和禁忌证

适应证	禁忌证
全层缺损（Ⅳ级）	部分厚度缺损
急慢性不稳定全层损伤	未矫正的轴向力线异常
退行性关节疾病损伤（需要关节力线正常）	没有能力进行康复训练
患者有能力进行康复训练	广泛的退行性骨关节病

诊断性关节镜检查

- 对于膝关节常规做3个切口分别用于进水套管、关节镜及手术操作器械(技术图1)。
- 在微骨折手术中通常不使用止血带；相反，可以相应改变关节镜液体泵压力来控制出血。
- 应当做一个初步的、彻底的膝关节诊断性检查。
- 必须仔细检查膝关节所有区域，包括髌上囊、内外侧间沟、髌股关节、髁间窝及其内容物、内外侧间室，包括两个半月板的后角。
- 在微骨折之前应当完成所有其他关节内手术。
  - 这有助于防止脂肪滴及血液从微骨折孔中进入关节内时所引起的视野不清。
- 更重要的是，必须特别注意软组织如皱襞和外侧支持带，它们可能会造成软骨面之间的压力增加。

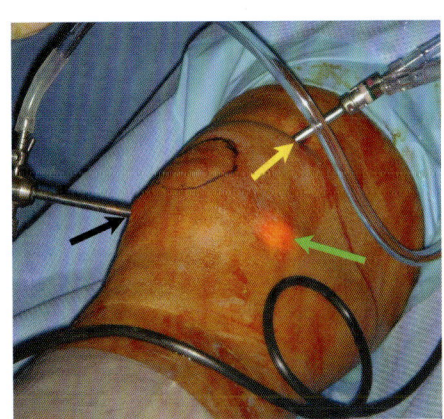

技术图1 对于膝关节常规做3个切口分别用于进水套管（黄色箭头）、关节镜（黑色箭头）及将要建立的手术操作器械入路的大概位置（绿色箭头）。

初步准备

- 在仔细评估全层关节软骨损伤之后，清除暴露的骨床上所有残留的不稳定软骨。
- 使用手持的弯形刮匙(技术图2A)和全径刨刀(技术图2B)对软骨进行清创。
- 关键是要清除所有在病变周缘环上松散的或少量附着的软骨。
  - 在许多病变中像帽子一样的残留钙化软骨层必须去除，最好使用刮匙(技术图2C)。
  - 基于笔者已经完成的动物研究，彻底、完整地切除钙化软骨层是非常重要的[1,2]。
  - 应注意不要清创过深以保持软骨下骨板的完整性。
- 准备完成之后的软骨缺损周围存在健康、贴合良好、有活力的软骨，构成了边缘稳定且垂直于骨面的池状结构(技术图2D)，可以帮助蓄积形成的骨髓血凝块和"超级血凝块"。

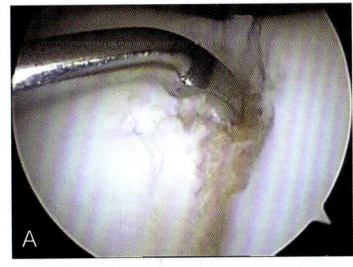
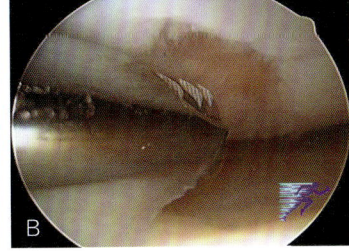
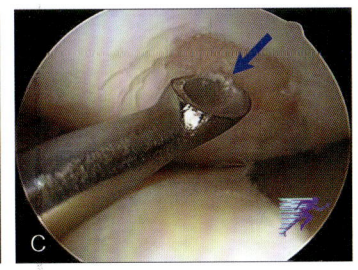
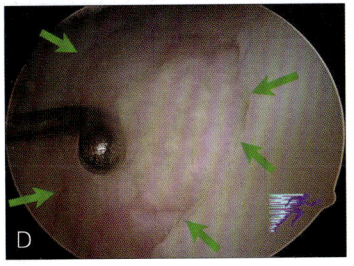

技术图2 A. 使用手持的弯形刮匙去除不稳定和损坏的软骨部分。B. 在做微骨折手术准备时也可能使用全径刨刀去除不稳定或损坏的软骨病变。C. 在许多病变中像帽子一样的残留钙化软骨层必须去除，最好使用蓝色箭头所示的刮匙。D. 这个准备好的病变区域在其缺损周围存在健康、贴合良好、有活力的软骨并且边缘稳定垂直，如绿色箭头所示。一个适当准备的病变区域，有助于骨髓血凝块——"超级血凝块"的形成和保存。

微骨折

- 在病变区域准备好之后，用关节镜锥子在暴露的软骨下骨板中钻出许多孔洞，或"微骨折"。
- 为防止纵向切割，带角度的锥子能使其在推进时尖端保持垂直于骨面，通常使用的角度是30°或45°。
- 90°锥子应该仅在髌骨或其他软质骨上使用。90°锥子应当只能手动而非用锤推进。
- 钻出的孔洞应尽可能靠拢，但不能靠近到互相贯通的程度，这样会破坏它们之间的软骨下骨板。
  - 通常使微骨折孔相距2 mm。
- 当可以看到来自骨髓腔的脂肪滴时，就已经达到适当的深度（2～3 mm）。
- 在不破坏软骨下骨完整性的前提下尽可能多地钻取密集小孔，每平方厘米10～12个。
- 关节镜锥子与手摇或电动钻孔相比，基本上不会引起骨的热坏死。
- 应当首先钻缺损边缘周围的微骨折孔，正好紧靠健康稳定的软骨环（技术图3A、B）。
- 这个过程是通过向缺损中央钻微骨折孔完成的（技术图3C）。

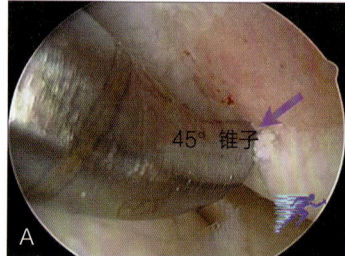
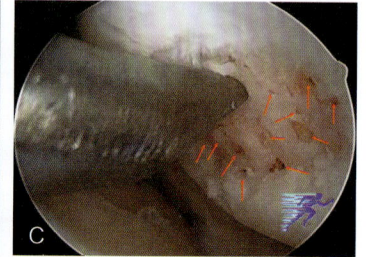
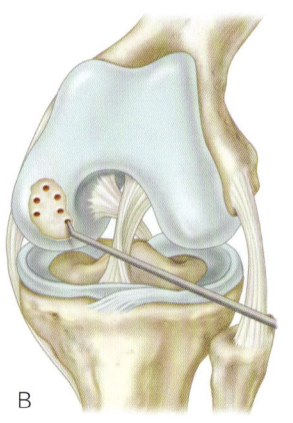

技术图3　A. 使用带角度的锥子在推进时允许其尖端垂直于骨面，通常是30°或45°。应当首先钻缺损边缘周围的微骨折孔，正好紧靠健康稳定的软骨环（紫色箭头）。B. 在准备好的损伤周缘开始钻微骨折孔，保持锥子垂直于骨面。C. 这个微骨折过程是通过向缺损中央钻微骨折孔（红色箭头）完成的。孔洞应尽可能靠拢，分开2～3 mm，但没有任何孔洞侵入另一孔洞及破坏它们之间软骨下骨板的完整性。

评估

- 在微骨折结束时应评估已处理的病变，以确保在减少关节镜灌注液流量之前已钻有足够数量的孔洞。
- 当关节镜灌注泵压力减少之后，将在直视下观察到微骨折孔中的骨髓脂肪滴及血液被释放至软骨下骨（技术图4）。
- 当观察到骨髓从所有的微骨折孔中涌出时，就可以判定流入关节的骨髓成分数量已经足够。
- 最后，从膝关节内取出所有器械并清除关节内液体。

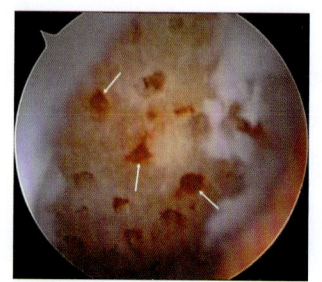

技术图4　通过软骨下骨微骨折，当关节镜灌注液压力减少之后可以看到骨髓成分，包括血液及脂肪滴，来自基本上所有的微骨折孔（白色箭头）。

其他注意事项

- 不应该使用关节内引流,因为手术目标是诱导富含骨髓成分的骨髓血凝块生成和稳定并覆盖病变部位。
- 慢性退行性软骨病变通常有广泛的象牙般坚硬的骨质及伴有软骨下骨板增厚的骨质硬化,从而难以进行一个充分的微骨折手术(技术图5)。
- 在这种情况下,当轴向力线及其他微骨折适应证满足条件时,首先在不同病变部位用锥子钻一些微骨折孔来评估象牙般坚硬的骨质厚度,然后用电动磨钻清除硬化骨直到看见出血点为止。
- 当渗出的血液均匀地覆盖病变表面时,就可以进行如上所述的微骨折手术。
- 自从开始使用这项技术以来,笔者已经观察到这些慢性软骨病变患者的临床结果得到显著改善。然而,如果周缘软骨太薄以致无法建立一个能够保存骨髓的垂直环形边缘,笔者可能不会对已经进展到这种程度的退行性病变患者行微骨折手术。

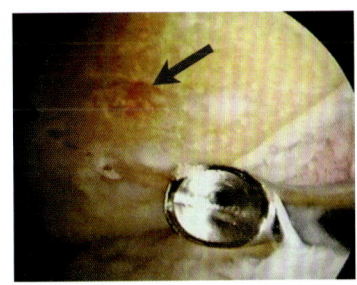

技术图5 慢性退行性软骨病变通常有广泛的象牙般坚硬的骨质及伴有软骨下骨板增厚的骨质硬化,从而难以进行一个充分的微骨折手术。黑色箭头指向一个单独的已经钻好的微骨折孔,以帮助评估在进行微骨折手术之前象牙般坚硬或硬化的骨质必须清除的深度。

要点与失误防范

初始手术	• 进行完全彻底的关节镜诊断性检查,观察膝关节所有区域,在结束微骨折之前应当完成所有其他关节内手术
软骨成形术	• 评估软骨病变,清除松散的或少量附着的软骨直到暴露骨质 • 用手持的刮匙完全彻底地清除钙化软骨层,但不要穿透软骨下骨 • 用微骨折锥子在软骨下骨中钻骨折孔,始终围绕周缘开始工作,然后进入病灶中心 • 取出所有器械并清除关节内液体,不要使用关节内引流
术后处理	• 仔细按照康复计划训练,以提高成功的可能性

术后处理

- 笔者规定对所有术后患者进行冷敷,持续1～7天[5-10]。
- 推荐按照解剖位置和缺损的大小制订特殊的微骨折术后康复计划[3,4]。
- 如果在微骨折同时完成了其他关节内手术,比如前交叉韧带重建术,如有必要应及时改变康复计划[3]。
- 在股骨髁或胫骨平台的负重面病变进行微骨折之后,笔者建议在康复室用持续被动活动(CPM)机开始即刻活动[5-10]。
- 最初的ROM通常是30°～70°,在可以忍受的范围内增加10°～20°直到实现完全的被动ROM。
  - 机器通常设置为每分钟一个周期,但可以根据患者的喜好和舒适度改变频率。
- 笔者的目标是让患者每24小时在CPM机上训练6～8小时,持续大约8周。
  - 如果患者无法使用CPM机,指导患者每天3次,每次重复500次膝关节被动屈伸训练,鼓励其术后尽快使患膝恢复完全的被动ROM。
- 规定拐杖辅助的触地负重行走(体重的10%)需要6～8周,这取决于病灶的大小。
- 股骨髁或胫骨平台病变的患者在术后初期很少使用支具。
- 患者术后立即开始着重于髌骨活动度及ROM的治疗,指导其进行髌骨内外和上下活动,以及股四头肌和髌腱内外活动(图6)。

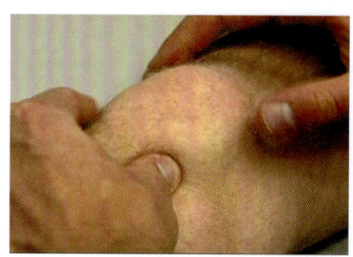

图6 笔者高度重视髌骨移动性和活动度的指导，如图所示进行髌骨内外和上下活动，以及股四头肌和髌腱内外活动。

- ○ 这种活动在预防髌腱粘连及髌股关节反作用力的相应增加方面至关重要。
- ROM练习（无ROM限制）、股四头肌锻炼、直腿抬高、腘绳肌伸展和踝泵也要在手术当天开始。
- 无阻力的固定自行车和深水训练项目在术后1~2周开始。
- 在触地负重8周之后，患者在可以忍受的范围内进行负重训练，通常在1周内弃用拐杖。
- 在9~16周的锻炼重点是通过低强度训练使正常肌肉功能得以恢复。
- 根据临床检查、患者体重、运动和病灶的大小，笔者通常建议患者不能恢复涉及旋转、剪切及跳跃等运动，直到微骨折术后4~9个月及以上。
- 所有微骨折治疗的髌股关节病变患者在术后最初的8周内必须使用设置成0°~20°的支具，以限制对滑车或髌骨，或两者再生表面的压迫。
- 允许进行被动活动时去除支具，但在其他任何时候都必须佩戴支具。
- 髌股关节病变患者术后立即被安置到在一个设置成0°~50°的持续被动运动机上。

- 除了ROM设置之外，其余CPM参数与胫股关节病变相同。
- 这种方法使患者通常会在手术后不久即可获得一个无痛及全范围被动的ROM。
- 允许微骨折治疗的髌股关节病变患者术后2周佩戴支具在可以忍受的范围内进行负重。
- 8周后，在停用之前逐步打开膝关节支具，然后允许患者进行渐进性的训练。
- 允许术后2周进行无阻力的固定自行车训练，阻力在微骨折术后8周开始增加。
- 从微骨折术后12周开始，训练计划与胫股关节病变相同。

结果

- 有了适当的适应证、手术技术，特别是使用笔者制订的康复计划，微创软骨成形术的成功率大约是90%[3~10]。
- 在一份研究中随访了72例微骨折手术患者（随访率95%），平均随访11年（范围7~17年），结果显示所有患者在症状和功能方面都得到了改善[5]。
  - ○ 患者报告的疼痛和肿胀在术后第1年下降并在第2年继续下降，在研究期间临床症状的改善得到维持。
  - ○ 年龄是功能（Lysholm评分）改善的唯一独立预测因子，35岁以上患者改善程度＜35岁以下患者；然而，两组结果都显示得到改善。
- 在1986—1997年进行微骨折治疗的美国国家橄榄球联盟（NFL）球员中（图7），76%重返了NFL下一季的橄榄球比赛[6]。
  - ○ 这些球员平均在NFL进行了额外的4.6季的比赛。
  - ○ 所有的球员都表现出症状减轻，功能改善。

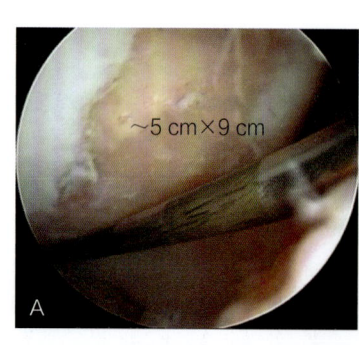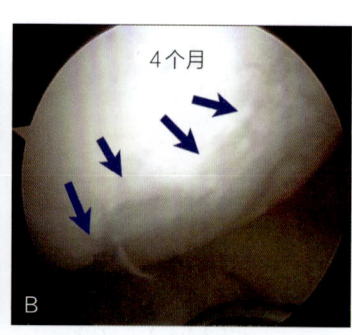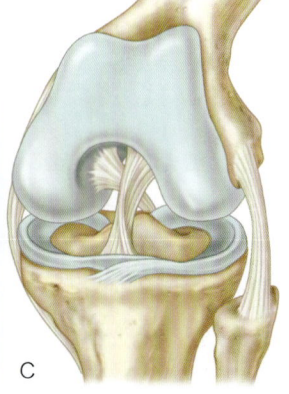

图7 A. 一个NFL球员出现股骨髁上的严重缺损，测量的范围约5cm×9cm。这个病变用本文所述的微骨折手术进行治疗，患者完全按照康复计划进行锻炼。B. 微骨折术后4个月后重新进行关节镜检查。蓝箭头显示病变的边缘，已完全被修复组织填充。C. 图示如何形成新的"修复"软骨覆盖在受损区域。

- 那些没有回到赛场的球员大部分都有先前存在的膝关节退行性改变。

并发症

- 轻度短暂的疼痛,最常出现在微骨折术后髌股关节中。
- 关节的摩擦声或"磨砂"感,尤其是当患者不再使用膝关节支具并开始通过完全的ROM正常负重时。
- 当髌尖在关节活动过程中骑跨在这个病变上的时候,有"别卡"或"交锁"。
- 微骨折术后6~8周的复发性积液,最常是在股骨髁上缺损微骨折术后患侧肢体开始负重时。
- 由继发性瘢痕形成引起的ROM减少。

(刘闻欣 译,何耀华 赵松 审校)

参考文献

[1] Frisbie DD, Morisset S, Ho CP, et al. Effects of calcified cartilage on healing of chondral defects treated with microfracture in horses. Am J Sports Med 2006;34:1824-1831.

[2] Frisbie DD, Oxford JT, Southwood L, et al. Early events in cartilage repair after subchondral bone microfracture. Clin Orthop 2003;407:215-227.

[3] Hagerman GR, Atkins JA, Dillman C. Rehabilitation of chondral injuries and chronic degenerative arthritis of the knee in the athlete. Oper Tech Sports Med 1995;3:127-135.

[4] Irrgang JJ, Pezzullo D. Rehabilitation following surgical procedures to address articular cartilage lesions of the knee. J Orthop Sports Phys Ther 1998;28:232-240.

[5] Steadman JR, Briggs KK, Rodrigo JJ, et al. Outcomes of microfracture for traumatic chondral defects of the knee: average 11-year follow-up. Arthroscopy 2003;19:477-484.

[6] Steadman JR, Miller BS, Karas SG, et al. The microfracture technique in the treatment of full-thickness chondral lesions of the knee in National Football League players. J Knee Surg 2003;16:83-86.

[7] Steadman JR, Rodkey WG, Briggs KK, et al. Débridement and microfracture for full- thickness articular cartilage defects. In: Scott WN, ed. Insall & Scott Surgery of the Knee. Philadelphia: Churchill Livingstone Elsevier, 2006:359-366.

[8] Steadman JR, Rodkey WG, Briggs KK. Microfracture chondroplasty: indications, techniques, and outcomes. Sports Med Arthrosc 2003;11:236-244.

[9] Steadman JR, Rodkey WG, Briggs KK. Microfracture to treat full-thickness chondral defects. J Knee Surg 2002;15:170-176.

[10] Steadman JR, Rodkey WG, Rodrigo JJ. "Microfracture": surgical technique and rehabilitation to treat chondral defects. Clin Orthop 2001;(391 suppl):S362-S369.

第45章 自体骨软骨柱移植
Osteochondral Autograft "Plug" Transfer

F. Alan Barber and William M. Weiss

定义

- 自体骨软骨柱移植是治疗非炎性关节中伴或不伴软骨下骨缺损的全层局部关节软骨病变的一项技术。
- 健康的关节软骨柱或"塞子"和软骨下骨一起,从关节特定的位置取下后压配到病变区域已经准备好的相同长度的受孔中,以恢复骨的轮廓和关节面。
- 多个软骨柱可以被转移至同一区域,视缺损大小而定。

解剖

- 关节软骨有着复杂的结构,在日常生活及运动中起了非常重要的作用。它通过关节均匀地传导压力并提供一个平滑的、摩擦力低的滑移面。
- 关节软骨是光滑的、黏弹性的、寡细胞性的结构,有较低的摩擦系数(估计是冰面之间摩擦系数的20%)并能承受巨大且循环往复的压力载荷。
- 关节面的上下表面都由透明软骨覆盖。
  - 透明软骨由稀少的分散的软骨细胞构成,存在于由大约80%的水及20%的胶原组成的胞外基质中。
  - 胶原纤维提供了细胞的形态和抗拉强度,水构成了其实质。
  - Ⅱ型胶原占了总胶原的95%,其细胞成分(软骨细胞)合成和降解糖蛋白,这是该结构新陈代谢较活跃的一部分。
- 关节软骨有4个不同的区域:表层(切线层)、中间层(过渡层)、深层(放射层)、钙化层(图1)。
- 表层胶原纤维平行于关节表面,能够承受压力和剪切应力。表层是四层中最薄的,也被称为滑行区。
  - 表层表面,又名lamina splendens,没有细胞结构,主要是由随机方向细小的胶原纤维的片状丝束组成。
  - 在表面之下是更加密集的胶原纤维,其间散布着狭长的椭圆形的平行于关节面的软骨细胞。
  - 表层相当于一个屏障,限制大分子渗透进入深层,防止软骨中丧失的分子进入关节滑液。
- 中间层(过渡层)胶原纤维平行于关节活动平面并且对抗压应力。
  - 中间层比表层有更多的糖蛋白和较少的水分及胶原。
  - 软骨细胞是多细胞球形结构,促进了基质合成。
- 深层(放射层)的胶原纤维垂直于关节表面,同时承受压应力和剪切力。
  - 胶原纤维束中圆形软骨细胞垂直于关节面呈柱状排列,这种方式被称为Benninghoff拱形排列。
- 潮线位于深层的基底部,承受剪切应力,是从深层到钙化层的过渡区域。
- 钙化层相当于关节面和软骨下骨之间的锚。
  - 钙化层是关节软骨中最深的一层,是钙化软骨中较薄的一层,是关节软骨和软骨下骨的分隔。
  - 钙化层的细胞通常较小且四周环绕着软骨基质。

发病机制

- 软骨损伤可以由多种机制造成,包括涉及轴向旋转扭曲的跌倒、膝关节的直接暴力、前交叉韧带(ACL)撕裂,或者髌骨脱位(图2)。
- ACL损伤导致关节不稳,并造成关节面的直接挫伤和局部的全层关节软骨缺损。

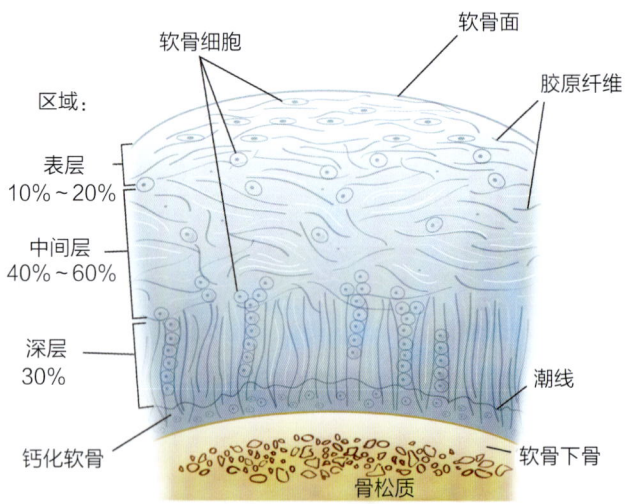

图1 关节软骨的4个不同区域:表层(切线层)、中间层(过渡层)、深层(放射层)、钙化层(经允许引自Browne JE, Branch TP. Surgical alternative for treatment of articular cartilage lesions. J Am Acad Orthop Surg 2000; 8: 180-189)。

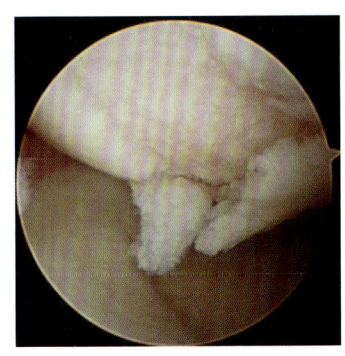

图2 软骨损伤可以由多种机制造成,包括旋转、扭曲、摔跤或膝关节的直接暴力。

- 剥脱性骨软骨炎(OCD)使软骨下骨和软骨与周围的健康组织分离。
  - 它最常发生在股骨内髁的外侧面。
- 外伤性骨软骨损伤包括急性骨和软骨的缺失,可由骨折、挤压或剪切应力损伤造成。
- 有时,即使没有明确回忆起的创伤病史,患者仍会在负重时引起疼痛。

自然病程

- 骨挫伤软骨活检标本显示软骨细胞的变性、坏死及糖蛋白的缺失。
  - 试验模型表明,严重的骨挫伤及其相关的软骨细胞坏死是关节退变的诱因[22]。
- 继发于ACL缺失的膝关节不稳定已被证实是ACL撕裂后导致骨性关节炎的原因[23]。
- 关节软骨再生的潜力有限。

病史和体格检查

- 有多种受伤机制与全层关节软骨损伤有关,包括涉及轴向旋转扭曲的跌倒、直接碰撞及髌骨不稳。
- 全层软骨损伤常无临床症状,在任何创伤性关节积血特别是合并韧带撕裂时应当高度怀疑。

- 据文献报道以下这些症状最为普遍:疼痛局限于某一区域,活动后有明显持续性的钝性酸痛及入睡时疼痛感最显著。
  - 跑步、爬楼梯、从椅子上站起、下蹲和长期坐位一样会引起上述症状加重。
- 阳性体征包括关节线压痛、积液、捻发音、研磨感或别卡感。
- 剥脱性骨软骨炎(OCD)缺乏独有的体征,过去Wilson征曾被认为是内侧股骨OCD的诊断性体征。该试验为膝关节从90°屈膝伸直到30°屈膝的过程中,内旋胫骨会引起疼痛;外旋时会缓解。然而现在这一试验被认为并无诊断价值。
- 关节腔积液是非特异性的,但可以提示关节腔内的病变。
  - 触诊股骨髁上的压痛可能表明软骨损伤。
- 关节活动受限是非特异性的,但往往表明关节有病变。
- Lachman试验可以检测前交叉韧带的不稳定性,而这可能会导致软骨损伤。
- 站立位胫骨至股骨的力线异常可能会导致异常软骨磨损。
- 髌骨恐惧症阳性意味着内侧髌股韧带损伤。

影像学和其他诊断性检查

- 应该进行一个标准的膝关节影像学评估。
  - 这包括完全伸膝站立前后位(AP)观察角度的变化,并比较关节间隙的高度。
  - 屈膝45°负重后前位(PA)可以确定轻度关节间隙狭窄。
  - 屈膝45°非负重侧位可使后股骨髁重叠,双髌骨轴线位可帮助评估髌骨位置,而屈膝前后位应当可以呈现股骨髁间窝的轮廓。
- 剥脱性骨软骨炎病变好发于股骨内侧髁的外侧面(图3A),可通过屈膝前后位得到证实。

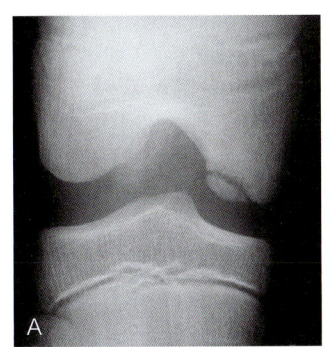 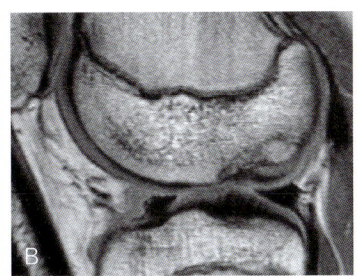 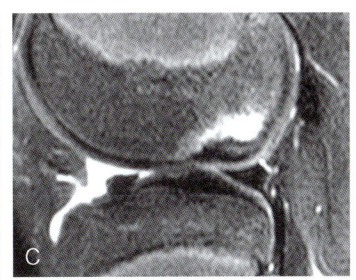

图3 A. 剥脱性骨软骨炎累及软骨下骨并从相邻的髁部开始发生软骨分离,好发于股骨内侧髁的外侧面。
B、C. MRI评估可以发现全层或部分关节病变及剥脱性骨软骨炎,而它们可能并无临床症状。

- 下肢以髋关节到踝关节的全长摄片可准确判断下肢力线是内翻还是外翻。
- 恰当的MRI检查具有高灵敏度和特异性。
  - MRI已发展成为一个评估软骨面的诊断性工具,可以发现全层或局部的软骨病变,而这些病变可能并没有临床症状(图3B、C)。
  - 临床证实的软骨敏感的序列包括脂肪抑制T1加权梯度回波,以及有或没有脂肪抑制的快速自旋回波序列。
  - 许多新的序列据称有诊断价值但尚未得到临床验证[24]。
  - MRI在OCD的诊治中很有效。
  - OCD病变区域常见T2相高信号。
  - MRI对于早期OCD病灶有较高敏感性且较为可靠,可有效预测低级别的稳定的病变。然而对于高级别、不稳定的初期OCD病变的预测可靠性下降。
  - 在未来,结合单光子发射和传统CT(SPECT-CT)的影像学检查对于有症状的接受过治疗的骨软骨损伤患者而言,可能会成为另一种可供选择的诊断性显像模式。

鉴别诊断

- 部分或全层软骨损伤。
- 骨坏死。
- 剥脱性骨软骨炎。
- 半月板撕裂。
- 韧带损伤。

非手术治疗

- 离散的全层软骨损伤非手术治疗包括理疗、抗炎药物、调整运动方式,以避免能引起高能量冲击或髌骨不稳的运动。
- 支具包括为保护髌股关节稳定性的髌骨稳定支具和减轻受损区域负荷的负荷转移支具。
  - 减轻负荷还可以通过给鞋跟和鞋底提供合适的楔形插件来完成。
  - 这些方法治疗股骨内侧髁损伤较外侧有效。
- 重要的是,要确保患者理解软骨全层损伤极少拥有自行愈合能力,而且很可能导致进一步退变。

手术治疗

- 自体骨软骨移植的适应证包括离散的、孤立的全层关节软骨损伤,且完好的关节软骨边缘在1.0~2.5 cm^2(图4)。
  - 已有报道称更大范围缺损的手术治疗也能得到可接受的结果,但并非一贯如此。

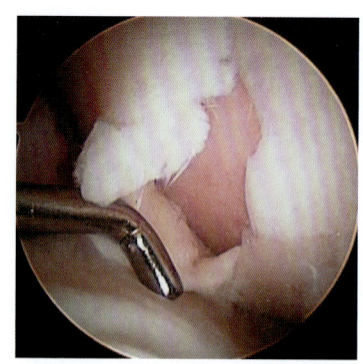

图4 自体骨软骨移植的适应证包括离散的、孤立的、全层关节软骨缺损,直径为1.0~2.5cm。

- 如果软骨下骨质缺损的深度>6 mm,有必要相应调整获取的移植物。
- 禁忌证包括对面的全层关节软骨损伤("对吻"损伤)、多发全层软骨损伤、明显的关节角度变化、关节感染既往史、关节内骨折、类风湿关节炎。
- 自体骨软骨移植最常用于股骨髁;然而,滑车、髌骨、肱骨、肘、距骨及月骨的自体骨软骨移植也都有过报道。
- COR软骨修复系统可在无应力情况下获取尺寸精确的骨软骨柱,并将其于低应力情况下移植到精确钻孔的软骨缺损处。本文介绍的技术就是使用该系统。
- 成功的关键是对于骨软骨柱进行垂直方向的调整。COR软骨修复系统独有的垂直方向导航功能可以使移植物能被匹配取出并植入正确的位置。
  - 目前还开发了一些其他系统,包括软骨自体转运系统(OATS)、软骨镶嵌成形术(Smith & Nephew Endoscopy, Andover, MA)。
  - 不同系统的手术技术差异较大。

术前计划

- 手术的成功取决于维持有活性的软骨细胞。多项研究表明,关节软骨上压力过大会导致细胞死亡。有些技术问题与更多的移植细胞死亡相关。包括软骨植入时的高应力,移植的软骨较相邻原有软骨凸出或凹陷>2 mm。
- 理想的技术优化了移植物的位置和稳定性,维持移植物长度,并最大限度地减少插入移植物所需的推进力量。
- 多个手术操作可以同时进行,包括半月板修补、截骨和韧带重建。
  - 膝关节不稳的患者同时进行ACL重建可改善临床结果[20]。
  - 在自体软骨移植时应当纠正任何韧带不稳定或下肢力线异常,以避免失败率上升。
- 术前需回顾所有的X线片、MRI图像及损伤的关节镜检查,以确认软骨损伤是否可以在关节镜下治疗或是需要切开手术。
- 必须垂直进行移植物植入和关节面钻孔操作。
- COR传输系统有一个独特的"垂直"导航装置,这可以保证供者移植物的垂直获取和受区的垂直定向钻孔。
- 手术室应该提供术中可能需要的同种异体材料。
  - 虽然使用同种异体材料避免了对软骨获取位置损伤的担心,但是它提高了传播疾病和降低软骨细胞活性[17]的风险,导致手术费用上升。

体位

- 在进行膝关节自体骨软骨移植手术时患者为仰卧位,术侧肢体固定在关节镜大腿固定器中并屈膝悬垂于手术床边。
  - 在手术准备和铺巾之前,确认膝关节能够充分屈曲使之接近损伤部位是至关重要的。这需要将大腿固定器置于大腿更近端,最好能够使膝关节屈曲到100°以上。
- 对侧腿部应当有良好衬垫并且置于手术视野之外。
- 也许有必要将患者术侧腿部大腿固定器外面部分进行铺巾,使其能够充分屈膝以接近软骨损伤部位。
- 不推荐使用止血带。通过低血压麻醉和关节镜技术,一般能获得清晰的视野。不使用止血带可以确认供区血运良好,并能更好地评估邻近区域骨组织的存活情况。

入路

- 关节镜下进行自体骨软骨移植技术上较为困难,因为需要将膝关节置于合适角度以实现垂直接近损伤和供区关节软骨。这往往需要团队协作。
- 笔者推荐使用中央(穿髌腱)观察入路,尽管相对应的前外侧和前内侧入路也很有效。
- 供区有三种:髁间窝外侧壁上部、滑车沟内侧上部,以及滑车沟外侧上部(界线之上)。
  - 关节镜易达到髁间窝外侧壁上部,以此作为供区可以充分利用关节镜进行操作,避免切开操作。
  - 滑车沟内侧上部(界线之上)作为供区时,可以在膝关节受力时最大限度减少压力。在中央观察入路下,单纯伸膝即可使从前内侧入路进入的关节镜器械轻易触及该位置。
  - 滑车沟外侧上部(界线之上)作为供区时所承受的压力是三者之中最大的。由于髌骨外侧的位置原因,该供区在关节镜下最难操作,通常需要切开取移植物。
- 首先要进行彻底的关节镜下诊断性膝关节评估。
- 腰椎穿刺针可以用于确定建立入路的最佳角度,以确保能够垂直接近供区及受区。在损伤的处理无法完全在关节镜下完成时,可以采取切开手术。
- 关节镜下自体骨软骨移植术分为5步:损伤评估和术前准备、确定需要移植的软骨数量、软骨缺损区的准备、移植物的获取及递送。
- 其他一些骨柱传送方式在技术上有所不同,包括供区骨柱的获取顺序,骨柱与受区孔洞的相对长度。
- 软骨镶嵌成形术要求受区多钻取2 mm直径以建立碎屑空间并允许移植物"漂浮"到位。在建立受区孔洞时需先获取供体骨柱以避免供体-受区的不匹配。
- OATS系统要求受区多钻取2 mm深度及最后的"冲击",旨在提高移植物的稳定性。然后这种冲击对移植物关节软骨施加高冲击压力。这里也一样在建立受区孔洞时需先获取供体骨柱,以避免供体-受区的不匹配。

诊断性关节镜检查

- 在全面回顾所有影像学检查后,须进行关节镜下诊断评估。在进一步操作之前,必须进行完整的膝关节所有区域的检查以排除其他病变并确认没有手术禁忌证存在。
- 正如所有诊断性膝关节检查一样,在后内侧隐窝、后外侧隐窝和半月板下方探查软骨碎片很有必要。
- 在移植术后应当对伴随的韧带损伤进行手术处理。
- 需要切除足够的滑膜,尤其是脂肪垫,这有助于充分暴露受区及供区视野。

病变区域的评估和准备

- 使用14号Jelco针头确认正确的切口定位并在建立切口前确认可以垂直进入损伤及供区位置。
- 用刮匙或关节镜刀清理缺损区的软骨碎片并使边缘新鲜化,以建立垂直的软骨墙(技术图1)。
- 应当清除软骨下骨中任何残留的关节软骨,但需避免创面广泛出血。

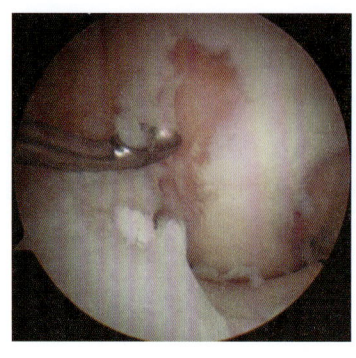

技术图1 用刮匙或关节镜刀清理缺损区的软骨碎片并使边缘新鲜化,以建立垂直的软骨墙。

确定移植物数量

- 使用探钩初步估计缺损软骨的形状和尺寸以计划需要移植的数量(技术图2A)。
- 当使用1个以上移植物时,应当在受区之间保留一个2~3 mm的骨桥以确保良好的压配。股骨髁表面呈圆形,骨柱如果过于靠近会导致其在关节面下方互相贯通,并加大植入的难度,还可能将先前置入的移植物顶出。
  - 应该尽可能避免移植物放置时突出关节面。否则移植的关节面会随着关节载荷将造成不可逆的裂隙、纤维化和软骨下腔隙形成。
  - 下陷超过2 mm的移植栓会导致关节软骨坏死和纤维增生。
- 应当使用移植物取材器上的2 mm标记对病变的深度进行估计。
- 用直径6 mm的移植物填补缺损最佳。8 mm也可作为备选直径。
- 虽然也可以使用较大尺寸的移植物,但这可能需要切开手术并且很有可能影响供区的负重。
  - 需要注意的是,一个直径为10 mm的缺损具有手术指征,而如果移植物需要10 mm则无法使用该项技术。没必要"拆东墙补西墙"。
  - 植入时,应先将移植物放在缺损处的外围,这样可使移植后的关节软骨与相邻的软骨边缘匹配(技术图2B)。
- 缺损的深度也需要进行分析。
  - 在大多数情况下,采集器置入的深度不大于12 mm,取出的移植物足以填补缺损。
  - 剥脱性骨软骨炎病变或其他具有明显骨缺损的疾病可能需要使用更长的移植物,通常15~20 mm,采集器上会有不同标记以助取到合适长度的移植物。

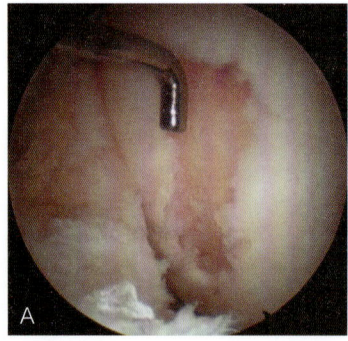 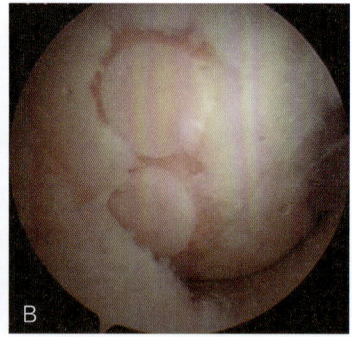

技术图2 A. 使用探钩初步估计缺损软骨的形状和尺寸以计划需要移植的数量。B. 健康软骨及软骨下骨柱从一个位置获取后压配到缺损区,以恢复关节面(B图经允许引自Barber FA. Chondral injuries in the knee. In: Johnson DH, Pedowitz RA, eds. Practical Orthopaedic Sports Medicine and Arthroscopy.Philadelphia: Lippincott Williams & Wilkins, AB 2007:752)。

缺损区的准备

- 从软骨下骨上清理任何残留关节软骨,但应当避免引起骨面广泛出血。
- 使用的COR垂直系统能确定受区钻孔最佳方向。
- 受区钻孔应在获取移植物之前进行。
- 在取供区自体软骨柱前完成受区钻孔可使供受区域的软骨获得最佳匹配。
- 将带有垂直杆的钻孔导向器通过切口插入到受区位置。将钻孔导向器置于在垂直方向,逆时针转动垂直杆直到松开并移除垂直杆。
- 在关节镜直视下使用相应尺寸的COR钻头对位于缺损

处的受区进行钻孔操作,保持钻头始终垂直于关节面。
- 钻头顶端的突齿可防止钻头"游走",通过创建初始孔使受区可以进行精确定位(技术图3)。
- 用钻头侧面的5 mm、8 mm、10 mm、12 mm、15 mm及20 mm刻度标记可以确定钻头钻入的深度。这个刻度线可与相邻的关节软骨对照。带凹槽的钻头凹面可移除钻孔时的骨屑,同时可以减少摩擦和生热。
- 在软骨下骨缺失的情况下,应将缺失骨质和软骨的厚度合计为采集器进入的深度,这样取得的移植物才能恢复关节面的轮廓和高度。
  - 这是根据所需关节软骨高度调整激光标记来完成的。
- 钻取受区孔洞可以在自体移植物插入的同时或之后进行。
- 应当注意使受区移植物之间由2~3 mm宽的骨桥分隔,以避免受区隧道融合。

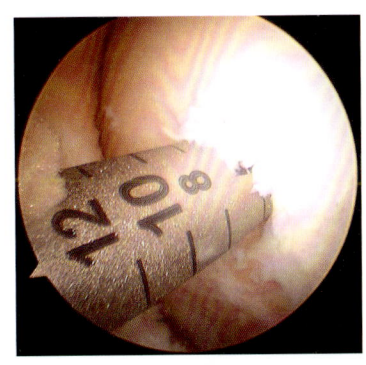

技术图3　在关节镜直视下使用相应尺寸的COR(DePuy Mitek, Inc, Raynham, MA)钻头对位于缺损处的受区进行钻孔操作,保持钻头始终垂直于关节面。

获取移植物

- 可以获取软骨的部位包括在关节线上方的内外侧滑车以及髁间窝外上部。
  - 一般来说,髁间窝和内侧滑车的接触压力较低,但可以获取的移植物有限[1]。
  - 外侧滑车有更高的接触压力,但越向后侧,压力越小。
  - 在一项研究中发现从外侧滑车移植5 mm骨柱不会导致应力集中及负荷的明显增加[7]。
  - 笔者更喜欢从界线之上的内侧滑车和髁间窝的外上部进行移植物获取,因为这些部位都可以全关节镜下进行操作(技术图4A)。
- 一旦确定好移植骨柱数量和准备好受区之后,就可以将采集器插入一次性切割刀具中。
- 髌下脂肪垫需清理彻底以改善手术视野并避免软组织包埋。
- COR采集器递送导向器与切割刀具一起作为一个单独组件预先装配,垂直杆在进入关节腔前应当先插入这个采集器/切割刀具组件中。垂直杆起到了一个内芯的作用,并且作为一个组件插入膝关节内时能够最大限度地减少软组织捕获和液体流失。
- 采集器递送导向器、切割刀具、垂直杆组件置于供区准备获取移植物。垂直杆在确认切割刀具位于垂直方向后去除。
- 旋转关节镜从多个角度确认定位是否准确。
  - 关节镜或开放手术都很容易垂直获取移植物[4]。
- 使用锤子并保持采集器在各方向都垂直于关节软骨,根据采集器侧面5 mm、8 mm、10 mm、12 mm、15 mm和20 mm的刻度,用锤子轻轻敲击采集器递送导向器、切割刀具直至所需的深度(技术图4B)。
  - COR系统的一个独到之处是采集器管远端能在骨松质上切割并精确控制切取深度的切齿(技术图4C)。
  - 采集器T形手柄至少顺时针旋转两整圈,从下方切开远端骨质并获得精确的采集深度。
- 轻轻旋转T形手柄并取出骨柱。注意要避免触及供区骨洞以免扩大和变形。
- 在较硬的关节表面,将采集器递送导向器、切割刀具插入移植物装载器中并用力向下推送直到接触装载器底部。将获取的移植物从骨柱的骨松质侧向上推进到采集器、递送导向器中,并离开切割刀具层面(技术图4D)。做这个转移操作时会有较大的响声。
- 将采集器从切割刀具中取出。移植骨柱仍然置于采集器中直至移植。
- 在这个步骤中该传送系统减少了移植物关节表面的负荷和降低了软骨细胞损伤的风险。

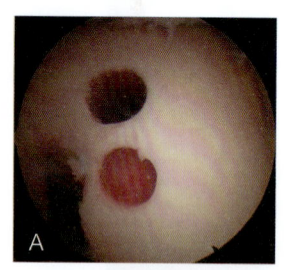
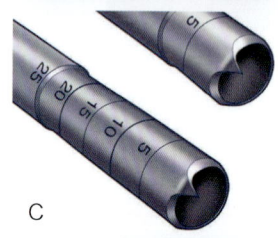
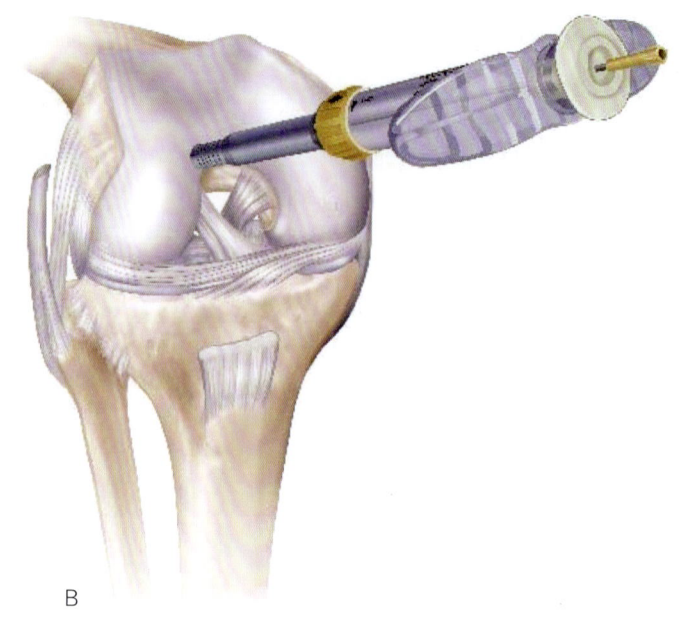
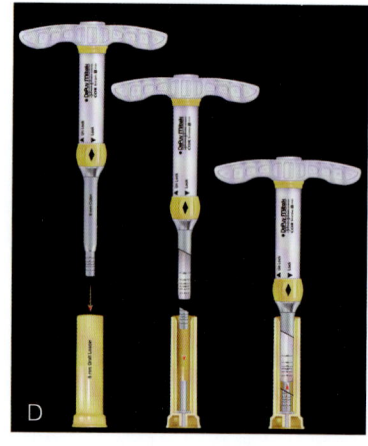

技术图4　A. 获取部位包括髁间窝的上方和外侧，这些区域通常会在ACL重建髁间窝成形时移除。B. 在已选好的供体部位用垂直导向器将采集器、递送导向器、切割刀具放在适当位置，在确定垂直性之后，移除导向器，轻轻敲打采集器直至激光线到达所需的深度。C. COR系统的一个独到之处是采集器管远端能在骨松质上切割并精确控制切取深度的切齿。D. 在较硬的关节表面，将采集器递送导向器、切割刀具插入移植物装载器中，并用力向下推送直到接触装载器底部。将获取的移植物从骨柱的骨松质侧向上推进到采集器、递送导向器中，并离开切割刀具层面（B、C图版权：Depuy Mitek, Inc, Raynham, MA）。

移植物置入

- 当收集器管从切割刀具中卸下后，移植物和关节软骨盖方向可通过透明壳评估并通过其上的标记测量长度。
- 在采集器递送系统插入关节之前，将活塞柱置于其中。
- 然后将装载了采集器-透明递送导向系统插入膝关节。必要时，需要稍微扩大切口以方便进入。
- 递送导向系统透明的末端能清楚地看到移植物。将透明的递送系统末端的移植物与受区轮廓及相邻地关节软骨相匹配，并轻敲自体移植关节软骨使之嵌入骨洞，直至相邻关节软骨齐平（技术图5）。
  - 可以使用通用的夯具对移植物位置进行微调。
  - 8 mm 侧方刻度建议用于 4 mm 和 6 mm 的移植物，12 mm 侧方刻度建议用于 8 mm 和 10 mm 的移植物。

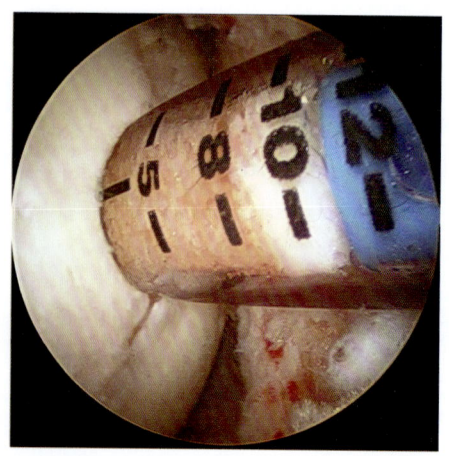

技术图5　将装载了自体移植柱的采集器-透明递送导向系统垂直放置于关节软骨面，通过轻敲末端进行移植。

多个移植物修复

- 如果关节软骨缺损需要使用不止一个移植物进行修补，则要反复装配采集器、递送导向系统和切割刀具，并重复以上步骤直到缺损区被完全填满。所钻骨洞之间需保留2~3 mm的骨桥，以保证移植物的安全压配。

充填

- 建议充填供区骨洞，特别是当移植骨柱直径>6 mm或者从一个区域移植多个骨柱的时候。
  - 缺损较大或者较深时，会导致周围软骨的应力增加并导致退变[13]。
- 同种异体移植或是市售的生物降解材料可以用作充填材料（技术图6）。

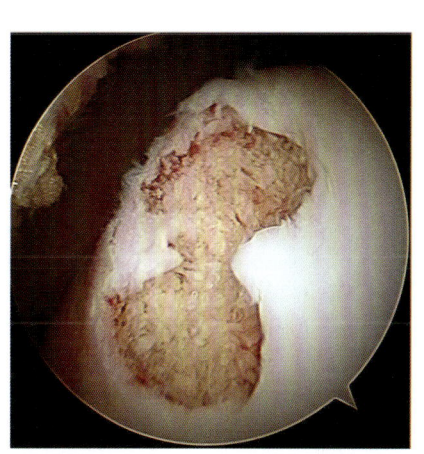

技术图6　建议移植（充填）供区骨洞，特别是当移植骨柱直径>6 mm或者从一个区域移植多个骨柱的时候。可使用同种异体移植等方法充填供区。

要点与失误防范

适应证	· 必须处理合并的不稳定和力线异常 · 选择合适的患者是取得良好临床结果的关键
缺损区域准备	· 去除游离体并用刮匙将病变区域的边缘新鲜化，以塑造垂直的软骨墙 · 准备软骨下骨时需尽可能将关节软骨去除，但应避免广泛出血
移植物的获取和移植	· 确保在取出骨柱时采集器旋转且不触及骨洞避免损伤或扩大供区 · 无论如何都不应当让骨柱突出于关节表面。如果骨柱相对于周围关节软骨"成角"，应该使其下沉，以便让移植物上缘与周围软骨面平齐[16] · 在移植物进行转移及插入操作时应尽量轻柔，以减少关节软骨细胞的死亡 · 如果置入多个骨柱，它们之间应当轻微分离或彼此紧靠，如果出现重叠会大大降低骨柱稳定性
"突出"的移植物	· 如果移植物突出>0.5 mm，应轻拍使之与周围关节软骨齐平 · 去除和更换移植物在很大程度上降低了移植物的稳定性[5]，如果移植物明显突出且无法挽救，则需考虑更换其他移植物[17]

术后处理

- 立即开始进行无需支具固定的关节活动度恢复训练。
- 术后3周内非负重训练，术后3~6周逐渐开始负重，术后6周可以完全负重。
- 术后立即可以逐步开始股四头肌功能锻炼，随着完全负重可以加量。
- 术后4个月开始允许进行完全的体育运动。

预后

- 股骨髁的损伤通常会有良好的预后。
  - 许多学者报道在至少2年的随访中，优良率的范围为78%~96%[2,6,8,20,21]。
- 已有报道髌骨或髌骨及滑车软骨镶嵌成形术的优良率为79%[11,25]。
  - 同种异体移植已被证实是髌股关节疾病的一种有效治疗方法[14,25]。
- 骨软骨柱移植与微骨折、Pridie钻孔、磨削关节成形术相比较，已经显示出有更好的长期临床疗效[6,10]。
- 软骨移植通常会引起透明软骨的再生而非微骨折或自体软骨细胞时的"类透明软骨"或纤维软骨[2,3,6,12]。
- 年龄<40岁的年轻患者有更好的临床疗效[6,9,20]。

- 置入时的压配力与后续关节软骨能否成活有密切关系。
- 相互撞击的骨柱会大大降低软骨细胞活性[15]。
- 相比于接受微骨折手术的患者,接受自体骨柱移植者能维持更高的体育运动能力[8,18]。

并发症

- 感染。
- 移植物松动形成游离体。
- 移植物的再吸收。
- 由于植入应力过大而导致的软骨退变。
- 突出的移植物会导致接触应力过大,从而破坏移植物,并导致"别卡"感。

(刘闻欣 译,何耀华 赵松 审校)

参考文献

[1] Ahmad CS, Cohen ZA, Levine WN, et al. Biomechanical and topographic considerations for autologous osteochondral grafting in the knee. Am J Sports Med 2001;29:201-206.

[2] Barber FA, Chow JC. Arthroscopic chondral osseous autograft transplantation (COR procedure) for femoral defects. Arthroscopy 2006;22:10-16.

[3] Barber FA, Chow JC. Arthroscopic osteochondral transplantation: histologic results. Arthroscopy 2001;17:832-835.

[4] Diduch DR, Chhabra A, Blessey P, et al. Osteochondral autograft plug transfer: achieving perpendicularity. J Knee Surg 2003;16: 17-20.

[5] Duchow J, Hess T, Kohn D. Primary stability of press-fit-implanted osteochondral grafts. Influence of graft size, repeated insertion, and harvesting technique. Am J Sports Med 2000;28:24-27.

[6] Gudas R, Gudaitė A, Mickevičius T, et al. Comparison of osteochondral autologous transplantation, microfracture, or debridement techniques in articular cartilage lesions associated with anterior cruciate ligament injury: a prospective study with a 3-year follow-up. Arthroscopy 2013;29:89-97.

[7] Guettler JH, Demetropoulos CK, Yang KH, et al. Dynamic evaluation of contact pressure and the effects of graft harvest with subsequent lateral release at osteochondral donor sites in the knee. Arthroscopy 2005;21:715-720.

[8] Hangody L, Dobos J, Baló E, et al. Clinical experiences with autologous osteochondral mosaicplasty in an athletic population: a 17-year prospective multicenter study. Am J Sports Med 2010; 38:1125-1133.

[9] Hangody L, Kish G, Karpati Z. Arthroscopic autogenous osteochondral mosaicplasty—a multicentric, comparative, prospective study. Index Traumat Sport 1998;5:3-9.

[10] Hangody L, Kish G, Karpati Z, et al. Mosaicplasty for the treatment of articular cartilage defects: application in clinical practice. Orthopedics 1998;21:751-756.

[11] Hangody L, Rathonyi GK, Duska Z, et al. Autologous osteochondral mosaicplasty. Surgical technique. J Bone Joint Surg Am 2004;86A(suppl 1):65-72.

[12] Horas U, Pelinkovic D, Herr G, et al. Autologous chondrocyte implantation and osteochondral cylinder transplantation in cartilage repair of the knee joint. A prospective, comparative trial. J Bone Joint Surg Am 2003;85A:185-192.

[13] Jackson DW, Lalor PA, Aberman HM, et al. Spontaneous repair of full-thickness defects of articular cartilage in a goat model. A preliminary study. J Bone Joint Surg Am 2001;83A:53-64.

[14] Jamali AA, Emmerson BC, Chung C, et al. Fresh osteochondral allografts. Clin Orthop Rel Res 2005;437:176-185.

[15] Kang RW, Friel NA, Williams JM, et al. Effect of impaction sequence on osteochondral graft damage: the role of repeated and varying loads. Am J Sports Med 2010;38:105-113.

[16] Koh JL, Kowalski A, Lautenschlager E. The effect of angled osteochondral grafting on contact pressure: a biomechanical study. Am J Sports Med 2006;34:116-119.

[17] Koh JL, Wirsing K, Lautenschlager E, et al. The effect of graft height mismatch on contact pressure following osteochondral grafting: a biomechanical study. Am J Sports Med 2004;32:317-320.

[18] Krych AJ, Harnly HW, Rodeo SA, et al. Activity levels are higher after osteochondral autograft transfer mosaicplasty than after microfracture for articular cartilage defects of the knee: a retrospective comparative study. J Bone Joint Surg Am 2012;94:971-978.

[19] Malinin T, Temple T, Buck BE. Transplantation of osteochondral allografts after cold storage. J Bone Joint Surg Am 2006;88A: 762-770.

[20] Marcacci M, Kon E, Zaffagnini S, et al. Multiple osteochondral arthroscopic (mosaicplasty) for cartilage defects of the knee: prospective study results at 2-year follow-up. Arthroscopy 2005; 21:462-470.

[21] Matsusue Y, Kotake T, Nakagawa Y, et al. Arthroscopic osteochondral autograft transplantation for chondral lesion of the tibial plateau of the knee. Arthroscopy 2001;17:653-659.

[22] Nakamae A, Engebretsen L, Bahr R, et al. Natural history of bone bruises after acute knee injury: clinical outcome and histopathological findings. Knee Surg Sports Traumatol Arthrosc 2006;14:1 252-1258.

[23] Nelson F, Billinghurst RC, Pidoux I, et al. Early post-traumatic osteoarthritis-like changes in human articular cartilage following rupture of the anterior cruciate ligament. Osteoarthritis Cartilage 2006;14:114-119.

[24] Potter HG, Foo LF. Magnetic resonance imaging of articular cartilage: trauma, degeneration, and repair. Am J Sports Med 2006;34:661-677.

[25] Torga Spak R, Teitge RA. Fresh osteochondral allografts for patellofemoral arthritis: long-term follow-up. Clin Orthop Rel Research 2006;444:193-200.

第46章 自体软骨细胞移植
Autologous Chondrocyte Implantation

Jon E. Browne, James E. Voos, and Thomas P. Branch

定义

- 自体软骨细胞移植(ACI)最早是1994年由Brittberg[2]等提出,其方法是获取关节软骨后,通过酶促分离制备软骨细胞,培养增殖后移植到软骨缺损区域,形成"透明样"软骨。
- Browne和Branch[3]将关节软骨的手术方式分为修复手术和复原手术。修复手术指微骨折等手术,虽然在部分临床研究中展现良好的效果,但是诱导生成的主要是纤维软骨结构。复原手术如自体骨软骨柱移植和ACI则能使修复部位形成更高浓度的软骨形成细胞和Ⅱ型胶原,这样更接近原生的关节软骨。与微骨折破坏原本结构不同,ACI保留了位于关节软骨下的骨板。
- ACI过程分两步进行(图1)。首先,在内侧或外侧股骨髁边缘,取关节软骨活检。之后将软骨细胞培养后在第二阶段重新植入。初代ACI使用的是骨膜补片,将其覆盖缝合在缺损处以容纳细胞。然而多达50%的病例出现骨膜补片增生,大大增加了再手术率[1,8,10,14,17]。第二代和第三代ACI使用的是胶原膜(C-ACI)和胶原相关(MACI)技术[8,15,22,23,26]。这些新技术由于避免了切取骨膜补片大大降低了手术失败率,并将移植物增生率降低至5%[8]。
- 目前MACI在美国还没有被批准使用。胶原膜起初被批准用于肩袖修补、肌腱增强和口腔科领域,而对于软骨的修复来说目前还只是一种适应证外的应用。因此,本章将着重讲述第一代骨膜补片ACI和C-ACI技术。

解剖

- 掌握关节软骨的解剖知识是软骨修复或复原技术的关键。关节软骨包括四个不同的组织区域:浅层、中间层、深层和钙化层[3]。
- 关节软骨是一种黏弹性物质,由软骨细胞(1%~5%)、水(75%)、胶原(10%)和蛋白多糖(10%)构成[3,25]。软骨细胞是关节软骨中的主要细胞,来源于未分化的骨髓间充质干细胞。细胞外基质由Ⅱ型胶原(95%)和少量Ⅳ、Ⅵ、Ⅸ、Ⅹ、Ⅻ型胶原构成,以维持张力。软骨素和硫酸角蛋白是带负电的蛋白多糖,可以吸附水分并提供抗压强度。
- 膝关节软骨在峰值压力下厚度为2~6 mm不等。它不含神经结构,也缺乏血管或淋巴供给。营养供给和代谢物排出都通过关节滑液完成。

关节软骨的功能机制

- 当考虑损伤区域需使用修复手术还是复原手术时,理解关节软骨的功能机制对于外科医生的手术决策尤为重要。如果没有对此充分理解,外科医生往往会采用简单易行的修复手术而非长期效果较好的复原手术。现代组织工程学认为完全模拟原生的关节软骨特性才是大势所趋[16]。
- 关节软骨的低摩擦力特性有三种主要机制。首先,这与其表层的结构特性有关。其表面覆盖有菲薄的水平排列的Ⅱ型胶原纤维衬垫,其在电镜下观察异常光滑。浅层的细胞密集度最高,用以对抗关节活动时的剪切力[7,28]。

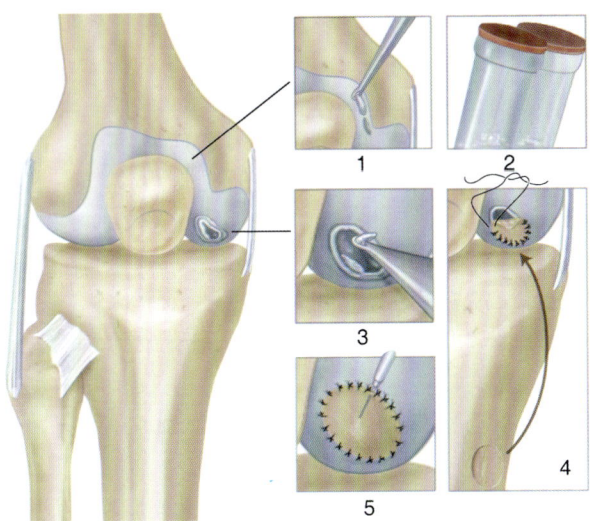

图1 自体软骨移植(ACI)技术概述。第1步:获取关节软骨细胞。第2步:细胞培养生长4~6周。第3步:软骨缺损区的清理。第4步:将获取的骨膜缝合到软骨缺损区。第5步:移植培养的软骨细胞。

- 第二个机制包含了关节软骨的润滑机制,与关节软骨的液膜润滑和界面润滑有关。液膜润滑由关节软骨之间一定厚度的黏弹性滑液层提供,其作用力大于关节表面畸变力,从而避免关节软骨之间的直接接触[20]。界面润滑发生在微观层面,其机制是关节腔中的分子如磷脂分子,疏水的头部指向关节软骨,亲水的尾部指向关节软骨的相反方向[19]。
- 第三个机制被称为"流泪机制",其原理是从被挤压的软骨处释放组织间液,造成水流效应[13]。润滑作用会激增,使组织间液流回细胞外基质,这使关节软骨界面间的润滑度大幅增加[27]。上述所有润滑机制无一例外难以通过修复手术恢复,而极有可能通过复原手术如ACI来恢复。

发病机制

- 关节软骨损伤最常见于膝关节外伤。损伤发生的机制可有以下三种:第一,直接对软骨面的冲击。比如跌倒时膝盖着地或机动车事故的"挡泥板损伤"。第二,韧带损伤的后续效应。韧带功能不全导致膝关节的异常错动,致使关节软骨间产生创伤性接触。第三则是创伤性髌股脱位导致软骨面之间的剪切应力造成损伤。
- 关节软骨损伤也可由隐匿的原因引起,如剥脱性骨软骨炎、骨坏死、局灶性的退行性变化、下肢力线异常导致负荷过度、感染和炎症性关节炎。ACI的禁忌证是炎症性关节炎、感染导致的软骨损伤或Outerbridge Ⅲ级以上的双侧软骨损伤。
- 对于外科医生来说,了解上述每一种机制潜在的生物学影响非常重要,因为不同机制导致的软骨损伤的范围和深度都有所不同。
- 在Donohue等人[5]的一篇经典论文中,较低能量直接冲击关节软骨会导致软骨起泡,然后不断推进,产生对软骨下骨影响较小的病变。这些病变更适合通过ACI恢复。然而,一些高能量损伤会导致软骨下骨折,如髌骨脱位造成的骨折或韧带缺失,进而导致较大面积的、表面不规则的病变与软骨下骨损伤,这些并不适用ACI技术[6,11,12]。

自然病程

- 关节软骨中细胞分裂较少,更新迭代缓慢,细胞与基质间容积较小,而且血运欠佳,因此关节软骨损伤很难再生。有助创面愈合的原始细胞位于钙化软骨层下方,故只有透过软骨下骨板的损伤才可能生产纤维蛋白凝块并促成纤维软骨形成[23]。而且所生产的纤维软骨生物力学性能不及原生的透明软骨。
- 未经治疗的关节软骨损伤的自然病程尚未可知。至今还没有关于此的大型队列研究结果。此类研究的结果也容易受患者年龄、受伤时间、肢体力线、运动水平、韧带稳定性、体重指数(BMI)和半月板状态等因素影响而产生偏倚。
- ACI的适应证目前有以下相对一致的共识:有症状的Outerbridge Ⅲ或Ⅳ级软骨损伤,ICRS(国际软骨修复协会)评级3~4级,损伤面积>2 cm²,且患者≤50周岁[4,9,17,23]。

病史和体格检查

- 关节软骨病变通常出现在创伤后。这可能伴随于韧带损伤,如运动时引起的前交叉韧带损伤;或直接作用于软骨,如交通事故中的挡泥板损伤。另外,在髌股关节不稳发作时也可能会发生。某些关节软骨病变也可能起病隐匿,如剥脱性骨软骨炎、局灶性骨坏死或早期局灶性退行性变化。
- 采集病史时应了解既往手术史和可能已经发生的并发症。如果有手术史,应当全面回顾先前的手术记录或图像。这对于区分软骨损伤是由创伤本身造成的还是医源性非常重要。既往手术包括关节清理、微骨折、软骨成形术及镶嵌成形术、纤维支架术等。如果先前手术破坏了软骨下骨结构、弱化组织结构及功能,会影响ACI的手术效果,如微骨折手术生成Ⅰ型胶原纤维软骨[4]。此类患者术前谈话时应有合理的预期。
- 体格检查时最常见的阳性体征有肿胀,常伴有疼痛和股四头肌功能受限。机械性症状如别卡或交锁常提示有游离体或不稳定的软骨碎片。受累间室处可产生压痛。
- 评估膝关节站立位力线和活动度是必要的。必须彻底检查整个膝关节以确保其他伴随病症(韧带、半月板等)都得到完整的记录和恰当的治疗。
- 如考虑实施ACI术,需要询问患者是否对庆大霉素和氨基糖苷类抗素过敏。因为上述抗生素会在取软骨活检运送培养基、细胞培养基等环节使用[4]。
- 其他注意事项包括评估患者的BMI、依从性、制动情况、康复计划和抽烟习惯。

影像学及其他诊断性检查

- 完整的膝关节系列平片检查包括:站立屈膝正位、髁间窝位、髌股关节切线位,30°~45°侧位以及站立位全长片,用以评估下肢力线、关间间隙、骨性游离体、囊肿及骨赘形成。
- MRI检查可以非常清晰、具体地显示关节软骨缺损的大小、位置及是否累及软骨下骨。薄层T2压脂质子加

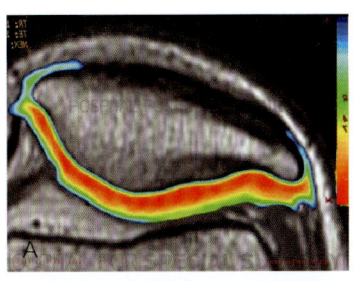
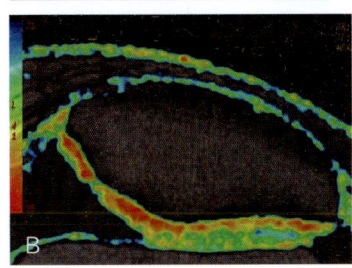

图2　关节软骨MRI T2加权像，显示（A）正常关节软骨和（B）退变的关节软骨（经允许引自Hollis Potter and Riley Williams. Hospital for Special Surgery. New York, NY）。

权像能完美地显示关节软骨表面[25]。伴随半月板及韧带损伤的关节内软骨病变也容易进行观察。
- MRI也可以被用来评估软骨修复或复原术后缺损填充程度、与软骨下骨的融合情况和关节软骨的质量。
- 目前还有更先进的用来评估关节软骨损伤的MRI技术[25]。延时钆增强MRI（dGEMRIC）可显示关节软骨黏多糖（GAG）分布。T2加权MR定量可以显示细胞外基质的Ⅱ型胶原分布（图2）。

鉴别诊断

- 半月板损伤。
- 不稳定软骨瓣。
- 游离体。
- 骨软骨骨折。
- 剥脱性骨软骨炎。
- 骨坏死。
- 骨性关节炎。

非手术治疗

- 对于有症状的软骨缺失而言，非手术治疗尚有争议，可能导致病情迁延、恶化。
- 限制运动（避免对抗性运动）或减少职业暴露可以降低受损处的峰值应力。
- BMI较高，病程较长者，可以通过减轻体重受益。
- 理疗有助于恢复膝关节活动度、股四头肌力、髋部与核心力量，以提高膝关节机械性能。
- 佩戴减负支具对力线不稳患者可以有所帮助。
- 冰敷、非甾体抗炎药及使用护膝有助于缓解关节急性疼痛肿胀等症状。

手术治疗

术前计划

- ACI术的适应证是：青少年至年龄不大于50岁的患者；有症状的单侧全层关节软骨损伤（累及股骨髁、股骨滑车和髌骨）；面积2～10 cm²的病灶（图3）。正如之前提到的，为了最大限度的生物学愈合和临床疗效，患者必须愿意遵守术者特定的康复方案。前半胫骨平台的损伤可用ACI修复，但后半胫骨平台的病灶难以使用该技术。
- ACI术前需处理同时存在的其他膝关节疾病。应当先进行手术纠正韧带性不稳、力线不正、半月板损伤和/或髌骨活动轨迹异常等情况。先纠正上述情况可以使ACI术后临床疗效得到显著提高[4,9,17,18]。笔者通常在取关节软骨活检时行上述手术。上述伴随病变的纠正手术也可与ACI同时进行，但是任何额外增加的手术必须能够适应ACI术后关节活动度训练以及限制负重的康复要求。

体位

- 将患者仰卧位置于手术台上，使用大腿止血带控制出血。放置外侧腿部支架和足部支架，用来支撑极度屈膝位以便术中能够触及软骨缺损部位。使用局部麻醉如股神经阻滞进行术后镇痛。

入路

- 最常用的是正中切口。之后建立关节内侧或外侧入路以达到病灶处。
- 对于一些易触及的病灶，可做小切口，然后用Doane"Z"拉钩以进行充分暴露。
- 如果病灶多发或者非常偏后，则需要扩大切口。
- 对于骨膜补片的切取，一般在胫骨近端内侧做独立的4 cm切口，位于胫骨结节和鹅足肌腱止点的远侧。
- 和关节置换术类似，笔者通常在术中穿着连帽的手术防护套装。因为在递交移植物和缝合补片的过程中有时会离伤口较近。

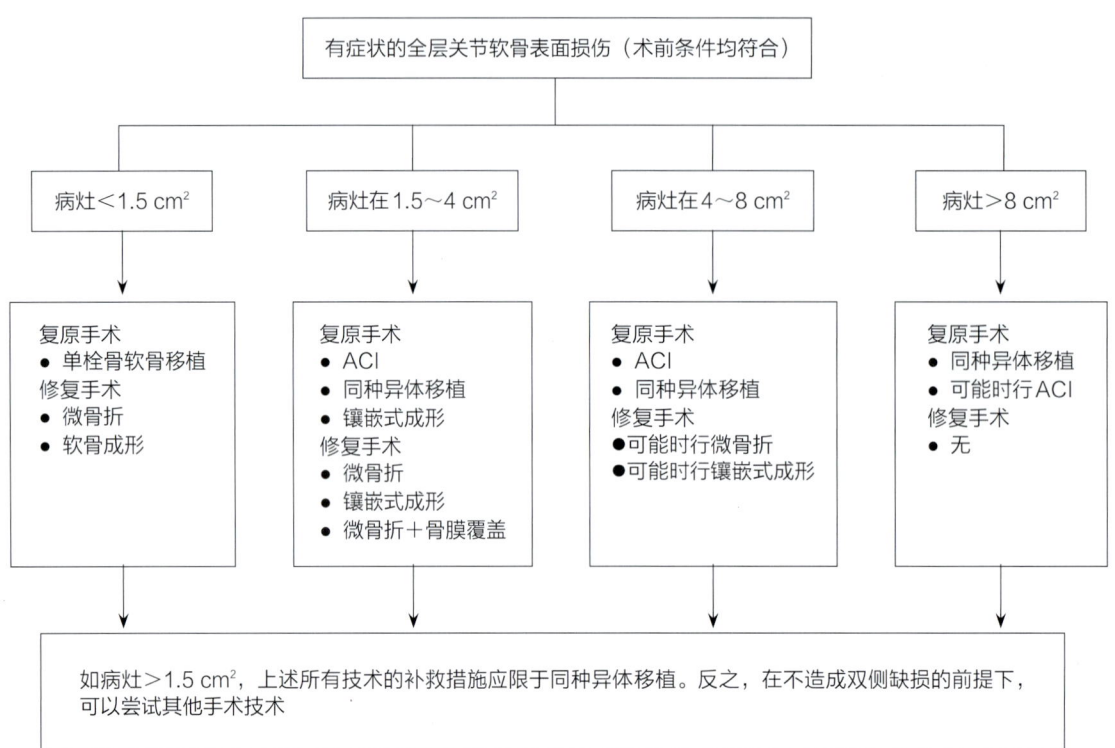

图3 关节软骨损伤的治疗原则［引自 Browne JE, Branch TP. Surgical alternatives for treatment of articular cartilage lesions.J Am Acad Orthop Surg 2000;8(3):180-189］。

步骤1：关节镜检查及关节软骨活检

- 首先应当彻底行关节镜检查，记录各部位关节软骨情况、半月板完整性及韧带稳定性。病灶处用探钩小心探查，仔细记录病灶的大小、位置和深度。ICRS有关于软骨缺损的量表，可用于对软骨损伤行客观评估(技术图1A)。
- 如满足ACI适应证，即进行关节软骨活检取材。常用部位为股骨内外侧髁上部的骨软骨嵴。该部位负重最少，切取后影响最小。如果髌股关节是主要受累关节，则考虑从髁间窝外侧部切取。
- 进行培养的最佳取材量为200～300 mg，相当于2粒薄荷糖大小的活检标本，大约5 mm宽，1 cm长。该标本尺寸经过酶消化处理分化后含有200 000～300 000个细胞，并可分裂至每小瓶0.4 ml的培养基内含有900万～1 200万个细胞[4]。
- 活检取材最好使用环形刮匙(技术图1B)。这种刮匙很锋利，能够从上到下以恒定向下的扭转动作切取软骨。软骨的下边缘以铰链的方式保持完整，以避免形成游离体。
- 用关节镜抓持器取出软骨样本(技术图1C、D)。其他可选工具还有弯头骨凿或者锋利的圆凿。如果样本不够，可以在相同部位或者其他部位再取。之后样本被无菌转移至转运装置中。进行体外培养3～5周直到细胞可以用于第二阶段植入。

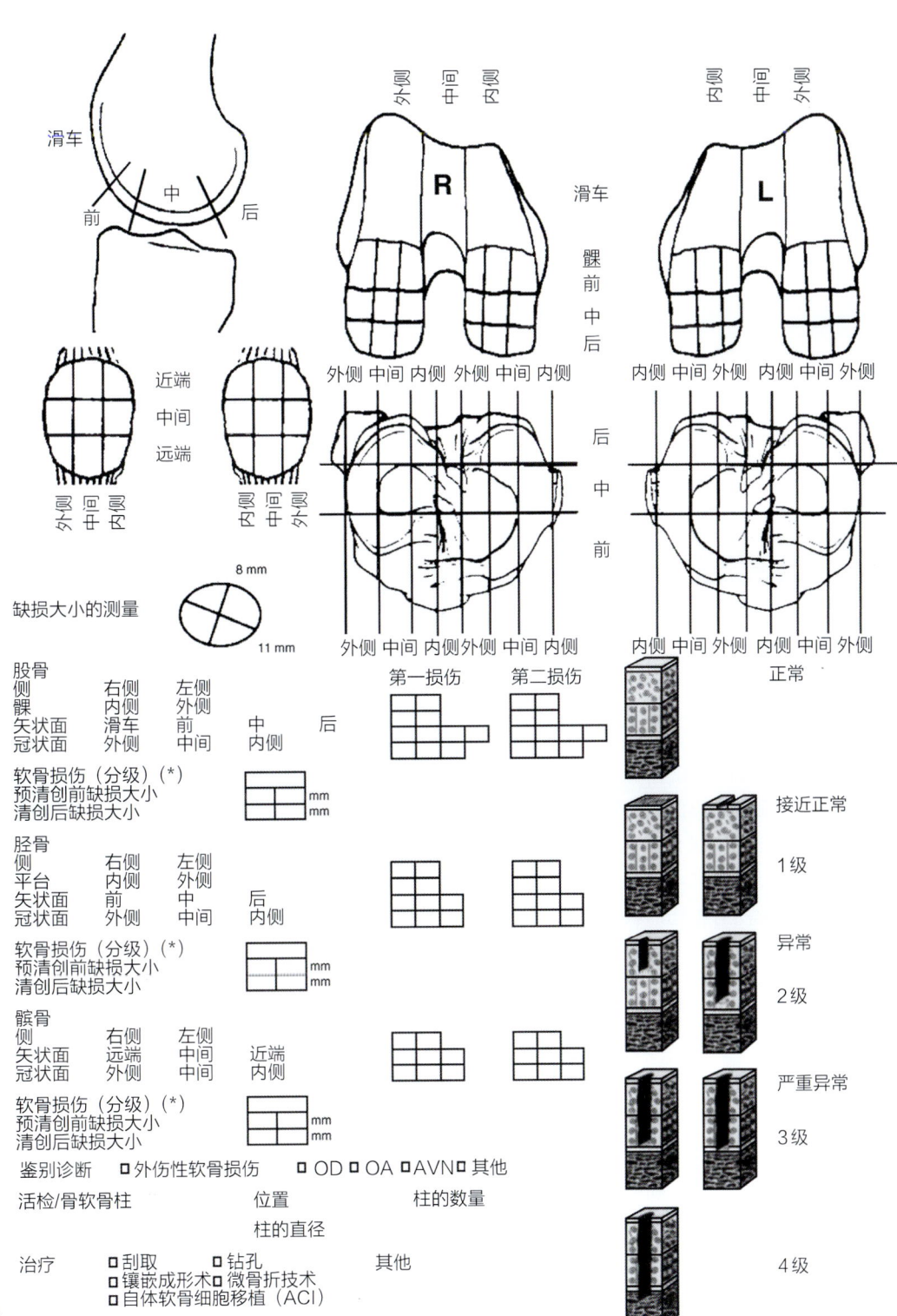

技术图1 A. ICRS软骨损伤量表。

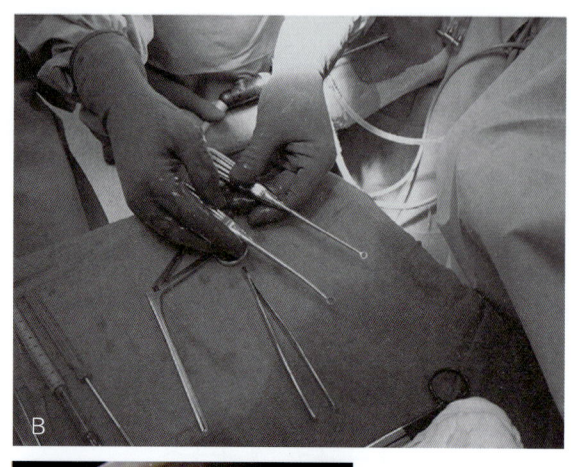
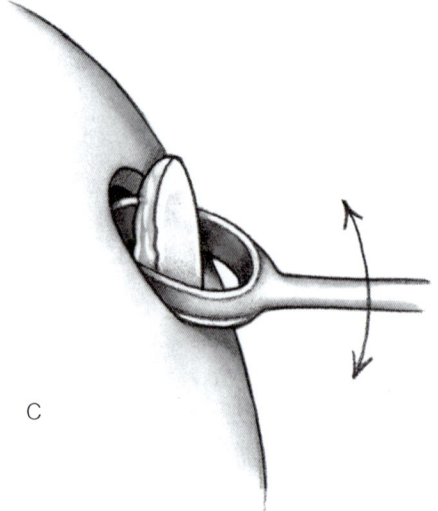
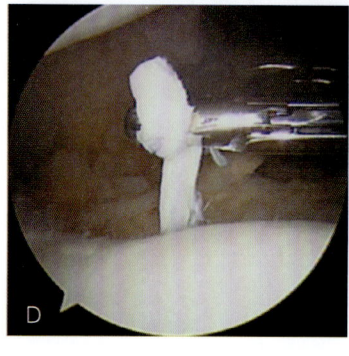

技术图1（续） B. 用于进行关节软骨活检的刮匙。C. 用刮匙进行关节软骨活检取材。D. 关节镜下ACI关节软骨活检取材 [A、B：引自 Browne JE, Sasser TM, Branch TP. Autologous chondrocyte implantation. Tech Knee Surg 2006;5(4):238-251]。

步骤2：关节软骨病灶区域准备

- 切开暴露软骨缺损，使之能够在直视下完全可见。然后对病灶区域清创直至显露出健康软骨的边缘。可用探针评估缺损处纤维化的周缘和已被破坏的不稳定的软骨（技术图2）。用15号手术刀片刻画出健康的垂直的软骨边缘。务必去除所有损伤的软骨。缺损基底部则用刮匙小心刮除，暴露出钙化软骨层。注意小心操作避免在清创过程中穿透软骨下骨。
- 记录病变区域的长宽尺寸。用记号笔在缝线包或手套包做成的无菌包装上描绘出轮廓作为模板。由于骨膜或者胶原补片可能会在制备过程中产生收缩，因此应该将模板稍微放大2～3 mm。

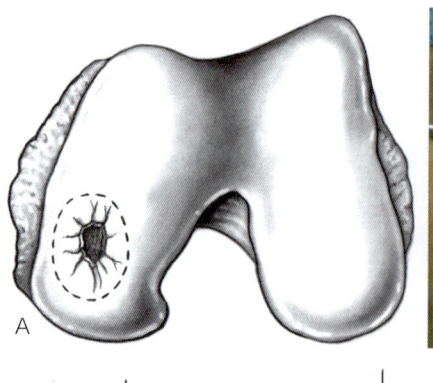
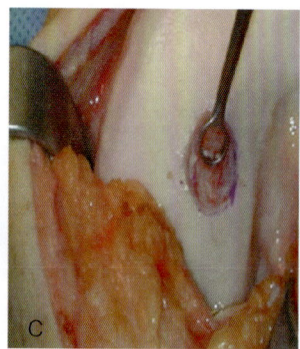
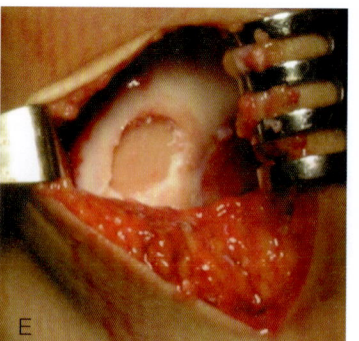
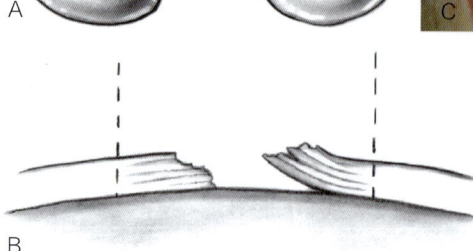
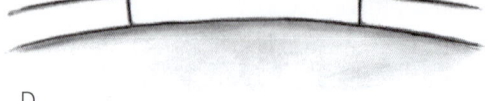

技术图2 A、B. 标出病灶周围不健康软骨的不稳定周缘的轮廓。C. 用环状刮匙将不稳定软骨切除。D、E. 稳定的垂直边界将缺损区包含在内。

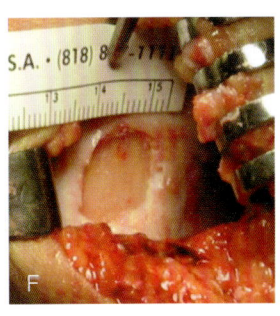

技术图2（续） F. 测量缺损区域并准备合适尺寸的模板（版权：Genzyme, Inc.）。

步骤3A：切取骨膜补片

- 在胫骨近端内侧，鹅足下位置做4 cm切口，轻柔分离皮下组织，暴露骨膜（技术图3）。骨膜呈亮白色。将模板置于骨膜上，用记号笔描出轮廓。用15号手术刀切取骨膜，并用小骨膜剥离器轻柔剥离骨膜。用1～2把小无齿镊小心抓持取下的骨膜片，避免穿破。将骨膜片置于湿润的海绵上备用。标记补片外层，调整方向，将新生组织层面向病灶。

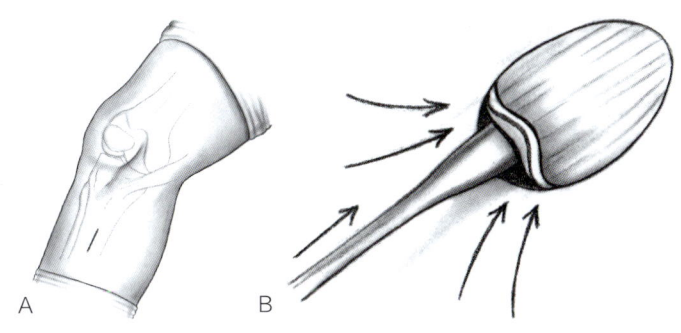

技术图3 A. 骨膜获取切口位于鹅足止点下方，长4 cm。B. 小骨膜剥离器用于在拟移植的骨膜周围创建一个边缘（版权：Genzyme,Inc.）。

步骤3B：胶原补片的准备

I、Ⅲ型胶原膜产品如Bio-Gide补片临床效果较好，在欧洲和美国都有使用[8,15,24]。用稍大的模板切取胶原膜，无菌盐水浸润后备用。这种膜使用后数月可完全吸收。

步骤4：补片的固定

- 在使用补片之前应松开止血带，以评估缺损区域的出血情况。缺损区应严格止血，否则未分化的间充质干细胞会生成纤维软骨。应用肾上腺素浸透的棉球和/或凝血酶凝胶止血。如果骨膜补片已经切取，应在此时缝合关闭供区。
- 补片固定的目标是形成不透水的膜，容纳软骨细胞；同时，作为半透膜使关节滑液渗透，滋养软骨细胞。而且（若是骨膜补片）能维持有活力的新生组织层，提供生长因子，从而促进软骨细胞生长。新生组织层应当面向软骨下骨。
- 可以使用6.0带P-1针的Vicryl染色缝线将补片缝到缺损部位。将缝线在矿物油中浸润，以便顺利穿过骨膜和软骨。缝合采用单纯间断缝合技术均匀地将补片固定在病变区域，形成一个紧张的"鼓面"（技术图4A～C）。应当先将缝线穿过骨膜再穿过软骨。线结打在补片侧，避免在关节运动中对软骨造成摩擦，同时防止线结的松开使补片剥离。缝合针距间隔3 mm。补片最上侧不予缝合，用于软骨细胞植入。
- 将装满生理盐水的注射器上的18号留置针头从缺损区域开口处插入，并缓缓注入生理盐水以评估补片缝合处是否有渗漏。附加缝线可以使补片更安全。接着将多余的生理盐水从缺损区吸出。然后将由混合的人类血清制成的纤维蛋白凝胶比如Tisseel作为一个附加的防水密封剂，在应用于缺损区域周围之前，应允许密封胶固化到更黏的稠度（技术图4D、E）。如必要，生理盐水测试可以反复进行。

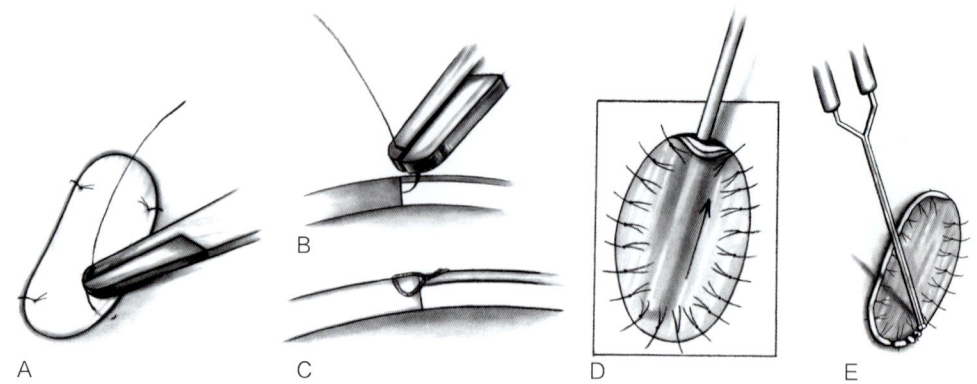

技术图4 A. 先缝合4个角用于定位。B. 缝针先穿过补片然后再穿过软骨，使缝合更安全牢靠。C. 线结打在补片处以避免切割。D. 补片上部暂不予缝合，用于插入留置针头并注射植入细胞。E. 纤维胶用于补片周围，确保其不透水（版权：Genzyme, Inc.）。

步骤5：软骨细胞植入

- 软骨细胞由 Carticel 小药瓶内的培养基提供。当从小瓶内吸取软骨细胞时应小心保持无菌操作。使用18号留置针头抽吸以防损伤软骨细胞（技术图5A）。小瓶应垂直放置。将留置针头插入上清液，但不要插入小药瓶底部的含有细胞的沉淀柱内。轻柔抽吸并重新混悬细胞数次。经留置针及注射器中的悬浮软骨细胞从补片开口中注入，并缓慢填满病灶。然后缝合关闭开口，并用纤维蛋白胶密封软骨细胞（技术图5B、C）。切口冲洗后逐层关闭。为避免损伤补片，一般不留置负压引流。

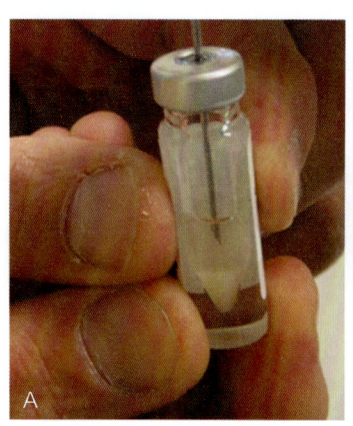 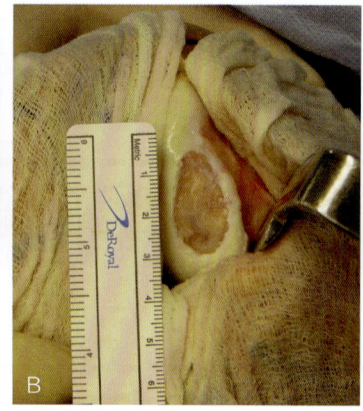 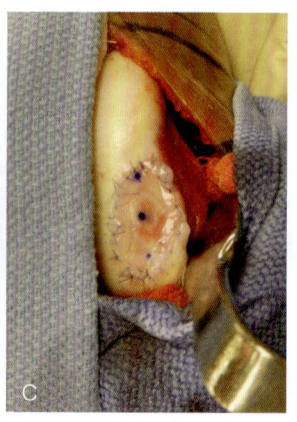

技术图5 A. 无菌状态下将软骨细胞从小瓶中抽吸出来。B、C. 股骨外侧髁病灶在ACI注射软骨细胞到缺损区之前（B）和之后（C）。

特殊情况

- 如果缺损区域周围无健康软骨缘，还有几种方法来固定补片。将补片缝合到邻近滑膜层或者通过在骨面的钻孔进行缝合。另外，笔者使用可吸收的小锚钉，每颗间隔3～4 mm，也可以对补片进行固定。
- 位于髌骨或者滑车处的病灶往往呈凹面或者凸面，会给补片固定带来难度。这种情况下一般使用更大一些的补片。先在上下中轴线处进行缝合固定（类似"搭帐篷"），然后在周围用常规方法缝合固定。
- 如果患者的软骨缺损伴有8～10 mm以上深度的骨缺损，可能需要在ACI前先行骨移植。骨移植可以在软骨活检取样时进行。建议骨移植后6～9个月再行ACI以确保软骨下骨板的完整性已经重建完成。另一种选择则是用"三明治技术"治疗骨缺损：在骨移植时就用生长层朝外的骨膜补片封住病灶区域。然后在此基础上进行ACI（按常规方法再盖一层骨膜补片）。

要点与失误防范

要点
- 在ACI之前应先纠正伴随的韧带不稳定、半月板损伤(包括同种异体移植)和/或下肢力线不正
- 在用环形刮匙切取软骨时留一段"铰链",避免形成游离体
- 在病灶的边缘切除所有无活力或已经损伤的关节软骨
- 在病灶基底清创时应避免穿透软骨下骨板
- 骨膜或胶原补片应留有2~3 mm宽的余量,以覆盖全部缺损
- 将结打在补片侧以防线结磨损或补片剥离
- 从小药瓶抽吸软骨细胞时应保持无菌操作并使用18号留置针以防软骨细胞损伤
- 需检测补片固定后的防水密封性能以保证软骨细胞存留在缺损区域内
- 手术前后患者均应知悉高能量运动后再损伤的风险
- 术后佩戴减负支具对某些病例可以有所帮助

术后处理

- 缓慢的渐进性的康复理念对于ACI术后康复至关重要,这样才能给移植的软骨细胞充足的时间生长成熟。应防止关节软骨受到过度的应力,从而避免补片剥离,并使关节活动度得以早期安全地恢复。根据ACI术后的愈合规律,康复过程可以分为4个阶段[2,4,17,18]。
- 首先是增殖保护期,一般持续到术后6周。患者在术后12~24小时开始进行持续被动活动(CPM)训练,使细胞能够在骨面黏附。CPM每天训练6~8小时,持续6周。应借助拐杖非负重或者仅足趾轻触地面行走,直至股四头肌力量及关节活动度完全恢复。逐步负重至正常行走一般需要10~12周。对于髌股关节ACI术后,最初2~3周CPM应限制在40°以内。4~6周可以开始在泳池中进行康复训练,浮力能够辅助患者进行部分负重锻炼[4]。
- 第二阶段是过渡保护期,术后7~12周。患者可行日常起居活动。对于一部分单独的内侧或外侧股骨软骨损伤病例,需使用减负支具以保护手术区域。
- 第三阶段是功能重塑期,术后12~32周。可以进行循序渐进的行走训练,进而逐步进阶到椭圆机、游泳、自行车等运动训练。避免下蹲、跪地、跳跃等活动,直到能够在没有疼痛、炎症或者肿胀的情况下进行全部下肢抗阻运动。
- 最后阶段是成熟期,一般可能持续18~24个月。总体来说,慢跑和有氧运动能在9~12个月时进行。高能量对抗性运动可以在术后12~18个月开始进行。

预后

- Minas等[17]最近报道了一批10年以上随访的第一代ACI临床效果。术后存活率为71%,75%的患者表示功能有改善。有微骨折手术史及较大范围缺损的患者失败率较高。Niemeyer等[21]报道了70例第一代ACI患者,平均10年随访。77%的患者对手术效果满意。
- Goyal等[9]报道了第一代ACI和第二、第三代技术的系统回顾比较分析,纳入的临床研究仅限于Ⅰ级和Ⅱ级。其结果并不能证明ACI使用胶原补片优于骨膜补片。Gomoll等[8]报道了一则300例患者的多中心队列临床研究,患者均接受了Ⅰ/Ⅲ型胶原补片或者骨膜补片ACI手术。在术后1年的随访中,骨膜补片组因移植物增生导致再手术的有25.7%,胶原补片组则为5%。失败率相近,分别为2.3%和4%。用胶原补片的整体费用较低[5,24]。McCarthy和Roberts[15]报道了88例使用胶原补片或骨膜补片的ACI患者,并在术后平均16~19个月取活检。与骨膜补片相比,使用胶原补片的患者在细胞形态评分和透明软骨形成比例方面更占优势。所有患者术后Lysholm评分都显著增高。
- Harris等[10]对13个Ⅰ或Ⅱ级临床研究做了系统回顾,比较了ACI和其他软骨修复或者复原技术。所有技术均有术后改善。有7个临床研究比较了ACI技术和微骨折技术,在平均1~3年的随访中,其中3个临床研究显示ACI效果更优。ACI和骨软骨移植短期临床效果相似。第一代和第二代ACI临床效果也相似。第一代ACI骨膜补片患者术后并发症率较高。术前症状持续时间较短,既往手术史较少的年轻患者,无论是ACI术还是微骨折术,临床效果都比较好。只有4 cm²以上的软骨缺损患者,ACI术才有明确的优势。

并发症

- 常见并发症有长期术后肿胀、粘连/关节纤维化、滑膜炎、骨膜补片增生、移植物剥离,以及供区损伤。
- 据报道第一代骨膜补片ACI再手术率高达50%[1,8,9,14,17,18,23]。其大部分是由补片增生造成长久的机械症状。

- 术后3~7个月关节持续肿胀和机械症状最为常见,大多数情况下能够自行好转。
- 如果上述机械症状一直无法自行好转,可行关节镜手术清理增生的补片。
- Gomoll[8]等报道使用Ⅰ/Ⅲ型补片的患者,因移植物增生再手术的概率由25.7%降至5%。

(刘闻欣 译,何耀华 赵松 审校)

参考文献

[1] Bedi A, Feeley BT, Williams RJ III. Management of articular cartilage defects of the knee. J Bone Joint Surg Am 2010;92(4):994-1009.

[2] Brittberg M, Lindahl A, Nilsson A, et al. Treatment of deep cartilage defects in the knee with autologous chondrocyte transplantation. N Engl J Med 1994;331(14):889-895.

[3] Browne JE, Branch TP. Surgical alternatives for treatment of articular cartilage lesions. J Am Acad Orthop Surg 2000;8(3):180-189.

[4] Browne JE, Sasser TM, Branch TP. Autologous chondrocyte implantation. Tech Knee Surg 2006;5(4):238-251.

[5] Donohue JM, Buss D, Oegema TR Jr, et al. The effects of indirect blunt trauma on adult canine articular cartilage. J Bone Joint Surg Am 1983;65(7):948-957.

[6] Elsaid KA, Zhang L, Waller K, et al. The impact of forced joint exercise on lubricin biosynthesis from articular cartilage following ACL transection and intra-articular lubricin's effect in exercised joints following ACL transection. Osteoarthritis Cartilage 2012;20(8):940-948.

[7] Fujioka R, Aoyama T, Takakuwa T. The layered structure of the articular surface. Osteoarthritis Cartilage 2013;21(8):1092-1098.

[8] Gomoll AH, Probst C, Farr J, et al. Use of a type I/III bilayer collagen membrane decreases reoperation rates for symptomatic hypertrophy after autologous chondrocyte implantation. Am J Sports Med 2009;37(suppl 1):20S-23S.

[9] Goyal D, Goyal A, Keyhani S, et al. Evidence-based status of second and third-generation autologous chondrocyte implantation over first generation: a systematic review of level I and II studies. Arthroscopy 2013;29(11):1872-1878.

[10] Harris JD, Siston RA, Pan X, et al. Autologous chondrocyte implantation: a systematic review. J Bone Joint Surg Am 2010;92(12):2220-2233.

[11] Haslauer CM, Elsaid KA, Fleming BC, et al. Loss of extracellular matrix from articular cartilage is mediated by the synovium and ligament after anterior cruciate ligament injury. Osteoarthritis Cartilage 2013;21(12):1950-1957.

[12] Lane Smith R, Trindade MC, Ikenoue T, et al. Effects of shear stress on articular chondrocyte metabolism. Biorheology 2000;37(1-2):95-107.

[13] Lewis PR, McCutchen CW. Experimental evidence for weeping lubrication in mammalian joints. Nature 1959;184:1285.

[14] Mandelbaum BR, Browne JE, Fu F, et al. Articular cartilage lesions of the knee. Am J Sports Med 1998;26(6):853-861.

[15] McCarthy HS, Roberts S. A histological comparison of the repair tissue formed when using either Chondrogide® or periosteum during autologous chondrocyte implantation. Osteoarthritis Cartilage 2013;21(12):2048-2057.

[16] McNary SM, Athanasiou KA, Reddi AH. Engineering lubrication in articular cartilage. Tissue Eng Part B Rev 2012;18(2):88-100.

[17] Minas T, Von Keudell A, Bryant T, et al. The John Insall Award: A minimum 10-year outcome study of autologous chondrocyte implantation. Clin Orthop Relat Res 2013;472(1):41-51.

[18] Moseley JB Jr, Anderson AF, Browne JE, et al. Long-term durability of autologous chondrocyte implantation: a multicenter, observational study in US patients. Am J Sports Med 2010;38(2):238-246.

[19] Mow VC, Ratcliffe A, Poole AR. Cartilage and diarthrodial joints as paradigms for hierarchical materials and structures. Biomaterials 1992;13(2):67-97.

[20] Neu CP, Komvopoulos K, Reddi AH. The interface of functional biotribology and regenerative medicine in synovial joints. Tissue Eng Part B Rev 2008;14(3):235-247.

[21] Niemeyer P, Porichis S, Steinwachs M, et al. Long-term outcomes after first-generation autologous chondrocyte implantation for cartilage defects of the knee. Am J Sports Med 2013;42(1):150-157.

[22] Pestka JM, Bode G, Salzmann G, et al. Clinical outcomes after cellseeded autologous chondrocyte implantation of the knee: when can success or failure be predicted? Am J Sports Med 2014;42(1):208-215.

[23] Safran MR, Seiber K. The evidence for surgical repair of articular cartilage in the knee. J Am Acad Orthop Surg 2010;18(5):259-266.

[24] Samuelson EM, Brown DE. Cost-effectiveness analysis of autologous chondrocyte implantation: a comparison of periosteal patch versus type I/III collagen membrane. Am J Sports Med 2012;40(6):1252-1258.

[25] Shindle MK, Foo LF, Kelly BT, et al. Magnetic resonance imaging of cartilage in the athlete: current techniques and spectrum of disease. J Bone Joint Surg Am 2006;88(suppl 4):27-46.

[26] Tuan RS, Chen AF, Klatt BA. Cartilage regeneration. J Am Acad Orthop Surg 2013;21(5):303-311.

[27] Walker PS, Dowson D, Longfield MD, et al. "Boosted lubrication" in synovial joints by fluid entrapment and enrichment. Ann Rheum Dis 1968;27(6):512-520.

[28] Wu JP, Kirk TB, Zheng MH. Study of the collagen structure in the superficial zone and physiological state of articular cartilage using a 3D confocal imaging technique. J Orthop Surg Res 2008;3:29.

第47章 异体软骨移植
Allograft Cartilage Transplantation

Eric C. McCarty, R. David Rabalais, Kenneth G. Swan, Jr., Richard Williams, and Brian C. Domby

定义

- 关节软骨病变是局灶性的,通常是孤立的。软骨缺损可能没有症状或是被偶然发现的。
- 剥脱性骨软骨炎是发生于青少年的一种骨软骨病变,因此治疗方法与成人可能有所不同。
- 病变可以是部分的或全层的,达到或穿过软骨下骨。
- 病变可继发于创伤或无外伤史,如剥脱性骨软骨炎。
- 由创伤引起的病例可能会伴有韧带或半月板损伤。
- 较小的全层软骨缺损可通过机械能较差的纤维软骨(主要是Ⅰ型胶原)达到充分愈合,但较大的缺损往往需要软骨移植手术以取代损伤的软骨表面。

解剖

- 关节软骨主要是Ⅱ型胶原组成,产生细胞外基质的软骨细胞起源于原始间充质干细胞。
- 骨软骨病变可能发生在膝关节所有3个间室。
- 继发于髌骨脱位后的软骨损伤好发于髌面内侧或外侧滑车。
- 典型的剥脱性骨软骨炎是发生在股骨内侧髁的外侧面。

发病机制

- 骨软骨病变可能是创伤性或无外伤史(如骨坏死)。
- 创伤性病变可能是由挤压应力引起,如前交叉韧带撕裂和外侧基底面骨软骨损伤;或由剪切应力引起,如髌骨脱位。
- 非创伤性病变可发生于青少年,如剥脱性骨软骨炎,或发生于老年人如退行性病变。
- 剥脱性骨软骨炎的病因尚未明确,目前已经提出了外伤、炎症、发育异常和缺血等诸多原因,但尚未得到证实。

自然病程

- 很少有预后良好的对照性研究发表。
- 无移位的剥脱性骨软骨炎青少年患者自然预后较好。
- 成人的剥脱性骨软骨炎预后不佳。有一项Linden和Malmo提出的研究表明,在平均33年随访中81%的患者存在膝关节3个间室的病变[9]。

病史和体格检查

- 有局限性骨软骨病变的患者通常年轻并且有活动能力,年龄可以从青少年一直到中年。
- 通常无特殊外伤史,病史和体征可能较隐匿。
- 症状没有特异性,可能会像半月板病变一样,伴有间歇性的疼痛和肿胀。
- 股骨髁缺损可由高能冲击载荷所致,而髌股关节处缺损可能会产生典型的膝前痛,在上下楼梯和长时间坐位时引起症状。
- 同种异体骨软骨移植手术适用于大面积软骨病变患者。这些患者可能有膝关节手术史,以及曾尝试使用其他软骨再生方法(如微骨折、自体软骨细胞移植、自体骨软骨移植等)。许多此类患者可能有潜在的骨性改变或者软骨下骨缺失。
- 体格检查可以是非特异性,可能包括关节积液和活动时疼痛。
- 在股骨髁、髌骨面或滑车处的缺损处可有触痛。
- 髌股关节发育异常时需检查髌骨活动度和恐惧症状。
- 必须确定韧带的完整性。
- 需评估机械力线并进行适当的影像学检查。
- 如未能明确并处理韧带损伤或机械力线不佳,将导致软骨修复手术受到影响。
- 膝关节的检查应注意以下几点:
  - 虽然无法预测是否伴发软骨病变,但慢性或复发性积液是与之相关的。
  - 在活动度最极端处的疼痛(即强制屈曲或伸直)可能表明半月板病变。伸膝受限可能表明半月板撕裂并移位。骨软骨缺损可能会由于积液导致屈曲限制,或者也可以有正常的活动度。
  - 一个孤立的病灶可能会有压痛点,但是它通常难以被触及。
  - 髌骨的活动性增加可能表明全身韧带松弛,应高度怀疑髌骨不稳。
  - 如果基于步态或站姿分析发现有任何力线不佳的线索,需进行下肢机械轴评估。

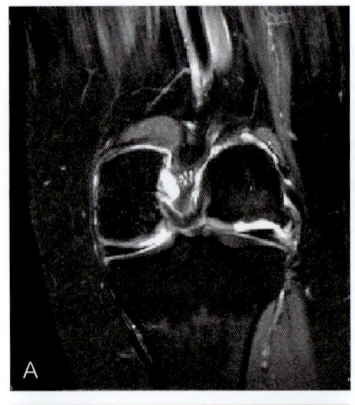
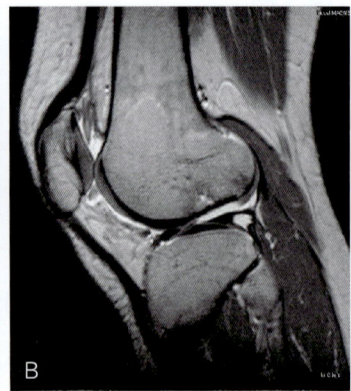
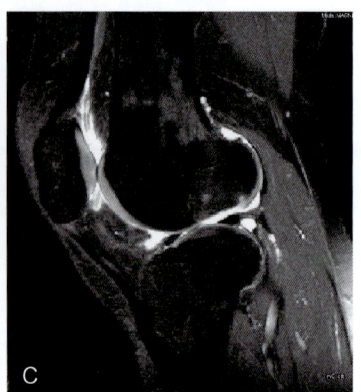
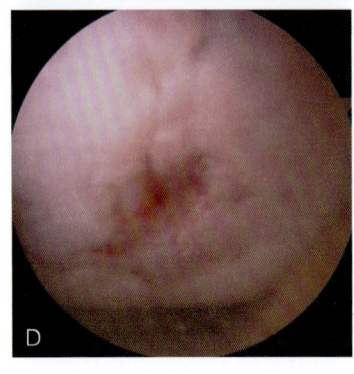

图1　膝关节MRI T2加权像冠状面（A）、T1加权像矢状面（B）和T2加权像矢状面（C）示右膝股骨内侧髁骨软骨缺损。D. 关节镜下可见一个大的骨软骨缺损。需要将缺损处清理至稳定的周缘环才能进行全面的病变评估。

影像学和其他诊断性检查

- 前后位、侧位、切线位对确定全面的膝关节状况是必需的，可以排除弥漫性退行性关节炎并且评估髌骨在滑车上的位置。
- 大的软骨缺损在X线平片上可能并不明显，或者可以见到一个小的不透光骨片影。
- 髁间窝位可以更好地评估中央缺损。
- 对于那些查体发现力线不佳但需要做骨软骨移植的患者来说，必须进行下肢机械轴全长位摄片。
- MRI是确定软骨病变的存在、大小和位置的最好方式，同时可以检查半月板和韧带的完整性（图1A～C）。
- 关节镜检查仍是评估关节软骨病变的金标准（图1D）。

鉴别诊断

- 半月板损伤。
- 骨挫伤。
- 缺血性坏死。
- 未确诊的韧带损伤。
- 退行性关节炎。
- 髌骨不稳。

非手术治疗

- 无症状的骨软骨病变的患者（通常在常规膝关节镜检查中偶然发现）可考虑非手术治疗。
- 长期研究表明保守治疗会增加退行性变可能[9]，但目前没有随机对照研究支持。
- 非手术治疗包括物理治疗和无痛的全范围关节活动。
- 应尽量避免高对抗性运动。
- 患者尽可能参加能耐受的体育活动。
- 减压支具或鞋垫有助于缓解较轻微的症状。

手术治疗

- 异体软骨移植通常分两个阶段。
- 病变的程度，有时甚至诊断本身往往都需要在首次关节镜下检查时才能确定（图2）。
- 确定软骨病变的大小和位置。

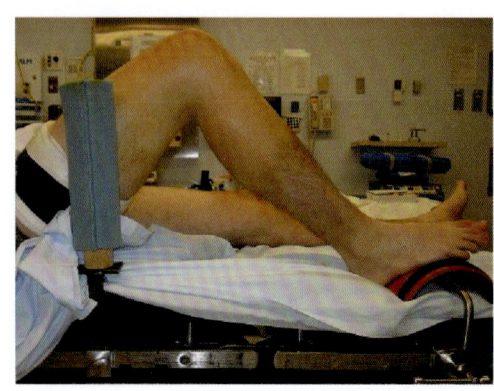

图2　患者体位，用止血带，使用侧柱和脚枕。

- 直径1cm（>2cm²）或者更大的病变可以考虑异体软骨移植手术。较小的病灶适合微骨折和自体单个或多个骨软骨柱移植术。
- 对膝关节其余部位应进行探查以排除弥漫性软骨病变并检查交叉韧带或半月板的完整性。

术前计划

- 评估机械力线，如果有必要，考虑截骨。
- 基于模板化的放射片上病变区内外尺寸大小来获取相应的异体移植物。
- 必须告知患者何时能有合适尺寸移植物是无法预知的，通常在术前平均需要等待数周到数月。
- 需要使用新鲜的骨软骨异体移植物，不可用冷冻、细胞活性差的软骨移植物。
- 取材应在供者死后24小时内完成。
- 由于存在疾病传播的可能，取下的组织必须在4℃冻存至少14天（但不超过28天），并对冻存4天内的组织完成细菌培养和细胞活性测试[13]。
- 软骨细胞活性一般14天后就会下降[6]，因此通常要在28天内完成移植[11,14,15]。
- 28天后软骨细胞活性显著下降[6]。
- 骨软骨移植手术不需组织配型和免疫抑制。
- 由美国组织库协会通过多重过程控制对捐助者进行筛选以尽量减少疾病传播的风险。移植物会通过乙肝、丙肝、HIV和梅毒测试。

体位

- 笔者更喜欢让患者仰卧并将足部平放于手术台上。
- 使用外侧挡板和可移动的垫脚板或压胶的沙袋使膝关节屈曲90°进行放置。
- 术者在需要时可以将膝关节屈曲至120°。
- 上止血带，但只有在关节腔出血并影响手术视野时进行充气加压。

入路

- 入路取决于缺损的位置。
- 缺损处通常位于内侧或外侧股骨髁，需行髌韧带旁纵行切开。
- 对大的滑车或髌骨缺损进行骨软骨异体移植术时（极少数），需要行髌旁大切口并外翻髌骨。

股骨髁异体骨软骨移植

关节镜下诊断

- 需进行一个简要的关节镜诊断性检查来全面评估或重新评估股骨髁缺损（技术图1A），同时探查膝关节是否存在其他病变以及源于关节镜探查后产生的任何改变。
- 做一个标准髌旁切口暴露膝关节受累及部位的软骨缺损处，若外侧股骨髁缺损则切口位于外侧，内侧股骨髁缺损则切口位于内侧（技术图1B）。

测量尺寸

- 使用空心圆筒测量器确认缺损的大小。
- 在测量器周围设置环形标记标出需进行移植的缺损区轮廓边缘（技术图2A）。
- 有时软骨缺损处较大或形状不规则，需要一个以上的异体移植物。可以将2个甚至3个不同直径的圆形移植物以堆雪人的方式依次相叠合成。
- 将中心导针通过测量器置于缺损区骨面并深入2～3cm，然后取出测量器（技术图2B）。
- 参考标记是放置在受区上方（时钟12点钟位置）。

受区准备

- 通过首次标记病变周缘对受区进行准备（技术图3A）。
- 接着用埋头钻或扩孔钻对缺损区进行钻孔（周缘深度为8～10mm）直至软骨下骨出血（技术图3B）。

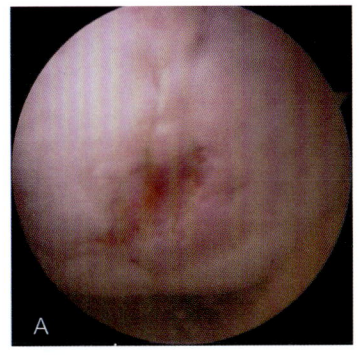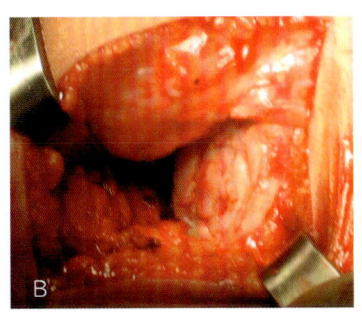

技术图1　A. 关节镜下的大面积骨软骨缺损。B. 切开直视下的大面积骨软骨缺损。

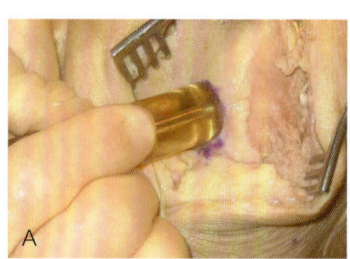
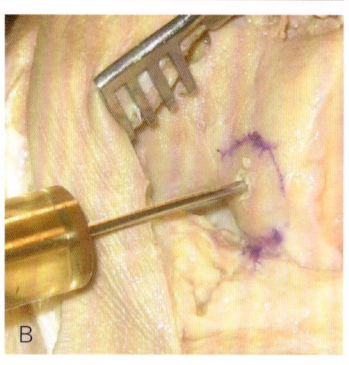

技术图2 A. 骨软骨缺损的尺寸测量。B. 用测量器在股骨髁上作环形标记后，将导针通过测量器中心置于缺损区中央。

- 随后在受区骨床用小钻头（1.6～2.0 mm）钻孔以刺激产生更多血管反应（技术图3C）。
- 然后在4个位置（时钟12点、3点、6点、9点钟位置）测量深度。可以使用一个标准测量纸尺，或由器械公司提供的测量设备（技术图3D）。
- 受区深度在其整个圆周可能并不完全一致，必要时可以考虑用微调方法对供体进行修整。

供区准备

- 在后方工作台上用同样的测量器作为异体半髁的模板。注意比较缺损区的位置（如相对于股骨髁间窝）供区位置必须确保供体与受体最佳匹配（技术图4A、B）。
- 笔者使用Arthrex异体骨软骨移植系统（OATS工作站）用来固定供体移植物。该器械可自由多角度定位及修整移植物（技术图4C）。
- 供体组织的获取角度需与受区扩孔角度相匹配（技术图4D）。
- 接着切取供区骨软骨塞。使用Arthrex系统可使钻孔完全穿过用OATS工作站固定的供区股骨髁。然后将切取钻头上供区移植物相关软组织仔细清除（技术图4E、F）。

移植物的切取

- 测量移植物的深度，使之在相同的4个象限上与之前测量的受体骨床深度完全相符并进行标记。
- 移植物用持物钳钳住，如全膝关节置换术中准备髌骨的方法一样。用电锯切割移植物，注意使其与之前测量的受体骨床深度相一致。应当用钳子固定住移植物的骨软骨部分，以防止它在切割完成时脱落（技术图5A～C）。

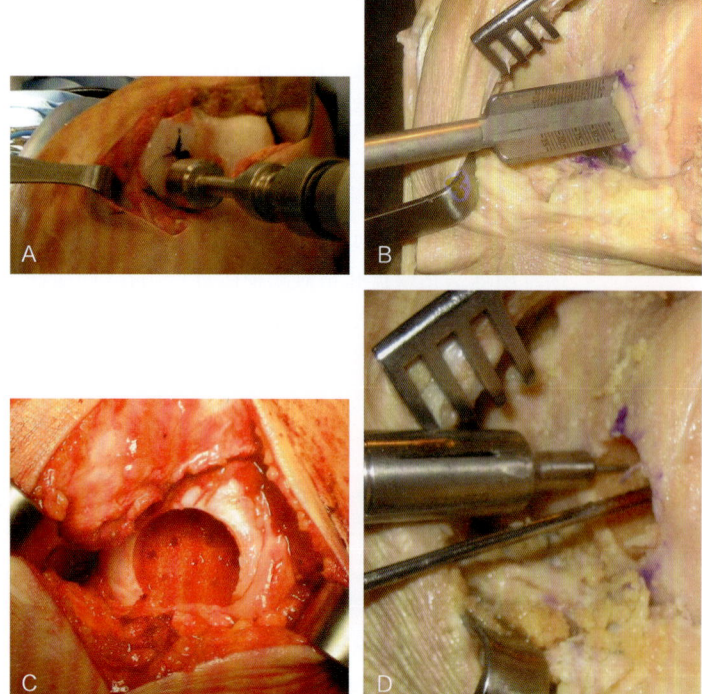

技术图3 A. 在周缘软骨做标记。注意参考标记应置于12点钟位置。B. 用埋头钻通过中心导针对缺损区进行扩孔，深度为8～10mm。C. 受区扩孔至软骨下骨，用2.0mm钻头进行钻孔以增加软骨下骨出血。D. 测量缺损深度。

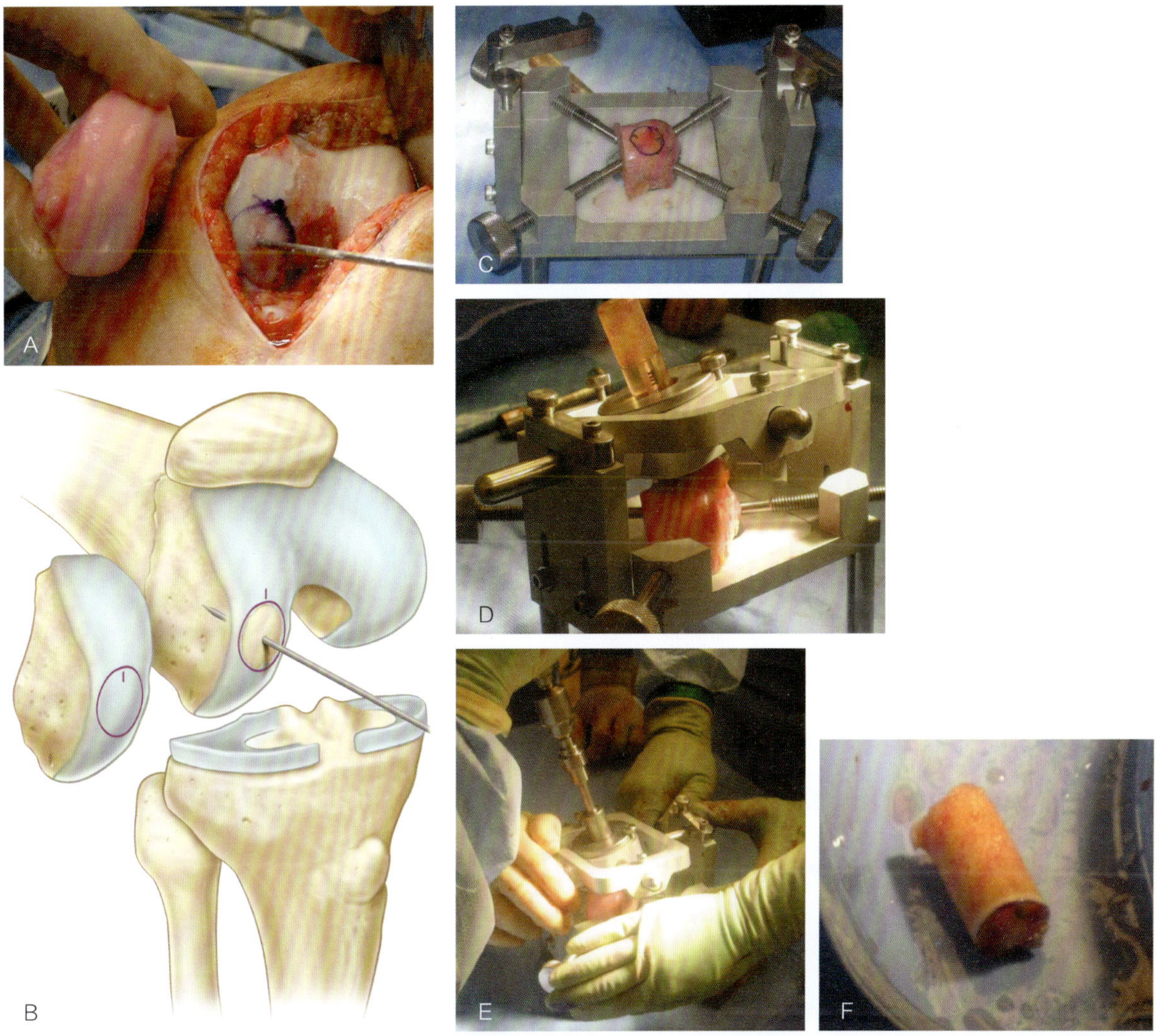

第47章 异体软骨移植　437

技术图4　A. 比较供体半髁与受体髁，以明确定位供体部位。B. 术中供体原受体匹配示意图。C、D. 供体移植工作站。E. 在供体股骨髁上垂直钻孔。F. 未成形的供体骨塞。

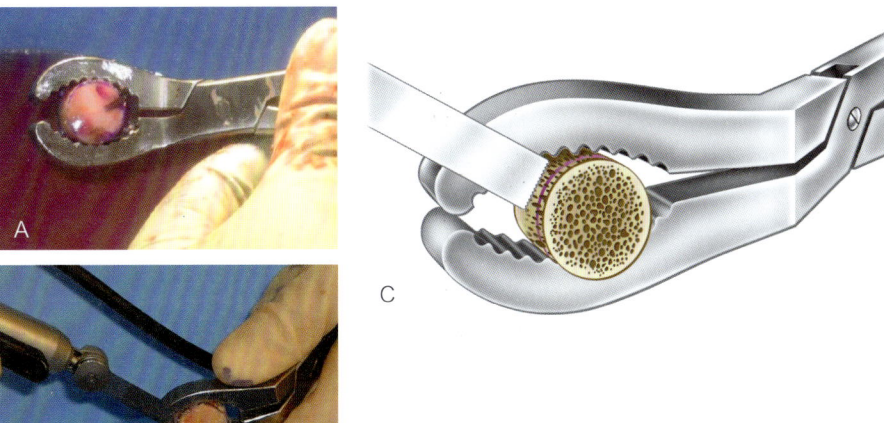

技术图5　A. 供体骨塞。B. 锯去多余的软骨下骨，使之与受区四个象限深度精确相符。C. 在各个象限精确锯除多余的骨质。

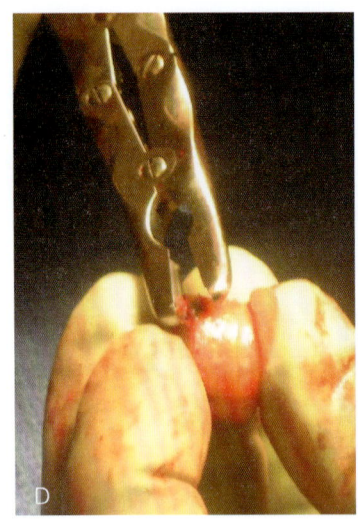
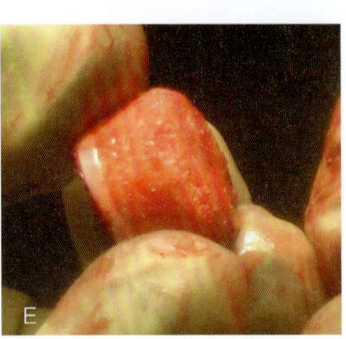

技术图5（续） D. 修整骨软骨移植物。E. 完全修整成形后的"弹丸形"骨软骨塞。

- 移植物边缘骨性末端应当是稍微磨圆或"弹丸形"，这样易于将移植物插入受体骨槽（技术图5D、E）。

递送

- 在移植物插入前，可以用扩张器扩宽骨槽0.5 mm并使骨槽表面更加光滑以进一步准备受区骨床（这一步可选做）。
- 然后对齐受体和供体的12点钟处的参照标记，手持移植物将其插入（技术图6A）。如果压配不充分，可用合适大小的捣棒轻敲移植物使之到位（技术图6B）。
- 通常无需附加固定（技术图6C～E）。

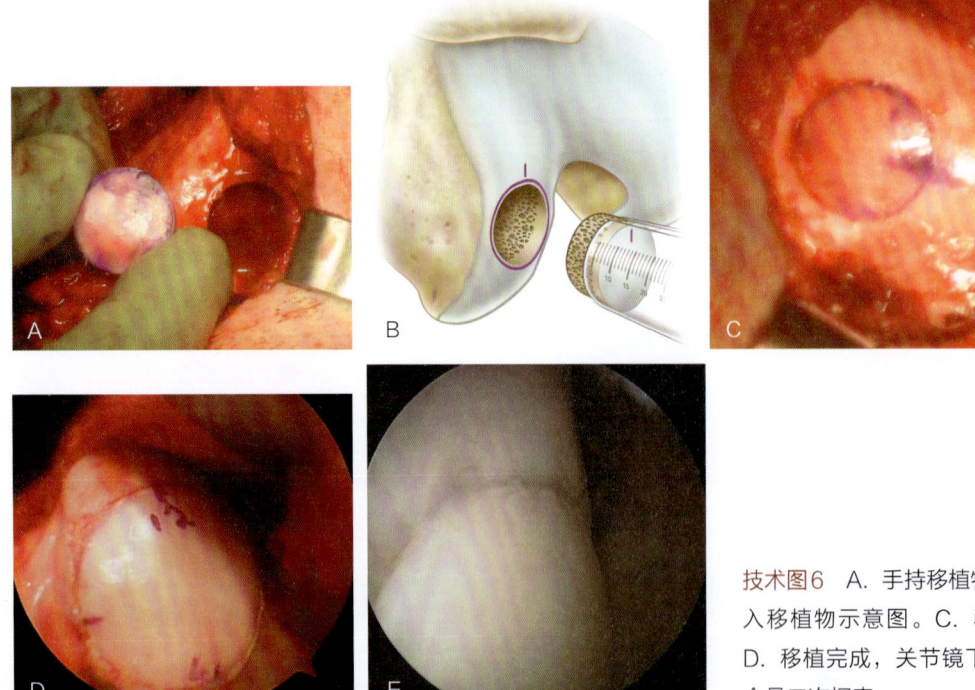

技术图6 A. 手持移植物将其插入。B. 用输送管插入移植物示意图。C. 移植完成，切开手术所见。D. 移植完成，关节镜下所见。E. 关节镜下术后3个月二次探查。

要点与失误防范

所有患者都需行下肢力线全长X线检查	• 力线不佳者需在术前或在OATS术中进行纠正
导针应垂直插入受体骨床中心位置,供体移植物应在同样的垂直平面切取	• 供体和受体位置不匹配使移植物早期失败率风险提高
多余的供体股骨髁应当在进入工作站前用电锯切除	• 较大块的股骨髁无法与工作站相符
供体移植物在最终准备好之前应当用脉冲清洗	• 清除骨髓可尽量减少异体移植骨塞的轻度免疫反应
受区骨床应当用小的1.6 mm钻头钻孔,以刺激更多血管反应	• 钻孔应当尽量减少以避免软骨下骨骨折
供体骨塞的边缘应当用咬骨钳修整为圆形以便插入	• 尖锐边缘可能会造成移植物插入难度增大

术后处理

- 患者通常是术后当天出院回家。
- 膝关节冷敷有助于减轻术后疼痛和肿胀。
- 单独的OATS术后无需使用支架。
- 术后第1天开始持续被动屈膝并逐渐过渡到可耐受的完全屈膝锻炼,通常术后第1天范围为0°~60°,之后每天增加5°,但是并没有被动活动度的限制。
- 严格禁止负重。
- 禁止负重8周后,再部分负重4周。
- 患者有望在6~8个月完全恢复运动。

预后

- Gross等[4]报道了外伤后60例新鲜股骨髁异体骨软骨移植的患者,平均随访10年,优良率为84%。65例新鲜胫骨平台创伤后异体骨软骨移植的患者,平均随访11.8年,优良率为86%。
  - 采用Kaplan-Meier生存分析发现,股骨骨软骨移植术后5年生存率为95%,10年生存率为85%,15年生存率为74%。
  - 据报道袁胫骨平台骨软骨移植术后5年生存率为95%,10年生存率为80%,15年生存率为65%。
  - 可以确认同时进行半月板移植或下肢力线重排术并不会导致预后不良。
- Shasha等[12]报道了60例有不同病因(外伤、骨关节炎、骨坏死、剥脱性骨软骨炎)的新鲜股骨异体移植的结果,平均随访10年。
  - 5年生存率为95%,10年生存率为85%,15年生存率为74%,优良率为84%,12例移植失败。
- Bakay等[1]暂报道了33例用冰冻异体骨软骨进行股骨、胫骨平台、髌骨移植手术的结果。随访2年,22例优良。
- Jamale等[5]暂报道了20例用新鲜异体骨软骨进行髌股关节移植术的结果,随访94个月,12例优良,5例失败。
  - Kaplan-Meier数据分析得出10年生存率为67%。
- Davidson等[3]报道了10例使用低温保存的异体骨软骨移植的膝关节病例,平均随访40个月。供者死亡至移植手术平均时间为36天。术后IKDC、Lysholm、SF-36等评分均显著提升。ICRS得分接近正常人(12分满分,得10分)。术后关节镜复查发现取样的异体移植物厚度平均值为3.2 mm,原生软骨厚度则为3.3 mm。软骨细胞活性为78%。MRI随访示所有病例移植物的骨性部分均完全融合。
- McCulloch等[10]报道25名患者2年的前瞻性研究。多项标准测量结果指标都显示术后明显改善,移植物融合率达88%。
- LaPrade等[7]前瞻性地研究了25例使用冻存骨软骨异体移植物的膝关节病例,平均随访3年。移植物由取出到植入历时14~28天。效果显著,无一失败,23例中22例移植物融合。
- Levy等[8]报道了进行股骨骨软骨异体移植术共129膝平均13.5年的随访。47%(61例)进行了再次手术。10年生存率为82%,15年生存率为74%,20年生存率为66%。30岁以上且经历过2次及以上手术的患膝失败率较高。
- Chahal等[2]做了一个膝关节骨软骨异体移植术的Ⅳ级临床研究水平的系统文献综述。包含90项研究,共644膝纳入。平均随访54个月。最常见的手术指征为创伤后(38%)、剥脱性骨软骨炎(30%)、骨坏死(12%)和先天性疾病(12%)。65%的研究发现在随访结束时极少或没有关节炎发生。短期并发症率为2.4%,失败率为18%。

并发症

- 感染。
- 僵直。
- 血栓栓塞。
- 反射性交感神经失养症。
- 移植物松动/失效。

（刘闻欣　译，皇甫小桥　董士奎　审校）

参考文献

[1] Bakay A, Csonge L, Papp G, et al. Osteochondral resurfacing of the knee joint with allograft: clinical analysis of 33 cases. Int Orthop 1998;22:277-281.

[2] Chahal J, Gross AE, Gross C, et al. Outcomes of osteochondral allograft in the knee. Arthroscopy 2013;29(3):575-588.

[3] Davidson PA, Rivenburgh DW, Dawson PE, et al. Clinical, histologic, and radiographic outcomes of distal femoral resurfacing with hypothermically stored osteoarticular allografts. Am J Sports Med 2007;35:1082-1090.

[4] Gross AE, Shasha N, Aubin P. Long-term follow-up of the use of fresh osteochondral allografts for post-traumatic knee defect. Clin Orthop Rel Res 2005;435:79-87.

[5] Jamali AA, Emmerson BC, Chung C, et al. Fresh osteochondral allografts. Clin Orthop Rel Res 2005;437:176-185.

[6] Kwan MK, Wayne JS, Woo SL, et al. Histological and biomechanical assessment of articular cartilage from stored osteochondral shell allografts. J Orthop Res 1989;7:637-644.

[7] Laprade RF, Botker J, Herzog M, et al. Refrigerated osteoarticular allografts to treat cartilage defects of the femoral condyles: a prospective outcomes study. J Bone Joint Surg Am 2009;91(4):805-811.

[8] Levy Y, Gortz S, Pulido P, et al. Do fresh osteochondral allografts successfully treat femoral condyle lesions? Clin Orthop Relat Res 2013;471:231-237.

[9] Linden B, Malmo S. Osteochondritis dissecans of the femoral condyles. J Bone Joint Surg Am 1977;59:769-776.

[10] McCulloch PC, Kang RW, Sobhy M, et al. Prospective evaluation of prolonged fresh osteochondral allograft transplantation of the femoral condyle: minimum 2-year follow-up. Am J Sports Med 2007;35:433-420.

[11] Pearsall AW IV, Tucker JA, Hester RB, et al. Chondrocyte viability in refrigerated osteochondral allografts used for transplantation within the knee. Am J Sports Med 2004;32:125-131.

[12] Shasha N, Aubin PP, Cheah HK, et al. Long-term clinical experience with fresh osteochondral allografts for articular knee defects in high demand patients. Cell Tissue Bank 2002;3:175-182.

[13] William JM, Virdi AS, Pylawka TK, et al. Prolonged-fresh preservation of intact whole canine femoral condyles for the potential use as osteochondral allografts. J Orthop Res 2005:23:831-837.

[14] Williams RJ III, Dreese JC, Chen CT. Chondrocyte survival and material properties of hypothermically stored cartilage: an evaluation of tissue used for osteochondral allograft transplantation. Am J Sports Med 2004;32(1):132-139.

[15] Williams SK, Amiel D, Ball ST, et al. Prolonged storage effects on the articular cartilage of fresh human osteochondral allografts. J Bone Joint Surg Am 2003;85:2111-2120.

第48章 剥脱性骨软骨炎和缺血性坏死
Osteochondritis Dissecans and Avascular Necrosis

Matthew T. Burrus and David R. Diduch

定义

- 剥脱性骨软骨炎（OCD）、缺血性坏死（AVN）、自发性膝关节骨坏死、软骨和骨软骨病变都发生在承重关节面或在其下方，很容易混淆（图1）。
- OCD由部分软骨下骨缺血性改变引起。骨性薄片及其上覆盖的关节软骨可以从下方骨面分离。
- 关节表面软骨病变不穿透软骨下骨，损伤的是软骨细胞和细胞外基质，而且没有炎症的愈合反应。
- 骨软骨病变不仅会损伤关节软骨，而且穿透软骨下骨，因此引起炎症愈合反应。
- AVN是由一个较大的楔形骨段失去血供引起的。如果坏死延伸到软骨下骨，可能导致软骨下骨折和骨面塌陷。
- OCD中，缺血的骨片在硬化边缘下方从正常的有血运的骨床上分离。在AVN中，缺血的骨软骨表面断裂成多个碎片并从缺血骨床上分离。

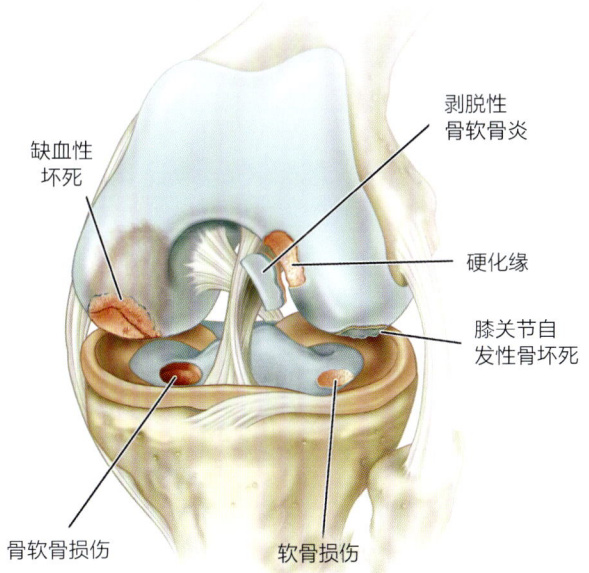

图1 缺血性坏死包含一个大的缺血骨段，可能会延伸到软骨下骨。剥脱性骨软骨炎是以一个缺血性的骨性薄片及其上覆盖的关节软骨为特征。骨软骨病变是关节软骨及其下方骨性部分的病变，而软骨损伤仅涉及关节表面。自发性膝关节骨坏死包含软骨下骨板局灶性应力性骨折并伴有塌陷。

- 自发性膝关节骨坏死包含软骨下骨应力性骨折并伴有继发性塌陷，好发于半月板切除后或半月板半脱位患者。

解剖

剥脱性骨软骨炎

- OCD病变最常发生于膝关节。它们还经常发生在肱骨小头和距骨。
- 在膝关节，80%～85%的OCD病变涉及股骨内侧髁，涉及股骨外侧髁为10%～15%，涉及滑车<1%。髌骨病变不常见，仅在5%～10%病例中发现，通常好发于内下方区域[10,16,20]。
- 经典的病变发生在股骨内侧髁的外侧面，股骨外侧髁的病变好发于中央区下方，涉及关节负重面的很大一部分（图2）。

缺血性坏死

- AVN最常见于髋关节，膝关节是第二好发区域，但仅占髋关节病例的10%。AVN可累及股骨、胫骨或二者同时累及；超过80%的病例是双侧的，通常涉及多个股骨髁（图3A）。
- AVN涉及较大区域的软骨下骨，可延伸至骨骺，甚至干骺端或骨干。

自发性膝关节骨坏死

- 膝关节自发性骨坏死与AVN不同。患者年龄常超过55岁，多数只涉及一个股骨髁（内侧最常见），而且99%的病例（图3B、C）是单侧的。
- 自发性膝关节骨坏死的病变是软骨下骨应力性骨折并伴有关节面塌陷及继发性关节面不一致和疼痛。

病理机制

剥脱性骨软骨炎

- OCD的确切病因仍难以确定。目前有多个理论学说，包括创伤、局部缺血、累及髌板的异常骨化、遗传因素，或以上多种因素组合。著名理论学说将在后文中进一步讨论，大多数学者都认为重复性应力劳损在其中起了关键作用。

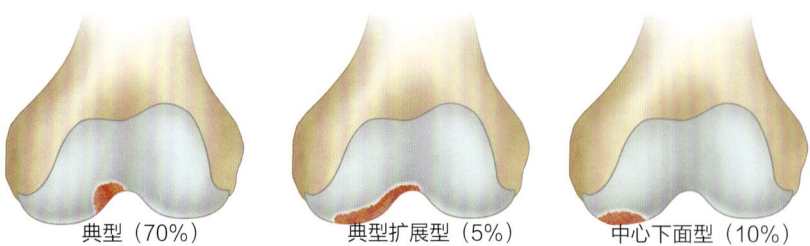

股骨内侧髁剥脱性骨软骨炎（80%~85%）

典型（70%）　　典型扩展型（5%）　　中心下面型（10%）

股骨内侧髁剥脱性骨软骨炎（10%~15%）

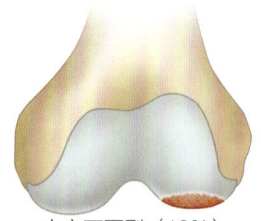
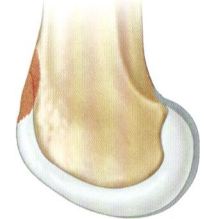

中心下面型（13%）　　前方型（2%）

图2　膝关节OCD的位置（经允许引自Williams JS Jr, Bush-Joseph CA, Bach BR.Osteochondritis dissecans of the knee: a review.Am J Knee Surg 1998；11：221-232）。

- 反复的微创伤致了软骨下骨的应力性骨折。如微创伤持续发生且超过软骨下骨愈合能力，可能会发生坏死，并导致片段分离和骨不连[10]。
- 腘动脉为骨骺和二次骨化中心提供血运。
  - 在儿童成长期对仅有微弱血供的小终末动脉反复的微创伤或创伤，会导致部分片段血供中断，最终发展为OCD病变[20]（图4）。
- 软骨下血管的转变处是导致产生薄弱点的原因。
  - 在青少年病例中，可能出现血管再生。
  - 在大多数情况下，愈合并不充分，软骨下骨区域骨段在持续性缺血和机械应力作用下将导致关节面骨折。
- 泵入骨段周围的滑液通过膝关节活动防止纤维蛋白凝块形成，限制了愈合。承压液体甚至可以侵蚀骨骼和引起囊性缺损。骨段的不稳定可导致游离体形成。
- 剪切应力可能由内侧胫骨棘接触股骨内侧髁时产生，也可能与后交叉韧带起点的牵拉有关。然而，这个理论并不能解释其他位置病变的存在和胫骨隆突在正常行走或跑步时没有发生撞击的原因。

缺血性坏死

- 膝关节的AVN被称为缺血性、特发性、皮质类固醇相关性坏死。
  - 如同在髋部的AVN一样，骨坏死导致软骨下骨骨折和随后的关节面塌陷[11]。
- 类似OCD的病变，AVN的发生是由于骨段的血供中断，但在AVN的血供中断是非创伤性的，可能累及骨骺，并延伸到干骺端。

自然病程

剥脱性骨软骨炎

- OCD的发生率为每10万人口中15~21人，好发于10~15岁。
- 多见于男性，男女比例为5:3。

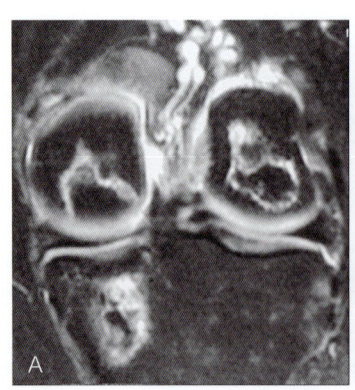
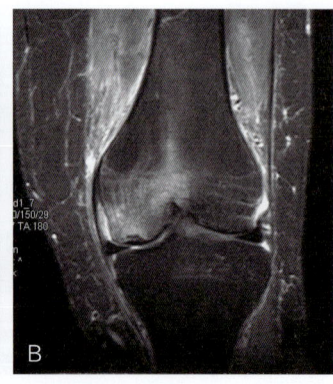
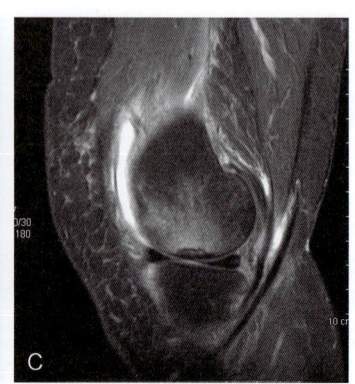

图3　A. MRI可见AVN涉及多个股骨髁并延伸至干骺端。B、C. MRI示自发性膝关节骨坏死只涉及股骨内侧髁。注意邻近所涉及区域的水肿。

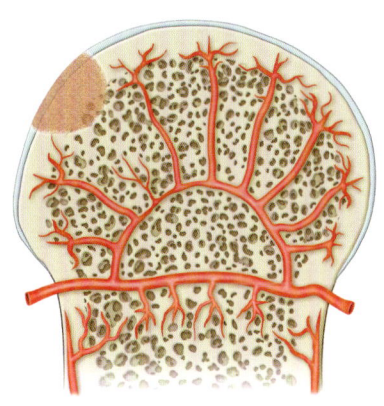

图4 骨软骨炎病变是由于特定区域骺动脉血运的中断引起的（经允许引自 Williams JS Jr, Bush-Joseph CA, Bach BR. Osteochondritis dissecans of the knee: a review. Am J Knee Surg 1998；11：221-232）。

- 40%～60%的患者之前有膝关节创伤史。
- 15%～30%的患者病变为双侧，做出诊断后通常需同时对双膝进行评估。
  - 如果病变为双侧，它们通常处于不同的发展阶段。
- 患者的成熟度有助于判断治疗的预后。
  - 骨骺未闭的少年病例有较高（65%～75%）的愈合能力。
  - 青春期病例的预后尚无定论。50%的人愈合，但其余的和成人（即闭合骨骺病例）一样，有一个渐进的不愈合过程。
  - 在骨骼发育成熟的患者，治愈的可能性基本上是不存在的。
- 影响预后的因素包括：大小和病变部位、骨片稳定性、骨片后方的关节液、关节面状态和病程持续时间。

缺血性坏死

- 膝关节AVN，最常发生于年龄＜55岁的患者，累及多个股骨髁，80%以上为双侧。
- 60%～90%的患者在其他大关节也有AVN，女性居多，往往有系统性红斑狼疮、镰状细胞病、酒精中毒或全身使用皮质类固醇病史。
- 通常只有累及骨骺的AVN才有临床重要性。结构支撑的破坏可能会使上覆关节面坍塌和碎裂，导致关节炎性疼痛（图5）。

病史和体格检查

剥脱性骨软骨炎

- 定位不明确膝关节疼痛主诉通常是OCD病变的早期表现。
- 注意是否肿胀至关重要，因为积液的存在强烈地表明了碎片至少在一定程度上是游离的。
- 松动或游离的病变可能会产生机械症状，如捻发音、别卡感或交锁。这些症状可以类似于半月板病变。
  - 症状往往随着时间进展，持续的活动将导致一个稳定的病灶变得不稳定。
- 慢性病变的晚期可能会出现股四头肌萎缩。
- 活动度受限较少见。活动时疼痛、捻发音或机械性症状可能表示不稳定的病变。
- Wilson征是股骨内髁病变的特异性表现。测试时屈膝至90°，然后内旋并缓慢伸膝。
  - 患者发生疼痛（Wilson征阳性）是在屈膝将近30°当胫骨棘紧靠股骨内髁，外旋时疼痛缓解。
  - 根据最近的研究显示，该体征可能缺乏敏感性[20]。
- 在经典的病变中患者可能会使用减痛步态行走，并外旋患肢以避免胫骨棘和股骨内髁接触。
- 病变处直接压痛（Axhausen征）可以在软骨下骨不稳定的患者中发现，是体征减轻、逐步愈合的一个有用的指标。

缺血性坏死

- 膝关节疼痛开始不明显。
- 疼痛可能是内侧、外侧或弥漫性。
- 可能存在轻度积液和关节线压痛。
- 体检多为阴性。

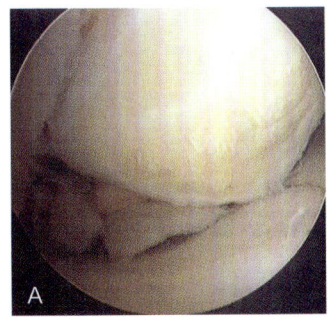 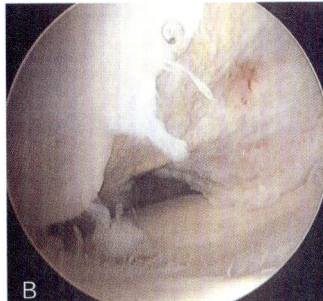 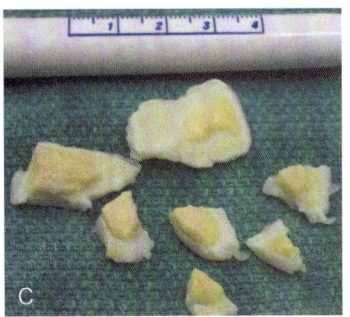

图5 A. 在股骨髁远端的碎片和多个游离体。B. 在股骨髁清创及摘除游离体后。C. 关节镜下移除的碎片（经允许引自 Diduch DR, Hampton BJ. Avascular necrosis drilling in the knee. In: Miller MD, Cole BJ, eds. Textbook of Arthroscopy. Philadelphia: Elsevier, 2004：593-599）。

影像学和其他诊断性检查

剥脱性骨软骨炎

- X线平片有助于定位和定性病变,同时也提供关于病变骨骼成熟度及骨龄这些有价值的信息,并排除其他骨性损伤。
- X线评估应包括前后(AP)、侧位、隧道位、髁间凹位(图6A、B)。
  - 隧道位较AP位能获得更多信息,可观察股骨髁(图6C、D)。隧道位往往是最能说明问题的位置,因为OCD的病变通常位于股骨内髁外侧面。
  - 摄片需与对侧对比,因为15%～30%的病例为双侧。
  - <7岁的儿童可能在股骨远端有不规则的骨化中心,类似OCD的病变。这些代表正常骨化中心的变异,无临床症状。
- MRI是诊断评估OCD的必要方法。
  - MRI提供了以下关键性信息:软骨和软骨下骨状态、病灶大小、病变下方积液的存在与否、骨水肿程度、游离体或其他膝关节损伤(图6E、F)。
  - DeSmet等[5]发现了与非手术治疗后OCD病变愈合能力呈负相关的4个MRI标准:病变下方的高信号线,显示滑液,至少有5 mm长;至少有5 mm厚的;与关节面相通;关节面上5 mm或以上的灶性缺损。
    - 高信号线可见于72%的不稳定病变,是非手术治疗失败的患者最常见的征象[5,13]。
  - 有一项2008年针对OCD患者(包含36位青少年和34位成人)的回顾性研究,对典型不稳定病变在MRI上的敏感性及特异性进行了评估。典型影像学上的不稳定有以下表现:①边缘呈现T2高信号;②周围囊肿形成;③软骨骨折线呈现T2高信号;④骨软骨缺损处可见液体充盈,该标准对于青少年敏感性为100%,特异性11%,而对于成人敏感性和特异性均为100%[8]。
- 尽管MRI已广泛应用于评估OCD病变,Quatman等[14]在对最近的文献进行回顾性分析后发现,目前并没有高质量的研究可以证实MRI表现和关节镜术中所见之

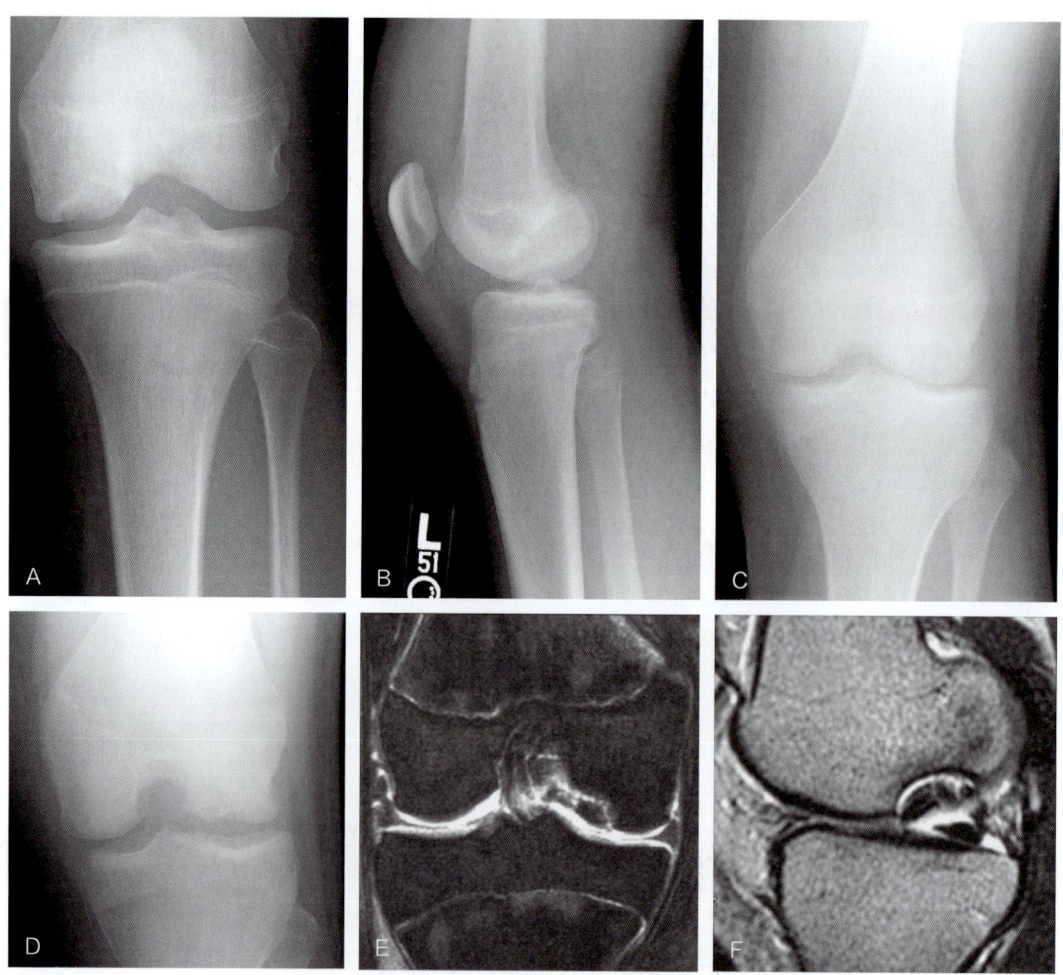

图6　A、B.正侧位片示在股骨内侧髁病变。C、D.AP位和隧道位表现出OCD在股骨外侧髁的病变。在隧道位,更易查看股骨髁的病变。E、F.OCD的病变在MRI冠状面和矢状面图像。注意:病变下方的病变关节液。

间存在一致性。它们引用的分级标准不尽相同,选择的影像序列也没有统一标准,而这些都会导致偏差。
- 历史上,Cahill 和 Berg[3] 曾提倡使用锝-99m 全身骨显像来评估愈合能力。这个建议是以血流和成骨细胞活性在核显像活动中的关系为基础。
  - 遗憾的是,各向同性的示踪剂在愈合后仍然会较好地保留在受影响区域内,以致难以做出判断。
  - 在处理 OCD 病变时全身骨显像的使用并没有被普遍接受,在很大程度上是由于必须静脉注射,而且研究需要时间,当然更重要的是因为 MRI 的出现。

缺血性坏死
- 对于 AVN 患者,需进行 X 线平片检查和 MRI 扫描。
- 一旦 AVN 诊断成立,应当考虑进行双髋关节 MRI 检查。

鉴别诊断
- 正常副骨化中心。
- 游离体。
- 半月板病变。
- 急性骨软骨骨折。
- 缺血性坏死。
- 骨骺发育不良。

非手术治疗

剥脱性骨软骨炎
- 最初的非手术治疗是针对骨骺未闭的儿童,因为在这个患者群体中有良好的自然病程。
  - 在一项包含 47 个膝关节的研究中,2/3 的青少年 OCD 病变仅仅经过活动调整和临时制动,在 6 个月之内可见 MRI 影像上的愈合从而认为达到临床稳定。不愈合的典型危险因素包括病变范围的扩大、产生肿胀和/或机械症状临床表现[18]。
  - Cahill[2] 报道,如果骨骺仍然未闭且能够保持患者依从性,50% 的青少年 OCD 将会在 10~18 个月愈合。
- 大多数学者赞成在保护下进行负重 6 周,接着调整活动方式 6 周,然后在 3 个月时用 X 线片加 MRI 进行重新评估,以构成适当的非手术治疗试验。
- 在依从性方面,儿童呈现出一种独特的挑战性。
  - 有些学者主张将膝关节固定器的使用作为非手术治疗方法的一部分,并且认为一个稳定的病变,不负重,膝关节制动及日常关节活动度训练这些综合措施,再加上之后的活动方式调整,超过 90% 的病例可在 3~6 个月成功治愈。
  - 虽然还没有随机前瞻性数据发表支持膝关节固定器,但支具可能有助于在非手术治疗中增加这个较"不听话"的患者人群的依从性。
- 由于疾病的持续性进程,非手术治疗很少用于有症状的成人。
  - 骨骺闭合后,病变的愈合能力大大降低,而不稳定、松动及分离的可能性提高。
  - 仔细评估接近骨骼成熟的青少年患者是必要的,因为他们的愈合能力与更年轻的患者相比也同样在下降。
  - 通常采用积极的和早期的手术干预来保持关节的完整性。

缺血性坏死
- AVN 初期治疗使用镇痛药、非甾体抗炎药,并在保护状态下负重 3 个月,代表充分的非手术治疗。
- 假如症状持续,应当考虑手术治疗。

手术治疗

剥脱性骨软骨炎
- OCD 手术治疗的目标是维持关节的完整性,坚实地固定不稳定碎片,并修复骨软骨缺损,从而减轻症状和防止软骨的进一步退变(图 7)。
- 手术治疗应当在有不稳定或分离病变的骨骼发育未成熟患者中进行,也可以在非手术治疗失败的骨骼接近闭合的患者中进行。
- OCD 开始是用关节镜进行手术治疗,可以对病变部位的稳定性和上覆软骨的完整性进行直接评估。
  - 关节镜下钻孔适用于非手术治疗失败但病变处关节面完整并保持稳定的青少年 OCD 患者。钻孔的目的是创建可能使血运重建和愈合的通道。
  - 逆行经骨骺钻孔可避免穿透关节面,但技术上要求在钻入深度和进针位置方面都要十分精确。
  - 顺行经关节钻孔较易操作,创建的隧道在关节表面上以纤维软骨形式愈合。
  - 需要注意的是:顺行关节镜下钻孔本质上与微骨折基本相同,只是在技术细节上略有不同。前者指的是针对 OCD 病变的治疗,而后者则用于软骨缺损。
  - 对于在 MRI 上没有显示关节软骨破裂,或碎片后没有积液的稳定或轻度不稳定的病变,可以在关节镜下进行钻孔和原位固定。
- 固定在各种开放手术或关节镜下完成,包括克氏针、空心螺钉、可变螺距压缩无头螺丝、骨钉和生物可吸收植入物。不可吸收固定物需二次手术取出。
  - 不稳定病变下方有纤维组织及硬化骨缘,最好进行切除,促使其发生愈合反应(图 8)。此外,碎片下方

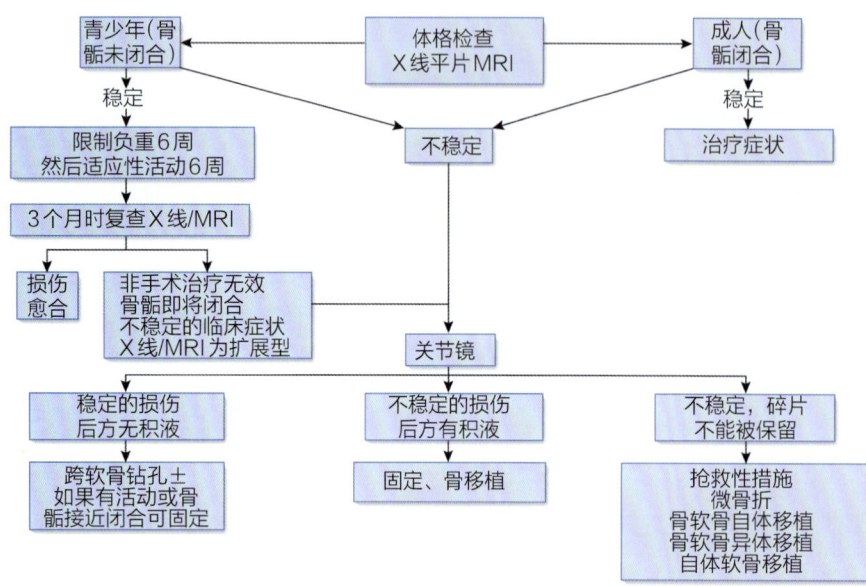

图7 治疗OCD的流程图。

的关节液会妨碍纤维蛋白凝块的形成,从而阻止骨性愈合所必需的第一个步骤。
- 软骨下骨缺损的不稳定病变在碎片复位以及固定之前,应当进行自体骨移植以填补缺损。
  - 植骨应填补任何空隙,以防止碎片被周围关节软骨分泌的液体冲走。自体骨移植来源包括股骨远端和胫骨近端。
- 完全不稳定病变(游离体)并有软骨下骨依附的患者,可以一期修整缺损区使之与移植物相匹配,植骨并固定。
- 有几种补救方法可以用于无法一期修复的病变。
  - 对于主要是机械症状的患者,清创和灌洗可用于偶然发现或那些不涉及主要负重区的病变。无需尝试修复或置换损伤的关节表面。
  - 骨髓刺激技术(如钻孔、打磨关节成形术、微骨折)在病变区域以纤维软骨的形式促进愈合反应。
  - 修复性技术是将损伤部位用新的关节软骨进行替换。这些措施包括自体骨软骨植骨、异体骨软骨移植、自体软骨细胞移植(ACI)。

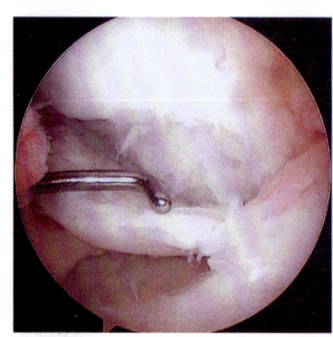

图8 股骨内侧髁OCD病变关节镜下影像:用探钩作为铰链打开病变部位,展示出病变下方的纤维组织。

缺血性坏死
- AVN手术治疗包括关节镜清理术、关节镜钻孔术、核心减压术或胫骨高位截骨术。
- 对于未塌陷、已产生症状的软骨下骨病变,核心减压术已被证实是比较成功的。
- 骨床缺乏活性,因此用自体或异体骨关节进行关节表面重建术尚未得到广泛认可。
- 对于关节面塌陷和继发性关节炎的患者,可考虑进行单髁置换和全膝关节置换。

术前计划

剥脱性骨软骨炎
- 通过正侧位X线平片评估生长板状态、病灶定位,并明确有无硬化和游离体。
- 通过MRI扫描明确病变的大小、软骨和软骨下骨的情况、碎片下的高信号区、骨水肿、游离体或关节内伴随病变。特别是要明确碎片后方有无关节积液或囊性侵蚀,以决定是否需要植骨。

缺血性坏死
- X线平片评估AVN是否有关节面塌陷和继发性关节炎(图9)。如有,则核心减压术并不适用。
- MRI可以明确软骨下骨累及位置和程度。只有当累及软骨下骨的病变有塌陷的风险时,才是核心减压术的适应证。

体位
- 患者取仰卧位。
- 在可透射线手术台的对面放置影像增强器,方便术中透视,以辅助股骨病变的逆行钻孔。

- 止血带置于患侧大腿,外侧挡板用于将下肢稳定于外翻应力,同时也有利于髋关节旋转置于4字体位,允许膝关节行侧面入路并易于获得侧位片。
- 下肢常规消毒铺巾,止血带充气加压,行诊断性关节镜检查。

入路
- 通过标准关节镜入路可以接近病变部位。
- 可以考虑做一个能直接到达病变部位的有限的内侧或外侧关节切开。垂直于病变放置构件或骨软骨移植物至关重要。

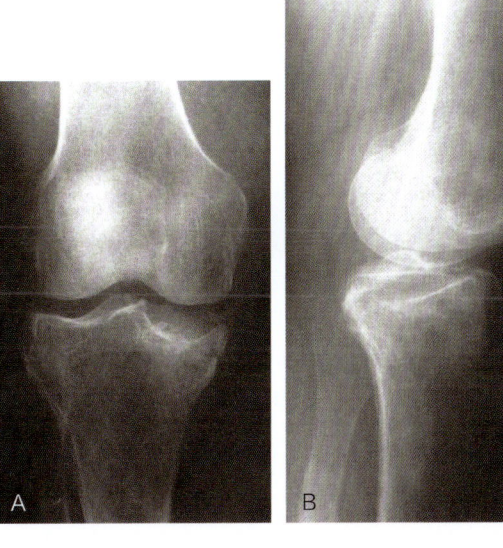

图9 A、B. 正侧位X线显示在AVN中胫骨关节面塌陷(经允许引自 Diduch DR, Hampton BJ. Avascular necrosis drilling in the knee.In: Miller MD, Cole BJ, eds. Textbook of Arthroscopy.Philadelphia: Elsevier, 2004:593-599)。

经软骨钻孔固定或不固定治疗完整OCD病变

- 可以使用顺行或逆行技术完成钻孔(技术图1A)。
  - 顺行方法在技术上比较容易,但损伤了关节软骨。
  - 逆行技术避免了关节面的损伤,但技术上极富挑战性,包括维持钻孔深度和定位精确度,而且还需要使用透视。一个空心的前交叉韧带(ACL)导向器有利于引导克氏针的放置。
- 首先,完成一个全面的关节镜诊断性检查。
  - 不断改变屈膝角度,仔细检查累及的股骨髁。寻找病变周缘的细微不规则处,其余关节面将显得光滑。
  - 沿病变的边界探测,以确保在软骨下骨上没有不连续的关节软骨(技术图1B)。
- 一旦完整的病灶得到确认,就用0.062 in(1.57 mm)克氏针在病灶中钻几个孔(技术图1C、D)
  - 钢针必须垂直于关节表面。
  - 在钢针外使用软组织保护装置或是钻头套筒。

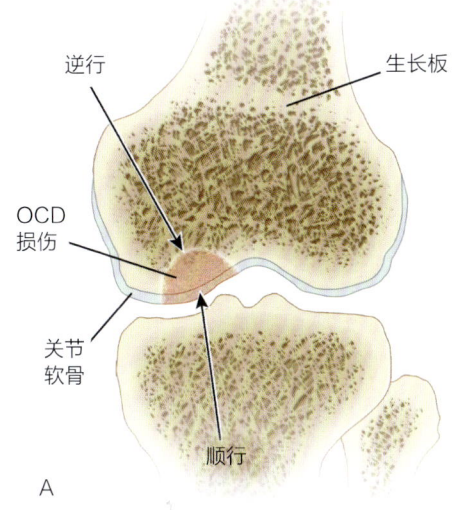
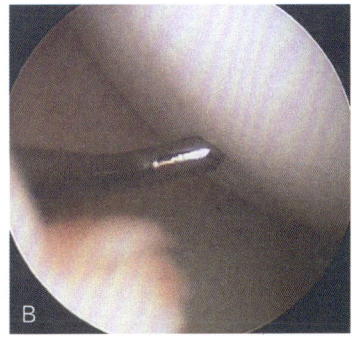

技术图1 A. 剥脱性骨软骨炎(OCD)病变逆行或顺行钻孔。B. 可见探钩对OCD病变的边缘进行刻痕。

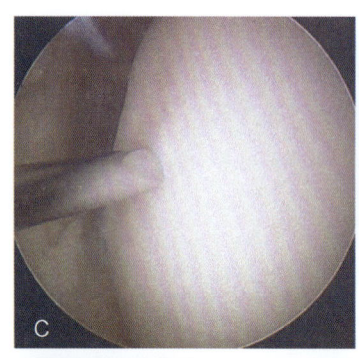
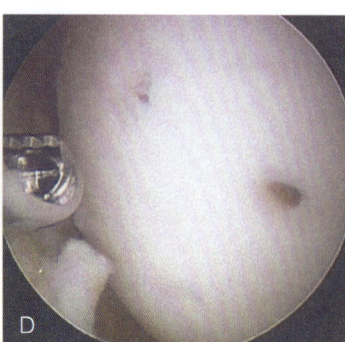
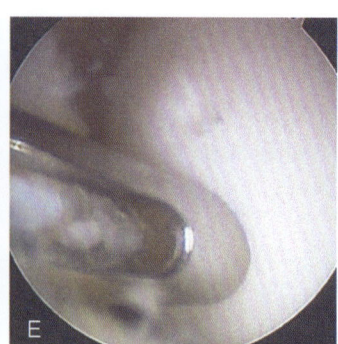
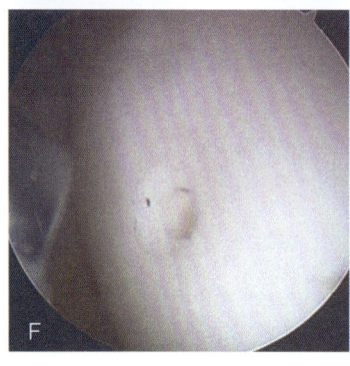

技术图1（续） C.在病变部位多次钻孔。D.在病变部位顺行钻孔之前，将钢针垂直放置于关节面。E.可吸收固定物垂直于病变表面进行放置。F.可吸收固定物埋头固定于病灶表面之下（B~F图经允许引自 Diduch DR, Hampton BJ. Avascular necrosis drilling in the knee. In: Miller MD, Cole BJ, eds. Textbook of Arthroscopy. Philadelphia:Elsevier, 2004：593-599）。

- 术者需使用前内或前外切口中任何一个能够提供垂直进入病灶的入路。较大的病灶可能需要同时使用这两个入路。
- 钻入深度为1.5~2 cm，可促使血管通道建立并进入病灶。在骨骼未发育成熟的患者，需谨慎限制钻入的深度，以避免穿透骨骺。
- 如果挤压碎片能使其移动，或者患者的骨骺已接近成熟，都需要对碎片进行固定。
  - 可吸收内固定包括以下几种：埋头钉，在其尖端有倒钩来提供加压，这是笔者首选的技术（技术图1E、F）；螺钉，更有可能造成关节面破坏；平滑钉，需要从不同角度插入并固定碎片。
  - 金属内固定包括拉力螺钉、可变螺距全螺纹螺钉或克氏针（加压力量较小）。
  - 在用MRI对成人患者进行了平均5.4年的随访之后，Weckström 等发现术后功能结果的优良率在平滑钉组为35%，而在埋头钉组为73%。此外，骨愈合不完全的影像学表现在平滑钉组更为常见[19]。

OCD的初期固定和植骨

- 膝关节OCD病变需尽可能进行初期固定。
- 病变底面存在黄色的软骨下骨是初期固定成功的先决条件。单独由软骨组成的病变将无法愈合。
- 首先，进行诊断性关节镜检查。一旦确认病变，即探查病变下方有无纤维组织。
- 可以考虑做一个能直接进入并暴露病变部位的关节小切口。这样可以垂直固定碎片，使之得到最大限度的稳定和加压。
  - 关节小切口可以从前内侧或前外侧入路延伸而来，视病变部位而定，在向远处延伸切口时需注意避免损伤半月板前角。
- 切除一部分脂肪垫有助于更好地暴露手术视野。
- 前方及后方的病变可以通过改变膝关节屈伸角度进行暴露。
- 用刮匙去除骨床中及病变下方的纤维组织，直到看见骨质出血。关节镜打磨头有助于清理致密的硬化骨边缘。
- 然后用手法或克氏针对骨片进行复位。
  - 减少关节表面渗液至关重要。
  - 任何对位不佳都会造成增加继发于关节面不规则所引起的接触应力及剪切力，形成边缘载荷。
  - 植骨是必要的，因此需避免碎片复位不良。

- 骨松质可以从自体获取,如胫骨Gerdy结节,或股骨远端骨骺下方的外侧面。
  - 在上述两种方法中均要切开骨膜,然后用骨凿开一个小的骨皮质窗。用刮匙获取骨松质。
  - 然后将骨皮质窗放回缺损处,修补骨膜。
  - 将移植骨填满骨床,接着再次进行软骨面的复位及评估。
- 将装置垂直置于软骨面并完成固定操作。
  - 如果在MRI中病变下方无液体轨迹出现,则尽可能原位固定,且无需植骨或进行任何额外的复位或刮除(技术图2A~H)。
  - 然而,当病变更加不稳定时,比如碎片下方出现液体轨迹或碎片浮动,则需要进行如前所述的植骨和刮除(技术图2I~K)。
  - 螺钉头部需埋于软骨面下方,以防产生磨损。
  - 根据缺损大小,可能需要进行多个固定。
  - 可以结合使用各种固定类型或技术。如加压螺钉可以置于病灶中央,而病灶周围则可以使用可吸收钉来加强固定。此外,只要病灶的一部分还有软骨下骨附着,也可以固定这部分病灶并且使用自体骨软骨柱移植技术填补其余的缺损部分。
  - 必须避免将螺钉拧得过紧。过度加压会导致碎片破裂。
- 最后检查应当显示病变部位复位良好,固定牢。

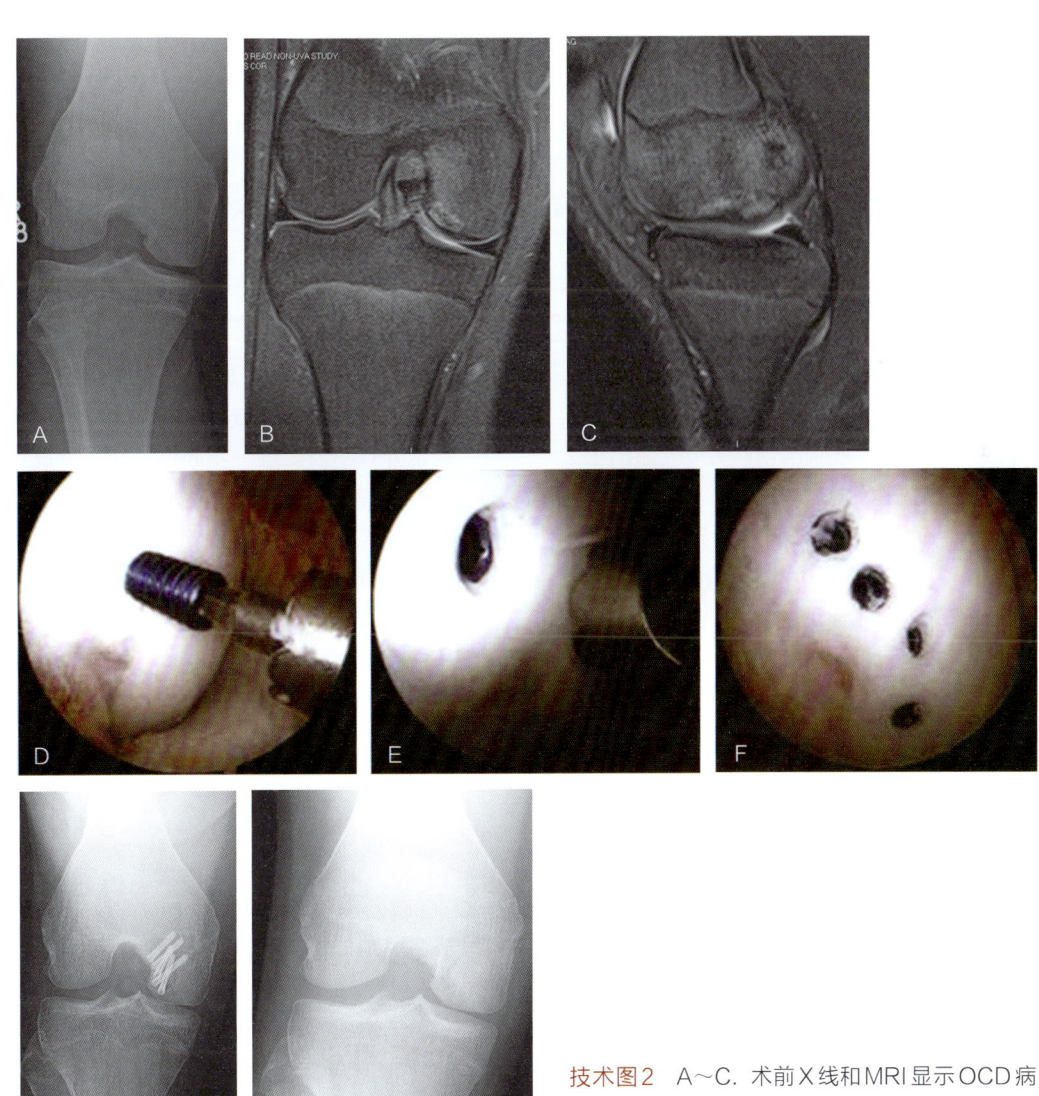

技术图2 A~C. 术前X线和MRI显示OCD病变下方无液体轨迹出现。D~G. 术中和术后影像展示使用空心埋头钉进行原位固定。H. 螺钉取出后,术后影像显示OCD病变已愈合。

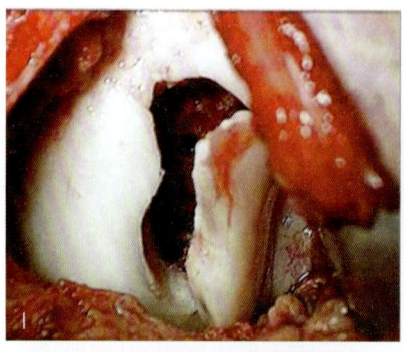
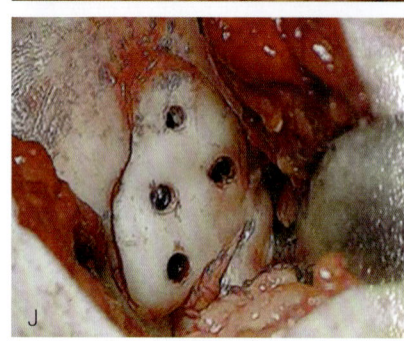
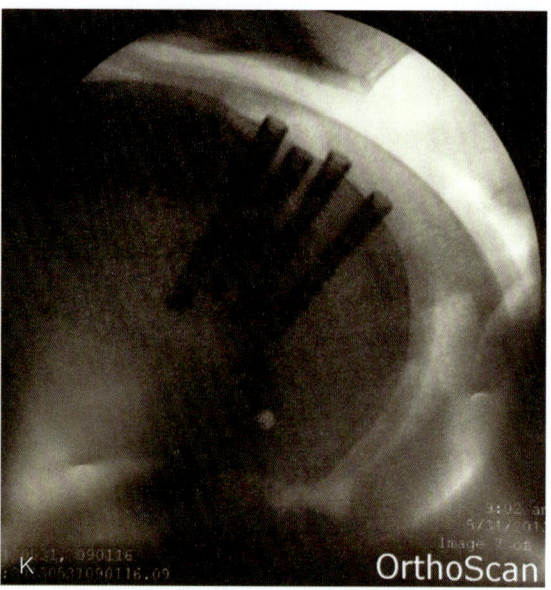

技术图2（续） I. 图示一大块下方出现液体轨迹的不稳定碎片及其坏死的基底部。由于坏死的基底部是愈合的屏障而且没有血供，因此需要彻底去除。然后应进行局部植骨以填满打磨和/或钻孔之后留下的空腔。J、K. 术中和术后影像显示解剖复位固定。螺钉埋头于透光的软骨面下，稍突出于骨面，因此螺钉拧的不够深实际上是个假象。在术前主动和家属解释有助于避免之后的误会。

软骨细胞移植

- 如果OCD病变不适合固定或者清创后关节处遗留很大空腔，则需要考虑移植健康的软骨。
- 根据病变位置及大小，可以选择自体或异体移植来填充空腔。
- 自体骨软骨柱移植是比较常见的技术，它是将负重较少部位的软骨移植到负重部位。
  - 许多公司都有各自特制的器械，但从技术上来说都大同小异。
  - 刮匙用于去除任何残存的纤维软骨或软骨下骨，在股骨髁钻孔形成骨槽或骨隧道以容纳骨柱（技术图3A）。隧道的深度和直径分别用公司特制的工具和缺损大小进行测量。
  - 软骨柱移植可以通过一个小切口进行，通常选择股骨滑车的内外侧缘做切口。
  - 小心将软骨柱置入并压配到缺损处。在这个阶段以及整个移植过程中，务必使工具始终垂直于关节面。如果置入操作不当可能导致软骨柱断裂，因此需要做个辅助切口以确保这种情况不会发生。
  - 关节面必须保证光滑，不能有任何塌陷。由于不太可能再进一步处置，因此不能让置入的移植物突出于关节面（技术图3B）。当尺寸合适时，软骨柱非常稳定并且不需要进一步固定。在关节镜直视下可以通过膝关节全范围的活动来确认移植物的稳定性。
- 骨软骨异体移植。
  - 异体移植通常较少使用，有两个原因：其一是病灶很少太大，以至于不适合自体移植；其二是考虑到疾病传播和移植物吸收。
  - 技术上与自体移植相同，但不需要切取移植物。异体移植可能需要更大尺寸的软骨柱。
  - 在用公司特制工具在后台切取至合适尺寸之后，将移植物垂直置入受体部位。
- 骨软骨自体移植方法的不断改进已经使供体部位患病率大幅降低。这种相对较新的技术融合了ACI与骨柱移植。
  - 从非负重的股骨滑车处取一小块软骨做活检，然后将这些细胞培养3~4周。
  - 在第二个步骤中，从胫骨近侧干骺端切取合适大小的骨柱，去除骨皮质，将剩余的骨松质置入软骨缺损处。然后将基质支持的软骨细胞移植物放置在骨柱顶端并用纤维蛋白胶固定。
  - 最初的结果令人振奋[17]，不过该技术尚未广泛使用。

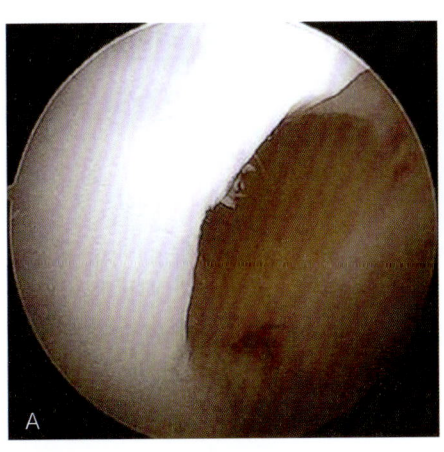
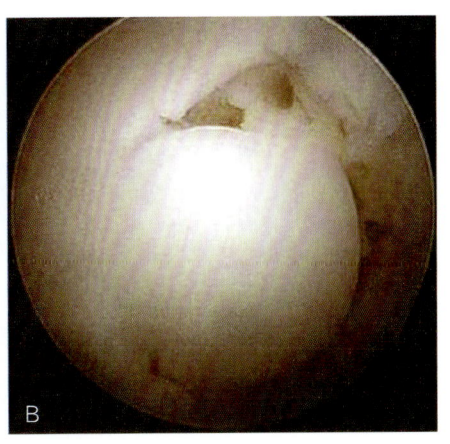

技术图3　A. 在去除整个病灶后，在股骨髁上建立隧道。B. 在软骨柱完全嵌入之后，将关节面盖上合拢。由于缺损处边缘不规则，可以沿着上缘和外侧缘进行微骨折处理以填满遗留的软骨空腔。

膝关节缺血性坏死的钻孔治疗

- 股骨可顺行或逆行钻孔。

股骨逆行钻孔

- 由于可以创建一个较大的通道来进行更有效的减压，因此笔者首选逆行钻孔手术。
  - 股骨病灶的逆行钻孔手术需在透视和关节镜下进行。
- 用一根2.4 mm导针经皮穿刺到骨面。
- 正侧位透视以确认起始点。
- 导针进至关节面内1~2 mm（技术图4A）。
- 将一个探钩置于靠近目标股骨髁的远侧关节面，并在侧位透视图像上确认导针的位置。在确认目标股骨髁时这项技术有助于避免由重叠阴影所产生的混淆（技术图4B）。
- 然后在关节镜直视下将导针送至几乎将要穿透关节面处。
- 导针上放置一个直径4.5 mm的空心钻头进行钻孔减压。
- 当钻头靠近关节面时，需要改成手动操作以便能够更好地控制。
  - 钻头在离关节面不足2 mm处停下（技术图4C、D）。
  - 每个病灶需要使用2~3个导针和空心钻头。

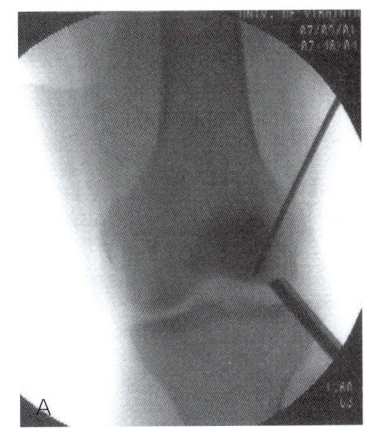
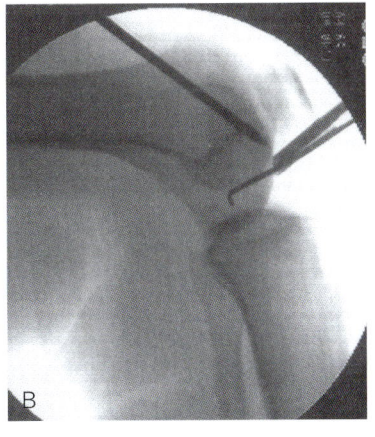

技术图4　A. 用逆行技术在透视下将导针送至关节面。B. 将关节镜探钩置于关节面有助于识别目标股骨髁。

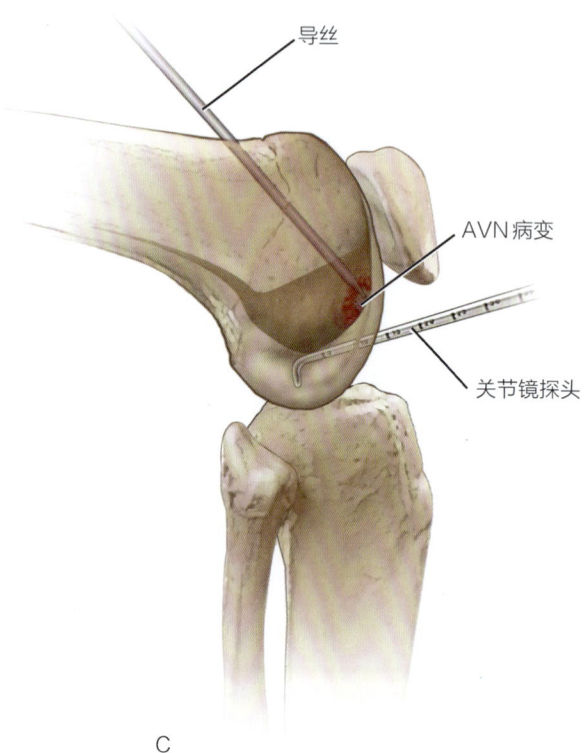
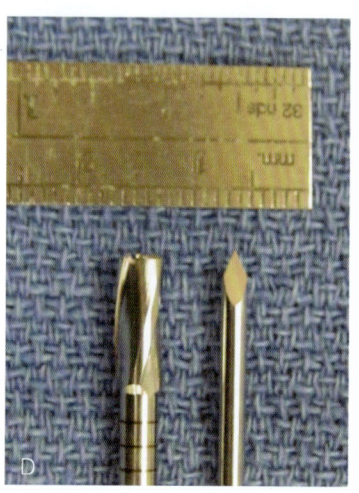

技术图4　C. 图示放置探针以协助判断导丝深度。D. 空心钻头的直径比导针显著增大，有助于AVN病变的髓芯减压（A、B、D图经允许引自 Diduch DR, Hampton BJ. Avascular necrosis drilling in the knee. In: Miller MD, Cole BJ, eds. Textbook of Arthroscopy. Philadelphia: Elsevier, 2004:593-599）。

股骨顺行钻孔

- 股骨病灶的顺行钻孔是从关节面钻孔至病灶处。
- 无需透视。
  - 通过关节镜和MRI来确定病变部位。
  - 使用直径1~2 mm的光滑导针多次钻孔直接进入并穿过病变部位到达正常骨骼。
- 用带吸引的刨刀吸去钻孔处的出血。
  - 出血表明减压成功以及导针已完全通过坏死的软骨下骨（技术图5）。

胫骨逆行钻孔

- 胫骨病变需使用胫骨逆行钻孔技术。
- 可选择在透视下进行操作。
- 使用ACL导向器定位病灶（技术图6A）。
- 通过关节镜和MRI来确定病变部位。
- 将一根2.4 mm导针通过ACL导向器置入并恰好穿透关节面（技术图6B）。
- 然后用一个直径4.5 mm的空心钻头钻孔减压，直至关节面下方。

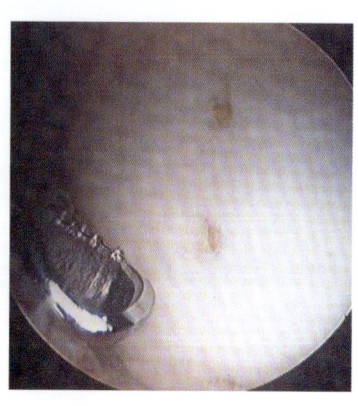

技术图5　带吸引的电动刨刀可吸去顺行技术钻孔处的出血（经允许引自 Diduch DR, Hampton BJ. Avascular necrosis drilling in the knee. In: Miller MD, Cole BJ, eds. Textbook of arthroscopy. Philadelphia: Elsevier, 2004: 593-599）。

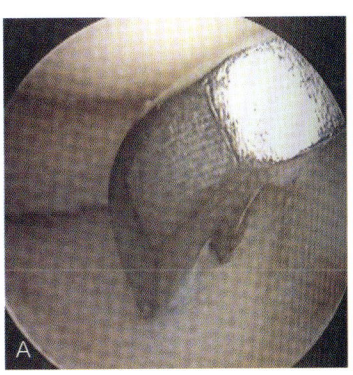 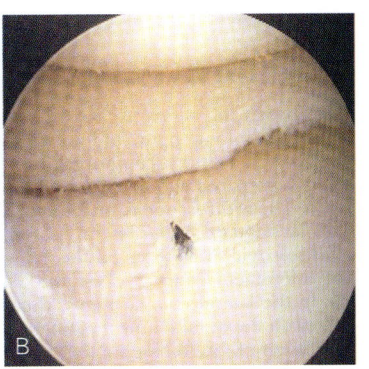

技术图6　A.可以使用ACL导向器及逆行钻孔技术来定位胫骨病灶。B.可见应用逆行钻孔技术将导针刺穿胫骨关节面（经允许引自Diduch DR, Hampton BJ. Avascular necrosis drilling in the knee. In: Miller MD, Cole BJ, eds. Textbook of arthroscopy.Philadelphia: Elsevier, 2004：593-599）。

要点与失误防范

处理OCD时需避免的错误	• 当碎片的固定成为愈合出现的必要条件时，低估了病灶的不稳定性并在原位钻孔 • 当固定及植骨成为愈合所必需时，低估了碎片后的积液并在原位钉入 • 当必须进行复位和固定时，仅仅切除底面带有软骨下骨的碎片 • 试图固定只有软骨的碎片，没有软骨下骨，将无法愈合 • 如有疑问，可做一个关节小切口直接进入并观察病灶。这有利于垂直固定，使愈合可能性达到最大程度
处理AVN时需避免的错误	• 过度依赖MRI表现。AVN并不一定是患者疼痛的原因，应当寻找其他可能引起患者症状的膝关节病变。只有当病变累及软骨下骨并且可能引起进一步塌陷时才有临床相关性 • 如果首次钻孔治疗AVN病变失败也不应该放弃。在60%的病例中重复钻孔治疗是有效的[11]

术后处理

剥脱性骨软骨炎

- 在经软骨钻孔治疗之后，无论是否对完整OCD病变进行固定，都需要鼓励患者进行全范围关节活动及闭链抗阻训练。
  - 鼓励每天进行关节活动度训练，因为活动时可以通过滑液的渗透给关节软骨提供营养，这是非常重要的。
  - 扶拐触地负重6周。
  - 术后6~12周逐步增加负重及抗阻训练。
  - 3个月内或在X线片确定愈合之前应避免体育运动或奔跑。
  - 由于手术的微创性质，患者的依从性也是一个问题。
- OCD病灶经过初始固定和植骨之后，患者可以佩戴铰链式膝关节支具在非锁定状态下进行主动训练。
  - 可以使用CPM机2~3周来帮助膝关节恢复活动度。
  - 最初2周的物理治疗以活动度训练为主，之后开始轻柔的、渐进性的力量训练。
  - 最初6周允许触地负重，之后负重逐步增加。
  - 对于软骨柱移植术，如果只有一个软骨柱移植，患者需要50%负重2周，如果一个以上软骨柱移植，则需要4周。然后在可以耐受的情况下循序渐进开始活动。
  - 术后1~2周复查X线片，之后每4周复查一次。
  - 一旦X线确定愈合，如有必要可取出内固定。术中可以探查软骨面并评估病灶的稳定性。
  - 大部分学者都建议取出所有位于关节面的金属内固定，以减少二次磨损或降低滑液腐蚀的可能性。
  - 除非有X线片证实已愈合，否则在术后6个月内通常不建议恢复体育运动或跑步。

缺血性坏死

- AVN钻孔术后2周内应限制患者负重至50%,直到复查X线排除关节面塌陷。
  - 一旦排除塌陷,可增加至患者可承受的最大负重。
  - 在术后4周内,患者可以每周进行3次理疗并从中获益。理疗应当重点关注股四头肌肌力训练,以及膝关节主动和被动活动练习。

预后

剥脱性骨软骨炎

- 大部分学者都发现骨骺未闭的OCD患者经软骨钻孔治疗是有效的,但对骨骺已闭合患者而言不太有效。
  - Anderson等[1]采用经软骨钻孔的方法治疗了17例(20个膝关节)骨骺未闭和4例骨骺闭合的患者。骨骺未闭者有90%的愈合率,而骨骺闭合者仅有50%的愈合率。
  - 在费城儿童医院,有51例>18岁的患者进行了经软骨钻孔治疗。骨骺未闭患者有83%的成功率,而骨骺闭合者成功率为75%。失败原因与非常见部位损伤、多发损伤,以及基础医疗条件有关。
  - Hayan等[7]使用1.2~1.5 mm直径克氏针进行经软骨钻孔(5~10个孔)治疗39例小儿股骨OCD患者。随访14.8个月,该技术展示了良好的临床(97.5%)和影像学(95%)结果。他们的结果符合之前的研究,即骨骺闭合与较差结果之间存在显著相关(<0.001)。
- OCD病变的早期固定已经显示出积极的效果。
  - Rey Zuniga等[15]使用Herbert螺钉和可吸收钉治疗11例有症状的内侧股骨髁OCD患者,X线愈合和临床结果结合评估,优良率为81.8%。
  - Cugat等[15]用空心钉固定方法治疗14例OCD患者,所有患者在术后3~11个月都恢复到术前运动状态。
  - Kocher等[9]联合使用可变螺距螺钉、生物可吸收钉、部分螺纹空心钉,以及生物可吸收棒,发现26膝中有22膝愈合(84.6%)。在该组病例中,6例完全分离的病灶全部愈合,而且固定方式对愈合率并没有显著性影响。
- 骨软骨移植。
  - 一项2009年的前瞻性随机对照研究针对一组年龄小于18岁患者的骨软骨自体移植和微骨折两种术式进行了比较,入组标准是内侧或外侧股骨髁的3级或4级OCD病变缺损范围在2~4 cm²。虽然每组患者随访4年均有临床改进,但两组之间国际软骨修复协会评分良好或优秀的比例有所差别:移植组为19/23(83%),而微骨折组为12/19(63%)。患者平均年龄为14岁(范围12~18岁),没有根据骨骺是否闭合进行分组。
  - 虽然还没有初始固定和骨软骨异体移植两者之间比较的高质量研究,但有一项针对平均缺损尺寸为4.5±2.7 cm²的成人OCD患者的研究显示,前者会比后者给患者带来更好的临床结果。

表1 改良膝关节缺血性坏死Ficat分期

分期	描述
Ⅰ	外观正常
Ⅱ	囊性或硬化病变,或两者都有 骨外形正常,无软骨下骨塌陷或关节面平整
Ⅲ	新月征或软骨下骨塌陷
Ⅳ	关节间隙变窄,伴有对侧关节面的继发性改变

缺血性坏死

- 使用诸如限制负重、镇痛及观察等保守方法来治疗有症状的AVN临床失败率>80%。
  - 应用核心减压术治疗膝关节Ⅰ、Ⅱ、Ⅲ期(表1)患者可缓解症状,79%的患者在7年随访时Knee Society评分优良。
  - 对于初次核心减压术失败的患者,再次减压和关节镜下清理仍可为其提供一些帮助。
  - 一旦关节面塌陷,由于关节面不规则且实际上已经产生关节炎表现,因此核心减压术将无法改善症状。

并发症

- 骨不连伴游离体形成。
- 病变症状呈持续性。
- 无法对病变进行定位。
- 钻头穿透关节面。
- 滑膜炎或可吸收植入物的异物反应。
- 术后膝关节强直。
- 内固定移动或失败。
- 损害相邻关节面。
- 切口不充分引起的软组织发炎或疼痛。
- 感染。
- 深静脉血栓形成。

(刘闻欣 译,皇甫小桥 董士奎 审校)

参考文献

[1] Anderson AF, Richards DN, Pagnani MJ, et al. Antegrade drilling for osteochondritis dissecans of the knee. Arthroscopy 1997;13(3):319-324.

[2] Cahill BR. Osteochondritis dissecans of the knee: treatment of juvenile and adult forms. J Am Acad Orthop Surg 1995;3(4):237-247.

[3] Cahill BR, Berg BC. 99m-Technetium phosphate compound joint scintigraphy in the management of juvenile osteochondritis dissecans of the femoral condyles. Am J Sports Med 1983;11(5):329-335.

[4] Cugat R, Garcia M, Cusco X, et al. Osteochondritis dissecans: a historical review and its treatment with cannulated screws. Arthroscopy 1993;9(6):675-684.

[5] De Smet AA, Ilahi OA, Graf BK. Untreated osteochondritis dissecans of the femoral condyles: prediction of patient outcome using radiographic and MR findings. Skeletal Radiol 1997;26(8):463-467.

[6] Gudas R, Simonaityte R, Cekanauskas E, et al. A prospective, randomized clinical study of osteochondral autologous transplantation versus microfracture for the treatment of osteochondritis dissecans in the knee joint in children. J Pediatr Orthop 2009;29(7):741-748.

[7] Hayan R, Phillipe G, Ludovic S, et al. Juvenile osteochondritis of femoral condyles: treatment with transchondral drilling. Analysis of 40 cases. J Child Orthop 2010;4(1):39-44.

[8] Kijowski R, Blankenbaker DG, Shinki K, et al. Juvenile versus adult osteochondritis dissecans of the knee: appropriate MR imaging criteria for instability. Radiology 2008;248:571-578.

[9] Kocher MS, Czarnecki JJ, Andersen JS, et al. Internal fixation of juvenile osteochondritis dissecans lesions of the knee. Am J Sports Med 2007;35:712-718.

[10] Kocher MS, Tucker R, Ganley TJ, et al. Management of osteochondritis dissecans of the knee: current concepts review. Am J Sports Med 2006;34:1181-1191.

[11] Mont MA, Baumgarten KM, Rifai A, et al. Atraumatic osteonecrosis of the knee. J Bone Joint Surg Am 2000;82:1279-1290.

[12] Pascual-Garrido C, Friel NA, Kirk SS, et al. Midterm results of surgical treatment for adult osteochondritis dissecans of the knee. Am J Sports Med 2009;37(suppl 1):125S-130S.

[13] Pill SG, Ganley TJ, Milam RA, et al. Role of magnetic resonance imaging and clinical criteria in predicting successful nonoperative treatment of osteochondritis dissecans in children. J Pediatr Orthop 2003;23:102-118.

[14] Quatman CE, Quatman-Yates CC, Schmitt LC, et al. The clinical utility and diagnostic performance of MRI for identification and classification of knee osteochondritis dissecans. J Bone Joint Surg Am 2012;34:1036-1044.

[15] Rey Zuniga JJ, Sagastibelza J, Lopez Blasco JJ, et al. Arthroscopic use of the Herbert screw in osteochondritis dissecans of the knee. Arthroscopy 1993;9:668-670.

[16] Stanitski CL. Articular cartilage lesions and osteochondritis dissecans of the knee in the skeletally immature patient. In: DeLee JC, Drez D Jr, Miller MD, eds. Orthopaedic Sports Medicine: Principle and Practice, vol 2. Philadelphia: Elsevier, 2003:1887-1900.

[17] Steinhagen J, Bruns J, Deuretzbacher G, et al. Treatment of osteochondritis dissecans of the femoral condyle with autologous bone grafts and matrix-supported autologous chondrocytes. Int Orthop 201;34:819-825.

[18] Wall EJ, Vourazeris J, Myer GD, et al. The healing potential of stable juvenile osteochondritis dissecans knee lesions. J Bone Joint Surg Am 2008;90:2655-2664.

[19] Weckström M, Parvianen M, Kiuru MJ, et al. Comparison of bioabsorbable pins and nails in the fixation of adult osteochondritis dissecans fragments of the knee: an outcome of 30 knees. Am J Sports Med 2007;35:1467-1476.

[20] Williams JS Jr, Bush-Joseph CA, Bach BR Jr. Osteochondritis dissecans of the knee. Am J Knee Surg. 1998;11:221-232.

第49章 前交叉韧带单束重建
Single-Bundle Anterior Cruciate Ligament

James S. Starman, Austin J. Crow, and Mark D. Miller

定义

- 前交叉韧带(ACL)损伤会导致前交叉韧带纤维的撕裂和膝关节前交叉韧带缺损。
- 尽管目前大多数前交叉韧带的损伤为完全性的,但也有前交叉韧带部分损伤的描述。在临床上,笔者将前交叉韧带部分损伤定义为:麻醉下轴移试验阴性,而Lachman试验呈不对称性(或者KT-1000试验呈3～4 mm不对称)[1],或者关节镜下发现前交叉韧带单束撕裂——这并不多见。
- 前交叉韧带是否具有稳定的功能,是临床上决定如何治疗前交叉韧带部分损伤的关键。

解剖

- 前交叉韧带(ACL)长约33 mm,直径约为11 mm[8]。
- ACL胫骨附着部为宽的、不规则的菱形,位于胫骨髁间前窝,毗邻内侧髁间隆突。
- ACL股骨附着部为半圆形,位于股骨外髁后内侧面。
- ACL范围从9点钟方向至11点钟方向(右膝关节)。
- ACL由两束组成:后外侧束(伸膝时绷紧)及前内侧束(屈膝时绷紧)。
- 前内侧束更多的是控制前后的稳定性(AP)方向,而后外侧束PL保证旋转的稳定性。
- ACL90%由Ⅰ型胶原蛋白构成,其余主要由Ⅲ型胶原蛋白构成。
- ACL主要由膝中动脉提供血供。
- 目前,发现在ACL中存在机械性刺激感受器的神经末梢,它们发挥着本体感受功能。

发病机制

- ACL损伤在跑步、跳跃和剪切运动中经常发生。它们可以在没有接触时,脚是固定在比赛表面,通常是通过夹板或橡胶鞋底,当膝盖弯曲时,身体旋转超出了韧带的承受能力。它们也经常发生在跳跃后着陆(未经训练女运动员在外翻和伸直时着陆)。
- 前交叉韧带(ACL)、内侧副韧带(MCL)、半月板受伤被称为ACL损伤三联征[17]。虽然最初的三联征包括内侧半月板损伤,在慢性ACL损伤中更为常见,外侧半月板损伤在急性期ACL损伤更为常见(尤其是滑雪者)[4]。

自然病程

- 前辈们做出了许多贡献,让我们掌握了关于膝关节前交叉韧带损伤的这部分自然历史。这些学者包括加利福尼亚南部的Kaiser Permanente、Donald Fithian[8]和Dale Daniel[7]。通过他们的研究,我们认识到长期从事高水平的跳跃运动或是剪切运动的患者,以及在KT-1000关节动度计的测量下两侧对比明显不同(＞5 mm)的患者,在没有进行ACL重建术的前提下,很容易出现重复性损伤。
- 不幸的是这些研究学者也指出,外科重建ACL的患者中关节炎的发生率正不断上升[7,8]。
- 由于多因素干扰,很难将这些研究与其他研究相比较或不能精确比较[16]。
- 文献表明ACL重建术后,可减少半月板撕裂及软骨损伤的发生率。
- 前交叉韧带双束重建术的倡导者认为,可以通过技术改进降低关节炎的发生率,但是目前这种理论尚未被临床实践证实。

病史和体格检查

- 患者病史可包括以下内容:
  - 患者可描述为典型的非接触性旋转损伤涉及改变方向或减速运动。
  - 患者常常会回忆起听到或感觉到"砰"的一声,然后急性或亚急性积液(如"膨胀像一个气球")。
  - 在大多数情况下,运动员将无法重返赛场,可能需要协助离开现场或斜坡(称后者为滑雪巡逻标志阳性)。
- 物理检查方法包括以下几方面。
  - 渗出:大约70%的急性关节血肿病例提示ACL损伤[6]。
  - 活动度:伸膝障碍可能是由于半月板桶柄样撕裂所引起的错位或是纤维化(关节僵硬)。屈膝障碍则可能与膝关节渗出物有关。
  - Lachman试验[13]对于ACL损伤的诊断具有较高敏感度。在检查过程中患者必须放松,而且渗出物或错位的半月板撕裂将会影响检查结果。
- 前抽屉试验敏感度较低,并且已经过时,但是对于排除PCL损伤还是有帮助的。
- 轴移试验[3]在临床上较难完成,但是在麻醉下进行,则对于诊断ACL损伤很有帮助,且具有敏感性。
- 一套完整的膝关节检查应该包括相关部位损伤的评估,以及排除其他诊断,具体有以下几个方面(并未完全列出)。
  - 半月板撕裂:在刺激的情况下(如McMurray试验、Apley压迫试验、深蹲试验)沿关节处有压痛、疼痛以及弹响声,并且可能出现伸膝困难。
  - 后交叉韧带(PCL)损伤:当PCL损伤时,可能出现"伪Lachman征",粗心的检查者可能会与ACL损伤混淆。其关键点在于抽屉试验的起始点。当膝关节PCL损伤时会出现胫骨位置的改变,或是胫骨向后方错位可能意味着PCL的损伤。
  - 膝关节后外复合体损伤:腘肌腱、腘腓韧带、股二头肌、髂胫束或是后关节囊的损伤,均会导致外旋不对称(拨号试验)、后外侧抽屉试验阳性及外旋反曲试验阳性。
  - 副韧带损伤:内侧副韧带(MCL)损伤被公认为由外翻应力导致,外侧副韧带(LCL)损伤由内翻应力导致。这些检查在30°和0°屈膝情况下都做了测试。0°(即完全伸直)下能外翻或内翻应力打开,意味着更严重的损伤,通常涉及部分或整个交叉韧带。
  - 髌骨不稳定性:为了排除髌骨脱位的可能性,有必要进行局部压痛或不稳定性的恐惧试验。这种类型的损伤也可导致急性膝关节积液,并且很容易和急性前交叉韧带损伤混淆。

影像学和其他诊断性检查

- X线平片检查包括膝关节正位、侧位及髌骨轴位片,以排除撕脱性骨折或相关的损伤。
- 一个外侧胫骨平台的小撕脱骨折(图1A)代表一个外侧关节囊撕脱("第二征象"),与前交叉韧带损伤是高度相关的。这很有特异性,但不敏感。
- 屈曲负重位X线片对于中老年或外伤患者,排除相关的骨关节炎有重要意义。
- 膝关节内翻或外翻的患者,应该拍摄下肢全长片(髋关节到踝关节)。
- 某些患者行前交叉韧带重建术之前,必须先行截骨术。
- MRI对于前交叉韧带部分撕裂及相关损伤的诊断,是非常灵敏和特异的。
- 骨挫伤或擦伤,也可能被发现在股骨外侧髁的中外侧部分(靠近界沟)和后胫骨平台(图1B)。

鉴别诊断

- 半月板损伤。
- 软骨损伤。
- 挫伤。
- 髌骨脱位。
- 其他韧带/关节囊损伤(如内侧副韧带、外侧副韧带、后交叉韧带、多韧带损伤)。

非手术治疗

- 非手术处理是有争议的,但关节不是特别松弛或者不参与高水平旋转运动的患者可以接受非手术治疗[9]。
- 非手术治疗为期3个月左右,分三期完成。
  - 第1期,重点放在恢复关节活动度、控制积液和保持股四头肌张力(这对于那些准备手术的患者同样也是合适的)。
  - 第2期,重点放在加强股四头肌和肌腱。
  - 第3期,恢复体育锻炼。
- 患者在积液完全吸收、关节活动度充分、股四头肌张力和力量已经恢复(可使用等速测试)、没有不稳定的后遗症(可使用功能测试)时,可以尝试恢复运动。

手术治疗

术前计划

- 重新查看所有的影像资料。
- 再次读X线片,主要为骨折、游离体、髌骨高度和对齐度,以及是否存在金属器件(根据先前的步骤)或异物。

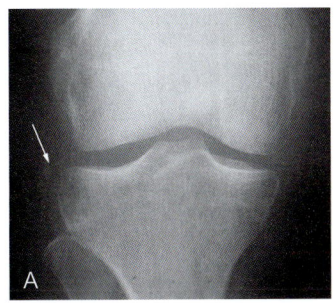
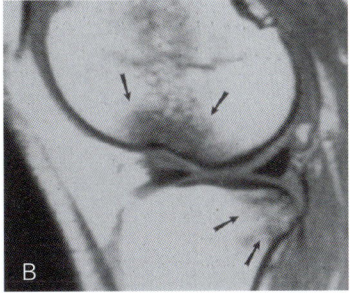

图1 A. 胫骨平台外缘撕脱(侧囊)骨折的标志。该区域的一个小型撕脱性骨折与前交叉韧带损伤极其相关。B. 前交叉韧带损伤的膝关节通过MRI显示有骨挫伤。这些撞击伤往往是在典型的位置——股骨外侧髁的最外侧面中间1/3处和胫骨的后面。

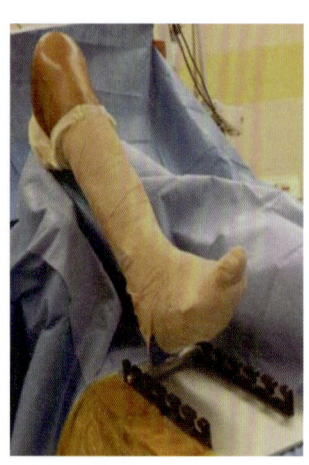

图2 ACL重建定位。膝盖被放入脚架中与一个托盘连接到手术台上,以控制膝关节屈曲的角度。膝盖应该能够屈曲超过90°,以便采用合适的股骨隧道钻孔技术。如果使用自体肌腱移植重建,如果需要取双侧肌腱,外科医生可以考虑对侧腿手术操作范围。

- 相关的骨折、半月板撕裂、关节软骨病变和多发韧带损伤应同时处理。
- 布置完后,在麻醉下体格检查。
- 麻醉下体格检查包括:Lachman测试、轴移试验、内翻/外翻试验和拨号测试验。

体位

- 虽然进行ACL重建有些外科医生更愿意患者的手术侧膝盖放在膝关节支架上,床脚降低,笔者宁愿患者仰卧,桌脚向上,外侧放一根柱子(图2)。

- 在选择自体腘绳肌移植重建的患者中,技术上,笔者经常做双下肢取腱术前准备。

入路

- 该方法取决于移植物材料的选择。
- 对于选择前交叉韧带移植物的材料有两个金标准——骨-髌腱-骨自体移植和四股半腱肌股薄肌(腘绳肌腱)自体移植。髌腱和腘绳肌腱笔者都曾用过,并且发现某些标准有助于确定移植物的选择(表1)。

表1 前交叉韧带移植适应证的选择

髌 腱	腘绳肌腱
足球运动员	跳跃运动的运动员
体操运动员	神职人员、木匠
短跑运动员	老年患者
芭蕾舞者	较早形成的膝前疼痛患者
武术爱好者	合并髌骨软化的患者
全身性松弛患者	狭窄型髌腱患者
腘绳肌腱移植术后翻修	髌腱移植术后翻修

- 其他选择包括股四头肌腱自体移植和其他各种异体移植物。这些移植物在某些情况下可能是有用的,但对于大多数术者来说不是首选。
- 移植物确定后,手术流程包括关节镜下的病理诊断和修复、胫骨和股骨隧道的确定、移植通道和固定,以及伤口闭合。

取髌腱移植物

- 通过5~7 cm正中切口切取髌腱移植物(技术图1)。
- 如确定隐神经分支,则要保护。
- 垂直切开腱旁组织,并挑起下面的肌腱。
- 切取中1/3髌腱(通常为10 mm),注意不能切断肌腱的纵向纤维。
- 使用微型摆锯采集骨块(约25 mm长)。
- 注意切割深度不能>10 mm,特别是在髌骨,以避免医源性骨折。

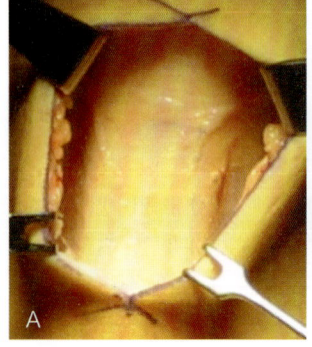 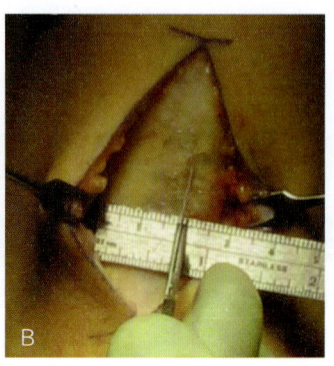

技术图1 髌腱移植物切取。A. 暴露髌腱与腱周组织。B. 测量中间1/3(约10mm)的髌腱。

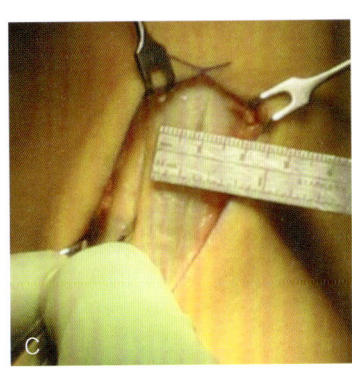 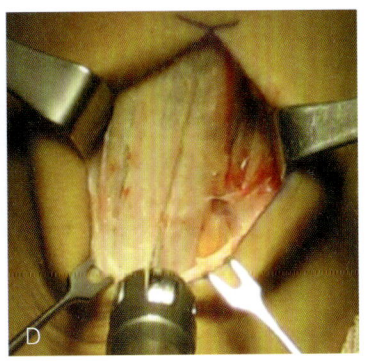

技术图1（续） C.做垂直切口，注意不要切断任何纵向的肌腱纤维。 D.完成肌腱采集后，在另一处处理骨块。

- 有些外科医生提倡在取移植物前，先钻骨洞再用骨刀截取（应该使用骨刀轻轻地，利用"杠杆"从顶部，而不是侧面）。
- 放置膝关节伸直位，允许近端皮肤切口移动，可利于髌骨块的截取。
- 胫骨骨块可以是矩形的，也可以是梯形截面。
- 髌骨块横切面应多呈三角形以避免髌骨受伤。

- 使用弯曲的骨刀去除骨块（同样，仔细准备髌骨侧）然后被带到后面的桌子上准备。
- 用咬骨钳或磨头做成的将通过一个适当大小隧道的骨块。
- 随着牵开，切口的下半部可用于准备胫骨隧道。
- 如果肌腱是在手术开始时收获的，关节镜下可以通过切口进入。

取腘绳肌腱移植物

- 以胫骨结节水平为中心，做一2～3 cm的旁正中切口，大约在内侧关节线下6 cm处，切取腘绳肌腱（技术图2）。
- 暴露筋膜后，可以触及肌腱。
- 肌腱斜行附着于骨面，并且横向多于纵向。
- 股薄肌腱较半腱肌腱略浅，都属于鹅足肌腱。

- 显露覆盖这两条肌腱的缝匠肌筋膜是必要的。
- 另外，如果挑起肌腱的胫骨附着部，则可以从其深面显露腘绳肌腱。
- 一旦确定肌腱，则在靠近止点的附近锁边缝合，再将所需肌腱从止点处切断。
- 钝性分离和手指探查是游离肌腱的关键。
- 将两根肌腱游离，游离所有的腱性部分。

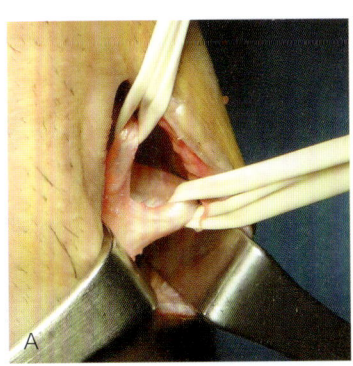 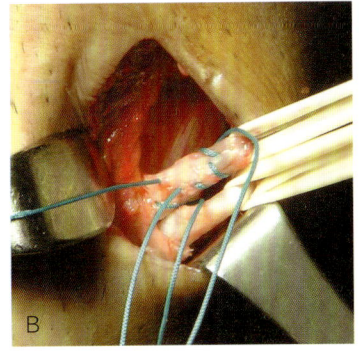 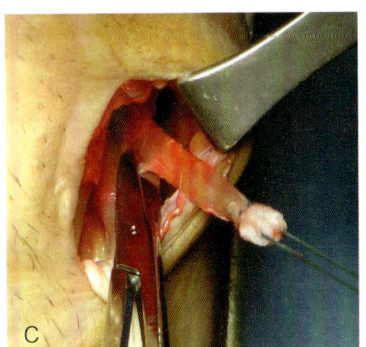

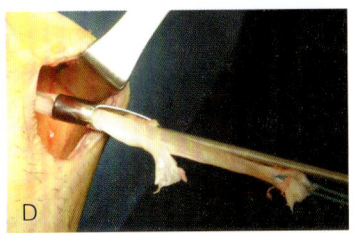

技术图2 腘绳肌腱移植物的采集。A. 股薄肌（顶部）和半腱肌（底部）被缝匠肌下的肌间隔隔离。B. 切取肌腱前，锁边缝合肌腱附着处。C. 用钝性分离器或组织剪，将肌腱从附着处分离。D. 用肌腱剥离器取肌腱。切断腱联合，利于剥离器顺利通过。

- 半腱肌腱有一个或多个腱联合止于腓肠肌内侧头。在使用肌腱剥离器前,先要将其进行切断,否则容易导致粘连肌腱过早切断,切取过短。
- 肌腱切取将其置于后面的台上备用。
- 刮除肌腱上的肌肉纤维,使用市售的移植板将肌腱拉紧。
- 将移植肌腱对折,在牵张四股肌腱前测量其直径。
- 取腱切口可以很容易用作胫骨隧道的开口位置。
- 标准关节镜手术入路是在关节处水平位置的皮肤进行。
- 较长的半腱肌腱有时可折成3股,从而变成5束结构(当双束重建时)。这被查尔斯博士称为马赫5束移植[11]。
- 如果获得的移植物直径<8 mm,则判定为用同种异体肌腱组织来增强自体移植物或执行对侧腘绳肌的切取[13]。

关节镜

- 关节镜诊断完成,病理诊断明确。
- 如果可能的话,修复半月板撕裂。
- 关节软骨病变的处理。
- 摘除游离体。
- 可以看到ACL,一旦撕裂,则需要篮钳和刨削头清创。
- 清除ACL胫骨足迹区和髁间凹后侧"过顶"区域的软组织(技术图3)。
- 虽然,大多数术者不行髁间窝成形术,但需要清除足够的软组织和骨骼,以暴露解剖标志,确保移植物不会撞击。
- 确保髁间窝的顶部不会撞击移植肌腱,这点非常重要(用腘绳肌腱重建ACL中尤其重要,因为其前部更容易撞击)。

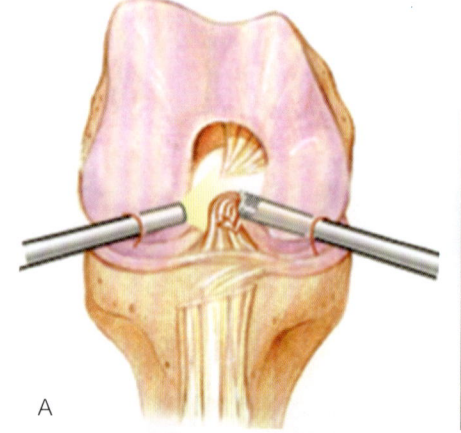
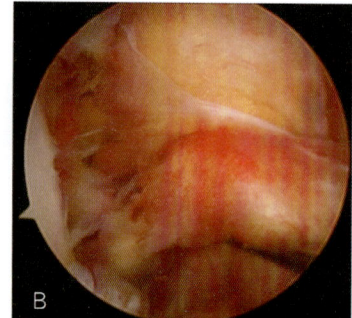
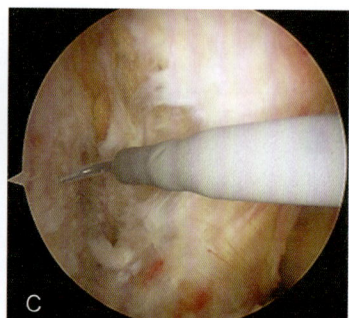
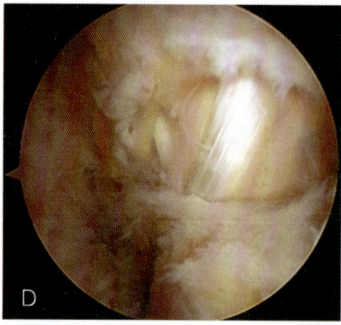

技术图3 A. 关节镜下刮除ACL残余组织,刨刀、电烙术。髁间凹成形术很少需要辅助入路。B. 撕裂的ACL。C. 使用电灼装置清创足印区。D. 剩余ACL足印的组织清创。

股骨隧道定位

- 首选技术是从传统的经胫骨制备的股骨隧道,以及内侧辅助入路钻股骨隧道。
- 从内入路直接观察,内侧辅助入路建立允许直行插入股骨的解剖中点。
- 首选隧道位置位于股骨足印的第三和第四象限,从前面到后部,膝关节呈90°屈曲,距股骨外髁下缘上10~12 mm。
- 通过副内侧入路引入导针,在插入点确定后,膝关节极度屈曲和针被穿过骨头并从外侧穿出大腿。因为当膝关节极度屈曲时很难理解正确的方向,笔者鼓励外科医生"信任"当膝关节呈90°屈曲时所选择的位置。
- 股骨隧道置入的其他选择包括使用一种偏置导向器,注意保持后壁2~3 mm钻孔(10 mm的隧道应采用7~8 mm的偏置导轨,因为导轨是用来放置5 mm导针的,一种用于隧道中心和半径为10 mm钻)。
- 股骨隧道的钻孔深度约为30 mm适用于髌腱移植物,距皮质5~8 mm的用于腘绳肌腱移植物(取决于所使用的固定)方式。
- 隧道内保护股骨内侧髁是必要的准备。笔者使用一个滑块放置在钻头和软骨表面之间。对于钻孔,使用部分螺纹钻头(技术图4)。
- 根据外科医生对股骨植骨固定术的选择,可能需要额外的隧道准备工作。
- 为EndoButton公司设计4.5 mm的隧道穿过远侧皮质。
- 用于TransFix、Bone Mulch、Rigid Fix和其他类似的固定系统,横向导孔是由外侧向内侧。
- 对于InterFix,隧道大致已钻通30 mm深,该设备是插入肌腱束中心。笔者发现用0-Vicryl在移植物周围缝合,以避免移植物撞击。

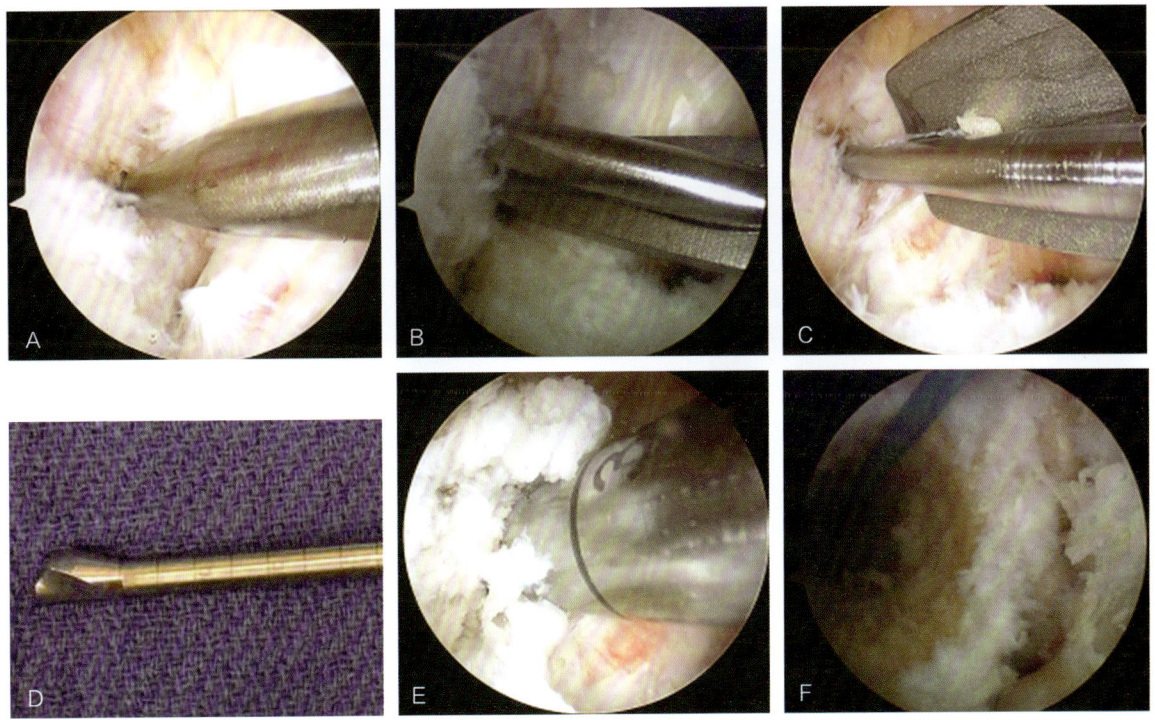

技术图4 A. 股骨隧道位置标记在股骨足印第三象限和第四象限交界处,经内侧入路从前至后,膝关节呈90°屈曲,距外侧股骨髁下缘10~12 mm。B. 另一种选择是在正确的位置放置股骨过顶导管。C、D. 介绍了部分螺纹钻头股骨隧道钻孔前,先通过副内侧入路,并进行保护滑块。E. 股骨隧道的钻孔深度约为30 mm用于髌腱移植物。F. 隧道钻孔后视图,后壁完整。

胫骨隧道定位

- 用市售的定位器定位,打入胫骨隧道导针。
- 胫骨隧道关节内标志如下(技术图5)。
  - ACL足迹区的后内侧面。
  - 相邻于内侧隆起的斜坡。
  - 沿外侧半月板前角后缘的延长线。
  - PCL前方7 mm。
- 胫骨隧道关节外部分,应定位于胫骨结节和胫骨的后内侧方之间[6]。
- 用髌腱重建ACL时定位器角度设定,应根据"n+7原则"[15],并按照"n+2原则"[18]检查。也就是说,将定位器临时设置为7°,骨块之间的肌腱长度(mm)则通过指定位杆来进行确定——其长度应较肌腱长2 mm。而腘绳肌移植时需将定位器角度设定为45°~50°。
- 打入导针并检查其位置后,用空心钻钻出胫骨隧道。
- 用全螺纹钻头钻孔,并保留钻槽中的骨屑,用以填补髌骨缺损(在腘绳肌腱移植重建中它通常被舍弃)。
- 钻孔最后阶段,用刮匙保护PCL。
- 锉磨胫骨隧道的后缘,预防移植物被磨损。

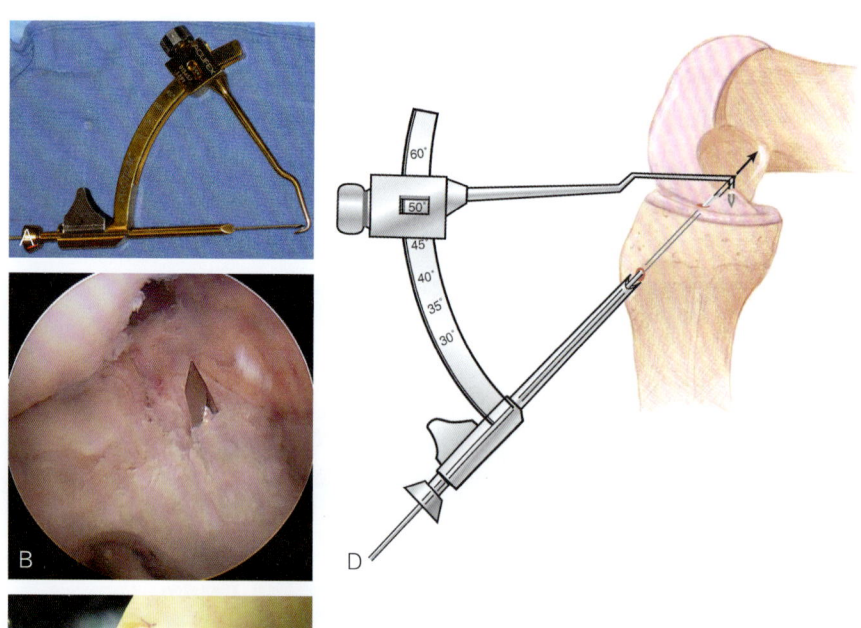

技术图5 A. 胫骨隧道定位器。B. 关节镜查看ACL胫骨隧道导针的位置。C. 胫骨隧道钻孔后,胫骨钻凹槽上可见骨移植物。D. 通常胫骨导针置入的角度比移植物-软组织结构大10°。

隧道最终定位

- 钻孔前,可先放置股骨和胫骨导针检查(技术图6)。笔者发现胫骨隧道应该小于AP距离的40%(而不是之前的44%)和股骨隧道应该位于第三和第四象限的交点及侧位片上的布鲁门萨特线以下。

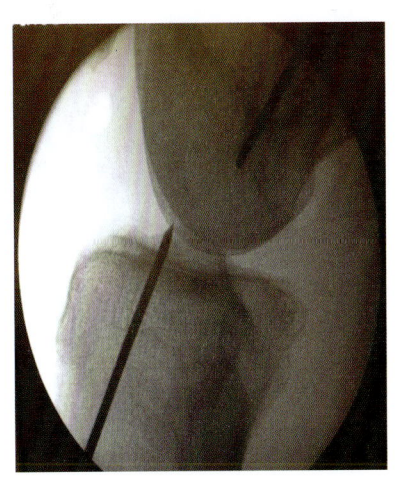

技术图6 透视侧位图,确认导针在隧道钻孔前放置于股骨和胫骨上。

移植物拉入和固定

- Beath导针(带尾孔导针)贯穿两隧道,并由股四头肌及皮肤穿出。
- 移植物末端导引线或固定装置是通过两隧道被拉出,并穿出股骨。
- 将移植物拉入两隧道,并用界面螺钉或其他固定装置将其固定。
- 将移植物股骨端固定后,膝关节全范围来回活动几次,然后将移植物收紧。
- 用界面螺钉、带垫圈螺钉或U形钉,将移植物固定于胫骨端(技术图7)。
- 缝合切口前,探查移植物。

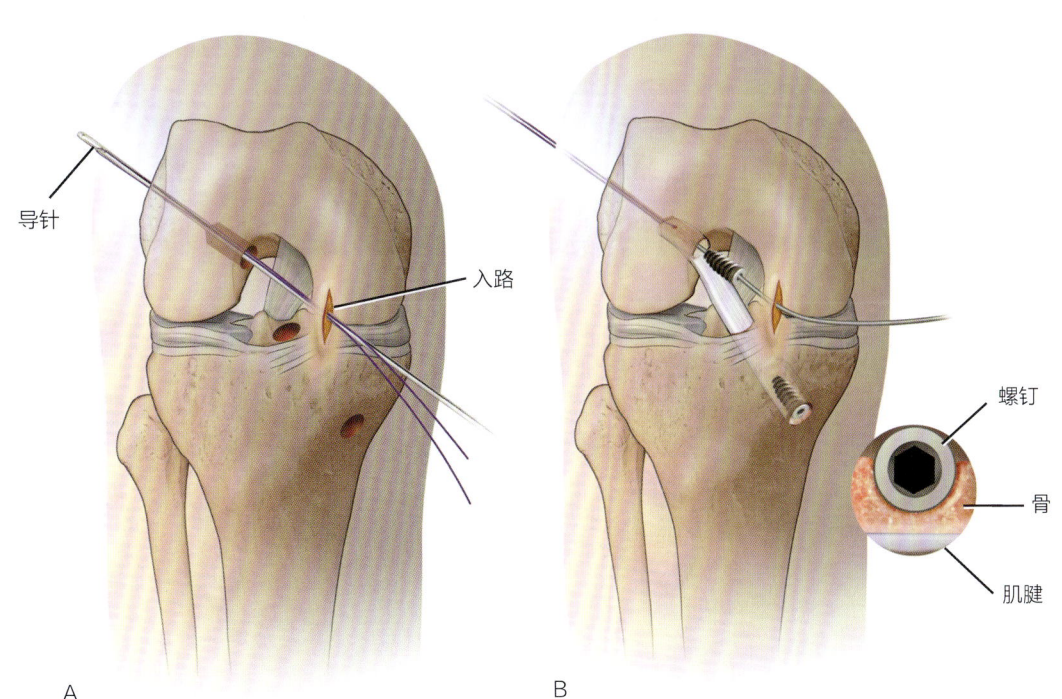

技术图7 A. 示意图显示经前内入路置入导针,穿股骨隧道,导线自股骨隧道拉出。B. 示意图显示骨-髌腱-骨经界面螺钉固定。

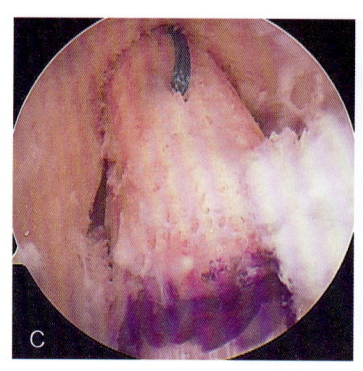
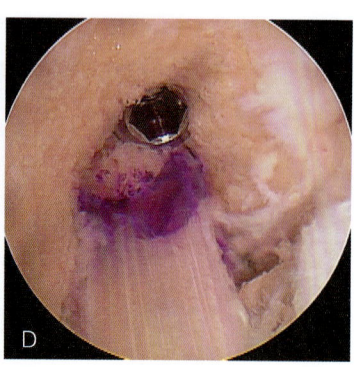

技术图7（续） C. 镜下图显示骨栓在股骨隧道内的方向。D. 镜下图显示股骨侧最终固定完成。

切口闭合

- 切口需要逐层缝合。
- 将钻头上的骨碎屑或多余骨块，填入髌骨缺损处。髌腱移植患者，则将腱旁组织缝合。
- 腘绳肌移植患者，则将缝匠肌筋膜缝合。
- 常规缝合皮肤和皮下组织。

特殊注意事项

- ACL 翻修。
  - 在以前重建的 ACL 术式，外科医生必须考虑影响重建的其他因素（图8A～E）。
  - 如果之前的隧道处于正确的解剖位置，就不能重复使用，或者如果发生隧道扩大，用同种异体骨销钉完成移植，第二期手术需要3～6个月的时间[19]。
  - 如果以前的隧道不在正常的解剖位置，计划翻修隧道，外科医生可能再次使用骨移植消除原有骨缺损但可以进行一次性重建。
- 单束强化部分ACL断裂。
  - 在极少数情况下，应在麻醉下仔细检查，诊断性关节镜检查可发现部分ACL撕裂。这可能出现一个完整的PL束与一个撕裂AM包或完整的AM束和撕裂的PL束。
  - 虽然在技术上具有挑战性，但这可能是合理的保存完整的束，并继续使用单束仅增加受损部分。
  - 外科医生在采用这种方法时必须谨慎行事，剩余的束不显示任何内部出血或功能延长的迹象。
- 小儿ACL。
  - 骨不成熟的患者重建ACL必须注意股骨远端和胫骨近端的骨生长（技术图8F、G）。
  - 首选的重建方法是全骨骺股骨隧道和骺板交叉胫骨隧道技术。应注意把一个更加垂直和集中胫骨隧道，最大限度地减少骺板交叉部分[14]。
  - 必须避免使用骨基质，如果骨骼发育不成熟的患者穿过骺板横，应尽量减少骺板瘢痕形成的风险。
  - 胫骨远端固定应在骨隧道远端，避免跨越骺板。

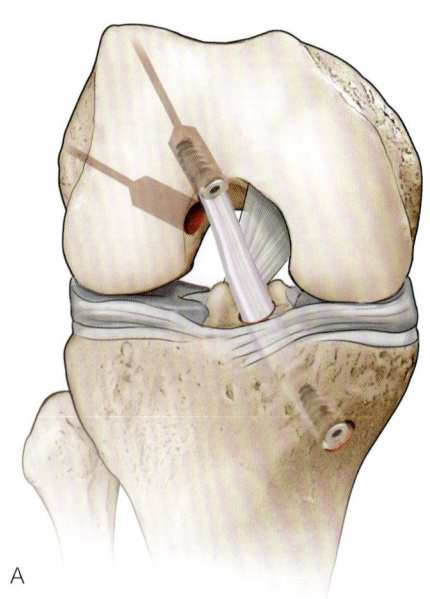

技术图8 A. 如果前面的隧道处于非解剖位置，新隧道可采用常规技术，去除内固定后放置一个骨钉在之前的隧道。

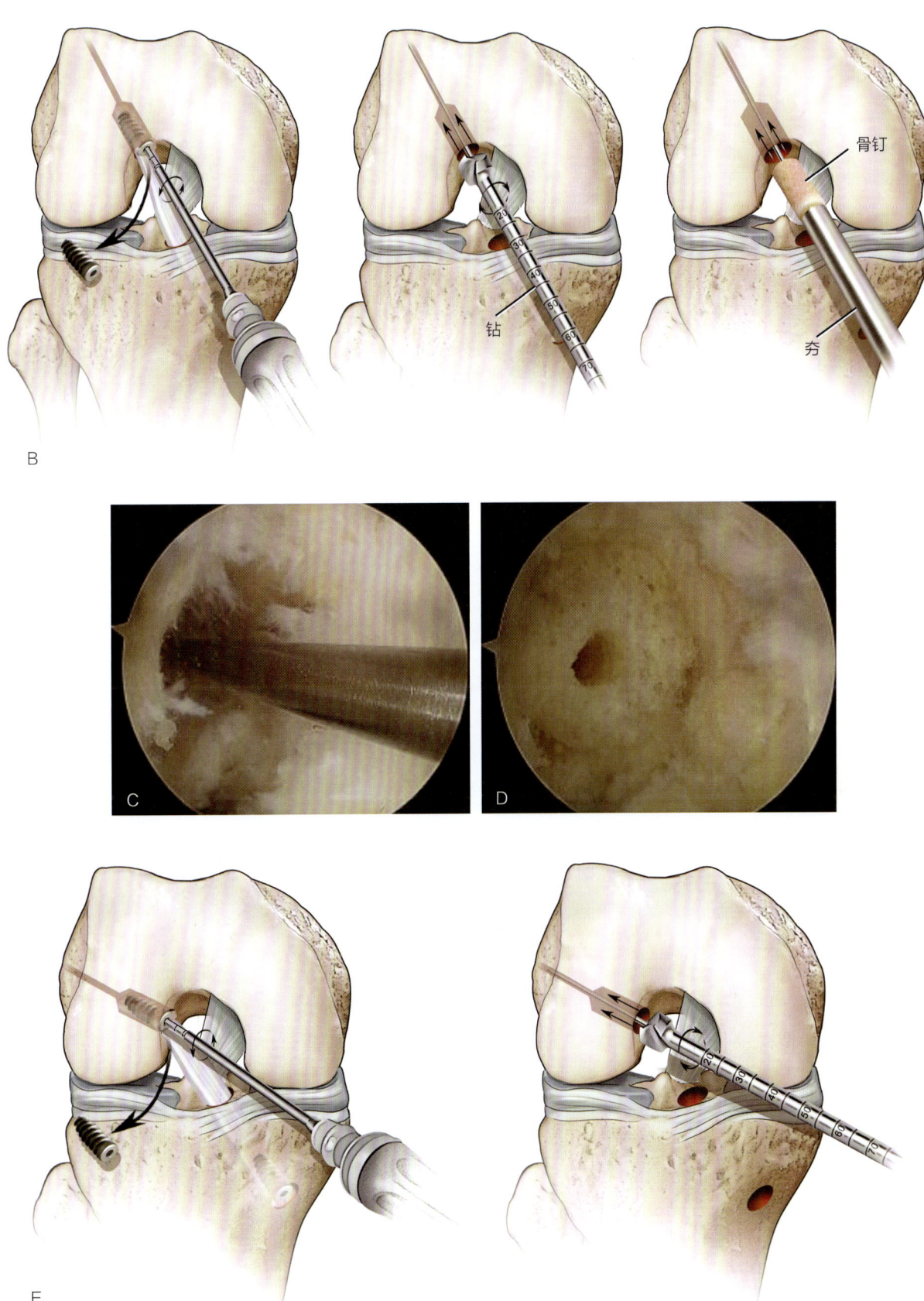

技术图8（续） B～D. 如果以前的隧道是毗邻解剖位置，去除原来固定的螺钉，骨钉插入，在骨愈合后的Ⅱ期重建。E. 如果前面的隧道在解剖位置，去除螺钉，只要隧道没有过度扩阔，便可完成一次性翻修。

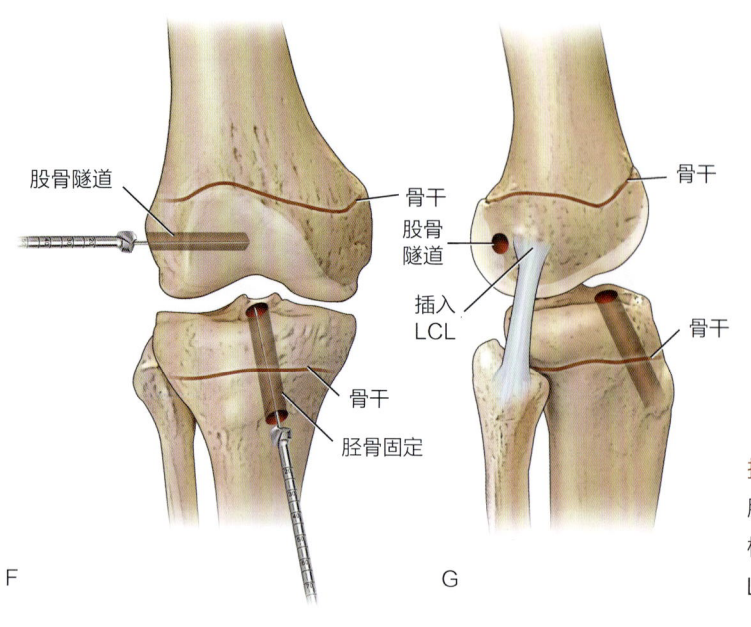

技术图8（续） F. 儿童ACL股骨隧道位于：股骨骺板远侧，胫骨隧道垂直并偏中轴。胫骨骺板远端固定。G. 外侧隧道标志。股隧道位于LCL之后。

要点与失误防范

指征	• 要有完整的病史及体格检查报告 • 诊断性关节镜可用于在移植前确认诊断结果（有疑问时） • 必须仔细检查相关的病理体征
移植物的管理	• 在采集及准备移植物时需要相当仔细 • 在采取髌骨骨块时要相当仔细以免受到破坏 • 切取肌腱前，离断所有分支 • 必须时刻确保移植物完全，并仔细处理
隧道的位置	• 大多数ACL重建失败的原因在于位置偏前骨隧道 • 应该仔细地按常规确定骨隧道的位置 • 手术中的X线片可以在钻骨隧道前检查位置正确与否
导针断裂	• 膝关节屈曲不能改变导针的位置 • 些许的屈曲可能会导致导丝被钻头弄弯或剪断
固定问题	• 界面螺钉必须沿着骨隧道插入以免造成偏斜 • 可屈曲导向器置于移植物与骨隧道壁之间，并与移植物平行。商业可用的设备可用于辅助导丝的放置 • 对于股骨隧道，外科医生应在膝关节外进行极度屈曲时，手放低插入胫骨螺丝 • 对于胫骨隧道，螺钉开始时更平行于胫骨平台，然后更垂直拧入螺钉 • 手术中需使用X线片透视确认从而确保在离开手术室前发现问题并予以纠正

术后处理

- 术后X线摄片，用于评估移植物的位置及固定是否合适（图3）。
- 部分医生主张，患者术后膝关节用固定器或带锁支具固定，但这妨碍了患者的活动，并且没有什么益处。
- 早期的关节活动（尤其是伸膝运动）是十分重要的。
- 在康复室中，将坐垫放置于脚后跟处（而不是膝盖处，这会很舒服）是非常重要的。
- 闭链训练（开始于一个固定周期）在术后早期康复过程中是十分重要的。
- 跑步类运动要在术后3~4个月后方能进行，大多数运动员在6个月后可以继续他们的运动。

预后

- 选择恰当的手术指征和手术技术，ACL重建术的成功率在90%~95%。
- 研究发现，96%的患者经膝关节韧带检查仪（KT-1000），其双侧松弛度差异<5 mm。
- 髌腱或腘绳肌腱重建前交叉韧带,其效果相当。
- 一些研究表明,相较于髌腱移植物,腘绳肌腱移植会有少量的松弛(1～2 mm)。
- 一些其他研究显示,髌腱移植物的ACL重建术,有膝前疼痛发生。

并发症

- 手术中隧道位置不当。
- 移植失败或移植物损坏。
- 髌骨破坏。
- 深静脉血栓形成。
- 感染。
- 活动度丧失。
- 隧道扩大(迟发性并发症)[21]。

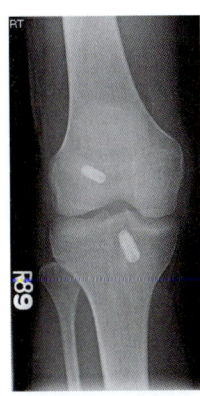
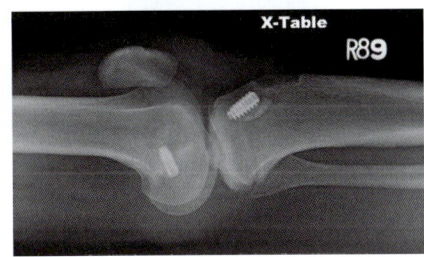

图3　术后正位及侧位X线片显示,自体骨-髌腱-骨重建肌。

（王海明　译,皇甫小桥　董士奎　审校）

参考文献

[1] Bach BR Jr, Nho SJ. Anterior cruciate ligament: diagnosis and decision making. In: Miller MD, Cole BJ, eds. Textbook of Arthroscopy. Philadelphia: Elsevier, 2004:633-643.

[2] Bach BR Jr, Tradonsky S, Bojchuk J, et al. Arthroscopically assisted anterior cruciate ligament reconstruction using patellar tendon autograft. Five to nine year follow-up evaluation. Am J Sports Med 1998;26:20-29.

[3] Bach BR Jr, Warren RF, Wickiewicz TL. The pivot shift phenomenon: results and a description of a modified clinical test for anterior cruciate ligament insufficiency. Am J Sports Med 1988;16:571-576.

[4] Barber FA. What is the terrible triad? Arthroscopy 1992;8(1):19-22.

[5] Cain EL Jr, Gillogly SD, Andrews JR. Management of intraoperative complications associated with autogenous patellar tendon graft anterior cruciate ligament reconstruction. Instr Course Lect 2003;52:359-367.

[6] Chhabra A, Diduch DR, Blessey PB, et al. Recreating an acceptable angle of the tibial tunnel in the coronal plane in ACL reconstruction using external landmarks. Arthroscopy 2004;20:328-330.

[7] Daniel DM, Stone ML, Dobson BE, et al. Fate of the ACL-injured patient: a prospective outcome study. Am J Sports Med 1994;22:632-644.

[8] Fithian DC, Paxton EW, Stone ML, et al. Prospective trial of a treatment algorithm for the management of the anterior cruciate ligamentinjured knee. Am J Sports Med 2005;33:335-346.

[9] Frobell RB, Roos HP, Ranstam J, et al. A randomized trial of treatment for acute anterior cruciate ligament tears. N Engl J Med 2010;363(4):331-342.

[10] Girgis FG, Marshall JL, Al Monajem A. The cruciate ligaments of the knee joint. Anatomical, functional, and experimental analysis. Clin Orthop 1975;(106):216-231.

[11] Hamner DL, Brown CH Jr, Steiner ME, et al. Hamstring tendon grafts for reconstruction of the anterior cruciate ligament: biomechanical evaluation of the use of multiple strands and tensioning techniques. J Bone Joint Surg Am 1999;81:549-557.

[12] Kraeutler MF, Bravman JT, McCarty EC. Bone-patellar tendon-bone autograft versus allograft in outcomes of anterior cruciate ligament reconstruction: a meta-analysis of 5182 patients. Am J Sports Med 2013;41(10):2439-2448.

[13] Magnussen RA, Lawrence JT, West RL, et al. Graft size and patient age are predictors of early revision after anterior cruciate ligament reconstruction with hamstring autograft. Arthroscopy 2012;28(4):526-531.

[14] Miller MD. Pediatric ACL injuries. Introduction. Clin Sports Med 2011;30(4):xiii.

[15] Miller MD, Hinkin DT. The "N _ 7 rule" for tibial tunnel placement during endoscopic anterior cruciate ligament reconstruction. Arthroscopy 1996;12:124-126.

[16] Nedeff D, Bach BR Jr. Arthroscopic anterior cruciate ligament reconstruction using patellar tendon autograft: a comprehensive review of contemporary literature. Am J Knee Surg 2001;14:243-258.

[17] O'Donoghue DH. Surgical treatment of fresh injuries to the major ligaments of the knee. J Bone Joint Surg Am 1950;32(4):721-738.

[18] Olszewski AD, Miller MD, Ritchie JR. Ideal tibial tunnel length for endoscopic anterior cruciate ligament injuries. Arthroscopy 1998;14:9-14.

[19] Said HG, Baloch K, Green M. A new technique for femoral and tibial tunnel bone grafting using the OATS harvesters in revision anterior cruciate ligament reconstruction. Arthroscopy 2006;22(7):796.e1-e3.

[20] Torg JS, Conrad W, Kalen V. Clinical diagnosis of anterior cruciate ligament instability in athlete. Am J Sports Med 1976;4:84-93.

[21] Wilson TC, Kantaras A, Atay A, et al. Tunnel enlargement after anterior cruciate ligament surgery. Am J Sports Med 2004;32:543-549.

第50章 前交叉韧带双束重建
Double-Bundle Anterior Cruciate Ligament

Kevin N. Jiang, Christopher D. Murawski, and Freddie H. Fu

定义

- 前交叉韧带(ACL)撕裂详细内容见第49章。
- 任何有功能不稳定或旋转功能障碍的膝关节被认为是ACL功能不全。
- ACL解剖重建是指前交叉韧带大小、胶原纤维方向和附着位置[18]。

解剖

- ACL是一种关节内、滑膜外韧带，不平行的胶原纤维，纤维从股骨外侧髁后部插入胫骨平台内外侧嵴之间（图1）[2,7,8]。
- 要充分了解ACL重建的原理，了解ACL的复杂解剖结构很重要，它由两个主要的束组成，前内侧束（AM）和后外侧(PL)束，根据它们在胫骨上的相对插入位置命名[12,15]。
- 在股骨插入点，外侧（"住院医师嵴"）代表ACL的上（前）界，而外侧二分嵴将AM和PL束分隔开，插入位置垂直于髁间嵴[9,10]。
- AM和PL束根据膝关节协同作用，控制膝关节前向和旋转稳定性。AM束在膝关节屈曲过程中保持恒定，但在屈曲45°～60°达到最大张力。PL束在伸直时最紧张，与膝盖屈曲时放松，从而允许旋转[6,11]。

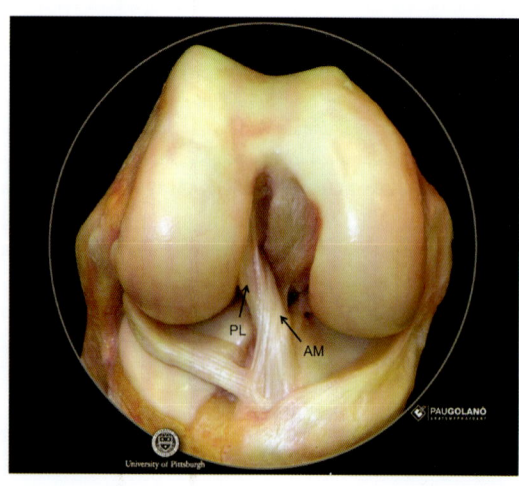

图1 ACL解剖前内侧束（AM）和后外侧束（PL）用箭头标记。

发病机制

- 大多数ACL撕裂，约70%发生通过非接触损伤机制。
- 女性前交叉韧带受伤的概率大约是男性的7倍[17]。

自然病程

- ACL撕裂的自然历史是多因素和取决于患者的年龄、活动水平、伴随的损伤，以及功能不稳定性的程度。
- 大多数运动患者发生ACL撕裂不手术重建ACL将无法再做剪切和/或转体活动。
- 一小部分经过仔细鉴别的患者可能能够进行成功的非手术康复。然而，患者应该意识到反复发作的不稳定性是否有可能诱发膝关节的继发性损伤，半月板和/或软骨损伤。
- 长期来看，ACL撕裂后患者可能会发展成某种形式的慢性骨关节炎，无论保守或手术治疗。

病史和体格检查

- 非接触性外翻扭转损伤，继而关节肿胀，此时就要怀疑是前交叉韧带撕裂。如果一个ACL撕裂已经发生，患者一般不能重返体育运动。
- ACL损伤的检查方法已在第49章中讨论。

影像学和其他诊断性检查

- X线片应包括以下序列：
  - 30°屈曲负重正位片（PA）视图。
  - 侧位片。
  - 髌骨日出（Merchant）位片。
  - 长腿对齐视图，以防可疑冠状位角度畸形。
- 进行MRI确认疑似ACL撕裂并评估潜在的损伤包括部分ACL撕裂。MRI也可用于评估潜在的相关损伤、半月板和其他韧带结构损伤。
- 矢状面MRI可用于测量前交叉韧带胫骨插入位置的长度，在AP位置前交叉韧带的倾角和长度。这些测量能否用于个体化ACL重建并将在下文中讨论。此外，股四头肌和髌腱厚度都可以为外科医生提供移植物选择参考。

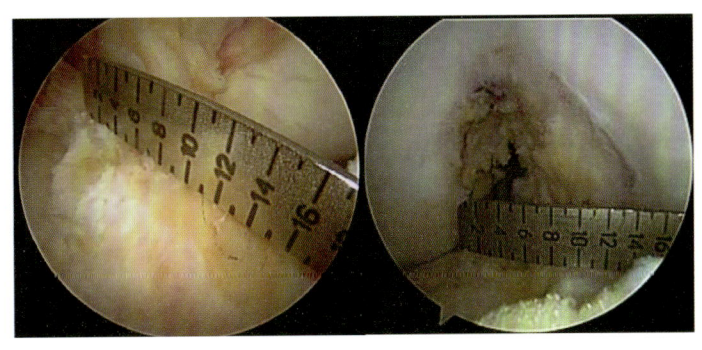

图2 ACL（左）胫骨附着区和髁间凹宽度手术中使用关节镜尺测量。

- CT扫描评估隧道宽度等因素。图像还可以进行三维重建准确评估主要隧道的位置，术前修订手术计划。
- 仪器化松弛试验（如KT-1000关节仪）评估前后膝关节松弛度可进行判断绝对移位和内外翻的差异。

鉴别诊断

- 挫伤。
- 半月板撕裂。
- 骨软骨损伤。
- 髌骨脱位，可能与最初的ACL损伤表现相似。
- 副韧带损伤（如内侧副韧带、外侧副韧带）。
- 多发韧带损伤。

非手术治疗

- 潜在的非手术治疗和康复已在第49章详细介绍。

手术治疗

适应证

- 解剖双束ACL重建指征与传统的单束重建相似。
- 复发性不稳定或打软腿发作的患者或者是那些无法回到日常生活活动或者运动的人适合手术重建。
- 患者主诉不稳定及单束或"部分"撕裂，如果残束是无效的，可受益于单束增强或双束重建。
- 测量胫骨足印（图2）和髁间凹，术中帮助指导个性化ACL重建。
  - 胫骨足印长度。
    - 14 mm或更小，单束重建。
    - 14～18 mm，单束或双束重建。
    - 18 mm以上，双束重建。
  - 髁间凹宽度。
    - 12 mm或更小，单束重建。
    - 12 mm以上，双束重建。

禁忌证

- 胫骨足印长度不超过14 mm，髁间凹宽度不超过12 mm。

术前计划

移植物的选择

- 解剖双束重建采用自体股四头肌腱髌骨块移植或软组织移植，包括自体腘绳肌移植和同种异体移植物。骨-髌腱-骨（BPTB）移植不能用于双束重建。
- 股四头肌腱髌骨块移植术一个通用选项[16]（图3）。
  - 股四头肌腱可用于单束移植，或通过股直肌和股内侧肌天然平面纵向劈开形成一个双束移植物。
  - 较小的股直肌部分用于重建PL束，更大的部分用于AM束。
- 软组织移植。
  - 胫骨前肌腱或胫骨后肌腱同种异体移植可以使用。

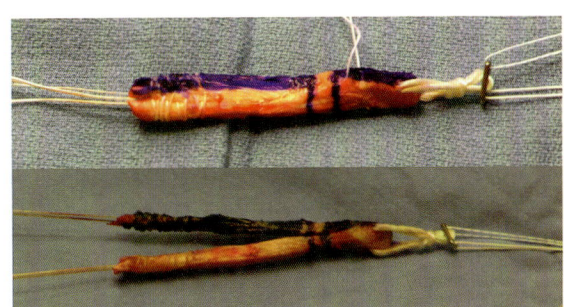

图3 单束（上）和双束（下）股四头肌自体肌腱移植。

- 这些肌腱通常有 24～30 cm 长,而笔者将每个肌腱折叠成 12～15 cm 的双股移植物。
- AM 肌腱双股移植物一般为 8 mm,PL 接近为 7 mm。可以根据患者的解剖特征个性化设计。
○ 可用半腱肌和股薄肌自体移植物(见第 49 章),用于重建。
● ACL 移植物的准备工作是在关节镜检查过程中完成的。

麻醉下检查

● 活动度,与对侧膝关节比较。
● 韧带的测试。
○ Lachman 和前抽屉试验。
○ 轴移试验。
○ 内翻和外翻试验。
○ 拨号征。

体位

● 患者仰卧在手术台上,非手术腿放置在限制支架中,外展截石位。
● 手术腿置于关节镜下的腿部支架内,确保术中膝关节能屈曲 120°及以上,然后消毒准备和铺巾。
● 充气止血带应用于手术大腿上部,手术肢体被驱血,止血带 250～300 mmHg,视患者的体型而定。

入路

● 使用的入口与标准关节镜检查入口略有不同(图 4)。
● 改造采用三个入口:横向、中部和内侧入路。
● 外侧入路位置略高于髌骨的下极,就在它的边缘外侧,避开髌下脂肪垫。
● 中心入口位置较低,毗邻或穿过髌腱的内侧部分,它提供朝向膝盖髁间凹入路。
● 内侧入路恰好位于中间入路的内侧,在内侧半月板前

面上方。直视下建立,用腰椎穿刺针定位,指向股骨前交叉韧带的足印区,并与股骨内侧髁有 3～4 mm 的间隙。
● 关节镜放置于股骨正中入路,在股骨隧道的定位,以良好的可视化髁间凹和股骨 ACL 足印。
● 关节镜置外侧入路,有利于胫骨 ACL 足印定位,并制备隧道。

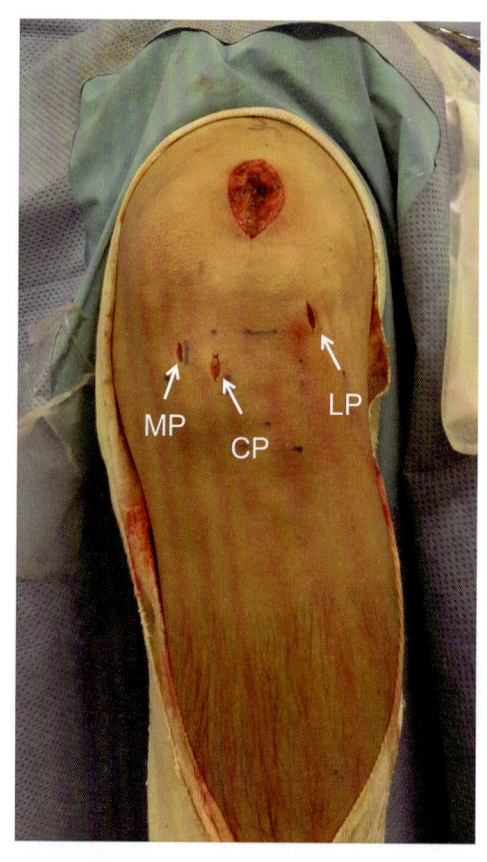

图 4 在一个典型的案例中的外侧入路 (LP)、中央间入路 (CP)、内侧入路 (MP)。

诊断关节镜检查

● 对关节隔室进行彻底检查,游离体和半月板及软骨病理,包括以下几点。
○ 髌股的关节间室。
○ 内侧间室、半月板、内侧沟。
○ 外侧室、半月板、外侧沟。
○ 后交叉韧带。
○ ACL。
● 在 ACL 重建前,任何相关的半月板或软骨损伤均需先行处理。
● 仔细检查 ACL 损伤类型。有 25 种不同的类型,可能包括以下内容。
○ 撕裂或拉伸,单束或双束。
○ 股骨侧、胫骨侧和/或中段损伤。
● 用电刀仔细清理撕裂的 ACL,保留残留 AM 和 PL 束的附着区自然足印(技术图 1)。
● 确认看清骨性标志包括髁间嵴和外侧二分嵴。
● 胫骨和股骨 AM 和 PL 束的解剖定位点。

- 采用可弯曲关节镜尺进行测量,确定患者是否可能行双束重建。这些测量值与MRI测量值对照。
  - 胫骨AM和PL足印的长度和宽度。
  - 髁间凹宽度和高度。

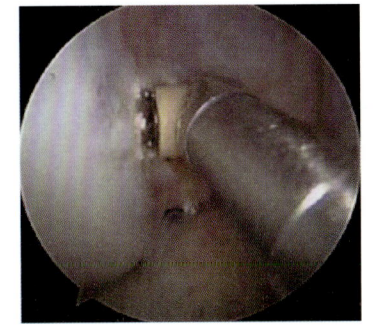

技术图1 股骨前交叉韧带附着区的解剖和标记。

前交叉韧带双束重建

技术步骤

- 重建步骤依赖于移植物:自体股四头肌骨块移植物与软组织移植物。
- 首先股骨侧定位。单隧道是为自体股四头肌骨块移植。双隧道适用于同种异体或自体腘绳肌软组织移植。
- 然后创建胫骨隧道,先建立PL,然后建立AM。
- 所有隧道建成后拉入移植物。
  - 将股四头肌骨块移植物每束拉入胫骨隧道,然后拉入股骨隧道。
  - 软组织移植物(PL先)逆行通过胫骨隧道进入各自的股骨隧道。
- 胫骨侧固定,将PL束在拉紧完全伸展位,AM束在屈曲45°。

股隧道-股四头肌腱自体移植

- 股四头肌骨块采用股骨单隧道。
- 股骨隧道位于解剖AM和PL之间。根据骨性标志,位置如下髁间嵴和外侧二分嵴。
- 从中间入路观察,插入骨锥在AM和PL之间扎一个小孔,指导定位(技术图2A)。
- 采用弯曲导轨放置可塑导丝的尖端进入起点。直线导轨也可用,但是在使用时必须小心保护内侧股骨髁。
- 隧道大小可能因移植物和患者本身而异,通常是10 mm直径。再次,当电钻通过导针时,注意保护内侧股骨髁(技术图2B)。
- 股管钻孔深度为25~30 mm。
- 远端皮质的4.5 mm的EndoButton钻打通,远皮层的距离是用测深尺测量。

股骨隧道-软组织移植

- 两个股骨隧道,AM和PL,用于同种异体移植或腘绳肌自体移植用于双束重建。PL股隧道首先被创建。
- 从中央入口观察,插入一个骨锥通过内侧入路,创造一个小孔作为起点指向PL股骨插入点。

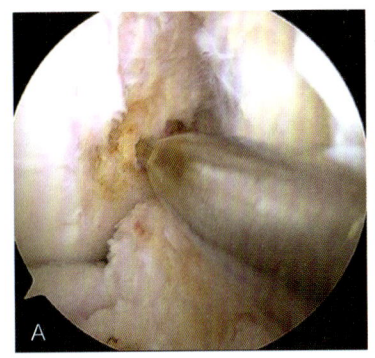 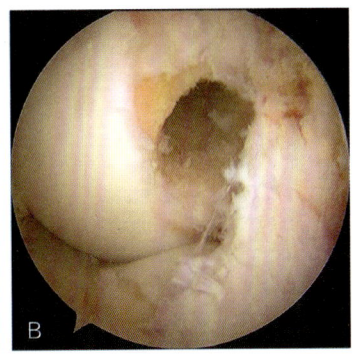

技术图2 A. 一个骨锥用于标记所需的隧道位置股的一面。B. 在原生植入部位钻取一条股骨隧道。

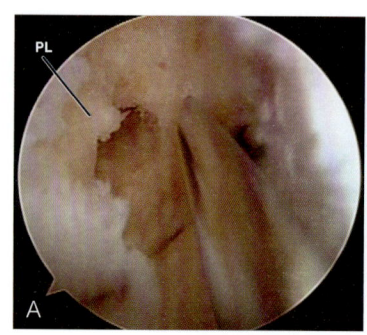 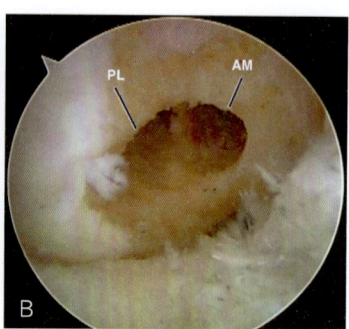

技术图3 A. 导针插入股骨侧AM束植入部位。B. 屈膝在90°，AM和PL股骨隧道钻孔后直径分别为8 mm和7 mm。

- 采用弯曲导轨放置可塑导丝的尖端进入股骨PL起始点。导丝伸出外侧股皮质和皮肤。该隧道采用典型的7 mm可塑电钻进行钻孔，膝关节在极度屈曲，保护股骨内侧髁的关节软骨[3]，PL隧道的钻孔深度为25～30 mm。
- 远骨皮质随后被4.5 mm的EndoButton钻打开和到远皮层的距离是用测深尺来测量。
- 然后以类似的方式在二分嵴后的AM足印的中心建立8 mm骨隧道（技术图3）。
- 另外，也可以使用经胫骨隧道技术建立股骨隧道，通过胫骨引导达到。
  ○ 导丝通过胫骨隧道导丝的尖端放在股骨足印上，之前用电刀标记AM。
  ○ 导丝插入股骨AM解剖后定位，在导丝上插入8 mm钻头并钻到35～40 mm的深度。
- 股AM隧道的远皮质也被一个4.5 mm的EndoButton钻打穿，到皮质的距离测量。

胫骨骨隧道-股四头肌腱和软组织移植

- 为建立胫骨两隧道，在胫骨表面内侧胫骨结节水平切开4 cm皮肤切口。
- 胫骨ACL足印从外侧入路查看。
- 先放置PL隧道导针。
- 胫骨前交叉韧带导向器设置为45°，并通过中入路置于胫骨PL足印区，之前用电刀标记（技术图4A）。
- PL隧道起始于内侧副韧带前方胫骨皮质。

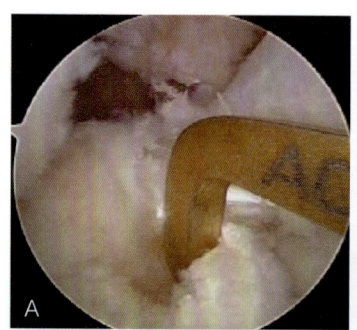 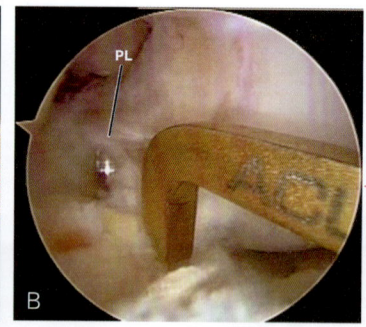 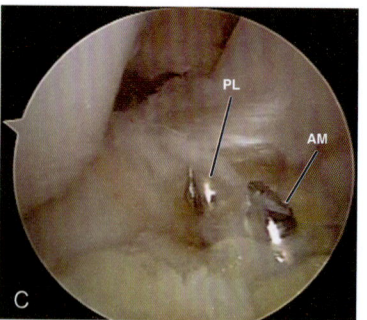

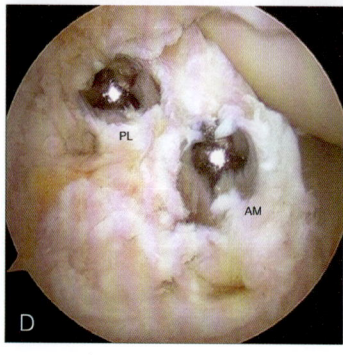

技术图4 A. 骨前交叉韧带引导器通过中间入路放置于胫骨PL束插入点。B. 放置胫骨前叉定位器，胫骨前内侧束（AM）附着区定位。C. ACL胫骨的AM和PL插入导针。D. 显示胫骨隧道位置，在ACL的胫骨固有足印内钻孔。

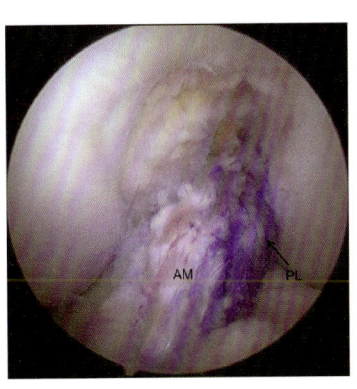

技术图5 将移植物于膝关节内固定,固定位置膝关节屈曲90°。

- 然后将3.2 mm导丝穿过PL的残根胫骨的足印。
- 经中间入路置入ACL定位器,成角35°置入导针,导针尖端指向AM足印区中心点标记处。
- 胫骨皮质的AM隧道起点比PL隧道更为中心和远端。
- 将3.2 mm导丝插入胫骨根部足迹,和两个导丝的位置是胫骨皮质间隔至少1 cm。
- 然后用7 mm和8 mm钻头对胫骨隧道进行过钻,分别为PL隧道和AM隧道(技术图4B)。

移植物植入-股四头肌腱自体移植

- 内侧入路扩大,方便整体通行股四头肌腱髌骨块自体移植物。
- 较小的股直肌部分的肌腱是彩色的标记,便于移植物定向。
- 带尾孔导针带导线通过股骨隧道的内侧入路至大腿外侧穿出。
- 骨块通过内侧入路进入股骨隧道,EndoButton进行翻转固定。在EndoButton翻转之前,要确认骨块在股骨隧道的方向,确定是否重建AM和PL解剖(技术图5)。

- 可弯曲导丝逆行通过相应的胫骨隧道,自中间入路拉出导丝。
- 缝合移植物PL部分穿过内侧入路进入髁间凹,出中间入路。然后用可弯曲导丝将缝线从胫骨隧道穿出。
- PL在直视下植入完成。
- AM以类似的方式传递。

移植物植入-软组织移植物

- 首先植入PL束移植物。一根带尾孔导针穿过中心入路,出股外侧PL隧道。
- 关节内可见线圈,关节镜下抓线钳抓取环线穿过PL胫骨隧道。
- 移植物通过,EndoButton进行翻转,建立PL束移植股骨侧固定(技术图6)。
- 下一步,通过内侧入路或经胫骨,用带环形缝线的Beath针穿过股骨隧道取决于使用的技术。
- 环形缝线可从胫骨隧道内用抓线钳夹抓取。
- AM移植物通过,EndoButton进行翻转,建立AM束移植股骨侧固定。

胫骨侧固定-股四头肌腱和软组织移植

- 在胫骨固定前,对植骨进行预处理,通过一系列的弯曲和伸展膝盖从0°~120°,大约20~30次。
- 每种移植物均采用界面螺钉固定,如有必要,移植缝线可以绑在皮质螺钉柱备加强固定(栓桩固定)。
- PL束移植物在完全伸直位收紧,且AM束移植物在屈曲45°角处收紧。
- 固定完成后,对膝关节进行稳定性测试及全范围的活动。再次关节镜下确认移植物,完全伸直时无髁间凹撞击。伤口按标准方式缝合,腿被完全伸直固定在锁住的铰链膝关节支架。

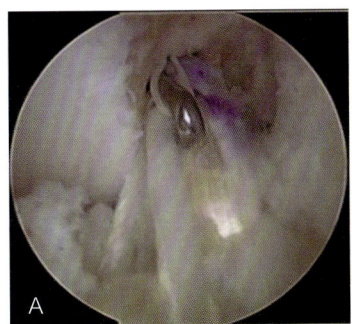 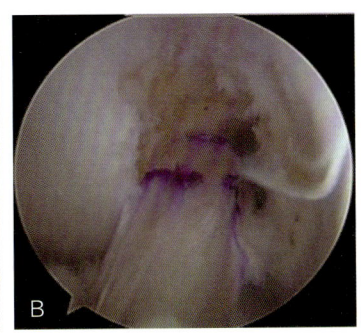

技术图6 A. 关节镜下外侧入路观,传递PL移植物过程。PL移植物是首先通过,然后是AM移植物。B. 关节镜下,从中间入路查看AM和PL移植,完成ACL解剖双束重建。

要点与失误防范

移植物	• 笔者更喜欢自体股四头肌腱移植物 • AM束移植物:7～8 mm • PL束移植物:5～7 mm
检查损伤类型	• 检查一束或两束的撕裂或拉伸情况
入路	• 使用了三个入路 • 股骨前交叉韧带足印通过中间入路观察
隧道定位	• 标记解剖插入位置 • 用于自体股四头肌移植的单束股骨隧道 • 先定位软组织移植物PL隧道,基于PL隧道定位AM股骨隧道
固定	• 股骨侧:EndoButton • 胫骨侧:界面螺钉
术后	• 术后早期活动度的活动

术后处理

- 笔者用软组织移植物单束重建ACL的方案相同。
- 患者使用铰链式膝关节护具6周。
- 在第一周,支具被锁定在伸直位。
- 立即术后开始连续被动运动,0°～45°屈曲,每天增加10°。
- 患者术后使用拐杖4周。
- 从术后第一天起,患者在允许范围内完全负重。
- 术后12周,非剪切、非扭转运动,如游泳、骑自行车和直线跑步。
- 术后9～12个月恢复到正常活动水平。

预后

- 目前还没有对ACL解剖双束重建长期研究结果的公布。
- Aglietti等人进行了前瞻性随机单盲临床试验研究比较解剖单束和双束ACL重建,至少随访2年。双束ACL重建具有显著性胫骨前倾角(1.2 mm vs. 2.1 mm)轴移更少(14% vs. 26%),VAS评分IKDC评分更好。
- Hussein等人报道了3～5年245例随访患者前瞻性随机分为解剖单束及双束ACL重建。双束重建结果发现,重建前后两组前移有显著差异(1.2 mm vs. 1.6 mm)及更多的负轴移检验(93.1% vs. 66.7%)。但Lysholm与主观IKDC临床结果评分无显著性差异。
- Bjornsson等进行了全面系统的评估发现60篇 I 级到 III 级论文符合他们的比较标准,单束和双束ACL重建治疗原发性ACL撕裂[5]。双束重建前后松弛和旋转松弛程度较轻以及再撕裂更少。在短期患者报告的结果中没有发现明显的区别。

并发症

- 双束ACL重建在技术上具有挑战性。
- 传统的单束ACL重建并发症适用于双束重建,包括移植故障、内固定并发症、僵硬和感染。
- 多个临床研究比较单束和双束ACL重建发现,在并发症发生率方面无明显差异。
- 双束重建的特殊并发症:
  - 股骨髁骨折风险。
  - 移植物撞击。
  - 隧道扩大。
  - 隧道位置不正确与翻修手术不同。
- Bell等人进行了生物力学和计算机建模股骨单隧道与双隧道的比较研究股骨髁骨折的风险[4]。
  - 这些研究结果表明,这对于单一隧道与原生股骨髁的比较骨折风险增加具有显著差异,但研究发现一条隧道和两条隧道之间,骨折风险无明显增加。
- 多项研究比较了单束和双束前交叉韧带重建,在移植物撞击而影响活动度无明显差异。然而用双束重建显示出更好的活动度。
- Kawaguchi等[14]测量了169例单束,双束重建后隧道的拓宽情况。双束重建隧道扩大程度显著降低。
- 正确的隧道位置是通过解剖标记来实现的,每束定位前需先行ACL残端清创。
- 双束ACL重建后的翻修手术具有挑战性,并要求良好的屈曲和不同的移植物选择和重建技术。小心术前计划及术中必要评估是治疗必要的。

(王海明 译,皇甫小桥 董士奎 审校)

参考文献

[1] Aglietti P, Giron F, Losco M, et al. Comparison between single- and double-bundle anterior cruciate ligament reconstruction: a prospective, randomized, single-blinded clinicaltrial. Am J Sports Med 2010;38(1):25-34.

[2] Arnoczky SP. Anatomy of the anterior cruciate ligament. Clin Orthop Relat Res 1983;(172):19-25.

[3] Basdekis G, Abisafi C, Christel P. Influence of knee flexion angle on femoral tunnel characteristics when drilled through the anteromedial portal during anterior cruciate ligament reconstruction. Arthroscopy 2008;24(4):459-464.

[4] Bell K, Egan M, Fu FH, et al. Femoral fracture risk analysis of singeand double-bundle ACL reconstruction. Paper presented at: 52nd Annual Meeting of Orthopaedic Research Society; March 19-22, 2006; Chicago, IL.

[5] Bjornsson H, Desai N, Musahl V, et al. Is double-bundle anterior cruciate ligament reconstruction superior to single-bundle? A comprehensive systematic review [published online ahead of print September 15, 2013]. Knee Surg Sports Traumatol Arthrosc. doi:10.1007/s00167-013-2666-x.

[6] Chhabra A, Starman JS, Ferretti M, et al. Anatomic, radiographic, biomechanical, and kinematic evaluation of the anterior cruciate ligament and its two functional bundles. J Bone Joint Surg Am 2006;88 (suppl 4):2-10.

[7] Danylchuk KD, Finlay JB, Krcek JP. Microstructural organization of human and bovine cruciate ligaments. Clin Orthop Relat Res 1978;(131):294-298.

[8] Dienst M, Burks RT, Greis PE. Anatomy and biomechanics of the anterior cruciate ligament. Orthop Clin North Am 2002;33(4):605-620, v.

[9] Ferretti M, Ekdahl M, Shen W, et al. Osseous landmarks of the femoral attachment of the anterior cruciate ligament: an anatomic study. Arthroscopy 2007;23(11):1218-1225.

[10] Fu FH, Jordan SS. The lateral intercondylar ridge—a key to anatomic anterior cruciate ligament reconstruction. J Bone Joint Surg Am 2007;89(10):2103-2104.

[11] Gabriel MT, Wong EK, Woo SL, et al. Distribution of in situ forces in the anterior cruciate ligament in response to rotatory loads. J Orthop Res 2004;22(1):85-89.

[12] Girgis FG, Marshall JL, Monajem A. The cruciate ligaments of the knee joint. Anatomical, functional and experimental analysis. Clin Orthop Relat Res 1975;(106):216-231.

[13] Hussein M, van Eck CF, Cretnik A, et al. Individualized anterior cruciate ligament surgery: a prospective study comparing anatomic single- and double-bundle reconstruction. Am J Sports Med 2012;40(8);1781-1788.

[14] Kawaguchi Y, Kondo E, Kitamura N, et al. Comparisons of femoral tunnel enlargement in 169 patients between single-bundle and anatomic double-bundle anterior cruciate ligament reconstructions with hamstring tendon grafts. Knee Surg Sports Traumatol Arthrosc 2011;19(8):1249-1257.

[15] Odensten M, Gillquist J. Functional anatomy of the anterior cruciate ligament and a rationale for reconstruction. J Bone Joint Surg Am 1985;67(2):257-262.

[16] Rabuck SJ, Musahl V, Fu FH, et al. Anatomic anterior cruciate ligament reconstruction with quadriceps tendon autograft. Clin Sports Med 2013;32(1):155-164.

[17] Sutton KM, Bullock JM. Anterior cruciate ligament rupture: differences between males and females. J Am Acad Orthop Surg 2013;21(1):41-50.

[18] van Eck CF, Lesniak BP, Schreiber VM, et al. Anatomic single- and double-bundle anterior cruciate ligament reconstruction flowchart. Arthroscopy 2010;26(2):258-268.

第51章 前交叉韧带重建术后翻修
Revision Anterior Cruciate Ligament Reconstruction

David R. McAllister, Kristofer J. Jones, and Frank Petrigliano

定义

- ACL是保持胫骨稳定，防止其前移的主要结构。ACL由前内侧束及后外侧束组成，根据其胫骨上的附着位置命名。
- ACL辅助关节囊、内侧副韧带（MCL）外侧副韧带（LCL）、关节面及半月板等在预防旋转运动不稳定，也起着十分重要的作用。
- ACL重建术失败的原因很多，包括外伤引起再撕裂、移植物变细、腱骨不愈，合并伤误诊（如后外侧或者后内侧结构损伤），或是ACL重建术中的技术问题（如骨隧道位置不当、固定失败等，可详见第50章）。

解剖

- ACL的解剖（在先前章节所提到的）及ACL对于膝关节稳定作用在翻修手术中是十分重要的。防止胫骨前移的次要结构还包括内侧副韧带、内侧半月板后角和关节囊后侧[6]。
- 未认识到旋转不稳，同样是造成ACL重建术失败的重要原因。后外侧结构不稳定，损伤可能累及腘肌肌腱、腘斜韧带和外侧副韧带，这些结构可能需要修复、加固或重建[6]。
- 前交叉韧带重建失效所采用的重建材料有：自体髌腱骨-腱-骨、腘绳肌腱和股四头肌腱，也有同种异体跟腱、髌腱、腘绳肌腱和股四头肌腱[4]。
  - 研究发现采用合成材料作为移植物重建ACL，术后临床结果差。易于出现复发性疼痛、滑膜炎、关节积液、最终移植失败而再次手术。
- 移植物固定可以通过多种选择。在翻修手术前，了解最初重建的技术和使用材料，这一点很重要。因为通常需要去除这些固定，获得可选择隧道，以便在翻修术中确保移植物的固定。

发病机制

- ACL重建术后出现的不良预后是由多种因素导致的，大体分为4种情况：复发关节不稳定、活动度丧失、持续性疼痛和伸膝装置功能障碍。本章主要着重诊断治疗复发膝关节不稳定。
- ACL重建术后，膝关节不稳复发率为3%～10%[11]。
- 一般认为移植物失败是膝关节复发不稳定的首要原因。移植物失败常分为三大类：移植物愈合失败、手术技术欠佳（如骨隧道扩大、内固定失败）及外伤性再撕裂。这些原因可能合并一起出现，但是确定导致移植物失败的首要原因，是成功翻修前交叉韧带的关键步骤。

自然病程

- 前交叉韧带功能不全的自然病程尚不清楚。
  - 一般认为患者出现膝关节不稳后，进一步引起关节软骨和半月板损坏。
  - 尽管一些患者，可以避免从事引起膝关节不稳的活动，但是有些患者则将继续从事体育活动，更有甚者日常生活也会导致膝关节不稳。

病史和体格检查

- 详细了解患者损伤机制、重建技术、术后康复过程、活动能力恢复情况及目前的症状，都有助于医生避开潜在风险，选择最佳的治疗方法。
  - 了解损伤后与手术的间隔时间十分重要。
  - 详细解释术后康复过程、进度及达到的预期目标（恢复奔跑以及特殊运动），应该记录术后任何外伤情况。
- 获得前次手术的手术记录副本，从而了解移植物类型、骨隧道位置、内固定方式、材料以及术中关节面和半月板的情况。
- 疼痛步态提示患者手术之后的持续疼痛及再次外伤。
  - 内甩步态提示患者外侧或后外侧结构的不稳定性，需要拍摄下肢全长前后位X线片，以评估下肢力线。
  - 如果患者屈曲膝关节，尤其在步态初始阶段，则提示股四头肌无力，同时患者也可能出现膝关节不稳感。
  - 所有病例都应该触诊下肢脉搏和感觉，如果一些指标下降，提示关节原发脱位的可能，需要进一步检查以排除血管、神经损伤。
- 确定关节不稳的常规检查包括以下几种。

- 前抽屉试验：与对侧膝关节相比，若前松弛度增加，则提示ACL功能不全。
- 后抽屉试验：与对侧膝关节相比，若后松弛度增加，则提示膝关节PCL功能不全。
- Lachman试验：对于诊断ACL功能不全较为敏感，尤其适合对侧膝关节ACL完好的。
- 内翻/外翻应力试验：屈曲膝关节30°时试验阳性，提示仅副韧带损伤。如果膝关节屈曲0°和30°时试验阳性，则提示副韧带和其他结构，如交叉韧带或是关节囊损伤。
- 轴移试验：诊断膝关节ACL功能不全敏感度较高[1]。但患者往往因为疼痛，不能放松膝关节配合检查。
- 后外侧抽屉试验：与对侧健膝相比，后外侧移动度增加，则提示后外侧旋转不稳定。
- 拨号试验：膝关节屈曲30°时，有10°以上的差异，则提示膝关节后外侧角（PLC）损伤。膝关节屈曲90°时，有10°以上的差异，则提示膝关节后外侧角（PLC）伴后交叉韧带（PCL）损伤。
- 内翻过伸试验：表现为胫骨的内翻、过伸及外旋，则提示膝关节后外侧旋转不稳定。
- 同时检测关节内结构并发损伤可能，如半月板、关节软骨或髌股关节损伤。
- ACL损伤通常伴大量关节内积液。由于移植物再血管化较正常ACL血管少，所以在ACL重建术后再次撕裂，常不致大量出血。ACL翻修术中，积液可能很少甚至不存在。

影像学和其他诊断性检查

- 常规影像检查包括膝关节负重前后位片、侧位片及髌骨轴位片。在翻修手术中，这些影像资料，有助于了解先前的前交叉韧带重建术后骨隧道位置及其扩大的情况，以便于进一步评估和治疗。
- 使用金属固定装置的骨隧道容易识别，而生物可吸收螺钉和其他类型的固定，也可在这些影像片中评估骨隧道情况（图1）。这些影像学资料也可以评估是否发生骨性关节炎。

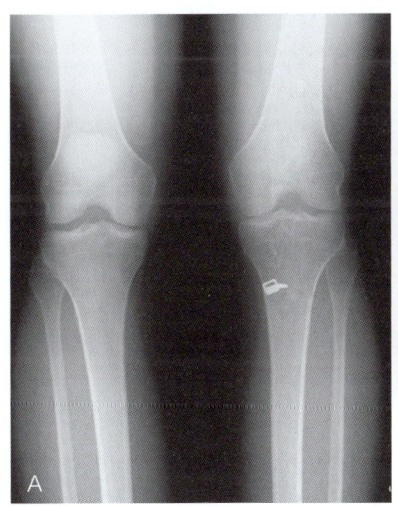
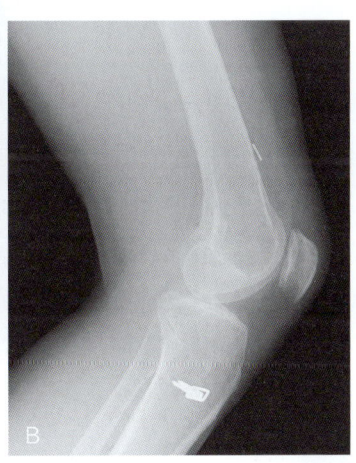
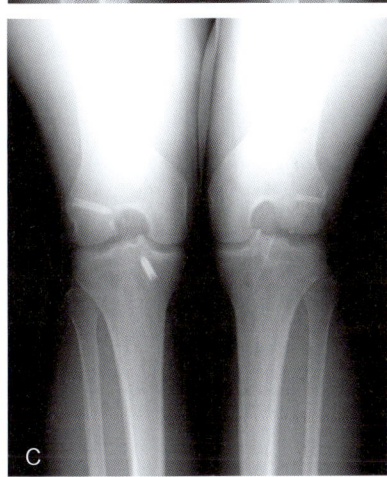
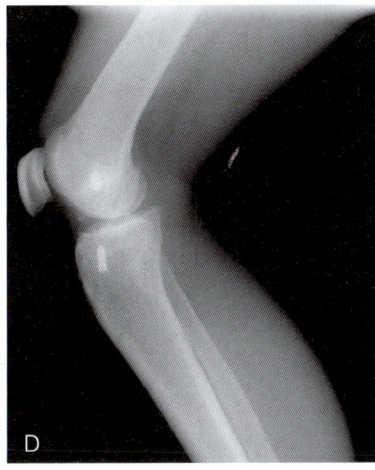

图1 A、B. ACL重建术中用EndoButton（Smith & Nephew, Andover, MA）将移植物固定于股骨端，以及用U形钉将移植物固定于胫骨端。C、D. 在前次ACL重建术中应用2个切口技术安置的股骨隧道。

- 如果X线片显示骨质存在大量流失的现象，则可以运用三维CT扫描或MRI检查，精确地对隧道扩大进行评估（图2），MRI可进一步评估隧道扩大、移植物的连续性及关节内的其他结构（关节面软骨，半月板）。金属固定装置可能导致CT和MRI影像有明显的伪影，限制了使用价值。
- X线片全面评估下肢力线，以了解膝关节内翻畸形或慢性后外侧旋转不稳定，这将有助于评估下肢是否存在严重内翻畸形。
- ACL功能不全且膝关节骨性内翻的患者，如果不先截骨矫正力线，任何前交叉韧带重建术都将注定失败。
- 骨扫描和血清学检查，包括全血计数、红细胞沉降率、C反应蛋白、膝关节内液体细菌培养，任何指标异常则提示关节内感染，包括那些先前发生溶骨现象的骨隧道。

鉴别诊断

- 半月板损伤。
- 骨软骨损伤。
- 虚弱或继发于股四头肌无力的膝前疼痛。
- 髌骨半脱位或脱位。
- 多发韧带损伤（如PCL、PLC、内侧副韧带、外侧副韧带等）。

非手术治疗

- 对于ACL重建术后功能不正常患者而言，首先应该明白，ACL翻修术不能减轻他们的疼痛症状，非手术处理可能更适合处理他们存在的问题。
- 任何膝关节ACL功能不全的非手术治疗，都是基于避

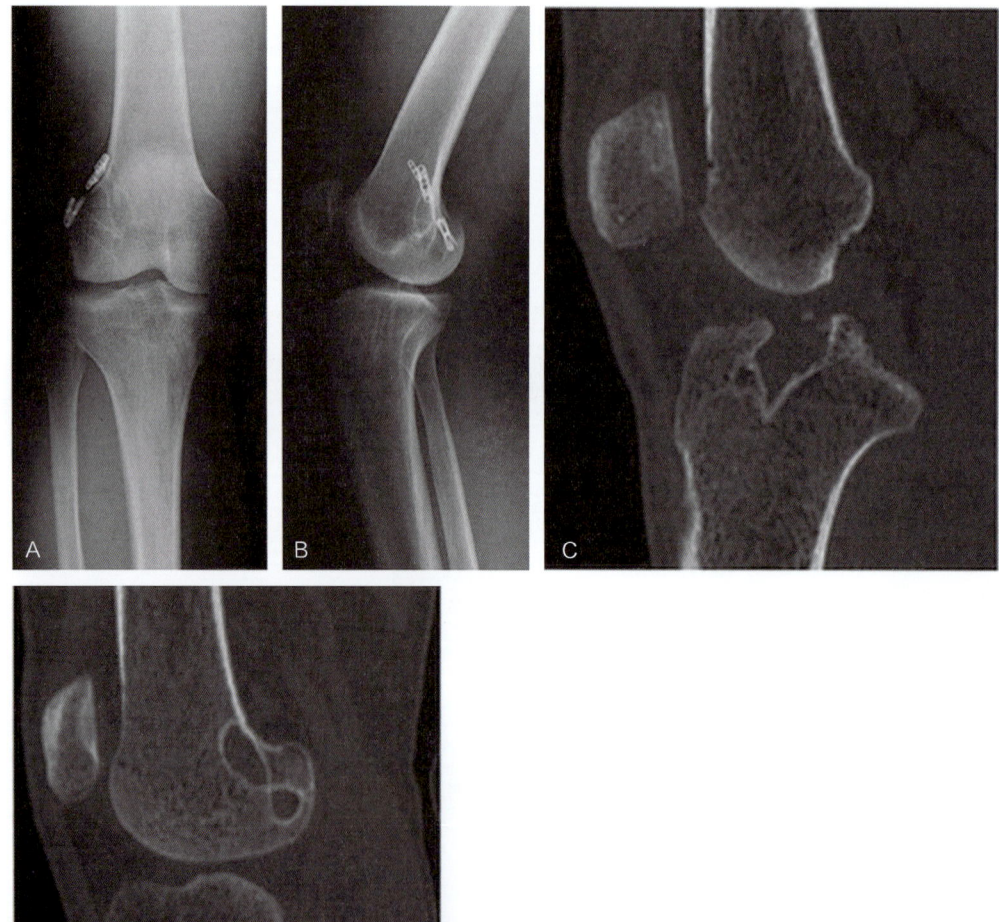

图2　A、B. 一位25岁患者行初次ACL重建和翻修术后的正位及侧位片，股骨侧悬吊固定。C、D. CT扫描用于评估股骨侧胫骨侧隧道扩大情况。

免危险运动,如膝关节剪切运动。
- 加强膝关节的动态稳定装置,如增加腘绳肌腱肌力(胫骨前移的拮抗肌),以增加膝关节日常活动稳定性。
- 功能性支具是一种非手术治疗方法,可以提供运动约束,减少功能不全,并防止随后的伤害。然而,它在控制不稳定时有不同的使用效果。

手术治疗

- ACL重建术后翻修主要指征,就是患者术后体育活动中出现任何有症状的膝关节不稳。与患者探讨翻修手术情况及术后达到的期望很重要。
  - ACL翻修不能解决体育活动出现的疼痛。对于这些患者,研究发现关节内的病理情况才是主观疼痛的原因。
  - 前交叉韧带重建术后翻修可以预防关节内病变进展,但不能治疗可能存在的其他病变。
  - 总的来说,ACL翻修后的主观症状改善不是ACL翻修的首要目的。

术前计划

- 与技术相关的常见失败原因是股骨隧道前置,通过侧位X线平片就可以确定[6,10](图1D)。膝关节屈曲时移植物过紧,从而导致移植物过度拉伸或失败。
- 术前计划应该详细评估膝关节情况,包括病史、体格检查及影像学检查关节内的病变(如半月板撕裂或软骨病变)。翻修手术时,术者应有解决这些并发症的预案。
- 即使术者没有发现这些情况,其存在的可能性及治疗方案,也应在术前与患者充分交流。所有的治疗预案应该在术前与患者沟通。
- 翻修术中处理可能存在后外侧旋转不稳定,内翻力线不齐或者明显骨缺损需要植骨,应告知患者术中可能的手术过程及术后可能发生的情况,以及应对措施。
- 对于需要去除内固定的翻修手术,术前应该了解植入物和去除植入物工具的型号,如市售的ACL翻修套装等。术前应该准备好这些工具,以便术中使用。

- 麻醉诱导后,再次全面检查术肢并与对侧对比,至关重要。关节镜下检查不能准确评估后外侧及内侧的不稳定。这些最好是在消毒、铺单前评估。

体位

- 笔者倾向采取的体位是患者手术台上取仰卧位,手术全程使用外侧挡板。
- 外侧挡板应该放置在靠近端的地方,这样术中操作时患者的膝关节屈曲于手术台边缘,术者能在无阻碍情况下建立胫骨隧道(图3)。

入路

- 标准前内、前外侧入路加上外上入路,用于关节镜下探查。
- 如果先前的入路位置恰当,则可以再次使用,但是关节镜入路的选择应视具体情况而言,不受约束仅仅使用先前入路。
- 术中应该进行一次全面的关节镜诊断检查。
- 在前交叉韧带翻修术前,应先治疗其他合并病变。包括修整撕裂半月板、去除游离体、软骨微骨折清创、取除固定装置等。

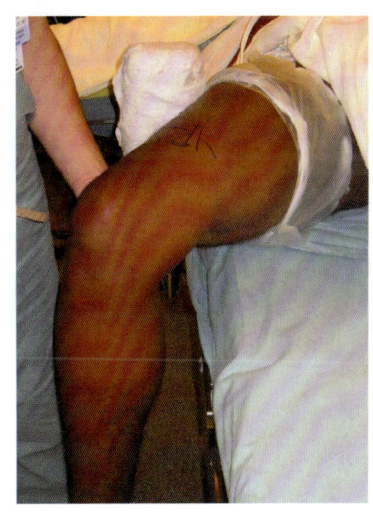

图3 将外侧挡板放置在高于股骨外侧的位置,于胫骨中部留足够的空间,以便于建立胫骨隧道而不受手术台的干扰。

关节镜探查和髁间凹成形

- 麻醉下确诊前交叉韧带损伤。
- 关节镜探查完成后,处理其他关节内病变,然后将止血带充气。
- 大腿远端垫一衬垫,将膝关节屈曲90°保持腘窝处活动自由,使神经血管结构避免受推挤向前移位,以免伤害。
- 用5.5 mm的刨刀,将之前ACL移植物清理至足印处。
  - 用刨刀切除妨碍视野的脂肪垫,髁间窝外侧壁剥离的骨膜及髁间窝的瘢痕组织。
- 在ACL翻修术中,常常可见髁间窝长满新生组织而过度狭窄,这种情况在重建术也常常存在(技术图1A)。
  - 用5.5 mm打磨头行髁间窝成形术,可以选择髁间窝前开口处开始。
  - 确认之前股骨隧道位置。
  - 如果需要可以行髁间窝后壁成形术。可用一小的弯曲的挖匙探查髁间窝后壁。薄薄的白色骨膜条带是髁间窝后壁的标志(技术图1B)。仔细定位髁间窝后壁标志至关重要,尤其是以前的手术导致髁间窝两侧和顶部不规则时。
- 股骨隧道前置是导致ACL重建术后复发松弛的主要原因。所以在许多的病例中,在不干扰或不损坏之前隧道的情况下,就有足够的空间在合适的位置建立第2个股骨隧道。如果是这种情况,以前的挤压螺钉可以被留置于原处或移除(技术图1C~E)。

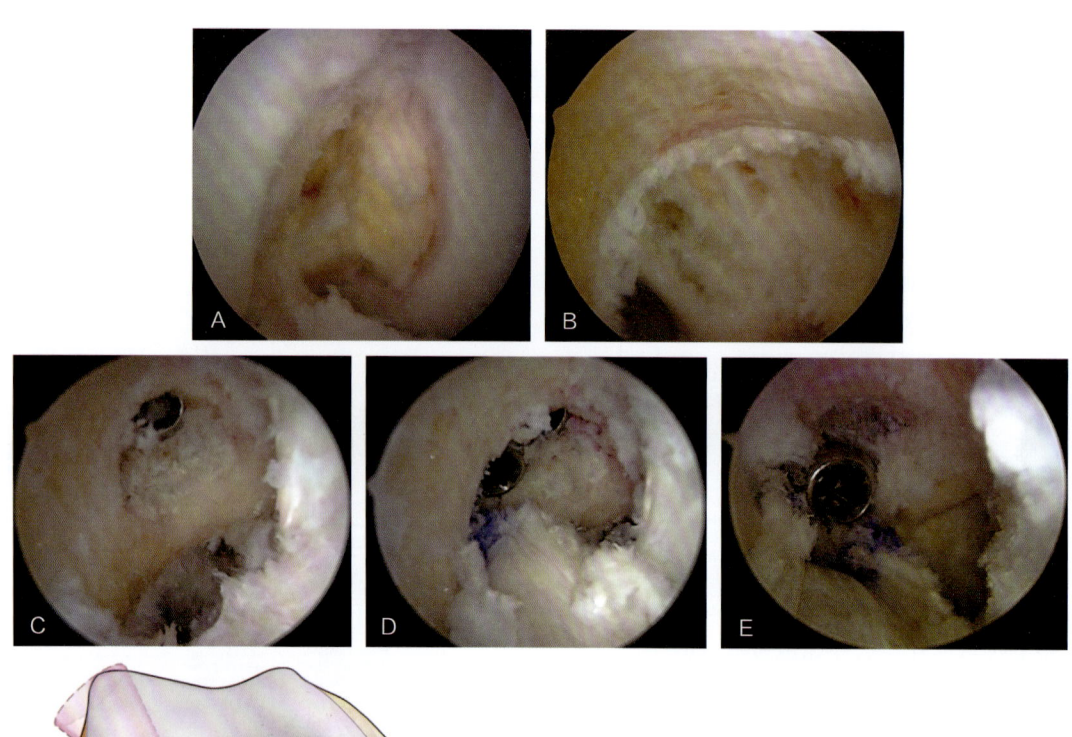

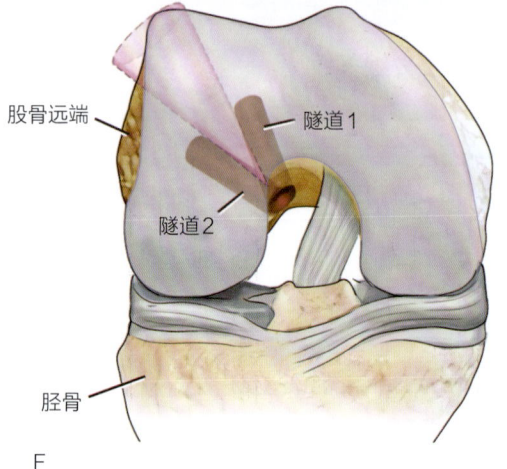

技术图1 A. 一例右膝ACL重建翻修术时显著髁间凹狭窄。B. 髁后间凹后开口处可见一薄层骨膜。C. 可见初次ACL重建时使用的股骨隧道界面螺钉,翻修隧道可以在附近安置,不用去除之前螺钉。D. 新的界面螺钉植入后,位置满意,与之前的螺钉无干扰。E. 植入完成后,经前内入路观察髁间凹,可清晰显示新旧两股骨隧道的位置关系。F. 变向导引钻孔技术可以确保钻孔安全,避免与之前的隧道干扰。略微调整钻孔方向制备新的股骨隧道,可以保留足够骨量,实现满意固定。

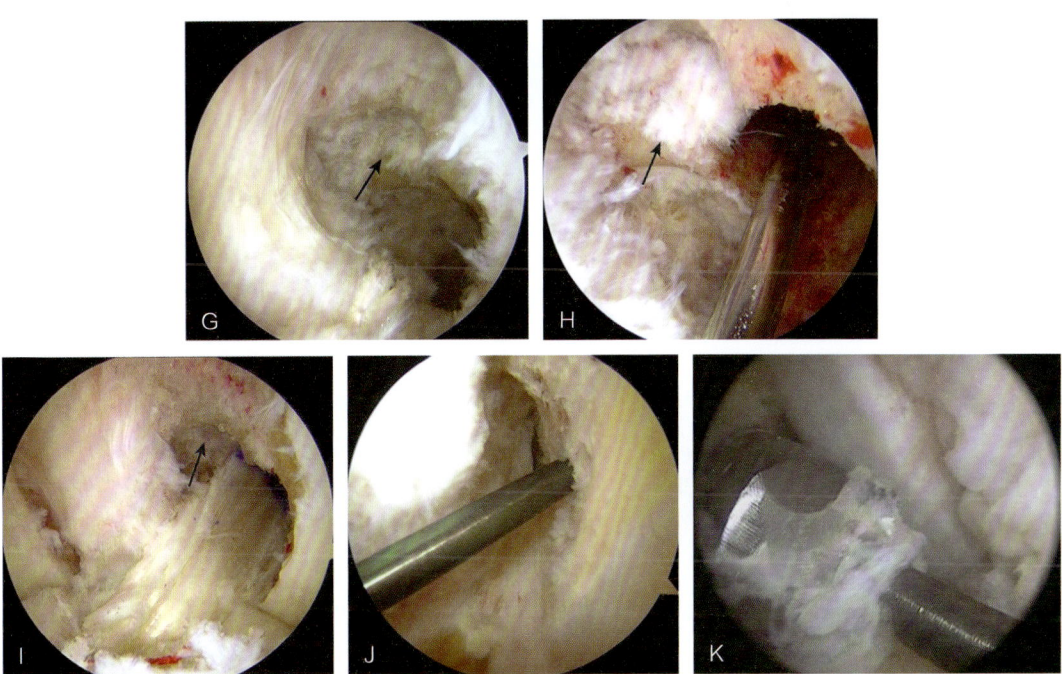

技术图 1（续） G. 该例患者是经胫骨行 ACL 重建的，去除移植物后可见股骨隧道陡直（黑色箭头）。H. 经前内入路建立新的股骨隧道，安全制备分离隧道，不会与之前隧道干扰（黑色箭头）。I. ACL 翻修重建完成。黑色箭头显示之前的重建方向。J. 经前内入路置入弹性磨钻。K. 经前内通道利用弹性磨钻钻取股骨隧道。

- 用弯刮匙去除一小块骨皮质，以标记新的股骨隧道位置。
- 翻修术难点在于建立股骨隧道的最佳位置。在这种情况下，建立一个与旧隧道不重叠的新隧道非常困难。
  - 笔者发现经前内侧入口建立翻修隧道，可以校正经胫骨制备的股骨隧道。用这种办法，两隧道彼此分开，仅关节内开口处重叠（技术图 1F～I）。可弯曲钻头有助于建立不同的隧道（技术图 1J、K）。
  - 同样，如果先前手术的股骨隧道是经由前内侧入口建立的，则可以经胫骨隧道建立翻修术股骨隧道。

准备移植物

- 笔者通常在骨隧道建立后准备移植物，这样可以保证移植物上的骨栓比骨隧道大。因为在新旧隧道可能会重叠出现的情况下，可能造成骨缺损，以致骨隧道比标准骨隧道大得多。
- 可选择的移植物。
  - 笔者一般不再取先前取过的肌腱。
  - 可选用自体或异体的移植物。
  - 笔者通常使用异体骨-髌腱-骨。
- 用微型摆锯将 2 个骨栓制作成长 25 mm、宽 10 mm、厚 10 mm。
- 用咬骨钳将 2 个骨栓打磨成可以通过 10 mm 的隧道。
- 用一个 2 mm 的钻头，在髌骨骨栓的近 2/3 与远 1/3 交界处钻一个孔。
  - 在胫骨骨栓的 1/3 及 2/3 的地方，各自垂直 90°钻出 2 个相同的孔。
  - 用 5 号 Ethibond 缝合线绑在 Keith 针上，穿过每一个洞。
- 然后将移植物穿过直径 10 mm 的刻度套筒，移植物需与套筒紧密接触，且能顺利通过。
- 测量骨栓与骨栓的距离，确定移植物肌腱部分的长度。
- 将移植物包裹于用生理盐水浸泡过的纱布中，置于手术台上备用。

隧道定位

- 无论胫骨隧道还是股骨隧道,建立时都需要斟酌考虑既有隧道。
- 用胫骨隧道定位器,将胫骨隧道导向置于先前ACL重建术的相同位置。
  - 将胫骨定位器设定为n+7,其中n代表2个骨栓之间的距离(n+7原则)[9]。
  - 定位器的尖端置于原始ACL足迹的后内侧部分,因为原始的ACL足迹已不再存在,操作起来有点困难。因此置入导针使之穿透关节至PCL前方6~7 mm处,并在外侧半月板前角后部相交的一条线上(技术图2A)。
- 如果在先前的前交叉韧带重建术中使用金属胫骨界面螺钉,则通常将其取出。
  - 在这种情况下,将患肢置于手术台上,定位界面螺钉。
  - 仔细清除过度生长软组织及骨质,然后将合适的螺丝刀(通过前次手术时的记录确定)置于界面螺钉的顶部,将其去除。
- 然后,用滑动测深器再次探查定位器的位置。测深器上的刻度应该比移植物腱性部分长(n+2原则)[12]。
- 确定导针位置正确,则将其继续置入,然后用10 mm的钻头建立胫骨隧道。
- 使用5.5 mm刨刀清理软组织以及骨碎屑。关节镜进入放置于胫骨隧道的上方,探查骨隧道与前次手术骨隧道的位置关系。
  - 如果用界面螺钉进行内固定加强,可用之前穿过骨栓的缝线将其绑在胫骨隧道远端,以加强胫骨骨栓。
- 然后注意力再次转移到股骨髁间窝。
  - 用刮匙在距离股骨髁间窝后壁前6 mm(留给直径10 mm移植物)进行标记,具体位置为左膝关节在时钟1点到1点半位置,右膝关节为10点半到11点位置。
  - 将Beath针深入关节,到达先前在股骨标记的位置。通常可以经胫骨隧道完成。
    - 有些情况,导针无法到达所需的位置。这时可将膝关节屈曲至120°,然后由前内侧入口将Beath针穿入。
    - 如前所述,当先前经胫骨股骨隧道在可接受的位置时,也可以采用此技术。
    - 这样可以在同一股骨髁间窝入口内,让新旧股骨隧道分叉(技术图1F)。
- 然后用直径10 mm扩髓器扩管道,注意不要损伤到PCL。
  - 扩髓器深入10 mm深度。
  - 将其退出至髁间窝前开口处,以探查隧道后壁(技术图2B)。
- 此时探查骨隧道,以确保先前的股骨隧道没有影响新的股骨隧道。
  - 如果有影响,那么采用下文所提及的一种技术。
  - 如果后壁完整,则继续扩隧至30 mm深处。

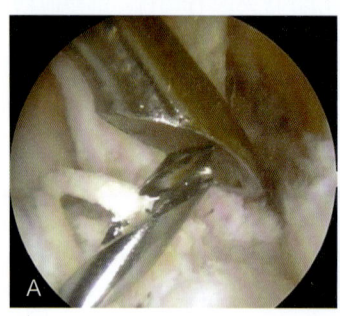 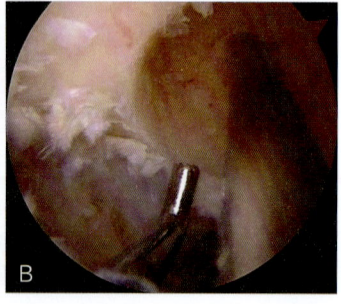

技术图2 A. 左膝ACL胫骨定位器置于PCL前方。B. 股骨隧道钻10 mm后,确认隧道后壁完整。

植入移植物和拉紧

- 建立正确隧道后,将捆有移植物一端及骨栓的缝合线穿入Beath针内,并将针牵拉到所需部位。
- 监视下将移植物拉入股骨隧道,确保移植物无扭转,将骨栓置于隧道前部。
- 膝关节屈曲至120°,然后在维持移植物张力下置入界面螺钉。
  - 再次可视下探查,确保移植物没有被界面螺钉螺纹切割。
  - 拧入界面螺钉,至其没入隧道开口1~2 mm。
- 正常屈伸范围内,触诊胫骨骨栓以判断移植物为等长运动,然后用手拉紧移植物。
  - 维持张力状态,将膝关节屈曲10°~20°,然后安置胫骨界面螺钉。
- 最后检查关节活动度,然后做Lachman试验,确保恢复了膝关节的稳定性。

双切口技术

- 在出现以下两种情况时,可采用双切口技术:①现在所要选取的置入位置已被先前的股骨隧道所占。②先前的骨隧道出现骨质溶解现象,使现在的骨隧道难以建立。
  - 双切口技术所用到的孔是相同的,只是角度不同而已。
  - 这种情况可以将股骨骨栓置于于股骨远端的外侧,这个位置一般不会被先前的ACL重建术所影响。
  - 如果先前的ACL重建术应用的是双切口技术,那么此次用关节镜技术建立股骨隧道应该是没有困难的。
- 可应用双切口技术,使用钻头定位器建立股骨隧道。
- 在远侧干骺端处做外侧切口。
- 将定位器顶端置于股骨髁间窝外侧壁后部,左膝关节位于时钟1点半位置,而右膝关节则位于10点半位置。
  - 将滑动测深器探入骨质,同时将导针也探入。
- 用大刮匙保护PCL,同时用10 mm扩髓器建立股骨隧道。
- 用骨栓上的缝合线将移植物拉入后,于外侧皮质置入界面螺钉,直至其于骨栓相接(技术图3A)。
- 采用新一代倒打钻头系统便于逆行股骨隧道钻孔无需在膝外侧做大切口。通过该系统可以悬吊固定移植物,保留股骨外侧皮质(技术图3B)。
- 其余操作过程如前所述。

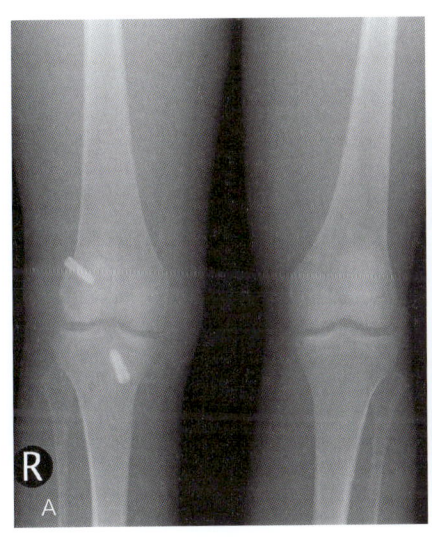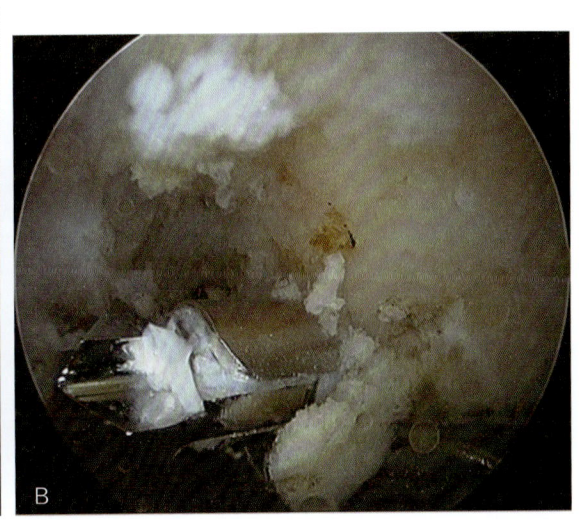

技术图3 A. 右膝股骨隧道界面螺钉经外侧骨皮质置入。B. 倒打钻有一个用手调的锯片,有助于制备分离式骨隧道,钻取一个远端骨质完整的股骨隧道(左膝)。

胫骨隧道骨移植

- 如果先前胫骨股骨隧道存在明显的骨缺损,则需要在ACL翻修术后进行植骨。由于合成材料的免疫排斥反应,采用人工合成移植物常发生骨缺损;采用腘绳肌腱,将移植物固定于隧道末端,根据"雨刷效应"理论出现骨缺损的概率更高[2,7,13]。最后,文章综述发现采用双束技术后翻修ACL也可能导致严重的骨质流失。在某些情况下,股骨隧道的骨移植(技术图4)可能是必要的,但这些是罕见情况。
- 拆除固定装置后,用刮刀、刮匙及锉刀将先前的隧道内的软组织完全清除。
  - 如果遇到硬化骨,用2 mm的钻头在隧道壁钻孔。
  - 可以填充自体骨栓(髂骨采取[13])或异体骨栓(公司购买[2])对老隧道和骨缺乏的区域进行修复。
    - 使用同种异体骨栓时,其直径应较骨隧道大1 mm左右,并应用压配技术放置。
- 在重建术中应给予移植骨足够的时间愈合。
  - 移植骨的愈合可以通过CT成像监控,一般需要4~6个月[13]。

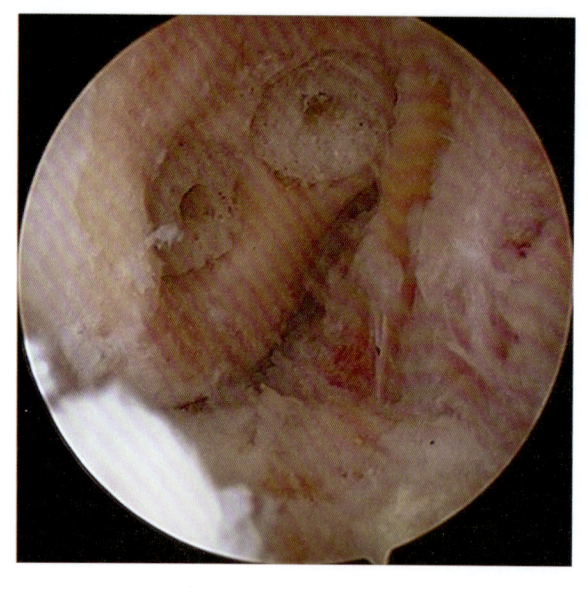

技术图4　右膝ACL双束重建失效后股骨隧道扩大。此例患者直接翻修会出现股骨巨大骨缺损，因此通过压配技术填充同种异体骨栓。

要点与失误防范

适应证	• 确定患者的主要症状是不稳定还是疼痛至关重要 • 对于25岁及以下的患者，要有充分的理由才能不进行ACL翻修重建 • 对于45岁及以上的患者，要有充分的理由才能考虑ACL的翻修重建 • 应提供主观和客观的不稳定因素，以支持翻修手术。一些客观不稳定的患者能够在无症状的情况下参加高水平的切线运动而没有主观不稳定
介入螺钉	• 根据笔者的经验，金属螺钉可以很容易地确定隧道的位置。笔者目前不使用生物可吸收螺钉，因为发现它们通常不吸收，所以在翻修手术中钻穿和拆卸都有困难
合成移植物	• 必须对所有合成材料进行仔细的清创处理，以防止新材料周围出现进一步的免疫排斥反应

术后处理

- 在手术室用可调角度支具，将患肢固定于伸直位，并允许患者在可耐受的范围内戴支具负重。
- 其他时间可以将支具移除，并在术后立即开始关节活动度的训练。
  - 一旦股四头肌的力量恢复了，支具也可不再使用，通常是在术后1周。
- 采用冷敷、弹力袜及抬高患肢等方法减少水肿。
- 在手术2天后进行首次伤口检查，更换无菌敷料。
- 首次物理治疗安排在术后的3～5天，主要是针对改善关节活动度。
  - 教育患者认识到使用膝关节支具、ROM疗法的具体操作。
- 第二次术后复查为手术之后的8～10天，缝合线将被拆除，并进行ROM检查及解释如何进行ROM练习，特别是在全伸直的情况下。除此之外，此次将拆除保持膝关节伸直状态的支具。
- 术后康复时间表：
  - 1～3个月：ROM及股四头肌肌力的锻炼。
  - 3～4个月：持续加强股四头肌。
  - 4～7个月：继续加强股四头肌。
  - 7～8个月：开始敏捷训练。
  - 8～9个月：开始专项运动锻炼。
- 在术后9～12个月之前不参加对抗性运动。

预后

- 计划翻修手术之前，明确造成前次ACL重建术失败原因是确保此次ACL翻修重建术成功的关键。临床最终预后的情况是基于综合因素的，包括松弛、软骨损伤及半月板的状态。
- 最近的大型多中心研究提供了更多的原发性ACL移植

物失败的主要原因及临床结果。多中心的ACL翻修研究（MARS）小组注意到该模式460例手术失败患者以外伤为主（32%）。其他因素是技术（24%）、生物（7%）、复合（37%）和感染（1%）。ACL重建术后翻修时，90%的患者存在半月板软骨损伤[8]。
- 从MARS队列中收集的数据（共计1 200个患者）中，发现多次ACL翻修的患者显示较低的活动水平，Marx活动评分[首次ACL翻修组（9.77分）与多次翻修组（6.74分）]对比。软骨损伤在多次翻修中更为常见，多见于内侧和髌股关节间室[3]。
- Grossman等[5]在一项研究中发现，ACL重建翻修术失败的主要原因是病理性的松弛。无论主观还是客观评价，ACL翻修手术与一期ACL重建术相比，其预后相似。
  - 而且翻修术后仅68%的患者返回受伤前运动水平，明显低于一期ACL重建术后75%～85%的报道。
- Noyes和Barber-Westin[11]等的前瞻性研究表明，用自体BTB进行ACL重建翻修术的患者，有88%主观改善，62%无任何症状，可以恢复进行原来的运动。
  - 研究发现ACL翻修手术整体移植失败率为24%，与先前研究ACL重建术结果相比，增加了3倍。
- Noyes和Barbe-Westin的研究表明[10,11]，关节软骨的状况明显影响主观评分结果。
  - 在他们的随后研究中，Noyes和Barber-Westin指出，93%的患者出现继发损伤[11]，如关节软骨损伤、半月板损伤、继发性韧带损伤及内翻畸形。
  - 尽管ACL重建术能恢复膝关节的稳定性，但是这些继发的问题，明显影响患者术后的满意度及恢复到受伤前的活动能力。

并发症

- 活动度丧失。
- 移植物失败。
- 继发髌股关节软骨损伤的膝前疼痛或股四头肌无力。
- 关节软骨损伤的患者，无法恢复激烈运动。
- 复杂局部疼痛综合征。

（王海明　译，皇甫小桥　董士奎　审校）

参考文献

[1] Bach BR Jr, Warren RF, Wickiewicz TL. The pivot shift phenomenon: results and a description of a modified clinical test for anterior cruciate ligament insufficiency. Am J Sports Med 1988;16:571-576.

[2] Battaglia TC, Miller MD. Management of bony deficiency in revision anterior cruciate ligament reconstruction using allograft bone dowels: surgical technique. Arthroscopy 2005;21:767.

[3] Chen JL, Allen CR, Stephens TE, et al. Differences in mechanisms of failure, intraoperative findings, and surgical characteristics between single- and multiple-revision ACL reconstructions: a MARS cohort study. Am J Sports Med 2013;41(7):1571-1578.

[4] Fox JA, Pierce M, Bochuk J, et al. Revision anterior cruciate ligament reconstruction with nonirradiated fresh-frozen patellar tendon allograft. Arthroscopy 2004;20:784-794.

[5] Grossman MG, ElAttrache NS, Shields CL, et al. Revision anterior cruciate ligament reconstruction: three-to nine-year follow-up. Arthroscopy 2005;21:418-423.

[6] Harner CD, Giffin JR, Dunteman RC, et al. Evaluation and treatment of recurrent instability after anterior cruciate ligament reconstruction. Instr Course Lect 2001;50:463-474.

[7] Maak TG, Voos JE, Wickiewicz TL, et al. Tunnel widening in revision anterior cruciate ligament reconstruction. J Am Acad Orthop Surg 2010;18(11):695-706.

[8] MARS Group; Wright RW, Huston LJ, Spindler KP, et al. Descriptive epidemiology of the Multicenter ACL Revision Study (MARS) cohort. Am J Sports Med 2010;38(10):1979-1986.

[9] Miller MD, Hinkin DT. The "N_7 rule" for tibial tunnel placement during endoscopic anterior cruciate ligament reconstruction. Arthroscopy 1996;12:124-126.

[10] Noyes FR, Barber-Westin SD. A comparison of results in acute and chronic anterior cruciate ligament ruptures of arthroscopically assisted autogenous patellar tendon reconstruction. Am J Sports Med 1997;25:460-471.

[11] Noyes FR, Barber-Westin SD. Revision anterior cruciate surgery with use of bone-patellar tendon-bone autogenous grafts. J Bone Joint Surg Am 2001;83-A:1131-1143.

[12] Olszewski AD, Miller MD, Ritchie JR. Ideal tibial tunnel length for endoscopic anterior cruciate ligament injuries. Arthroscopy 1998;14:9-14.

[13] Thomas NP, Kankate R, Wandless F, et al. Revision anterior cruciate ligament reconstruction using a 2-stage technique with bone grafting of the tibial tunnel. Am J Sports Med 2005;33:1701-1709.

第52章 后交叉韧带重建手术
Posterior Cruciate Ligament Surgery

Amanda L. Weller, Craig S. Mauro, and Christopher D. Harner

定义

- PCL是限制胫骨向股骨方向后移的基本结构。
- PCL损伤并不多见,可以是部分或者全部损伤,单独损伤罕见。
- 有关PCL损伤的病史、手术适应证、手术技术及术后康复的认识正在逐步加深。

解剖

- PCL位于股骨处的起点纤维分布范围广泛,在股骨内髁处呈半圆形分布。
  - PCL止于胫骨后侧,位于内侧平台和外侧平台之间,关节线以下1.0~1.5 cm处。
  - PCL宽度约为11 mm,其具体宽度由于位置不同而有所改变;长度为32~38 mm[24]。
- 根据解剖学研究,可将PCL分为前外侧束(AL)和后内侧束(PM)。
  - AL束源于股骨内侧髁间表面前方,胫骨附着点相较于PM束靠外侧。
  - 较粗的AL束在屈膝状态下变得紧张,而PM束伸直位会更加紧张。
- 板股韧带为连接外侧半月板后角和股骨内髁后外侧面的韧带,对于加强PCL的强度也起到一定作用。

发病机制

- 急性损伤,通常有对小腿前侧直接撞击的病史。常见的机制包括高强度的创伤和运动伤害。
  - 在摩托车创伤时,出现"仪表板损伤"现象,即当胫骨近端撞击仪表板时,导致向后的直接力量作用于胫骨近端。
  - 运动损伤主要包括:对于胫骨前方的直接打击或者足跖屈情况下屈膝着地。
- 过伸损伤,通常伴随内翻或外翻应力,常导致多发韧带损伤。

自然病程

- 关于PCL撕裂的非手术治疗的自然病程,临床结论并不多见。
  - 一些研究认为,单纯PCL Ⅰ~Ⅱ度损伤的患者主观感觉良好,但是客观稳定性不足[17,21,23]。
    - 最近的文献表明,尽管PCL功能不全患者的膝盖可能会更加松弛,但是1~2级松弛有良好的功能可以恢复到运动状态[20,22]。
- 非手术治疗的患者关节退变发生率较高,主要表现为股骨内髁和髌股关节退变。尤其是在PCL Ⅲ度损伤或合并其他韧带损伤的患者较为常见。
- 因此,非手术治疗的PCL损伤患者其最初症状是疼痛而不是关节不稳。
  - 生物力学研究表明,无症状PCL缺损膝关节相比PCL完整膝关节发生动力学改变[5,6]。

病史和体格检查

- 病史首先应该关注的是损伤的机制、严重程度及伴发的复合损伤。
- 在急性损伤的病例中,患者并没有像ACL损伤那样有"砰"或"撕裂"的感觉。
- 病史还应该着重评估患者的慢性损伤、膝关节不稳定及疼痛经过。
- 膝关节的彻底检查包括视诊、触诊、活动度(ROM)测试、神经血管检查和特殊检查。
  - 后抽屉试验:是PCL损伤最准确的临床试验。
  - 后坠试验(Godfrey试验):阳性体征为在重力作用下胫骨相对于股骨出现不正常的后坠。与对侧相比,如果出现这一情况则表明PCL损伤。
  - 股四头肌收缩试验:用于检查膝关节不稳定。向后半脱位的胫骨向前复位则为阳性。
  - 反向轴移试验:屈膝20°~30°,出现可触及的胫骨复位则为阳性。应该与对侧相比,因为有些患者的阳性情况可能是正常的。
  - 拨号试验:不对称外旋为其阳性表现。屈膝30°状态下>10°旋转不对称,表明是单独的后外侧角(PLE)损伤,当屈膝30°及90°状态下旋转不对称情况,则表明是PCL及PLC合并损伤。
  - 后外侧外旋试验:胫骨过度外旋是阳性体征。屈膝

90°时胫骨后移和外旋增加,则表明PCL或者PLC韧带损伤。屈膝30°时半脱位,则是单独PCL韧带损伤。
- 患肢的血管神经情况的检查是十分重要的,特别是有膝关节脱位病史的患者。

影像学和其他诊断性检查

- 对于急性损伤应该进行X线平片检查,以排除骨折可能。通过侧位X线平片可排除PCL胫骨附着点撕脱骨折(图1A)。
  - 对于慢性损伤,通过X线平片可以诊断胫骨后向半脱位(图1B)及内侧髌股间室关节炎。
  - 负重位X线平片可以用来确定是否存在胫骨向后半脱位以及脱位程度[12]。
  - 如果怀疑下肢力线异常,可拍摄下肢全长片。
- MRI对于PCL损伤的诊断尤其重要,用于确定损伤部位及程度,并可对合并损伤包括半月板及PLC的病理情况进行评估。

鉴别诊断

- 合并韧带损伤。
- PLC损伤。
- ACL撕裂。
- 胫骨平台骨折。
- 关节软骨损伤。
- 内侧或外侧副韧带撕裂。
- 半月板损伤。
- 髌骨或股四头肌腱断裂。
- 髌股关节脱位。

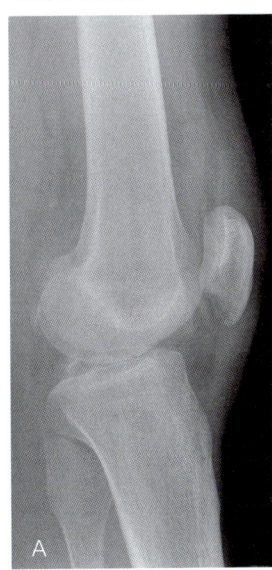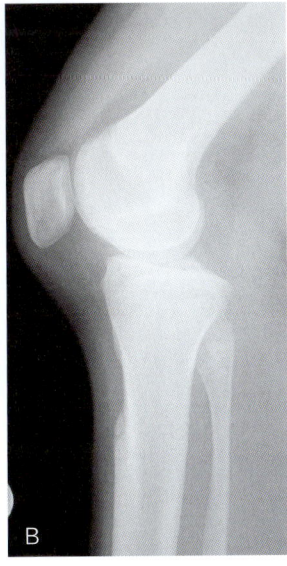

图1 A. PCL胫骨附着部撕脱骨折。B. PCL慢性损伤的胫骨后向半脱位。

非手术治疗

- 大多数专家认为单纯的部分PCL损伤采取保守治疗(Ⅰ度和Ⅱ度)[15]。
  - 笔者建议保护下负重完全伸膝制动2周。目的在于保护处于自我修复状态下的PCL或PLC。
- 在可忍受的前提下进行ROM练习,并注重股四头肌的锻炼。
  - 推荐闭链运动(双足着地)。
  - 膝关节施以轴向负重,由于矢状斜坡促使胫骨前移动[4],这一生物学机制有助于ROM练习,以及PCL或PLC的愈合。
- Ⅰ~Ⅱ度PCL损伤的患者在4~6周后就可以参加体育活动了。在这期间应该避免膝关节损伤,从而防止病情加重而导致Ⅲ度PCL损伤的发生。
  - 重返运动后功能支具的帮助有限。
- 对于单纯的Ⅲ度PCL损伤的治疗方式是有争议的,非手术处理可能适用于部分患者。
  - 建议伸膝制动2周以防止胫骨后方半脱位。2周内保护性负重,然后逐步增加。
  - 股四头肌的力量锻炼,如股四头肌的复位锻炼及直腿抬高锻炼都可以进行,但是在康复过程的前期应该避免腘绳肌腱的负重。
  - 1个月后,ROM练习、完全负重及功能活动都可以进行。
  - Ⅲ度PCL损伤的患者应推迟体育活动2~4个月。

手术治疗

- 手术指征包括移位的撕脱骨折、合并其他韧带损伤的急性Ⅲ度PCL损伤、Ⅱ~Ⅲ度慢性PCL损伤后疼痛或膝关节不稳。
  - 对于任何PCL损伤,必须评估是否伴PLC的损伤,因为复合韧带损伤是手术指征。
- 对于高强度运动的运动员而言,急性单发Ⅲ度PCL损伤也应该考虑手术。
- PCL重建时机取决于PCL损伤程度及合并其他韧带损伤情况。
  - 移位的撕脱性骨折和多韧带损伤膝关节,应在3周内手术治疗,为解剖修复提供最佳时机。
- 许多移植物可供PCL重建使用。
  - 自体材料包括BTB、HT和股四头肌腱。
  - 异体材料包括胫前肌肌腱、跟腱、BTB、股四头肌腱。
  - 异体材料的优点在于节省手术时间以及无供区损伤。缺点在于疾病传染的可能。术者在手术前应将

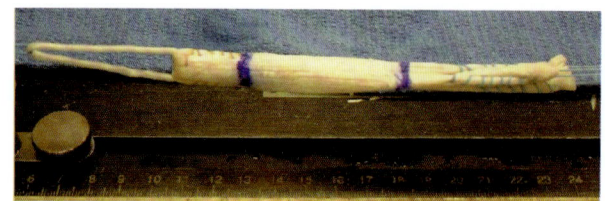

图2 经EndoLoop缝合的双股异体胫前肌肌腱。

这些情况告知患者。
- 最近,笔者采用异体胫前肌肌腱作为单束及双束PCL重建的移植物材料(图2)。

术前计划
- 术前计划应该有多个手术方案,但最终方案将取决于麻醉下检查(EUA)及关节镜下探查。
- 在术前等候区,麻醉科医师放置坐骨神经和股神经阻滞导管。
  - 在神经系统评估完成之前,先不要进行麻醉。
- 在手术室中完成麻醉之后,对手术及非手术的膝关节进行麻醉下检查。
  - 进行详细的检查,以明确PCL的方向及松弛程度。
  - 对侧膝关节的数据对于排除合并伤是十分有价值的。
- 在麻醉下进行X线透视检查以明确胫骨后移的位置。

体位
- 患者仰卧于手术台上。

- 笔者不用止血带。
- 根据预先计划的手术程序,可能用到Foley导管。
- 用填充好的厚垫置于手术台上用以固定屈膝90°。在股骨大转子远端手术面放一衬垫,用于支持屈膝的近端(图3A)。在非手术腿下放置一垫子。
- 在Inlay技术中,将凝胶填充物放置于双侧髋关节之下,以便暴露手术膝关节的后内侧,详细位置见图4所标记。
- 术前准备工作完成之后,在松紧织物处剪一口,以便术中触摸足背动脉(图3B)。

入路
- PCL重建术中可以使用多种技术。笔者制订了以下治疗方案。
  - 对于急性损伤,应用单束技术。
  - 如果PCL部分残留,则保留组织并予手术加强。
    - 这项技术耗时费力,但是PCL保留部分可能会增强膝关节后侧的稳定性,并且加快移植物的愈合。
  - 对于慢性损伤病例,PCL残留部分明显不足时,通常应用双束重建技术。
  - 有些学者提倡全部使用胫骨Inlay技术,但笔者通常不使用这一技术。下面将全面系统地阐述这一开放的双束技术[8,13]。关节镜胫骨嵌入术也会有所阐述。
  - 在移位性胫骨止点撕脱性骨折的病例中,笔者使用一种被称为"技术盒"的技术。

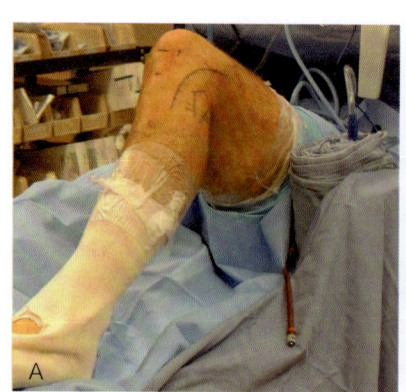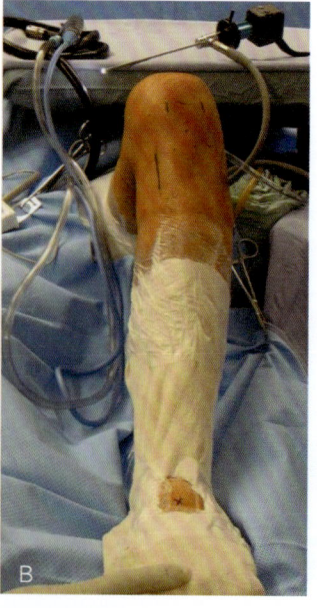

图3 A. 手术视野设置,安置衬垫以维持膝关节在90°屈曲,大腿近端侧方放置一挡板,维持膝关节屈曲。B. 将松紧织物处剪出一洞,以使足背动脉可触及。

单束重建技术

关节镜检查

- 足置于预先放置的沙袋,将衬垫置于支柱与腿之间,使屈曲的膝关节稳定。
  - 屈膝90°,画出关节镜纵向入路。
- 前外侧入路位于髌腱外侧缘的外侧,邻近髌骨下极。
- 前内侧入路位于髌腱上部内侧缘内侧1 cm处。
- 关节镜检查明确损伤程度,评估是否还有其他软骨或半月板病变。
  - 检查髁间窝是否残存完整的PCL纤维。如果进行加强术,那么要特别当心保留这些残留的纤维(详见单束加强术)。
  - 使用关节镜汽化电刀和刨刀头将滑膜和损伤PCL清创,确定ACL和PCL的上方间距。
- 在关节线近端及MCL后侧建立辅助后内侧入路。
  - 将70°的关节镜安置于PCL残端及股骨内侧髁之间,用于评估内侧半月板后角,用腰椎穿刺针定位后内侧入路(技术图1)。
  - 交换棒放入后内侧入路,方便关节镜替换。通过后内侧入路检查时使用30°的关节镜。
  - 打开后纵隔,以便更好地观察PCL胫骨附着点[1,2,14]。

准备并暴露胫骨侧

- 准确准备显露胫骨,在合适位置安全建立骨隧道十分重要。
- 首先将70°的关节镜安置于前外侧入路,然后通过前内

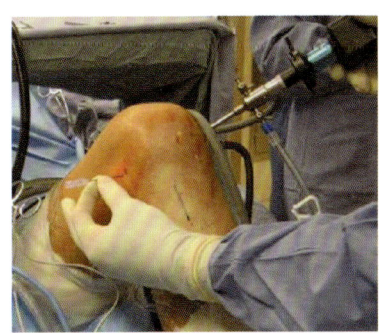

技术图1 在直视下用腰椎穿刺针建立后内侧入路。

侧入路将PCL保护器放入。
  - 可以通过侧位透视图像确认其位置。
- 然后通过后内侧入路将30°关节镜放入。将胫骨后侧的软组织小心地向中间抬起并稍向外侧推。
- 通过前外侧入路将刨刀放入,并清理周围的滑膜。
- 将70°的关节镜从前外侧入路置入,并用位于后内侧入路的刨刀暴露胫骨。

建立胫骨隧道

- 通过前内侧入路插入PCL胫骨定位器,角度设置为55°,置于PCL附着部远端外侧,距胫骨后侧关节边缘1.5 cm处,沿这里的关节边缘的外侧高点可到达胫骨后侧窝(技术图2A)。
  - 可用侧位X线平片及关节镜后内侧入路进行检查。
- 在与定位器同一直线上的胫骨前内侧部分作一穿过骨膜的切口。
- PCL定位器进行定位,通过透视及关节镜进行确定(技术图2B)。
- 将导针穿出,但是不穿透后侧骨皮质。
  - 术中透视,确定导针走行路径(技术图2C、D)。
- 30°关节镜位于后内侧入路,通过前内侧入路将PCL刮匙送入,用于保护膝关节后侧的结构不受导针的损害,关节镜可视下,将导针小心穿过后侧骨皮质。
  - 必要时,可用平行导针微调导针位置。
- 用空心钻建立胫骨隧道。
  - 在关节镜视野下,用空心钻小心将胫骨皮质钻穿。
  - 冲洗骨隧道,并用扩髓器扩隧至适合移植物的大小。

建立股骨隧道

- 前外侧入路进入股骨钻头,在1点钟位置(右膝关节)或11点钟位置(左膝关节)建立隧道开口。
  - 根据移植物大小确定隧道前后位置,但是开口必须确定以保证隧道边缘位于关节软骨交界处(技术图3)。
  - 通过前外侧入路将导针插入开口处。
  - 将大小合适空心钻钻头套入导针,钻孔时注意附近的髌骨关节面。

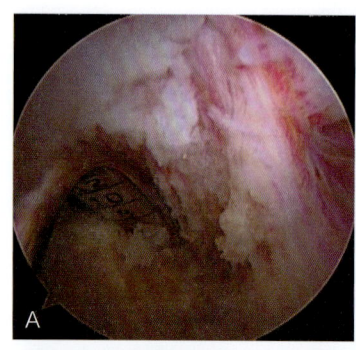
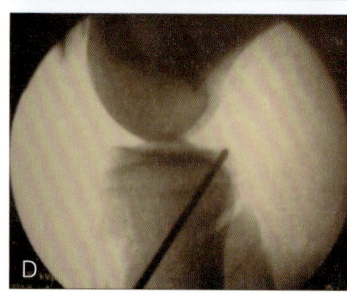
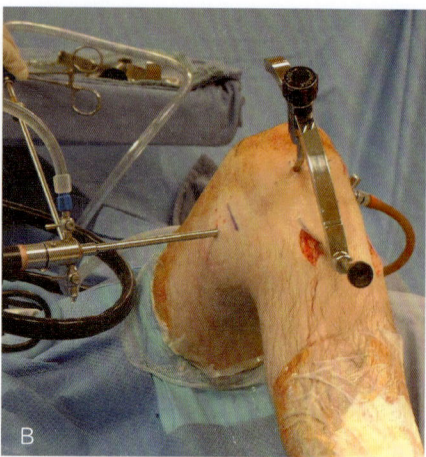
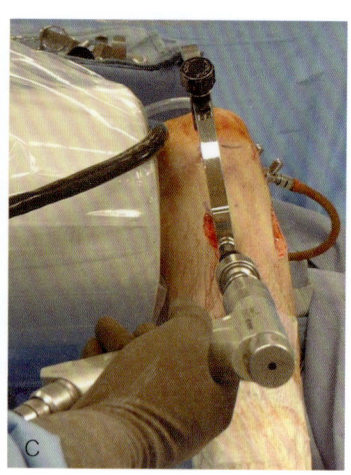

技术图2　A. PCL钻头定位器用于引导导针由PCL附着部穿出。B. PCL钻头定位器安置完后，用关节镜及透视定位。C. 在透视定位器的协助下置入胫骨导针。D. 透视下确定胫骨导针的位置。

- 将隧道钻到30 mm深，注意避免穿透股骨内侧髁的骨皮质。
  - 用扩髓器扩隧至移植物的大小相配。
- 用小型的EndoButton钻头在股骨内侧髁的骨皮质钻孔，并且由前外侧入路将导针插入股骨隧道。
- 在股骨内侧髁远端前内侧，估计导针出口处做一与Langer线相平行的切口。
  - 沿股内侧斜肌筋膜和肌肉沿纤维走向劈开，将股骨内侧远端肌肉和骨膜抬高。
  - 将钻洞暴露并移除导针。

移植物植入

- 移植物的植入可能需要扩大前外侧入路。
- 经后内侧入路放置30°的关节镜，将18号钢丝袢由胫骨隧道穿过，由远端前侧向上至近端后侧。
  - 经前外侧入路进入抓持钳，并经由髁间窝牵出钢丝袢（技术图4）。
  - 将移植物自由端（胫骨端）的编织缝线带入钢丝袢。
  - 由胫骨隧道顺行将钢丝袢和缝线拉回。
- 小拉钩经前外侧入路进入，置于股骨隧道后侧，阻挡脂肪垫为Beath针提供畅通的道路。
  - 然后Beath针经前外侧入路穿过股骨隧道。
  - 将移植物EndoLoop面的引导缝线穿过Beath针的针孔。
  - 并将穿好线的针拉到近端。
- 牵引下将移植物拉入股骨隧道内至标记线，同时牵引胫骨端缝线将移植物拉入胫骨隧道。
  - 用关节镜确定移植物位置。

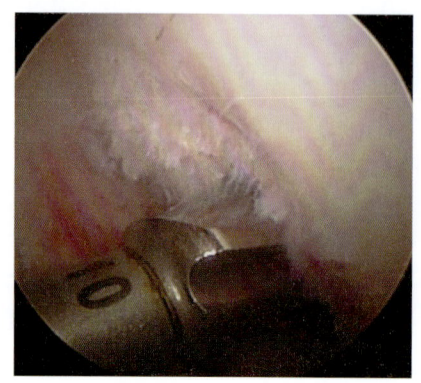

技术图3　定位股骨隧道，使隧道边缘位于关节软骨交界处。

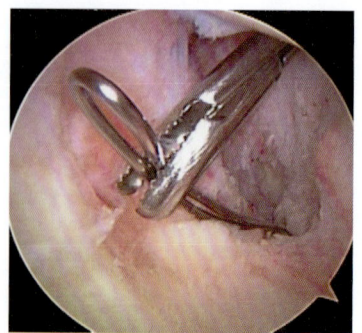

技术图4　用一根长的18号带圈金属线，顺行将缝线导过胫骨隧道，并由前外侧入路取回。

固定移植物

- 移植物固定通过股骨髁内侧安置EndoLoop。
- 在EndoLoop最近端用3.2 mm的钻头做一个单皮质的洞。
  - 隧道测深后,经EndoLoop将6.5 mm骨松质螺丝钉和垫圈置入股骨。
  - 移植物在远端拉紧时,拧紧螺丝钉。
- 用触诊的方式对固定进行检查,以确保EndoLoop在远端用螺丝和垫圈得以固定。
- 胫骨端固定前、固定时,在胫骨前侧施加外力,以复位胫骨。
  - 由胫骨近端前内侧至后外侧,放置4.5 mm骨皮质螺钉及垫圈。
  - 屈膝90°固定移植物。
  - 在螺钉进入第2层骨皮质前,将胫骨端移植物的缝合端捆紧,然后再将螺钉拧紧。
- 关节镜检查确认移植物的位置恰当、松紧度合适及固定可靠。

缝合伤口

- 冲洗切口,并用0号Vicryl缝线缝合股骨前外侧筋膜处的切口。
- 用3-0 Vicyl缝合间断内翻缝合皮下层,然后用4-0可吸收线连续缝合皮肤。
- 用3-0尼龙线缝合关节镜入路。
- 如果有必要,对足背和后胫骨动脉进行多普勒超声波诊断及触诊。
- 用合适的纱布和无菌纱布包扎伤口,并用石膏绷带内垫在外层斜行包扎。

单束增强

- 单束加强术使用的技术与之前单束技术所描述的技术大致相同。
  - 通常情况下,当AL束破裂时,而PM束仍然是完好的。因此,在本章中也将介绍AL束的加强术。
- 首先进行关节镜检查。
- 如果发现AL束是完好的,在进行覆盖滑膜及断裂PCL清创时,注意保护此束(技术图5A)。
- 在进行胫骨后侧部分准备时,保护PCL起始部十分重要。
- 胫骨隧道的准备工作与单束技术相似。
  - 导针出口点沿胫骨窝后侧斜面,位于完整的PCL附着部外侧远端(技术图5B)。
- 建立隧道前准备股骨内侧髁时,一定注意保护完整PCL束。
  - 隧道起始点位于1点钟位置(右膝)或者11点钟位置(左膝)。
  - 起点应位于前后位,使隧道边缘在关节软骨交界处。
  - 具体位置还要取决于移植物的大小,以及距完好PM束的距离。
- 将移植物包绕完整的纤维束,这是增强术最后需要考虑的。
- 然后固定移植物,并关闭切口。

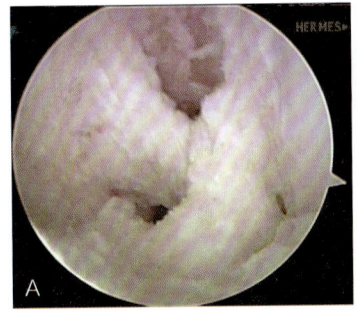 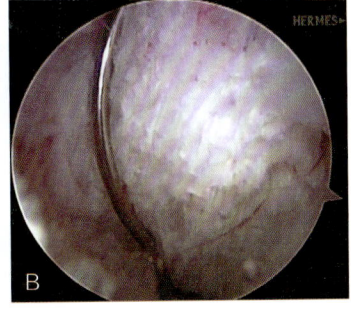

技术图5 A. 保留完整的AL束,并将覆盖滑膜及断裂PCL纤维清理。B. 胫骨隧道出口点位于胫骨后窝斜面,PCL附着部的远外侧。使用长的18号带圈金属线进行确认。

双束重建

- PCL双束重建术,其基本方式与单束PCL重建术一致的,包括入路设置、关节镜及钻孔准备。

建立胫骨隧道

- 在整个过程中,始终保持谨慎小心,应避免隧道重合以确保2个隧道之间有合适的骨桥。

- 首先,应用单束重建术一致的技术将AL隧道的导针置入。
  - 从PCL附着部的远外处穿出,具体位置是距胫骨平台边缘关节边缘1.5 cm处。
- 将PCL定位器重新插入关节。
- 在进行安置PM胫骨导针时,进行相同的步骤。
  - PM胫骨导针从胫骨前内侧边进入,相较于AL导针稍微靠近端和内侧。
  - 相反的,PM导针由胫骨前外侧插入,在冠状面与AL导线呈十字交叉,但是在矢状面则全程与AL导线保持相近。与AL胫骨导针相比,PM导针沿PCL胫骨足迹更内侧更近端穿出(技术图6A)。
  - 确定两导针之间的合适距离对于建立两个骨隧道之间的骨桥是十分重要的。
- 导针置入合适位置,用空心钻首先建立AL胫骨隧道。
  - 在透视引导下将钻头钻入。
  - 在关节镜的视野下,用手动扩髓器于胫骨后侧皮质扩隧。
  - 冲洗隧道,然后在关节镜的视野下依次扩隧。
- 用7 mm空心钻建立PM胫骨隧道,步骤与建立AL胫骨隧道的步骤相同(技术图6B)。

建立股骨隧道

- 用开口器在起始点开口。
- 对于AL束,起始点在1点钟位置(右膝)或11点钟位置(左膝)。
  - 起点位于前后位,使隧道边缘在关节软骨交界处。
  - 导针由前外侧入路插入至起始点。
  - 大小合适的空心钻套入导针。
  - 空心钻近髌骨关节面时,注意保护髌骨软骨。
  - 将隧道钻深至30 mm,避免穿透股骨内侧髁骨皮质。
  - 依次扩隧至大小适合移植物。
  - 用小型的EndoButton钻头于股骨内侧髁骨皮质钻通。
- 建立PM隧道时,再次使用内外侧股骨隧道技术。
  - 用开口器开口,位于3点钟位置(右膝)或9点钟位置(左膝)。
  - 将PM隧道置于与AM隧道平行处或略靠后方。
  - 经由前外侧入路将导针插入起始点。
  - 7 mm空心钻套入导针,并钻深至30 mm左右的深度(技术图7)。
  - 用EndoButton钻头在股骨内侧髁骨皮质钻通。

移植物的植入与固定

- 应用与单束重建术相同的技术将AL移植物送入。
- 这一步骤在进行PM移植物时将再次使用(技术图8)。
  - 在AL移植物的缝线末端保持拉紧状态,将有助于在拉入PM移植物时,AL移植物不会被拉入关节。
- 先固定股骨端移植物。
  - AL束按先前描述的方法缝合。
  - PM束也采用相同的技术,确保两螺钉及垫圈之间有足够间隙,从而避免重叠。

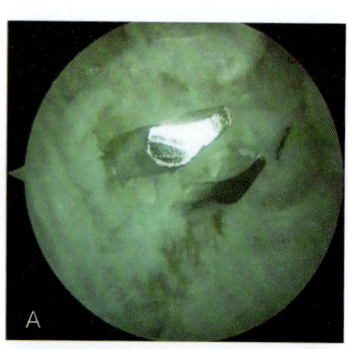
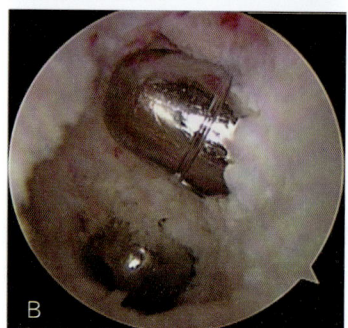

技术图6 A. AL及PM导针都置于胫骨后侧近端。与AL胫骨导针相比,PM导针及隧道沿PCL胫骨足迹更内侧更近端穿出。B. 用开口器在胫骨后侧近端,比较AL及PM隧道位置。

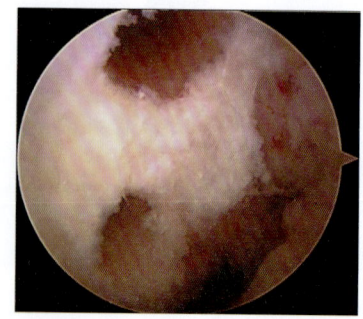

技术图7 AL隧道位于11点钟位置,PM隧道位于9点钟位置的股骨隧道。

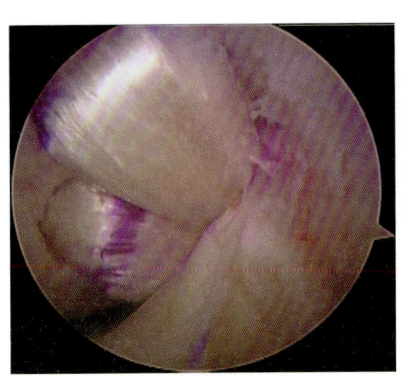

技术图8 双束重建术中移植物的植入。

- 在固定胫骨端移植物前后,于胫骨前施加外力以复位胫骨。
  - 2个4.5 mm骨皮质螺钉和垫圈,由胫骨前内侧至后外侧放置于胫骨近端,离各自隧道稍远端。
  - 与单束技术相同,在螺钉进入第二层皮质之前,将胫骨面移植物的缝合末端拉紧。然后再将螺钉拧紧。
  - 在屈膝90°时首先将AL移植物固定,然后再屈膝15°时将PM束固定。
  - 将关节镜插入,用于检测移植物位置、松紧度及固定情况。

切开胫骨嵌入 Inlay

- 对于双束PCL重建胫骨Inlay技术,基本步骤与单束重建术相同,包括入路位置、关节镜操作及清理显露。
- 准备完整、未受辐射、冷冻的异体髌腱,准备2束连有胫骨骨块及股骨远端骨块的移植物。
  - 由带胫骨骨块的移植物制作而成,骨块长20 mm,宽13 mm,厚12 mm。
    - 在骨块的中央钻一4.5 mm的洞,以备固定之用。
  - 来自胫骨骨块的肌腱束其直径为11 mm(AL束)及9 mm(PM束)。
  - 来自髌骨端移植物的股骨骨栓制作成长20 mm,直径为11 mm(AL束)或9 mm(PM束)。
    - 将每块股骨骨栓分别钻2个直径为2 mm的洞,将Fiber线穿过这2个洞(技术图9A)。
- 小腿放置成4字形,即屈膝90°,于外踝垫一衬垫。
  - 于胫骨后侧做一6 cm切口,起于腘窝皱褶,并沿胫骨后内侧缘向远端折曲(技术图9B)。
- 分离皮下脂肪到缝匠肌筋膜及覆盖于腓肠肌内侧头的筋膜。
  - 沿胫骨后内侧边界将筋膜切开。
  - 向前、近端牵拉半膜肌和鹅足肌腱。
  - 将腓肠肌内侧头从胫骨分离,并向后牵拉。
  - 腘肌沿胫骨后侧、远端附着,辨认腘肌。将腘肌由胫骨后内侧面分离,并牵向后侧、远端(技术图9C)。

- 然后建立11 mm AL及9 mm PM股骨隧道,方法同双束技术相同。
- 调整小腿于4字形位置,于胫骨内外侧平台之间、PCL胫骨附着处做一纵向关节内切口。
- 辨认残留的PCL并清创,用1/4 in(6.35 mm)的卷曲骨刀,做一个13 mm宽、12 mm深、20 mm长的骨槽(技术图9D)。
  - 经胫骨做一3.2 mm孔,此孔与胫骨骨块中的4.5 mm的骨洞相对应。
- 经由扩大的前内侧入路将移植物通过关节腔到达胫骨槽。
  - 用4.5 mm的全螺纹骨皮质螺钉将骨块固定于骨槽。
  - 术中透视确定移植物的位置。
- 沿股骨内侧髁中央股内斜肌后侧做一个4 cm的切口,定位股骨隧道。
  - 用导引线将AL束及PM束移植物经由各自的股骨隧道穿过。
  - 多次屈伸膝关节循环预张移植物。
- 用金属界面螺钉,由外而内将移植物固定(技术图9E、F)。
  - 屈膝90°位置将AL束固定,然后再屈膝15°将PM束固定。
  - 插入螺钉时,将其膝关节轻微前抽,以恢复胫骨自然的状态。
  - 用咬骨钳将股骨隧道中剩余的骨栓咬除,并将缝合线跨骨桥打结固定。

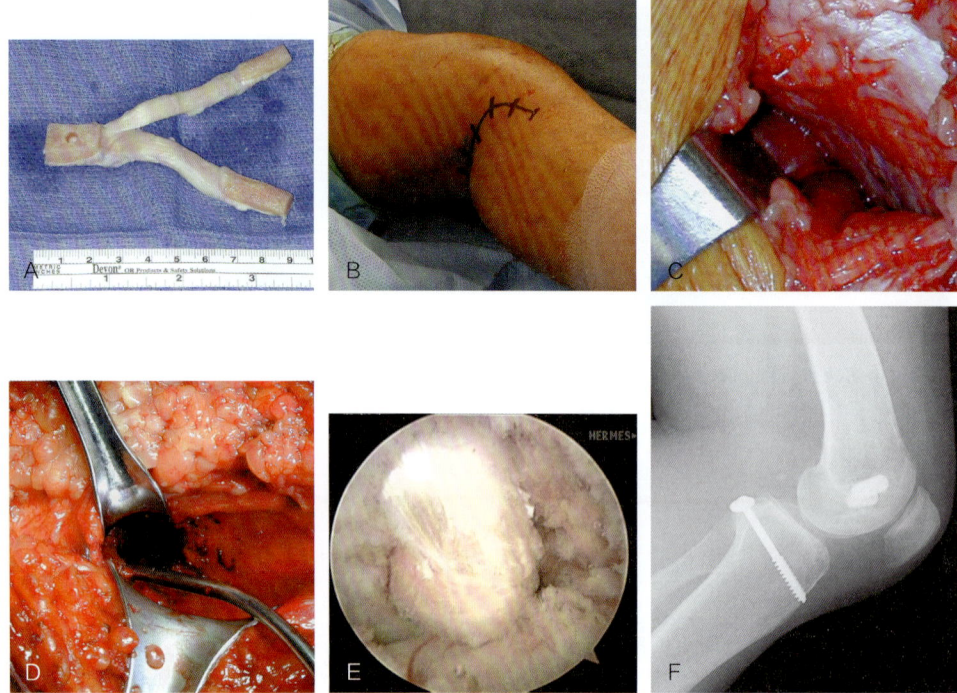

技术图 9　A. 胫骨内嵌移植物。B. 胫骨内嵌移植的方式是于胫骨后侧做一 6cm 切口，起于腘窝皱褶，并沿胫骨后内侧缘向远端折曲。C. 于胫骨后内侧，沿骨膜下剥离腘肌，并向外侧、远端游离。D. 胫骨后侧嵌入完成后。E. 双束胫骨内嵌移植物置入隧道内后。F. 胫骨侧用 4.5mm 的全螺纹骨皮质螺钉固定胫骨面，界面螺钉固定股骨面，并用透视侧位片进行检查。

关节镜下胫骨嵌入 Inlay 技术

- Salata 和 sekiya 曾经有详细关节镜下 Inlay 技术的描述[18]，但是笔者通常不使用这种技术。
- 与其他 PCL 重建技术一样，患者需要术前麻醉下检查和诊断性膝关节镜检查。
  ○ 大部分操作程序在屈膝 45°～90° 完成。
- 关节镜前外侧入路与前内入路同之前描述；前内侧入路更靠近髌腱可以更好地进入后内侧关节。后内侧入路位于关节线近端 1 cm。
  ○ 建立入路后，清除残留的 PCL 暴露股骨和胫骨的足印。
- 胫骨位点使用 PCL 定位器创建。
  ○ 导针的靶心距胫骨足迹近端 7 mm。
  ○ 导针采用 3.5 mm 空心钻关节镜下直视进行钻孔，以避免移位。然后取出导针和钻头。
  ○ 然后倒打钻头插入隧道，直到膝关节后方看到它，然后是"插"进一个倒置的 L 形装置，钻出一个 13 mm 口径的胫骨位点，深度为 10～12 mm。钻完后，撤回倒打钻头。
- 新鲜冷冻全跟腱移植最少肌腱长度为 7 cm。
  ○ 用 10 号刀片把移植物分成两束，沿着它的天然中缝劈开至距跟骨骨块 1 cm 的地方；较大的部分作为 AL 束（8～11 mm）和较小的为 PM 束（6～9 mm）。每一束末端都用 2 号不可吸收缝线编织。
  ○ 使用取芯铰刀将跟骨块做成一个圆柱形，制作成 12 mm 骨栓（用于 13 mm 骨槽）。
  ○ 在骨栓中创建一个 3.5 mm 的中央管状隧道；与之相邻的 1 cm 肌腱然后用 2 号不可吸收编织线编织缝合。不可吸收缝线从皮质到松质穿过骨栓隧道，用于引导骨栓进入胫骨骨槽，可以绑在栓柱螺钉上。
  ○ 或者，这些缝合线可以通过 PCL 缝合钢索结构导引至胫前内侧皮质，以纽扣钢板悬吊固定。
- 股骨隧道可以按照之前的设计建造用于双束关节镜下重建和开放胫骨镶嵌技术。
- 前内侧入路通常也用作移植通道。

- 可使用直角钳或关节镜探钩将胫骨骨栓插入骨槽内,关节镜下确认植入位置满意。
- 将胫骨骨栓植入后槽内,进一步屈膝,将缝合线绑在胫骨前侧固定(技术图10A、B)。
- 使用18号线圈股骨移植物导入各自的隧道。
  - 股骨移植物植入后进行固定。
  - 如前所述,移植物张紧后,通过界面螺钉和/或拴桩或悬吊技术进行固定(技术图10C)。

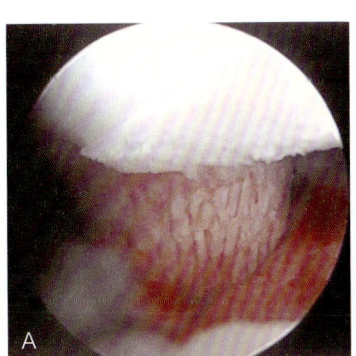 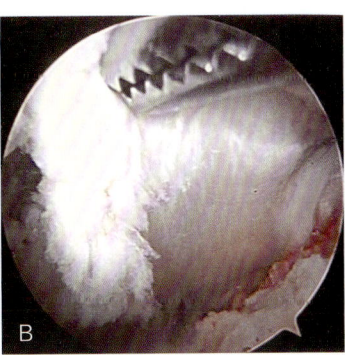 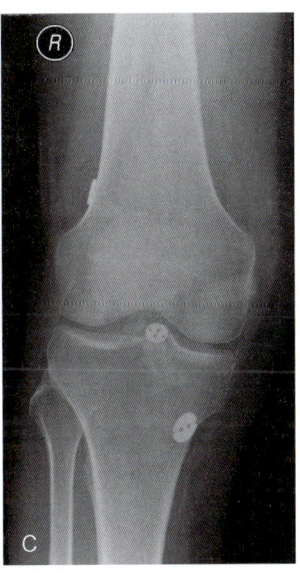

技术图10 A. 将骨栓植入胫骨窝。B. 骨栓完全插入胫骨窝。C. 关节镜下术后X线片采用单束悬吊法重建PCL。

胫骨止点撕脱骨折

- PCL胫骨止点撕脱骨折的治疗方式同胫骨侧骨栓嵌入重建术。
- 同胫骨嵌入术一样,患者仰卧以便进行关节镜检查。
- 皮肤的切口与软组织分离同胫骨嵌入术。
- 做一个垂直的切口,并对PCL胫骨的撕脱部分进行标记。
- 根据碎骨的大小,选择4.0 mm骨皮质螺钉或6.5 mm骨松质螺钉及垫圈,将骨折块和PCL复位固定。
- 通过透视或X线平片确定复位与否(技术图11)。

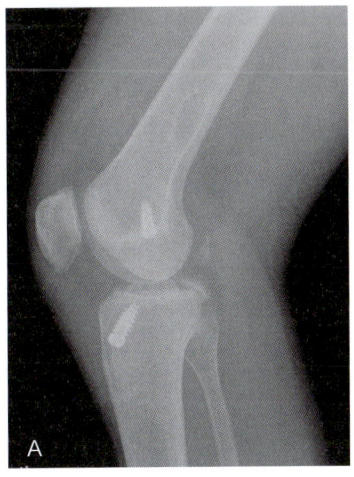 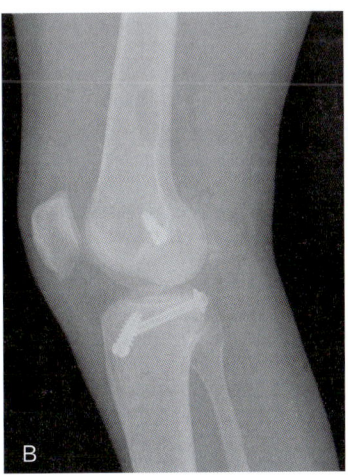 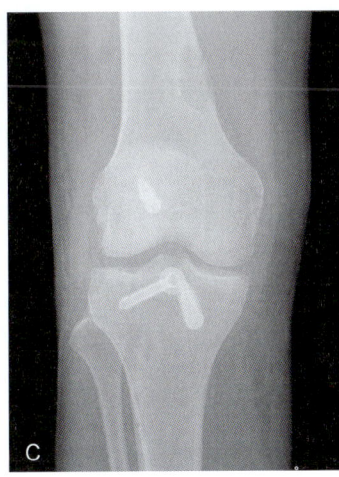

技术图11 A. 患者ACL重建术后发现PCL胫骨止点撕脱骨折。B、C. PCL撕脱骨折复位固定后的正位及侧位片。

要点与失误防范

指征	• 禁忌在PCL重建术后或者麻醉下对伴发的PLC损伤进行评估,因为这些结构的功能不全可能会导致PCL移植物的失败 • 根据PCL损伤程度及残留的PCL,选择合适的手术技术
关节镜	• 显露胫骨后方技术复杂,但是对于骨隧道安全建立十分重要 • 处理膝关节后方时,始终使刨刀及气化电刀向前,避开胭血管 • 整个手术操作过程,需要始终注意液体的灌注,以及远端肢体筋膜室压力
隧道位置	• 建立隧道时可以使用平行导针进行微调 • 在关节镜的视野下用导针或钻孔器在胫骨后侧钻孔以避免神经损伤 • 在建立股骨隧道时如果髌骨妨碍钻孔导向器,可以用小型钻孔器做一个起始点,然后用较大的钻孔器手工扩隧道达到合适的大小
移植物处理	• 经后内侧入路于移植物及胫骨后侧之间放置交换棒,以便于减少摩擦 • Beath针经由前外侧入路穿入时应避免穿透软组织,以保护移植物不被软组织阻碍
固定	• 固定时胫骨前推以防止后方半脱位
康复	• 闭链练习,适用于胫骨平台斜坡PCL重建患者,因为其导致膝关节轴向负荷

术后处理

- 用带锁支具将膝关节固定于伸直位,将患者复苏并送至康复室,重新评估疼痛及血管神经情况。
- 患者可能整晚进行疼痛管理,并进行神经血管情况的监测。
- 告知患者如何练习(股四头肌锻炼、直腿抬高及小腿踝泵)和使用拐杖。
- 在换药结束之后,在胫后向前托起小腿(可用软性衬垫)。
- 指导患者在可忍受的范围触地负重1周。
- 在术后第1次复查后,患者应逐渐部分负重。
- 术后4~6周支具可以解锁,8周后去除。
- 术后1个月后双下肢可以完全伸直,在理疗师的协助下进行被动的膝关节屈曲。股四头肌锻炼及髌骨运动练习。
- 在术后1周可进行0°~60°的微蹲,在术后3周后可进行0°~90°的半蹲。
- 膝关节活动度恢复完全且无痛后,可以进行力量锻炼。
- 屈膝以术后4周达90°,术后8周达120°为目标。

预后

- 不同的移植物(自体移植物 vs. 异体移植物)对术后整体效果尚无明确影响[3,15]。
- 急性损伤的单束重建术效果明显优于慢性损伤的单束重建术[19]。
- 临床结果显示,单束及胫骨嵌入重建术后,患者功能恢复良好,症状改善满意[3,7,9,16,19]。
- 就整体效果而言,经胫骨重建术与胫骨嵌入重建术基本相同[11,15]。
- 尚无双束重建术与PCL增强重建术长期临床结果报道。
  - 单束重建PCL和双束重建未显示出明显的临床优势[10]。
  - 尽管对膝关节功能有所改善[7,9],单束PCL重建未能预防退行性骨关节炎。
  - 即使PCL重建后,膝关节运动功能也不会完全恢复到正常状态[24]。

并发症

- 下肢远端衬垫放置不当,将导致神经麻痹。
- 活动度减少(通常是屈曲度的减少)可能是由于移植物的位置不当或是在固定移植物时张力过大。不恰当的术后康复同样可能造成活动度的缺失。
- 残留松弛可能会影响移植物的转归或存在漏诊伴发的其他韧带损伤。
- 胭血管的损伤很少发生,如果发生将是一个严重的并发症。一定要特别注意,防止过度穿透胫骨后侧骨皮质。
- 大腿与小腿应随时进行触诊,以确保无组织渗液造成筋膜室综合征。

(王海明 译,皇甫小桥 董士奎 审校)

参考文献

[1] Ahn JH, Ha CW. Posterior trans-septal portal for arthroscopic surgery of the knee joint. Arthroscopy 2000;16:774-779.

[2] Ahn JH, Yoo JC, Wang JH. Posterior cruciate ligament reconstruction: double-loop hamstring tendon autograft versus Achilles tendon allograft: clinical results of a minimum 2-year follow-up. Arthroscopy 2005;21:965-969.

[3] Cooper DE, Stewart D. Posterior cruciate ligament reconstruction using single-bundle patella tendon graft with tibial inlay fixation: 2- to 10-year follow-up. Am J Sports Med 2004;32:346-360.

[4] Giffin JR, Vogrin TM, Zantop T, et al. Effects of increasing tibial slope on the biomechanics of the knee. Am J Sports Med 2004;32:376-382.

[5] Goyal K, Tashman S, Wang JH, et al. In vivo analysis of the isolated posterior cruciate ligament-deficient knee during functional activities. Am J Sports Med 2012;40:777-785.

[6] Harner CD, Waltrip RL, Bennett CH, et al. Surgical management of knee dislocations. J Bone Joint Surg Am 2004;86A:262-273.

[7] Hermans S, Corten K, Bellemans J. Long-term results of isolated anterolateral bundle reconstructions of the posterior cruciate ligament: a 6- to 12-year follow-up study. Am J Sports Med 2009;37:1499-1507.

[8] Kim SJ, Park IS. Arthroscopic reconstruction of the posterior cruciate ligament using tibial-inlay and double-bundle technique. Arthroscopy 2005;21:1271.

[9] Kim YM, Lee CA, Matava MJ. Clinical results of arthroscopic singlebundle transtibial posterior cruciate ligament reconstruction: a systemic review. Am J Sports Med 2011;39:425-434.

[10] Kohen RB, Sekiya JK. Single-bundle versus double-bundle posterior cruciate ligament reconstruction. Arthroscopy 2009;25(12):1470-1477.

[11] MacGillivray JD, Stein BE, Park M, et al. Comparison of tibial inlay versus transtibial techniques for isolated posterior cruciate ligament reconstruction: minimum 2-year follow-up. Arthroscopy 2006;22:320-328.

[12] Margheritini F, Mancini L, Mauro CS, et al. Stress radiography for quantifying posterior cruciate ligament deficiency. Arthroscopy 2003;19:706-711.

[13] Mariani PP, Margheritini F. Full arthroscopic inlay reconstruction of posterior cruciate ligament. Knee Surg Sports Traumatol Arthrosc 2006;14:1038-1044.

[14] Mauro CS, Margheritini F, Mariani PP. The arthroscopic transeptal approach for pathology of the posterior joint space. Tech Knee Surg 2005;4:120-125.

[15] Montgomery SR, Johnson JS, McAllister DR, et al. Surgical management of PCL injuries: indications, techniques, and outcomes. Curr Rev Musculoskelet Med 2013;6:115-123.

[16] Panchal HB, Sekiya JK. Open tibial inlay versus arthroscopic transtibial posterior cruciate ligament reconstructions. Arthroscopy 2011;27(9):1289-1295.

[17] Parolie JM, Bergfeld JA. Long-term results of nonoperative treatment of isolated posterior cruciate ligament injuries in the athlete. Am J Sports Med 1986;14:35-38.

[18] Salata MJ, Sekiya JK. Arthroscopic posterior cruciate ligament tibial inlay reconstruction: a surgical technique that may influence rehabilitation. Sports Health 2011;3(1):52-58.

[19] Sekiya JK, West RV, Ong BC, et al. Clinical outcomes after isolated arthroscopic single-bundle posterior cruciate ligament reconstruction. Arthroscopy 2005;21:1042-1050.

[20] Shelbourne KD, Clark M, Gray T. Minimum 10-year follow up of patients after an acute, isolated posterior cruciate ligament injury treated nonoperatively. Am J Sports Med 2013;41:1526-1533.

[21] Shelbourne KD, Davis TJ, Patel DV. The natural history of acute, isolated, nonoperatively treated posterior cruciate ligament injuries. A prospective study. Am J Sports Med 1999;27:276-283.

[22] Shelbourne KD, Muthukaruppan Y. Subjective results of nonoperatively treated, acute, isolated posterior cruciate ligament injuries. Arthroscopy 2005;21(4):457-461.

[23] Toritsuka Y, Horibe S, Hiro-Oka A, et al. Conservative treatment for rugby football players with an acute isolated posterior cruciate ligament injury. Knee Surg Sports Traumatol Arthrosc 2004;12:110-114.

[24] Voos JE, Mauro CS, Wente T, et al. Posterior cruciate ligament: anatomy, biomechanics, and outcomes. Am J Sports Med 2012;40(1):222-231.

第53章 膝关节内侧副韧带急慢性损伤的修复
Repair of Acute and Chronic Knee Medial Collateral Ligament Injuries

Adam V. Metzler and Darren L. Johnson

定义

- 内侧副韧带（MCL）损伤通常是由膝关节外翻应力导致的。
  - 一般认为，导致内侧副韧带损伤的机制是膝关节外翻应力合并外旋。
- 直接的外翻应力易损伤内侧副韧带浅层，外旋及外翻应力往往会损伤内侧副韧带深层、前交叉韧带（ACL）、后内侧角或后斜韧带（POL）等结构。
- 最常见的合并损伤是 ACL 和 MCL 损伤，伴有半月板损伤。

解剖

- 膝关节静力性、动力性稳定结构对抗膝部外翻应力。膝关节内侧静力性稳定结构包括 POL、浅层 MCL 和深层 MCL。对抗外翻应力的主要动力性结构包括腓肠肌内侧头、股内侧肌和半膜肌。
- 膝关节内侧稳定结构分为3层：表层（Ⅰ）、中间层（Ⅱ）和深层（Ⅲ）。
  - Ⅰ层：从股四头肌筋膜延伸到胫骨骨膜的小腿筋膜。
  - Ⅱ层：浅内侧副韧带（SMCL）和内侧髌股韧带（MPFL），位于表层深层之间。
  - Ⅲ层：内侧副韧带深层（即半月板胫骨韧带和半月板股骨韧带）和后内侧角［即半膜肌和后斜韧带（POL）］。
- 内侧副韧带深层起于股骨内上髁，向远端附着内侧关节线以远4~6 cm处，分为前部和后部。前部在膝关节屈曲时紧张，后部在膝关节伸直时紧张。
- 膝关节屈曲时内侧副韧带深层紧张，伸直时内侧副韧带深层松弛。
- 膝关节后内侧角提供膝关节内侧的旋转稳定性。这些结构损伤会导致内侧旋转不稳定。
- 半膜肌5个主要分支附着于膝关节后关节囊部位。
  - 前反折支，直接附着于胫骨近端内侧。
  - 直支附着于胫骨后内侧。
  - 附着于内侧关节囊近侧的分支。
  - 附着于后斜韧带（POL）的分支。
  - 附着于腘筋膜的分支。

发病机制

- 内侧副韧带损伤的典型机制是作用在膝关节和足站立的外翻应力。这种机制通常引起内侧副韧带深层与浅层断裂。
- 如果同时合并外旋损伤，则可能导致限制外旋的 ACL 及后内侧角损伤。尤其出现后斜韧带损伤提示严重的关节囊损伤，将会导致严重的旋转不稳定。
- 内侧副韧带损伤分为部分或完全损伤。完全的内侧副韧带损伤，破坏了内侧副韧带浅层及深层结构，通常导致初期无法走动。
- 内侧副韧带损伤可以是股骨或胫骨侧受伤。鉴别损伤是股骨起始部，还是胫骨附着部，对于选择治疗方案非常重要。

自然病程

- 急性单纯内侧副韧带损伤，通常采用保守治疗：保护性负重及支具固定2~6周。
  - 特别是，内侧副韧带的部分损伤（Ⅰ级或Ⅱ级）通过保守治疗愈合良好。
  - 完全的内侧副韧带损伤（Ⅲ级损伤），如果是股骨韧带断裂则首先可以采用保守治疗[4]。
  - 内侧副韧带胫骨端完全损伤，同时伴后斜韧带（POL）损伤，则不太可能通过保守治疗恢复，通常需要手术修补或重建。
- 内侧副韧带Ⅲ级损伤，伴膝关节其他韧带损伤，尤其是胫骨端POL延伸部的完全撕脱，需要急诊手术修复以防胫骨端完全撕脱同时合并后斜韧带损伤[7]。

病史和体格检查

- 描述损伤机制（如外翻机制、外旋机制需要细节说明）。
- 体格检查包括：视诊关节周围肿胀情况，触诊腘肌腱、关节线（半月板损伤）、内侧副韧带股骨起始点及胫骨附着部的稳定性检查。
- 急性MCL损伤评估的理想情况，就是尽可能在肌肉痉挛发生前完成。
- 全面评估患者肢体的神经血管状况是必不可少的，以

- 避免漏诊造成肢体损坏的潜在危险。
- 外翻应力试验在膝关节屈曲 0 和 30°：Ⅰ级（"开口" 0～4 mm）和Ⅱ级（"开口" 5～9 mm）通常非手术治疗；Ⅲ级（"开口" 10～15 mm）损伤，超过 75% 病例合并其他韧带（如 ACL、后斜韧带）损伤。
- Slocum 试验-改良前抽屉试验：内侧副韧带深层损伤后，导致半月板自由移动，同时内侧胫骨平台向前方旋转，此时前抽屉试验时胫骨内侧髁更加向前突出。
- 外旋位前抽屉试验：单纯内侧副韧带损伤，不会增加胫骨前内侧移位。前侧移位增加则提示膝关节前内侧旋转不稳定，损伤累及后内侧关节囊（如后斜韧带、半膜肌附着，以及内侧副韧带深层）。
- 膝关节全面的体格检查包括以下部分。
  - 半月板：关节线处的压痛是半月板受伤的敏感标志。McMurray 试验或屈曲旋转挤压试验可能加剧内侧关节线疼痛，意味着内侧半月板损伤（此试验可能无法在急性期操作）。
  - ACL：受伤后关节腔内立即积液（24 小时内）提示 ACL 损伤的可能性极高。Lachman 试验（急性）和轴移试验（慢性）呈阳性表示相关的 ACL 损伤。对于急性或亚急性损伤，这些测试可能难以完成。松弛测试仪（KT-1000）在这种情况下可能会有所帮助。在完全伸直位外翻松弛度增加，则提示合并交叉韧带损伤。据此，医生进行内侧副韧带急性/亚急性期的修复。
  - 后交叉韧带（PCL）：后抽屉试验呈阳性意味着 PCL 损伤。试验中是否硬性终点对于评估 PCL 损伤程度很重要。
  - 髌骨：髌骨恐惧症和髌骨内外侧压痛或髌骨滑车外侧触痛提示可能髌骨脱位，与关节内出现积液密切相关。股骨内上髁压痛，则提示可能是内侧髌股韧带撕脱骨折。

影像学和其他诊断性检查

- X 线平片有助于评估膝关节骨结构的完整性，可能会显示出韧带损伤的间接征象（如 Segond 骨折），但通常不会有助于诊断急性内侧副韧带损伤。
- 在慢性的内侧副韧带不稳定病例中，Pellegrini-Stieda 损伤（起于内侧副韧带的股骨起点的骨突，通常在膝关节屈曲负重前后位 X 线片观察）可能显示（图 1A）。
- MRI 有无造影，都有助于诊断内侧副韧带损伤。
  - 可以观察到水肿或内侧副韧带损伤。
  - 可以定位损伤部位，评估损伤程度（股骨 vs. 胫骨）。
  - 可以评估骨挫伤的程度，并且可以观察相关病损（如半月板损伤、ACL 损伤、后内侧角损伤）。
  - 单纯 1 级和 2 级 MCL 损伤可以临床诊断；一般情况下，不需要 MRI，除非患者有关节内积液或其他韧带损伤症状。
- 关节镜检查是用来评估内侧副韧带损伤最有效的办法。
  - 同侧膝关节的"通过"征，即膝关节内侧间隙张开 > 10 mm，允许关节镜完全插入内腔室（图 1B），则高度怀疑内侧副韧带严重受伤，可能需要修补或重建。如果轻松进入内侧半月板后角，则内侧张开明显。如果半月板胫骨侧出现空隙，说明胫骨侧撕裂；在半月板上方出现空隙，说明是股骨侧的撕裂。
  - 急慢性损伤位置：股骨或胫骨侧，关节镜同样可以确认。分隔的后斜韧带损伤也可以探查（图 1C～F）。

鉴别诊断

- 内侧半月板损伤。
- ACL 损伤。
- 后内侧角损伤。
- 髌骨脱位。
- 鹅足滑囊炎。

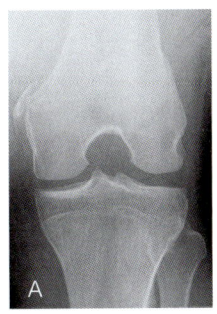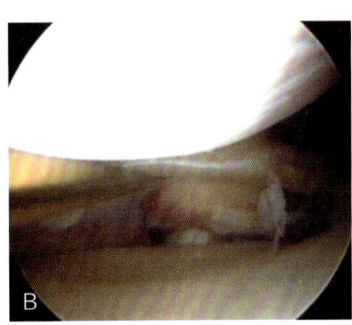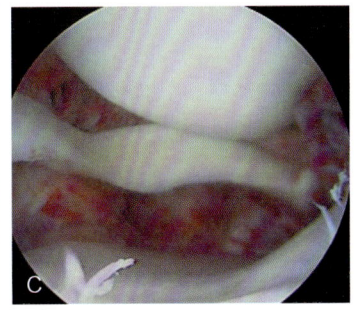

图 1　A. Pellegrini-Stieda 损伤提示 MCL 慢性功能不全。B. 关节镜同侧穿过征，关节张开大于 10 mm，关节镜可以轻松进入内侧室后方。C. 关节镜直接检查损伤的结构，包括 POL 及胫骨或股骨处的 MCL 深层。半月板一般附着未损伤结构，半月板近端抬起提示胫骨侧撕裂，远端抬起提示股骨侧撕裂。

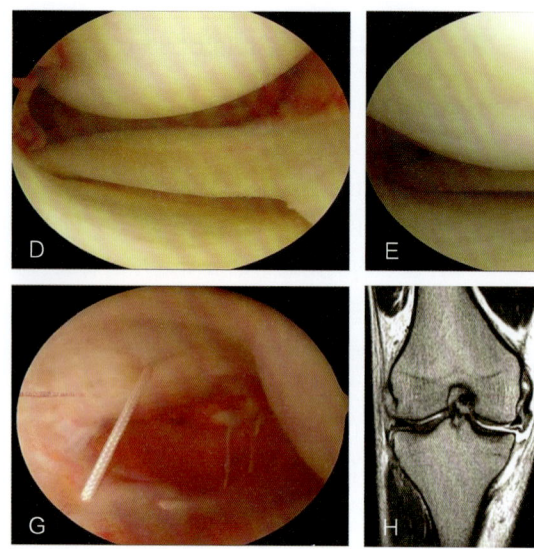
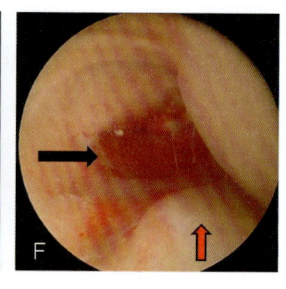

图1（续） D. 关节镜内侧穿过的镜像。E. MCL后部固定后，内侧穿过镜像。F. 70°关节镜像可以得到POL撕裂的良好视野（黑色箭头），内侧半月板（红色箭头）。G. 缝线外向内修复POL。H. MCL胫骨侧撕裂断端回缩进膝关节。

非手术治疗

Ⅰ级和Ⅱ级内侧副韧带损伤

- 休息、冷敷、压迫、患肢抬高（RICE）24小时或直至肿胀得到控制。
- 一旦肿胀控制，可以进行部分负重、关节活动度（ROM）练习和电刺激。可用简易铰链支具制动。
- 膝关节屈曲ROM＞90°，说明对大腿肌肉活动的控制已经恢复，可以完全负重[3,6]。
- 恢复完全活动后，肌力达到对侧肢体80%，则可以开始闭链练习、慢跑和骑车练习。
- 对于运动员，达到奔跑速度的80%，则返回运动训练是安全的[3,6]。
- 恢复自由活动取决于损伤的程度。
  - Ⅰ级：10～14天。
  - Ⅱ级：3～4周。

Ⅲ级内侧副韧带损伤

- Ⅲ级内侧副韧带损伤，不伴有ACL或半月板损伤者不到20%。
- 膝关节要经常重新评估（每7～10天），以确定内侧副韧带是否"收紧"。如果没有在4周内收紧，内侧副韧带的胫骨面完全撕脱可能无法愈合，需进行急性手术修复（图1G，H）。
- 检查合并的ACL/MCL损伤是很重要的。Ⅲ级内侧副韧带的损伤伴后斜韧带拉伸，同时ACL损伤者，需要重建手术。POL损伤造成的旋转松弛，则需要加强手术。
- 继续RICE，休息、冷敷和患肢抬高直至水肿得到控制。
  - 0～4周：恢复关节活动度操练，4～6周支具保护下完全负重。
  - 4～6周：关节全活动度训练，6周末达到完全负重。股四头肌/腘绳肌力量训练、闭链练习、台阶训练、本体感觉训练。
  - 6～10周：全蹲，慢跑，轻度敏捷性训练，逐步恢复比赛，非对抗性运动可取下支具。

手术治疗

术前计划

- 术前阅读所有的X线片和MRI图像。
- 必须同时处理并发损伤，通常决定了手术的顺序（先PCL，再ACL，最后MCL）。
- 术前准备好同种异体移植物，以备慢性内侧副韧带损伤合并ACL或PCL损伤。
- 麻醉下全面检查膝关节（即屈膝30°的前抽屉试验、轴移试验、内翻/外翻应力测试、胫骨外旋试验、内旋抽屉试验、髌骨稳定性）。

体位

- 通常手术患者取仰卧位。
- 笔者喜欢使用关节镜脚架，这样术中在重建MCL时可以坐着，患者的足置于术者的膝上，以便调节患者膝关节的屈曲度。允许非手术侧肢体处于舒适状态。
- 也可以将患者置于普通手术台上操作，取仰卧位，并在膝关节下垫一衬垫。

入路

- 笔者使用6～8 cm的中内侧入路，切口位于内侧副韧带浅层后面。

中内侧切口入路解剖

- 切口以关节线为中心,并且可以延伸至近端或远端。
- 切口向近端延长时,可稍向内侧股骨髁后方弯曲。
- 拉开皮肤暴露缝匠肌,以T形或纵行切开缝匠肌。缝匠肌筋膜(第一层)下,即为内侧副韧带浅层。
- 辨识内侧副韧带浅层后缘和后斜韧带前缘,沿着这条间隔做一垂直的切口,暴露内侧副韧带深层。
- 沿此切口切开关节囊可以暴露半月板。在特定的情况下,可识别出后斜韧带后囊撕脱。
- 在内侧副韧带浅层和深层之间可见一平面状间隙。
  - 在这个间隙内可以单独修复内侧副韧带深层,保持POL紧张。
  - 此切口也显露内侧胫骨平台,便于关节线附近用锚钉修复内侧副韧带深层,这点至关重要。
  - 腰椎穿刺针通常有助于内侧关节线的定位。
  - 膝关节内侧解剖(技术图1)。

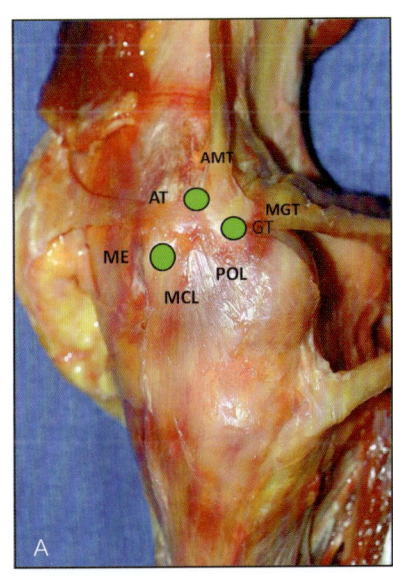 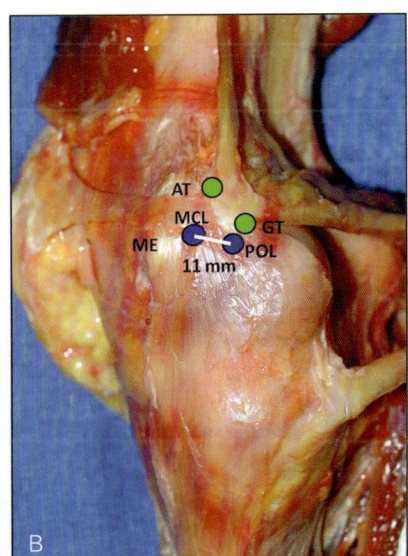 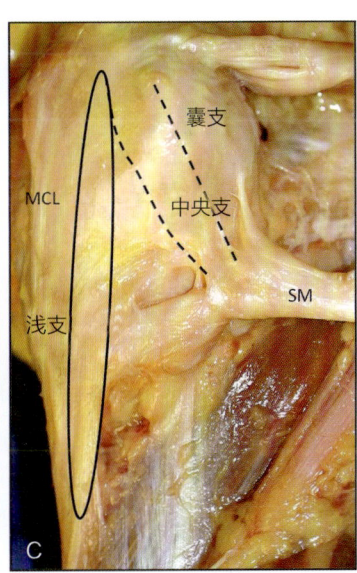

技术图1 A. 无肌腱或韧带直接附着骨性标志。B. POL股骨附着在GT远端1.4 mm,前方2.9 mm。MCL与POL附着位点之间的距离为11 mm。C. POL解剖学:浅支:与MCL平行并向后延伸的薄筋膜扩张。中央支:最大最厚的部分。附着胫骨和内侧半月板(MM)。囊支:薄筋膜扩张,与后内侧囊融合。AMT,大收肌肌腱;AT,收肌结节;MGT,腓肠肌内侧头;GT,腓肠肌结节;ME,内上髁;POL,后斜韧带;MCL,内侧副韧带;SM,半膜肌(版权:Charles H. Brown, Jr., MD.)。

单纯内侧副韧带胫骨端3度损伤的急性修复

- 胫骨处撕脱在关节镜下表现为"通过"征(内侧关节间隙开口>10 mm)。
  - 提起内侧半月板,离开内侧胫骨平台,可以显露胫骨侧内侧副韧带深层损伤。
- 沿着内侧副韧带后侧,直接做一5~6 cm的有限切口。
- 切开缝匠肌筋膜,暴露内侧副韧带胫骨撕脱部。可能会损伤内侧副韧带浅层,可锐性分离内侧副韧带浅层和深层。
  - 也可将缝匠肌筋膜分开并在上下缘之间的窗口修复MCL。
- 用3~4个双线锚钉置于胫骨平台内侧关节线下5 mm处。
  - 将半月板胫骨韧带缝合于锚钉,将内侧副韧带深层与冠状韧带及内侧半月板缝合。
  - 缝线打结后,可以留较长线头,用以牵引内侧副韧带浅层(技术图2)。
  - 随后进行解剖修复MCL浅层,用带缝线的锚钉或骑缝钉钉入胫骨。
  - 如果有撕裂延伸至POL,POL可以裤装背模式覆盖修复MCL。

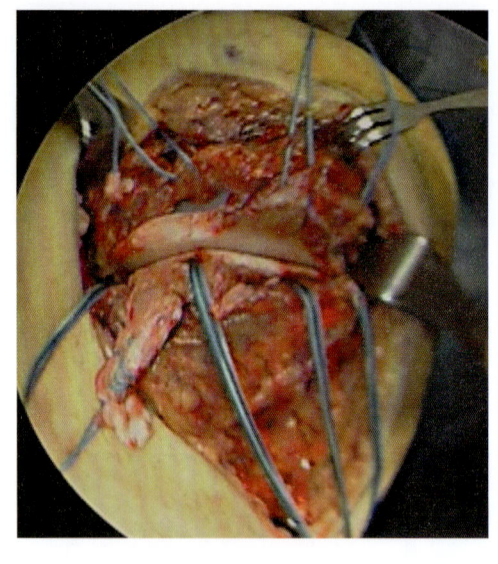

技术图2 使用缝线锚钉一期关节囊覆盖修复MCL深层。缝线锚钉置于关节线远端,能够把撕裂的MCL深层卷向胫骨近端。

自体组织重建修复单纯内侧副韧带慢性损伤

- 内侧副韧带浅层的重建需要建立在膝关节前后向稳定的前提下,重建时需一并处理并发的ACL或PCL损伤。
- 重建包括修复和拉紧内侧副韧带深层/后斜韧带复合体,应在膝关节0位固定。内侧副韧带浅层的重建,应在膝关节屈曲30°固定。
- 内侧副韧带深层和后斜韧带可以通过中内侧切口显露,可用带线锚钉重新收紧(技术图3A、B)。
- 慢性内侧副韧带损伤可用内侧副韧带浅层重建以加强。
- 可用Bosworth重建术完成内侧副韧带自体移植物重建。
  - 在Bosworth重建术中,用开放或闭合肌腱剥离器获取半腱肌腱。辨认内侧副韧带股骨起始点。将克氏针插入韧带起始点,使用等距测试以避免修复浅层内侧副韧带后屈曲挛缩。
  - 确定好等距点后,将半腱肌常规绕于股骨螺钉加垫,并用U形钉或骨隧道将其固定于远端。这样,可以重建内侧副韧带浅层的前束和后束(技术图3C、D)。

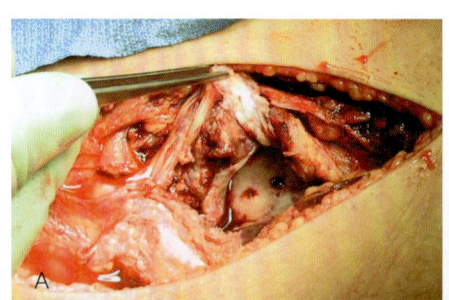
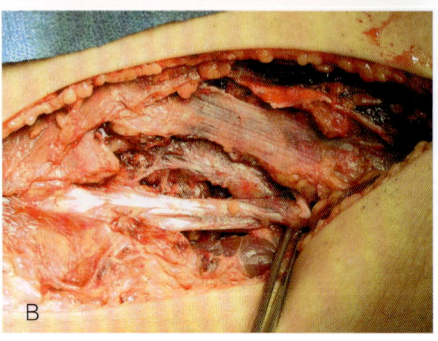
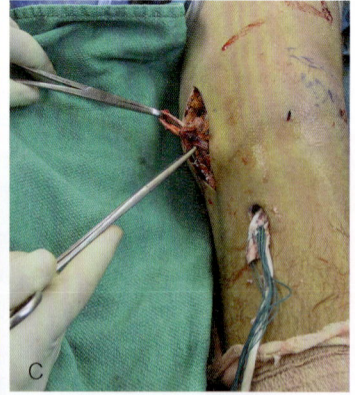
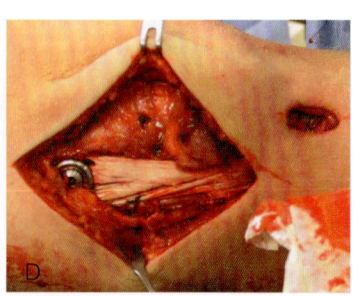

技术图3 A. 内侧切口可以显露MCL新鲜撕脱伤。B. 分离缝匠肌腱膜,修复MCL浅层附着。C、D. 采用自体或者异体半腱肌重建MCL,用股骨螺钉加垫固定。C. 切取半腱肌方法手术切口。D. 股骨髁MCL起点螺钉固定重建的MCL。

异体组织重建修复单纯内侧副韧带慢性损伤

- Borden 等[1]描述了内侧副韧带的异体肌腱移植重建。
- 双胫前肌腱或劈开跟腱和髌骨腱,常规用于这种技术。
- 手术技术与自体移植重建是相同的。
- 确定内侧副韧带股骨内上髁的起点,即股骨侧固定于内侧副韧带的解剖点。
- 可以用不同方式固定——骨隧道用生物螺钉固定,骨块用界面螺钉、骨槽或螺钉加垫圈固定。
- 重建韧带胫骨端,固定于原韧带前方和后方(技术图4)。
- 同种异体移植物可以固定于原韧带的前方或后方,固定可选择界面螺钉、螺钉加垫圈或U形钉。

慢性损伤的远端固定

- 在慢性内侧副韧带损伤中,未愈合的往往是内侧副韧带远侧端。
- 使用标准的内侧入路,通常可以识别出内侧副韧带远侧端(技术图5A)。
  - 如果长度足够,该附着可用于重建;如果长度不够,则可将其缝合重建移植物。
- 然后将同种异体移植物固定于股骨端(如前所述),沿内侧副韧带浅层走行(技术图5B)。
- 内侧副韧带浅层的前后部分,可以分别固定于胫骨。

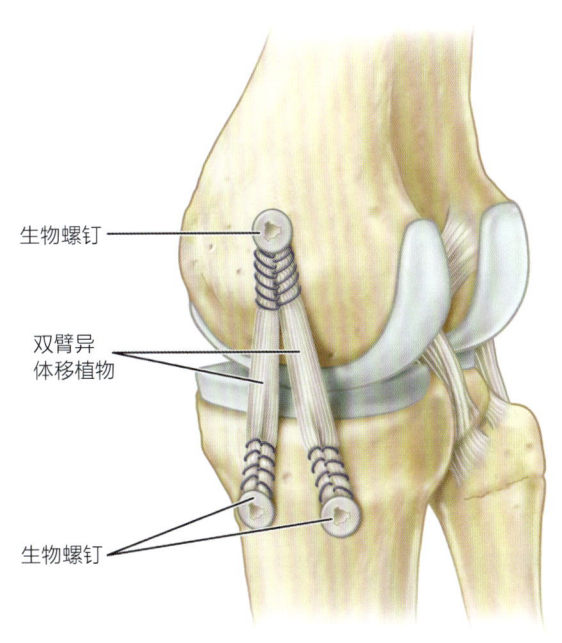

技术图4 双隧道异体肌腱重建MCL技术,可吸收挤压钉固定。

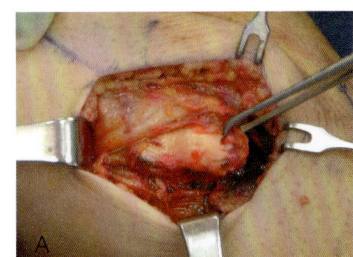
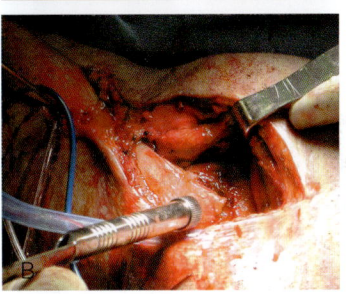

技术图5 A. 内侧切口,分开缝匠肌腱膜显露MCL慢性损伤残端。B. 修整异体跟腱匹配MCL股骨髁附着点隧道(测深准备固定的螺钉)。异体肌腱沿着MCL,扇形固定保证MCL的前后覆盖。

同种异体重建慢性内侧副韧带损伤,重建后斜韧带

- 重建慢性MCL损伤的去重建浅层MCL和POL(图1A~C为解剖学图片)[2,5]。
- 做髌旁内侧皮肤切口,皮肤缝匠肌筋膜保持在一层面(技术图6A、B)。
- 在阔筋膜上下边缘之间,筋膜胫骨附着处操作,MCL浅束和POL中央束位置已标示。MCL浅束和POL中央束股骨附着的位置也被标记(技术图6C~F)。
- MCL浅束胫骨附着在胫骨平台远端61 mm(技术图6C)。
- 建立胫骨隧道(技术图6D)。
- 将两个半腱肌或胫骨肌腱同种异体移植物16 cm重建MCL,12 cm重建POL(技术图6G)。

- MCL 和 POL 移植物在胫骨侧以 7 mm×25 mm 生物可吸收螺钉固定（技术图 6H）。
- 将 MCL 和 POL 移植物拉入隧道并收紧固定在 ACL 重建收紧之前。
- 在屈曲 30°，胫骨中立位收紧 MCL 移植物；在完全伸直位收紧 POL 移植物。
- 采用 7 mm×25 mm 生物可吸收螺钉固定股骨侧（技术图 6I～K）。

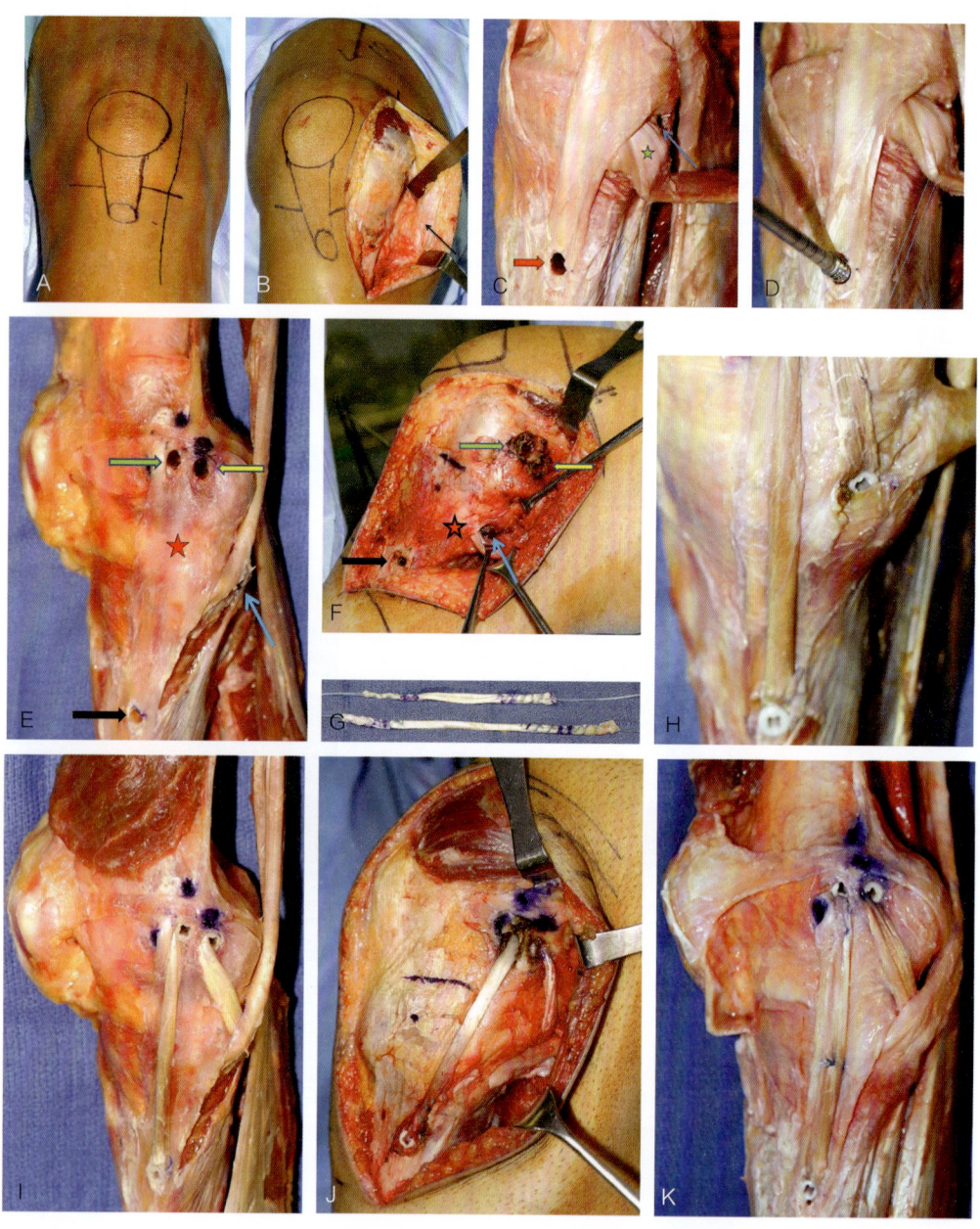

技术图 6 A. 髌旁内侧切口。B. 缝匠肌筋膜与皮肤一起翻起。黑箭头表示皮肤下的缝匠肌筋膜。C. 关节线远端 MCL 61 mm 胫骨插入（红色箭头）半膜肌腱（绿色星形）。POL 中束胫骨附着（蓝色箭头）。D. 胫骨隧道攻丝。E. 胫骨 MCL 的插入（黑色箭头），POL 中束胫骨的插入（蓝色箭头），MCL 股骨侧插入（绿色箭头），POL 中束的股骨插入（黄色箭头）和浅束 MCL（红色星形）。F. MCL 胫骨插入（黑色箭头），POL 中束胫骨插入（蓝色箭头），MCL 股骨插入（绿色箭头），POL 中束股骨（黄色箭头）和 MCL（红色星形）。半膜肌下胫骨侧 POL。G. 两个半腱肌或胫骨肌腱移植附着 MCL 是 16 cm，POL 是 12 cm。H. 用 7 mm×25 mm 生物可吸收螺钉在胫骨侧固定。I～K. 股骨侧植骨用 7 mm×25 mm 生物可吸收螺钉固定，重建完成（B、F～K 版权：Charles H. Brown, Jr., MD.）。

要点与失误防范

Ⅲ级MCL损伤	• MRI检查时为胫骨侧损伤,需要手术修复 • 如果选择保守治疗,一定要密切关注患者。MCL应该固定4~6周。如果外翻应力试验阳性,需要手术重建 • 通过临床检查和MRI诊断相关损伤 • 进行多韧带手术时,建立MCL隧道之前,需要先把前交叉韧带和后交叉韧带隧道建好

术后处理

- 术后康复过程如下。
  - 0~3周:足尖负重,锁定支具锁定在30°~90°,支具保护下腘绳肌/股四头肌力量训练。
  - 3~6周:逐步完全负重,支具保护下自由活动,股四头肌和腘绳肌力量训练,闭环训练。保护修补部位。
  - 6~12周:去除支具,开始慢跑和台阶运动。
  - 12~18周:采取特定训练方式,逐步恢复体育运动,一旦恢复股四头肌和腘绳肌肌力的90%,以及最高奔跑速度的75%,就可以自由活动。

预后

- Ⅰ级和Ⅱ级内侧副韧带损伤,采用用非手术治疗。Ⅰ级和Ⅱ级损伤返回体育活动的平均时间,分别为19~23天[2]。
- 如果能避免不足之处,Ⅲ级内侧副韧带损伤也可以通过非手术治疗取得良好效果。
  - 对单纯的Ⅲ级内侧副韧带损伤进行保守疗法,可以使大多数运动员在平均34天回到赛场。
  - 内侧副韧带深层和浅层胫骨端撕脱伴有后斜韧带拉伸,将发展为内侧副韧带慢性松弛,应尽早手术治疗;或密切临床随访4周,可望逐渐恢复外翻稳定。如果4周后外翻松弛仍然存在,建议手术治疗。
  - 伴有ACL损伤的内侧副韧带损伤,若采用保守治疗将会发展成慢性MCL松弛。

并发症

- 漏诊相关的韧带、半月板和关节软骨损伤。
- 深静脉血栓形成。
- 感染。
- 关节粘连。

(王海明 译,皇甫小桥 董士奎 审校)

参考文献

[1] Borden PS, Kantaras AT, Caborn DN. Medial collateral ligament reconstruction with allograft using a double-bundle technique. Arthroscopy 2002;18(4):E19.

[2] Coobs BR, Wijdicks CA, Armitage BM, et al. An in vitro analysis of an anatomical knee reconstruction. Am J Sports Med 2010;38(2):339-347.

[3] Giannotti BF, Rudy T, Graziano J. The non-surgical management of isolated medial collateral ligament injuries of the knee. Sports Med Arthr 2006;14:74-77.

[4] Indelicato PA. Isolated medial collateral ligament injuries in the knee. J Am Acad Orthop Surg 1995;3:9-14.

[5] LaPrade, RF, Engebretson AH, Ly TY, et al. The anatomy of the medial part of the knee. J Bone Joint Surg Am 2007;89(9):2000-2010.

[6] Reider B, Sathy MR, Talkington J, et al. Treatment of isolated medial collateral ligament injuries in athletes with early functional rehabilitation: a five-year follow-up study. Am J Sports Med 1994;22:470-477.

[7] Wilson TC, Satterfield WH, Johnson DL. Medial collateral ligament "tibial" injuries: indication for acute repair. Orthopedics 2004;27:389-393.

第54章 后外侧角损伤治疗
Management of Posterolateral Corner Injuries

Richard J. Thomas and Mark D. Miller

定义

- 从解剖结构和功能上看膝关节后外侧角（PLC）是一个复杂的区域，受伤时可能造成重大的伤残。
- 膝关节后外侧角的结构损伤并不多见，仅占急性膝关节韧带损伤的2%[6]。
- 由于与膝关节后外侧角损伤并发的韧带损伤高发病率[2]，在治疗膝关节后外侧角时应考虑到其他膝关节韧带受伤。
- 如果膝关节后外侧角损伤不予处理，交叉韧带的重建往往会失败[8,17]，因此在治疗有其他损伤的膝关节时，必须要高度警惕。
- 膝关节后外侧角损伤的意义是巨大的。
  - 未经治疗的后外侧角损伤所引起的慢性不稳，可使肢体衰弱。
- 复杂的膝关节后外侧角结构之间的生物力学关系，是重要的抗内翻和外旋力量。
- 膝关节后外侧结构的不足，可能会导致内甩步态和不稳定的感觉，尤其是在步行起步阶段膝关节伸直时[2]。
  - 外侧胫骨平台和股骨外侧髁的凸出，可能会导致这种不稳定[17]。
  - 这种不稳定可能阻碍爬楼梯或剪切动作，患者可能会抱怨膝关节外侧疼痛。
- 慢性膝关节后外侧角功能不全，也可能导致膝关节单间室退行性骨关节病。
- 在尸体研究中发现，切断PLC和后交叉韧带，会增加髌骨关节间压力[26]。

解剖

- 在治疗患者的膝关节后外侧角损伤之前，医生必须熟悉下述复杂的解剖结构。
- 膝关节后外侧角由动态和静态结构组成[5]。
- Seebacher等[25]将外侧结构分为3层（图1A）。
  - 浅层是由前面的髂胫束和后面的股二头肌组成。
    - 腓总神经位于股骨远端的股二头肌深后处。
    - 髂胫（IT）束止于胫骨Gerdy结节，膝关节屈曲时紧张并向后移动。它实际上在屈膝的胫骨上施加外旋转力。在膝关节伸直时，髂胫束往前移并变得不那么紧绷。因为髂胫束在膝关节伸直时的松弛状态，其在膝关节后外侧角损伤中很少累及，所以这对于手术中的其他结构定位是一个很好的参考点的。
    - 股二头肌止于腓骨头，但同时附着于髂胫束、胫骨Gerdy结节、外侧副韧带（LCL）及后外侧囊。它能增强膝关节后外侧角的动态稳定性。
- 膝关节后外侧角的中层：包括前面的股四头肌支持带、后面的髌股韧带，以及髌半月板韧带[25]。
  - 这些结构会增强膝关节后外侧角的静态稳定性。
- 最重要的是深层（图1B）：它包括止于外侧半月板的后侧关节囊和冠状韧带、腘肌肌腱和腘腓韧带、弓状韧带、外侧副韧带和小豆腓骨韧带。
  - 腘肌源于胫后，经过冠状韧带间隙，止于股骨外侧髁[2]，并且附着于外侧半月板。
  - 腘腓韧带直接附着于腓骨头后侧到股骨外侧髁的腘肌腱。
  - 弓状韧带是一个Y形的韧带，可加强膝关节的后外侧囊，其起于腓骨茎突，止于股骨髁外侧。弓状韧带损伤的X线片上，可见此韧带从腓骨茎突撕脱。
  - 外侧副韧带起源于股骨外侧髁并止于腓骨头。该韧带是主要对从0°～30°的屈膝内翻应力进行静态约束[6,7,17]。在更大度数的屈曲下，外侧副韧带逐渐变得更松弛。股二头肌腱膜层为外侧副韧带提供拉力，以动态相抗衡内翻应力[7,17]。外侧副韧带还能抵抗外旋力[2]。
- 在深层结构，尤其是弓状韧带和小豆腓骨韧带已经发现许多解剖变异[25]。
- Hughston等[9]描述了弓状韧带复合体的重要性，它由外侧副韧带、弓状韧带、腘肌和腓肠肌外侧头组成。这个复合体像一个"吊索"，通过静态和动态来约束外侧胫股关节的旋转。

发病机制

- 膝关节后外侧角的膝关节损伤，最常见的成因是运动伤害（40%）、机动车辆交通事故和坠落伤[2,5]。

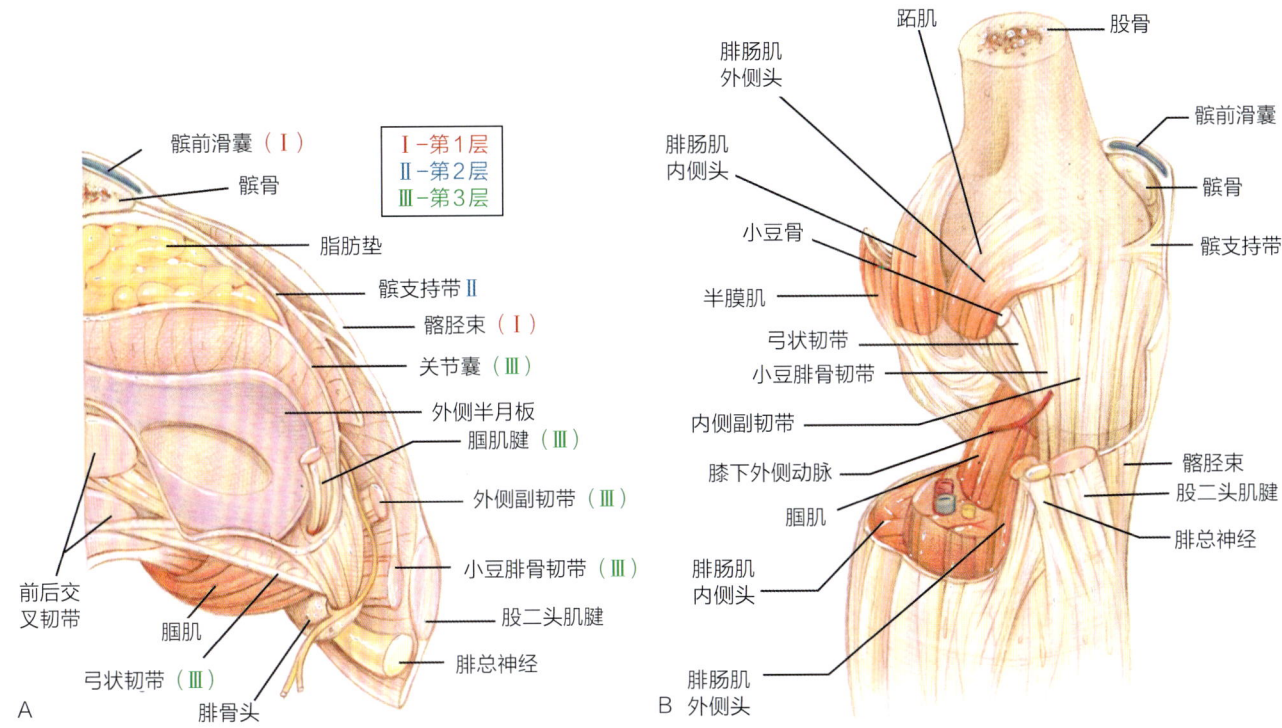

图1　A. 外侧角包括3层。B. 外侧角深层由关节囊及冠状韧带、腘腓韧带、弓状韧带、外侧副韧带和小豆腓骨韧带组成。

- 任何可导致膝关节脱位的机制，理论上都会造成膝关节后外侧角损伤。
- 对于一个单纯的膝关节后外侧角损伤而言，最常见的机制是膝关节过伸时内翻运动。这种机制可由钝性暴力由后外侧作用于胫骨近端内侧，如在橄榄球运动中撞向膝关节的头盔。
- 其他受伤机制包括单纯伸展过度、外旋过伸、严重内翻力，或对胫骨的严重外旋转扭矩。
- 如前所述，单独的膝关节后外侧角膝伤是罕见的[6]。
- 膝关节弯曲伴随胫骨外旋和后移可能会导致PCL/膝关节后外侧角的复合伤。

自然病程

- 膝关节后外侧损伤，很少发生单一的韧带撕裂。
- 最常见的损伤并发PCL、ACL损伤，或两者兼而有之。因此，这些损伤的确切的病程仍不清楚。
- 如果不予以治疗，将导致其他韧带重建失败。
- 建议在所有的膝关节后外侧角复合损伤病例中进行修补，或移植外来肌腱。

病史和体格检查

- 膝关节后外侧角检查的方法如下。
  - 拨号试验：下肢外旋差异＞10°，提示膝关节后外侧角损伤[28]。膝关节屈曲30°双下肢外旋明显差异，而膝关节屈曲90°则无明显差异，提示单纯膝关节后外侧角损伤。膝关节屈曲30°和90°，膝关节外旋均明显差异，提示PCL伴PLC损伤。
  - 后外侧外旋试验[5]：膝关节屈曲90°，患肢胫骨后移及外旋明显，则提示PLC或PCL损伤；膝关节屈曲30°时，膝关节半脱位提示单纯PLC损伤。
  - 后抽屉试验(PCL试验)：＞10 mm的后移，则高度提示膝关节多发韧带损伤。
  - 内翻应力试验(外侧副韧带试验)：膝关节屈曲30°时，若单纯外侧副韧带损伤(LCL)，则膝关节内翻角度最大。
  - 股四头肌试验：膝关节伸直位前移，提示后交叉韧带(PCL)功能不全(胫骨后坠复位)。
  - 步态：患者行走时微屈曲膝关节，以避免疼痛和膝关节过伸时的不稳定[25]。同时有膝关节内翻。
  - 反向轴移测试：触及胫骨外侧平台移位则提示阳性，但此试验对PLC检查并非特异性。且在患者清醒时难以执行。
  - 外旋反屈试验[2]：膝关节过伸，同时内翻和胫骨外旋增加，则提示PLC损伤。
  - 膝关节活动度(ROM)：膝关节正常范围是0°～135°。关节伸直减少可能是撕裂的半月板移位。而屈曲活动度减少则可能缘于关节积液。
  - 积液：大量积液提示其他关节内结构病变，如ACL或

PCL撕裂或周边半月板撕裂。如果关节囊撕裂则积液会减少。
- 神经血管检查(系列):膝关节脱位患者,腘动脉损伤的发病率有所增加。如果血管检查发现与对侧腿不同,则建议做动脉造影。膝关节后外侧角损伤的患者,腓总神经损伤的发病率增加至10%～33%[1,6,16]。
- 获取急性后外侧角损伤患者的详细病史相当重要。
- 膝关节后外侧疼痛、肿胀较为常见。
  - 关节内迅速形成积液提示关节内存在合并损伤。
  - 由于膝关节后外侧角损伤的患者,其腓总神经损伤发病率增加,因此必须检查神经系统的变化[1,6,16]。
- 膝关节后外侧慢性不稳定的患者,通常会出现膝关节伸直位不稳定感和膝关节后侧或后外侧疼痛。
- 膝关节后外侧角损伤可分为Ⅰ、Ⅱ、Ⅲ级[5]。
  - Ⅰ级损伤是极少的韧带撕裂,且与关节运动异常无关。
  - Ⅱ级损伤有部分撕裂,仍然没有异常的关节运动。
  - Ⅲ级损伤的韧带完全撕裂,且关节运动异常。
- Hughston等[28]根据韧带损伤的不稳定程度,即轻度、中度和重度不稳定的情况,将膝关节后外侧角损伤分为Ⅰ～Ⅲ级。
- 由于膝关节后外侧角膝关节损伤复合其他韧带损伤发生率很高,有必要仔细检查其他韧带损伤。
  - PCL损伤可通过抽屉试验呈阳性、胫骨后坠或反张、出现血肿等确认。
  - Lachman试验对ACL损伤最为敏感,但是检查者应注意关节肿胀及半月板撕裂移位,造成假阴性结果。
  - 轴移试验也是检查ACL撕裂的一个敏感方法,但是由于急性期患者疼痛,常不能操作。
  - 半月板撕裂常伴发于PLC损伤,而其最敏感的检查是关节线压痛。外侧半月板撕裂常伴有膝关节外侧压痛,其常与膝关节后外侧损伤的疼痛混淆。但是机械症状常提示半月板撕裂。如膝关节伸直不能,提示半月板桶柄样撕裂,关节交锁可能。
  - 内侧副韧带和外侧副韧带极少在同一损伤中出现,但是体格检查应该全面。膝关节屈曲30°和90°,内翻膝关节以检查内侧副韧带。内侧副韧带损伤常伴有膝关节内侧压痛、瘀肿。

影像学和其他诊断性检查

- 膝关节损伤的基本检查是,膝关节标准前后位(AP)和侧位X线片。
  - Laprade和Wentorf等[17]建议慢性损伤患者拍摄下肢全长片,以评估膝关节下肢力线。
  - X线平片可显示膝关节外侧间隙增加或膝关节脱位[2,5]。
  - X线平片可用于评估相关的骨折,如腓骨头弓形韧带撕脱性骨折、Gerdy骨折,以及胫骨外侧关节囊撕脱骨折——Segond骨折[5]。
  - Segond骨折通常被认为与ACL损伤有关,但也与后外侧韧带损伤相关。
  - 髌股关节或膝关节三间室关节炎可能与长期不稳定性有关,通常情况下,外侧室较内侧室会更易受累[2]。
  - 在普通的X线片上也可以观察到髌上囊积液,则提示关节内存在病变,如ACL或PCL撕裂。
  - 内翻应力位片,也可用于评估外侧副韧带的完整性(图2)。
  - MRI有助于评估膝关节软组织以及骨挫伤或水肿情况。
  - Laprade[14]等建议MRI获取的不仅是膝关节标准冠状位、矢状位及轴位片,还应该包括整个腓骨头及其茎突的2 mm层厚斜冠状位片,以便更好地评估腘肌腱和LCL。
  - Laprade和Wentorf[17]等建议至少使用1.5T磁共振机器。
  - 前内侧股骨髁骨挫伤要考虑到膝关节后外侧角损伤[24]。
- 关节镜检查可有助于诊断后外侧韧带病变[17]。
  - 从股骨撕脱的腘肌可以直接观察,损伤同样可以累及外侧半月板后角处的冠状韧带(图3A)。

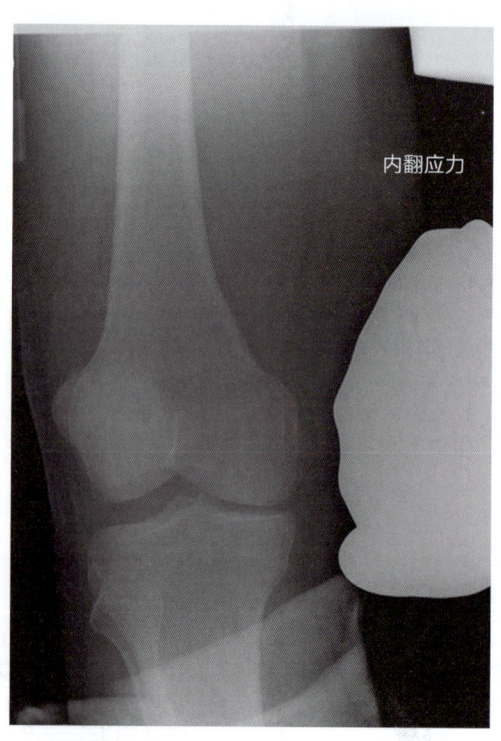

图2 内翻应力位片可见外侧间室增宽。

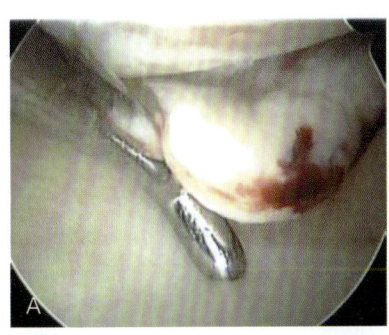
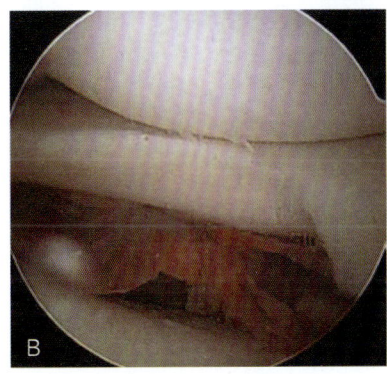

图3 关节镜下见腘肌损伤（A）及过度张开或"通过"征（B）。

- 膝关节后外侧角损伤可于关节镜下见"通过"征[13]。可定义为：关节镜探查膝关节后外侧功能不全时，膝关节在内翻应力下，外侧关节线开口>1 cm（图3B）。

鉴别诊断

- 外侧半月板撕裂。
- 其他韧带损伤（如PCL、ACL）。
- 胫骨平台骨折。
- 股骨内上髁骨折。
- 骨挫伤。
- 膝关节退行性变半内翻畸形。

非手术治疗

- 采用非手术方式治疗Ⅰ级和大部分Ⅱ级PLC损伤，通常效果良好[2]。
- PLC损伤Ⅰ级和Ⅱ级的患者，予以支具或石膏固定2~4周。
- 允许支具保护下，进行股四头肌锻炼和直腿抬高练习[17]。
- 这期间禁止负重训练[17]。
- 制动3~4周后，在带锁支具保护下开始关节活动度训练。
- 允许患者在可耐受范围内负重，同时开始闭链股四头肌锻炼。
- 伤后6~10周，避免腘绳肌肌力训练[17]。
- 由于步态的改变，一旦患者开始负重，则指导其正确步态。
- 尽管非手术治疗对Ⅰ级或Ⅱ级PLC损伤效果较好，如果膝关节残留松弛和不稳定的患者仍需要手术治疗。

手术治疗

- 非手术治疗Ⅲ级膝关节后外侧角损伤效果较差[11]。
  - 膝关节后外侧角损伤的手术治疗指征包括：膝关节屈曲30°，5~10 mm内翻开口和拨号试验阳性或后外侧外旋试验阳性[2]。这些检查结果阳性提示膝关节PLCⅢ级损伤。
- 理想情况下，膝关节后外侧角损伤应在伤后10天到3周内手术治疗[2,4,12,23]。
  - 10天内，膝关节通常会极度肿胀且仍处于伤后急性炎症期。
  - 受伤10天以后手术，可以重新调节四头肌和关节活动度。理论上讲，这样会降低关节纤维化的风险[23]。
  - 如果手术间隔>3周，结果会导致瘢痕化增加，而且将很难一期修复膝关节后外侧结构[23]。
  - 瘢痕增加后，识别和保护腓总神经就显得更重要[17]。
  - 急性期手术的效果优于慢性期手术[2]。

术前计划

- 在手术治疗后外侧结构前，术者必须要先考虑一期手术修复撕裂结构，还是进一步加强修补，或是采用自体或异体移植物重建后外侧角。
- 术前应确定PLC单独损伤，还是伴发其他韧带损伤。
- 手术前的X线片对判断骨折或其他骨的异常情况起着重要作用。
  - 髋关节到踝关节的下肢全长位片有助于评估慢性患者的下肢力线情况。
  - 如果膝关节内翻异常漏诊，将导致PLC重建失败，一旦下肢力线异常，则可考虑胫骨截骨以矫正力线[2]。
- MRI有助于评估是否合并其他韧带损伤或半月板损伤，应该术前常规拍摄。
- 如果合并交叉韧带损伤，则应该在PLC修补或重建前，或者是同时重建交叉韧带，否则会增加PLC重建失败的概率[2]。

体位

- 后外侧韧带损伤的手术体位取决于是否合并其他韧带损伤，以及这些并发韧带损伤的处理方式。
- 用豆袋垫将患者置于可活动的侧卧体位，使术者可以将髋关节及下肢外旋以便于关节内操作。同时允许术者将下肢内旋至外侧卧位以便于关节外操作，并且可以暴露腘窝以便于进行嵌入式PCL重建。
- 如果不需要腘窝入路，关节内外侧操作时可以使用Alvarado脚托，同时患者可以采取仰卧体位。
- 将止血带绑在患者大腿近端，以避免影响手术操作。

入路

- 关节镜下见外侧间室，则提示膝关节后外侧角损伤或过度开口（"通过"征）。
- 在关节镜和其他操作后，如之前所述做关节镜开口。

暴露

- 可做一冰球杆形、直线形或弯曲形切口，以暴露后膝关节外侧结构[5]。通常做一12～18 cm切口，起于外侧髁上方，沿髂胫束后方（技术图1），一般止于腓骨头和Gerdy结节之间[23]。
- 首先辨认腓总神经近端，其位于股二头肌腱后面，向远端绕腓骨头，术中应注意保护。
- 于髂胫束和股二头肌之间进行钝性分离。
- 在此处辨认膝关节后外侧结构，并评估损伤情况。
- Terry和Laprade等[27]描述了3种用于暴露膝关节后外侧角的筋膜切口。
  ○ 切开髂胫束。
  ○ 位于髂胫束后缘和股二头肌的短头之间。
  ○ 沿股二头肌长头。
- 在外侧副韧带的前缘做一关节囊切口。

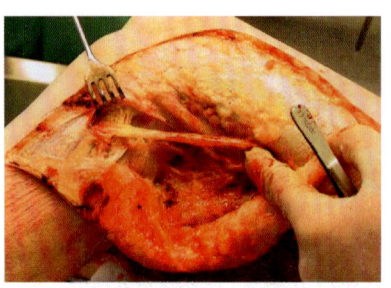

技术图1　切口暴露起于髂胫束后缘。

直接一期修复

- 在受伤后的2～3周进行一期修复，疗效最佳[17]。
- 膝关节屈曲60°于中立位修复PLC。
- 腘肌胫骨撕脱可直接用带缝线锚钉，将其直接固定于胫骨后外侧（技术图2）。
- 腘肌股骨撕脱通常与外侧副韧带撕脱同时发生。
  ○ 可以采用经骨钻孔，将这些结构固定于股骨外侧髁。
- Laprade和Wentorf等[17]详细描述采用骨槽治疗腘肌或外侧副韧带股骨撕脱。
- 在此操作过程中，将腘肌近端锁边缝合，然后在腘肌股骨止点处做一小骨隧道，再用斯氏针将缝线和拉入骨隧道至膝关节内侧。
  ○ 然后将缝线固定于关节内侧的纽扣。
- 腘腓韧带腓骨头撕脱，可用带线锚钉将韧带固定于腓骨头后侧[2]。
  ○ 可用小豆腓骨韧带加强肌腱固定术。
  ○ 外侧副韧带和弓形韧带腓骨头撕脱，可用经骨缝合固定于腓骨头[2]。

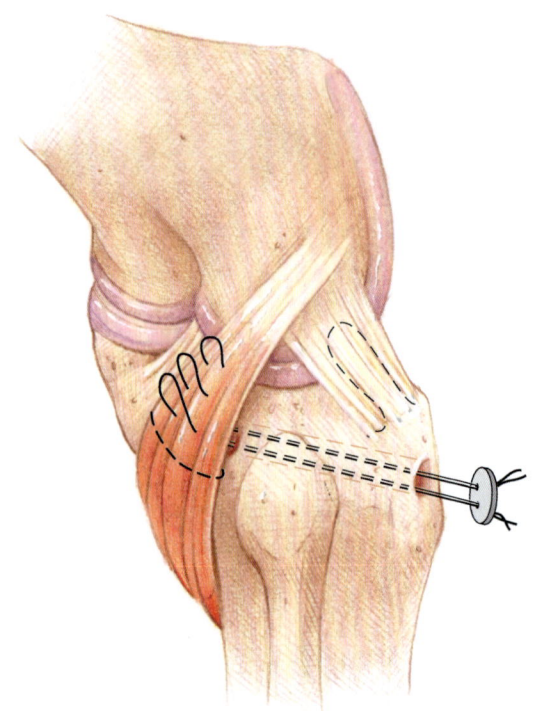

技术图2　使用经骨缝线和纽扣将腘肌直接一期修复。

加强术

- 如果修复的膝关节后外侧结构较薄弱,组织条件较差,则可考虑加强修补术。
- 将一束髂胫束,保留其远端Gerdy附着处,用于加强胫骨侧腘肌(技术图3A)。
  - 于胫骨近端做一由前至后的骨隧道,将此束髂胫束穿过并缝合于腘肌[2]。
- 用股二头肌中间束加强腘腓韧带[29]。
  - 保留此束股二头肌腱远端完整,将其缝合于腓骨后侧,由后侧绕过剩余的股二头肌,然后用锚钉和组织垫圈将其固定于股骨外侧(技术图3B)。

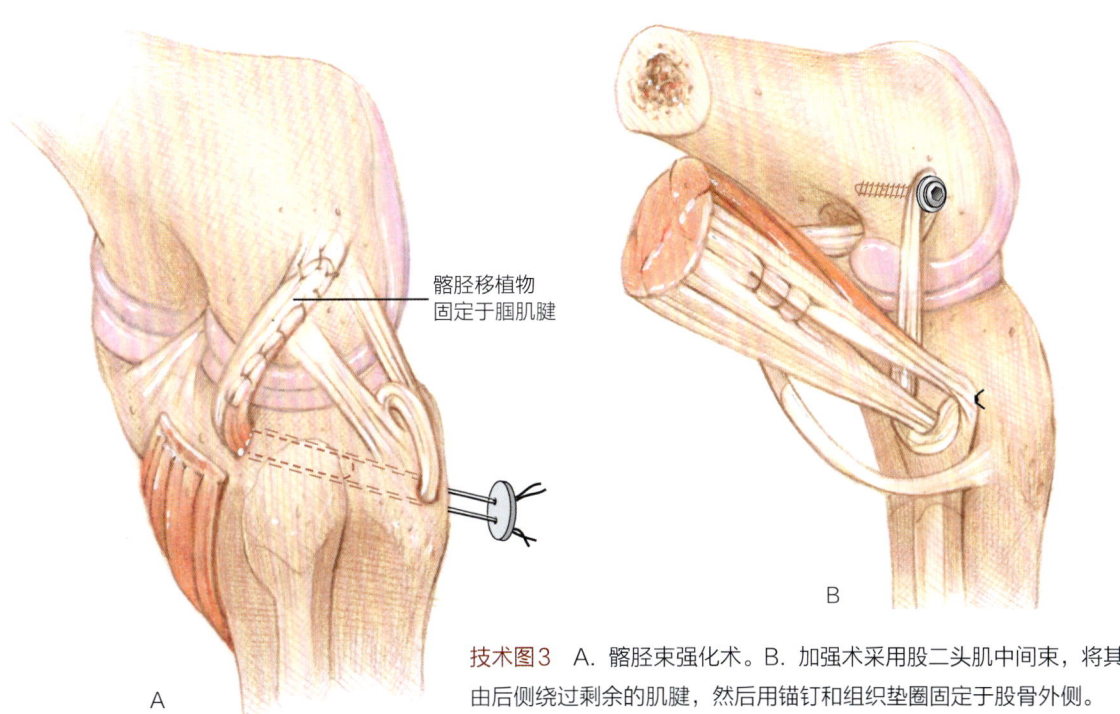

技术图3　A. 髂胫束强化术。B. 加强术采用股二头肌中间束,将其由后侧绕过剩余的肌腱,然后用锚钉和组织垫圈固定于股骨外侧。

改良术

- 后外侧结构功能不全,但不进行一期修复或慢性损伤的患者,需要做弓形复合体前移动术[10]。
- 外侧副韧带和腘腓韧带必须完整。
- 将外侧副韧带、腘肌、腓肠肌外侧头、弓形韧带和后外侧关节囊,作为一个整体置于外侧副韧带一条线上,然后在膝关节中立位屈膝30°收紧,固定于股骨外侧远端(技术图4)。
- 该操作的缺点是不能等长修复,因此会导致膝关节过伸[20]。

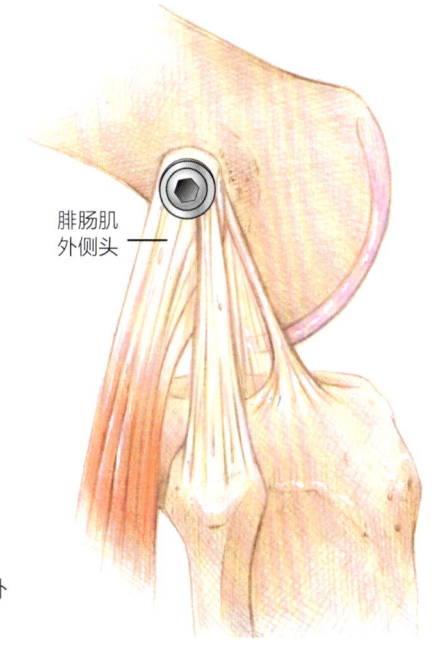

技术图4　弓形复合体近端改良术。外侧副韧带(外侧副韧带)、腘肌、腓肠肌外侧头、弓形韧带和后外侧关节囊都被作为一个整体,固定于股骨远端外侧。

重建术

- 膝关节后外侧角重建术常用于：急性损伤组织薄弱或不能修补患者，以及慢性损伤者组织瘢痕化并且韧带稀少。
- 外侧副韧带、腘腓韧带和腘肌是膝关节后外侧角重建的三大主要结构[20]。
- 曾有描述使用局部组织、自体或异体肌腱重建膝关节外侧副韧带。

股二头肌腱固定技术

- Clancy等[3]用股二头肌腱固定术，重建外侧副韧带（技术图5）。
- 此技术中，将整个股二头肌肌腱转位于外侧副韧带股骨起点前1 cm。
- 保留股二头肌远端，使其仍附着于腓骨头。
- 此技术的缺点是不能重建腘肌或腘腓韧带，同时牺牲了股二头肌的动态稳定功能[20]。

侧副韧带重建术

- 单纯外侧副韧带重建可采用：同种异体跟腱、自体或异体髌腱或者股二头肌肌腱中间滑行部分（技术图6）。
  - 术中透视，定位移植物近端股骨外侧髁固定点[2,27]。
  - 拆除其他后外侧结构。

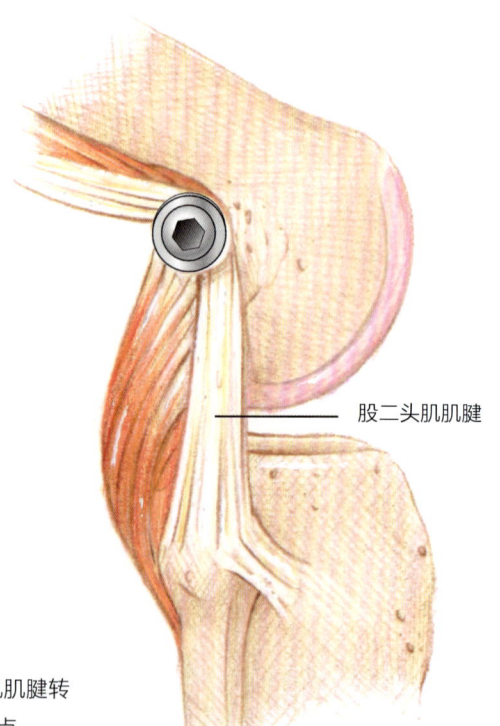

技术图5　用股二头肌肌腱固定术重建外侧副韧带。将股二头肌肌腱转位于外侧副韧带股骨起点前1 cm，同时保留股二头肌腓骨头止点。

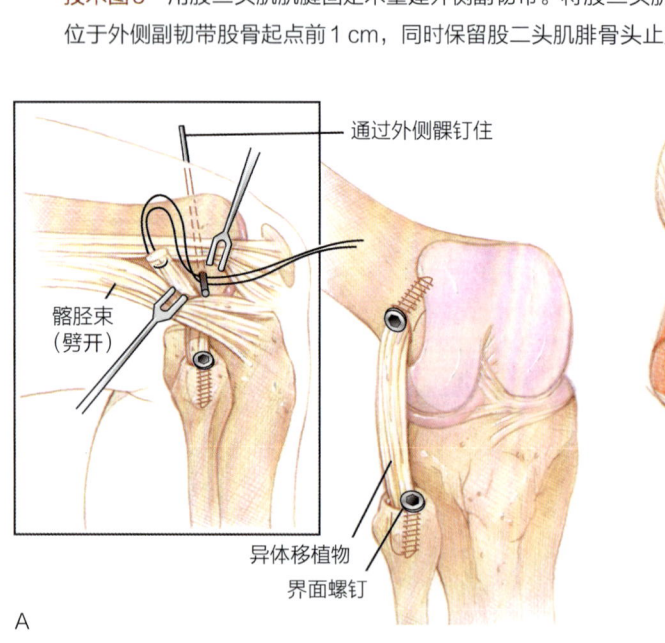
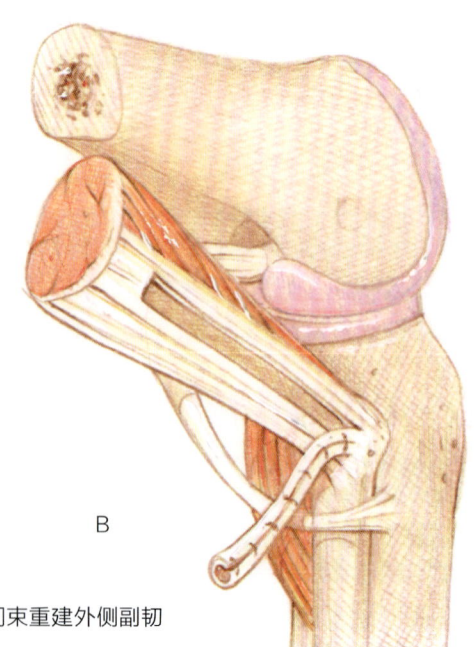

技术图6　A. 用自体或异体肌腱重建外侧副韧带。B. 用股二头肌中间束重建外侧副韧带，保留肌腱远端腓骨头止点完整，同时将肌腱近端固定于股骨外侧髁。

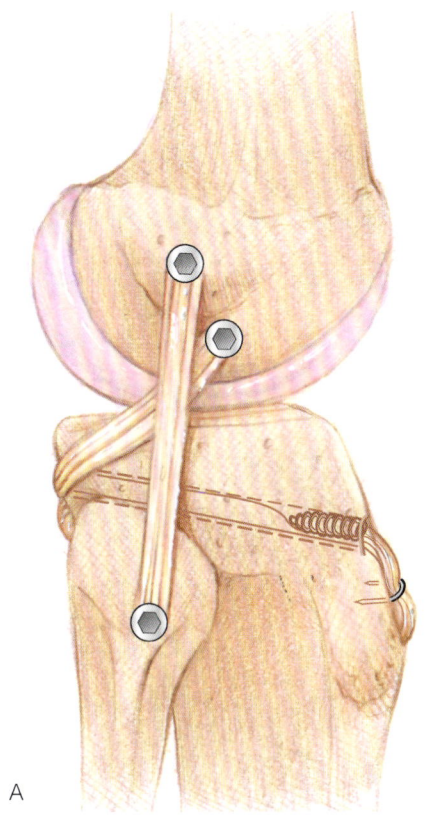
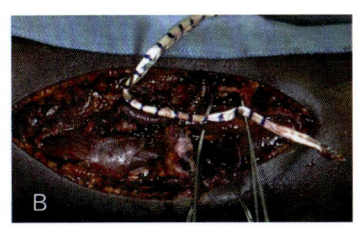

技术图7 双股肌腱重建后外侧角。A. 将一移植物标记为PLT，将其固定于腘肌股骨解剖止点处，再由后至前拉入一胫骨隧道。将另一移植物标记为FCL，其一端固定于股骨外侧髁，另一端由股骨外侧拉至股骨后内侧，然后再拉入同一胫骨隧道，用界面螺钉或固定纽扣固定两股肌腱。B. 可用腘绳肌完成此重建术。将肌腱编制成管形，确保无软组织残留，以免妨碍通过骨隧道。

双肌腱技术

- Laprade等[15]描述采用双肌腱技术解剖重建后外侧结构（如同种异体跟腱对半切开）（技术图7）。
- 第1束肌腱用于重建腘肌腱。
  - 将骨栓固定于腘肌股骨解剖止点处，然后于胫骨做一前后位骨隧道，将肌腱由后至前拉入骨隧道。
- 第2束肌腱用于重建外侧副韧带和腘腓韧带。
  - 将骨栓固定于股骨外侧髁外侧副韧带解剖止点处。
  - 然后将肌腱由股骨外侧拉至胫骨后内侧，再由后至前穿过一胫骨骨隧道。
  - 用界面螺钉将肌腱固定于骨隧道内，再用软组织U形钉双重/辅助固定。

劈开髌腱重建术

- Veltri和Wsrren等[29]描述采用自体或异体髌腱重建膝关节后外侧结构（技术图8）。
- 将髌骨骨栓置于股骨外侧髁骨隧道，然后用纽扣钢板固定股骨内侧皮质。

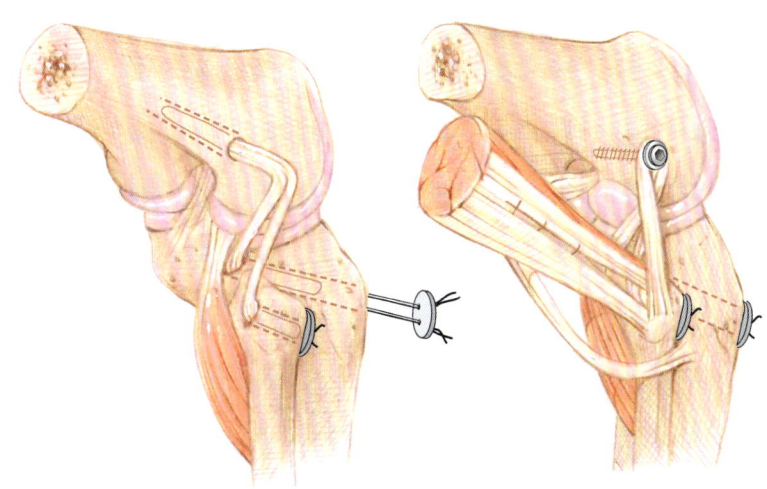

技术图8 劈开髌腱重建术。

- 将肌腱劈开，前束由后至前穿过一腓骨头骨隧道，以重建腘腓韧带。后束由后至前穿过一胫骨隧道。分别用纽扣钢板将肌腱两束固定。
- 可用股二头肌的中间束重建外侧副韧带。

腘肌旁路手术

- Muller等[21]描述了腘肌旁路手术（技术图9）：将游离肌腱经胫骨隧道，由胫骨前侧拉至胫骨近端后外侧，再固定于股骨外侧髁前缘。
- 此技术未重建外侧副韧带或腘腓韧带。

8字技术

- 用自体股薄肌和半腱肌肌腱，同时重建腘腓韧带和外侧副韧带。
- Larson[18]描述了8字技术：将自体腘绳肌穿过腓骨隧道，交叉成8字形，并用螺钉和软组织垫片固定于股骨外侧髁等长点（技术图10）。

异体骨-髌腱-骨重建外侧副韧带

- Lattimer等[19]用界面螺钉将同种异体骨-髌腱-骨近端固定于腓骨头，而远端则固定于外侧副韧带股骨起点前方5 mm。
- 膝关节屈曲30°轻度外翻下收紧肌腱。
- 理论上，移植物横截面积越大，越能恢复LCL、弓形带和腘腓韧带的功能。

- 然而，此技术操作忽略了腘肌。

笔者常用技术

- 笔者发现结合Larson和Muller技术，能最有效地重建外侧副韧带、腘肌胫骨韧带和腘肌功能。

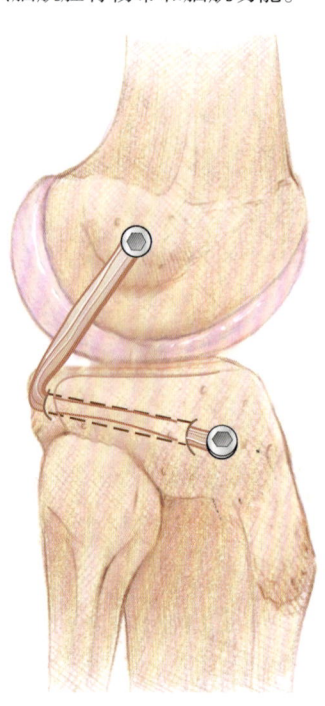

技术图9　腘肌旁路重建术。腘绳肌腱移由前至后外穿过胫骨，再由胫骨后外至股骨外侧髁前缘，然后用纽扣钢板、软组织螺钉或U形钉将其固定。

技术图10　8字技术。A. 于股骨外侧髁置一导针，然后术中透视确定其在恰当的位置，将腘绳肌腱以8字形绕于导针上，然后在导针位置上用软组织空心钉及垫圈将肌腱固定，最后去除导针。B. 将肌腱穿过腓骨头隧道，然后将其自身缝合或者用软组织U形钉固定，在固定前调整肌腱的张力。C. 用1个软组织螺钉及垫圈将移植物固定在股骨髁上。

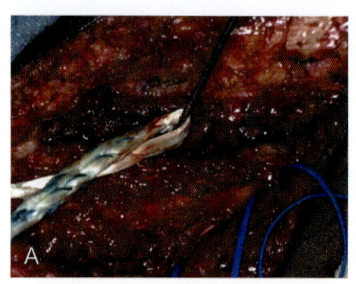
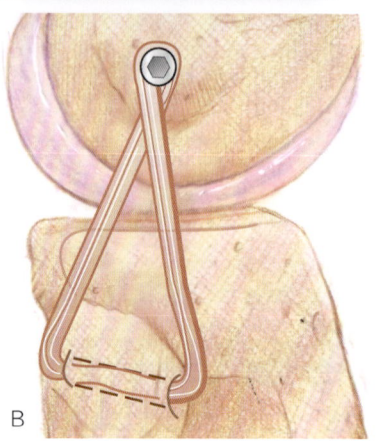
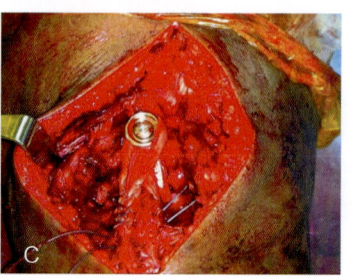

要点与失误防范

- PLC损伤通常会导致关节囊撕裂,因此在关节镜检查过程中需要监测液体渗出和室压增加情况
- 治疗交叉韧带损伤时不要错过PLC损伤,避免交叉韧带重建失败
- 在PLC重建之前或同时重建交叉韧带
- PLC结构由深向浅的修复
- 膝内翻可能导致PLC重建失败,因此慢性PLC功能不全可能需要外翻截骨术
- 离开手术室前确定膝关节安全活动度,以指导术后康复

术后处理

- 用带锁支具将膝关节固定于伸直位,重建术后3周保护下负重;修补术后6周保护下负重[2,17]。
  - 由于下肢正常力线,负重理论上增加了韧带修补部位的张力。
- 膝关节支具保护下直腿抬高锻炼。
- 术后4~8周,开始进行主动屈伸膝关节和闭链股四头肌锻炼。
- 术后3个月开始轻轻地按压小腿,进行本体感受性训练和下蹲训练。
- 术后12~16周严格限制腘绳肌腱锻炼[2,17]。
- 相同强度的恢复训练坚持到术后9~12个月。
  - 康复训练的目标是恢复两膝关节对称的股四头肌肌力、膝关节稳定性及全膝关节活动度。

预后

- Hughston和Jacobsen[10]报道弓形复合体加强术联合远端一期修复19例患者,术后随访4年,其中12例功能良好。
- DeLee等[6]报道加强术治疗11例患者,术后随访7.5年无关节炎报道,其中8例临床效果良好。
- Noyes和Barber Westin等[22]同种异体跟腱重建LCL(拆除后)或后外侧结构加强术治疗21例患者,术后随访42个月。
  - 其中2例失败,关节功能优良者16例(76%)。
- Lattimer等[19]报道采用骨-髌腱-骨同时重建LCL和交叉韧带治疗10例患者,术后随访28个月。
  - 10例患者的不稳定性感觉均减弱。
  - 所有患者内翻张力下外侧张口均<5 mm,外旋试验均<5°。
  - 10位患者中有9人恢复到了受伤前的运动水平。
- 膝关节后外侧角手术治疗后,长期随访退行性骨性关节炎发生率,尚不清楚。
  - 尚无比较PLC不同重建术长期临床效果的前瞻性研究。由于该损伤不常见,很难收集大量的病例。
  - 因此,很难确定治疗此损伤最有效的临床方法。

并发症

- 由于很多创伤伴随着膝关节后外侧角膝关节损伤,关节纤维化是最常见的并发症。
- 膝关节残留不稳定感,尤其是非手术治疗的Ⅲ级膝关节后外侧角损伤。
  - 这两个相互矛盾的并发症,使得术后管理和手术本身一样重要。
- 神经血管并发症更多的是并发于损伤本身,而不是手术操作。然而,延迟手术治疗会增加医源性腓总神经损伤的概率。
- 随着时间的推移,皮肤软组织从损伤急性期恢复正常,延期手术的切口并发症因而减少,一般这个时间是受伤后10天左右。
  - 术前大量敷料加压包扎以及抬高患者有助于减轻肿胀。
  - 术前计划手术切口时,应该避免皮桥<7 cm。
- 由于膝关节后外侧角损伤后的异常活动,关节进行性退变发生率较高[2,17]。
- 手术治疗的目的是尽可能恢复膝关节正常的活动度和稳定性。
- 膝关节外侧间室和髌骨间室,最易受后外侧角损伤影响。
- 由于手术时间长及使用移植肌腱,PLC术后可能并发感染。
  - 感染是一种破坏性极强的并发症,如发生感染,需要清除被感染的组织,通常需要清除用于膝关节重建的移植物。

(王海明 译,刘闻欣 沈继 审校)

参考文献

［1］ Baker CL Jr, Norwood LA, Hughston JC. Acute posterolateral rotatory instability of the knee. J Bone Joint Surg Am 1983;65A: 614-618.

［2］ Chen FS, Rokito AS, Pitman MI. Acute and chronic posterolateral rotatory instability of the knee. J Am Acad Orthop Surg 2000;8: 97-110.

［3］ Clancy WG Jr, Meister K, Craythorne CB. Posterolateral corner collateral ligament reconstruction. In: Jackson DW, ed. Reconstructive Knee Surgery. New York: Raven Press, 1995:143-159.

［4］ Cooper DE, Warren RF, Warner JJP. The posterior cruciate ligament and posterolateral structures of the knee: anatomy, function, and patterns of injury. Instr Course Lect 1991;40:249-270.

［5］ Covey DC. Injuries of the posterolateral corner of the knee. J Bone Joint Surg Am 2001;83A:106-118.

［6］ DeLee JC, Riley MB, Rockwood CA Jr. Acute posterolateral rotatory instability of the knee. Am J Sports Med 1983;11:199-207.

［7］ Gollehan, DL, Torzilli PA, Warren RF. The role of the posterolateral and cruciate ligaments in the stability of the human knee: a biomechanical study. J Bone Joint Surg Am 1987;69A:233-242.

［8］ Harner CD, Vogrin TM, Hoher J, et al. Biomechanical analysis of a posterior cruciate ligament reconstruction: deficiency of the posterolateral structures as a cause of graft failure. Am J Sports Med 2000;28:32-39.

［9］ Hughston JC, Andrews JR, Cross MJ, et al. Classification of knee ligament injuries. Part II. The lateral compartment. J Bone Joint Surg Am 1976;58A:173-179.

［10］ Hughston JC, Jacobson KE. Chronic posterolateral instability of the knee. J Bone Joint Surg Am 1985;67A:351-359.

［11］ Kannus P. Nonoperative treatment of grade II and III sprains of the lateral ligament compartment of the knee. Am J Sports Med 1989;17:83-88.

［12］ Krukhaug Y, Moister A, Rodt A, et al. Lateral ligament injuries of the knee. Knee Surg Sports Traumatol Arthrosc 1998;6:21-25.

［13］ Laprade RF. Arthroscopic evaluation of the lateral compartment of knees with grade 3 posterolateral complex knee injuries. Am J Sports Med 1997;25:596-602.

［14］ Laprade RF, Bollom TS, Gilbert TJ, et al. The MRI appearance of individual structures of the posterolateral knee: a prospective study of normal and surgically verified grade 3 injuries. Am J Sports Med 2000;28:191-199.

［15］ Laprade RF, Johansen S, Wentorf FA, et al. An analysis of an anatomical posterolateral knee reconstruction: an in vitro biomechanical study and development of a surgical technique. Am J Sports Med 2004;32:1405-1414.

［16］ Laprade RF, Terry GC. Injuries to the posterolateral aspect of the knee: association of injuries with clinical instability. Am J Sports Med 1997;25:433-438.

［17］ Laprade RF, Wentorf F. Diagnosis and treatment of posterolateral knee injuries. Clin Orthop Rel Res 2002;402:110-121.

［18］ Larson RV. Isometry of the lateral collateral and popliteofibular ligaments and techniques for reconstruction using a free semitendinosus tendon graft. Oper Tech Sports Med 2001;9:84-90.

［19］ Lattimer HA, Tibone JE, El Attrache NS, et al. Reconstruction of the lateral collateral ligament of the knee with patellar tendon allograft: report of a new technique in combined ligament injuries. Am J Sports Med 1998;26:656-662.

［20］ Lee MC, Park YK, Lee SH, et al. Posterolateral reconstruction using split Achilles tendon allograft. Arthroscopy 2003;19:1043-1049.

［21］ Muller W. Die Rotationsinsabilitat am Kniegelenk. Hefte Unfallheilkd 1990;125:51-68.

［22］ Noyes FR, Barber-Westin SD. Surgical reconstruction of severe chronic posterolateral complex injuries of the knee using allograft tissues. Am J Sports Med 1995;23:2-12.

［23］ Rihn JA, Cha PS, Groff YJ, et al. The acutely dislocated knee: evaluation and management. J Am Acad Orthop Surg 2004;12: 334-346.

［24］ Ross G, Chapman AW, Newberg AR, et al. Magnetic resonance imaging for the evaluation of acute posterolateral complex injuries of the knee. Am J Sports Med 1997;25:444-448.

［25］ Seebacher JR, Inglis AE, Marshall JL, et al. The structure of the posterolateral aspect of the knee. J Bone Joint Surg Am 1982; 64A:536-541.

［26］ Skyhar MJ, Warren RF, Ortiz GJ, et al. The effects of sectioning of the posterior cruciate ligament and the posterolateral complex on the articular contact pressures within the knee. J Bone Joint Surg Am 1993;75A:694-699.

［27］ Terry GC, Laprade RF. The posterolateral aspect of the knee: anatomy and surgical approach. Am J Sports Med 1996;24:732-739.

［28］ Veltri DM, Warren RF. Isolated and combined posterior cruciate ligament injuries. J Am Acad Orthop Surg 1993;1:67-75.

［29］ Veltri DM, Warren RF. Operative treatment of posterolateral instability of the knee. Clin Sports Med 1994;13:615-627.

第55章 膝关节多发韧带损伤处理
Management of the Multiple Ligament - Injured Knee

Lindsey N. Dietrich, Dustin L. Richter, Daniel C. Wascher, Andrew J. Veitch, and Robert C. Schenck

定义

- 膝关节多发韧带损伤由高能量冲击(如机动车辆碰撞)和低能量冲击(如运动损伤、跌倒)造成。肥胖患者描述轻微创伤导致超低速错位。常见胫股关节脱位,伴或不伴自发复位。

解剖

- 简而言之,膝关节脱位通常会伤及1~2根交叉韧带,即前交叉韧带(ACL)或后交叉韧带(PCL),并牵涉各副韧带,即内侧副韧带(MCL)和外侧副韧带(FCL),以及重要的肌腱稳定结构——股二头肌肌腱和后侧的腘肌、内侧鹅足滑囊。恢复膝关节功能时,这一切都必须考虑到。明显的膝关节骨性标志对于检查定位及制订随后的手术方案是至关重要的。
- 股骨外侧髁和腓骨头对于确定外侧切口的位置是至关重要的,可避免损伤腓侧副韧带和腓总神经。内侧的股骨髁、胫骨结节、鹅足囊和后内侧胫骨边缘等标志对于内侧置入关节镜及内侧副韧带重建手术至关重要。
- 膝关节血管网的内在结构是由5个膝关节支构成的一个血管网:上内侧、上外侧、下内侧、下外侧和中间膝关节支,此外还有肌肉和表面关节支参与组成。
  - 当对膝关节的矢状面进行平行的内外侧切口时,外周血管网起到关键作用。
  - 正确的手术方法应该是让平行的浅层切口之间保持7~10 cm距离以降低皮瓣坏死风险。但笔者的经验是,应尽量避免这样的切口。因为当腘血管闭塞时血管网无法代偿膝关节以远的血供。
- 膝关节的解剖通常由浅入深逐层描述[42]。
  - 第一层通常包括前侧的腱弓、内侧的缝匠肌、外侧的髂胫束和股二头肌筋膜。
  - 第二层包括腓侧副韧带、髌腱和浅层内侧副韧带。
  - 第三层包括后斜韧带、弓状韧带、深层内侧副韧带。第三层前侧较薄,而其后侧为明显加厚的重要的后内侧结构(后斜韧带)和后外侧结构(弓状韧带)。Segond骨折是由该层外侧关节囊中间1/3加厚部分撕脱造成的。第三层可以简单描述为关节囊的变异。
    - 后外侧结构的重建非常复杂,这是由于其解剖特点及多变性,需要同时修复腓侧副韧带(FCL)和胫腓韧带(PFL),而且还毗邻腓神经。由于临床上不常接触膝关节外侧结构,一些学者甚至将其描述为"膝关节的阴暗面"。
- 术者应该了解膝关节后方重要的解剖结构,特别是腘窝血管神经束的解剖位置。
  - 腓肠肌的内外侧头是腘窝远端内外侧边,内侧有鹅足,外侧有股二头肌肌腱。腘肌、后关节囊、腘斜韧带及股骨后侧骨皮质组成了关节窝。关节窝中有跖肌和血管神经结构穿行。腘动脉经前方穿大收肌,入收肌管后,穿关节窝,从比目鱼肌腱弓中下行。腘静脉于腘动脉上外侧穿入,于腘动脉浅层伴行,但位于胫神经和腓总神经深面。出关节窝后,伴行于腘动脉内侧。
  - 血管结构直接位于内外侧半月板后角后方。如果术者选择从腓肠肌内外侧头前入路进行操作时,需谨慎。一般情况下,血管结构在后内、外侧入路时还是较安全的。术者需要知道,经任何一个后侧入路,如果过中线操作的话,都可能会伤及血管神经束。
- 经后入路进入至后交叉韧带胫骨止点时,了解后方神经血管解剖结构是很关键的。后内侧入路也是十分重要的进入PCL胫骨止点处的通路。
  - 沿着胫骨后部表面和股骨髁进行深部解剖时,这条入路会相对比较安全。手术时使用止血带可以让手术视野更为清晰。
  - 与从后正中侧入路直接暴露神经血管束的血管外科医生不同,骨科医生进行后内侧解剖时应避开血管神经束。骨科入路中,一般选择腓肠肌内侧头的前方紧贴膝关节后方进入,保护神经血管束。

- 在后交叉韧带处停止切开尤为重要，如果进行更深的向外侧方切开，很有可能触及并损伤神经血管束。

自然病程

- 在治疗多发韧带损伤的现代外科技术成熟之前，大多数患者会留下关节僵硬、关节不稳定，甚至需要截肢的情况。时至今日，即使进行积极的评估和治疗，患者最终还是可能在某些低强度的活动中遗留关节不稳定、活动度(ROM)降低、骨性关节炎，甚至截肢的情况。同种异体移植物对于多发膝关节韧带损伤的治疗是一个新进展，即使偶尔会因深部感染或排异反应而使治疗变得更复杂。

病史和体格检查

- 在对疑似多发膝关节韧带损伤的患者进行初步评估时，临床医生应认识到潜在的合并伤。高或低能量的膝关节损伤可能对患者生命或肢体产生潜在的伤害，对这点必须有敏锐的意识。
- 当处理任何危及生命的损伤时，务必尽可能仔细询问受伤病史，包括院前下肢的神经血管状态、受伤时间和机制。患者通常在体育比赛中有膝关节过伸史，或者在机动车事故中屈膝撞上仪表盘。
  - 对受伤肢体进行全面检查，包括膝关节远近端以评估骨折情况及伸肌装置的连续性。在怀疑膝关节脱位时，完整的韧带检查至关重要。完全伸直位内翻或外翻松弛度增加与屈曲30°相比，可以提示侧副韧带及其伴随的交叉韧带损伤。俯卧位拨号试验有助于评估后外侧角(PLC)和PCL损伤。后Lachman试验也可用于评估PCL的连续性。对于肥胖、肿胀或疼痛的患者，检查者可以将其大腿放在患者大腿后方支撑稳定股骨，从而进行稳定的Lachman手法检查。
  - 只要提示目前胫股骨关节脱位就应按急诊处理，并尝试镇静下复位，石膏固定，在其复位前后仔细检查神经血管状态，复位后做高质量的X线检查评估。
    - X线检查评估应包括长腿石膏固定中的膝关节正位和侧位X线片，以证明复位成功。
    - 膝关节内侧软组织沿着关节线沟槽样凹陷通常提示后外侧脱位，同时股骨内侧髁穿透关节囊形成纽扣孔状，MCL嵌顿入关节，无法通过手法闭合复位(一种不可复位或复杂的脱位)[12,41]。
  - 如果在血管检查中发现与未受伤的下肢对比不对称的情况，即使是在院前，也必须进一步评估，详细措施往往按照血管外科的原则和损伤区域来定[37]。
    - 许多临床医生还是按常规采取血管造影来进一步检查多发膝关节韧带损伤患者，而忽视血管情况的体格检查[4]。尽管如此，即使复位后血管搏动正常仍进行一系列临床检查是当前的趋势(包括正常的神经血管检查)，越来越受到欢迎且被认为是安全的做法。图1描述了选择血管造影的标准流程。
    - 使用多普勒超声或其他无创性的血管检查结合踝肱指数非常有效，因为这些研究可以提供客观的信息(而不是主观的脉搏)，同时也能避免血管造影带来的侵入性检查[27]。
    - 多层计算机断层扫描血管造影(MCTA)是一种非侵入性的成像方式，作为另一种选择，可以替代传统黄金标准的经导管血管造影。该方式已被证实用于伤侧下肢动脉评估时具有良好的敏感性和特异性[17]。
    - 术者必须积极地处理任何血管异常，立即请血管科会诊，并即刻手术探查膝关节脱位复位后的缺血原因。膝关节脱位引起缺血需要马上复位、重新评估脉搏或血运。腘动脉损伤引起的持续缺血如果在6~8小时及以上将导致截肢率高达80%[15]。

影像学和其他诊断性检查

- 复位前后的X线平片对于多发膝关节韧带损伤的评估是不可或缺的，能确认关节在位，评估相关的骨折情况，并检测韧带撕脱伤，这对治疗方案的选择时机很有帮助。值得注意的是，在最初评估时50%的膝关节脱位患者X线平片检查会发现胫股关节面变小。
- MRI对于区分受伤程度、韧带受损方式、肌腱与骨关节的损伤是很好的辅助检查手段。该检查还可与健侧下肢对比，与用或不用麻醉对韧带结构的详细体格检查结合在一起，来诊断损伤情况。
- MRI无法取代麻醉下进行的详细体格检查，后者可确定功能性的韧带损伤以及韧带重建的必要性。对于那些严重损伤及伴随疼痛的患者来说，EUA特别有用。
- 除MRI和体格检查外，关节镜下的麻醉下检查有助于进一步评估内侧和外侧结构损伤，确认最终韧带重建手术方式。

分类

- 多种分类系统都被用来描述膝关节脱位。
  - 一直以来，最常用的分类系统是根据脱位时胫骨与

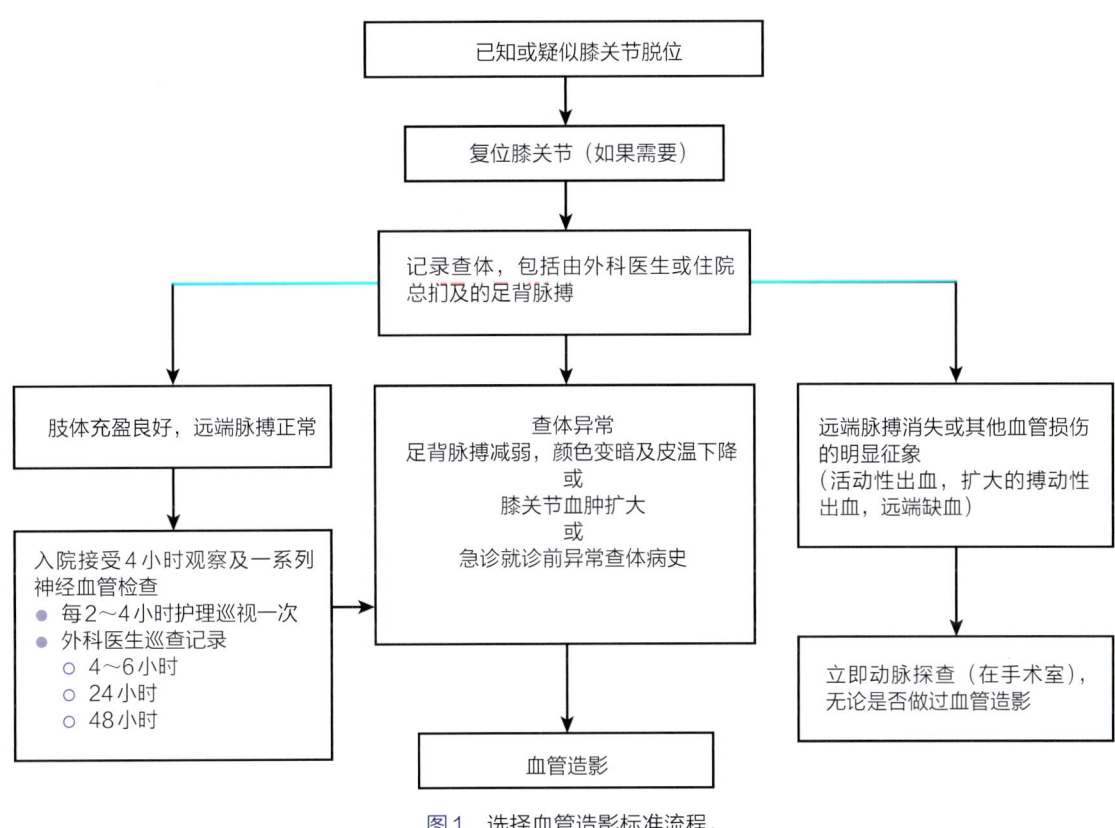

图1 选择血管造影标准流程。

股骨的相对位置进行分类[14]。然而,该系统也有其局限性。
- 首先,50%以上的膝关节脱位会自动复位,即使并非不可能,根据受伤当时的位置进行分类也是很困难的[43]。
- 其次,这个分类系统无法提供如损伤能量、累及韧带或相关的神经血管损伤的信息,而所有这些都是拟定治疗方案的一部分。

- 脱位解剖分类在损伤模式的解剖基础上进行分类(如韧带撕裂和相关的神经血管损伤),且顾及医生间的交流(尤其是对将来重建)和术前计划[5]。解剖分类具体见表1。
- 膝关节骨折-脱位是Moore[29]于1981年所描述的韧带损伤合并胫骨或股骨髁骨折的复合伤。这种情况应该有别于表1中所提到的膝关节脱位单纯韧带损伤。撕脱伤诸如Segond骨折、腓骨头撕脱骨折、髌腱或股二头肌肌腱撕裂,交叉韧带撕裂都可能在膝关节脱位时发生,但这些损伤应该视为韧带或肌腱损伤而并非破坏膝关节骨性结构的髁部损伤。

表1 膝关节脱位的解剖分类

类别	描述
KD Ⅰ	单根交叉韧带损伤和膝关节脱位。前交叉韧带(常伴有侧副韧带)损伤,后交叉韧带完好;或者后交叉韧带(伴有侧副韧带)损伤,前交叉韧带完好
KD Ⅱ	前后交叉韧带损伤,侧副韧带完好
KD Ⅲ	前后交叉韧带损伤,单侧副韧带损伤 包括KD Ⅲ M(M = 前交叉韧带、后交叉韧带、内侧副韧带损伤)或KD Ⅲ L(L = 前交叉韧带、后交叉韧带、外侧副韧带损伤)两个亚类
KD Ⅳ	四组韧带全部损伤
KD Ⅴ	关节周围骨折-脱位(Fx-Dx,根据标准修订) KD Ⅴ.1 Fx-Dx,前交叉韧带或后交叉韧带完整 KD Ⅴ.2 Fx-Dx,前后交叉韧带同时损伤 KD Ⅴ.3 Fx-Dx,前后交叉韧带同时损伤,单侧副韧带损伤 KD Ⅴ.4 Fx-Dx,四组韧带全部损伤

注:动脉(C)和神经(N)损伤可补充到该分类中。KD,膝关节脱位;ACL,前交叉韧带;PCL,后交叉韧带;MCL,内侧副韧带;M,内侧;L,外侧;LCL,外侧副韧带。

鉴别诊断

- 在膝关节严重肿胀、多发伤或合并骨折的情况下,对膝关节脱位进行评估是很困难的。
- 准确检查相关的神经损伤很关键。
- 对于韧带损伤的确诊有赖于初步体格检查、影像学检查及麻醉下检查。

非手术治疗

- 目前许多患者使用多种类型的手术治疗。然而,根据损伤机制,非手术治疗的情况还是存在的。其中包括伴有增加手术风险的严重并发症的患者,或者开放性脱位的患者,或伴有严重的软组织脱套伤,此类患者的治疗重点是先治疗脱套伤和感染。

石膏固定

- 在现代的重建手术开展之前,虽然多年以来一直用石膏固定技术来治疗膝关节多发韧带损伤,但是现在认为闭合治疗疗效甚微。
- 如Taylor所述[39],伸直位/轻微屈曲位石膏固定6周可以使膝关节变稳定,但根据笔者的经验,只有当韧带重建手术不适用或不可行的情况下(动脉损伤,开放性膝关节脱位伴有严重的软组织关节囊损伤)才能用此方法。

外固定

- 外固定支架可通过固定胫骨和股骨进行跨膝关节固定,对于恢复条件较差的患者同样有用。它在某些情况下被用作临时固定,如开放性膝关节脱位、严重软组织损伤,以及血管重建等情况,为手术韧带重建等待最佳时机。
- 优点包括确切的复位作用,容易处理软组织伤口,允许患者活动,保护反向移植的大隐静脉。
- 然而,膝关节活动度丧失、关节纤维化及异位骨化的潜在发生率大于40%,往往需要后期麻醉下行手法松解和关节粘连松解术。

铰链式支具

- 将患者的伤侧膝关节放置在铰链式支具中,并通过影像学检查证实膝关节已复位。辅助患者在受伤后的最初几周内就开始关节活动度锻炼。
- 这种治疗方法对于稳定膝关节是无效的,但对膝关节多发韧带损伤功能重建极其重要。
- 恢复伸膝、较正常的步态、充分屈曲和减少肿胀(炎症消退)加入简单的术后康复计划中,可避免术后僵直和多发韧带损伤重建后的异位骨化。根据笔者的经验,伤后10天内进行多发韧带损伤重建将带来关节僵直的巨大风险,且临床预后较差。
- Shelbourne等[34]认为前交叉韧带/内侧副韧带损伤的术前康复工作更适用于膝关节多发韧带损伤。在后交叉韧带、前交叉韧带和侧副韧带重建术前恢复关节活动度,这对于脱位之后获得一个稳定、无疼痛的膝关节是极其重要的。

手术治疗

适应证

- 膝关节多发韧带损伤手术治疗的临床效果优于非手术治疗[21]。
- 大多数膝关节多发韧带损伤患者都建议进行手术重建。在某些情况下,在手术重建之前可以暂时使用外固定支架;在大多数情况下,早期先在支具保护下进行膝关节活动度训练,直到活动度恢复和炎症解决之后,再延期进行韧带损伤重建。
- 韧带修复(即缝线修复)现在只是偶尔进行使用。据报道,FCL/PLC初期修复失败率高达40%[20]。而韧带修复术后屈曲活动度的丧失和恢复伤前活动水平的下降也已被文献记载[23]。但值得注意的是,侧副韧带修复失败后翻修重建的临床结果与一期重建结果相似。
- 细致地进行神经血管检查对于这些损伤的及时治疗至关重要。任何血管损伤都必须请血管外科急会诊,并考虑行腘动脉开放探查和逆行隐静脉移植重建。
- 手术干预的最佳时机目前尚不明确。许多研究人员提倡在急性期(3周内)对膝关节脱位进行外科治疗[9,34]。然而,这些观点并没有被普遍接受,由于高能量损伤、伴随血管损伤和软组织完整性在选择最佳手术时机方面都有重要参考作用,因此应该非常谨慎地选择早期手术患者。通常这些学者都建议多发韧带损伤后先等待几周时间,然后再进行手术重建,其目的是恢复活动度,减少炎症,等待血管移植或修复术后恢复血运稳定。
- 多发韧带损伤手术可以选择一次性重建和分期重建这两种方式。这个决定基于术者的经验和侧副韧带损伤方式及其严重程度。如果进行分期重建,侧副韧带重建应优先于交叉韧带重建[21]。

笔者的偏好

- 按照笔者的经验,最好等待术前活动度、步态、肿胀状态改善后再进行手术。根据笔者超过22年的膝关节脱位工作经验,得出以下指导方针。
- 延迟重建优于即刻手术。
- 术前康复有助于恢复活动度,而肿胀和炎症的消退对于手术成功是至关重要的。
- 使用异体和自体移植物进行重建。除非同时进行重建,否则应该避免单纯手术修复。
- 前后交叉韧带包括侧副韧带需要同时重建。

方法

移植物的选择

- 对于膝关节多发韧带损伤中的前交叉韧带重建有许多可供选择的移植物。笔者倾向于使用异体髌韧带(BTB)移植。
- 自体髌韧带移植在单独的前交叉韧带重建中是金标准,但在前后交叉韧带的合并伤中取用同侧髌韧带会导致僵硬,尤其是在前后交叉韧带同时重建时。
- 同侧腘绳肌腱自体移植在Ⅲ型膝关节脱位(KD Ⅲ M)时不应使用,因为腘绳肌腱能在对抗膝关节外翻中起到次要作用,是内侧副韧带重建时所必需的。
- 同种异体移植对于膝关节多发韧带损伤是非常理想的。带骨块的同种异体跟腱、股四头肌腱移植物分别适用于PCL和PLC重建,而同种异体腘绳肌移植物则可用于ACL和MCL重建。
- 对于拒绝使用同种异体移植物的患者,以下移植物可以作为自体移植物。
  - PCL重建:同侧或对侧股四头肌自体肌腱移植。
  - ACL重建:同侧或对侧髌骨BTB自体肌腱移植。
  - KD Ⅲ M:对侧半腱肌和股薄肌(ACL),同侧股四头肌(PCL)和同侧半腱肌(MCL)。
  - KD Ⅲ L或KD Ⅳ:Arciero型外侧重建使用同侧或对侧半腱肌或股二头肌腱固定术。

后交叉韧带重建

- 现代后交叉韧带重建的方法有许多可用,包括:①经胫骨和股骨隧道(含或不含双股骨隧道);②使用单或双股骨隧道胫骨,胫骨端的固定是通过将骨栓插入PCL解剖止点处的骨槽中进行重建。
  - 两种技术的生物力学模型显示了移植物变细和变长的显著差异,以及失败率的差异(32%经胫骨隧道,0嵌入式),表明更有优势。然而,临床上发现经胫骨隧道与嵌入式PCL重建这两种术式之间并未存在显著差异,实际上经胫骨隧道PCL重建术甚至具有更好的长期临床稳定性[26]。
  - 对于单束还是双束重建PCL尚未达成共识。虽然许多调查人员显示双束重建可以降低残留的松弛度[46,48],但其临床结果和功能优势都还没有得到确认[6]。
  - 针对KD Ⅲ M损伤模式,一位资深学者更喜欢通过后内侧入路行股骨单隧道及胫骨嵌入式PCL重建。嵌入技术是将移植物的骨-腱连接部分放置在胫骨近端关节线上,以规避经胫骨隧道技术产生的"杀手转弯"所带来的移植物撞击风险。无论PCL重建时胫骨侧使用何种方法,资深学者们均采用前外侧束单股骨隧道重建方式。
    - 尽管如此,跟腱同种异体移植物对于PCL股骨隧道双束重建是一种理想选择。跟骨栓与胫骨隧道相匹配后,肌腱部各自被分成直径为6 mm和8 mm的移植物束丛,分别用于PCL的后内侧和前外侧束的重建。4.0 mm的全螺纹空心螺钉用于胫骨端的固定,软组织界面螺钉(7 mm和9 mm)用于股骨端双束固定。
- 在长期的随访中发现,PCL重建后通常很难恢复正常胫骨后移程度。
  - 有学者提出了这种手术重建方法有2个主要因素造成后期松动和胫骨后移仍然存在。
    - 第1个因素是移植物在出胫骨隧道时经胫骨后缘呈锐角绕行,该现象被称为"杀手转弯"或杀手曲线,这可能是移植物磨损和后期失败的原因[22]。
    - 第2个因素是在不同的屈膝角度下。PCL束的解剖位置各异[3]。PCL束的解剖重建可能会较单一股骨隧道技术(PCL前外侧束)恢复更多的正常功能。
    - 第3个因素是隧道固定方法可能会影响移植物的僵硬度及延展性,比如挤压固定及皮质外固定[45]。
    - 最后,外侧结构重建的失败会使膝关节PLC功能缺失,从而导致重建的PCL负荷增加[1,25]。
- 虽然胫骨嵌入技术显得比较麻烦,实际上该方法改良后的技术难度已不断降低。笔者相信本文所描述的后内侧入路重建后交叉韧带的方法,使患者在ACL和PCL重建时都可以采用仰卧位,无需俯卧,保护了腓肠肌内侧头的起点位置,并简化了移植物通道。

内侧副韧带和后内侧角重建

- 在膝关节多发韧带损伤交叉韧带延迟重建的过程中,MCL损伤通过早期非手术治疗可能已被成功治愈[7]。
- 是否重建因人而异,主要取决于麻醉下检查,而且根据笔者的经验,关节镜下麻醉下检查更可靠。
- 完全伸直位存留外翻或外旋松弛提示外科医生应该考虑后内侧角(POL)重建或前移。
- 环形移植重建MCL,如改良的Bosworth是资深学者的首选。然而,在MCL缺失膝关节的生物力学评估中,基于生物力学数据,解剖双束技术对于外翻和外旋松弛的恢复优于单束技术[8]。
- MCL浅层股骨端附着点位于内髁近端和后侧,胫骨附着点宽阔,但较集中于内侧胫骨中部后方。
- MCL移植物的张力调整应在屈膝30°进行。POL的张力调整应不超过屈膝0°～15°,以避免屈曲挛缩。

后外侧角重建
- 深层PLC的关键结构包括腘肌、PFL和FCL。PLC在内翻稳定性,抵抗过度外旋和胫骨后移方面起着至关重要的作用。
- 对腓总神经的辨认及其暴露期间的保护,应优先于任何韧带重建。该神经可以在腓骨颈后方或处于更近端的股二头肌下缘找到。它很容易通过触诊扪及,在进一步做PLC入路/重建之前必须将它分离出来。
- 从历史上看,有报道称初期修复、弓状复合体前移[16]和股二头肌肌腱固定术[44]可以防止外侧复合体损伤后引起膝关节过度内翻不稳。
- 目前的实践支持用游离的同种异体组织解剖重建PLC,从而修复FCL、腘肌和PFL。
- LaPrade等[10,18]描述了一种使用劈开的跟腱异体移植物的技术,它有分离的独立骨块(最小长度22 cm)通过骨槽固定于FCL和腘肌腱的股骨端解剖附着点,两者之间平均距离为18.5 mm。胫骨隧道从Gerdy结节内侧开始,然后在假定的原生腘肌的肌-腱交界水平处建立隧道。建立一个自前外向后内的腓骨隧道。FCL移植物固定到其股骨附着点,在髂胫束深层通过,行走于腘肌腱浅层,从前向后穿过腓骨隧道,将膝关节置于屈曲30°和轻微外翻位,然后用界面螺钉固定。腘肌移植物通过裂隙深部打隧道,然后沿着FCL移植物后侧分支从后往前穿过胫骨隧道。如前所述,腘肌支在FCL支深层通过。将膝关节置于屈曲60°和轻微内旋位,两支同时通过胫骨隧道调整张力,然后用界面螺钉在胫骨上固定。在已固定的腓侧FCL和胫骨后方之间的短支重建了PFL。
  - 另外,Bicos和Arciero[2]还描述了一种技术,使用一个最小长度为24 cm的单根游离移植物并参照腓骨隧道分为前支和后支。腓骨隧道是前外到后内走向。一旦移植物在腓骨隧道中以界面螺钉固定,后支沿腘肌裂隙,在腘肌裂隙前方钻取的股骨骨槽中穿过隧道。然后前支在股二头肌及髂胫束下方通过,并插入位于FCL股骨附着点的股骨骨槽中。将膝关节置于屈曲30°、内旋和轻微外翻位,两支移植物同时拉紧,然后用界面螺钉固定。

多发韧带重建
膝关节脱位 I 型(KD I):前交叉和侧副韧带撕裂
- ACL的完整性决定了 I 型膝关节脱位韧带重建的时间。
  - ACL重建最好延迟到ROM恢复后进行,有以下两个原因。
    - 侧副韧带通过非手术治疗通常会自行愈合。
    - 避免术后僵硬。
  - 笔者对于这种类型的损伤更愿意在重新获得完整的ROM后延迟重建。患者通常在受伤后6周内会恢复膝关节活动度。
- 移植物的选择取决于外科医生的经验和患者偏好,通常涉及同侧骨-腱-骨自体移植。
- 仅合并一根交叉韧带撕裂的侧副韧带损伤,通常可以保守治疗。
- 注意伴有完好ACL的PCL和侧副韧带损伤,虽然不太常见,但确实会发生,而且分类也归于KD I。

膝关节脱位 II 型(KD II):前后交叉韧带撕裂,麻醉下检查完整的内外侧角
- 侧副韧带的完整性允许早期ROM和交叉韧带的延迟重建。
- 笔者更喜欢用同种异体移植物进行交叉韧带的同时重建,但这个决定是基于外科医生的经验、患者偏好和风险承受能力。
- 笔者选择的前后交叉韧带损伤的同种异体移植物是BTB作为ACL移植物,跟腱作为PCL移植物。
- 患者仰卧位,受伤肢体铺巾。使用外侧挡板以协助关节镜操作。
- 诊断性关节镜通过标准入路进行,并根据需要治疗合并损伤。
- 清除交叉韧带残端。止点处的一小部分残端可以保留下来以鉴别ACL和PCL的解剖足印区。详细的ACL和PCL重建技术详见本章相关技术部分。
- 首先制备ACL胫骨和股骨隧道,导针或引线进入股骨隧道以帮助之后移植物通过。可在监控下钻取股骨隧道。
- 对于PCL股骨隧道,可在监控下钻取单隧道(首选)或双隧道。单隧道的目的是修复前外侧束,而双束则尝试修复PCL的前外侧束和后内侧束。
- 使用经胫骨隧道PCL重建技术时,关节镜高位观察后关节囊及PCL胫骨残端,使外科医生可以在胫骨足印区处放置导针,并直视验证。资深学者推荐,在术中扩隧道之前通过X线平片或透视检查图像来确定PCL胫

骨端导针是否处于适当位置。
- 使用该技术过程中,需要先手动调节股骨端移植物在隧道内张力,在ACL移植物通过之前进行固定,然后再使用界面螺钉固定PCL胫骨端骨栓。
- ACL BTB同种异体移植物从胫骨隧道穿到股骨隧道,膝关节置于极度屈曲位,在内镜监控下用界面螺钉固定股骨端或在股骨侧用小钢板悬吊固定ACL移植物。移植物胫骨端需要等到PCL固定完成后再进行固定。
- 采用PCL胫骨技术,后内侧入路用来观测PCL胫骨附着和重建,具体操作详见本章相关技术部分。必须小心避免将固定骨块的螺钉置入ACL胫骨隧道内。
  - PCL移植物通过股骨侧时需要拉紧,且反复多次伸屈膝关节以减少移植物结构的松弛。
  - 将膝关节置于屈曲20°位,进行PCL股骨侧镜下或皮质固定。
- 在ACL最终拉紧之前先固定PCL移植物,避免胫骨相对股骨后向半脱位。
- 将膝关节伸直,进行ACL移植物胫骨侧固定。
- 再次强调,ACL必须在PCL固定后再拉紧。PCL重建前进行ACL拉紧及固定,会导致胫骨相对股骨后向半脱位。

膝关节脱位ⅢM型:前交叉韧带、后交叉韧带和内侧副韧带撕裂

- 处理双交叉韧带合并侧副韧带损伤的步骤与之前描述的双交叉韧带损伤重建相同。
- 采用可延展的后内侧入路显露位于股骨内上髁近侧后方的MCL股骨附着部位。分离内侧第1层(缝匠肌筋膜)或该层下穿通均可作为移植物通过关节线的方法。
- PCL股骨侧固定后,将MCL移植物拉紧固定在股骨和胫骨上。
- 然后伸直位将ACL胫骨侧移植物拉紧并固定在胫骨上。

膝关节脱位ⅢL型:前交叉韧带、后交叉韧带和外侧复合体撕裂

- 与ⅢM型重建相似,ⅢL型损伤也通过双交叉韧带重建进行。
- PCL拉紧后,建立外侧入路,FCL和PLC重建技术将使用本章后面描述的技术(LaPrade重建)。
- 然后伸直位将ACL移植物拉紧并固定在胫骨上。

膝关节脱位Ⅳ型:前交叉韧带、后交叉韧带、内侧副韧带和外侧复合体撕裂

- 这种模式通常与高能损伤有关,是一个复杂的重建过程。偶尔有些佩戴支具仍存在半脱位的KDIV患者初期需要外固定架固定。
- 在拉紧移植物过程中要特别注意膝关节的位置,以获取稳定和同一轴心的重建,只有这样胫股关节才不会半脱位。
- 初始重建首先进行双交叉韧带重建且包括MCL的显露。
- 采用外侧入路显露PLC,将在后面的技术部分详细描述。
- 制备MCL和PLC移植物。
- MCL移植物拉紧并固定。
- 后外侧移植物拉紧并固定。
- ACL移植物伸直位拉紧并固定至胫骨。

使用骨-髌腱移植物进行骨-前交叉韧带重建后交叉韧带双束重建

- 患者取仰卧位,使用外侧挡板或腿架支撑。
- 使用标准关节镜入路,进行系统的膝关节检查。
- 使用的标准方法钻取直径为10~11 mm的胫骨和股骨隧道。笔者喜欢使用前内侧辅助入路来定位股骨隧道。移除导针,将引导线穿过股骨隧道,过移植物。
- ACL异体BTB骨栓要与隧道直径相匹配,股骨栓的制备长度是20~25 mm。值得注意的是,内侧辅助入路用于制备股骨隧道时,通常需要较短的髌骨骨栓,以便使移植物进入股骨骨槽中。
- 用小钻在移植物股骨栓上打孔,用2号复合材料缝线穿过移植物上的孔。
- 在移植物胫骨栓钻2个孔,用2号缝线通过移植物孔,移植物长度不匹配时甚至可以使用柱或钉固定。
- 关键一步是计划股骨隧道深度,此深度由移植物的长度所决定。
  - 股骨隧道长度钻取长度应为20~25 mm。
  - 大多数患者需要长度为25 mm的关节内移植物。
  - 将整个移植物长度减去60 mm(35 mm的股骨隧道加25 mm的关节内部分)得到理想的胫骨隧道长度。
  - 这种方法可以确保胫骨隧道骨栓的最佳固定。

- 从股骨隧道取出引导线环通过胫骨隧道,并将股骨骨栓上的2号编织合成缝线从外侧皮肤拉出。
- 膝关节极度屈曲,通过前内侧入路的保护套筒,采用界面螺钉固定股骨侧。
- ACL移植物胫骨侧的固定和拉紧,延迟到PCL重建之后。
- 如果发生移植物隧道失配,胫骨ACL骨栓不完全在胫骨隧道内,可使用较大的软组织界面螺钉进行胫骨界面固定,或者也可以用门形钉在胫骨表面固定。
- 根据笔者的经验,同时进行双交叉韧带重建虽然比较复杂,但可以按照顺序执行以下步骤来简化。
  - 胫骨嵌入式重建采用后内侧入路:ACL股骨及胫骨隧道制备,PCL股骨隧道制备,ACL移植物仅股骨侧固定,胫骨嵌体通过后内侧入路,PCL移植物植入固定,侧副韧带重建,最后ACL胫骨侧固定。
  - 如果使用经胫骨隧道PCL技术,胫骨隧道制备及PCL移植物植入固定应在ACL移植物通过之前。

后交叉韧带双束重建

体位和准备

- 患者取仰卧位,安装外侧挡板。在麻醉状态下进行仔细查体以明确诊断韧带损伤。
- 使用标准的下内和下外侧关节镜入路。
- 插入30°关节镜并镜下检查确诊PCL撕裂。
- 去除残余PCL,确定解剖起始点。

准备双束隧道

- 屈膝至90°位置,将长钻头金属导丝穿过下外侧入路,从下内方入路观察定位器的位置。股骨端定位后,对PCL前外侧束隧道(8 mm)和后内侧束隧道(6 mm)进行扩大。
- 导丝插入前外侧束(通常在凹口的高处,关节面附近)的解剖起点,钻入髁并从大腿远端内侧皮肤穿出。
- 带缝线导针进入隧道后,将线圈置于隧道内。
- 按照笔者的惯例,关节镜下至经内侧皮质对2条隧道进行扩隧道,以便移植物有适当张力。
- 此时,双股骨隧道已扩大,缝线已位于合适的位置(由下内侧入路引出),同时建立后内侧入路。

后内侧入路和胫骨点的准备

- 患者下肢4字位摆放,主刀医生站在手术台对侧。
- 利用膝关节后内侧入路,在后关节线中央开一个6~10 cm的切口。切口应紧贴着胫骨近端后方皮质和股骨内侧髁。
- 切开皮肤,显露缝匠肌筋膜。向后侧和远端牵开薄肌和半腱肌腱。腓肠肌内侧头和半膜肌后部边缘之间的筋膜经切口切开。然后将半膜肌从胫骨止点上剥离,用不可吸收的缝线标记以便后期修复。
- 其余显露部分沿关节线的后缘进行钝性分离,留下的腓肠肌内侧头时刻保护着腘神经血管结构。
- 提拉腘肌,将钝性Hohmann拉钩放到后交叉韧带胫骨止点的外侧。这为建立胫骨凹槽提供了良好的视野。
  - 残余的后交叉韧带、股骨内髁后外侧边缘、关节表面和外侧半月板作为明显的解剖标志,用于定位胫骨后中心的凹槽。
- 用磨钻来打磨出一条10 mm(宽)×10 mm(深)×25 mm(长)的凹槽,根据跟腱或股四头肌腱移植物骨块大小从关节线沿胫骨后中线中心点向下延伸。
  - 凹槽应符合异体骨块的大小和形状。用4.0 mm空心螺钉将之前制作的嵌入骨块固定到胫骨上。
- 经正中关节线行后关节囊切开,使用Kelly弯钳确认后关节囊切开部位,进行后关节囊切开术。通过位于ACL移植物内侧的凹陷处(内侧股骨髁切迹外侧)。一旦关节囊切开,用Kelly钳抓取之前放置的通过股骨隧道内导引线,从膝关节后方取出。
- 笔者常规用干式关节镜检查,以确保缝线位于ACL正确一侧,而且从后侧入路进入后能引导并抓取缝线。
- 此时,松开止血带,并进行止血评估。

移植物准备

- 如前面所提到,笔者首选的重建PCL移植物是同种异体跟腱。
- 该移植物可以采用股骨单束或者双束技术,这取决于术者的偏好和经验。
- 移植物易于制备成双束移植物。

- 移植物末端连接2号缝线,有利于进入隧道和建立最后的通道。
- 跟骨栓要与双束跟腱相匹配,型号很多(通常15 mm宽,15 mm厚,35 mm长)。因此,在开出胫骨槽之前必须做好移植物的准备工作。资深学者偏好股骨单束隧道。

胫骨移植物的传递和固定
- 胫骨嵌体移植物要仔细定位到胫骨槽内,以确保骨-肌腱连接处位于关节线水平,避免磨损或产生杀手转弯效应。
- 经导针用两个相距1 cm的4.0 mm空心钉固定嵌入骨块。
- 螺钉由后向前置入,在前外侧轨迹中平行于关节线,以避免不慎固定ACL胫骨内移植物。

股骨移植物固定
- 一旦嵌体被固定,双束移植物两端可依次穿入,从后内侧束开始然后是前外侧束。这个顺序可以提供最佳视野。
- 屈膝20°位拉紧6 mm后内侧束移植物,在下内侧入路关节镜监测下,用7 mm×30 mm软组织界面螺钉固定。
- 接着,穿入前外侧束(8 mm移植物)。然后做20次膝关节伸屈活动,用9 mm×30 mm的软组织界面螺钉在屈膝70°位固定移植物。
- 最后,确定重建ACL异体移植物的胫骨侧位置。ACL移植物在膝关节完全伸直时固定。

侧副韧带重建
- 完成前交叉韧带和后交叉韧带重建后,进行相关的侧副韧带的重建。
- 尽管有人提议延后进行侧副韧带的重建,然而根据资深学者的意见,分期进行侧副韧带重建手术,存在重建的前后交叉韧带松弛和失败的风险。
- 笔者尽量限制前后交叉韧带重建当天的其他步骤,以减少可能会使术者延迟侧副韧带重建的可能性(技术图1)。

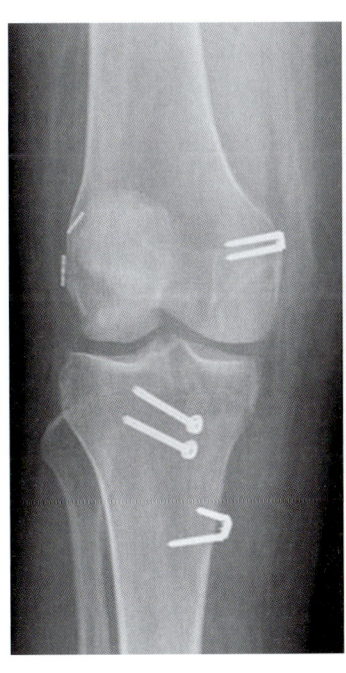
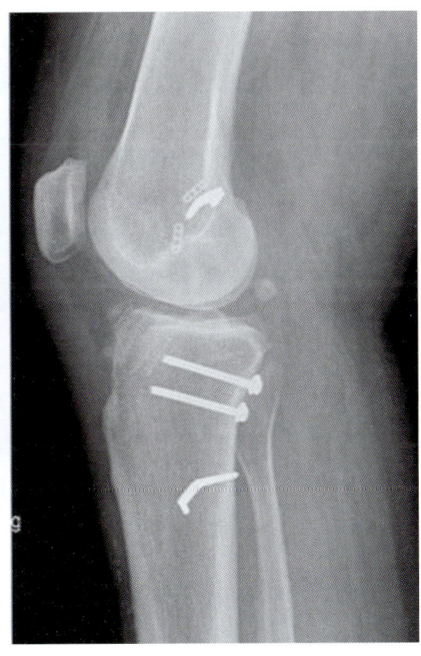

技术图1 右膝关节的正侧位片。该膝关节重建了后交叉韧带,移植物胫骨侧使用胫骨嵌入技术固定,股骨侧使用软组织界面螺钉固定。同时以改良Bosworth方法使用自体半腱肌进行内侧副韧带重建,内侧可见U形钉。前交叉韧带双束重建股骨侧以悬吊方法固定。

单束后内侧复合体重建
- 从股骨内上髁至胫骨鹅足部肌腱后方做一切口。手术前应计划好切口,以便必要时可以通过同一个皮肤切口重建ACL、PCL和MCL。
- 平行于半腱肌腱方向由远及近切开缝匠肌筋膜,切取半腱肌腱,保留其在胫骨上的Sharpey纤维止点。
- 清除半腱肌近端残留肌肉,在其游离末端上固定Krackow缝线。
- 在第一层深部由远及近建立支持带下隧道供移植物通过,用Kelly钳取回肌腱游离端。
- 用高速钻头围绕着MCL的等长点(大约位于股骨内上髁近端3 mm和后方4 mm)钻出一个U形凹槽。
- 移植物放置于此槽内,用门形钉或螺钉-垫圈组合固定。
- 移植物通过筋膜隧道拉回,反复屈伸膝关节。

- 膝关节屈曲30°，拉紧移植物，然后于胫骨后侧半的MCL附着点处用门形钉固定在胫骨上。注意，半腱肌的止点稍偏前于MCL附着点，因此当移植物环往下回拉时，应该在其胫骨后缘处固定。
- 如果完全伸直时外翻残留松弛明显，应考虑在MCL浅层后方做一个垂直的关节囊切开术，前移POL，并将此处关节囊交叠在重建MCL的后缘。这项操作应该在膝关节几乎完全伸直位时进行。
- 逐层闭合伤口，包括修复缝匠肌筋膜。
- 然后伸直位拉紧固定ACL移植物的胫骨侧。

解剖双移植物后外侧角重建（LaPrade重建）

- 深部PLC的关键组件是腘肌、PFL和FCL。LaPrade等[18]描述了用双同种异体移植解剖重建这三个关键组件的方法。
- 采用经胫骨和经腓骨小头隧道，在FCL和腘肌附着点用两个股骨25 mm凹槽来放置移植物的骨性末端。
- 笔者通常使用同种异体跟腱移植物，因为它可以提供足够的肌腱长度，用于股骨端固定的跟骨块，以及分成两束移植物的能力。最低长度要求为22 cm。

后外侧入路

- 患者仰卧于手术台上，铺单后患肢可活动。将腿部小心地放置在手术台上，足则置于坐着的术者的膝上。
- 膝关节屈曲90°，放松腓总神经，从股骨外上髁开始向Gerdy结节方向做皮肤切口。前后全层皮瓣/脂肪瓣，可用于扩大显露，尤其是后方。
- 首先辨别腓总神经，它从股二头肌近端下沿走行，穿过神经周围脂肪到达腓骨颈。将它完全暴露，直到安全远离重建区域为止。可以使用乳胶带，注意避免过度牵拉。资深学者单纯使用乳胶带而不使用钳，以避免钳重量在腓骨神经上引起过度张力。
- 一旦神经暴露并受到保护，沿腓肠肌外侧头和比目鱼之间的肌间隙往后方钝性分离到腓骨头。术者应避免过度显露腓肠肌外侧头的后侧部分，因为此处有腘神经血管，风险较大。
- 用手指充分触诊腓骨小头后内侧面和胫骨后外侧面，或用特殊设计的导向器，以便在建立腓骨和胫骨隧道时安全放置导针。

隧道的制备

- 一旦完全暴露并保护好腓总神经，从前外侧FCL腓骨附着点到后内侧腓骨茎突置入导针。导针与冠状面大约呈45°夹角，自稍远端向近端倾斜。即使使用特殊设计的导向器(LaPrade)，术者手指也应该放在腓骨头后内侧面以保护腓神经和神经血管束。通常通过导针钻取一个7 mm隧道。
- 自Gerdy结节的远内侧向胫骨后外侧的腘肌腱沟通过放置的导针扩9 mm胫骨隧道。再次使用软组织保护装置和特殊设计的导向器保护神经血管结构。术者的安全也同样至关重要，如果用术者手指引导导针钻孔，应注意避免伤及术者。
- 然后，沿着纤维方向劈开髂胫束，确认腘肌腱和FCL股骨端附着点，劈开外侧关节囊，暴露股骨外侧骨面。
  - FCL附着点位于股骨外上髁近侧后方。
  - 确认腘肌腱沟的前部，在FCL稍偏前方，距FCL约18.5 mm[19]。
  - 平行导针穿出于前内侧股骨皮质，9 mm隧道被扩至深度20 mm。必须小心操作以免损伤股骨外侧关节面（腘肌隧道）及ACL隧道损伤（腓骨侧隧道）。

移植物置入

- 用带尾孔导针将移植物的跟骨部分穿通过腘肌和FCL股骨起点。用金属界面螺钉固定。
- 腘肌移植物沿其解剖行程穿通至腘肌腱裂隙，并在缝线穿钩或穿针的帮助下，从后到前通过胫骨隧道。
- 第二个移植物固定在FCL起点，将重建两者FCL、PFL。
  - 移植物从髂胫束深面和股二头肌前支通过，从前外侧到后内侧方向穿过腓骨头隧道。
  - 剩余游离端从胫骨隧道（从后到前）拉出靠近先前腘肌移植物，从而重建PFL。
- 将膝关节来回屈伸，在膝盖屈曲30°和轻微外翻位，将界面螺钉（7 mm）拧入腓骨隧道。
- 徒手牵引将移植物拉出前方胫骨隧道。在膝关节屈曲60°和轻微的内旋位，用软组织界面螺钉固定移植物（9 mm）。

要点与失误防范

神经血管情况	• 仔细评估脉搏和神经检查。使用无创手段客观地记录正常血管检查的结果。积极(紧急)血管外科会诊及CT血管造影进一步评估单侧或局部缺血情况,并且如上所述,进行术中动脉造影、探查或腘动脉损伤节段逆行隐静脉移植术
计划	• 整体评估韧带重建对患者的影响。延迟多发伤的重建,对这些患者进行外固定有助于转移和运送。治疗患者重建前,通过标准化的步态研究评估术前的关节活动度。这将最大化地带来满意的效果。PCL通常能达到1级或2级愈合,因此仅须进行ACL或侧副韧带重建 • 使用自体还是异体移植物取决于患者的意愿和宗教信仰
诊断	• 确诊相关韧带损伤。在麻醉状态下检查结合MRI检查有助于获得较准确的重建计划。MRI结果常会引起过度诊断,有时MRI显示的韧带损伤在麻醉下检查时提示无需重建
手术	• 手术采取重建而非修复。假如进行修复的话,将延迟术后关节活动度练习 • 如果可能的话,同时进行前后交叉和侧副韧带重建
同时进行前后叉韧带重建	• 首先建立ACL股骨和胫骨隧道 • 第二步建立PCL股骨隧道 • 胫骨式重建PCL时,首先将ACL移植物穿入并固定在股骨侧 • 经胫骨隧道重建PCL时,首先将PCL移植物穿入并固定在胫骨侧 • 植入胫骨嵌体时,先建立后内侧入路 • 固定ACL胫骨侧/重建侧副韧带

术后处理

- 充分理解重建和修复的治疗计划对于每个患者的康复都是十分重要的。
  - 术后前3天,接受一期多发膝关节韧带损伤修复或重建的患者,应进行早期进行膝关节康复训练,降低关节纤维化的风险。
  - 前后交叉韧带重建后,需进行3~4周铰链式膝关节支具固定,且患肢不负重。
  - 6周后借助拐杖和支具开始逐渐进行负重练习。
  - 如行内外侧切口,考虑到股四头肌无力及其他的一些潜在的不良因素,可推迟全负重练习。
- 术后的早期治疗着重于控制肿胀和疼痛,促进股四头肌功能的恢复。
  - PCL重建后,首要任务是早期恢复完全伸膝的能力。
  - 同时每天2次规律地进行指导下的被动伸膝锻炼和近端胫骨前向锻炼[36]。
  - 在术后前6周,膝关节支具活动度为0°~90°。
  - 在此范围内,允许在带铰链支具保护下进行主动锻炼。
  - 目标是3个月时完全恢复关节活动度。
  - 如果在8~12周屈膝不能达到90°,强烈建议麻醉下手法粘连松解(MUA)和关节镜下进行粘连松解、前间隙松解及重建结构评估。屈曲挛缩非常棘手,应该积极处理[4,28]。
  - 根据股四头肌的恢复情况,5~6个月时开始直线慢跑。
  - 患者可在9~12个月后恢复正常活动。

预后

- 近年来,韧带损伤的手术治疗逐年增多,早期活动和更主动的康复手段能获得较好的效果,且目前对关节僵硬治疗(如MUA、关节镜下粘连松解术)后的功能、疼痛和膝关节稳定性的疗效报道比以前要满意很多。
- Lysholm评分的研究结果表明手术治疗的效果优于非手术治疗的效果,手术干预后,平均增加20分[23,31,33,36,38,47]。
  - 总体上,93%的患者术后能进行部分工作,但不能做高难度的工作。7项研究中,近70%的患者回到了他们以前的工作岗位[23,24,30,32,33,38,40]。
  - 手术干预后,患者的膝关节功能恢复较好,可以进行日常活动,有些能够参加休闲运动,但仅有40%的患者能恢复到先前的活动水平[30,33,35]。

并发症

- 对于多发膝关节韧带损伤的一个棘手的问题是不能辨别和评估急性期的血管损伤问题。
- 其他的常见问题是不能整体评估韧带损伤的程度,包括手术治疗时关节囊的损伤程度。
- 这也潜在可能导致神经损伤;与胫神经相比,腓神经损伤更常见。
  - 与部分损伤相比,神经功能完全损伤的预后糟糕得多,尤其是胫神经。不到一半的患者神经功能能完全康复[9,11,13]。
- 多个股骨和胫骨隧道有可能导致胫骨平台骨折、股骨内髁缺血坏死和软骨下骨骨折的风险。
  - 潜在的风险还包括术中神经血管损伤,尤其在外侧重建(腓神经)和PCL重建过程(腘窝神经血管束)时。
  - 术后风险则包括感染(尤其是开放性损伤)、多切口的切口愈合问题和关节粘连等(有或无异位骨化)。
  - 平均38%的多发膝关节韧带损伤患者需要至少接受一次手术干预后才能恢复活动[24,28,30,32,35,38,40,43]。
  - 需注意创伤后关节炎(尤其是髌股关节)、潜在的移植或固定失败、深静脉血栓形成的风险。

(王海明 译,刘闻欣 沈继 审校)

参考文献

[1] Aspingi S, Nguyen T, Bull AM, et al. Control of laxity in knees with combined posterior cruciate ligament and posterolateral corner deficiency: comparison of single bundle versus double bundle posterior cruciate ligament reconstruction combined with modified Larson posterolateral corner reconstruction. Am J Sports Med 2008;36(3):487-494.

[2] Bicos J, Arciero RA. Novel approach for reconstruction of the posterolateral corner using a free tendon graft technique. Sports Med Arthrosc 2006;14(1):28-36.

[3] Bin SI, Nam TS. Surgical outcome of 2-stage management of multiple knee ligament injuries after knee dislocation. Arthroscopy 2007;23(10):1066-1072.

[4] Chhabra A, Cha PS, Rihn JA, et al. Surgical management of knee dislocations: surgical technique. J Bone Joint Surg Am 2005;87A (suppl 1):1-21.

[5] Eastlack RK, Schenck RC, Guarducci C. The dislocated knee: classification, treatment, and outcome. US Army Med Dept J 1997;11:2-9.

[6] Fanelli GC, Edson CJ. Arthroscopically assisted combined anterior and posterior cruciate ligament reconstruction in the multiple ligament injured knee: 2- to 10-year follow up. Arthroscopy 2002;18(7):703-714.

[7] Fanelli GC, Harris JD. Surgical treatment of acute medial collateral ligament and posteromedial corner injuries of the knee. Sports Med Arthrosc 2006;14(2):78-83.

[8] Feely BT, Muller MS, Allen AA, et al. Biomechanical comparison of medial collateral ligament reconstructions using computer-assisted navigation. Am J Sports Med 2009;37(6):1123-1130.

[9] Ferrari JD. Associated injuries. In: Schenck RCJ, ed. Multiple ligamentous injuries of the knee in the athlete. AAOS Monograph 2002;22:31-41.

[10] Geeslin AG, LaPrade RF. Outcomes of treatment of acute grade III isolated and combined posterolateral knee injuries: a prospective case series and surgical technique. J Bone Joint Surg Am 2011;93(18):1672-1683.

[11] Goitz RJ, Tomaino MM. Management of peroneal nerve injuries associated with knee dislocations. Am J Orthop 2003;32:14-16.

[12] Good L, Johnson RJ. The dislocated knee. J Am Acad Orthop Surg 1995;3:284-292.

[13] Hegyes MS, Richardson MW, Miller MD. Knee dislocation: complications of nonoperative and operative management. Clin Sports Med 2000;19:519-543.

[14] Hoover NW. Injuries of the popliteal artery associated with fractures and dislocations. Surg Clin North Am 1961;41:1099-1116.

[15] Howard JM, DeBakey ME. The cost of delayed medical care. Mil Med 1956;118:343-357.

[16] Hughston JC, Jacobson KE. Chronic posterolateral rotatory instability of the knee. J Bone Joint Surg Am 1985;67(3);351-359.

[17] Inaba K, Potzman J, Munera F, et al. Multislice CT angiography for arterial evaluation in the injured lower extremity. J Trauma 2006;60:502-507.

[18] LaPrade RF, Johansen S, Wentorf FA, et al. An analysis of an anatomical posterolateral knee reconstruction: an in vitro biomechanical study and development of a surgical technique. Am J Sports Med 2004;32(6):1405-1414.

[19] LaPrade RF, Ly TV, Wentorf FA, et al. The posterolateral attachments of the knee: a qualitative and quantitative morphologic analysis of the fibular collateral ligament, popliteus tendon, popliteofibular ligament, and lateral gastrocnemius tendon. Am J Sports Med 2003;31(6):854-860.

[20] Levy BA, Dajani KA, Morgan JA, et al. Repair versus reconstruction of the fibular collateral ligament and posterolateral corner in the multiligament-injured knee. Am J Sports Med 2010;38(4):804-809.

[21] Levy BA, Krych AJ, Shah JP, et al. Staged protocol for initial management of the dislocated knee. Knee Surg Sports Traumatol Arthrosc 2010;18(2):630-637.

[22] MacGillivray JD, Stein BE, Park M, et al. Comparison of tibial inlay versus transtibial techniques for isolated posterior cruciate ligament reconstruction: minimum 2-year follow-up. Arthroscopy 2006;22:320-328.

[23] Mariani PP, Santoriello P, Iannone S, et al. Comparison of surgical treatments for knee dislocations. Am J Knee Surg 1999;12:214-221.

[24] Martinek V, Steinbacher G, Friedrich NF, et al. Operative treatment of combined anterior and posterior cruciate ligament injuries in complex knee trauma. Am J Knee Surg 2000;13:74-82.

[25] Mauro CS, Sekiya JK, Stabile KJ, et al. Double-bundle PCL and posterolateral corner reconstruction components are codominant. Clin Orthop Relat Res 2008;466(9):2247-2254.

［26］ May JH, Gillette BP, Morgan JA, et al. Transtibial versus inlay posterior cruciate ligament reconstruction: an evidence based systematic review. J Knee Surg 2010;23(2):73-79.

［27］ Mills WJ, Barei DP, McNair P. The value of the ankle-brachial index for diagnosing arterial injury after knee dislocation: a prospective study. J Trauma 2004;56:1261-1265.

［28］ Montgomery T, Savoie F, White J, et al. Orthopedic management of knee dislocations: comparison of surgical reconstruction and immobilization. Am J Knee Surg 1999;8:97-103.

［29］ Moore TM. Fracture-dislocation of the knee. Clin Orthop Relat Res 1981;156:128-140.

［30］ Noyes FR, Barber-Westin SD. Reconstruction of the anterior and posterior cruciate ligaments after knee dislocation: use of early protected post-operative motion to decrease arthrofibrosis. Am J Sports Med 1997;25:769-778.

［31］ Richter M, Bosch U, Wippermann B, et al. Comparison of surgical repair of the cruciate ligament versus nonsurgical treatment in patients with traumatic knee dislocations. Am J Sports Med 2002;30:718-727.

［32］ Schenck RC. Knee dislocations. Instr Course Lect 1994;43:27-136.

［33］ Shapiro MS, Freedman EL. Allograft reconstruction of the anterior and posterior cruciate ligaments after traumatic knee dislocation. Am J Sports Med 1995;23:580-587.

［34］ Shelbourne KD, Carr DR. Combined anterior and posterior cruciate and medial collateral ligament injury: nonsurgical and delayed surgical treatment. Instr Course Lect 2003;52:413-418.

［35］ Sisto DJ, Warren RF. Complete knee dislocation: a follow-up study of operative treatment. Clin Orthop Rel Res 1985;198:94-101.

［36］ Stannard JP, Riley RS, Sheils TM, et al. Anatomic reconstruction of the posterior cruciate ligament after multiligament knee injuries: a combination of the tibial-inlay and two-femoral-tunnel techniques. Am J Sports Med 2003;31:196-202.

［37］ Stannard JP, Shiels TM, Lopez-Benn RR, et al. Vascular injuries in knee dislocations: the role of physical examination in determining the need for arteriography. J Bone Joint Surg Am 2004;86A:910-915.

［38］ Stannard JP, Wilson TC, Shiels TM, et al. Heterotopic ossification associated with knee dislocation. Arthroscopy 1995;18:835-839.

［39］ Taylor AR, Arden GP, Rainey HA. Traumatic dislocations of the knee: a report of forty-three cases with special reference to conservative treatment. J Bone Joint Surg Br 1972;54B:96-102.

［40］ Walker DN, Hardison R, Schenck RC. A baker's dozen of knee dislocations. Am J Sports Med 1994;7:117-124.

［41］ Wand JS. A physical sign denoting irreducibility of a dislocated knee. J Bone Joint Surg Br 1989;71B:862.

［42］ Warren LF, Marshall JL. The supportive structures and layers on the medial side of the knee: an anatomical analysis. J Bone Joint Surg 1979;61(1):56-62.

［43］ Wascher DC, Dvirnak PC, DeCoster TA. Knee dislocation: initial assessment and implications for treatment. J Orthop Trauma 1997;11:525-529.

［44］ Wascher DC, Grauer JD, Markoff KL. Biceps tendon tenodesis for posterolateral instability of the knee. An in vitro study. Am J Sports Med 1993;21(3):400-406.

［45］ Weimann A, Wolfert A, Zantop T, et al. Reducing the "killer turn" in posterior cruciate ligament reconstruction by fixation level and smoothing the tibial aperture. Arthroscopy 2007;23(10):1104-1111.

［46］ Wijdicks CA, Kennedy NI, Goldsmith MT, et al. Kinnematic analysis of the posterior cruciate ligament Part 2: a comparison of anatomic single- versus double-bundle reconstruction. Am J Sports Med 2013;41(12):2839-2848.

［47］ Yeh WL, Tu YK, Su JY, et al. Knee dislocation: treatment of highvelocity knee dislocation. J Trauma 1999;46:693-701.

［48］ Yoon KH, Bae DK, Song SJ, et al. A prospective randomized study comparing arthroscopic sing-bundle and double-bundle posterior cruciate ligament reconstructions preserving remnant fibers. Am J Sports Med 2011;39(3):474-480.

第56章 急慢性髌腱撕裂的修复
Repair of Acute and Chronic Patella Tendon Tears

Thomas M. DeBerardino and Laura E. Scordino

定义
- 髌腱完全撕裂分为急性与慢性。
- 髌腱部分撕裂常采取非手术治疗。手术修复的必要性取决于伸膝装置功能的完整性。
- 本章重点讨论手术治疗髌腱完全撕裂。

解剖
- 髌腱约30 mm宽,50 mm长,5~7 mm厚[1]。
- 髌腱髌骨下极的起点紧邻深面的关节软骨,与髌骨前方的骨膜相融合[2]。
- 髌腱胫骨的止点处较窄,全部包埋于胫骨结节内。
- 其上的腱鞘组织被认为是髌腱损伤时自体修复的细胞来源。

发病机制
- 髌腱损伤通常由潜在的肌腱病变造成[6]。
- 也有一部分归咎于遗传因素。
- 有些疾病已明确可导致髌腱损伤,包括肾透析、长期应用皮质类固醇药物、应用氟喹诺酮类抗生素等。

自然病程
- 未治疗的髌腱损伤将导致伸膝装置的功能障碍。
- 未治疗的急性损伤将导致慢性损伤,更难进行手术治疗。常需手术重建,功能较差。

病史和体格检查
- 急性髌腱撕裂的患者常主诉听到"断裂声"或感到腿无法控制。
- 慢性损伤的患者可能主诉行动困难和疼痛。此类损伤在确诊之前通常使用支具治疗。
- 髌腱损伤最重要的体征是膝关节伸直受限。
- 膝关节屈曲90°时髌腱张力下降和高位髌骨是髌腱损伤的间接征象。

影像学和其他诊断性检查
- X线平片可显示高位髌骨、撕脱骨折、Osgood-Schlatter损伤或其他伴发膝关节损伤。
- MRI检查有助于确诊撕裂的具体位置和评估伴发的膝关节关节内损伤。

鉴别诊断
- 股四头肌腱断裂。
- 髌骨骨折。
- 胫骨结节撕脱骨折。

非手术治疗
- 非手术治疗通常针对那些有全身疾病不能耐受手术的患者。

手术治疗
- 虽然无需进行急诊手术,但推荐早期手术治疗急性髌腱断裂以避免慢性断裂修复困难。

术前计划
- 慢性损伤的修复通常需要合适的同种异体组织和仔细的术前计划。
- 严重的高位髌骨在修复时可能需要进行近端松解。

体位
- 推荐仰卧位。
- 慢性损伤修复时,使用止血带可能影响髌腱张力的调整。如果使用的话,最好屈膝后再加压。
- 双下肢均要消毒准备,有利于术中根据健侧进行髌骨的定位。

手术入路
- 无论何种修复技术均使用前方入路。
- 经髌腱表面中央行纵切口。
- 纵行切开腱鞘,沿髌腱表面上锐性分离。

急性修复

体部损伤

- 清理明显病变的髌腱组织。
- 显露髌腱全长。
- 用2号或5号线在断端两侧分别进行Krackow锁边缝合（技术图1A）。
- 修复前，可使用可吸收缝线缝合扩张部。
- 膝关节完全伸直时，将近端的4根缝线与远端相对应的4根缝线打结。
- 在极度屈曲位检查可能残留的缝隙，评估修复是否完整。
- 用可吸收缝线缝合腱鞘。

近端撕脱性损伤

- 切除明显病变的肌腱或骨组织，显露髌骨下极（技术图1B、C）。
- 近端撕脱有两种主要修复技术：经骨钻孔或缝合锚钉。
  - 经骨钻孔技术。
    - 在肌腱残端用2号或5号纤维缝线从近端到远端再到近端进行两个Krackow式锁边缝合。两个最中心的缝合线用记号笔标记（技术图1D）。
    - 三个等间距的跨骨钻孔由远端至近端用2.0钻头穿透髌骨上极（技术图1E）。
    - 从骨中取出2.0钻头，然后将Hewson缝合器或类似的器械从近端向远端穿过。外侧孔及内侧孔分别穿过一根缝线，中心有记号的两根缝线穿过中间孔。然后中间缝合线在股四头肌腱下面通过，一根在外侧，另一根在内侧，打结。
  - 缝合锚钉技术。
    - 在髌骨下极髌腱起点位置解剖足印区等距点置入3个带线锚钉。
    - 笔者更喜欢使用带2号纤维缝线的5.0 Bio-Corkscrew FT缝合锚钉。
    - 将缝线穿过锚钉眼，形成缝线的长、短臂。
    - 将缝线长臂经肌腱残端由下穿至背侧，行Krackow式锁边缝合（技术图1F）。
    - 用手将髌腱拉向髌骨下极，将穿过锚钉眼的缝线短臂拉紧。
    - 每一对缝线牢固地打结系紧，完成修复。
- 在极度屈曲位检查可能残留的缝隙，评估修复是否完整。
- 用可吸收缝线缝合腱鞘。

远端撕脱性损伤

- 清除明显病变的骨或髌腱组织。
- 显露胫骨结节。
- 在胫骨结节处置入2个带线锚钉。
  - 笔者喜欢带2号纤维缝线的5.0 Bio-Corkscrew FT缝合锚钉。

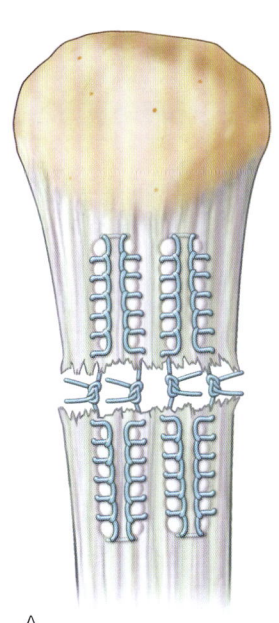
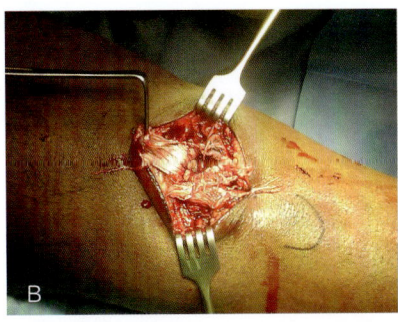
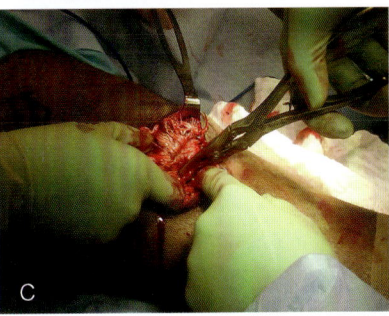

技术图1 A. 急性体部撕裂修复。B、C. 显露髌骨，切除髌骨下极处病变组织。

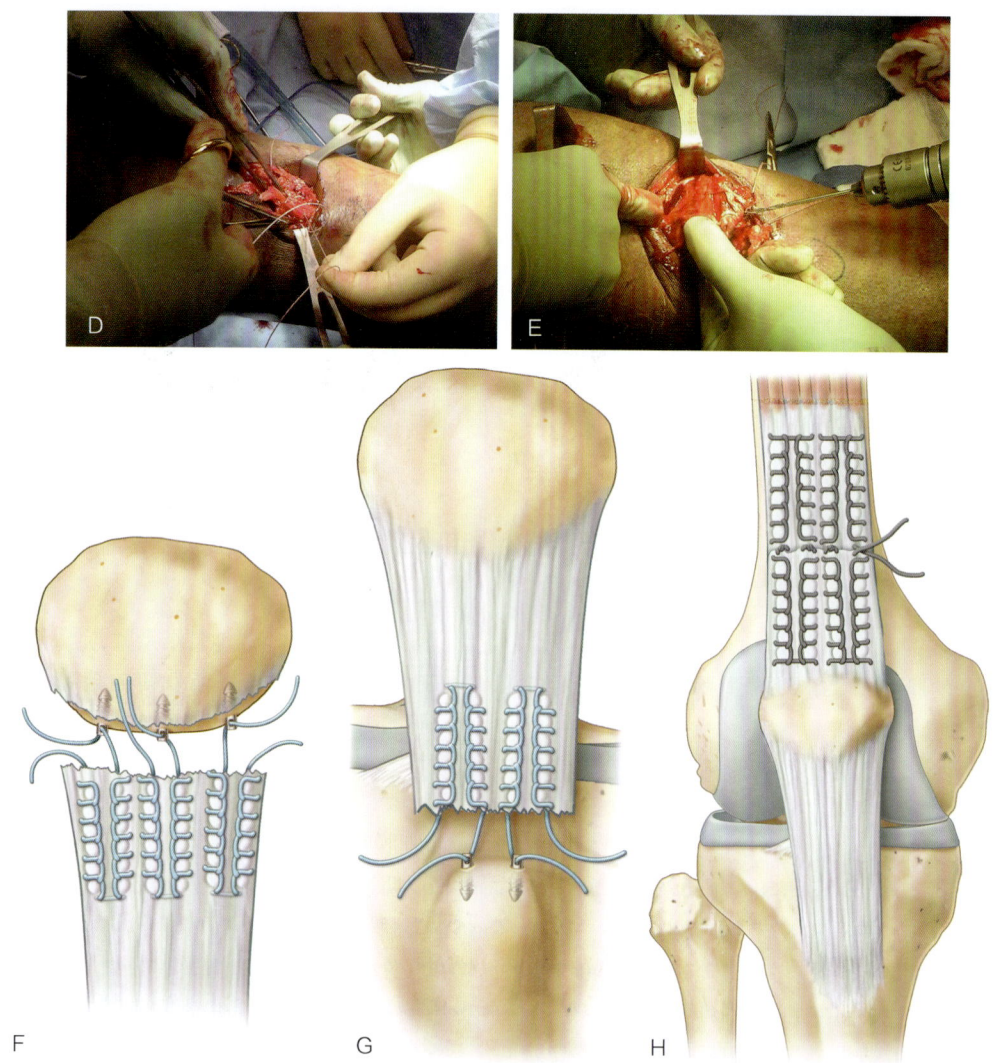

技术图1（续） D. 在内侧及外侧分别进行Krackow缝合。E. 由远端向近端钻三个等间距的跨骨孔道。F. 用缝合锚钉技术修复急性近端撕裂。G、H. 急性远端撕裂修复。

- 将缝线穿过锚钉眼，形成缝线的长、短臂。将缝线长臂经肌腱残端由下穿至背侧，进行Krackow锁边缝合（技术图1G）。
- 用手将髌腱拉向胫骨结节，将穿过锚钉眼的缝线短臂拉紧。
- 每一对缝线牢固地打结系紧，完成修复。
- 在极度屈曲位检查可能残留的缝隙，评估修复是否完整。

慢性撕裂的重建

- 用可吸收缝线缝合腱鞘。
- 慢性撕裂重建前需积极清理变性组织。
- 为了将髌骨向远端拉下修复髌腱，可能需要松解股四头肌位于股骨远端处的瘢痕。
- 评估可供修复的残存髌腱。
- 显露胫骨结节。
- 采用带有15 mm×25 mm骨块的同种异体跟腱。
- 在胫骨结节处，用小摆锯或骨刀凿出一个矩形骨槽放置异体骨块。
- 用2 mm×3.5 mm骨皮质螺钉将异体骨块牢固固定到胫骨结节上（技术图2A）。
- 使用带线锚钉将异体跟腱固定到髌骨下极和髌骨表面上（技术图2B）。
- 用不可吸收缝线将异体跟腱与股四头肌和深筋膜缝合到一起。

第 56 章 急慢性髌腱撕裂的修复 533

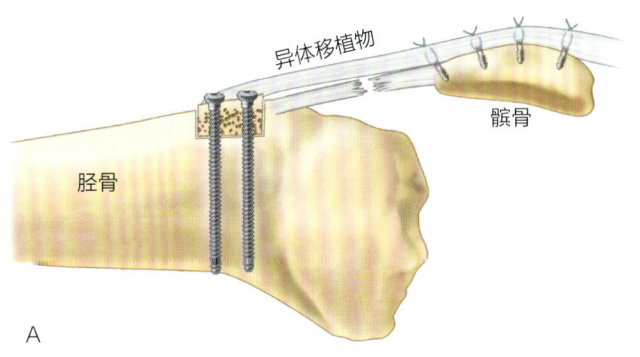
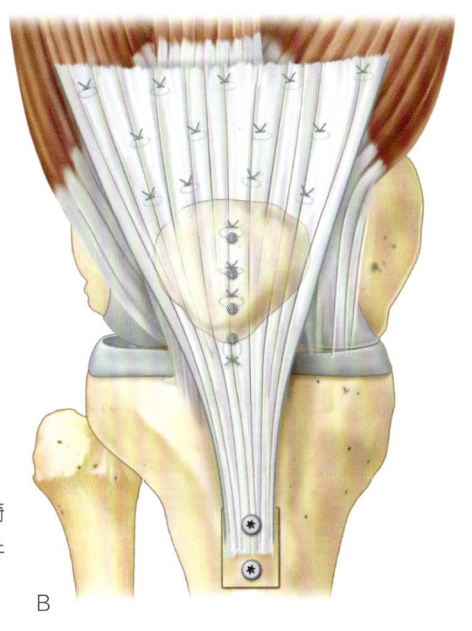

技术图 2 对于慢性损伤，采用同种异体跟腱进行重建。将异体骨块用螺钉或骑缝钉固定在胫骨结节处。将异体移植物的软组织端用带线锚钉固定到髌骨上，并用较粗的不可吸收缝线缝合到股四头肌上。A. 侧位观。B. 前后位观。

加固法

- 修复完成后，需要进行加固术。
- 经髌骨或胫骨结节上钻孔后进行框型缝合（技术图3A）。以下材料可以用来加固。
  - Mersilene带。
  - 5号纤维缝线。
  - 5号爱惜邦线。
  - 钢丝。
  - 环扎缆。
  - 同种异体胫骨肌腱。
- 也可以移植近端自体半腱肌（保留其远端止点完整），在髌骨和胫骨结节上钻孔后，穿入自体半腱肌腱并固定，如果肌腱长度不够的话，也可以固定在胫骨近端骨嵴上（技术图3B）。

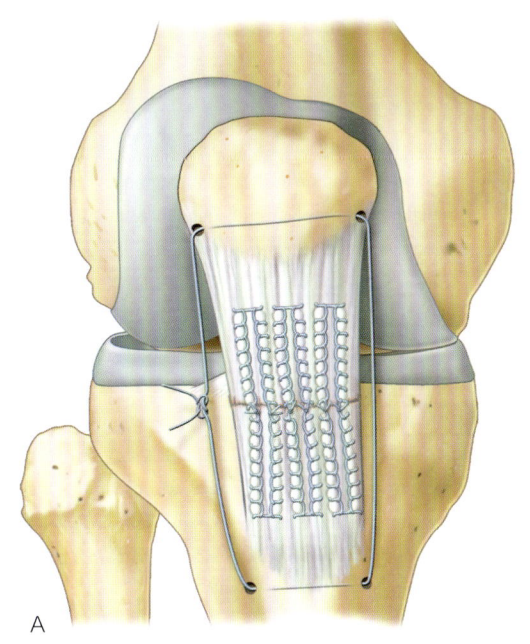
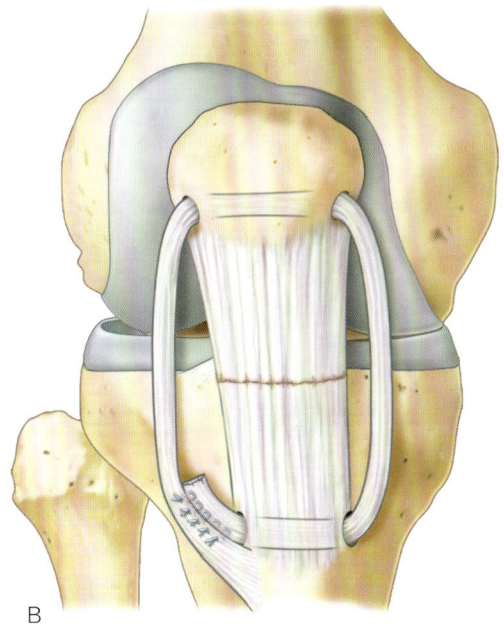

技术图 3 加固术可以用框型缝合（A）或软组织移植物（B）。

要点与失误防范

术前计划	• 不能识别明显的髌腱损伤,可能会导致膝关节运动学异常和肌无力扩展 • 在慢性损伤的重建中,股四头肌可能需要从股骨远端移动
手术技术	• 将髌腱重新附着到髌骨上的解剖足印区中,对于重新恢复正常髌股关节的运动轨迹,从而避免髌骨倾斜至关重要
术中评估	• 完成修复后,应在膝关节极度屈曲时,检查是否存在缝隙

术后处理

- 伸直位支具固定后可负重。
- 早期是否可以屈曲,取决于术中肌腱材料的强度和修复的质量。
- 术后膝关节主动辅助活动度,4～6周后可以达到屈曲90°,10～12周可以完全活动。
- 可立即开始肌力训练,进行股四头肌等长收缩,第6周开始直腿抬高训练。
- 6个月后活动无限制。

预后

- Marder 和 Timmerman[9]报道无加固术修复治疗14例急性患者,12例效果良好。
- Larson 和 Simonian[7]报道修复并自体半腱肌移植圈形加固法治疗4例急性患者,效果良好,Lysholm评分97.5。
- Lindy 等[8]报道修复并 Mersilene 带圈形加固法治疗24例急性患者,效果良好。
- Fujikawa[5]报道6例用人工材料8字形编织法修复髌腱损伤,效果良好。他们发现加固术能促进早期活动,且术后功能良好。
- 最近,2项生物学研究报道,加固术修复比非加固术要牢固[11],带线锚钉修复比钻孔修复要牢固[3]。
- 在一项未发表的回顾性研究中,有14名慢性髌腱断裂2年的患者接受了同种异体跟腱重建或完整同种异体骨-髌腱-骨移植手术,随访所有患者均能够进行直腿抬高,只有平均8°的伸膝减弱。没有再断裂的报道。
- 有报道采用同种异体跟腱移植物成功重建治疗了2例髌腱慢性断裂患者[4,10]。

并发症

- 再次断裂是最麻烦的并发症。
- 感染不常见,但很具破坏性。
- 慢性损伤修复术后,常残留股四头肌无力和伸膝滞后。

(王海明 译,刘闻欣 沈继 审校)

参考文献

[1] Andrikoula S, Tokis A, Vasiliadis HS, et al. The extensor mechanism of the knee joint: an anatomical study. Knee Surg Sports Traumatol Arthrosc 2006;14:214-220.

[2] Basso O, Johnson DP, Amis AA. The anatomy of the patellar tendon. Knee Surg Sports Traumatol Arthrosc 2001;9:2-5.

[3] Bushnell BD, Byram IR, Weinhold PS, et al. The use of suture anchors in repair of the ruptured patellar tendon. Am J Sports Med 2006;34:1492-1499.

[4] Falconiero RP, Pallis MP. Chronic rupture of a patellar tendon: a technique for reconstruction with Achilles allograft. Arthroscopy 1996;12:623-626.

[5] Fujikawa K, Ohtani T, Matsumoto H, et al. Reconstruction of the extensor apparatus of the knee with the Leeds-Keio ligament. J Bone Joint Surg Br 1994;76B:200-203.

[6] Kannus P, Jozsa L. Histopathological changes preceding spontaneous rupture of a tendon. A controlled study of 891 patients. J Bone Joint Surg Am 1991;73A:1507-1525.

[7] Larson RV, Simonian PT. Semitendinosus augmentation of acute patellar tendon repair with immediate mobilization. Am J Sports Med 1995;23:82-86.

[8] Lindy PB, Boynton MD, Fadale PD. Repair of patellar tendon disruptions without hardware. J Orthop Trauma 1995;9:238-243.

[9] Marder RA, Timmerman LA. Primary repair of patellar tendon rupture without augmentation. Am J Sports Med 1999;27:304-307.

[10] McNally PD, Marcelli EA. Achilles allograft reconstruction of a chronic patellar tendon rupture. Arthroscopy 1998;14:340-344.

[11] Ravalin RV, Mazzocca AD, Grady-Benson JC, et al. Biomechanical comparison of patellar tendon repairs in a cadaver model. Am J Sports Med 2002;30:469-473.

第57章 急慢性股四头肌腱断裂的修复
Repair of Acute and Chronic Quadriceps Tendon Ruptures

Krishna Mallik

定义

- 股四头肌腱纤维的断裂导致股四头肌腱断裂,从而破坏了膝关节的伸膝装置。
- 损伤主要见于40岁以上的男性。
- 横行断裂好发于髌骨上极近端约2 cm处的区域内,再根据外力的大小和持续时间影响内、外侧支持带。
- 损伤可发生在骨-腱结合部(老年患者)、腱间、肌肉-肌腱结合部(年轻患者)[10]。
- 单侧损伤最常见,双侧损伤可能由于全身系统性疾病造成。
- 肌腱的早期修复有利于功能的恢复。

解剖

- 股四头肌腱由股直肌、股内侧肌、股外侧肌、股中间肌结合组成,起自髌骨近端3~5 cm,止于髌骨上极。
- 股四头肌腱平均8 mm厚,35 mm宽[13]。
- 正常的股四头肌腱分为3层。
  - 浅层,源于股直肌的后侧筋膜。
  - 深层,源于股中间肌的前侧筋膜。
  - 中间层,源于分离股内、外侧肌和股中间肌的深筋膜[13]。
- 股四头肌腱有多路血供:旋股外侧动脉的分支,膝动脉降支,内、外侧膝动脉升支[9]。
- 股四头肌腱的血供分布是不对称的[9]。
  - 表浅部分肌腱从肌腱移行部到髌骨有良好血供。
  - 深部的肌腱则有椭圆形的无血管区。

发病机制

- 股四头肌腱断裂通常发生于因反复的微创伤造成肌腱病理性退变的区域[3,4]。
- 损伤机制常为足平放而膝微屈时,伸膝装置承受了偏心的超负重所致[8]。
- 损伤可能是由于创伤、应用皮质醇类药物、全身系统性疾病(如痛风、假痛风、系统性红斑狼疮、肾衰竭、甲状旁腺功能亢进、糖尿病等)造成的[5]。
- 氟喹诺酮类药物如环丙沙星也可能导致肌腱无力。
- 长时间的固定会削弱肌腱,从而增加破裂的风险。
- 尽管很少见,但撕裂可能会发生于全膝关节置换或外侧支持带过度松解术后。
- 双侧断裂通常是由于全身性疾病造成的。

自然病程

- 未治疗的股四头肌腱断裂将导致慢性的膝关节伸直受限和无力。
- 长时间的断裂可导致股四头肌纤维化和低位髌骨。
- 部分撕裂患者只要伸肌结构完整,就可以进行非手术治疗。

病史和体格检查

- 急性疼痛,偶见肿胀、皮下血肿。
- 偶尔可听到断裂声或感觉断裂。
- 无法负重。
- 感觉"打软腿"或失稳。
- 在损伤之前可能存在与股四头肌腱或肌腱炎有关的疼痛或症状。
- 有流出液表明存在关节积血。
- 伸直受限(直腿抬高),伸膝装置的连续性丧失(注:能伸直表明支持带完整)。
- 髌上囊中断(髌骨上极近端软组织缺陷)表明伸膝装置的连续性在股四头肌腱附着处丧失。
- 低位髌骨(如患侧的髌骨位置较对侧低)表明近端伸膝装置丧失[2]。
- 完全仰卧时,不完全断裂的膝关节可能会伸直,但是无法从屈曲位伸直。
- 慢性破裂——容易被忽视。
  - 行走困难。
  - 疼痛:可能为非特异性,膝前痛为主。

影像学和其他诊断性检查

- X线片(尤其是侧位片):可见髌骨上极撕脱性骨折或慢性肌腱炎时软组织钙化。
  - 牙齿征[6]:Merchant位片,股四头肌腱附着处有与其垂直的骨赘。
- 超声:取决于检查者经验,非特异性,可表现为肌腱的中断，周围有异常软组织包裹。
- 关节内造影：是有创检查，髌上囊和腱鞘内有造影剂渗出表明结果阳性[1]。
- MRI：是诊断股四头肌腱部分或完全损伤的金标准，包括其他伴随的软组织损伤。
  - 应注意：病变肌腱不连续、肌腱的信号增强、条纹状髌腱，以及其他前期病变。

鉴别诊断
- 髌腱断裂。
- 股四头肌腱断裂。
- 髌股关节挫伤。
- 软骨挫伤。
- 神经损伤。
- 髌骨骨折。

非手术治疗
- 股四头肌部分损伤的患者如果伸膝功能正常，可接受非手术治疗。
- 前6周内，伸直位固定膝关节，以保证肌腱的愈合及维持肌腱的长度。
  - 可使用固定于伸直位的长腿支具或长腿管形石膏。
  - 患者早期需扶拐避免负重。
  - 患者可开始进行等长直腿抬高训练。
- 下一阶段，强调恢复屈曲功能，解锁支具，恢复正常步态。
  - 患者一旦获得稳定的关节活动度，就可以循序渐进开始完全负重。
- 最后阶段，强调肌力训练。
- 患者通常在4个月后恢复完全的活动度和肌力，可恢复日常活动。

手术治疗
- 需早期修复肌腱完全损伤的患者，恢复伸膝装置。
- 肌腱部分损伤发展成完全损伤后，一旦确诊应予以早期修复。

术前计划
- 评估所有影像学检查。
- 确认任何需要手术处理的伴随损伤。
- 早期治疗可减少肌腱瘢痕形成和游离组织缺损。
- 慢性损伤可能需要额外的同种异体移植组织重建。

体位
- 患者平卧于手术台上，保护所有骨性突出。
- 同侧臀下垫高，防止患肢外旋。
- 如果需要麻醉下检查，要小心防止加重部分损伤导致完全损伤。
- 避免使用止血带，因为这可能会限制游离肌腱组织。

入路
- 以骨-腱结合部为中心的髌骨正中切口，便于进行肌腱的评估和修补，并可修复内、外侧支持带（图1）。

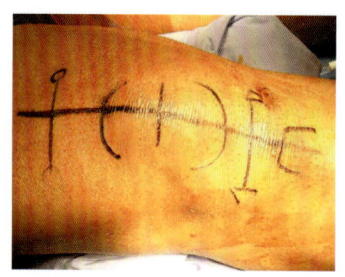

图1　膝关节正中纵行切口的设计。

腱-骨结合部肌腱损伤的早期修复腱-骨界面锚钉缝合术

肌腱准备
- 以骨-腱结合部为中心，行10 cm的正中纵行切口。
- 牵开浅层，检查深层组织（技术图1A）。
- 冲洗血肿。
- 检查评估内、外侧支持带（技术图1B）。
- 清理肌腱边缘坏死和变性的组织直至正常、健康的肌腱（技术图1C、D）。
- 确保无张力下将肌腱末端拉向骨面（技术图1E、F）。

缝合
- 用2号或5号不可吸收缝线，从肌腱游离端的外侧缘开始，进行连续缝合（如Krackow缝合、Mason-Allen缝合），直至肌腱的游离末端的背侧穿出（技术图2A）。
- 在肌腱的内侧缘重复此过程。
- 以上完成后，肌腱的游离缘处有4股等长的缝线（技术图2B、C）。
- 在髌骨上极开槽匹配肌腱。槽不要太靠前方，防止髌骨倾斜。
- 往髌骨下极纵向钻3个孔，间隔1~1.5 cm。

第57章 急慢性股四头肌腱断裂的修复 537

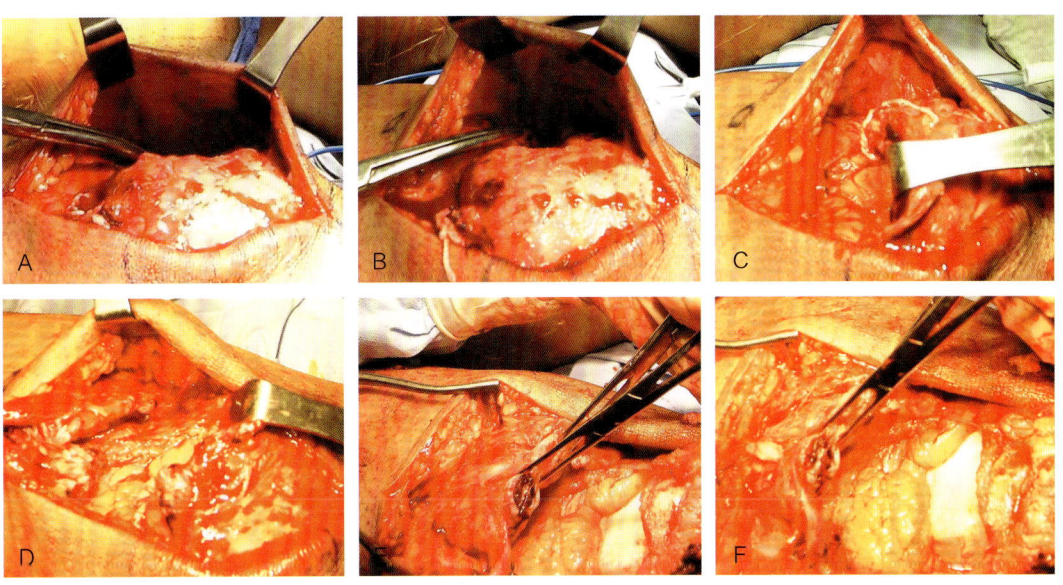

技术图1 A．评估深层组织。B．评估内、外侧支持带。C．将髌骨向下拉开，显露撕裂部位。D．Alice 钳夹住股四头肌显示软组织的活动。E．将股四头肌腱向髌骨复位。F．确保无张力下修复肌腱。

- 用抓线器从髌骨下极处将4股缝线中的每一根都纵向跨过髌骨（技术图2D、E）。
- 暂时拉紧缝线，屈曲膝关节评估髌骨的运动轨迹以及有无旋转。
- 将肌腱拉向髌骨上极，膝关节完全伸直位时将缝线打结（技术图2F）。

- 将线结包埋在髌骨下极的髌腱下方。
- 用0号不可吸收缝线间断缝合修补内、外侧支持带完成修复（技术图2G）。
- 再次评估髌骨的位置、轨迹及修复后肌腱的张力。
- 开始修复前，需要注意膝关节开始屈曲时的张力，因为这决定了术后康复锻炼时膝关节的最大屈曲程度。

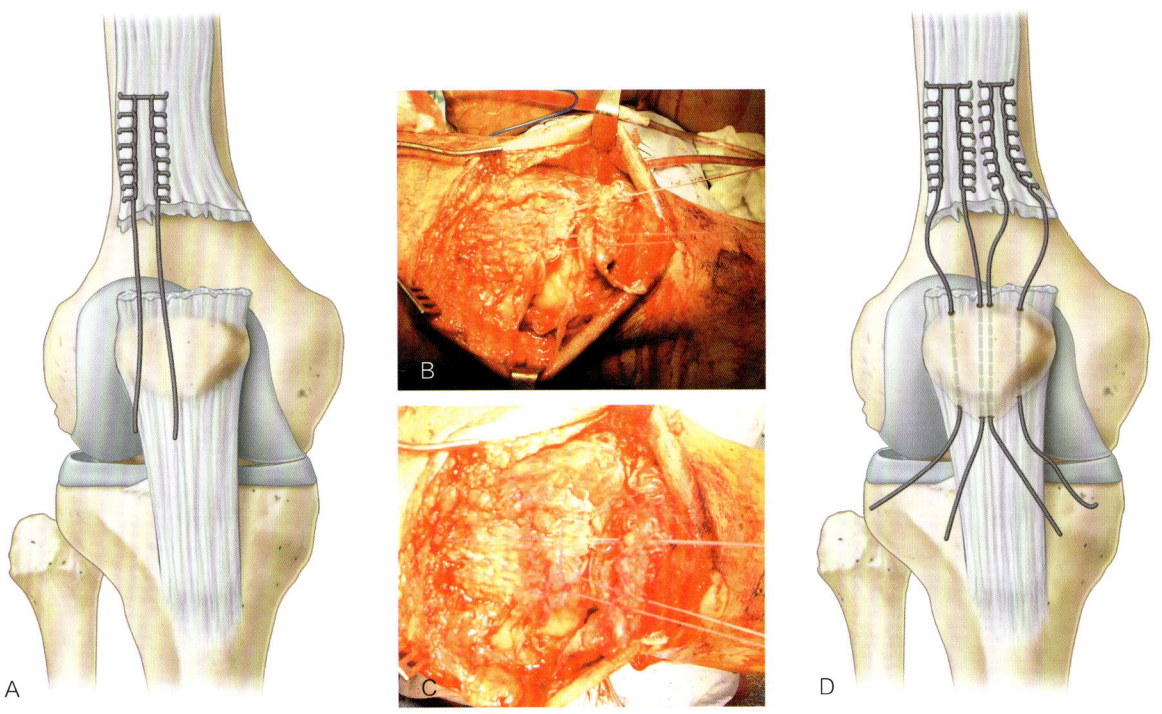

技术图2 A．经肌腱残端的游离缘，从外向后连续缝合。B．肌腱的游离缘处应该有4股等长的缝线。C．4股缝线的特写。D．股四头肌游离缘的4股缝线向下穿过髌骨上的3个纵向钻孔。

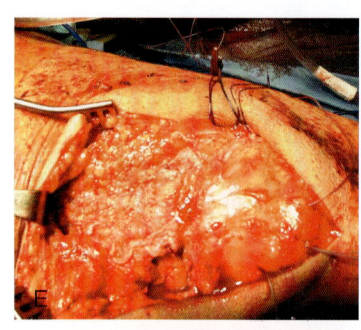
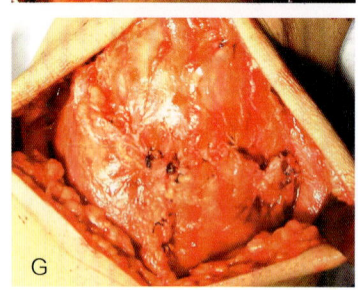
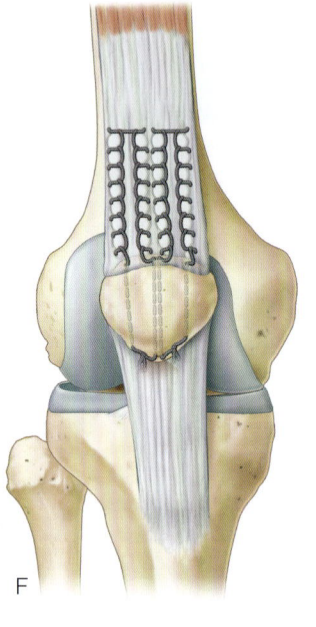

技术图2（续） E. 中间的2根缝线穿过中间的钻孔。F. 先将外侧的缝线和它相邻的线打结，然后内侧打结，最后一起打结固定。G. 修复外、内侧支持带。

腱-骨界面锚钉缝合术

- 肌腱准备技术同前。
- 在髌骨上极开骨槽。
- 使用缝合锚钉器械套装里的小钻头打3个导向孔，从髌骨缘中心开始，然后在内侧1/3处和外侧1/3处各打一个[11]。
- 在3个导向孔中分别置入带有2号缝线的锚钉，确认锚钉的开孔在骨皮质边缘以下。
- 从中间的锚钉开始缝合。
- 将缝线的一端加长，用于在连续的跑针式缝合中缝合肌腱，末端在肌腱的游离端拉回（技术图3A）。
- 使用自由针，用2号缝线的长线尾依次缝合肌腱。
- 将缝线两端在锚钉孔周围拉紧打结，埋在髌骨上极孔洞的肌腱下方（技术图3B）。
- 技术优势。
  - 最小限度的软组织剥离。
  - 纵向切口较短。
  - 有限暴露，不涉及髌骨远端。
  - 切口越小，愈合问题越少。
  - 打结点易埋。
  - 渐进式康复训练[11]。
  - 缝合锚钉坚固的载荷至失效特性优于传统的钻孔缝合技术[11]。
- 可能出现的技术并发症。
  - 锚钉从质量较差的骨中拉出。
  - 锚钉孔处缝线磨损[7]。
  - 髌骨骨折。

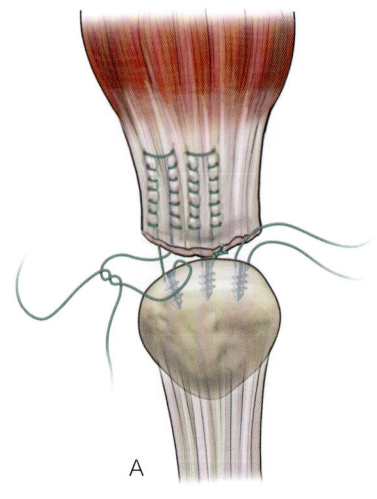
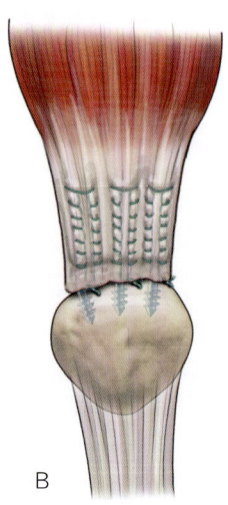

技术图3 A. 放置3个缝合锚钉：中心位置已连续缝合，并将其在锚钉孔上打结；外侧已完成连续缝合，尚未打结；内侧尚未穿过肌腱边缘进行缝合。B. 放置的3个缝合锚钉均已各自连续缝合，并在锚钉孔上打结。

腱-肌结合部和肌腱中部损伤的早期修复

- 以骨-腱结合部为中心,行10 cm的正中纵行切口。
- 冲洗血肿。
- 清理肌腱边缘坏死和变性的组织直至正常、健康的肌腱。
- 确保无张力下将肌腱末端靠拢(技术图1E、F)。
- 用2号或5号不可吸收缝线,连续缝合近远端游离肌腱的外侧缘(技术图4A)。
  - 重复这个步骤连续缝合近远端游离肌腱的内侧缘。
- 肌腱断裂部位缝合复位后,暂时拉紧缝线,屈曲膝关节评估髌骨的运动轨迹以及有无旋转。
- 膝关节完全伸直时将线打结,注意避免张力过大或断裂部位重叠(技术图4B)。
- 如有必要,用0号不可吸收缝线8字间断缝合加强。
- 用0号不可吸收缝线间断缝合修补内、外侧支持带完成修复。
- 再次评估髌骨的位置、轨迹及修复后肌腱的张力。
- 修复开始前,需要注意膝关节开始屈曲时的张力,因为这决定了术后康复锻炼时膝关节的最大屈曲程度。

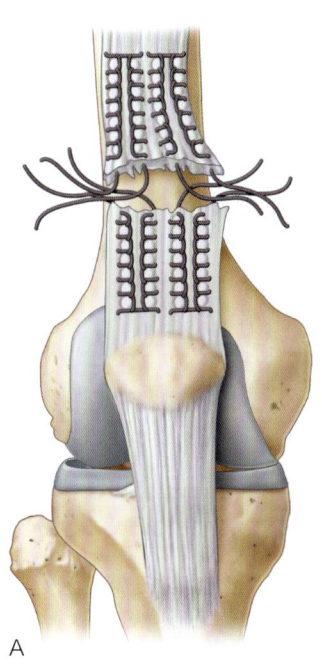 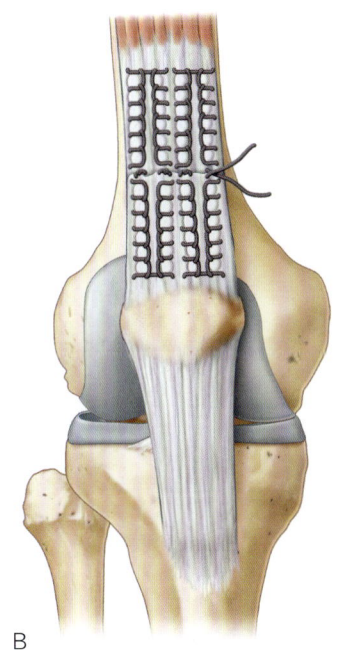

技术图4　A. 在断端两端内外侧分别连续缝合修复肌腱。B. 依次将4对近远侧缝线对准打结。

慢性肌腱损伤的修复

- 慢性损伤时通常存在瘢痕组织,此外肌腱还会缩短。
- 行同样的正中纵行切口。
- 松解与周围软组织、皮肤和深部股骨间的粘连组织,游离肌腱。
- 清理肌腱边缘直至健康组织,去除肌腱间隙中的瘢痕组织。
- 如果肌腱能够复位,则修复过程类似前述方法。
- 如果肌腱两端凑到一起时张力过大,则须采用加强(Scuderi法)术或延长(Codivilla法)术。

Scuderi法

- 沿肌腱边缘清理直至健康组织,去除肌腱间隙中的瘢痕组织(技术图5A)。
- 将股四头肌腱断端靠拢后,用0号不可吸收缝线间断缝合进行修补(技术图5B)。
- 将股四头肌腱近端倒V形全层切开,V形底部位于断端以近约1 cm(技术图5C)[12]。
- 将V形顶部向远端折叠并缝合(技术图5D)[12]。
- 这种技术也可用于早期修复[10]。

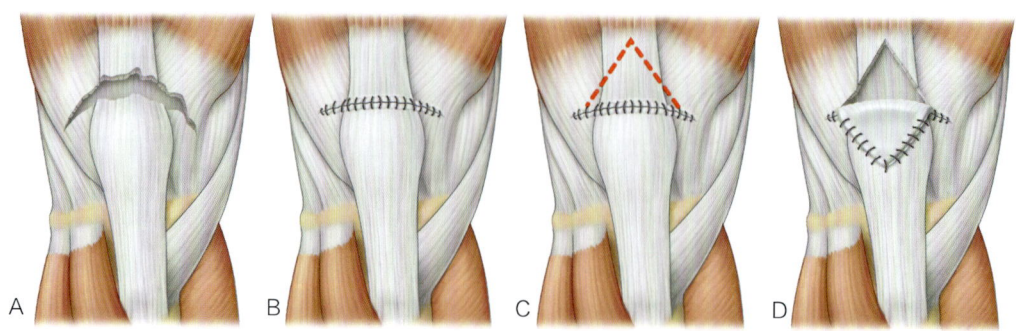

技术图5 A. 清除近端肌腱断缘的瘢痕组织。B. 股四头肌与远端残端复位后缝合。C. 股四头肌腱近端倒V形全层切开。D. 将V形顶端向远端折叠并进行缝合。

Codivilla法

- 沿肌腱边缘清理直至健康组织，去除肌腱间隙中的瘢痕组织（技术图6A）。
- 将股四头肌腱断端靠拢后，用0号不可吸收缝线间断缝合进行修补（技术图6B）。
- 股四头肌腱近端倒V形全层切开，V形底部位于断端以近约1 cm（技术图6C）。
- 将V形顶部向远端折叠并缝合（技术图6D）。
- 将V形的近端用0号不可吸收缝线纵向边对边间断缝合。
- 如果需要进一步加强，可使用自体或异体阔筋膜、半腱肌或股薄肌。

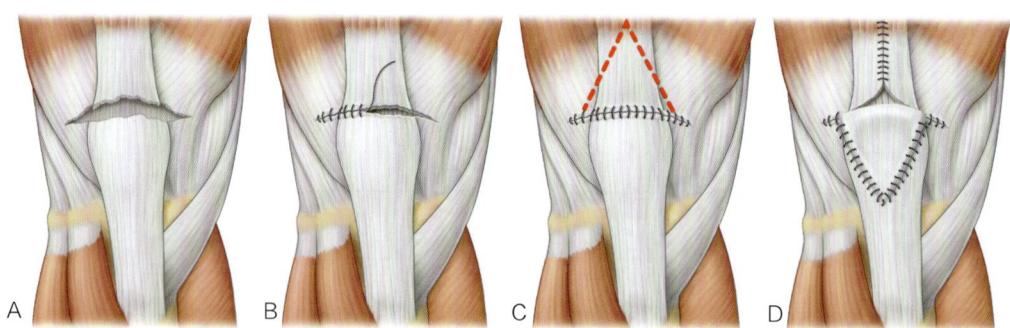

技术图6 A. 清理肌腱直至健康组织，牵拉肌腱进行复位。B. 股四头肌腱复位后缝线进行固定。C. 股四头肌腱倒V形全层切开以便延长后复位。D. 将V形顶端向远端折叠并固定，V形近端互相缝合，保证延长效果，以便进行无张力缝合。

要点与失误防范

准确的诊断	• 完整的病史和体格检查 • 评估X线和MRI
髌骨内、外侧倾斜	• 内、外侧支持带的解剖和平衡修复
髌股关节压力过高	• 避免过度缩短伸膝装置
低位髌骨	• 避免肌腱修复过紧
髌骨向上倾斜	• 避免肌腱在髌骨上极的止点过前
止血带	• 止血带的使用可能束缚四头肌组织，并限制肌腱的活动 • 如果使用止血带，先要将肌腱向远端拉紧，并且止血带应放置在肢体最近端

术后处理

- 使用固定在完全伸直位的长腿铰链式支具外固定6周（对于依从性差的患者予以长腿管形石膏）。
- 在最初的1～2周，患者开始足趾负重训练，后面的6周内开始拄拐负重。
- 对于依从性好的患者，可设定铰链支具的活动度，进行膝关节活动，通常范围是0°～90°。
  - 屈曲角度是术中修复完成后开始屈曲牵拉修复部位时的张力所决定的。
- 6周后，解锁长腿铰链支具，逐渐达到完全屈曲。
- 一旦膝关节屈曲达到90°且股四头肌肌力已经恢复，可以间断使用支具。
- 当功能恢复时，患者可以不拄拐循序渐进进行负重。
- 要持续治疗，以便达到完全的膝关节活动度和股四头肌肌力。

预后

- 急性股四头肌腱损伤修复和康复后，大多数患者可达到正常步态，恢复全部的股四头肌肌力，恢复良好的屈曲情况（修复时清理坏死组织而导致肌腱过短，可丧失一部分屈曲度）[5,10]。
- 慢性损伤修复后可能会伴有持续的股四头肌无力和伸肌滞后。
- 老年患者由于之前就存在髌股关节软骨软化和退变，有可能会造成膝前疼痛加重[4]。
- 很少出现肌腱再次断裂。
- 几乎一半的患者不能恢复到之前的活动水平[5]。

并发症

- 膝关节屈曲受限。
- 股四头肌无力。
- 感染。
- 切口并发症。
- 髌骨倾斜。
- 髌股关节压力过高。
- 低位髌骨。
- 残留伸膝滞后。
- 肌腱再撕裂。

（王海明 译，刘闻欣 沈继 审校）

参考文献

[1] Aprin H, Broukhim B. Early diagnosis of acute rupture of the quadriceps tendon by arthrography. Clin Orthop 1985;(195):185-190.

[2] Insall J, Salvati E. Patella position in the normal knee joint. Radiology 1971;101:101-104.

[3] Kannus P, Józsa L. Histopathological changes preceding spontaneous rupture of a tendon. J Bone Joint Surg 1991;73:1507-1525.

[4] Kelly DW, Carter VS, Jobe FW, et al. Patellar and quadriceps tendon ruptures—jumper's knee. Am J Sports Med 1984;12:375-380.

[5] Konrath GA, Chen D, Lock T, et al. Outcomes following repair of quadriceps tendon ruptures. J Orthop Trauma 1998;12:273-279.

[6] Kuivila TE, Brems JJ. Diagnosis of acute rupture of the quadriceps tendon by magnetic resonance imaging. Clin Orthop 1991; 262:236-241.

[7] Lighthart WA, Cohen DA, Levine RG, et al. Suture anchor versus suture through tunnel fixation for quadriceps tendon rupture: a biomechanical study. Orthopedics 2008;31:1-6.

[8] McLaughlin HL, Francis KC. Operative repair of injuries to the quadriceps extensor mechanism. Am J Surg 1956;91:651-653.

[9] Petersen W, Stein V, Tillmann B. BlutgefaBversorgung der Quadrizepssehne［Blood supply of the quadriceps tendon］. Unfallchirurg 1999;102:543-547.

[10] Rasul AT, Fischer DA. Primary repair of quadriceps tendon ruptures. Results of treatment. Clin Orthop Relat Res 1993;(289):205-207.

[11] Richards DP, Barber FA. Repair of quadriceps tendon ruptures using suture anchors. Arthroscopy 2001;18:556-559.

[12] Scuderi C, Schrey EL. Ruptures of the quadriceps tendon. Arch Surg 1950;61:42-54.

[13] Zeiss J, Saddemi SR, Ebraheim NA. MR imaging of the quadriceps tendon: normal layered configuration and its importance in cases of tendon rupture. Am J Roentgenol 1992;159:1031-1034.

第58章 膝关节活动受限
Knee Loss of Motion

Gregory C. Fanelli, Justin D. Harris, Daniel J. Tomaszewski, and John A. Scanelli III

定义

- 膝关节活动受限是屈曲、伸直受限或两者同时存在的总称。它不是由某个明确的特殊原因造成的。
- 屈曲挛缩是指继发于后方软组织(关节囊或肌肉)相对缩短或挛缩造成的伸直受限。
- 膝关节纤维粘连性活动受限(屈曲、伸直受限,或两者共存),是由于广泛性粘连或关节内纤维化造成的。
- 关节强直指的是关节固定,通常继发于纤维化、软骨或骨肥大。
- 膝关节活动受限是膝关节韧带损伤或重建后的常见而严重的并发症。手术医生了解此疾病的发病机制、预防措施、手术处理方法对于为患者选择最佳的治疗措施是非常重要的。

解剖

- 膝关节是屈戌关节(简单的铰链关节)。
  - 事实上,膝关节的活动是复杂的,需要至少6种自由度(如前后移位、内外移位、内收外展时胫骨面轴移、屈伸运动、内旋、外旋)。
- 膝关节有3种不同的关节面:髌股关节面、内侧胫股关节面、外侧胫股关节面。
- 膝关节活动受限的原因是复杂和动态的。它取决于膝关节的位置、方向、负荷的性质,以及限制它的骨性结构、软组织的完整性。
- 膝关节是身体最大的关节。其关节囊的附着点,近端从髌上囊到延伸到后内侧,远端延伸到后外侧。
  - 纤维化可发生于此范围内的任何部位,最终导致活动受限。
- 人与人之间的关节活动度的正常范围是不同的。
  - 大多数人膝关节完全伸直时都有几度的过伸,男性平均过伸5°,而女性为6°。
  - 正常膝关节的屈曲度:男性为140°,女性为143°。
- 轻微的屈曲受限相对于伸直受限来说,尚可忍受[2,24]。膝关节需要在行走时完全伸直,松弛股四头肌。而屈曲角度稍微差点可能不会引起注意,但对于优秀运动员来说则是严重的。

发病机制

- 膝关节损伤后的活动度受限是不一致的,取决于患者的体质、损伤的程度或性质、手术的时机或技术,以及术后处理方式(表1)。
- 损伤或重建后的膝关节活动度受限的原因是多种多样的。
- 完全理解膝关节活动受限有关术语的定义非常重要,因为它有助于诊断或了解患者的病情[15](表2)。
- 每一种情况都有其独自的病理解剖学特点和相应的体征。

自然病程

- 膝关节活动受限,尤其是伸直受限,会对临床效果和患者的满意度产生巨大影响。
- 完全站立相比膝关节屈曲15°时,髌股关节承受的体重的压力从0上升到30%[24]。
- 这种力学的改变导致了疼痛、恐惧活动,最终恶化导致僵硬。进行针对性的物理治疗或适当的手术处理是至关重要的。

表1 膝关节活动度受限的病因

患者因素	潜在的关节炎或神经肌肉失调最终将可能影响活动
损伤性因素	最典型的就是膝关节脱位或多发韧带损伤导致活动度受限的出现或恶化,这可能由损伤的程度、手术,以及两者共同造成的
手术时机	早期韧带修复已经被证实为导致术后活动度受限的危险因素[9,17,28]。有创伤性炎症和活动度受限的患者,应推迟手术,如果可能的话,直到恢复正常活动
技术因素	内植物的部位和张力不恰当,导致膝关节的恢复和活动度受到影响[8]。跨关节的操作也将导致术后活动度的受限[9]
术后因素	长期制动、康复不佳、感染、反射性交感神经营养障碍等,都将导致术后活动度受限

表2 膝关节活动受限相关的名词

关节粘连	弥漫性纤维化或粘连
前交叉韧带结节	描述为"独眼损伤",是一种高密度的纤维瘢痕,骨-髌腱-骨重建前交叉韧带术后形成的。它通常位于胫骨骨道的前外侧,导致髁间窝撞击,限制膝关节完全伸直
髌下挛缩综合征	前方脂肪垫病理性增生导致胫骨端的髌腱粘连,限制了髌骨的活动,继而引起低位髌骨
软组织钙化	膝关节关节囊韧带钙化或挛缩比较少见,但显而易见,将导致活动度受限
肌肉挛缩	长期制动,屈曲位或伸直位,将由于肌肉挛缩的原因导致活动度受限

体格检查

- 膝关节韧带重建后,要重视膝关节的活动度。
- 膝关节的活动度一定要和对侧进行比较。
  - 任何在屈曲或伸直平面上活动度的缺失都应认为是不正常的。
  - 完整的体格检查是必需的,并能帮助确定病因。
- 视诊。
  - 肿胀或红斑表明可能存在感染、反射性交感神经营养障碍或再损伤。
- 触诊。
  - 有渗出物表明可能存在感染或再损伤。
  - 异常性疼痛表明可能存在反射性交感神经营养障碍。
  - 弹响表明可能存在纤维化、软组织钙化或前交叉韧带(ACL)结节。
  - 金属碰击声表明可能存在前交叉韧带结节。
- 活动度(ROM)。
  - 伸直受限可能存在后关节囊挛缩、髌下挛缩综合征、内侧副韧带(MCL)钙化、腘绳肌挛缩、髁间窝撞击、前交叉韧带结节、移植物移位或过紧。
  - 屈曲受限可能存在股四头肌挛缩、髌下挛缩综合征、移植物移位或过紧、髌骨包埋或髌上囊粘连。
  - 屈曲和伸直都受限可能存在关节粘连、感染、软组织钙化、髌下挛缩综合征、移植物移位或过紧。

影像学和其他诊断性检查

- X线平片,包括正位、侧位、出口位、骨道位置都非常重要,是影像学检查的第一步。
  - 内固定失败、骨软骨缺损、内侧副韧带钙化、高位髌骨、髌股匹配情况、骨道位置等都可以通过这些影像进行评估。
- MRI可以更清楚地评估软组织。
  - 粘连的程度和性质、移植物位置、移植物失效、前交叉韧带结节的出现等,这些都可以通过MRI来确诊。

鉴别诊断

- 关节粘连。
- 前交叉韧带结节。
- 移植物移位。
- 感染。
- 髌下挛缩综合征。
- 肌肉挛缩。
- 反射性交感神经营养障碍。

非手术治疗

- 休息、冷敷、抗炎药物应用都是膝关节急性损伤后的首选治疗,如体格检查出现红、热、肿胀时,减少膝关节活动。
- 控制和引导下的物理疗法有助于恢复膝关节的活动。
  - 股四头肌锻炼、膝关节主动锻炼及其辅助性持续被动锻炼(CPM)、避免负重、伸直支架或石膏等,这些都有重要作用。选择哪种治疗措施取决于临床表现和病理特点。
- 笔者处理多发韧带重建术后的康复分为4个阶段(表3)。
- 也有人采用麻醉下活动松解改善关节的活动[6]。
  - 麻醉下操作一定要小心,因为操作本身可能导致炎症反应,进一步加重纤维化。

手术治疗

- 非手术治疗失败的患者,一般都是手术治疗的适应证。
- 找到导致膝关节僵硬的初始原因对于提高疗效非常重要。
- 手术治疗的适应证:
  - 屈曲受限10°或更多。
  - 伸直受限10°或更多。
  - 非手术治疗2个月无改善。
- 手术治疗的最终目标是恢复膝关节的正常活动度,并且不产生医源性损伤。
- 无论是急性或慢性膝关节僵硬,手术处理之前,应先处理炎症。
- 硬膜外或局部麻醉有助于术后的镇痛,并可以在术后早期开始强化物理治疗。
- Millett等[12,16]总结出了系统化的九步评估法来分析膝关节活动度受限的潜在原因,无论开放或关节镜下手术之前均须按此方法评估病情。

表3　膝关节活动度受限的康复

目　标	方　案
第一阶段:0~6周 在最初的恢复阶段,最大限度地保护移植物 保持髌骨活动度 保持股四头肌活动度 控制疼痛和肿胀 保持被动能完全伸直	长腿铰链式膝关节支架伸直位固定3周,4~6周后开始膝关节被动性活动 髌骨活动度锻炼 支架保护下直腿抬高锻炼 冷敷治疗 挂拐避免负重
第二阶段:6~12周 增加膝关节屈曲活动度 开始负重 股四头肌锻炼 本体感觉训练	支具保护下开始完全屈曲 部分负重,逐渐增加,10周后完全负重 固定骑车、活动髌骨、俯卧位悬挂 完全负重后进行闭链训练
第三阶段:3~6个月 6个月后膝关节增加屈曲度,增加到与健侧对比相差<10° 提高肌力和本体感觉 结合功能性锻炼	加强膝关节活动 增加本体感觉训练
第四阶段:6~12个月 如果疼痛、肿胀较轻,或肌力与对侧相比相差<10%,参加日常活动 运动时建议使用多向功能性下肢支架直至18个月	第6个月后,协调性的练习与特殊的非对抗运动不相冲突

开放手术治疗

- 对于膝关节活动受限较严重的患者,有指征进行开放手术松解。
- 开放清理术或软组织松解术的适应证通常包括关节粘连严重的患者或关节镜下松解失败的患者。
- 笔者的一般步骤是通过松解挛缩的关节囊、切除关节内增生的纤维、松解膝关节的伸肌装置来恢复膝关节的屈曲。
- 清除髁间窝病变、后关节囊挛缩、前方粘连后,膝关节恢复到完全伸直。

体位

- 患者仰卧位于手术台上。
- 大腿上部纱带缠绕后使用充气止血带。常规是不充气。

术前计划

- 麻醉下进行体格检查。
- 手术前,评估患者的屈、伸情况,髌骨活动度。
- 完全麻醉后,屈髋90°。
- 借助小腿的重量使膝关节屈曲,这可显示膝关节真正的屈曲受限程度。
- 髋关节完全伸直,托住足跟,评估膝关节伸直受限的程度。
- 上下、内外移动和倾斜髌骨,评估髌骨的活动度。
- 与正常健侧相比非常有意义。

关节镜下评估

- 对患肢常规消毒铺单。
- 将一个侧向挡板置于大腿外侧的铺单下方。
- 用记号笔在皮肤上标记手术范围及切口。
- 手术间隙,核对患者、过程、手术部位。
- 手术期间,切皮30分钟内使用抗菌药。
- 对于纤维化较重的患者,使用120~180 ml盐水膨胀关节囊非常有用,这样能安全地进入关节腔,避免关节软骨受到医源性损伤。
- 建立标准的外上方进水入路,外下方观察入路,最后是内下方操作入路。
- 根据情况改变入路的用途,如果需要则增加额外的入路(技术图1)。

髌上囊

- 正常膝关节,可经髌上囊观察到股中间肌从股骨干发出。
- 髌上囊自近端3~4 cm到髌骨上极。
- 髌上囊处瘢痕的形成是造成膝关节屈曲受限的常见原因,在某些患者,有可能影响手术器械安全进入股骨和髌骨之间(技术图2)。
- 髌上囊清理前,先进行内、外或两侧支持带松解。

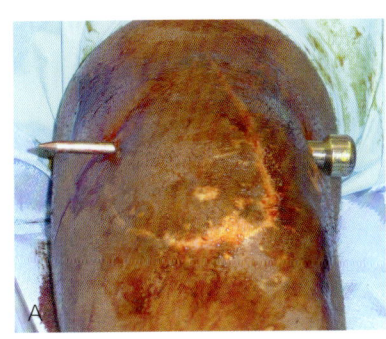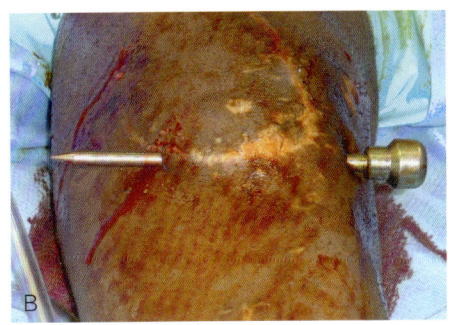

技术图1　建立关节镜上内、上外髌骨入路（A）和下内、下外入路（B）。

- 致密的纤维组织可能妨碍观察关节软骨。
- 联合应用电刀、刨刀、关节镜刀、大剪刀进行彻底的松解，来重建髌上囊。
- 小心谨慎，避免损伤上方的股四头肌及周围的关节软骨。

内、外侧间沟

- 内、外侧间沟的粘连也是膝关节屈曲受限的常见病因。
- 股骨髁和内、外侧间沟间有致密的纤维组织。
- 术者应从近端到远端、由股骨到支持带，清除所有异常的组织。
- 内、外侧间沟都应清理到胫骨平台水平。
- 这个过程持续到膝关节屈曲达到90°时为止。
- 如果膝关节屈曲不能达到90°，则进一步清理髌上囊和内、外侧间沟。

前间室

- 此时清理髌下脂肪垫和胫前凹陷处（技术图3）。
- 同时小心避免损伤膝横韧带。
- 松解到胫骨前方皮质半月板水平远端1 cm。
- 胫骨凹陷处松解时止血非常重要，避免髌下脂肪垫再次形成瘢痕。
- 前间室内的视野通常受限。因此，髌腱内侧关节小切口切开常用来清理膝关节前下方。

外、内侧支持带

- 用电刀进行选择性外、内侧支持带松解术。
- 这可改善髌骨的活动度，增加有效的关节间隙。
- 髌骨能外翻至少45°时，松解才算充分。

髁间窝

- 前交叉韧带前方瘢痕形成、"独眼"损伤、移植物移位到髁间窝内都可能存在。
- 移植物在膝关节接近完全伸直位时出现撞击，应进行髁间窝成形术。
- 应清理或切断"独眼"损伤。
- 对于严重的患者，应清理或松解位置不当的交叉韧带移植物，以便完全伸直。

半月板

- 正常的半月板在膝关节活动时前后滑动幅度较大。
- 膝关节僵硬时，在膝关节屈曲时半月板在后方形成瘢痕，从而限制了膝关节完全伸直。
- 用探针评估半月板的活动性。
- 如果半月板向前移动受限，应该沿半月板周围从体部往前方切开/开始松解，直至恢复正常的活动性。
- 这将有助于达到完全伸直，但对于严重的患者，应根据情况进行后关节囊松解术。

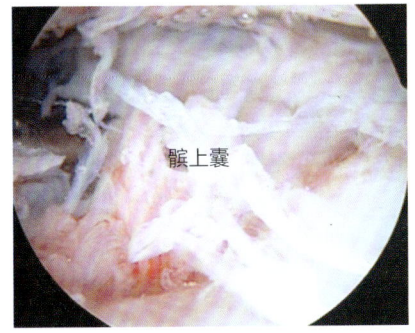

技术图2　关节镜下，显示髌上囊内关节纤维性粘连。

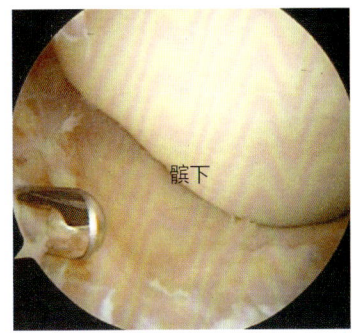

技术图3　关节镜下清理髌下脂肪垫和胫前凹陷。

后关节囊

- 如果所有的软组织松解后仍不能达到完全伸直,需要进行开放性后关节囊松解术。
- 通常运用后内、后外侧入路。
- 后内侧入路经浅层内侧副韧带前方和鹅足肌腱后方的间隙,显露下面的腓肠肌内侧头与后斜韧带。
- 此时将后斜韧带从它股骨的附着点处切断,再评估膝关节能否伸直。
- 如果仍伸直受限,有必要进行后外侧松解。
- 外侧入路跨过股二头肌肌腱的前方,到远端腓骨头。
- 在后方,切断股二头肌的短头,暴露腓肠肌的外侧头,它常和外侧关节囊紧密地附着在一起。
- 切开关节囊,往前分离至腓肠肌,松解后外侧关节囊。
- 小心避免损伤内侧副韧带、腘肌腱、腘腓韧带。

开放性手术处理

开放性前方松解术

- 手术体位和麻醉下检查与前面关节镜内容一致。
- 使用膝关节前方延长切口。可以使用先前的纵行切口,或延长关节镜的入路(技术图4A)。
- 锐性切开皮下组织,在伸肌装置表面向内侧分离,保留全厚皮瓣。
- 内侧髌旁入路进入膝关节。
  - 要小心保护内侧半月板或膝横韧带(技术图4B)。
- 经胫骨近端内侧骨膜下剥离软组织进行内侧松解。
  - 向后方进一步松解,切断深部的内侧副韧带和半膜肌,活动胫骨。浅层内侧副韧带的止点需要保留。
- 然后进行内、外侧间沟的清理,联合运用手指钝性分离和锐性切除清理致密的粘连和纤维化组织(技术图4C、D)。

伸肌装置松解术

- 将髌腱从纤维化粘连中游离出来。
- 将髌下脂肪垫全部切除,需要保护胫骨结节处的髌腱止点(技术图5)。
- 清除股四头肌与股骨远端之间的粘连,活动髌骨。
- 外侧由内及外松解,将髌骨外翻或向外平移,显露髁间窝。
- 通过完全活动膝关节观察髌骨的运动轨迹。

髁间窝清理术

- 如通过这些处理仍不能达到完全伸直,则有可能是移

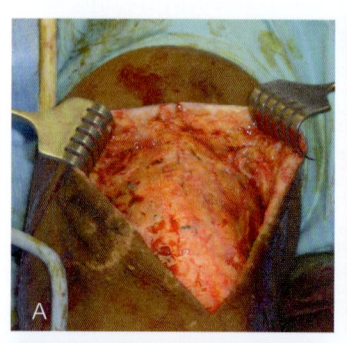
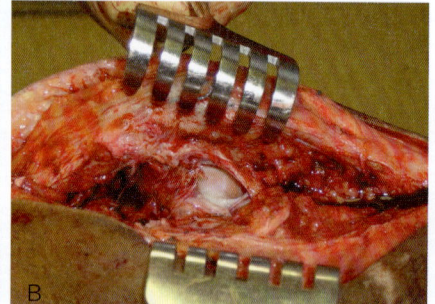
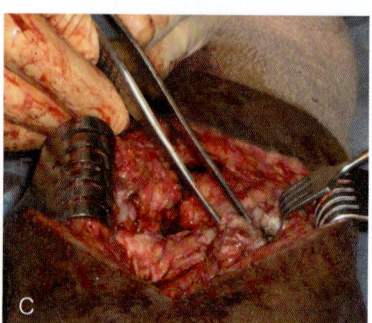
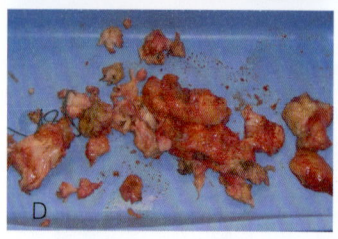

技术图4 A. 关节纤维性粘连的开放性手术使用膝关节前方延长切口。B. 经内侧髌旁入路进入膝关节。注意关节内纤维化粘连的严重程度。C. 联合运用锐性和钝性分离清理内、外侧襞。D. 在清理过程中,切除大量病变的纤维化软组织。

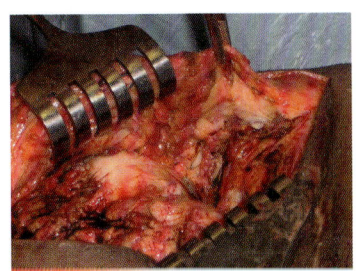

技术图5 建立胫骨前凹陷。髌腱远端与胫骨近端粘连，近端与其正常的止点粘连。建立正常的胫骨前凹陷对于恢复活动度非常重要。

植物撞击或位置不当引起的。
- 清理剩余的"独眼"损伤。
- 切除前方固定的前交叉韧带非常有必要，去除其中的内固定（技术图6A）。
- 将关节囊从股骨髁后方剥离下来松解后方挛缩的关节囊。
- 评估后交叉韧带是否撞击，如果妨碍伸直就给予松解。
- 最后，如果仍不能达到完全伸直，则将后方关节囊从胫骨近端松解下来（技术图6B、C）。

关闭切口
- 止血带放气后用电刀仔细止血。
- 关节内放置Hemovac引流管1～2天，防止术后出现血肿。
- 如果伸肌装置张力不是过大时，用可吸收缝线缝合内侧髌旁切口。
- 常规缝合皮下组织、皮肤，加压包扎。
- 患肢使用膝关节支具保护，必要时锁定活动度。

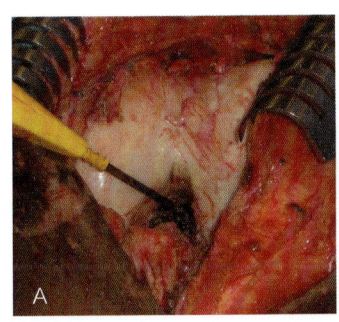 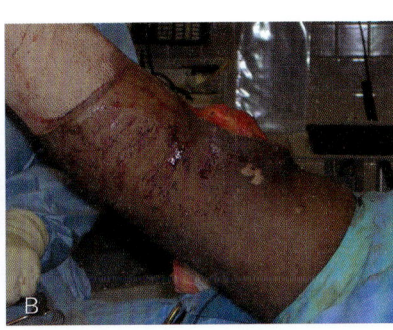 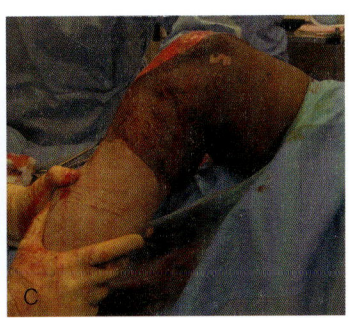

技术图6 A. 清理髁间窝，清除与移植物撞击的软组织或位置不当的移植物。B、C. 创伤后严重的关节纤维性粘连，开放性手术清理术中关节活动度满意。术前膝关节屈曲活动度仅为10°～30°。

要点与失误防范

- 仔细测量ROM非常重要。在门诊使用测角仪，在手术室使用无菌测角仪。也可以通过测量足跟高度差——患者俯卧并将腿离开床尾，来测量伸直丧失程度。每厘米大约是1°
- 让患者参与进来，告诉患者在保持粘连松解和麻醉下手法松解获得的活动度方面他（她）至关重要
- 放置长效封闭或引流。立即开始物理治疗
- 使用带有单独照相机的关节镜拍摄手术前后的活动度照片
- 去除在膝关节内经常形成"窗帘"的增厚的瘢痕组织
- 使用Cobb剥离器清除上方粘连和胫前粘连
- 如果需要在后方切开松解，请保护好腓神经、腘窝结构、隐神经和静脉
- 用手法施加持续稳定的压力；如果到达一个"硬停"，可以停止手法操作
- 考虑使用伸直位石膏保持膝关节伸直。经过初始阶段后，可以将其调整为可穿脱式支具并在夜间使用

术后处理

- 术中使用硬膜外麻醉或局部神经阻滞，将有助于患者术后镇痛。另外，使用手术室内的布比卡因联合吗啡进行关节腔内注射，可用于术后镇痛。
  - 疼痛的充分缓解对患者非常有意义，能忍受术后立即开始的康复治疗。
- CPM锻炼常用于术后的最初阶段，辅助膝关节的活动。
  - 如果患者没有使用CPM器，则下肢伸直位固定于锁定的铰链支具中。

- 在家使用CPM锻炼2～3周。
- 术后早期,患者在门诊接受理疗。
  - 鼓励早期开始轻柔的ROM训练,以免加重炎性反应。炎症是引发膝关节活动受限的初始原因。另外,如果强制活动或过度活动可能会造成关节软骨损伤。
  - 鼓励悬垂、膝关节下垂、活动髌骨、股四头肌主动收缩,保持膝关节完全伸直。
  - 当患者持续进展或提高时,可以进行更剧烈的肌力训练。
- 联合应用多种治疗来降低术后的疼痛和肿胀。
  - 对于住院患者和门诊患者,在恢复室使用冰敷。
  - 给予非甾体抗炎药或短效口服皮质类固醇药物,减少炎症反应。
  - 要加压包扎。
  - 膝关节的引流非常重要,因为如果积液过多会造成疼痛,限制股四头肌的活动,或限制膝关节的活动度。
- 对于重症患者,术后限制负重非常有必要,保护缺乏抵抗力的关节软骨。
  - 按医生的要求逐步开始负重活动。
  - 当患者的股四头肌功能恢复后,可以停止使用伸直位支具。

预后

非手术治疗

- 很少有学者报道关于非手术治疗膝关节活动度受限的结果。
- Noyes等[19]报道了18例前交叉韧带重建的患者,虽然早期就开始主动和被动运动锻炼,但膝关节没有恢复正常的活动度。
  - 6例予以连续的伸直训练,9例早期在麻醉下手法松解,3例关节镜下粘连松解术。
  - 15例患者中的13例非手术治疗后获得了正常的膝关节活动度。
- 在一个单独的研究中,Noyes等[18]前瞻性观察了443例膝关节,发现23例前交叉韧带重建术后出现了关节纤维性粘连。
  - 20例(87%)在麻醉下手法松解、伸直石膏固定和持续性硬膜外麻醉后获得了成功。
  - 该项研究的学者坚信,早期非手术治疗可获得成功。
  - 膝关节韧带重建术后活动度受限>3个月时,非手术治疗没有多大意义。
- Dodds等[6]评估了42例膝关节内前交叉韧带重建术后活动度受限的患者采用手法松解的结果。
  - 重建术后手法松解的平均时间是7个月。
  - 10例同时进行关节镜下清理术。
  - 膝关节屈曲度平均增加了95°～136°,而伸直提高了11°到3°。
  - 没有报道并发症。
- Brown等[3]证实关节内注射anakinra对于伴有难治性和局限性关节纤维化的患者恢复ROM和减少疼痛是有效的。

关节镜下治疗

- 在文献中,大多数研究报道包括了一系列拥有不同程度、不同时间和病因的膝关节活动受限的患者。因此,需要针对不同的活动度受限类型对结果进行分析。
- 前交叉韧带结节。
  - Jackson和Schaefer[11]回顾了13例前交叉韧带重建术后膝关节活动度受限的患者,创造了独眼综合征的名词。
    - 所有患者关节镜下清理和手法松解。术后患者立即获得了伸直增加10°、屈曲增加27°。
    - 在以后的长期随访中,活动度逐步增加。
    - 6例患者通过>1种的方式获得了此结果。
- Marzo等[14]报道了21例前交叉韧带重建术后伸直受限的患者。
  - 所有存在术后"独眼"损伤的患者,进行了关节镜下清理术,10例患者由于移植物撞击给予髁间窝成形术。
  - 所有患者效果良好,伸直增加了8°,到完全伸直差3°。
- Fisher和Shelbourne[7]报道了42例前交叉韧带重建术后出现有症状的膝关节伸直受限而采用关节镜下松解的患者。
- 术后疼痛缓解和活动度恢复。
- 无报道并发症发生。
- 弥散性关节纤维性粘连。
  - 许多报道指出关节镜下清理或松解治疗关节内弥散性纤维性粘连,均获得了较好的效果[1,5,21,29-31]。
  - Shelbourne和Johnson[27]报道了9例前交叉韧带重建后存在有症状的膝关节活动受限的患者。
    - 9例患者中的8例在受伤后的2周内就接受了前交叉韧带重建术,术后予以屈曲位固定。
    - 关节镜下清理髌上囊、内外侧间沟和前间室内的粘连组织。髁间窝成形术予以手法松解来恢复屈曲。术后予以伸直训练和理疗。

- 平均随访31个月，患者伸直提高23°、屈曲提高18°。8例恢复运动能力。
- Hasan和同事们[10]回顾了17例前交叉韧带重建术后出现有症状的伸膝受限的患者。
  - 所用患者接受了关节镜下清理关节内粘连组织，切除"独眼"损伤，髁间窝成形术。
  - 术后患者的伸直和屈曲活动度分别提高了7°和8°。
- Harner和同事们[9]回顾了27例前交叉韧带重建术后21例患者出现活动受限。
  - 14例患者通过关节镜手术获得了成功，其中3例又进行了二次手术。
  - 6例接受常规开放手术清理严重的关节内、外的粘连。
  - 最后的随访67%的患者疗效良好或优良。
- 最近的几项研究[4,13,26]证实了关节镜下粘连松解联合手法用于关节纤维化的治疗的有效性。

开放性手术

- 开放手术清理和粘连松解术适用于严重的膝关节活动度受限、髌下挛缩综合征、关节镜手术失败者。
- Oliveira等人[20]已经证明了使用Judet股四头肌成形术恢复外伤性膝关节纤维化的ROM长期的临床疗效。

髌下挛缩综合征

- Paulos等[22]把髌下挛缩综合征（IPCS）描述为膝关节前方软组织的过度病理性纤维增生。
  - 存在这种情况的患者膝关节屈曲、伸直受限、髌骨包埋、低位髌骨。对于关节外也受累的患者，研究者推荐开放手术清理。
  - 术后进行积极的康复锻炼。
  - 在最后的随访中，患者的膝关节平均伸直增加了12°，屈曲增加了35°。
  - 80%的患者有髌股关节炎的症状和体征，另外16%的患者是低位髌骨。
- 一项研究长期随访了75例手术后引起IPCS的患者。
  - 选择关节镜手术还是开放手术松解，取决于髌骨受累的程度[23]。对于低位髌骨的患者，采用DeLee胫骨结节截骨术。
  - 虽然关节活动度取得了较好的恢复，但大多数患者需要粘连松解翻修术或手法松解。
  - 该项研究的学者得出结论，膝关节活动度受限的时间越久，预后越差。

- Richmond和Al Assal[25]报道了关节镜手术治疗IPCS。他们的结果是12例患者的膝关节活动度平均提高了45°。
- 严重和需要翻修的病例：
  - Millett等[16]回顾性研究了8例膝关节受限较严重的患者，采用开放清理和软组织松解术。
    - 所有患者之前的关节镜手术均失败。术前膝关节活动度平均是62.5°。
    - 在最后的随访中，活动度平均提高到124°。
    - 虽然患者的满意度较高，但出现了髌股关节炎。
    - 该学者得出的结论是积极采用开放手术松解治疗微创不能处理的僵硬性关节是最合理的选择。
- 最近的研究是先行微创的关节外股四头肌成形术，继而行关节内关节镜下粘连松解术治疗膝关节严重纤维性粘连的患者[32]。
  - 采用该技术治疗22例患者，使用5级股四头肌成形术来恢复膝关节屈曲度，然后关节镜手术去除关节内所有的粘连组织，并处理髁间窝和前间室内的病变。
  - 在44个月随访之后，平均膝关节屈曲度最大值提高了27°～115°。
  - 几乎没有并发症：1例表浅伤口感染，1例距完全伸直差15°。

并发症

- 手术治疗膝关节活动度受限主要的并发症是膝关节僵硬的复发。
  - 关节镜下清理后再手术率为6%～43%[7,29,30]。
- 手术的失败率直接与术前膝关节的僵硬程度成正比。
- 获得完全活动度手术方式的破坏性越大，发生潜在并发症的风险越高。
- 关节镜、开放清理和松解术相关的其他并发症如下：
  - 皮肤撕裂或坏死。
  - 伤口裂开。
  - 术后感染。
  - 化脓性关节炎。
  - 神经血管损伤。
  - 伸肌装置断裂。
  - 关节积血。
  - 髌股疼痛综合征。

（王海明　译，沈闻欣　沈继　审校）

参考文献

[1] Achalandabaso J, Albillos J. Stiffness of the knee-mixed arthroscopic and subcutaneous technique: results of 67 cases. Arthroscopy 1993;9:685-690.

[2] Benum P. Operative mobilization of stiff knees after surgical treatment of knee injuries and posttraumatic conditions. Acta Orthop Scand 1982;53:625-631.

[3] Brown CA, Toth AP, Magnussen B. Clinical benefits of intra-articular anakinra for arthrofibrosis. Orthopedics 2010;33(12):877.

[4] Chen MR, Dragoo JL. Arthroscopic releases for arthrofibrosis of the knee. J Am Acad Orthop Surg 2011;19(11):709-716.

[5] Cosgarea AJ, DeHaven KE, Lovelock JE. The surgical treatment of arthrofibrosis of the knee. Am J Sports Med 1994;22:184-191.

[6] Dodds JA, Keene JS, Graf BK, et al. Results of knee manipulations after anterior cruciate ligament reconstructions. Am J Sports Med 1991;19:283-287.

[7] Fisher SE, Shelbourne KD. Arthroscopic treatment of symptomatic extension block complicating anterior cruciate ligament reconstruction. Am J Sports Med 1993;2:558-564.

[8] Fu FH, Bennett CH, Lattermann C, et al. Current trends in anterior cruciate ligament reconstruction. Part II. Operative procedures and clinical correlations. Am J Sports Med 1999;28:124-130.

[9] Harner CD, Irrgang JJ, Paul J, et al. Loss of motion after anterior cruciate ligament reconstruction. Am J Sports Med 1992;20:499-506.

[10] Hasan SS, Saleem A, Bach BR Jr, et al. Results of arthroscopic treatment of symptomatic loss of extension following anterior cruciate ligament reconstruction. Am J Knee Surg 2000;13:201-210.

[11] Jackson DW, Schaefer RK. Cyclops syndrome: loss of extension following intra-articular anterior cruciate ligament reconstruction. Arthroscopy 1990;6:171-178.

[12] Kim DH, Gill TJ, Millett PJ. Arthroscopic treatment of the arthrofi-brotic knee. Arthroscopy 2004;20:187-194.

[13] Magit D, Wolff A, Sutton K, et al. Arthrofibrosis of the knee. J Am Acad Orthop Surg 2007;15(11):682-694.

[14] Marzo JM, Bowen MK, Warren RF, et al. Intraarticular fibrous nodule as a cause of loss of extension following anterior cruciate ligament reconstruction. Arthroscopy 1992;8:10-18.

[15] Millett PJ, Wickiewicz TL, Warren RF. Motion loss after ligament injuries to the knee. Part I: causes. Am J Sports Med 2001;29:664-675.

[16] Millett PJ, Williams RJ III, Wickiewicz TL. Open debridement and soft tissue release as a salvage procedure for the severely arthrofibrotic knee. Am J Sports Med 1999;27:552-561.

[17] Mohtadi NGH, Webster-Bogaert S, Fowler PJ. Limitation of motion following anterior cruciate ligament reconstruction: a case-control study. Am J Sports Med 1991;19:620-625.

[18] Noyes FR, Berrios-Torres S, Barber-Westin SD, et al. Prevention of permanent arthrofibrosis after anterior cruciate ligament reconstruction alone or combined with associated procedures: a prospective study in 443 knees. Knee Surg Sports Traumatol Arthrosc 2000;8:196-206.

[19] Noyes FR, Mangine RE, Barber SD. The early treatment of motion complications after reconstruction of the anterior cruciate ligament. Clin Orthop Rel Res 1992;277:217-228.

[20] Oliveira VG, D'Elia LF, Tirico LE, et al. Judet quadricepsplasty in the treatment of posttraumatic knee rigidity: long-term outcomes of 45 cases. J Trauma Acute Care Surg 2012;72(2):E77-E80.

[21] Parisien JS. The role of arthroscopy in the treatment of postoperative fibroarthrosis of the knee joint. Clin Orthop Rel Res 1988;229:185-192.

[22] Paulos LE, Rosenberg TD, Drawbert J, et al. Infrapatellar contracture syndrome. An unrecognized cause of knee stiffness with patella entrapment and patella infera. Am J Sports Med 1987;15:331-341.

[23] Paulos LE, Wnorowski DC, Greenwald AE. Infrapatellar contracture syndrome: diagnosis, treatment, and long-term followup. Am J Sports Med 1994;22:440-449.

[24] Perry J, Antonelli D, Ford W. Analysis of knee-joint forces during flexed-knee stance. J Bone Joint Surg Am 1975;57A:961-967.

[25] Richmond JC, Al Assal M. Arthroscopic management of arthrofibrosis of the knee including infrapatellar contracture syndrome. Arthroscopy 1991;7:144-147.

[26] Said S, Christainsen SE, Faunoe P, et al. Outcome of surgical treatment of arthrofibrosis following ligament reconstruction. Knee Surg Sports Traumatol Arthrosc 2011;19(10):1704-1708.

[27] Shelbourne KD, Johnson GE. The outpatient surgical management of arthrofibrosis after anterior cruciate ligament surgery. Am J Sports Med 1994;22:192-197.

[28] Shelbourne KD, Wilckens JH, Mollabashy A, et al. Arthrofibrosis in acute anterior cruciate ligament reconstruction. The effect of timing of reconstruction and rehabilitation. Am J Sports Med 1991;19:332-336.

[29] Sprague NF. Motion-limiting arthrofibrosis of the knee: the role of arthroscopic management. Clin Sports Med 1987;6:537-549.

[30] Sprague NF, O'Connor RL, Fox JM. Arthroscopic treatment of postoperative knee fibroarthrosis. Clin Orthop Rel Res 1982;166:165-172.

[31] Vaquero J, Vidal C, Medina E, et al. Arthroscopic lysis in knee arthrofibrosis. Arthroscopy 1993;9:691-694.

[32] Wang JH, Zhao JZ, He YH. A new treatment strategy for severe arthrofibrosis of the knee. J Bone Joint Surg Am 2006;88A:1245-1250.

第59章 膝关节外侧松解术
Knee Lateral Release

Andrea M. Spiker, Carl H. Wierks, and Andrew J. Cosgarea

定义

- 髌股关节痛是活跃的运动员与成人常见的症状。
- 髌股关节痛的诊断缺乏特异性,可以由于创伤、不稳、过度使用引起,也可能由于解剖异常如双髌骨、轨迹不良或者力线异常引起;也可以由导致髌骨与外侧股骨滑车过度压力的外侧支持带紧缩造成。
- 髌骨在股骨滑车上轨迹运行过程中,起着增强膝关节伸肌机制的作用。髌骨被固定的骨组织、静息状态的软组织和运动状态的肌肉组织稳定于股骨沟内[18]。
- 外侧支持带和髌股韧带组成髌骨外侧固有软组织稳定装置。如果这些结构过紧,髌骨将在膝关节屈曲中过度受压于髌骨,产生疼痛[18]。
- 这种髌骨和外侧股骨滑车间的过度压力现象被描述为外侧高压综合征(ELPS)[10]、髌骨压迫综合征[18]和髌股压迫征[25]。
- 本章描述了导致髌股关节疼痛、外侧支持带过紧及髌骨外侧倾斜的ELPS患者的手术治疗方案:膝关节外侧支持带松解术。这个手术适用于保守治疗无效的ELPS患者。
- 外侧支持带松解也被用于治疗其他髌股关节疾病,并取得了一定的成效,包括髌骨软化、髌骨力线不正和髌骨不稳定[2, 4, 8, 15, 20-22, 29]。在本章中,笔者将重点讨论ELPS,这是最为广泛接受的膝关节外侧支持带松解的适应证。

解剖

- 髌骨是一种籽骨,当伸膝时起到支点作用,并为伸膝机制提供光滑的表面,同时保护膝前部[7]。
- 髌骨还可以集中股四头肌的会聚力。
- 人体最厚的关节软骨位于髌股关节。
- 髌股关节的压力在上下楼梯时达到人体体重的3倍,而在进行诸如跳跃运动时可达到人体体重的20倍[1]。
- 当膝关节从完全伸直位开始屈曲时,大约屈曲至20°位时髌骨进入股骨滑车。
- 在伸膝时,内侧髌股韧带是过度外侧移位主要限制装置。当膝关节屈曲超过20°时,外侧滑车嵴成为主要约束装置。
- 在屈膝早期,外侧滑车嵴是主要限制装置。紧张的外侧支持带和髌股韧带可能会造成髌骨过度收缩和外侧高压综合征,导致ELPS患者出现膝关节疼痛症状。

发病机制

- 过度紧张的外侧支持带可以在膝关节屈曲时将髌骨系在股骨滑车外侧,此时患者可能会有压迫感、研磨感或者疼痛症状。持续过大压力可导致髌股关节外侧软骨退变。
- 某些情况下,如股内侧肌斜束薄弱、对线不良(异常Q角、胫骨结节外偏、外翻畸形、胫骨内旋、股骨前倾)会诱发轨迹外偏。
- 直接创伤(如仪表盘损伤、髌骨脱位)也会导致外侧髌股关节软骨的退变。

自然病程

- 迄今外侧高压综合征缺乏好的长期随访研究报道。
- 众所周知,关节软骨破裂导致进行性退变。

病史和体格检查

- 尽管部分患者既往有创伤史,患者代表性主诉往往是与运动相关的隐匿性膝前痛。
- 疼痛的特点是在久坐、爬楼及活动量加大后加重。
- 不稳的症状和临床所见不会出现在外侧高压综合征中。
- 彻底的体格检查包括以下内容。
  - 检查肿胀。肿胀提示创伤和关节面退变。
  - 观察髌骨轨迹。如果髌骨在伸膝位时处于外偏状态,在屈膝过程中滑入滑车时突然向内侧滑动即为J征阳性,提示髌骨轨迹不良。
  - 髌骨倾斜试验。检查者尝试倾斜/提起髌骨外侧缘,如果外侧关节面无法被提至中立位,提示外侧支持带过度紧张。
  - 髌骨活动度试验。髌骨向外侧滑动达到2/4~3/4象限为正常。过度外侧移位提示内侧支持带和内侧髌股韧带功能不全。应该与正常侧肢体进行比较。

- 髌骨恐惧试验。在施行髌骨滑移试验中,检查者外推髌骨,如果患者感觉恐惧,说明他(她)感觉到髌骨不稳定。
- 股四头肌检查。股四头肌紧张常伴有髌股关节疼痛。股四头肌无力,尤其是涉及股内侧肌,表明容易发生不稳定。
- 髌骨研磨试验。当膝关节完全伸直时,检查者将髌骨推向股骨滑车,并施加压力,疼痛即提示髌骨关节炎,不过在正常软骨面上可能也会出现。
- 观察Q角是否加大。Q角由患者仰卧位测量,由髂前上棘至髌骨中心的直线与髌骨中心至胫骨结节的直线构成。角度大于15°~20°为异常,容易发生外侧髌骨半脱位。

影像学和其他诊断性检查

- 膝关节X线片检查包括正位、隧道位、轴位(日出位)和屈膝30°侧位。如果怀疑关节炎,还要观察屈膝45°正位。
- 外侧半脱位可以通过轴位X线片测量。如果从髌骨顶点到滑车沟中心的连线在滑车沟角等分线的外侧,则提示髌骨外侧半脱位(图1A)。CT扫描是评估髌骨倾斜的最佳影像学方法。利用轴位像,沿着平行于股骨后髁的连线画一条线。然后将这条线与沿髌骨外侧面画的线进行比较。如果这些线向外侧汇聚,那么就认为髌骨有过度的向外倾斜(图1B)。
- CT扫描还可用于测量胫骨结节-滑车沟(TT-TG)间距。
- MRI有助于评估关节软骨的完整性,也可以显示相应的半月板和韧带的病变(图1C)。

鉴别诊断

- 髌股关节痛(没有外侧高压综合征)。
- 髌骨不稳定。
- 外侧半月板损伤。
- 髌骨骨折。
- 髂胫束综合征。
- 髌前滑囊炎。
- 神经瘤。
- 髌骨或滑车剥脱性骨软骨炎。
- 二分髌骨。
- 髌股关节炎。
- 髌骨内侧滑膜皱襞[6]。

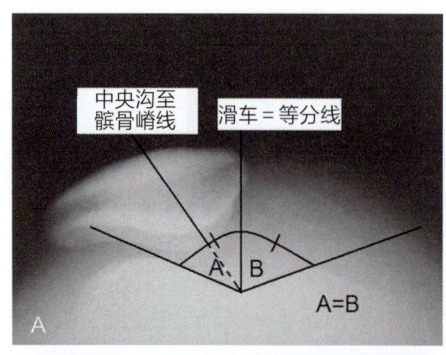

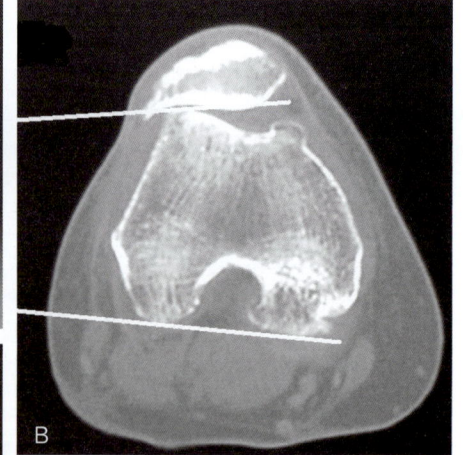

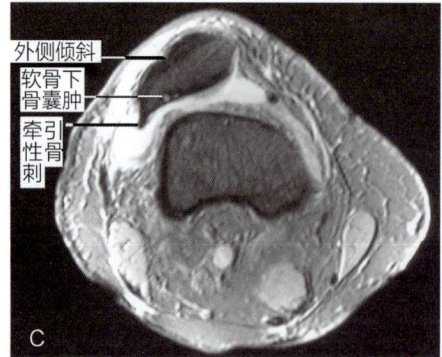

图1 A. 右膝轴位X线片显示测量髌骨外侧半脱位,因为髌骨顶点到股骨滑车沟连线位于滑车沟角等分线的外侧。B. 右膝轴位CT图像示范如何测量髌骨倾斜。线(A)为股骨后髁连线,线(B)从滑车外侧边缘画出的平行线。第三条线(C)沿着髌骨外表面。假如线B和C于外侧汇聚则在影像学上提示外侧支持带过紧。C. 一例外侧高压综合征患者的右膝轴位磁共振扫描,说明与软骨损伤相关的变化。

非手术治疗

- 主要治疗是非手术治疗，多数患者通过股四头肌牵张、强化训练及物理治疗可以明显改善髌股关节疼痛[12,16]。
- 口服镇痛药可在有限时期内起效。
- 对于伴随软骨退变或关节炎的患者皮质类固醇注射或黏弹性补充药物会有帮助。

手术治疗

- 外侧支持带松解术的指征是：对于症状性髌股关节痛、外侧支持带过度紧张、外侧倾斜的患者进行了充分的康复治疗仍无效[8]。在考虑手术治疗之前，应该首先尝试物理治疗而且效果不佳[27]。
- 单独的外侧松解术通常不是外向髌骨不稳的成功治疗方法，对于有些患者会导致医源性内侧不稳。在施行胫骨结节截骨的患者中，增加外侧支持带松解术可以提高整体疗效[9]。成功的外侧支持带松解术可以通过关节镜或开放手术完成。

术前计划

- 膝关节活动度、支持带紧张度、韧带松弛度需要在患者麻醉状态下进行。
- 要特别重视膝关节进行全范围活动时髌骨轨迹，以及髌骨是否移位。
- 有症状侧膝关节需要与对侧比较。

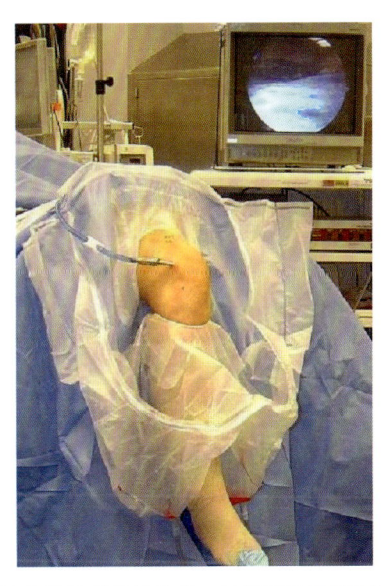

图2　患者取标准膝关节镜体位，使用下肢固定架和外上入路。

体位

- 患者仰卧位，术侧下肢按照术者进行标准膝关节镜手术时偏爱的方式固定(图2)。
- 大腿上止血带。

入路

- 在关节镜下外侧松解之前，在髌骨上极近端股外侧肌斜束外侧建立外上灌注入路。使用标准内下和外下入路。

关节镜下外侧松解术

- 自前外入路进30°关节镜行诊断性检查。
- 全面检查膝关节，排除伴随关节内病变。
- 将关节镜经髁间窝插入并检查后内和后外侧室。
- 明确半月板损伤、关节软骨缺损和游离体，如果有指征则进行相应手术。
- 在膝关节全活动度中观察髌骨轨迹。
- 诊断性关节镜完成后，假如术者决定使用止血带，可以使用Esmarch绷带驱血。
- 内下入路进关节镜，外下入路进钩形电刀。也可以用其他技术比如钬：YAG激光或钩刀[5]。
- 在关节镜监视下，自灌注通道远端开始松解(技术图1A)。
- 一旦切除滑膜后，即可显露下方支持带。
- 支持带有特殊的硬度，通过多途径使用电刀切断外侧支持带(技术图1B)。
- 松解延伸至外下入路。
- 注意避免切断股外侧肌或肌腱(技术图1C)。
- 如果发现膝上外侧血管(技术图1D)，予以电凝。在这个步骤中，使用电灼装置的一个优点是能够在遇到以上血管时立即凝固它们。
- 松解完成后观察髌骨倾斜情况，术者能够在伸膝位将髌骨外侧倾斜约30°。
- 防止过度的外侧松解以避免髌骨内向不稳定。
- 假如使用了止血带，当松解完成后，逐渐放松止血带直视下观察有无过多出血。
- 缝合切口，无菌敷料覆盖，使用冷敷装置。

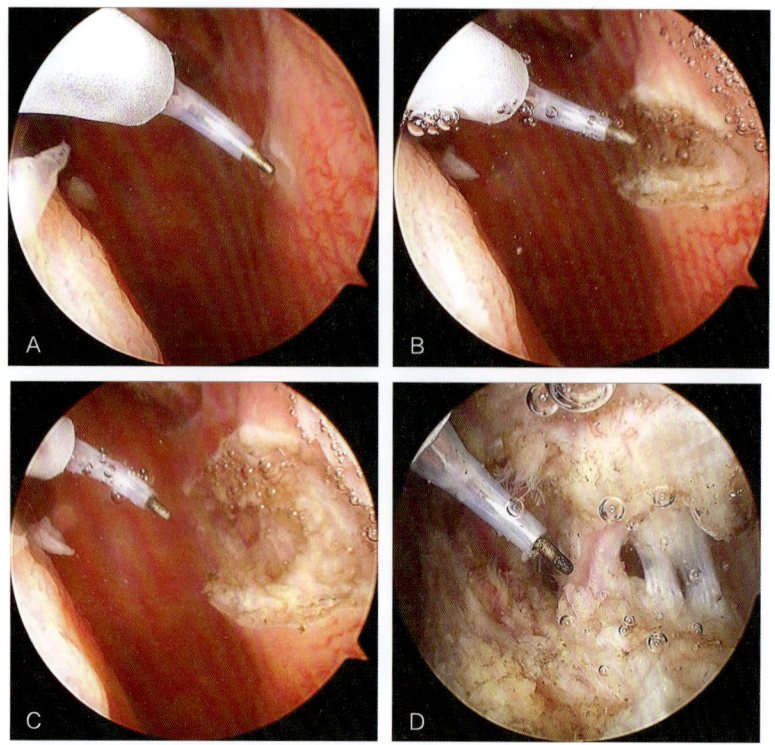

技术图1　A. 外侧支持带松解起点在外上灌注入路远端。B. 先切开滑膜，露出支持带。C. 用电灼法多点松解支持带。D. 图示膝上外侧动脉。

开放松解外侧支持带

- 在髌骨外侧做一个长约3 cm的皮肤切口。
- 在髌外侧缘外侧约2 cm处，沿着皮肤切口方向切开支持带。
- 膝上外侧动脉应予以确认并电凝。
- 当髌骨从髁上轴线向外侧抬起到足够的角度时，近端和远端切开范围就足够了[26]。
- 应避免过度松解以减少医源性内侧不稳定的风险，这也是一些外科医生建议进行外侧支持带延长的原因。

外侧支持带延长

- 经髌骨外侧皮肤行纵行切口，将外侧支持带浅层于髌骨外侧缘外侧约1 cm处沿皮肤切口切开（技术图2A）。与关节囊紧密接触的支持带深层纤维未被切断。
- 在该平面外侧约2 cm处分离并形成一个支持带皮瓣。
- 然后，在关节囊表面将支持带的深层纤维切开，留下完整的关节囊薄层（技术图2B）。
- 该深部切口继续向近端和远端切开，直至髌骨能够充分外翻。
- 膝上外侧动脉应予以确认并电凝。
- 外侧支持带深层和浅层的游离缘在屈膝位进行缝合（技术图2C）。

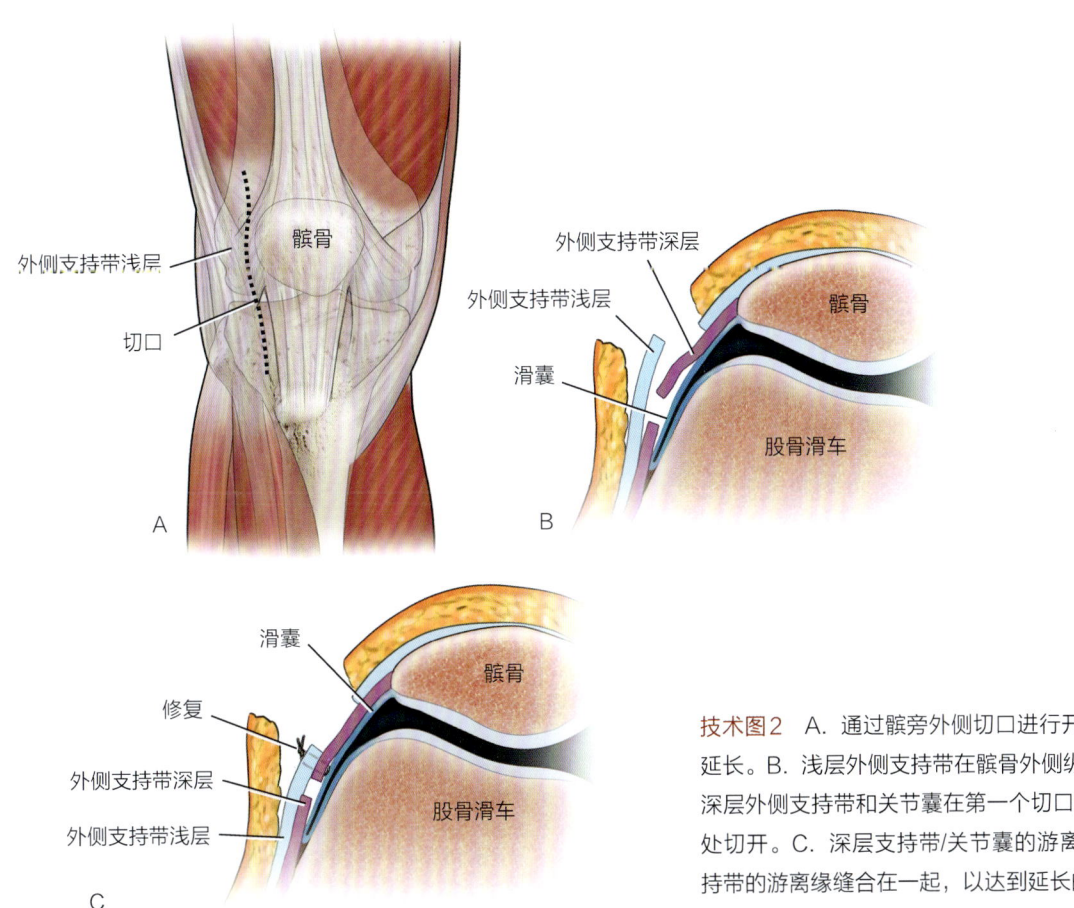

技术图2　A. 通过髌旁外侧切口进行开放的支持带延长。B. 浅层外侧支持带在髌骨外侧纵向切开，而深层外侧支持带和关节囊在第一个切口外侧约2 cm处切开。C. 深层支持带/关节囊的游离缘与浅层支持带的游离缘缝合在一起，以达到延长的效果。

要点与失误防范

适应证	• 单独外侧松解适应证是继发于软组织紧张引起的外侧髌股关节的髌后痛，但仅针对保守治疗无效的患者。如果髌骨不稳是首要问题，则不适合进行单独的外侧支持带松解[11,30]
不稳	• 松解过程中注意不要切断股外侧肌斜束的肌肉和肌腱，因为这会诱发内侧不稳
关节血肿	• 外侧松解时有膝上外侧动脉损伤风险（技术图1D）。假如在镜下松解应用了止血带，在关闭切口前逐渐放松止血带以观察是否有大量出血。使用冷敷装置和加压包扎可以减少关节血肿的风险。镜下或开放术后是否使用引流可以根据每个病例的具体情况决定
松解长度标志	• 外上灌注入路是松解时很好的最近端起点标记，松解要向远端延伸至外下入路

术后处理

- 加压包扎和冷敷装置用以减少关节血肿的风险。
- 患者允许在耐受范围内进行渐进性负重活动，当可以安全走动时弃拐。
- 患者术后1周观察膝关节活动度和股四头肌功能，切口拆线。
- 增强股四头肌和腘绳肌肌力的康复训练时间与预后直接相关[23]。

预后

- 关节镜和开放手术有相似的成功率[7,18,20,24,27]。
- 成功率在70%～93%[19,20,24,27]。
- 关节镜下松解术与开放技术相比，术后切口疼痛感更轻而且更美观。
- 一项研究发现，与开放外侧松解手术相比，外侧延长术临床效果更好，内侧不稳定更少，而且术后2年股四头肌萎缩更少[26]。

- 一个回顾性随机研究[24]发现93%的患者恢复到症状产生前运动水平，虽然40%患者有股四头肌肌力下降，但是几乎所有病例肌力下降在健侧10%以内。
- 外侧松解单独用于不稳时其成功率较低[3,8,16]。

并发症

- 开放与关节镜技术相比，术后并发症（关节积血、感染、需要再次手术）无显著性差异[19]，其中关节积血是最常见的并发症，其次是感染[13,17]。
- 过度松解导致内侧不稳的诊断难以确定。
- 如果在屈膝早期患者髌骨在内侧半脱位的位置，而后随着屈膝滑向外侧，患者会主诉感觉外侧不稳。
- 如果一名内侧不稳定的患者最初被误诊为外侧不稳定，采用内侧稳定方法进行手术治疗会使问题恶化[28]。
- 开放进行外侧闭合手术可用于治疗外侧支持带松解后引起的内侧髌骨不稳定[14]。
- 其他潜在并发症包括股四头肌无力或断裂、低位髌骨、热损伤/皮下灼伤和关节纤维化[17]，反常增加的外侧髌骨不稳、膝前痛、反射性交感神经营养不良[14]、滑膜疝或ELPS复发[26]。

（孙鲁宁　译，刘闻欣　沈继　审校）

参考文献

[1] Aglietti P, Menchetti PPM. Biomechanics of the patellofemoral joint. In: Scuderi GR, ed. The Patella. New York: Springer-Verlag, 1995:25-48.

[2] Aglietti P, Pisaneschi A, Buzzi R, et al. Arthroscopic lateral release for patellar pain or instability. Arthroscopy 1989;5:176-183.

[3] Betz RR, Magill JT III, Lonergan RP. The percutaneous lateral retinacular release. Am J Sports Med 1987;15:477-482.

[4] Bigos SJ, McBride GG. The isolated lateral retinacular release in the treatment of patellofemoral disorders. Clin Orthop Relat Res 1984;186:75-80.

[5] Calpur OU, Ozcan M, Gurbuz H, et al. Full arthroscopic lateral retinacular release with hook knife and quadriceps pressure-pull test: long-term follow-up. Knee Surg Sports Traumatol Arthrosc 2005;13:222-230.

[6] Calpur OU, Tan L, Gurbuz H, et al. Arthroscopic mediopatellar plicaectomy and lateral retinacular release in mechanical patellofemoral disorders. Knee Surg Sports Traumatol Arthrosc 2002;10:177-183.

[7] Ceder LC, Larson RL. Z-plasty lateral retinacular release for the treatment of patellar compression syndrome. Clin Orthop Relat Res 1979;144:110-113.

[8] Christensen F, Soballe K, Snerum L. Treatment of chondromalacia patellae by lateral retinacular release of the patella. Clin Orthop Relat Res 1988;(234):145-147.

[9] Christodoulou NA, Tsaknis RN, Sdrenias CV, et al. Improvement of proximal tibial osteotomy results by lateral retinacular release. Clin Orthop Relat Res 2005;441:340-345.

[10] Ficat P. The syndrome of lateral hyperpressure of the patella [in French]. Acta Orthop Belg 1978;44:65-76.

[11] Fithian DC, Paxton EW, Post WR, et al. Lateral retinacular release: a survey of the International Patellofemoral Study Group. Arthroscopy 2004;20:463-468.

[12] Fu FH, Maday MG. Arthroscopic lateral release and the lateral patellar compression syndrome. Orthop Clin North Am 1992;23:601-612.

[13] Fulkerson JP. Diagnosis and treatment of patients with patellofemoral pain. Am J Sports Med 2002;30:447-456.

[14] Heyworth BE, Carroll KM, Dawson CK, et al. Open lateral retinacular closure surgery for treatment of anterolateral knee pain and disability after arthroscopic lateral retinacular release. Am J Sports Med 2012;40:376-382.

[15] Jackson RW, Kunkel SS, Taylor GJ. Lateral retinacular release for patellofemoral pain in the older patient. Arthroscopy 1991;7:283-286.

[16] Kolowich PA, Paulos LE, Rosenberg TD, et al. Lateral release of the patella: indications and contraindications. Am J Sports Med 1990;18:359-365.

[17] Kunkle KL, Malek MM. Complications and pitfalls in lateral retinacular release. In: Malek MM, ed. Knee Surgery: Complications, Pitfalls and Salvage. New York: Springer-Verlag, 2001:161-170.

[18] Larson RL, Cabaud HE, Slocum DB, et al. The patellar compression syndrome: surgical treatment by lateral retinacular release. Clin Orthop Relat Res 1978;(134):158-167.

[19] Lattermann C, Drake GN, Spellman J, et al. Lateral retinacular release for anterior knee pain: a systematic review of the literature. J Knee Surg 2006;19:278-284.

[20] McGinty JB, McCarthy JC. Endoscopic lateral retinacular release: a preliminary report. Clin Orthop Relat Res 1981;(158):120-125.

[21] Merchant AC, Mercer RL. Lateral release of the patella. A preliminary report. Clin Orthop Relat Res 1974;(103):40-45.

[22] Metcalf RW. An arthroscopic method for lateral release of subluxating or dislocating patella. Clin Orthop Relat Res 1982;(167):9-18.

[23] Micheli LJ, Stanitski CL. Lateral patellar retinacular release. Am J Sports Med 1981;9:330-336.

[24] O'Neill DB. Open lateral retinacular lengthening compared with arthroscopic release. A prospective, randomized outcome study. J Bone Joint Surg Am 1997;79:1759-1769.

[25] O'Neill DB, Micheli LJ, Warner JP. Patellofemoral stress. A prospective analysis of exercise treatment in adolescents and adults. Am J Sports Med 1992;20:151-156.

[26] Pagenstert G, Wolf N, Bachmann M, et al. Open lateral patellar retinacular lengthening versus open retinacular release in lateral patellar hypercompression syndrome: a prospective double-blinded comparative study on complications and outcome. Arthroscopy 2012;28:788-797.

[27] Panni AS, Tartarone M, Patricola A, et al. Long-term results of lateral retinacular release. Arthroscopy 2005;21:526-531.

[28] Post WR. Anterior knee pain: diagnosis and treatment. J Am Acad Orthop Surg 2005;13:534-543.

[29] Schonholtz GJ, Zahn MG, Magee CM. Lateral retinacular release of the patella. Arthroscopy 1987;3:269-272.

[30] Shea KP, Fulkerson JP. Preoperative computed tomography scanning and arthroscopy in predicting outcome after lateral retinacular release. Arthroscopy 1992;8:327-334.

第60章 内侧髌股韧带重建术
Medial Patellofemoral Ligament Reconstruction

Hany Elrashidy, Joseph Carney, Najeeb Khan, and Donald C. Fithian

定义

- 髌股关节（PFJ）的稳定性是多因素的，它取决于肢体的力线、周围肌肉的相互作用、髌骨和滑车的骨性结构，以及内侧约束软组织的完整性，其中内侧髌股韧带（MPFL）是主要因素。
- 在影响PFJ稳定性的诸多因素中，MPFL是限制髌骨外侧脱位的首要韧带。据报道，MPFL提供了50%～60%内侧软组织限制能力，以防髌骨外侧脱位[4,21]。
- 因此，髌骨脱位经常导致包括MPFL在内的内侧支持韧带的损伤，从而引起髌骨向外移动度增加。
- MPFL对于保障髌骨在外侧正常范围内活动既必要也十分重要，因此手术治疗应着眼于重建一个有功能的MPFL。

解剖

- MPFL是位于第二层的关节外韧带，位于浅表的内侧支持带和深部的关节囊之间。股内侧肌斜束（VMO）肌腱位于前方浅层并止于内侧髌股韧带前1/3。
- 尸体研究发现，MPFL在20个标本中有17个（85%）发育适度或较好，3个（15%）发育不良[20]。
- MPFL中点部分大约长58 mm，宽12 mm，厚0.44 mm[20]。
- MPFL向前扩展，止于髌骨近2/3。
- 在完全伸膝位时，MPFL股骨止点位于股骨内上髁后上方和收肌结节远侧。股骨止点前缘中心位于股骨内上髁中心近端9.5 mm、后方5.0 mm（图1）[20]。
  - 在骨骺未闭的儿童中，研究报道显示MPFL的股骨附着点位于股骨骨骺线远端6.4 mm（2.9～8.5 mm）[15]。

发病机制

- 髌骨脱位通常发生在足制动，膝关节部分屈曲，身体突然轴性运动，导致股骨内旋。患者可能遭受或不遭受直接暴力。
- 因为股骨内髁突起失去覆盖，患者会主诉内侧有东西"突出"。
- 由于股四头肌疼痛抑制及伸膝装置机械效应断裂，膝关节通常会继发"打软腿"，患者会摔倒。
- 如果膝关节维持屈曲位，髌骨会在股骨外侧髁上保持脱位状态。
- 外伤史可能不清楚，尤其是髌骨自行快速复位的情况。
- 在189例患者群中，61%的初次脱位发生在运动中[3]。
- 滑车发育不良的个体通常更容易发生髌骨脱位，因为PFJ几何结构不太适合抵抗髌骨的横向平移，从而导致MPFL将承担更多的压力来限制髌骨。
- 由于髌骨和滑车啮合时屈膝角度大于正常膝关节，高位髌骨患者也更容易发生髌骨脱位。这降低了PFJ几何上的侧移抵抗能力，当膝关节微屈时会转移更多的负荷到MPFL上，以限制髌骨。

自然病程

- Fithian等[10]报道，初次脱位患者群经2～5年随访，有17%的复发率。
- 另一方面，发生复发性髌骨不稳的患者较初次脱位的患者更易反复发生脱位。

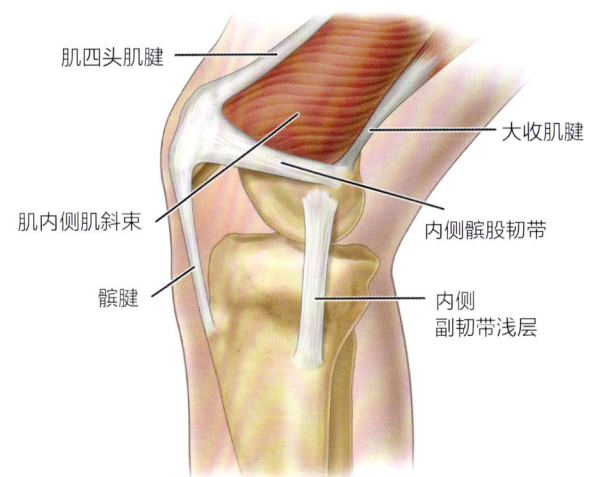

图1 膝关节内侧示意图。内侧髌股韧带（MPFL）起于收肌结节和内上髁之间，向前经过股内侧肌斜束远端深部，止于髌骨内侧缘的上2/3。

- 在既往有髌骨脱位史的患者中，2~5年发生反复髌骨脱位的风险大约为50%[10]。
- 复发性髌骨不稳的最大危险因素是既往有髌骨半脱位或脱位史[10]。
  - 其他因素包括女性及年轻患者（<18岁）[10,16]。
  - 一项研究显示，伴有胫骨骨骺未闭的女孩髌骨不稳的预后最差[10,16]。
- 髌骨脱位是否会导致早发骨性关节炎尚不清楚。
  - Crosby和Insall[5]报道髌骨脱位后的退变很少见。
  - 但是一项最新研究显示，初次脱位经非手术治疗后退变的发生率在6~26年的随访中显著增高[12]。

病史和体格检查

- 应当询问患者有没有交锁或卡住等机械性症状。髌骨脱位后，可能存在内侧髌骨面或外侧滑车脱落的骨软骨游离体（对吻损伤）、股骨外侧髁撞击骨折或髌骨内侧撕脱骨片。
- 体格检查应该包括以下几方面。
  - 髌骨内外移动度。超过2个象限的移动度、10 mm或更大的外移度，或者缺少终止点均提示松弛度增加。
  - 恐惧征。由于患者的自我保护而无法将髌骨完全外移会导致假阴性结果。
  - J征。当膝关节完全伸直时，髌骨突然外移，形成一种倒J形移动。
  - 勒缰征。阳性结果（无终止点）提示MPFL松弛（类似于Lachman试验）。
  - 髌骨面触诊。压痛提示骨软骨损伤或撕脱损伤。
  - 内侧支持带触诊。压痛提示支持带损伤，在支持带甚至股内侧肌斜束处可触及裂隙。
  - 肿胀。急性脱位后的张力性肿胀和关节血肿（穿刺抽吸）高度怀疑软骨折，需要考虑行MRI或关节镜检查。
- 对膝关节进行全面的体格检查对于评估交叉韧带或侧副韧带断裂等相关损伤至关重要。

影像学和其他诊断性检查

- 推荐站立正位X线片、屈膝30°标准侧位片和标准30°和45°屈曲位髌骨轴位片。
- 在侧位片，髌骨高度通过Caton和Deschamps法检测（即髌骨软骨下缘到胫骨平台上缘的距离和髌股软骨面长度的比值）[3]。
  - 比值≥1.2时提示高位髌骨，由于在屈膝时髌骨和滑车啮合延迟，使得髌股不稳的罹患率增加。
  - 如果存在这种情况，应当考虑行胫骨结节截骨远侧移位术。
- 滑车形态可以通过标准侧位片评估（股骨内外侧髁后缘严密叠合）。
  - 当滑车沟底穿过股骨内外髁前缘时提示滑车发育不良（交叉征）[6]（图2A）。
  - 另一种情况，在侧位片阳性的滑车突起（即滑车沟和股骨前皮质的矢状距离）和滑车发育不良相关[6,7]（图2B）。3 mm的滑车沟突起提示滑车发育不良（图2C）。
- 髌骨轴位相可以显示髌骨外侧半脱位甚至全脱位，还可以显示髌骨内侧撕脱骨折，而这些在X线平片中可能会遗漏。
- 应力位片可以显示异常的髌骨活动。
  - 屈膝30°在髌骨内侧施以向外的应力拍摄髌骨轴位片。
  - 对有症状膝关节和无症状的对侧膝关节同时检测。
  - 与健侧对比，有症状侧比无症状侧>3.7 mm的外移被认为是异常的[27]。
- MRI可以发现在X线平片上遗漏的髌骨和股骨软骨损伤和游离体。
  - 需要穿刺抽吸处理张力性肿胀。
  - 关节穿刺抽吸时发现严重的关节血肿则提示需要进行MRI评估软骨骨折和游离体。
- TT-TG偏距是胫骨结节前方（TT）和滑车沟中心（TG）的距离[6]。
  - 可以通过轴位CT或MRI（图2D）进行测量，尽管有些人认为这些成像方式是不可互换的，因为有报道称MRI与CT相比会低估了TT-TG偏移[2]。
  - 20 mm或更大的外侧偏距需要通过胫骨结节内移来矫正。
- MRI在术前明确脱位和软组织损伤程度方面也很有用，有报道称MRI术前诊断MPFL损伤比关节镜检查更准确[1]。
  - MPFL损伤表现为股骨止点附近撕裂或股骨撕脱，也可表现为实质部撕裂或髌骨处撕脱（图2E、F），内侧韧带稳定结构的多处损伤也会发生[7]。

鉴别诊断

- 韧带/关节囊损伤（前交叉韧带、后交叉韧带、内侧副韧带、外侧副韧带、后外侧结构）。
- 关节软骨损伤。
- 内侧髌骨脱位。
- 伸膝装置损伤。
- 半月板损伤。

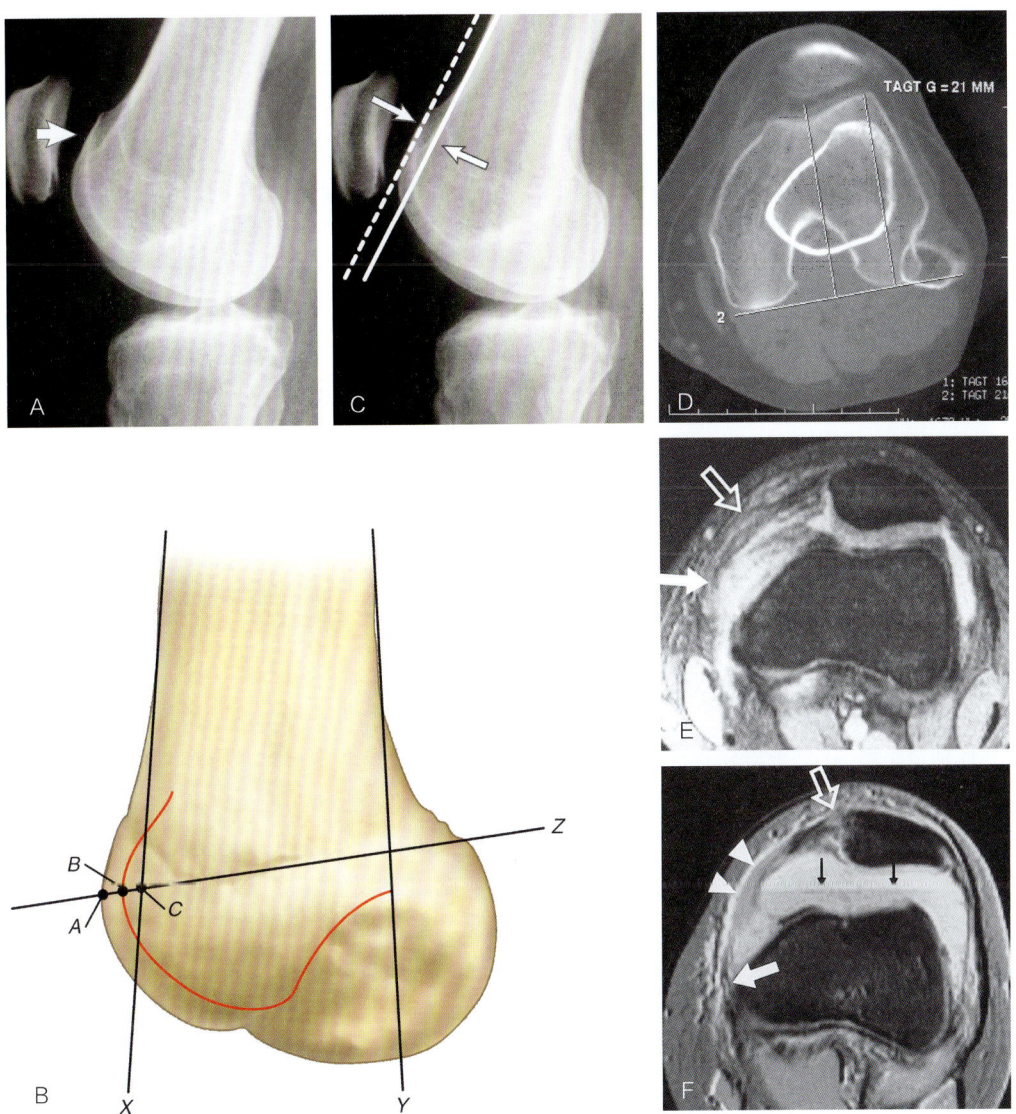

图2　A. 标准侧位片，当滑车底部超过股骨内外髁前缘时提示滑车显著发育不良（也就是说"交叉"征）。B. 按照Dejour等描述的那样通过侧位片测量滑车突起，X和Y分别是股骨干骺端远侧前后皮质的切线。Z线穿过滑车沟的最突起点（B点）和髁后缘最高点。Z线穿过外侧髁前方（A点）和X线（C点）。BC的距离（mm）就是滑车突起。C. 侧位片显示一个有阳性滑车突起的膝关节。注意滑车底位于股骨远端前皮质的切线前方。D. 测量胫骨结节-滑车沟（TT-TG）偏距，胫骨结节前顶点和滑车沟中心的切线距离，测量通过CT或MRI叠加获得。E、F. MRI显示内侧髌股韧带损伤。E. 髌股外侧脱位3周后在大收肌止点水平的膝关节横切位梯度回波图像，显示内侧髌股韧带股骨起点完全断裂，内侧髌股韧带纤维向前收缩（实心箭头），还可以看到髌骨支持带实质部部分损伤伴周围水肿（空心箭头）。F. 另一患者髌骨外侧脱位2天后的膝关节横切位梯度回波图像，显示内侧髌股韧带股骨起点部分损伤，内侧髌股韧带纤维（白色箭头）波浪状，提示纵行撕裂，周围广泛水肿，内侧髌骨支持带髌骨止点处看到完全撕裂（空心箭头），存在分层的关节严重肿胀（黑色箭头），符合关节血肿。注意VMO下部纤维（白色三角）。

- 髌股关节炎。
- 皮下血肿。

非手术治疗

- 非手术治疗通常用于没有软骨骨折和游离体的急性初次髌骨脱位。

  - 最新的随机前瞻性研究比较了手术与非手术治疗初次髌骨不稳定的情况，发现非手术治疗组的再脱位率为29%（手术组为0），但临床或主观结果差异极小[25]。

- 尽管有经验显示髌骨脱位后制动可以降低再脱位的风险，但患者通常不接受长腿石膏或夹板制动[11]，因此在开始的6～8周非手术治疗依赖于支具保护下渐进性活动和功能康复。
- 急性脱位后,患者最初应将膝关节舒适地放置在固定装置内并在可耐受的情况下负重。
- 一旦舒适度允许,即开始在髌骨稳定支具的保护下进行被动ROM训练、抗阻闭链及等长训练。
- 在肿胀全部消除、获得全范围活动度、至少达到健侧80%股四头肌肌力后,患者可以重返全功能活动,包括运动。
- 鼓励患者继续佩戴髌骨稳定支具进行轴向运动和活动。

手术治疗

- 3%～4%的初次脱位伴随有软骨骨折和游离体,而且这些患者可能需要接受急诊手术治疗。
  - 骨软骨损伤的治疗由以下几个因素决定。
    - 机械症状的存在与否。
    - 软骨损伤的部位和大小。
    - 软骨下骨是否足够,这是考虑软骨碎片缝合时的一个重要因素。
  - 对于较小的、没有相关机械症状的纯软骨损伤,首次脱位时进行非手术治疗是合适的。
  - 在出现机械症状时,可能需要进行手术,手术可能包括以下内容。
    - 如果碎片很小和/或纯粹是软骨性的,则去除游离体。
    - 骨软骨下骨床完整的较大软骨碎片的复位固定。
  - 对于这种病例,在软骨损伤固定后可以进行MPFL重建术。在骨软骨固定的病例中,要确保最佳的生物力学强度和固定,以支持MPFL重建后必要的早期运动。
- 手术治疗适用于已有2次以上明确髌骨脱位和体格检查时明确提示过度髌骨外侧松弛者。
  - 对于这种复发性脱位,MPFL重建是当前的治疗选择。

术前计划

- 需要通过X线平片分析是否存在滑车发育不良(即交叉征和3 mm或更大的滑车突起)、撕脱骨折和游离体。
  - 如果存在高位髌骨(即Caton-Deschamps指数≥1.2),则需考虑胫骨结节的远侧移位。
- MRI和CT扫描有助于制订相关术式的术前计划。
  - CT成像可进一步识别和观察软骨撕脱或骨软骨骨折及游离体。
  - 在评估滑车发育不良时,轴位MRI可以更准确地对滑车沟解剖进行分型(与轴位X线片或CT相比)[22]。
  - 通过轴位CT或MRI扫描测量TT-TG偏距。偏距≥20 mm时需要进行胫骨结节内移。
- 麻醉下检查能够明确髌骨过度外移的活动。
  - 在屈膝30°时髌骨会有自中心向外侧超过10 mm的移位,在伸膝位会表现为软性终止点或没有终止点。

体位

- 患者仰卧位。髋关节下可放置一个小垫包,以防止外旋。膝关节下也可放置一个无菌的垫包,以保持轻微的弯曲。
- 在MPFL重建前可以进行膝关节镜可用于诊断和/或治疗,包括以下情况。
  - 主观机械症状或关节积液。
  - MRI或CT提示可修复的骨软骨损伤。
  - 评估髌股轨迹(从前内侧和上外侧入路),评估软骨损伤并分期、治疗半月板撕裂和其他伴随的关节内病变。
- 如前所述,如果存在需要复位固定的骨软骨骨折,需关节镜或切开复位需在重建MPFL之前进行。

入路

- 手术入路在后面的章节讨论(见内侧髌股韧带重建部分)。切口可能略有变化,这取决于是否要进行其他相关的手术,如胫骨结节截骨。

诊断性关节镜手术

- 使用标准的前外和前内入路。
- 使用外上入路较易观察髌骨关节面和髌骨被动活动和轨迹。
- 观察关节软骨损伤。
  - 特别要观察髌股间室以评估关节软骨损伤的严重性和存在的退变情况。
  - 对不稳定的软骨碎片进行清理或软骨成形术。
- 取出游离体并如前所述处理软骨损伤。

内侧重叠(即内侧折叠、紧缩)

- 传统上,为了改善髌股关节(包括内侧支持带和MPFL)的稳定性,主张对损伤的内侧软组织结构进行初次折叠(收紧)[13]。
- 内侧重叠术包括分离受伤或受损的内侧支持带/MPFL组织,并依次放置缝线缝合以收紧该组织,恢复稳定。本手术常通过关节镜或小切口用2-0不可吸收缝线完成[13]。
- 近年来的文献发现,MPFL是制约髌骨外侧移位的关键因素;MPFL重建可能是一种更符合解剖和更有效的方法来纠正复发性髌股关节不稳[13]。
- 几乎不把外侧支持带松解作为一个孤立的手术进行,因为它是外侧和内侧稳定性的一个关键组成部分。独立或过度的外侧松解可导致内侧不稳和髌股关节不稳,尤其是软组织松弛的患者。最好将其作为针对难以中心化的髌骨的一种附加技术[17]。

内侧髌股支持带重建

切取和准备半腱肌腱

- 通过胫骨结节内缘向内和向远2 cm处行2~3 cm长的皮肤切口,显露缝匠肌肌膜(技术图1)。
- 沿可触及的股薄肌走行方向切开缝匠肌筋膜。
  - 切口不要太深,以防损伤下方内侧副韧带浅层。
- 从深面辨认股薄肌(近端)和半腱肌腱(远端),即在滑囊层内。
- 在用组织剪将半腱肌从后内侧角的小腿筋膜游离时要使其有一定张力。
- 用带三角针的0号或1号可吸收缝线缝合后将其从胫骨止点剥下。
- 当半腱肌腱全部游离后用闭口(首选)或开口取腱器将其取下。
- 将两游离端进行编织缝合以便于将移植物拉过两个髌骨隧道。移植物固定后切除多余的游离端。
- 在编织台测量切取240 mm的移植物,将其对折,使得双股移植物长120 mm,切除多余部分。
- 5号聚酯牵引线穿过移植物环以便于将双股移植物拉入股骨隧道盲端。
- 在移植物对折端进行长25 mm的编织缝合。

髌骨隧道定位

- 在髌骨中内1/3交界处沿髌骨纵轴做纵切口(在髌骨下极处与髌腱内缘平齐)。
- 用15号刀片行骨膜下剥离显露内侧8~10 mm髌骨。
- 在髌周向内侧和背侧延伸剥离,穿过第一层(纵行支持带)和第二层(MPFL),切断MPFL横行纤维后停止剥离,关节囊(第三层)保持完整(技术图2A)。
- 在髌骨上极内侧和软骨面交界处用4.5 mm的钻头钻孔道(技术图2B)。
  - 在髌骨前面距内缘约8 mm处钻相应孔道(该位点与最初支持带剥离区外缘一致)。
  - 用弧形刮匙使两钻孔道汇合。
- 在髌骨内侧缘自上向下2/3处制作第二个4.5 mm的孔道。

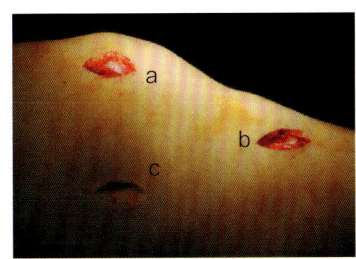

技术图1 左膝MPFL重建切口。a:内侧髌骨表面。b:股骨MPFL起点处表面,位于收肌结节和内上髁之间。c:鹅足表面,用于切取半腱肌移植物。

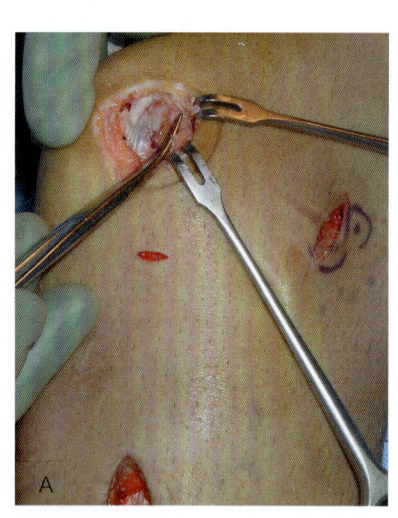 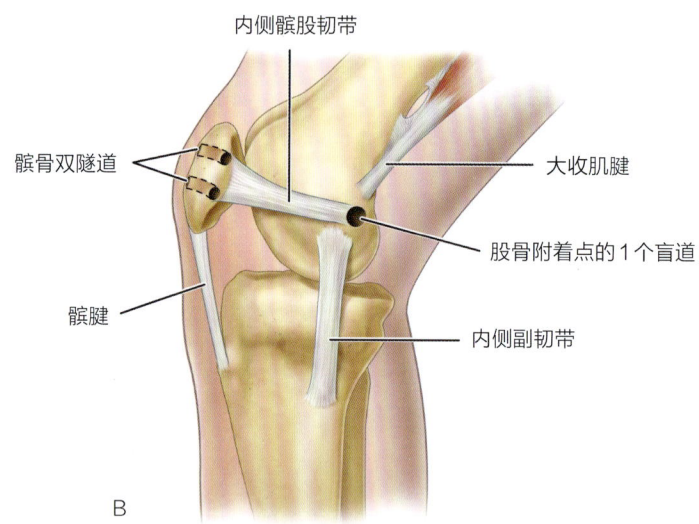

技术图2 A. 显露右膝髌骨内侧。通过骨膜下剥离显露髌骨内侧8～10 mm，自髌骨内侧缘切断内侧髌股韧带，保留关节囊（第3层）完整。B. 膝关节内侧示意图显示2个髌骨隧道和股骨盲性隧道的位置，重建内侧髌股韧带股骨解剖起点和髌骨止点。

- 然后在髌骨前面距内缘约8 mm处钻相应孔道，用弧形刮匙将两孔道汇合。
- 如果半腱肌移植物直径>4.5 mm，孔道直径需要进行相应扩大以利于移植物通过。
- 重要的是，要注意避免将髌骨远端隧道定位在MPFL止点区域以远以防对髌骨下极造成牵拉。

股骨隧道定位和等长检测

- 皮肤切口位于连接股骨外上髁和收肌结节间可触及的骨嵴的前方（技术图1和技术图2）。
  - 膝关节轻度屈曲后较易触及该区域（屈曲时腘绳肌移至股骨内上髁后方）。
  - 如果患者比较肥胖而难以触及标志，可以做一个小的切口，通过切口触诊确定骨嵴。
- 移植物置于第一层和第二层之间或第二层和第三层（关节囊）之间（即位于MPFL的表面或深层）。
  - 推荐将移植物置于第二层和第三层之间，因为从浅层盲切至MPFL时会损伤进入MPFL前方的VMO止点。此外，将移植物置于MPFL深部时，可以在缝合切口时将后者缝合至移植物上。
  - 移植物不能被置于关节囊深面，因为这样可以保持移植物位于关节外，避免磨损并容易完全愈合。
- 用一把长的弯钳，自前方的髌骨的切口到后方的股骨内上髁切口建立可选择的间隙（同样推荐在第二层和第三层之间）。
- 血管钳尖部在股骨内上髁和收肌结节间的骨嵴表面，用15号刀切开第一层和第二层。
- Beath针的尖部定位于内上髁近侧9 mm、后侧5 mm处，将针尖向股骨外侧贯穿[24]。
- 将一根5号聚乙烯编织线环穿过Beath针的尾部，穿越切开的支持带通道，穿过一个髌骨隧道。
- 将膝关节全范围活动以评估等长性。
  - 如果在屈曲位被拉长，将第二根Beath针定位于股骨内上髁偏远侧，保留第一根针使得第二根针较易重新定位，5号缝线环通过第二根Beath针，然后再次将膝关节行关节活动度检查，如果获得等长，则移除第一根Beath针。
  - 如果在伸直位被拉长，将第二根Beath针定位于收肌结节偏近侧；同样，保留第一根针使得第二根针较易重新定位，5号缝线环通过第二根Beath针，然后再次将膝关节行关节活动度检查，如果获得等长，则移除第一根Beath针。
- 一旦股骨定位针的位置理想，在股骨上钻一个与对折的移植物直径一致的盲性隧道，对于半腱肌腱移植物，直径通常是6～7 mm。
- 股骨隧道深度至少需要20 mm，推荐深度25 mm。

移植物的穿入和固定

- 5号缝线通过 Beath 针和移植物环端,针穿出股骨外皮质后将移植物带入股骨隧道。
- 用20 mm 的可吸收界面螺钉在股骨侧行可靠固定。
- 如果将环形等长缝线放置于支持带通道内,可用于将移植物游离端穿过预先制作的支持带间隙(技术图3A、B)。
- 用对折的22号不锈钢丝或弯的过线器将移植物游离端分别穿过相应的髌骨隧道。
- 移植物游离端经髌骨内侧缘向前方穿出(技术图3C)。
- 移植物游离端反折后用带三角针的2号不可吸收缝线在髌骨内侧与自身行双8字褥式缝合。
- 第一次缝合完成后检查髌骨活动度,在膝关节伸直和30°屈曲位、全范围ROM时要求有好的终止点或勒缰感,在屈膝30°时自中心向外有7~9 mm 的髌骨外移度。
- 锐性切除多余的移植物。
- MPFL与移植物缝合,在移植物之上缝合闭合支持带。
- 以标准方式缝合切口。

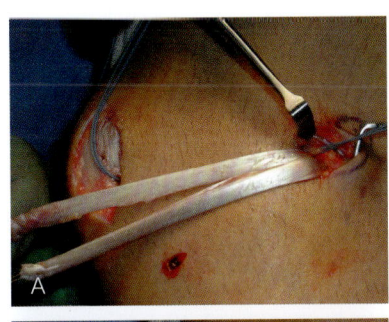
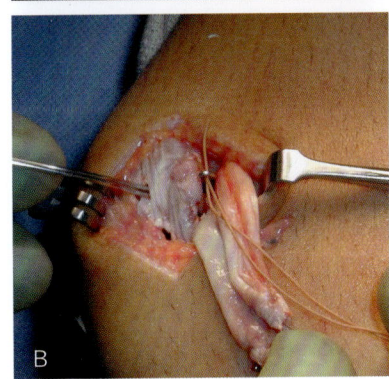
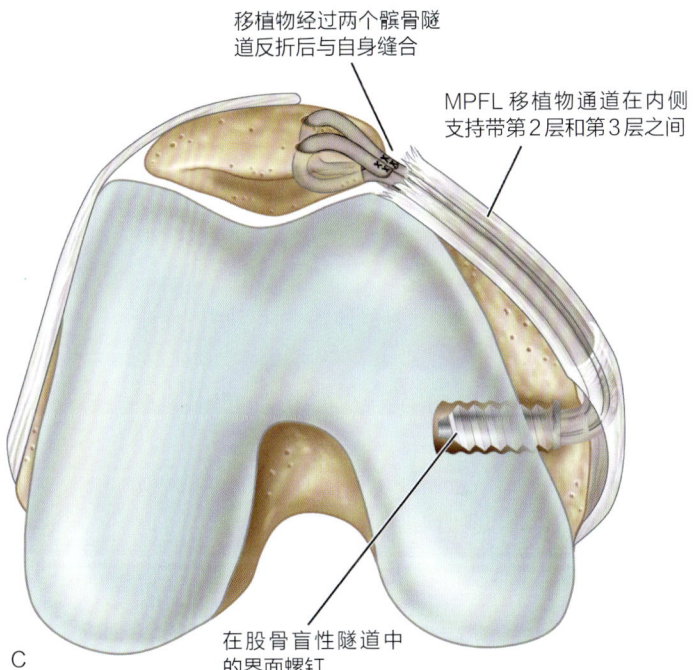

技术图3 A. 等长缝合。使用等长缝合确认股骨止点位置后,使用界面螺钉将半腱肌移植物固定于股骨。B. 等长缝合便于将移植物自髌骨内侧切口向前穿出,然后将移植物固定于2个髌骨隧道。C. 示意图显示移植物向后固定于股骨盲性隧道,向前固定于髌骨隧道。在髌骨侧,每个移植物被拉入各自的内侧隧道,从前方隧道穿出,折回至髌骨内侧并互相缝合。

要点与失误防范

适应证	• 麻醉下进行检查以确认髌骨过度外移程度 • 进行关节镜检查关节软骨损伤类型并排除原有的关节炎,此为MPFL重建的禁忌证
股骨隧道定位	• 这是手术最重要的步骤 • 调整隧道定位以获得屈伸活动时合适的移植物形态,恢复等长 • 使用透视检查隧道的准确位置[24]
MPFL移植物无张力设置	• 将髌骨中心定位至滑车沟,确认MPFL移植物全范围活动时是松弛的,只有在髌骨自其中心位置向外移位时变得紧张 • 髌骨在膝关节屈曲时自外侧进入滑车沟 • 为了起到一个缰绳的作用,移植物张力不宜过大。应该设置为不允许过度松弛的无张力状态
移植物过紧导致内侧过度束缚	• 如果髌骨在膝关节屈曲时自内侧进入滑车,或在屈膝30°时用手轻推时仅有不到5 mm的髌骨外移度,则提示移植物过紧。移除缝线重新调整移植物长度
髌骨骨桥断裂	• 发生于准备两个髌骨隧道准备过程中或将过粗的移植物拉入过紧的髌骨隧道时 • 如果发生,在髌骨前表面更外侧处钻第二个出口或钻穿过髌骨的横行隧道,出口在髌骨外缘 • 将移植物牢固固定于纽扣或将移植物游离端缝合于髌骨外缘的软组织 • 在髌骨上钻一个横贯隧道会有髌骨骨折的风险

术后处理

- 术后即刻可在膝关节锁定支具或伸膝支具保护下在耐受范围内负重。
  - 在离床活动时支具需要固定至少6周以防摔倒,直至股四头肌控制力恢复。
- 在软组织恢复后,尽快开始被动ROM训练和抗阻闭链训练,以恢复ROM和股四头肌控制力。
- 如果行胫骨结节截骨,术后开始行足跟滑动的被动ROM训练。术后6周内禁止主动伸膝。6周后开始全范围主动ROM,术后3个月开始进行闭链抗阻训练。
- 当恢复全范围ROM和至少相当于健侧80%的股四头肌力量后,患者可以重返应力性活动,包括体育运动。
- 如果术后6周没有达到90°屈曲活动度,则需要增加康复训练的强度,如果无法通过康复训练解决僵直,需要在术后9~12周进行麻醉下手法松解(MUA)。

结果

- Fithian和Gupta[9]报道了一组接受MPFL重建的92个膝关节中,7例失败或二次手术(7.6%),其中只有一例是复发脱位(1.1%),再手术病例的主要原因是僵直,可成功地通过麻醉下手法松解治疗。
- Schöttle等[23]报道了采用自体半腱肌重建MPFL后47个月的疗效,有86%的优良率。15例MPFL重建病例中,有一例是双侧复发性不稳。
- Steiner等[26]报道了使用不同移植物重建MPFL的34例患者中,66个月时有91.1%的优良率且无复发脱位。
- 在Schöttle等[23]和Steiner等[26]的病例中,滑车发育不良的存在不影响MPFL重建的结果。
- Nomura和Inoue[19]报道了12例膝关节使用半腱肌移植物混合重建MPFL,进行了最少3年的随访,结果有83%的优良率,无复发性髌骨半脱位或脱位。

并发症

- 僵直。
- 复发脱位。
- 内侧过度束缚导致疼痛的、过紧的髌骨[8,14,17,18]。
- 髌骨骨折。
- 症状性硬结。

(孙鲁宁 译,刘闻欣 沈继 审校)

参考文献

[1] Balcarek P, Walde TA, Frosch S, et al. MRI but not arthroscopy accurately diagnoses femoral MPFL injury in first-time patellar dislocations. Knee Surg Sports Traumatol Arthrosc 2012;20(8): 1575-1580

[2] Camp CL, Stuart MJ, Levy BA, et al. CT and MRI measurements of tibial tubercle-trochlear groove distances are not equivalent in patients with patellar instability. Am J Sports Med 2013;41(8); 1835-1840.

[3] Caton J, Deschamps G, Chambat P, et al. Patella infera. Apropos of 128 cases. Rev Chir Orthop Reparatrice Appar Mot 1982;68:

317-325.

[4] Conlan T, Garth WP Jr, Lemons JE. Evaluation of the medial softtissue restraints of the extensor mechanism of the knee. J Bone Joint Surg Am 1993;75(5):682-693.

[5] Crosby EB, Insall J. Recurrent dislocation of the patella: relation of treatment of osteoarthritis. J Bone Joint Surg Am 1976;58A:9-13.

[6] Dejour H, Walch G, Nove-Josserand L, et al. Factors of patellar instability: an anatomic radiographic study. Knee Surg Sports Traumatol Arthrosc 1994;2:19-26.

[7] Elias DA, White LM, Fithian DC. Acute lateral patellar dislocation at MR imaging: injury patterns of medial patellar soft-tissue restraints and osteochondral injuries of the inferomedial patella. Radiology 2002;225:736-743.

[8] Elias JJ, Cosgarea AJ. Technical errors during medial patellofemoral ligament reconstruction could overload medial patellofemoral cartilage. Am J Sports Med 2006;34:1478-1485.

[9] Fithian DC, Gupta N. Patellar instability: principals of soft tissue repair and reconstruction. Tech Knee Surg 2006;5:19-26.

[10] Fithian DC, Paxton WE, Stone ML, et al. Epidemiology and natural history of acute patellar dislocation. Am J Sports Med 2004; 32:1114-1121.

[11] Maenpaa H, Lehto MU. Patellar dislocation: the long-term results of non-operative management in 100 patients. Am J Sports Med 1997;25:213-217.

[12] Maenpaa H, Lehto MU. Patellofemoral osteoarthritis after patellar dislocation. Clin Orthop Rel Res 1997;339:156-162.

[13] Miller JR, Adamson GJ, Pink MM, et al. Arthroscopically assisted medial reefing without routine lateral release for patellar instability. Am J Sports Med 2007;35(4):622-629.

[14] Muneta T, Sekiya I, Tsuchiya M, et al. A technique for reconstruction of the medial patellofemoral ligament. Clin Orthop Rel Res 1999;359:151-155.

[15] Nelitz M, Dornacher D, Dreyhaupt J, et al. The relation of the distal femoral physis and the medial patellofemoral ligament. Knee Surg Sports Traumatol Arthrosc 2011;19(12):2067-2071.

[16] Nikku R, Nietosvaara Y, Aalto K, et al. Operative treatment of primary patellar dislocation does not improve medium-term outcome: a 7-year follow-up report and risk analysis of 127 randomized patients. Acta Orthop 2005;76:699-704.

[17] Nomura E, Horiuchi Y, Kihara M. Medial patellofemoral ligament restraint in lateral patellar translation and reconstruction. Knee 2000;7:121-127.

[18] Nomura E, Horiuchi Y, Kihara M. A mid-term follow-up of medial patellofemoral ligament reconstruction using an artificial ligament for recurrent patellar dislocation. Knee 2000;7:211-215.

[19] Nomura E, Inoue M. Hybrid medial patellofemoral ligament reconstruction using the semitendinosus tendon for recurrent patellar dislocation: minimum 3 years' follow-up. Arthroscopy 2006;22:787-793.

[20] Nomura E, Inoue M, Osada N. Anatomical analysis of the medial patellofemoral ligament of the knee, especially at the femoral attachment. Knee Surg Sports Traumatol Arthrosc 2005;13:510-515.

[21] Panagiotopoulos E, Strzelczyk P, Herrmann M, et al. Cadaveric study on static medial patellar stabilizers: the dynamizing role of the vastus medialis obliquus on medial patellofemoral ligament. Knee Surg Sports Traumatol Arthrosc 2006;14:7-12.

[22] Salzmann GM, Weber TS, Spang JT, et al. Comparison of native axial radiographs with axial MR imaging for determination of the trochlear morphology in patients with trochlear dysplasia. Arch Orthop Trauma Surg 2010;130(3):335-340.

[23] Schöttle PB, Fucentese SF, Romero J. Clinical and radiological outcome of medial patellofemoral ligament reconstruction with a semitendinosus autograft for patella instability. Knee Surg Sports Traumatol Arthrosc 2005;13:516-521.

[24] Schöttle PB, Schmeling A, Rosenstiel N, et al. Radiographic landmarks for femoral tunnel placement in medial patellofemoral ligament reconstruction. Am J Sports Med 2007;35:801-804.

[25] Sillanpää PJ, Mattila VM, Mäenpää H, et al. Treatment with and without initial stabilizing surgery for primary traumatic patellar dislocation. A prospective randomized study. J Bone Joint Surg Am 2009;91:263-273.

[26] Steiner TM, Torga-Spak R, Teitge RA. Medial patellofemoral ligament reconstruction in patients with lateral patellar instability and trochlear dysplasia. Am J Sports Med 2006;34:1254-1261.

[27] Teitge RA, Faerber WW, Des Madryl P, et al. Stress radiographs of the patellofemoral joint. J Bone Joint Surg Am 1996;78A:193-203.

第61章 胫骨结节移位术
Tibial Tubercle Transfer

John P. Fulkerson

定义

- 胫骨结节移位是一种治疗难度高而且顽固的髌股关节紊乱（如髌股关节不稳或髌股关节炎）的通用手术选择。
- 胫骨结节移位对于同时伴有不稳和关节炎的患者也有作用。
- 胫骨结节移位最好被当作一种"代偿"。换句话说，如果多种结构和对线因素导致髌骨不稳和关节炎，仔细计划的胫骨结节移位可以代偿其他缺陷，能够持久地缓解疼痛和不稳。

解剖

- 髌骨在屈膝早期通过其远端从轻度偏外的位置进入滑车中心的方式与股骨滑车相关节。通常髌骨在最初的10°屈曲时迅速进入滑车，首先通过其远端接触。
- 随着膝关节进一步屈曲，负荷更加向髌骨近端转移直至全部屈曲，接触部位在髌骨远端。随着屈曲负荷角度的逐渐增加，屈曲产生的负荷会逐渐沿着髌骨向近端转移[11]。
- 由于髌骨随着膝关节进一步屈曲而进入滑车，滑车逐渐加深，髌骨的防护也在增加。因此，在多数人群，最大的不稳定点在屈膝早期，这时滑车最浅而且髌骨的防护也有限。
- 胫骨结节相对于股骨滑车的位置使得髌骨进入滑车的过程更加复杂[4]。
  - 这种关系涉及胫骨结节与股骨滑车（TT-TG）指数，可通过滑车中心和胫骨结节的叠加断层图像进行测量，单位为毫米（mm）（图1）。
- 髌骨被包裹在肌腱和支持带结构所构成的软组织包埋层中。
  - 外侧支持带延伸至髂胫束，同时它的近端止于外侧股骨、远端止于胫骨（外侧支持带分别包括髌股和髌胫部分）。
  - 内侧部分是内侧支持带包括内侧髌股韧带（MPFL）、股内侧肌腱-股骨韧带（MQTFL），它从髌周伸膝装置的近一半延伸至内收肌结节区[1]。这种内侧支持带是复杂的，主要是由内收肌结节区到伸肌扩张部的限制纤维混合而成，而没有太多进入髌骨本身。
  - 髌腱在髌骨远端，股四头肌腱在髌骨近端连接髌骨

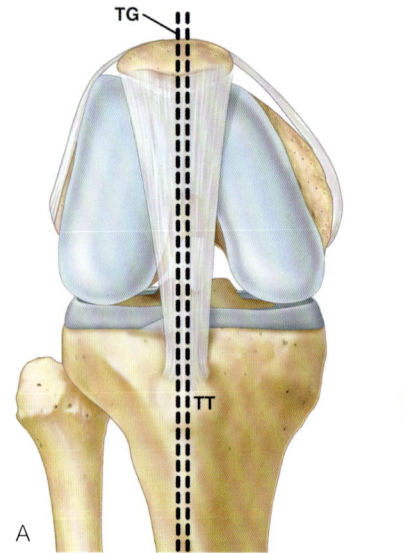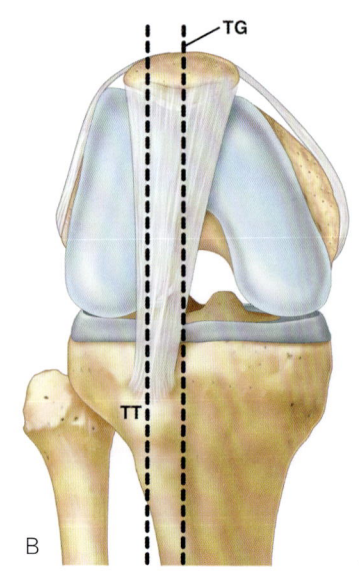

图1 胫骨结节（TT）和滑车中心（TG）的关系（TT-TG关系）与髌骨不稳有关。A. 正常的TT-TG关系，胫骨结节和滑车沟的排列。B. 外侧偏移的胫骨结节。

和股四头肌。股四头肌腱是一个宽大的肌腱,包括止于髌骨近端外侧面的股外侧肌肌腱。
- 髌骨的外上角由指状突起于外侧肌间隔的股外侧肌斜束动态支持[14]。

发病机制

- 髌股关节周围的病理问题与膝关节前方解剖异常、对线异常和创伤有关。
- 多数显著发育不良的患者具有先天潜在的伸膝装置和/或下肢不平衡,这会导致异常的形态学发育。
- 慢性外偏的伸膝装置容易引起股骨滑车异常的外侧高压,从而进一步导致外侧滑车和髌骨发育扁平(图2)。

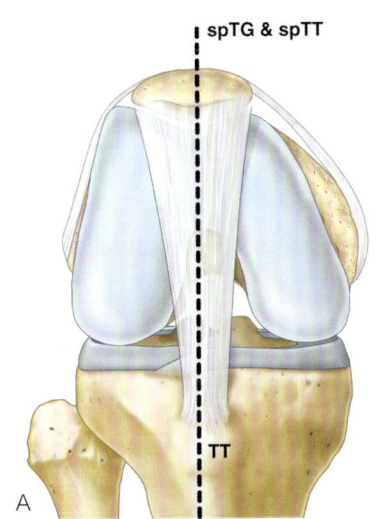
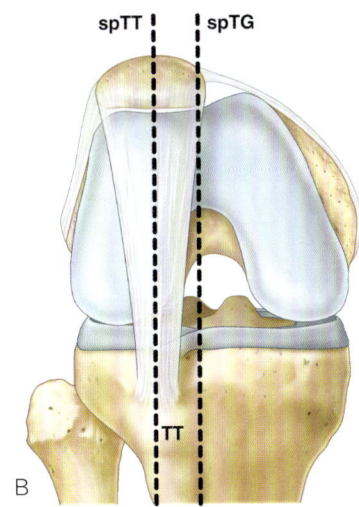

图2 A. 正常滑车沟。B. 外延的髌骨外侧轨迹,外侧滑车扁平,加重外侧髌骨不稳和牵拉内侧髌骨支持结构(包括内侧髌股韧带)。图中spTG:滑车沟矢状面;spTT:胫骨结节矢状面;TT:胫骨结节。

尽管并非完全由此所致,这种发育模式更易解释伸膝装置对线异常的患者外侧滑车发育异常和持久不稳。此类患者由于内侧支持带结构长时间受到牵拉,某些情况下会导致髌骨半脱位和倾斜。

- 这种牵拉会导致慢性不稳,慢性外侧髌股关节过度负荷、脱位(当脱位的髌骨在脱位后重新强行进入外侧滑车,通常会引起内侧髌骨软骨破坏)、外侧髌股关节破坏、关节和髌周支持带过度负荷相关性疼痛[13]。
- 有些患者由于钝性创伤而产生膝前痛,通常膝关节处于屈曲位。
- 屈膝撞击和随之而来的髌股关节创伤通常会引起髌骨近端损伤,这一点很重要,因为胫骨结节前移转移了髌骨近端的接触面,因此会加重钝性损伤导致的髌骨近端损伤。
- 对于多数钝性损伤的患者来说,髌骨外偏轨迹并非损伤因素,因此解决问题的关键通常不在于纠正异常的伸膝装置对线。

自然病程

- 髌股关节疼痛、不稳或关节炎的病史通常与之前提出的失平衡有关。由于髌骨在滑车内的轨迹慢性外侧偏移,髌骨和滑车的点负荷增加造成过度负荷,尤其是髌骨。
- 最终这将导致关节软骨损害,Ficat[7]称之为外侧高压综合征(图3)。
  - Schutzer等[21]指出,与对照组相比,髌股痛的患者髌骨倾斜和半脱位发生率较高。
- 在髌骨脱位时内侧髌股韧带撕裂,即使愈合后也是延长的。这将进一步加重髌骨相对于滑车向外侧脱位的趋势。
- 对于钝性损伤,疼痛与撞击和关节下骨损伤有关,通常发生在髌骨近端。这种疼痛源于受损的软骨下骨,因为软骨上是没有神经的。

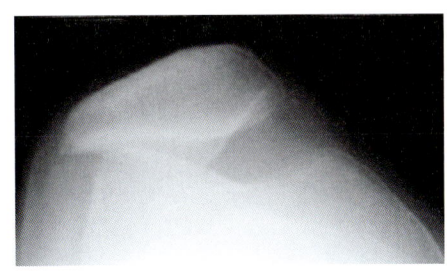

图3 外侧高压导致髌骨外侧软骨病变和破坏(版权:David Dejour)。

病史和体格检查

- 对于准备行胫骨结节移位的患者,确定有无手术指征很重要,因为结构性对线失衡或软骨过度负荷状态都会导致不稳或疼痛。
  - 应强调体格检查时密切观察髌骨在股骨滑车的轨迹、内侧支持带结构的状况、髌股关节软骨局灶损害的迹象、支持带或软组织痛的表现,并寻找其他引起疼痛的可能原因,如内侧或外侧间室疾病或髋、背部牵涉痛。
- 仔细对髌周支持结构触诊可能会发现是否存在软组织或支持带过度负荷引起的疼痛[18]。
  - 对于有些病例,只要松解疼痛的支持带结构就足够了。
- 当检查内侧支持带(包括MPFL和MQTFL)时,推荐在伸直时外推髌骨,然后慢慢屈膝以观察在屈膝20°~30°时内侧髌股韧带是否将髌骨送入滑车中心。当采用该方法时,会感觉到在髌骨进入滑车时有一股显著的将检查者手指向内的推力。
  - 如果在屈膝20°~30°时髌骨在检查手指向外的推力下仍然外偏,则提示内侧支持带功能不全[10]。
- 与之相似,如果一名患者以往接受过伸膝装置手术,检查者应该在伸膝位将髌骨内推突然屈膝30°~40°(图4)。
  - 如果髌骨突然进入滑车引出患者的症状,他(她)实际患有内侧不稳的问题(即内侧半脱位),因此需要接受外侧支持结构的修补或重建,甚或外移以往过度内移的胫骨结节。

- 髌骨位于滑车中心,挤压髌骨并屈膝观察是否引出摩擦音或疼痛。这种摩擦音或疼痛出现时的屈曲角度对于定位损伤位置非常重要。要牢记膝关节屈曲时髌骨关节接触面逐渐向近端移动。当患者对抗检查者手的阻力从全屈曲位到全伸直位伸膝时会重复髌骨在滑车内所受的压力,注意抗阻主动伸膝时疼痛或摩擦音出现的位置。
- 所有患者俯卧位接受检查,便于内旋或外旋髋关节以观察是否存在髋源性疼痛。患者俯卧位时骨盆是水平的,因此可以完全屈膝并与对侧比较确定是否存在股四头肌和伸膝装置过紧。要告诉这些患者如何牵张伸膝装置。
- 考虑手术治疗前应该用尽一切非手术治疗方法。

影像学和其他诊断性检查

- 在诊断膝前疾病时,拍摄标准的屈膝45°X线正位片和标准的屈膝30°或45°髌股关节轴位片非常重要[15]。
  - 膝关节屈曲45°时,髌骨通常回到股骨滑车中心。这是一种很好的诊室筛查试验以确定是否存在显著的伸膝装置不平衡。
  - 对于多数患者来说,屈膝大于45°的摄片无显著用途。
  - 笔者的经验未发现30°-60°-90°位片有用。
  - 有些患者仅通过屈曲90°轴位片评估,这对于影像技师来说较为简单,因为他们可以简单地将患者下肢悬垂在检查台拍摄此轴位片。但标准屈曲30°或45°位非常重要,这需要使用一个支持架。
- 另一种重要的门诊摄片是标准的侧位片[16](图5),在站立位屈膝30°拍摄,股骨后髁重叠。
  - 这种摄片有一定的技术要求,但是多数放射科技术人员均有确认后髁的经验,经过一两次尝试,即可获

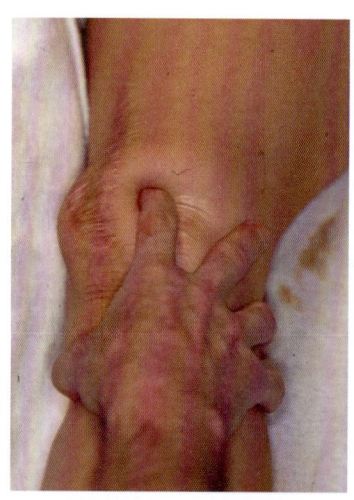

图4 测试髌骨内侧半脱位。往内推髌骨并突然屈膝,如果髌骨归位引发患者的症状,可能存在病理性内侧半脱位。

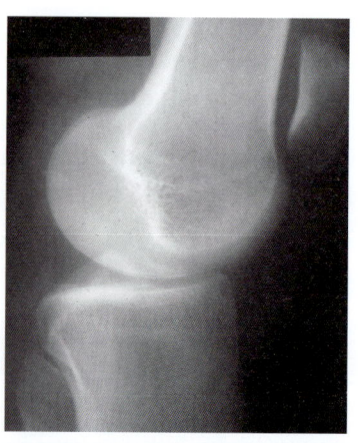

图5 真正的X线侧位片可准确地表明滑车的骨性结构。

得一张较好的后髁重叠(或接近完全重叠)的照片。
- 该方法完全显示股骨滑车,因此可以和滑车的内外侧面一样从近端向远端很好地确认中央沟。
- 其他影像学检查包括CT、MRI和核素扫描。相对较少的患者需要这些检查方法。
  - 如果进行CT检查,最好在屈膝0°、15°、30°和45°时检查,获得髌骨中部的横断图像并观察髌骨如何进入滑车,这将会在影像上重现正常站立位时的对线关系。
  - MRI对于多数患者来说没有用处,但是可以帮助评估关节软骨和软组织结构,同样可以很好地观察软骨下骨的反应。此外,医师可以通过在轴向图像上的相关位置之间滚动并使用工具栏中的标尺来测量胫骨结节和滑车沟之间的距离。但是,在这里必须承认,这样的TT-TG测量是一个近似值,而并非是否做胫骨结节移位术的绝对指标。
  - 核素扫描虽不常用,但对确定软骨下骨超负荷反应非常有帮助[5]。它对于膝前创伤患者、不明原因膝前痛或慢性髌骨过度负荷患者非常适用。对涉及工伤的案例中,如果通过一般检查无法发现客观病情而同时又需要确定适当的治疗方案,该检查就显得非常重要。
  - 在某些情况下,单光子发射计算机断层扫描(SPECT)对于准确定位软骨下骨过度负荷的部位有帮助。选择性SPECT对于需要行髌骨减压或表面重塑方案的患者具有重要作用。

非手术治疗

- 在考虑行胫骨结节移位术前,所有患者均需接受各种非手术治疗,包括整个下肢核心稳定治疗、髌股带和支具固定(推荐笔者参与设计的Tru-Pull支具),以及运动调整治疗。
- 黏弹性物质的补充对于少数有髌股关节炎的患者有帮助,但是对于多数髌股关节炎患者无效。

手术治疗

- 在伴有严重伸膝装置不平衡、不稳、疼痛的患者,最终的关节软骨损害非常普遍。当特殊情况如内侧支持带(包括MQTFL、MPFL)断裂引起不稳时,需要首先考虑重建缺损的结构。
  - 对于许多髌骨不稳的患者,当发育不良和滑车结构正常或接近正常时,恢复内侧支持,无论重叠缝合(切开或关节镜)或重建内侧髌股韧带和松解紧张的外侧支持带,都是可选择的方案。通常情况下,这是与内侧支持结构缺陷相关的髌骨不稳患者非手术治疗失败后的一线手术治疗方法。
- 对于有更严重发育不良的患者,伴有高TT-TG指数(图1B)和髌骨或股骨滑车退变,胫骨结节移位提供了持久改善平衡和长期缓解不稳的机会。
- 胫骨结节移位在治疗髌骨不稳最好用于TT-TG指数高(以>20为大致参考标准)、Q角大(通常>20°)或外侧滑车发育不良,这些情况下单纯软组织重建既难以成功又需要过度张力,从而导致髌股关节过度负荷[20]。
  - 对于髌骨远端关节退行性病变的患者,如果没有异常的髌骨轨迹外偏,单纯前移是最好的解决办法。
  - 对于更加严重的轨迹异常,单纯MPFL重建是不够的,因为MPFL重建将髌骨拉向后内方以获得稳定及中心轨迹,这会增加髌骨负荷最终导致髌股关节退变。必须认识到在髌骨轨迹外偏较严重的患者中选择胫骨结节移位是有益的。
  - 胫骨结节移位提供即时固定和稳定性,使早期关节活动(ROM)成为可能,进一步减少了不稳的重建手术后僵直、过紧、慢性膝前痛风险。
- 在治疗髌股关节炎时,胫骨结节前内侧或前侧移位对于保护关节扮演了重要角色。
  - 如同最初Ficat报道的那样[7],有些患者伴有外侧高压导致的髌股关节炎。由于外侧半脱位和外侧髌骨面高压相关的髌骨持久外侧偏移,外侧高压综合征最终会引起外侧髌股关节的磨损,甚至累及背面。因此,可采用外侧松解减少这种压力。对于髌骨倾斜特别显著的患者,在早期进行外侧松解以减小压力也会有帮助。
  - 胫骨结节移位是伸膝装置减负和再平衡的有效方法,可以将髌骨放置于滑车中心并在膝关节活动时维持位置。

- 通过将内移的胫骨结节向前移位(即胫骨结节前内移位),髌骨远端关节面也会减少负荷[19]。这一点很重要,因为有些有髌股关节软骨炎或关节病的患者有髌骨伴有远侧关节面的破坏或疼痛。胫骨结节前移持久地减轻了髌骨远端关节面的负荷,内移则将髌骨再平衡至滑车中央,减轻了外侧面负荷。
  - 由于异常的剪力和外侧过度负荷,多数慢性伸膝装置外移的患者随着时间推移会产生外侧面破坏和髌骨远端退变。胫骨结节前内移位可以对此代偿,因此这是治疗关节退变和源于远端和外侧髌骨关节面疼痛的可选方案[6]。
- 胫骨结节前外侧移位[9]被视为以前有胫骨结节过度内移患者的最好补救方法。对以前接受过胫骨结节向后、内、远端移位以稳定伸膝装置的Hauser术式所导致的慢性内侧髌股关节炎,它有助于缓解其引起的疼痛。
- 只有在严重的高位髌骨病例中,为了保持稳定性,胫骨结节远侧移位才是必要的。然而,根据笔者的经验,胫骨结节远侧移位将带来较大的疼痛和/或髌骨过度负荷风险,因此笔者发现这种方式在大多数情况下并没有太大用处,除非在相当极端的病例中,通过内侧重建、外侧松解/延长、胫骨结节内移侧或前内侧移位等各种方法仍无法建立一个稳定的髌股关节时才需要使用。

胫骨结节内移

切口和显露

- 胫骨结节内移的最好入路是通过髌骨中部至胫骨结节远侧5~7 cm的正中切口[3]。
- 确定髌腱的内、外侧缘,将胫前肌向后牵开,拉开皮缘,在胫骨结节深部进行切开显露。

截骨

- 在胫骨结节后方做一水平切割,远侧斜向前方使得截骨的远端尖部仅保留约1 mm厚的骨质,近端切割处大约在髌腱止点上方2 mm。
  - 这种切割要垂直于胫骨前面,这将保留一个平滑的边缘以增加移位的胫骨结节额外的稳定性。近端切割必须便于胫骨结节自由内移,也就是说,近端切割的内侧面比外侧面更靠近端,向内张开。
- 胫骨结节截骨的厚度因患者需要内移的程度而异。
  - 对于严重发育不良的患者需要大于1 cm的内移,截骨要深一些。
  - 对于需要内移1 cm的患者,多数病例胫骨结节近端的厚度1~1.5 cm就够了。
- 在远端截骨时必须小心地斜向前方,使截骨的尖端以青枝骨折的方式将其内移。

移位完成

- 用摆锯完成截骨后,通常用1/2 in的骨刀进行近端截骨。
- 撬起截骨块向内移位,如果内侧骨质有突出端,可以通过摆锯或咬骨钳去除。
- 通过2个骨皮质拉力螺钉牢固固定骨块(技术图1),仔细地测量钻孔的深度,钻穿近端骨块,利用后方骨皮质对骨皮质螺钉的把持力将骨块向后拉住。
  - 注意避免骨皮质螺钉尖部过度超出后方皮质。
- 胫骨结节移位后,术者通过关节镜或开放手术松解外侧支持带以获得伸膝装置平衡。
- 长期或严重的伸膝装置不平衡患者可以出现严重或轻度的髌下挛缩,这可以在术中进行松解。
- 胫骨结节移位后,可以通过关节镜或切开确定髌骨在滑车中心的轨迹。

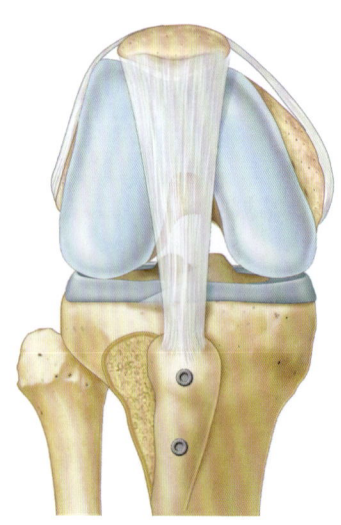

技术图1 通过内移胫骨结节纠正异常的TT-TG关系。

胫骨结节前内移位

切口和显露

- 为使髌骨远端和外侧面同时减负,需要行胫骨结节深部的斜形截骨,将胫骨结节同时向前侧和内侧移位[8,12]。
- 行胫骨结节前内移位,通常一个起自髌骨和胫骨结节中点区止于胫骨结节远侧约7 cm处的正中纵行切口就足够了。
- 游离髌腱后,松解胫骨前肌并向后拉开。
- 由于斜形截骨由内向外进行,必须用较大的拉钩向外牵拉胫骨前肌,以观察摆锯的截骨面是否到达胫骨后外侧面。胫骨的整个外侧面必须可直视[11](技术图2)。

截骨

- 通常此时最好使用一个导向器,如 Tracker 导向器或 Arthrex AMZ 导向器,确保准确的截骨面。有经验的手术医生可以不用导向器进行切割,但是只有常规进行这种手术的医生才会在没有导向器的情况下感到轻松。
- 使用外部固定模块有助于正确的截骨方向(技术图3A)。在截骨部位的顶部和底部各留置一个钻头。
- 截骨通常从胫骨结节水平开始往远端延伸7～9 cm,同时必须逐渐向胫骨前皮质走形以免皮质刻痕过于偏远端。
  - 远端切割(刻痕)过深增加了胫骨骨折的风险,应该避免。
- 定位器定于预期的角度行由内向外的斜形截骨,沿紧邻髌腱止点的内侧区域朝向外侧截骨,始终在直视下使锯片于外侧皮质穿出(技术图3B)。
  - 这种方法避免了胫骨后方的后外侧区域周围的胫前动脉和腓深神经的损伤。
  - 首先从显露最好的远端开始截骨,随着逐渐向近端斜行切割,逐渐截向后方。
- 一旦近端截至胫骨外侧皮质的中、后部分,就停止在外侧切割。用骨刀或锯片从截骨近端外侧角到髌腱外侧近端往回切割。
  - 这将使截骨完成后外侧皮质解离,截骨块可以移向前内侧。
- 胫骨结节前内侧移位截骨第三个步骤是直接在胫骨的髌腱止点近端,大约在髌腱止点上方2 mm。
  - 此步骤通常使用一个 1/4 in 或 1/2 in 的骨刀,用 Army-Navy 拉钩向前拉开髌腱后直视下进行。
  - 最好由内向外将内侧截骨的近端与斜形向后的外侧截骨处相贯穿,以便将截骨块自由地向前内侧移位。
  - 通过青枝骨折将截骨块向前内移位,其远端部分的厚度不超过1～2 mm。
  - 截骨块可以移动1 cm或稍多一些,必要时还可以进行更多的前移或内移。
- 截骨的倾斜程度取决于术者想要前移和内移的程度(技术图3C、D)。
  - 当有较大的伸膝装置对线需要时,切割可以稍平一些,这样可以获得较多的内移。
  - 当急需对损坏或疼痛的髌骨远端减负时,切割要更斜(陡),允许更多的前移。
  - 因此,要针对患者不同需要进行个体化截骨。

移位完成

- 通过2个骨皮质拉力螺钉牢固固定截骨块。
  - 必须小心地定位螺钉,确保它们在骨皮质内,而且两侧都有好的骨皮质支撑。
  - 如果仔细地进行最近端的截骨,将会形成骨性平台

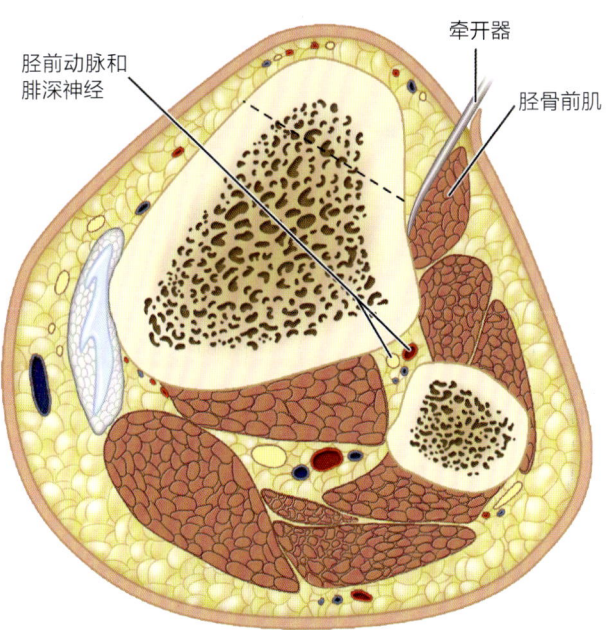

技术图2　牵开胫前肌全面观察胫骨近端外侧面。

供截骨块放置,除了螺钉提供的稳定性之外,这将进一步增加截骨的稳定性。
- 根据需要进行外侧松解游离髌骨,对于有髌腱后挛缩的患者,也要进行髌腱松解以游离伸膝装置。该方法的一个最大优势在于松解和分离脂肪垫和髌后瘢痕。
- 胫骨结节移位后,需要仔细止血,缝合皮下或皮肤。为了使截骨处皮肤对合更好,笔者推荐普通缝皮或钉皮机而不是皮内缝合。

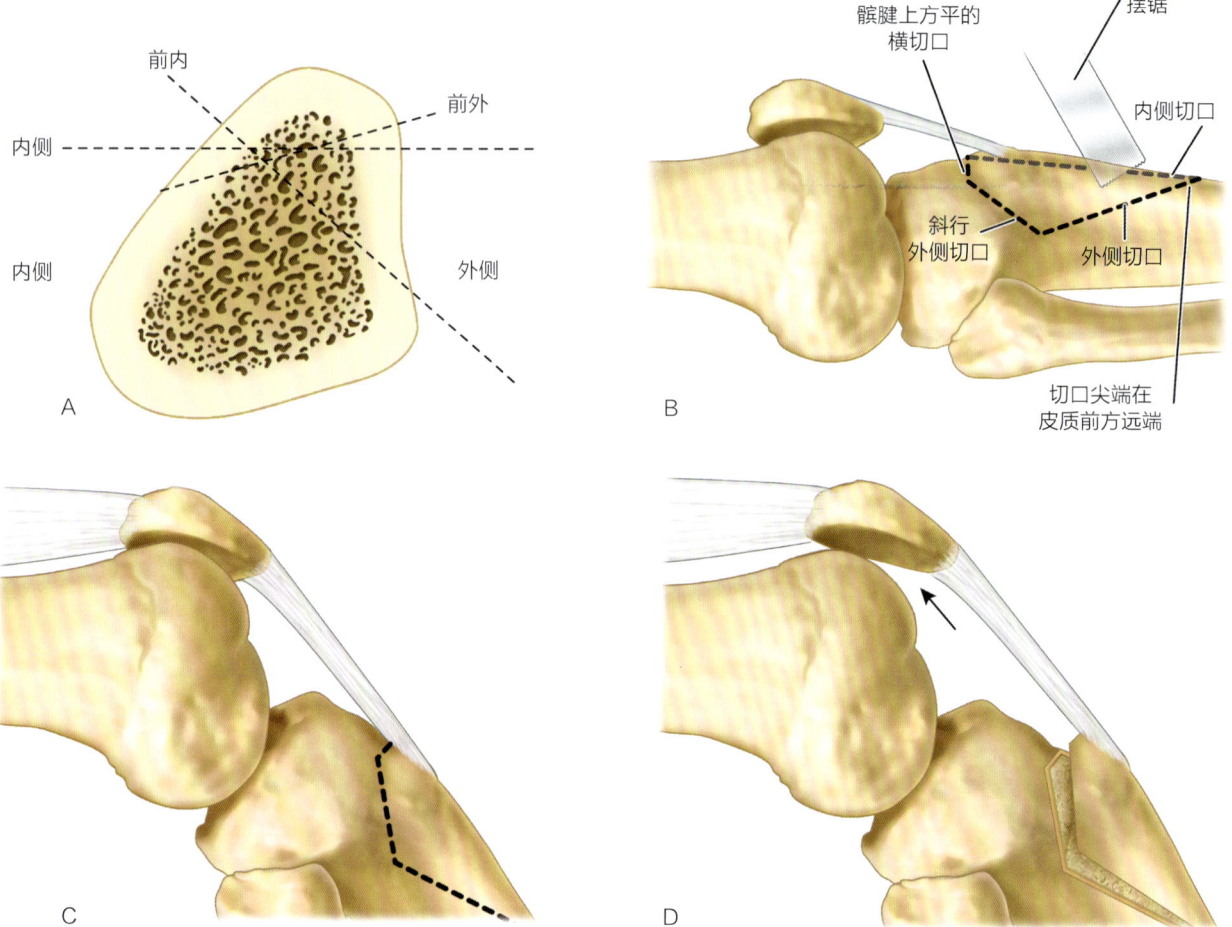

技术图3 A. 胫骨结节移位的不同切割平面。B. 胫骨结节前移,自内向外斜行切割,至远端皮质时逐渐变细。胫骨结节截骨移位后(C),同时获得胫骨结节前方和内侧移位(D)。

胫骨结节前外侧移位

- 极少数以前有胫骨结节过度内移的患者,需要进行一个轻度由外向内倾斜的、深达以前截骨部位的截骨,将胫骨结节向前外移位。
- 固定和康复过程与胫骨结节前内移位相同。

要点与失误防范

避免并发症	• 患者应该拄拐至少6周,因为过度负重会有骨折的风险 • 术前要戒烟并且起码坚持2个月,因为吸烟对骨折愈合有不良影响 • 手术必须精确、固定牢靠 • 患者应该在术后尽快开始关节活动度操练以避免僵直 • 所有患者术后应接受抗凝治疗,手术时预防性使用抗生素 • 仔细止血,根据需要使用适当的引流,预防血肿

术后处理

- 胫骨结节移位术后立即进行关节活动度操练非常重要。
  - 如果稳定性可靠，患者立刻开始关节活动度训练。
  - 如果进行了近端重建，由于担心近端的修补受到牵拉，可以从每日单循环屈曲活动开始训练。
  - 此类病例，短期伸直位制动有利于软组织愈合，但是术后10～12天后每天进行一次单循环屈膝训练，对于确保后期全范围关节活动度训练和最终最大限度的关节活动度非常重要。
- 患者持续拄拐6～8周，6周后在可耐受范围内负重。
- 最初6周，笔者推荐术侧行趾触或轻度负重。
- 笔者建议对大多数患者使用阿司匹林抗凝治疗4～6周。
- 大多数患者手术当天回家，根据需要在1～3天后复查，之后在10～12天后拆线和摄片。
- 手术切口使用无菌创口贴4～6周，避免伤口裂开。

并发症

- 胫骨结节移位术后应关注的并发症包括胫骨骨折[22]、僵直、血栓性静脉炎、骨不连、感染和血肿。
- 小心操作可避免此类并发症。
- 严重肥胖会增加并发症的风险。

预后

- Buuck[2]回顾了胫骨结节前内移位患者术后4～12年的随访结果，显示长期保持良好疗效。
- 随访研究始终显示85%～90%的患者有满意的疗效。Pidoriano等[17]证明疗效与关节损伤的部位密切相关，髌骨外侧和远端损伤的患者比近端("仪表盘")或内侧(术后脱位)损伤患者更易得到缓解。

（孙鲁宁　译，刘闻欣　沈继　审校）

参考文献

[1] Amis AA, Firer P, Mountney J, et al. Anatomy and biomechanics of the medial patellofemoral ligament. Knee 2003;10:215-220.

[2] Buuck DA, Fulkerson JP. Anteromedialization of the tibial tubercle: a 4- to 12- year follow-up. Oper Tech Sports Med 2000;8:131-137.

[3] Cox JS. Evaluation of the Roux-Elmslie-Trillat procedure for knee extensor realignment. Am J Sports Med 1982;10:303-310.

[4] Dejour H, Walch G, Nove-Josserand L, et al. Factors of patellar instability: an anatomic radiographic study. Knee Surg Sports Traumatol Arthrosc 1994;2:19-26.

[5] Dye SF, Chew MH. The use of scintigraphy to detect increased osseous metabolic activity about the knee. J Bone Joint Surg Am 1993;75A:1388-1406.

[6] Farr J, Schepsis A, Cole B, et al. Anteromedialization: review and technique. J Knee Surg 2007;20(2):120-128.

[7] Ficat P. The syndrome of lateral hyperpressure of the patella [in French]. Acta Orthopaedica Belgica 1978;44(1):65-76.

[8] Fulkerson JP. Anteromedialization of the tibial tuberosity for patellofemoral malalignment. Clin Orthop Rel Res 1983;177:176-181.

[9] Fulkerson JP. Anterolateralization of the tibial tubercle. Tech Orthop 1997;12:165-169.

[10] Fulkerson JP. A clinical test for medial patella tracking. Tech Orthop 1997;12:144.

[11] Fulkerson JP. Disorders of the Patellofemoral Joint. Philadelphia: Lippincott Williams & Wilkins, 2005.

[12] Fulkerson JP, Becker GJ, Meaney JA, et al. Anteromedial tibial tubercle transfer without bone graft. Am J Sports Med 1990;18:490-497.

[13] Fulkerson JP, Tennant R, Jaivin JS, et al. Histologic evidence of retinacular nerve injury associated with patellofemoral malalignment. Clin Orthop Rel Res 1985;197:196-205.

[14] Hallisey MJ, Doherty N, Bennett WF, et al. Anatomy of the junction of the vastus lateralis tendon and the patella. J Bone Joint Surg Am 1987;69A:545-549.

[15] Merchant AC, Mercer RL, Jacobsen RH, et al. Radiographic analysis of patellofemoral congruence. J Bone Joint Surg Am 1974;56A:1391-1396.

[16] Murray TF, Dupont JY, Fulkerson JP. Axial and lateral radiographs in evaluating patellofemoral malalignment. Am J Sports Med 1999;27:580-584.

[17] Pidoriano AJ, Weinstein RN, Buuck DA, et al. Correlation of patellar articular lesions and results from anteromedial tibial tubercle transfer. Am J Sports Med 1997;25:533-537.

[18] Post WR. Clinical evaluation of patients with patellofemoral disorders [current concepts]. Arthroscopy 1999;15:841-851.

[19] Saleh KJ, Arendt EA, Eldridge J, et al. Operative treatment of patellofemoral arthritis. J Bone Joint Surg Am 2005;87A:659-671.

[20] Schepsis AA, DeSimone AA, Leach RE. Anterior tibial tubercle transposition for patellofemoral arthrosis: a long-term study. Am J Knee Surg 1994;7:13-20.

[21] Schutzer SF, Ramsby GR, Fulkerson JP. Computed tomographic classification of patellofemoral pain patients. Orthop Clin North Am 1986;17:235-248.

[22] Stetson WB, Friedman MJ, Fulkerson JP, et al. Fracture of the proximal tibia with immediate weightbearing after a Fulkerson osteotomy. Am J Sports Med 1997;25:570-574.

第62章 滑车加深成形术
Deepening Trochleoplasty

David Dejour, Justin W. Griffin, Paulo Saggin, and David R. Diduch

定义

- 股骨滑车发育不良在普通人群中发生率约为3%，但在复发性髌骨不稳的人群中发生率高达96%[9]。股骨滑车结构异常是导致髌骨不稳的因素之一。
- 股骨滑车发育不良是指滑车变平、变浅甚至凸起，不能对髌骨运动提供充分的骨性阻挡，有时"滑车骨刺"或突起会导致髌骨外倾。
- 正常形态和深度的股骨滑车和软组织一起发挥维持髌股关节稳定的作用。滑车发育不良矫正手术目的就是要恢复髌股关节正常的对合关系[10]。
- 当今，由David Dejour提出的滑车加深成形术是治疗髌骨脱位患者严重滑车发育不良的方法之一。

解剖

- 正常的股骨滑车位于股骨远端前方，拥有一个精密的三维空间构形，由滑车间沟将其分为两个关节面，间沟的长度和内外向的位置存在变异[9]。
- 滑车外侧面较内侧面高，并且向股骨近侧延伸[3]。
- 正常的股骨滑车自滑车切迹向近侧延伸，与股骨前方皮质汇合。向远侧，滑车内外侧面在间沟终点形成股骨髁。
- 滑车间沟与髌骨关节面匹配，引导髌骨运动轨迹。
- 内侧髌股韧带（MPFL）是关节外韧带，附着于髌骨内侧面与股骨内上髁之间（内上髁后方5.0 mm，再向近侧9.5 mm）[14]。MPFL是阻止髌骨向外脱位的首要软组织结构。
- 髌骨稳定性取决于骨性和软组织性结构。完全伸膝时，软组织结构发挥主要作用；屈膝30°时，髌骨进入滑车，形成咬合。滑车发育不良时，异常的滑车不能导引髌骨，致其外倾外偏，导致髌骨内侧支持带结构（如MPFL）受过强应力而失效，最终发生髌骨脱位。
- 股骨滑车发育不良指滑车沟变浅甚至凸起，滑车形态异常经常伴随上外侧隆起或滑车近端骨突，可以通过侧位X线片或CT扫描确认[6]。
- 滑车近端的骨突越大，髌骨受到向外侧的牵拉力越大。

发病机制

- 股骨滑车发育不良的病因仍不明确。异常的滑车是静止不变，还是逐渐加重还不得而知。一些学者推测滑车发育不良与基因有关[11,12]。
- 然而，至今还没有关于滑车发育与结构异常的前瞻性研究。
- 其他一些学者推测是发育过程导致滑车变浅，在该过程中因力线或其他原因致髌骨外偏，从而导致滑车异常发育[20]。他们认为在生长发育过程中力线异常是导致滑车发育异常的首要原因。
- 髌骨脱位是因为髌骨在滑车间沟内缺少骨性阻挡或软组织限制。当软组织静态稳定结构（如MPFL）、肌肉动态稳定结构及骨性稳定结构均失效时，就发生习惯性髌骨不稳。髌骨不稳可分为急性或慢性[13]。

自然病程

- 有髌骨脱位史的患者在2～5年发生再脱位的总体风险是50%[5]。
- 年轻（<18岁）女性患者发生再脱位的风险更高。
- 经保守治疗后，具有潜在脱位解剖因素的患者再脱位率是43%左右，而无危险因素者再脱位率为20%[4]。
- 髌骨脱位的其他潜在解剖因素，包括胫骨结节-滑车沟间距（TT-TG）、高位髌骨、股内侧肌（VMO）发育异常、MPFL变薄、力线旋转等可与滑车发育不良同时存在[2]。
- 在一些患者在失去正常力线和软组织平衡后出现滑车发育不良，导致髌骨不稳，滑车是阻挡髌骨脱位的最后一道防线，由此可见其重要性[13]。

病史和体格检查

- 对任一复发性髌骨脱位患者均应意识到滑车发育不良的存在。需要确认脱位病史，包括具体细节。初次脱位至手术前的治疗措施。
- 需要评估骨软骨损伤情况。
- 需要确认患者最关注的是疼痛还是不稳。大部分复发性髌骨不稳患者在两次发作期间并未出现膝前痛。
- 需要询问脱位发生时的运动种类以及脱位的频率。
- 膝关节肿胀者需要注意下肢力线,进行膝关节全面检查[2]。
- 以下几项临床检查手法着重检查髌骨轨迹以及合并的髌骨其他病变。
  - 评估髌骨主动及被动运动轨迹。
  - 触诊髌骨内侧面及MPFL止点,检查有无压痛[19]。
  - 髌骨恐惧征:需要在完全伸膝位检查。该体征阳性特异性提示髌骨不稳。
  - 象限试验:膝关节伸直时髌骨可以被动内外移动1/4～2/4髌骨宽度。
  - 动态髌骨恐惧征:被动屈膝的同时外推髌骨[1]。与对侧膝关节对比,对比髌骨进入滑车达到稳定时的髌骨外移度及屈膝角度。
  - "J"形征:指在伸膝终末髌骨离开近端滑车时向外侧偏移,提示高位髌骨和/或滑车高度发育不良。
  - 髌骨研磨或压迫试验,用于检出髌骨退变,不过假阳性率较高。
  - 髌骨倾斜试验:检查者用拇指将髌骨外侧缘推起,远离股骨滑车外侧面至水平位,与健侧对比。
- 对于滑车发育不良者无特异检查方法。

影像学和其他诊断性检查

- X线平片:包括负重正位、标准侧位和屈膝30°～45°髌骨轴位[2,6,8,9]。其中侧位片尤为重要。
- 通过侧位片分析以下几个重要参数。
  - 交叉征:股骨滑车线与股骨髁轮廓线相交,此处为滑车底面,与股骨髁高度一致。因此,在这里,滑车变平与滑车关节面的前缘处于同一水平。
  - 在正常膝关节,交叉点代表滑车间沟与股骨前方骨皮质融合的部位。然而,在滑车发育不良时,该交叉点位于骨皮质前方几毫米,代表滑车骨突的位置[6]。
  - 滑车近端骨突:一个位于发育不良滑车近端外侧的显著的骨性突起,高出股骨前方骨皮质(图1)。

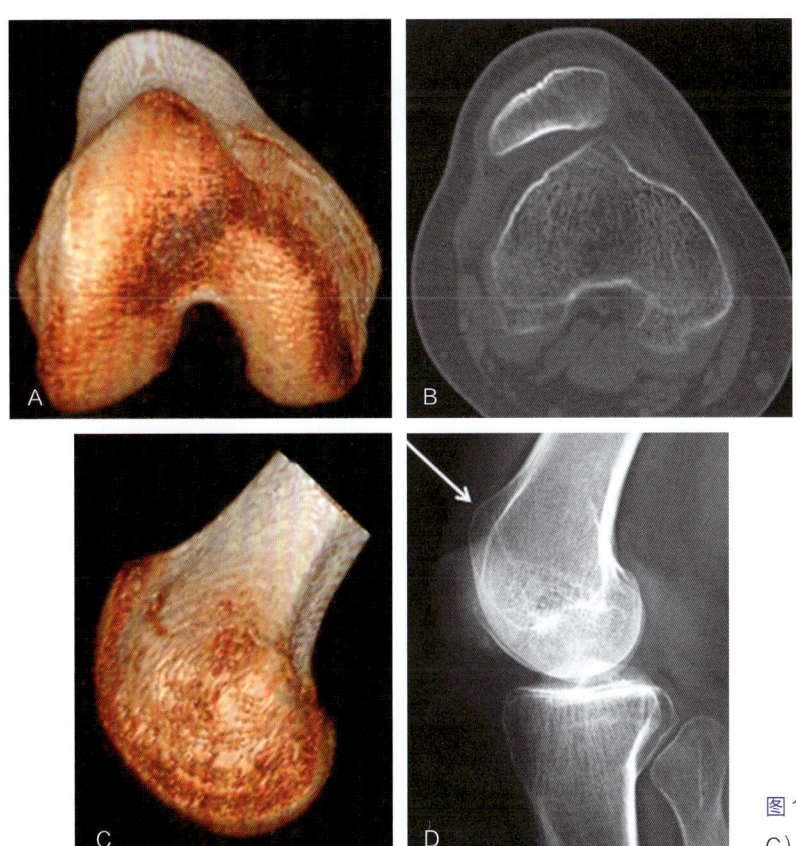

图1　CT影像显示发育不良的滑车近端骨突(A～C)。侧位片示滑车近端骨突(箭头)(D)。

- 双线征：代表发育不良的滑车内侧面，滑车外侧面较内侧面及滑车沟底高，在侧位片显示双线征。
- Caton-Dechamps指数：用于计算、评估高位髌骨及用于胫骨结节远侧移位，为髌骨软骨面长度与髌骨软骨面远端至胫骨平台连线的比值。
- Merchant（轴位）像：屈膝45°髌骨轴位像，用于显示髌骨形态、倾斜角度及滑车形态，该影像会随屈膝角度的变化而有所差异。屈膝30°最为理想，加大屈膝角度会导致低估发育不良的程度[3]。
  - 滑车沟角：从滑车沟底部分别向滑车内外侧面最高点连两条线，测量两线夹角。通常为138°。超过145°时提示滑车发育不良。严重发育不良时显示度数过高甚至无法测量（超过180°或反曲）。
  - 对于股骨滑车发育不良的诊断，重要的是，需要认识到在Merchant位X线片上观察到股骨滑车变平，此类型只占滑车发育不良的一小部分，而对于滑车近端骨突超出股骨骨皮质前缘的类型，是行滑车加深成形的绝对指征。
- 分型：可以根据标准X线片影像观察滑车形态，也可以通过横断位扫描影像（CT或MRI），按照Dejour和Leoultre分类法分类[7]（图2）。
  - A型：侧位片观察交叉征。滑车变浅，但对称、凹陷，直至滑车近端侧位片上的"交叉"点。此处滑车基底轻微超出股骨前缘皮质提示存在骨突。

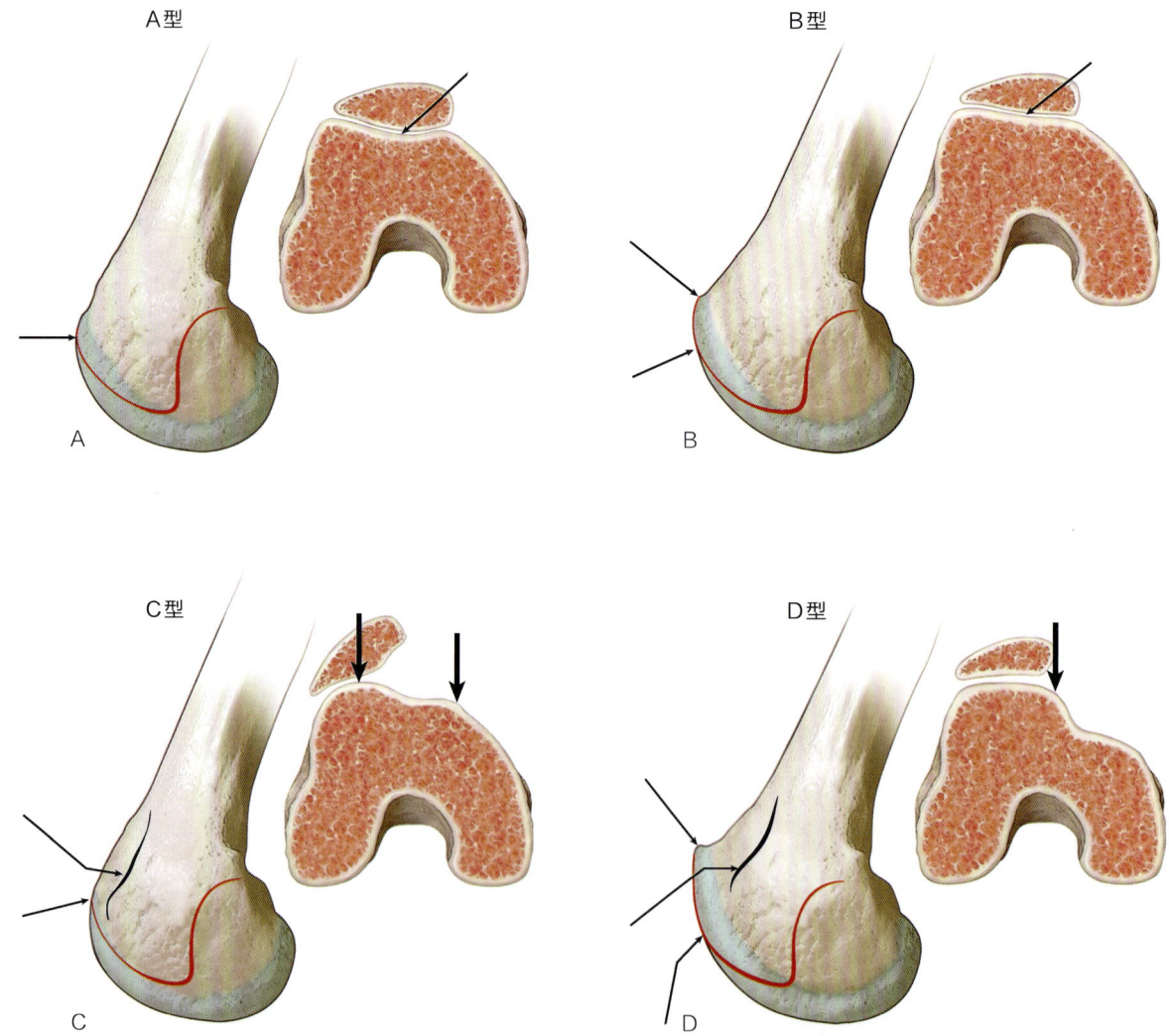

图2　股骨滑车分类。A. A型侧位片见交叉征、轴位片滑车变浅（箭头示滑车远端滑车变平）。B. B型侧位片见滑车近端骨突及交叉征。C. C型侧位片见交叉征及双边征，提示股骨内髁发育不良。D. D型见交叉征、双边征、滑车近端骨突，滑车不对称形成悬崖样改变。

- B型：可见交叉征和滑车近端上外侧骨突。轴位片，滑车变平甚至凸起。此型适合行骨突切除滑车加深成形至股骨前方骨皮质水平。
- C型：侧位片可见交叉征及双边征，提示股骨滑车内侧面发育不良。股骨皮质前方无骨性突起，因此无需行滑车加深成形术。
- D型：最严重的类型，交叉征、滑车近端骨突、双边征。轴位像可见关节面高度不对称，呈悬崖样，外侧长，内侧短，为发育不良所致[6]。这种类型需要经滑车成型加深。
- 横断面影像对于评估骨性解剖异常至关重要，CT和MRI影像均可。MRI在评估软骨及软组织结构方面较CT更有优势[16]，骨性解剖结构CT显示更清晰。
  - 进一步检查常可发现骨软骨损伤及由此形成的游离体。
  - 可以评估内侧软组织损伤，包括内侧髌股韧带损伤。
  - 可计算TT-TG间距，以计算需要胫骨结节内移或前内侧移位幅度（如Fulkerson截骨）。即测量滑车间沟中心至胫骨结节髌腱止点中心的距离（CT扫描正常值为20 mm）。在CT或MRI横断位影像上经股骨后髁画线，测量线与此线平行。

鉴别诊断

- 伸膝装置外伤。
- 内侧髌股韧带损伤。
- 骨软骨损伤。
- 髌股关节炎。
- 膝关节韧带损伤。

非手术治疗

- 滑车发育不良的治疗方法取决于患者症状及发育不良的严重程度。
- A型滑车发育不良及初次脱位可行保守治疗。
- 髌骨脱位不推荐行制动治疗。
- 早期病例及轻度发育不良者可行针对加强髌骨内侧稳定结构的物理治疗，包括股内侧肌。
- 从事容易出现髌骨脱位的运动项目时可使用髌骨稳定护具。当然，对于严重的发育不良情况，该方法的长期疗效并不理想。

手术治疗

- 滑车加深成形术指征包括高度滑车发育不良及复发性脱位、无骨性关节炎者[6,17,21]。
- 滑车类型决定手术方案，B型和D型为需滑车加深成形治疗的常见类型。
- 这两型在股骨滑车近端均有一隆起或骨突，位于滑车沟底，突出于股骨干骺皮质前方，去除骨突、加深滑车沟槽、重建滑车，近端与股骨远端骨皮质相续。
- C型不适合行滑车成形，因其近端无骨突，无需行骨突切除。C型的问题是内侧面发育不良致沟槽变浅，可行外侧面抬高来加深滑车。
- A型畸形较轻，近端骨突较小，没必要行滑车加深成形。对于复发性髌骨不稳定患者，需要评估是否合并其他需要处理的异常因素，如髌骨高位或TT-TG间距过大再或者MPFL功能不全。纠正这些不良因素，也可以对仅表现为交叉征阳性的滑车稍浅者同时起到治疗作用。如严重高位髌骨（Caton-Deschamps指数＞1.2），就要行胫骨结节远侧移位术，从而将髌骨导入远侧滑车间沟。
- 矫正这些合并解剖异常因素时联合行滑车成形术，以保证最佳效果。其中内侧髌股韧带重建尤为重要。
- 对于TT-TG间距＞20 mm者，需行胫骨结节截骨内移或前内移位。需要注意的是，滑车加深成形会导致新的滑车沟稍偏外，此时TT-TG间距减小，内移程度也要相应减小。
- 股骨去旋转截骨或内翻截骨适用于股骨外翻、前倾，可以弥补一定程度的滑车畸形。一些学者主张骨骺未发育成熟者适用此类术式。
- 除了加深滑车的术式，还有其他骨性操作技术，包括Albee开放楔形截骨、滑车外侧关节面抬高、滑车旋转截骨[7]。另外还有一些关节镜技术。

术前计划

- 行相应的影像学检查。对于存在骨软骨碎片或游离体、软组织损伤者需行X线平片和MRI检查。
- 准确判断滑车发育不良的类型至关重要。
- 对于滑车加深成形者需计算需要去除的骨量，胫骨结节前内移位者需要计算移位的数值[6]。

体位

- 平卧位，安放止血带，准备患肢。
- 通常采用全麻，联合神经阻滞，以缓解术后疼痛。也可以采用局麻联合镇静。
- 麻醉下查体记录髌骨活动度以及髌骨轨迹异常程度，评估髌骨外侧支持带紧张度，很少需要行外侧支持带延长或松解。
- 一个可透X线的三角定位器非常有用。
- 存在软骨病变或游离体时可行关节镜探查，行滑车成形者需切开关节时，无需行关节镜探查。

入路

- 屈膝90°，做正中切口，起自髌骨上极，止于胫骨关节线水平。
- 伸膝位，全厚皮瓣向两侧潜行分离，保留关节囊层，以便于后期缝合。
- 更换手术刀，经股内侧肌入路切开关节囊。距髌骨内侧面1~2 cm锐性切开股内侧支持带，钝性分离股内侧肌，起自髌骨上内侧，向近侧延伸4 cm至进入肌腹处[6]。或者也可采用标准内侧髌旁入路。

TECHNIQUES

显露发育不良的股骨滑车

- 关节切开后，将髌骨外翻，探查有无软骨损伤，必要时可行软骨修复术。
- 电刀或手术刀切除滑车周围的滑膜及骨膜。至此可以清晰显露股骨前方骨皮质与滑车衔接处。
- 股骨前方骨皮质与滑车衔接类型是判断滑车加深程度的关键（技术图1）。
- 除需行胫骨结节前内移位或Fulkerson截骨者，无需过多暴露胫骨近端。

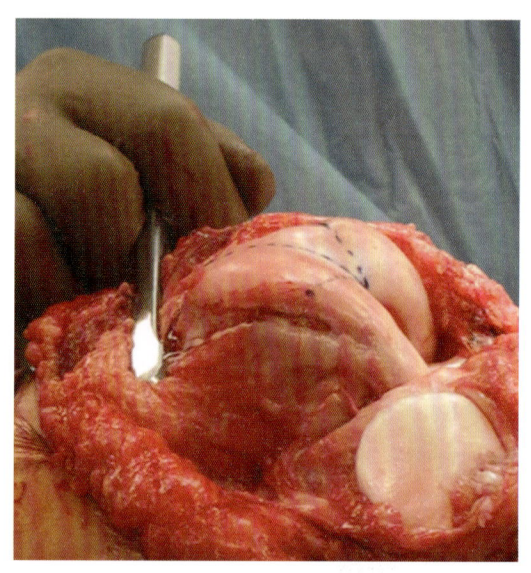

技术图1 发育不良的股骨，滑车底位于股骨骨皮质之前，提示滑车近端骨隆起或骨突。

设计成形后的滑车

- 充分暴露股骨滑车，消毒马克笔标记新的滑车间沟的位置。以棉垫充分拭干骨面，以利于清晰标记。第一条线标记原始滑车；第二条线（新滑车）根据术前测得的TT-TG数值标记。两线之间的距离代表需要矫正的畸形，或新滑车外移后需要纠正的TT-TG水平间距。矫正的目标是使术后TT-TG间距处于10~15 mm。
- 从滑车切迹起，画两条线与预期的滑车间沟线成45°角（不同患者因解剖差异略有不同）（滑车沟底）（技术图2）。
- 这两条线代表新形成的滑车的外侧面和内侧面。

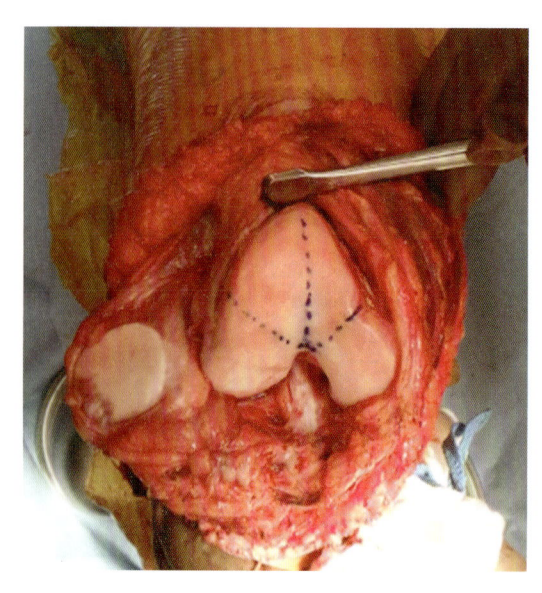

技术图2 设计新滑车的截骨线。第一条线起自滑车切迹延伸向近端，另外两条线代表两侧截骨线。

截骨并切除滑车软骨下骨

- 通过近端骨软骨缘行滑车下截骨。
- 应用锋利直骨刀,沿滑车周缘截除一薄层骨皮质条带,两侧至之前画线处,该条带的宽度为超出股骨前方骨皮质的骨性隆起的高度,宽度要足够容纳磨钻(技术图3A、B)。
- 骨皮质开口后,应用手控高速磨钻,行滑车软骨面下打磨削骨,笔者喜欢用一种小型、冬瓜头磨钻(技术图3C)。
- 打磨之前,最好在磨钻杆上标记到达滑车间沟的安全长度,以防止打磨过度向前穿破滑车软骨面。
- 考虑到大部分磨钻长度有限,无法切除深部骨质,此时可以换用长钻头(技术图3D)。
- 骨松质切除深度要达到滑车沟底,包括内外侧关节面覆盖下的骨松质(技术图3E)。
- 冲洗去除打磨掉的骨松质。去除骨质,可使滑车软骨面下压塌陷形成滑车间沟,沟底平股骨前方皮质。截骨后剩余的上方骨壳厚度要能够达到"下陷"效应需要,避免穿透软骨面,要保留足够的软骨下骨以利于愈合,滑车成形不需要去除过多的骨质。

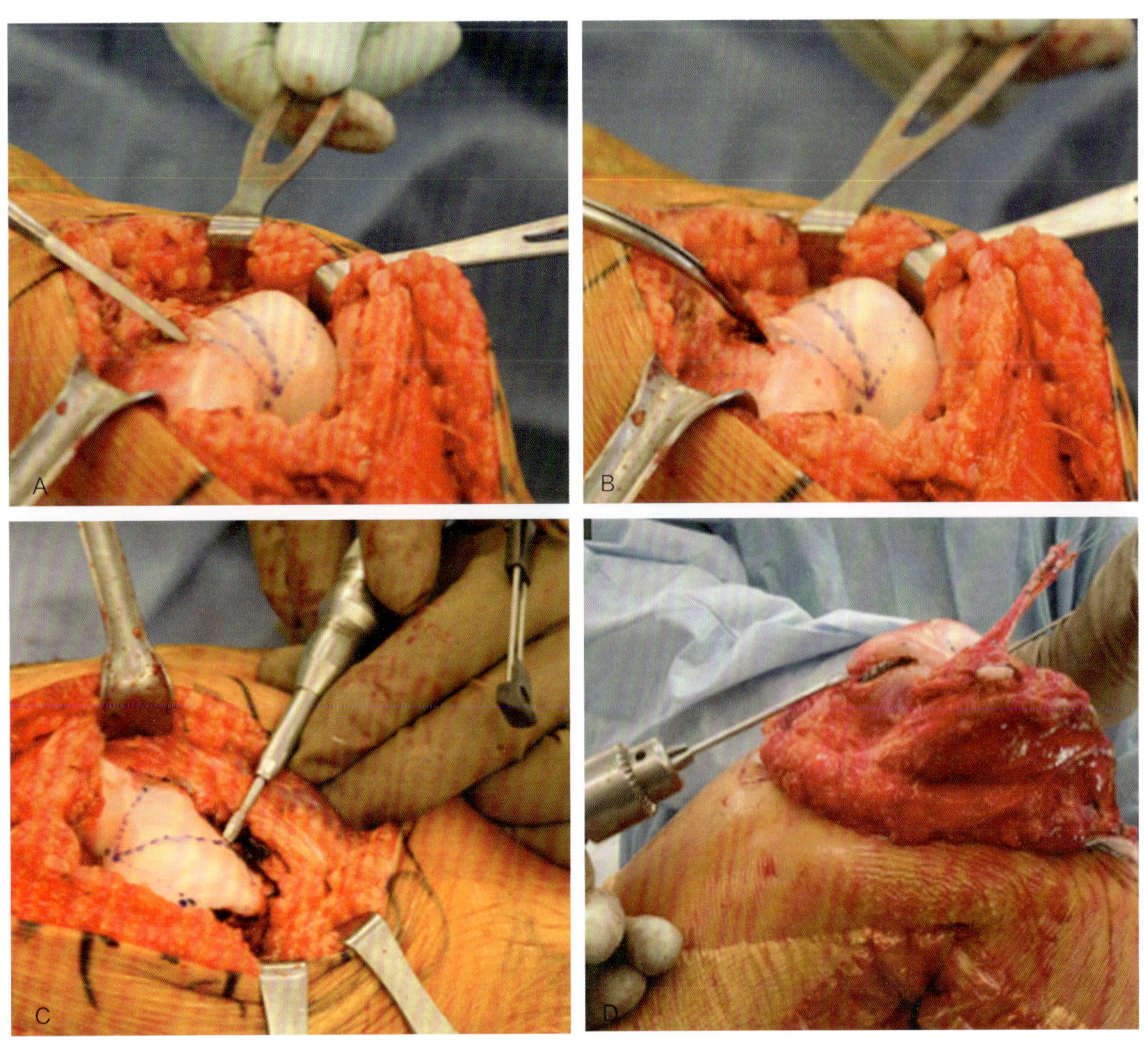

技术图3　A、B. 用一把直骨刀去除滑车近端周缘一薄层骨皮质。磨钻去除软骨下骨松质。C. 为了方便插入深层完成深部削骨,可将磨钻更换为长钻头。D. 自体股薄肌腱已穿过髌骨内侧面2个短、斜形骨隧道用于MPFL重建。

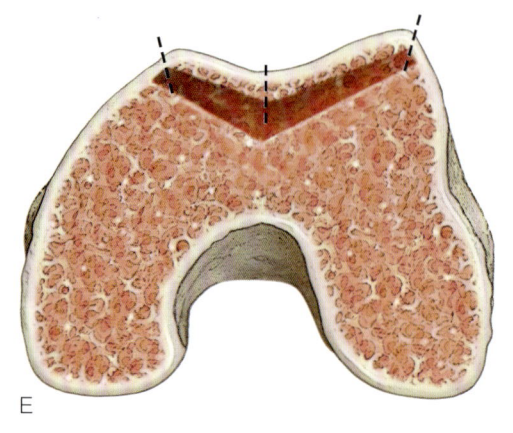

技术图3（续） 骨皮质开口后，使用手控高速磨钻去除骨软骨下方的骨松质至中间位置，可配合使用刮匙。E. 滑车切割后，下压塑形形成新的滑车间沟。

切割滑车以获得两个相连的皮瓣

- 将两个皮瓣下折紧贴下方股骨远端骨松质。
- 用1个20号手术刀置于之前标记的新滑车位置然后用骨锤轻敲刀柄以切断骨软骨壳（技术图4）。
- 然后同法切割外侧线，术者手指塑形外侧面形成滑车沟，如果需要，切割内侧线，一般情况下无需切割即可折断塑形内侧面。

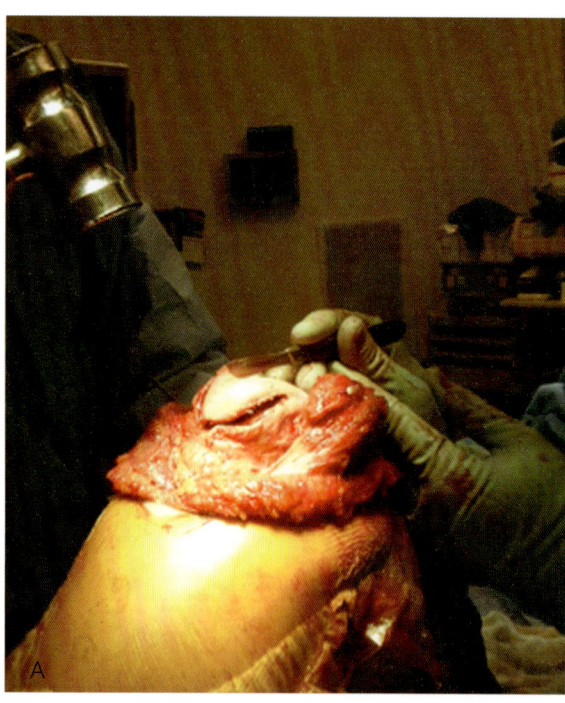
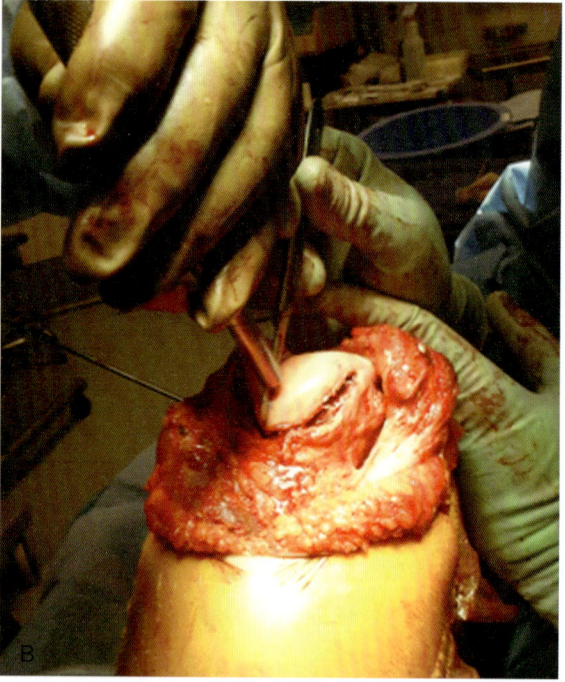

技术图4　A. 将1个20号手术刀片置于之前规划新滑车画线处。B. 应用骨锤和铳头轻柔敲击切开骨软骨层。

内外侧关节面固定

- 将表面骨软骨壳固定于股骨远端骨松质（技术图3E、F）。有多种固定方法（技术图5）实现该固定目的。
  - 骑缝钉固定，使用1枚1 mm直径克氏针折弯成2个U形钉，分别固定两侧关节面，该钉的一端固定于软骨面，另一端固定于骨皮质，两钉均呈纵形（技术图5A）。
  - 应用埋头加压螺钉垂直内外侧骨软骨块中央完成固定（技术图5C）。将螺钉刚好埋于软骨下。
  - Vicryl缝线或线袢可以将骨软骨鞘绑定于下方骨松质，无需穿透软骨面（技术图5B、D）。缝线装置固定于滑车沟基底与关节面上方股骨皮质之间。应用无结锚钉模仿"网兜"实现加压固定。笔者尤其喜欢该项技术,于滑车沟底锚钉各引出两根2号可吸收Vicryl缝线,应用该技术固定于2个顶端锚钉。

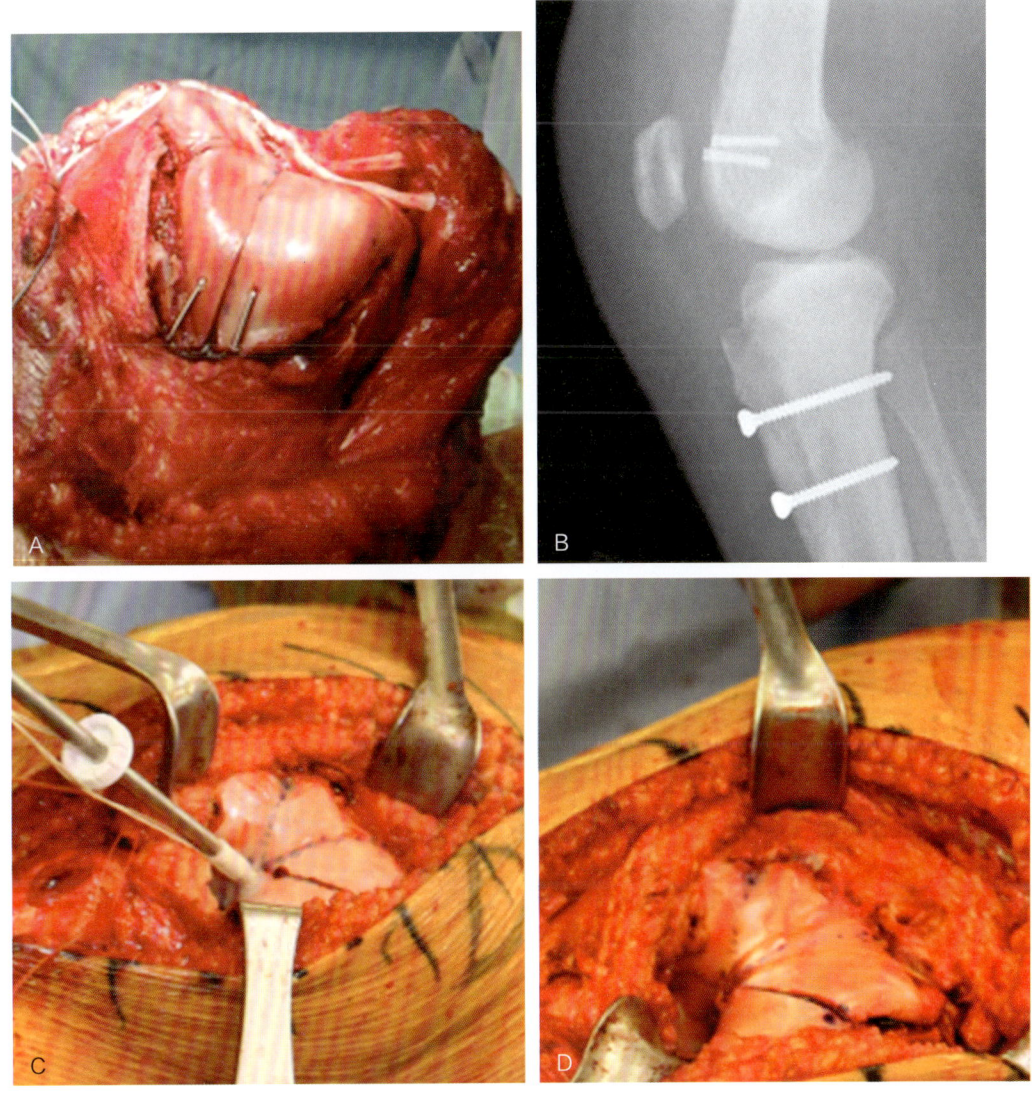

技术图5 术中图片示克氏针(骑缝钉)固定。A. 术后影像示埋头加压螺钉固定。B. 锚钉置于新滑车基部、邻近滑车切迹的锚钉完成固定。C. 于新滑车沟底置入锚钉,向两侧各引出两根2号Vicryl缝线,兜绕跨过两侧骨块,用2个锚钉固定于两侧股骨骨皮质,实现加压固定(D)。

关闭切口

- 滑车加深成形完成后,伸屈膝关节,检查髌股关节匹配情况。
- 必要时可以将骨膜与滑膜层缝合于骨软骨缘或骑缝钉以实现增加固定效果。
- 根据患者存在的解剖异常因素,可以选用其他术式,如MPFL重建、胫骨结节截骨、髌外侧支持带切开松解。笔者通常应用腘绳肌腱行MPFL重建。此时需要设计MPFL股骨隧道位置及固定方法,并且MPFL股骨隧道不要和滑车截骨固定装置相护干扰,可以借助术中透视精确定位。
- 8字法严密缝合关节囊,然后依次缝合皮下及皮肤。
- 对于髌骨高度不稳的患者,需要评估髌外侧支持带的松紧度,决定行松解或延长。

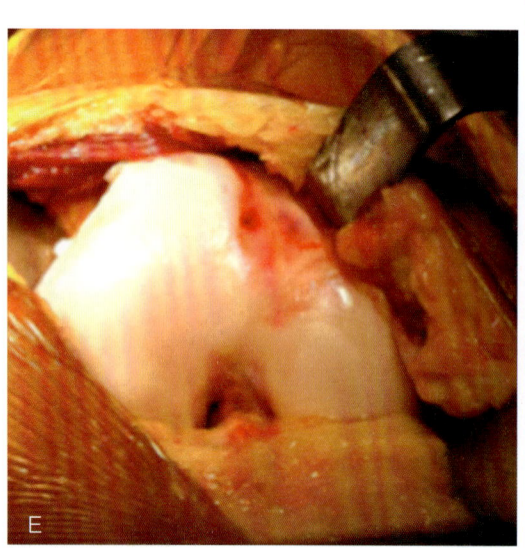
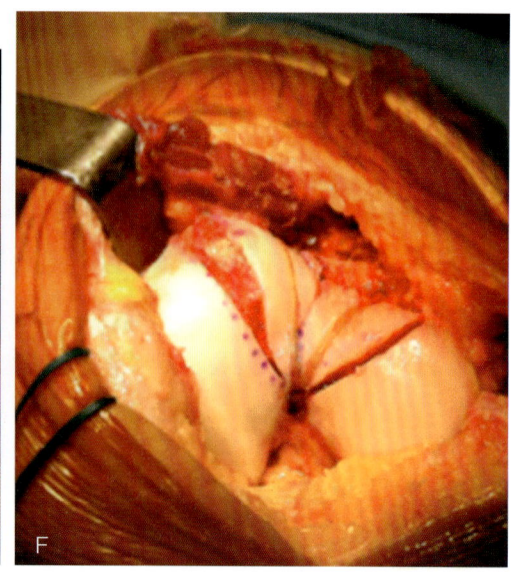

技术图5（续） E、F. 一例重度滑车畸形，滑车加深成形后行缝线固定。

要点与失误防范

- 可以应用20号手术刀片完成滑车骨软骨切割
- 可以将磨钻更换为较长的钻头，以完成深部骨松质切割
- 调整外侧关节面的截骨线位置有助于调整新滑车形态
- 内侧关节面通常下压即可塑形，无需切断
- 避免磨钻穿透损伤软骨导致骨性关节炎
- 必要时加用其他辅助术式（MPFL重建、TT-TG增大时行胫骨结节截骨）以避免复发

术后处理

- 滑车成形术后3~6周需要拐杖保护逐步负重，行胫骨结节AMZ截骨后，6周内部分负重，直至截骨愈合。如果是行Elmslie-Trillat术，可完全负重。
- 可忍受的范围内逐步增加屈膝角度，6周后要达全角。术后应用带铰链支具，行胫骨结节截骨术者，建议护具应用30天，早期将角度调节至0°~60°，2周时达到0°~90°，1个月后去除护具。
- 术后持续被动活动度练习（CPM）有助于促进软骨愈合及滑车按照髌骨形态塑形。
- 任何膝关节大手术后，都应注意预防下肢深静脉血栓、肺栓塞及感染。
- 术后即刻、6周及6个月重塑完成时行影像学检查，包括正位、侧位、髌骨轴位。
- 早期功能锻炼是预防失用性股四头肌萎缩的关键，但是考虑到髌骨稳定结构的恢复需要逐步增加锻炼强度。
- 单纯行滑车成形术者鼓励早期行膝关节活动度练习，以预防关节粘连，增加软骨营养，有利于髌股关节塑形。
- 术后4周内不做股四头肌伸膝抗阻锻炼，术后6周或于截骨愈合后行抗阻锻炼。

预后

- 股骨滑车加深成形术可以有效预防髌骨脱位[21]。所有患者的Lysholm评分均较术前显著升高，约33%的患者残留不适症状。近期一项研究中，Ntagiopoulos等[15]报道31例B型和D型滑车成形患者，结果显示无脱位复发及关节僵硬[15]。所有患者术后Kujala评分和IKDC评分均显著提高。
- 滑车成形术后软骨活力均明显提高[18]。近期Nelitz等人[14]的一项研究指出行滑车加深成形联合MPFL重建后随访2.5年，行MRI检查显示没有发生关节软骨的进一步磨损。另外，还有一些研究显示中期随访影像资料显示没有关节软骨髌股关节炎发生[15]。

并发症

- 最常见并发症为术中软骨损伤,如髌骨对合面、滑车截骨的近远侧部位。
- 关节粘连,尤其见于多术式联合应用,术后制动过久。如果术后45天时关节粘连严重,必要时行麻醉下手法松解,关节活动度即可逐渐恢复。对于那些术后3个月,仍不能屈曲90°的患者,可行关节镜下粘连组织切除联合手法松解。
- 多项研究通过MRI检测及软骨活检显示软骨细胞活性良好,皮瓣愈合良好。
- 复发性髌骨脱位患者因软骨损伤可出现骨软骨炎。
- 滑车加深成形术后复发性不稳少见,但理论上有发生的可能。

(董士奎 译,谢国明 王海明 审校)

参考文献

[1] Ahmad CS, McCarthy M, Gomez JA, et al. The moving patellar apprehension test for lateral patellar instability. Am J Sports Med 2009;37(4):791-796.

[2] Bollier M, Fulkerson JP. The role of trochlear dysplasia in patellofemoral instability. J Am Acad Orthop Surg 2011;19(1):8-16.

[3] Brattstroem H. Shape of the intercondylar groove normally and in recurrent dislocation of patella. A clinical and x-ray-anatomical investigation. Acta Orthop Scand Suppl 1964;68(suppl 68):1-148.

[4] Cash JD, Hughston JC. Treatment of acute patellar dislocation. Am J Sports Med 1988;16(3):244-249.

[5] Colvin AC, West RV. Patellar instability. J Bone Joint Surg Am 2008;90(12):2751-2762.

[6] Dejour D, Byn P, Ntagiopoulos PG. The Lyon's sulcus-deepening trochleoplasty in previous unsuccessful patellofemoral surgery. Int Orthop 2013;37(3):433-439.

[7] Dejour D, Le Coultre B. Osteotomies in patello-femoral instabilities. Sports Med Arthrosc 2007;15(1):39-46.

[8] Dejour H, Walch G, Neyret P, et al. Dysplasia of the femoral trochlea [in French]. Rev Chir Orthop Reparatrice Appar Mot 1990;76(1):45-54.

[9] Dejour H, Walch G, Nove-Josserand L, et al. Factors of patellar instability: an anatomic radiographic study. Knee Surg Sports Traumatol Arthrosc 1994;2(1):19-26.

[10] Feller JA, Amis AA, Andrish JT, et al. Surgical biomechanics of the patellofemoral joint. Arthroscopy 2007;23(5):542-553.

[11] Garron E, Jouve JL, Tardieu C, et al. Anatomic study of the anterior patellar groove in the fetal period [in French]. Rev Chir Orthop Reparatrice Appar Mot 2003;89(5):407-412.

[12] Glard Y, Jouve JL, Garron E, et al. Anatomic study of femoral patellar groove in fetus. J Pediatr Orthop 2005;25(3):305-308.

[13] Jafaril A, Farahmand F, Meghdari A. The effects of trochlear groove geometry on patellofemoral joint stability—a computer model study. Proc Inst Mech Eng H 2008;221(1):75-88.

[14] Nelitz M, Dreyhaupt J, Lippacher S. Combined trochleoplasty and medial patellofemoral ligament reconstruction for recurrent patellar dislocations in severe trochlear dysplasia: a minimum 2-year follow-up study. Am J Sports Med 2013;41(5):1005-1012.

[15] Ntagiopoulos PG, Byn P, Dejour D. Midterm results of comprehensive surgical reconstruction including sulcus-deepening trochleoplasty in recurrent patellar dislocations with high-grade trochlear dysplasia. Am J Sports Med 2013;41(5):998-1004.

[16] Pfirrmann CW, Zanetti M, Romero J, et al. Femoral trochlear dysplasia: MR findings. Radiology 2000;216(3):858-864.

[17] Schöttle PB, Fucentese SF, Pfirrmann C, et al. Trochleaplasty for patellar instability due to trochlear dysplasia: a minimum 2-year clinical and radiological follow-up of 19 knees. Acta Orthop 2005;76(5):693-698.

[18] Schöttle PB, Schell H, Duda G, et al. Cartilage viability after trochleoplasty. Knee Surg Sports Traumatol Arthrosc 2007;15(2):161-167.

[19] Steiner TM, Torga-Spak R, Teitge RA. Medial patellofemoral ligament reconstruction in patients with lateral patellar instability and trochlear dysplasia. Am J Sports Med 2006;34(8):1254-1261.

[20] Tardieu C, Dupont JY. The origin of femoral trochlear dysplasia: comparative anatomy, evolution, and growth of the patellofemoral joint [in French]. Rev Chir Orthop Reparatrice Appar Mot 2001;87(4):373-383.

[21] von Knoch F, Böhm T, Burgi ML, et al. Trochleaplasty for recurrent patellar dislocation in association with trochlear dysplasia. A 4- to 14-year follow-up study. J Bone Joint Surg Br 2006;88(10):1331-1335.

第63章 胫骨近端截骨（胫骨高位截骨）
Upper Tibial Osteotomy (High Tibial Osteotomy)

Tomoyuki Saito, Yasushi Akamatsu, and Ken Kumagai

定义

- 胫骨近端高位截骨（HTO）为下肢力线重排手术，用于治疗膝关节内侧腔室骨性关节炎[7]。
- 膝关节OA的一个主要病因为下肢力线异常，膝内翻导致内侧腔室承受过度应力刺激。
- 过度应力刺激不管作用于膝关节哪一个腔室，随时间推移，都必然引起关节软骨退变磨损。
- HTO的目的是矫正下肢力线，矫正后，使体重应力经磨损较轻的外侧间室传导，从而减少内侧间室的受力。
- 膝关节力线合理矫正后关节稳定性恢复、滑膜炎症减退，软骨退变减慢。
- HTO的手术指征包括膝关节内侧腔室骨性关节炎和骨坏死，可合并膝关节不稳。

解剖

- 胫骨近端截骨部位有几个重要解剖标志，认识它们有助于提高手术成功率，避免并发症。
- 在胫骨近端前侧，胫骨结节为最隆突的骨性标志，截骨线位于胫骨结节近端。
- Gerdy结节位于胫骨结节外侧2~3 cm处，为髂胫束的止点。因此处骨皮质最厚，适合安放固定装置，固定牢靠。
- 胫骨近端内侧面有鹅足结构附着，股薄肌腱和半腱肌腱被缝匠肌筋膜覆盖。后内侧有内侧副韧带浅层附着。对于内侧结构过紧的患者，有时需要将这些结构自骨面解离松解。
- 胫骨和腓骨近端前方区域是胫骨前肌、趾长伸肌和腓骨长肌的起点部位。
- 在外侧，腓总神经行经腓骨颈外侧，在楔形闭合截骨操作过程中，行腓骨头切除或胫腓近端韧带松解时，要注意避免损伤该神经。
- 后方血管神经结构，包括腘动脉、静脉和胫神经，行胫骨后方截骨时要注意保护这些结构。
- 胫骨近端横截面呈三角形，胫骨近端楔形撑开截骨（OW-HTO）时，后方需要比前方撑开多一点，以避免增加后倾角。
- 闭合楔形截骨（CW-HTO）时，需截断腓骨，此时在距腓骨头下16 cm处截骨是安全的。

发病机制

- 膝关节OA是老年人常见的关节病变，导致膝关节渐进性功能减退。
- 膝关节OA发生和发展的危险因素包括：遗传、超重、高龄、性别、积累性损伤及高强度体育运动。
- 膝关节OA的病因有以上多个方面，但是膝内翻致应力经内侧间室传导引起异常机械磨损仍被认为是主要原因。
- 过度应力刺激导致软骨退变破碎、滑膜包裹软骨碎片、机械磨损引起滑膜炎症，从而加剧软骨退变。
- 在退变的软骨周围滑膜炎症标志物呈阳性，滑膜炎引起关节肿胀积液、诱发疼痛。

自然病程

- 膝关节OA一旦发生，随病变进展，导致骨软骨病损，可见软骨下骨硬化、骨赘形成。软骨进一步退变，导致关节间隙变窄或消失。
- 膝关节活动度（ROM）逐渐减小，出现屈曲挛缩或屈膝受限。
- 然而，加强股四头肌力量练习及减轻体重可以延缓病程。这些措施可以稳定关节病变，减少软骨磨损处应力，有助于缓解疼痛。
- 随病程进一步发展，软骨磨损缺失导致膝内翻或外翻不稳，称为"侧向不稳"。膝关节不稳导致软骨退变加重，加重内翻。
- 环绕股骨滑车周围，骨赘增生，骨赘撞击可引起ACL损伤致功能不全。随病情发展外侧腔室和髌股关节也可出现骨赘。
- 膝关节组织结构破坏引起严重疼痛、活动度减小，最终导致膝关节功能丧失。

病史和体格检查

- 根据患者主诉、体格检查及影像学检查诊断膝关节OA。
- 体检前需详细询问病史,包括:现病史、既往史、外伤史(包括有无骨折、半月板损伤等)、内科疾病史(如糖尿病、高血压)、职业特点。
- 膝关节痛是膝关节OA的首要临床症状,由坐位站起及开始行走时出现膝关节周围疼痛,此类疼痛形式,被称为起始痛,为膝关节OA特有。疼痛随运动加剧,常见下楼梯或上楼梯时膝痛加重。
- 一些患者会主诉夜间痛和晨僵。
- 询问患者疼痛发作情况、持续时间、频率及加重疼痛的动作,有助于鉴别诊断。
- 体检包括:站姿、步态、整个受累下肢、健侧膝关节、脊柱、髋关节,这些部位病变也可引起膝痛。
- 可见明显膝内翻、疼痛步态,在站立时偏心负重支撑,膝关节肿胀、股四头肌萎缩。
- 触诊胫股关节及髌股关节明确疼痛部位,让患者用一根手指指出疼痛部位。膝关节肿胀时,浮髌试验可呈阳性。膝关节OA患者活动膝关节时可及捻发音。
- 施加内翻应力诱发内侧间隙疼痛,这是因为膝关节OA患者内侧间隙滑膜炎症和骨赘病变严重。

影像学和其他诊断性检查

- 常规影像学检查包括:膝关节站立正侧位及切线轴位片。其他特殊体位影像包括髁间凹隧道位片,屈膝45°负重正位片,内翻或外翻应力位片,以及下肢全长片(观察下肢力线)。
  - 站立位较平卧位正位片更有优势,可以更精确地判断膝关节力线、关节间隙宽度(图1A)。
  - 侧位片可观察伸膝装置状态,包括髌骨高度(高位髌骨或低位髌骨)、股四头肌腱、髌腱、胫骨后倾角、股骨远端、胫骨近端。
  - 髌股关节形态改变可以通过切线位片观察(Merchant位)。
  - 隧道位影像用来观察髁间凹后方骨赘。
  - 屈膝负重正位片用来观察胫股关节后份关节间隙宽度,可发现早期软骨退变。
  - 负重位全长片用以评估整个下肢力线,HTO术前规划时常规拍摄(图1B)。
  - 内翻和外翻应力位片用于观察膝关节内外侧松弛度,明确膝内翻患者外侧结构完整性(图1C)。
- MRI可全面评估膝关节内所有结构,包括软骨、滑膜、韧带、半月板和髓腔。

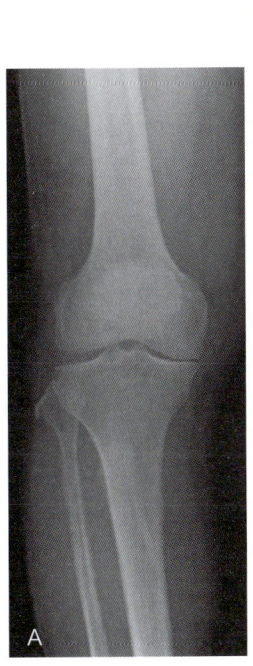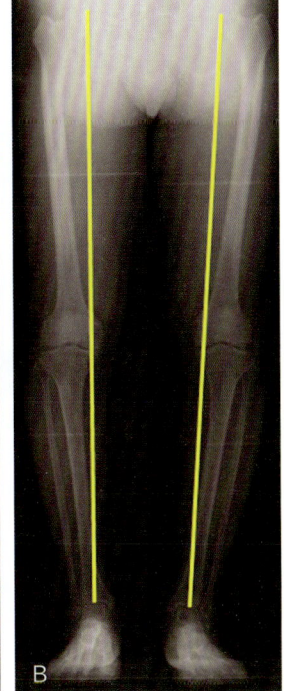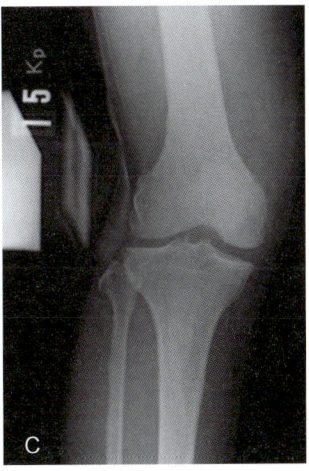

图1 术前影像。A. 右膝正位片可见内侧间室显著狭窄,骨赘形成。B. 双下肢应力全长片显示下肢内翻畸形。下肢机械力线测量方法:①标记股骨头中心点。②标记踝关节中心点。③两点连线(见黄线部分)。C. 外翻应力正位片显示外侧间室软骨厚度正常,间隙完好。

- MRI可清晰显示膝关节OA患者内侧间室软骨退变、软骨表面不平整、滑膜增生、软骨下骨增厚、内侧半月板退变、ACL及内侧副韧带状态，骨髓水肿提示关节面应力过大。
- 其他影像学诊断技术包括骨扫描及氟脱氧葡萄糖或 ^{18}F-氟化钠（^{18}F-NaF）正电子发射计算机体层扫描术。

鉴别诊断

- 股骨髁骨坏死。
- 胫骨平台骨坏死。
- Charcot关节。
- 特发性关节病变。
- 老年起病的类风湿关节炎。
- 晶体性关节炎。
- 化脓性关节炎。

保守治疗

- 临床指南推荐药物联合物理治疗方案（髋膝骨关节炎研究会国际指南）[25]。
- 健康宣教，告知患者改变生活方式的重要性，有规律的运动、减轻体重、使用行走保护支具以减少关节受力。
- 膝关节支具可以减轻膝关节骨性关节炎合并轻或中度不稳患者的疼痛。一些膝关节内侧室OA患者应用外侧楔形鞋垫有助于缓解症状。
- 口服药物：对乙酰氨基酚为常用止痛药。非甾体抗炎药（NSAIDs）推荐小剂量应用，以减少胃肠道不良反应，有心血管高危因素患者慎用COX-2选择性抑制剂。氨基葡萄糖或软骨素、弱效阿片类及麻醉类镇痛药有助于缓解症状。
- 膝关节注射用药：关节内注射糖皮质激素或透明质酸。

手术治疗

指征

- 膝关节内侧间室骨性关节炎行HTO手术的主要指征为经物理治疗和药物治疗等保守治疗无效的情况[17,18]。
- 膝关节OA合并侧向不稳。
- 膝关节骨坏死。
- 理想人群为年轻患者（<55岁），肥胖或年龄>65岁时失败率高，但并不是HTO的绝对禁忌证。
- 内侧间室OA，解剖力线内翻＜15°，屈曲畸形＜15°适宜行OW-HTO，其他情况下，CW-HTO为常用术式。
- 行HTO手术时，ACL完整性及功能重要。CW-HTO可减小胫骨平台后倾角，可用于ACL-功能不全情况。
- 炎症性膝关节炎或骨性关节炎累及内外侧间室时不适合行HTO。

术前计划

- 术前规划至关重要的一点就是要在外翻应力下拍膝关节正位X线片评估外侧间隙宽度，这是因为术后外侧间室将承担主要应力。
- 确定截骨线的部位和方向，以及希望矫正的角度。
- 利用膝关节站立正位片，自胫骨内侧关节线以远35 mm处骨皮质向上胫腓关节方向划线，即为截骨线。
- Bauer等人[4]主张将术后膝关节站立位股骨胫骨角（SFTA）矫正至170°（10°解剖外翻）。需要矫正的度数（θ°）为患侧膝关节SFTA角度减去170。
- 自内侧截骨点至胫骨外侧皮质，画出三角形的底边（θ），测量自截骨线的起始点至其与内侧皮质交点的距离，这代表术中截骨时胫骨张开的宽度。

体位

- 患者平卧于手术台，同侧臀下垫沙袋，将下肢置于中立位（图2）。

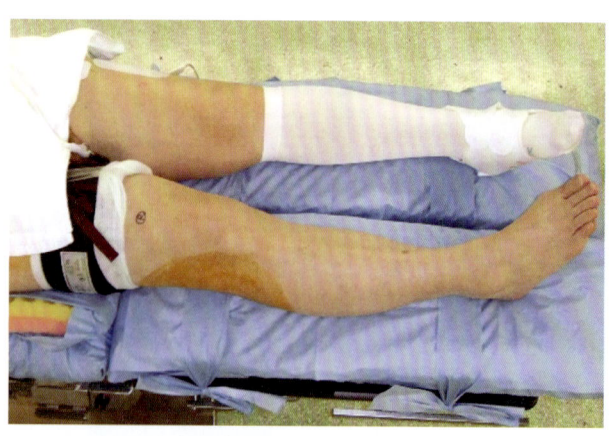

图2　体位，患者取平卧位。大腿根部缚气囊止血带。

- 大腿根部缚气囊止血带。
- 术中透视，确认股骨头、踝关节、膝关节中心，这一步至关重要。

入路

- OW-HTO取内侧髌旁入路，起自髌骨下份向远侧延伸3 cm至胫骨结节（图3）。
- 需要行关节内病变处理时可延长近端切口至髌骨上部，远端至胫骨结节。切开关节，处理关节内骨赘、软骨损伤。

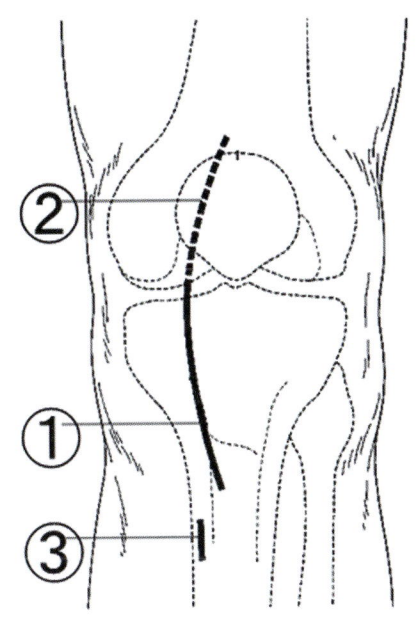

图3　张开HTO截骨入路。①皮肤切口稍斜，平行于髌骨及髌腱内侧边，起于髌骨下极水平，向远端延伸至胫骨结节。②切口可向近侧延伸以利于关节内操作。③采用MIPO技术置入钢板螺钉，局部皮肤行单独小切口以利于置钉。

关节镜

- 采用常规前内、前外入路行关节内探查，明确关节内病变。
- 确定外侧间室关节面软骨状态至关重要，因为软骨病变会影响HTO手术远期疗效（技术图1A、B）。
- 需要确认ACL功能及髌股关节状态，这是因为OW-HTO术后有可能会加剧髌股关节炎。
- 去除游离体，修整撕裂的半月板，软骨缺损处可用克氏针或骨锥行微骨折术、髓质激发。

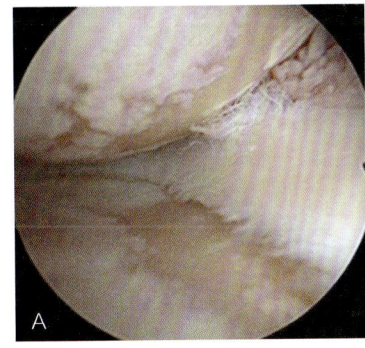 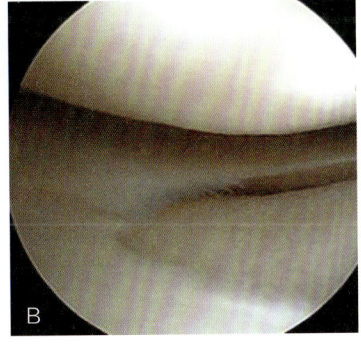

技术图1　镜下观。A. 镜下可见内侧间室股骨及胫骨软骨磨损，软骨下骨外露。B. 外侧室软骨面完整。

胫骨近端楔形撑开截骨

应用解剖

- 解剖标志，用记号笔标出髌腱、胫骨结节、关节线、Gerdy结节轮廓。
- 标记内侧髌旁皮肤切口，起自髌骨远端3 cm，向远侧至胫骨结节。
- 切开皮肤及皮下组织，显露髌下脂肪垫。
- 沿髌腱内外侧纵向切开，清理髌腱后方至髌腱附着部，于胫骨结节做标记。

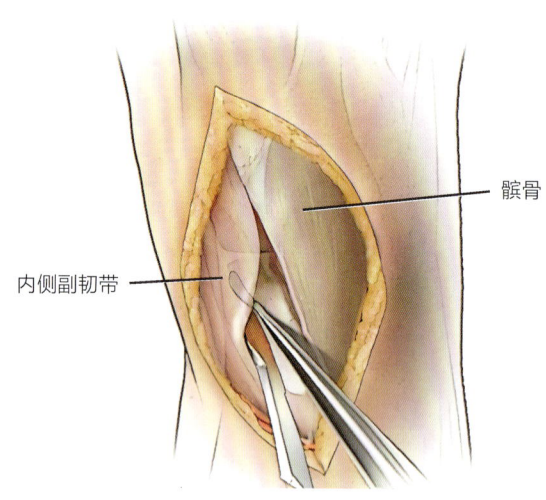

技术图2　骨膜下分离。骨膜下分离内侧副韧带浅层，由内侧分离至后侧。

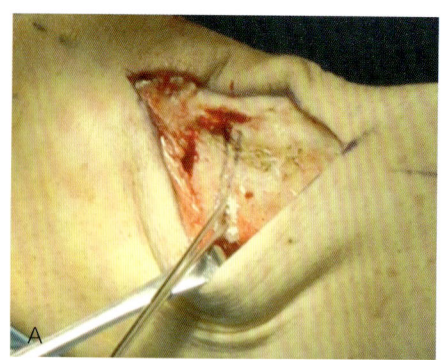

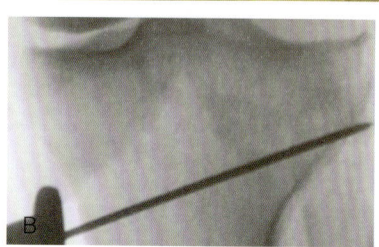

技术图3　置入截骨导针。A. 2枚克氏针平行置入，内侧位于平台下35 mm，指向上胫腓关节近侧1/3。B. 术中透视确认两克氏针平行。

显露胫骨近端外侧面前部以便截骨（技术图2）。
- 于胫骨近端贴骨膜松解腘绳肌腱和内侧副韧带浅层附着部，用一把骨膜剥离器自内向后剥离直至膝关节轻度反屈。
- 胫骨后部骨膜厚且坚韧，与肌肉及软组织融合。将其剥离可避免血管神经损伤。

置入截骨导向针
- 术中透视，2枚克氏针（直径2 mm）经内侧皮质平行置入，内侧位于平台下3.5 cm（技术图3A），指向上胫腓关节，形成一截骨平面（技术图3B）。

截骨
- 行截骨时，用小摆锯沿2枚克氏针切开内侧及前方皮质（技术图4A），后方、后外及前外侧皮质用薄骨刀切开（技术图4B）。沿截骨线向深层截骨。保留外侧骨皮质完整。
- 在胫骨结节处，做L形截骨，保留胫骨结节后方2 cm厚骨质。这一厚度由张开的宽度决定。至此截骨完成。
- 于截骨处置入撑开器（技术图4C）距外侧皮质<10 mm（技术图4D），应用撑开器逐步完成近远侧骨端撑开直至撑开宽度达到术前测量值（技术图4E）。将SFTA矫正至170°（10°解剖外翻）。矫正后的机械轴线可用电刀线测量，经过胫骨平台偏外62%处。

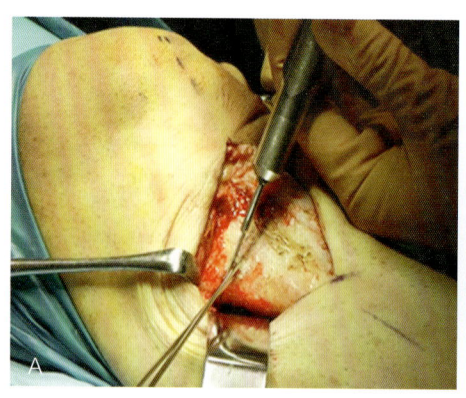 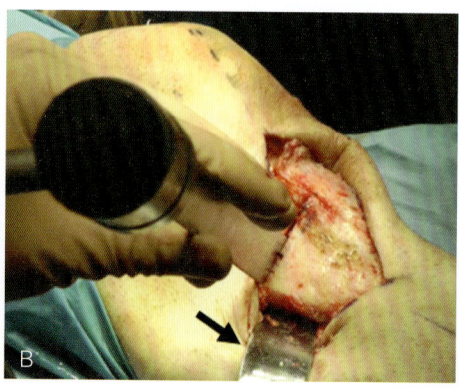

技术图4　截骨及张开间距。A. 应用振荡摆锯沿导引克氏针行斜形截骨。B. 后方结构用拉钩拉开保护（箭头）。

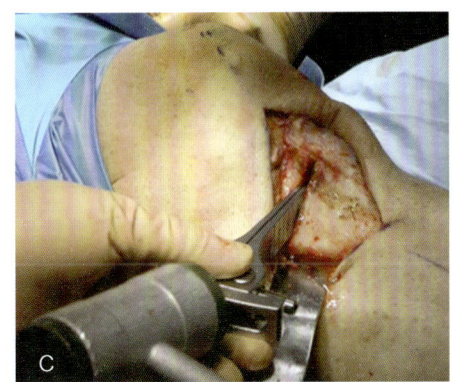
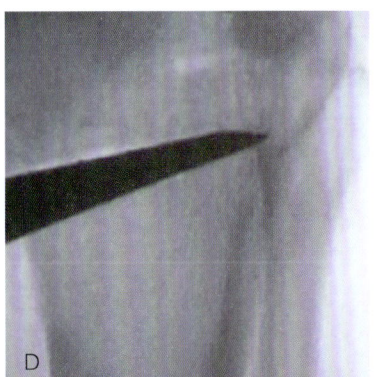
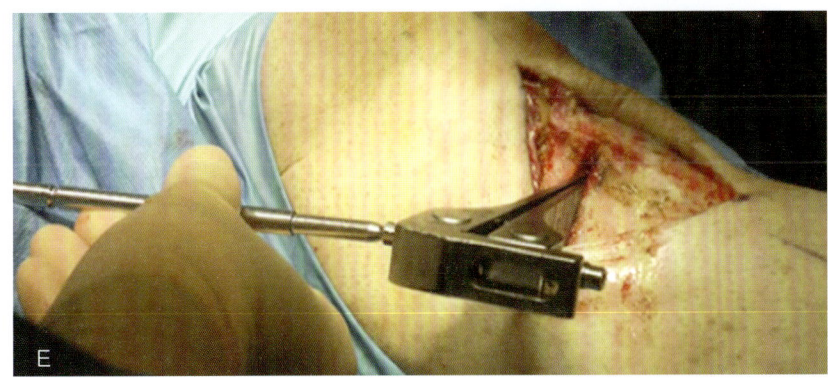

技术图4（续） C. 插入撑开器。D. 撑开器距外侧皮质5 mm，保持外侧皮质完整。E. 沿截骨线逐步撑开直至术前测量宽度。

植骨

- 插入前后撑开杆维持撑开宽度（技术图5A、B）。植入2个60%孔隙率楔形骨替代物TCP（磷酸三钙），也可取同种异体髂骨植骨。以提高力学强度，防止矫形丢失（技术图5C、D）。
- 为了维持平台后方斜坡的自然后倾角度，第一个楔形骨替代物或同种异体骨需尽量向后放置，伸膝位，楔形空隙的后方要比前方稍高。第二个骨替代物或骨移植物根据调整后的空间大小植入。

钢板固定并关闭切口

- 将骨膜缝合于初始部位，将具有锁定机制的TomoFix钢板置于骨膜外。螺钉固定远侧及近侧骨端（技术图6A、B）。置入远端螺钉时常需做一2 cm局部切口。
- 于截骨部位置管引流，缝合皮下及皮肤，无菌敷料包扎。膝关节支具不是必需品。

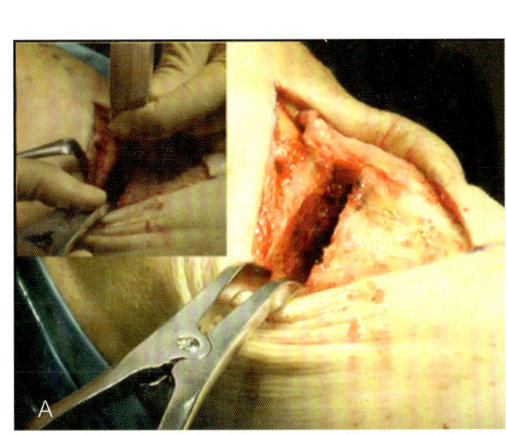
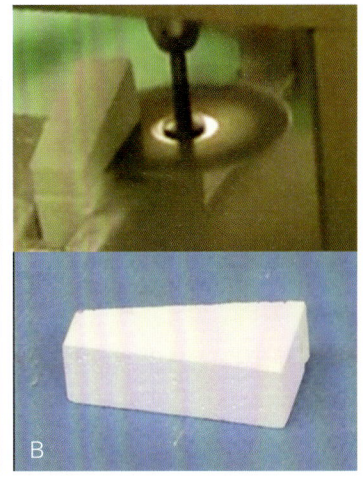

技术图5 撑开器维持截骨间隙。A. 间隙撑开后用器械维持。B. 将矩形骨替代物切割成楔形备用。

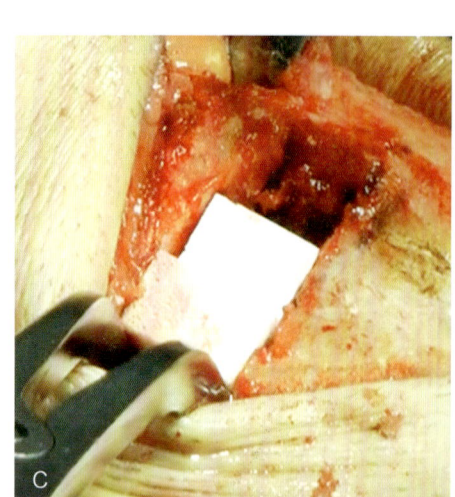
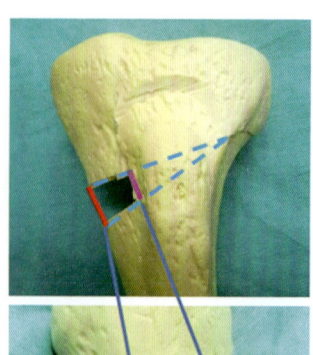
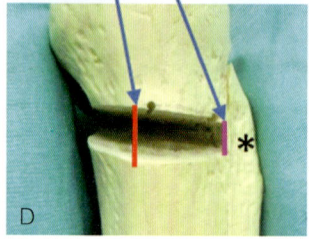

技术图5（续）　C. 于张开间隙置入2个楔形骨替代物。D. 需要特别注意前方间隙张开高度为后方张开高度的2/3，以避免胫骨平台矢状面过度后倾（星号）。

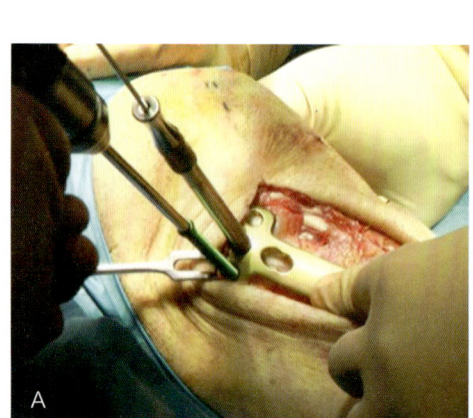
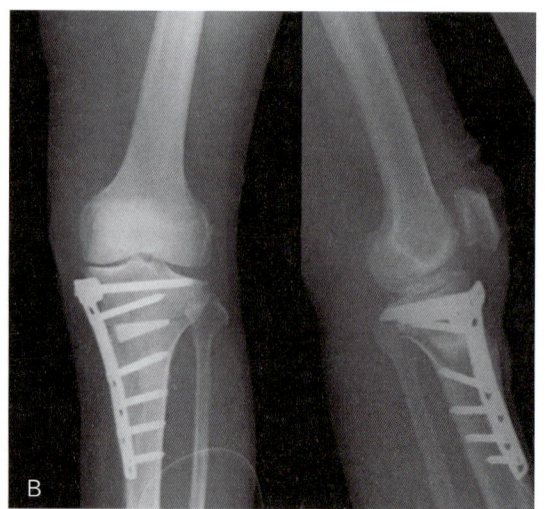

技术图6　固定骨端。A. 应用TomoFix钢板和锁定螺钉行两骨端皮下固定。B. 术后正位及侧位影像。

胫骨高位撑开截骨治疗另一类型膝关节病变

内侧间室骨性关节合并髌骨关节炎双截骨

- 联合应用内侧OW-HTO和胫骨结节内移抬高截骨。

入路

- 正中纵切口，起自髌骨下极止于胫骨结节远侧[5]。
- 向内侧拉开皮肤及皮下组织，于髌腱内侧松解内侧支持带。切口沿胫骨结节内侧向远端延伸，剥离内侧副韧带浅层及鹅足附着部。

- 外侧支持带松解，自髌腱至股外侧肌水平。

截骨
- 第一处截骨为内侧楔形张开斜形截骨，保留胫骨结节完整。起自髌腱附着点后方，起自髌腱止点后方，平行于胫骨前方皮质截断胫骨结节近端。
- 完成内侧楔形撑开后，行胫骨结节前内移位截骨。截骨线位于髌腱止点以远4~5 cm，近端距平台保留8~10 mm厚骨质，远端不要完全切断，骨膜保持完整。

植骨和固定
- 绕远端骨膜铰链将胫骨结节近侧向内旋转移位，内移幅度取决于髌骨半脱位的程度。近端向前抬高约10 mm，楔形骨块植于抬高的胫骨结节下方，楔形人工骨植入物预先钻两孔，用2个4.5 mm空心皮质螺钉完成固定（技术图7）。

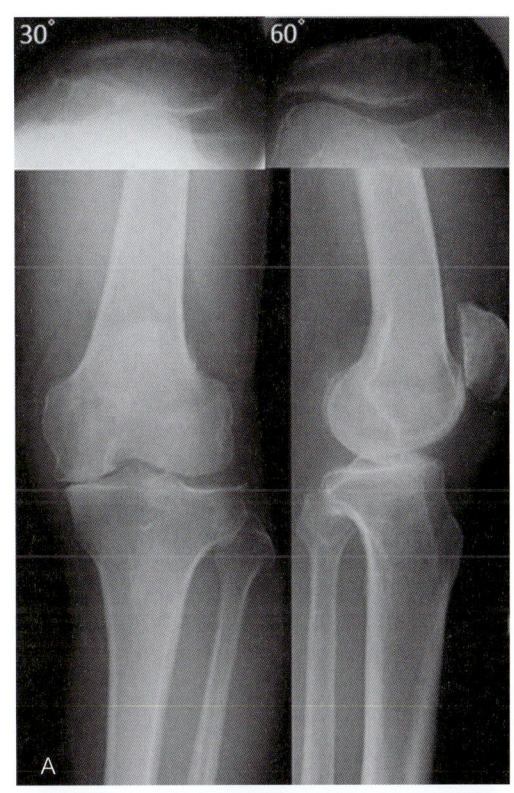

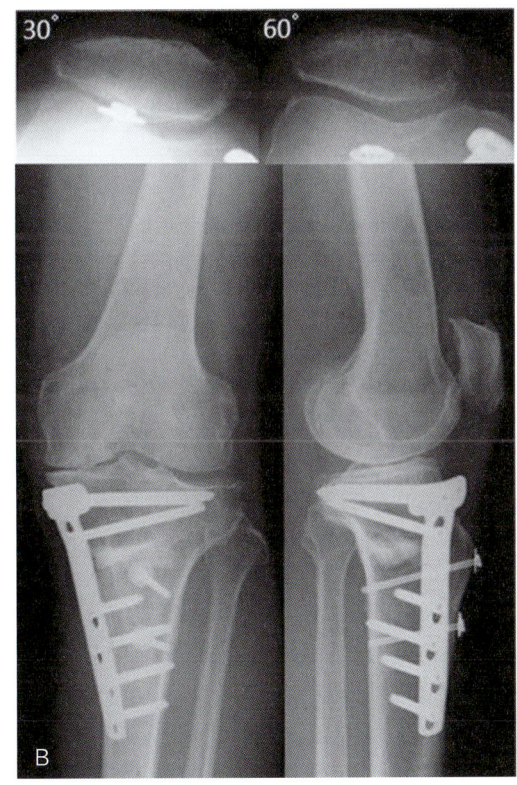

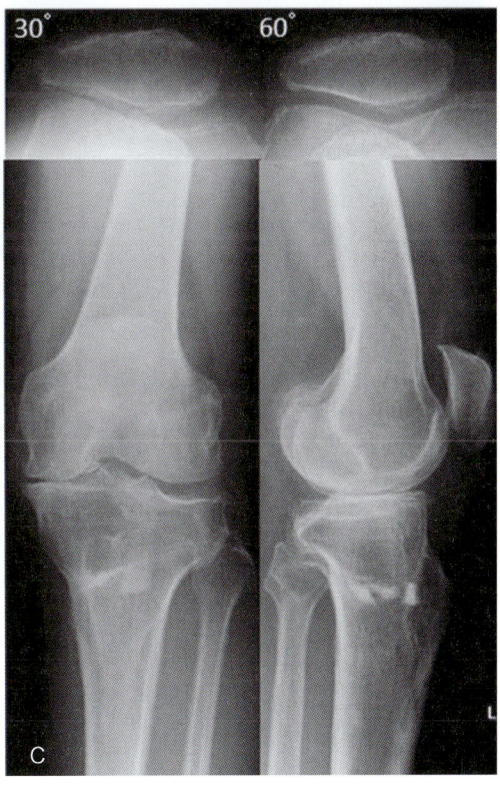

技术图7 OW-HTO联合胫骨结节内移抬高。A. 术前影像显示内侧室OA和髌股关节OA，髌骨半脱位。B. 术后1年影像显示膝内翻得到纠正，髌骨内移位置良好。C. 术后3年显示髌股关节对合关系良好。

胫骨高位楔形撑开截骨联合马赛克成形术治疗大块软骨缺失骨坏死

手术入路
- 除了行 OW-HTO 皮肤切口外,内侧髌旁入路延长至髌骨近端。
- 行股肌间切开,外翻髌骨,显露关节面软骨。

供区软骨切取
- 常用供区为很少负重部位,包括股骨滑车内外侧边缘。
- 用管状骨凿手动切取数个圆柱形骨软骨栓,长 20 mm。

植骨
- 于软骨缺损处切除残留的软骨及软骨下骨。
- 屈膝,用骨钻垂直受区关节面钻骨孔。
- 供区骨软骨栓压配植入受区骨孔。所有骨栓植入后与周围健康软骨持平(技术图 8)。

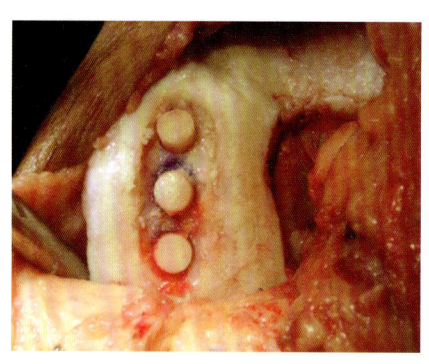

技术图 8　软骨修复步骤。图示股骨内髁自体骨软骨马赛克软骨移植后。

要点与失误防范

显露和解剖	• 确保良好显露胫骨近端前方骨面 • 松解截骨线水平胫骨后方致密骨膜 • 后方置拉钩保护血管神经结构
截骨	• 伸膝位置入 2 个平行克氏针,术中透视确认两针平行 • 胫骨结节处骨块足够长,连接近远侧骨端 • 确保在保持对侧铰链完整的情况下截骨处在轻微外翻力下即可张开
张开间隙	• 插入撑开器时,尽可能靠近外侧骨皮质,以免撑破外侧平台骨皮质 • 内侧软组织张力过高影响外翻时可用尖刀片戳孔松解 • 第一个楔形植骨块要尽可能向后放置 • 保持前方间隙为后方间隙的 2/3,轻度过伸,维持胫骨平台自然后倾
钢板固定	• 骨膜外安放 TomoFix 钢板 • 注意避免近端螺钉突入关节或突破胫骨后壁 • 远端钻孔置钉时维持膝关节完全伸直,以免出现伸膝受限 • 避免螺钉过长或过短

术后处理
- 术后当晚患者可以通过股神经镇痛泵控制罗哌卡因给药镇痛。
- 去除镇痛泵后,可口服非甾体抗炎药镇痛。
- 住院期间应用下肢加压泵防止静脉血栓。
- 术后 48 小时去除术口引流管,术后次日即可开始活动度练习。
- 允许直腿抬高锻炼,可达到完全伸膝。
- 术后拄拐不负重行走,1 周后可部分负重。
- 术后 1 周后使用 T 形手杖辅助完全负重行走。
- 患者能够上下楼梯后即可出院。

预后
- 多项研究指出 HTO 术后膝关节功能良好,长期随访满意,力线矫正到位的患者效果更好[20]。

表 1　胫骨高位楔形撑开截骨临床随访结果

研究	例数	随访时间(年)	结果
Asik 等,2006	65	1.5～5(平均2.8)	平均KSK评分85.6
Benzakour 等,2010	118	5～27(平均15)	平均KSK评分(膝关节评分和功能评分)101/200,随访15年
Brosset 等,2011	51	1.8～2.1(平均2)	平均IKS评分90
DeMeo 等,2010	20	8.3,平均	术后8年生存率为70%,优良率为42%
El-Azab 等,2011	50	2.5～3.8(平均3)	平均Lysholm评分85
Floerkemeier 等,2013	533	2.4～4.7(平均3.6)	平均Oxford Knee评分43(0:差,48:好)
Haviv 等,2012	22	6.3,平均	平均Oxford评分37
Hernigou 等,1987	93	10～13(平均11.5)	术后5年优良率为90%,术后10年优良率为45%
Kolb 等,2009	51	2.8～5.5(平均4.3)	随访终末,优良率为82%
Niemeyer 等,2010	69	最少3年	平均IKDC评分72.7
Saito 等,2014	78	5～10(平均6.5)	平均MKS膝关节评分88.1

IKS,国际膝关节学会

- HTO术后膝内翻得到矫正,滑膜炎症状减轻,软骨磨损减轻。
- 不过,HTO也有不足之处:患者选择苛刻,技术难度高,预期寿命短(5～7年)[1,24],有血管神经损伤风险。
- 近来,随着手术技术成熟化、术中良好透视监控、截骨部位显露安全快捷,无需剥离肌肉,并且没有腓总神经损伤风险,OW-HTO开展越来越广泛。
- 之前多项研究显示OW-HTO短期及中期临床效果及肢体功能良好(表1)[3-6,8,9,11,13-15,19,21]。

并发症

- HTO作为一项手术技术,并发症率相对较高,与手术医生的经验、技术及术后管理有关。

术中并发症

- 力线异常。
  - 矫形不足或过度矫正致术后临床疗效及功能不满意。
- 内外侧骨皮质断裂。
  - 文献报道OW-HTO外侧铰链处骨折发生率较高(图4)[23]。
- OW-HTO术后胫骨后倾角意外增加。
- 螺钉突破关节面进入关节。
- CW-HTO术中腓总神经麻痹或血管损伤。
- 文献报道腓总轻度瘫痪发生率为2%～16%,血管损伤发生率为0.4%[10,12]。

术后即刻并发症

- 血肿。
- 早期感染。
  - 一项系统回顾研究指出,浅层感染率为1%～9%,深层感染率为0.5%～4.7%[2,16]。
- 筋膜室综合征。
- 静脉血栓。
  - 笔者近期研究发现HTO术后静脉血栓发生率不高,下肢深静脉血栓发生率为12.5%,无症状性肺栓塞发生率为9.4%。

远期并发症

- 低位髌骨。
- 假关节形成。

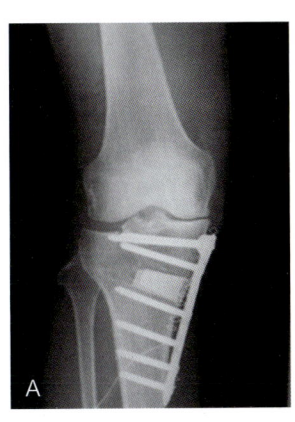
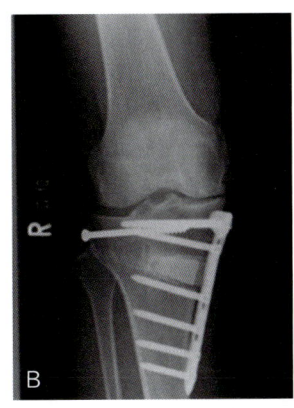

图4　此例患者术中外侧平台骨折。A. 69岁男性。OW-HTO完成后,正位片见外侧平台骨折。B. 以空心钉固定外侧平台骨折。术后6个月复查见骨折及截骨处愈合良好,无矫形丢失。

- 文献报道假关节发生率为0.7%～4.4%[22]。
- 内固定失效。
- 矫形角度丢失,内翻畸形复发。

（董士奎 译,谢国明 王海明 审校）

参考文献

[1] Aglietti P, Buzzi R, Vena LM, et al. High tibial valgus osteotomy for medial gonarthrosis: a 10-to 21-year study. J Knee Surg 2003; 16:21-26.

[2] Anagnostakos K, Mosser P, Kohn D. Infections after high tibial osteotomy. Knee Surg Sports Traumatol Arthrosc 2013;21:161-169.

[3] Asik M, Sen C, Kilic B, et al. High tibial osteotomy with Puddu plate for the treatment of varus gonarthrosis. Knee Surg Sports Traumatol Arthrosc 2006;14:948-954.

[4] Bauer GC, Insall J, and Koshino T. Tibial osteotomy in gonarthrosis (osteo-arthritis of the knee). J Bone Joint Surg Am 1969;51:1545-1563.

[5] Benzakour T, Hefti A, Lemseffer M, et al. High tibial osteotomy for medial osteoarthritis of the knee: 15 years follow-up. Int Orthop 2010;34:209-215.

[6] Brosset T, Pasquier G, Migaud H, et al. Opening wedge high tibial osteotomy performed without filling the defect but with locking plate fixation (TomoFix) and early weight-bearing: prospective evaluation of bone union, precision and maintenance of correction in 51 cases. Orthop Traumatol Surg Res 2011;97:705-711.

[7] Cass JR, Bryan RS. High tibial osteotomy. Clin Orthop Relat Res 1988;230:196-199.

[8] DeMeo PJ, Johnson EM, Chiang PP, et al. Midterm follow-up of opening-wedge high tibial osteotomy. Am J Sports Med 2010;38:2077-2084.

[9] El-Azab HM, Morgenstern M, Ahrens P, et al. Limb alignment after open-wedge high tibial osteotomy and its effect on the clinical outcome. Orthopedics 2011;34:e622-e628.

[10] Flierl S, Sabo D, Hornig K, et al. Open wedge high tibial osteotomy using fractioned drill osteotomy: a surgical modification that lowers the complication rate. Knee Surg Sports Traumatol Arthrosc 1996;4:149-153.

[11] Floerkemeier S, Staubli AE, Schroeter S, et al. Outcome after high tibial open-wedge osteotomy: a retrospective evaluation of 533 patients. Knee Surg Sports Traumatol Arthrosc 2013;21:170-180.

[12] Georgoulis AD, Makris CA, Papgeorgiou CD, et al. Nerve and vessel injuries during high tibial osteotomy combined with distal fibular osteotomy: a clinically relevant anatomic study. Knee Surg Sports Traumatol Arthrosc 1999;7:15-19.

[13] Haviv B, Bronak S, Thein R, et al. Mid-term outcome of openingwedge high tibial osteotomy for varus arthritic knees. Orthopedics 2012;35:e192-e196.

[14] Hernigou P, Medevielle D, Debeyre J, et al. Proximal tibial osteotomy for osteoarthritis with varus deformity. A ten to thirteen-year followup study. J Bone Joint Surg Am 1987;69:332-354.

[15] Kolb W, Guhlmann H, Windish C, et al. Opening-wedge high tibial osteotomy with a locked low-profile plate. J Bone Joint Surg Am 2009;91:2581-2588.

[16] Koshino T. The treatment of spontaneous osteonecrosis of the knee by high tibial osteotomy with and without bone grafting or drilling of the lesion. J Bone Joint Surg Am 1982;64(1):47-58.

[17] Marti RK, Verhagen RA, Kerkhoffs GM, et al. Proximal tibial varus osteotomy. Indications, technique, and five to twenty-one-year results. J Bone Joint Surg Am 2001;83-A:164-170.

[18] Matthews LS, Goldstein SA, Malvitz TA, et al. Proximal tibial osteotomy. Factors that influence the duration of satisfactory function. Clin Orthop Relat Res 1988;229:193-200.

[19] Niemeyer P, Schmal H, Hauschild O, et al. Open-wedge osteotomy using an internal plate fixator in patients with medial-compartment gonarthritis and varus malalignment: 3-year results with regard to preoperative arthroscopic and radiographic findings. Arthroscopy 2010;26:1607-1616.

[20] Odenbring S, Egund N, Hagstedt B, et al. Ten-year results of tibial osteotomy for medial gonoarthrosis: the influence of overcorrection. Arch Orthop Trauma Surg 1991;110:103-108.

[21] Saito T, Kumagai K, Akamatsu Y, et al. Five-to ten-year outcome following medial opening-wedge high tibial osteotomy with rigid plate fixation in combination with an artificial bone substitute. Bone Joint J 2014;96-B:339-344.

[22] Spahn G. Complications in high tibial (medial opening wedge) osteotomy. Arch Orthop Trauma Surg 2003;124:649-653.

[23] Takeuchi R, Ishikawa H, Kumagai K, et al. Fractures around the lateral cortical hinge after a medial opening-wedge high tibial osteotomy: a new classification of lateral hinge fracture. Arthroscopy 2012;28:85-94.

[24] Yasuda K, Majima T, Tsuchida T, et al. A ten- to 15-year follow-up observation of high tibial osteotomy in medial compartment osteoarthritis. Clin Orthop Relat Res 1992;282:186-195.

[25] Zhang W, Moskowitz RW, Nuki G, et al. OARSI recommendations for the management of hip and knee osteoarthritis, Part II: OARSI evidence-based, expert consensus guidelines. Osteoarthritis Cartilage 2008;16:137-162.

第64章 关节镜辅助下或切开复位内固定治疗胫骨棘骨折

Arthroscopy-Assisted Management or Open Reduction and Internal Fixation of Tibial Spine Fractures

Itai Gans and Theodore J. Ganley

定义

- 胫骨棘骨折是前交叉韧带(ACL)附着于胫骨髁间隆起前内侧的骨性撕脱[26]。一些学者认为该损伤等同于ACL实质部损伤。
- 这种损伤最常见于年轻人,尤其是8~14岁生长板未闭的儿童,但也可能发生于成人。
- 胫骨棘骨折的发生率约为每年3例/10万儿童[21]。
- Meyers 和 McKeever[16]根据移位程度将胫骨棘骨折分为3种类型。后来,Zaricznyj[27]对这一分类进行了修改,使之包括第四种类型,特指粉碎性骨折(图1)。
  - Ⅰ型:骨折无移位,或骨折前缘轻度翘起。
  - Ⅱ型:骨折前缘部分移位,后缘呈铰链状的骨折(胫骨棘的1/3~1/2从骨床上抬起)。
  - Ⅲ型:骨折完全移位。
    - ⅢA型:无旋转移位。
    - ⅢB型:骨折块旋转,使骨折块的软骨面朝向骨床。
  - Ⅳ型:完全移位的粉碎性骨折。

解剖

- 胫骨隆起位于胫骨髁间区(图2)。
- 解剖上分为4个不同的区域:内、外侧三角形隆起(或胫骨内、外侧胫骨棘)和前、后隐窝。
  - 内、外侧半月板间韧带末端插入髁间隆起。
  - 内侧隆起为ACL的纤维提供附着点,内侧半月板的前附着点正好在ACL止点前方,外侧半月板的前附着点正好在ACL止点后方。
    - 半月板间韧带穿过内侧半月板和外侧半月板之间,刚好在胫骨棘前方,容易嵌入胫骨棘骨折内,从而阻碍复位[8](图3)。
  - 隆起的外侧面没有任何结构附着。
  - 胫骨隆起也是后交叉韧带(PCL)的止点,PCL的纤维通常起源于髁间隆起的后部[16]。
- 在较小的儿童中,胫骨隆起的前半部分大多是软骨性的[16]。

发病机制

- 胫骨棘撕裂通常是创伤性的。这种损伤在儿童中更为常见,尤其是那些骨化不完全和生长板未闭的儿童。
- 通常的损伤机制是过伸性损伤,伴有或不伴有膝关节的被动外翻或外旋力。这些骨折也可能发生在膝关节屈曲时股骨远端受到直接打击。
- 这种损伤是由于施加在ACL上的拉力造成的。青少年的ACL比未成熟的、未完全骨化的且主要为软骨的骨软骨表面更能抵抗拉力;这常常导致ACL骨软骨连接部的撕脱。

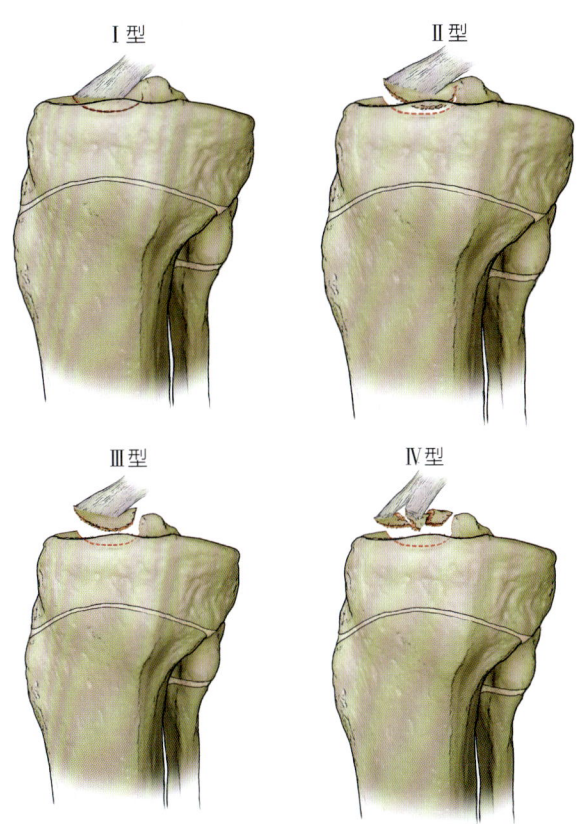

图1 Zaricznyj修改后的Meyers及McKeever的分类。Ⅰ型的骨折块移位最少。Ⅱ型骨折前段移位,后部铰链完整。Ⅲ型骨折块完全移位。Ⅳ型为完全移位的粉碎性骨折。

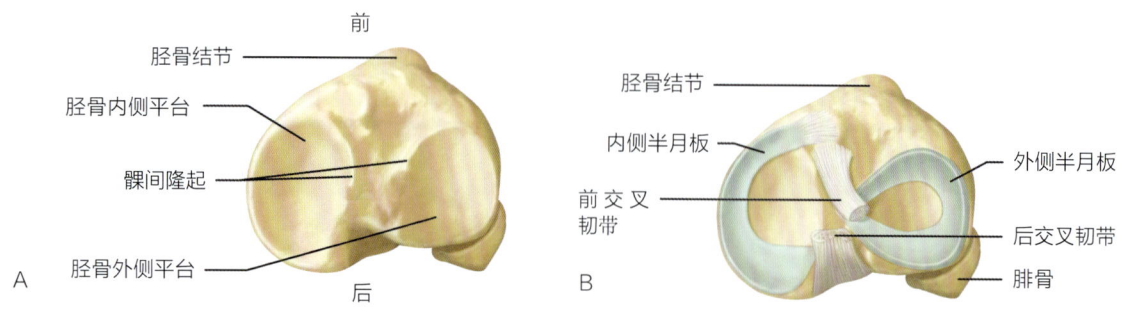

图2 胫骨平台横切面。A. 髁间隆起位于内侧髁和外侧髁之间。B. 内侧部分作为ACL的附着点。

- 在骨撕脱前,ACL可能发生原位拉伸损伤[18],尽管骨折块已充分复位,但可能导致临床上的松弛[10,22]。
- 损伤的发展也与不同的负荷机制有关。实验模型表明,快速的负荷导致ACL实质部撕裂,而渐进的负荷导致胫骨棘撕脱骨折[18,26]。
- 膝关节的固有解剖结构也牵涉其中。Kocher和他的同事们比较了25例膝关节骨骼未发育完全的胫骨棘骨折和25例年龄相似的膝关节骨骼发育不完全的ACL实质部撕裂患者,发现ACL中段撕裂患者的前开口宽度(髁间凹)更窄。

病史和体格检查

- 胫骨棘骨折通常由急性创伤事件引起。临床表现通常与损伤的严重程度一致。
- 通常,胫骨棘损伤患者会有外伤史或运动相关的损伤史;最常见的机制是从自行车上摔下。随着越来越多的儿童参加竞技体育运动,与运动相关的胫骨棘骨折的报道也越来越频繁。高速的创伤也可引起胫骨棘损伤。
- 患者通常会出现膝关节肿痛。肿胀多继发于膝关节内损伤引起的关节出血。
- 轻柔的触诊和检查膝关节。大多数患者由于关节内骨折引起的关节出血有一定程度的肿胀。其他的表面损伤与创伤事件的程度和性质有关。
- 膝关节经常会出现松弛,患者通常在负重时会出现患肢的不稳。
  - 值得注意的是,通常只有胫骨棘完全骨折(即Ⅲ型和Ⅳ型)的患者有前抽屉试验阳性或Lachman试验阳性。然而,由于受伤时ACL的拉伸,不完全骨折可能出现亚临床松弛。前抽屉试验阳性提示膝关节松弛。然而,在评估ACL损伤时,这种方法不如Lachman试验敏感。
  - lachman试验阳性提示ACL复合体的损伤。此试验对ACL撕裂具有更高的敏感性和特异性。
  - 在ACL复合体存在损伤的情况下,在轴移试验(通常在术中患者麻醉后进行)中,随着腿的抬起和内旋,股骨相对于胫骨后移。外翻力作用于腿部,膝关节轻微屈曲,导致轴移现象。完整的髂胫束在膝关节屈曲20°～30°时使股骨复位。
- 膝关节也应该仔细检查任何伴随的损伤,包括半月板和副韧带损伤。

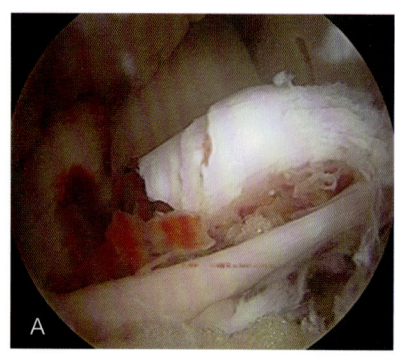 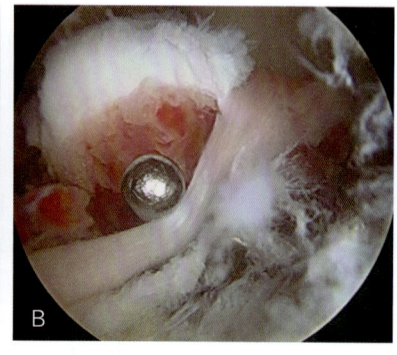

图3 膝关节镜视图。A. 一个完全移位的胫骨棘骨折,因半月板间韧带的插入而使骨折复位受到阻碍。B. 可用探针移开嵌入的半月板间韧带使胫骨棘骨折块恰当地复位。

影像学和其他诊断性检查

- 良好的影像学对胫骨棘骨折的评估和治疗至关重要，因为骨折类型的正确分类决定了治疗方法（参见非手术治疗部分）。
- 膝关节的标准前后位（AP）和侧位影像通常足以做出诊断。这些视角有助于确定骨损伤的程度。
  - 精确的侧位X线片是必要的，因为这是准确评估骨折分型和骨折块位置的最佳视角。
  - 在以软骨损伤为主的病变中，X线片有时只看到一小块或一点点骨块，这可能意味着有撕脱的骨软骨碎片，从而低估了骨折块的真实大小（图4）。
- 对于有可疑的胫骨棘损伤，MRI是一种很好的检查方法，特别是对发育未完全，胫骨棘主要是软骨的膝关节，并且它也可以减少儿童的辐射暴露。MRI可帮助鉴别ACL实质部损伤和胫骨棘撕脱骨折，并可对骨折类型进行分类。MRI还可以评估骨折移位，并帮助检测膝关节周围的伴随损伤[9]。
- CT对老年人和严重创伤患者有帮助，在这些患者中，骨折可能是严重粉碎性的，而且常伴有半月板或侧副韧带损伤。

鉴别诊断

- ACL撕裂。
- 骨软骨损伤或骨软骨骨折。
- 胫骨平台骨折。
- 膝关节的其他韧带或半月板损伤。

非手术治疗

- 非手术治疗适合无移位的Ⅰ型骨折和可复位的Ⅱ型骨折。
- Ⅱ型骨折可以通过抽出血肿并在关节间隙注射局麻药来复位。
  - 过伸膝关节复位骨折块。复位机制是通过骨外侧髁的直接施压实现的。
    - 这种手法对于大到包含部分胫骨平台的损伤可能有效。
    - 对于小的或者有半月板韧带嵌入骨折块之间的损伤，这种手法可能无法实现足够的复位。
- 通过X线片评估复位情况，并固定膝关节。
- 可以使用铰链式膝关节支具或长腿石膏固定来维持复位。
  - 对于石膏的最佳放置位置一直存在争议。
  - 早期的学者推荐从0°~40°的不等的膝关节屈曲位置[3,5,17]。这种观点认为在屈曲位时ACL的相对放松[15]。
  - 不建议过伸位固定，因为这会让患者感到不舒服，而且有使腘动脉紧张的风险，可能会导致筋膜室综合征。
  - 笔者建议使用铰链式膝关节支具完全伸直位固定4~6周。
- 复位后1周及2周应进行放射学检查。任何骨折复位的失败都是手术复位的指征。

手术治疗

- 胫骨棘骨折手术治疗的一般适应证包括：
  - Ⅱ型胫骨棘骨折闭合复位不充分。
  - 胫骨棘骨折完全移位（Ⅲ型、Ⅳ型）。
    - 在以前，Ⅲ型和Ⅳ型胫骨棘骨折有时采用非手术治疗。然而，最近的一项系统性回顾研究显示，在没有手术治疗的Ⅲ型和Ⅳ型胫骨棘骨折中，不愈合的发生率非常高，因此笔者建议对所有完全移位的胫骨棘骨折进行手术治疗[7]。

术前计划

- 术前仔细的评估和准备是治疗成功的关键。

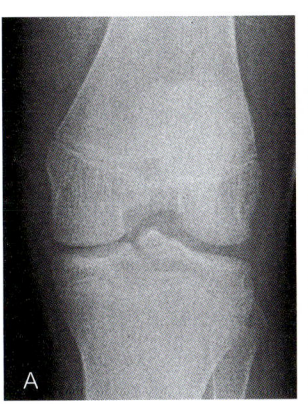 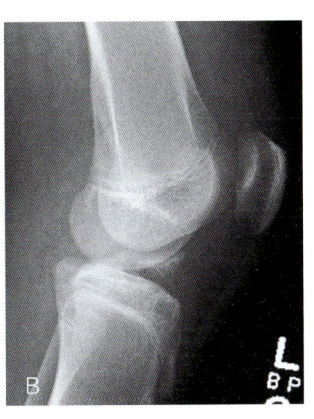

图4 移位胫骨棘骨折（Ⅲ型）的膝关节前后位（A）和侧位（B）X线片。

- 回顾所有术前获得的影像学资料。
  - 如果撕脱的碎片有较大的骨成分,X线平片通常足以决定治疗方案。
  - 对于以软骨为主的病变,可能需要MRI来确定病变的程度。在影像学研究中发现的任何其他病变也应予以处理。
- 在麻醉下进行全面的体格检查。
- 手术治疗(切开复位或关节镜下复位)、固定装置的选择在很大程度上取决于术者的偏好和经验,以及病变的特点。现在大多数术者都赞成关节镜治疗。
  - 例如,骨块较大的损伤可以选择螺钉固定,而主要为软骨性损伤或骨块粉碎损伤则可通过缝线或缝合锚定固定得到更好的治疗。
  - 具体采用哪种固定方式可根据情况术中决定。
  - 术者应能够掌握维持解剖稳定的关节镜或开放手术的固定技术。

体位

- 对于关节镜手术,体位在很大程度上取决于术者的偏好。有多种体位可以使用。
  - 腿可以放置在手术台上,膝关节跨越手术台的连接处。这使得手术台的尾端放下来的时候,膝关节可以屈曲90°,让关节悬在手术台下。这个姿势可以用腿托也可以不用腿托。
  - 也可以下肢平放在手术台上,髋部屈曲,使膝关节屈

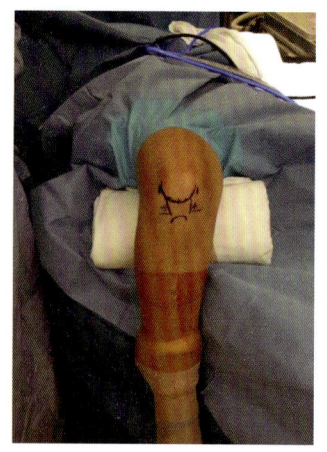

图5　膝关节在腿托上的摆位。

曲90°。根据需要可使膝关节与桌面成一定角度。膝关节下垫物使膝关节角度有助于内固定的安放(图5)。
- 对于切开复位技术,患者平躺在手术台上,大腿上放置止血带,膝关节以标准方式铺单。

入路

- 可以使用ACL重建的标准关节镜入路。笔者建议使用标准的前内侧和前外侧入路,以及内侧和外侧髌旁入路(图6)。
- 对于切开复位内固定(ORIF),膝关节采用有限的髌旁入路。

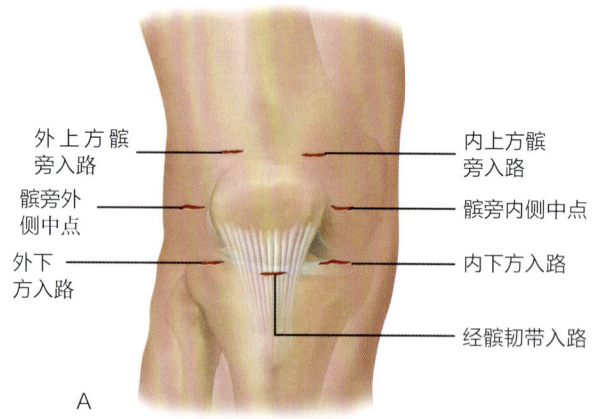

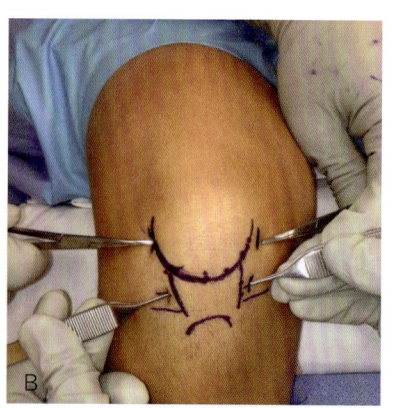

图6　A. ACL重建的标准入路与关节镜下治疗胫骨棘骨折的标准入路相同。B. 笔者建议使用标准的前内侧和前外侧入路(以镊子为标记)和内侧及外侧髌旁入路(以止血钳为标志)。

骨折复位

- 当膝关节充分暴露（关节镜下或切开），骨折块及任何伴随的损伤都可以发现。
- 在胫骨棘骨折的评估和治疗中，90°屈曲加上轻微的后拉力通常是支撑腿的最佳位置。
- 然而，每一个骨折都有自己的特点。术者应评估从70°～110°的各种屈伸角度，以及旋转和后牵拉应力下，使骨折复位的最佳位置。
- 一旦复位完成，由助手将腿保持在适当的位置，以便术者进行固定。

关节镜下胫骨棘修复

关节镜固定

- 前外侧入路做观察通道，内上侧入路做液体流出道，前内侧入路做操作通道。
- 将关节内血肿清除，以便直接检查和评估膝关节。为了达到充分的可见度，这可能需要1～2分钟的冲洗和清理。
- 识别任何伴随的损伤。
- 使用刨刀和刮匙清理骨折块的基底部，小心地去除骨折处血肿。
- 如前面"骨折复位"一节所述，尝试复位骨折块（技术图1）。
- 如果发现有任何组织阻碍复位，应小心地将其拉开并在必要时缝合或修补。
- 建议使用髌正中入路，因为这样可以方便地使用辅助工具。

螺钉固定

- 一旦骨折块完成解剖复位，经过髌正中入路用一个0.045 in的克氏针在最终螺钉要固定位置穿过骨折块固定（技术图2A、B）。
  - 在关节镜下检查克氏针的位置，以确保正确放置，避免穿过生长板。
- 根据骨折复位的稳定性以及是否用金属或可吸收螺钉固定，可以用第二个克氏针保持骨折块的位置，并防止螺钉放置过程中旋转。
- 选择合适尺寸和长度的螺钉。
  - 可选用金属或可吸收的螺钉进行固定（技术图片2C）。
  - 金属螺钉采用3.5 mm或4.0 mm空心自攻螺钉。螺钉的尺寸在很大程度上取决于骨折块是否能容纳螺钉。
  - 对于可吸收螺钉（非空心），可经过克氏针使用空心钻和空心丝锥。用第二个克氏针维持固定后，将原来的克氏针取出，使非空心可吸收螺钉置于取出的克氏针的位置。
  - 根据骨折块的大小，可以用1或2个螺钉固定。
- 在保持复位的情况下，螺钉在关节镜监视下逐渐前进，确保不穿过生长板。
- 当达到足够的固定，可以移除克氏针。
- 在关节镜直视下逐渐屈伸膝关节以检测复位的稳定性。
- 闭合伤口前拍膝关节的标准前后位和侧位片检查螺钉的位置和复位情况（技术图2D、E）。
- 当看到复位满意后，移除器械，关闭关节镜入路。
- 术后将膝关节用铰链式膝关节支具固定在完全伸直位。

缝合固定

- 用两根1-0聚二恶酮(PDS)缝合线穿过ACL胫骨棘的附着点的底部（技术图3）。这通过髌正中入路很容易实现。
- 在胫骨结节内侧1～2 cm处切开，以便放置胫骨ACL定位导向器。
- 做两个平行的2 mm隧道。
- 每条隧道均可通过过线器，把缝合线的两个末端拉出。
- 把胫骨棘复位在胫骨骨床后，将缝合线末端系在胫骨前内侧的骨桥上。
  - 如果需要，可以使用可吸收压缩螺钉（前面讨论过）进行做临时固定，并使用缝合固定作为辅助固定。

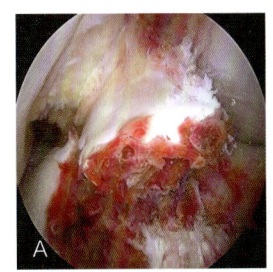 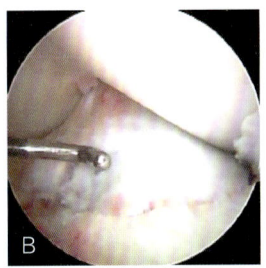

技术图1 A. Ⅲ型胫骨脊棘骨折的关节镜图像。B. 骨折块解剖复位的关节镜图像。

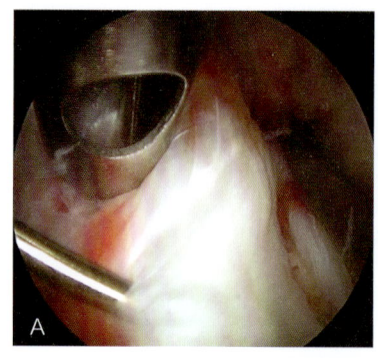
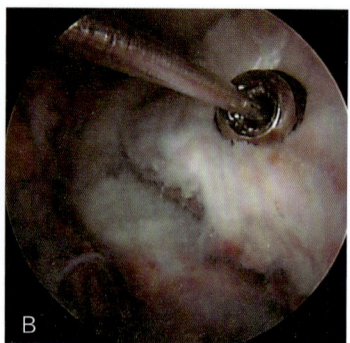
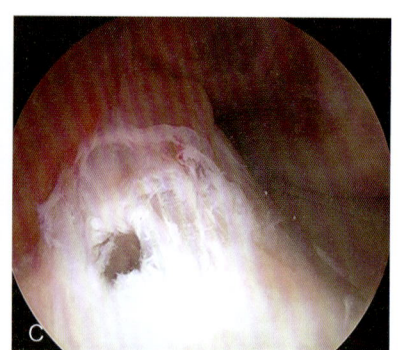
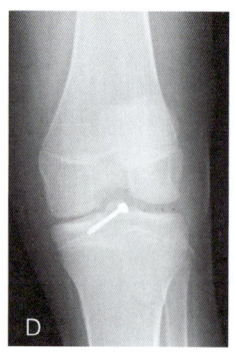
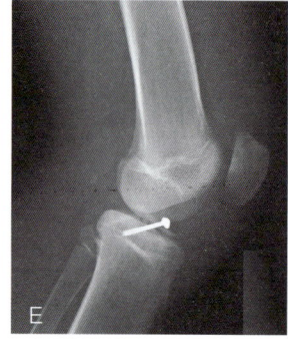

技术图 2　关节镜下的螺钉固定。A. 用克氏针固定骨折块。B. 关节镜引导下置入一个空心金属螺钉。C. 一个在恰当位置的可吸收螺钉。由于可吸收螺钉不是典型的空心螺钉，放置它需要移除克氏针。用第二个克氏针在置入可吸收螺钉时保持复位。D、E. 前后位和侧位X线片显示用一个带垫圈的空心螺钉固定胫骨棘骨折。应注意避免使螺钉穿过骺板。

可吸收压缩螺钉的临时固定可防止骨折块在缝合固定期间移位。
- 一旦达到适当的复位，在关节镜直视下逐渐地屈伸膝关节，以检查复位的稳定性。
- 当复位满意后，移除器械，关闭关节镜入路。
- 术后将膝关节用铰链式膝关节支具固定在完全伸直位。

缝合锚钉（肩关节锚钉）固定
- 与前面描述的缝合方法相同，用两根1-0 PDS缝合线穿过ACL胫骨棘的附着点的底部。然后采用类似于肩关节盂唇修补的基本技术。

- 将缝线在ACL基底部像绑行李标签一样系牢（技术图4A），并穿过缝合锚钉。
- 将胫骨棘骨折复位，然后将锚钉固定在胫骨隆起前（技术图4B、C）。
  ○ 如果需要，可以使用可吸收压缩螺钉（前面讨论过）进行临时固定，并使用缝合固定作为辅助固定。可吸收压缩螺钉的临时固定可防止骨折块在缝合固定期间移位。这种方法最适用于Ⅳ型（粉碎性）骨折[6]。
- 一旦达到复位良好，在关节镜直视下逐渐地屈伸膝关节，以检查复位的稳定性。
- 当达复位满意后，移除器械，关闭关节镜入路。

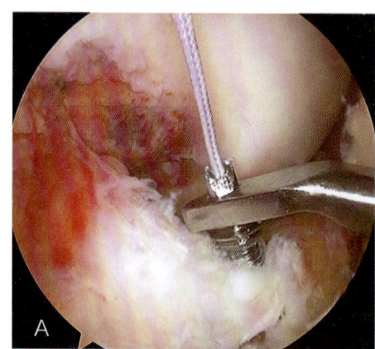
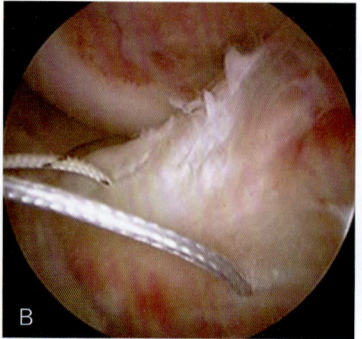
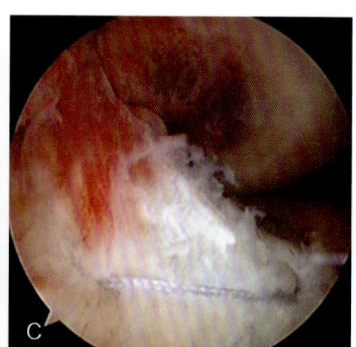

技术图 3　关节镜缝线固定。A、B. 两根1-0 PDS缝线穿过ACL的底部。用过线器抓住缝线末端使其穿过经骨骺的隧道并在系在胫骨前内边缘。C. 胫骨棘骨折最后的缝线固定。

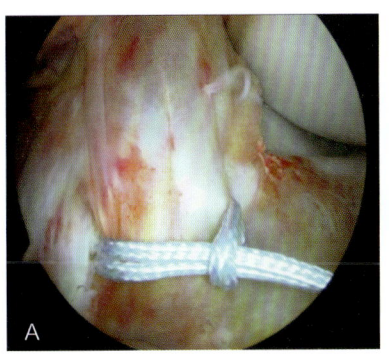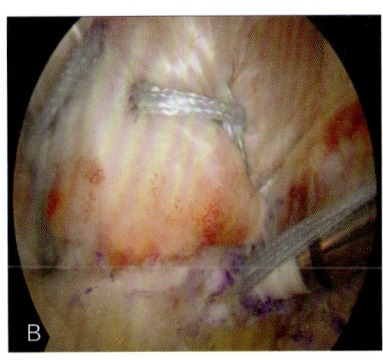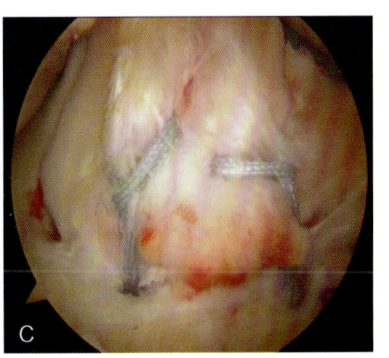

技术图4 关节镜下的缝合锚钉固定。A. 将两根缝线穿过ACL在胫骨隆起的附着点的底部像绑行李标签一样系牢。B. 使缝线穿过缝合锚钉并固定在胫骨隆起前，略从前向后倾斜。C. 胫骨棘骨折最后的缝合锚钉固定。

切开复位内固定

显露

- 手术以标准的髌旁内侧入路开始。皮肤切口可以是髌旁切口或中线切口。
- 髌旁内侧切口起于髌骨下极，沿髌腱内侧缘向下至胫骨结节。必要时可扩大切口（技术图5）。
- 在进行髌旁内侧皮肤切口时，应注意避免误切大隐神经髌下支；如果一个分支被切断，它应该被埋在脂肪中，以降低患神经瘤的风险。
- 皮肤切口向下延伸至筋膜。向两侧牵开皮肤和皮下组织。
- 沿髌骨支持带的内侧缘进行分离，确保至少保留一个2～3 mm的软组织袖，以便充分闭合，然后沿着髌腱的内侧缘向下分离。
- 向外侧牵开髌骨和髌腱，以便直接观察ACL和胫骨棘骨折。

骨折固定

- 一旦骨折复位完成，就可以用固定材料来固定骨折块，包括缝合线、螺钉、克氏针和缝合锚钉——与之前在关节镜手术中描述的一样。
- 骨折块固定完成后，屈伸膝关节，以检查复位的稳定性。
- 处理膝关节的其他伴随损伤。
- 在闭合伤口前要对膝关节进行大量的清洗，以清除膝关节内残留的杂物。
- 严密止血，逐层缝合。
- 术后将膝关节用铰链式膝关节支具固定在完全伸直位。

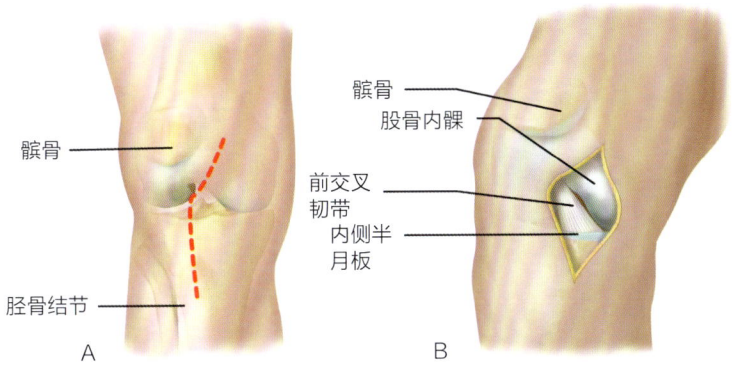

技术图5 A. 可通过中线直切口做膝关节髌旁内侧入路。B. 经膝关节做髌旁切口，从外侧显露髌骨。

要点与失误防范

诊断	• 由于治疗的基础是对骨折类型的准确分型,因此为了避免胫骨棘骨折的漏诊和错误分型,准确的侧位X线片是十分重要的。其损伤机制与ACL撕裂的损伤机制基本相同。尽管儿童患者比成人更常见,但胫骨棘骨折对两组均无特异性
适应证	• 治疗前要仔细评估损伤情况;任何伴随损伤,如半月板撕裂或侧副韧带损伤,都应仔细评估并纳入手术计划
外科准备	• 即使有合适的术前计划,术者也应该准备好使用各种固定方法和技术。这通常是由骨折块的大小和性质决定的。一个大的骨折块可能需要一个以上的螺钉;然而,较小的骨折块用缝合固定或缝合锚钉固定治疗效果可能会更好
骨折复位	• 复位困难常继发于软组织嵌入。应清理骨折床,任何嵌入的软组织都需要牵开或取出。半月板间韧带或内侧半月板的前角经常嵌入骨折内;进行前抽屉试验可以使嵌入的组织被释放。之后,骨折块可以被还原到骨折床上,并相应地进行固定
骨折固定	• 应仔细评估骨折块并小心的固定。应避免反复多次将内固定加紧,因为这可能导致骨折块粉碎 • 在骨骼发育不成熟的个体中,必须小心避免穿过骺板,尤其是使用螺钉固定时。当使用不透射线的植入物时,应使用关节镜引导,并在固定时识别和避开骺板 • 通过髌中入路可以轻松地放置螺钉、缝线和缝合锚钉
运动	• 早期治疗、可靠固定和术后早期活动可以帮助避免术后僵硬、关节纤维化和膝关节伸直功能受限等并发症[19]。根据固定的牢固性决定是否运动。如果需要长时间的固定,最好选择伸直固定,因为弯曲挛缩比僵硬更难治疗

术后处理

- 术后,如果骨折固定坚强的话,将膝关节在完全伸直位固定。如果骨折没有达到坚强固定的话,将膝关节屈曲5°~10°固定;应该避免过伸。笔者更倾向于用一个铰链膝关节支具固定在膝关节伸直位。
- 术后X线检验骨折复位情况。
- 术后1~2周,肿胀消退,如果骨折块固定良好,可开始早期活动。早期活动可降低关节纤维化和活动度减小的风险[19]。
- 在一些严重的病例,固定可能不够牢固的情况下,应当在影像上确定骨折已充分愈合后,再进行屈伸活动练习;这通常要在术后4~6周。

预后

- 即使胫骨棘骨折解剖复位,膝关节也经常会有残余松弛,这是因为在胫骨棘骨折之前ACL已经被拉伸。在大多数情况下,膝关节残余松弛是亚临床性的。尽管在胫骨棘骨折的保守治疗和手术治疗都有可能存在残余松弛,只要保持骨折复位,就可以获得良好的功能恢复结果[2,14,24,25]。
- 切开复位或关节镜下复位后用缝线固定[1,4,14]、螺钉固定[10,20]或缝合锚钉固定[12,13,23]都有报道可以获得良好的疗效。
- Gans等人利用meta分析技术对儿童胫骨棘骨折复位和固定的方法进行了系统的回顾,并对结果和并发症进行分析。他们发现,完全移位(Ⅲ型和Ⅳ型)骨折的非手术治疗可导致更高的骨折不愈合率。切开手术与关节镜手术、螺钉与缝线固定的疗效无明显差异。

并发症

- 骨折不愈合。
- 畸形愈合。
- 关节纤维化。
- 残余松弛,但通常是亚临床的。
- 植入物相关并发症及下金属螺钉固定时的残留金属硬件。
- 生长干扰。
- 运动受限。

(刘旭东 译,谢国明 王海明 审校)

参考文献

[1] Ahn JH, Yoo JC. Clinical outcome of arthroscopic reduction and suture for displaced acute and chronic tibial spine fractures. Knee Surg Sports Traumatol Arthrosc 2005;13:116-121.

[2] Baxter MP, Wiley JJ. Fractures of the tibial spine in children. An evaluation of knee stability. J Bone Joint Surg Br 1988;70(2):228-230.

[3] Beaty JH, Kumar A. Fractures about the knee in children. J Bone Joint Surg Am 1994;76:1870-1880.

[4] Binnet MS, Gürkan I, Yilmaz C, et al. Arthroscopic fixation of intercondylar eminence fractures using a 4-portal technique. Arthroscopy 2001;17:450-460.

[5] Fyfe IS, Jackson JP. Tibial intercondylar fractures in children: a review of the classification and the treatment of malunion. Injury 1981;13:165-169.

[6] Gans I, Babatunde OM, Ganley TJ. Hybrid fixation of tibial eminence fractures in skeletally immature patients. Arthrosc Tech 2013;2(3):e237-e242.

[7] Gans I, Baldwin KD, Ganley TJ. Treatment and management outcomes of tibial eminence fractures in pediatric patients: a systematic review. Am J Sports Med 2013;4:1743-1750.

[8] Hunter RE, Willis JA. Arthroscopic fixation of avulsion fractures of the tibial eminence: technique and outcome. Arthroscopy 2004; 20:113-121.

[9] Ishibashi Y, Tsuda E, Sasaki T, et al. Magnetic resonance imaging aids in detecting concomitant injuries in patients with tibial spine fractures. Clin Orthop Relat Res 2005;(434):207-212.

[10] Kocher MS, Foreman ES, Micheli LJ. Laxity and functional outcome after arthroscopic reduction and internal fixation of displaced tibial spine fractures in children. Arthroscopy 2003;19: 1085-1090.

[11] Kocher MS, Mandiga R, Klingele K, et al. Anterior cruciate ligament injury versus tibial spine fracture in the skeletally immature knee: a comparison of skeletal maturation and notch width index. J Pediatr Orthop 2004;24:185-188.

[12] Louis ML, Guillaume JM, Launay F, et al. Surgical management of type II tibial intercondylar eminence fractures in children. J Pediatr Orthop B 2008;17(5):231-235.

[13] Lu XW, Hu XP, Jin C, et al. Reduction and fixation of the avulsion fracture of the tibial eminence using mini-open technique. Knee Surg Sports Traumatol Arthrosc 2010;18(11):1476-1480.

[14] Mah JY, Adili A, Otsuka NY, et al. Follow-up study of arthroscopic reduction and fixation of type III tibial-eminence fractures. J Pediatr Orthop 1998;18:475-477.

[15] McLennan JG. Lessons learned after second-look arthroscopy in type III fractures of the tibial spine. J Pediatr Orthop 1995;15:59-62.

[16] Meyers MH, McKeever FM. Fracture of the intercondylar eminence of the tibia. J Bone Joint Surg Am 1959;41(2):209-222.

[17] Meyers MH, McKeever FM. Fracture of the intercondylar eminence of the tibia. J Bone Joint Surg Am 1970;52(8):1677-1684.

[18] Noyes FR, DeLucas JL, Torvik PJ. Biomechanics of anterior cruciate ligament failure: an analysis of strain-rate sensitivity and mechanisms of failure in primates. J Bone Joint Surg Am 1974; 56:236-253.

[19] Patel NM, Park MJ, Sampson NR, et al. Tibial eminence fractures in children: earlier posttreatment mobilization results in improved outcomes. J Pediatr Orthop 2012;32(2):139-144.

[20] Reynders P, Reynders K, Broos P. Pediatric and adolescent tibial eminence fractures: arthroscopic cannulated screw fixation. J Trauma 2002;53:49-54.

[21] Skak SV, Jensen TT, Poulsen TD, et al. Epidemiology of knee injuries in children. Acta Orthop Scand 1987;58:78-81.

[22] Tudisco C, Giovarruscio R, Febo A, et al. Intercondylar eminence avulsion fracture in children: long-term follow-up of 14 cases at the end of skeletal growth. J Pediatr Orthop B 2010;19(5):403-408.

[23] Vega JR, Irribarra LA, Baar AK, et al. Arthroscopic fixation of displaced tibial eminence fractures: a new growth plate-sparing method. Arthroscopy 2008;24(11):1239-1243.

[24] Wiley JJ, Baxter MP. Tibial spine fractures in children. Clin Orthop Relat Res 1990;(255):54-60.

[25] Willis RB, Blokker C, Stoll TM, et al. Long-term follow-up of anterior tibial eminence fractures. J Pediatr Orthop 1993;13:361-364.

[26] Woo SL, Hollis JM, Adams DJ, et al. Tensile properties of the human femur-anterior cruciate ligament-tibia complex: the effects of specimen age and orientation. Am J Sports Med 1991;19:217-225.

[27] Zaricznyj B. Avulsion fracture of the tibial eminence treated by open reduction and pinning. J Bone Joint Surg Am 1997;59(8): 1111-1114.

第65章 骨骼未发育成熟患者的前交叉韧带重建
Anterior Cruciate Ligament Reconstruction in the Skeletally Immature Patient

J. Todd R. Lawrence, R. Jay Lee, and Mininder S. Kocher

定义

- 骨骼未发育成熟的患者有开放的生长板或骺板,因此还有生长潜力。
- 在这一人群中,实质部分前交叉韧带(ACL)损伤曾被认为是罕见的,胫骨棘撕脱骨折被认为是儿童ACL损伤[14]。然而,随着儿童和青少年实质部分ACL损伤的发生率越来越高,并导致成年患者出现"ACL缺失的膝关节"。
- 在骨骼未发育成熟的患者中,ACL损伤通常导致膝关节不稳定,有进一步损伤和加速退化的危险。
- 传统的外科重建技术有潜在的医源性生长障碍的风险,因此必须特别注意这个患者群体[10]。
- 患者的生理年龄决定了剩余的生长潜力和膝关节大小,因此很大程度上影响了治疗方案。

解剖

- ACL起源于股骨外侧髁内侧后段的半圆形区域,在前斜行至胫骨平台前内侧至胫骨(棘)隆起处。
- ACL的主要作用是阻止胫骨相对于股骨的前移和旋转。
- 韧带由两个解剖学和生物力学上不同的束组成:前内侧束和后外侧束。
  - 前内侧束在方向上更偏前和垂直。它在很大程度上阻止前移,并在伸展的最后30°收紧。
  - 后外侧束在方向上更偏后和倾斜。它更加等长,在控制旋转中起着较大的作用。
- 并非所有骨骼未发育成熟的患者都是一样的。有些人还有很多生长潜能,而有些人基本上已经结束了生长。
- 下肢的纵向生长大部分源自股骨远端和胫骨近端。胫骨骺板距离胫骨棘近15~20 mm。股骨骺板距离ACL股骨附着点的最后方几毫米内(图1)。

发病机制

- 骨骼未发育成熟患者ACL损伤的病因与成人相似。它通常是由于非接触损伤,包括剪切、旋转或急停损伤。
- 患者经常报告说膝关节听到"砰"的一声后出现肿胀。有人报道在儿童急性外伤性关节血肿的病例中高达65%的原因是ACL损伤[17]。
- ACL损伤的膝关节在受伤时发生的胫骨较股骨上向前"移动"会引起胫骨平台后部和股骨远端终沟处的挤压伤。在MRI上,这个部位的骨挫伤是ACL损伤的特征性表现(图2)。
- ACL损伤通常伴随着韧带、半月板和软骨损伤。
  - ACL损伤常伴有内侧副韧带损伤。
  - 后外侧角较少与ACL一同损伤,但如果后外侧角损伤没有得到很好的修复,它会是ACL重建失败的常见原因。
  - ACL急性撕裂常伴随外侧半月板撕裂。
  - 内侧半月板后角有限制胫骨前移的作用。在慢性ACL-缺失膝关节中,内侧半月板后角在预防前移方面会发挥更大的作用,因而增加了受伤的风险。

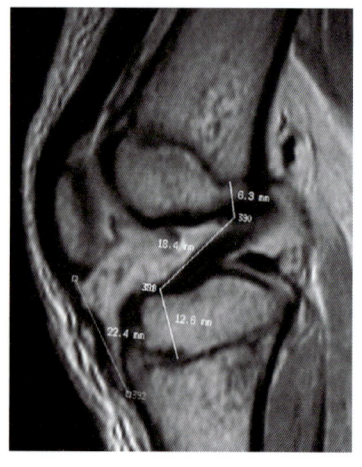

图1 矢状位MRI显示ACL与股骨远端和胫骨近端的关系[经允许引自Kocher MS, Garg S, Micheli LJ. Physeal sparing reconstruction of the anterior cruciate ligament in skeletally immature prepubescent children and adolescents. Surgical technique. J Bone Joint Surg Am 2006;88(suppl, 1 pt 2):283-293]。

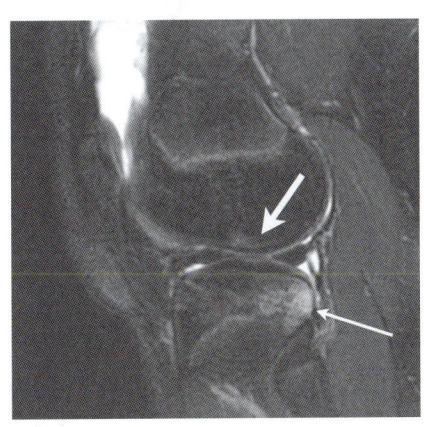

图2 膝关节侧面的矢状面MRI显示急性ACL损伤的特征性骨挫伤（细箭头）。注意胫骨外侧的后部和股骨远端终沟处的信号增加（粗箭头）。

自然病程

- 有些患者的ACL部分撕裂可以通过非手术治疗得到治愈。
- 骨骼未发育成熟患者的完全撕裂通常预后较差，因为不稳定性导致进一步的半月板和软骨损伤[1,12]。
- 超过一半非手术治疗的患者在损伤后4~5年出现早期退行性变的表现[12]。
- 不稳定性较大的患者（通过KT-1000关节测量仪客观测量）或追求更高水平的膝关节剪切和跳跃运动的患者损伤复发的风险更大[3]。
- ACL重建可以降低因不稳定而导致的机械性半月板和软骨损伤的风险。然而，目前还不清楚它对关节发生的风险如何影响。

病史和体格检查

- 青少年对病史的描述很差，但应尝试去了解损伤的机制，急性或复发性积液的病史，以及活动时的不稳定感和受力时的症状。
- 在诊室应用使用Tanner分期系统大致确定患者的生理年龄[18]。也可在手术室麻醉诱导后进行确认。骨龄可以根据Greulich和Pyle的方法通过手和手腕X线片确定[4]。
- 对膝关节进行全面检查。应特别注意评估膝关节的相关病理情况。
- 总的来说，应该注意下肢力线、成角畸形和长度差异。
- 应进行髌骨按压和浮髌试验，以评估是否存在积液。
- 活动度（ROM）的评估很重要，因为ACL重建前完全恢复ROM对预防术后关节纤维化至关重要。伸直功能受限提醒临床医生应注意有移位的半月板桶柄状撕裂或术前关节纤维粘连的可能性。屈曲受限可能是由于张力性积液引起的疼痛所致。
- 轻柔的触诊进行评估，因为触诊可大大直接诊断一些相关损伤。
  - 沿关节线轻柔的触诊，特别是关节线的后方，提示有半月板撕裂的可能性。在激发试验时有疼痛或明显的弹响，如McMurray试验、Apley压缩试验或鸭步，有助于确认这一结果。
  - 侧副韧带在股骨或胫骨附着点处的疼痛提示有侧副韧带撕裂的可能性。
  - 骺板的疼痛应该促使笔者对骨骺损伤进行调查，但是在笔者的经验中，这通常与ACL完全损伤无关。
  - 内侧支持带或内侧髌股韧带处的触痛提示有急性髌骨脱位，然后自行复位了。
- 韧带评估应包括前后交叉韧带、内侧和外侧副韧带，以及后外侧角。
  - 骨骼未发育成熟的运动员比成年运动员有更大程度的生理松弛，因此应该经常将其与未受伤的膝关节进行比较。
  - ACL的评估最好方法是对患肢进行Lachman试验。对于那些有意或无意的拒绝Lachman试验的患者，侧卧位Lachman试验或前抽屉试验可能有助于使其放松，并获得可靠的检查结果。
  - 轴移试验可以在门诊进行，但儿童患者通常不能很好地配合。最好在手术室内进行，并作为每个患者术前评估的一部分。
  - 后交叉韧带应采用后抽屉试验进行评估。应与对侧进行比较。后抽屉应力位摄片的作用目前尚不明确。Ⅱ级及以上的后交叉韧带损伤提示临床医生应注意后外侧角损伤的可能性。
  - 在膝关节屈曲0°和30°时，通过内翻和外翻的应力来评估内侧和外侧副韧带的损伤情况。在年轻患者中，内翻和外翻应力下不稳可能是由于骨骺损伤引起的，临床医生应时刻保持警惕。
  - 后外侧角的评估最好使用拨号试验。后外侧抽屉试验和外旋试验也可用于评估后外侧角的损伤情况。
- 髌骨的稳定性用髌骨恐惧试验进行评估。
- 股四头肌的形态和力量对术后恢复很重要。

影像学和其他诊断性检查

- 所有膝关节疼痛的儿童患者都应接受包括前后位（AP）、侧位和髌骨轴位在内的初步X线平片检查。对于创伤性损伤，还应当有两侧的斜位片。如果要了解

- 骨软骨的损伤情况，还需要髁间凹位片。在仔细检查X线片时，应特别注意评估骨骺损伤以及与其他损伤的鉴别诊断。
- 对于所有膝关节疼痛的儿童患者都应考虑评估髋关节AP位和蛙式位平片。
- 如果临床上要评估膝关节内翻和外翻畸形或肢体长短不齐，需要拍摄下肢全长片。
- MRI是进一步评估骨骼未发育成熟患者ACL撕裂的首选影像学检查。最新的高场强磁共振与高质量图像对于这一人群的ACL损伤有很高灵敏度和特异性[15]，尽管早期报道指出与成年人群相比诊断价值较低[6]。ACL撕裂的MRI表现包括不连续的ACL纤维、股骨远端和胫骨后平台后缘外侧有特征性的骨挫伤。
  - MRI在儿童人群中有很高的半月板撕裂的假阳性率。这可能是由于儿童半月板的血管丰富，而这通常被误解释为肿瘤内变性或半月板撕裂[6]。

鉴别诊断

- 胫骨髁间隆起（棘）骨折。
- 其他关节内骨折或骨骺骨折。
- 髌骨脱位。
- 半月板撕裂。
- 后交叉韧带撕裂。
- 内侧或外侧副韧带损伤。
- 后外侧角损伤。
- 生理学松弛。
- 髋部病因。

非手术治疗

- 对于一些ACL部分或不完全撕裂患者，如果临床上和功能上的稳定，可以通过非手术治疗治愈。以下的标准被证实与部分损伤非手术治疗的成功有关[9]。
  - 韧带撕裂<50%。
  - 后外侧束的相对完好。
  - <14岁。
  - Lachman试验或轴移试验正常或接近正常。
- 多达1/3的患者可能需要后续的重建，并应在治疗开始时就意识到这一风险。
- 成功的治疗基于以下的早期标准：
  - 使用带铰链的膝关节支具12周。
  - 部分负重触地保持6～8周。
  - 前6周限制被动过伸。
  - 前12周限制开链活动和主动过伸。
  - 物理治疗强调加强腘绳肌的力量。
  - 如果力量和功能测试都恢复良好，那么在3～6个月后可以恢复运动和剧烈活动。建议在进行剪切和旋转活动时使用功能性膝关节支具保护2年。
- 用非手术疗法治疗骨骺未发育成熟患者的完全撕裂通常预后较差。
- 对于青春期前ACL完全撕裂但没有伴有发生需要稳定的软骨损伤或需要修复的半月板损伤的患者，笔者仍在讨论使用改变运动方式、功能支具和持续康复的非手术治疗。
- 根据笔者的经验，配合改变运动方式和使用支具可以使这种治疗方法部分有效和成功。
- 延迟手术可能由于复发性的不稳定而导致进一步的半月板和软骨损伤。
- 虽然非手术治疗的效果一般较差，但必须权衡等到骨骼成熟后再进行重建导致进一步关节内损伤的风险与早期重建引起生长障碍的风险。
- 一些患者能够应对ACL功能不全或改变他们的活动，允许进一步生长，以便在几乎没有或没有生长时进行重建，将生长障碍的风险降到最低。
- 对于持续不稳定的青春期前的患者，建议采用规避骨骺的早期重建。
- 对于仍在生长ACL完全断裂的青春期患者，不提倡早期进行非手术治疗。因为功能上的不稳会导致半月板和关节软骨的损伤率很高，而且解剖重建导致生长受影响的概率很低。

手术治疗

- 传统的成人ACL重建技术存在因骺板破坏而导致潜在医源性生长障碍的风险，在动物模型和临床病例中都已有生长受影响的报道[12]。
- 任何重建策略都应遵循以下原则：
  - 不要使用坚强固定，如界面螺钉要跨越骨骺，有很高风险引起生长障碍。
  - 不要用骨，如用骨-髌腱-骨移植，因为跨越骺板，它也有很高风险引起生长障碍。
- 在决定重建策略时，应考虑并谨慎处理下列原则：
  - 穿过骺板的钻孔应该尽可能的小和靠近中央。
  - 与直径相同的垂直钻孔相比，斜钻孔对骺板的影响更大。这在考虑股骨隧道的位置时尤为重要。
  - 在穿过骺板的骨隧道中，有张力的软组织移植物也能引起生长障碍。
  - 应避免在股骨骺板后外侧周围进行过多的分离或进行过多的髁间凹成形术，以防止软骨环损伤和继发的畸形。

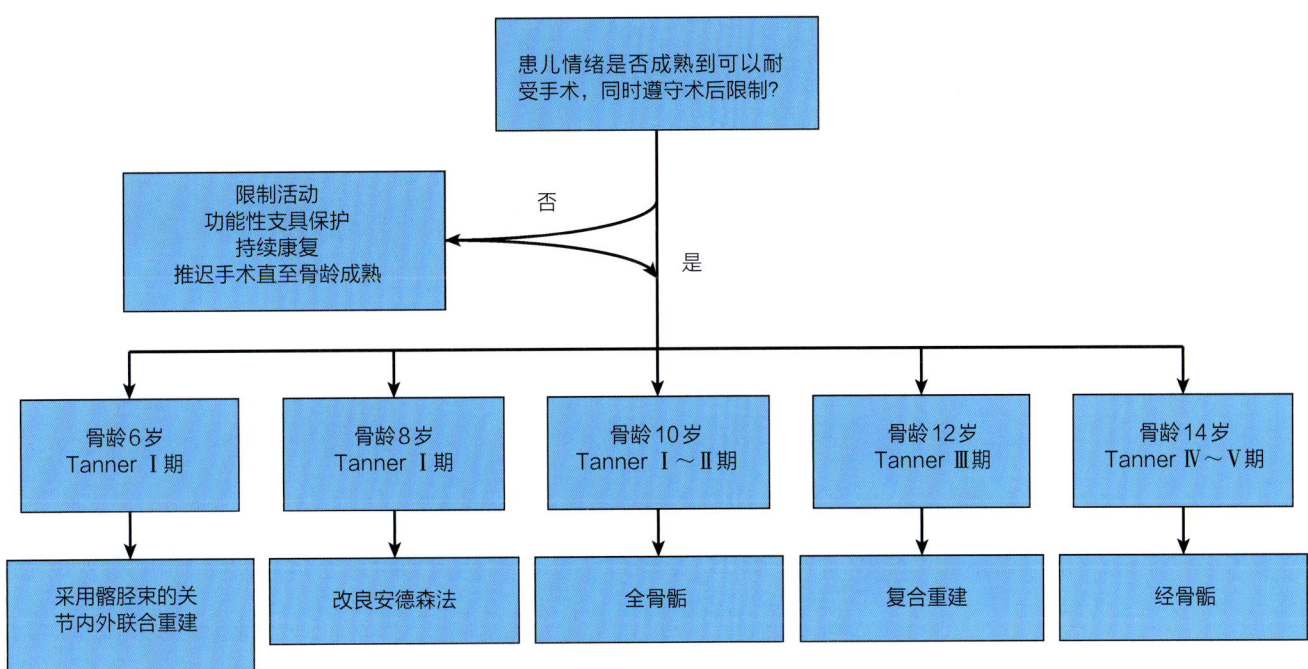

图3 骨骼未发育成熟的患者完全性ACL损伤的处理办法。

- 骨骼未发育成熟患者的ACL重建方法应基于患者的生理年龄和剩余生长情况。在各种可行的技术中也要考虑到膝关节的大小(图3)。
- 有多种重建技术已经被使用,包括绕开骺板、部分经骺板和的经骺板的方法。
- 对于仍有大量生长潜力且膝关节较小的青春期前患者,应考虑使用自体髂胫束进行保留骨骺的、关节内和关节外联合重建。
  - 考虑到这里描述的使用自体髂胫束的关节内联合关节外重建是非解剖性重建,笔者仍然建议患者和家属如果再次出现不稳定就需要考虑进行翻修重建,但这样可能就会选择传统的钻孔重建,有影响患肢生长的可能。
  - 然而,关节内和关节外联合重建很少需要翻修重建,且长期的功能与其他重建相似。
- 对于仍有显著生长潜力且膝关节较大的青春期前患者,可以考虑使用自体腘绳肌进行全骨骺内重建。
- 对于仍有明显生长潜力的青少年患者,可以考虑采用自体腘绳肌腱的穿骨骺ACL重建,并将其固定在远离骨骺的位置。
- 对于骨骼发育接近成熟的青少年患者,使用自体中间1/3髌腱或自体腘绳肌腱进行常规的成人ACL重建,采用界面螺钉固定(见第10章)。
- 其他一些保留骨骺或经骨骺的复合重建方法已经被描述过并可用于在前面提到的类别的患者(图4)。一种常用的重建技术是结合经过骺板的胫骨隧道和股骨骨骺内的股骨隧道来重建,尽量避免在存有显著成长潜力的青少年中构建斜行的股骨隧道。
- 对于骨骼未发育成熟的患者,与成人患者一样,在损伤后的急性炎症期进行ACL重建要谨慎,从而将关节纤维化的风险降到最低。
- 在进行重建前,康复训练是为了恢复ROM,减少肿胀,并解决股四头肌的在手术前的反射抑制。
- 骨骼未发育成熟的患者必须在情感上足够成熟,积极参与广泛的康复,并能够遵守ACL重建后所需的限制要求。

术前计划

- 所有的影像学资料,包括X线平片和MRI,都应重新进行研究并确定相关损伤。
- 一般来说,相关的损伤,如半月板、关节软骨或其他的多韧带损伤,应在ACL重建时一同处理。然而,在某些情况下重建可能要分期,如在ACL重建前对内侧副韧带损伤进行非手术治疗。
- 考虑到患者的年龄,应该考虑使用小儿麻醉服务。
- 全身麻醉诱导后,手术时应确定Tanner分期。
- 应进行完整的膝关节韧带检查,包括Lachman试验、轴移试验、内翻和外翻应力、后抽屉试验和拨号试验,并与对侧比较以确定诊断。

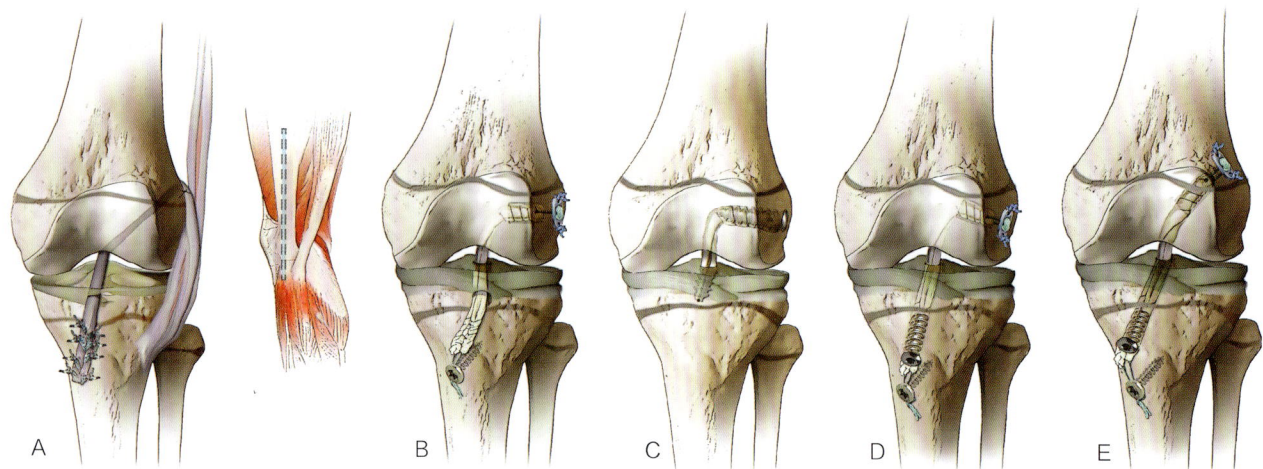

图4 6～14岁男性患者的修复示例。A. 骨龄6岁：采用髂胫束的关节内、外联合重建。B. 骨龄8岁：改良安德森法。C. 骨龄10岁：全骨骺。D. 骨龄12岁：复合重建。E. 骨龄14岁：经骨骺。

体位

- 这里描述的各手术方法，体位和准备都非常相似。
- 手术是在全身麻醉下进行的，通常也可以在门诊进行，这对夜间观察儿童有益。
- 区域神经阻滞麻醉可以帮助缓解疼痛，但不是必需的。局部麻醉辅助镇静对于儿童的作用并不可靠，并可能与镇静的有矛盾效应。
- 患者平躺在手术台上，手术侧靠近手术床的旁边，这样手术侧腿就能很容易地从手术床的边缘垂下来。
- 在大腿上部放置止血带。它通常用于使用自体髂胫束的关节内和关节外联合重建，而在全骨骺或穿骨骺技术时不一定使用。
- 在腿垂在手术床的一侧时，把一个侧柱被放置在弯曲的膝关节上方两指宽的地方。它在关节镜诊断时放在"上面"位置，在ACL重建时下降到"下面"位置支撑膝关节。

入路

- 入路取决于采用的方法和选择的移植物。
- 自体移植物是首选的，因为与同种异体移植物相比可以降低再撕裂的风险[5,13]，但是基于患者的偏好也可考虑异体的移植物。同种异体移植可以不需要取腘绳肌。

膝关节较小的青春期前患者的保留骨骺使用自体髂胫束的关节内和关节外联合重建

取髂胫束移植物

- 切口从关节线外侧斜行至髂胫束上缘，约6 cm长。
- 在大腿外侧皮肤下用骨膜剥离器将髂胫束近端与皮下组织分离。
- 用弯半月板刀在皮肤下切开髂胫束的前缘和后缘（技术图1A）。
- 使用弯半月板刀或肌腱剥离器将髂胫束从近端剥离至皮下。或者，可以在大腿上部做一个反切口来拉出肌腱。
- 远端分离髂胫束与关节囊和髌外侧支持带（技术图1B）。
- 髂胫束远端仍然附着于Gerdy结节处（技术图1C）。
- 髂胫束游离的近端用5号Ethibond缝线锁边缝合。用湿海绵包好，待用。

关节镜

- 诊断性膝关节镜是通过标准的前外侧观察和前内侧工作入路进行的。
- 如果存在半月板损伤或软骨损伤，则进行处理。
- ACL残端可用咬钳和刨刀清除。
- 确定股骨髁间凹后上方开口和半月板间韧带的前下方位置，清除多余组织从而允许移植物通过。
- 行髁间凹成形术时，为了避免医源性损伤股骨远端骨骺软骨环（接近髁间凹顶部的位置）尽量小。

移植物通道

- 用长钳将髂胫束的游离端从髁间凹后开口的顶部穿过（技术图2A）或者是一个后入式导向器（技术图2B）从前内侧入路引出（技术图2C、D）。

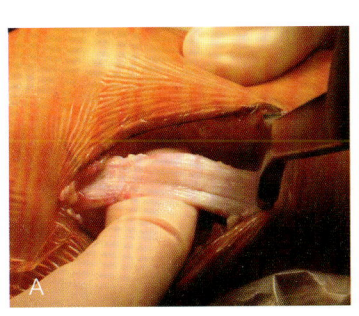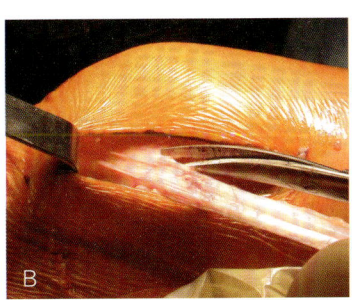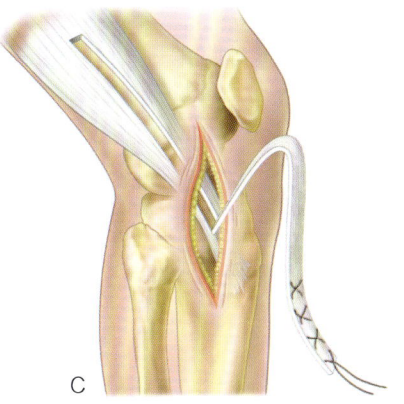

技术图1 获取用于保留骨骺ACL重建的髂胫束移植物。髂胫束的前部和后部是通过膝关节侧切口识别的。A.使用弯半月板刀或肌腱剥离器将髂胫束近端剥离。B. 游离移植物远端。C. 将移植物游离的近端锁边缝合并附着于Gerdy结节处（A、B经允许引自Kocher MS, Weiss JM. ACL reconstruction in the skeletally immature patient. In: Tolo VT, Scaggs DL, eds. Master Techniques in Orthopaedic Surgery: Pediatrics. Philadelphia: Lippincott Williams & Wilkins, 2008:277-287）。

- 在胫骨内侧近端鹅足附着区做约4.5 cm切口。
- 从皮下组织到骨膜进行解剖。
- 一个弯钳通过这个切口从半月板韧带下方进入关节内（技术图2E）。

- 用锉刀在半月板韧带下胫骨近端干骺端前内侧做一个小沟，使胫骨移植物的位置更靠后。
- 然后将移植物的游离端穿过关节，置于半月板间韧带下方内侧的沟内，并从胫骨内侧切口取出（技术图2F）。

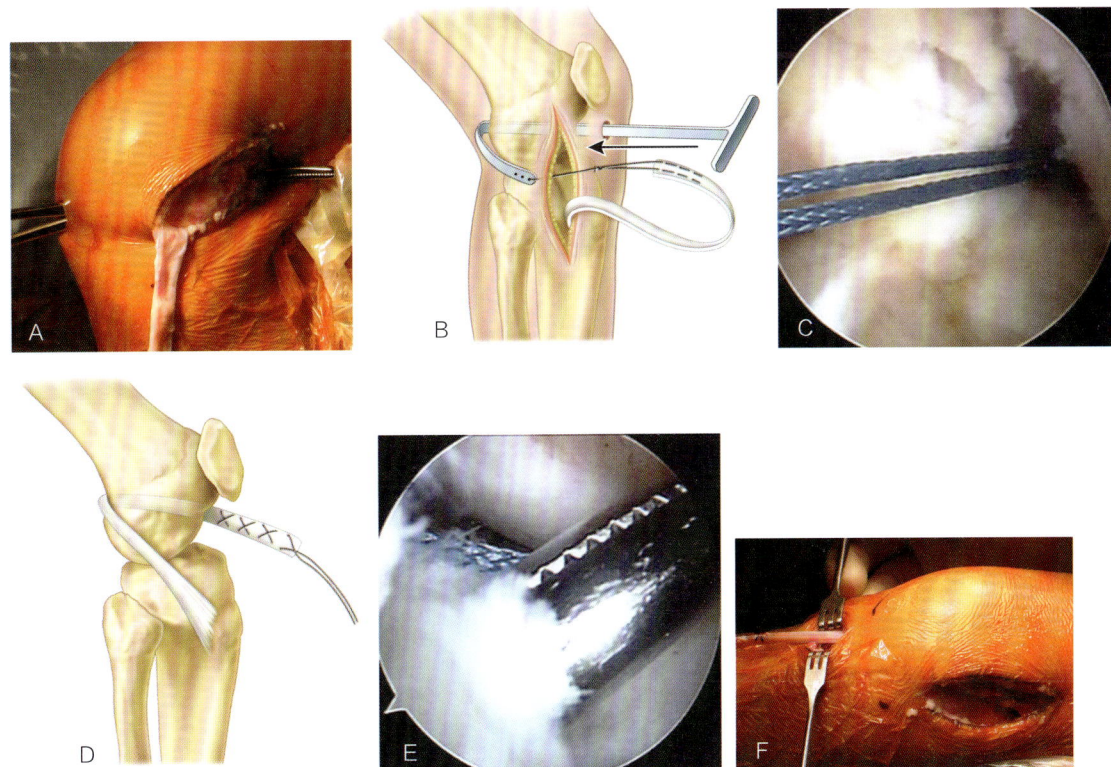

技术图2 保留骨骺ACL重建的移植物通道。A. 用长钳将髂胫束的游离端从髁间凹后开口的顶部穿过并于外侧切口引出，该长钳由前内侧入路进入。B. 或者用一个后入式导向器。C、D. 用缝线将移植物经髁间凹从前内侧入路引出。E. 用锉刀在半月板间韧带下方的胫骨前部做一个小沟后，将弯钳置于半月板间韧带下（F）并使移植物移至膝关节前部（A、C、E、F经允许引自Kocher MS, Weiss JM. ACL reconstruction in the skeletally immature patient. In: Tolo VT, Scaggs DL, eds. Master Techniques in Orthopaedic Surgery: Pediatrics. Philadelphia: Lippincott Williams & Wilkins, 2008:277-287）。

移植物固定

- 膝关节屈曲90°，足外旋30°，通过外侧切口，将髂胫束移植物缝合于肌间隔上方股骨后外侧髁骨膜处（技术图3A）。
- 关节镜下评估在胫骨近端干骺端的位置。
- 远离胫骨近端干骺端做骨膜的纵向切口。
- 轻度抬起骨膜在胫骨干骺端皮质处形成槽状。
- 膝关节屈曲20°，拉紧移植物。
- 用褥式缝合将移植物缝到骨膜上（技术图3B）。
- 用Lachman试验和ROM检测膝关节的稳定性。

创口闭合

- 大量冲洗创口。
- 松开止血带并小心止血。
- 然后按照标准方法将创口逐层缝合。

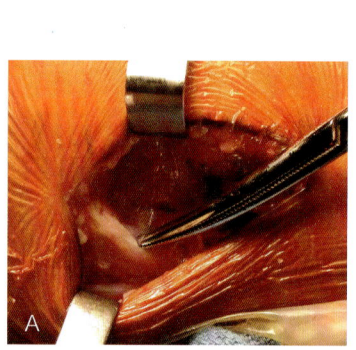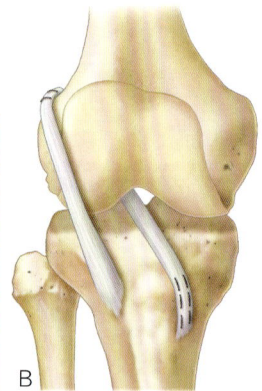

技术图3 保留骨骺ACL重建法的移植物固定。A. 膝关节屈曲90°，足外旋30°，将移植物缝合于肌间隔上方股骨后外侧髁骨膜处。B. 膝关节屈曲20°，将移植物缝合到骨膜上。关节镜下确认胫骨近端骨骺不受影响（A. 经允许引自Kocher MS, Weiss JM. ACL reconstruction in the skeletally immature patient. In: Tolo VT, Scaggs DL, eds. Master Techniques in Orthopaedic Surgery: Pediatrics. Philadelphia: Lippincott Williams & Wilkins, 2008:277-287）。

在膝关节较大的青春期前患者中的使用自体腘绳肌进行的全骨骺内固定的保留骨骺板重建

- 这种全骨骺内重建[11]恢复了ACL的固有附着，并使移植物完全固定在骨骺内。
- 术中应用X线透视或CT扫描实现全骨骺股骨和胫骨隧道的精确定位。
- 该技术采用的移植物全是软组织并在骨骺内固定。胫骨侧用骺板后固定螺钉股骨侧用骺板界面螺钉固定，但其他悬吊固定方法也可以，尤其是在采用全关节内ACL重建技术时。

自体腘绳肌腱的获取和准备

- 如果诊断没有问题，通常在手术开始时取腘绳肌。然而，如果诊断有疑问，可以先用关节镜检查确认ACL撕裂。
- 将腿稍外旋，膝关节稍弯曲。
- 在胫骨近端内侧可触及的鹅足肌腱上方做4 cm切口。
- 切开皮肤暴露缝匠肌筋膜。
  - 触诊下方股薄肌（上）和半腱肌（下）。
- 在平缝匠肌筋膜上做纵向切口。在其深部可见索状股薄肌和半腱肌。
- 游离肌腱远端，游离端用2号高强度缝线或5号Ethibond缝线进行锁边缝合。
- 它们的近端用锐性或钝性分离。在进行肌腱剥离时，应将连接腓肠肌内侧头的纤维束找到并完全解离。
- 用闭口的肌腱剥离器分离肌腱近端。
  - 或者，可以保留肌腱远端附着并用一个开口的肌腱剥离器游离肌腱近端。
- 将肌腱放到操作台上并用15号刀片或剥离器去除多余肌肉。
- 末端用2号高强度缝线或5号Ethibond缝线进行锁边缝合。

- 将肌腱在5号Ethibond缝线上折叠。折叠的移植物末端2 cm用2号高强度缝线或5号Ethibond缝线进行锁缝。
- 测量移植物直径,将移植物置于牵张器上并用湿纱布包围移植物。

关节镜
- 通过标准的前外侧观察入路和前内侧工作入路进行膝关节镜检查。
- 如果存在半月板损伤或软骨损伤,则进行相应处理。
- 用咬钳和刨刀清除ACL止点处残留纤维,以显露胫骨和股骨上的解剖起点。
- 行髁间凹成形术时,为了避免医源性损伤股骨远端骨骺软骨环(接近髁间凹顶部的位置)尽量小[2]。

股骨隧道准备
- 使用由外向内的股骨导向器,设置在95°,通过内侧入路进入放置在股骨ACL起点中心。
- 在股骨外侧(技术图4A)、外上髁前方和远侧切开1.5~2 cm切口。钝性分离至骨面。
- 然后将1根导针在股骨骺板远端通过股骨导向器,穿到股骨ACL起点中心。留下导针并撤走导向器(技术图4B)。
  - 如果导针放置合适,通常是由远向近插入膝关节的足印区,当膝关节伸直时,导针与地面的角度通常为45°,与髌骨垂直。

胫骨隧道准备
- 术前,测量胫骨ACL起点到骺板的距离。鉴于隧道是倾斜的,该技术需要骨骺至少20 mm厚。
- 在胫骨ACL起点的中心插入一个反钻瞄准导向器(Arthrex),其切削刃与移植物的大小相适应。
- 反钻的导针通过瞄准导向器向前推进,打开切割刀片。然后将其回钻17~18 mm或小于术前测量的胫骨ACL起点到骺板的距离2~3 mm。
- 将导针留在原位,钻头放置在胫骨隧道最远端,取下反钻瞄准导向器(技术图4B)。

确认骨骺隧道位置
- 通过影像学来确定导针的位置及其与骺板的距离。
- 股骨远端骨骺的起伏性使得在平扫成像中准确评估针的放置具有挑战性。

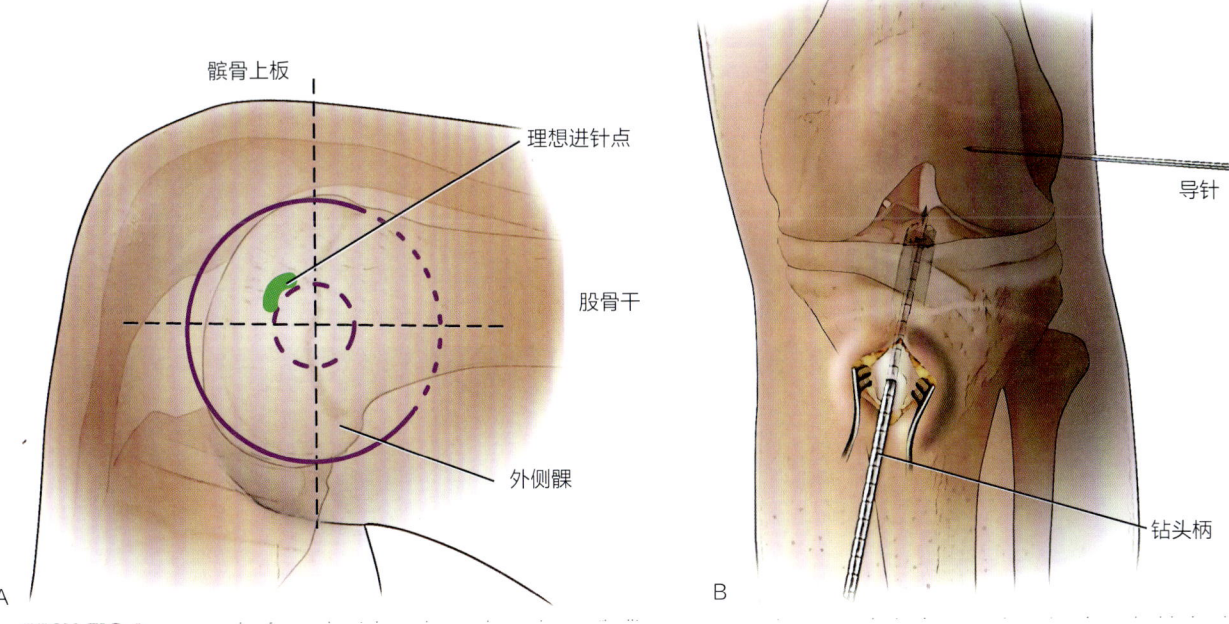

技术图4 A. 对于股骨骨骺隧道,用记号笔在理想入口的大概位置画一个"牛眼"。首先,在股骨外侧髁画一个半圆。然后画一条平行于股骨干的直线(实线)。从髌骨上极的水平面画第二条垂直于第一条的线。这两条线的交点代表了一个安全的起始点。离髌骨上极线近的是骨骺和软骨环。沿着股骨干的后部是神经血管结构,侵犯软骨表面的风险更大。任何移动都应向起始点的前方或远方。B. 将股骨导针固定在股骨骨骺,钻头置于胫骨隧道最远端,透视确认它们的位置。

- 对于骺板的位置可用一种低剂量、需有限切开的O型臂的CT扫描进行准确的三维评估(技术图5)。
- 此外,也可以使用AP和侧位透视,但同样,股骨骺板的凹凸不平使结果很难判定。
- 根据影像结果适当调整股骨导针的位置和胫骨反钻的深度。

完成股骨和胫骨隧道的准备工作
- 用标准的空心钻头在股骨导针上由外向内钻隧道。在钻过程中,应经常暂停,以减少热坏死区。
- 然后在关节镜下检查股骨隧道,以确保没有侵犯股骨骺板。
- 重新放置反钻瞄准导向器,然后将钻头推进到关节,松开并取下。将一根FiberStick缝合线(Arthrex)穿过胫骨隧道和股骨隧道,然后取出后钻定位导向。
- 用刮匙的背面磨平关节内隧道的开口。

移植物通道与固定
- 用FiberStick缝线牵引移植物的缝合线。将反向固定螺钉的导丝(Arthrex)从股骨隧道穿至胫骨隧道(技术图6A)。
- 从股骨隧道中取出导丝,从前内侧入路穿出,放置在胫骨隧道的前部(技术图6B)。
- 拉进移植物通过股骨隧道,并牢牢地拉到在胫骨粗隧道内。
- 将反钻头螺丝刀通过导丝穿过胫骨隧道,经过位于胫骨隧道内的移植物,直接插入关节。
- 取出导丝,用另一根从前内侧入路取出导线代替。在纤维束上固定一个反向螺钉,然后在它后面打个Mulberry结(技术图6C)。
- 将反向螺钉插入关节内,翻转到螺丝刀上,当在移植物上施加拉力时将反向螺钉拧到位,并牢牢地固定在胫骨隧道中。
- 拉紧移植物的每条缝线,膝关节屈伸20次并完全伸直。
- 在完全伸直的情况下,用一个轻微的后抽屉将移植物拉紧,并放置一个界面螺钉将移植物固定在股骨隧道内(技术图6D)。

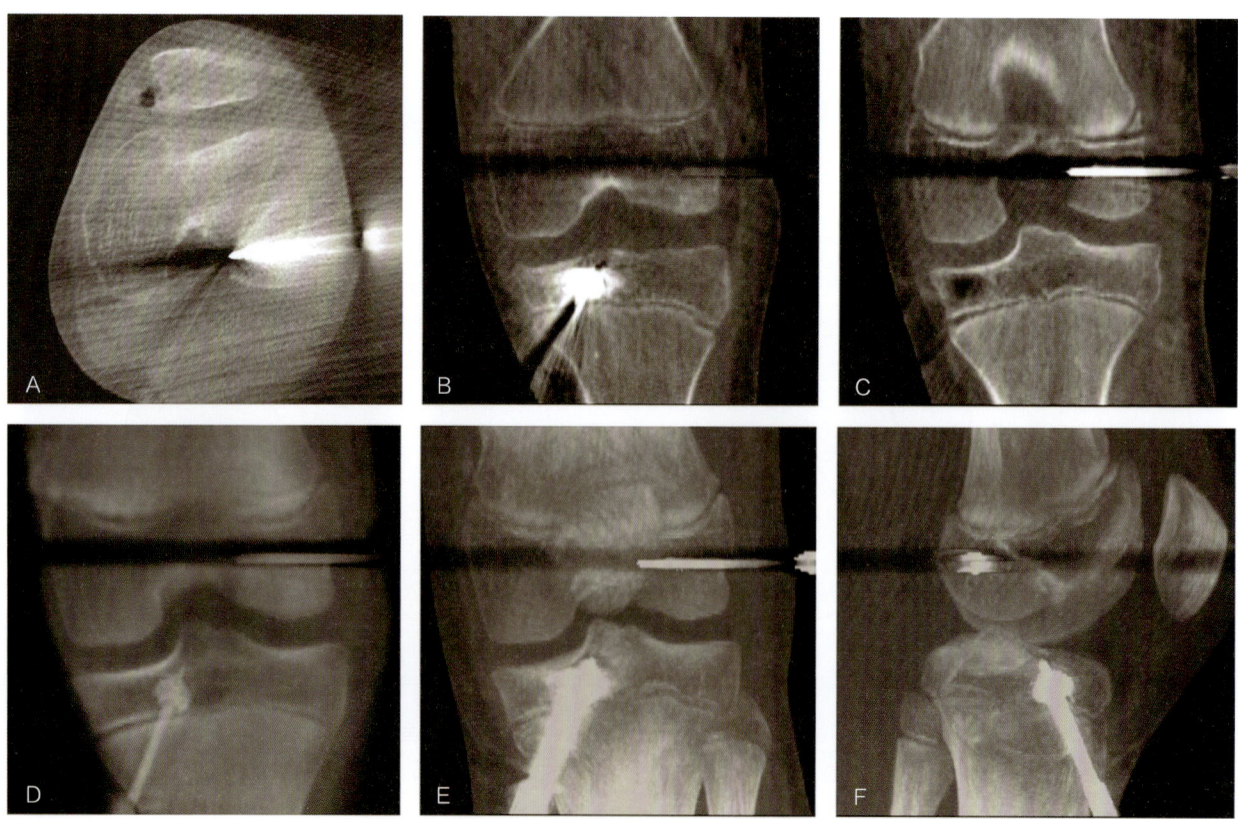

技术图5 术中有限切开的CT扫描显示股骨导针位于骨骺,钻头及其导向针位于胫骨隧道的最远端。

第 65 章 骨骼未发育成熟患者的前交叉韧带重建　613

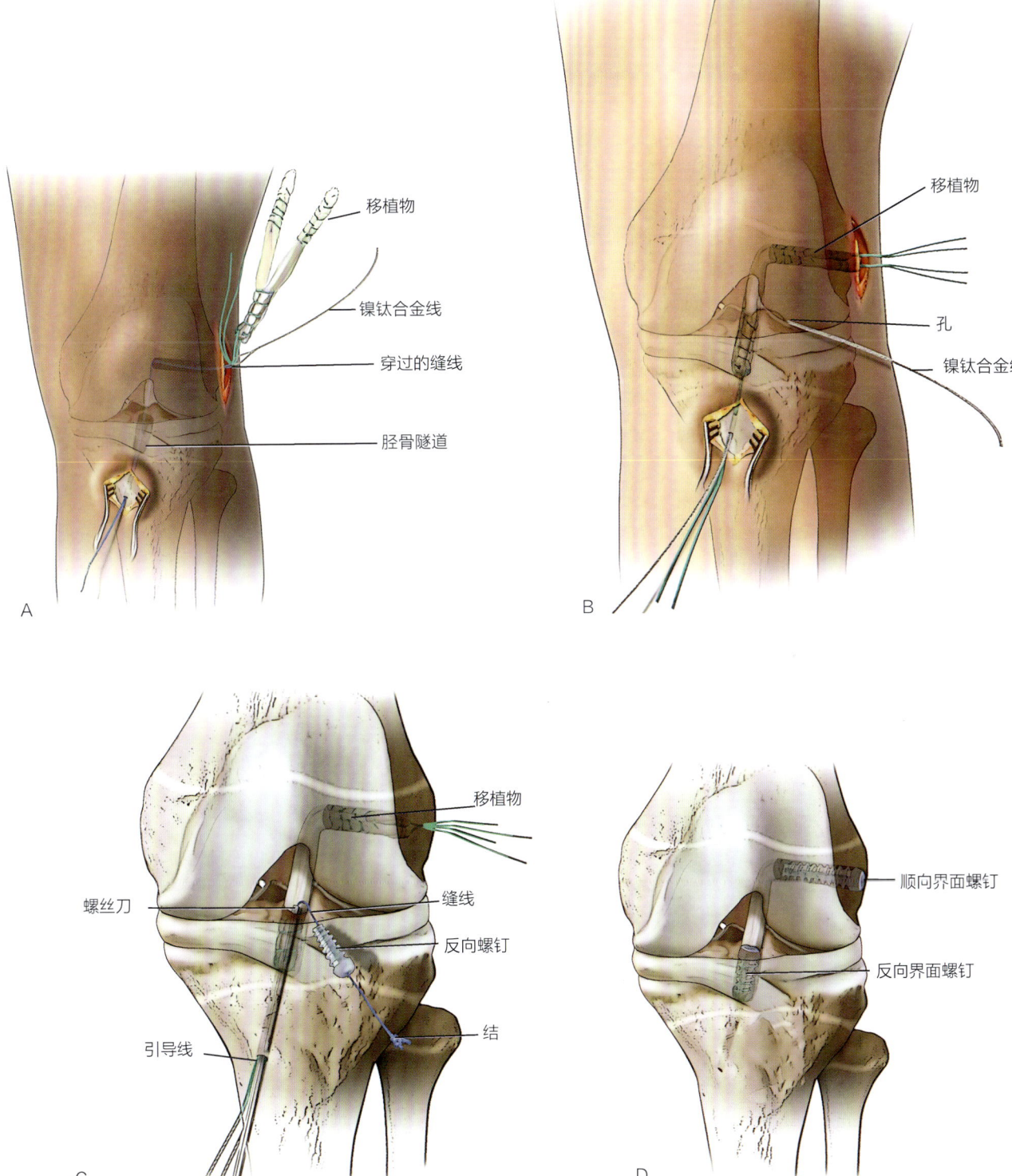

技术图 6　A. 用 FiberStick 缝线从股骨隧道牵引移植物的缝合线和反向固定螺钉的导丝（Arthrex）。B. 从股骨隧道中取出导丝，从前内侧入路穿出。C. 在反向螺丝刀上的纤维束上固定一个反向螺钉，然后在它后面打个 Mulberry 结。D. 置入最后的股骨界面螺钉。

对有生长潜力的青少年患者使用自体腘绳肌穿骨骺重建联合干骺端固定

- 穿骨骺重建类似于单束ACL的解剖重建技术。
- 移植物的获取、髁间凹的准备、隧道的位置和隧道的形成等基本原则是相同的。
- 该技术采用全软组织移植联合干骺端固定。描述用股骨侧皮质钢板和胫骨侧干骺端界面螺钉的固定方法，但也可采用其他的干骺端固定方法。
- 许多早期研究指出，考虑到避免生长干扰的相对安全的穿骨骺方法，使用更垂直的和中心的股骨隧道。而不是通过前内侧入路定位股骨隧道技术产生的靠近ACL解剖起点中心的隧道。由于考虑到对在生长潜能较多的患者中造成斜向和偏心隧道的担心，许多术者倾向于在较年轻的青少年中创建股骨经骨骺隧道通过穿胫骨骨骺隧道进行（图4D）。

自体腘绳肌腱的获取和准备
- 腘绳肌的获取和准备与全骨骺重建的方法相同，除了肌腱折叠在固定皮质的纽扣钢板的线环上而不是用5号Ethibond缝合。笔者更喜欢自紧装置，因为它们能最大限度地增加隧道内的移植物的数量。

关节镜
- 膝关节镜检查与其他重建方法相同。

股骨隧道的准备
- 使用前内侧入路技术或由外向内用倒打钻技术创建独立于胫骨隧道的股骨隧道。在这里描述由外向内用倒打钻技术，是因为它可以决定股骨隧道的位置，无论是穿过骨骺或是在骨骺内的位置。
- 对于这两种技术，应该标记股骨足印区的中心，并通过内侧入路观察。
- 在股骨足印区中心放置由外-内的股骨定位导向器，由外向内钻入导针。
- 然后将一个7 mm的钻头套筒套在导针上，并将其固定到皮质上。该导向器有7 mm偏心距防止从股骨外侧皮质钻出。取出导针。
- 将一个适当大小的FlipCutter钻头（Arthrex）钻到股骨足印区的中心。然后将钻头套件展开倒钻25～30 mm，或者直到它与距股外侧皮质7 mm的钻套接触为止。
- 将FlipCutter钻头取出，并通过钻套放置导丝。然后取走出钻套。
- 用刮勺的背压平股骨隧道的边缘，使其平滑。

胫骨隧道的准备
- 通过前内侧入路使用胫骨隧道导向器（设置在60°～65°）。隧道应在50 mm左右，以便在骺板远端放置短的界面螺钉。
- 导针通过获取腘绳肌的切口进入并钻向ACL胫骨足印区的中心。
- 导针的进针点应保尽量偏内侧，避免损伤胫骨结节。
- 根据移植物的大小，选择合适直径的钻头钻隧道。在钻的过程中经常暂停以减少热坏死。
- 切除胫骨隧道周围多余的软组织，避免形成可能限制术后活动度的独眼病变。
- 用锉刀磨平或用刮勺的光面敲击隧道的后缘，以防止在锋利的隧道边缘上发生移植物磨损。
- 将环状导丝从胫骨隧道拉至胫骨前。

移植物通过和固定
- 将固定皮质的纽扣钢板上的线穿过导线，并通过胫骨隧道、股骨隧道从大腿外侧拉出（技术图7A）。
- 将固定皮质的纽扣钢板直接拉到股骨外侧皮质外并翻转（技术图7B）。然后，将移植物拉向钮扣上，直到完全拉到在股骨隧道内。
- 或者，让纽扣钢板穿过股外侧皮质，直到移植物完全进入股骨隧道内。然后，将纽扣钢板逐渐拉紧到大腿外侧皮质。
- 这种自紧装置的固定可以通过在钮扣上再打几个反手结来加强。
- 将移植物的每一根缝线拉紧，以确保在所有的线上都有张力，也没有移植物滑出。
- 然后将膝关节伸直以确保没有移植物撞击，并在施加张力的情况下屈伸10～20次。
- 膝关节屈曲到20°～30°，在移植物上施加张力，并在胫骨上施加后牵拉力。
- 在胫骨一侧，如果骺板下方有足够的隧道距离（至少30 mm）来确保螺钉位于干骺端位置，则用软组织界面螺钉固定移植物（技术图7C），或者用栓桩和带齿垫圈（技术图7D）固定移植物。
- 如果有任何问题，可以使用X线检查来确保固定远离骺板。

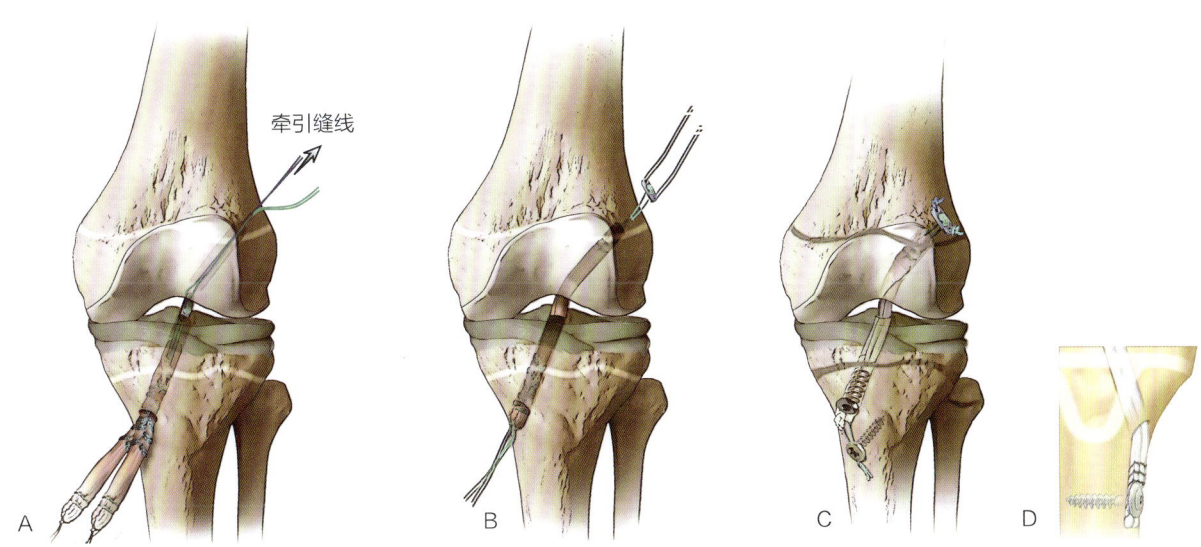

技术图7 联合干骺端固定的穿骨骺重建的移植物通过和固定。A. 经胫骨隧道至股骨隧道，将导线穿过固定皮质的钮扣钢板和移植物。B. 将固定皮质的钮扣钢板翻转并垂直于皮质。C. 如果移植物和胫骨骺板下方的隧道距离足够，则用界面螺钉固定移植物。D. 或者用栓桩和带齿垫圈固定移植物。

要点与失误防范

病史和体格检查	• 由于青少年的正常生理松弛，体格检查结果应该与对侧进行比较
影像诊断	• MRI对骨骼未发育成熟的膝关节半月板损伤的评估敏感性和特异性较低，应在关节镜下仔细评估
移植物准备	• 在保留骨骺的方法中，术者应该通过获取足够长的髂胫束筋膜来避免由于移植物过短而不能充分固定胫骨 • 对于自体移植的腘绳肌，在进行肌腱剥离前，应注意切断附着在腘绳肌腱上的所有分支 • 移植物在等待植入时应小心处理并保护好
关节镜	• 术者应避免在股骨髁后外侧周围进行过多的解剖，并避免髁间凹后方成形术，以避免对软骨环的潜在损伤和随后的畸形
隧道准备	• 应尽量避免大隧道和斜隧道，因为破坏骺板横截面积越大，越容易发生生长阻滞
移植物固定	• 术者应尽量避免跨越骺板的固定，尤其是跨越股骨远端外侧骺板，这产生生长障碍的风险最大[8,10] • 对于胫骨保护骨骺方法，术者应尽量在内侧固定，避免损伤对脆弱的胫骨结节骺板
术后护理	• 临床医生应考虑患者的情感成熟程度和术后康复方案的依从性给出建议。一些患者应该采用较慢的康复方案

术后处理

- 骨骼未发育成熟患者ACL重建后的康复是保证良好预后、恢复运动、避免再次损伤的关键。
- 青春期前儿童的康复可能具有挑战性。一个善于和孩子们沟通并且能使治疗变得有趣的治疗师会非常有帮助。
- 应仔细监测治疗依从性和各种限制。
- 对于保留骨骺采用自体髂胫束的联合关节内和关节外重建，6周内限制落地负重，采用自体腘绳肌重建需4周；有生长潜能的青少年的经骨骺技术需2周。
- 术后使用保护性支具6周。
- 在前2周，ROM限制从0°~90°，然后是渐进的全ROM。
- 术后的2周采用0°~90°连续被动运动（CPM）练习及冷冻治疗。
- 在术后的前3个月，在监督下渐进的康复包括ROM练习、髌骨运动、电刺激、水疗法（如果可能的话）、本体感觉练习和闭链肌力强化。跑步训练包括依次进行的直线慢跑，增强式锻炼，最后是特殊运动训练。
- 恢复所有的运动的时间，对剪切运动，经骨骺固定至少要9个月后,全骨骺固定要1年。而且只有当患者达到完全的活动度,与对侧相比恢复90%~95%的力量后,才可以进行一系列的功能测试包括单腿跳。
- 重返运动后的前2年,在做剪切和旋转活动时常规使用膝关节功能性支具。

预后

- 只要操作适当,对于青春前期骨骺发育未成熟的患者,保留骨骺板的重建可以得到很好的功能恢复,只有很低的翻修率和很小的骨骺阻滞风险。
- 对保留骺板、联合关节内和关节外ACL重建后结果的最大研究显示,术后4.7年和8.3年移植物失败的翻修率为4.5%[7,16]。
- 在本研究中,未发现经X线片测量的明显成角畸形或临床测量的腿长差异。

并发症

- 生长障碍。
  - 腿长差异。
  - 股骨远端外翻。
  - 胫骨反张,由于胫骨结节骨骺损伤。
- 关节纤维化,特别是伸直受限。
- 移植物失败。
- 尽管移植物完整,但再次不稳定,需要在骨骼成熟后进行更解剖的重建。
- 隧道变宽。
- 感染。
- 深静脉血栓形成。

(刘旭东 译,谢国明 王海明 审校)

参考文献

[1] Aichroth PM, Patel DV, Zorrilla P. The natural history and treatment of rupture of the anterior cruciate ligament in children and adolescents. A prospective review. J Bone Joint Surg Br 2002; 84(1):38-41.

[2] Behr CT, Potter HG, Paletta GA Jr. The relationship of the femoral origin of the anterior cruciate ligament and the distal femoral physeal plate in the skeletally immature knee. An anatomic study. Am J Sports Med 2001;29:781-787.

[3] Daniel DM, Stone ML, Dobson BE, et al. Fate of the ACL-injured patient. A prospective outcome study. Am J Sports Med 1994;22:632-644.

[4] Greulich WW, Pyle SI. Radiographic Atlas of Skeletal Development of the Hand and Wrist. Stanford, CA: Stanford University Press, 1959.

[5] Kaeding CC, Aros B, Pedroza A, et al. Allograft versus autograft anterior cruciate ligament reconstruction: predictors of failure from a MOON prospective longitudinal cohort. Sports Health 2011;3:73-81.

[6] Kocher MS, DiCanzio J, Zurakowski D, et al. Diagnostic performance of clinical examination and selective magnetic resonance imaging in the evaluation of intraarticular knee disorders in children and adolescents. Am J Sports Med 2001;29:292-296.

[7] Kocher MS, Garg S, Micheli LJ. Physeal sparing reconstruction of the anterior cruciate ligament in skeletally immature prepubescent children and adolescents. J Bone Joint Surg Am 2005;87(11):2371-2379.

[8] Kocher MS, Hovis WD, Curtin MJ, et al. Anterior cruciate ligament reconstruction in skeletally immature knees: an anatomical study. Am J Orthop 2005;34:285-290.

[9] Kocher MS, Micheli LJ, Zurakowski D, et al. Partial tears of the anterior cruciate ligament in children and adolescents. Am J Sports Med 2002;30:697-703.

[10] Kocher MS, Saxon HS, Hovis WD, et al. Management and complications of anterior cruciate ligament injuries in skeletally immature patients: survey of the Herodicus Society and the ACL Study Group. J Pediatr Orthop 2002;22:452-457.

[11] Lawrence JT, Bowers AL, Belding J, et al. All-epiphyseal anterior cruciate ligament reconstruction in skeletally immature patients. Clin Orthop Relat Res 2010;468:1971-1977.

[12] Mizuta H, Kubota K, Shiraishi M, et al. The conservative treatment of complete tears of the anterior cruciate ligament in skeletally immature patients. J Bone Joint Surg Br 1995;77(6):890-894.

[13] Pallis M, Svoboda SJ, Cameron KL, et al. Survival comparison of allograft and autograft anterior cruciate ligament reconstruction at the United States Military Academy. Am J Sports Med 2012; 40:1242-1246.

[14] Rang M. Children's Fractures. Philadelphia: JB Lippincott, 1983.

[15] Schub DL, Altahawi F, F Meisel A, et al. Accuracy of 3-Tesla magnetic resonance imaging for the diagnosis of intra-articular knee injuries in children and teenagers. J Pediatr Orthop 2012;32: 765-769.

[16] Spindler KP, Kuhn JE, Freedman KB, et al. Anterior cruciate ligament reconstruction autograft choice: bone-tendon-bone versus hamstring: does it really matter? A systematic review. Am J Sports Med 2004;32:1986-1995.

[17] Stanitski CL, Harvell JC, Fu F. Observations on acute knee hemarthrosis in children and adolescents. J Pediatr Orthop 1993;13: 506-510.

[18] Tanner JM, Whitehouse RH. Clinical longitudinal standards for height, weight, height velocity, weight velocity, and stages of puberty. Arch Dis Child 1976;51:170-179.

第66章 关节镜下剥脱性骨软骨炎的钻孔和固定
Arthroscopic Drilling and Fixation of Osteochondritis Dissecans

Theodore J. Ganley, Kevin G. Shea, and Nathan L. Grimm

定义

- 剥脱性骨软骨炎(OCD)是一种软骨下骨的局灶性特发性改变,存在邻近关节软骨不稳定和破坏的风险,可能导致过早的骨关节炎[25]。

解剖

- OCD最常见于膝关节,特别是股骨内侧髁的外侧。
- OCD在这一解剖位置的形态学变化,可表现为软骨下骨和其上覆盖的关节软骨的软化,这可进展为早期关节软骨分离和后期骨软骨分离(图1)。

发病机制

- 虽然OCD的确切发病机制尚不清楚,但已经有一些关于OCD病因的假说——局部缺血、创伤、骨化副中心和遗传因素等。
- 局部缺血。
  - 1870年,James Paget将后来被认为是OCD的症状描述为"安静的坏死"[24]。Green和Banks[14]也认为OCD是由于软骨下骨缺血导致的。
  - 然而,后来对骺动脉结构的研究表明,这一假说不太可能解释其病因。
- 微创伤。
  - Fairbank[12]的早期工作将创伤描述为OCD的一个病因。Smillie[27]强烈支持Fairbank关于OCD病因学的"胫骨脊"理论。虽然这可能为股骨内侧髁外侧面的经典位置提供了一个解释,但这并不能解释OCD发生在膝关节的其他位置。
  - 由于多项研究显示,多达60%的OCD患者表示参与过体育活动,因此重复性微创伤理论得到很多支持[3,15,21]。
  - 在膝关节和肘关节中,曾报道过由急性创伤事件引起的与OCD类似的病变延迟发展[9,13,28]。
- 骨化副中心。
  - 有一种假说可以将以前所有的证据统一起来,即Ribbing描述的骨骺软骨内成骨[26]。
  - Ribbing[26]描述了这些"骨化副中心",并显示了发生在股骨内侧髁的经典位置。
- 遗传。
  - 虽然单发病变的OCD最常见,但关节双侧性病例、单个关节内多发病变及双胎研究中OCD的报告为遗传易感性假说提供了支持。

自然病程

- Hughes等人[16]通过连续5年的磁共振成像(MRI)记录了膝关节未成熟OCD的自然史,并将其与关节镜检查和临床结果相关联。
- 在这个小序列中,他们证明了所有软骨完整的损伤都可以通过保守治疗治愈;然而,如果病变显示软骨破裂或软骨下骨碎裂,它就失去了机械支撑,并可能进展到进一步的破坏,导致挤压进入关节[16]。

病史和体格检查

- 膝关节OCD的表现是可变的,这在很大程度上是由于特定的症状出现在病变的特定阶段。
- 稳定的原发损伤可表现为非特异性膝关节疼痛,患者定位较差,外旋步态,可能有积液[29]。
- 进展为不稳定的病变可能成为"trap door"型病变或有游离体。这两种病变类型都可能出现机械症状,可描述为"捕捉"或"锁定"的感觉。
- 1967年,Wilson[29]描述了一项他认为是诊断膝关节OCD的临床检查:"(患者)仰卧位,患侧膝关节屈曲约90°,胫骨内旋。然后膝关节逐渐伸展,在距离完全伸展约30°的位置,(患者)会抱怨股骨内侧髁前部疼痛。胫骨外旋可以立即缓解这种疼痛。"
- 然而,Wilson试验已被证明是不可靠和非特异性的[8]。

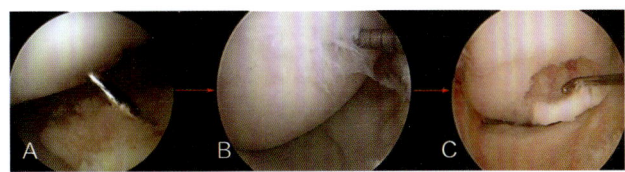

图1 膝关节OCD病变的三种常见形态。A. 可触及的完整软骨损伤。B. 有裂缝的"锁门"型损伤。C. "trap door"型损伤。

影像学和其他诊断性检查

- 由于各种非手术治疗的成功,影像学方法在文献中受到了密切关注。影像学的目的是明确病变的特征,确定非手术治疗的预后,监测病变的恢复情况。
- X线片对OCD的诊断很有帮助,应该是首选的影像学检查方式,因为X线片通常对病变进行定性和定位,并排除膝关节区域的其他骨性病变。然而,在相当数量的病例中,OCD的病变在平片上可能并不明显。
  - 影像学检查从X线平片开始,包括前后位(AP)、隧道位和侧位片(图2A~C)。
  - 应包括一个 Merchant 位,以最好地揭示任何髌骨或滑车的OCD损害。
- MRI除了进一步显示OCD病变特征外,在确定病变大小、软骨和软骨下骨的状态方面最有用(图2D~F)。
  - 骨水肿的程度、软骨碎片下方是否存在高信号区,以及是否存在其他游离体也是MRI上的重要特征。关节镜仍然是诊断软骨稳定性的金标准或参考标准[4]。
- 核素扫描术及计算机断层摄影(CT)。
  - 虽然CT能较好地区分骨的轮廓和一致性,但它很少用在青少年OCD患者诊断中。
  - 同样,锝骨扫描曾经被用来提供关于OCD损伤愈合的生物学能力信息。然而,随着MRI的出现,以及它在不暴露于辐射的情况下仍能提供高质量的OCD病变图像的能力,核素扫描术的使用越来越少。
  - 在OCD病变中使用电离辐射应慎重考虑,因为其他影像学方法可以不需要或只需要很少辐射暴露就可以提供良好的诊断和预后信息。

鉴别诊断

- 不规则骨化。
- 急性骨软骨骨折。
- 半月板损伤。

非手术治疗

- 非手术治疗的一个初始过程是选择治疗骨骼发育不成熟、有小的完整损伤的儿童,其目标是非手术干预,促进软骨下骨的愈合,并可能防止软骨塌陷、继发骨折和凹坑的形成。
- 对于这类患者,理想的非手术治疗方法存在争议。坚

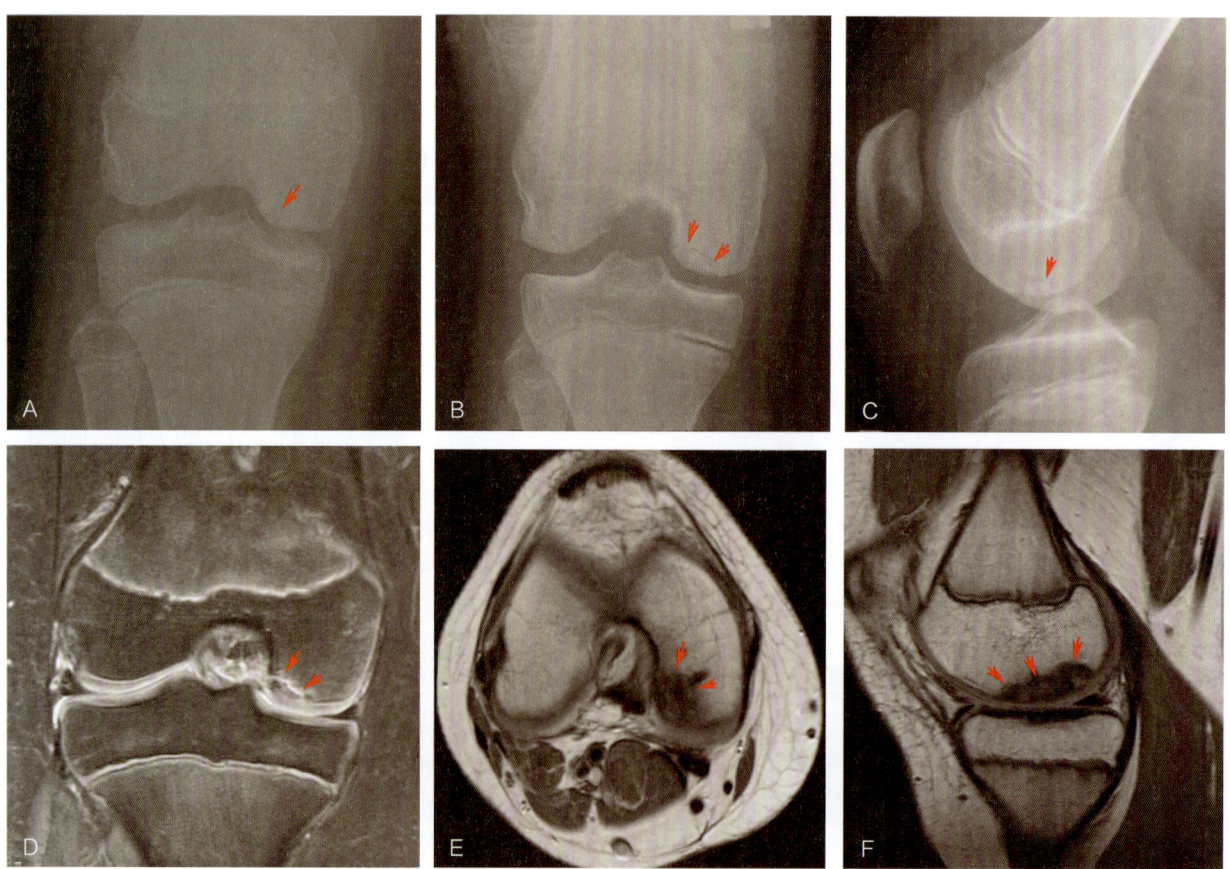

图2 OCD病变的三视图:前后位(A),隧道位(B),侧位(C)。OCD病变的MRI:冠状位(D),轴位(E),矢状位(F)。红色箭头指向OCD病变。

表1 骨骼未发育成熟的剥脱性骨软骨炎三种不同时期的治疗途径

时期	治疗
Ⅰ期(1~6周)	用铰链式支架固定膝关节。患者可在铰链式支架锁定于伸直状态的条件下行走。每天可解锁支架5分钟用于研究活动度
Ⅱ期(6~12周)	如果患者在6周后无疼痛且X线片显示愈合迹象,则允许他(她)开始在不固定的条件下负重,并开始物理治疗以提高活动度,以及股四头肌和腘绳肌的力量
Ⅲ期*(8~12周)	在密切观察的情况下,允许跑步、跳跃和剪切运动。应限制高度冲击和可能涉及膝关节剪应力的活动,直到孩子几个月没有疼痛且X线片显示病变治愈

注:*这一阶段通常在治疗后3个月开始,如果患者持续无疼痛,并显示出愈合的影像学证据,则开始治疗。

持将软骨下骨作为主要病理来源治疗的临床医生倾向于固定一段时间。那些把关节软骨作为病理来源的医生倾向于运动。

- 固定的选择包括石膏、支具和标准的膝关节固定器。
- 笔者推荐一种三阶段非手术治疗OCD病变的方法(表1)。

手术治疗

- 手术治疗的目的是在可能的情况下促进自然的关节软骨和软骨下骨的愈合,保持关节的一致性,牢牢地固定不稳定的碎片,用能够替代并长出软骨的细胞替换骨软骨缺损。
- 对于病变不稳定或分离的患者,以及病变尚未通过适当的非手术治疗得到解决的患者,尤其是那些接近骨骼成熟的,应考虑手术治疗。
- 如符合下列一项或多项条件,建议手术治疗:
  ○ 症状持续的青少年损伤。
  ○ 有游离体的症状存在。
  ○ 预测骨骺1年内闭合。
  ○ 存在软骨碎片分离或不稳定的证据。
- 理想的手术治疗提供一个稳定的软骨下骨结构,钙化潮标,使软骨修复后的发育能力和生物力学性质相当于或类似于天然透明软骨。

术前计划

- 术前仔细的评估和准备是治疗成功的关键。
- 所有手术前影像学图片都应加以回顾。如果移位的碎片有较大的骨成分,那么X线平片通常可显示病变。
  ○ X线不能显示软骨成分的实际大小。为了显示软骨成分,可能需要MRI来确定病变的程度。在影像学研究中发现的任何其他病变也应予以标注。
- 应在麻醉下进行全面的体格检查。

体位

- 对于关节镜手术,体位在很大程度上取决于术者的偏好。有多种体位可以使用。
  ○ 腿可以放在手术台上的腿托上,膝关节可以跨过手术台的末端,这样就可以使膝关节屈曲90°,而小腿则可以自由悬垂。
  ○ 腿可以平放在手术台上,髋关节弯曲,膝关节屈曲90°。膝关节可以弯曲,在这种情况下,小腿可以自由地悬挂在手术台的一侧。
  ○ 腿可以平放在手术台上,髋关节弯曲,膝关节弯曲90°,用大腿挡板和脚挡板将腿固定在这个位置。在这种情况下,小腿可以保持平放在桌子上,不需要挂在桌子的末端。

入路

- 首先使用的是标准关节镜髌旁入路(图3A)。
  ○ 关键:如果病变过大或位于非典型位置,可在标准髌旁入路的上方或下方创建辅助入路。
- 经关节钻孔可用于原位完整的病灶,特别是当病灶有分离、部分分离或不稳定时,更有价值(图3B)。
- 从关节后反向钻孔也用于完整的原位完整病变(图3C)。

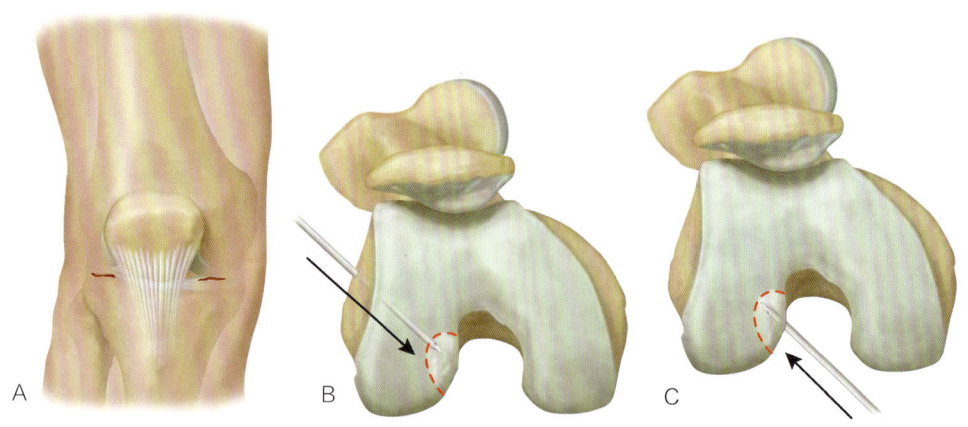

图3　关节镜下钻孔术用标准的关节镜入路。A. 可用辅助入路观察或治疗髌骨滑车间隔的病变。B. OCD病变的经关节钻孔。C. OCD病变的关节后反向钻孔。

剥脱性骨软骨炎经关节钻孔

- 这一过程可用也可不用膝关节止血带，取决于术者的喜好。
- 前外侧入路和前内侧入路分别用于观察和操作。
- 对膝关节进行完整的关节镜检查。记录和治疗膝关节的任何其他病变。
- 确定病变（技术图1A）。
- 垂直于病灶放置 0.45 in 或 0.62 in 的克氏针（技术图1B）。所使用的入路取决于病变的位置。
  - 关键是尽可能保持克氏针垂直。必要时通过额外的入路以及改变膝关节屈曲和伸展的程度来达到适当的位置。
- 钻孔是在关节镜监视进行的。在手术室有X线片和MRI图像可以作为视觉辅助来确定病变钻孔的位置和方向。
- 由从钻孔中流出的血液或脂肪来确定适当的穿透深度（技术图1C、D）。
- 骨骺未成熟患者钻孔应通过钙化潮标，注意不要穿到骺板。

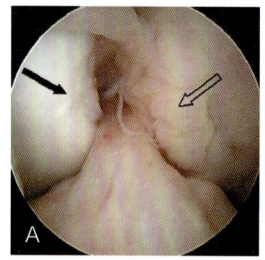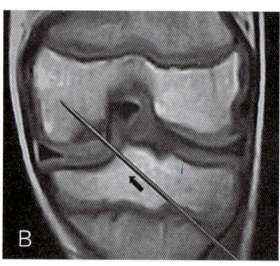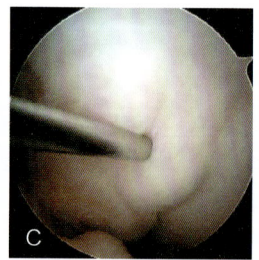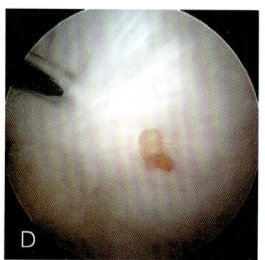

技术图1　A. 对膝关节进行检查，确定病变部位。实心箭头显示完整软骨侧，空心箭头显示OCD侧。B. 一个克氏针叠加在MRI的T1相。箭头显示钻孔方向。尽可能使0.62 in的光滑克氏针垂直于病变，以防止破坏病变。C、D. 脂肪或血液的出现表明软骨下骨已经被穿透。

剥脱性骨软骨炎关节反向钻孔

- 这一过程可用也可不用止血带，取决于术者的喜好。
- 前外侧入路和前内侧入路用于可观察和操作。
- 对膝关节进行完整的关节镜检查。记录和治疗膝关节的任何其他病变。
- 一旦完成检查，在透视的指导下，用一个0.62 in的克氏针从近到远对准病灶，并用一个导向器帮助维持适当的角度。
  - 克氏针的起始点在骺板的远端，以避免任何损伤。

- 克氏针缓慢穿过软骨下骨,注意不要穿透关节软骨。
- 克氏针尽量垂直于病灶。
- 用透视确定克氏针的位置和深度。
- 如果需要,克氏针可以间隔几毫米平行插入病灶。一种允许平行插针的小型钻孔导向器可以辅助重复钻孔。
- 对膝关节进行最后检查,取出克氏针和器械。
- 将膝关节切口闭合,并在放入膝关节固定器之前应用无菌敷料。

不稳定剥脱性骨软骨炎的固定

金属或生物可吸收螺钉
- 对整个病变进行评估,并准备好骨床。清理到所有的肉芽组织和硬化骨,并达到软骨下骨。
- 在深的病变中,可能需要自体或异体骨松质移植,以确保病变的中心部分相对于膝关节内未受影响的其余软骨不会凹陷。
- 病损的软骨复位到骨床上,并用各种内植物固定,如空心螺钉或变螺距螺钉。固定材料可由金属或生物可吸收材料制成。植入物的选择取决于术者的偏好。
- 笔者更倾向于使用小型的金属双头螺纹压缩螺钉来治疗不稳定的病变,因为在关节面下有足够的软骨下骨可以满足螺纹固定。但在某些情况下,软骨下骨可能没有足够的厚度来进行这种固定(技术图2)。
- 一旦病变被固定,周围的原始骨和再生骨的钻孔可以加强愈合。

火柴技术
- 前外侧和前内侧的入路用于观察和操作。
- 对膝关节进行完整的关节镜检查。记录和治疗膝关节的任何其他病变。
- 在胫骨结节内侧约1 cm处做2.5 cm纵行切口,取骨棒。
- 骨棒从胫骨产生,使用微型锯获取(技术图3A、B)。
- 使用大口径1号套管,定位焦点的穿孔并用与2号套管内径相近的Steinmann针进行操作,并将其导入1号套管(技术图3C、D)。
- 将移植套管导入2号套管,从而将骨棒插入OCD病灶中心。
  - 重复这个步骤,使用尽可能多的骨棒来达到OCD病变的牢固固定。

自体骨软骨移植
- 前外侧和前内侧的入路用于观察和操作。
- 对膝关节进行全面的关节镜检查,注意评估病变的位置和大小,用于评估需要获取多少骨软骨栓。
- 检查病灶的基底,并进行清创以清除任何肉芽组织和硬化骨。
  - 基于术前MRI检查估计骨软骨栓的长度。
- 然后从内侧和/或外侧滑车的非承重部位获取骨一定数量的骨软骨栓(技术图4)。

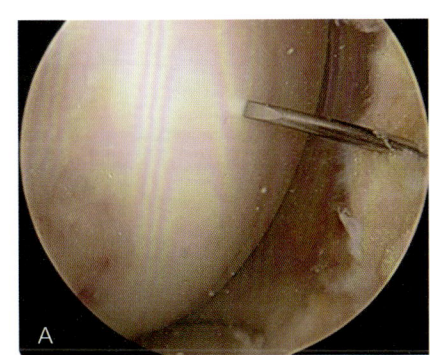

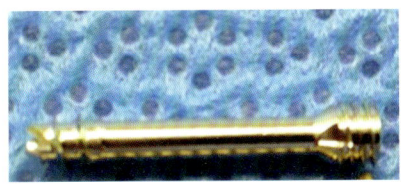

技术图2 笔者倾向于选择小型的金属可变距压缩螺钉用于不稳定病变,尽管有很多选择。

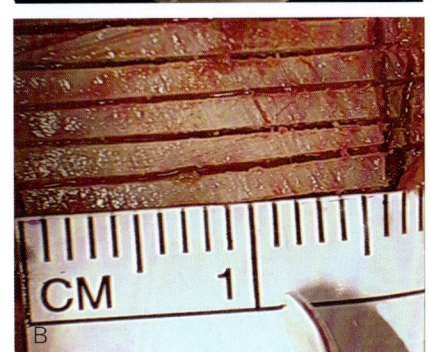

技术图3 骨骼为发育成熟OCD病变的自体骨皮质棒隧道的准备(A)。测量从胫骨获取的骨棒(B)。

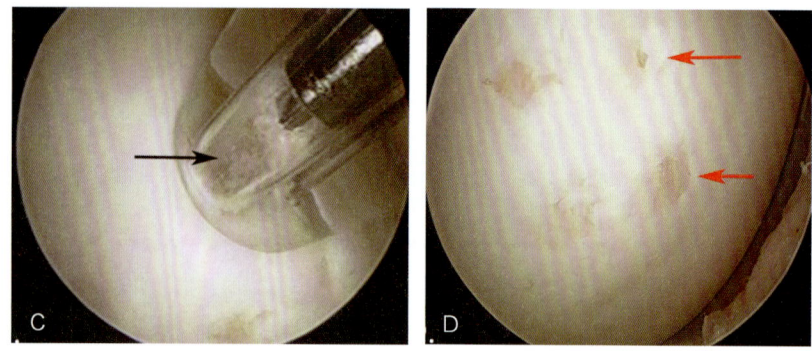

技术图3（续） 将1 mm×16 mm的骨棒（黑色箭头）填塞进病变（C）。骨皮质棒在适当的位置，与软骨一致（D）。

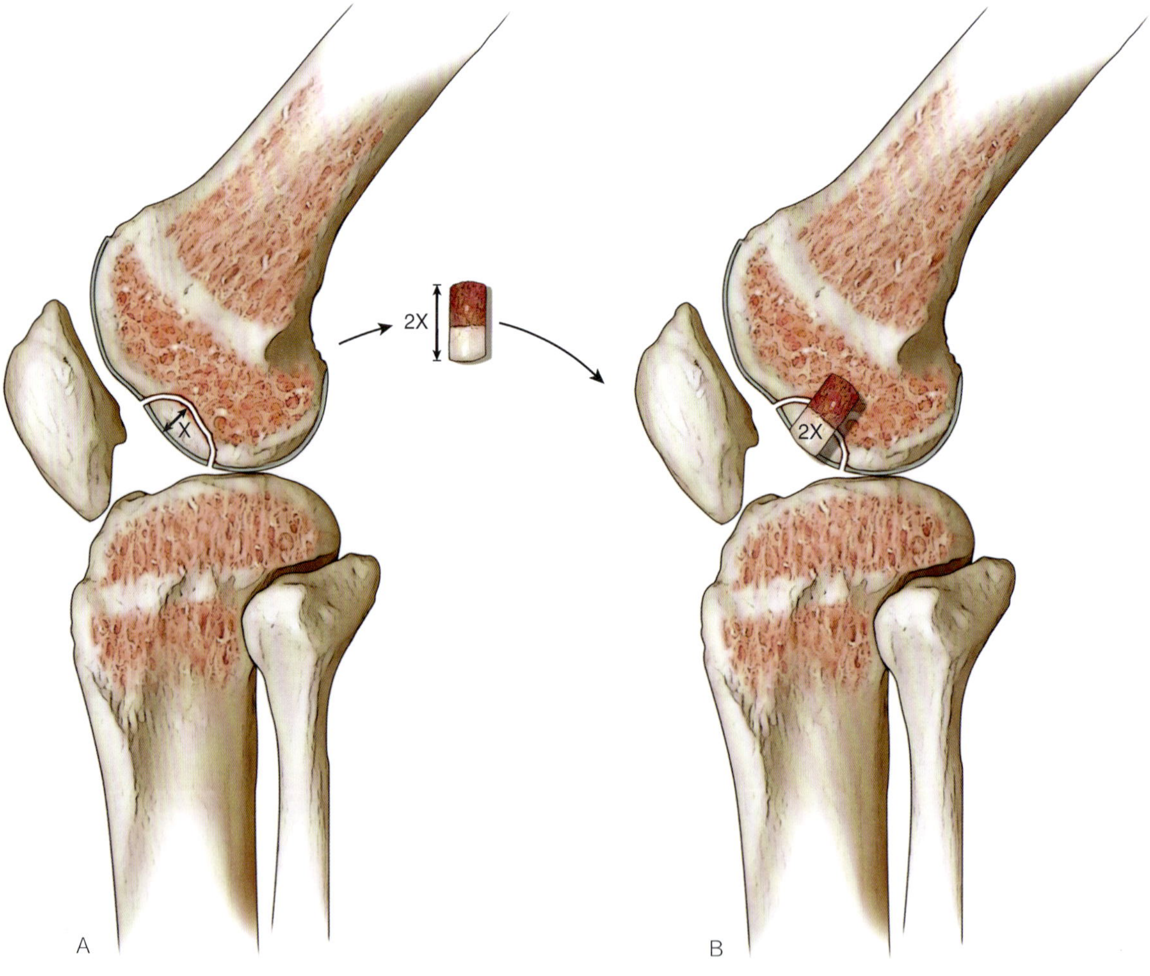

技术图4 中心病变的深度（X）。骨栓和钻孔的长度应是深度（X）的2倍。

- 使用一个4.5 mm的马赛克植骨钻孔器和导管，将骨栓置入病变中心，或者根据所使用的骨栓的数量，置入不同的位置。
  - 必须注意，要确保骨软骨栓不凸出，并与相邻软骨保持一致。
- 在最终结束之前，对关节进行检查。
- 取走关节镜仪器，缝合关节镜入路。
- 膝关节安装铰链式膝关节支架。

要点与失误防范

外科技术	• 仔细检查所有先前的影像学检查,并在手术前进行完整的临床评估
经关节钻孔	• 应尽保持克氏针垂直于病变,以防止破坏病变。此项技术适用于完整的OCD病变
火柴技术	• 在胫骨内侧建立取肌腱的入路时应小心,避免对鹅足附着处的损伤
自体骨软骨移植技术	• 为了确保牢固的固定,移植物应在穿过病变和界面后进入正常软骨下骨

术后处理

- 术后康复方案见表2。

预后

- 对于骨骼发育不成熟的小而稳定的病变,通常首选非手术治疗。通常,采用3~6个月的非手术治疗,许多学者报道成功率为50%~94%[1,2,6,7]。
- 骨骼发育不成熟的患者如有广泛未闭的骺板且MRI上没有不稳定的迹象,对非手术治疗的反应可能更好。
- 钻孔。
  - 关节反向钻孔和经关节钻孔都有很好的短期临床效果。据报道,91%~100%的患者经关节钻孔成功[2,7,19]。关节反向钻孔也有类似的成功率,报道的成功率为75%~96%[1,11,17]。
  - Edmonds等人在大量的OCD病例中回顾了53名儿童的59个膝关节,在保守治疗6个月后进行关节反向钻孔治疗,报道只有75%的病例影像上完全愈合,但所有患者在治疗后疼痛完全缓解,完全恢复活动。然而,13%的患者确实需要再次手术。
  - Boughanem等人回顾性分析了31例儿童关节镜下关节反向钻孔治疗的34个膝关节,发现95%的患者有影像学改善。
  - Kocher等[19]人对23例进行了6个月的保守治疗后接受关节镜下经关节钻孔治疗的患者的30个膝关节。所有对非手术治疗无效的患者都在钻孔后痊愈。
- 螺钉固定。
  - Kouzelis等[20]报道了采用变螺距螺钉成功地固定14~26岁患者的不稳定病灶。在这10名患者的小序列中,平均随访27个月,9/10患者出现影像学愈合,9/10患者恢复到以前的活动水平。
  - 与变距螺钉不同,Cugat等人[10]报道了一组以空心螺钉作为固定方式的14例(15膝)OCD患者。在该序列中,平均随访时间为43个月,Cugat等人[10]报道了93%的患者取得了良好到极好的结果且很少有并发症。
- 火柴技术。
  - Navarro等人[23]对11名年龄在11~20岁的OCD患者进行了研究,平均随访时间为48个月。Navarro等人[23]在90%的病例中取得了令人满意的结果,他们指出这种技术的优点包括避免大切口或关节切开术,固定牢固,不需要取内固定物。
- 自体骨软骨移植。
  - Miniaci和Tytherleigh-Strong[22]报道了20例(年龄范围在12~27岁)膝关节OCD患者,他们接受了自体骨软骨移植(mosaicplasty)技术。与其他报道类似[5,18],Miniaci和Tytherleigh-Strong[22]的病例1年后显示了良好的效果。

并发症

- 主要并发症包括可能的愈合失败,尤其是在非手术治疗的大龄青年。
- 在骨骼发育成熟的患者中,OCD的预后较差。
- 未接受手术治疗且未显示有愈合趋势的患者,以及那些有较大的病变区域的接近骨骼成熟的患者,最好接受手术治疗以促进愈合。

表2 骨骼未发育成熟的剥脱性骨软骨炎固定后的康复治疗

Ⅰ期(1~6周)	1. 使用铰链式支架6周。锁定于伸直状态用于行走 2. 家庭理疗,解开支架以探查活动度和进行直腿抬高 3. 支架锁定于伸直状态时进行WBAT
Ⅱ期(6~12周)*	1. 移除支架 2. 无支架下的WBAT:日常活动,不跑不跳 3. ROM,直腿抬高,物理治疗
Ⅲ期(8~12)	1. 负重练习,专项运动 2. 逐渐恢复运动

注:*在Ⅲ期之前进行X线检查。如果愈合,Ⅲ期开始。如果未愈合,则重复第二阶段。
#ROM,活动度;WBAT,可承受的负重。

(刘旭东 译,谢国明 王海明 审校)

参考文献

[1] Adachi N, Deie M, Nakamae A, et al. Functional and radiographic outcome of stable juvenile osteochondritis dissecans of the knee treated with retroarticular drilling without bone grafting. Arthroscopy 2009;25(2):145-152.

[2] Aglietti P, Buzzi R, Bassi PB, et al. Arthroscopic drilling in juvenile osteochondritis dissecans of the medial femoral condyle. Arthroscopy 1994;10(3):286-291.

[3] Aichroth P. Osteochondritis dissecans of the knee. A clinical survey. J Bone Joint Surg Br 1971;53(3):440-447.

[4] American Academy Orthopaedic Surgeons. The Diagnosis and Treatment of Osteochondritis Dissecans: Guideline and Evidence Report. Rosemont, IL: American Academy of Orthopaedic Surgeons, 2010. http:// www.aaos.org/research/guidelines/guide. asp. Accessed June 11, 2014.

[5] Berlet GC, Mascia A, Miniaci A. Treatment of unstable osteochondritis dissecans lesions of the knee using autogenous osteochondral grafts (mosaicplasty). Arthroscopy 1999;15(3):312-316.

[6] Boughanem J, Riaz R, Patel RM, et al. Functional and radiographic outcomes of juvenile osteochondritis dissecans of the knee treated with extra-articular retrograde drilling. Am J Sports Med 2011;39(10):2212-2217.

[7] Bradley J, Dandy DJ. Results of drilling osteochondritis dissecans before skeletal maturity. J Bone Joint Surg 1989;71(4):642-644.

[8] Conrad JM, Stanitski CL. Osteochondritis dissecans: Wilson's sign revisited. Am J Sports Med 2003;31(5):777-778.

[9] Conway FM. Osteochondritis dissecans: description of the stages of the condition and its probable traumatic etiology. Am J Surg 1937;38(3):691-699.

[10] Cugat R, Garcia M, Cusco X, et al. Osteochondritis dissecans: a historical review and its treatment with cannulated screws. Arthroscopy 1993;9(6):675-684.

[11] Edmonds EW, Albright J, Bastrom T, et al. Outcomes of extraarticular, intra-epiphyseal drilling for osteochondritis dissecans of the knee. J Pediatr Orthop 2010;30(8):870-878.

[12] Fairbanks H. Osteo-chondritis dissecans. Br Journal Surg 1933;21(81):67-82.

[13] Green JP. Osteochondritis dissecans of the knee. J Bone Joint Surg Br 1966;48(1):82-91.

[14] Green WT, Banks HH. Osteochondritis dissecans in children. J Bone Joint Surg Am 1953;35-A(1):26-47.

[15] Hefti F, Beguiristain J, Krauspe R, et al. Osteochondritis dissecans: a multicenter study of the European Pediatric Orthopedic Society. J Pediatr Orthop B 1999;8(4):231-245.

[16] Hughes JA, Cook JV, Churchill MA, et al. Juvenile osteochondritis dissecans: a 5-year review of the natural history using clinical and MRI evaluation. Pediatr Radiol 2003;33(6):410-417.

[17] Kawasaki K, Uchio Y, Adachi N, et al. Drilling from the intercondylar area for treatment of osteochondritis dissecans of the knee joint. Knee 2003;10(3):257-263.

[18] Kobayashi T, Fujikawa K, Oohashi M. Surgical fixation of massive osteochondritis dissecans lesion using cylindrical osteochondral plugs. Arthroscopy 2004;20(9):981-986.

[19] Kocher MS, Micheli LJ, Yaniv M, et al. Functional and radiographic outcome of juvenile osteochondritis dissecans of the knee treated with transarticular arthroscopic drilling. Am J Sports Med 2001;29(5):562-566.

[20] Kouzelis A, Plessas S, Papadopoulos AX, et al. Herbert screw fixation and reverse guided drillings, for treatment of types III and IV osteochondritis dissecans. Knee Surg Sports Traumatol Arthrosc 2006;14(1):70-75.

[21] Lindén B. The incidence of osteochondritis dissecans in the condyles of the femur. Acta Orthop Scand 1976;47(6):664-667.

[22] Miniaci A, Tytherleigh-Strong G. Fixation of unstable osteochondritis dissecans lesions of the knee using arthroscopic autogenous osteochondral grafting (mosaicplasty). Arthroscopy 2007;23(8):845-851.

[23] Navarro R, Cohen M, Filho MC, et al. The arthroscopic treatment of osteochondritis dissecans of the knee with autologous bone sticks. Arthroscopy 2002;18(8):840-844.

[24] Paget J. On the production of some of the loose bodies in joints. St Bartholomew's Hosp Rep 1870;6:1-4.

[25] Research in osteochondritis dissecans of the knee Web site. http:// kneeocd.org. Accessed January 23, 2014.

[26] Ribbing S. The hereditary multiple epiphyseal disturbance and its consequences for the aetiogenesis of local malacias—particularly the osteochondrosis dissecans. Acta Orthop Scand 1955;24(4):286-299.

[27] Smillie IS. Treatment of osteochondritis dissecans. J Bone Joint Surg Br 1957;39-B(2):248-260.

[28] Uozumi H, Sugita T, Aizawa T, et al. Histologic findings and possible causes of osteochondritis dissecans of the knee. Am J Sports Med 2009;37(10):2003-2008.

[29] Wilson JN. A diagnostic sign in osteochondritis dissecans of the knee. J Bone Joint Surg Am 1967;49(3):477-480.

第67章 外侧盘状半月板成形术
Meniscoplasty for Discoid Lateral Meniscus

Jay C. Albright

定义

- 盘状半月板是指半月板的厚度和大小异常或嵌入关节间隙或平台。
- 99%以上的病例发生在膝关节外侧,总体发病率为1%~15%。
- 盘状半月板的儿童中,双侧占10%。

解剖

- 盘状半月板有三种类型:完整型(覆盖整个间隙)、不完整型(覆盖部分间隙)和Wrisberg型(覆盖整个或部分间隙,无周围附着)[5]。
- Wrisberg型是不稳定的,可以位移,有弹响的,以及交锁。

发病机制

- 它可以是先天产生的,也可以通过异常发育产生。在胎儿死亡或死胎的尸检中没有发现这类病例。

自然病程

- 盘状半月板常在无症状的老年人尸检中发现。
- 通常都是偶然发现的。
- 症状通常出现在10岁前后,但可能发生在任何年龄[6]。
- 症状为伴有或不伴有运动受限的疼痛。

病史和体格检查

- 常见的表现是一个年幼的孩子(<10岁)膝关节外侧在运动时错动或弹响,伴或不伴疼痛。
- 一些患者描述有真正的机械交锁症状。
- 患者可能出现伴有或不伴有疼痛的运动受限。
- 临床检查发现有可触到、听到或感觉到的外侧半月板过度活动和不稳。
- 积液是一个常见的表现。有或没有活动时的肿胀客观表明关节受到刺激和半月板可能撕裂。
- 伸直受限和关节线压痛也很常见[4]。
- 有撕裂或不稳定的盘状半月板会发出咔嗒声或弹响,可能会感到不舒服。McMurray试验的结果将有助于诊断。
  - 阳性:疼痛和弹响或咔哒声。
  - 阴性:无疼痛和没有弹响或咔哒声。
  - 可疑:只有疼痛或弹响或咔哒声音。
- 外侧半月板的显著活动,虽然并不罕见,但通常可能提示盘状半月板。
- 儿童内翻不稳定可能是由于大的外侧盘状半月板的关系。副韧带测试结果很重要。
  - 正常:双侧对称。
  - 轻微的:与对侧相比多1~3 mm松弛度。

影像学和其他诊断性检查

- X线片显示股骨外侧髁变平或倾斜,外侧间隙相对于内侧间隙变宽(图1A)。
- MRI对于显示盘状半月板是最好的(图1B)。
  - 盘状半月板比正常半月板更厚、更宽。
  - 盘状半月板中心常有信号改变;这可能代表撕裂或退化组织[1]。

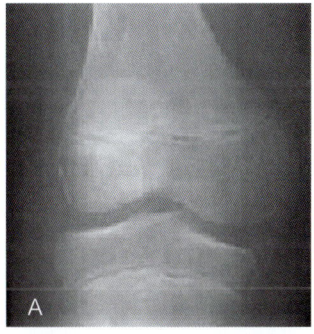

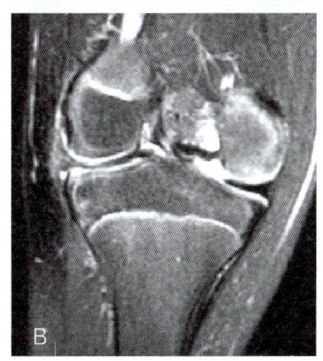

图1 A. X线片显示无明显改变,尽管在负重图上可能有外侧关节间隙增宽,并且可能会出现股骨外侧髁的相对增肥现象。B. MRI清晰地显示外侧半月板为一个有异常信号且增厚宽大的盘状半月板。

- 矢状面上，在半月板分出前角和后角之前，不应该有超过连续3个3 mm间隔切面出现在半月板的体部。冠状切面也可显示宽而厚的半月板（超过12～15 mm）。

鉴别诊断

- 半月板囊肿。
- 正常半月板撕裂。
- 前交叉韧带撕裂。
- 外侧半月板过度移动。
- 剥脱性骨软骨炎。
- 髌股关节不稳定或脱位。

非手术治疗

- 如果没有运动受限或交锁，一段时间的非手术治疗是首选。
- 非手术治疗包括活动调整、抗炎药物和控制肿胀（冰敷、抬高和压迫）。
- 有间歇性症状，但可以用温和剂量的非甾体抗炎药控制的患者，可以选择非手术治疗。

手术治疗

- 如果在非手术治疗的情况下仍然存在交锁、运动障碍或持续性疼痛和残疾，则需要手术干预[3]。

术前计划

- 医生应全面研究影像学结果，以评估撕裂的可能性或是否有其他病情。
- 在麻醉下重复膝关节检查，包括韧带检查、活动度检查和McMurray检查，以评估是否存在明显的外侧半月板不稳定性。
- 可能存在的Wrisberg型盘状半月板。

体位

- 患者仰卧位。
- 手术侧大腿近端放置止血带。
- 在止血带上放一个腿托。
- 另一条腿放在垫子上，髋关节微屈。
- 两条腿可以在手术台边缘屈曲90°。

入路

- 用11号刀片建立了三个标准的关节镜入路：用于关节镜观察的外侧髌旁入路，用于器械的内侧髌旁入路，用于引流的外侧髌上囊入路。
- 可建立额外的前外侧入路用于另外的操作入路。
- 如果盘状半月板残端不稳定或撕裂，需要固定或稳定，应采用后外侧入路进行内外侧缝合固定。
- 外侧切口由关节线远端2 cm处切开，长度与腓骨头后方一致。
- 从股二头肌和髂胫束之间的间隙进入，同样从腓肠肌外侧头深部的空间进入。
- 将后膝关节牵开器放置在间隙尽可能中间的位置，以保护神经血管束。

关节镜下盘状外侧半月板碟形手术

- 在对膝关节进行系统的关节镜评估后，4字形打开外侧间隙。
- 用探钩依次在半月板后角的上方和下方向前牵拉，确定盘状半月板的类型，评估位移情况。
- 向前移位超过40%～50%为不稳定，需用缝线固定。
- 在半月板成形术至少部分完成之前，确定周围是否稳定可能是困难的。
- 从髁间凹开始，确定盘状半月板的游离缘（技术图1A～C）。
- 在这一点上，可以用关节镜篮钳或半月板剪刀来从髁间凹向半月板体部沿冠状面切割和去除半月板。
- 医生应在距半月板外侧边缘约15 mm处停止以留下足够的边缘。

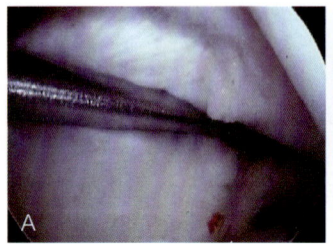 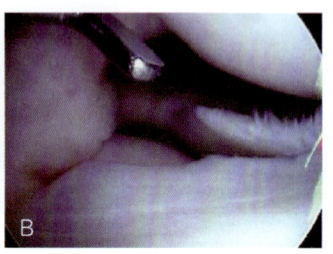

技术图1 完整型外侧盘状半月板，前交叉韧带的观察与探查（A），通过髁间凹可见的带有撕裂的完整性盘状半月板（B）。

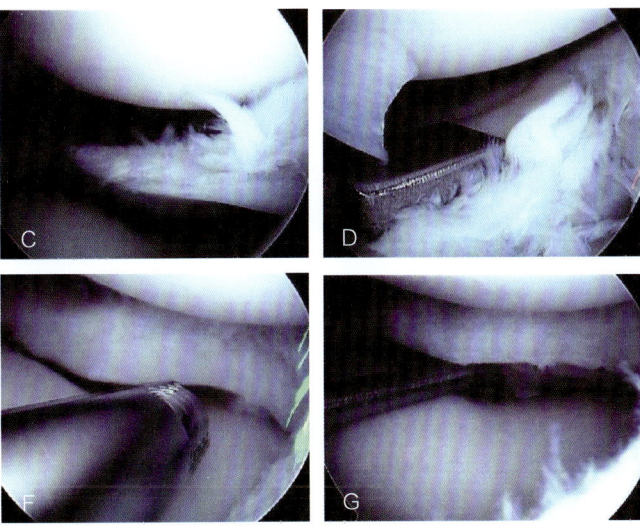

技术图1（续） C.评估撕裂深度。D.从髁间凹的入路施行蝶形手术。E.使用刨刀去除松散部分并对半月板塑形。F.蝶形手术后的外观。G.当半月板不稳定时，可能需要缝合来稳定半月板，图示用探钩再次检查用全内缝合装置缝合后的半月板。

- 采用关节镜篮钳（角度式、直式、上斜式、向后开口式和90°侧弯式）和刨刀的结合，剪碎切除盘状半月板的前、后侧面（技术图1D~G）。
- 半月板的边缘保持在15 mm左右。
- 尝试使厚的残体变薄，必须小心谨慎，也可以用锋利的刨刀、篮钳或两者都用[2]。

半月板成形术的替代技术

- 在直视下创建另外的前外侧入路以确保没有意外损伤半月板周围。
- 通过内侧入路用关节镜抓钳抓住盘状半月板的游离边缘。
- 小心地将半月板刀从外侧辅助入路放入，最好带有保护套管或鞘管。
- 在牵张力作用下，从髁间凹前面开始切除盘状半月板，留下约15 mm的前缘，指向前角和体部的交界处。
- 术者应该记住半月板的正常弯曲结构。
- 此时，术者可能需要重新抓住被切的半月板前缘更近的盘状半月板的游离边缘。
- 然后用刀沿着半月板体部切割。
- 术者切断并除去被切盘状半月板的游离缘，留下盘状半月板的后部分。
- 术者用关节镜下的篮钳和刨刀将盘状半月板后部的多余部分切除。
- 剩下的部分用刨刀、篮钳或两者并用来磨平或削薄。

要点与失误防范

适应证	• 交锁、运动受限或持续疼痛
入路安置	• 辅助入路有潜在的危险；应在关节镜下直接观察下操作 • 在切开前，用穿刺针确定入路的水平
半月板处理	• 由于半月板异常的厚度，通常很难在关节镜下处理。术者可以使用的所有工具（篮钳、刨刀、半月板剪刀）用来塑造半月板的形状
未能识别不稳定	• 弹响或疼痛可能是由于盘状半月板撕裂或不稳定 • 在初步评估中，可能很难确定一些不稳定的半月板 • 在蝶形手术正在进行或完成后，反复进行探测和稳定性测试，以确保不错过不稳定情况或撕裂
未能稳定	• 先天性不稳定半月板的固定，即使使用精细的手术技术也可能失败 • 当用于稳定外侧半月板时，尤其是撕裂较大的半月板时，全内缝合技术成功率较低 • 当遇到不稳定或Wrisberg变异时，建议使用由内而外的技术 • 固定前，术者应锉削、刺激或使半月板的血管部分和外侧间隙的滑膜衬里新鲜化
保留足量	• 术者的目标是保留8 mm左右的半月板

术后处理

- 能否承重取决于是否进行过半月板修复或固定。如果只对盘状半月板进行碟状处理,则可在拐杖允许的情况下短暂负重。
- 如果需要固定或修复,则可以维持使用拐杖的着地负重或于儿童使用非负重轮椅4~6周。
- 所有进行蝶形手术但未修复的儿童,应进行早期活动(至少0°~90°),活动度完整。
- 必要时可使用Ace绷带来控制水肿。
- 通常不需要支架。为了修复或固定以限制半月板应力,可以使用限制活动度支架(0°~90°)。
- 物理治疗有助于提高活动度以及股四头肌的激活和增强。

并发症

- 感染。
- 关节纤维化。
- 医源性损伤。
- 部分或完全半月板切除。
- 神经或腓骨损伤。
- 稳定或修复失败。
- 额外手术。

(刘旭东 译,谢国明 王海明 审校)

参考文献

[1] Araki Y, Ashikaga R, Fujii K, et al. MR imaging of meniscal tears with discoid lateral meniscus. Eur J Radiol 1998;27:153-160.

[2] Dimakopoulos P, Patel D. Partial excision of discoid meniscus. Arthroscopic operation of 10 patients. Acta Orthop Scand 1990; 61:40-41.

[3] Good CR, Green DW, Griffith MH, et al. Arthroscopic treatment of symptomatic discoid meniscus in children: classification, technique, and results. Arthroscopy 2007;23:157-163.

[4] Habata T, Uematsu K, Kasanami R, et al. Long-term clinical and radiographic follow-up of total resection for discoid lateral meniscus. Arthroscopy 2006;22:1339-1343.

[5] Klingele KE, Kocher MS, Hresko MT, et al. Discoid lateral meniscus: prevalence of peripheral rim instability. J Pediatr Orthop 2004;24:79-82.

[6] Rao PS, Rao SK, Paul R. Clinical, radiologic, and arthroscopic assessment of discoid lateral meniscus. Arthroscopy 2001;17:275-277.

第68章 剥脱性骨软骨炎和膝关节大段骨软骨缺损

Osteochondritis Dissecans and Large Osteochondral Defects of the Knee

Kevin G. Shea, John Polousky, and Noah Archibald-Seiffer

定义

- 剥脱性骨软骨炎（OCD）是一种特发性的软骨下骨局灶性改变，伴有关节不稳及邻近关节软骨破坏风险，进而可能导致早发性骨关节炎。
- OCD 和其他创伤可导致膝关节大段骨软骨缺损。

解剖

- OCD 和急性软骨损伤许多都包括股骨内侧髁和外侧髁损伤。

发病机制

- 剥脱性骨软骨炎的病因尚不清楚。目前有多种理论学说，包括创伤、血管异常/损伤、过度劳损或重复性应力劳损、遗传因素等。
- 急性创伤可导致已有的 OCD 病变移位，或者急性移位的软骨片在正常骨及软骨结构上的进一步发展。

自然病程

- OCD 的自然病程是各不相同。
- 许多患者，特别是那些存在骨骼生长潜能的骨骼未成熟患者，通过适当的运动方式调整（部分患者需接受骨软骨下钻孔手术）具有良好的愈合潜能。
- 骨骼发育接近成熟或已经成熟的患者通过运动方式调整治疗，其愈合潜能较差。
- 骨软骨下钻孔等微创手术可能对年龄较大的患者没有疗效。
- 伴有移位骨片的急性创伤性软骨损伤患者可能适合接受手术治疗。
- 在软骨损伤非常严重以至于无法处理骨碎片的患者中，骨软骨缺损可以通过各种软骨重建手术处理。
  - 本章将重点介绍使用同种异体软骨移植处理巨大的、不可修复的缺损。

病史和体格检查

- 评估病情时，既往的影像学检查结果（X线和/或MRI）、手术记录和关节镜下图像至关重要。大多数患者已经接受了手术治疗和关节镜检查。这些病史可以提供病变位置、深度和周径等有效信息（图1）。
- 对侧关节面的"对吻征"非常重要，因为这种情况的存在可能改变或排除某些同种异体移植方式。严重的骨关节炎，特别是弥漫性而非局灶性病变，可能是骨软骨同种异体移植术的禁忌证。
- 患者因素：在评估这类患者时，必须考虑患者的个体因素，包括患者偏好、下肢力线、社会支持、工作/职业要求和临床合并的疾病。一些研究还显示年龄大于30岁和2次及以上关节手术史与预后较差有关[14]。
- 对于骨软骨病变进一步进展的患者，常有疼痛、活动受限、打软腿和肿胀等症状。创伤性损伤和 OCD 患者均可能在持续数月或数年的较为轻微的症状后出现上述症状。
  - 患者可能会描述自己有时能在膝关节前方触及关节内游离体。
  - 重要的临床表现包括关节积液、关节线压痛，以及部分患者可触及游离体。

影像学和其他诊断性检查

- 高质量的影像学检查是评估软骨病变最有价值的工具，其中最基本的是膝关节负重X线平片。笔者喜欢行站立正位、隧道位、侧位和 Merchant 位 X 线检查。
- 正确的 X 线片可提供大量信息，包括病变的大致面积和位置，以及弥漫性骨关节炎的程度。全长片在评估下肢肢体不等长和力线异常方面很有价值。

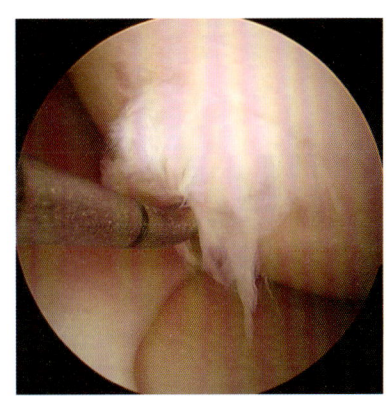

图1 关节镜影像：微骨折术治疗失败，后行同种异体移植。

- MRI可以更详细地展示病灶部位和周围软骨的状况。MRI还可以显示"对吻征",这表明对侧关节面上存在软骨损伤。细致地检查有无力线异常、对吻征及弥漫性软骨损伤的表现是非常重要的,这些因素会影响到患者的手术治疗策略[14]。这些在年轻患者中较少见,而在老年患者或症状持续时间较长的患者更为常见。

鉴别诊断
- 剥脱性骨软骨炎(OCD)。
- 急性骨软骨折。
- 骨软骨缺损。

非手术治疗
- 非手术治疗包括运动方式调整、体重控制和低强度训练。
- 非手术治疗对于有明显机械症状的患者疗效有限。

手术治疗
- 对于稳定的OCD病变,手术治疗的目的在于促进愈合,治疗方式包括顺行[11,15,24]或逆行[26,28]软骨下钻孔。对于不稳定的病变,钻孔联合内固定、骨移植等手术方式也可促进愈合。清除游离碎骨片可以提高短期疗效,但长期预后通常较差[17,18]。虽然微创手术可以改善机械症状,但无法改善关节承重区域软骨或骨缺损带来的长期影响。
- 对于原本骨和软骨无法成功修复,或试图修复但失败的患者,可以考虑同种异体骨软骨移植术。下文也概述了软骨缺损的其他治疗选择,虽然其中一些方法可能具有一定的局限性,尤其在治疗较大病变及深部的软骨下骨缺损时。
- 对于局灶性全层软骨缺损的患者,以下几种方法可用于重塑关节软骨表面,包括:
  - 骨髓刺激(微骨折)。
  - 自体骨软骨移植(OAT)。
  - 细胞移植疗法,包括自体软骨扩增和移植。
  - 同种异体骨软骨移植。

骨髓刺激
- 骨髓刺激虽然相对简单易行,但有一些局限性。
- 继发于骨髓刺激的血凝块可产生不规则排列的纤维软骨。其特点为Ⅰ型胶原含量较高,而非构成透明软骨的Ⅱ型胶原。
- 纤维软骨缺乏透明软骨的机械完整性和超微结构,常在数年后退化[9]。
- 除了磨损性能较差外,由于软骨下骨缺损和对纤维组织的清理导致有明显骨缺损的深部缺损,OCD患者骨髓刺激后形成的纤维软骨可能无法恢复关节面的完整一致。
- 无论是采用微骨折还是其他软骨修复术,对于外科医生而言修复这种软骨下骨缺损都存在诸多挑战[21]。

自体骨软骨移植
- 自体骨软骨移植(OAT)治疗OCD具有一定优势,因为OAT可以直接解决软骨下骨的缺损/异常。
- 自体骨软骨移植物可以调整供区的深度,使得具有活性的骨及关节软骨能够填满整个缺损,并能与相邻组织整合。
- OAT的局限性。
  - 由于供区并发症,OAT无法用于修复巨大缺损,并且可能存在关节软骨不一致的问题。
  - 当使用多个移植物时,移植物周边形成纤维软骨,该技术无法修复整个缺损部位。
- Wang[27]和Horas[10]等报道自体骨软骨移植对于6 cm以上病变,治疗效果不佳。
- 这种治疗方法用于治疗较小的OCD病变可能是合理的。在一项前瞻性随机对照研究中,Mosaic自体骨软骨移植术治疗儿童和青少年OCD的疗效优于微骨折术[9]。
  - 平均随访4.2年,微骨折术治疗组中63%的患者预后良好(good或excellent),但在1~4年后部分出现了恶化现象。
  - Mosaic自体骨软骨移植术治疗组中83%的患者预后良好(good或excellent)。
  - 末次随访中,微骨折治疗组有41%的失败率,而Mosaic自体骨软骨移植术治疗组中无治疗失败。
  - 因此Mosaic自体骨软骨移植是治疗较小病变的一种合理手术方式,其疗效优于微骨折术。
  - Mosaic自体骨软骨移植需要面临的挑战是供区并发症以及供体和受体部位的软骨厚度差异。

自体软骨移植
- 已有报道自体软骨移植(ACI)应用于治疗OCD[23]。
- 软骨下骨异常可能为自体软骨移植带来特别的挑战。
- 针对软骨下骨基质丢失和/或异常,特殊的自体软骨移植方式被发展出来。
  - 系列病例应用了胶原蛋白覆盖的自体软骨移植物(ACI-C),对病例第4年随访显示了阳性的临床结果,但接受活检的多数病例出现了纤维软骨[12]。
  - 另一个使用ACI治疗OCD的多中心病例系列研究

显示改善明显,但超过1/3的患者需要进行再次清创术[6]。
- 在软骨下骨轻度累及的情况下,可考虑采用标准ACI治疗。
- 在软骨下骨缺损较多的情况下,分期手术以修复局限性的骨缺损也是一个治疗选项[14]。

新鲜同种异体骨软骨移植
- 骨髓刺激、自体骨软骨移植和ACI对于较大的软骨缺损或骨软骨缺损具有局限性。
- 对于较大的病变,同时修复骨和软骨缺损尤其具有挑战性。新鲜同种异体骨软骨移植可以同时修复骨和软骨缺损。此外,同种异体骨软骨移植能够提供足够的移植材料用于覆盖较大的病变[4]。
  - 同种异体骨软骨移植术历史悠久,最早可追溯到1957年,当时Smillie提出将其用于治疗OCD[27]。在20世纪70年代,北美的几家中心开发了同种异体骨软骨移植系统[29]。
- 新鲜同种异体骨软骨移植的基本原理是用其他健康关节的骨和软骨来替换病变、不可修复的骨和软骨缺损。
  - 移植物中有活性的软骨细胞成为受体软骨基质的一部分,移植骨也能被宿主所整合[3]。
  - 移植物的骨质成分通过爬行替代逐渐与宿主骨整合,其方式类似于骨缺损的植骨治疗或肿瘤切除术后同种异体骨移植重建。
- 同种异体骨软骨移植物中的软骨细胞和软骨基质诱导宿主产生免疫反应是非常轻微的。这种免疫反应的缺乏意味着不需要使用免疫抑制药物。
  - 与实体器官移植不同,不需进行人类白细胞抗原(HLA)/免疫标志物匹配。在大鼠和兔子的动物模型中[13],在完整的基质中植入软骨细胞不会使宿主产生细胞免疫应答。与此相反,当植入没有基质的软骨细胞或软骨洗脱液时,宿主会产生细胞免疫应答。此外,即使在已致敏的宿主中,植入完整的软骨也不会产生免疫应答。
  - 最近,Williams及其同事[29]在26例取得的标本中没有观察到免疫排斥反应,这些移植失败的标本平均有效时间为42个月。移植失败的原因众多,但没有证据表明宿主免疫反应是造成失败的原因之一。
  - 近期的研究使用MRI来评估宿主免疫反应,并且在一些病例中发现了体液免疫反应的证据。这个领域需要进一步的研究来评估移植物的免疫反应。
  - 组织学研究发现,当移植失败时没有发现移植物排斥的明显迹象,软骨细胞在植入后数年仍然存活[29]。

- 利用有活性的组织来治疗巨大软骨缺损包括在供体和受体之间进行有活性的软骨细胞转移。在取材和移植的过程中,必须彻底检测供体组织以确保受体的安全性,同时快速转运以确保组织的活性。
- 骨、韧带和软骨移植历史悠久,其带来的疾病传播极为罕见。然而,目前尚无针对这类事件的标准报告流程。
  - 知情同意和以患者为中心的治疗理念中,很重要的一项是在术前谈话中告知患者以上风险。
  - 大多数组织库隶属于美国组织库协会(the American Association of Tissue Banks, AATB)。该机构发布组织采集的标准,包括对供体进行全面的病史评估、血清学检测、细菌培养、储存要求和有效期。新鲜活体骨软骨移植标准中,确保移植过程中软骨/软骨细胞的活力至关重要。所有参与移植的人员均应获得资格认证并全面了解组织库的实施流程。
  - 确保移植安全的步骤包括:
    - 审查供者的医疗记录。
    - 审查血清学检测和培养结果。
  - 这些过程可能需要10~14天的时间。在此期间,软骨细胞的保存非常重要。保存液的类型包括生理盐水,或其他更复杂的含有氨基酸、葡萄糖和无机盐成分的溶液。
- 成分复杂的保存液能增加软骨细胞的活力和延长其保存时间[27]。
  - Williams[30]等人的研究表明,软骨细胞的活力可在培养基中保持最多达14天之久。保存液作用最佳的时间为10~14天。超过这个时间后,保存的软骨细胞活力就开始下降,细胞内容物和细胞外基质也开始发生变化。
  - 目前AATB要求在捐献者死亡后24小时内进行采集,移植物在4℃培养基中保存。基于以上原因,应在14~28天进行早期移植(移植应在供体检测完成后进行)。
  - 其他研究分析了采集时间与软骨细胞活力之间的关系[1],早期移植的细胞活力较高,特别是在移植物的关节面[19]。
  - 冷冻移植物的细胞活力显著低于新鲜非冷冻移植物[20]。
- 榫式(dowel)和壳式(shell)同种异体骨软骨移植术常用于治疗不可逆转的OCD[7]。
  - 两种手术都采用髌旁内侧或外侧入路。在大多数情况下使用适当的拉钩可以避免髌骨脱位(图2)。
  - 创伤后关节软骨缺损常伴有韧带性的关节不稳定和机械力线异常。与之不同的是,OCD通常只是年轻患者正常膝关节的局灶性缺损。

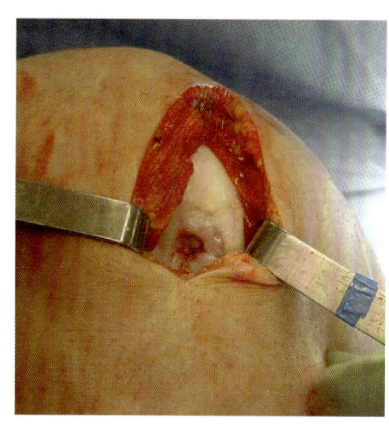

图2　内侧髌旁关节切开并采用拉钩。

- 如果存在相关病变，如内翻或外翻畸形，或前交叉韧带损伤，许多学者认为这些病变应在进行同种异体骨软骨移植术时同时治疗[7,24]。
- 随着经验的积累，术者可以采用更复杂的骨软骨技术来治疗较大或具有不规则轮廓的病变。
- 治疗较大病变的方法包括"堆雪人"技术与"壳移植"技术。通过使用多个移植物，"堆雪人"技术可以增加榫式移植所能覆盖的区域。
  - 在第一个移植物旁以同样的方式重复榫式移植技术，即可放置第二个移植物，并使之与第一个移植物相整合。
- 大多数 OCD 病变适合采用单移植物技术，这种技术相对简单。笔者鼓励外科医生在临床应用前进行外科技能训练和人体模型训练。初期的手术病例最好有对此经验丰富的外科医生共同参与。
- 有数个公司提供榫式移植手术相关的器械，以保证尺寸匹配。这些器械的使用说明中均概述了这一技术的操作步骤。

术前计划

- 以患者为中心的临床决策是术前计划的关键部分。全面讨论手术风险、获益和替代治疗方案是非常重要的。术者需要与患者一起评估同种异体移植可能带来的包括疾病传播在内的风险。
- 如果患者有意向接受同种异体移植，首先需根据X线片和/或MRI确定供体和受体解剖结构之间的匹配情况。尽管这些检测可能无法确保匹配完全精确，但可以显示矢状面和冠状面几毫米甚至更小的微小偏差。在确认解剖匹配后，可以进行手术安排。
- 下肢力线测量是很重要的一步，因为严重的力线畸形可能需要术者进行矫正。术前的临床评估，必要时拍摄下肢全长片，对制订手术计划有所助益。麻醉下的检查可以评估韧带的松弛程度。

体位

- 如果计划进行膝关节镜手术，可将患者置于传统的关节镜手术体位。
- 也可将患者置于仰卧位，不使用关节镜手术时的膝关节挡板。
- 与部分关节镜手术时手术台在膝关节水平需弯曲不同，下肢部分的手术台应完全伸展。
- 使用可调节的踏脚板和大腿挡板使膝关节屈曲约90°，并且可以根据股骨髁上病变的位置调整屈曲程度。
- 此体位使膝关节在整个手术过程中都保持在适当的角度，以更好地暴露术野，并使助手能够空出双手来协助手术操作（图3）。

入路

- 多数情况下只需在内侧或外侧髁上做小切口，且通常不需要髌骨脱位。
- Z形牵开器的使用可以改善组织回缩，使术野暴露良好，并为同种异体移植物的植入做准备。
- 应当谨慎使用所有拉钩，以避免对髁突、胫骨平台和髌骨周围的其他软骨区域造成损伤。
- 建议在暴露的软骨表面使用生理盐水。
- 止血带的使用由外科医生决定，根据笔者的经验，同种异体骨软骨移植术并不常规使用止血带。

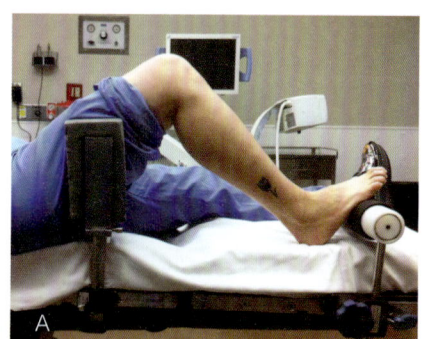

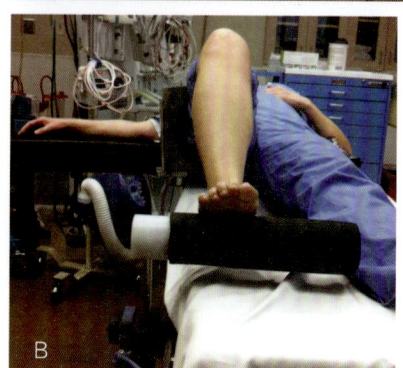

图3　A、B. 外侧大腿挡板。

榫式手术

受区准备

- 该技术包括使用"环钻"从供体部位获取移植物以及用钻进行受区准备。这些仪器的尺寸匹配对于确保同种异体移植物的适配和稳定性至关重要。
- 首先使用一组测量仪器确定合适的直径。将测量套管放置在缺损部位以确保可以孔钻可将整个缺损移除,留下周围基本正常的软骨和骨(技术图1A)。
- 确定尺寸后,将导针穿过测量套管的中心,保持测量套管与关节面均匀接触;以确保钻的轨迹与关节面垂直。
  - 这一步的关键是尽可能标准地将导针放置在软骨表面,以确保供体和植床软骨表面轮廓匹配良好。
  - 将导针放置在位,并对待制备区域的边缘进行标记,防止周围软骨在过程中剥落(技术图1B)。
- 选择相应受区扩孔钻,并通过导针引导对受体部位进行扩孔,深度以刚好出现健康、有出血的软骨下骨为宜,通常距离软骨表面7～15 mm(技术图1C)。
- 笔者建议钻孔深度不宜过深,能看到病变底部有活性的骨即可(技术图1D)。
- 受区的血管情况最好在没有使用止血带的情况下进行评估。因此,建议手术过程中不要使用止血带。
- 扩孔钻的可见边沿具有金属蚀刻标记,以便在受区周围确定穿透深度。多数情况下,受区的穿透深度在各周向上几乎相等,但在某些情况下,可能出现1～2 mm的误差。
- 这些误差可在供体移植物的制备过程中得到解决。

供体移植物的制备

- 受区钻孔后,在关节面12点钟位置进行标记。在12点钟、3点钟、6点钟和9点钟位置测深并记录。记下这些测量记录在之后会很有帮助。
- 将供体髁精确置于夹具中。这一步对确保受区植床和供体移植物的轮廓匹配至关重要。
  - 在手术之前,建议外科医生熟悉掌握夹具和每个可调节部件的使用限制,以精确地固定髁突。

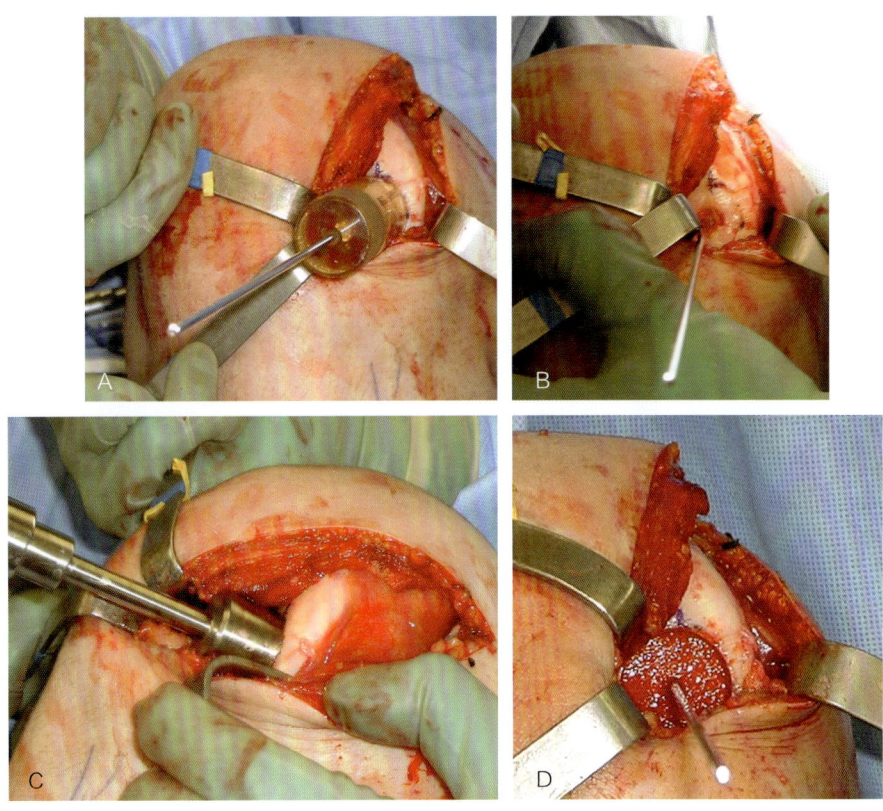

技术图1 A. 使用特定尺寸的套管进行骨软骨移植。B. 使用导针引导钻孔。C. 使用与供区尺寸适配的钻。D. 受区图,确认骨面完全血管化。

- 术者可以通过将供体髁放置在受体髁旁边来比较供区的大小、弧度和宽度，并使用测量器来确定切取位置是否合适。
- 至少需要4个固定点以确保移植物在钻孔过程中不会移动(技术图2A)。
- 将供体髁固定到夹具上后，确定环钻的方向。这一步对确保移植物与受区轮廓匹配很关键(技术图2B)。
- 可以在测量器中放置导针以协助钻保持垂直的轨道。再次对供体的软骨进行标记，标记12点钟位置，并使用尺寸合适的环钻来钻取移植物。
- 然后将移植物钻至远超受体部位深度的深度，以便修整。然后用锯从供体髁中取出移植物，小心保持适当的深度(技术图2C)。
- 有些学者建议将同种异体骨软骨移植物的深度控制在10 mm左右，这可能与肿瘤手术同种异体移植的临床研究中发现爬行替代只在有限的距离范围内发生有关。Levy等人[14]建议，受体深度超过10 mm时，可使用额外的自体移植物将受区的深度提升至10 mm左右。
- 在从供体髁取出移植物的时候，术者应做好准备，移植物可能从供体髁弹出，甚至可能掉落在地上，而这会严重地影响手术。
- 当取出移植物后，在12点钟、3点钟、6点钟和9点钟位置标记相应的深度，并使用摆锯和切割导向器修整至适当的深度(技术图2D)。
- 采用脉冲冲洗去除来自供体骨的骨髓成分。

移植物的植入

- 修整并植入移植物。
- 必须小心取出移植物进行修整。强行撬出可能会损伤受区和移植物。导针的钝头可以放在导针孔中，将移植物在受区位置轻柔地拨出(技术图3A)。
- 通常而言，移植物压配后是非常稳定的。如果想要进一步固定，可以使用小的可吸收钉。
- 近期研究表明，高冲击压力可能对软骨细胞的活力产生影响[2]。基于此，笔者建议放置移植物时采用尽可能采用轻柔、间断的压力，尽可能小地使用冲击压力[22](技术图3B)。

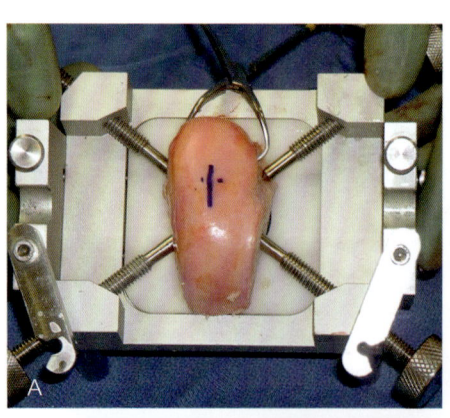
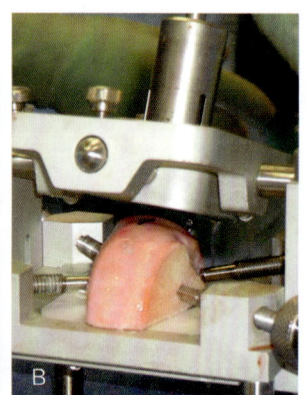
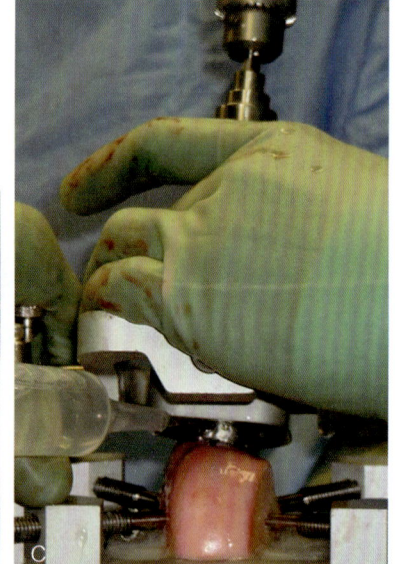
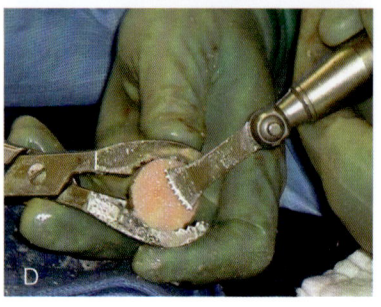

技术图2 A. 供体髁初始固定于夹具中。B. 钻孔器的导向定位。C. 从髁中钻取同种异体骨软骨移植物。D. 修剪同种异体骨软骨植物使其在4个象限上均匹配。

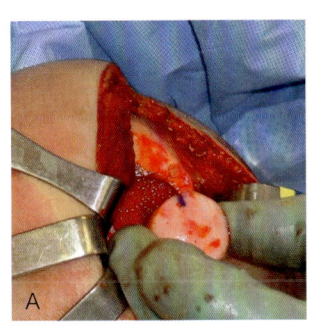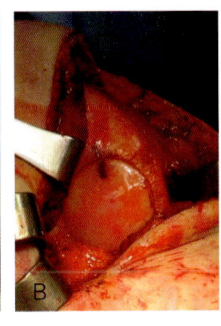

技术图3　A. 植入前的移植物位置。注意对齐移植物的12点钟方向。B. 骨软骨移植物的最终位置。

要点与失误防范

MRI检查可能会低估软骨缺损的大小	• 术前影像评估至关重要
移植物和受区轮廓不匹配	• 从与受区髁相同的位置切取同种异体移植物
移植物边缘一侧突出，另一侧凹陷	• 确保受区钻孔和移植物钻取时均垂直于周围关节面进行操作。这一步可以在移植物上放置导针来引导钻孔器
移植物植入不牢靠和植入后松动	• 使用小的可吸收钉对"压配固定"进行加强
力线异常导致进行了移植的间室负荷过大，致使失败风险更高	• 分期或与同种异体骨软骨移植术同时行截骨矫形术

术后处理

- 术后早期活动度锻炼，提供合适的环境促进软骨愈合。
- 除非存在深静脉血栓（DVT）的危险因素，年轻患者不建议常规使用预防DVT的药物。DVT的药物预防在不断发展当中，在部分病例中，即使是年轻患者，DVT预防也可能是有益的。
- 鼓励术后24小时即早期活动，条件允许时尽可能在48~72小时开始物理治疗师（PT）指导下的物理治疗。
- 通常限制负重6~12周，4~6个月可完全恢复运动[7]。
- 鼓励患者进行下肢冲击负荷较小的健身运动，包括游泳、骑行和椭圆机训练。虽然不禁止跑步，但更鼓励患者进行其他低冲击力的健身活动。
- 笔者还强调把体重指数控制在合适水平，因为这也可能对长期预后产生影响。

预后

- 文献报道使用新鲜同种异体骨软骨移植物重建创伤后膝关节软骨缺损的预后良好[16,25]。
- Emmerson等[7]报道了一组接受新鲜同种异体软骨移植的OCD患者的长期预后结果。
  - 该研究纳入了64名患者（共66膝），平均年龄为28.8岁。
  - 平均随访时间为7.7年（范围：2~22年）。
  - 72%的患者预后良好或非常好，再次手术率为15%。
  - 与再次手术相关的因素包括老年和较大病灶。
  - 5年生存率为91%。
- Garret[8]报道了同种异体骨软骨移植物治疗股骨外侧髁OCD。
  - 缺损不超过3 cm的患者随访2~9年，17例患者中16例预后良好。
  - 一例巨大缺损（3 cm×4.5 cm）患者治疗早期即失败。
- Levy等人[14]报道了同种异体骨软骨移植的10年长期随访结果（129例移植中的91%完成了随访）。
  - 31例膝关节（24%）在平均7.2年时失效。10年生存率为82%，15年生存率为74%，20年生存率为66%。
  - 与同种异体移植失败有关的因素包括手术时年龄超过30岁、术侧膝关节既往2次或以上手术史。

并发症

- Chahal等[5]发表了同种异体骨软骨移植相关并发症的系统综述。
- 总体而言，短期并发症发生率较低，仅为2.3%（在19项符合条件的研究中，595例膝关节中有14例发生短期并发症）。
- 术后并发症包括移除内植物（$n=3$）、再次关节镜手术（$n=3$）、浅表感染（$n=2$）、深部感染（$n=2$）、DVT（$n=1$）、充血反应（$n=1$）及移植物的早期松动（$n=1$）。
- 最常见的长期并发症是移植失败，报道各不相同，包括有移植物断裂或转而行全膝关节置换术。
- 根据该学者的定义,手术的整体失败率约为18%。
- 双极移植(相对侧的股骨和胫骨同时进行移植)的失败率为65%。

(游协波 译,谢国明 王海明 审校)

参考文献

[1] Allen RT, Robertson CM, Pennock AT, et al. Analysis of stored osteochondral allografts at the time of surgical implantation. Am J Sports Med 2005;33(10):1479-1484.

[2] Borazjani BH, Chen AC, Bae WC, et al. Effect of impact on chondrocyte viability during insertion of human osteochondral grafts. J Bone Joint Surg Am 2006;88(9):1934-1943.

[3] Bugbee WD. Fresh osteochondral allografts. J Knee Surg 2002;15(3):191-195.

[4] Bugbee W, Cavallo M, Giannini S. Osteochondral allograft transplantation in the knee. J Knee Surg 2012;25(2):109-116.

[5] Chahal J, Gross AE, Gross C, et al. Outcomes of osteochondral allograft transplantation in the knee. Arthroscopy 2013;29(3):575-588.

[6] Cole BJ, DeBerardino T, Brewster R, et al. Outcomes of autologous chondrocyte implantation in study of the treatment of articular repair (STAR) patients with osteochondritis dissecans. Am J Sports Med 2012;40(9):2015-2022.

[7] Emmerson BC, Gortz S, Jamali AA, et al. Fresh osteochondral allografting in the treatment of osteochondritis dissecans of the femoral condyle. Am J Sports Med 2007;35(6):907-914.

[8] Garrett JC. Fresh osteochondral allografts for treatment of articular defects in osteochondritis dissecans of the lateral femoral condyle in adults. Clin Orthop Relat Res 1994;(303):33-37.

[9] Gudas R, Simonaityte R, Cekanauskas E, et al. A prospective, randomized clinical study of osteochondral autologous transplantation versus microfracture for the treatment of osteochondritis dissecans in the knee joint in children. J Pediatr Orthop 2009;29(7):741-748.

[10] Horas U, Pelinkovic D, Herr G, et al. Autologous chondrocyte implantation and osteochondral cylinder transplantation in cartilage repair of the knee joint. A prospective, comparative trial. J Bone Joint Surg Am 2003;85-A(2):185-192.

[11] Kocher MS, Tucker R, Ganley TJ, et al. Management of osteochondritis dissecans of the knee: current concepts review. Am J Sports Med 2006;34(7):1181-1191.

[12] Krishnan SP, Skinner JA, Carrington RW, et al. Collagen-covered autologous chondrocyte implantation for osteochondritis dissecans of the knee: two- to seven-year results. J Bone Joint Surg Br 2006;88(2):203-205.

[13] Langer F, Gross AE. Immunogenicity of allograft articular cartilage. J Bone Joint Surg Am 1974;56(2):297-304.

[14] Levy YD, Gortz S, Pulido PA, et al. Do fresh osteochondral allografts successfully treat femoral condyle lesions? Clin Orthop Relat Res 2013;471(1):231-237.

[15] Louisia S, Beaufils P, Katabi M, et al. Transchondral drilling for osteochondritis dissecans of the medial condyle of the knee. Knee Surg Sports Traumatol Arthrosc 2003;11(1):33-39.

[16] Maury AC, Safir O, Heras FL, et al. Twenty-five-year chondrocyte viability in fresh osteochondral allograft. A case report. J Bone Joint Surg Am 2007;89(1):159-165.

[17] Michael JW, Wurth A, Eysel P, et al. Long-term results after operative treatment of osteochondritis dissecans of the knee joint-30 year results. Int Orthop 2008;32(2):217-221.

[18] Murray JR, Chitnavis J, Dixon P, et al. Osteochondritis dissecans of the knee; long-term clinical outcome following arthroscopic debridement. Knee 2007;14(2):94-98.

[19] Pallante AL, Chen AC, Ball ST, et al. The in vivo performance of osteochondral allografts in the goat is diminished with extended storage and decreased cartilage cellularity. Am J Sports Med 2012;40(8):1814-1823.

[20] Pallante-Kichura AL, Chen AC, Temple-Wong MM, et al. In vivo efficacy of fresh versus frozen osteochondral allografts in the goat at 6 months is associated with PRG4 secretion. J Orthop Res 2013;31(6):880-886.

[21] Pascual-Garrido C, McNickle AG, Cole BJ. Surgical treatment options for osteochondritis dissecans of the knee. Sports Health 2009;1(4):326-334.

[22] Patil S, Butcher W, D'Lima DD, et al. Effect of osteochondral graft insertion forces on chondrocyte viability. Am J Sports Med 2008;36(9):1726-1732.

[23] Peterson L, Minas T, Brittberg M, et al. Treatment of osteochondritis dissecans of the knee with autologous chondrocyte transplantation: results at two to ten years. J Bone Joint Surg Am 2003;85-A(suppl 2):17-24.

[24] Pruthi S, Parnell SE, Thapa MM. Pseudointercondylar notch sign: manifestation of osteochondritis dissecans of the trochlea. Pediatr Radiol 2009;39(2):180-183.

[25] Shasha N, Krywulak S, Backstein D, et al. Long-term follow-up of fresh tibial osteochondral allografts for failed tibial plateau fractures. J Bone Joint Surg Am 2003;85-A(suppl 2):33-39.

[26] Tis JE, Edmonds EW, Bastrom T, et al. Short-term results of arthroscopic treatment of osteochondritis dissecans in skeletally immature patients. J Pediatr Orthop 2010;32(3):226-231.

[27] Wang CJ. Treatment of focal articular cartilage lesions of the knee with autogenous osteochondral grafts. A 2- to 4-year follow-up study. Arch Orthop Trauma Surg 2002;122(3):169-172.

[28] Watanabe A, Wada Y, Obata T, et al. Time course evaluation of reparative cartilage with MR imaging after autologous chondrocyte implantation. Cell Transplant 2005;14(9):695-700.

[29] Williams SK, Amiel D, Ball ST, et al. Analysis of cartilage tissue on a cellular level in fresh osteochondral allograft retrievals. Am J Sports Med 2007;35(12):2022-2032.

[30] Williams SK, Amiel D, Ball ST, et al. Prolonged storage effects on the articular cartilage of fresh human osteochondral allografts. J Bone Joint Surg Am 2003;85-A(11):2111-2120.

第69章 急性和慢性髌骨不稳定
Acute Patellar and Chronic Patellar Instability

Eric J. Wall, Jay C. Albright, and Sarah R. Steward

定义

- 儿童和青少年的髌骨不稳定通常有髌骨从股骨滑车沟完全脱位史。有时为髌骨半脱位，无明显脱位史。
- 髌骨脱位主要有两种类型。
  - 体健且无韧带松弛的人发生急性创伤性髌骨脱位。
  - 继发于韧带松弛非创伤性脱位或半脱位。
- 10~17岁的儿童发生创伤性和非创伤性髌骨脱位的风险最高[12]。据报道，这个年龄段原发性髌骨脱位的发生率为每年10万人中有29人，在女性中更为常见[9]。
- 急性外伤性髌骨脱位常伴有髌骨或股骨外侧髁关节面骨折（28%~39%）[3,22]。
- 大多数外伤性髌骨脱位会导致内侧髌股韧带（MPFL）撕裂，MPFL是限制髌骨脱位的主要结构，这可能导致髌股关节持续的恐惧症或反复的不稳定。
- 对于伴有韧带松弛的髌骨脱位和不合并需要修复的骨软骨损伤的首次创伤性髌骨脱位，可以采用非手术治疗。
- 对于髌股关节疼痛但没有明显不稳定表现的患者，避免实施矫正力线的手术。

解剖

- 髌股关节的内侧稳定结构主要由内侧支持带和MPFL构成。MPFL提供40%~60%限制髌骨向外侧移位的阻力[19]。MPFL提供50%~80%髌骨向外侧脱位限制力[13]。
- 外伤性髌骨脱位几乎都发生在外侧，经常导致MPFL在股骨附着处、髌骨附着处或中部撕裂（图1A），在一次脱位中MPFL可多处撕裂。
- MPFL是与内侧支持带相邻的一条约15 mm宽的扁平条带结构。它从髌骨的内上部分向外延伸，在上极的远端10~15 mm处，延伸至内上髁区，止于内侧副韧带起点的正上方和后方，向远端止于内收肌结节（图1B）[25]。
- 在有限切口的手术操作中，由于切口小，不能可靠地识别其解剖标志。需要进行透视和等距测量来确定MPFL在股骨附着部位的正确位置（参见技术图1A、B）。
- 尽管存在一些争议，但大多数人认为，在骨骼未发育成熟的患者中，MPFL起源于股骨内上髁附近生长板的远侧[12,16,20,32]。
- 常见的股骨外侧髁界沟末端骨挫伤提示髌骨脱位时膝关节屈曲角度在70°~80°[29]。
- 外伤性脱位可导致髌骨内侧关节面（图1C）和/或股骨外侧髁（图1D）严重骨折，可为软骨性或骨软骨性骨折。
- Stanitski和Paletta[33]发现髌骨脱位后关节镜下骨软骨

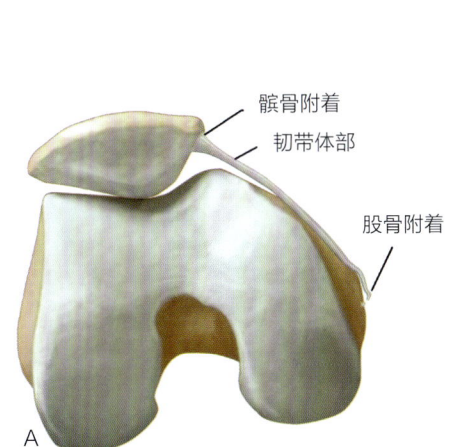
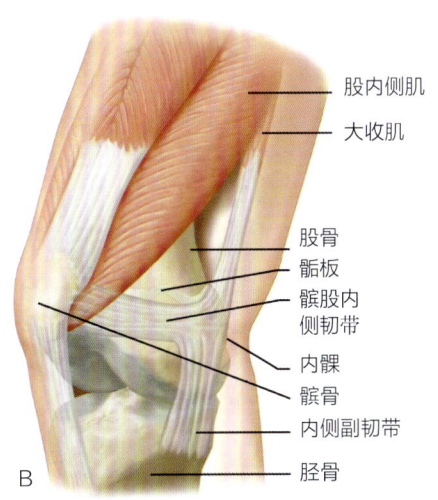
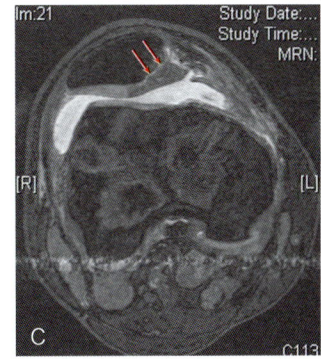

图1 A. MPFL撕裂可发生在髌骨侧、股骨侧及韧带实质部。B. MPFL连接髌骨内侧面和股骨内髁。起自髌骨上2/3，止于股骨内上髁和大收肌结节之间，止点位于生长板远侧。C. 外伤脱位后整个髌骨内侧面的软骨与下方骨质分离。

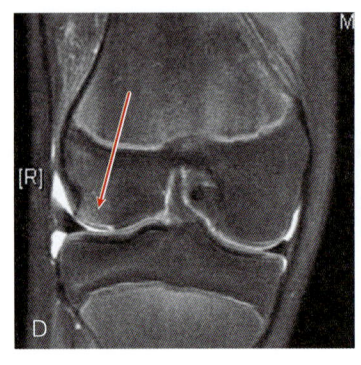 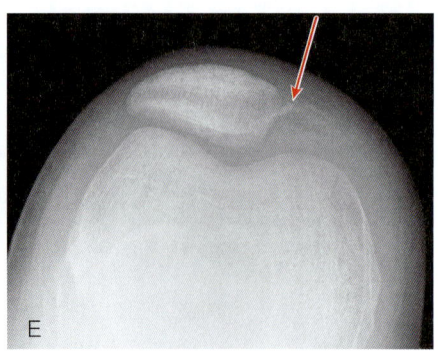

图1（续） D. 该患者髌骨脱位后，股骨外髁骨软骨骨折。E. 髌骨内侧面显著撕脱骨折，为髌骨脱位病理改变。

损伤的发生率为71%，其中大多数情况影像学检查无阳性发现。
- 更常见的是，髌骨内侧MPFL附着处发生的关节外撕脱骨折，往往并不严重，该处形成的小骨折块无论是被即刻发现或延迟发现，很少需要手术移除或修复（图1E）。

发病机制

- 非接触性髌骨脱位发生在运动过程中，支撑腿内旋同时合并膝关节外翻（一种非常类似于前交叉韧带损伤的机制）。
- 另外一种比较少见的情况是，直接暴力作用于外翻弯曲的膝关节，导致髌骨向外脱位。
- 髌股关节的骨性解剖结构可能存在异常，如股骨滑车外侧壁低平、滑车沟浅、髌骨高位、髌骨倾斜或胫骨结节外偏和/或发育不良。这些因素导致髌骨向外侧移动或脱位的拮抗力降低，从而增加髌骨脱位的风险[7]。
- 可合并外侧支持带挛缩，其特征是髌骨可向内侧平移的距离<12 mm[15]。
- 下肢力线异常。股四头肌角（Q角）超过平均值，导致向外侧移动张力增加。
- 可能存在所谓的严重对线不良综合征，包括股骨过度前倾伴或不伴胫骨外旋增加[14,15]。
- 虽然理论上讲，家族史、Q角增大、股骨内旋、胫骨外旋、膝关节外翻、滑车沟发育不良、足内翻等众多解剖因素异常均可增加髌骨脱位的风险[2]，但只有高位髌骨是一个已被证实的危险因素。MPFL重建的效果不会因髌骨高位或胫骨结节-滑车沟距离（TT-TG）超过25 mm而削弱[21]。

自然病程

- 无外伤史的髌股关节不稳或脱位的患者，尽管经积极的物理治疗和支具保护，再次发生髌骨不稳或脱位的概率仍较高[14,15]。
- 最近一项关于青少年初次因创伤致髌骨脱位的研究报道指出，髌骨再脱位率高达70%[28]。
- 年轻患者易复发，有阳性家族史者易复发[9]。
- 在髌骨脱位6个月后，仅有69%的患者能重返运动[2]。
- Fithian和他的同事[9]在针对髌骨脱位后2~5年的病例随访中，没有发现退变性关节病的影像学证据。
- 在对髌骨脱位进行非手术治疗后6~26年的随访中，22%的膝关节出现关节炎改变，这些患者未受伤的膝关节中11%出现关节炎改变[17]。
- 髌骨脱位患者中，至少有30%~50%的患者在受伤2年后会出现膝关节疼痛，69%的运动员会减少体育活动[11]。
- 年纪轻和骨骼未发育成熟，尤其是女性患者，与较差的预后相关[23]。
- 髌骨脱位，尤其是复发性髌骨脱位，与成人髌股关节炎有关[34]。

病史和体格检查

- 急性外伤性髌骨脱位患者于急诊就诊，通常陈述有膝关节的接触性或非接触性外伤史。许多人没意识到这种损伤是髌骨脱位。
- 关节积液通常出现在创伤性脱位后，但很少出现在非创伤性脱位后。
- 就像前交叉韧带受伤一样，受伤时听到或感觉到"砰"的一声响是很常见的。如果髌骨完全脱位，运动员可能会发现膝关节畸形，并可能无法主动伸直膝关节。
- 大部分髌骨脱位可以于受伤当时自行复位。
  - 如果急诊就诊时髌骨仍然脱位，急诊医生可以通过缓慢地将膝关节从弯曲的位置伸直来进行复位。
  - 髌骨脱位自发复位后，其症状和体征易与前交叉韧带撕裂混淆。
- 全面的检查应包括以下几方面。
  - 关节肿胀情况检查。
  - 髌骨滑移（髌骨稳定性）试验：膝关节屈曲25°~30°，向外侧轻推髌骨，并与位移较小的对侧髌骨比较。MPFL完好时为硬止点，限制髌骨继续外偏。不过，由于对髌骨外移脱位的极度恐惧,在清醒的患者中,髌骨稳定性检查往往并不可靠。在这种情况下,当病史和MRI不能确诊时,麻醉后体检有助于明确诊断。

- 髌骨恐惧征:于膝后垫枕并屈曲25°,外推髌骨。如果患者表现出恐惧感,检查结果即为阳性。这是确定髌骨不稳定性的最佳方法。
- J字征:在主动活动时观察并触诊髌骨,明确有无髌骨外侧半脱位。当膝关节由屈曲至完全伸直时,如果髌骨沿着一个倒置的J字形轨迹向外侧移动,结果即为阳性。提示近端力线问题。
- 股骨旋转:通常外旋大于或等于内旋。
- 胫骨力线:胫骨平均外旋10°~15°。
- 有明显膝外翻的患者应该拍摄站立位下肢力线影像,此时髌骨朝向前方。在股骨头中心和踝关节中心之间画一条直线,如果该直线从髁间凹外侧穿过,提示可能有半侧骨骺发育不良。
- 使用从0~9的Beighton评分来评估关节松弛程度。出现以下任一情况记1分:一侧肘关节过伸>10°,一侧小指相对掌指(MCP)关节过伸>90°,一侧拇指可以触摸前臂背侧,一侧膝关节过伸>10°,站立位弯腰可以使手掌平按地面。
  - Beighton评分为4分或4分以上的人可能患有全身关节过度松弛症。

影像学和其他诊断性检查

- 膝关节X线片应包括正位(AP)、侧位和日出位(或Merchant位)图。
- 日出位或Merchant位图要求患者弯曲膝关节30°~45°,急性外伤初诊患者因疼痛往往无法实现。日出位图通常可以在第一次随访时拍摄。
- 每次行X线片检查,都应评估合并的骨折和游离骨碎片是否需要手术治疗。
- 在关节镜下可见的软骨或骨软骨损伤,在X线平片检查时漏诊率可达40%。许多可修复的骨软骨损伤在系列X线片检查中有时仅在一个图像上显示为一小片菲薄高度密影,很容易被忽略(图2A)。
- 由于隐匿性软骨或骨软骨损伤的发生率高,建议对髌骨脱位后出现大量创伤性积液的患者常规行MRI扫描。
  - MPFL韧带断裂的部位通常可以在MRI上确定。据报道,MRI的灵敏度为85%,准确率为70%[30](图2B)。27%~46%的病例在发生髌骨脱位后,MPFL在多个部位撕裂或挫伤[8,16]。
  - 急性外伤性髌骨脱位后的MRI表现为典型的骨挫伤(图2C)。在一项研究中,股骨外侧髁前1/3的骨挫伤发生率为100%,髌骨内侧挫伤发生率为96%[27]。这种骨挫伤发生机制与前交叉韧带损伤不同。

鉴别诊断

- 前交叉韧带、内侧副韧带、外侧副韧带或后交叉韧带损伤。
- 半月板损伤。
- 膝关节挫伤。
- 骨软骨损伤。
- Sinding-Larsen-Johansson病。
- 髌股关节疼痛综合征。

非手术治疗

- 青少年初次髌骨脱位患者在经非手术治疗后,17%~70%的会出现复发性髌骨脱位[9,28]。
- 无软骨骨折的初次脱位或半脱位患者首选非手术治

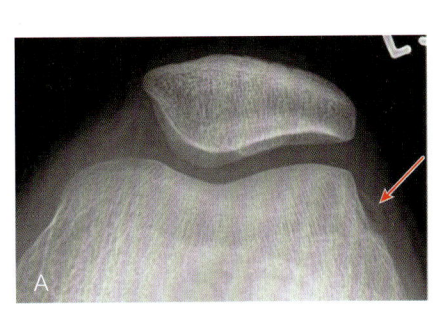
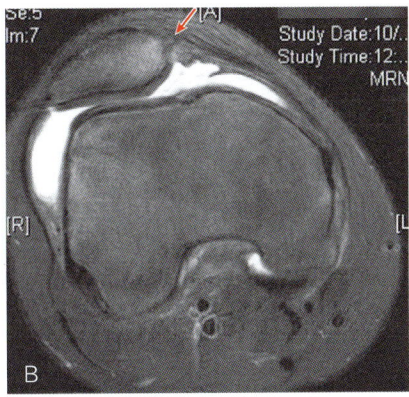
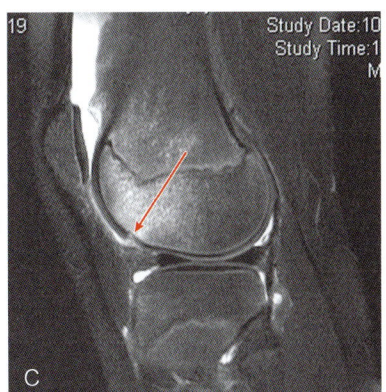

图2 A. 骨软骨骨折。髌骨脱位后日出位影像见细小骨折片(箭头),经关节镜检查证实为来自股骨外侧髁的一个较大的骨软骨折块,后经螺钉固定修复。B. MPFL自髌骨侧撕裂。MRI显示MPFL自髌骨起始处撕裂(箭头)髌骨内侧面呈高信号。C. MRI扫描显示髌骨脱位后股骨外髁骨挫伤。可见一处软骨微小磨损(箭头)。骨水肿提示通常在屈膝70°~80°时发生脱位。

疗,尤其是合并韧带松弛或非创伤性髌骨脱位时。
- 对于初次脱位者的最佳治疗存在争议,这些脱位者韧带挛缩,伴或不伴创伤性(但通常为外力作用)事件。
- 一些人主张即使没有骨折或游离体,也应该早期手术修复MPFL和内侧支持带,然而,儿童和成人对照研究都显示,手术治疗(主要是内侧紧缩±外侧松解)并不比非手术治疗更有优势[23,24,28]。
- 最近一项以成人为主的随机对照研究发现,MPFL重建的效果显著优于非手术治疗[4]。
- 急性创伤性脱位的非手术治疗方案包括以下内容。
  - 休息、冰敷、加压包扎和抬高患肢,以减轻急性疼痛和肿胀。
  - 必要时,在初始阶段使用抗炎止痛药和口服麻醉剂。
  - 在受伤后1~2周,于受伤早期行膝关节制动以减轻疼痛,疼痛缓解后可早期行活动度训练、配合理疗及应用髌骨稳定护具。
    - 一项研究报道指出,早期活动的患者,再脱位的风险是采用石膏或支具固定患者的3倍[18]。
  - 使用拐杖,部分负重。
  - 早期理疗和训练用于控制关节积液,恢复正常的活动度,并训练股四头肌。
  - 一旦症状缓解,即可进行一个包括髋关节、躯干、股四头肌和腘绳肌在内的旨在改善髌骨动态稳定性的训练方案。
  - 带有髌骨外侧阻挡作用的支具有助于重返运动。
- 复发性半脱位的治疗方案应包括以下内容。
  - 使用有髌骨外侧阻挡作用的支具。
  - 物理治疗:一个加强髋部屈肌、内收肌(这类患者通常较弱),特别是股四头肌的髌骨保护方案。
  - 临床医生应该向患者强调,以上治疗需要贯彻始终。

手术治疗

- 与之前提到的显示软组织修复手术治疗首次脱位效果不佳的研究相比,MPFL重建正在彻底改变成人和儿童髌骨稳定术后的功能结果和再脱位率[4,5,21,35]。
- 初次髌骨脱位后不能自行复位,或包含骨软骨损伤而需要修复或移除的游离体时,建议手术治疗。
- 技术允许时应该尽可能修复直径>1 cm的骨软骨或单纯软骨损伤。可用埋头钉固定,螺钉头埋于软骨面以下2~4 mm处。
- 对于急性脱位时发生的骨软骨损伤,可于术中同时修补MPFL,但MPFL修补的复发率高于MPFL重建的复发率。在软骨或骨软骨修复时,如果将来需要切开关节才能取出内固定,则不应行MPFL重建,MPFL重建可以在取出内固定物时进行。
- 慢性半脱位者,经正规保守治疗和使用支具6~12个月后仍存在不稳定者才考虑手术治疗。
  - 复发创伤性髌骨脱位,尤其是初次脱位已经过严格的物理治疗后仍复发者,需手术治疗。
- 对于无不稳症状,仅表现为关节疼痛者,慎用手术治疗。
- MPFL重建不适用于合并力线不良、髌股关节疼痛或关节病变等情况。
- 行MPFL修复或重建中,很少需要行外侧松解。
- 对于骨骼未发育成熟、骨骺未闭的青少年患者,禁忌行胫骨结节截骨重排手术,以避免因骨骺生长阻滞出现医源性膝反屈。
- 对于儿童和青少年创伤性髌骨不稳,高位髌骨、滑车发育不良和TT-TG间距对MPFL重建后的结果影响不大,因此这些并不是单独行MPFL手术的禁忌证[21]。

术前计划

- 回顾所有影像学资料分析所有可能并存的病理情况。MRI扫描最能确定骨软骨骨折的大小和位置,以及其修复或移除的可能性。
- 摆放手术体位前,应在麻醉下行膝关节检查。
  - 测试膝关节整体稳定性:Lachman试验、轴移试验、外翻应力试验、前后抽屉试验。
  - 在屈膝45°时测试髌骨外侧运动轨迹及髌骨内外侧稳定性,结果与健侧膝关节对比。
  - 超过髌骨宽度50%的髌骨外侧移位表明MPFL功能不足(图3)。
- 准备小的金属或可吸收钉/针,用于骨软骨骨折修复。

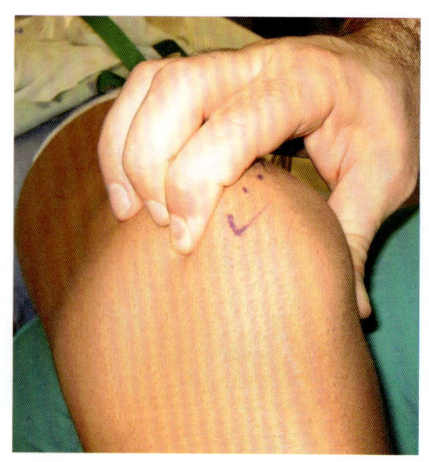

图3　手术时检查示髌骨完全脱位。

体位

- 仰卧位,手术床应可透视。
- 大腿根部绑缚止血带。
- 使用膝外侧挡板,以便术中施加外翻力,以加大内侧间隙宽度。
- 手术台末端的放1L袋装静脉液作为脚的阻挡,可以在髌骨钻孔或最后收紧MPFL时保持45°屈膝(图4)。或者,手术台尾端可以曲起30°~45°。
- 对侧腿可以根据手术医生的习惯进行摆放。

入路

- 有些医生对所有病例都会先行关节镜检查,但如果术前高分辨率MRI显示股骨外侧髁和髌骨无关节软骨损伤,则可跳过这一步骤。行MRI检查后又发生新的外伤性脱位则需行关节镜检查。

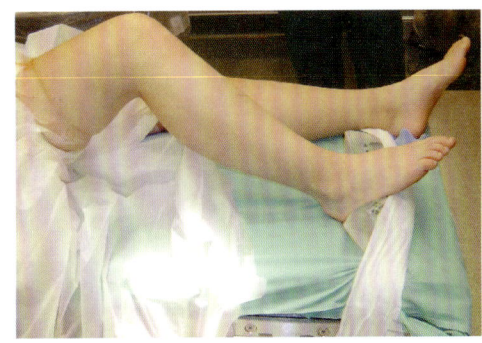

图4 术中体位。患者仰卧于可透光手术床。同侧髋关节外侧置挡板,以便屈膝时稳定下肢,避免内外侧倾斜。床尾放水袋以便固定足跟,在收紧固定移植物时维持45°屈膝。

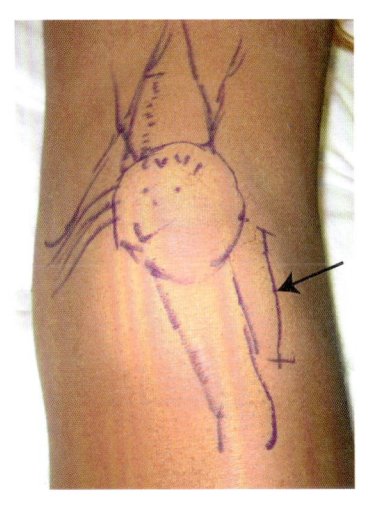

图5 改良的Insall术式,首先行关节镜检查及外侧有限松解(箭头)。切口中心平对髌腱最宽处内侧。

- 在MPFL重建时,很少需要行外侧松解,否则可能会加剧外侧不稳定。
- 如果将关节镜下外侧松解作为改良的Insall手术的一部分,操作时可使用髌旁内侧入路,以髌骨最宽的部分为中心,做一个有限的4~5 cm皮肤切口(图5)。游离局部皮瓣使髌前的皮肤形成可移动软组织窗口,以减小手术切口。
- 对于改良的Insall手术及行切开外侧松解,随着内侧紧缩及错叠缝合,还可以通过正中切口完成,切口长1 cm。
- 如果需要,可通过标准胫骨近端内侧入路用肌腱剥离器切取半腱肌腱。

内侧髌股韧带重建(自体腘绳肌腱重建)

显露和隧道制备

- 使用标准技术和肌腱剥离器切取半腱肌或股薄肌腱(单根肌腱),必要时需将其修整成直径3.5~4 mm。
- 于髌骨内侧做3 cm的纵行皮肤切口,沿髌骨前内侧缘向下切开。
- 使用Metzenbaum或弧形肌腱剪刀在内侧支持带下方、滑膜外脂肪平面之间创造软组织间隙,除关节滑膜外,髌骨内侧软组织均锐性分离。
  - 在第2层和第3层组织之间,这个滑膜外软组织隧道向下延伸到股骨内上髁。此处很容易识别到有一个隐窝,此处即为MPFL的附着点。
  - 不需要进入关节腔。
- 用3.5 mm钻头在髌骨内侧面的关节外部分钻孔,该部分位于髌骨前侧皮质后方约3 mm处,刚好位于髌骨赤道上方。从内向外钻深约10 mm、直径3.5 mm的横向隧道。
- 然后,在前侧皮质上向下钻一个直径3.5 mm的隧道,与10 mm长横形隧道相连,这样在髌骨前侧皮质上留下一个10 mm的骨桥。
- 用0号和1号刮勺将隧道直径扩大到3.5~4 mm,尤其是内、前隧道连接处。同内向外侧穿隧道置入对折的22号钢丝作为导引。

置入导针

- 将一根手指放到内侧支持韧带下,并向下到正常的MPFL靠近内上髁的反折处(内侧沟),以估计导针位置,将导针置于皮肤上方,透视确认针尖位于股骨内侧生长板远端约4 mm处,然后将针尖端钻入或轻敲几毫

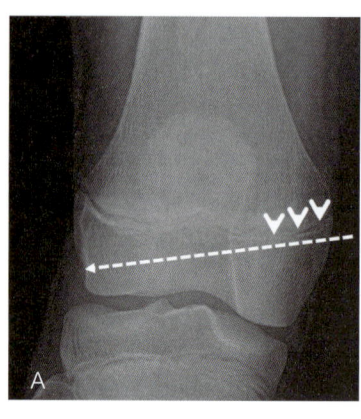
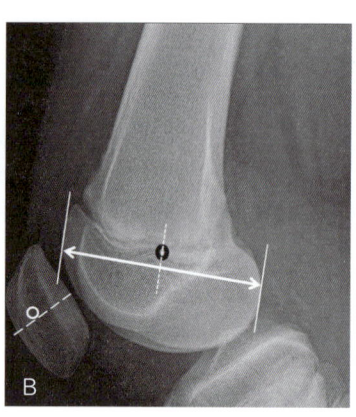

技术图 1　A. 正位片，示定位导针位于内侧生长板以远。由于生长板边缘呈茶杯口样突起（箭头所示），所以导针的方向指向远端外侧。B. 膝关节侧位片，旋转膝关节使股骨髁重叠，得到标准侧位片，股骨导针的位置（黑色圆圈）似乎超出生长板位于其近侧，这是由于生长板呈茶杯口形所致。进针点位于前后髁连线中点，相当于成人 Schöttle 点稍前方的位置。髌骨隧道位于髌骨赤道近侧。

米至股骨内侧髁。

- 由于股骨远端内侧生长板近端凸起，Beath 针应在骨骺远端略微倾斜（技术图1A）。
- 将隧道位置放置于生长板远端，可避免重建的 MPFL 随着生长沿股骨纵轴相对移动。
- 拍标准侧位片，股骨髁对齐，由于股骨髁远端的边缘近端凸起，针尖会在侧位影像中超出生长板[21]。通常将导针放置在股骨髁前后缘投影点的中间位置（技术图1B）。
  - 如成人 MPFL 手术所描述的那样，它位于 Schöttle 点的稍前方[31]。
- 如果将导针一直穿过股骨髁并穿透皮肤，它就会刺穿髂胫束并受其固定，使等长测试活动变得困难。应该在此处做一个 1 cm 的切口，向下分离形成一软组织窗，直至骨面，以防止上述情况发生。

等长测试

- 在股骨隧道钻孔之前，应先进行等长测试。在股骨导针周围绕一圈弹性带，然后用长钳通过髌前内侧切口穿过髌骨内侧支持带导引至髌骨内侧，再用之前预留的 22 号钢丝导引穿过髌骨隧道。
- 然后，屈膝 45° 左右，固定弹性带，用手指触摸弹性带的张力，先屈膝至 120°，然后再完全伸直。
  - 如果在膝关节完全伸直时弹性带变紧，髌骨会受牵拉向中间移位，应稍微向前移动导针，这是最常见的矫正。
  - 如果因屈曲而使弹性带太紧，应稍微向后移动导针。
  - 大约有 1/3 可能需要重新调整导针位置，以优化等长性。

移植物植入及固定完成

- 确定等长点后，半腱肌移植物最薄的一端被拉过髌骨隧道并返折，形成一个双股移植物。然后肌腱的两个游离端用 2 号不可吸收缝线锁边 Krackow 技术编织缝合固定约 25 mm，以备拉进股骨隧道（技术图2A）。
- 测量肌腱移植物游离端直径（通常直径为 5～6 mm），将股骨隧道扩孔至肌腱直径大小，深度约为预期深度的 2 倍，以免在拉紧时防止股骨侧隧道过短受限。

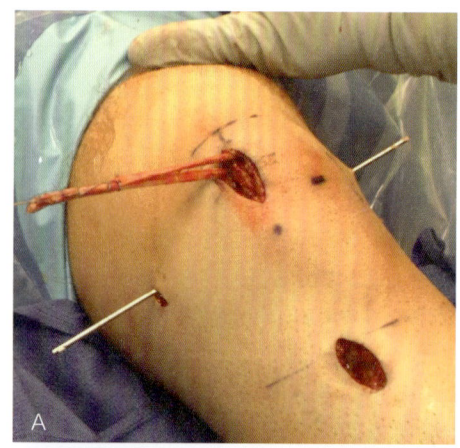
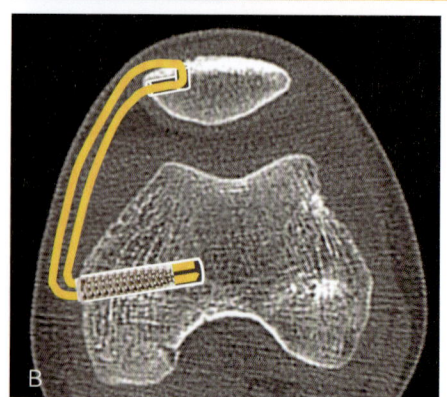

技术图 2　A. 腘绳肌腱穿过髌骨隧道形成肌腱环，对折，两游离端缝合在一起，测量直径，制备同样直径的股骨隧道，经软组织下方导过于股骨切口导出，带尾孔导针将肌腱导入股骨隧道，将其向外侧牵拉。B. 轴位像显示腘绳肌穿经髌骨隧道后形成的双股肌腱拉入股骨隧道固定。

- 在内侧支持带下拉出肌腱移植物,通过导针经内侧软组织隧道穿出。将肌腱末端固定缝线放置在导针孔内,从股骨远端外侧拔出Beath针从而将移植物拉入股骨隧道,在这之前,将界面螺钉导丝先置入隧道内。
- 在屈曲45°～60°时轻度牵张肌腱移植物,然后充分屈伸膝关节,从找到移植物零张力的水平。
- 然后将生物复合界面螺钉(与隧道直径相同,通常为25 mm长)经预先放置的螺钉导丝固定移植物(技术图2B)。
  - 最终,移植物应该无张力,而是作为防止髌骨脱位的束缚装置。
- 常规缝合切口支具固定膝关节。

内侧髌股韧带重建(股四头肌返折移植物)

- 尽可能将股四头肌和支持带的切口保持在关节滑膜外,尤其是髌骨内侧和远侧切口。
- 行皮下游离支持带至肌间隔内侧(技术图3A)。
- 然后从滑膜深部分离至肌间隔。
- 创建一个穿刺孔,紧靠肌间隔前方,正常MPFL韧带附着在内上髁附着点的上方,紧靠VMO远端。
- 测量髌骨最宽部分到计划植入点的距离。
- 将附着在髌骨上极内侧6～8 mm的全层股四头肌腱做一个长50～60 mm的移植物(技术图3B)。
- 采用锁边缝合或其他缝合方法编织肌腱游离端,远端保留两根牵引固定线。
- 然后通过髌内侧支持带穿出孔将移植物导出到支持带的表面(技术图3C)。
- 然后,在确定移植物张力之前,通过前面描述的内侧支持带紧缩缝合术来设置张力。
- 在膝关节屈曲45°时,将移植物拉紧,使髌骨侧移不超过25%(技术图3D)。
- 用1号或2号不可吸收缝线将移植物与周围组织缝合牢固。
- 将移植物和支持带用0号可吸收缝线进一步缝牢。
- 移植物游离端的缝线也可用来固定。
- 一旦移植物固定好,覆盖完成,屈曲90°,检查确认股四头肌没有过紧且缝线无松脱移位。
- 如前所述,检查髌骨运动轨迹[26]。

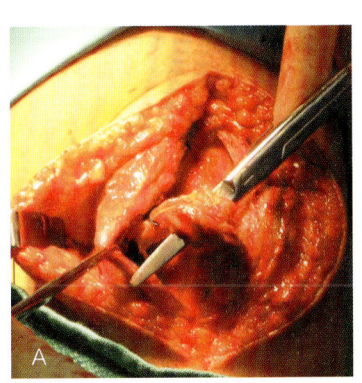
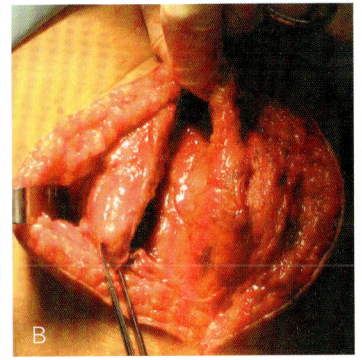
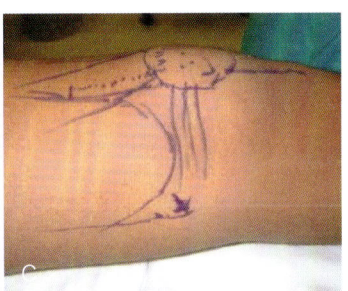
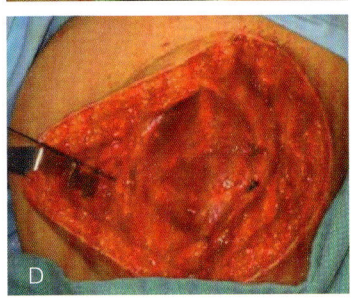

技术图3　A. 分离至髌内侧支持带深面,内髁后方及内侧肌间隔。B. 重建MPFL时测量移植物所需长度。切取6～8 mm宽股四头肌腱移植物,保留髌骨侧最宽部附着处完整。C. 于髌内侧支持带穿孔,穿孔位于内侧肌间隔前方、股内侧肌以远,股骨内上髁表面。D. 屈膝45°收紧移植物,并将其缝合固定于内侧支持带和内侧肌间隔。

内侧支持带皱缩术（改良 Insall 法）

- 游离皮下组织后，行髌旁内侧切口，给股内侧斜肌（VMO）处留下约 2 mm 肌腱（技术图 4A）。
- 肌腱和支持带的切口位于髌内侧，自髌骨上极上方 3～4 cm 至髌骨下极下方 3～4 cm，保留足够的内侧支持带以便于与肌腱缝合。
- 切开肌腱和韧带的全层。
- 然后维持屈膝 45°，髌骨保持在滑车中央（技术图 4B）。
- 3 根 1 号或 2 号不可吸收缝线以水平褥式的方式缝合，但不打结。
- 由内向外，这些缝线通常位于髌骨宽度的 25%～40%，连接 VMO 肌腱的边缘和髌内侧支持带。
- 将 3 根缝线拉紧，活动膝关节，从完全伸直到 90° 的弯曲，以检测重叠是否足够。
- 然后将缝线打结固定，在重叠面上下使用 0 号可吸收缝线加强缝合。
- 然后可以在重叠面上以一根 0 号可吸收缝线缝合，局部加强并使表面平整。
- 冲洗伤口并分层缝合。
- 使用 3-0 或 4-0 可吸收缝线缝合皮肤[10,11]。

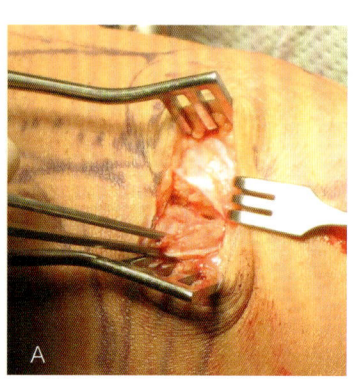 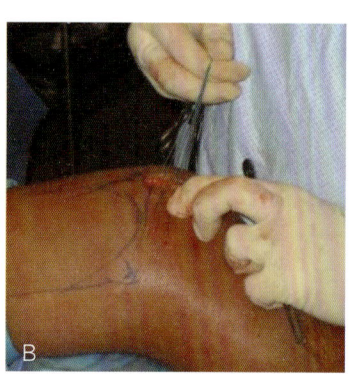

技术图 4　A. 内侧髌旁切口切开，保留髌内侧 2～3 mm 支持带，以利于和 VMO 错叠缝合固定。B. 屈膝 45°，髌骨位于滑车中央；调节收紧缝线调节内侧张力后打结固定。

Galeazzi 手术（半腱肌腱固定术）

- 用开口的肌腱剥离器获取半腱肌腱（在股薄肌的后方和远侧），保留半腱肌腱远端与胫骨近端连接。
- 用 2 号不可吸收缝线以 Krackow 形式锁边缝合肌腱游离端。
- 通过正中切口，暴露髌骨，从而在髌骨冠状面从近端外侧到远端内侧创建一个斜形 4～5 mm 的隧道。
- 在髌骨外侧约 1 cm 处进行外侧支持带松解，从胫骨近端延伸至髌骨近端上方 1 cm 处。
- 半腱肌游离端斜向上穿过隧道，然后在髌骨表面骨膜前折回，并与髌骨前表面缝合，或在长度允许的情况下缝回到自身肌腱（技术图 5）。
- 拉紧移植物并在膝关节屈曲 45°～60° 的位置收紧固定。
- 放置一个膝关节支具，患者可以在耐受的情况下早负重，早活动。
  - 据报道，Galeazzi 术式再脱位率为 82%，Kujala 评分和国际膝关节文献委员会（IKDC）评分都很差[10]。

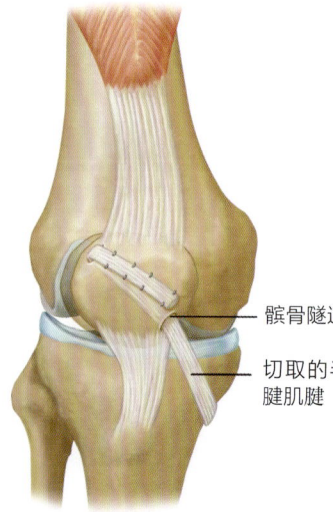

技术图 5　Galeazzi 术式。切取半腱肌腱远端保留附着，半腱肌腱游离端穿髌骨隧道并折固定。

Roux-Goldthwaite 半髌腱转移术

- 在髌腱和胫骨近端做5~6 cm长的正中皮肤切口。
- 行髌外侧支持带松解术，松解范围自髌骨近端上方1~2 cm向远端至胫骨结节水平。
- 将髌腱自正中切开，髌腱远端外侧半从胫骨附着部位解离，不损伤胫骨结节骨质。
- 将髌腱外侧半游离端，经髌腱内侧部分后方导向胫骨近端内侧，与胫骨近端缝匠肌腱膜缝合固定（技术图6）。
- 在45°~60°屈膝位，将肌腱收紧，调整两部分髌腱张力相当后固定。
- 膝关节固定4~6周。

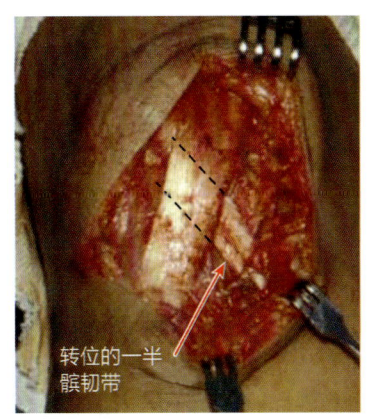

技术图6　Roux-Goldthwaite术式，髌腱外侧半转移至胫骨近端内侧。

要点与失误防范

适应证	• 确诊髌骨不稳 • 以髌股关节疼痛为主，但无髌骨不稳体征者不适合行髌骨稳定手术 • 复发性创伤性髌骨脱位的青少年患者行MPFL重建效果好
张力调节	• 术者应确保在移植物固定后，髌骨可向外侧移动，外移程度接近其宽度的25%。完全不能外移是不对的 • 最好在膝关节屈曲45°时调节张力并固定 • 关闭切口前，将膝关节从0°到≥120°屈伸活动，以确保髌股关节对位良好且移植物没有承受过度张力 • 在股骨隧道内置入界面螺钉时，应避免将移植物推入隧道深处，造成过多张力。螺丝是拧进去的而不是推进去的
股四头肌移植管理	• 必须注意不要将股四头肌移植物从髌骨上解离下来 • 在尽可能远离髌骨外侧面的位置离断 • 穿髌内侧支持带部位于VMO最下端的远侧部位，穿出来后正好位于内侧肌间隔的前方 • 当移植物穿过支持带时，可用Kocher钳夹住肌腱游离缝端。牵引方向与肌腱移植物方向一致（术者应该是由前向后牵拉，不是由后向前牵拉）
固定问题（股四头肌）	• 将股四头肌腱移植物在髌骨附着处转角处做缝合固定
MPFL重建（腘绳肌）	• 在进行股骨内上髁隧道钻孔前，应检查股骨定位针的等长性，以避免髌骨轨迹不良 • 用Hewson缝线过线器或折叠的22号钢丝导引肌腱通过髌骨隧道
Galeazzi手术	• 使用Hewson过线器或带尾孔的导针将腘绳肌腱逆行导入髌骨隧道 • 屈膝30°~60°将转移的腘绳肌腱拉紧固定
Roux-Goldthwaite手术	• 术者应避免过度拉紧转位的外侧半髌腱，以保证未转移的另一半髌腱有足够的张力

术后处理

- MPFL重建患者术后使用一个铰链式的膝关节支架锁定在完全伸直位或用一个膝关节固定器。
- 可以负重，但在以下情况需要挂拐保护，在患者能控制股四头肌抗阻行直腿抬高动作（采用腘绳肌移植物时）之前，以及在膝关节可以完全伸直，在膝关节支架保护下行走无不适（采用股四头肌移植时）之前。
- 应在术后最初几天开始活动度训练（被动和人为辅助），以防止抗关节纤维化粘连。
- 在初始阶段，髌骨推动、股四头肌刺激、直腿抬高、疼痛控制和水肿控制都很重要。

- 腘绳肌移植技术不限制膝关节活动。
  - 采用股四头肌翻转移植物时，术后4周前膝关节活动度限制在0°~90°。在第4周，允许开始行全范围的活动，逐步加强股四头肌肌力，随着肿胀消退、疼痛缓解，逐步开始步态训练。
- 回家后继续使用支具，直到股四头肌力量恢复（大约6周）。
- 6~12周，继续股四头肌肌力训练和进一步强化训练。
- 术后3~6个月开始功能性恢复训练。
- Galeazzi术后，如果肌腱是反折后与自身缝合的话，固定很牢固，所采用的康复过程类似。
- Roux-Goldthwaite手术患者在术后6周内只能足趾触地部分负重，因为将肌腱转移到胫骨近端，与内侧软组织缝合的固定方式牢固性较差。

预后

- 儿童和青少年髌骨脱位，尤其是复发性外伤性脱位，通常可以通过MPFL重建手术得到改善或治愈[21]。与此形成鲜明对比的是，在成人和儿童研究中，内侧紧缩缝合、VMO转移和侧方松解手术的功能结果较差，这些手术再脱位的发生率通常与非手术治疗相同[23,28]。
- Andrish[1]认为MPFL重建失败与滑车或髌骨发育不良有关，通常需要进行滑车成形术、胫骨结节移位或两者都要。
- 对MPFL修复（而非重建）结果的检查显示，许多MPFL修复是用缝线固定在髌骨上的，其再脱位率极高，效果极不满意。
- 自相矛盾的是，研究显示髌骨外侧松解增加了髌骨向外侧脱位的趋势，而不是缓解髌骨外侧张力并使髌骨内移。

- 历史悠久的Galeazzi手术最近在IKDC和Kujala评分上被证明有82%的再脱位率，并且总体效果较差[10]。

并发症

- 如果术中即刻对股四头肌加强MPFL术式进行0°~90°屈膝测试，缝合固定会失效。
- 股四头肌加强MPFL术式的晚期失效不常见，但如果术后过早屈曲超过90°，会导致失效。
- 如果在6周时屈膝未过90°，应在麻醉下积极手法松解，解除纤维化。
- 皮神经的损伤常见，事先告知患者相关风险。采用尽可能小的切口，并选择合适的切开位置，可以降低相关风险。
- MPFL重建后再脱位率少于10%。
- 如果髌外侧支持带松解不彻底或太激进，可能会持续存在疼痛，导致髌骨或内侧压力增加以及髌骨不稳定。
- 髌股关节疼痛通常与术前相同，恐惧征改善。
  - 对于严重的髌股关节炎和髌股关节疼痛综合征患者以上术式无益。
  - 骨骼发育成熟的髌股关节炎患者行胫骨结节前移抬高是有益的（Fulkerson截骨术）。
- 内侧软组织过紧会导致髌骨向内侧脱位。尤其多见于在伸膝时收紧固定内侧结构，并同时行外侧过度松解时。
- 当钻髌骨隧道时，避免损伤髌骨关节面软骨，尤其是在做Galeazzi手术时。
- 有报道称行Roux-Goldthwaite手术者，未转移的髌腱发生断裂。

（刘旭东　译，董士奎　刘闻欣　审校）

参考文献

[1] Andrish JT. Surgical reconstruction of the medial patellofemoral ligament. Tech Knee Surg 2006;5:121-127.

[2] Atkin DM, Fithian DC, Marangi KS, et al. Characteristics of patients with primary acute lateral patellar dislocation and their recovery within the first 6 months of injury. Am J Sports Med 2000;28(4):472-479.

[3] Beran MC, Samora WP, Klingele KE. Weight-bearing osteochondral lesions of the lateral femoral condyle following patellar dislocation in adolescent athletes. Orthopedics 2012;35(7):e1033-e1037.

[4] Bitar AC, Demange MK, D'Elia CO, et al. Traumatic patellar dislocation: nonoperative treatment compared with MPFL reconstruction using patellar tendon. Am J Sports Med 2012;40(1):114-122.

[5] Camanho GL, Viegas Ade C, Bitar AC, et al. Conservative versus surgical treatment for repair of the medial patellofemoral ligament in acute dislocations of the patella. Arthroscopy 2009;25(6):620-625.

[6] Christoforakis J, Bull AM, Strachan RK, et al. Effects of lateral retinacular release on the lateral stability of the patella. Knee Surg Sports Traumatol Arthrosc 2006;14(3):273-277.

[7] Dejour H, Walch G, Nove-Josserand L, et al. Factors of patellar instability: an anatomic radiographic study. Knee Surg Sports Traumatol Arthrosc 1994;2(1):19-26.

[8] Felus J, Kowalczyk B. Age-related differences in medial patellofemoral ligament injury patterns in traumatic patellar dislocation:

case series of 50 surgically treated children and adolescents. Am J Sports Med 2012;40(10):2357-2364.
[9] Fithian DC, Paxton EW, Cohen AB. Indications in the treatment of patellar instability. J Knee Surg 2004;17(1):47-56.
[10] Grannatt K, Heyworth BE, Ogunwole O, et al. Galeazzi semitendinosus tenodesis for patellofemoral instability in skeletally immature patients. J Pediatr Orthop 2012;32(6):621-625.
[11] Hawkins RJ, Bell RH, Anisette G. Acute patellar dislocations. The natural history. Am J Sports Med 1986;14(2):117-120.
[12] Hennrikus W, Pylawka T. Patellofemoral instability in skeletally immature athletes. J Bone Joint Surg Am 2013;95(2):176-183.
[13] Hinton RY, Sharma KM. Acute and recurrent patellar instability in the young athlete. Orthop Clin North Am 2003;34(3):385-396.
[14] Insall J, ed. Disorders of the patella. In: Surgery of the Knee. New York: Churchill Livingstone, 1984:191-260.
[15] Insall J, Bullough PG, Burstein AH. Proximal "tube" realignment of the patella for chondromalacia patellae. Clin Orthop Relat Res 1979;(144):63-69.
[16] Kepler CK, Bogner EA, Hammoud S, et al. Zone of injury of the medial patellofemoral ligament after acute patellar dislocation in children and adolescents. Am J Sports Med 2011;39(7):1444-1449.
[17] Mäenpää H, Lehto MU. Patellar dislocation. The long-term results of nonoperative management in 100 patients. Am J Sports Med 1997;25(2):213-217.
[18] Mäenpää H, Lehto MU. Patellofemoral osteoarthritis after patellar dislocation. Clin Orthop Relat Res 1997;(339):156-162.
[19] Mountney J, Senavongse W, Amis AA, et al. Tensile strength of the medial patellofemoral ligament before and after repair or reconstruction. J Bone Joint Surg Br 2005;87(1):36-40.
[20] Nelitz M, Dornacher D, Dreyhaupt J, et al. The relation of the distal femoral physis and the medial patellofemoral ligament. Knee Surg Sports Traumatol Arthrosc 2011;19(12):2067-2071.
[21] Nelitz M, Dreyhaupt J, Reichel H, et al. Anatomic reconstruction of the medial patellofemoral ligament in children and adolescents with open growth plates: surgical technique and clinical outcome. Am J Sports Med 2013;41(1):58-63.
[22] Nietosvaara Y, Aalto K, Kallio PE. Acute patellar dislocation in children: incidence and associated osteochondral fractures. J Pediatr Orthop 1994;14(4):513-515.
[23] Nikku R, Nietosvaara Y, Aalto K, et al. Operative treatment of primary patellar dislocation does not improve medium-term outcome: a 7-year follow-up report and risk analysis of 127 randomized patients. Acta Orthop 2005;76(5):699-704.
[24] Nikku R, Nietosvaara Y, Kallio P, et al. Operative versus closed treatment of primary dislocation of the patella. Similar 2-year results in 125 randomized patients. Acta Orthop Scand 1997;68(5):419-423.
[25] Nomura E, Horiuchi Y, Inoue M. Correlation of MR imaging findings and open exploration of medial patellofemoral ligament injuries in acute patellar dislocations. Knee 2002;9(2):139-143.
[26] Noyes FR, Albright JC. Reconstruction of the medial patellofemoral ligament with autologous quadriceps tendon. Arthroscopy 2006;22(8):904.
[27] Paakkala A, Sillanpää P, Huhtala H, et al. Bone bruise in acute traumatic patellar dislocation: volumetric magnetic resonance imaging analysis with follow-up mean of 12 months. Skeletal Radiol 2010;39(7):675-682.
[28] Palmu S, Kallio PE, Donell ST, et al. Acute patellar dislocation in children and adolescents: a randomized clinical trial. J Bone Joint Surg Am 2008;90(3):463-470.
[29] Sallay PI, Poggi J, Speer KP, et al. Acute dislocation of the patella. A correlative pathoanatomic study. Am J Sports Med 1996;24(1):52-60.
[30] Sanders TG, Morrison WB, Singleton BA, et al. Medial patellofemoral ligament injury following acute transient dislocation of the patella: MR findings with surgical correlation in 14 patients. J Comput Assist Tomogr 2001;25(6):957-962.
[31] Schöttle PB, Schmeling A, Rosenstiel N, et al. Radiographic landmarks for femoral tunnel placement in medial patellofemoral ligament reconstruction. Am J Sports Med 2007;35(5):801-804.
[32] Sillanpää PJ, Mattila VM, Maenpää H, et al. Treatment with and without initial stabilizing surgery for primary traumatic patellar dislocation: a prospective randomized study. J Bone Joint Surg Am 2009;91(2):263-273.
[33] Stanitski CL, Paletta GA Jr. Articular cartilage injury with acute patellar dislocation in adolescents. Arthroscopic and radiographic correlation. Am J Sports Med 1998;26(1):52-55.
[34] Vollnberg B, Koehlitz T, Jung T, et al. Prevalence of cartilage lesions and early osteoarthritis in patients with patellar dislocation. Eur Radiol 2012;22:2347-2356.
[35] Zhao J, Huangfu X, He Y. The role of medial retinaculum plication versus medial patellofemoral ligament reconstruction in combined procedures for recurrent patellar instability in adults. Am J Sports Med 2012;40:1355-1364.

第70章 慢性疲劳性筋膜室综合征
Chronic Exertional Compartment Syndrome

Jonathan A. Godin, Jocelyn R. Wittstein, L. Scott Levin, and Claude T. Moorman III

定义

- 筋膜室综合征可以是急性的也可以是慢性的。
- 急性筋膜室综合征通常是由于肢体外伤或再灌注所致。慢性疲劳性筋膜室综合征（CECS）常与持续性活动的反复负荷或微创伤有关。
- 急性和慢性筋膜室综合征都是由于筋膜室压力增加，导致软组织灌注减少和缺血。
  - 与CECS的可逆性相反，急性筋膜室综合征进展迅速，需要紧急筋膜切开术以避免受影响筋膜室的不可逆性软组织坏死。
- Wilson在1912年首次提出CECS的概念，但是Mavor[16]是第一个成功使用筋膜切开术治疗腿部前筋膜室综合征患者的医生。
- 筋膜室综合征的临床表现包括：疼痛、肿胀、麻木和四肢无力，由运动引起，休息可缓解[8,23]。
- 据报道，下肢疼痛的发生率在14%～33%[3,21,30]。
- CECS通常是双侧发病，在男性和女性中同样普遍。
- 糖尿病患者发生CECS的风险可能增加[6]。
- 存在前臂、大腿和臀部的CECS病例报道，但很少见[10,12,13,25]。
  - 小腿是最常见的部位，多见于前筋膜室和侧筋膜室。虽然本章的重点是小腿CECS，但所有部位的临床特征、诊断策略和治疗方法都是相似的。

解剖

- 小腿包括四个筋膜室：前部、外侧、后浅和后深（图1）。
- 前筋膜室包括胫前动脉、腓深神经和四块肌肉（胫骨前肌、趾长伸肌、姆长伸肌和第三腓骨肌）。其边界为胫骨、腓骨、骨间膜、前肌间隔和腿部深筋膜。

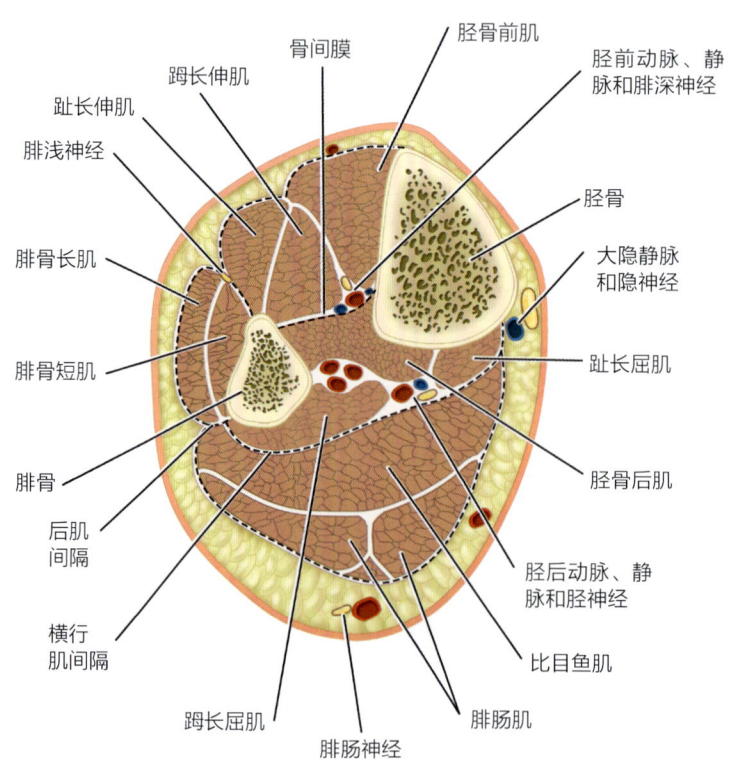

图1 小腿的横截面解剖结构。

- 外侧筋膜室包括腓浅神经和两块肌肉（腓骨长肌和腓骨短肌）。它的边界是前肌间隔、腓骨、后肌间隔和深筋膜。
  - 腓总神经经过腓骨颈后，在腓骨长肌实质内分支成为腓浅神经和腓深神经。
  - 腓浅神经仍位于外侧筋膜室，而腓深神经环绕腓骨深入趾长伸肌直到骨间膜的前表面。
  - 外侧筋膜室不含大动脉，腓侧肌肉接受腓总动脉的几个分支血液供应。
- 后浅筋膜室包括腓肠神经和三块肌肉（腓肠肌、比目鱼肌和跖肌），并被腿的深筋膜包裹。
- 后深筋膜室包括胫后动脉、腓动脉、胫神经和四块肌肉（趾长屈肌、跨长屈肌、腘肌和胫骨后肌）。它的前缘为胫骨、腓骨和骨间膜，后缘为深横筋膜。
- 包围胫骨后肌的第五筋膜室曾被描述[4]，但它的存在是有争议的。有研究表明，广泛起源于腓骨的趾长屈肌，可能在后深筋膜室中形成一个亚筋膜室，从而导致压力升高[11]。

发病机制

- CECS的病因尚不完全清楚。目前公认的原因是运动时肌肉内压力的异常增加，导致局部灌注受损、组织缺血和疼痛。
  - 一项研究表明，运动期间肌肉体积增加了20%[15]。
  - 其原因可能包括运动引起的肌纤维肿胀、灌注量增加，以及压缩的筋膜室内组织液增加。
  - 肌肉内压力升高会减少动脉的灌注和静脉血回流。
  - 反过来，这又导致组织缺血和代谢物的积累。
  - 运动后压力升高的筋膜室的肌肉活检，记录到乳酸水平和含水量的升高[21]。
- 然而，肌肉肥大和随着运动增加的灌注量并不能解释CECS患者较高的静息压力。机械损伤理论认为用力过大会导致肌原纤维损伤、蛋白结合离子的释放、组织间隙渗透压的增加，从而导致筋膜室小动脉血流量减少。
- 此外，在某些情况下，局灶性筋膜缺损可能是一个诱发因素。
  - 前外侧筋膜疝在CECS患者中占39%~46%，而在无症状的患者中这一比例不到5%[9,31]。
  - 这些缺损通常位于前、外侧筋膜室之间的前肌间隔附近，可使小腿中下2/3交界处的腓浅神经陷入其中（图2）。

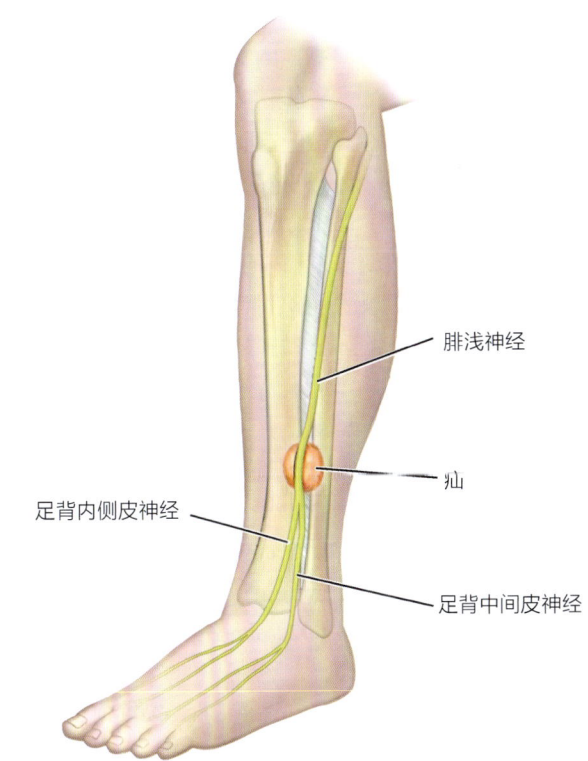

图2 筋膜缺损可使腓浅神经受压。

- 有证据表明，与对照组相比，CECS患者的毛细血管密度与肌肉纤维大小的关系较低。这些毛细血管的减少会导致肌肉血流的结构性减少[7]。
- 现有的理论没有一个能解释所有关于CECS的病因。很可能，CECS中出现的筋膜室内压力升高的发病机制是多因素的。

自然病程

- 腿部CECS是从事跑步和耐力运动的人的常见损伤，如青年运动员和军人。
- 疼痛，以及偶尔的麻木和虚弱，在开始一项重复性的耐力型活动后以一个可预测的间隔发展，并随着休息而消失。
- 这些症状是长期和复发性的，因为患者在随后试图恢复活动之前往往会限制自己的运动。

病史和体格检查

- 以下症状可能出现在运动后并随着休息消失。
  - 在受影响的筋膜室有痉挛、灼烧感、疼痛或发紧的感觉。
  - 四肢麻木或无力。

- 如果腓深神经受到影响,可能会出现短暂的足下垂。
- 如果腓浅神经受到影响,可能会发生外翻力量的暂时丧失。
- 下肢静息状态时的体格检查通常不显著。
- 运动后检查可以发现下列情况。
  - 触诊有关筋膜室时有紧张或压痛。
  - 如果存在筋膜缺损,当下方肌肉通过缺损凸出时,可能出现局部区域的压痛和肿胀。
    - 如果腓浅神经受压,缺损处 Tinel 征阳性。
  - 麻木和/或运动无力可能存在于腓浅神经、腓深神经或胫骨神经分布区域。
- 当病史和体格检查结果与 CECS 一致时,应通过运动前后间室压力测量确定诊断。
  - 大多数临床医生参照 Pedowitz 等人[20]的诊断标准,其中静息压力≥15 mm Hg 或运动 1 分钟后≥30 mm Hg 或运动 5 分钟后≥20 mm Hg 被认为是异常,是 CECS 的诊断特征。
  - 测试时进行的运动必须强度足够,以重现患者的症状;否则,运动后的压力测量可能会导致假阴性结果。
  - 文献中描述了几种测量筋膜室压力的方法。
    - 这些方法包括裂缝导管、导管芯、针压计、数字压力监测器、微毛细管输注和固态筋膜室内传感器导管[1,2,17,18,31]。
    - Stryker 室内压力监测器(Kalamazoo, MI)是一种手持数字监测器,可用于检查多个筋膜室。它可以与侧孔针或留置的裂缝导管一起使用,在一个单独的筋膜室中获得连续的测量值。
    - Synthes(Paoli, PA)最近开发的一种新型手持数字设备也可以放置留置导管,对于获得连续测量数据可能很有帮助。
- 近红外光谱法已被用来测定组织氧饱和度[32]。在诊断 CECS 时,这可能是一种非侵入性、无痛的方法,可以替代筋膜室内压力,但目前还没有标准化或达到实用阶段。
- 振动测试包括将一个振动音叉放在骨头上的可疑应力区域,引起的疼痛与应力性骨折具有相关性。
- 踝关节抗阻背屈和跖屈时疼痛与胫骨后肌腱炎或后内侧骨膜炎有关。

影像学和其他诊断性检查

- 当压力测量与 CECS 不一致时,可能需要进一步的诊断研究来鉴别诊断。
- X 线平片可显示胫骨应力性骨折或胫骨后内侧骨膜炎的骨膜反应。
- 骨扫描将显示摄取增加,MRI 可能显示水肿或应力性骨折部位的黑线。
- 超声可以通过识别前筋膜室厚度在诊断中发挥作用[22]。
- 针刺感、麻木或特定位置的 Tinel 征阳性可能需要进行肌电图(EMG)和神经传导速度(NCV)研究来评估周围神经卡压。
- 疼痛和发冷伴反常跛行可能需要血管造影来评估腘动脉闭塞。

鉴别诊断

- 胫骨应力性骨折。
- 胫骨后内侧骨膜炎。
- 胫后肌或踝关节背屈肌腱鞘炎。
- 周围神经卡压症。
- 继发于腰椎病变的神经根病变。
- 疼痛综合征。
- 周围性血管疾病。
- 腘动脉闭塞综合征。
- 深静脉血栓形成。

非手术治疗

- 非手术治疗通常需要限制或停止活动。
  - 辅助运动调整的方法包括应用抗炎药、拉伸和足部器械矫正。
- 症状通常会随着活动水平的恢复而复发,因此不能忍受活动限制的患者需要手术。

手术治疗

- 手术治疗包括受累筋膜室的筋膜切开术,有时是部分筋膜切除术。
- 由于 CECS 症状而无法维持其预期活动水平的患者是合适的手术人选。

术前计划

- 确定哪些筋膜室受到影响是至关重要的。
  - 所有有症状的筋膜室都应处理。通常,手术失败的原因是未能松解所有受影响的筋膜室。
- 根据需要松解的筋膜室选择合适的手术入路。

体位

- 不管哪种手术技术,患者都应当取仰卧位。

入路

- 单切口或双切口技术可用于松解外侧和前筋膜室。
- 腓骨周围入路可用于进入所有四个筋膜室。
- 后内侧入路更容易进入后浅和后深筋膜室。
- 内镜辅助下的筋膜切开术可以进入整个筋膜室,看到筋膜疝,并可最大限度地减少手术并发症,如术后纤维化和腓神经损伤。
  - 内镜辅助筋膜室松解的安全性和有效性已得到证实[14,34]。
  - 在技术部分描述了一种使用气球分离器和二氧化碳注入的技术[34,35]。

单切口外侧入路用于前外侧筋膜室筋膜切开术

- 患者平躺在手术台上。
- 在小腿中部腓骨轴和胫骨嵴之间做一个5 cm的垂直切口。切口应位于肌间隔的前外侧(技术图1A)。
- 如果有局灶性筋膜缺损,应调整切口,使能够到达缺损部位。
- 通过筋膜做一个小的横切口,显露下方的肌间隔和腓浅神经,腓浅神经位于外侧筋膜室、靠近肌间隔,在切口远侧穿出深筋膜(技术图1B)。
- 从前外侧肌间隔筋膜上的横形筋膜切口开始,使用长脑膜剪向近端和远端纵向剪开松解前侧和外侧筋膜室(技术图1C)。
- 可以进行部分筋膜切除术,尤其是在先前筋膜切除术后复发的情况下。
- 使筋膜保持开放。
- 采用2-0可吸收缝线缝合皮下组织。
- 用连续的皮下4-0不可吸收缝线和胶条封闭皮肤(免皮肤缝合)。

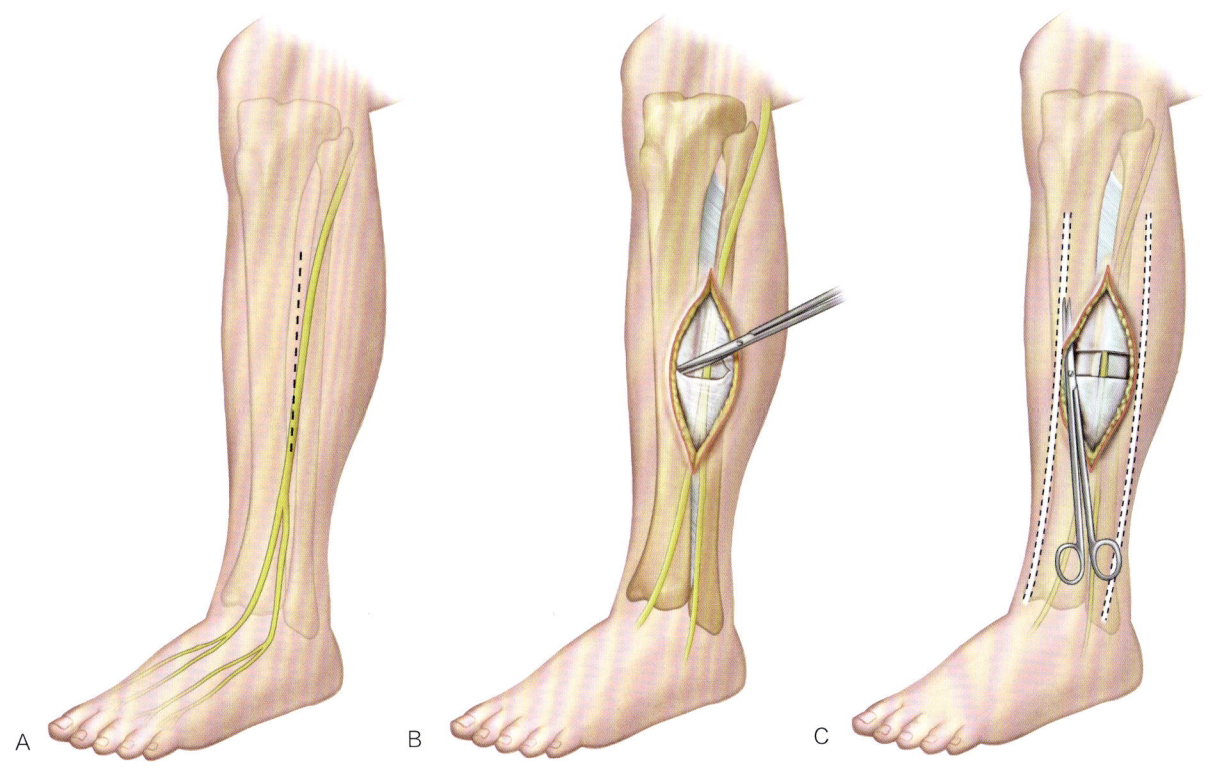

技术图1 外侧单切口入路。A. 在腓骨轴和胫骨嵴之间、肌间隔前外侧行纵向5 cm切口。B. 通过筋膜做一个小的横行切口,可以辨认出腓浅神经。C. 使用Metzenbaum长剪刀纵向松解前侧和外侧筋膜室。

双切口入路的前侧和外侧筋膜切开术

- 患者平躺在手术台上。
- 将小腿三等分,并在前外侧肌间隔的两个1/3交汇处创建两个3 cm的切口(技术图2A、B)。
- 腓浅神经在远端切口附近的筋膜外显露(技术图2C)。
- 在前外侧肌间隔的每侧进行筋膜切开术(技术图2D)。
- 筋膜切口用脑膜剪连通,将筋膜从近端切口向膝关节方向切开(技术图2E),然后从近端切口向远端切口切开,最后从远端切口向踝关节切开(技术图2F)。
  - 在远端切口,筋膜切开术应延伸至踝关节近端4~6 cm处。
  - 在前筋膜室的远端,松解应朝向中线,以尽量降低损伤位于外侧筋膜室的皮肤感觉神经的风险。
  - 外侧筋膜切开术的远端筋膜切开应朝向外侧。
- 用2-0可吸收缝合线缝合皮下组织。
- 用连续的4-0缝线皮下缝合然后行胶条粘贴。

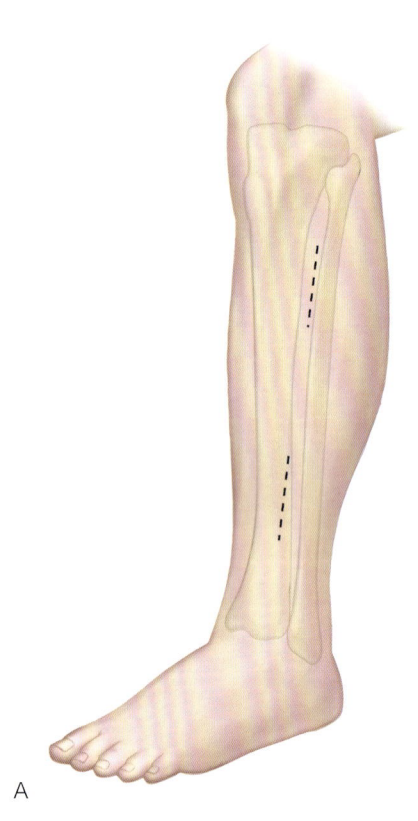
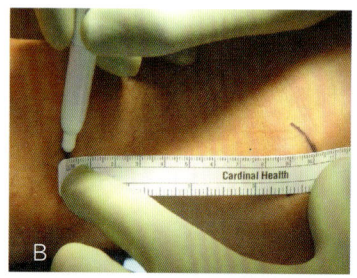
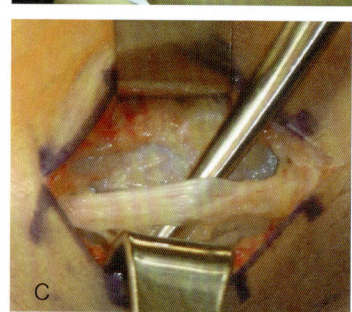
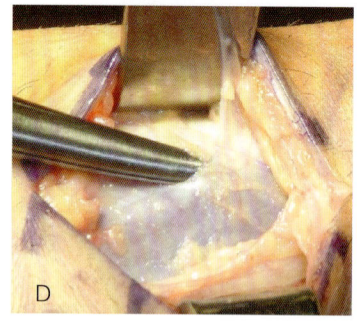
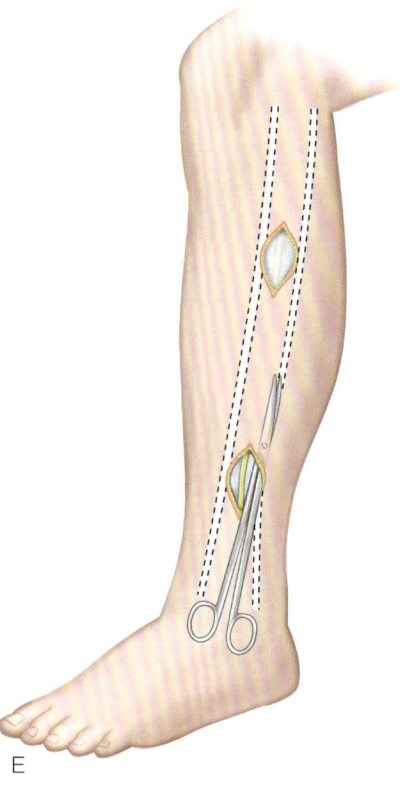
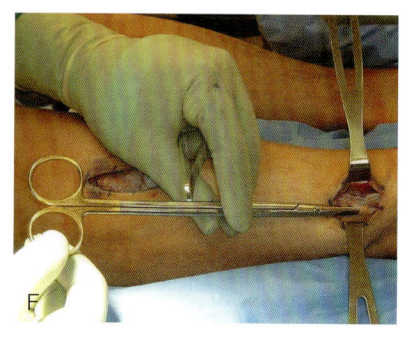

技术图2 双切口入路。A. 将小腿全长三等分,分别在中上1/3和中下1/3交界处作3cm长切口,切口正对前外侧肌间隔。B. 腓浅神经位于外踝尖上方10~12cm处,下方切口以此区域为中心。C. 分离腓浅神经。D. 筋膜缺损好发于此区域范围内,可能的话,间室减压要以此为中心。E. 用Metzenbaum长剪刀延长筋膜切口并作分离。F. 长剪刀只能尖端张开少许(B、C、D、F图版权:Mark D. Miller, MD)。

四筋膜室筋膜切开术的腓骨周围入路

- 患者平躺在手术台上。
- 直接在腓骨中部做10 cm纵切口（技术图3A）。
- 向前牵拉皮肤，对前部和外侧筋膜室的筋膜向近端和远端方向进行纵向松解（技术图3B）。
- 向后牵拉皮肤。
- 松解覆盖在腓肠肌外侧头部的筋膜。
  - 将后浅筋膜室上方的筋膜切开约15 cm。
- 向前牵拉前筋膜室和外侧筋膜室，向后牵拉后浅筋膜室。必须从腓骨上松解比目鱼肌桥（技术图3C）。
- 识别并切开姆长屈肌上的筋膜。
- 向后牵拉腓肠肌，向外侧牵拉姆长屈肌从而显露胫后动脉、胫神经和位于胫骨后肌表面的腓总动脉。
- 切开胫骨骨后肌周围筋膜，如果姆长屈肌的起源与肌肉之间的间隙较窄则进行扩大。
- 用2-0可吸收缝线缝合皮下组织。
- 用连续的皮下4-0不可吸收缝线缝合皮肤。

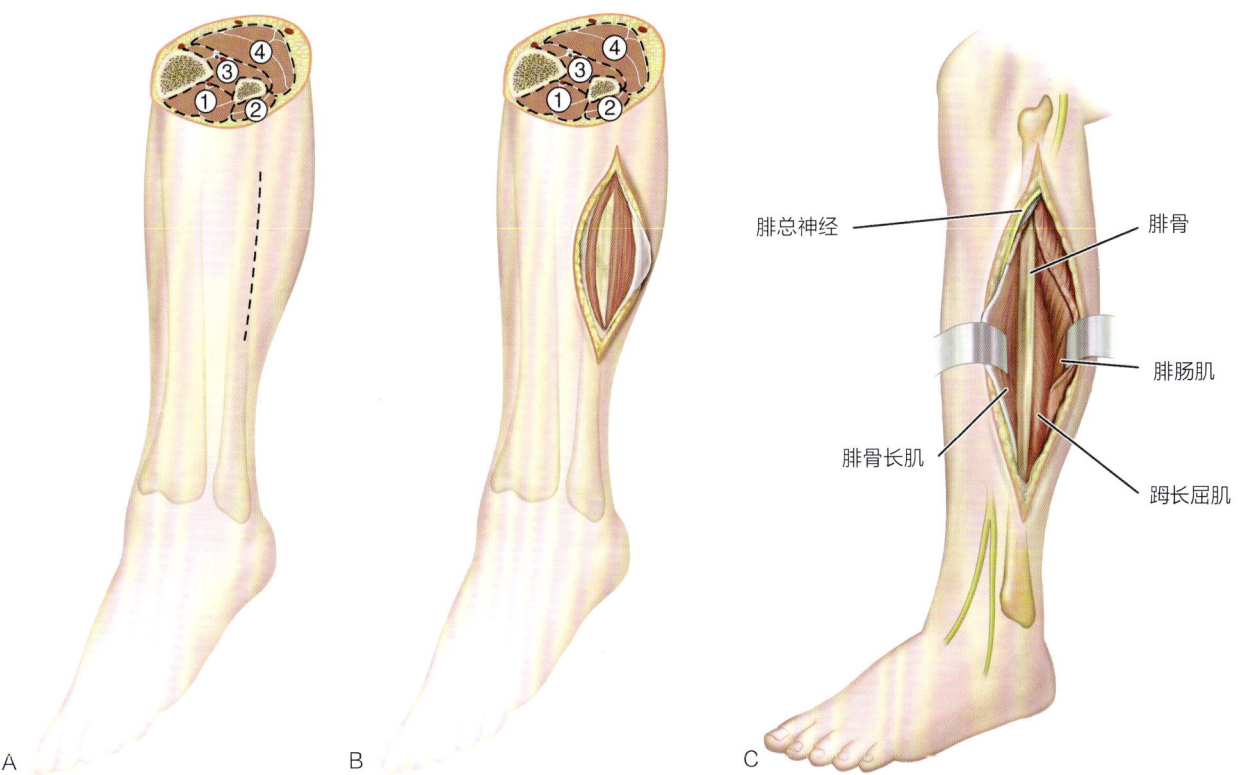

技术图3　腓骨周围入路。A. 直接在腓骨中部做10cm切口。B. 向前牵拉皮肤，对前部和外侧筋膜室的筋膜进行纵向松解。C. 向前牵拉前筋膜室和外侧筋膜室，向后牵拉后浅筋膜室，从腓骨上松解比目鱼肌桥。

后内侧切口的后筋膜室筋膜切开术

- 在小腿中部胫骨后内侧缘后约1 cm处做8～10 cm长的纵行切口（技术图4A）。
- 在皮下组织中识别并向前牵开大隐静脉和隐神经。
- 在后浅筋膜室上方的筋膜做约15 cm长切口（技术图4B、C）。
- 为了完全进入后筋膜室，必须分离起源于胫骨近端和腓骨的比目鱼肌（技术图4D）。
- 然后，用脑膜剪锐性切开深筋膜（技术图4E～G）。
  - 筋膜切开术应在踝关节上方8～10 cm处进行。
- 足姆长屈肌的起源和胫骨后肌之间的开口如果较小则进行扩大。
- 用2-0可吸收缝线缝合皮下组织。
- 用4-0不可吸收缝线连续皮下缝合皮肤。

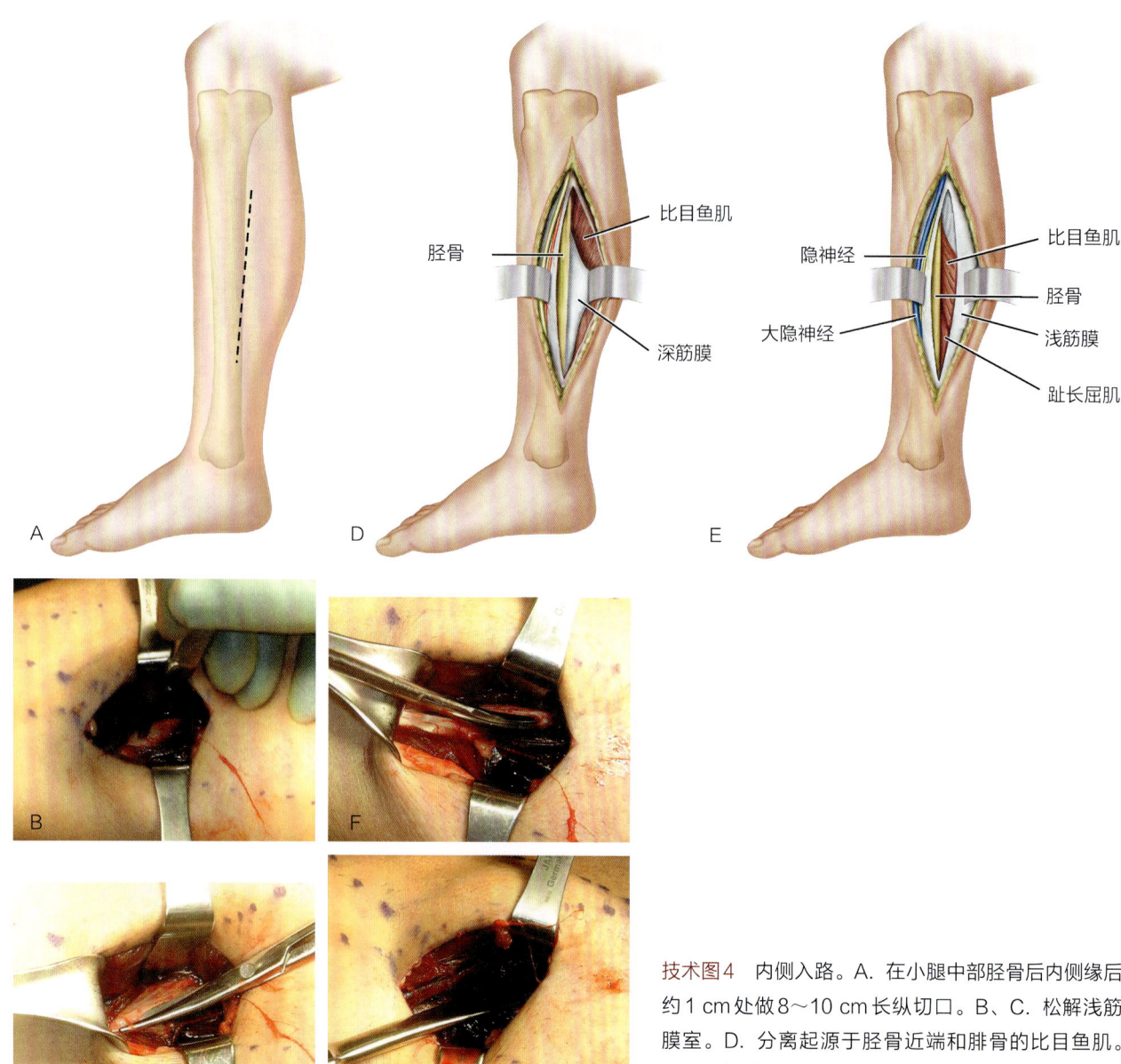

技术图4 内侧入路。A. 在小腿中部胫骨后内侧缘后约1 cm处做8～10 cm长纵切口。B、C. 松解浅筋膜室。D. 分离起源于胫骨近端和腓骨的比目鱼肌。E. 用脑膜剪锐性切开深筋膜。F、G. 松解后深筋膜室（B、C、F、G版权：Mark D. Miller, MD）。

内镜辅助下的筋膜室松解

- 患者平躺在手术台上。
- 可用球囊扩张器在筋膜裂口处创建一个视觉腔隙，这是浅筋膜（皮肤和皮下组织的最深层）和深筋膜（覆盖肌肉筋膜室）之间的潜在空间。
  - 为了插入球囊扩张器，在腓骨头和Gerdy结节之间的膝关节前外侧或胫骨嵴水平的膝关节后内侧做2 cm的横向切口（技术图5A）。
  - 切开皮下脂肪和浅筋膜，直到看到覆盖在肌肉上的深筋膜（技术图5B）。
  - 将带有鞘芯的球囊扩张器在直视和触诊下插入浅筋膜层和深筋膜层之间，直到踝关节水平（技术图5C）。
  - 除去鞘芯，使球囊充气而在筋膜间隙内形成一个腔隙（技术图5D）。
  - 然后，将球囊放气并取出。
  - 使用巾钳提拉维持视觉腔隙（技术图5E）。

第70章 慢性疲劳性筋膜室综合征　655

- 或者，在浅筋膜层和深筋膜层之间的视觉腔隙内注入15 mmHg二氧化碳来维持，使筋膜充分显露，并有足够的空间使用内镜设备进行软组织松解。
  ○ 在皮肤的球囊插入部位插入单向锥形套管。
- 接下来，在直视下，用内镜剪刀将覆盖前筋膜室的筋膜松解到踝关节水平（技术图5F）。
  ○ 可以看到前部和外侧筋膜室之间的肌间隔，以及腓浅神经（技术图5G）。
- 如果有指征进行外侧筋膜室松解，则在肌间隔后方进行第二次筋膜切开术。
- 如果有指征进行后筋膜室松解，在胫骨边缘后沿小腿内侧近端做2 cm的横向切口。
  ○ 将球囊扩张器和鞘芯插入覆盖于后深和后浅筋膜室的筋膜裂口，直到踝关节水平。
  ○ 如前所述，将气球充气、放气和移除。巾钳是用来维持腔室空间。
  ○ 在肌间隔前方，内镜下直视下用内镜剪刀将后深筋膜室筋膜由近及远直接从胫骨后内侧边界松解。

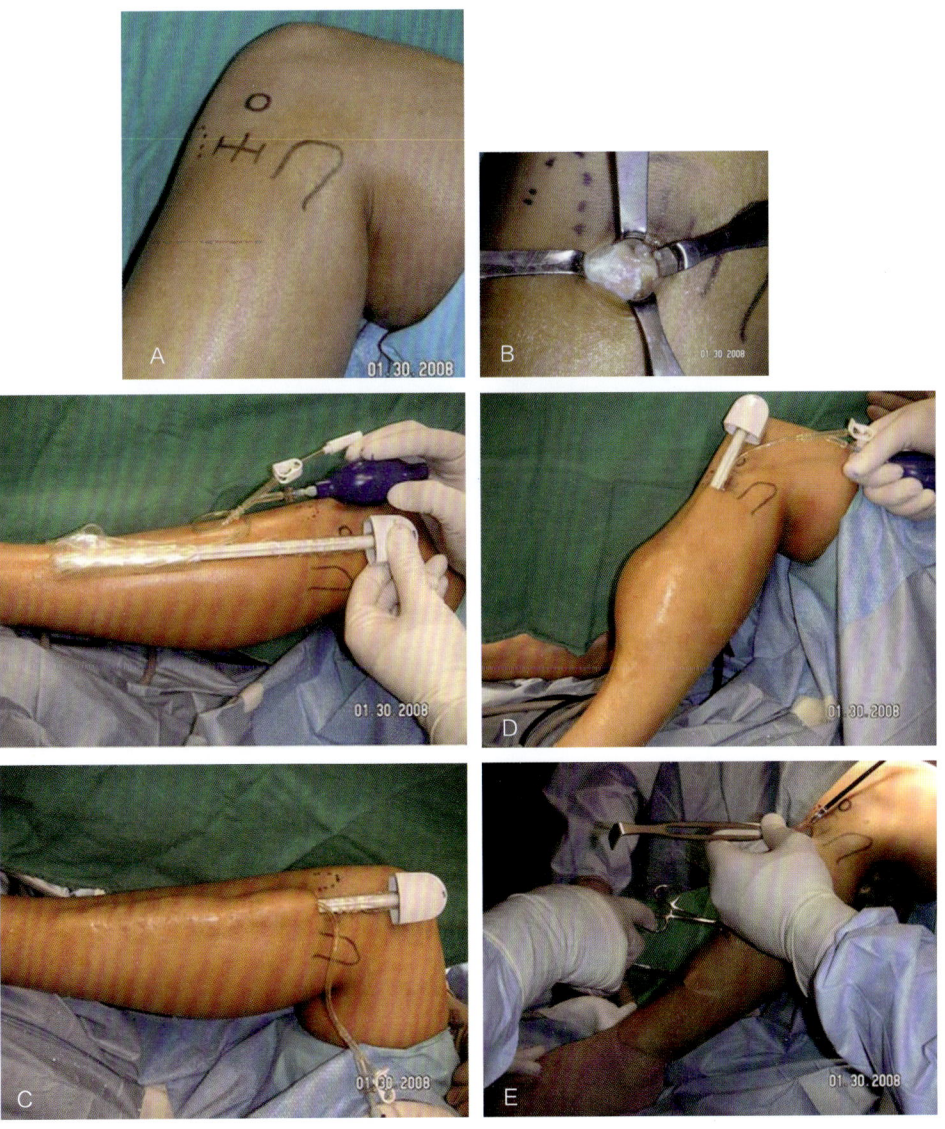

技术图5　放置下肢球囊扩张器示意图。A. 在腓骨头和Gerdy结节之间的膝关节前外侧做横行切口。B. 沿深筋膜表面进行组织游离。C. 将球囊扩张器在直视下插入至踝关节水平。D. 球囊扩张器充气。E. 使用巾钳维持视觉腔隙。

- 以同样的方式松解肌间隔后浅筋膜室筋膜(技术图 5H、I)。
- 如有必要,可创建带气锁的远端器械入路,但筋膜切开术通常通过起始入路由近至远进行。
- 松解后,取出套管,让腔室放气。
- 伤口进行双层缝合,其中深层用 2-0 可吸收线缝合,4-0 不可吸收线连续缝合皮下,留置中号引流管另戳孔引出。

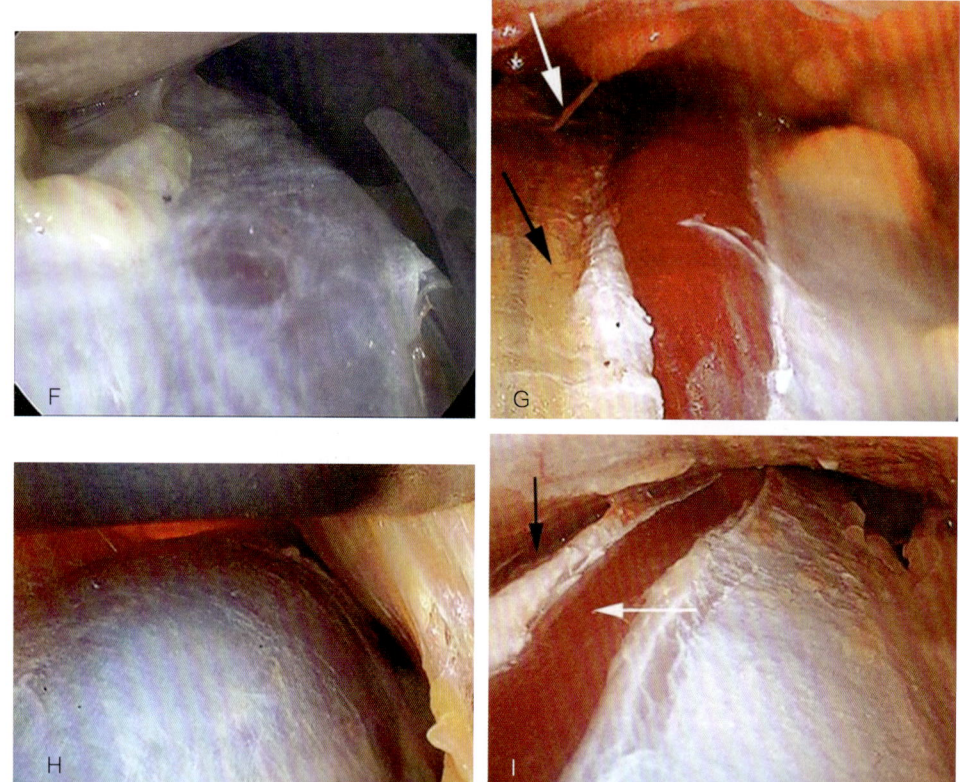

技术图 5(续) F. 直视下用内镜剪刀将前筋膜室的筋膜松解开。G. 松解左侧小腿的前筋膜室。黑色箭头表示前筋膜室和外侧筋膜室之间的肌间隔。白色箭头指示穿出外侧筋膜室远端的腓浅神经。H. 内镜下观察左侧小腿后筋膜。I. 黑色箭头指示直接松解开的胫骨后深筋膜室。白色箭头指示松解开的浅筋膜室。

要点与失误防范

腓浅神经损伤	腓浅神经在小腿中下 1/3 交界处穿出深筋膜,可在此识别。在远端的内侧进行前筋膜室切开术,在远端的后方进行外侧筋膜室切开术,操作时要小心
大隐静脉和隐神经损伤	确定小腿内侧皮下组织的神经结构,避免过度牵拉隐神经,否则会导致牵拉部位感觉异常
不彻底的筋膜松解	肌肉从筋膜切口呈 V 形疝出,导致局部疼痛。需要将外侧和前筋膜切开范围延长至踝关节上方 4~6 cm,后筋膜切开范围延长至踝关节上方 8~10 cm

术后处理

- 术后应立即开始踝部和膝关节全范围主动活动度训练。
- 术后初期可根据需要使用拐杖,但应鼓励患者在可耐受范围内完全负重并进行轻度活动。
- 在休息时抬高患肢有助于减轻疼痛和肿胀。
- 通常在手术后4~6周就可以完全恢复运动。

预后

- 据报道,各种筋膜室松解技术的成功率为78%~100%[5,9,19,20,24,26,28,30,33,34]。
  - 这些技术包括开放筋膜切开术、一个或两个切口的微创皮下筋膜切开术,以及部分筋膜切开术。
- 文献中缺乏足够的长期随访。
  - Slimmon等[29]报道了对接受部分筋膜切除术的患者的长期随访,在平均51个月的随访中,60%的患者取得了良好或极好的结果。62名患者中有13名由于症状复发或发展为不同的下肢筋膜室综合征而运动能力下降。
- 筋膜切开术在减轻后深筋膜室疼痛方面的效果似乎差于其他筋膜室。
  - 一些学者假设,筋膜切开术失败可能是由于筋膜切开不完全或没有意识到并松解胫骨后肌周围的筋膜[4,24,26]。

并发症

- 据报道,筋膜切开术后的复发率为3%~17%[5,24,26,28]。
  - 复发可能是由于诸多因素,包括筋膜松解不充分,被错认为无症状的筋膜室未能减压,神经被筋膜疝压迫未解除,以及大量的瘢痕组织增生[27]。
- 其他报道的筋膜切开术的并发症包括一定程度的皮下组织损伤或盲目松解造成的动脉损伤、血肿或皮下积液、伤口感染、周围皮肤神经损伤和深静脉血栓形成[5,9,29,34]。
  - 腓浅神经尤其容易损伤,因为它在小腿中下1/3交界处离开深筋膜、位置表浅。

(刘旭东 译,董士奎 刘闻欣 审校)

参考文献

[1] Awbrey BJ, Sienkiewicz PS, Mankin HJ. Chronic exercise-induced compartment pressure elevation measured with a miniaturized fluid pressure monitor. A laboratory and clinical study. Am J Sports Med 1988;16:610-615.

[2] Brace RA, Guyton AC, Taylor AE. Reevaluation of the needle method for measuring interstitial fluid pressure. Am J Physiol 1976;229:603-607.

[3] Clanton TO, Solcher BW. Chronic leg pain in the athlete. Clin Sports Med 1994;4:743-759.

[4] Davey JR, Rorabeck CH, Fowler PJ. The tibialis posterior muscle compartment. An unrecognized cause of exertional compartment syndrome. Am J Sports Med 1984;12:391-397.

[5] Detmer DE, Sharpe K, Sufit RL, et al. Chronic compartment syndrome: diagnosis, management, and outcomes. Am J Sports Med 1985;13:162-170.

[6] Edmundsson D, Toolanen G. Chronic exertional compartment syndrome in diabetes mellitus. Diabet Med 2011;28:81-85.

[7] Edmundsson D, Toolanen G, Thornell L, et al. Evidence for low muscle capillary supply as a pathogenic factor in chronic compartment syndrome. Scand J Med Sci Sports 2010;6:805-813.

[8] French EB, Price WH. Anterior tibial pain. Br Med J 1962;2:1290-1296.

[9] Fronek J, Mubarak SJ, Hargens AR, et al. Management of chronic exertional compartment syndrome of the lower extremity. Clin Orthop Relat Res 1987;220:217-227.

[10] Hallock GG. An endoscopic technique for decompressive fasciotomy. Ann Plast Surg 1999;43:668-670.

[11] Hislop M, Tierney P, Murray P, et al. Chronic exertional compartment syndrome: the controversial "fifth" compartment of the leg. Am J Sports Med 2003;31:770-776.

[12] Kuklo TR, Tis JE, Moores LK, et al. Fatal rhabdomyolysis with bilateral gluteal, thigh, and leg compartment syndrome after the Army Physical Fitness Test. A case report. Am J Sports Med 2000;28:112-116.

[13] Kutz JE, Singer R, Linday M. Chronic exertional compartment syndrome of the forearm: a case report. J Hand Surg Am 1985;10:302-304.

[14] Leversedge FJ, Casey PJ, Seiler JG, et al. Endoscopically assisted fasciotomy: description of technique and in vitro assessment of lower-leg compartment decompression. Am J Sports Med 2002;30:272-278.

[15] Lundvall J, Mellander S, Westling H, et al. Fluid transfer between blood and tissues during exercise. Acta Physiol Scand 1972;2:258-269.

[16] Mavor GE. The anterior tibial syndrome. J Bone Joint Surg Br 1956;38B:513-517.

[17] McDermott AG, Marble AE, Yabsley RH, et al. Monitoring dynamic anterior compartment pressures during exercise: a new technique using the STIC catheter. Am J Sports Med 1982;10:83-89.

[18] Murabak SJ, Hargens AR, Owen CA, et al. The wick catheter

technique for measurement of intramuscular pressure: a new research and clinical tool. J Bone Joint Surg Am 1976;58A:1016-1020.

[19] Packer JD, Day MS, Nguyen JT, et al. Functional outcomes and patient satisfaction after fasciotomy for chronic exertional compartment syndrome. Am J Sports Med 2013;2:430-436.

[20] Pedowitz RA, Hargens AR, Mubarak SJ, et al. Modified criteria for the objective diagnosis of chronic compartment syndrome of the leg. Am J Sports Med 1990;18:35-40.

[21] Qvarfordt P, Christenson JT, Eklof B, et al. Intramuscular pressure, muscle blood fl ow, and skeletal muscle metabolism in chronic anterior tibial compartment syndrome. Clin Orthop Relat Res 1983;179:284-290.

[22] Rajasekaran S, Beavis C, Aly AR, et al. The utility of ultrasound in detecting anterior compartment thickness changes in chronic exertional compartment syndrome: a pilot study. Clin J Sports Med 2013;4:305-311.

[23] Reneman RS. The anterior and the lateral compartment syndrome of the leg due to intensive use of muscles. Clin Orthop Rel Res 1975;113:69-80.

[24] Rorabeck CH, Bourne RB, Fowler PJ. The surgical treatment of exertional compartment syndrome in athletes. J Bone Joint Surg Am 1983;65A:1245-1251.

[25] Rorabeck CH, Castle GS, Hardie R, et al. Compartment pressure measurements: an experimental investigation using the slit catheter. J Trauma 1981;21:446-449.

[26] Rorabeck CH, Fowler PJ, Nott L. The results of fasciotomy in the management of chronic exertional compartment syndrome. Am J Sports Med 1988;16:224-227.

[27] Schepsis AA, Fitzgerald M, Nicoletta R. Revision surgery for exertional compartment syndrome of the lower leg. Am J Sports Med 2005;33:1040-1047.

[28] Schepsis AA, Martini D, Corbett M. Surgical management of exertional compartment syndrome of the lower leg: long-term follow up. Am J Sports Med 1993;21:811-817.

[29] Slimmon D, Bennell K, Brunker P, et al. Long-term outcome of fasciotomy with partial fasciectomy for chronic exertional compartment syndrome of the lower leg. Am J Sports Med 2002;30:581-588.

[30] Styf JR, Korner LM. Chronic exertional compartment syndrome of the leg: results of treatment by fasciotomy. J Bone Joint Surg Am 1986;68A:1338-1347.

[31] Styf JR, Korner LM. Microcapillary infusion technique for measurement of intramuscular pressure during exercise. Clin Orthop Rel Res 1986;207:253-262.

[32] Van den Brand JGH, Verleisdonk EJMM, van der Werken C. Near infrared spectroscopy in the diagnosis of chronic exertional compartment syndrome. Am J Sports Med 2004;32:452-456.

[33] Waterman B, Laughlin M, Kilcoyne K, et al. Surgical treatment of chronic exertional compartment syndrome of the leg: failure rates and postoperative disability in an active patient population. J Bone Joint Surg Am 2013;95:592-596.

[34] Wittstein J, Moorman CT, Levin LS. Endoscopic compartment release for chronic exertional compartment syndrome. Am J Sports Med 2010;8:1661-1666.

[35] Zobrist R, Aponte R, Levin LS. Endoscopic access to the extremities: the principle of fascial clefts. J Orthop Trauma 2002;16:264-271.

第71章 下肢神经卡压
Lower Extremity Nerve Entrapment

Daniel J. Fuchs, Bryant S. Ho, and Anish R. Kadakia

定义

- 周围神经疾病的诊治首先需要了解并熟悉以下内容：神经病理、解剖变异、神经损伤的类型、创伤和常见手术引起的神经损伤及卡压类型，以及修复周围神经损伤的专科手术技巧。
- 与其他手术的原则不同，大多数周围神经疾病是继发于术后神经病理变化，这也是周围神经损伤往往需要再次手术的原因。

股外侧皮神经

- 股外侧皮神经（LFCN）卡压称为"感觉异常性股痛"，表现为股前外侧区疼痛、麻木或感觉异常，如图1所示。
- 卡压可以是自发性或医源性。邻近髂前上棘（ASIS）、腹股沟区或大腿前方的手术是造成卡压最常见的原因。

隐神经

- 隐神经卡压或刺激常常是膝关节疼痛的隐匿原因，症状与其他膝关节疾病导致的疼痛相似，此种情况不必行手术干预，如行手术干预，效果也理想。
- 隐神经卡压最常发生于大腿收肌管（Hunter管），损伤最常见于膝关节水平的医源性损伤。
- 据报道，隐神经卡压的其他病因包括鹅足滑囊炎和占位性病变[5]。

腓总神经

- 腓总神经（CPN）损伤的特征是踝关节无力、足下垂，以及小腿外侧和足背部的皮肤感觉丧失。
- 膝关节外侧的手术或创伤均可能造成腓总神经损伤。
- 术后瘢痕的卡压、膝关节或踝关节脱位导致的过度牵拉，或意外的直接损伤，均可能导致腓总神经的病理变化。

腓浅神经

- 腓浅神经（SPN）病变最常见的特征是卡压或损伤区域的疼痛，症状通常与活动有关。
- 腓浅神经损伤可继发于神经穿过深筋膜时的卡压，或由小腿和踝关节手术过程中的医源性损伤导致。
- 穿出深筋膜时的腓浅神经卡压可由筋膜缺损伴腓骨肌疝出而引起。这一水平的损伤也可继发于陈旧性踝关节扭伤引起的牵拉伤。

解剖

基本的神经解剖

- 周围神经本身具有内在血供，因此术者可以牵拉神经使其离开解剖床，也可以切开神经外膜，在神经束间操作[11]。
- 神经内膜和神经束膜的毛细血管使周围神经具有良好的血供。周围神经的节段性血管通过神经系膜进入。此外，神经外膜、神经束膜和神经内膜中广泛的纵向血管也为神经提供了血供[12]。
- 神经可以脱离开其解剖床（它的节段血供所在之处）的安全长度是其直径的60倍左右[13]。因此，当移动神经时，术者应当将神经移动到一个不会受压迫的区域，同时确保神经的血供不受影响。

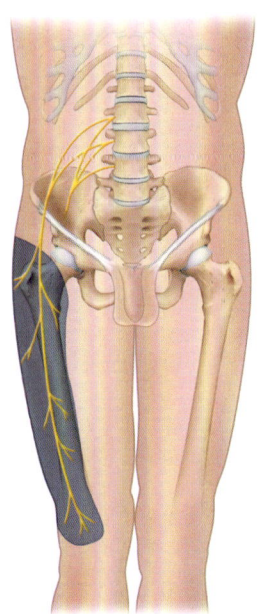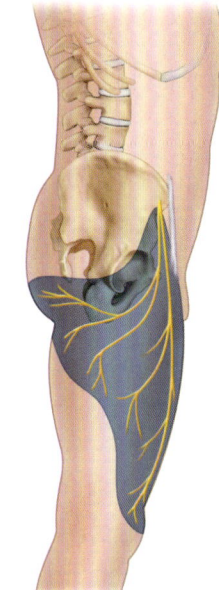

图1 股外侧皮神经的感觉支配区。

- 当反复松解周围神经时应当特别谨慎，因为此时神经的血供也被反复破坏。

股外侧皮神经

- 股外侧皮神经由 L_2 和 L_3 脊神经根发出，穿过腰大肌和髂肌之间，经腹膜后间隙到达大腿前部。
- 该神经通常经髂前上棘内侧于腹股沟皱褶处深入腹股沟韧带（距离髂前上棘内侧平均1 cm），下行支配大腿。
- 神经走行可能会发生变异，股外侧皮神经可能从腹股沟韧带以浅或髂前上棘外侧经过，或在髂嵴上方走行。这些神经走行变异会增加医源性损伤的风险[1]。
- 图2可以看到股外侧皮神经的体表定位和易受损伤部位。

隐神经

- 隐神经是股神经的主要感觉分支，与股浅动脉伴行穿收肌管（Hunter管）。
- 收肌管位于大腿内1/3处，连接前侧及内侧筋膜室。上极为股三角尖部，下极为收肌腱裂孔，外侧壁是股内侧肌，后内侧壁是长收肌和大收肌，前壁是缝匠肌深处的筋膜束带。
- 隐神经在膝关节水平走行至皮下前分为两个分支。髌下支穿过缝匠肌和筋膜后，横向走行于髌骨侧下方。缝匠肌支穿过股薄肌和缝匠肌肌腱之间的筋膜，下行至小腿内侧面（图3）。

腓总神经

- 腓总神经（CPN）是坐骨神经的两大分支之一，来源于L4～S2骶丛神经。

- 腓总神经最常见的病变位置是其绕过腓骨颈之处，在此处它位于腓骨长肌深面，向下随即分成腓浅和腓深神经（图4）。
- 腓总神经通过腓深神经分支支配足的背屈肌以及第一趾间隙感觉。腓浅神经分支支配腓侧控制外翻，并小腿前外侧和大部分足背及趾背的皮肤感觉。

腓浅神经

- 腓浅神经（SPN）主要沿小腿胫前外侧筋膜室向下走行，然后向前弯曲并在外踝尖端上方10～12 cm处穿出深筋膜。
- 存在解剖变异，可在前筋膜室中走行并穿过前方深筋膜[18]。

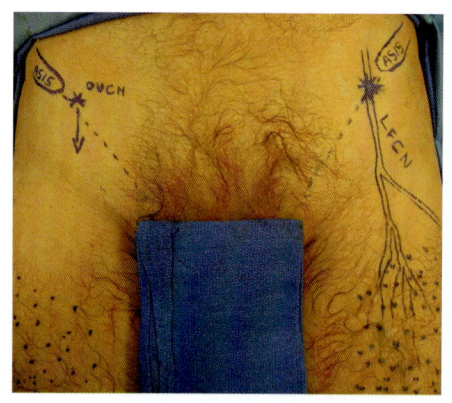

图2 股外侧皮神经的体表定位，注意腹股沟韧带水平是股外侧皮神经容易卡压的大致部位。

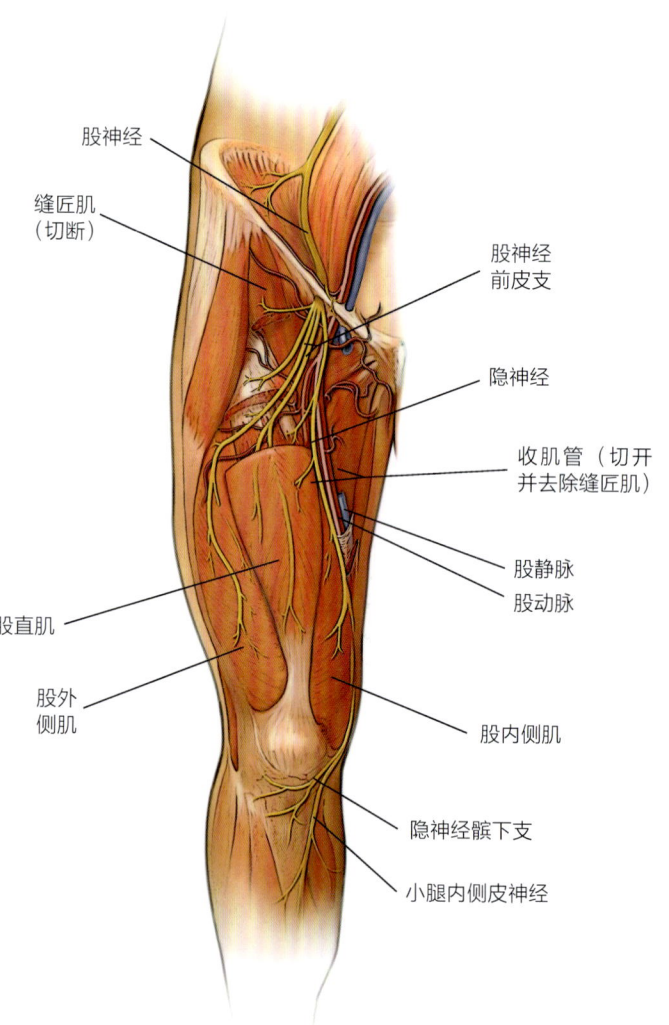

图3 隐神经的解剖示意图。注意其与收肌管的解剖关系，以及膝关节水平髌下支和缝匠肌分支。

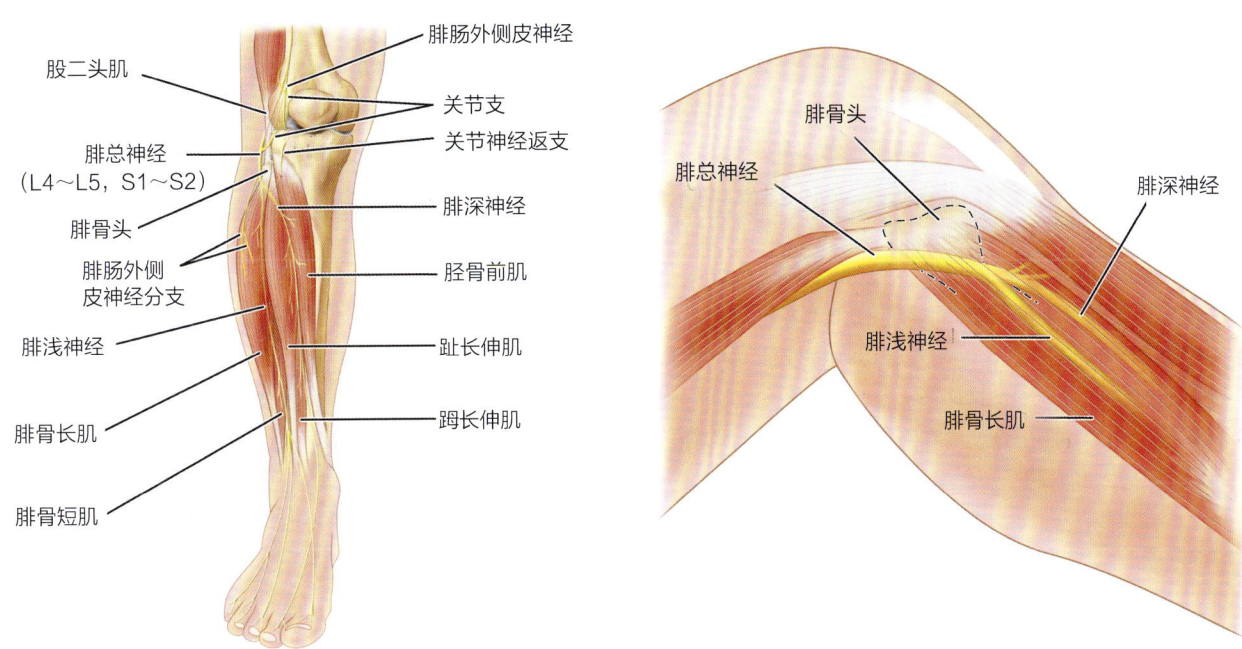

图4　腓总神经的解剖。注意在小腿腓总神经近端向前绕过腓骨颈。

- 远端神经在皮下组织中走行，在距离外踝尖端以近6~7 cm处分支为足背内侧皮神经和足背中间皮神经。

发病机制

- 任何干扰中枢神经系统以外的神经传导功能的操作，都可能引起周围神经的病理变化。
  - 其中需要手术治疗的神经损伤包括：①解剖上相邻结构的物理性压迫；②创伤；③医源性损伤。
- 周围神经手术主要围绕修复两种常见的病理生理问题而进行。
  - 意外切断或直接挤压导致的神经功能障碍和可能引起的痛性神经瘤形成。
  - 手术或创伤后形成的瘢痕可能会包绕周围神经，进而对神经产生卡压；通过手术松解往往可以减轻症状。
- 周围神经损伤的症状包括重要的功能丧失，或不能进行正常感觉传导而出现麻木和疼痛。
- 神经部分或完全切断后由于其连续性中断或血供受到破坏，将导致感觉或运动功能丧失。由于神经具有再生能力，神经断裂后有可能会重建其连续性，或在成熟的神经瘤内形成不规则的瘢痕。
- 同样，周围神经卡压也会导致缺血和神经瘤形成[11]。
  - 神经瘤由大块胶原组织和位于其中的成束、紊乱的神经末梢组成。这是周围神经损伤后出现局部疼痛和麻木的解剖因素。

股外侧皮神经

- 很多情况损伤都是医源性的，而神经损伤也是骨科手术和非骨科手术常见的并发症。髋臼骨折手术、骨盆手术、髂骨取骨、前侧入路的全髋关节置换和髋关节镜手术等骨科手术后均可能发生术后神经麻痹。腹腔镜疝修补术、减重手术和妇科手术等其他类型手术后也可能发生神经损伤。
- 直接的机械压迫可导致LFCN损伤，如皮带或紧身裤的外部压迫，或者因肥胖、妊娠或腹腔内肿瘤导致的腹内压升高产生的内部压迫。
- 代谢因素常常是导致自发性LFCN损伤的原因，包括糖尿病、酗酒和慢性系统性炎症性疾病（如红斑狼疮）。

隐神经

- 隐神经的卡压通常发生在收肌管的远端，外部压迫最常见。其他病因包括医源性因素、占位性病变、鹅足或特发性因素。既往研究报道该水平位置的神经卡压可见于冲浪运动员，因其需要在股骨远端双腿之间夹紧冲浪板[7]。这一位置的神经卡压也可以继发于股浅动脉的血栓形成。
- 医源性隐神经损伤可发生在髌下支水平，当其穿膝关节至髌骨下时。有报道显示膝关节镜手术或采用髌旁内侧入路的开放手术后可发生此水平的隐神经损伤[15]。损伤也可以沿着神经的缝匠肌分支延伸，其与大隐静脉伴行。此水平的神经损伤常见于静脉剥脱或取静脉手术时[16]。

腓总神经
- 腓总神经损伤的病因很多。
- 外伤是腓总神经损伤的常见原因,无论是膝关节外侧的直接撞击、伴腓骨近端骨折的踝关节骨折,还是高能量损伤或运动损伤导致的膝关节多发韧带损伤。
- 关节镜或膝关节开放手术可以导致医源性腓总神经损伤。全髋关节置换术和全膝关节置换术中体位导致的压迫也可能导致腓总神经麻痹,但发生率较低。
- 神经内神经节和胫腓骨近端囊肿等占位性病变可以压迫腓总神经[2]。
- 糖尿病和甲状腺功能亢进症等代谢性疾病可导致腓总神经的单神经病变。

腓浅神经
- 腓浅神经的卡压部位通常在其穿出深筋膜至皮下处,该处腓骨肌肉的局灶性疝出可压迫腓浅神经,这一病理改变可以是单发,也可见于潜在的积累性骨筋膜室综合征[10]。
- 踝关节骨折切复内固定等外科手术后造成的局部筋膜缺损也可发生腓侧肌肉组织疝出和神经卡压。
- 踝关节内翻引起的牵引性损伤亦可导致腓浅神经损伤,常见于慢性踝关节不稳患者反复踝关节扭伤[2]。

病史和体格检查
- 通过病史和体格检查,尤其是详细的神经系统检查,可以发现皮肤疼痛和麻木区的分布,往往提示周围神经损伤的诊断。为了鉴别可能引起上述症状的其他原因,需要进一步进行影像学和电生理检查[3,12]。
  - 中枢神经系统疾病,尤其是脊神经根病变,也会出现类似症状,必须排除。
- 在诊断过程中,必须评估和排除造成术后疼痛的其他原因,尤其是感染、内植物松动、力线对位不良、脊髓病变和肿瘤。
  - 在询问病史和进行体格检查时需要注意运动和感觉功能障碍发生的时间,因为这有助于明确病因。

股外侧皮神经
- 患者可表现为大腿前外侧疼痛、麻木、感觉异常或感觉迟钝。
- 应仔细询问先前有无外伤或手术史、近期体重增加、是否怀孕、有无穿紧身衣物,以及是否存在易导致周围神经病变的其他合并症(如糖尿病、酗酒、营养不良)。
- 体格检查应包括股外侧皮神经分布区的感觉检查,并检查该区域有无轻触痛。尽管神经卡压或损伤区域可以多种多样,但检查者可以试着触诊有无神经瘤及行Tinel征检查。最常见的卡压部位为髂前上棘内下方1 cm处[8]。
- 髋外展动作可能会加重疼痛。

隐神经
- 患者的典型表现为大腿/小腿内侧或膝关节前方的疼痛、深部隐痛、麻木、感觉异常或感觉迟钝。
- 应询问患者的手术史(尤其是包括了大隐静脉剥脱或切取的血管外科手术,还有涉及膝关节的骨科手术,包括关节镜手术)及外伤史(尤其是对膝前区的钝性损伤)。
- 在体格检查时,患者可能出现隐神经分布区域的麻木或轻触不适感。在隐神经走行区的任何部位均可能触及神经瘤或出现Tinel征阳性,但常见的卡压部位为收肌管、股骨内侧髁和髌下支走行区。

腓总神经
- 患者可能会出现踝关节背屈及足外翻无力("足下垂")及小腿前外侧和足背部皮肤感觉缺失。疼痛症状则多种多样。
- 在询问病史时,检查者应询问既往所有手术的具体细节,尤其是膝关节或髋关节周围的手术,因为这些手术可能影响坐骨神经的腓总神经分支。除此外检查者还应询问有无其他手术耗时较长的情况,因为长时间维持手术体位也可能存在神经损伤的风险。此外,还应询问有无膝关节外伤史(导致膝关节多发韧带损伤的直接撞击或间接外伤)及踝关节内翻扭伤。
- 体格检查可能发现前文所述的运动无力和皮肤感觉缺失的表现。患者为了行走更舒服可能存在跨阈步态(髋关节和膝关节过度弯曲)。慢性损伤可能导致马蹄足畸形。如果神经损伤和膝关节外伤同时存在,还应检查膝关节韧带。

腓浅神经
- 患者常表现为放射至足背和踝关节的疼痛感,有时伴有麻木、感觉异常或感觉迟钝。如果损伤发生在近端,可能会出现肌无力,但这种情况并不常见。此外,患者可能会有活动后疼痛加重的表现,也可能出现小腿外侧腓骨肌肉组织疝出区域的异常隆起。检查者还应询问外伤(踝关节扭伤)和既往手术史(小腿或踝关节手术)。
- 在检查时,腓浅神经支配区域可能会出现皮肤感觉减弱,小腿胫前外侧筋膜室肌肉组织疝出可被触及。Tinel征可能为阳性,但Tinel征检查对腓浅神经损伤诊断并不敏感。通过被动屈曲踝关节和足内翻,或踝关节的抗阻背屈和足抗阻外翻,疼痛可以复现。踝关节稳定性检查是必要的。

影像学和其他诊断性检查

- 当前的影像学技术(包括CT、MRI、核素标记骨扫描)在神经功能障碍的确诊方面,价值有限。
- 电生理检查也有高达36%的假阴性率。由于存在解剖变异,即使将神经阻滞,也能出现假阴性的结果[9]。
- 鉴于以上原因,谨慎使用辅助诊断手段是怎么强调都不过分的。

股外侧皮神经

- 局部麻醉剂注射作为一种诊断方法经常是很有效的。在髂前上棘内下方1 cm处,于疼痛最明显的部位或经超声引导下注射局麻药。
- 可进行神经传导速度测定,并注意与对侧进行比较。肌电图(EMG)检查用于排除腰丛或神经根水平的病变。部分患者也可进行体感诱发电位的检查。
- 骨盆X线片用于排除肿瘤,并评估关节内病变引起相关症状的可能。

隐神经

- 同上,局部麻醉剂注射也可作为一种有效的诊断方法。注射部位通常为收肌管处。
- 隐神经被较多的皮下脂肪包绕,因此难以进行神经传导速度测定,并且目前也未发现神经传导速度测定对该病的诊断有价值[16]。

腓总神经

- 鉴于腓总神经损伤的病因多样,临床情景对疾病诊断和影像学检查具有指导意义。
- 髋关节、膝关节或踝关节的X线平片应在相应区域存在外伤或可疑肿块时进行。
- 肌电图和神经传导速度测定应用于确定腓总神经卡压或损伤的诊断,并与腰椎神经根病变鉴别。
- 高分辨率MRI(3.0T)可用于发现神经内神经节或其他占位性病变,尤其是无明显创伤或可疑的医源性损伤的情况下出现的自发性神经麻痹。
- 超声也可用于评估腓骨头浅表部位的腓总神经情况。

腓浅神经

- 首选的影像学检查是踝关节负重位X线片,对于高度怀疑存在慢性踝关节不稳定的患者,应进行踝关节应力位片检查。
- MRI扫描有助于诊断可疑的占位性病变。
- 与对侧相比,患侧肢体的神经传导速度检测或体感诱发电位可能存在异常表现,但这些检查不够敏感,不常规用于诊断腓浅神经损伤。
- 在腓浅神经卡压或损伤部位注射麻醉剂有助于诊断。也可在其他部位(如踝关节内)进行注射,以帮助鉴别其他可能引起疼痛的原因。

非手术治疗

- 对周围神经损伤引起的感觉异常和疼痛的内科治疗,主要是缓解症状。
  - 养成好的运动和生活习惯。
  - 非麻醉类的镇痛药(应谨慎或避免使用麻醉药)。
  - 中枢神经兴奋剂,如抗惊厥药(加巴喷丁、普瑞巴林、卡马西平、拉莫三嗪)或三环类抗抑郁药(阿米替林)。
  - 局部应用含有局麻药、抗炎药和辣椒素的复合制剂。
  - 物理治疗和作业疗法。
- 尽管药物治疗能使大多数患者获得暂时性的缓解,但也可能有并发症,如剂量的进行性增加、麻醉药依赖,甚至使本来只是一个急性的刺激性病变演变成为慢性疼痛综合征[19]。
- 如果患者有合并症,首先要做的是应当消除神经损伤的可能原因,改善患者的身体状况。
- 局部注射麻醉药物除具有前文所述的诊断价值外,还可获得一定的治疗效果。皮质类固醇可与局部麻醉剂联合使用,发挥抗炎作用,并获得更长期的,甚至是永久性的症状缓解。
- 经皮神经电刺激(TENS)可通过刺激神经引发下行疼痛抑制信号。
- 非手术治疗约12周还没有出现该有的恢复,视为治疗失败。
  - 此时,应该请神经外科的医生进行评估,或做电生理检查,确认是进行手术治疗还是继续观察。

股外侧皮神经

- 股外侧皮神经卡压的非手术治疗首先是消除外部卡压因素,如紧身衣物。此外,应避免任何可能引起症状的体位或动作,如髋关节伸展或长时间站立。
- 如前文所述,可以将麻醉剂联合/或不联合皮质类固醇激素进行局部注射。
- 对于高达90%的患者,非手术治疗已被证明可缓解症状[20]。

隐神经

- 如果运动方式调整、外用药和口服药物等初始治疗方式均无效,可尝试进行局部神经注射治疗。

- 可在缝匠肌和股内侧肌之间的收肌管水平局部注射麻醉药物联合（或不联合）皮质类固醇激素。注射部位通常在髌骨上极上方约6 cm处。注射前应先进行抽吸，以避免药物注入股浅动脉或静脉。
- 局部注射的疗效具有不确定性，有时可能需要反复多次注射[17,21]。
- 如果存在股浅动脉压迫（跛行症状）的可能，应进一步评估，此时应采用减压手术治疗而不是非手术治疗。

腓总神经
- 除使用上述方法治疗神经病理性疼痛外，为足部提供支撑以代偿腓总神经麻痹所导致的运动缺陷也很重要。
- 应持续使用足踝矫形器（AFO）。夜间使用舒适的支撑型矫形器来支撑足踝，并防止马蹄足挛缩的进展，如释压足踝矫形器（PRAFO）。行走时则可以使用低切迹弹片式踝足矫形器来纠正步态。
- 在腓总神经位于腓骨头浅表部位水平附近进行局部注射，不仅可以减轻疼痛症状，还可以减轻该区域的炎症反应（如果合用皮质类固醇激素），并减少周围组织对神经的卡压。

腓浅神经
- 非手术治疗包括缓解疼痛及治疗踝关节不稳定等诱发因素。
- 如果症状与运动密切相关，且可能是由于腓骨肌肉组织肿胀引起的局部神经卡压，则应进行运动方式的调整。
- 针对踝关节不稳定性进行强化腓骨肌肉力量和本体感觉的物理治疗；佩戴具有外侧楔形鞋垫的踝关节支具，可以防止踝部的内翻应力并缓解腓浅神经张力。

股外侧皮神经

- 患者仰卧位，切口长约6 cm，起自髂前上棘前方，向大腿远端走行。
- 仔细分离深筋膜，直到腹股沟韧带（技术图1A）。
- 由于股外侧皮神经可能的解剖变异，在分离时要使用手术放大镜、适当的显微外科器械和双极电凝（技术图1B）。
  - 在分离腹股沟韧带时，随时可能会碰到股外侧皮神经，切勿损伤之。
- 一旦找到该神经，先向远侧游离4～6 cm，然后向近侧游离至腹股沟韧带、腹内斜肌和腹横肌筋膜，此处最常发生卡压[6]（技术图1C）。
- 然后，牵开肌肉，切开神经上方的深筋膜，进行深筋膜后方松解（技术图1D、E）。
  - 在此区域内分离应特别小心，因为旋髂深动脉的近端在深筋膜后跨过股外侧皮神经。
- 相比神经松解术，一些外科医生更倾向做神经切断术。神经切断术的缺点是可能导致大腿前外侧的感觉缺失。病例系列研究比较了两种治疗方式的差异，得出的结果不尽一致。神经切断术是治疗LCFN神经瘤的唯一方法。
- 进行神经切断术时应对神经施加牵引力，并且尽可能靠近端锐性切断神经，使得断端缩回至腹膜后方，避免产生更近端的痛性神经瘤。
- 无论是进行神经松解术还是神经切断术，都应注意识别和处理所有神经分支。

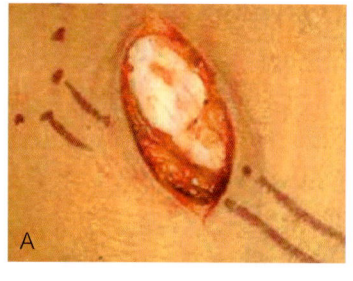
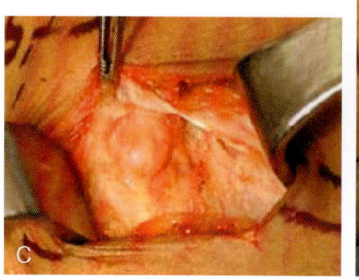
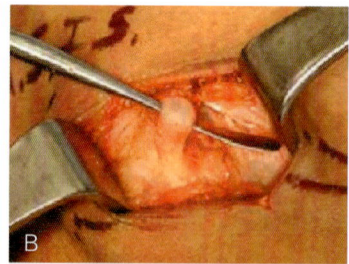
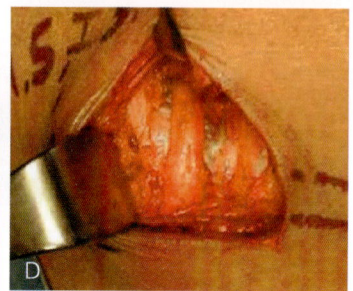
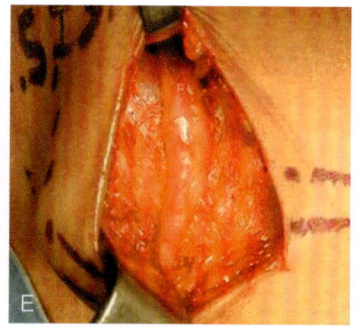

技术图1 A. 分离股前外侧皮神经的切口显露。B. 确认股前外侧皮神经。C. 在卡压部位，将腹内斜肌从神经上分离。D、E. 向远侧和近侧游离神经。注意已经将腹内斜肌从神经周围分开。

隐神经

- 患者仰卧位，对侧髋部下方垫枕以使术侧腿外旋。可以使用无菌的大腿止血带。
- 在缝匠肌前缘做6 cm长的纵向切口，切口中心位于髌骨上极近端约10 cm处或Tinel征阳性的位置[14]。
- 第一个需要辨认的间隙在缝匠肌和股四头肌之间，此间隙最易在切口远端显露。
- 然后是大收肌和股内侧肌之间的间隙。这个间隙可能被筋膜束带覆盖，应先分离筋膜层，然后在其下方探查隐神经。
- 此时，术者可以进行神经松解术或神经切断术。神经切断术更有可能缓解疼痛症状，但也会引起小腿内侧和膝前区的永久性麻木。因此，具体选择哪种手术方式仍有争议。
- 如果选择进行神经松解术，应尽可能远地探查神经，以松解所有可触及的筋膜束带。
- 如果选择进行神经切断术，应在收肌管尽可能靠近端锐性切断神经，近端残端应埋在肌肉中，防止在更近端形成痛性神经瘤。

腓总神经

- 患者取仰卧位，大腿近端放置止血带（如果此区域以前做过血管搭桥，则不用止血带），在腓骨头下方1~2横指处做皮肤切口（技术图2A）。
- 在放大镜下分离深筋膜层，对于准确辨认神经非常重要（技术图2B）。
  - 神经很容易与黄色的脂肪组织混淆，尤其当其行径变浅或创伤后发生移位时。
- 先切开腓肠肌筋膜及其在腘绳肌和髂胫束上的附着点，进行近侧松解（技术图2C）。
- 再切开腓骨长肌筋膜，并将该肌肉牵向外侧，进行远侧松解。
  - 可以看到一条造成神经扭转并将神经压向腓骨的筋膜束带，予以切开（技术图2D）。
- 对于有近端胫腓骨囊肿的患者，重要的是用刮匙打磨近端胫腓关节，以造成一定程度的融合并防止囊肿复发。
- 根据解剖层次逐层关闭切口，不要缝合深筋膜，以免造成神经卡压。
- 对于曾经有过膝关节外伤或脱位史的患者应特别谨慎，因为这类患者的神经可能发生解剖上的变化，在手术显露和操作过程中容易造成医源性神经损伤。

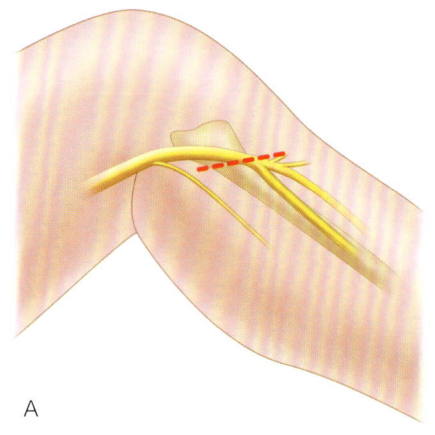 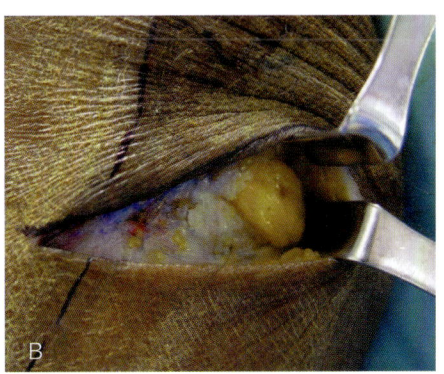

技术图2 A. 暴露腓总神经的皮肤切口。B. 通过手术切口暴露腓总神经。

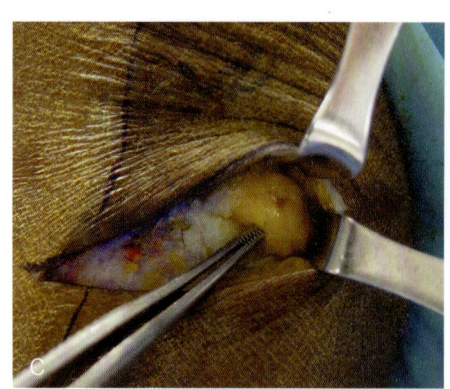 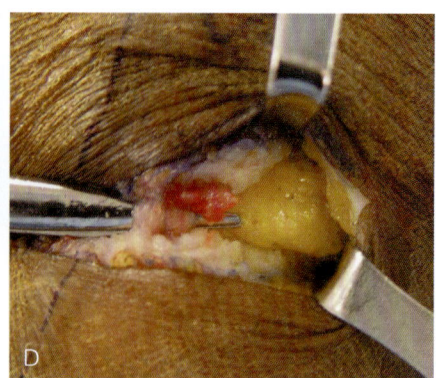

技术图2（续） C. 辨认腓总神经。D. 辨认压迫腓总神经的腓骨长肌筋膜束。

腓浅神经

- 患者仰卧，同侧髋部下方放置一个枕垫，使小腿内旋，可以使用大腿止血带。
- 在外踝尖以近数厘米处做纵向切口，恰位于腓骨前方。
- 首先在皮下组织中分离腓浅神经远端，然后往回追踪探查直到神经穿过深筋膜的水平。
- 应从包绕神经的组织结构中将神经松解出来。进行部分筋膜切开术（神经以近和以远至少5 cm）以为神经留出足够的空间。
- 术中进行跖屈测试是否进行了足够的减压和松解，神经应当没有张力。
- 如果同时存在外侧踝关节不稳定或积累型骨筋膜室综合征，术中应同时进行外侧韧带修复/重建或筋膜切开松解。
- 只缝合皮肤，不缝合筋膜。
- 术后初期建议使用可拆卸的靴子进行制动，以利于切口愈合。然而术后短期内就应开始受限制的关节活动度练习，并且一旦拆线或拆除缝合钉后就应取消制动。

要点与失误防范

适应证	• 全面的病史采集和体格检查，特别是神经检查 • 记录所有的神经功能障碍：功能丧失、麻痹、Tinel征阳性、压痛 • 可能的话，做电生理检查确认
股外侧皮神经	• 使用合适的放大镜和手术器械，细致分离神经 • 注意神经与髂前上棘和腹股沟韧带相对位置的解剖变异 • 因为邻近旋髂深动脉，进行腹膜后松解时要细致
隐神经	• 注意区分神经卡压和血管卡压，血管卡压时会出现跛行症状 • 如果进行神经切断术，一定要将神经埋在收肌管近端肌肉中
腓总神经	• 刚开始分离时就要小心，因为神经很容易与脂肪混淆 • 要意识到神经可能比预料的更表浅；如果有外伤史，神经可能变得更浅和更加靠前 • 使用合适的放大镜和手术器械，细致分离神经
腓浅神经	• 注意可能存在的解剖变异：腓浅神经可能走行于胫前筋膜室而不是胫前外侧筋膜室 • 在进行神经减压的同时，处理踝关节不稳定或积累型骨筋膜室综合征等其他潜在病变
术后处理	• 如果进行神经松解手术，应鼓励早期活动 • 如果进行神经重建手术，建议限制活动，甚至制动

术后处理

- 有关切口愈合的概念同样适用于周围神经,术后立即进行活动度锻炼并避免制动。
- 术后第1周,神经周围是充满炎症反应的环境。到了第2周,胶原才开始在切口内沉积。等到第3周之后,才开始出现网状交织的胶原。
- 如果在术后第2周和第3周内,神经还保持在固定不动的状态,就可能与周围组织发生粘连。
  - 相反,为了使神经变得松弛和可以在周围组织中滑动,在术后第1周固定肢体之后,必须运动肢体以使神经保持活动。
- 在狒狒肘部尺神经实验模型中已经证明,如果术后早期能允许神经滑动,它将不会和手术中被切开过的肌肉和纤维组织床发生粘连[4]。
  - 因此,周围神经手术后处理的重要原则之一,在术后第1周内就要开始一定程度的关节活动。肢体固定主要被应用于进行了神经移植术的患者。

(游协波 译,董士奎 刘闻欣 审校)

参考文献

[1] Aszmann OC, Dellon ES, Dellon AL. Anatomical course of the lateral femoral cutaneous nerve and its susceptibility to compression and injury. Plast Reconstrc Surg 1997;100:600-604.

[2] Daghino W, Pasquali M, Faletti C. Superficial peroneal nerve entrapment in a young athlete: the diagnostic contribution of magnetic resonance imaging. J Foot Ankle Surg 1997;36:170-172.

[3] Dellon AL. Physical examination in nerve compression. In: Gelberman RH, ed. Operative Nerve Repair and Reconstruction. Philadelphia: Lippincott, 1991.

[4] Dellon AL, MacKinnon SE, Hudson AR, et al. Effect of submuscular versus intramuscular placement of ulnar nerve: experimental model in the primate. J Hand Surg Br 1986;11:117-119.

[5] Docherty JG, Morrice JJ, Bell G. Saphenous neuritis following varicose vein surgery. Br J Surg 1994;81:698.

[6] Ducic I, Dellon AL, Taylor NS. Decompression of the lateral femoral cutaneous nerve in the treatment of meralgia paresthetica. J Reconstr Microsurg 2006;22:113-118.

[7] Fabian RH, Norcross KA, Hancock MB. Surfer's neuropathy. N Engl J Med 1987;316:555.

[8] Grossman MG, Ducey SA, Nadler SS, et al. Meralgia paresthetica: diagnosis and treatment. J Am Acad Orthop Surg 2001;9:336-344.

[9] Jablecki CK, Andary MT, Floeter MK, et al. Practice parameter: electrodiagnostic studies in carpal tunnel syndrome. Report of the American Association of Electrodiagnostic Medicine, American Academy of Neurology, and the American Academy of Physical Medicine and Rehabilitation. Neurology 2002;58:1589-1592.

[10] Kadakia AR, Bare AA, Haddad SL. Foot and ankle. In: Thordarson DB, ed. Orthopaedic Surgery Essentials, ed 2. Philadelphia: Lippincott Williams & Wilkins, 2013:368.

[11] Lundborg G, Rydevik B. Effects of stretching the tibial nerve of the rabbit. A preliminary study of the intraneural circulation and the barrier function of the perineurium. J Bone Joint Surg Br 1973;55:390-401.

[12] Mackinnon SE, Dellon AL. Surgery of the Peripheral Nerve. New York: Thieme Medical Publishers, 1988.

[13] Maki Y, Firrell JC, Breidenbach WC. Blood flow in mobilized nerves: results in a rabbit sciatic nerve model. Plast Reconstr Surg 1997;100:627-633.

[14] McCrory P, Bell S, Bradshaw C. Nerve entrapments of the lower leg, ankle and foot in sport. Sports Med 2002;32:371-391.

[15] Mochida H, Kikuchi S. Injury to infrapatellar branch of saphenous nerve in arthroscopic knee surgery. Clin Orthop Relat Res 1995;88-94.

[16] Morganti CM, McFarland EG, Cosgarea AJ. Saphenous neuritis: a poorly understood cause of medial knee pain. J Am Acad Orthop Surg 2002;10:130-137.

[17] Romanoff ME, Cory PC Jr, Kalenak A, et al. Saphenous nerve entrapment at the adductor canal. Am J Sports Med 1989;17:478-481.

[18] Rosson GD, Dellon AL. Superficial peroneal nerve anatomic variability changes surgical technique. Clin Orthop Relat Res 2005;438:248-252.

[19] Vernadakis AJ, Koch H, Mackinnon SE. Management of neuromas. Clin Plast Surg 2003;30:247-268.

[20] Williams PH, Trzil KP. Management of meralgia paresthetica. J Neurosurg 1991;74:76-80.

[21] Worth RM, Kettelkamp DB, Defalque RJ, et al. Saphenous nerve entrapment. A cause of medial knee pain. Am J Sports Med 1984;12:80-81.

第72章 运动医学中的植入物
Implants in Sports Medicine

F. Alan Barber

定义

- 随着各类修复韧带、肌腱和半月板软骨的植入物的发展，运动医学中的关节镜手术技术有了显著进步。目前，这些锚固装置已与超高分子量聚乙烯（UHMWPE）缝合线联合使用。
- 这些锚钉及其缝线可用在盂肱关节中，将盂唇和韧带固定在致密的肩胛盂骨质上，将肩袖和二头肌腱固定在肱骨头或大小结节上，也可以在膝关节中用于修复撕裂的半月板。
- 由于修复要求和技术不同，锚钉的设计是依据手术需要而特制的。一些锚钉带有多根缝线，适合骨松质（肩袖修复），另一些锚钉缝合线较少，适合致密的骨皮质（关节盂修复）。半月板修复装置的缝线较细小，植入物更能适应撕裂的半月板组织。

解剖

- 所有修复植入物的主要作用是将待修复组织（肌腱、韧带或半月板）固定在适当的位置，既不能过度紧张，又能防止松弛，以实现良好的生理愈合。
- 肩袖。
  - 肩袖有效修补的理念包括边缘汇拢[19,31]、锚钉拉拽角植入[18]、穿线方式[34]及合理的锚钉布局。在实现完全足印区覆盖必要性及后方肩袖间隙滑移的临床效果方面尚存争议[28,36]。
  - 利用锚钉实现肩袖足印区修复有多种置钉方案。将锚钉放置在肱骨头关节软骨的边缘，可减少肌腱张力；将锚钉放置在关节软骨更靠外的位置，但保留在结节区域；将锚钉放置在肱骨的外侧骨皮质干（成直角固定方法）[24,25,32,33]使用缝线桥将撕裂的肩袖下压固定至准备好的骨床上[20,21]，并使用双排锚钉将肌腱固定在邻近关节软骨的大结节骨床上。
  - 锚钉置入的方向或角度对于肩袖的修复尤为重要。通常推荐的锚钉以拉拽角（45°）置入[18]。但是45°实际上是可接受的最大插入角度，而不是理想角度，越小的角度把持力越好。与慢性肩袖损伤相邻的肱骨骨质通常是骨质疏松（"空心"）的肱骨头，其骨小梁比正常人稀少。将锚钉以更接近切线方向的角度置入，可以将锚钉置入密度更高的软骨下骨中。
  - 锚钉插入的深度很重要，插入过深的锚钉会因锚钉线切割骨质或退钉，以及平移导致的锚钉固定失效。置入过浅而突出骨面的锚钉更容易在孔眼处失效。
- 关节盂。
  - 关节盂骨质比大结节骨质致密。而且，盂肱关节有限的空间限制了植入物的尺寸。与肩袖修补术一样，使用相应入路达到置钉位置，因此入路选择非常重要。对于置钉角度，应牢记关节盂的解剖结构，以避免穿透肩胛盂，避免在距6点钟位置约1 cm范围内置钉，以免损伤腋神经，并避免将锚钉放置得过于偏向关节盂中线。锚钉位置应置于关节软骨边缘附近，而不应位于肩胛颈下方。
- 半月板。
  - 半月板修复需要考虑撕裂部位的血液供应和撕裂类型。
  - 半月板的血供来自外周，外周血管比中心区域更多[2]。良好的血供对于修复效果至关重要。因此，修复半月板撕裂时必须意识到中心区域的修复不太可能愈合。半月板根据血供分为三个区域[3]。周围的1/3（"红/红区"）血管最多。如果半月板无退行性变，则半月板中部（"红/白区"）的中间1/3可以考虑修复。半月板无血管的内侧1/3称为白/白区，无愈合能力。
  - 能否缝合修补也和半月板撕裂的类型有关。退行性改变的半月板无法愈合，退行性改变的特征包括半月板磨损、多个平面撕裂，检查时可见移位的半月板碎片及桶柄样撕裂时长期交锁。
  - 可修复的半月板撕裂最常见的位置是后1/3。在狭窄的内侧间室中修补该区域具有一定挑战性，不当操作可致局部软骨损伤。
  - 腘肌腱从外侧半月板后侧穿过的地方有一个裂孔，此处腘肌腱与半月板无附着。如果半月板撕裂累及该区域，修复也是有难度的。不建议将缝合线穿过半月板并固定于腘肌腱。
  - 半月板修复相关的风险包括腘动脉损伤、软骨损伤和软组织压迫[22,23]。

材料特性

- 缝合锚钉。
  - 历史上,锚钉是由各种金属材料制成的,包括不锈钢和钛。近来,已经引入了由塑料(PEEK)、可生物降解材料(PLLA、PDLLA 或 PLA-PGA)和生物复合材料(包含 β-磷酸三钙或羟基磷灰石)制成的非金属锚钉[6,10,12]。生物可降解锚钉具有与其他材料锚钉相当的抗拔出强度、随着时间推移可完全降解、无需二次手术取钉,以及无术后影像学干扰等优势。最近引入临床应用的生物复合材料锚钉具有骨传导性,在降解的同时被自体骨替代[10]。
  - 可降解材料和生物复合材料的缝合锚钉与不可吸收的锚钉一样有效。通常用于缝合锚钉的可降解聚合物包括聚羟基乙酸(PGA)、聚左旋乳酸(PLLA)、丙交酯的立体异构体,如 PDLLA、丙交酯和乙交酯的组合共聚物(PLA-PGA)。植入物中使用的降解速度最慢的聚合物是 PLLA,需要数年才能被重新吸收[9]。为了减少植入物降解所需的时间,各种 PLLA 的立体异构体组合[PD(96%) L(4%) LA 或 PD(70%) L(30%) LA]和共聚物(PLLA co-PGA)均可采用,但不会引起裂解反应。
  - 聚醚醚酮(PEEK)是不可吸收的生物惰性聚合物。PEEK 是一种耐化学腐蚀的有机晶体热塑性聚合物,耐受从 60% 硫酸到 40% 氢氧化钠的宽 pH 范围,高温下不变形。它还可以与碳纤维结合进一步强化,目前在骨科领域中的应用已经超过了带线锚钉。
  - 尽管可以在翻修手术中取出 PEEK 锚钉,但在此过程中会产生许多小的塑料碎屑,这些塑料屑可能会进入关节很难去除。此类 PEEK 碎屑永不降解,会引起摩擦,损害关节软骨。
  - 锚钉选择要考虑患者年龄。对于老年患者,不可吸收锚钉更合适。但接受肩关节不稳手术的患者通常还很年轻,预期寿命更长,因此使用可降解锚钉更好。
  - 生物复合材料锚钉反映了材料技术的重大进步。生物复合材料是可降解聚合物与生物陶瓷的组合。将可生物降解的聚合物与 β-磷酸三钙(β-TCP)结合形成的产物同时具有两种材料的特性。例如,α-TCP 的抗压强度和刚度非常高,在制备时可以赋予生物复合材料这些特性。这些构成材料会逐渐降解,并诱导骨长入,填充锚钉空间[8,10]。
  - 这些非金属材料不透射线,在翻修手术中钻头可直接穿过,无需取出。那些不可吸收材质锚钉与其他金属锚钉一样有相同的问题。
  - 最近,已经引入了完全由缝线组成的锚钉[12]。一股或多股编织的 UHMWPE 缝线与编织的聚酯或 UHMWPE 材料的短缝线鞘管相连,在插入骨骼后收缩形成锚钉。收紧缝线,使鞘管各组分聚拢,形成一个球形的结构,锚定在骨内形成锚钉。
- 半月板缝合器。
  - 最新一代半月板缝合装置的共同特征包括使用 UHMWPE 缝线材料和自调节锁定结,这种线结收紧后不需要再打更多的半结来提高线结的安全性。尽管某些早期型号使用的是由可生物降解的聚合物制成的小锚钉,但当前大多数都使用了 PEEK 材料制成的锚钉。一个完全基于缝合线的修复装置是个例外,该装置将两个平行的管状针刺入撕裂的半月板中;然后,一个小的穿梭针将缝合线带到这两个平行的穿刺针之间,以完成水平褥式缝合。
- 缝线。
  - 缝线在物理特性上可分为单丝、编织或混纺,以及可吸收、不可吸收或部分可吸收。最常用的完全可生物降解的单丝缝线是聚对二氧环己酮(PDS),常用于盂肱关节不稳修复手术中。尽管也可以使用任何其他类型的缝线作为导引线,但是 PDS 的单丝特性使其方便与缝合钩结合使用,这是编织缝线无法实现的。它也可以用作标记线,以方便识别滑囊中撕裂的肩袖。PDS 缝合线降解很快;植入后 2 周,它仅保留其原始强度的 60%,6 周时为 40%,9 周时几乎完全被吸收。
  - 在开发 UHMWPE 缝线之前,不可吸收的编织聚酯缝合线(如 Ethibond)一直是大多数软组织修复和缝合锚钉的首选缝线。但是,在大多数关节镜应用和所有当前的缝合锚钉中,编织聚酯已被高强度的含 UHMWPE 的缝线取代。FiberWire 缝线是第一款高强度缝合线,由编织的聚酯涂层围绕多股 UHMWPE 内芯构成。
  - FiberWire 缝线的商业应用成就重新定义了缝线的预期强度。这导致竞争对手随后制造了由纯编织 UHMWPE 构成的缝线。一家制造商为其他公司提供纯编织的 UHMWPE 缝线,目前已有几种不同的品牌进行销售。纯编织 UHMWPE 缝线的极限强度几乎是 FiberWire(部分编织聚酯)的 2 倍,并且抗磨损性提高了 500 倍[15]。
  - OrthoCord(DePuy Mitek, Raynham, MA)是一种最新的高强度缝线,用于 DePuy Mitek 的缝合锚钉中。该缝线结合了 UHMWPE 缝线和可降解的 PDS 缝线,其中 2 号 OrthoCord 由 32%UHMWPE 和 68% 的 PDS

组成，外侧以聚乳酸910（polyglactin 910）包裹。OrthoCord使用UHMWPE外套包裹PDS内芯，能够在PDS被吸收后保持原有形状并保留外侧线套的强度。

缝合锚钉

- 针对肩关节缝合锚钉的分类方法有很多种，在本章中将它们分为内排锚钉、外排锚钉和关节盂锚钉。
- 内排锚钉。
  - 与其他两种类型的锚钉相比，内排锚钉更加坚固且能够承受更高的负荷而不被损坏，通常用于肱二头肌腱的固定。该锚钉用于肩袖足印区内侧能承受较高的生物力学应力，在某些试验中用于冈下肌修补时其强度超过了900N。通常是旋入式锚钉且需要打结。
- 外排锚钉。
  - 相反的是，外排锚钉通常无需打结[6,29]，这种无结设计在临床上具有很多优势。近来主要应用于缝线桥技术中，在该技术中，内排锚钉缝线以褥式缝合的方式穿过肌腱进行绑扎，然后向外侧导入无结锚钉，将肩袖肌腱下压固定于大结节上，从而实现更大的接触面积。在愈合过程中，这种缝线结构能够对肩袖的肌腱施加压应力。一些学者主张将外排钉越过大结节的顶部平行撕裂的肩袖固定于大结节的外侧，其支持者认为这种"成直角"或"解剖"式锚钉置入优于以"拉拽角"方式置入[18,34]。
- 关节盂不稳修复锚钉。
  - 关节盂锚钉主要为骨质良好的年轻肩关节不稳患者设计，而非肩袖损伤患者。
  - 肩关节不稳术后康复治疗通常需要先制动一段时间，以便在施加外力进行康复前使关节囊和盂肱韧带初步愈合。与肩袖损伤相比，肩关节不稳患者的关节囊、盂唇组织和骨骼更加年轻、健康。因此，关节盂锚钉的生物力学特征和设计特征均与肱骨结节处所使用的锚钉不同。
  - 关节盂锚钉较小，截面更小，并且能够插入骨皮质。锚钉的尺寸范围从直径<2 mm至3.5 mm不等，这种较小的尺寸能够满足在狭窄的空间和致密的关节盂边缘应用。栓扣式设计的锚钉虽然通常对骨质疏松的大结节处无效，但适用于关节盂。这种更小、更短的锚钉能够灵活适应盂肱关节狭小的空间，且锚钉较短能够避免穿透下方关节盂、突破骨质进入腋囊损伤腋神经。
  - 然而，这种锚钉失效强度低于肩袖锚钉。可容纳缝线较肩袖锚钉少，因此在选择合适的锚钉进行关节囊-韧带修复时必须考虑到这一点。肩胛盂锚钉有无结和有结两种。

半月板缝合器

- 最新一代的半月板缝合器应用全内技术。最初的全内缝合器为刚性固定（如大头钉、门形钉及螺纹钉）、失效载荷低，同时由于缝合器的一部分仍暴露于半月板的表面，带来了软骨磨损的风险。
- "自调节式"全内半月板缝合装置提高了修复的强度与安全性，但使用编织聚酯纤维缝线材料仍存在缝线断裂的风险。
- 采用了UHMWPE缝线的新一代的带线全内自调节半月板缝合器为关节镜操作提供了强有力的技术手段，它不易断裂，不需要增加额外切口，降低了血管神经损伤的风险[16]。
- 这些缝合器的共同特征包括UHMWPE缝线的使用和自锁结应用，因此不必增加半结来提高固定的安全性。所有这些缝合器均使用针具插入半月板，之后至少进行2道缝合后，再收紧线复位打结固定。
- 不同的缝合器的设计、缝线粗细、植入物大小及打结的方式不同，不同缝合器对比时，常评估其失效强度、失效模式和其他机械特性。

缝线和结型

- 关节镜下缝线应具备操作手感良好、强度高、过线导引顺畅及线结安全可靠等特征，必要时能够生物降解。在降解过程中，缝线不应引起明显的炎症反应。此外，优质的关节镜缝线应在同样的尺寸下提供更大的强度，表面光滑、摩擦系数低，有利于在关节镜潮湿的环境下应用。
- 使用UHMWPE缝线打结仍存在一定问题，有报道称，在低于设计的失效负荷情况下，缝线不会断裂，但是线结易滑脱[1,13]。分析原因应该与UHMWPE缝线的物理特性和线结类型有关。
- 使用UHMWPE缝线打结时，有些线结方式更易滑脱[1,13]。据报道，Duncan结和Weston结分别有97%和86%的滑脱率。相比之下，SMC结和Revo结在低于失效载荷强度下的滑脱率仅有1%和3%。在同一项研究中，San Diego结和Tennessee结的滑脱率均<10%。综上所述，使用UHMWPE缝线可以提供更高的缝合强度，但并不一定能提高线结的强度，选择正确的打结方式，能够减少线结滑脱。
- 结型及应用。
  - 关节镜下打结有两种类型：滑结与非滑结。作为外科医生应熟悉不同线和线圈的稳定性差异。
  - 线结的稳定性是指线结在一定负荷下对抗线结松脱

的能力。对其产生影响的因素有三个:摩擦、内部干扰及两次打结之间的空隙。
- 线圈的稳定性是指在打结的过程中保持线圈恒定的大小和张力的能力。
- 稳定的线圈上可能存在松结(线结的稳定性低),稳定的结也可能出现于松弛的线圈上(线圈的稳定性低),这两种情况在组织修复中均不能正常发挥应有的维持稳定的作用。
- 滑结和非滑结。
  - 所有的关节镜下打结(滑结与非滑结)均以一个基本结开始,以消除组织界面的松弛间隙,之后再使用几个单结来固定。滑结由一个特殊的锁结开始(从关节外部打结),而非滑结通过一系列的半锁结(在关节内部打结)构成锁结。
  - 为解决关节镜操作仅能对两股缝线施加不对称的力从而构成不稳固的结(非方结)的问题,现采用复杂的滑结进行锁紧,这些滑结通过内部的阻力进行锁定,提高线结和线圈的稳定性。
- 锁定和非锁定结。
  - 将线结收紧时,缝线的摩擦力能够将非锁定结(Duncan 环)固定。而 UHMWPE 缝线摩擦力较小,因此不适合应用非锁定结。
  - 锁定结(如 SMC、Tennessee、San Diego 和 Weston)具有一种内部锁定机制,因此在拉紧缝线非固定端时,该线结结构改变并锁定,术者可通过缝线上传来的卡顿感来判断线结被锁定。一旦锁定后,将无法移动结的位置,所以在锁定之前确保线结在正确的位置是非常重要的。

失败的机制

- 缝合锚钉。
  - 锚钉失效(锚钉脱出、断裂、孔眼破坏)、缝线失效(断裂或打结滑脱)或组织切割(切割组织致缝线脱出)等,均可导致生物力学机制被破坏[6,14]。
  - 修复结构的破坏可能发生在组织/缝线界面、线结本身(线圈不稳定、线结滑脱或缝线断裂)、缝线-锚钉界面或锚钉-骨界面(锚钉脱出、断裂或锚钉骨内移位)。
  - 在临床上,肩袖肌腱修复失败的主要问题存在于缝线-肌腱界面。
- 锚钉脱出。
  - 目前的缝合锚钉对从骨质中脱出具有较高的抵挡能力。锚钉抗拔出力与接触面(骨与锚钉之间)特性有关,而骨与锚钉间的摩擦力能够阻止锚钉脱出。锚钉表面积越大或骨质越致密,锚钉抗拔出力就越大。
  - 文献中的一些生物力学研究提供了以下数据[6,11]。研究报道指出,与较大的旋入式肩袖锚钉相比,较小的非螺纹关节盂锚钉抗拔出强度较低。由于更大的锚钉和更深的螺纹能够承受更高的负荷,所以这样的结果也在意料之中。不过,5.5 mm 和 6.5 mm 的带螺纹肩袖锚钉用于肩袖修补的失效模式无显著差异。这表明,与锚钉的尺寸相比,全螺纹设计(全螺纹而非推进式)本身发挥着更重要的作用。
  - 骨密度和锚钉置入的位置也很重要。另一项研究表明,骨小梁密度增加 50% 可使抗拔出强度升高 53%。骨密度和锚钉的构造在增加抗拔出强度时均发挥作用[37,38]。
- 锚钉植入失败。
  - 锚钉相对于骨皮质的植入深度、植入角度及植入过程中锚钉的旋转都可能导致固定失败。根据骨密度的不同,锚钉在骨质中植入过深可能会导致以下两种失效方式。第一,在良好的骨质中,锚钉植入过深会导致骨皮质缘磨损缝线,如此反复,缝线被磨断。第二,在骨质疏松骨中植入锚钉过深可能会导致缝线切割邻近骨质,导致锚钉移位。
  - 锚钉置入角度和旋转也很关键。理想的锚钉植入位置能够使锚钉孔眼与缝线拉力方向一致,与拉力方向一致的锚钉使缝线能在孔眼上自由滑动,无异常摩擦。当孔眼旋转与缝线拉力方向成角时,缝线在孔眼处异常摩擦,可能导致缝线的磨损和失效。
- 锚钉断裂。
  - 尽管锚钉在植入过程中可能发生断裂,一旦植入完成则很少发生。
  - 植入期间的锚钉断裂与锚钉的材质相关,可生物降解的锚钉相比于金属或 PEEK 材料的锚钉更易断裂。
  - 锚钉植入中未对齐骨孔、在致密骨面上钻孔过小、打击力过大及因暴露不足或出血导致锚钉植入方向误差等,都可能导致锚钉断裂。
  - 旋入式锚钉植入时与钉孔方向不匹配可能会引起剪切力和扭矩增加,尤其是在非常坚硬的骨质中,最终会导致锚钉断裂。
- 锚钉孔眼破坏。
  - 当今的锚钉孔眼设计已从突出的近端转移到锚钉主体的中间部位,还有位于更远端的横杆孔可以导引缝线穿过锚钉中空的中央核心区。一些锚钉在主体内为两股缝线提供了两个完全独立的孔眼。不同的设计有各自的优缺点。
  - 远端的横杆孔眼允许锚定在横杆部位失效,这是一种相应的防止锚钉拔出保护措施,因为要想将锚钉主体从骨中拉出,必须先拉断横杆才行。
- 最近的研究表明,锚钉孔眼破坏已成为越来越普遍的失效机制。附着在锚钉上的UHMWPE缝线强度增加可能是导致锚钉孔眼破坏的原因。
- 缝线断裂。
  - 由于UHMWPE缝线的强度很高,因此当今缝线断裂原因通常是医源性的。尽管缝线强度高,但操作不当会削弱缝线并导致打结时或锚定植入后缝线断裂。如果操作不当,则夹具或推结器会磨损缝线,使缝线强度变弱。缝线上的刮痕会立即影响缝线的整体强度。
- 缝线断裂的补救。
  - 如果确定了缝线受损区域,则术者应调整缝线的长度或改变打结方式,以避开缝线受损部位。
  - 如果在打结过程中缝线断裂,但锚钉有多根缝线,此时可使用剩余的缝线。另一种方法,如果锚钉孔眼允许,则可以将其他缝线导入孔眼替换受损缝线,完成缝线装填。

半月板缝合器

- 半月板缝合器的失效模式有锚钉部位失效(锚钉拉出或无法完全插入)、缝线部位失效(缝线断裂或线结滑脱、线环松动)或组织部位失效(缝线切割组织)[5,16,17,26]。
- 笔者最近在尸体上评估了最新一代基于缝线的全内自动调节半月板缝合器。观察到几个失效原因。测试了5种不同的缝合装置:CrossFix Ⅱ、Fast-Fix 360、Meniscal Cinch、OmniSpan和Sequent半月板钉(图1～图5)。通过模拟修复半月板后角损伤修补操作,评估了这些工具的易用性和不良事件发生情况。数据反映了失败的模式或遇到的潜在问题。
- 可观察到缝线松动的频率不同。
  - Fast-Fix 360没有出现缝线松动(0/8);OmniSpan仅出现了1例(1/8)缝线松动;Meniscal Cinch在8例中有3例出现插入后缝线松动;CrossFix Ⅱ在10例中有3例出现缝线松动;Sequent半月板缝合器在8例中有4例出现缝线松动。

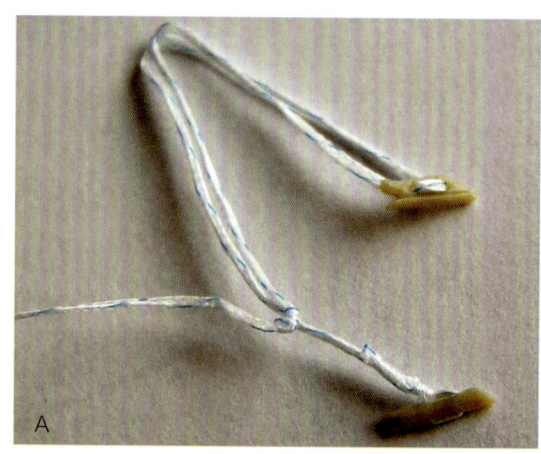

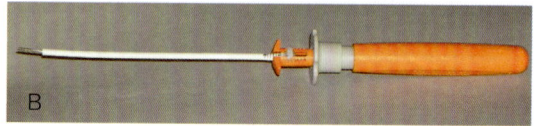

图2 Fast-Fix 360半月板修复装置带有编织的UHMWPE缝线,该缝线连接了两个PEEK箭头形锚钉(A),通过两个单独的通道插入并通过滑动锁定结进行固定。圆形手柄插入装置(B)允许在插入过程中控制针的方向,并且有一个可调节的深度限制器,术者可以将其设置为最大20 mm的限深深度(版权:F.Alan Barber, MD, 2013)。

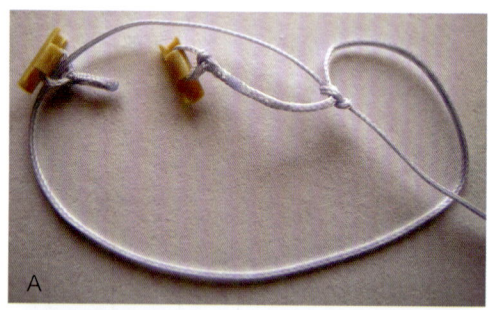

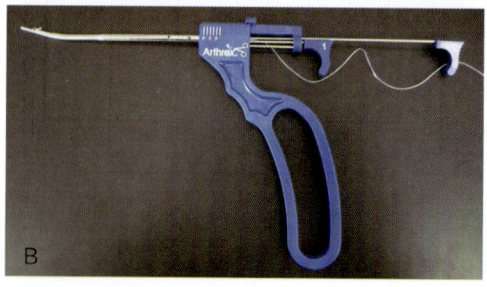

图3 Meniscal Cinch设备带有一根2-0缝线,它是UHMWPE和编织聚酯的混纺物,连接到两个空心管状PEEK锚钉(A),每个锚钉都由15°弯曲枪(B)装在单独的穿刺针上(版权:F.Alan Barber, MD, 2013)。

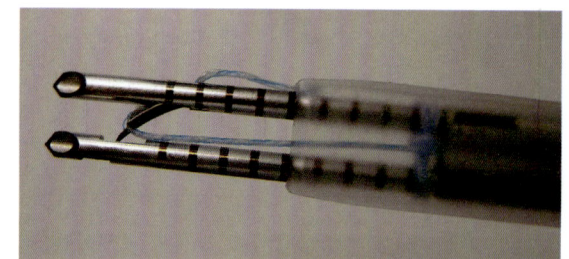

图1 CrossFix Ⅱ半月板修复装置是全缝线式的,具有16 mm的深度限制器,并且需要8 mm的组织穿透厚度,以使内部镍钛诺穿刺针脱离透明的塑料护套才能发挥作用。在透明的塑料护套中可以看到自带的滑动锁定结(版权:F.Alan Barber, MD, 2013)。

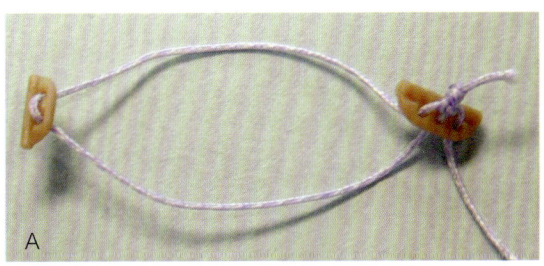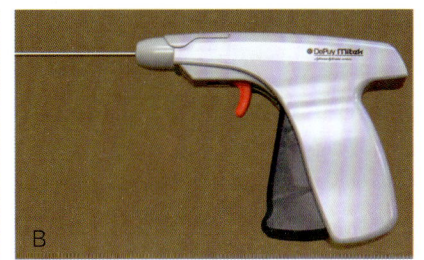

图4　OmniSpan在两个PEEK锚钉（A）之间有一个2-0 OrthoCord（PDS和UHMWPE的组合）缝线环，并且在第一个PEEK锚钉的外侧有一个滑动锁定结。刺入修复完成后，两根垂直于半月板裂口的缝合线与半月板表面持平，没有突出的线结。使用一次性枪柄（B）插入OmniSpan设备。可以使用弯针或直针。较大的黑色触发器将锚钉推入组织，较小的红色触发器将第二个锚钉推进到枪管击发位置备用（版权：F.Alan Barber, MD, 2013）。

- 关节软骨磨损。
  - 分别在CrossFix Ⅱ和Fast-Fix 360出现1例软骨磨损。
- 缝合针的方向。
  - 理想的半月板修复方向是垂直方向。除CrossFix Ⅱ外，所有受测工具均做到了垂直褥式缝合。
  - CrossFix Ⅱ仅能做到水平褥式缝合。
- 适当的针距（足以进针）。
  - 除CrossFix Ⅱ外，所有设备都至少有5 mm针距。
  - CrossFix Ⅱ局限于3 mm针距。
- 表面结构。
  - 结构体积过大可能会在膝关节活动时引起关节软骨磨损。
  - 在这些测试中，CrossFix Ⅱ、Fast-Fix 360和OmniSpan的缝线结构体积最小。
  - Meniscal Cinch有一个大的结，Sequent的锚钉位于表面。
- 精确缝合固定。
  - Fast-Fix 360和Sequent全部成功（但是Sequent操作时需要必须将其中一个先移除然后再插入另一个）。

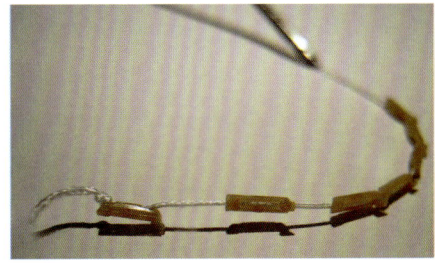

图5　Sequent半月板缝合器由一根0号Hi-Fi缝线，带有4个或7个1.3 mm×5.1 mmPEEK锚钉。半月板修复最少需要三针，首先将第一个锚钉放置在半月板边缘，将第二个锚钉置于半月板实质，然后将第三个锚钉置于周边，距第一个锚钉约1 cm。这种连续缝合技术可以重复进行，直到所有锚钉都缝完为止。相关的操作手柄有直针和弯针两种（版权：F.Alan Barber, MD, 2013）。

- OmniSpan在9次中8次成功，Cinch在10次中8次成功。
- 尽管进行了10次尝试，但CrossFix Ⅱ仅成功了6次。

手术植入物

缝合锚钉

- Arthrex（Naples, FL）。
  - Corkscrew系列（内排锚钉）（图6）：Corkscrew锚钉是全螺纹（FT）的，由PLLA（BioCorkscrew FT）、PEEK（PEEK Corkscrew FT）、β- TCP PLLA 共混物（Biocomposite Corkscrew FT）或钛制成（Corkscrew FT）。Corkscrew孔眼由大型编织聚酯缝线环制成，模制到锚固件主体中。锚钉附带2根2号编织缝线（聚酯或FiberWire），并且提供3种型号（4.5 mm、5.5

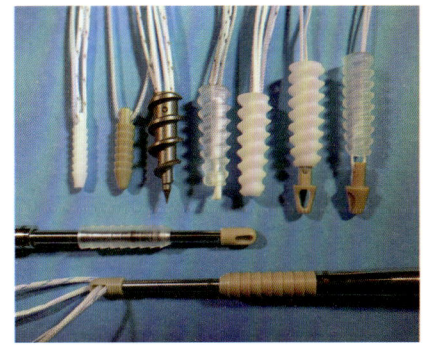

图6　上排从左至右的Arthrex锚钉包括BioComposite SutureTak、PEEK SutureTak、Titanium Corkscrew FT、BioCorkscrew FT（由PLLA制造）、BioComposite Corkscrew FT（由β- TCP- PLLA 制成）、无结 BioComposite SwiveLock（β-TCP-PLLA混合物）和无结BioSwiveLock PLLA（带有远端PEEK孔眼）。底部是无缝线的无结Bio-PushLock（PLLA主体和PEEK孔眼）和在孔眼中穿过2根缝线的无结PushLock（PEEK主体和孔眼）。Corkscrew锚钉具有由大型编织聚酯缝合线环制成的孔眼，该环模制到锚钉体中，这在BioCorkscrew FT中最明显（版权：F.Alan Barber, MD, 2013）。

mm和6.5 mm）。

- SwiveLock（外排锚钉）（图6）：无结SwiveLock锚钉设计用于外排固定。由PLLA、PEEK或β-TCP-PLLA混合材料制成，远端孔眼由PEEK制成。这些锚钉有2.9 mm、3.5 mm和4.5 mm三种型号。尽管未预装缝合线，但这些全螺纹拧入的无结锚钉设计可用于缝线、线带、软组织移植物固定。
- SutureTak（关节盂锚钉）（图6）：SutureTak由PLLA、PEEK或β-TCP-PLLA制成。该锚钉尺寸小，可在关节盂中使用（2.0 mm、2.4 mm、3.0 mm和3.7 mm）。2 mm锚钉装载了一根1号FibreWire，2.4 mm和3.7 mm锚钉都装载了一根或两根2号FiberWire，3 mm锚钉可装载一根或者两根2号FiberWire或2号TigerTail缝线。

• Biomet运动医学（Warsaw, IN）。
- JuggerKnot（关节盂锚钉）（图7）：这是一种完全由缝线组成的新型锚钉。当前提供3种不同的型号：1.4 mm、1.5 mm和2.8 mm。两个较小的锚钉是关节盂锚钉，较大的是肩袖锚钉。1.4 mm锚钉有一根1号MaxBraid缝线，该缝线穿过聚酯缝线套，插入骨通道时呈V形。1.5 mm锚钉由单股2号MaxBraid缝线组成，该缝线穿过25 mm长的6号编织缝合线套。2.8 mm锚钉专为修复肩袖肌腱设计，由两根2号MaxBraid缝线组成，穿过2 mm宽、25 mm长的编织聚酯材料线套。
- 收紧这些锚钉缝线，都会将锚钉线套收缩成球形，从而将其锚钉在相邻的完整骨皮质上。

• 强生（Raynham, MA）。
- Healix Advance（内排或外排锚钉）（图8）：这种锚钉

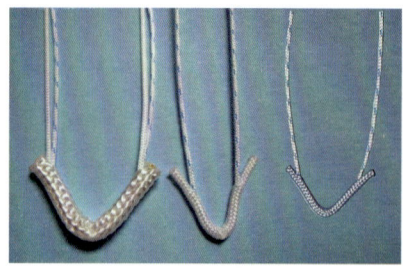

图7　JuggerKnot锚钉完全由缝线组成。从左至右分别是由两根2号UHMWPE缝线穿过2 mm×25 mm编织聚酯鞘构成的2.8 mm白色锚钉，由一根2号UHMWPE缝线穿过25 mm长的6号编织线鞘构成的1.5 mm白色锚钉和由一根1号UHMWPE缝线穿过5号编织聚酯线鞘组成的1.4 mm蓝色锚钉。将这些锚钉以V形插入钻孔的骨隧道中后，通过牵拉缝线游离端将其压缩成一个缝线球，抵住相邻的完整骨皮质实现固定。两个较小的锚钉是关节盂锚钉，较大的是肩袖锚钉（版权：F.Alan Barber, MD, 2013）。

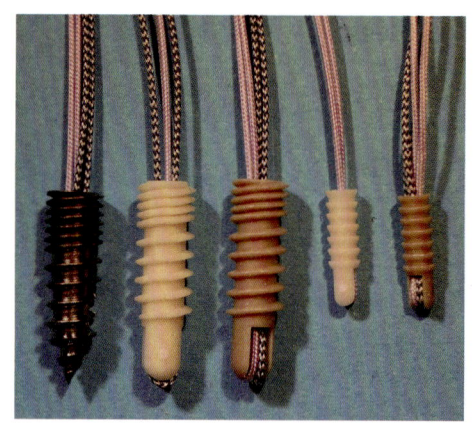

图8　从左到右分别是Titanium Healix、由β-TCP/PLGA制成的生物复合材料Healix和PEEK Healix。右边的两个较小的锚钉其中体积更小的是生物复合材料Gryphon（β-TCP/PLGA），另一个是PEEK Gryphon。这些锚钉装有2号OrthoCord线，通过中央空心进入的远侧横杆孔眼（版权：F.Alan Barber, MD, 2013）。

由PEEK、钛或β-TCP/PLGA生物复合材料制成。β-TCP具有骨传导性，并在降解后促进骨骼向内生长填充锚钉位置。这些锚钉有4.5 mm、5.5 mm和6.5 mm的直径，可装载2根或3根2号OrthoCord线。Healix Advance的螺纹延伸至锚钉尖端并保护远端横杆孔眼，以避免在插入过程中发生断裂。还有一种无结版本，可用于外排修复。

- Gryphon BR（关节盂锚钉）（图8）：这种插入式锚钉是由Biocryl组成的，30%β-TCP/70%PLGA。它带有一根或者两根2号OrthoCord线，为中空结构，与远端横杆孔眼相通。

• 施乐辉（Andover, MA）。
- TwinFix Ultra（内排钉）（图9）的固定螺丝是全螺纹的，是由PEEK、钛或PLLA/HA（聚l-乳酸和羟基磷灰石）制成的旋入式锚钉，可容纳2根或3根2号UltraBraid缝线，通过中间的空心进入远侧的孔眼。有4.5 mm、5.5 mm和6.5 mm三种直径可供选择。
- Footprint锚钉（外排钉）（图10）：Footprint是一种无结锚钉，旨在用于外排或其他无结修复。它由PEEK材料制成，直径为5.5 mm或6.5 mm。缝线通过孔眼装载，锚钉连接插入器，使用时将锚钉推进到预钻骨孔中，收紧缝线，然后，随着顺时针旋转手柄末端的旋钮，锚固件内的中央栓展开并推进以挤压固定缝线并保持张力。
- Raptor锚钉（关节盂锚钉）（图10）：这种推入式锚钉的直径分别为2.3 mm和2.9 mm，带有一根或两根2号UltraBraid缝线。在锚钉的中部横向设置一个孔

第72章 运动医学中的植入物　675

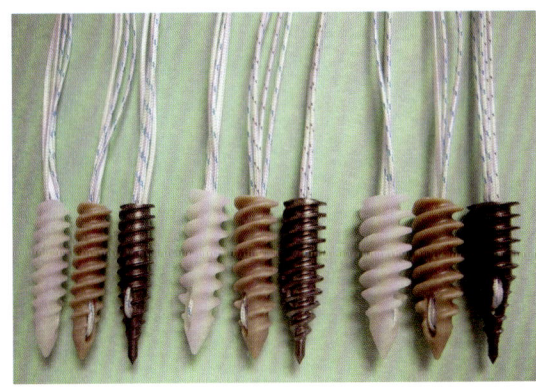

图9　TwinFix Ultra锚钉由PLLA/HA（白色）、PEEK（棕色）或钛合金（灰色）制成，为全螺纹锚钉。都用于内排固定，可容纳2~3根2号UHMWPE缝线。缝线经远端孔眼穿过锚钉中央空心穿出。它们的直径（从左到右）分别为4.5 mm、5.5 mm和6.5 mm（版权：F.Alan Barber, MD, 2013）。

眼。锚钉名称具有欺骗性，BioRaptor 2.9的直径实际上是3.7 mm，而BioRaptor 2.3的直径实际上是3.0 mm。BioRaptor 2.3不可生物降解，但实际上是由PEEK材料制成的。生物复合材料OsteoRaptor锚钉由PLLA/HA混合物制成。

○ Healicoil锚钉（图10）：与传统的实芯植入物的区别在于它是空芯设计。其理念是使骨骼通过锚钉螺纹之间的空隙向内生长，同时可以减少锚钉中PEEK材料的体量。Healicoil是具有远端横杆"孔眼"的全螺纹锚钉，可以穿过2根或3根UltraBraid（UHMWPE）缝线。缝线穿过横杆上方的锚定环的中央孔，然后返回到锚钉中空芯。使用PGLA（65%）、β-TCP（15%）和硫酸钙（20%）制成的新型骨传导性Healicoil锚钉（Regenesorb Healicoil）。

○ SutureFix Ultra（图10）：是另一种基于缝线结固定的锚钉。它基于单股2号UltraBraid缝线，该缝线穿经5号UltraBraid的线套编织了6次。将锚钉插入直径为1.7 mm的骨孔中，激活机制可以在施加牵引力之前，将线套在骨内展开。牵引缝线/缝线套构造抵住完整的骨皮质，从而形成锚钉。

● ConMed Linvatec（Largo, FL）。
○ Super Revo FT（内排锚钉）（图11）：这是一个全螺纹，自钻式钛合金旋入式锚钉，带有一个内部独立的可方便缝线滑动的孔眼，可固定2根或3根2号Hi-Fi缝线。
○ CrossFT（内排锚钉）（图11）：这是一个全螺纹的，PEEK或生物复合材料制成的，直径5.5 mm的旋入式锚钉，带有一个远端横杆孔眼，最多可容纳3根2号Hi-Fi缝合线。
○ PopLok（外排锚钉）（图11）：PopLok PEEK 4.5是直径为4.5 mm，长为15.5 mm的扩张螺栓锚钉。它最多可容纳4根2号高强线。它的两个翼在启动时展开以将锚钉固定到位，一旦展开，翼尖的直径为9 mm，总长度缩短为11 mm。
○ Y形结（关节盂锚钉）（图11）：这种全缝合锚钉带有1根2号Hi-Fi缝线，该缝线穿过扁平的3 mm×25 mm UHMWPE编织线套。使用时将其植入一个1.3 mm的骨孔中，收紧缝线牵张线结缩成一团，紧贴骨皮质，提供锚定。

● Stryker Endoscopy（San Jose, CA）。
○ Iconix锚钉（图12）：这些全缝线锚钉有3种不同的型

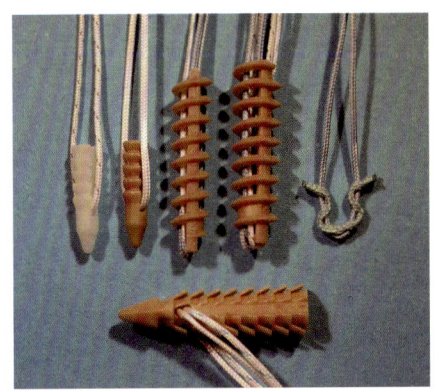

图10　这些是Smith & Nephew锚钉，（从左到右）依次为OsteoRaptor（由PLLA和HA混合制成）、由PEEK材料制成的BioRaptor、全螺纹PEEK Healicoil锚钉（4.5 mm和5.5 mm）及全缝线1.7 mm SutureFix Ultra。图片的底部是无结的PEEK Footprint，带有两根缝线。所有锚钉都装载了2号UHMWPE缝线（版权：F.Alan Barber, MD, 2013）。

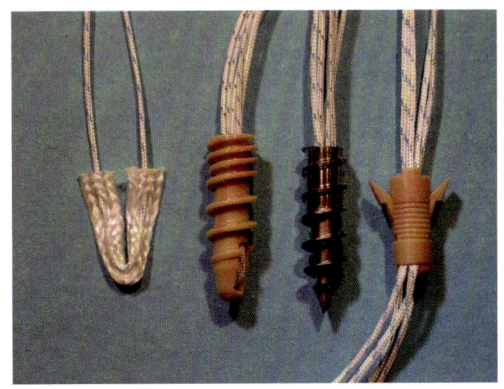

图11　这些为ConMed Linvatec锚钉，（从左到右）依次为全缝线Y形结锚钉（由单根2号UHMWPE缝线穿过扁平的3 mm×25 mmUHMWPE编织线套）、全螺纹5.5 mmPEEK CrossFT（装载了3根2号UHMWPE缝线）、钛合金Super Revo FT和侧翼展开的4.5 mm无结PopLok（均装载了3根缝合线）（版权：F.Alan Barber, MD, 2013）。

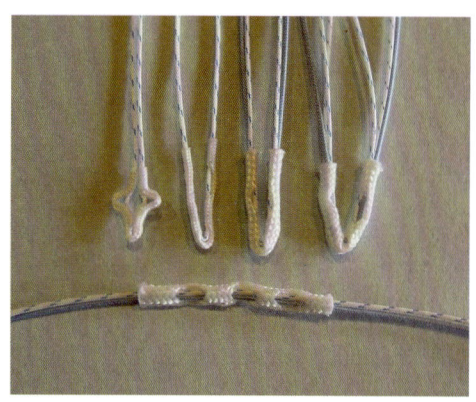

图12 从左到右分别是Iconix 1（三叶草模式）、Iconix 1（三叶草未展开模式）、Iconix 2和Iconix 3锚钉。数字名称反映了它们拥有的2号UHMWPE缝线的股数。这些缝线穿过扁平的柔性编织聚酯线套。底部是Iconix 2锚钉，它的两根缝线多次穿过编织的聚酯线套，张紧后形成多片三叶草构造（版权：F.Alan Barber, MD, 2013）。

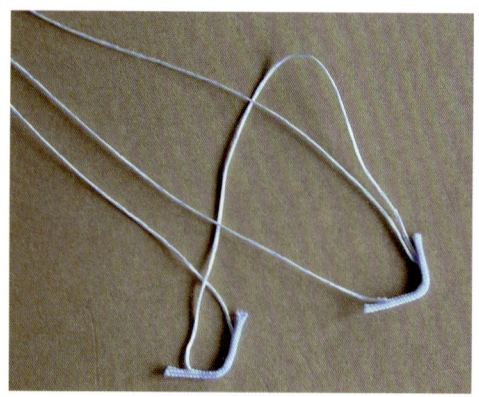

图13 MaxFire MarXmen是一种全缝线植入物，由0号UHMWPE缝线制成，带有两个单独的由编织聚酯缝线套制成的锚钉。与JuggerKnot缝合锚非常相似，MaxFire修复装置由MarXmen枪分两次植入。直针和弯针均可使用。通过收紧缝线可使线套形成自锁结，形成锚钉（版权：F.Alan Barber, MD, 2013）。

号（Iconix 1、2和3），不同型号的数字显示锚钉上2号Force Fiber缝线的根数。锚钉上的缝线穿过扁平的柔性编织聚酯线套，线套经过3次编织，使用时将锚钉植入预钻骨孔后，收紧缝线，编织线套收缩变形成"三叶草"形状，而不像其他基于缝线的锚钉那样收缩成球形。这个三叶草线环套被压在相邻的完整骨皮质上，形成锚钉固定。

半月板修补

- Fast-Fix 360（施乐辉）。
  - Fast-Fix 360（图2）带有25°弯曲的17号针头和2-0 UHMWPE编织缝线，通过两个单独的通道植入。缝线连接两个箭头形PEEK锚钉，并用一个预先设计好的滑动锁定结固定。该设备在手柄上有一个可调节的深度限制器，由按钮控制，最大可调节至20 mm。圆形手柄可在插入过程中控制针的方向，使用细长的开槽金属套管将设备导入关节。滑动锁定结与第二个PEEK锚钉一起植入，拉动缝线收紧线结，单管状剪线器可以将线结推入半月板实质部分，并剪断尾线，这样半月板缝合后在其表面留下单个缝线环。
- MaxFire MarXmen（Biomet Sports Medicine）（图13）。
  - MaxFire MarXmen是一种全缝线植入物，由0号MaxBraid PE缝线和两个单独编织的聚酯缝线套制成的锚钉组成。该半月板修复装置与Biomet Sports Medicine提供的JuggerKnot缝线锚钉（图7）非常相似。MarXmen枪通过一根穿刺针将MaxFire缝线及其锚钉分两次穿过半月板，可使用直针和弯针，收紧

缝线可激活滑动自锁结。
- CrossFix Ⅱ（Cayenne Medical, Scottsdale, AZ）。
  - CrossFix Ⅱ（图1）可在不植入锚钉的情况下进行全缝合修复。双针输送装置（带有12°向上弯针或直针）具有两个彼此平行的15号空心针。当内部镍钛合金穿梭针将一根编织的0号UHMWPE缝线从一个穿刺针管插入另一个穿刺针管，这两个平行的穿刺针之间会形成一个3 mm的褥式缝合。该装置具有16 mm的深度限制器，需要穿透至少8 mm的组织才能发挥作用。收紧缝线可锁定滑动式Weston结。该系统无锚钉，插入枪中有可塑形开槽的金属导引器，推结剪线器剪线后留有2~3 mm的线尾。
  - 在完全扣紧扳机之前，一定要小心操作，避免在两个平行的线结间增加扭矩。扭矩会导致两针缝线对不齐，不能将缝线准确导引至对侧。
- Meniscal Cinch（Arthrex）。
  - Meniscal Cinch（图3）装置具有一个15°弯曲的枪管，装有两个单独的套管针。枪的手柄上有一个可调节的深度限制器。每个针头都装有空心管状PEEK锚钉，两个锚钉用缝线连接，缝线是2-0 UHMWPE和编织聚酯纤维（FiberWire）的混合物。直径为6 mm的开槽"鞋拔"套管便于设备插入。在插入第一根针并展开PEEK锚钉之后，将其移开，然后以相同方式将第二根针推入，这样就形成了一个垂直的褥式线结，通过预先设置的滑动锁定结固定。
- OmniSpan（Depuy Mitek）。
  - 使用一次性枪柄插入OmniSpan设备（图4）。可以使

用弯针或直针。在两个PEEK锚钉之间带有两个2-0 OrthoCord线环。滑动锁定结位于第一个PEEK锚钉的远侧,通过位于锚钉之间两根交叉缝线在半月板表面以无结方式固定修复。使用可伸展的金属牵开器将设备导入膝关节,在穿刺缝合时,针头上的硅胶管可在13 mm处提供"限深"。通过拉动枪柄上的大扳机来展开第一个锚钉,同时提供一定的向前的压力以避免退钉。在第二次插入穿刺针前,将枪上的红色扳机扣动几次,使第二个锚钉进入针头击发位置。重新定位穿刺位置,再次扣动扳机植入第二个锚钉,然后取下枪柄,将探针插入第一个线环下方,在拉动游离缝线端时该线环会移动,使用探针拉动该线环,直到第二个线环与半月板表面齐平,然后移开探针,拉动缝线以锁紧第二环。这避免了线环的松动,并在半月板表面上形成了带有两根缝合线的修复结构。推结剪线器平半月板表面剪断缝线,表面无线结。
- Sequent半月板缝合器(ConMed Linvatec)。
  - Sequent半月板缝合器(图5)有直针和弯针两种,0号Hi-Fi缝线上带有4个或7个直径1.3 mm、长5.1 mm的PEEK锚钉。完成修复至少需要3个锚钉,首先将第一个锚钉放置在半月板外围,将第二个锚钉置于半月板实质内,然后将第三个锚钉在距第一个锚钉约1 cm范围置入。这种连续缝合技术可形成V形修复,V形的前臂和后臂有助于减少缝合处的剪切应力,并像完全褥式缝合一样,对缝合间隙加压。在每个锚钉之间的半月板表面上留有单根0号Hi-Fi缝线。为了固定缝线和PEEK锚钉,需要利用插入装置进行复杂操作。使用插入装置对缝线进行两次完整的顺时针旋转,然后张紧缝线以将其锁定到PEEK锚钉的缝隙中。插入装置带有套筒,可将该套筒切割成适当长度,用作限深器,并且还可用作插入套管。侧面装载的一次性缝合器与这个装置相关联。

组织修复中使用的植入物

缝合锚钉

- 肩袖修补:单排对比双排。
  - 通常,有两种不同的肩袖修复方法,区别在于固定后肌腱与足印区骨质的接触面大小。一种方法是使用双排缝合锚钉牢固地固定肩袖,并可能穿过缝线以形成缝线桥。另一种方法是将肩袖肌腱固定于张力最小的位置,然后在相邻的骨质钻孔行髓质激发刺激,以促进肩袖愈合。可以认为,在随后的愈合过程中,这种骨髓出血反应可促进肌腱在大结节的其他部分延展愈合。

- 单排和双排修复结构的机械应力不同。
  - 单排的所有应力均由这一排锚钉分担。
  - 使用双排锚钉修复时,载荷分布不均匀。Khoury等[27]最近报道说,行双排固定时内排钉承受的应力是双排肩袖修复总应力的2/3,外排锚钉只承受总应力的33%。
  - 因为内排承受的载荷是外排的2倍,所以内排可能是第一个在临床和生物力学上失效的。因此,将坚固的锚钉放在内排似乎是明智的。
- 缝线桥技术使用无结外排锚钉。考虑到含UHMWPE的缝线往往会周期性地拉长并在最大载荷下产生滑动,因此与UHMWPE缝线联合使用时,无结外排锚钉必须具有非常有效的缝线锁定机制。
- 使用多根、更大直径的缝线可创建力学性能更坚固的缝合结构(5号缝线或线带)。但是,较大的缝线会在已经退变的肩袖肌腱上施加较大的压力,可能损害其血供。交叉缝线可能会勒伤肩袖肌腱组织。
- 增加UHMWPE缝线的数量也会增加修复强度。但是,修复中最薄弱的环节是缝线-组织界面,而不是缝线本身,在修复中增加缝线数量,自然会增加修复强度,但是也会影响组织愈合。
- 肩袖修复后可能在腱肌结合部或腱-骨界面失效。越来越多的证据表明,年轻患者肩袖脂肪浸润及肌肉萎缩较轻,肩袖撕裂面积大者,行肩袖修复后易在腱肌结合部失效。
  - 有两种不同的肩袖修复失效模式:Cho 1型(原修复位置失效)和Cho 2型(内排周围失效)[20,21]。
  - Voigt等人[39]报道,所有缝线桥肩袖修补术中有13%表现为肌腱内侧断裂,足迹区愈合(Cho 2型)。腱肌交界处的撕裂使得翻修极为困难。
- 在Cho失效案例中,59%腱肌连接处撕裂(Cho 2型失效)见于双排修补。1型Cho撕裂的百分比随着脂肪变性或肌肉萎缩的严重程度而增加。研究结果显示,越是健康的组织,更容易发生灾难性的2型失效。

半月板缝合器

- 半月板修补只能在特定情况下进行,主要要求良好的血液供应。同时进行前交叉韧带重建或关节软骨表面置换手术的年轻(通常<40岁)患者是最佳人选。
- 半月板修补可以通过四种方式进行:开放式、由内而外、由外而内和全内。基于缝线的自锁装置是该技术的最新技术。它们避免了后侧关节囊暴露,减少了神经血管损伤的可能性,并缩短了手术时间。
- 半月板修复的最佳选择是半月板后角的新鲜、垂直、纵

- 向、周边撕裂。
- 一般红-红区和红-白区的血液供应良好。退行性变（探查时半月板卷起，出现分层、多个桶柄样撕裂）和长期交锁移位的桶柄样撕裂缝合愈合率低。
- 通过打磨和必要时钻孔处理半月板撕裂的两端（内部碎片和半月板边缘）进行缝合前准备至关重要。
- 半月板顶部和底部周围经滑膜刺激也可促进血管愈合反应。半月板器械缝合修复的金标准要求垂直褥式缝合时至少把持 5 mm 外周环箍纤维胶原束。
- 早期研究显示半月板修复的长期成功率随着时间的推移而下降，对于早期的半月板修补方式，确实如此。随着全内式修复器械的发展，期望有更好的结果。
- 关于最佳的术后康复方案仍存在争议。尚无长期的随机对照研究可以比较相对激进和相对保守方案的效果。
- 康复计划的三个主要变量是何时开始膝关节屈伸运动、膝关节屈伸活动的强度，何时开始负重，何时完全负重和开始变向类运动项目。目前主张快速康复，但许多学者不提倡术后前 2 个月屈膝超过 90°[4,7,30,35]。
- 正在探索生物技术以增强半月板愈合，但目前尚未广泛使用。

小结

- 缝线和缝合锚钉的进展为关节镜下盂肱关节不稳手术和关节镜肩袖修补技术改进提供了技术支持。
- 最新的锚钉不是金属的。取而代之的是使用生物可吸收材质的生物复合材料和 PEEK 材料制成的锚钉，这是锚钉的发展趋势。具有生物相容性的可吸收材质锚钉与金属或塑料锚钉一样坚固耐用，并且不影响术后影像学检查，也方便翻修手术操作。
- 专为关节盂固定而设计的锚钉体积较小，与之相比，为肩袖修补设计的锚钉体积更大、可承受的负荷更高、可容纳的缝线更多，并且在骨质疏松的大结节中的固定效果更好。
- 在所有基于缝线的全内自锁半月板缝合装置中，Fast-Fix 360 和 OmniSpan 最容易操作，而 Sequent 和 CrossFix Ⅱ 半月板缝合器操作具有一定挑战性。
- 一项研究表明，除 Fast-Fix 360 以外，所有的半月板缝合产品缝合测试结果显示均有至少一例缝合后发生缝线松弛。在 Fast-Fix 360、Sequent 和 OmniSpan 三种缝合装置修复效果相当。

要点与失误防范

缝合锚钉	
锚钉置入方式	带多根高强度（UHMWPE）缝线，全螺纹设计，无结外排设计和远侧缝合"孔眼"
锚钉置入角度	最大安全角为 45°，角度减小可以使肩袖锚钉进入密度更高的软骨下骨。外排钉正交（解剖）固定角度有利于缝线对肌腱加压
锚钉置入深度	置入深度过深的锚钉会因缝线切割骨质、向皮质表面旋转和平移，导致锚钉移位而失败。"突出骨面"的锚钉更容易在孔眼处失效
锚钉材料	最新的非金属锚钉由塑料（PEEK）、可生物降解材料（PLLA、PDLLA 或 PLA-PGA）或生物复合材料制成 生物复合材料具有骨传导性，在降解结束时被骨置换
锚钉失效	最可能出现的失效部位是在缝线-肌腱界面。此外，肩袖肌腱修复可能在腱肌交界处或腱-骨界面失败
双排修补失效	双排修补失效发生在更年轻、更健康的肩袖组织的腱肌交界处、脂肪浸润轻或肌肉萎缩少
单排失效	单排修补失效更多地发生在腱-骨界面，大结节处无肌腱组织
半月板缝合装置	
半月板愈合	良好的血供至关重要。准备工作包括打磨撕裂部位的两侧和相邻的滑膜，这些都可以促进愈合
血供至关重要	半月板外 1/3（红/红区）血管最多。退变的撕裂无法愈合。退变的征兆包括磨损、多个平面撕裂、探查时内部碎片异常活动，以及长期交锁的桶柄样撕裂
半月板缝合器	最新一代的全内设备包括 UHMWPE 缝线和自锁结，无须额外增加半结来确保打结的安全性
半月板缝合器材料	当前大多数设备使用 PEEK 制成的外围锚钉
术后康复	尚无长期的随机对照研究对比相对激进和相对保守的康复方案。但是，大多数作者建议在手术后的前两个月避免膝关节弯曲超过 90°

（燕晓宇 译，董士奎 刘闻欣 审校）

参考文献

[1] Abbi G, Espinoza L, Odell T, et al. Evaluation of 5 knots and 2 suture materials for arthroscopic rotator cuff repair: very strong sutures can still slip. Arthroscopy 2006;22(1):38-43.

[2] Arnoczky SP, Warren RF. Microvasculature of the human meniscus. Am J Sports Med 1982;10(2):90-95.

[3] Arnoczky SP, Warren RF. The microvasculature of the meniscus and its response to injury. An experimental study in the dog. Am J Sports Med 1983;11(3):131-141.

[4] Barber FA. Accelerated rehabilitation for meniscus repairs. Arthroscopy 1994;10(2):206-210.

[5] Barber FA. Meniscus repair: results of an arthroscopic technique. Arthroscopy 1987;3(1):25-30.

[6] Barber FA, Bava ED, Spenciner DB, et al. Cyclic biomechanical testing of biocomposite lateral row knotless anchors in a human cadaveric model. Arthroscopy 2013;29(6):1012-1018.

[7] Barber FA, Click SD. Meniscus repair rehabilitation with concurrent anterior cruciate reconstruction. Arthroscopy 1997;13(4):433-437.

[8] Barber FA, Dockery WD. Long-term absorption of beta-tricalcium phosphate poly-L-lactic acid interference screws. Arthroscopy 2008;24(4):441-447.

[9] Barber FA, Dockery WD. Long-term absorption of poly-L-lactic Acid interference screws. Arthroscopy 2006;22:820-826.

[10] Barber FA, Dockery WD, Hrnack SA. Long-term degradation of a poly-lactide co-glycolide/beta-tricalcium phosphate biocomposite interference screw. Arthroscopy 2011;27(5):637-643.

[11] Barber FA, Hapa O, Bynum JA. Comparative testing by cyclic loading of rotator cuff suture anchors containing multiple high-strength sutures. Arthroscopy 2010;26(suppl 9):S134-S141.

[12] Barber FA, Herbert MA. Cyclic loading biomechanical analysis of the pullout strengths of rotator cuff and glenoid anchors: 2013 update. Arthroscopy 2013;29(5):832-844.

[13] Barber FA, Herbert MA, Beavis RC. Cyclic load and failure behavior of arthroscopic knots and high strength sutures. Arthroscopy 2009;25(2):192-199.

[14] Barber FA, Herbert MA, Beavis RC, et al. Suture anchor materials, eyelets, and designs: update 2008. Arthroscopy 2008;24(8):859-867.

[15] Barber FA, Herbert MA, Coons DA, et al. Sutures and suture anchors— update 2006. Arthroscopy 2006;22(10):1063.e1-1063.e9.

[16] Barber FA, Herbert MA, Schroeder FA, et al. Biomechanical testing of new meniscal repair techniques containing ultra high-molecular weight polyethylene suture. Arthroscopy 2009;25(9):959-967.

[17] Becker R, Starke C, Heymann M, et al. Biomechanical properties under cyclic loading of seven meniscus repair techniques. Clin Orthop Relat Res 2002;(400):236-245.

[18] Burkhart SS. Suture anchor insertion angle and the deadman theory. Arthroscopy 2009;25(12):1365; author reply 1365-1366.

[19] Burkhart SS, Athanasiou KA, Wirth MA. Margin convergence: a method of reducing strain in massive rotator cuff tears. Arthroscopy 1996;12(3):335-338.

[20] Cho NS, Lee BG, Rhee YG. Arthroscopic rotator cuff repair using a suture bridge technique: is the repair integrity actually maintained? Am J Sports Med 2011;39(10):2108-2116.

[21] Cho NS, Yi JW, Lee BG, et al. Retear patterns after arthroscopic rotator cuff repair: single-row versus suture bridge technique. Am J Sports Med 2010;38(4):664-671.

[22] Cohen SB, Anderson MW, Miller MD. Chondral injury after arthroscopic meniscal repair using bioabsorbable Mitek Rapidloc meniscal fixation. Arthroscopy 2003;19(7):E24-E26.

[23] Cohen SB, Boyd L, Miller MD. Vascular risk associated with meniscal repair using Rapidloc versus FasT-Fix: comparison of two all-inside meniscal devices. J Knee Surg 2007;20(3):235-240.

[24] Cole BJ, ElAttrache NS, Anbari A. Arthroscopic rotator cuff repairs: an anatomic and biomechanical rationale for different suture-anchor repair configurations. Arthroscopy 2007;23(6):662-669.

[25] Dierckman BD, Goldstein JL, Hammond KE, et al. A biomechanical analysis of point of failure during lateral-row tensioning in transosseous-equivalent rotator cuff repair. Arthroscopy 2012;28(1):52-58.

[26] Fisher SR, Markel DC, Koman JD, et al. Pull-out and shear failure strengths of arthroscopic meniscal repair systems. Knee Surg Sports Traumatol Arthrosc 2002;10(5):294-299.

[27] Khoury LD, Kwon YW, Kummer FJ. A novel method to determine suture anchor loading after rotator cuff repair—a study of two double-row techniques. Bull NYU Hosp Jt Dis 2010;68(1):25-28.

[28] Lo IK, Burkhart SS. The interval slide in continuity: a method of mobilizing the anterosuperior rotator cuff without disrupting the tear margins. Arthroscopy 2004;20(4):435-441.

[29] Lorbach O, Bachelier F, Vees J, et al. Cyclic loading of rotator cuff reconstructions: single-row repair with modified suture configurations versus double-row repair. Am J Sports Med 2008;36(8):1504-1510.

[30] Mariani PP, Santori N, Adriani E, et al. Accelerated rehabilitation after arthroscopic meniscal repair: a clinical and magnetic resonance imaging evaluation. Arthroscopy 1996;12(6):680-686.

[31] Mazzocca AD, Bollier M, Fehsenfeld D, et al. Biomechanical evaluation of margin convergence. Arthroscopy 2011;27(3):330-338.

[32] Park MC, Elattrache NS, Ahmad CS, et al. "Transosseous-equivalent" rotator cuff repair technique. Arthroscopy 2006;22(12):1360.e1-1360.e5.

[33] Park MC, Peterson A, Patton J, et al. Biomechanical effects of a 2 suture-pass medial inter-implant mattress on transosseous-equivalent rotator cuff repair and considerations for a "technical efficiency ratio." J Shoulder Elbow Surg 2013;23(3):361-368.

[34] Park MC, Tibone JE, ElAttrache NS, et al. Part II: biomechanical assessment for a footprint-restoring transosseous-equivalent rotator cuff repair technique compared with a double-row repair technique. J Shoulder Elbow Surg 2007;16(4):469-476.

[35] Shelbourne KD, Patel DV, Adsit WS, et al. Rehabilitation after meniscal repair. Clin Sports Med 1996;15(3):595-612.

[36] Tauro JC. Arthroscopic repair of large rotator cuff tears using the interval slide technique. Arthroscopy 2004;20(1):13-21.

[37] Tingart MJ, Apreleva M, Zurakowski D, et al. Pullout strength of suture anchors used in rotator cuff repair. J Bone Joint Surg Am 2003;85-A(11):2190-2198.

[38] Tingart MJ, Lehtinen J, Zurakowski D, et al. Proximal humeral fractures: regional differences in bone mineral density of the humeral head affect the fixation strength of cancellous screws. J Shoulder Elbow Surg 2006;15(5):620-624.

[39] Voigt C, Bosse C, Vosshenrich R, et al. Arthroscopic supraspinatus tendon repair with suture-bridging technique: functional outcome and magnetic resonance imaging. Am J Sports Med 2010;38(5):983-991.

第73章 踝关节镜
Arthroscopy of the Ankle

Jorge I. Acevedo and Peter G. Mangone

定义

- 踝关节镜检查已成为评估和治疗踝关节病变的有效手段。
- 关节镜通过微创切口,可以放大观察关节内病变结构。
- 详细了解踝关节周围的解剖结构以及解剖变异是避免并发症的关键。

解剖

- 前内侧通道位于踝关节线水平、胫骨前肌腱的内侧(图1),建立通道时应注意避免损伤位于该通道内侧的大隐静脉和隐神经。
- 前外侧通道位于踝关节线水平、第三腓骨肌肌腱或趾长伸肌腱的外侧。腓浅神经的中间皮支靠近该通道。
- 后内和后外通道平行于内外踝轴线水平,被称为同轴通道(图2A)。
- 后外侧通道(图2B)位于腓骨长肌腱后方,后内侧通道(图2C)理想位置在后丘(内踝)和胫骨后肌腱之间(定位于趾长屈肌腱和胫骨后肌腱之间也可以)。
- 腓肠神经距后外侧通道平均为6.6 mm,胫后神经距后内侧通道平均为5.7 mm。
- 对于关节镜下外侧韧带重建,在腓浅神经中间支和腓肠神经之间存在完全区。

鉴别诊断

- 踝前撞击。
- 踝关节炎或冻结踝。
- 胫骨或距骨骨软骨缺损。
- 踝关节外侧不稳定。
- 踝关节骨折。
- 顽固性踝关节滑膜炎(常见于全身炎症性疾病患者)。

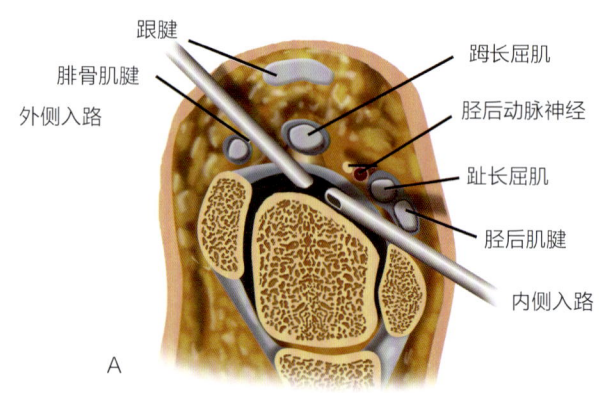

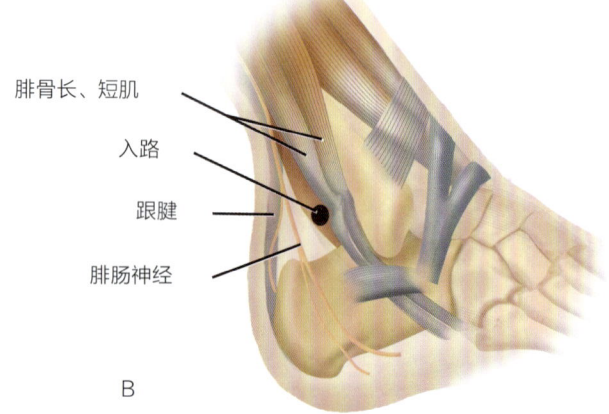

图1 踝关节镜前方入路标志,前内侧通道位于关节线水平胫骨前肌腱内侧,前外侧通道位于关节线水平趾长伸肌腱外侧。

图2 同轴通道解剖:横断面(A)和后外侧(B)。

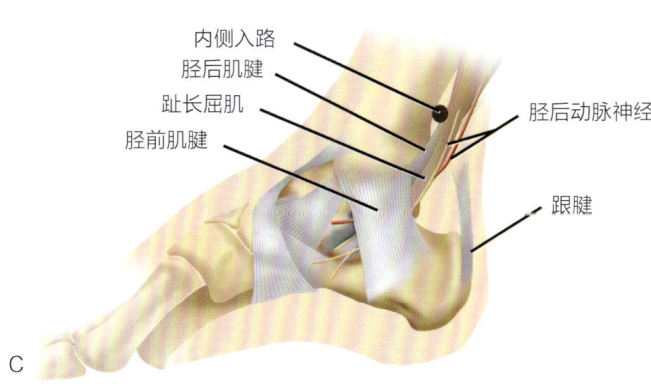

图2（续） 同轴通道解剖：后内侧（C）。

非手术治疗

- 一般来说,保守治疗是包括以下三种方法的联合治疗：调整运动方式、支具固定和服用非甾体抗炎药。
- 对于大部分踝关节疾病,物理治疗有效,包括采用本体感觉锻炼、踝关节活动度锻炼、神经肌肉协调训练（如平衡板）、加强踝关节周围次级或动态稳定肌肉肌力的练习等。

手术治疗

术前计划

- 分析影像学资料,确定病变位置及理想的手术通道。
- 通过标准的前内侧通道和前外侧通道可以达到胫距关节前部和中部病变部位。
- 当需要处理距骨后部软骨损伤（如行钻孔微骨折刺激）或需要处理后关节囊病变（如滑膜炎活检、游离体摘除等）时,则需要使用后方入路。
- 术前可以由麻醉师行腘窝处神经阻滞,在过去10年里,笔者75%的踝关节镜手术是通过神经阻滞麻醉联合轻度镇静完成的。
- 麻醉下检查,包括前抽屉检查和距骨倾斜试验,然后摆放体位。

体位

- 患者被安置在常规手术台上,大腿近端放置一个衬垫良好的止血带。
- 当只需要前方通道时,采用仰卧位,将布巾卷安放在踝关节下方。此时,止血带可以安放在小腿近端。
- 如果可能采用后方通道,需要将手术床小腿延伸部放低,并使用标准的关节镜膝关节固定器（图3A）。这限制了大腿的运动,但允许小腿自由活动并方便进入后足的后部（图3B）,将对侧小腿下方放置衬垫良好的支架或软枕（图3C）。
- 必要时使用无创性踝关节牵开器。

入路

- 前内侧和前外侧通道为标准通道。
- 由于神经血管损伤发生率高,辅助性前方通道（如前正中）应谨慎使用。
- 标准的后内侧和后外侧入路由于靠近神经血管结构,使用时应小心操作（图4）。
- 当处理踝关节后方病变时,笔者更喜欢使用平行于双踝轴线的后侧同轴通道。
- 可以使用标准的4 mm关节镜,但使用2.7 mm的关节镜更方便进出通道,有利于灵活操作。
- 关节镜操作器械通常包括2.5 mm刨刀、3.5 mm刨刀、高温消融装置（特别适用于滑膜切除和关节清创；当然,使用时务必避免关节软骨损伤）、小型关节镜下咬除及抓持器械。

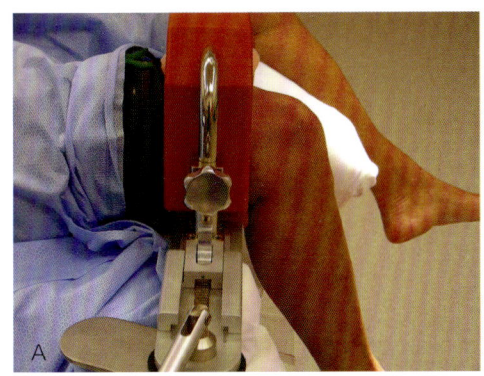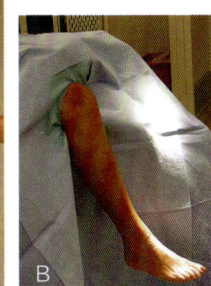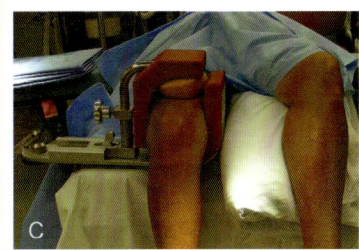

图3 A、B. 使用后方通道时,腿部支架和床的位置。C. 手术腿位置及对侧肢体衬垫保护情况。

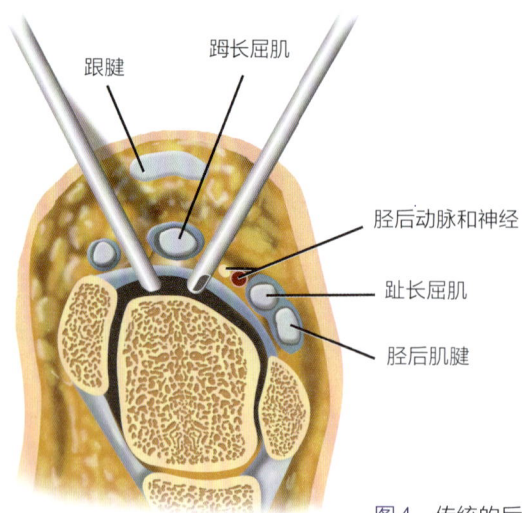

图4 传统的后方通道横断面解剖示意图。

前侧通道建立

- 术前对手术腿进行确认和标记。
- 患者仰卧于手术台上。
- 设置止血带超时报警提醒。
- 通过踝关节前内侧向关节内注入10 ml无菌生理盐水。该操作有助于确定前内通道的位置和方向。
- 在皮肤上做一个5 mm的纵向切口,向下分离皮下组织,然后用一个小止血钳穿透关节囊。少量液体外流证实已进入关节。
- 使用带钝头的关节镜鞘管进入关节,插入关节镜,然后向关节内注水。如果可能的话,将水压设置于收缩压上5 mmHg(不要高于120 mmHg)。这样可以大大减少出血,维持视野清晰。
- 除非踝关节前方有严重的关节纤维组织增生,否则在插入关节镜后,可以很容易地看到踝关节前外侧部分(技术图1)。
- 从踝关节前外侧插入18号针头。这样做有两个目的:①它允许关节内灌注液经针头流出,保持视野清晰;②有助于确定前外侧通道的正确位置,以便准确地进入关节。
- 进行关节内镜检。必要时牵开关节,有助于扩大检查范围。
- 与建立前内侧通道方式相似,建立前外侧通道。
- 使用这两个通道,选用合适的关节镜器械处理病变。
- 前下内侧通道有助于处理三角韧带附着点附近的滑膜炎症。
  ○ 通过前内侧通道观察内侧沟。
  ○ 在关节镜监视下用18号穿刺针定位内下通道(通常位于前内侧通道下方10 mm处)。
  ○ 穿刺针定位确认后,切开皮肤建立通道。
  ○ 该通道与传统的前内侧通道联合使用,可先检查踝关节远内侧和三角韧带附着点处,方便对这些部位进行清理。

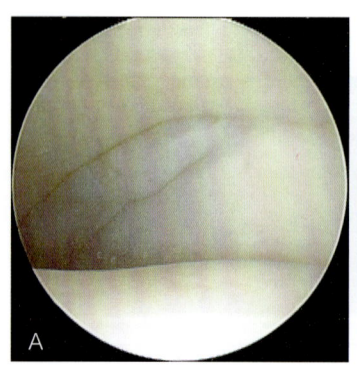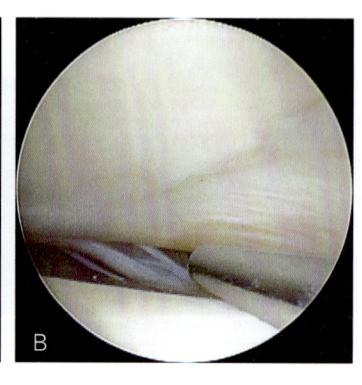

技术图1 前外侧沟(A)和后外侧沟(B)镜下图,在踝关节下放置踝枕、简易牵开。

后侧同轴通道

- 用关节镜在前外侧通道监视,在腓骨肌腱鞘后方和腓骨尖近端 1.5 cm 处做一个垂直小切口,建立后外侧通道(技术图 2A)。
- 保持踝关节中立背屈位,同时在平行于双踝轴线并稍低于该平面、指向踝关节前方插入关节镜鞘管和钝头。
- 插入关节镜确认位于关节囊内。
- 撤出关节镜,保留鞘管,经鞘管置入一根钝头交换棒,方向指向内踝后方。
  - 用这根交换棒触诊内踝后丘,并紧贴胫骨后肌腱前方插入(技术图 2B)。
- 顶起踝关节后内侧皮肤,并于该处做一皮肤切口。随后,通过交换棒置入操作鞘管,即建立完成后内通道。
- 建立后内通道的另一种方法,于内踝(后丘)后方直接做皮肤小切口,建立内侧通道。
  - 关节镜鞘管和钝头平行并略低于双踝轴线指向前方插入,即穿透关节囊进入关节,进镜确认(技术图 2C~F)。
- 行滑膜切除或后内侧骨软骨损伤处理时,经后外侧鞘管监视,经后内侧鞘管操作。

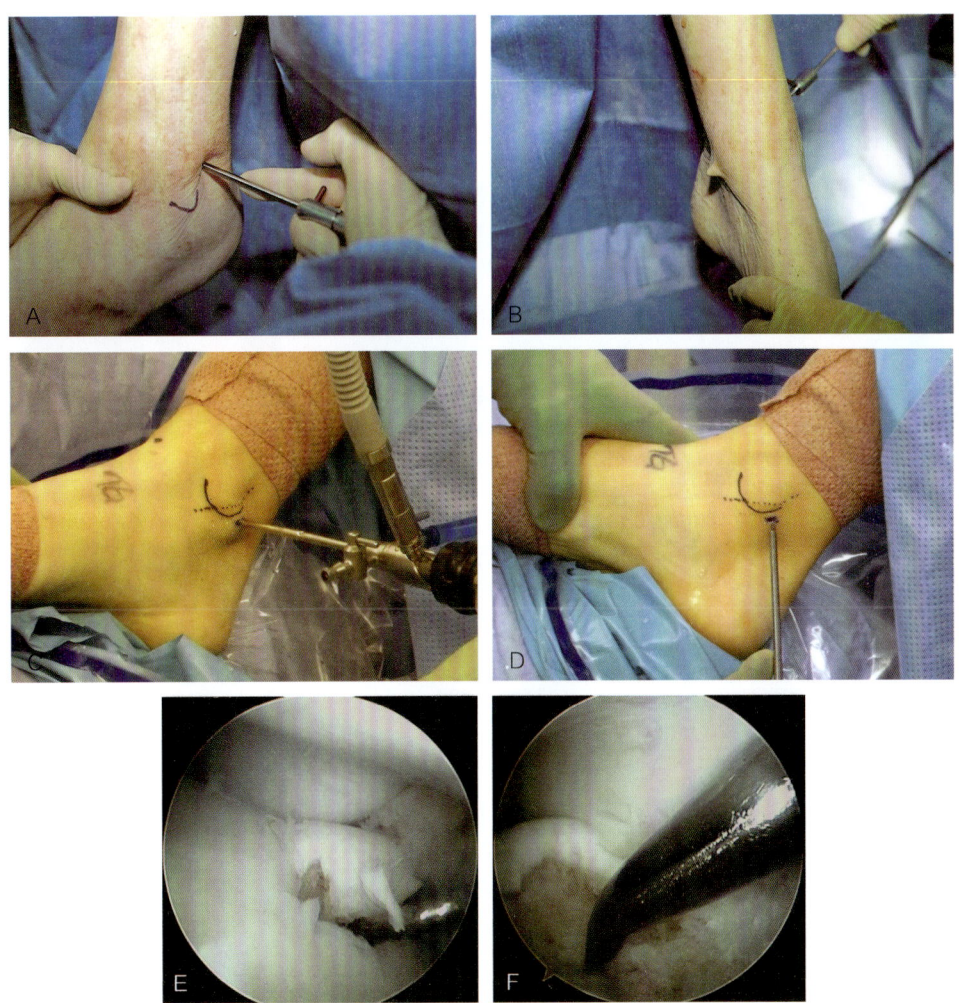

技术图 2　A. 横向同轴通道。B~D. 内侧同轴通道。E、F. 关节镜下通过内侧通道观察（C~F 版权：M. T. Busch, MD）。

踝关节牵开器的安放

- 检查非侵入性外部牵开器,确认其已消毒备妥、组件齐全(技术图3A)。
- 患者平卧于手术台上,使其足部远端不超出床尾、距离床尾10 cm内。
- 臀下垫枕(可用一中单卷折而成)来内旋下肢,使足趾垂直向上。
- 止血带放置在小腿腓骨头平面以下,以防止腓神经损伤(技术图3B)。
- 髋部前屈60°,将大腿后部放置在带衬垫的大腿支架内,并妥善固定。
  - 大腿支架的放置非常重要,应将大腿而非腘窝放置在支架内。如果支架放置于腘窝,由于腘静脉压力增加、回流受阻,会使术中出血增加,视野不清。
  - 由于腘窝区受压有限,镜下手术时很少需要止血带充气(技术图3C)。
- 腿部和踝关节区域手术野常规消毒铺单。
- 将关节镜手术单远侧部分从足端拉下,以便放置牵开器。
- 牵开器床夹尽可能安置在床尾远端。为了方便安放夹钳,巡回护士应确保除底层外的所有无菌铺单都从夹钳安装部位移开(技术图3D)。
- 放置外部牵开器,将衬垫部分牵引带置于足跟后下部和足背上方,调整内外侧牵引带长度相等,连接牵开器拉钩向远侧牵拉。
- 连接L形金属臂并固定。
- 将牵引带拉紧,连接螺纹杆。
  - 建议于初始牵引位置时,就将牵引拉钩张紧,这样可以提高后续旋转螺纹杆牵引的效能。
  - 一旦连接好,旋紧螺纹杆进一步提高踝关节的牵引力(技术图3E)。
- 在牵引过程中,关节可以跖屈或背伸,以便对关节进行全面评估。
- 一些单纯前方病变可以在最小牵张力或无牵张的情况下进行。这时,在使用钝头时必须小心,避免损伤距骨关节软骨。

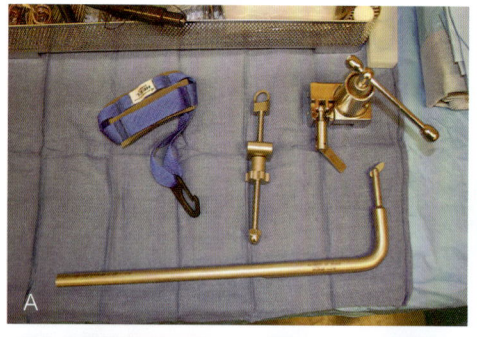
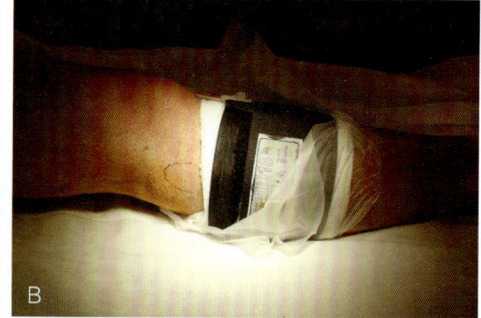
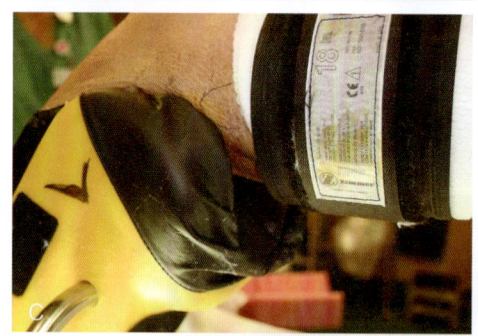
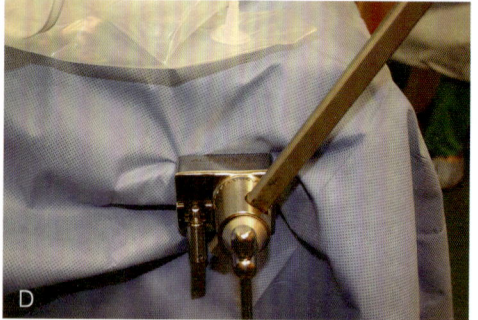
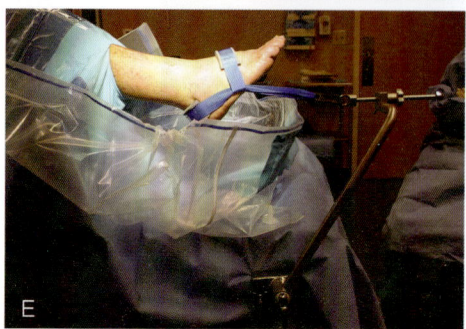

技术图3 踝关节牵开装置:A. 器械;B. 止血带放置;C. 大腿固定器放置;D. 尽可能远地放置夹钳;E. 踝关节牵张装置手动收紧。

要点与失误防范

适应证	• 术前仔细读片，规划通道数量和位置（仅需要前方通道，还是同时做前后入路）
确定后方同轴通道的位置	• 于腓骨长短肌的外后侧切开皮肤，避免腓肠神经损伤 • 在穿过胫骨后肌腱和内踝之前，用交换棒触摸到内踝后丘，然后再向内穿刺至胫骨后肌腱与内踝之间 • 有时，后内同轴通道也会建立在胫骨后肌腱和趾长屈肌腱之间 • 避免粗暴操作，防止肌腱劈裂 • 直接建立内侧通道时，皮肤切口通常会在胫骨后肌腱走行路径上，此时将胫骨后肌腱向前或向后牵拉，即可显露鼓起的关节囊
后方入路需要的辅助器械	• 带进水口的操作鞘管（共两根） • 直径约 2.5 mm 钝头交换棒
确认进入关节内	• 以下几点表明穿刺正确液体进入关节：①生理盐水注入时通畅无阻力；②前外侧关节囊隆起；③关节充水使踝关节背屈
踝关节牵引时大腿支架安放	• 大腿支架的位置应避免在牵引踝关节时直接压迫腘窝。压迫腘窝会导致腘静脉回流受阻，增加术野出血，造成视野不清
关节镜在踝关节骨折治疗中的应用	• 采用传统前内和前外通道 • 评估骨软骨损伤 • 直接评估踝关节稳定性 • 直接评估三角韧带损伤和内侧沟情况 • 直接观察骨折复位情况
关节镜下外侧韧带重建	• Arthrobrostrom 技术：使用标准的前方通道 • 其他技术需要采用辅助前外侧通道 • 可缩短手术时间 • 其生物力学稳定性与开放手术相当 • 遵循解剖安全区（图5） 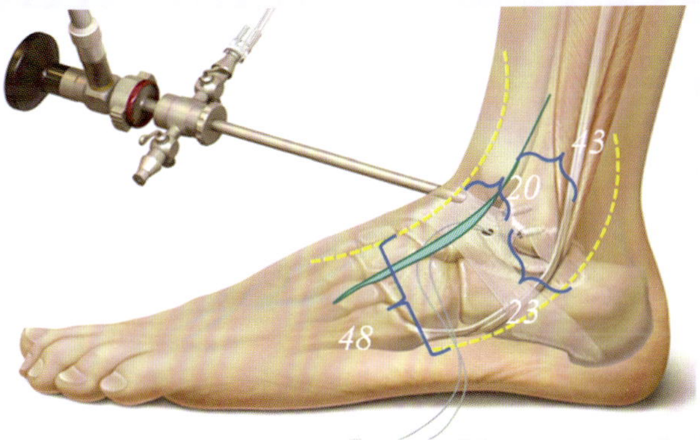

图5 Arthrobrostrom 手术安全区（平均距离）：神经间安全区＝51 mm，肌腱间安全区＝43 mm；内侧缝合过线距腓浅神经（SPN）＝20 mm；下方缝合过线距腓肠神经＝23 mm；下方缝合过线距腓骨长短肌腱＝19 mm。

术后处理

- 大多数踝关节镜操作后，用一衬垫良好的短腿护具固定患肢。
  - 术后 5~7 天，去除护具，挂拐行走，患肢可最大限度地负重。
- 对于骨软骨损伤钻孔、微骨折或骨回植术后等情况，视具体情况需要在一定时间内避免患肢负重。
- 一般鼓励早期行踝关节活动度锻炼，关节融合术除外。

预后

- 外科医生可以使用踝关节镜以微创的方式治疗踝关节多种疾病。
  - 术后效果因病变不同而异,但通常可取得85%的优良率。
- 并发症率从0.7%到17%不等,其中神经损伤占大多数。
  - 腓浅神经损伤最常见,其次是腓肠神经和隐神经。
- 在一组应用后方同轴通道的29例踝关节病例研究中,平均随访45个月,无并发症发生。

并发症

- 神经血管损伤。
- 软骨损伤。
- 交感神经营养不良。
- 窦道形成。
- 感染。
- 皮肤坏死。

(燕晓宇 译,董士奎 刘闻欣 审校)

参考文献

[1] Acevedo JI, Busch MT, Ganey TM, et al. Coaxial portals for posterior ankle arthroscopy: an anatomic study with clinical correlation on 29 patients. Arthroscopy 2000;16:836-842.

[2] Acevedo JI, Mangone PG. Arthroscopic lateral ankle ligament reconstruction. Tech Foot Ankle Surg 2011;10(3):111-116.

[3] Acevedo JI, Ortiz C, Golano P. Arthrobrostrom lateral ankle stabilization technique: an anatomical study. Presented at the 33rd Annual Meeting of the Arthroscopy Association of North America, May 1-3, 2014, Hollywood, FL.

[4] Corte-Real NM, Moreira RM. Arthroscopic repair of chronic lateral ankle instability. Foot Ankle Int 2009;30(3):213-217.

[5] Drakos M, Behrens SB, Mulcahey MK, et al. Proximity of arthroscopic ankle stabilization procedures to surrounding structures: an anatomic study. Arthroscopy 2013;29:1089-1094.

[6] Ferkel RD, Guhl JF, Heath DD. Neurological complications of ankle arthroscopy. Arthroscopy 1996;12:200-208.

[7] Ferkel RD, Hewitt M. Long-term results of arthroscopic ankle arthrodesis. Foot Ankle Int 2005;26:275-280.

[8] Giza E, Shin EC, Wong S, et al. Arthroscopic suture anchor repair of the lateral ligament ankle complex: a cadaveric study. Am J Sports Med 2013;41:2567-2572.

[9] Golano P, Vega J, Perez-Carro L, et al. Ankle anatomy for the arthroscopist, part I: the portals. Foot Ankle Clin 2006;11:253-273.

[10] Lui TH, Chan WK, Chan KB. The arthroscopic management of frozen ankle. Arthroscopy 2006;22:283-286.

[11] Maiotti M, Massoni C, Tarantino U. The use of arthroscopic thermal shrinkage to treat chronic lateral ankle instability in young athletes. Arthroscopy 2005;21:751-757.

[12] Nihal A, Rose DJ, Trepman E. Arthroscopic treatment of anterior ankle impingement syndrome in dancers. Foot Ankle Int 2005;26:908-912.

[13] Sim J, Lee B, Kwak J. New posteromedial portal for ankle arthroscopy. Arthroscopy 2006;22:799.

第74章 距骨骨软骨损伤的微骨折治疗：观点1

Microfracture for Osteochondral Lesions of the Talus: Perspective 1

Hajo Thermann and Christoph Becher

定义

- 关于骨软骨损伤的术语并不统一：如跨软骨骨折、骨软骨骨折、片状骨折和剥脱性骨软骨炎（OCD）等均用于描述这一病变。最近，"距骨骨软骨损伤（OLTS）"成为描述这些病变最常见的术语。
- OLTS的特征是关节软骨碎片的无菌分离，合并或不合并软骨下骨附着。
- OLTS的成因仍然存在争议。最重要的区别是病变是急性还是慢性。

解剖

- 距骨体为梯形，前表面平均比后表面宽2.5 mm。穹顶被关节面覆盖，其关节面与胫骨远端关节面相对应。内侧面和外侧面与内踝和外踝构成关节。
  - 距骨表面约60%被关节软骨覆盖。
  - 大部分血液供应通过跗骨窦进入距骨颈。
- 生物力学研究表明，距骨软骨后内侧最软，后外侧角最厚。
  - 胫骨软骨的硬度比距骨相应部位软骨的硬度高18%~37%[2]。

发病机制

- 外侧损伤最常由急性创伤引起，常见的机制是踝关节跖屈时内翻。这导致距骨挤压在腓骨上。
- 根据笔者的经验，外侧病灶通常位于距骨穹隆的前部。它们往往比内侧病变浅。
- 内侧病变多与单次或重复旋后位损伤（微创伤）有关。
  - 踝关节跖屈时足后内翻加外旋，距骨内侧挤压于胫骨，这被认为是造成损伤的机制。
  - 内侧病变较外侧病变更为常见（踝关节内翻扭伤是最常见的运动损伤），多发生在距骨中、后1/3处。这些病灶呈杯状，较外侧病灶深。
- 距骨穹隆损伤同时伴随关节旋后位损伤在愈合过程中通常表现出以下两种趋势的一种。
  - 在大多数情况下，肿胀和疼痛会很快消失。
  - 偶尔，肿胀和疼痛会持续。在这些病例，笔者使用MRI进行检查的结果显示，这些持续疼痛和肿胀的踝关节有20%在内侧距骨穹隆处有明显的骨挫伤。
- 问题在于发生软骨下积液（出血?）对软骨层的长期影响：局部的轻微创伤积累至一定时间出现软骨分离。
- 根据笔者的经验，慢性踝关节不稳定可导致内侧距骨穹隆损伤，其具有磨损的特征提示受到了反复损伤。与典型的软骨下起源的OCD不同，这些软骨退化源于典型的机械负荷过载。长期损伤形成距骨内侧和胫骨远端关节面全层软骨损伤，后足力线内翻；双侧均可检出内侧部位的病变，多合并双侧踝关节扭伤。
- 与因反复创伤而发生的慢性骨软骨损伤相反，急性骨软骨损伤导致骨软骨碎片急性剥离。
- 其他已报道的OLTS病因包括遗传易感性和内源性因素。这些原因缺乏基于证据的有力支持，只代表理论推测。

自然病程

- 最初，患者会经历踝关节疼痛的冲击活动，如慢跑等运动，并随休息而立即消退。
- 随着时间的推移，踝关节疼痛的加剧通常会迫使患者停止有影响的体育活动。时间范围因患者的疼痛阈值和年龄而异。
- 有些病例有明确的创伤事件（如踝关节扭伤），然而有的最初只是不明显的损害，但患者永远不会回到无痛苦的状态（这是一个有趣的现象：一旦在影像学上可以发现病变，那么病变是否会引起疼痛，或者是否会对身心产生影响）。
- 一些OLTS是通过筛查性影像研究（X线片或MRI扫描）偶然发现的。例如，对急性踝关节扭伤进行了影像学检查，发现明显的非急性OLTS。这些患者预期有一个正常的踝关节损伤愈合过程，疼痛和肿胀将完全消失，对无症状的OLTS不应该进行治疗。
- 在过去的20年里，笔者治疗OLTS的临床经验表明，没有证据支持OLTS未经治疗的自然病程会进展为踝关节骨关节炎。因此，笔者认为OLTS的手术治疗是一种止痛的方法，而不是预防踝关节骨关节炎的补救措施。
- McCullough和Venugopal[18]发现6个患者之中有5个采

用保守治疗,在平均近16年的随访(范围7～28年),放射评估显示,病变未能愈合,每个踝关节病例相对无症状,没有证据显示退行性扩散变大。

病史和体格检查

- 当怀疑OLTS或骨软骨骨折时,在创伤后必须排除急性OLTS。
- 在大多数情况下,患者主诉运动时或运动后慢性踝关节疼痛。在经常疼痛的晚期病例常伴随着肿胀和僵硬。偶尔,但并非总是,会出现机械症状,包括卡顿、绞锁和无力。
- 症状的严重程度可能与病变的严重程度无关。
- 体检在OLTS是相对非特异性的。
  - 使患者足踝跖屈,可以在关节间隙的前内侧和前外侧触及距骨穹隆的前部。在特定区域的压痛可能表明骨软骨损伤。
  - 踝关节背屈时后内踝部出现压痛可能提示后内侧损伤。
  - 测定踝关节的活动度时,可以通过弯曲膝关节来消除腓肠肌紧张的限制。只有在踝关节滑膜炎和积液的情况下,活动度是受限的。
- 考虑到鉴别诊断,检查还应包括相关的病理学评估。
  - 应对骨结构、肌腱、韧带和软组织结构进行触诊,并进行阻力测试,以辨别特定解剖部位的压痛。
  - 采用前抽屉试验和被动内翻或外翻应力试验评估韧带的不稳定或松弛。
  - 行抗阻踝关节活动度检查有助于识别挛缩肌肉的部分肌腱撕裂或炎症。
  - 每项检查都应包括血管搏动触诊和神经学评估。

影像学和其他诊断性检查

- 标准踝关节X线片应包括正位(AP)、侧位和踝穴位片。然而,只有50%～66%的骨软骨缺损可以仅通过X线片诊断出来[15]。影像学表现不同,可以是软骨下骨受压的一小块区域,也可以是软骨下骨碎片分离。
- Berndt和Harty的四期的分类方法[6]仍然是基于影像学表现的金标准。
  - Ⅰ期:压迫性病变,无明显碎片。
  - Ⅱ期:有附着性碎片。
  - Ⅲ期:碎片无附着但无移位(图1)。
  - Ⅳ期:有移位碎片。
- 如果怀疑有不稳定,通常建议采用应力位X线片。然而,一个彻底的临床体检更为重要,在大多数情况下,彻底的临床检查即足以进行评估。

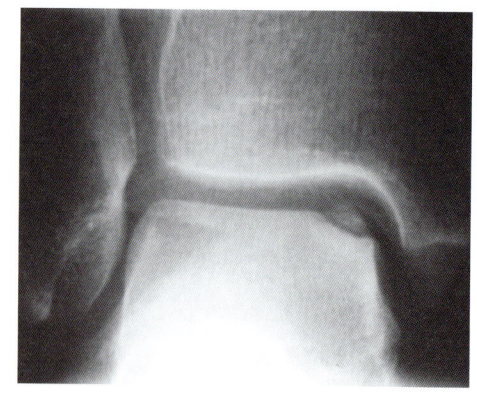

图1　根据Berndt和Harty的分期,骨软骨病变Ⅲ期。

- CT提供了更精确的病灶分期和特征,清晰地定义了病灶骨性部分的精确大小,但这会让患者承受相对较高的辐射。笔者建议并使用有限的CT检查,使患者受到最低限度的辐射,并对OLTS进行充分的显示。
- 在笔者看来,MRI是一种理想的筛查工具,是所有疑似OLTS患者的首选方法。MRI可显示软骨下骨和软骨的隐匿性损伤,而这些损伤可能无法通过常规X线片检测出来。此外,MRI在诊断相关的应力性骨折和应力损伤时是准确的,如内踝的损伤。MRI可以显示距骨水肿,据此可以准确地确定OLTS大小。
- Dipaola等人[9]在Berndt和Harty原有影像学分期方法的基础上开发了一套基于MRI的分期方法。
  - Ⅰ期:关节软骨增厚,低信号改变。
  - Ⅱ期:关节软骨断裂,碎片后边缘低信号,提示纤维附着。
  - Ⅲ期:关节软骨断裂,碎片后高信号改变,提示碎片与软骨下骨间为滑液填充(图2A、B)。
  - Ⅳ期:游离体。

鉴别诊断

- 退行性关节疾病(任何原因)。
- 踝关节软组织或骨性撞击。
- 踝关节或距下关节不稳定。
- 距下关节病变(如软骨损伤、距下关节撞击损伤)。
- 胫骨后肌腱炎或胫骨前肌腱或腓骨肌腱部分断裂。
- 跗骨联合(距跟联合)损伤。
- 应力性骨折(内踝或外踝、距骨)。

非手术治疗

- OLTS非手术治疗的方法和目标与手术治疗不同。
  - 在儿童和青少年中,治疗目标是逆转软骨分离并治疗疼痛。从生理和心理的角度来看,在2～3个月部

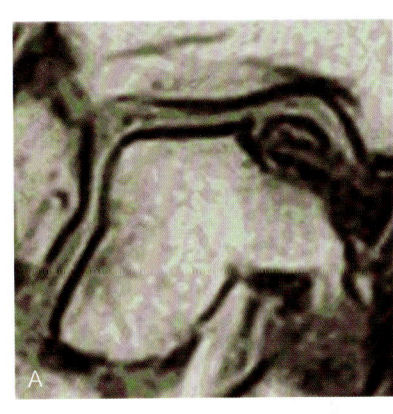 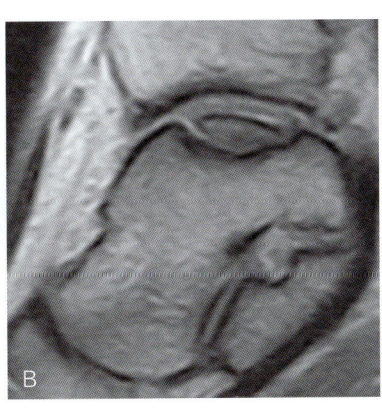

图2 A. 冠状位MRI（T1-SE-540/20）显示骨软骨病变Ⅲ期。B. 矢状面MRI（T2-SE-2000/90）显示骨软骨病变Ⅲ期。

分负重约15 kg（不是不负重），以及在1~2个月根据年龄和体重服用适当剂量的非甾体抗炎药（NSAIDs）以减轻患者疼痛是非常重要的。鉴于临床和实验室试验结果显示的优点，笔者建议软骨素和硫酸氨基葡萄糖联合使用至少6个月。笔者也鼓励每天使用湿热敷，以加速踝关节和距骨的血管化。在选定的距骨广泛性水肿病例，基于以前经验，笔者观察到，高压氧（HBO）治疗（20次，每次20分钟）可以解决水肿和疼痛。笔者喜欢低强度的运动，比如骑自行车和游泳，坚持1年左右。无论MRI检查结果如何，年轻患者在无痛后应逐渐恢复与年龄相适应的活动。建议每年进行MRI和临床检查来监测距骨的状况。

- 虽然骨软骨移植和自体软骨细胞移植（ACI）是迄今公认的挽救性手术，但缺乏OLTS的最佳重建方法。如果成年OLTS患者仅有轻微的不适，非手术治疗是首选的方法。非手术治疗的目的不是改善软骨损伤，而是使踝关节无疼痛和迅速恢复灵活度。笔者推荐使用非甾体抗炎药、理疗、冷敷或湿热疗法、穿衬垫良好的鞋、骑自行车/游泳交替训练，共6个月。
- 允许成年OLTS患者进行可耐受的运动。局部负重制动仅对创伤性骨软骨损伤的愈合有帮助。在血液灌注很少的区域，一些接触压力是产生愈合反应的必要条件。
  - 很少使用石膏或步行靴固定，因为笔者认为踝关节的运动是重要的。有时采用石膏或靴子只适用于短期（2周）固定，以减少疼痛和患者的不安全感。与限制部分负重活动相比，石膏固定的效果相对较差。Flick[24]和Gould[10]得出结论，单纯采用石膏固定治疗4~6周治疗经软骨骨折效果较差。
  - 总之，非手术治疗适用于每一个不适合手术干预的患者。没有一个时间表规定病变必须手术以防止病情恶化。疼痛是主要依据，而不是X线片或MRI检查结果。笔者认为，OLTS主要是囊性的，MRI上显示软骨表面完整（如果检测到）则提示应非手术治疗，而不是手术治疗。
- 如果在患者规定的一段时间后病情恶化或无明显改善，确定关节软骨状态的最佳方法是关节镜下探查OLTS，这对确定合适的手术方法很有帮助。

手术治疗

- 在笔者看来，对无症状的OLTS不应该进行治疗。许多偶然发现的OLTS并没有出现症状，而且与导致在影像学有OLTS检测结果的创伤无关。然而，当OLTS是最可能的疼痛来源，或当非手术治疗失败时，建议关节镜手术来进行评估OLTS并治疗。
- 对有症状的软骨下囊肿，其软骨表面覆盖完整，建议采用逆行钻孔进行治疗。关于逆行钻孔，并没有很高水平的循证医学证据。笔者认为OLTS机械性疼痛的病因是软骨潮线不可逆的分离。钻孔可以减轻水肿，但可能造成热坏死和囊性病变。此外，如果没有三维CT或导航，钻孔治疗可能会漏掉较小或中等的病变。如果发现软骨表面软化且容易分离脱落，则必须清除不稳定的软骨和纤维组织。
- 对第二~四期OLTS，笔者首选的手术治疗是微骨折，以刺激纤维软骨的形成。对OLTS的不稳定软骨进行清创术后，将设计用于小关节的微骨折锥穿入软骨下骨，打开血管化区域。距骨内的血液通过软骨下骨流出，导致病灶内形成血凝块。这种凝块含有骨髓来源的多能间充质干细胞，可以产生不同数量Ⅱ型胶原促进纤维软骨修复[13,22]。
  - 采用小关节的骨锥进行微骨折的技术避免了与其他骨髓刺激技术（如打磨或钻孔）相关的热坏死的风险[17]。此外，所有的病变都可以不需要更多的创伤性操作步骤，如经胫骨钻孔或内侧踝截骨等。
  - 因为几项研究表明，在缺损区域的尺寸>1.5 cm²时，单纯采用微骨折技术,缺损区的填充和临床结果都欠佳[7,8,14]。在大块软骨缺损,采用商用的脱细胞基质[自体基质诱导的软骨形成技术(AMIC)]覆盖微骨折区可以改善通过软骨下骨的微骨折产生的血凝块的稳定性,与单独采用微骨折相比,可以改善治疗结果[25]。

- 如果微骨折技术不能缓解症状,在某些病例中,重复微骨折被证明是有效的[21]。然而,根据笔者的经验,特别是如果采用微骨折手术,建议使用AMIC,或在一些青少年病例,建议采用基于基质的自体软骨细胞植入技术(MACI)。
    - 基于骨膜瓣下注射培养细胞的第一阶段结果,在治疗距骨软骨或软骨损伤时,这似乎是一种可行的选择[3,16]。
    - 在支架中种植培养的细胞的MACI技术似乎更有前途,技术要求更低,具有良好的短期效果;然而,该手术成本高,方法更具创伤性,长期效果是否优于微骨折技术有待评估。此外,在美国,MACI未得到FDA的批准[23]。
    - AMIC技术相比ACI更具有一定的优势。这是一个单一的手术,在获取软骨细胞后,不需要软骨细胞培养和二期再植。与所述关节镜技术一起使用的基质也是现成可用的,现拿现用。
- 骨软骨自体移植(OATS)或马赛克嵌合成形术是治疗严重骨软骨下骨缺损或囊性病变的方法之一[1,12]。骨软骨栓可以通过关节切开或关节镜手术获得。局部骨软骨移植的方法也有报道[20]。这些技术的主要问题包括膝关节(供体)和踝关节(受体)软骨具有不同特征(不同的厚度和曲率半径),这可能导致边缘应力集中

和移植物退化。供区病态的发病率可能很高,可导致膝关节功能下降和日常生活活动出现问题[19]。

术前计划

- 在笔者看来,回顾分析所有的影像学检查结果,特别是MRI,是最重要的术前计划。必须确定OLTS的大小、位置、局部形态和深度,以确定正确的治疗方法和技术。
- 必须检查踝关节是否有严重肿胀、发热或红斑。笔者认为血液指标升高提示急性炎症过程,这是OLTS手术治疗的禁忌。根据笔者的经验,踝关节内任何位置的OLTS都可以通过标准入路的关节镜进行治疗。
    - 在某些情况下,辅助后外侧通道有助于达到踝关节后部的OLTS。
- 在麻醉状态下检查可以更好地评估同时存在的踝关节不稳定。
    - 如果存在外侧韧带不稳定,应在OLTS治疗的同时进行外侧韧带稳定性重建。踝关节不稳定会增加OLTS的接触应力和剪切应力。

体位

- 手术在全身麻醉下进行,大腿处放置止血带。
- 最好放置一个腿托,使腓肠肌-比目鱼复合体完全放松(图3A)。
- 如果需要采用后外侧入路,笔者建议患者采用侧卧位(图3B)。
- 可使用绷带进行无创的踝关节牵引(图3C)。
    - 但根据笔者的经验,对大多数OLTS都可以在没有牵引的情况下安全地进行手术。

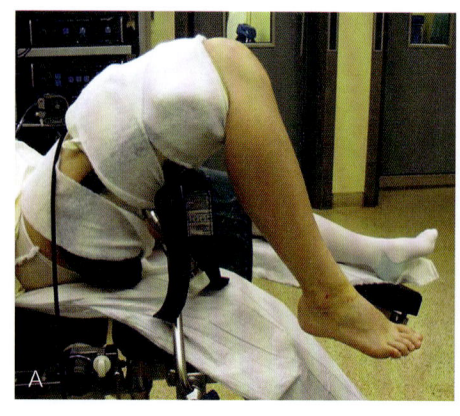
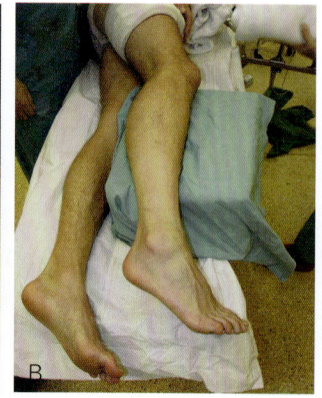
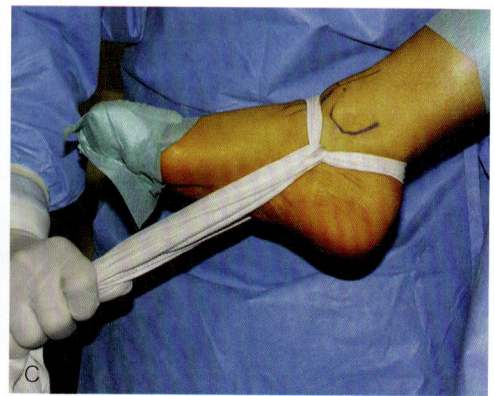

图3 A. 踝关节镜下患者的体位。B. 需要采用后外侧入路时患者的体位。C. 使用绷带进行踝部非创伤性牵引。

入路

- 笔者采用标准的前内和前外关节镜入路。通过前内侧通道进入踝关节,其位于内踝和距骨穹隆之间的关节线远端0.5~1 cm处,刚好位于胫骨前肌腱的内侧。前外侧通道与前内侧通道在同一水平,位于伸肌总腱外侧,进入腓骨和距骨之间的关节。
- 如有必要,可采用后外侧通道,其位于跟腱旁和腓骨肌腱后方之间,略低于关节线水平。将一枚克氏针在关节镜监视下从关节前内侧通道向后方插入同一位置(交换棒技术)。必须让患者完全放松,必须使关节得到充分充水和扩张。
- 此外,内上侧通道位于关节线上方1 cm处,正好在胫骨前肌腱内侧,该通道可能有助于以更加垂直角度进行微骨折术(图4)。

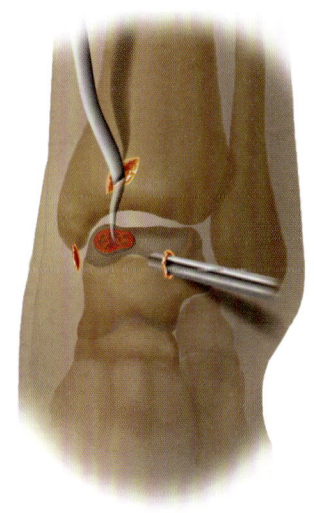

图4 内上侧入口,可以以更好的角度进行微骨折。

关节镜检查

- 通过前内侧通道将20 ml盐水注入关节内(技术图1A)。
- 笔者建议使用2.5 mm或2.7 mm的关节镜,配以25°~30°和70°角度的镜头,用来评估和治疗关节所有区域的软骨缺损(技术图1B)。
- 对所有病例均进行有限的滑膜切除术,可以改善手术视野,并可使手术医生去除可能导致踝关节疼痛和肿胀的炎性滑膜。
- 系统检查踝关节,并记录所有病理情况。
- 如果有游离体,则将其去除。
- 评估和探查踝关节的所有关节面,包括距骨穹隆、内侧和外侧沟,以及胫骨远端关节面。

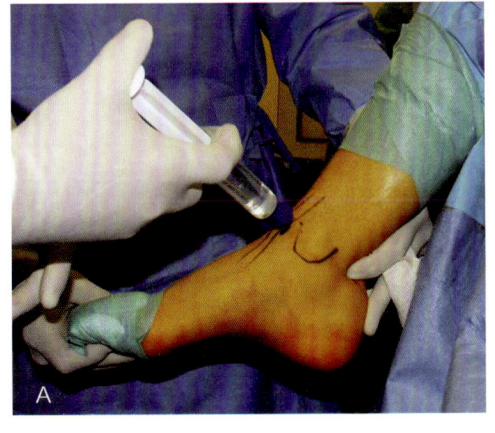 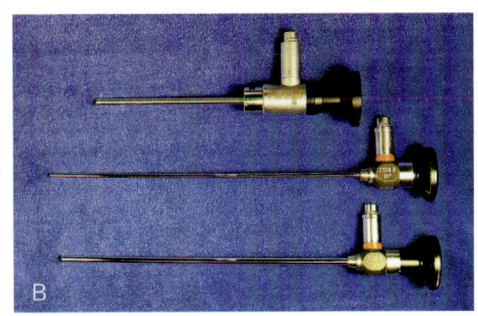

技术图1 A. 用20 ml生理盐水注入关节。B. 采用2.5 mm和2.7 mm关节镜进行踝关节镜检查。

病变区的准备

- 用探针识别病变区(技术图2A)。
- 用清创和刮除术处理OLTS存在的所有不稳定软骨和纤维组织,以及正好位于紧邻缺损区内侧的软骨(技术图2B)。
- 建立垂直的锐性边缘,以便更加有利于骨髓凝块附着。
- 用磨钻完全去除钙化的软骨层。

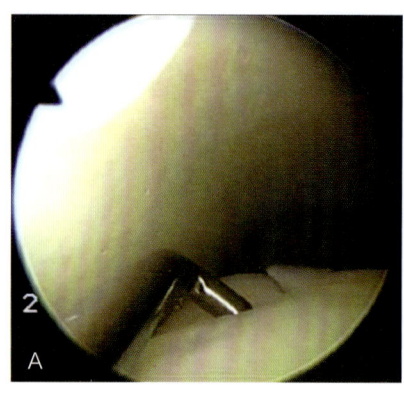 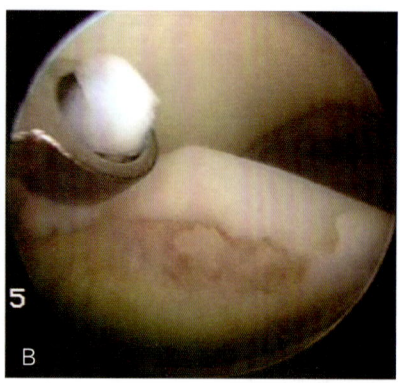

技术图2　A. 探查病灶。B. 清创和病灶刮除。

微骨折并用脱细胞基质选择性覆盖

- 如果软骨下骨层健康完整，则采用微骨折技术。
- 使用不同角度的关节镜骨锥可以以合适的垂直角度达到OLTS的所有区域。使微骨折处之间的间距保持3～4 mm，深度为2～4 mm；出现脂肪滴表明已充分穿透软骨下骨。
- 要确保锥子始终垂直于表面，穿透软骨下骨是明智的，这样可以保持软骨下骨板的完整性及其结构（技术图3A）。
- 在从踝关节移出关节镜之前，松开止血带，并关闭通过踝部的生理盐水，以确认血液确实从距骨流出到距骨缺损处（技术图3B）。
  - 对于大于1～1.5 cm²的病变，将通道扩大到约1 cm，以便插入脱细胞基质（Chondro-Gide, Geistlich Biomaterials, Wolhusen, Switzerland）。用小的吸引装置将液体从关节中排出，用小拭子将缺损处擦干。
  - 使用蚊式钳插入脱细胞基质（技术图3C）。应将缺损处用脱细胞基质完全覆盖，使基质与所有边缘重叠，以取得密封效果（技术图3D）。
  - 填充纤维蛋白胶，将踝关节保持中立位10分钟。
- 在关节镜手术笔者不常规使用引流管。以常规方式关闭手术通道。

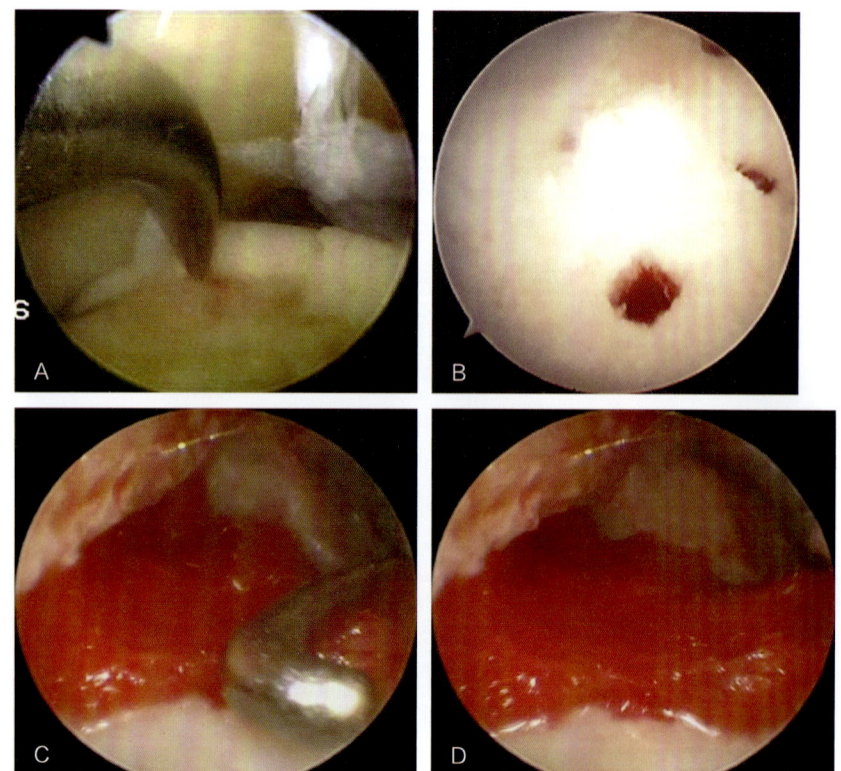

技术图3　A. 微骨折。B. 松开止血带，血液从微骨折处渗出进入关节。C. 在准备好的病变区域填充入脱细胞基质。D. 将基质塑形与病灶吻合，并与缺损区域边缘重叠。

伴有软骨下囊肿的病变的处理（骨松质移植技术）

- 在伴随有软骨下囊肿的OLTS，需要清除受损的不健康的软骨，进行微骨折，并使用骨松质移植技术。
  - 于对侧的骨皮质处开孔，用一个弯曲的4 mm AO注射器插入囊肿在透视下进行骨松质移植（原理似扫雪机）。
  - 对这些病例中，通常采用脱细胞基质来封盖病变区域。

要点与失误防范

适应证	· 注意处理相关的病变。如果存在侧副韧带不稳定，必须增加一个稳定性的手术，以保证微骨折手术的成功
手术技术	· 采用内上侧入路，用锥子进行垂直穿透。使用天鹅颈形的骨锥 · 采用交换棒技术建立后外侧入路：将一根棒从前内侧通道插入，插向后外侧方向，以确定后外侧通道的最佳入路 · 须用小磨刀彻底清除钙化的软骨层，提供良好的修复骨床[11] · 采用关节镜下的AMIC技术，达到封闭缺损区的效果 · 骨松质移植技术

术后处理

- 将弹力绷带裹到大腿处，抬高踝关节，立即进行冰敷治疗。
  - 填充脱细胞基质时，用石膏固定3~4天，以保证脱细胞基质在缺损处黏附稳定，并防止分层。
- 只要可耐受疼痛和肿胀，持续被动运动（CPM）可每天进行6~8小时，持续4~6周。
- 前6周允许负重15 kg，后2周允许负重30 kg。如果没有踝关节疼痛，就可以在可耐受范围内进行负重。
- 8周后可以骑车、游泳和交替训练。如果踝关节在正常活动中没有疼痛，那么在5~6个月后可以进行冲击性运动，否则建议在手术10~12个月后进行。
- 服用膳食补充剂（葡萄糖胺和硫酸软骨素）可能对软骨再生有好处（6个月）。

预后

- 前瞻性研究显示，在距骨微骨折后2年和5.8±2.0年，结果有显著改善。
  - 95%的踝关节骨软骨损伤患者可以获得优良的结果。
  - 至少5年的随访中，早期的结果可以得到维持[4]。
  - 在50岁以上的患者和年轻患者之间治疗结果没有显著差异。
  - 缺损部位及程度对结果的影响无显著统计学差异。
- MRI研究显示在微骨折区有组织再生，几乎所有的术后图像都观察到软骨下信号的变化[4,5]。
- 临床与影像学结果之间无明显相关性[4,5]。

并发症

- 发生胫骨前方骨化，背屈受限。
- 腓深神经损伤，分布区域感觉迟钝不敏感。
- 感染。
- 深静脉血栓形成。
- 关节纤维化。

（燕晓宇　译，董士奎　刘闻欣　审校）

参考文献

[1] Assenmacher JA, Kelikian AS, Gottlob C, et al. Arthroscopically assisted autologous osteochondral transplantation for osteochondral lesions of the talar dome: an MRI and clinical follow-up study. Foot Ankle Int 2001;22(7):544-551.

[2] Athanasiou KA, Niederauer GG, Schenck RC Jr. Biomechanical topography of human ankle cartilage. Ann Biomed Eng 1995;23(5):697-704.

[3] Baums MH, Heidrich G, Schultz W, et al. Autologous chondrocyte transplantation for treating cartilage defects of the talus. J Bone Joint Surg Am 2006;88(2):303-308.

[4] Becher C, Driessen A, Hess T, et al. Microfracture for chondral defects of the talus: maintenance of early results at midterm

［5］ Becher C, Thermann H. Results of microfracture in the treatment of articular cartilage defects of the talus. Foot Ankle Int 2005;26 (8):583-589.

［6］ Berndt AL, Harty M. Transchondral fractures (osteochondritis dissecans) of the talus. J Bone Joint Surg Am 1959;41(6):988-1020.

［7］ Choi WJ, Park KK, Kim BS, et al. Osteochondral lesion of the talus: is there a critical defect size for poor outcome? Am J Sports Med 2009;37(10):1974-1980.

［8］ Chuckpaiwong B, Berkson EM, Theodore GH. Microfracture for osteochondral lesions of the ankle: outcome analysis and outcome predictors of 105 cases. Arthroscopy 2008;24(1):106-112.

［9］ Dipaola JD, Nelson DW, Colville MR. Characterizing osteochondral lesions by magnetic resonance imaging. Arthroscopy 1991;7 (1):101-104.

［10］ Flick AB, Gould N. Osteochondritis dissecans of the talus (transchondral fractures of the talus): review of the literature and new surgical approach for medial dome lesions. Foot Ankle 1985; 5(4):165-185.

［11］ Frisbie DD, Morisset S, Ho CP, et al. Effects of calcified cartilage on healing of chondral defects treated with microfracture in horses. Am J Sports Med 2006;34(11):1824-1831.

［12］ Hangody L, Kish G, Karpati Z, et al. Treatment of osteochondritis dissecans of the talus: use of the mosaicplasty technique—a preliminary report. Foot Ankle Int 1997;18(10):628-634.

［13］ Knutsen G, Engebretsen L, Ludvigsen TC, et al. Autologous chondrocyte implantation compared with microfracture in the knee. A randomized trial. J Bone Joint Surg Am 2004;86-A(3):455-464.

［14］ Lee KT, Lee YK, Young KW, et al. Factors influencing result of autologous chondrocyte implantation in osteochondral lesion of the talus using second look arthroscopy. Scand J Med Sci Sports 2012;22(4):510-515.

［15］ Loomer R, Fisher C, Lloyd-Smith R, et al. Osteochondral lesions of the talus. Am J Sports Med 1993;21(1):13-19.

［16］ Mandelbaum BR, Gerhardt MB, Peterson L. Autologous chondrocyte implantation of the talus. Arthroscopy 2003;19 suppl 1:129-137.

［17］ Matthews LS, Hirsch C. Temperatures measured in human cortical bone when drilling. J Bone Joint Surg Am 1972;54(2):297-308.

［18］ McCullough CJ, Venugopal V. Osteochondritis dissecans of the talus: the natural history. Clin Orthop Relat Res 1979;(144):264-268.

［19］ Reddy S, Pedowitz DI, Parekh SG, et al. The morbidity associated with osteochondral harvest from asymptomatic knees for the treatment of osteochondral lesions of the talus. Am J Sports Med 2007;35(1):80-85.

［20］ Sammarco GJ, Makwana NK. Treatment of talar osteochondral lesions using local osteochondral graft. Foot Ankle Int 2002;23 (8):693-698.

［21］ Savva N, Jabur M, Davies M, et al. Osteochondral lesions of the talus: results of repeat arthroscopic debridement. Foot Ankle Int 2007;28(6):669-673.

［22］ Steadman JR, Rodkey WG, Singleton SB, et al. Microfracture technique for full-thickness chondral defects: technique and clinical results. Oper Tech Orthop 1997;7(4):300-304.

［23］ Thermann H, Driessen A, Becher C. Autologous chondrocyte transplantation in the treatment of articular cartilage lesions of the talus [in German]. Orthopade 2008;37(3):232-239.

［24］ Tol JL, Struijs PA, Bossuyt PM, et al. Treatment strategies in osteochondral defects of the talar dome: a systematic review. Foot Ankle Int 2000;21(2):119-126.

［25］ Wiewiorski M, Leumann A, Buettner O, et al. Autologous matrix-induced chondrogenesis aided reconstruction of a large focal osteochondral lesion of the talus. Arch Orthop Trauma Surg 2011; 131(3):293-296.

第75章 距骨骨软骨损伤的微骨折治疗：观点2

Microfracture for Osteochondral Lesions of the Talus: Perspective 2

Raymond J. Walls, Keir A. Ross, Ethan J. Fraser, and John G. Kennedy

定义

- 距骨软骨损伤（OLTS）是一种常见疾病，可累及软骨和距骨穹顶下的骨质，如果不进行治疗，将出现退化倾向，并导致骨关节炎，软骨损伤固有的愈合能力相对较差[2,10]。
- 骨髓刺激（BMS）是一种通过微骨折或微钻孔来启动纤维软骨修复的技术，是一种用来治疗小的、非囊性病变的常用技术。
- 其目的是在软骨下板处形成多个缺口，以促进骨髓与骨髓间充质干细胞（MSC）的流动。

解剖

- 距骨上部与胫骨远端关节面以及内踝和外踝相连，形成踝关节的踝穴。
- 距骨表面约60%被软骨覆盖。
- 距骨没有肌肉附着，血液供应来自胫骨后动脉（跗骨管动脉和三角韧带分支）、腓动脉（跗骨窦动脉）和足背动脉。

发病机制

- 病因主要是外伤，踝关节扭伤和骨折的发生率在50%~70%[7,11,13]。
- OLTS发生反复性的微损伤常由踝关节不稳定造成[11]。
- 撞击损伤、挤压损伤和剪切损伤的发生和OLTS的位置取决于受伤时关节的体位状态。

自然病程

- 较小的病变偶尔可以通过非手术治疗得到治愈，而这在儿科患者更为常见[19]。
- 从理论上讲，OLTS将是趋于逐渐进展的，因为具有较高压力的流动液体通过软骨缺损侵入软骨下骨板，最终侵蚀软骨下骨。
- 自愈并不常见，而是有进一步退化的倾向。
- 预防疾病进展的目的是修复软骨下骨和恢复关节的对线。

- 手术治疗可以考虑采用修复性技术（BMS）或替代技术（自体软骨细胞植入、自体骨软骨移植、幼年颗粒软骨移植）。

病史和体格检查

- OLTS可能无症状。
- 患者常常会有急性损伤的病史，但并非总是如此。
- 典型的主诉是运动相关的前踝部的深部疼痛。
- 诸如踝关节弹响或绞锁等机械症状并不常见，这些症状提示存在游离的骨软骨碎片。
- 临床检查可发现关节线肿胀和局部压痛。
- 在伴有滑膜炎和关节积液的慢性患者，踝关节活动受限。
- 许多病例同时存在有其他病变，如踝关节不稳定，因此笔者提倡对踝关节骨、韧带和肌腱结构进行详细的临床检查。

影像学和其他诊断性检查

- 影像学检查有助于术前评估病变的位置、大小、深度及是否有软骨下囊肿。这些因素将决定最合适的治疗方案。
- 标准负重位X线平片[正位片（AP）、侧位片和踝穴位片]（图1A）。
  - 可能会漏诊多达50%的OLTS，特别是非常小或孤立的软骨损伤[9]。
  - 用于评估下肢、踝关节和后足的力线。
- CT（图1B、C）。
  - 允许进一步评估骨性结构的形态和大小，特别是其深度。
  - 只能提供关于骨结构的信息，缺乏关于覆盖的软骨的丢失或损伤的信息。
- MRI（图1D、E）。
  - 推荐将其用于最终的诊断和评估。
  - 关节软骨的评估和软骨下受累/骨水肿的程度。
  - T2序列可为软骨的结构和质量提供更高的敏感性。
  - 也可以评估伴随的病变（如韧带损伤、肌腱损伤、游离体等）。

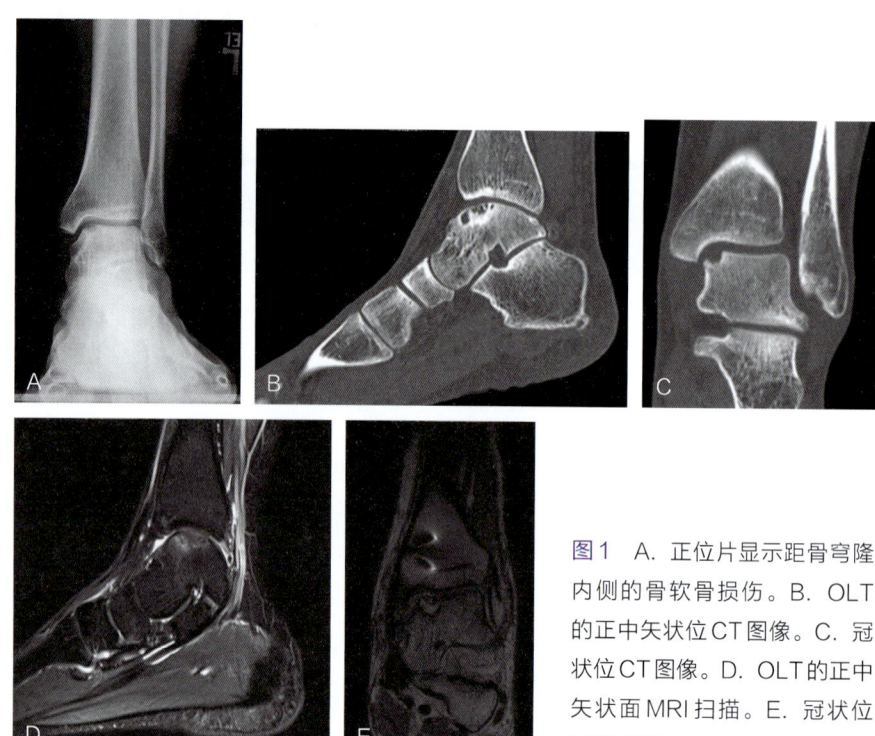

图1 A. 正位片显示距骨穹隆内侧的骨软骨损伤。B. OLT的正中矢状位CT图像。C. 冠状位CT图像。D. OLT的正中矢状面MRI扫描。E. 冠状位MRI扫描。

鉴别诊断

- 踝关节前内侧撞击或前外侧撞击。
- 慢性踝关节不稳。
- 肌腱病(腓骨肌腱、胫骨后肌腱、胫骨前肌腱)。
- 早期创伤后骨关节炎。
- 炎症性关节病。
- 应力反应或骨折。

非手术治疗

- 适用于仅累及软骨的无明显症状的、较小的、稳定的病变。
- 经一段时间的固定和限制负重,然后进行逐步负重和物理治疗。鼓励活动度锻炼以保持软骨营养。
- 药物治疗(口服非甾体抗炎药及关节内类固醇药物等注射)。
- 传统非手术治疗的失败率很高[5,15,21]。
- 辅助性生物制剂治疗如富血小板血浆(PRP)、浓缩骨髓抽吸剂(CBMA)和透明质酸(HA)的作用还在研究中。

手术治疗

- 微骨折技术最早由Steadmanl等人[17]提出,由于其技术要求低、微创、术后疼痛小、成本低、并发症发生率低,该技术得到了广泛的应用。

- 适应证。
  - 原发性非囊性病变[3,4],其直径<15 mm或面积<150 mm²。
  - 保守治疗失败。
  - 考虑在软骨覆盖完好无损区域进行逆行钻孔治疗软骨下骨损伤。
- 绝对禁忌证包括严重退行性关节疾病和感染。对于活动性炎症性关节病,特别是长期口服类固醇的患者,建议谨慎使用。

术前计划

- 根据临床检查及术前影像学结果评估。
- 病变的部位决定手术入路的选择,而病变大小决定了具体手术方法。
- 对大多数病变,可以通过标准的前内侧和前外侧入路进行关节镜检查,也偶尔使用辅助性后侧入路。
- 根据笔者的经验,对约75%的踝关节可以通过前入路进入。
- 后方关节镜检查用于大部分的关节后部的病变,经典的双通道技术是安全的,不仅可以处理OLTS,还可以处理其他后足、后踝、距下关节和关节外的病变[16]。
- 逆行钻孔用于存在软骨覆盖的情况,需要在透视导航下进行[12]。
- 如果需要同时进行踝关节稳定的手术,笔者会在患者

第75章 距骨骨软骨损伤的微骨折治疗：观点2 697

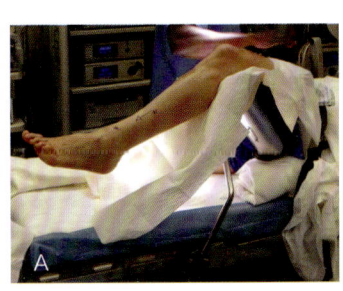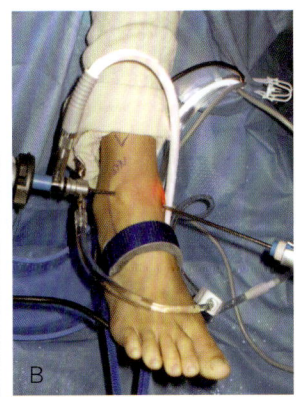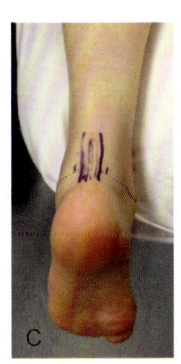

图2 A. 患者仰卧在标准手术台上，并使用大腿止血带使其充气良好。在同侧臀部下放置一个垫枕，以改善下肢方向，使足垂直于地面。B. 将无创性踝关节牵开器固定在手术台上，将踝关节置于跖屈位。C. 后踝关节镜的体位，患者足部伸出悬置于手术台边缘。

麻醉时来评估踝关节情况，以确定正确的治疗方法。
- 如有必要，应同时进行截骨矫形手术以治疗结构性的畸形。

体位

- 术前，需要标识并初步准备需要手术的肢体。
- 手术通常在局部麻醉（腰麻和腘窝阻滞）下进行，如果患者愿意，也可以进行全身麻醉。
- 在进行前侧关节镜检查时，患者仰卧在标准手术台上，并使用大腿止血带使其充气良好。在同侧臀部下放置一个垫枕，以改善下肢方向，使足垂直于地面（图2A）。
- 大腿垫枕放置在接近腘窝处，使髋部弯曲60°，膝盖可以轻松地屈曲至90°，轻柔牵引。
- 进行标准的肢体摆放。
- 将无创踝关节牵开器固定在手术台上，与踝关节固定一起，保持踝关节跖屈位（图2B）。在大多数情况下，使用约15磅的牵引力比较适当，以牵开关节腔隙，改善可处理的范围。
- 如果选择后入路，患者取俯卧位，将踝关节悬于手术台外（图2C）。
  - 或者也可以在胫骨远端放置三角形垫枕。

入路

- 前方关节镜手术通常使用前外侧和前内侧入路。
  - 从前内侧向踝关节注射10 ml生理盐水。在正确放置到关节内时，注入液体应非常容易，可以看到前外侧关节囊膨出。
  - 前内侧通道位于关节线远侧5 mm处，刚好位于胫骨前肌腱的内侧。笔者建议只切开皮肤，然后用一把蚊式钳轻轻地撑开，小心地在皮下组织中创建一条通道。如果有生理盐水流出，则证实关节囊已破，此时可插入钝性套管（2.7 mm关节镜仪器）。
  - 采用类似的方式创建前外侧通道，也位于关节线远端5 mm的位置。该入路正好在第三腓骨肌肌腱外侧，可手术前标记腓浅神经，注意识别避免其损伤。
- 后侧踝关节镜检查采用标准后内侧和后外侧入路（图3）。
  - 从内踝顶端到外踝顶端与脚底平行画一条线。
  - 后外侧通道位于跟腱外侧边界前5 mm处，紧靠上述的画线。在创建皮下通道时，需要注意避免损伤腓肠神经。
  - 后内侧通道位于跟腱内侧边界前5 mm处，位于上述的画线附近。操作有损伤内侧神经血管束的风险，所以在穿过软组织时也必须非常小心。

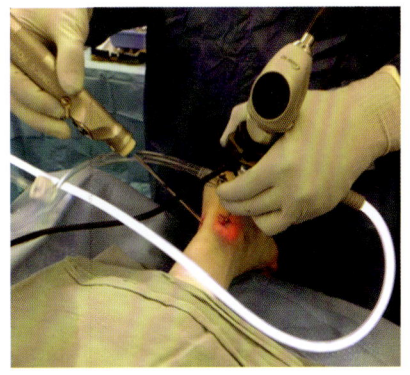

图3 标准后内侧和后外侧入路的关节镜检查。

前侧踝关节关节镜检查

- 在创建前内侧通道后，使用标准的2.7 mm关节镜器械与30°关节镜进行操作。在关节镜上安装一个有进水和出水的水泵，压力为40 mmHg，在大多数情况下可满足要求。
- 对踝关节进行全面评估是必要的。对病变的关节，经常需要清除瘢痕组织和病变肥厚的滑膜，以便使关节得到充分的显示（技术图1A）。
- 必要时使用打磨头有限切除胫骨前缘（技术图1B）。
- 根据关节病变行滑膜切除术和游离体去除术，这应在微骨折前进行，以便保证诱导形成的骨髓凝块不会被破坏。
- 对所有病例均应采用一个标准的探查程序以确保关节的所有部位都得到正规的评估（内侧和外侧沟，距骨穹隆和胫骨远端平台）。笔者推荐使用21点系统性的Ferkel评估方法。

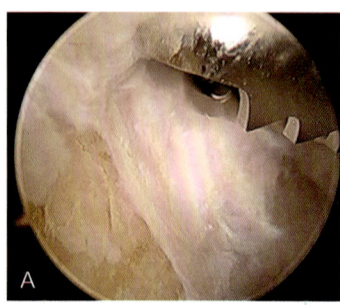 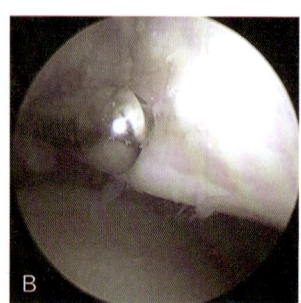

技术图1　A. 为了使踝关节完全可视，经常需要清除瘢痕组织和肥厚的病变滑膜。B. 有限切除胫骨前缘有时候是必要的，为此笔者使用关节镜下的磨钻进行。

距骨骨软骨损伤的识别、评估和准备

- 病变的位置应根据术前影像学检查来确定。
- 对软骨进行仔细探查，在没有游离的软骨瓣存在时，需要识别发现软骨的软化病变区域（技术图2A）。
- 使用刮匙去除病理性软骨，直到形成一个稳定的健康的软骨光滑边缘（技术图2B）。
- 用刨刀来帮助去除松散的碎片（技术图2C）。
- 所有剥脱的软骨应去除，而软骨损伤可能会超出术前影像学显示的病变范围。
- 当存在有软骨下囊肿时，必须切除病变的骨质和囊肿内膜。
- 小心刮除钙化的软骨层，以促进凝块粘连和修复。
- 为了能够充分显露OLTS，有时候需要助手将足进行手动屈曲。
- 可以用刻度探针来确定病变的精确的尺寸，如横向尺寸和病变深度。

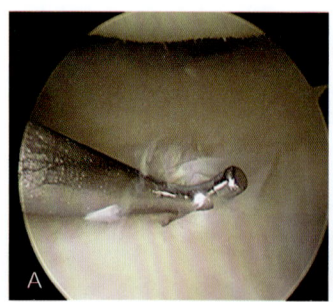 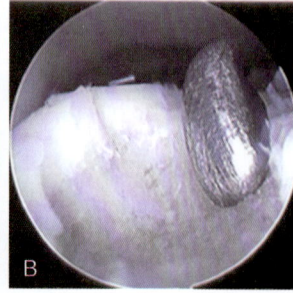 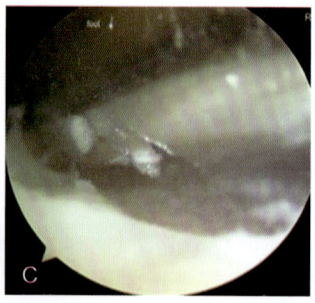

技术图2　A. 仔细探查关节软骨，识别软化的软骨病变或不稳定的软骨瓣。B. 可用刮刀去除病变的软骨，直到形成一个稳定的健康的软骨边缘。C. 用刮刀来去除多余的软骨和骨碎片。

骨髓刺激术/微骨折技术

- 只有在完全切除OLTS后，才能进行微骨折处理，形成一个光滑、垂直、稳定、健康和天然软骨的边缘。
- 常用的技术包括用克氏针钻孔或用微骨折锥来破坏软骨下骨。
- 微骨折锥有不同角度的锥体可供选择，应根据病变的位置挑选使用，应确保垂直于OLTS的软骨下骨基底被穿透。
- 造成软骨下骨骨折的深度为2～4 mm，通常在锥体上可以显示深度（技术图3A、B）。
- 脂肪滴的出现表明已经实现了足够深的穿透（技术图3C），以便于随后软骨下出血和骨髓间充质干细胞的募集。
- 每个骨折缝之间应间隔3～4 mm。
- 需要在OLTS周围也进行骨髓刺激术，以改善纤维软骨的诱导修复。
- 对关节进行最后的评估和冲洗，并清除所有游离体。
- 关闭水泵，如果使用了止血带，则进行放气，以确定骨髓刺激手术区域的每一个骨洞处都出现脂肪滴和血液。
- 用3-0尼龙绳和无菌敷料闭合伤口。

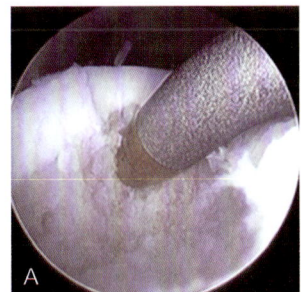 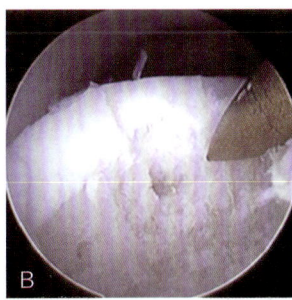 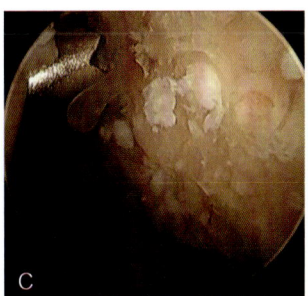 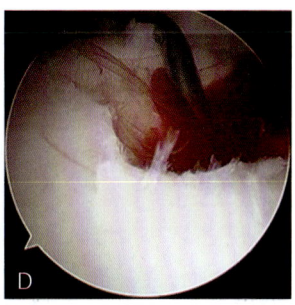

技术图3 A、B. 软骨下骨的微骨折深度为2～4 mm，可以参考锥子上的刻度。C. 骨松质中渗出脂肪滴表明软骨下板有足够的穿透深度。D. 关闭水泵可以让骨髓血液从每一个骨髓刺激术的骨洞中流出。

后踝关节镜下的微骨折术

- 采用系统性的四象限入路来处理后足相关的病变[16]（技术图4）。
- 通过手动背屈踝关节，可以充分显示后部的OLTS。
- 随后将按照前面阐述的方式进行骨髓刺激术。

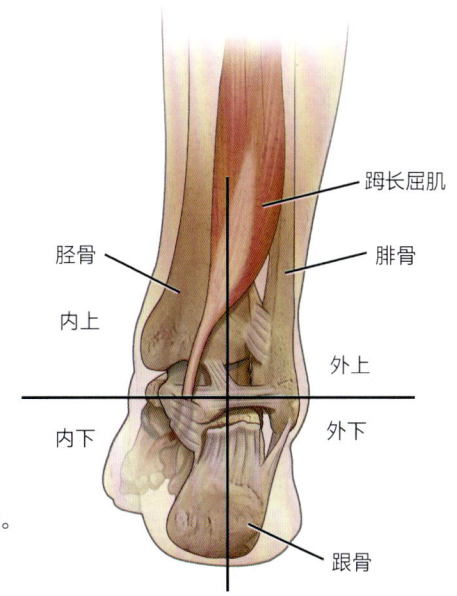

技术图4 采用后踝关节镜的系统性四象限入路来处理后足相关的病变。

要点与失误防范

神经与血管的损伤	• 在创建关节镜手术通道时要非常小心,避免过度分离。在不同手术通道之间切换时,一定要使用钝式套管。此外应确保大腿支架是靠近腘窝的
清创不完整	• 充分评估边缘松动的软骨瓣或剥脱的软骨。这对于不易观察到的前缘病变尤为重要
游离体	• 在清理结束时,要对整个踝关节进行彻底的评估和冲洗
胫骨对吻性病变	• 应评估同时存在的胫骨病变,建议在适当的情况下同时进行治疗
骨髓刺激技术的垂直方向	• 准备好不同角度的骨锥,并在术前做好充分的选择。建议让助手来稳定踝关节,以便需要控制力量以锥破软骨下骨并同时防止原有完整软骨的医源性损伤。最大限度地跖屈踝关节,并让助手进行配合,可增加显露的范围
选择合适的骨锥	• 使用正确大小的锥子是很重要的。大的锥子压迫软骨下骨可导致小梁通道关闭,造成通道孔径太小,无法形成新生血管

术后处理

- 软垫敷料包扎14天。
- 术后72小时开始踝关节踝泵锻炼活动,并持续4周。每天控制踝关节跖屈和背屈20分钟,防止粘连形成和僵硬,并促进滑液向软骨提供营养。
- 术后2周,拆除缝线,让患者开始进行控制性踝关节运动(CAM)。
- 在术后4周,从其体重的10%开始负重,并以每天10%的速度开始增加,这样在术后6周就能达到完全的负重。
- 术后6周,开始正式的物理康复治疗,重点是恢复平衡觉、本体感觉和关节的稳定。
- 术后10周,康复的重点是加强专项运动训练。随着患者症状改善,恢复到完全接触性运动需要进行连续评估。

预后

- 骨髓刺激术的目的是使骨髓中的多能干细胞聚集在缺损处形成纤维蛋白凝块。炎症级联反应结果最终可刺激组织愈合。
- 虽然人们希望MSC分化成软骨样细胞,并有能力合成包括Ⅱ型胶原在内的软骨基质,但有证据表明其形成纤维软骨[14],这值得关注,因为与透明软骨相比,纤维软骨的力学和生物学特性相对较差。
- 尽管如此,骨髓刺激术的临床结果总体上在中短期内是好的,最近的一项系统综述统计其总体的成功率为85%[20]。
- 一项研究分析了50名美国骨科足踝协会(AOFAS)踝后足评分中位数为88分患者的12年临床随访结果,其中78%的患者的Ogilvie-Harris评分为良到优。2/3的人没有关节炎进展的影像学表现,而其余的人只下降了一级[18]。
- 目前缺乏其他长期高水平的证据来评估骨髓刺激术的临床结果。
- 纤维软骨长期承受机械载荷的质量值得关注。
- 5年随访的MRI评估显示纤维软骨退化,关节镜下观察到纤维软骨缺乏与天然软骨之间的融合[1,8]。
- 近年来,人们对使用生物辅助制剂如HA、CBMA、PRP及使用支架/生物技术等来进行增强修复越来越感兴趣。

并发症

- 在采用无创牵引和仔细操作情况下,前路踝关节镜下微骨折的总并发症发生率低至3.5%[22]。后路关节镜检查后的发生率也较低,仅为2.3%[22]。
- 神经损伤是最常见的并发症,这大多数在6个月内就能痊愈。
- 血管损伤。
- 感染。
- 滑液瘘。
- 游离体。
- 关节纤维化、僵硬。
- 医源性软骨损伤。
- 慢性局部疼痛综合征。

(燕晓宇 译,董士奎 刘闻欣 审校)

参考文献

[1] Becher C, Driessen A, Hess T, et al. Microfracture for chondral defects of the talus: maintenance of early results at midterm follow-up. Knee Surg Sports Traumatol Arthrosc 2010;18:656-663.

[2] Buckwalter JA, Mankin HJ. Articular cartilage: degeneration and osteoarthritis, repair, regeneration, and transplantation. Instr Course Lect 1998;47:487-504.

[3] Choi WJ, Park KK, Kim BS, et al. Osteochondral lesion of the talus: is there a critical defect size for poor outcome? Am J Sports Med 2009;37:1974-1980.

[4] Chuckpaiwong B, Berkson EM, Theodore GH. Microfracture for osteochondral lesions of the ankle: outcome analysis and outcome predictors of 105 cases. Arthroscopy 2008;24:106-112.

[5] Easley ME, Scranton PE Jr. Osteochondral autologous transfer system. Foot Ankle Clin 2003;8:275-290.

[6] Ferkel RD, Fischer SP. Progress in ankle arthroscopy. Clin Orthop Relat Res 1989;(240):210-220.

[7] Hintermann B, Regazzoni P, Lampert C, et al. Arthroscopic findings in acute fractures of the ankle. J Bone Joint Surg Br 2000;82(3):345-351.

[8] Lee KB, Bai LB, Yoon TR, et al. Second-look arthroscopic findings and clinical outcomes after microfracture for osteochondral lesions of the talus. Am J Sports Med 2009;37:63S-70S.

[9] Loomer R, Fisher C, Lloyd-Smith R, et al. Osteochondral lesions of the talus. Am J Sports Med 1993;21:13-19.

[10] McCullough CJ, Venugopal V. Osteochondritis dissecans of the talus: the natural history. Clin Orthop Relat Res 1979;(144):264-268.

[11] O'Loughlin PF, Heyworth BE, Kennedy JG. Current concepts in the diagnosis and treatment of osteochondral lesions of the ankle. Am J Sports Med 2010;38(2):392-404.

[12] O'Loughlin PF, Kendoff D, Pearle AD, et al. Arthroscopic-assisted fluoroscopic navigation for retrograde drilling of a talar osteochondral lesion. Foot Ankle Int 2009;30:70-73.

[13] Saxena A, Eakin C. Articular talar injuries in athletes: results of microfracture and autogenous bone graft. Am J Sports Med 2007;35(10):1680-1687.

[14] Shapiro F, Koide S, Glimcher MJ. Cell origin and differentiation in the repair of full-thickness defects of articular cartilage. J Bone Joint Surg Am 1993;75:532-553.

[15] Shearer C, Loomer R, Clement D. Nonoperatively managed stage 5 osteochondral talar lesions. Foot Ankle Int 2002;23:651-654.

[16] Smyth NA, Murawski CD, Levine DS, et al. Hindfoot arthroscopic surgery for posterior ankle impingement: a systematic surgical approach and case series. Am J Sports Med 2013;41:1869-1876.

[17] Steadman JR, Rodkey WG, Singleton SB, et al. Microfracture technique for full-thickness chondral defects: technique and clinical results. Oper Tech Orthop 1997;7:300-304.

[18] van Bergen CJ, Kox LS, Maas M, et al. Arthroscopic treatment of osteochondral defects of the talus: outcomes at eight to twenty years of follow-up. J Bone Joint Surg Am 2013;95:519-525.

[19] van Dijk CN, Reilingh ML, Zengerink M, et al. The natural history of osteochondral lesions in the ankle. Instr Course Lect 2010;59:375-386.

[20] Zengerink M, Struijs PA, Tol JL, et al. Treatment of osteochondral lesions of the talus: a systematic review. Knee Surg Sports Traumatol Arthrosc 2010;18:238-246.

[21] Zengerink M, Szerb I, Hangody L, et al. Current concepts: treatment of osteochondral ankle defects. Foot Ankle Clin 2006;11:331-359.

[22] Zengerink M, van Dijk CN. Complications in ankle arthroscopy. Knee Surg Sports Traumatol Arthrosc 2012;20:1420-1431.

第76章 后踝关节镜和后足内镜技术
Posterior Ankle Arthroscopy and Hindfoot Endoscopy

C. Niek van Dijk and Tahir Öğüt

定义

- 由于解剖特点和位置深在,后踝问题在诊断和治疗上存在挑战。
- 因踝关节形状的原因,使用前内侧、前外侧和后外侧通道进行常规踝关节检查来评估后踝关节问题是困难的。在踝关节韧带松弛的情况下,可以对踝关节本身的病变进行观察处理,但通过传统的关节镜手术通道不能观察和处理关节囊周围或关节囊外的后侧病变。
- 患者俯卧位,采用双通道后侧关节镜入路可以很好地到达后踝、距下关节、关节囊周和关节外的结构[22]。

解剖

- 后踝关节镜和后足内镜使胫距关节后半部分、距下关节,以及如三角籽骨、踇长屈肌腱(FHL)和后联合韧带等关节外结构的可视化并进行相关操作成为可能。
- 后侧踝间韧带又称胫骨tibial slip或有袋的半月板,是一种位置恒定但大小和宽度可变的结构。它不同于下胫腓后韧带,并借助一个充满滑膜组织的小间隙与之分离[2]。
- 三角籽骨是距骨骨化的次生中心,它出现于1.7%~7%的正常足。当这个骨化中心与距骨的后外侧突(三角突或Stieda突)处于分离时,将其称为三角籽骨。单侧和双侧(联合)三角籽骨的发生率分别为10%和1.402%[4,17]。
- FHL肌腱起源于小腿后部,然后在起自距下关节近侧1 cm的肌腱鞘内滑动,并与距骨和跟骨后的肌腱联合,形成纤维-骨隧道,该隧道可限制FHL的运动[6,10]。
- 后内侧神经血管束(胫神经和胫后动脉)在FHL肌腱走形中始终位于其内侧。Sitler等人[15]解剖了13具尸体,发现在两个标本中胫神经位于FHL肌腱的后方[7]。
- 位于距外踝顶端近侧1 cm处的后内侧通道比位于更近端1 cm处的通道距离内侧神经血管束的距离平均远2.9 mm[7]。

发病机制

- 后踝部疼痛可能由以下原因引起:
  - 踝后部撞击综合征。
  - FHL肌腱、胫后肌腱或腓骨肌腱病变。
  - 创伤后骨化或外生骨疣。
  - 骨性撕脱。
  - 胫距或距下关节游离体。
  - 胫距或距下关节骨软骨损伤或关节病。
  - 任何这些疾病的组合。
- 过度使用造成的损伤在踝关节后部疼痛的发病机制中起着重要作用。
- 反复轻微的踝关节损伤,如运动员等,可造成后踝和/或后足骨赘形成[18]。
- 通常,三角籽骨要能产生症状,必须受到一些创伤事件的干扰,如旋后位损伤或强力跖屈损伤、在坚硬的表面跳舞,或超越生理极限的起始推力等[18]。
- 这种疼痛通常被认为是由以下原因造成:
  - 在相对不稳定的三角籽骨和距骨之间的症状性活动。
  - 增厚的关节囊受压(踝间韧带)[1]。
  - 三角籽骨和胫骨之间的瘢痕组织撞击。
  - 三角籽骨和跟骨之间受压(称为舞蹈者的脚后跟)。
  - 位于三角籽骨和距骨内侧结节间隧道内的FHL肌腱激惹[6,18]。
- FHL肌腱病通常由狭窄性腱鞘炎引起,而不是肌腱炎或肌腱断裂造成[3];除了踝关节后内侧外,很少有报道发生于其他部位[3,10]。然而,免疫组织化学结果提示,距骨后面的肌腱段存在肌腱无血管区[14]。

自然病程

- 患者表现为踝后部疼痛。
- 踝后部撞击可由过度使用(慢性疼痛)或外伤(急性疼痛)引起。区分这两者非常重要,因为过度使用后的撞击预后较好[18]。
- 过度使用损伤通常发生于芭蕾舞者、足球运动员和速降运动员[3,21]。
- 在慢性疾病时,FHL肌腱狭窄性腱鞘炎可能与三角籽骨综合征共存;如果手术治疗延迟,结果会更糟[4]。
- 约60%的三角籽骨综合征患者采用非手术治疗可获得成功[8]。

病史和体格检查

- 患者踝关节后部有深度疼痛，主要表现为强迫性足底屈曲。
- 检查时距骨后部有触痛。
- 在被动强迫性足底屈曲试验中，检查者可以在足底最大屈曲时做旋转运动，从而"研磨"胫骨与跟骨之间的距骨后突或三角籽骨。
- 如果检测结果阳性，同时后外侧有触痛，则应在随后进行诊断性的浸润麻醉（含或不含皮质类固醇）。
- 后内侧触痛不一定表示存在撞击[18]。
- 在FHL肌腱交界处触诊疼痛是FHL肌腱炎的一种诊断方法；同时强力背屈踝关节和第一跖趾关节可引发疼痛[3,10]。
- "假性蹈趾僵直"可能同时存在踝关节后内侧疼痛。蹈趾背屈在足踝背屈时受限，在足踝跖屈时可恢复。据报道，这一检查结果/现象是由于FHL近端结节增厚而在踝后内侧的纤维-骨隧道撞击所致[10]。
- 距骨后突触诊是一种敏感的踝后部撞击试验，检测为阳性后，应进行足过度跖屈试验。
- 当患者在足底屈曲撞击试验时感受到明显的疼痛时，检测结果为阳性。该试验检测踝后部撞击的敏感度高，试验阴性可排除踝后部撞击综合征。
- 如果足跖屈时疼痛消失，则可以确诊。
- 踝关节后内侧触诊对FHL肌腱炎是敏感的。

影像学和其他诊断性检查

- 在踝关节后部撞击患者，踝关节前后位（AP）片通常显示无异常（图1A）。
  - 从侧位片看，有时可以看到一个突出的距骨后突或三角籽骨。
  - 由于位于后外侧的距骨后突或三角籽骨常叠加于距骨内侧结节上，因此在标准侧位片上观察三角籽骨通常是不可能的（图1B）。
  - 由于同样的原因，有时用这种标准的侧位片无法检测到钙化影。
  - 与标准的侧位片相比，笔者推荐足外旋25°的侧位片（图1C）。
- 骨显像能有效地定位距骨和周围骨结构的损伤。
- CT可以确定骨化、骨性碎片、骨软骨损伤或距骨骨内囊肿的确切大小和位置（图1D）。
- MRI可用于检测骨挫伤、水肿、后关节囊或韧带的增厚、距骨软骨损伤[1]和FHL腱鞘炎。
  - 据报道，MRI对82%的FHL肌腱炎可以准确识别[10]，通过T2加权像中低信号显示[4]。
  - FHL肌腱鞘积液在MRI上多见，但无临床表现。FHL肌腱鞘内的液体必须与肌腱本身的变化相结合，才能作为肌腱炎的表现。
- 三角籽骨骨水肿是一个重要的诊断依据。
  - 这是胫骨远端和跟骨间三角籽骨长期受压的表现。
  - 这可能是三角籽骨下表面软骨退化的迹象。在这些病例中，三角籽骨骨水肿常合并跟骨水肿。
  - 它也可以是三角籽骨和距骨之间运动的迹象。在这些病例中，距骨后部也有骨水肿。这些病例表现为假关节类型的病变。

鉴别诊断

- 跗骨窦综合征。
- 足底筋膜炎。
- 腓骨肌腱腱鞘炎。
- 胫后肌腱腱鞘炎。
- 假性蹈趾僵直（在FHL腱鞘炎）。
- 骨性撕脱。
- 踝关节病和距下关节病。

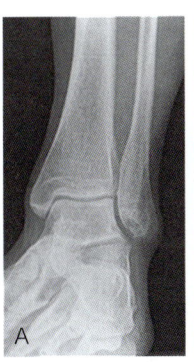
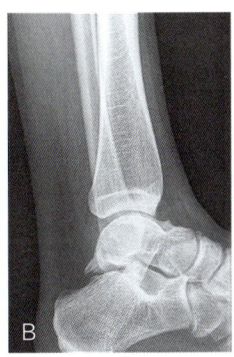
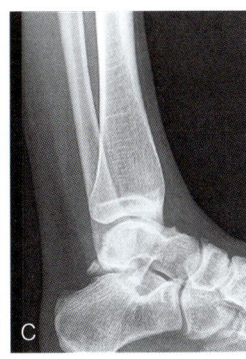
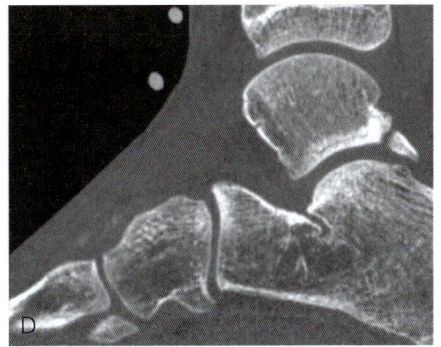

图1 踝关节后部撞击的影像学表现。A. 踝关节前后位片未见异常。B. 标准侧位片。C. 足外旋25°的侧位。D. 矢状位CT扫描显示三角籽骨。

表1 后踝关节镜及后足内镜的适应证

关节疾病

踝关节后间室
骨软骨缺损区清创和钻孔
去除游离体、小骨、骨化、撕脱碎片
胫骨后缘骨赘切除
软骨瘤病和慢性滑膜炎的治疗
距下关节后间室
去除骨赘和游离体
距下关节融合术
逆行刮除钻孔治疗距骨内神经节

关节周围疾病

踝关节后部撞击
三角韧带深部:去除创伤后的骨化或小骨
跨长屈肌腱狭窄性腱鞘炎:屈肌支持带清创,距腓后韧带,距骨突突出,肌腱鞘切开
下胫腓后联合韧带:肥厚韧带可以切除

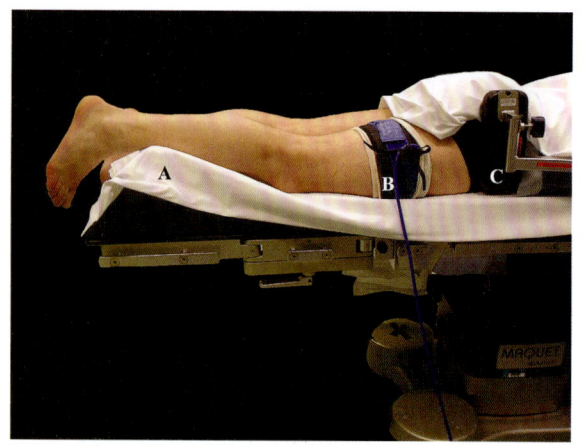

图3 后足内镜的体位。小腿部支架（A）、止血带（B）和大腿部支架（C）。

非手术治疗

- 三角籽骨综合征的早期治疗包括休息、冰敷、消炎止痛药、避免强力跖屈足底。偶尔,也会固定踝关节4~6周。如果已经形成骨不连,不建议使用石膏固定[8]。
- 物理治疗如渐进的抵抗性锻炼和强化训练等可能是有帮助的[8]。
- 皮质类固醇注射治疗三角籽骨综合征可获得有效的暂时性镇痛[4,8]。
- FHL腱鞘炎的非手术治疗包括休息、冰敷、消炎治疗、足纵弓支撑、标准物理治疗和伸展运动等[8,10]。

手术治疗

- 后踝关节镜和后足内镜的适应证见表1。
- 该手术可作为门诊手术,在全身麻醉或硬膜外麻醉下进行[20]。

术前计划

- 需要回顾所有的影像学检测结果,因解决的不仅是单独病变本身,而且还有相关的骨、软骨或韧带的损伤,以及骨赘、游离体,旁边的肌肉和骨化(图2)。
- 在麻醉状态下检查踝关节和距下关节的稳定性、腓骨肌腱的稳定性、跟腱的紧张度。
  - 不稳定是一种临床诊断,这是根据患者的症状来确定的。他们主诉经常会出现无力。如果没有无力的临床症状,则可以表现为松弛。如果没有无力的临床症状而发现松弛,则不能作为侧副韧带重建的适应证。
- 关节灌注时,可使用单袋通过重力作用灌注生理盐水。
- 后踝关节镜常规使用角度为30°的4.0 mm关节镜。
- 对于后踝关节镜检查,当必须进入踝关节进行诊断和治疗关节内病变时,可以使用非创伤性牵引装置进行牵引。
- 在后踝关节镜下切除骨赘和小骨时,可能需要4 mm的骨凿和骨膜剥离器。

体位

- 将患者置于俯卧位。体位放置应正确,避免造成臂丛紧张,避免肘部尺神经受压,以及保护生殖器等。
- 在大腿放置止血带,在小腿下放置一个小支架,使踝关节可以自由移动(图3)。
- 将足放在手术台的最末端,这样医生就可以将踝关节

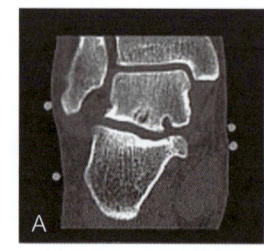 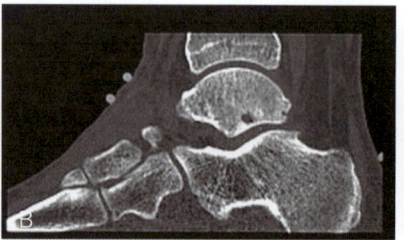 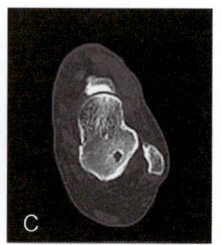

图2 右踝关节距下骨软骨囊肿病灶清理和钻孔的术前计划。冠状位（A）、矢状位（B）和横断面（C)CT图像显示距下骨软骨缺损和继发性的骨囊肿。

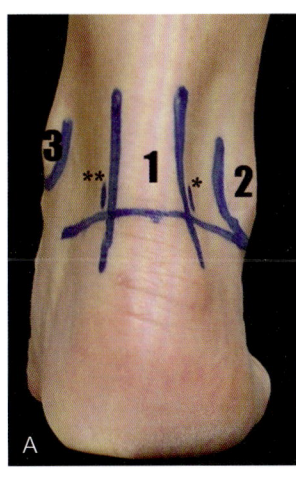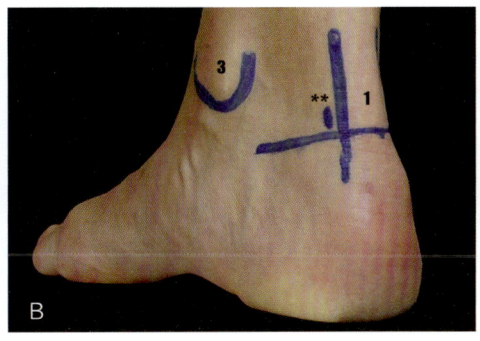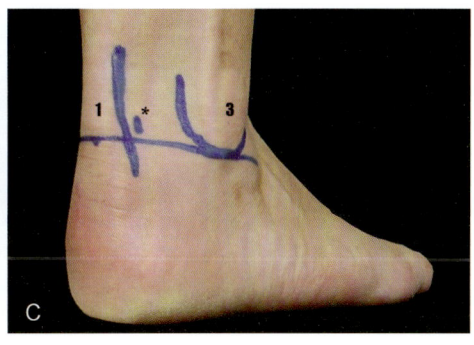

图4 后侧（A）、后内侧（B）和后外侧（C）足部和踝关节的图像，以及用于后踝关节镜和后足内镜检查的皮肤标记。1：跟腱；2：外踝；3：内踝；星号，后外侧的手术通道；双星号，后内侧入路。

完全屈曲。

入路

- 踝关节上的标志是外踝、跟腱的内侧和外侧缘，以及足底。用记号笔从外踝尖到跟腱、平行于足底画一条线作为参考。
- 后外侧和后内侧入口位于这条线的上方，在水平面上则处于同一水平，位于跟腱的外侧和内侧（图4）。

创建后外侧通道

- 垂直刺入皮肤做切口建立后外侧通道。
- 用一个蚊式钳在皮下分开，用蚊式钳向前分离，方向指向第一和第二趾的趾蹼之间的方向（技术图1A）。
- 当蚊式钳头接触到骨时，将其更换成 4.5 mm 关节镜镜头套杆，钝头指向同一个方向（技术图1B）。
- 踝关节和距下关节的关节水平可以通过在矢状面触诊骨结构来确认，因为在两个关节之间可以感觉到突出的距后突或三角籽骨。
- 钝头位于踝关节水平的关节外处。
- 将钝头更换为 4 mm 的关节镜；视图的方向是侧面30°。

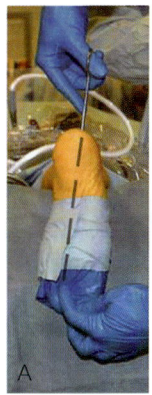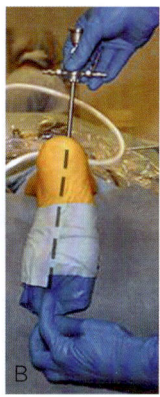

技术图1 创建后外侧通道。A. 用蚊式钳分开皮下组织，方向指向第一趾蹼间隙。B. 当蚊式钳头接触到距骨后突时，将蚊式钳换成一 4.5 mm 关节镜镜头套杆，钝头指向同一方向。

创建后内侧手术通道

- 垂直刺入皮肤做切口建立后内侧通道。
- 用一把蚊式钳，以 90°角朝向关节镜镜头套杆方向（技术图2A）。
- 当蚊式钳接触关节镜镜头套杆时，以套杆为导向，使其接触关节镜镜头套杆，将蚊式钳沿踝关节方向向前移动，直至到达骨结构（技术图2B）。
- 然后，将关节镜略微退回，直接从蚊式钳上分开，直至看到蚊式钳的顶端（技术图2C）。
- 用血管钳将镜头前端的关节外软组织分开。
- 在有瘢痕组织或粘连的情况，将蚊式钳换成一个 5 mm 的全半径刨刀。
- 将刨刀的尖端朝向外侧，稍微向距下关节的后外侧方向。
- 当刨刀的尖端达到这个位置时，就可以开始刨削了。

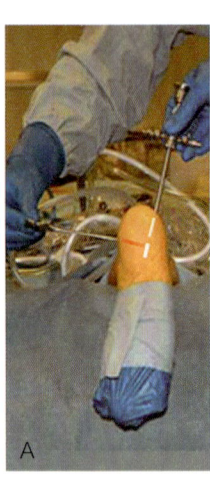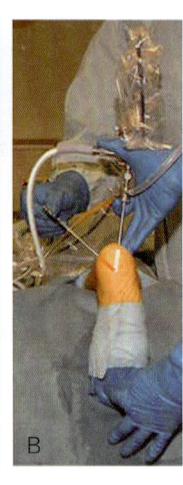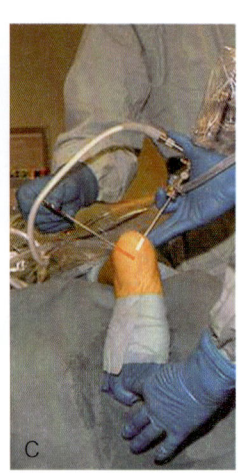

技术图2　创建后内侧通道。A. 用一把蚊式钳，以90°角朝向关节镜镜头套杆方向。B. 蚊式钳接触关节镜镜头套杆向前移动，直至到达骨结构。C. 将关节镜略微退回，并在蚊式钳上滑动，直至看到蚊式钳的顶端。

踝关节后方的操作

- 可以去除关节囊和脂肪组织。首先去除脂肪组织，然后再去除很薄的关节囊。
- 现在可以识别距下关节，距腓后韧带与距骨相连之处在这个水平也可以识别出来。
- 去除很薄的关节囊后，即可以检查距下关节后部（技术图3A）。
- 在踝关节的水平，可识别下胫腓后韧带和距腓后韧带，并可显示踝关节后部（技术图3B）。
- 可以将距骨后突从瘢痕组织剥离，FHL肌腱是重要的解剖标志，对其进行确认。运动踇趾有助于分离后踝的FHL肌腱纤维。
- 由于FHL肌腱接近后内侧的神经血管束，刨刀不应在FHL肌腱内侧使用。
- 去除踝关节后部的薄关节囊后，可用关节镜进入踝关节进行检查。
- 在内侧，可以看到内踝的顶端和三角韧带的深部。

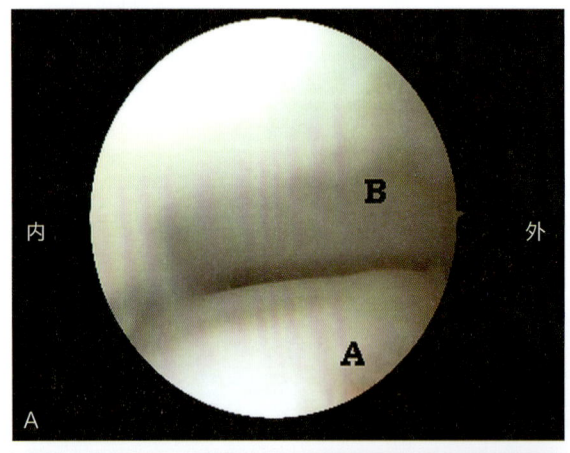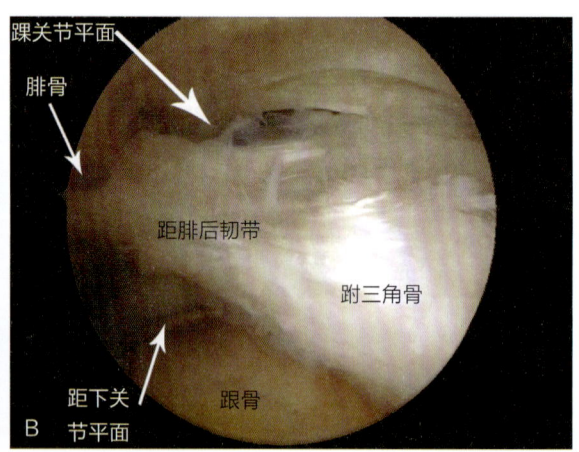

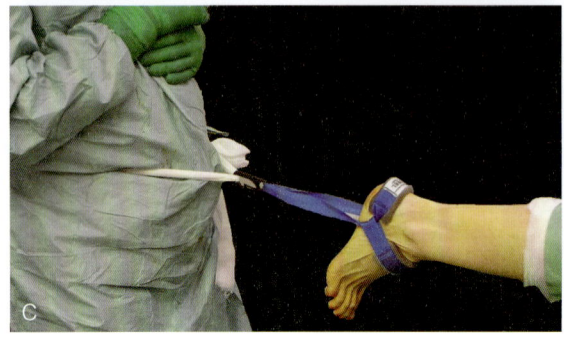

技术图3　A. 距下关节后间室的关节镜下图像，显示跟骨（A）和距骨（B）。关节镜下显示踝关节的后外侧部分。三角籽骨（OT）及其与距腓后韧带（PTFL）的连接。C. 应用软组织牵引器。

- 在内踝水平由内而外打开关节囊,由此可以打开胫后肌腱腱鞘。
- 用手牵引跟骨,打开踝关节后部,可以将刨刀插入胫距关节。
- 为了更好地牵开关节,可以使用非创伤性踝关节牵引器(技术图3C)。
- 可以进行全滑膜切除术或包膜切除术。根据笔者的经验,通过后入路可以显示几乎整个距骨穹隆和胫骨远端关节面。
- 对骨软骨缺损或软骨下囊性病变进行识别、清除和钻孔(技术图4)。

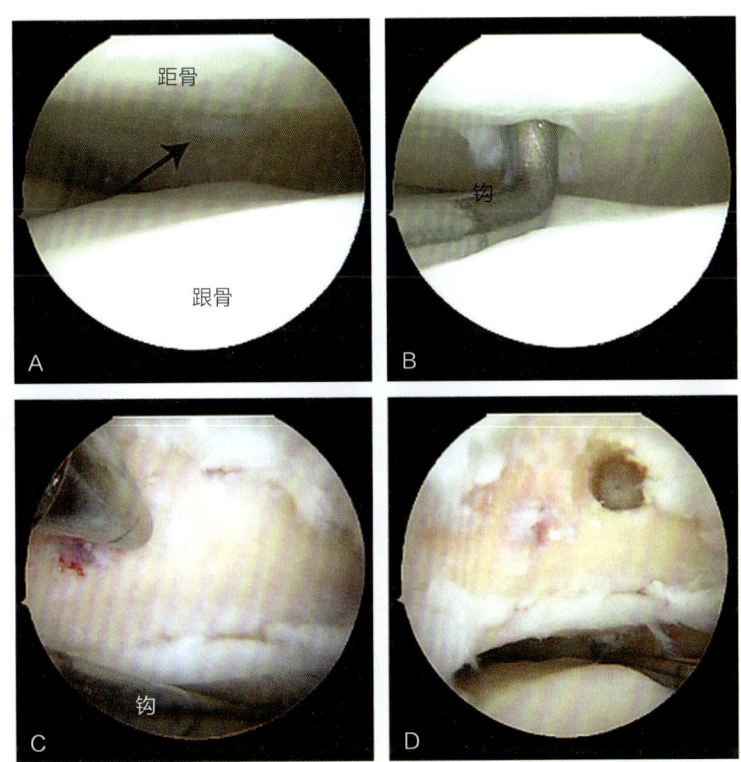

技术图4　右踝关节关节距下骨软骨囊肿,内镜下清创术和钻孔术(图2为同一患者)。A. 镜下图像箭头指向的是缺损处。B. 将一探钩通过后内侧通道插入,穿透骨软骨缺损直至囊肿。C. 通过逆行钻孔,到达囊肿区。用探钩来确定钻头的准确方向。D. 术后的情况。

去除三角籽骨

- 检查下胫腓后联合韧带,如果肥大,则进行部分切除。
- 去除有症状的三角籽骨(技术图5)、距骨后突不愈合的骨折片或有症状的较大的距骨后突,需要部分剥离距腓后韧带,松解附着于距骨后突的屈肌支持带。

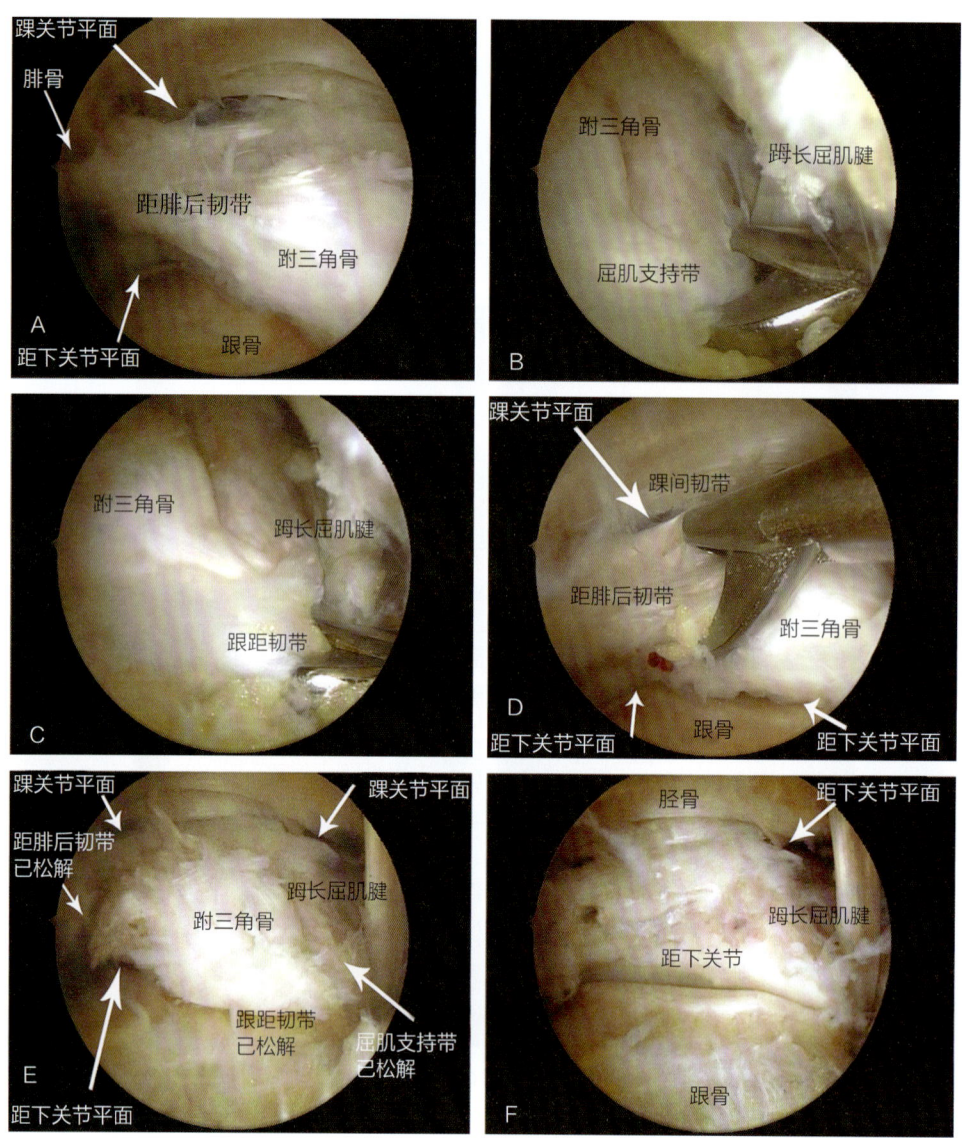

技术图5　内镜下手术切除左踝三角籽骨并松解FHL。A. 三角籽骨（OT）及与距腓后韧带（PTFL）的连接、屈肌支持带和距跟韧带（TCL）。B. 切开屈肌支持带。C. 切开TCL。D. 松解PTFL。E. 从与其相关的解剖结构中松解出来的三角籽骨的外观。F. 术后外观，IML和踝间韧带。

足姆长屈肌腱松解术

- FHL肌腱的松解包括用打孔器从距骨后突分离屈肌支持带（技术图6）。

- 如果存在紧密的、增厚的小腿筋膜，则会阻碍自由地移动器械。使用打孔器或刨刀有助于把筋膜上的洞扩大。
- 在手术结束时用电凝来止血。

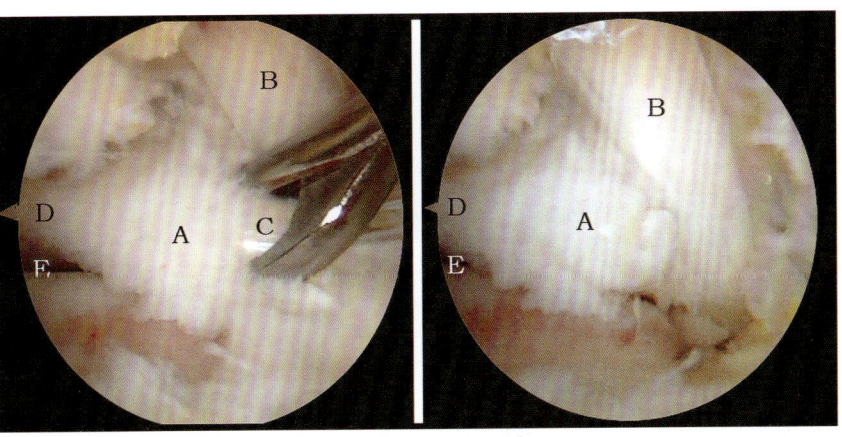

技术图6　内镜下松解FHL肌腱（B）的操作过程，包括使用打孔器（A）从距骨后突剥离屈肌支持带（C）。D为距骨；E为距下关节。

关闭切口及包扎

- 取出器械后，用3-0尼龙线缝合伤口，防止滑膜窦道形成。
- 使用无菌敷料加压包扎。
- 对于前后方同时存在症状的患者，对后方病变采用后侧双通道入路，对前方病变采用前侧双通道入路。
- 为此，有两种方法可以选用。可以在膝关节弯曲和足部倒置的情况下进行前方关节镜检查，但笔者通常更倾向于进行两阶段的手术，首先完成后足双入路检查，然后将患者翻身，进行常规的前方踝关节镜检查。

要点与失误防范

关节镜的位置	• 视野的方向应该总是横向的
Rouviere韧带	• 这条韧带走向FHL支持带 • 它可以附着在距骨后突 • 可以用关节镜打孔器或剪刀来扩大韧带通过的入路 • 通常，它必须从距骨后突剥离到看到踝关节
安全区域	• 关节镜应该指向第一和第二趾间的趾蹼方向 • 它应该位于FHL肌腱外侧，只有在需要松解神经血管束（创伤后跗骨窦综合征）时，才能将它置于FHL肌腱的内侧
用骨凿去除肥大的距骨后突	• 应注意不要将骨凿放得太靠前，以免进入距下关节（图5）

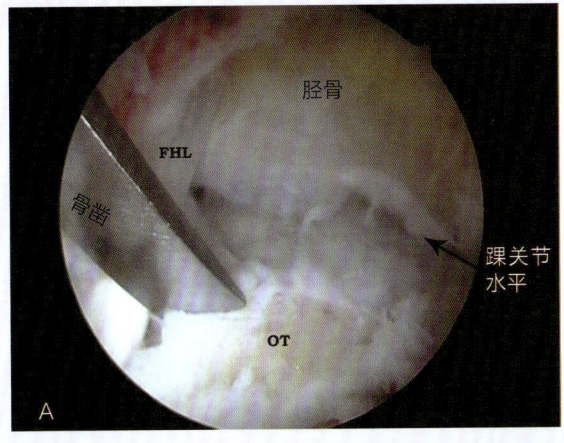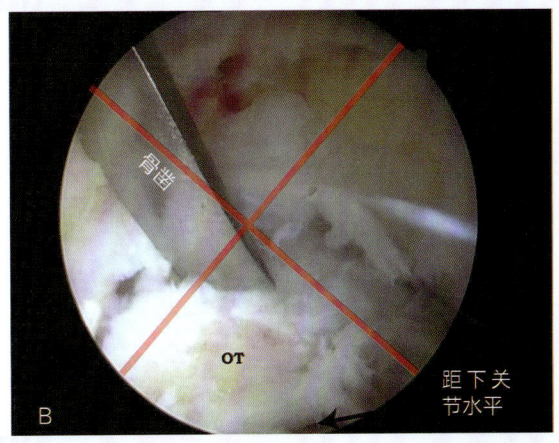

图5　A、B. 用骨凿去除肥大的距骨后突。注意不要将骨凿放得太靠前，以免进入距下关节。FHL，踇长屈肌腱；OT，三角籽骨。

	（续表）
如何一开始就可以在获得关节镜下正确的方向	• 最重要的技巧是在距下关节水平从外侧处开始刨削，这是一个开始刨削相对安全的区域。刨刀的开口应朝向关节 • 一旦距下关节得到识别，距腓后韧带也将得到识别，该韧带在这个区域连接到距骨的外侧表面 • 如果将镜头和刨刀从腓侧后韧带处向近端移动，此时应是在三角籽骨的水平。现在就可以切除在后外侧区域的软组织了 • 通常可以通过对跟骨进行牵引来识别踝关节，将足部背屈也有帮助 • 如果需要，可以部分切除后韧带进入踝关节 • 从后外侧角开始，可以将器械通过距骨后突或三角籽骨上方移动到内侧，同时保持器械始终与踝后侧韧带和三角籽骨近端表面保持接触，然后FHL就可以看到了

术后处理

- 术后，建议患者在可耐受范围内尽快开始恢复活动度的运动。术后不需要固定踝关节，以防止形成窦道。踝关节后方有良好的软组织覆盖。这种手术的优点是患者可以在术后直接活动踝关节。
- 术后2～3天，允许患者在可耐受情况下用拐杖负重。
- 3天后可以取下敷料。术后2周拆除缝合线。
- 术后1周复查。如有必要，可以根据活动度、力量和稳定性来制订物理疗法。

预后

- 在阿姆斯特丹大学医学中心1994—2002年连续进行的146例后方关节镜检查的踝关节（136例患者），术后所有患者均表示满意。除2名患者的后足跟垫部位有一小块区域感觉减退外，无其他并发症。
- 主要表现为踝关节后部撞击综合征。手术由同一名外科医生进行，手术如下。
  - 去除骨性撞击（三角籽骨或肥大的距骨后突，$n=52$）。
  - 附加FHL肌腱松解（$n=37$）。
  - 用刨刀去除软组织阻挡（$n=8$）。
  - 单独FHL肌腱松解（$n=7$）。
  - 对距骨穹隆后内侧（$n=7$）、胫骨远端关节面（$n=4$）或距骨穹隆后外侧（$n=2$）骨软骨缺损进行清创和钻孔。
  - 去除骨化灶（$n=5$）。
  - 全滑膜切除术（屈曲膝关节，采用标准的前外侧入路和前内侧入路行前踝滑膜切除术，$n=9$）。
  - 关节镜下进行退变距下关节的关节清理术（$n=10$）。
  - 从距骨下关节取出游离体（$n=1$）。
  - 大的距骨骨内神经节的刮除、钻孔和骨移植（$n=3$）。
- 联合手术没有任何技术问题，而且在大多数患者中都取得了成功。接受骨撞击治疗的患者比接受软组织撞击治疗患者的结果更好。
- 随着时间的推移，这些患者的结果都没有恶化[19]。

- Marumoto和Ferkel[9]在关节镜下切除了11例三角籽骨疼痛的患者。美国骨科足踝协会（AOFAS）术后平均评分在术后3年为86.4分。
  - Jerosch和Fadel[4]对10例有症状的三角籽骨患者采用相同的治疗方法；其中9例患者术后4周无症状，平均随访25个月，AOFAS平均评分从术前43分上升至87分。他们发现这10个患者没有并发症。
  - Tey等人[16]采用内镜治疗了15例踝后部撞击患者，报道在平均3年的随访中，除1例患者(7%)外，所有患者的情况都有所改善。
- Willits等人[23]对24例踝进行了踝关节后部镜检，显示踝关节后部撞击。平均返工时间为1个月，恢复运动时间为5.8个月。术后平均随访32个月，AOFAS评分平均提高到91分。
- Ögüt等[12,13]成功地将后足双通道内镜技术用于多种适应证，包括距骨囊肿、距骨骨折、色素沉着的绒毛结节性滑膜炎、滑膜骨软骨瘤病、距骨骨软骨病变、腓骨腱鞘炎。最常见的适应证是FHL腱鞘炎和踝后部撞击综合征。在他们60例的系列研究中，他们只注意到腓肠神经损伤的两种并发症(3.3%)。

并发症

- 该技术的潜在并发症包括胫后神经和血管损伤、FHL肌腱损伤和腓肠神经损伤。
- 为了避免腓肠神经损伤，重要的是创建后外侧通道过程，如前所述，应靠近跟腱，首先刺破皮肤做一个垂直切口，然后用蚊式钳钝性剥离。
- 为了避免后内侧通道的潜在并发症，关键是将后内侧通道的器械（刨刀、磨钻、打孔器）与关节镜镜头套杆成90°角。
- 关节镜镜头套杆随后被用作进入关节方向的指引器。将蚊式钳接触关节镜镜头套杆，以这种方式，可以顺利避过神经血管束。
- 必须精确地控制吸引器和刨刀，以防止损伤胫后神经和血管，并避免损伤FHL肌腱。在靠近神经血管束的区域，应将吸引器的吸力设置为最小。
  ○ Nickisch等[11]的189例踝关节病例，并发症发生率为8.5%（16例踝关节）；其中足底麻木4例，腓肠神经感觉异常3例，跟腱紧张4例，复杂区域疼痛综合征2例，感染2例，后内侧通道部位囊肿1例。
- 笔者从1994年开始使用这项技术，除了2名患者在后足跟垫部位有一小块区域感觉减退外，没有任何并发症。
- 后足内镜是一种安全可靠地诊断和治疗各种后踝问题的方法。
- 手术前应确定治疗前方和后方的病变。如果术前决定同时治疗前方和后方的病变，则需要首先通过后侧双通道入路处理后方的病变，在完成后路手术后，缝合通道，翻转患者，再进行前路的手术。

致谢

非常感谢荷兰阿姆斯特丹学术医学中心骨科的 P. A. J. de Leeuw 为本章提供了所有的图像。

（燕晓宇 译，赵松 刘旭东 审校）

参考文献

[1] Fiorella D, Helms CA, Nunley JA. The MR imaging features of the posterior intermalleolar ligament in patients with posterior impingement syndrome of the ankle. Skel Radiol 1999;28:573-576.

[2] Golano P, Mariani PP, Rodriguez-Niedenfuhr M, et al. Arthroscopic anatomy of the posterior ankle ligaments. Arthroscopy 2002;18:353-358.

[3] Hamilton WG, Geppert M, Thompson FM. Pain in the posterior aspect of the ankle in dancers. J Bone Joint Surg Am 1996;78A:1491-1500.

[4] Jerosch J, Fadel M. Endoscopic resection of a symptomatic os trigonum. Knee Surg Sports Traumatol Arthrosc 2006;14:1188-1193.

[5] Johnson RP, Collier D, Carrera GF. The os trigonum syndrome: use of bone scan in the diagnosis. J Trauma 1984;24:761-764.

[6] Kolettis G, Michell L, Klein JD. Release of the flexor hallucis longus tendon in ballet dancers. J Bone Joint Surg Am 1996;78A:1386-1390.

[7] Lijoi F, Marcello L, Baccarani G. Posterior arthroscopic approach to the ankle: an anatomic study. Arthroscopy 2003;19:62-67.

[8] Maquirriain J. Posterior ankle impingement syndrome. J Am Acad Orthop Surg 2005;13:365-371.

[9] Marumoto JM, Ferkel RD. Arthroscopic excision of the os trigonum: a new technique with preliminary clinical results. Foot Ankle 1997;18:777-784.

[10] Michelson J, Dunn L. Tenosynovitis of the flexor hallucis longus: a clinical study of the spectrum of presentation and treatment. Foot Ankle Int 2005;26:291-303.

[11] Nickisch F, Barg A, Saltzman CL, et al. Postoperative complications of posterior ankle and hindfoot arthroscopy. J Bone Joint Surg Am 2012;94:439-446.

[12] Ögüt T, Ayhan E, Irgit K, et al. Endoscopic treatment of posterior ankle pain. Knee Surg Sports Traumatol Arthrosc 2011;19:1355-1361.

[13] Ögüt T, Seker A, Ustunkan F. Endoscopic treatment of posteriorly localized talar cysts. Knee Surg Sports Traumatol Arthrosc 2011;19:1394-1398.

[14] Petersen W, Pufe T, Zantop T, et al. Blood supply of the flexor hallucis longus tendon with regard to dancer's tendonitis: injection and immunohistochemical studies of cadaver tendons. Foot Ankle Int 2003;24:591-596.

[15] Sitler DF, Amendola A, Bailey CS, et al. Posterior ankle arthroscopy: an anatomic study. J Bone Joint Surg Am 2002;84A:763-769.

[16] Tey M, Monllau JC, Centenera JM, et al. Benefits of arthroscopic tuberculoplasty in posterior ankle impingement syndrome. Knee Surg Sports Traumatol Arthrosc 2007;15:1235-1239.

[17] Uzel M, Cetinus E, Bilgic E, et al. Bilateral os trigonum syndrome associated with bilateral tenosynovitis of the flexor hallucis longus muscle. Foot Ankle Int 2005;26:894-898.

[18] van Dijk CN. Anterior and posterior ankle impingement. Foot Ankle Clin 2006;11:663-683.

[19] van Dijk CN. Hindfoot endoscopy. Foot Ankle Clin 2006;11:391-414.

[20] van Dijk CN. Hindfoot endoscopy for posterior ankle pain. Instr Course Lect 2006;55:545-554.

[21] van Dijk CN, Lim LS, Poortman A, et al. Degenerative joint disease in female ballet dancers. Am J Sports Med 1995;23:295-300.

[22] van Dijk CN, Scholten PE, Krips R. A 2-portal endoscopic approach for diagnosis and treatment of posterior ankle pathology. Arthroscopy 2000;16:871-876.

[23] Willits K, Sonneveld H, Amendola A, et al. Outcome of posterior ankle arthroscopy for hindfoot impingement. Arthroscopy 2008;24:196-202.

第 77 章 后踝撞击症的经后侧入路内镜下治疗
Endoscopic Treatment of Posterior Ankle Impingement through a Posterior Approach

Phinit Phisitkul and Annunziato Amendola

定义

- 后踝撞击综合征是一种临床疾病,其特征为用力跖屈时发生后踝疼痛。它可能由急性或慢性损伤引起,以三角骨或距骨的三角突为最主要受累的结构[10,19]。
- 后踝撞击综合征的同义词包括踝后阻塞、后三角痛、距骨挤压综合征、三角骨综合征、三角骨撞击症、后胫距撞击综合征及胡桃夹型综合征[4,11,20,38]。
- 三角骨是距骨的次级骨化中心。它在男孩11~13岁及女孩8~11岁发生骨化。它在1年内与距骨后部融合,形成后外侧突,通常称为Stieda或三角突。有时三角骨作为单独的小骨留存,正常足有1.7%~7%的出现率,单侧出现是双侧的2倍[3,8,16,24]。

解剖

- 距骨的后突由较小的后内侧突和较大的后外侧或三角突组成,位于足拇长屈肌(FHL)腱沟的侧方。
- 三角骨可与后外侧结节相连(图1)。它已完全皮质化并具有三个表面:前表面、下表面及后表面。
- 前表面通过纤维、纤维软骨或软骨组织与后外侧结节相连。下表面形成距跟关节的后部。
- 后表面是非关节面,其上附着有距腓后韧带、距跟后韧带、屈肌支持带深层及腓距跟韧带(Rouviere-Canela韧带)的距骨部分[30]。
- 胫骨后肌腱、趾长屈肌腱及FHL肌腱位于各自的纤维管道内,纤维管道与后侧间室深部的筋膜相延续。
- 神经血管束位于踝关节平面紧贴FHL肌腱的后内侧,其中胫神经是最外侧的结构(图2)。腓跟内肌,被称为假FHL,可因误认为FHL而导致潜在的神经血管损伤[28]。
- 在一些变异中,胫后动脉可能细小或缺失(0~2%),而主导的腓动脉横跨后踝至踝管[2,6]。

发病机制

- 大多数后踝撞击综合征发生于运动员,如芭蕾舞演员或足球运动员,他们在遭受急性或者反复性伴有足踝用力跖屈的损伤时,引发"胡桃夹效应"[12,20](图3)。踝关节扭伤可能造成距腓后韧带撕脱骨折及继发的撞击症[15,21,25,36]。

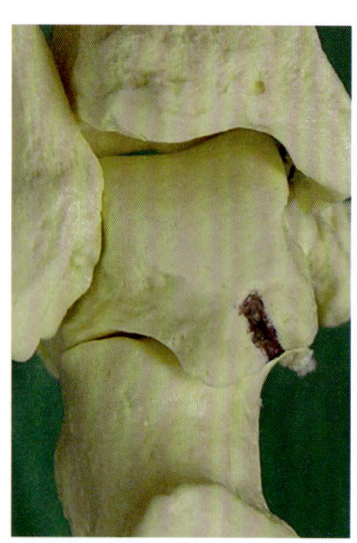

图1 三角骨。

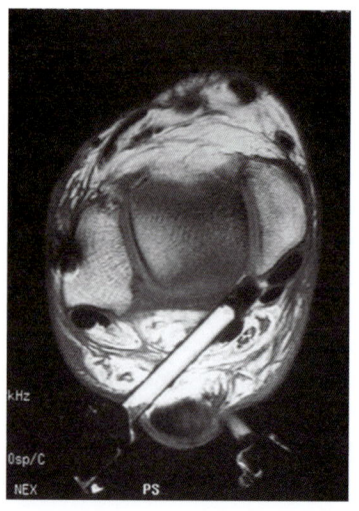

图2 FHL肌腱后内侧的神经血管束。

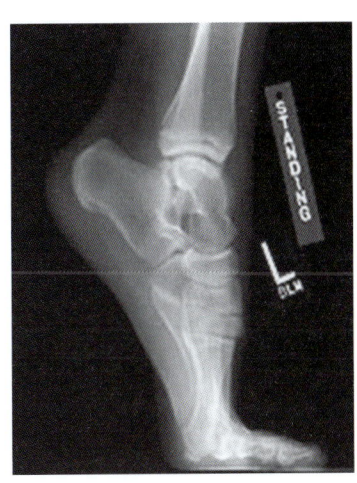

图3　用力跖屈是引发三角骨胡桃夹效应的原因。

- 任何位于后胫骨穹隆与后距下关节跟骨关节面之间的结构都可加重症状,比如三角骨、长三角突、FHL肌腱、后下胫腓韧带、踝间韧带,或是任何骨、关节软骨、关节囊、后踝或距下关节的滑膜病损。
- FHL腱鞘炎常与后踝撞击症相关,因为肌腱与距骨后方的三角骨或三角突关系密切。这种病损可以是伴发的损伤,也可继发于这些结构周围的炎症[17,27,32]。

自然病程

- 目前后踝撞击症的自然病程不明。三角骨是一种良性病变一般不会引起症状。
- 出现症状时,非手术治疗可对60%的病例有效。然而,Hedrick和McBryde[10]的报道中这些治疗有效的病例只有40%能完全回到受伤前的运动水平。在高运动强度的患者(如芭蕾舞演员)中非手术治疗普遍预后不佳[20]。

病史和体格检查

- 常规病史应包括性别、年龄、职业、体育运动及受伤机制。
- 应询问患者疼痛的性质、部位及任何会加剧疼痛的体位或活动。撞击症引起的疼痛常位于踝关节正后方或后外侧。后内侧疼痛可能与FHL腱鞘炎有关,这种疼痛常被描述为沿肌腱纵行的疼痛。完全跖屈足踝时症状加重对诊断后踝撞击症十分重要。
- 必须行检查排除其他引起后踝及后足疼痛的病变,如跟腱病、Haglund综合征、pump bump综合征、胫骨后肌腱炎及腓骨肌腱损伤。建议仔细触诊上述结构明确有无疼痛。
- 体格检查应包括以下内容:
  - 检查踝后肿胀。轻度肿胀发生于后踝撞击综合征。严重肿胀应怀疑腓骨后肌腱或胫骨后肌腱的腱鞘炎。
  - 被动跖屈足踝。在被动检查中,完全跖屈会产生尖锐疼痛或捻发音。
  - 以拇指触诊肌腱压痛或捻发感,此时跗趾的主动/被动活动将引出压痛。存在FHL腱鞘炎应做好记录,并予相应治疗。
  - 后踝其他结构的压痛。对腓骨肌腱、胫骨后肌腱、跟腱及跟骨结节后侧进行单独触诊,对排除其他病变十分重要。三角骨位置较深,触诊较困难。如果被动跖屈试验和其他可能病损的主动试验不能引出疼痛,即使X线片确认存在三角骨也应考虑其他诊断。

影像学和其他诊断性检查

- 踝关节侧位X线片通常可以充分显示骨性病损(图4A)。拍摄侧位X线片时完全跖屈踝关节并轻度外旋下肢以显示三角骨的撞击[9]。
- 研究表明骨扫描可识别症状性的三角骨。然而这不是一项常规检查,也无法替代精确的病史采集和体格检查(图4B)。这项检查在高运动强度的病例中可能得到假阳性结果,实用性相对不高[31]。
- CT扫描有助于明确骨性或骨软骨病损,怀疑后内侧关节面骨折时尤为重要[7]。
- MRI是评估后踝撞击症最实用的影像学检查(图4C)。研究发现解剖变异及一系列骨与软组织畸形与此疾病相关。在所有病例中都发现了后胫距关节滑膜炎和累及一或多块跗骨的骨髓水肿。与之相对的,仅有30%的病例发现了三角骨[5,23,27]。
- 诊断性注射在症状与体征不能确定时可有所帮助[14,25]。注射后的症状与手术切除的结果相似。然而,直接注射进入三角骨与距骨的连接处较为困难,穿刺必须在X线透视指引下由经验丰富的术者完成。

鉴别诊断

- Haglund综合征。
- 肌腱炎(跟腱、腓骨肌腱、胫骨后肌腱)。
- 游离体。
- 踝关节或距下关节炎。

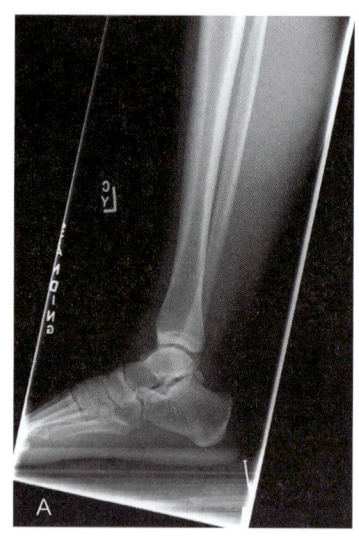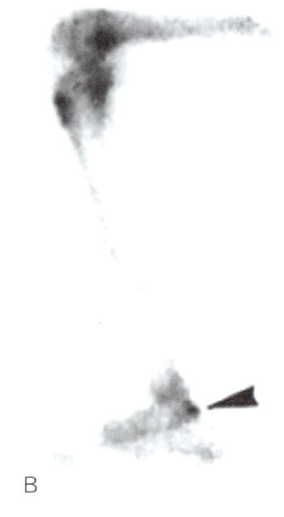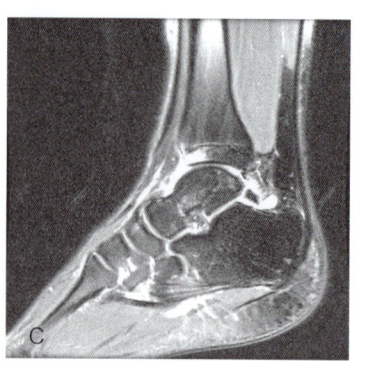

图4 A. 踝关节侧位X线片。B. 骨扫描阳性。C. 后踝撞击综合征的MRI检查。

非手术治疗

- 非手术治疗始终是第一选择。然而,已发表的文献表明非手术治疗不能获得最佳结果,加上长期的运动习惯调整最高能达到60%的好转率[10]。
- 避免可能加重病损的活动(如用力跖屈)最为重要,因为这可以避免撞击与炎症反应。这一措施可能难以被运动员接受,比如芭蕾舞演员和足球运动员,他们日常需要做这种动作。
- 支持治疗包括休息、冰敷、抗炎药物及使用短腿步行石膏制动。
- 在X线透视引导下进行一或两次皮质醇注射,2年的随访显示其有效率超过80%[25]。并不推荐常规进行皮质醇注射,因为有引起FHL肌腱断裂的风险和潜在的致残可能,对于芭蕾舞演员来说尤其如此。
- 症状改善后可进行理疗。包括超声波疗法、等长锻炼、跟腱拉伸及特定的等长肌力锻炼。

手术治疗

- 适应证:
  - 经非手术治疗至少3个月无效。
  - 经非手术治疗无法恢复所需的运动能力。

术前计划

- 审阅所有的影像学检查。MRI有助于评估伴发病损。
- 仔细检查所有病变。增加相应的手术步骤与知情同意,比如游离体取出、剥脱性骨软骨炎病损的处理或切开行FHL修补。
- 明确手术指征后,无论是对三角骨、三角突的急慢性骨折,还是完好的大型三角突,治疗方法都几乎相同。因此,也许没有必要为鉴别这些病变进行进一步的检查(如CT扫描)。
- 如果计划进行关节镜下或开放手术,一定要在内踝后侧的软点触诊胫后动脉脉搏,因为该动脉细小或缺失可能伴有腓动脉占据主导。腓动脉横跨过后踝,在关节镜手术中损伤风险很高。

体位

- 患者取俯卧位,使用标准衬垫(图5A、B)。

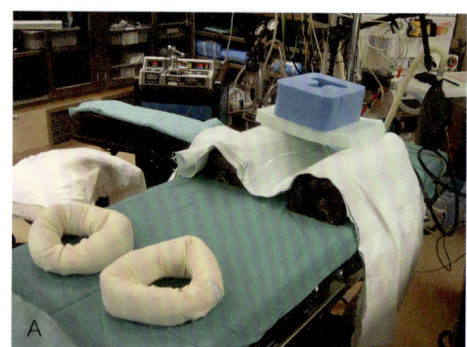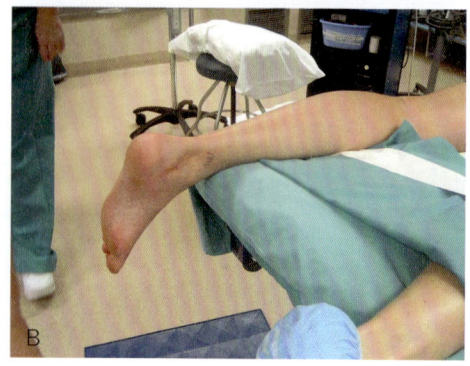

图5 A. 俯卧位。B. 在所有表面确保足够的衬垫。

- 患者的踝关节紧靠床尾远端摆放,为关节镜的前侧或后侧入路留出足够的空间。
- 术者可以前倾自己的身体控制患者的踝关节背屈。

入路

- 踝关节后侧和距下关节可以通过开放手术或关节镜手术进入。
- 开放手术入路包括后内侧和后外侧入路,分别位于跟腱的两侧。
  - 笔者推荐取后内侧入路。当骨性撞击伴有神经血管束病变或FHL肌腱存在病损需要修补时,后内侧入路更具优势。
  - 对于一些仅需行三角骨和三角突切除或FHL肌腱松解的病例,后外侧入路也同样适用。
- 关节镜入路相较开放手术入路具有优势,体现在它能最大限度地减少手术创伤和术后疼痛,并能使患者更早的恢复活动。
  - 笔者推荐取俯卧或侧卧位,因为这样能提供更直接的入路,最大限度地减少器械误触神经血管束的风险。
  - 除了放大显示的优势,笔者发现这种方法同样有助于显示关节内病变[29]。
  - 这项技术需要术者精通后足解剖和关节镜操作。

建立入路

- 画出后踝的解剖标志,包括跟腱、内外踝及跟骨结节的上表面。
- 后外侧及后内侧入路定位于跟骨结节近端1.5 cm的跟腱两侧(技术图1A、B)。
- 踝关节注射可通过后外侧入路进行,但也并非必要,因为切除三角骨或三角突后可较容易的观察关节。
- 首先取一纵向皮肤切口,以直血管钳钝性分离,从而建立后外侧入路。保持血管钳尖端紧贴跟腱外侧,以最大可能减少腓肠神经的损伤。
- 分离突破前侧脂肪层。
- 三角骨通常可被触及,在它上方插入钝性套管针。
- 通过套管插入4 mm关节镜镜头。
- 接着,在跟腱内侧相同高度建立后内侧入路。
- 使用直血管钳分离进入与镜头相同的软组织通道。保持血管钳与镜头套管相接触,同时推进血管钳,直到镜下可以看到血管钳尖端。
- 缓慢扩张软组织。将全半径3.5 mm刨刀经内侧入路置入直到其尖端进入视野(技术图1C、D)。

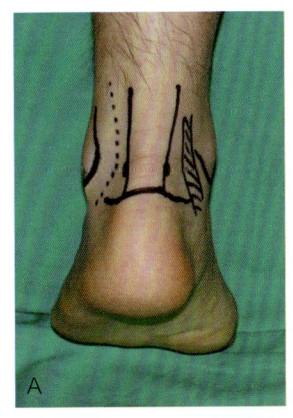
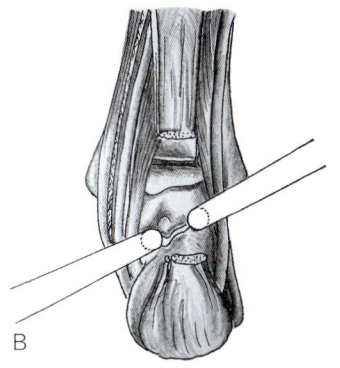
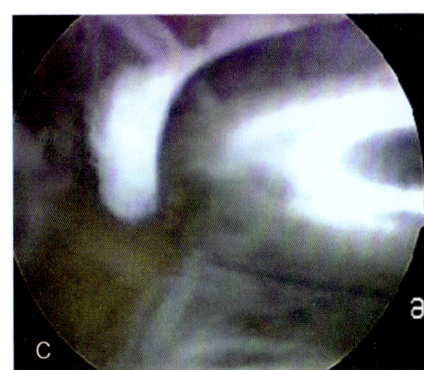
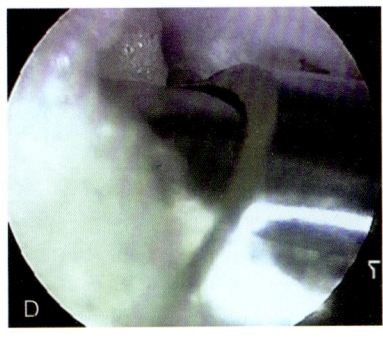

技术图1 A. 患者取俯卧位,建立后内侧及后外侧入路。B. 相关结构的解剖标志。C. 建立第二入路时可以看见血管钳。D. 通过第二入路可以看见3.5 mm刨刀。

软组织清理

- 首先初步清理脂肪组织为关节镜操作创造空间。这一步骤可以大大改善视野。
- 保持刨刀位于深处并紧贴三角骨上方或下方，切割面朝向外侧。
- 逐渐向内移动刨刀，直到看见FHL肌腱。FHL肌腱指示了神经血管束的位置，它位于肌腱的表层及内侧。
- 清理三角骨周围所有附着的软组织（技术图2A）。
- 在内侧，使用刨刀或关节镜剪刀将FHL支持带从三角骨上松解下来（技术图2B）。
- FHL腱鞘炎病损（如果看到）可能需要向远端行进一步的松解和清理。松解纤维鞘时应特别小心，只能从其后侧附着于跟骨壁处进行操作。可以清理FHL的部分撕裂，但是>50%的撕裂需要以开放手术修补。
- 松解附着于三角骨外侧的距腓后韧带。

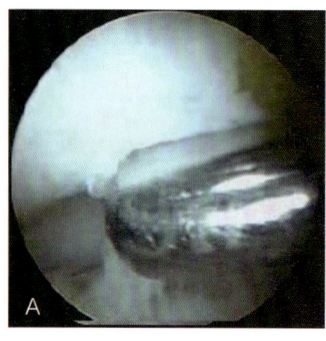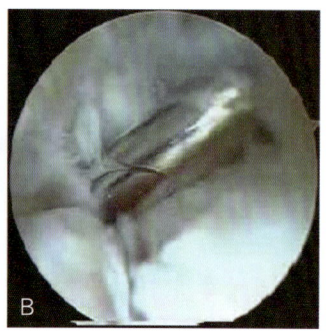

技术图2　A. 使用刨刀清理三角骨周围所有附着的软组织。B. 显露FHL，松解其与三角骨的软组织连接。

切除三角骨及三角突

- 从软骨结合上方置入Freer剥离器，触诊软骨结合。
- 之后，将该器械尖端插入软骨结合。
- 以撬动的手法从上或下表面松解软骨结合（技术图3A）。
- 使用抓钳整块去除三角骨（技术图3B）。如果存在完好增大的三角突，使用打磨头将其完全去除。
- 评估距骨的后部，将任何尖锐的骨性突起磨圆（技术图3C）。
- 距下关节后距骨关节面关节软骨的最后部分往往与三角骨一起被去除。

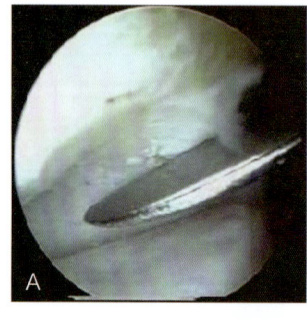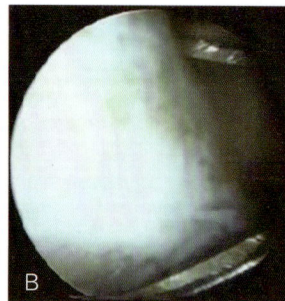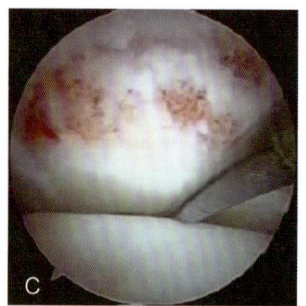

技术图3　A. 使用Freer剥离器从三角骨与距骨的连接处将其撬开。B. 使用抓钳整块去除三角骨。C. 评估距骨的后部，将任何尖锐的骨性突起磨圆，尤其是FHL肌腱周围。

评估相关病损

- 评估踝关节的后部。清理滑膜炎或增厚的踝间韧带。始终在FHL肌腱的外侧进行操作。若存在游离体则将其去除。踝关节内使用2.7 mm关节镜镜头能获得最好的关节内视野。
- 以同样的方法评估距下关节（技术图4）。完全跖屈踝关节，检视后足的动态视野。
- 此过程中应没有撞击发生。
- 如果需要对踝关节前方进行关节镜下评估或治疗，可以有以下两种方法。
  - 第一种方法是更改患者体位为仰卧位，对肢体重新铺巾。
  - 第二种方法是屈膝90°，以上下颠倒的方式行前踝关节镜。这种方法需要术者经验丰富并且精通踝关节解剖。

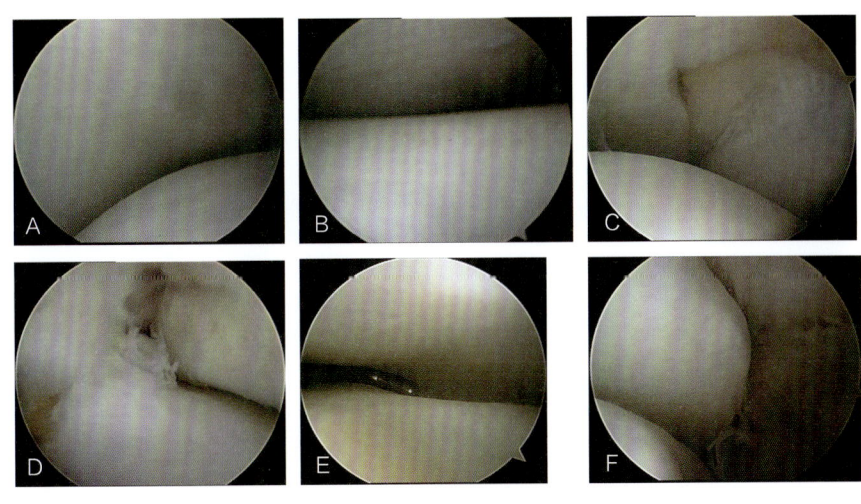

技术图4 A~F. 踝与距下关节的多个视野。

要点与失误防范

诊断	• 良好的病史采集和体格检查至关重要 • MRI和诊断性注射在疑难病例中有所裨益
术前准备	• 当踝关节后方无法触及胫后动脉搏动时推荐行开放手术 • 这种入路难以进入前踝病损,可能需要重新铺巾。然而,若仅需在前踝进行一些简单的操作,可屈膝90°并让助手扶住足部 • 应告知患者关节镜手术中转开放的可能,可能伴有FHL韧带完全断裂时尤其如此
入路建立	• 踝以正确的前后(AP)位或轻度外旋位稳妥安放在床上。做切口时仅切开皮肤。钝性分离软组织层次
软组织清理	• 刨刀始终深及关节囊并处于FHL的外侧。注意解剖变异,比如常被误认为FHL的腓跟内肌
三角骨与三角突切除	• 以Freer剥离器触诊明确软骨结合 • 取除骨性碎片之前,使用"death roll手法"。这需要入路大小足够

术后处理

- 入路切口常规不予缝合。
- 使用软质敷料加压包扎。告知患者术后头几天可能会有渗出。有必要时更换敷料。
- 鼓励抬高患肢。
- 不需要进行制动。
- 患者可以穿术后鞋在可耐受的情况下负重。
- 急性疼痛缓解(一般在术后2～3天)后,患者可以进行早期的活动度和肌力锻炼。
- 在可耐受的情况下,所有活动都可循序进行。

预后

- 非手术治疗的结果并不能令人满意,尤其在高运动需求的运动员当中,但常规在X线引导下行皮质醇注射治疗的治疗成功率可超过80%[10,25]。
- 非手术治疗无效时,研究表明无论是开放手术还是关节镜下三角骨切除都能获得优良的预后[1,13,18,20,22,34,35]。
- 关节镜技术有利于最大限度地降低开放式切除术伴发的病况,如疼痛性瘢痕、严重的术后疼痛及伤口并发症。它需要术者精通节镜技巧和后足解剖[33,37]。

并发症

- 无论是关节镜入路还是开放式入路都有可能损伤神经血管束。曾有报道出现胫神经、腓神经和腓肠神经的神经失用;多数患者可以自行恢复。神经横断损伤会造成永久性感觉缺失和神经瘤形成,尤其是使用开放式后外侧入路时的腓肠神经损伤[1]。
- 其他可能的并发症包括跟腱紧绷感、复杂性局部疼痛综合征、感染及后内侧入路位置的囊肿[26]。
- 手术治疗后症状可能持续。正确诊断以及对所有伴发的病变的充分治疗是关键。

(袁锋 译,赵松 刘旭东 审校)

参考文献

[1] Abramowitz Y, Wollstein R, Barzilay Y, et al. Outcome of resection of a symptomatic os trigonum. J Bone Joint Surg Am 2003; 85-A(6):1051-1057.

[2] Adachi B. Das arteriensystem der Japaner. Kyoto, Japan: Maruzen, 1928:215-291.

[3] Bizarro A. On sesamoid and supernumerary bones of the limbs. J Anat 1921;55:256-268.

[4] Brodsky AE, Khalil MA. Talar compression syndrome. Am J Sports Med 1986;14:472-476.

[5] Bureau NJ, Cardinal E, Hobden R, et al. Posterior ankle impingement syndrome: MR imaging findings in seven patients. Radiology 2000;215:497-503.

[6] Dubreuil-Chambardel L. Variations des arteres du pelvis et du membre inferieur. Paris: Masson et Cie, 1925:191-271.

[7] Giuffrida AY, Lin SS, Abidi N, et al. Pseudo os trigonum sign: missed posteromedial talar facet fracture. Foot Ankle Int 2003;24: 642-649.

[8] Grogan DP, Walling AK, Ogden JA. Anatomy of the os trigonum. J Pediatr Orthop 1990;10:618-622.

[9] Hamilton WG. Stenosing tenosynovitis of the flexor hallucis longus tendon and posterior impingement upon the os trigonum in ballet dancers. Foot Ankle 1982;3:74-80.

[10] Hedrick MR, McBryde AM. Posterior ankle impingement. Foot Ankle Int 1994;15:2-8.

[11] Howse AJ. Posterior block of the ankle joint in dancers. Foot Ankle 1982;3:81-84.

[12] Iovane A, Midiri M, Finazzo M, et al. Os trigonum tarsi syndrome. Role of magnetic resonance [in Italian]. Radiol Med 2000;99:36-40.

[13] Jerosch J, Fadel M. Endoscopic resection of a symptomatic os trigonum. Knee Surg Sports Traumatol Arthrosc 2006;14:1188-1193.

[14] Jones DM, Saltzman CL, El-Khoury G. The diagnosis of the os trigonum syndrome with a fluoroscopically controlled injection of local anesthetic. Iowa Orthop J 1999;19:122-126.

[15] Karasick D, Schweitzer ME. The os trigonum syndrome: imaging features. AJR Am J Roentgenol 1996;166:125-129.

[16] Lawson JP. International Skeletal Society Lecture in honor of Howard D. Dorfman. Clinically significant radiologic anatomic variants of the skeleton. AJR Am J Roentgenol 1994;163:249-255.

[17] Lohrer H. Flexor hallucis longus tendon rupture as an impingement lesion induced by os trigonum instability [in German]. Sportverletz Sportschaden 2006;20:31-35.

[18] Lombardi CM, Silhanek AD, Connolly FG. Modified arthroscopic excision of the symptomatic os trigonum and release of the flexor hallucis longus tendon: operative technique and case study. J Foot Ankle Surg 1999;38:347-351.

[19] Maquirriain J. Posterior ankle impingement syndrome. J Am Acad Orthop Surg 2005;13:365-371.

[20] Marotta JJ, Micheli LJ. Os trigonum impingement in dancers. Am J Sports Med 1992;20:533-536.

[21] Martin BF. Posterior triangle pain: the os trigonum. J Foot Surg 1989;28:312-318.

[22] Marumoto JM, Ferkel RD. Arthroscopic excision of the os trigonum: a new technique with preliminary clinical results. Foot Ankle Int 1997;18:777-784.

[23] Masciocchi C, Catalucci A, Barile A. Ankle impingement syndromes. Eur J Radiol 1998;27(suppl 1):S70-S73.

[24] McDougall A. The os trigonum. J Bone Joint Surg Br 1955;37-B (2):257-265.

[25] Mouhsine E, Crevoisier X, Leyvraz PF, et al. Post-traumatic overload or acute syndrome of the os trigonum: a possible cause of posterior ankle impingement. Knee Surg Sports Traumatol Arthrosc 2004;12:250-253.

[26] Nickish F, Barg A, Saltzman CL, et al. Postoperative complications of posterior ankle and hindfoot arthroscopy. J Bone Joint Surg Am 2012;94(5):439-446.

[27] Peace KA, Hillier JC, Hulme JC, et al. MRI features of posterior ankle impingement syndrome in ballet dancers: a review of 25 cases. Clin Radiol 2004;59:1025-1033.

[28] Phisitkul P, Amendola A, False FHL. A normal variant posing risks in posterior hindfoot endoscopy. Arthroscopy 2010;26(5): 714-718.

[29] Phisitkul P, Tochigi Y, Saltzman CL, et al. Arthroscopic visualization of the posterior subtalar joint in the prone position: a cadaver study. Arthroscopy 2006;22:511-515.

[30] Sarrafian S. Anatomy of the Foot and Ankle: Descriptive Topographic Functional, ed 2. Philadelphia: JB Lippincott, 1993.

[31] Sopov V, Liberson A, Groshar D. Bone scintigraphic findings of os trigonum: a prospective study of 100 soldiers on active duty. Foot Ankle Int 2000;21:822-824.

[32] Uzel M, Cetinus E, Bilgic E, et al. Bilateral os trigonum syndrome associated with bilateral tenosynovitis of the flexor hallucis longus muscle. Foot Ankle Int 2005;26:894-898.

[33] van Dijk CN, de Leeuw PA, Scholten PE. Hindfoot endoscopy for posterior ankle impingement. Surgical technique. J Bone Joint Surg Am 2009; 91(suppl 2):287-298.

[34] van Dijk CN, Scholten PE, Krips R. A 2-portal endoscopic approach for diagnosis and treatment of posterior ankle pathology. Arthroscopy 2000;16:871-876.

[35] Veazey BL, Heckman JD, Galindo MJ, et al. Excision of ununited fractures of the posterior process of the talus: a treatment for chronic posterior ankle pain. Foot Ankle 1992;13:453-457.

[36] Wenig JA. Os trigonum syndrome. J Am Podiatr Med Assoc 1990; 80:278-282.

[37] Willits K, Sonneveld H, Amendola A, et al. Outcome of posterior ankle arthroscopy for hindfoot impingement. Arthroscopy 2008; 24:196-202.

[38] Zeichen J, Schratt E, Bosch U, et al. Os trigonum syndrome. Unfallchirurg 1999;102:320-323.

第 78 章　距下关节镜：观点 1
Subtalar Arthroscopy: Perspective 1

Carol Frey

定义

- 距下关节是复杂且具有重要功能的下肢关节。它在足内翻或外翻过程中起主要作用。
- 距下关节镜可用于诊断及治疗。
- 距下关节镜包括跗骨窦及距下关节后侧和前侧的关节镜。

解剖

- 为了镜下操作的目的，距下关节被分为前侧（距跟舟）及后侧（距跟）关节（图1）。
- 前侧及后侧关节由跗骨管划分，跗骨管有一个较大的外侧开口称为跗骨窦。跗骨管内填充较厚的骨间韧带。由于此韧带，前后关节复合体之间常无连接。
- 在跗骨管和跗骨窦内存在骨间距跟韧带、伸肌下支持带的内侧和中间根、颈韧带、脂肪组织及血管[5,6,8,12]。
  - 距下关节的外侧支持韧带包括外侧距跟韧带、后距跟韧带、伸肌下支持带外侧根及跟腓韧带（图2）。
- 一般认为无法通过关节镜获得前距下关节视野，因为较厚的骨间韧带填充着跗骨管且肌腱止点位于跗骨窦底[2-4,18]。然而，若肌腱上存在撕裂或被清理，即可获得前侧关节的视野。
- 后距下关节具有滑膜衬里层。此关节具有后关节囊袋以及小的外侧、内侧和前侧隐窝。

发病机制

- 距下关节镜最常见的适应证是跗骨窦的慢性疼痛，曾被称为跗骨窦综合征[2]。
- 跗骨窦综合征被描述为继发于创伤（80%的病例都有报道）的跗骨窦持续疼痛[2]。
- 这种疾病没有特异性的客观表现。
- 确切的病因尚未可知，但跗骨窦软组织结构的瘢痕和退行性改变被认为是该区域疼痛的最常见原因。
- 所以，跗骨窦综合征是一个不准确的术语，应该被具有

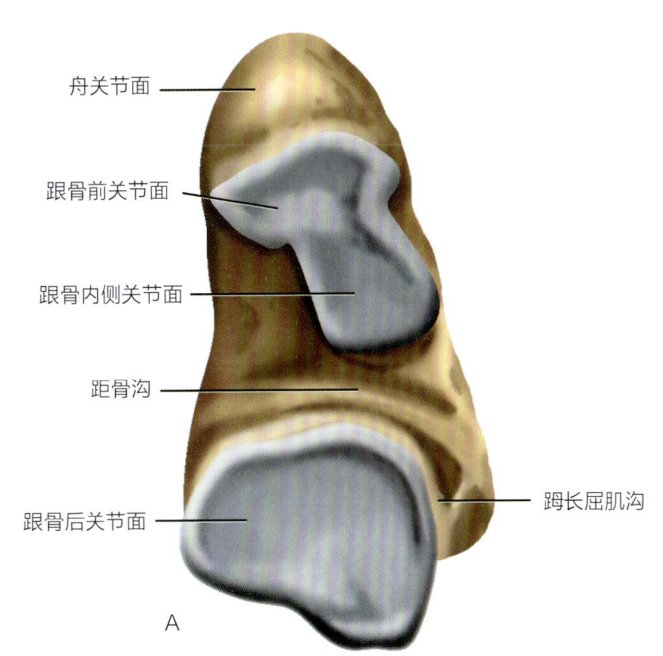 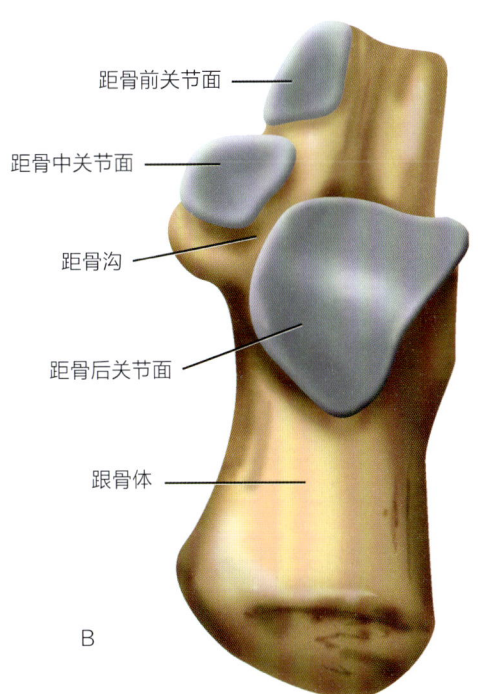

图 1　A、B. 距下关节分为前关节（距跟舟关节）和后关节（跟距关节）两部分。

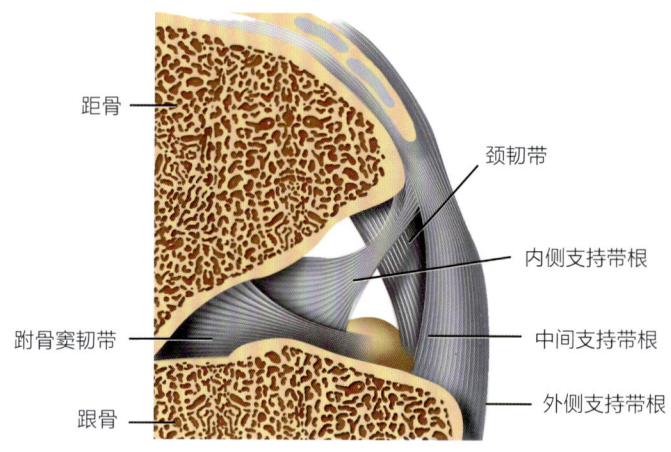

图2 距下关节的韧带组成。

标注：距骨、颈韧带、内侧支持带根、跗骨窦韧带、中间支持带根、跟骨、外侧支持带根

特异性的诊断取代,如它可包括的许多其他病变:骨间韧带撕裂、关节粘连和关节退变等。

病史和体格检查

- 距下关节病变的患者通常表现为外踝疼痛,站立或行走会加重疼痛,尤其是在不平的地面上。
  - 在不平地面上行走会有不稳感。
- 距下关节的活动不是单纯的内翻和外翻[8,12]。然而,检查活动度最好用右手持左足跟,反之亦然,然后使用另一只手持前足,由内翻至外翻活动足部。这样的活动应顺畅且无痛。
- 内翻和外翻主要来自距跟(距下)关节。使用标准技术进行准确测量较为困难。活动度受限可见于急性踝关节扭伤、关节炎、胫骨后肌腱功能障碍、跗骨桥、骨折、软骨损伤、粘连、滑膜炎及感染性疾病。
- 可有关节肿胀或僵硬。
- 距下关节僵硬及疼痛提示距下关节内或周围的病变,但这不是单一诊断的特异性表现。
- 临床检查显示后足外侧疼痛,在跗骨窦外侧开口上施压会加重疼痛。
- 直接将局麻药注入跗骨窦,若症状缓解则证实跗骨窦疼痛或功能障碍的诊断。
- 距下关节骨间韧带病变通常与跗骨窦外侧开口处的局限性疼痛相关。患者被动活动距下关节时往往有轻度的活动受限和不适感。

影像学和其他诊断性检查

- 可能需要行鉴别性注射证实病变位于距下关节。
- 必须行足的前后(AP)位、侧位或改良AP位X线片以识别距下关节。
- 外侧突或后突在后足斜位X线片中有更好的显示。
- 斜45°足部摄片可显示距下关节前部。
- Broden位可显示距下关节的后关节面。这种X线片在内旋足45°同时背屈状态下摄得。X线球管指向外踝且头倾10°。从10°~40°更改X线球管倾角可以摄得不同视角的X线片。
- 冠状面CT扫描最有利于显示距骨体或距骨后突及外侧突。CT可用于显示关节内病变。
- 横断面或矢状面CT扫描最有利于显示距骨颈和距骨穹隆。
- MRI可以检测距下关节内慢性的炎症或纤维化。韧带损伤、骨挫伤、骨软骨病损、软骨损伤、撞击、滑膜炎及纤维化或软骨性联合都可在MRI上良好显示。
- 术前影像学检查对距下关节软骨损伤的预测不如关节镜检查准确。

鉴别诊断

- 慢性外踝痛。
- 慢性踝关节不稳。
- 腓骨肌腱病变。
- 胫骨后肌腱功能障碍。
- 腓浅神经病变。
- 跟骨前突骨折。
- 距骨外侧突骨折。
- 距骨后突骨折。
- 足舟骨骨折。
- 跟骰关节病/半脱位。
- 跟骨骨折。
- 联合。
- 后踝撞击症。

非手术治疗

- 注射麻醉药物或皮质类固醇。
- 足部支具,包括UCBL。
- 抗炎药物。
- 带有后足锁的踝关节支具。
- 腓骨肌腱力量训练。

手术治疗

- 距下关节镜的适应证包括软骨软化症、距下关节撞击病损、骨赘、创伤后关节粘连的粘连松解、滑膜切除,以及游离体取除[1,2,4,7,11]。
- 其他治疗性适应证包括不稳、骨软骨病损的清理与处理、囊性病损的逆行钻孔、跗骨联合的评估、症状性三

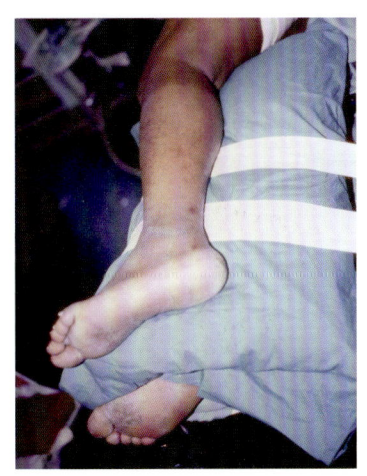

图3 患者取侧卧位，手术肢体自然放置。

角骨切除、跟骨前突及距骨外侧突骨折的评估与切除，以及距下关节融合[9,10,15,16]。

术前计划
- 行相应试验明确诊断，包括以鉴别性注射排除踝关节病变。
- 必须排除距下关节镜的绝对禁忌证。包括可能导致化脓性关节炎的局灶性感染和严重的退行性关节疾病，尤其伴有畸形。
- 相对禁忌证包括严重水肿、皮肤条件较差，以及血管状况较差。

体位
- 患者取侧卧位，手术肢体自然放置（图3）。在双下肢之间以及对侧下肢下面摆放衬垫以保护腓神经。
- 推荐使用大腿止血带。

入路
外侧技术
- 推荐取三个标准入路为距下关节提供视野及器械操作空间（图4）。建立外侧入路参考的解剖标志有外踝、跗骨窦及跟腱。
- 小心分离组织分离并建立入路有助于避免腓浅神经束（前侧入路）、腓肠神经及腓骨肌腱（后侧入路）的损伤。
- 于腓骨顶端远侧约1 cm前方2 cm处建立前侧入路（图5）。
- 中间入路紧贴腓骨顶端前侧，跗骨窦正上方。
- 后侧入路位于腓骨尖端近侧约一横指，外踝后侧2 cm处。
- 在隐静脉和腓肠神经后方及跟腱前方建立后侧入路通

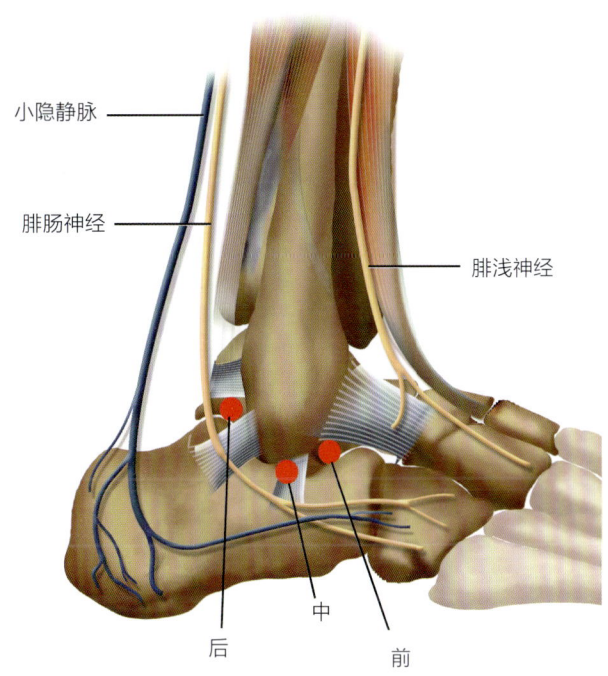

图4 标准入路的位置。

常安全。建立后侧入路时必须小心避开腓肠神经。

后侧技术
- 进行后侧距下关节镜使用一个后外侧入路和一个后内侧入路。这种患者取俯卧位的双入路后足关节镜因更利于进入后距下关节的内侧和前外侧面而受到好评（图6）[13,14,17]。

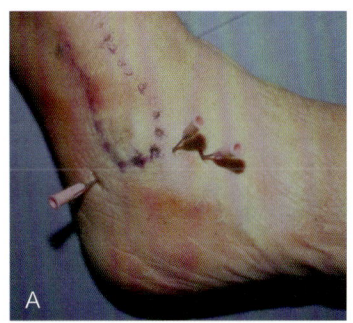

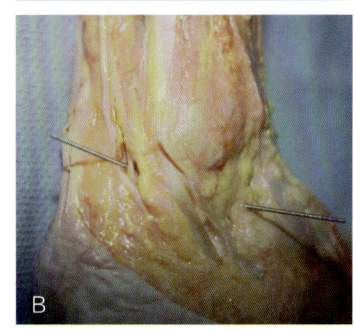

图5 A.标本展示标准的距下关节镜入路。B.前侧和后侧入路（皮肤已去除）。注意后侧入路附近的腓肠神经。

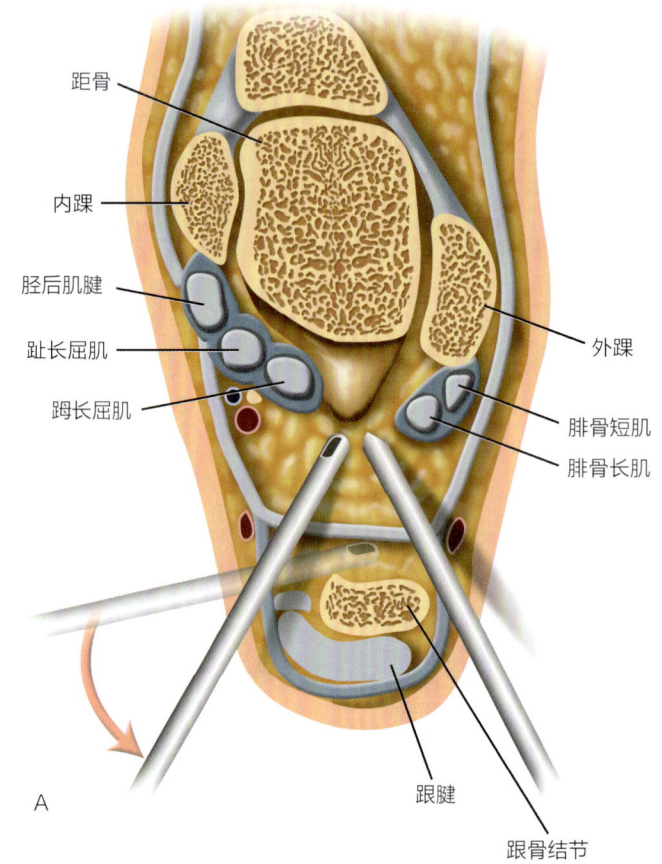
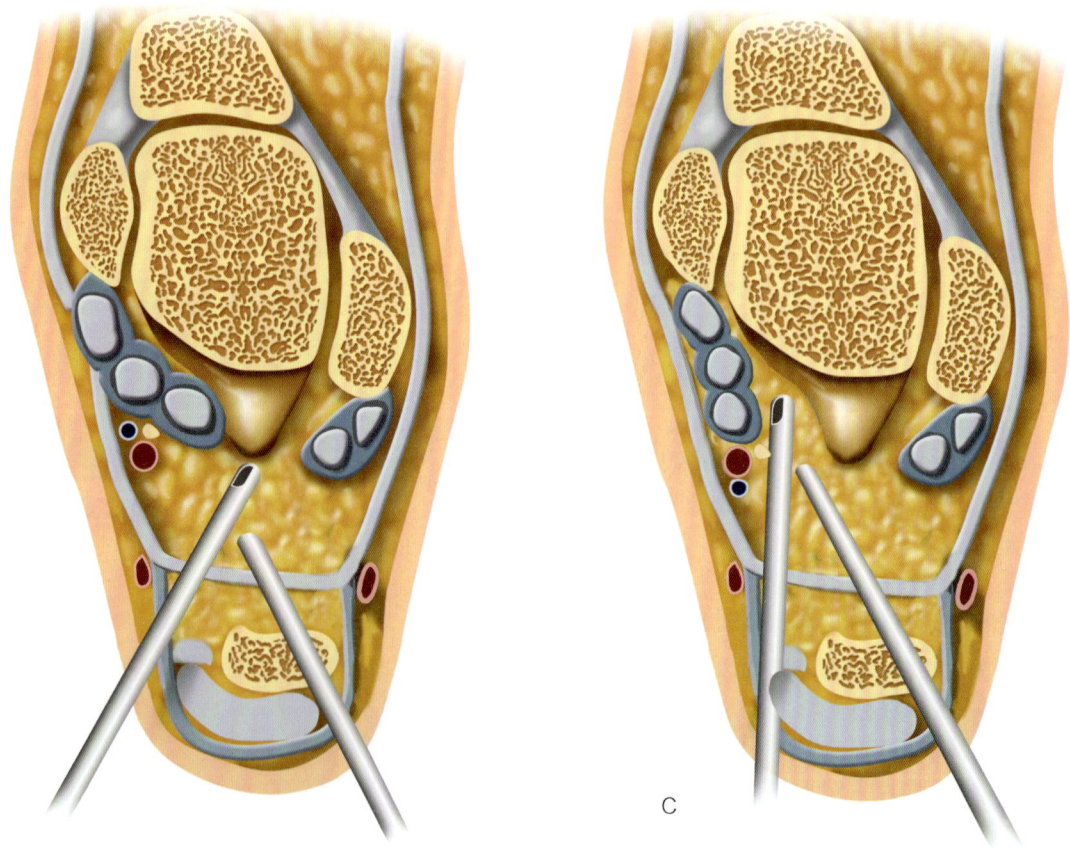

图6 A~C. 双入路的后方关节镜技术。

- 这两种技术的主要区别在于，后距下关节镜的外侧技术是真正的关节镜技术，镜头和器械都位于关节内，而双后侧入路技术（使用后外侧和后内侧入路）则从关节外操作开始。
- 使用双后侧入路技术，首先贴着后距下关节建立操作空间，包括去除覆盖关节囊及踝关节后部的脂肪组织。
- 之后去除部分关节囊，将镜头置于关节边缘（并非真正进入关节间隙），即可以从外向内视检关节。
- 关节内使用器械的最大尺寸取决于可进入的关节间隙。

建立入路

- 局部、全身、脊髓或硬膜外麻醉可用于此手术。
- 首先以18号腰椎穿刺针确认前侧入路位置，以20 ml注射器扩张关节（技术图1）。
- 做一小皮肤切口，以直蚊式血管钳分离皮下组织。
- 使用半钝性套管针置入套管，之后置入2.7 mm 30°倾角关节镜镜头。
- 使用18号腰椎穿刺针以outside-in技术在直视下建立中间入路。
- 此时使用相同的直视下技术可建立后侧入路。以朝上并稍微向前的方式置入套管针。

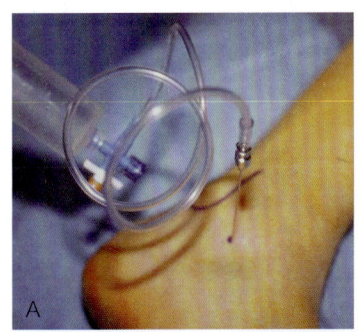
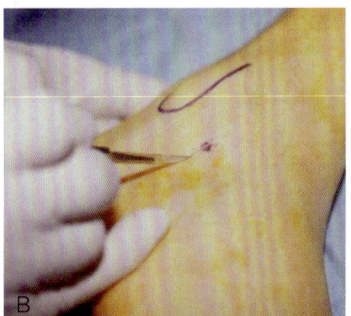
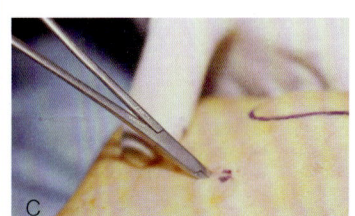
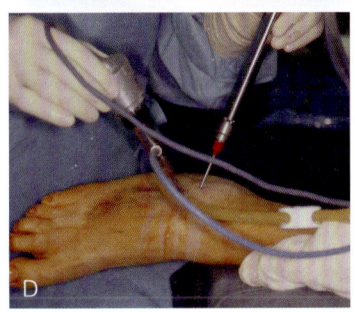

技术图1　使用18号腰椎穿刺针进入距下关节。扩张关节（A），切皮（B），之后钝性分离（C）并进入距下关节（D）。以直视下技术建立中间入路。

经前侧入路检查关节

- 诊断性距下关节镜检查从经前侧入路的关节镜视野开始（技术图2A、B）。可以看见肌腱在跗骨窦底的止点。肌腱在跗骨窦内紧密堆叠相互交错，容易混淆。
- 更内侧可看到深处的骨间韧带（技术图2C）填充于跗骨管内。
- 现在应慢慢后撤并旋转镜头，查看跟骨前突（技术图3A、B）。
- 之后旋转镜头至相反方向，查看后距跟关节前部（技术图3C）。
- 接下来，检查后距跟关节的前外侧角，并可观察到外侧距跟韧带和跟腓韧带反折（技术图3D）。注意外侧距跟韧带位于跟腓韧带的前侧。
- 之后向内侧旋转镜头，观察距骨跟骨间的中关节面（技术图3E）。后外侧沟可经前侧入路看到。
- 通常可以沿外侧和后外侧沟推进镜头，并可看见后关节囊袋和Stieda突（或三角骨，技术图3F）。

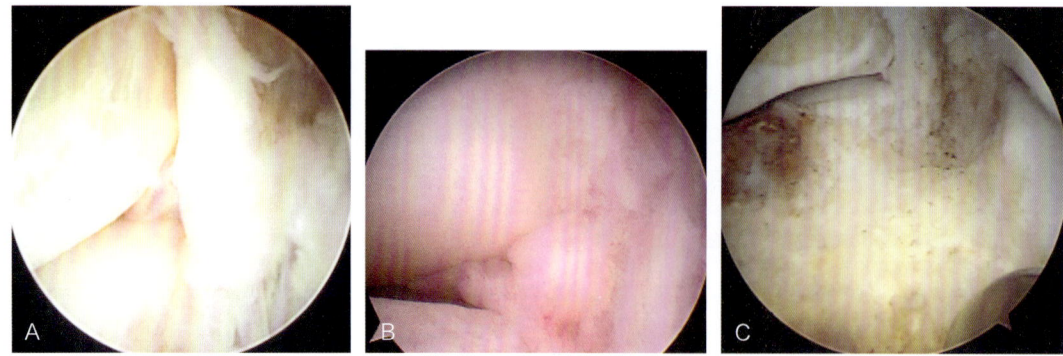

技术图2　经前侧入路置入镜头，可见韧带止点位于跗骨窦底部，一般难以将其一一分辨，尤其是在韧带损伤情况下。A、B. 骨间韧带与距下关节后关节面的前部撞击撕裂的例子。这种撞击性病损被称为距下关节撞击症病损。C. 对骨管的骨间韧带填充管道，可以经前侧入路置入镜头看到。可以很好地观察到前侧（左）和后侧（右）关节面。

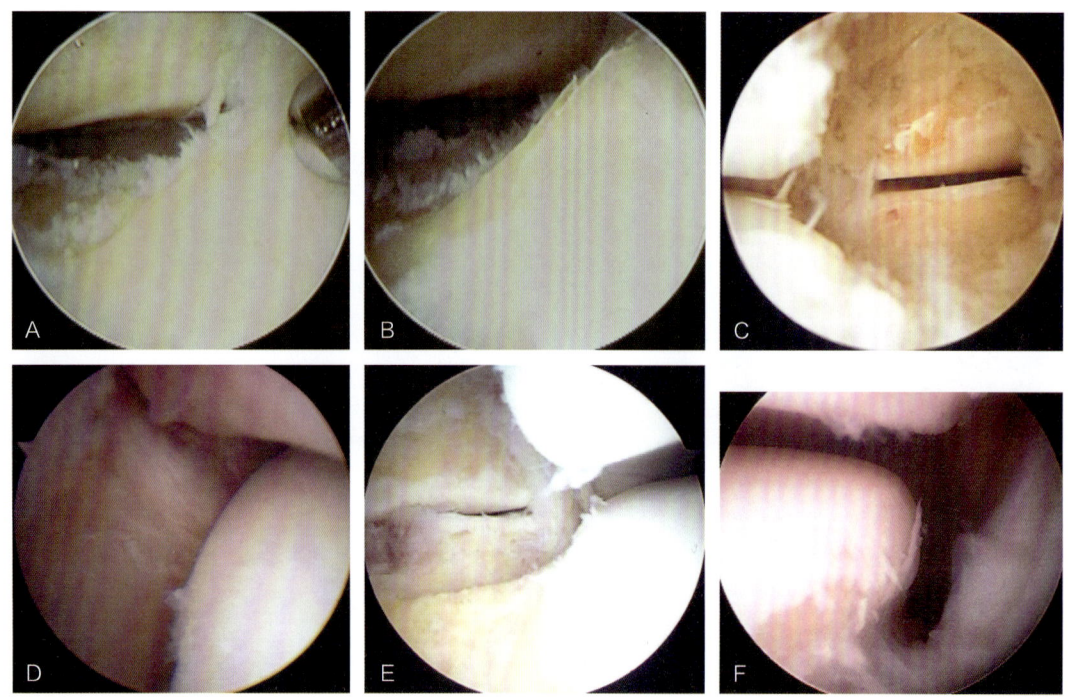

技术图3　经前侧入路的关节镜视野。A. 跟骨前上突。此位置的视野用以骨折的检视及清理/切除非常实用。B. 更靠近前侧突的视野。C. 后关节面的前侧（向右）。D. 外侧沟及外侧距跟和跟腓韧带。E. 后距跟关节的前侧和中部（向右）。F. 可以经前侧入路推进镜头，显示后关节囊的外侧和Stieda突或三角骨。

经后侧入路检查关节

- 之后切换镜头到后侧入路。此视野可以向前看到关节的骨间韧带。向外旋转镜头，或能再次看到外侧距跟韧带及跟腓韧带反折。
- 之后，经此后侧视野或能看见中距跟关节并检查后外侧沟（技术图4A）。
- 可显示距骨的后外侧隐窝、后侧沟及后外侧角（技术图4B）。也可经后侧入路看见距跟关节的后内侧隐窝和后内侧角。

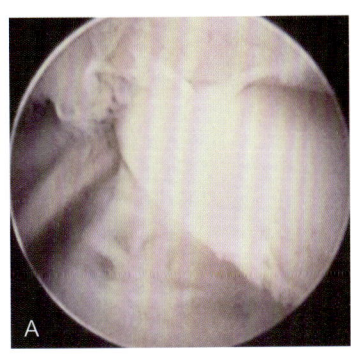
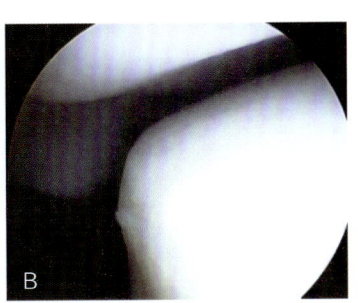

技术图4　经后侧入路的镜下视野。A. 图中右侧可见后距跟关节的后侧和中部。图中左侧可见关节囊后部。B. 关节囊后部的外侧及Stieda突或三角骨。

跗骨窦病变

- 用于评估和清理跗骨窦病变的最佳入路组合是从前侧入路进镜头并从中间入路进器械。
- 术者可以清理撕裂的骨间韧带、取除游离体及进行粘连松解。等离子刀是实用的工具，用于进入跗骨窦及距下关节难以抵达的部位。

三角骨病变

- 用于评估和去除三角骨的最佳入路组合是从前侧入路进镜头并从后侧入路进器械。
- 可以使用打磨头或刨刀清理三角骨或引起症状的Stieda突，并通过关节镜入路使用标准关节镜抓钳将其取出（技术图5）。
- 罕见情况下需要扩大入路以取出三角骨。

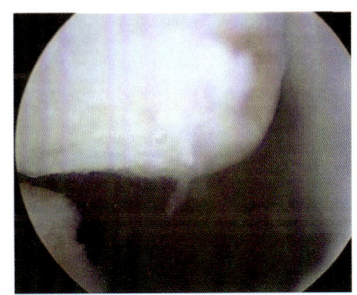

技术图5　使用标准关节镜抓钳取出骨折的Stieda突或损伤的三角骨。罕见情况下需要扩大切口以取出骨块。

关节镜下距下关节融合

- 这一过程需以另一种方式使用前侧及后侧入路进行观察和器械操作。
- 融合后侧关节面很重要。前侧关节面一般不予融合。先行滑膜切除及清理以提供视野。
- 接下来的步骤是由表面深至软骨下骨清理并去除距下关节的后侧关节面。
- 一旦关节软骨被切除，去除1～2 mm的软骨下骨以暴露渗血的骨松质。
- 在跟骨和距骨表面建立约2 mm深的点接孔以建立血管通道。
- 检视后内侧角，确保清理充分。
- 当大号空心钉（6.5～7 mm）导丝进入后侧关节面时，可在镜下看到导丝。
- 将足置于0°～5°外翻位，推入导丝，置入螺钉。
- X线透视确认螺钉的位置和长度。
- 术后护理与开放手术技术相似。
- 一般来说，不需要移植自体骨或人工骨。

要点与失误防范

距下关节难以牵引,尤其是后侧关节	• 为改善距下关节视野而使用牵引设备没有必要,或者说并不十分有效。高流量灌注系统和关节镜水泵可改善视野 • 罕见情况下可行有创性关节牵引,从外侧置入骨针以使用距跟牵引,或对后距下关节较紧的患者使用胫跟牵引。使用有创牵引的弊端在于其对软组织(尤其是腓肠神经跟骨外侧支)和腱性结构的潜在伤害,以及感染和距骨颈或体部的骨折风险
显示前侧关节和跗骨窦相对困难。由于跗骨窦内的肌腱紧密堆叠相互交叉,容易混淆	• 将关节镜镜头置于前侧入路而操作器械置于中间入路,最有利于显示跗骨窦内的结构、跟骨前突,有时还包括前侧关节。推荐使用此入路组合进行跗骨窦及后距下关节前部的观察和操作。若止于跗骨窦底的韧带撕裂或损伤需要清理,使用此入路组合可以显示并进入前侧关节。此外,使用此入路组合可以完美显示并进入跟骨前突
显示后侧关节和外侧关节囊,抵达Stieda突(三角骨)	• 进入后侧关节的最佳入路组合是将关节镜镜头置于前侧入路而操作器械置于后侧入路。这样可以直接显示和抵达几乎全部的后关节面表面、跗骨窦内韧带的后部、外侧关节囊及其小隐窝、Stieda突(三角骨)及后侧关节带有滑膜内衬的后关节囊袋

术后处理

- 操作完成后,使用缝线关闭入路。
- 从足趾到小腿中段加压包扎。建议冰敷并抬高患肢直到炎症期结束。
- 患者可以拄拐下地行走,并在可耐受情况下负重。
- 术后约10天拆除缝线。
- 患者应于术后即刻开始温和的足踝主动活动度锻炼。一旦缝线拆除,如有指征则推荐患者在理疗师指导下进行康复。
- 术后6~12周患者应能重回所有活动。

预后

- 与开放手术技术相比,距下关节镜对于患者而言具有优势,包括术后恢复期短、术后疼痛较轻及并发症较少。
- Frey等[2]证明以关节镜技术治疗不同类型的距下关节病变得到优良结果的成功率达94%。
  - 全部14例术前诊断为跗骨窦综合征的病例关节镜术后即刻出现好转。
  - 这些病例中最常见的病变是骨间韧带撕裂。
- 更近一项涉及126名患者随访超过2年的研究,同时使用了美国足踝外科协会(AOFAS)及Karlsson评分,表明改善十分显著(61~84)。Williams和Ferkel[19]报道了50名后足痛患者同时行踝关节及距下关节镜后32个月(平均)的随访结果。
  - 术前诊断包括退行性关节疾病、跗骨窦综合征及三角骨。
  - 86%的患者取得优良结果。
  - 总体而言,较为不佳的结果与踝关节病变、退行性关节疾病、高龄及患者运动水平相关。
  - 没有手术并发症被报道。
- Goldberger和Conti[4]回顾性分析了12名接受距下关节镜的患者,这些患者患有症状性距下关节病变,而影像学检查没有特异性发现。
  - 9名患者术前诊断为距下关节软骨病,3名患者为距下关节滑膜炎。
  - 17.5个月(平均)的随访后,术后AOFAS后足评分为71(范围51~85),而术前评分为66(范围54~79)。所有患者都表示若重新选择仍然会接受手术。
- 手术切除跗骨窦外侧半的内容物为大约90%的跗骨窦疼痛或功能不全患者改善或根除了症状[2]。

并发症

- 尽管很少见,距下关节镜后最可能出现的并发症是入路附近任何神经血管结构的损伤,包括腓肠神经和腓浅神经。
- 距下关节镜其他可能的并发症包括感染、器械断裂及关节软骨损伤。

(袁锋 译,赵松 刘旭乐 审校)

参考文献

[1] Beimers L, Frey C, van Dijk CN. Arthroscopy of the posterior subtalar joint. Foot Ankle Clin 2006;11:369-390.

[2] Frey C, Feder KS, DiGiovanni C. Arthroscopic evaluation of the subtalar joint: does sinus tarsi syndrome exist? Foot Ankle Int 1999;20:185-191.

[3] Frey C, Gasser S, Feder K. Arthroscopy of the subtalar joint. Foot Ankle Int 1994;15:424-428.

[4] Goldberger MI, Conti SF. Clinical outcome after subtalar arthroscopy. Foot Ankle Int 1998;19:462-465.

[5] Harper MC. The lateral ligamentous support of the subtalar joint. Foot Ankle 1991;11:354-358.

[6] Inman VT. The subtalar joint. In: Inman VT, ed. The Joints of the Ankle. Baltimore: Williams & Wilkins, 1976:35-44.

[7] Jaivin JS, Ferkel RD. Arthroscopy of the foot and ankle. Clin Sports Med 1994;13:761-783.

[8] Lapidus PW. Subtalar joint, its anatomy and mechanics. Bull Hosp Joint Dis 1955;16:179-195.

[9] Lundeen RO. Arthroscopic fusion of the ankle and subtalar joint. Clin Podiatr Med Surg 1994;11:395-406.

[10] Mekhail AO, Heck BE, Ebraheim NA, et al. Arthroscopy of the subtalar joint: establishing a medial portal. Foot Ankle Int 1995; 16:427-432.

[11] Parisien JS. Posterior subtalar joint arthroscopy. In: Guhl JF, Parisien JS, Boynton MD, eds. Foot and Ankle Arthroscopy, ed 3. New York: Springer-Verlag, 2004:175-182.

[12] Perry J. Anatomy and biomechanics of the hindfoot. Clin Orthop Relat Res 1983;(177):9-15.

[13] Scholten PE, Altena MC, Krips R, et al. Treatment of a large intraosseous talar ganglion by means of hindfoot endoscopy. Arthroscopy 2003;19:96-100.

[14] Sitler DF, Amendola A, Bailey CS, et al. Posterior ankle arthroscopy: an anatomic study. J Bone Joint Surg Am 2002;84-A(5): 763-769.

[15] Tasto JP. Arthroscopic subtalar arthrodesis. Tech Foot Ankle Surg 2003;2:122-128.

[16] Tasto JP, Frey C, Laimans P, et al. Arthroscopic ankle arthrodesis. Instr Course Lect 2000;49:259-280.

[17] van Dijk CN, Scholten PE, Krips R. A 2-portal endoscopic approach for diagnosis and treatment of posterior ankle pathology. Arthroscopy 2000;16:871-876.

[18] Viladot A, Lorenzo JC, Salazar J, et al. The subtalar joint: embryology and morphology. Foot Ankle 1984;5:54-66.

[19] Williams MM, Ferkel RD. Subtalar arthroscopy: indications, technique, and results. Arthroscopy 1998;14:373-381.

第79章 距下关节镜：观点2
Subtalar Arthroscopy: Perspective 2

Christopher E. Gross and Mark E. Easley

定义

- 外侧或后侧距下关节镜为距下关节创伤、关节粘连、撞击及软骨病变提供了诊断和潜在的治疗价值。
- 必须依据体格检查和详细的影像学检查确立距下关节病变的确切诊断，提高距下关节镜优良预后的可能性。
- 探查性或诊断性距下关节镜的指征很少。
- 根据术前体格检查和详细的影像资料，决定是否能以外侧或后侧距下关节镜进入距下关节病变。

解剖

- 距下关节包含距骨和跟骨前侧关节表面的三个关节面：前关节面、中关节面及后关节面。
  - 从功能上来说，距下关节被划分为前侧（前、中关节面，通常相互融合）和后侧部分。
- 后关节面最大，承载了大部分体重。
- 跗骨管（内含：距骨体血供、距跟骨间韧带、伸肌下支持带、颈韧带）划分距下关节的前部与后部。它外侧的开口是跗骨窦。
- 前和中关节面一般难以进入，除非骨间韧带存在撕裂。
- 内翻/外翻时距下关节的运动不是单纯的内翻与外翻，而且考虑到距下关节与踝关节的联动，很难准确测量距下关节的运动。

发病机制

- 研究距下关节骨软骨病损的文献不多。
- 后足与滑雪硬靴绑定的单板滑雪者摔倒时，以及外侧距骨突骨折的患者，可能会遭受距下关节中关节面损伤。
- 跟骨载距突与中关节面受累[1]。
- 跗骨窦综合征的临床描述是跗骨窦外侧疼痛。
- 尽管跗骨窦综合征的病因学不明，尚且存在几种理论[3]：
  - 骨间韧带或距骨颈韧带的瘢痕或纤维化。
  - 距下关节滑膜炎。
  - 距骨窦脂肪垫损伤和瘢痕。

病史和体格检查

- 患者主诉后足酸痛、僵硬，有时有不稳感，尤其是行走在不平地面上时，与之相应的，后足体格检查提示疼痛与活动受限。
- 一般以拇指支撑距骨颈内侧固定踝关节，对比另一侧后足内翻/外翻距下关节，一定的翻动感可以确认疼痛和活动受限。
- 患者常描述后足痛呈弥散性，在内侧、外侧和后侧。
- 跗骨窦压痛是一种提示前距下关节病变的持续性表现，通常是由于骨间韧带扭伤或外侧突撕脱性损伤引起。
- 用力外翻伴随的疼痛可以提示外侧距下沟撞击，此处一般也是距下关节病变患者体检时特异性最高的区域。
- 用力跖屈时伴随疼痛不是踝或距下关节病变的决定性因素，而可能由后距下关节撞击引起。
- 由于踝关节和距下关节的联动机制，距下关节和踝关节不稳常常难以区分。此外，尚且没有可靠且可重复的应力手法可用于单独检查距下关节活动。
- 尽管有创，或许能单独检查距下关节病变的最好方法是经跗骨窦行距下关节局麻药注射。

影像学和其他诊断性检查

- X线片。
  - 或许不能明确诊断。
  - 足前后（AP）位、侧位及斜负重位X线片。
    - 45°斜位：距下关节前部（图1A和图2A）。
  - Broden位：后关节面（图1B）。
    - 足取屈伸中立位，腿内旋30°～40°。X线球管对准外踝中心，分别向头侧倾斜40°、30°、20°及10°，分别拍摄四张X线片。10°倾角位显示了后关节面的后部，40°倾角位显示了前部。
  - 斜侧位：后关节面。
    - 足背屈、外翻，并外旋60°。
    - X线球管对准内踝下方2 cm处，并向头侧倾斜10°。

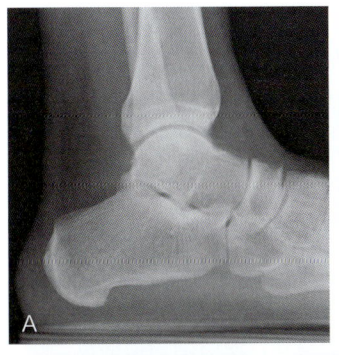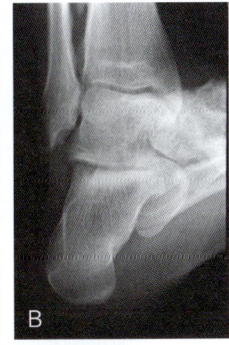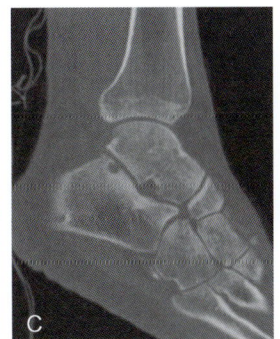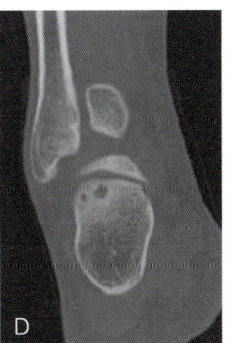

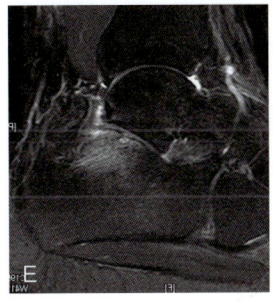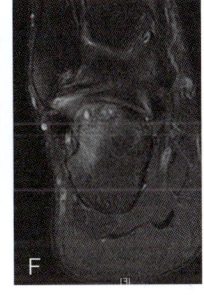

图1 25岁男性持续性右后足痛。A. 侧位X线片提示可能存在后距下关节病变。B. Broden位X线片显示外侧骨软骨缺损。矢状面CT（C）和MRI（E）揭示跟骨后关节面骨软骨缺损。冠状面CT（D）和MRI（F）显示较大的外侧骨软骨缺损。

- CT。
  - 距下关节骨软骨囊变病损（图1C、D及图2B、C）。
  - 软骨下硬化、囊性改变，符合关节炎表现。
- MRI。
  - 软骨或骨软骨缺损（图1E、F及图2D、E）。
  - 骨软骨病损伴发的水肿。
  - 跗骨窦改变。
    - 骨间或距骨颈韧带撕裂。
  - 应力性反应。
  - 距下关节内纤维化。
  - 软骨性联合。

鉴别诊断

- 外踝不稳。
- 腓骨肌腱病变。
- 以下结构的骨折。
  - 距骨外侧突。
  - 跟骨前突。
  - Stieda突。
  - 足舟骨。
  - 跟骨。
- 距骨下表面或跟骨后关节面骨软骨性病损。

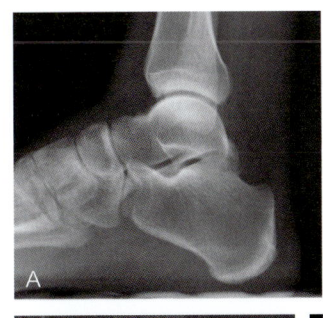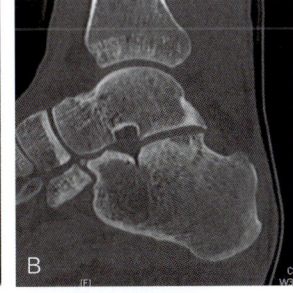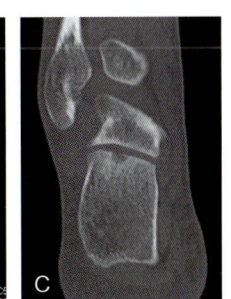

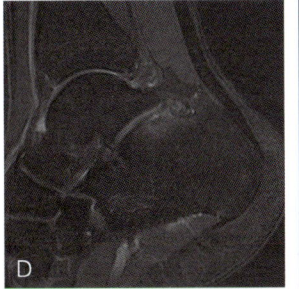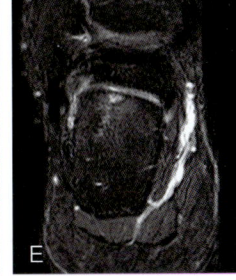

图2 22岁男性持续性右后足痛。侧位X线片（A）提示可能存在后距下关节病变。矢状面MRI（D）和CT（B）确认跟骨后关节面骨软骨缺损。冠状面MRI（E）和CT（C）确认后关节面中外位置的骨软骨缺损。

- 骨软骨病损相关水肿。
- 距下关节炎。
- 应力性反应。
- 距下关节内纤维化。
- 软骨性联合。

非手术治疗

- 功能康复包括踝关节及后足活动度练习、向心或离心肌力练习、注重腓骨肌的耐力训练及本体感觉练习。
- 跗骨窦麻药(联合或不联合皮质类固醇)注射。
- UCBL支具以限制内翻/外翻。
- 非甾体抗炎药物。

手术治疗

适应证

- 具有明确病变的跗骨窦综合征。
- 软骨或骨软骨病损。
- 慢性滑膜炎。
- 关节粘连。
- 游离体。
- 轻度关节炎。
- 撞击症(三角骨)。

禁忌证

- 局灶性软组织/骨感染。
- 严重关节炎/畸形。
- 血管状况不佳。
- 水肿。
- 慢性局部疼痛综合征。

术前计划

- 必须审阅影像学检查以便明确病损部位。
- 必须审阅X线平片,明确是否有退行性改变、力线不良及骨折。
- 体格检查与术前影像学检查相结合,通常可以确定外侧或后侧距下关节镜是否能进入特定的距骨下病变。
  - 一般来说,外侧距下关节镜适合处理跗骨窦和前侧病变,包括距下关节的前半部分。
  - 后侧关节镜适合处理后足后侧的撞击和单发生于距下关节后半部分的病变。
  - 外侧距下关节和外侧沟病变或许经外侧距下关节镜更容易进入。
  - 内侧距下关节病变无论经外侧还是后侧入路都难以进入。

外侧关节镜治疗距下关节前侧及外侧病变

背景

- 25岁男性患者,内翻性踝关节/后足损伤后出现后足痛6个月,非手术治疗后效果不佳。
- 体格检查及影像学检查(图1)提示外侧沟撞击、跗骨窦病变及跟骨后关节面外侧的骨软骨病损。

体位

- 绑大腿止血带,止血带下衬垫良好。

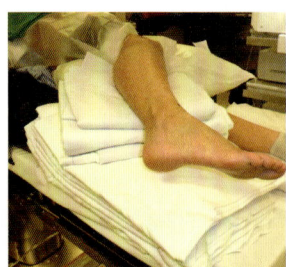

技术图1 患者取侧卧位,在患侧小腿下段下方放置支撑物,使手术的足踝悬空,从而张开距下关节。这样的设置利于外侧距下关节镜进行。

- 处理前侧和/或外侧距下关节沟病变的外侧距下关节镜设置(技术图1)。
  - 患者保持侧卧位。
  - 一般情况下,推荐使用沙袋或侧位专用的设备来保持患者以正确的体位进行外侧距下关节镜。
    - 患者体位未达到完全侧卧位会使外侧技术的后侧入路无法达到令人满意的效果。
  - 在内踝下面放置支撑物以使距下关节自然张开从而增加进入的空间。

建立入路

- 标记三个入路(技术图2A)。
  - 前侧入路。
    - 外踝顶端前侧2 cm远侧1 cm(跗骨窦的远侧部)。
    - 多为观察入路。
  - 中间入路。
    - 紧贴外踝顶端的远端及下方。
    - 多为器械操作入路,处理跗骨窦病变最佳。
  - 后侧入路。
    - 外踝顶端近侧1 cm及跟腱前侧。

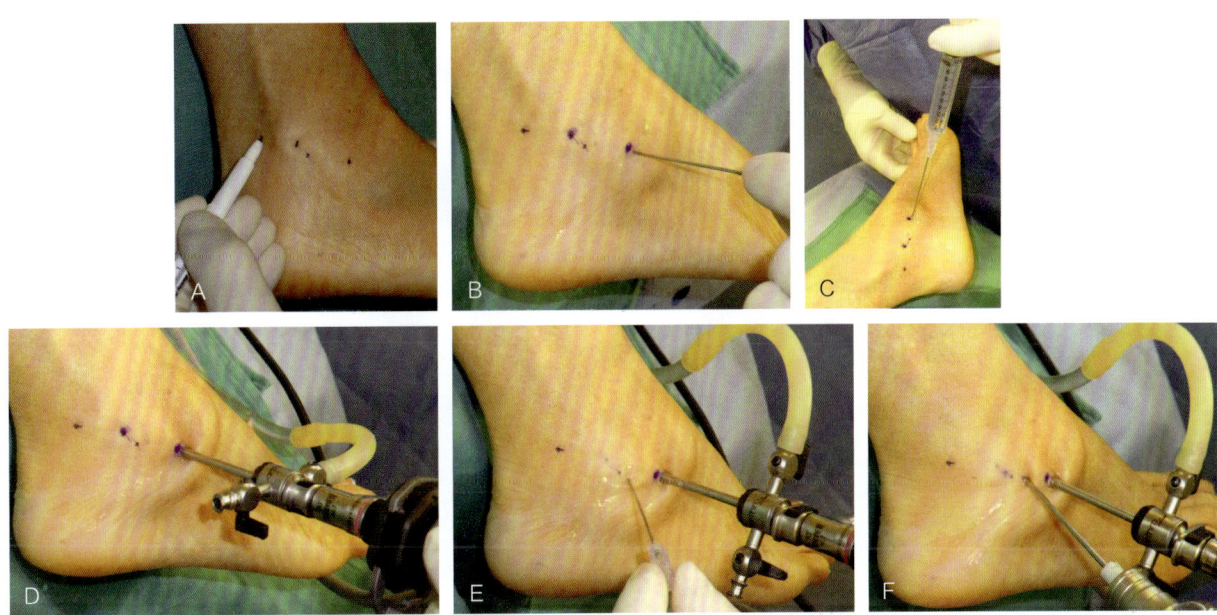

技术图2 A. 外侧距下关节镜入路。标记腓骨顶端。中间入路，紧贴腓骨顶端的远侧和下方。前侧入路，腓骨顶端下方1 cm 及前侧2 cm。后侧入路紧贴腓骨顶端近侧，且紧贴腓骨肌腱后侧。B. 确认前侧入路位置，以腰椎穿刺针紧贴跟骨前上方 Gissane 角处刺入跗骨窦。C. 注入灭菌盐水以扩张前距下关节。D. 从前侧入路置入镜头。若入路建立过于偏近侧，要注意皮肤张力；理想情况下，入路应建立在不会增加皮肤张力的合适位置。E. 为建立中间入路，使用腰椎穿刺针确定置入器械的最适路径。以经前侧入路的镜头提供直视视野。F. 沿以腰椎穿刺针确认的路径置入刨刀。

- 紧贴外踝顶端的远端及中间入路位置（译者注：原著有误）。
- 多为器械操作入路。
- 经此入路，术者可以清理增生的或炎性的滑膜、去除撞击的结构，也可去除三角骨。

- 首先以触诊明确前侧入路的位置，位于跟骨跗骨窦 Gissane 角的背侧。建立入路之前，使用腰椎穿刺针确认经前侧入路器械的正确路径（技术图2B）。
- 往距下关节内注入10 ml 生理盐水（技术图2C）。
  - 以10号刀片刺一个切口。
- 为保护腓肠神经，仅在浅表皮肤做切口，钝性分离进入距下关节。
  - 使用蚊式血管钳撑开皮下组织。
- 这种一刺一撑的技术有助于避免腓肠神经损伤。
- 置入套管针，之后置入带有灌注水管的关节镜镜头（技术图2D）。
- 建立中间入路。
  - 可使用腰椎穿刺针在关节内直视下穿刺，以确定最佳路径（技术图2E）。
  - 在关节内直视下将刨刀置入前距下关节（技术图2F）。

经前侧入路观察而经中间入路操作

- 经前侧入路观察，检查跗骨窦底。
  - 此视野能显示约75%的后侧关节面。
    - 最初的视野可能因跗骨窦瘢痕或炎症组织而模糊不清（技术图3A）。
    - 经中间入路置入关节镜刨刀，清理反应性滑膜和瘢痕，显露后距下关节的前部（技术图3B）。
- 在内侧，距跟骨间韧带填充于跗骨管内。
  - 肌腱内侧或能看见内侧瘢痕组织（技术图3C），在直视下将其清理（技术图3D）。
  - 旋转镜头，显示内侧的中关节面和外侧的跟骨前突。
  - 有时，经中间入路进镜头而经前侧入路进刨刀更便于前侧的清理。
- 前侧清理完成后，旋转镜头检视后距下关节和后跟骨关节面。
  - 在此病例中，注意后关节面外侧的骨软骨缺损，软骨层不稳定，使用探钩可以推动（技术图3E）。
  - 镜头在前侧入路而刨刀在中间入路进行操作，可以高效清理骨软骨缺损（技术图3E～G）。
  - 完成清理后，可以用专用的小号关节锥替换刨刀，在骨软骨缺损处制造微骨折（技术图3H），接着进行进

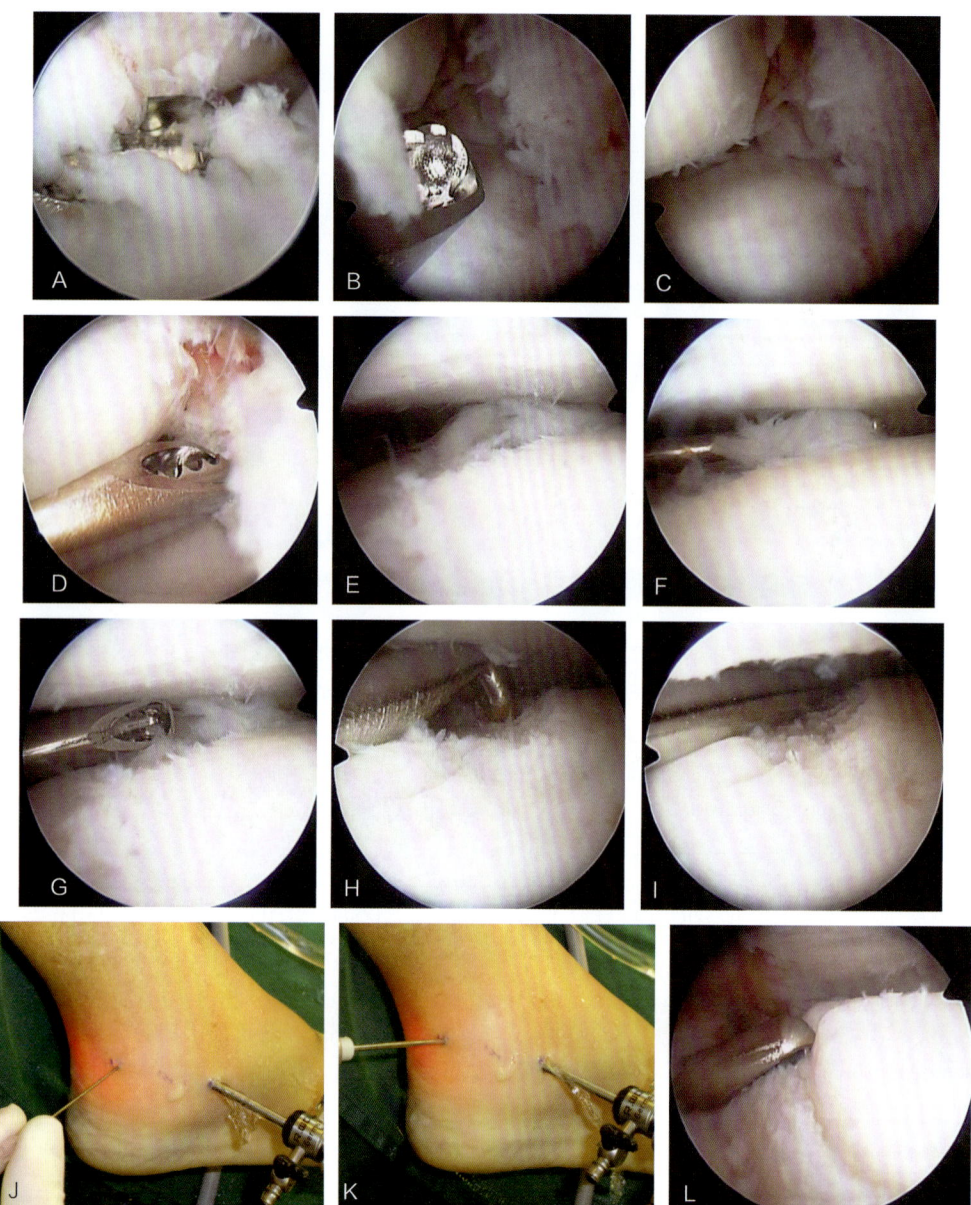

技术图3　A. 一开始刨刀被跗骨窦瘢痕组织遮掩。B. 进行清理以显露前距下关节。C. 注意到位于后关节面前部及骨间韧带内侧深处的瘢痕。D. 清理内侧瘢痕组织。E. 经前侧入路显示骨软骨缺损。F. 经中间入路使用探钩探查缺损以识别不稳定的软骨。G. 经中间入路使用刨刀清理缺损。H. 经中间入路置入小号关节锥在缺损处制造微骨折。I. 微骨折之后进一步清理。J. 镜头置于前侧入路，腰椎穿刺针于直视下进入后外侧关节。K. 从后方置入刨刀。L. 前侧关节镜的视野下，经后外侧入路置入的刨刀以清理外侧沟。

一步清理(技术图3I)。
- 镜头仍位于前侧入路并指向外侧距下沟,直视下于后侧入路位置置入腰椎穿刺针,可建立后侧入路(技术图3J)。
- 为保护腓肠神经,建立后侧入路时应仅在皮肤刺一浅表切口并钝性分离进入后外侧距下关节囊。
- 经后侧入路置入刨刀(技术图3K)。
- 外侧沟中的瘢痕组织被完全清理(技术图3L)。

经后侧入路观察
- 镜头从前侧入路取出,并和鞘管一起置入后侧入路(技术图4A)。
- 距下关节可显示,在此病例中,也可检视清理后的外侧骨软骨缺损(技术图4B)。
- 经后侧入路也可能观察到外侧沟,经中间或前侧入路置入刨刀可进行进一步清理(技术图4C)。

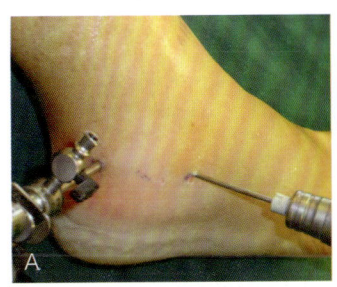
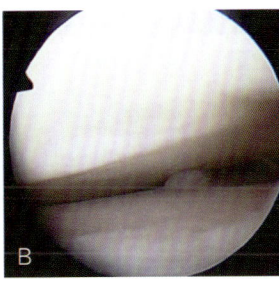
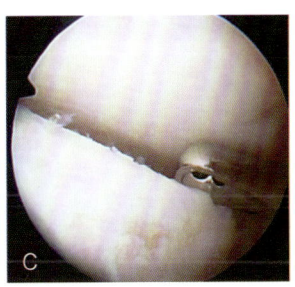

技术图4　A. 经后侧入路置入镜头,刨刀位于前侧入路。B. 经后侧入路显示距下关节和清理后的骨软骨缺损。C. 通过后侧入路观察,经中间入路置入刨刀进一步进行外侧沟的清理。

后侧关节镜治疗单纯后距下关节病变

背景
- 22岁男性患者,内翻性踝关节/后足损伤后出现持续性后足症状6个月。体格检查及影像学检查提示后足后侧病变。
  - 尽管用力跖屈能再次引出症状,影像学资料提示其症状归因于后跟骨关节面中部和后部的骨软骨病损(图2)。

体位
- 患者取俯卧位,胸部和髂部衬垫妥当。
- 在紧靠踝关节近端放置支撑物,以使胫距关节能跖屈背屈。
- 气道维持良好。
- 臂丛神经不受张力,且肘部的尺神经不受压力。
- 所有的骨性隆起衬垫妥当。

入路
- 在腓骨水平跟腱内缘和外缘1 cm处做两个小的皮肤切口。
  - 这两个切口不能距离跟腱太近,因为可能造成过度拥挤而不利于器械操作。
  - 皮肤切口应限于浅表,钝性分离后侧的软组织,到达后距下关节。
    - 外侧,腓肠神经有损伤风险。
    - 内侧,后内侧神经血管束有损伤风险。

经后外侧入路观察而经后内侧入路操作
- 常规将镜头置于后外侧入路(技术图5A、B)。
  - 镜头应指向内侧以显示器械。
- 经内侧入路置入刨刀。
- 常规情况下,必须清理紧贴距下关节后侧空间的大量脂肪和纤维组织(技术图5C)。
- 处理任何病变之前,必须识别足踇长屈肌(FHL)肌腱,因为它充当了保护后内侧血管神经束的内侧参考点(技术图5D)。
- 最常见的后足后侧关节镜适应证之一是去除症状性三角骨。
- 在此病例中,检视后关节面明确了中后侧的骨软骨病损伴软骨不稳定(技术图5E~G)。
- 清理后关节面骨软骨缺损处的不稳定软骨(技术图5H、I)。
- 使用专用的小号关节微骨折器械进行微骨折处理。
  - 在此病例中,笔者展示了两套不同的系统。外部图像展示的系统包括一把夯棒,用于在更竖直的方向敲击骨锥。内部图像展示了一把更加传统的骨锥,冲击直接施于骨锥握柄的近端部分(技术图5J、K)。
- 微骨折完成后,松开止血带,暂停水流灌注,以确定微骨折的骨软骨缺损处出血,预期中出血提示了良好的愈合潜力(技术图5L、M)。

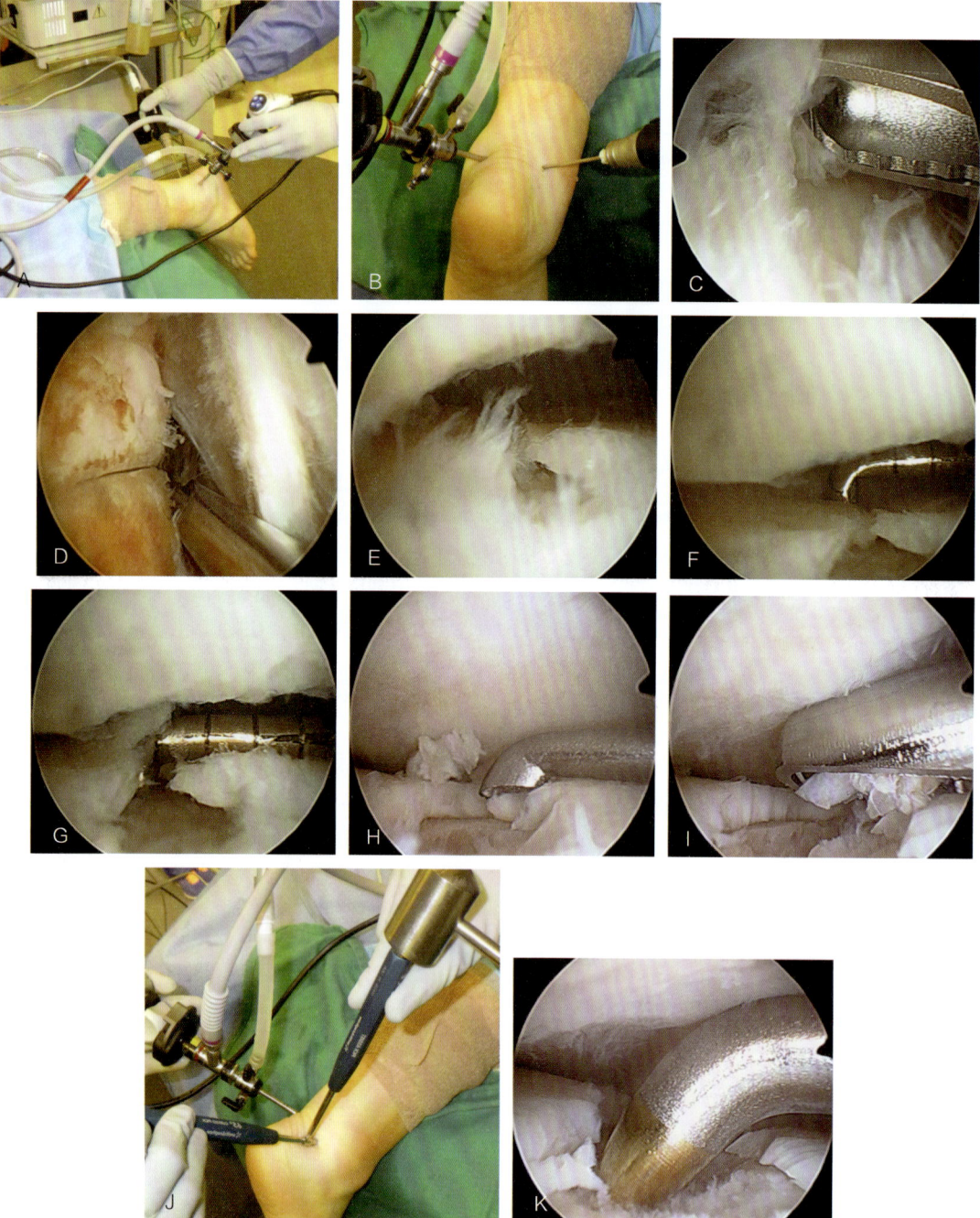

技术图5　A. 患者取俯卧位，建立后足后侧入路。B. 镜头位于后外侧而器械位于后内侧，如此使得器械和FHL肌腱（后内侧神经血管束的参考结构）可同时显示，确保安全。C. 经后外侧入路的关节镜视野及经后内侧入路置入的刨刀。D. 显示后距下关节，刨刀紧贴FHL肌腱的前内侧。E. 识别不稳定的后关节面软骨。F. 经后内侧入路置入探钩。G. 抵达不稳定软骨。H. 经后内侧入路使用刮匙清理不稳定软骨。I. 经后内侧入路使用刨刀去除清理的不稳定软骨碎片。J、K. 这套小号的关节微骨折锥系统使用夯棒直接敲击骨锥的背侧。

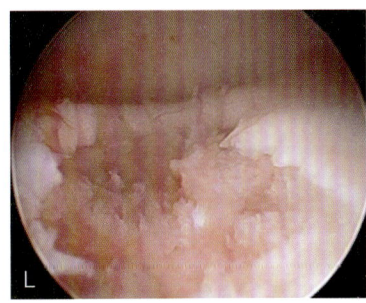
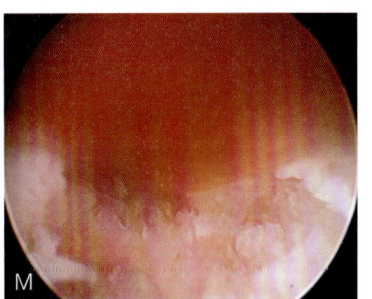

技术图5（续） L. 微骨折完成时，松开止血带，暂停水流灌注，以确定微骨折的骨软骨缺损处出血。M. 此病例中，微骨折区域的出血提示良好的愈合潜力。

要点与失误防范

前或外侧距下关节病变	• 考虑使用外侧距下关节镜技术
后距下关节病变	• 最好使用后侧距下关节镜技术
中距下关节病变	• 无论是外侧还是后侧距下关节镜技术，对于进入中距下关节病变都较困难
避免神经损伤	• 仅在皮肤表层做切口，以钝性分离进入距下关节

术后处理

- 可以进行早期活动度锻炼，但若手术中处理了骨软骨缺损，可能需要3~4周的保护性负重。
- 建议术后即使用步行靴，可在入路部位的愈合过程中保护足踝。
- 若进行了微骨折处理，术后即刻可部分负重并持续4周。
- 入路部位愈合后可考虑开始理疗。
- 术后7~10天进行第一次随访，查看伤口并决定是否拆线。
- 重回所有活动则需要3个月或更长时间。
- 若有骨软骨缺损，建议进行低强度的锻炼。

预后

- Frey等[2]发表了49名患者随访45个月的数据。

- 这些患者因多种病变行距下关节镜清理，包括关节粘连、跗骨窦综合征、骨间韧带撕裂、联合及距下关节骨软骨病损。
- 术前诊断为跗骨窦综合征的患者，其术后诊断都改成了骨间韧带损伤、关节粘连或关节炎。
- 94%的患者取得优/良结果，这说明他们最多会有一些疼痛或生活习惯上的限制。

并发症

- 伤口并发症。
- 腓肠神经或胫神经损伤。
- 持续性疼痛。
- 医源性软骨损伤。

（袁锋 译 赵松 刘旭乐 审校）

参考文献

[1] Clanton TO, Chacko AK, Matheny LM, et al. Magnetic resonance imaging findings of snowboarding osteochondral injuries to the middle talocalcaneal articulation. Sports Health 2013;5(5):470-475.

[2] Frey C, Feder KS, DiGiovanni C. Arthroscopic evaluation of the subtalar joint: does sinus tarsi syndrome exist? Foot Ankle Int 1999;20(3):185-191.

[3] Lee KB, Bai LB, Song EK, et al. Subtalar arthroscopy for sinus Tarsi syndrome: arthroscopic findings and clinical outcomes of 33 consecutive cases. Arthroscopy 2008;24(10):1130-1134.

第80章 同种异体幼年软骨微粒移植治疗距骨骨软骨损伤

Particulated Juvenile Cartilage Allograft Transplantation for Osteochondral Lesions of the Talus

Samuel B. Adams, Jr. and Mark E. Easley

定义

- 距骨骨软骨损伤（OLT）指所有距骨关节软骨和相应软骨下骨的病变。这些病损有诸多名字，包括剥脱性骨软骨炎、骨软骨骨折、经软骨骨折及骨软骨缺损，但目前较为推荐的命名是OLT。
- 同种异体幼年软骨微粒移植（PJCAT）是一种移植包含活细胞及其原生细胞外基质的新鲜同种异体幼年软骨组织碎片，并将组织碎片以纤维蛋白黏合剂牢固固定于OLT内的新技术。
- 这种技术在许多方面与自体骨软骨移植相似，但有以下区别：移植微粒化的软骨碎片而不是骨软骨栓，使用幼年软骨而不是成熟软骨，以及移植物以纤维蛋白黏合剂固定而不是骨性压接。
- 这项技术的优势在于：它的手术操作简单，不需要移植物压接/修整轮廓（自体或同种异体骨软骨移植则需要）；在大多数病例中不需要截骨（自体或同种异体骨软骨移植则经常需要）；这是一个单期手术；不存在供区部位发病，且出现免疫反应的可能性很小（软骨被认为是免疫豁免的结构）。
- 这项技术的缺点在于以下事实：它是一个相对新的手术，患者数据有限；幼年软骨供体的供应受限；相比于其他技术此治疗选项相对昂贵；以及和任何同种异体组织一样，存在传播疾病的问题。
- 目前可用于此手术的唯一移植物材料是DeNovo NT Natural Tissue Graft。依据良好组织规范，该产品的软骨碎片取自年龄范围从新生儿到13岁的供体；然而，它通常是从2岁以下的新死者那里获得[1]。不使用死胎或胎儿组织。对每份组织进行标准疾病筛查（一批组织来自一单个供体）。

解剖

- Tol等[15]报道了OLT有56%位于内侧而44%位于外侧。对于内侧病损，只有62%的病例涉及创伤，而位于外侧的病损有94%涉及创伤。
- Elias等[6]通过对424名OLT患者的MRI检查研究，报道了有关病损位置的相似结果。距骨穹隆被分为9个相同大小的区域。62%的病损位于内侧而34%位于外侧。在矢状面，80%的病损位于中部。内侧-中部区域是病损最常见的位置（53%）。笔者还报道称，内侧病损明显更大，也更深。

发病机制

- Kappis[7]最早描述此病变为剥脱性骨软骨炎，提示自发性骨坏死为首要病因。
- 然而，当代数据支持创伤作为多数OLT的原因，其余病因包括反复的微创伤、缺血坏死及先天因素[4]。

自然病程

- 关于症状性OLT是否会加重或是否会发展为踝关节炎尚存争议。

病史和体格检查

- 任何表现为踝关节急性创伤性损伤后、慢性踝关节扭伤或慢性不稳的患者都应怀疑OLT。患者可主诉踝关节疼痛、僵硬、卡别及肿胀[11]。然而这些症状都不是OLT所特有的。
- 急性情况下，常常由于疼痛和肿胀无法进行详细的体检。
- 在慢性病例中，应触诊踝关节的压痛区域。尤其应跖屈踝关节，去除距骨穹隆的部分遮盖；若存在OLT，于前内侧和前外侧角深触诊可引出疼痛。
- 应记录踝关节活动度（ROM）并与对侧肢体对比。应检查踝关节稳定性，包括前抽屉和距骨倾斜试验，并与对侧肢体对比。

影像学和其他诊断性检查

- 所有患者都要行踝关节负重前后（AP）位、侧位及踝穴位X线检查。
- 怀疑OLT的患者X线平片结果若为阴性，接下来行MRI还是CT检查尚存争议。笔者常规先行MRI，因为此检查被证实在X线平片阴性的情况下能更为准确地诊断OLT[2]且MRI可识别其他引起踝关节痛的骨性或软组织病变。

- Stroud 和 Marks[14] 提出了一套以 X 线平片诊断 OLT 的流程。如果 OLT 没有移位，推荐使用 MRI 评估关节软骨的完整性并评估病损的真实稳定性。如果病损在 X 线平片上表现出移位，则更推荐行 CT 检查评估病损的大小与位置。
- 在一些以 MRI 诊断 OLT 的病例中，CT 扫描有利于确定治疗方法，因为在 MRI 上估计病损的大小范围和病程被骨髓水肿信号干扰[9]。对于大型或囊性病损，MRI 和 CT 扫描笔者常规两者都做，以助于做出治疗决策。

鉴别诊断

- 距骨隐匿性骨折。
- 下胫腓联合损伤。
- 滑膜炎。
- 退行性关节炎。
- 腓骨肌腱炎。
- 软组织或骨性撞击症。
- 踝关节不稳。
- 距下关节炎。

非手术治疗

- 新诊断的 OLT 初始治疗应基于患者的年龄、症状、慢性化程度及病损阶段。
- 偶然发现的无症状病损不需要治疗，但应进行一系列影像学随访。
- 对于有症状且无移位的病损，一些学者推荐尝试保守治疗 3～6 个月[3,10,13]。
- 非手术方法包括保护性负重、理疗及非甾体抗炎药物（NSAIDs）。保护性负重的范围可从非负重状态的石膏固定到在可耐受的情况下穿步行靴负重。

手术治疗

关节切开术

- PJCAT 适应证包括原发性 OLT，在一个维度 >15 mm，和/或既往以髓质激发技术治疗无效，症状持续以及 MRI 显示的 OLT。肩部和囊性病损不除外。
- OLT 手术治疗的禁忌证包括感染、无法进行手术的合并症、弥漫性踝关节炎或未矫正的踝关节力线不良。
  - 特别指出 PJCAT 的禁忌证包括大型囊性或坏死性骨缺损。小型的囊性病损伴骨缺损可通过在 PJCAT 同时进行植骨处理。在这些情况下，笔者以自体跟骨、胫骨或髂嵴骨行局部植骨，并在相同的手术环境下使用 PJCAT 移植物。
- PJCAT 移入一块 1 mm³ 大小的新鲜幼年软骨，包含活细胞及其原生的细胞外基质，并以纤维蛋白黏合剂固定于骨软骨缺损内。由于微粒的特性，不需要垂直进入 OLT。因此，通常不需要进行截骨。在这里笔者将讨论前侧关节切开的运用。

关节镜

- 进行全关节镜下 PJCAT 具有挑战。
- 行诊断性关节镜可确保完全进入 OLT 的入路存在。
- 若进入 OLT 或器械操作受限，行扩大入路或中转开放的可能性越大。

术前计划

- 对于开放或关节镜手术，术前计划相同。
- 确认 OLT 的位置和大小绝对必要。
- 有必要决定预备移植物的合适数量。根据厂商的说明，一包 DeNovo NT 移植物（Zimmer）推荐治疗表面大小为 2.5 cm² 的病损区域，同时推荐的覆盖比至少为病损大小的 50%（例如，每包移植物将覆盖 1.25 cm² 的表面区域）。在实际操作中，笔者会尝试完全覆盖病损区域的表面，并达到周围健康软骨的深度，同时使纤维蛋白黏合剂位于软骨碎片间以提供良好的组织固定。
- 需要使用纤维蛋白胶（5～10 ml）。它通常以冰冻保存。根据笔者的经验，快速解冻会改变纤维蛋白胶的性能。因此，纤维蛋白胶应于治疗开始时打开，并依据厂商的建议置于温生理盐水浴中。
- 手术开始前检查 PJCAT 产品的失效日期。

体位

关节切开术

- 患者取仰卧位。在同侧大腿的近端使用挡板将足趾指向天花板。
- 通常（甚至在进行开放手术时）笔者会进行诊断性关节镜检查以明确病损的大小与位置。伸展踝关节同时评估病损的位置。这样可以更好地评估能否经关节切开抵达病变位置，是否需要行胫骨穹隆成形或是内或外踝截骨。标准关节镜技术并不在本章范围，但在其他章节有详细介绍。

关节镜

- 患者置于手术台取仰卧位，足位于床尾。手术腿置于腿架上以保持屈膝屈髋。
- 笔者建议使用无创牵引以保证操作移植物的空间。

入路

关节切开术

- 手术入路取决于病损位置。前内侧关节切开入路用于内侧穹隆病损,前外侧关节切开入路用于外侧穹隆病损,直接前侧关节切开入路用于中央部位病损。
- 欲经前侧入路进入更后侧的病损区域,可能需要行前侧胫骨穹隆成形术。Peter等[12]使用有限的前侧胫骨穹隆成形以显露除中间10%以外全部的后侧距骨穹隆。

关节镜

- 使用标准前内侧和前外侧入路,并常规行踝关节镜检查术。

前内侧、前外侧或直接前侧关节切开术

显露

- 在踝关节表面中央取纵向切口,前内侧关节切开术的切口紧贴胫骨前肌腱内侧,前外侧关节切开术的切口紧贴第三腓骨肌腱外侧。
- 小心分离,辨别,并保护任何腓浅神经分支,它们可能经过前外侧关节切开的切口。
- 沿皮肤切口方向切开伸肌支持带。
- 向外侧牵开胫骨前肌腱或向内侧牵开第三腓骨肌腱以显露关节囊。
- 沿皮肤切口方向切开关节囊,置入深部牵开器。

胫骨穹隆成形术(备选)

- 跖屈足以显露OLT。如果病损区域不能完全显露,则行前侧胫骨穹隆成形,但需谨记PJCAT并不需要垂直进入(技术图1A)。
- 使用1/4 in的弯头骨刀,去除前胫骨穹隆上方及内侧或外侧部分(技术图1B)。
  - 往关节间隙置入Joker或Freer牵开器,以防止进一步损伤距骨软骨(技术图1C)。
- 去除胫骨关节外部分时注意不要在任何维度超过1 cm。仅需去除很小一部分胫骨即可完成病损部位的清理及填覆。较小的胫骨穹隆成形通常不需要修补。
  - 如果胫骨穹隆成形在任意维度达1 cm,或存在结构完整性的丢失所造成的隐患,应考虑予以小骨折块螺钉或生物可吸收的销钉固定。

清理距骨骨软骨病损

- 使用Hintermann式牵开器或以骨针固定于胫骨和距骨的椎板撑开器可以进一步增加显露。
- 配合使用15号刀片和小号刮匙进行病损清理,直到清出一圈稳定的边缘(技术图2A)。
- 需要注意距骨肩部。如果肩部不受OLT累及,应尽一切努力保留内侧或外侧软骨缘在肩部以内(技术图2B)。这有助于将软骨/纤维蛋白混合物保留在病损内而不溢出至内侧或外侧沟。
- 关于是否需要以破坏软骨下骨板行髓质激发(微骨折)的方式进行病损基底准备尚存争议。事实上,充分清理后软骨下骨板通常有至少一处穿破。笔者常规在病损基底行微骨折。
- 冲洗关节。

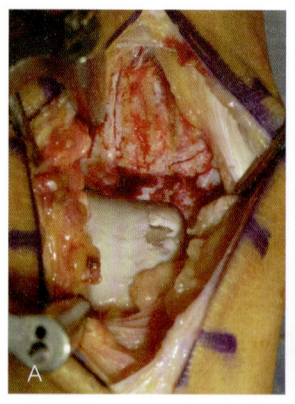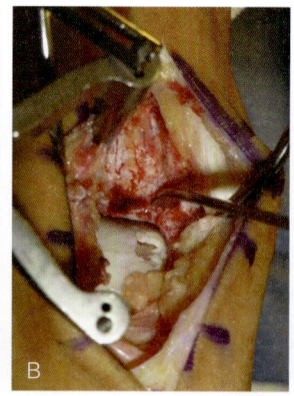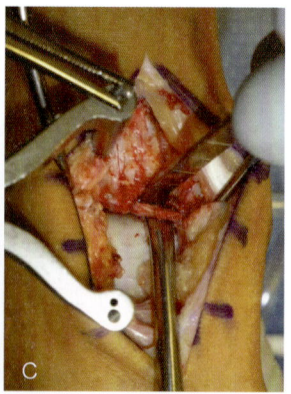

技术图1 A. 跖屈足部以显示前内侧骨软骨病损。病损背侧无法显示。B. 使用弯头骨刀行胫骨穹隆成形。C. 行胫骨穹隆成形时将一把光滑的剥离器置入关节间隙以保护周围的距骨软骨不受损伤。

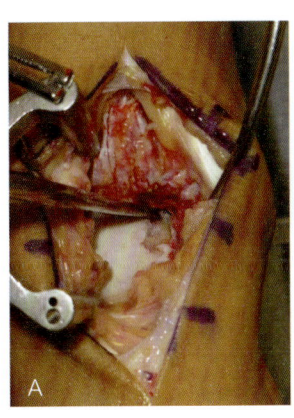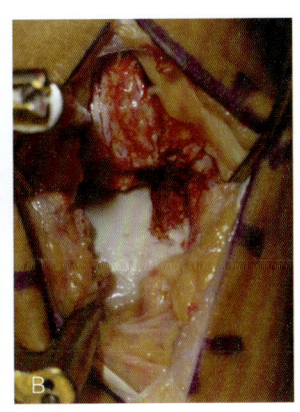

技术图2　A. 使用刮匙清理病损至稳定的边缘。B. 病损清理完成，注意渗血的距骨基底。

- 清理完成之后，如果OLT的基底需要植骨，可使用胫骨穹隆成形时获取的骨质。或者，也可使用环钻在跟骨、胫骨或髂嵴上取骨使用。

移植物的准备与置入

- 准备移植物时在关节内留置一块海绵以确保病损基底干燥。
- 拿起DeNovo NT移植物包并翻转，塑料壳尖头朝下，使软骨片沉积在底部。
- 从塑料壳顶部插入21号1.5 in的10 ml注射器针头，注意不移除任何软骨碎片的同时吸取基液（软骨碎片比针头直径大）（技术图3A、B）。
- 剥下包装箔（不要丢弃）。
- 将箔盖剪成条状，并沿中线弯折形成槽。或者，也可将塑料壳剪成尖头（技术图3C、D）。
- 使用Freer剥离器将软骨碎片舀入槽中并移入关节间隙（技术图3E）。
- 之后，使用剥离器或类似的器械将软骨碎片推入病损基底，直到微粒化的软骨完全覆盖基底。

- 在软骨碎片上涂少量纤维蛋白胶（技术图3F）。
- 一层一层加入额外的微粒化软骨，直到病损深度被完全填充而且没有形成隆起的结构。在病损处额外涂上一些纤维蛋白胶，完成微粒化软骨/纤维蛋白胶结构。
- 准备备用的纤维蛋白移液头很重要，因为在向缺损处涂纤维蛋白胶的操作间隙，移液头可能被堵住。
- 使用Freer剥离器去除任何多余的碎片并修整病损表面（技术图3G）。
- 在纤维蛋白胶完全凝固之前，背屈踝关节直到病损被完全覆盖。沿纵轴施加压力，利用胫骨关节表面的轮廓为距骨病损上表面塑形。维持挤压5分钟。
- 跖屈踝关节，对需要额外移植物材料区域的病损进行评估（技术图3H）。

关闭与包扎

- 在关闭切口和打石膏托的过程中助手需维持足踝于背屈位。这样能保持病损处被胫骨覆盖。
- 逐层关闭关节囊、支持带及皮肤。
- 打石膏托。

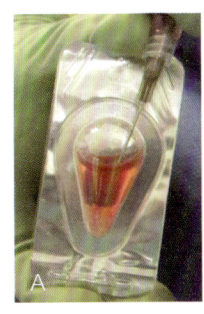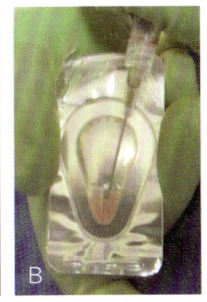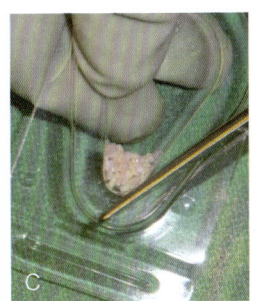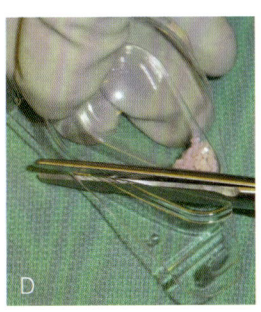

技术图3　A. 针头穿入塑料壳，移去基液。B. 所有基液已被移除。软骨碎片比针头直径大，不会被吸走。C. 正在剪塑料壳。D. 塑料壳的尖端将被用于移送碎片至缺损处。

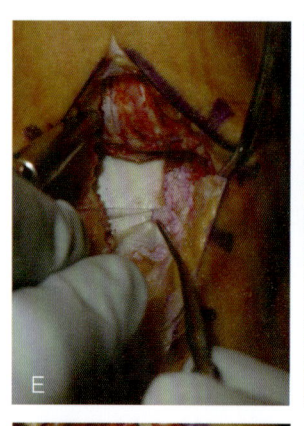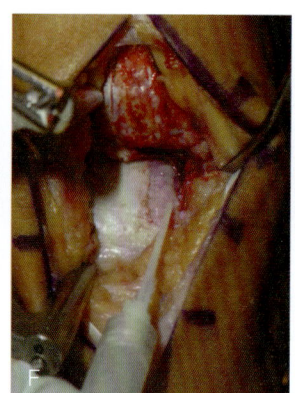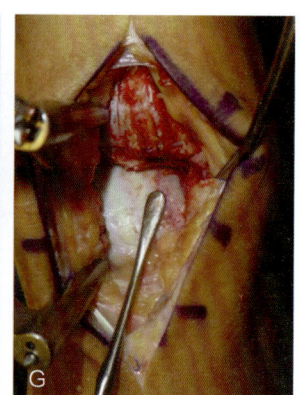
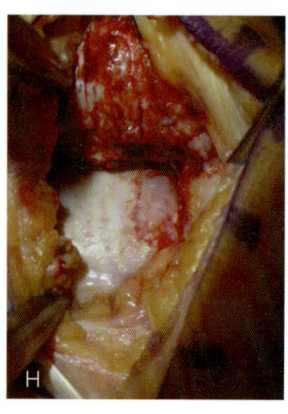

技术图3（续） E. 使用剥离器将碎片均匀移送至病损处。F. 往病损处涂抹纤维蛋白胶，并完全覆盖软骨碎片。G. 使用剥离器修整病损表面并去除松动的碎片。H. 被覆盖的病损利用胫骨穹隆塑形后的最终形态。

关节镜技术

清理距骨骨软骨病损

- 清理滑膜以免其阻挡镜头或器械及移植物的通道。
- 以关节镜探钩确认病损。测量病损以确认备用的移植物足够（技术图4A）。
- 使用多种关节镜杯形或环形刮匙清理软骨直至形成一圈稳定边缘，边缘软骨壁竖直，以容纳移植物（技术图4B）。尽一切努力为肩部病损保留一圈竖直的软骨壁（技术图4C）。
- 暂时关闭灌注，移植物的移送也将在无灌注条件下进行。此时术者可以评估工作入路位置的软组织内陷，其可能在置入移植物时产生干扰。重新打开灌注进行进一步的软组织清理。
- 如果需要在缺损基底进行骨松质植骨，操作方式和软骨移植物的置入中所描述的一样（参见下文）。移植骨可用环钻在跟骨上获取。

关节准备

- 再次关闭灌注，并使用小号吸引导管和关节镜刨刀抽干关节内的液体（技术图5A）。
- 进一步干燥病损基底，以浸有肾上腺素的Weck-Cel海

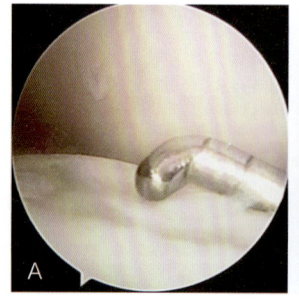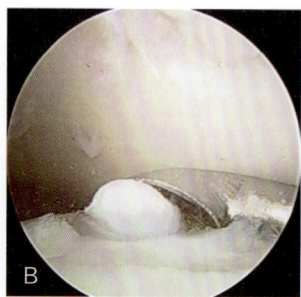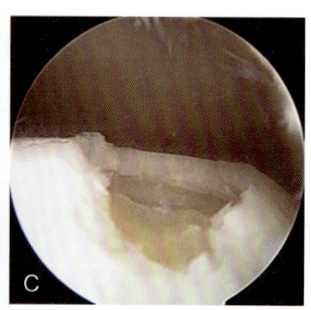

技术图4 A. 使用探钩评估病损大小。B. 使用刮匙清理病损。C. 在病损处清理出稳定的软骨边缘。

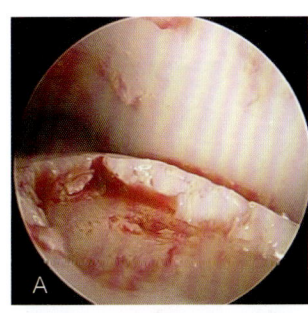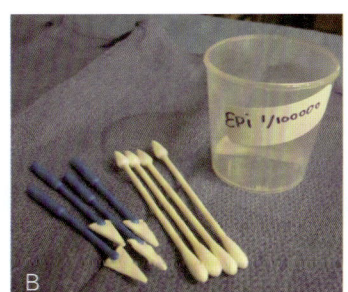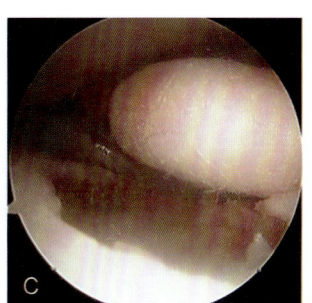
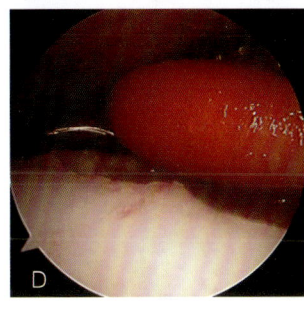

技术图5　A. 经过清理的病损部位，已关闭灌注并抽干关节镜灌注液。B. 用于干燥关节间隙的肾上腺素、医用棉签及Weck-Cel海绵。C. 将浸有肾上腺素的棉签置入关节用以止血。D. 将干燥的棉签插入关节以吸收残留的血液和液体。

绵或医用棉签止血，之后以干燥的棉签吸去多余的液体（技术图5B～D）。若病损基底出血较多可以使用少量纤维蛋白胶处理。

移植物的准备与置入

- 拿起DeNovo NT移植物包并翻转，塑料壳尖头朝下，使软骨片沉积在底部。
- 从塑料壳顶部插入21号1.5 in的10 ml注射器针头，小心在不移除任何软骨碎片的同时吸取基液（软骨碎片比针头直径大）。
- 剥下包装箔（不要丢弃）。
- 使用Freer剥离器将1/2或1/3的移植物材料反向装入2.7 mm关节镜套管中（技术图6A）。
- 不要一次装入所有碎片。每包DeNovo NT常规分2～3次移送。
- 使用配套的套管针将移植物碎片推入套管，使它们不暴露在外，否则在通过套管进入关节过程中，它们会被软组织包裹（技术图6B、C）。
- 将套管置于最近的病损区域边缘处，斜面朝下，使用套管针缓慢将碎片推入病损区域（技术图6D、E）。
- 取出套管，置入Freer或探钩，将移植物均匀涂布在病损基底（技术图6F、G）。
- 经关节镜入路置入纤维蛋白移液头并涂抹少量纤维蛋白。有时，纤维蛋白胶配套的移液头太短，可使用血管导管或针头（技术图6H）。
- 在纤维蛋白变黏稠时置入Freer剥离器或探钩将病损处的碎片塑形平整（技术图6I）。
- 重复这些步骤，直到病损处被完全填覆。
- 让纤维蛋白胶凝固5～10分钟直到变得不透明（技术图6J）。

关闭与包扎

- 在关闭切口和打石膏托的过程中助手需维持足踝于背屈位。这样能保持病损处被胫骨覆盖。
- 以尼龙缝线关闭关节镜入路，保持踝关节于胫骨穹隆完全覆盖病损处的体位，在良好衬垫下打石膏托。

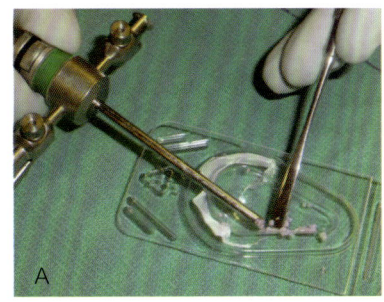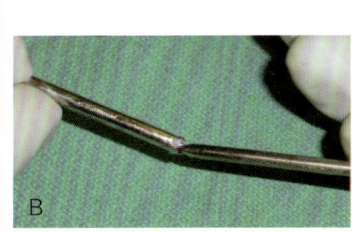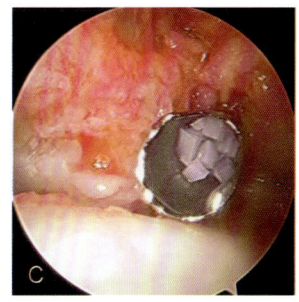

技术图6　A. 使用Freer剥离器将软骨碎片反向装入2.7 mm套管中。B. 使用套管针将软骨碎片推入。C. 将套管置入关节。注意软骨碎片已被推入。

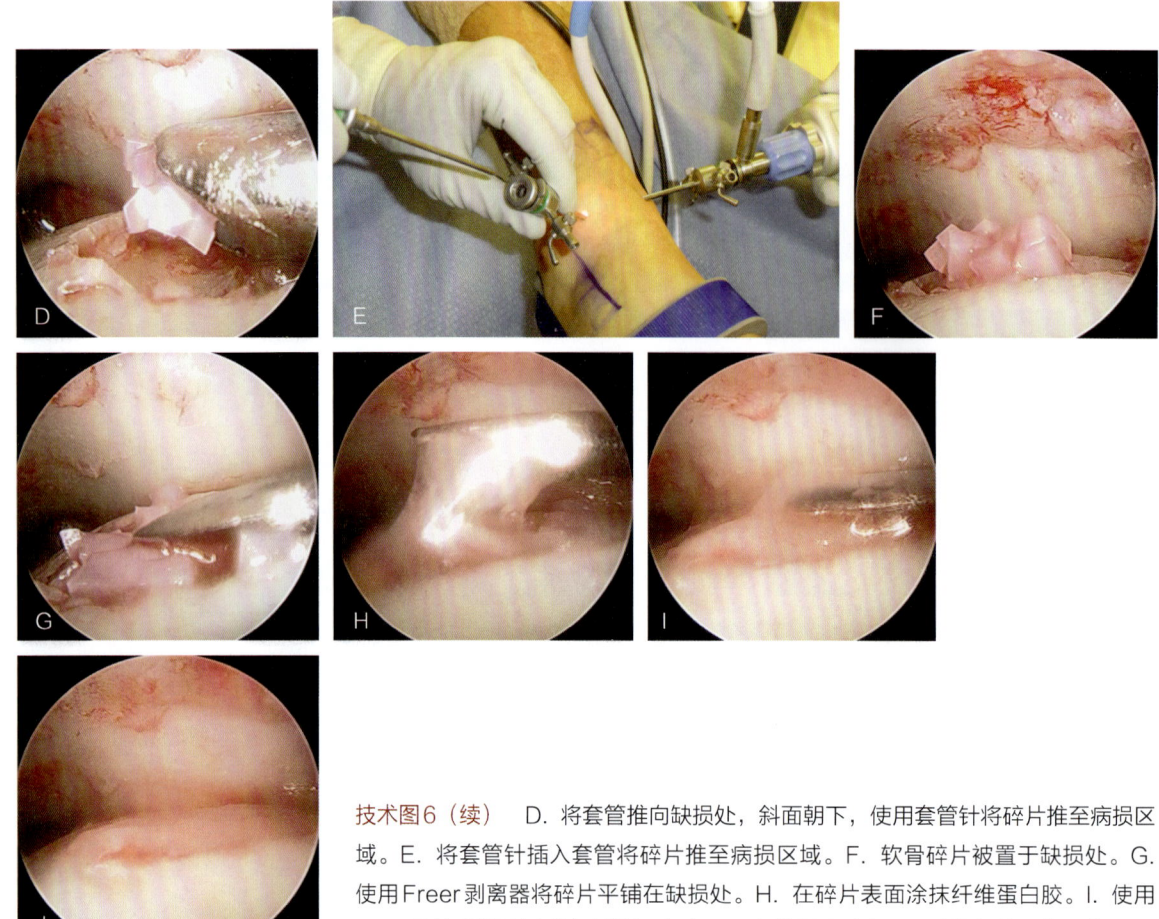

技术图6（续） D. 将套管推向缺损处，斜面朝下，使用套管针将碎片推至病损区域。E. 将套管针插入套管将碎片推至病损区域。F. 软骨碎片被置于缺损处。G. 使用Freer剥离器将碎片平铺在缺损处。H. 在碎片表面涂抹纤维蛋白胶。I. 使用Freer剥离器塑形碎片与纤维蛋白胶。J. 纤维蛋白胶凝固后病损处的最终形态。

要点与失误防范

- 同种异体幼年软骨微粒移植（PJCAT）适用于局灶性骨软骨病损，而不是弥漫性退行性关节炎
- 如果骨软骨病损伴有软骨下骨囊肿，应在PJCAT前刮除囊肿并植骨
- 无论是行关节切开还是关节镜，在PJCAT操作前踝关节都应尽可能干燥
- PJCAT过程中，移植的软骨碎片应填覆缺损处至正常软骨边缘水平；堆叠微粒至隆起可能引起移植细胞剪切
- 不需要过多使用纤维蛋白胶。胶质溢出缺损处可能导致踝关节活动时的粘连与撞击，对覆盖于缺损处的胶质造成张力，可能因而造成软骨微粒脱离

术后处理

- 患者戴石膏托，无负重10～14天。之后拆线，石膏托更换为可穿脱的步行靴。患者仍保持无负重。开始温和的ROM锻炼。若病损位于前侧则避免ROM锻炼。
- 术后6～12周，患者可以逐渐过渡到全负重。
- 术后12周开始去掉步行靴，可以穿戴系带的踝关节支具。
  - 若同时进行的手术操作没有禁忌，可以进行完整ROM的活动。
  - 可开始理疗、肌力锻炼、固定自行车及水中活动。
- 6个月时可开始对抗性运动。

预后

- Coetzee 等[5] 报道了 23 名患者 (24 个踝关节) 经 PJCAT 治疗平均随访 16.2 个月的回顾性病例系列研究。
  - 病损区域平均大小为 125 mm^2 (50~300 mm^2 范围)，平均深度 7 mm (3~20 mm 范围)。所有病损都至少在一个维度不少于 10 mm。
  - 12 例以开放手术入路进入病损，3 例关节镜，9 例扩大了关节镜入路而转为开放入路。病损深度超过 5 mm 时进行植骨。
  - 其术后的预后评分与髓质激发、自体软骨细胞种植及基质诱导自体软骨细胞种植的报道结果相似。
- Kruse 等[8] 报道了一名 30 岁女性后内侧 7 mm×5 mm 全层病损的 OLT 患者以关节镜下 PJCAT 治疗的病例。术后随访 2 年，患者疼痛解除且活动不受限。

并发症

- 此技术特有的术中并发症是未完全固定的移植物材料从病损处脱离。在关节镜技术中这一点尤其重要，笔者提醒，在关节镜操作尚未成熟时慎使用关节镜下 PJCAT 技术。目前来说，开放和关节镜技术的预后并没有差异。
- 术后并发症包括 OLT 清理/填充不足和移植物材料过度隆起。症状性的清理/填充不足应在二次手术时进行评估。评估病损以决定行 PJCAT 翻修还是根据 OLT 的进展选择其他治疗方法。移植物过度隆起可通过关节镜下清理处理。

（袁锋 译，赵松 刘旭东 审校）

参考文献

[1] Adams SB Jr, Yao JQ, Schon LC. Particulated juvenile articular cartilage allograft transplantation for osteochondral lesions of the talus. Tech Foot Ankle Surg 2011;10(2):92-98.

[2] Anderson IF, Crichton KJ, Grattan-Smith T, et al. Osteochondral fractures of the dome of the talus. J Bone Joint Surg Am 1989;71(8):1143-1152.

[3] Bauer RS, Ochsner PE. Nosology of osteochondrosis dissecans of the trochlea of the talus [in German]. Z Orthop Ihre Grenzgeb 1987;125(2):194-200.

[4] Campbell CJ, Ranawat CS. Osteochondritis dissecans: the question of etiology. J Trauma 1966;6(2):201-221.

[5] Coetzee JC, Giza E, Schon LC, et al. Treatment of osteochondral lesions of the talus with particulated juvenile cartilage. Foot Ankle Int 2013;34(9):1205-1211.

[6] Elias I, Zoga AC, Morrison WB, et al. Osteochondral lesions of the talus: localization and morphologic data from 424 patients using a novel anatomical grid scheme. Foot Ankle Int 2007;28(2):154-161.

[7] Kappis M. Weitere beitrage zur traumatisch- mechanischen entstehung der "spontanen" knorpelablosungen (sogen osteohondrisit dessecans). Dtsche Z Chir 1922;171:13-20.

[8] Kruse DL, Ng A, Paden M, et al. Arthroscopic De Novo NT(Ⓡ) juvenile allograft cartilage implantation in the talus: a case presentation. J Foot Ankle Surg 2012;51(2):218-221.

[9] Lee KB, Bai LB, Park JG, et al. A comparison of arthroscopic and MRI findings in staging of osteochondral lesions of the talus. Knee Surg Sports Traumatol Arthrosc 2008;16(11):1047-1051.

[10] McCullough CJ, Venugopal V. Osteochondritis dissecans of the talus: the natural history. Clin Orthop Relat Res 1979;(144):264-268.

[11] McGahan PJ, Pinney SJ. Current concept review: osteochondral lesions of the talus. Foot Ankle Int 2010;31(1):90-101.

[12] Peters PG, Parks BG, Schon LC. Anterior distal tibia plafondplasty for exposure of the talar dome. Foot Ankle Int 2012;33(3):231-235.

[13] Pettine KA, Morrey BF. Osteochondral fractures of the talus. A longterm follow-up. J Bone Joint Surg Br 1987;69(1):89-92.

[14] Stroud CC, Marks RM. Imaging of osteochondral lesions of the talus. Foot Ankle Clin 2000;5(1):119-133.

[15] Tol JL, Struijs PA, Bossuyt PM, et al. Treatment strategies in osteochondral defects of the talar dome: a systematic review. Foot Ankle Int 2000;21(2):119-126.

第81章 骨软骨移植治疗距骨骨软骨损伤

Osteochondral Transfer for Osteochondral Lesions of the Talus

Mark E. Easley and Justin Orr

定义

- 距骨穹隆中等大小的骨软骨缺损。
  - 可能到达距骨肩部（上方穹隆软骨到内侧或外侧距骨软骨的移行处）。
  - 常伴有软骨下囊肿。
- 骨软骨缺损处以圆柱体骨软骨移植物重建。为了使移植物稳定，原始距骨的骨软骨缺损必须为包容型（外周有软骨包绕且基底有软骨下骨）。

解剖

- 距骨表面的60%被关节软骨覆盖。
- 距骨容纳在踝穴中。
  - 上方距骨穹隆与胫骨穹隆相接。
  - 内侧穹隆与内踝相接。
  - 外侧穹隆与外踝相接。
- 距骨的血供。
  - 胫后动脉。
    - 跗骨管动脉。
    - 三角支。
  - 腓动脉。
    - 跗骨窦动脉。
  - 足背动脉。

发病机制

- 距骨骨软骨损伤（OLT）的发病机制尚未完全了解。
- 理论包括：
  - 创伤。
  - 特发性局灶性缺血坏死。

自然病程

- 一般来说，OLT不会进展为弥漫性关节炎。
- 然而，大体积的OLT可能引起距骨大部分的软骨下骨塌陷，且因此造成畸形，接触应力增加，若不处理最终可导致更大的问题：踝关节炎。

病史和体格检查

- 患者不一定会告知既往受伤史。
- 踝关节疼痛，尤其是踝关节前侧疼痛，是常见主诉。
  - 与OLT相关的疼痛常常发生在踝关节的侧方，但它不能准确定位OLT的位置。事实上，有时内侧OLT会产生外侧踝关节痛，反之亦然。
  - 疼痛很少为锐痛，除非OLT的碎块作为关节游离体引起撞击。
  - 通常，疼痛为深部痛，发生于活动时或活动后，休息常可缓解。
- 减痛步态。
- 可能合并力线不良或踝关节不稳。
- 通常，踝关节侧方的压痛与OLT相关，但并不是所有。
- 很少有弹响或机械性症状。
- 慢性OLT，踝关节可能发生一定程度的僵硬。

影像学和其他诊断性检查

- X线平片。
  - 拍摄三种角度的踝关节负重X线片。
  - 较小的OLT可能会被漏过。
  - 较大的OLT通常可在X线平片上识别（图1）。
  - 通常难以明确OLT的特征，因为二维检查无法确定三维的OLT。
  - 在评估小腿、踝或足的力线不良时尤其实用，这也是处理OLT时需要考虑的因素。
  - 可能检查出偶然性OLT（患者因其他问题行X线检查而在X线平片中偶然性发现了OLT）。
- MRI。
  - 是怀疑OLT或其他足踝病变时最好的筛查工具。
  - 能识别偶然性OLT，确定其他潜在的软组织病变。
  - 显示伴发的骨髓水肿，可能导致对OLT的大小估计偏大。
- CT（图2）。
  - 明确OLT特征的理想检查，尤其适用于大体积的缺损。
  - 确定OLT的大小，不会被伴发的骨髓水肿误导。

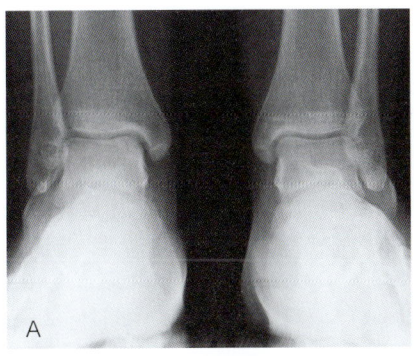
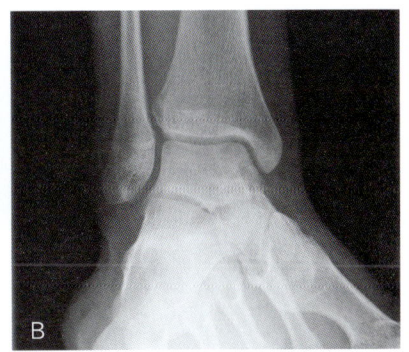
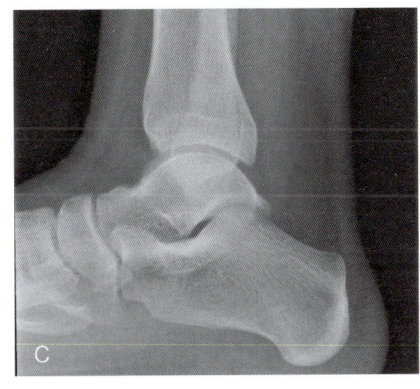

图1　X线平片。A. 踝关节AP位X线平片提示力线对称及内侧距骨穹隆缺损。B. 踝穴位片同样提示内侧OLT。C. 侧位片显示解剖行力线，OLT较不明显。

- 确定OLT特征以及距骨穹隆的受累程度。
- 诊断性注射。
  - 关节内。
  - 单一的麻醉药物或麻醉药物加皮质类固醇。
  - 可能具有一定的治疗效果，甚至持续数月。
  - 如果疼痛来源于OLT，那么关节内注射应能缓解OLT的症状。如果疼痛无缓解，那么应考虑其他诊断。

鉴别诊断

- 踝关节游离体。
- 踝关节撞击症（前侧或后侧）。
- 慢性踝关节不稳（内侧/外侧或下胫腓联合）。
- 踝关节滑膜炎或邻近的肌腱病。
- 踝关节早期退行性改变。

非手术治疗

- 改变活动习惯。
- 支具。
- 若伴有踝关节不稳可理疗。
- 非甾体类抗炎药物或COX-2抑制剂。
- 皮质类固醇注射。
- 黏弹性补充治疗。

手术治疗

术前计划

- 此手术的适应证包括：
  - 其他保留关节的手术无法修补的中等大小OLT。若伴有较大的软骨下囊肿，关节镜下清理及微骨折可能无效，一些外科医生建议首选骨软骨移植。
  - 关节镜治疗（清理及微骨折）无效。
- 可获取移植物的位置。
  - 患者同侧膝关节（股骨外上髁、髁间切迹）。
  - 同种异体距骨。
- 同侧膝关节对比同种异体距骨。
  - 膝关节是自体移植物；然而，膝关节软骨厚于踝关节软骨，且可能具有不同的生物力学特性。

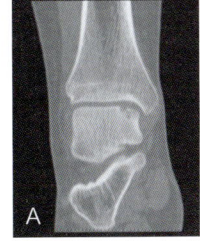
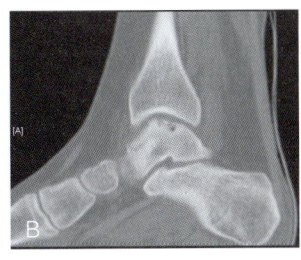
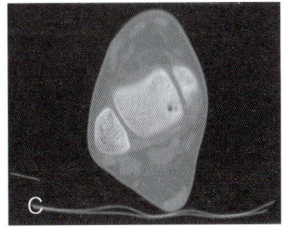

图2　CT。A. 冠状位图像显示内侧OLT到达距骨肩部但表现为包容型。B. 矢状位同样显示内侧OLT。C. 横断位显示后内侧OLT。

- 同种异体距骨可提供相同厚度的软骨,并且可以从与原始距骨缺损完全相同的位置获取移植物;然而,这不是患者自己的组织。
- 术者应检查伴发的病变,在同种异体距骨重建时需要一并处理:
  - 骨赘去除。
  - 韧带重建。
  - 截骨矫形(跟骨、踝上)。
- 患者教育。
  - 这是一个复杂手术。
  - 患者必须理解手术意图是将骨与软骨从一处移植到另一处并期待它在原始距骨上愈合。
  - 如果使用同种异体移植物,传染疾病的风险尽管很小但实际存在,同时移植物也可能被宿主排斥。
  - 不能保证手术有效,有可能需要进行翻修手术,如结构性同种异体移植物重建或踝关节融合。

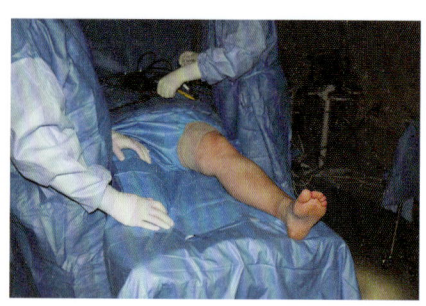

图3 仰卧位,可以较容易抵达踝关节内侧,不过多外旋,那样不便于进入膝关节外侧。

体位

- 患者取仰卧位(图3)。
- 治疗外侧OLT时,在同侧髋关节下放一个枕垫通常更有利于进入外侧距骨穹隆。
- 笔者常规使用大腿止血带。

入路

- 术者必须决定最佳的手术入路:
  - 病损位于内侧距骨穹隆(通常中内侧或后内侧),一般有必要行内踝截骨。
  - 病损位于外侧距骨穹隆(通常中外侧),一般有必要行韧带松解(距腓前和跟腓)联合或不联合外踝截骨。
- 关键在于必须提供垂直进入OLT的空间,否则无法使用骨软骨移植的专用器械。

内侧距骨骨软骨损伤的内侧入路

- 于内踝表面中央取纵行切口(技术图1A)。
- 前踝关节切开。
  - 确认关节线(技术图1B)。
  - 显露距骨前部和可能存在的前侧OLT(技术图1C)。
- 打开屈肌支持带(技术图1D)。
  - 确认并保护胫骨后肌腱(PTT)(技术图1E)。
- 预钻固定截骨用的螺钉孔。
  - 两个同向平行的钻孔,一般用于内踝骨折的切开复

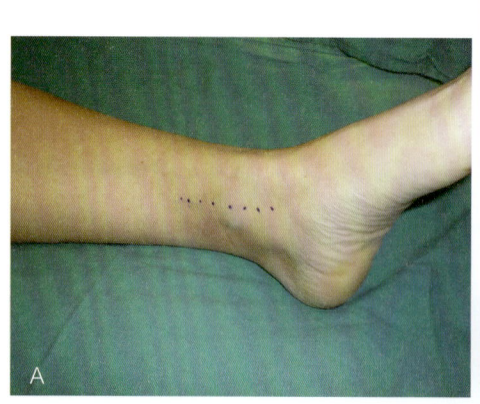
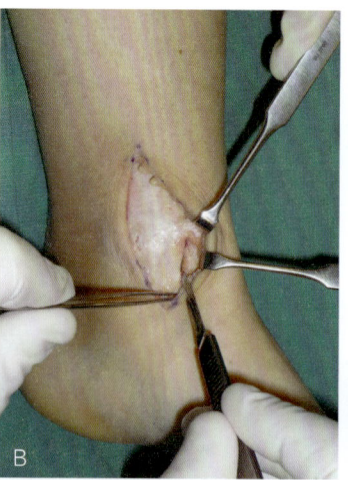
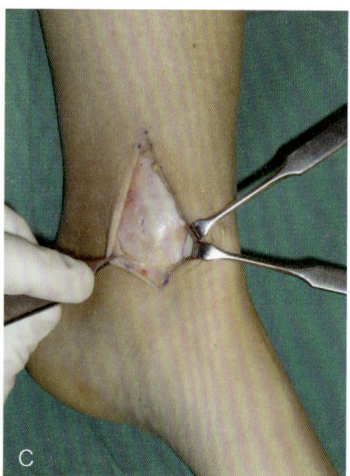

技术图1 A. 内侧入路与内踝骨折的切开复位内固定术入路类似。B、C. 前踝关节切开。确定关节位置,行内侧关节囊切开(B)。关节切开并牵开关节囊可显露内侧距骨穹隆(C)。这决定了截骨的前缘。少见情况下仅行关节切开即可进入OLT,这在病损位于外侧时相对多见。

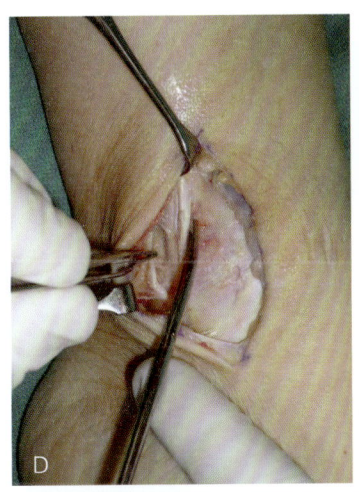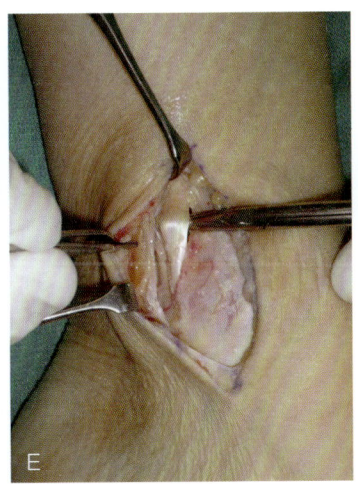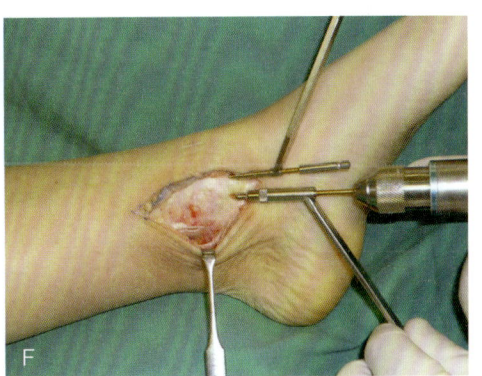

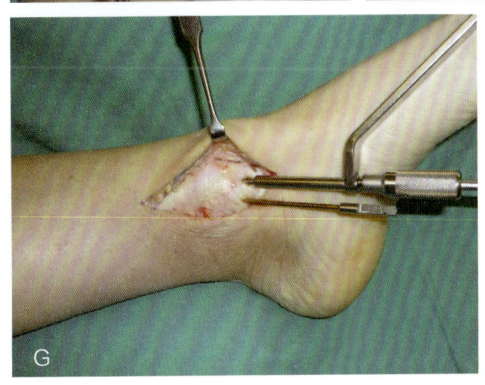

技术图1（续） D、E. 确认胫骨后部以准备截骨。打开屈肌支持带（D）。识别PTT（在截骨过程中予以保护）（E）。F、G. 于内踝上预钻孔。钻头指向与内踝骨折行切开复位内固定时内踝螺钉的方向一致（F）。为没有自攻能力的螺钉攻丝（G）。

  位内固定（技术图1F）。
- ○ 也考虑对螺钉孔攻丝（传统踝螺钉不具有自攻能力）（技术图1G）。
- 斜形截骨路径。
  - ○ 应在OLT外侧缘对准胫骨穹隆。
  - ○ 允许专用器械垂直抵达OLT。
  - ○ 笔者常规使用克氏针确定截骨路径。
    - 在预计截骨位置的稍近侧及外侧置入骨针，这样不会干扰到锯刃和骨凿（技术图2A）。
    - 以X线透视确认克氏针处于理想位置。
- 标记截骨位置。
  - ○ 经过骨膜且尽可能减少骨膜的剥离（技术图2B）。
  - ○ 垂直于胫骨干轴。
- 保护软组织。
  - ○ 牵开胫骨前肌。
  - ○ 牵开PTT。不要将趾长屈肌腱误认作PTT（PTT位于紧贴胫骨后侧的沟中）。
- 进行截骨。
  - ○ 微型矢状锯（技术图2C）。
    - 至软骨下骨。
    - 使用凉的生理盐水冲洗以减少骨热坏死的风险。
- 骨凿（技术图2D）。
  - ○ 以骨凿完成截骨。
- 定期在透视下检查截骨进展以确保路径正确并避免损伤距骨穹隆。
- 以三角韧带翻折内踝（技术图2E）。
  - ○ 必须将PTT腱鞘从踝部松解下来以使踝部完全翻折。

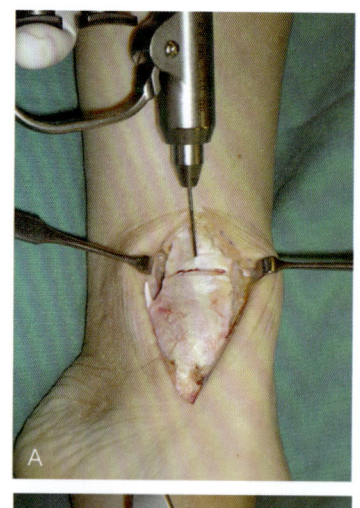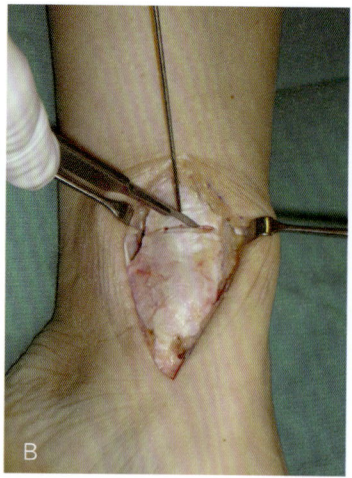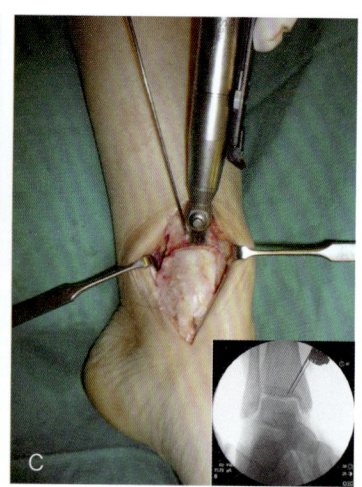
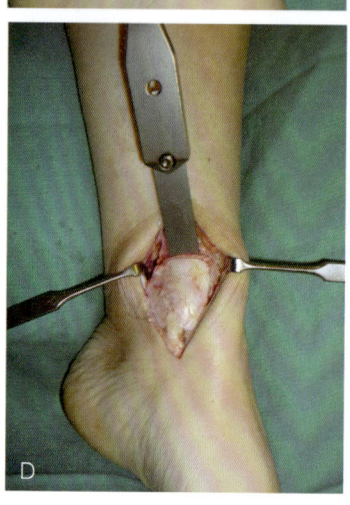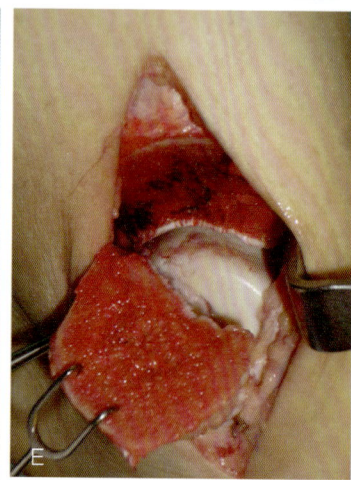

技术图2　A. 使用克氏针确定截骨路径。为使骨针不干扰锯刃，它被置于预计截骨位置稍近侧并紧贴截骨路径外侧。B~D. 内踝截骨。在截骨开始位置的骨膜上做一个垂直于胫骨长轴的切口（实际上不需要剥离骨膜）（B）。使用微型矢状锯截骨。注意使用克氏针引导锯刃（C）。使用骨凿小心完成截骨（D）。E. 翻折内踝显露OLT。

外侧距骨骨软骨损伤的外侧入路

- 最适合用于外侧OLT伴外侧踝关节不稳。
- 可能需要松解外侧韧带，甚至在韧带稳定的情况下也是如此。
- 在腓骨远端外侧的表面取纵行切口，切口在远端稍向前弯曲。
  - 保护腓肠神经及腓浅神经外侧支。
- 确认伸肌下支持带，在软骨操作结束时调动其作为外侧韧带修补的加强结构。
- 确认腓骨肌腱并在手术全过程中为其提供保护。
- 松解关节囊，并从腓骨远端松解距腓前韧带及跟腓韧带。
- 对于许多患者来说，跖屈内翻可使距骨充分向前侧半脱位，从而允许使用专用器械以垂直于骨软骨缺损的方向进行骨软骨移植。
- 如果仅行软组织松解不足以充分显露更偏后侧的外侧OLT，可能需行腓骨截骨以增加进入空间。
- 腓骨截骨。
  - 笔者常规行斜形腓骨截骨，与Weber B型踝部骨折的类型类似。
  - 同时行截骨以及前述的韧带松解可明显增加显露。
  - 进行截骨之前，笔者将一块小骨折块接骨板跨截骨位置放置并预钻孔。
  - 腓骨肌腱和腓浅神经保护良好，以微型矢状锯进行斜向截骨。
    - 用凉的生理盐水冲洗以减少骨热坏死。
    - 避免损伤完好的距骨关节软骨。
- 下胫腓联合韧带保持完好。

骨软骨移植

- 单期手术。
- 供区选择。
  - 来自同侧膝关节的自体移植物。
    - 关节切开或关节镜。
    - 股骨外上髁或髁间切迹。
    - 可获取中等量移植物。
  - 来自同侧距骨的自体移植物。
    - 可获取移植物的量受到限制。
  - 同种异体距骨。
    - 新鲜的同种异体移植物最为合适。
    - 与原始距骨同侧最为合适,缺损的软骨可以用来自完全相同位置的软骨取代。
    - 可获取最多的移植物。
    - 如果OLT表现为非包容型,则同种异体距骨较膝关节或距骨自体移植物具有优势。
- 受区准备。
  - 锐性清理OLT至周围一圈稳定的关节软骨(技术图3A)。
  - 明确缺损为包容型。
    - 周围一圈骨性边缘。
    - 若缺损处的内侧距骨穹隆缺乏完整性,将会影响挤压结合。
    - 若非包容型,则应考虑行结构性同种异体移植物重建。
  - 使用尺寸测定杆并参考术前CT,评估缺损区域的大小和方向(技术图3B)。较大的缺损可能需要使用2块甚至3块移植物。
  - 受区骨凿。
    - 助手需要根据OLT位置摆放足踝体位,对于内侧和外侧OLT分别将足完全内翻或外翻(技术图4A)。
    - 选择合适尺寸的骨凿。
    - 调整骨凿方向垂直于缺损处(技术图4B)。
  - 笔者常规将骨凿敲入距骨11~12 mm(技术图4C)。
    - 保持骨凿方向正确直至到达预定的深度。
    - 一旦骨凿已经进入软骨下骨,不要再试图改变骨凿方向。
  - 一旦到达预定深度,用力扭动骨凿90°,之后再扭90°(技术图4D)。
  - 轻轻拨动骨凿使病损软骨与周围健康软骨分离。
  - 取出病损的骨软骨圆柱(技术图4E)。
  - 如果软骨下骨硬化,使用前十字韧带组套中相应大小的钻头准备受区。
    - 以凉的生理盐水冲洗以最大限度地降低周围原始距骨的热坏死。
    - 预先钻入导针以确保钻头保持正确的位置和方向。
- 供区准备与移植物获取(股骨外上髁)。
  - 外上侧关节切开。
    - 伸膝位。
    - 紧贴髌骨外侧纵向切口进入(技术图5A、B),切口约5 cm长。
    - 避免损伤软骨。
  - 选择最佳的移植物获取位置(技术图5C)。
    - 使用与受区相同的尺寸测定杆确定取骨凿的合适路径以及获取移植物的理想位置。
  - 如果需要多块移植物,确保在取骨部位之间留出足够的骨桥。

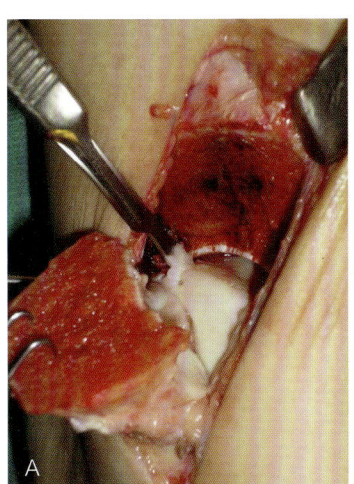 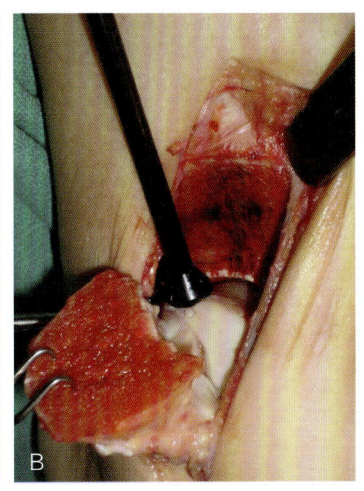

技术图3 A. 术者探查清理OLT,确认其表面范围。B. 测量缺损大小以决定受区骨凿的最适型号。

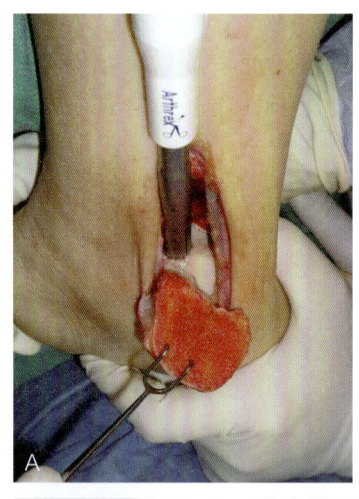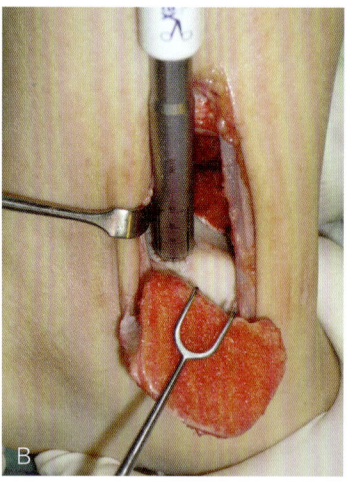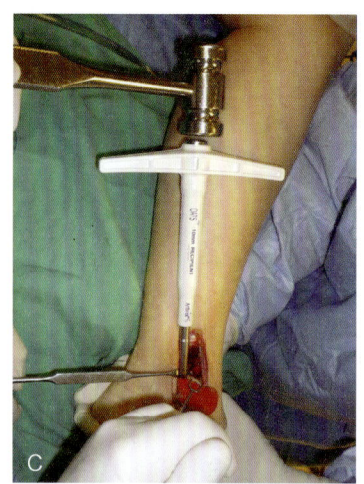
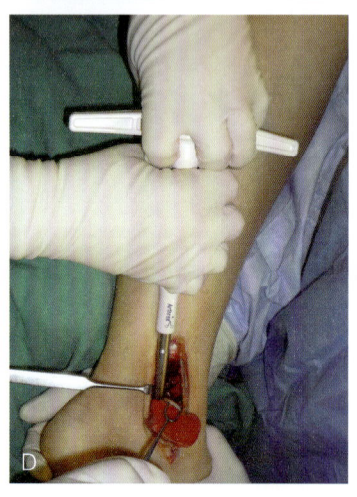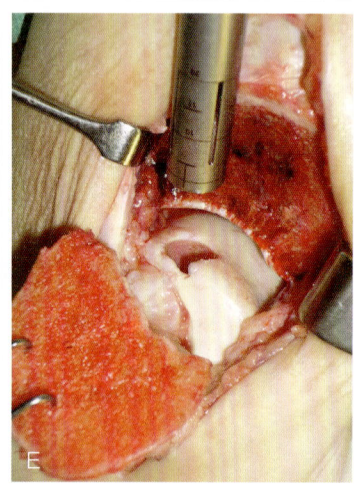

技术图4 受区准备。A. 助手外翻踝关节以使受区骨凿长轴与受区垂直。B. 以正确的方向将受区骨凿置于OLT，进入时将不会破坏内侧距骨穹隆的软骨下骨（对于保持缺损呈包容型很关键）。C. 敲进骨凿。D. 一旦完全就位，用力扭转骨凿使病损软骨圆柱游离。E. 受区准备完成。注意软骨缺损稍偏内侧，但受区仍然呈包容型。

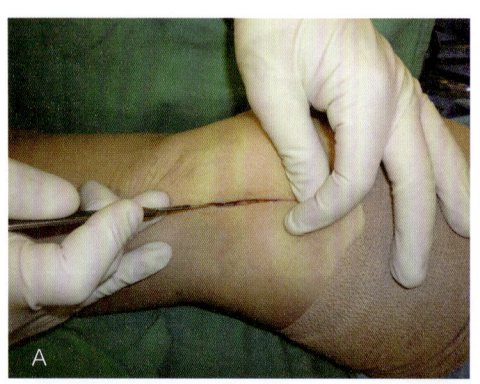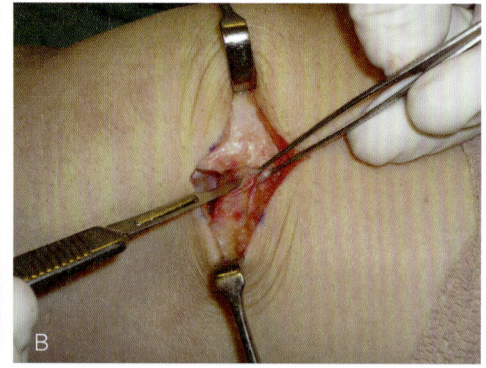
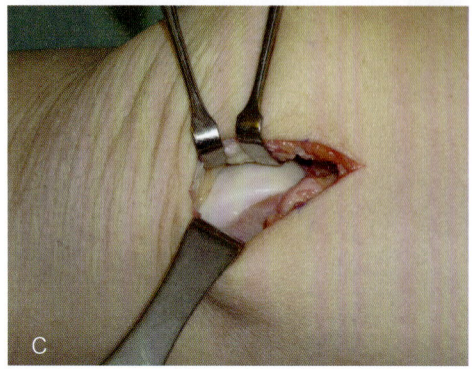

技术图5 显露股骨外上髁。A. 膝外上入路。B. 膝关节切开。C. 向内侧牵开髌骨，显露股骨外上髁。

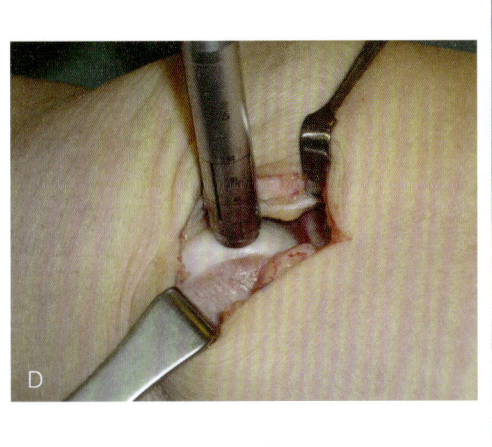
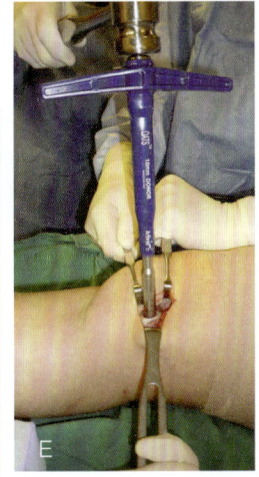
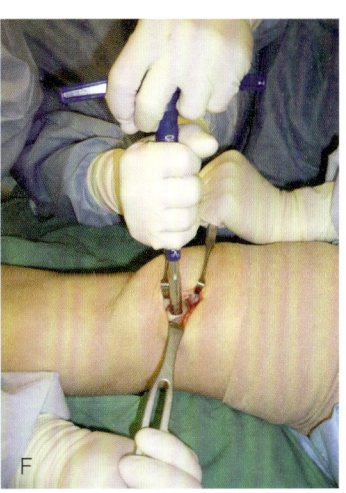
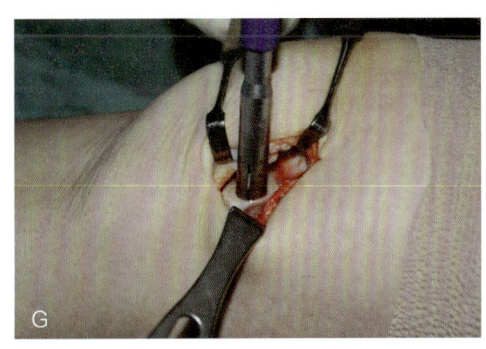
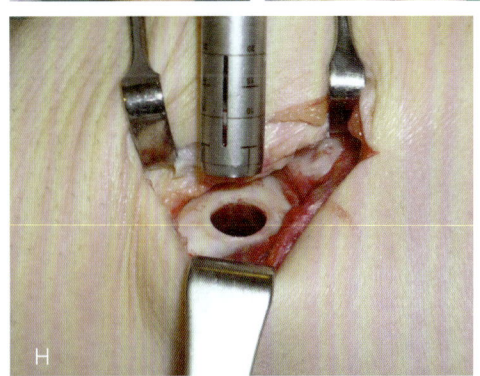

技术图5（续） 获取供区移植物。D. 确定供区骨凿方向以获取最合适的移植物。E. 取骨凿在进入后其敲入的路径不再改变。F. 一旦骨凿完全就位，用力扭转以游离出圆柱体移植物。G. 小心退出骨凿（通过骨凿的窗口确认移植物进入骨凿内）。H. 移植物取出，取骨部位清晰可见。

- 避免取骨部位间的骨折，那样会产生较大的缺损。
- 选用相应的供区骨凿。
  - 供区骨凿的直径比对应的受区骨凿大 1 mm。这样移植物可以与受区挤压结合。
  - 骨凿必须垂直于取骨部位（技术图5D）。
  - 在找到正确位置前确保骨凿不与软骨表面接触。骨凿锋利，即使稍稍用力也会切入软骨。
- 将骨凿敲入 10 mm 深（技术图5E）。
  - 一旦骨凿进入软骨下骨，不要再改变骨凿的方向。
- 一旦到达预计深度。
  - 旋转骨凿 90°之后再转 90°（技术图5F）。
  - 轻轻拔动骨凿以释放移植物。
- 从膝关节取出移植物。
  - 经骨凿上的窗口可以看到移植物，确保其已游离并从取骨部位进入骨凿（技术图5G、H）。
  - 不将移植物移出骨凿直到将其固定于受区。
- 转移移植物至受区。
  - 在受区上方以正确方向放置供区骨凿，保持骨凿直接接触缺损上方（技术图6A、B）。
  - 敲击供区骨凿上的夯头将移植物敲入受区（技术图6C）。经骨凿上的窗口可以看见移植物被敲入。
  - 移植物几乎完全就位时取走骨凿（技术图6D、E）。
  - 目标是使移植物表面与周围原始关节软骨平齐。
  - 之后可使用相应的夯杆或尺寸测定杆小心操作使移植物到达最终位置（技术图6F、G）。
  - 笔者常规获取 10 mm 的骨软骨圆柱但准备 11～12 mm 的受区。尽管具有移植物埋入的风险，挤压结合一般能阻止其发生。在笔者看来，这样相比于受区过浅更为安全，因为受区过浅时或需用力夯击移植物，可能导致移植物软骨从骨柱断裂。

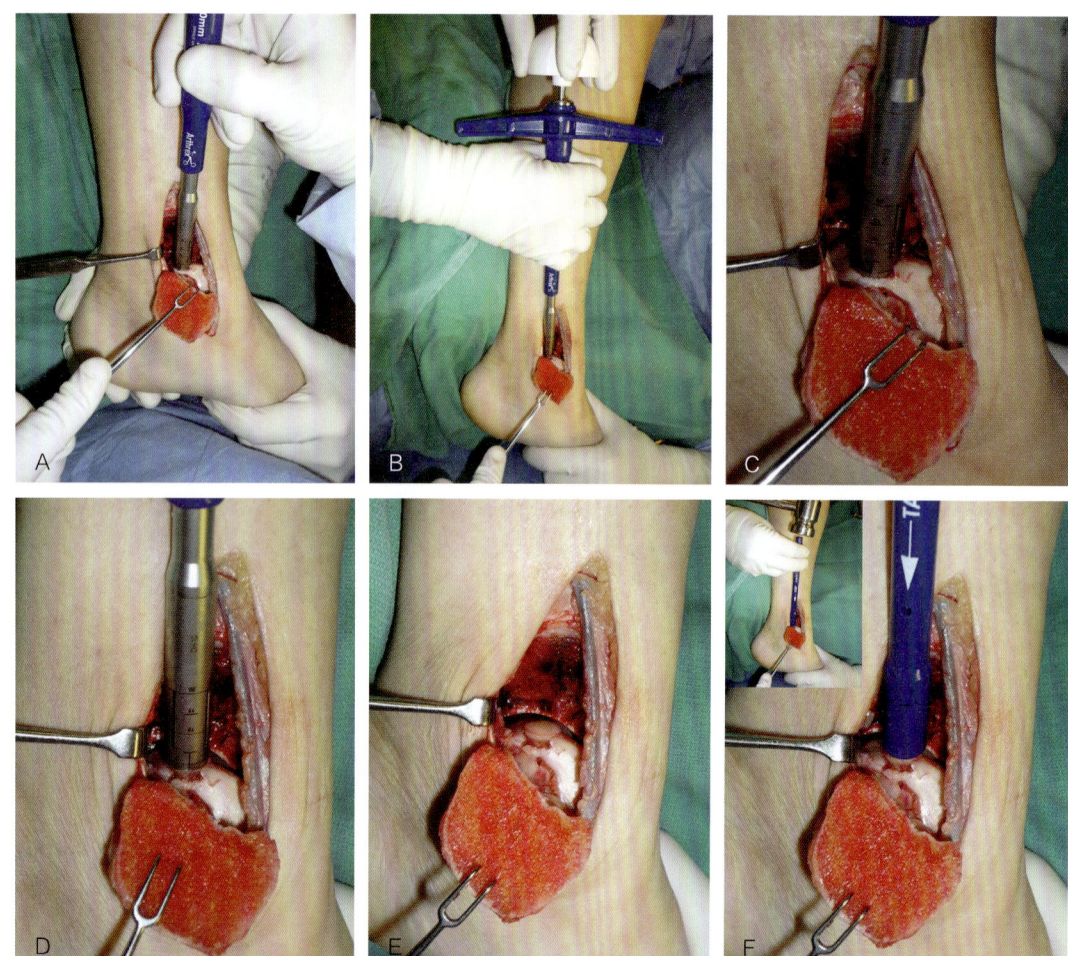

技术图6　转移移植物至受区。A. 带有移植物的供区骨凿对准受区。B. 敲入骨凿的夯头将移植物转移入受区。C. 通过骨凿的窗口确认移植物被敲入。D. 通常在移植物完全就位之前即将其从骨凿释放（笔者推荐这样操作，因为如此可以控制移植物最终的位置）。E. 移植物的位置稍高于周围原始软骨。F. 使用专用的光滑夯杆进行移植物的最终安置。插图显示以渐进的方式轻轻击打夯杆推进移植物。G. 移植物就位，与周围的原始软骨平齐（注意内侧关节缺损并未被完全置换，但是大部分OLT被稳定的移植物置换）。

涉及小部分内侧或外侧距骨穹隆软骨的骨软骨移植

- 当OLT累及距骨穹隆内侧或外侧的一些软骨，同时仍为包容型时，可使用这一技术。
- 受区。
  - 受区骨凿抵达距骨肩部但没有超出距骨内侧或外侧的软骨下骨边界。
  - 这样将取出距骨背侧的肩部，留下完好的距骨内侧或外侧软骨下骨及软骨（仍为包容型）。
- 供区。
  - 就像受区及其骨凿一样，供区骨凿抵达股骨外上髁的肩部，但不突破其边界。
  - 移植物的获取包括背侧肩部而不破坏股骨外侧髁侧方边界的软骨下骨。
- 移植。

- 内侧OLT。
  - 当关节软骨缺损累及距骨穹隆的背侧肩部时,需要先将骨凿旋转180°再敲入移植物。
- 取骨时标记供区骨凿方向以避免供区移植物旋转对线不良。
- 对于外侧OLT从同侧膝关节移植则不需要旋转。

关闭切口

- 内侧关闭。
  - 软骨重建完成后,复位内侧截骨。
  - 将一个钻头临时置于一个预钻孔中,为复位定向。
  - 在关节线处显露截骨的前侧和后侧以确认复位。
  - 笔者常规使用2个部分螺纹小骨折块空心钉在挤压下固定截骨(技术图7A、B)。
    - 若固定不满意,可以使用2个全螺纹皮质螺钉连接对侧皮质。可能需要使用骨盆组套中较长的皮质螺钉以抵达对侧皮质。
  - 在截骨处放置一块支撑钢板提供抗滑效应(技术图7C)。
  - X线透视证实截骨于胫骨穹隆解剖复位。
    - 由于锯刃的厚度,尽管达到解剖复位截骨区还是会出现细微的间隙。
    - 将PTT回复解剖位置,缝合屈肌支持带(技术图7D)。
    - 关闭前侧关节囊(技术图7E)。
    - 截骨处的骨膜可行缝合,但必须与抗滑钢板配合。
- 外侧关闭。
- 在完成软骨操作后腓骨截骨复位,韧带修补,切口关闭。
  - 腓骨截骨复位,安放钢板,在预钻孔中置入螺钉。尽管临床达到解剖复位,以X线透视确认时截骨区还是能看见细小间隙,这归因于锯刃的厚度。
  - 以改良Brostrom韧带修补术修补距腓前韧带、跟腓韧带并以伸肌下支持带加强。笔者常规使用带线骨锚钉将韧带重固定于腓骨。对外侧OLT进行骨软骨移植后笔者使用改良Brostrom方法恢复韧带的附着。
  - 关闭膝关节上外侧关节囊(技术图7F)。
  - 放松止血带,对膝踝关节细致止血,之后关闭皮下层次(技术图7G、H)。
  - 笔者留置引流,除非切口仅残留微量出血。

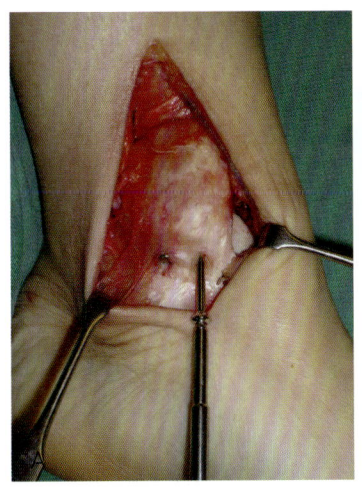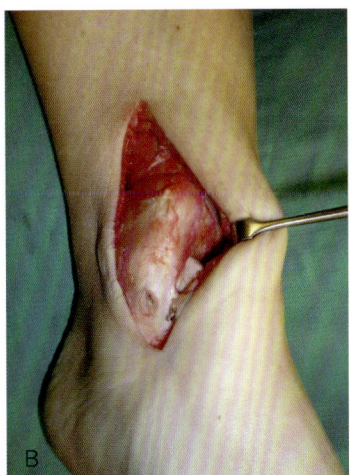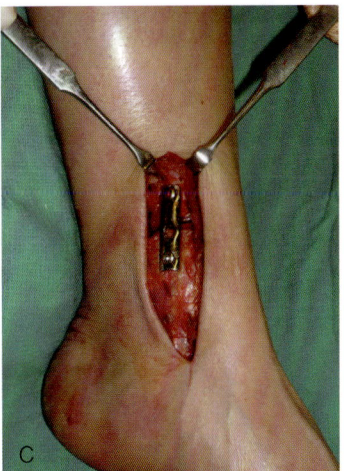

技术图7 复位内踝截骨。A. 在预钻孔中置入2个踝部螺钉固定复位的截骨。B. 以关节切开处的视野确定前侧胫骨穹隆复位。C. 内侧支撑钢板。

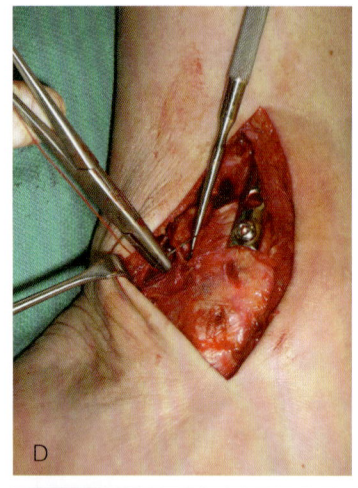
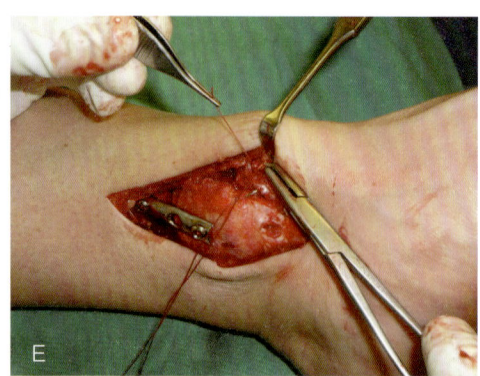
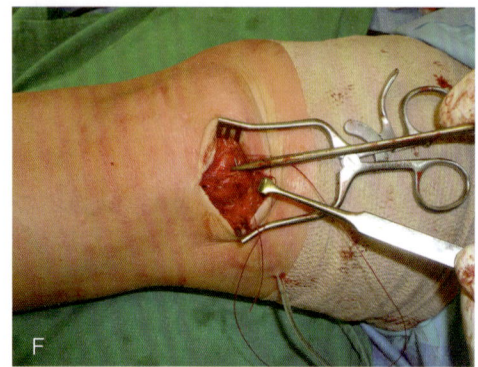
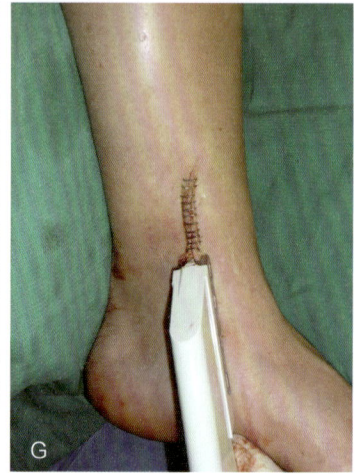
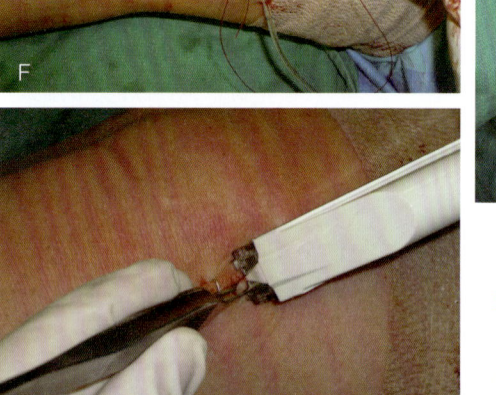

技术图7（续） D. 关闭PTT腱鞘及屈肌支持带。E. 关闭前侧关节囊。F. 关闭外侧膝关节囊。G、H. 关闭踝关节（G）和膝关节（H）皮肤。

要点与失误防范

垂直进入	• 专用的骨凿必须垂直指向关节软骨。因此，必须充分显露（截骨）以提供骨凿垂直的操作空间
一旦骨凿进入软骨下骨，不要调整骨凿方向	• 在骨凿进入之前仔细调整使方向正确。如果在冲击过程中改变方向，可能无法取出完好的骨软骨移植物
移植物高度与受区深度	• 移植物高度一定不能长于受区深度。冲击可能导致移植物的关节软骨从其骨柱上断裂
使用多块移植物	• 不要让相邻的取骨部位间发生骨折。然而移植物可以相互重叠（圆形相交）从而以最合理的方式填覆受区
踝部截骨	• 内踝截骨在复位时必须在胫骨穹隆处达到高度一致

术后处理

- 常规观察患者一整夜以控制疼痛。
- 10～14天进行随访。
- 假如伤口和截骨（如果进行了截骨）稳定，患者可穿步行靴下地部分负重行走。如果不是，佩戴短腿石膏直到伤口和截骨稳定再部分负重行走。
- 鼓励进行间断、少量、温和的踝关节活动度（ROM）锻炼，一天3～4次。如果经济条件允许，安排使用持续性踝关节被动活动仪。
- 下地负重持续8～10周，逐渐加强踝关节ROM锻炼。
- 笔者常规在6周和10周进行模拟负重下X线摄片，然后根据愈合进展在14～16周再行摄片。如果担心移植物固定或截骨情况，则在术后第一次随访时也行X线摄片（图4）。
- 膝关节软骨厚度与踝关节软骨不同，因此在位良好的膝关节来源骨软骨移植物在术后X线片中会表现出塌陷（图5）。

预后

- 骨软骨自体移植的短期到中期随访可在90%～94%的患者中取得优良的结果。
  - 优秀的功能结果。
  - ROM改善。
  - 疼痛评分改善。
- 较小的缺损（可用单一移植物处理）能获得最好的结果。
- OLT伴软骨下囊肿患者也取得优良结果。
- 供区病损很少发生，只有一项研究发现36%的患者膝关节功能评分不佳。
- 踝部截骨无并发症报道。
- 骨软骨移植作为关节镜治疗无效后的二次手术时，其治疗结果不比其作为首选治疗时的效果差。此外，近期一项前瞻性随机试验对比了自体骨软骨移植、软骨成形及微骨折的治疗效果，结果表明，在治疗不伴软骨下囊肿的原发病损时，自体骨软骨移植可能较其他两者不具有优势。

并发症

- 感染。
- 伤口并发症。
- 移植物不愈合。
- 移植物失效及进展为退行性改变的潜在风险。
- 移植物关节软骨剥脱或开裂。

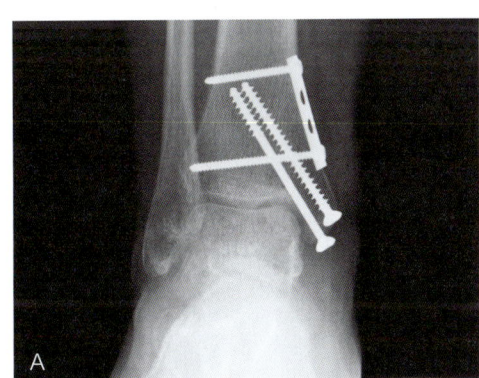
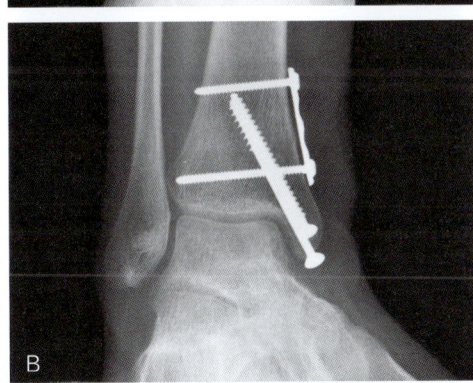
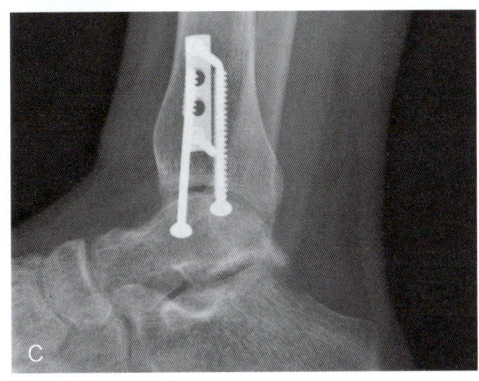

图4 术后X线片。A、B. AP及踝穴位片显示内踝截骨解剖复位。C. 矢状位X线片。

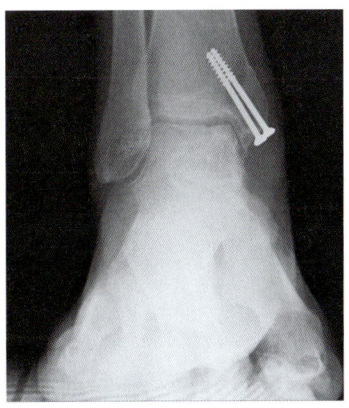

图5 另一患者接受骨软骨移植。膝关节软骨比踝关节软骨厚，尽管移植物和周围原始软骨具有解剖一致性，X线片中移植物可表现为下陷。

- 踝部截骨骨不连。
- X线片提示移植物愈合良好但疼痛持续。
- 经由同种异体移植物的疾病传播,但以目前组织库的筛查管理,风险可忽略不计。
- 膝关节供区病损。

（袁锋 译,赵松 刘旭东 审校）

参考文献

[1] Al-Shaikh RA, Chou LB, Mann JA, et al. Autologous osteochondral grafting for talar cartilage defects. Foot Ankle Int 2002;23:381-389.

[2] Baltzer AW, Arnold JP. Bone-cartilage transplantation from the ipsilateral knee for chondral lesions of the talus. Arthroscopy 2005;21:159-166.

[3] Easley ME, Scranton PE Jr. Osteochondral autologous transfer system. Foot Ankle Clin 2003;8:275-290.

[4] Garras DN, Santangelo JA, Wang DW, et al. A quantitative comparison of surgical approaches for posterolateral osteochondral lesions of the talus. Foot Ankle Int 2008;29:415-420.

[5] Gobbi A, Francisco RA, Lubowitz JH, et al. Osteochondral lesions of the talus: randomized controlled trial comparing chondroplasty, microfracture, and osteochondral autograft transplantation. [Erratum appears in Arthroscopy 2008;24(2):A16]. Arthroscopy 2006;22(1):1085-1092.

[6] Hangody L, Fules P. Autologous osteochondral mosaicplasty for the treatment of full-thickness defects of weight-bearing joints: ten years of experimental and clinical experience. J Bone Joint Surg Am 2003;85A(suppl 2):25-32.

[7] Hangody L, Kish G, Modis L, et al. Mosaicplasty for the treatment of osteochondritis dissecans of the talus: two to seven year results in 36 patients. Foot Ankle Int 2001;22:552-558.

[8] Sammarco GJ, Makwana NK. Treatment of talar osteochondral lesions using local osteochondral graft. Foot Ankle Int 2002;23:693-698.

[9] Scranton PE Jr, Frey CC, Feder KS. Outcome of osteochondral autograft transplantation for type-V cystic osteochondral lesions of the talus. J Bone Joint Surg Br 2006;88:614-619.

[10] Tochigi Y, Amendola A, Muir D, et al. Surgical approach for centrolateral talar osteochondral lesions with an anterolateral osteotomy. Foot Ankle Int 2002;23:1038-1039.

第82章 前侧胫骨截骨治疗距骨骨软骨损伤

Anterior Tibial Osteotomy for Osteochondral Lesions of the Talus

G. James Sammarco and V. James Sammarco

定义

- 距骨骨软骨损伤(OLT)可能使受累的踝关节产生严重疼痛和机械性症状。
- 距骨关节面被踝穴这一骨性结构包围其中。
- Sammarco 和 Makwana[3]描述了一种经"活板门"(又称"天窗")截骨行自体距骨移植的OLT治疗方法,其中自体移植物取自距骨的非负重区域。
- 手术重建OLT可能需要胫骨或腓骨截骨以提供充分显露。传统上将踝部(内侧和外侧)截骨描述为病损处的软骨移植提供进入空间。踝部截骨不稳定,一般需要较长的无负重期才能充分愈合。踝部截骨可能会出现骨不连,并需要行进一步的手术。
- 前侧活板门式截骨是一种稳定的截骨,可作为踝部截骨的替代方法。这种截骨的稳定性是固有的,并可以用可吸收销钉固定,利于术后影像。

适应证

- 前侧活板门式截骨适用于OLT手术过程中的显露。一般来说,软骨移植术需要这种显露,如同种异体骨软骨移植或以自体移植物行缺损重建。
- 这种截骨可用于显露距骨穹隆前2/3区域的病损。截骨可位于内侧、中部或外侧,取决于需要显露的距骨部位。

手术治疗

体位

- 患者以合适的方式麻醉后取仰卧位,大腿绑止血带。将患者置于沙袋体位摆放垫上以便调整下肢体位。处理内侧病损时向手术肢体外侧翻动患者,而处理中部或外侧病损时则向内侧翻动。做好小腿、踝和足的准备,铺巾铺至膝关节下方。

入路

- 处理内侧病损时,于踝关节表面取前内侧7 cm长纵行切口,切口平行于距骨内侧关节面。于胫骨前肌腱内侧分离,注意识别并保护隐静脉和神经[3]。
- 中部病损使用踝穴表面中央的中线切口。在前踝表面的皮下组织中识别腓浅神经,并打开伸肌支持带。利用胫骨前肌腱和足踇长伸肌(EHL)腱之间的间隙,识别腓深神经及经前动脉,必须保护这两束结构,将它们与EHL肌腱一起牵至外侧[2]。
- 前外侧截骨可用于进入位于外侧距骨穹隆的OLT[1]。于胫腓关节表面取正中切口,经伸肌支持带分离。术野中直接可见腓浅神经,必须识别并加以保护。胫骨前侧分离完成后,必须于中部切开前下胫腓韧带以便之后取下胫骨活板门骨块。其在关闭时应予以缝合修补。
  - 分离软组织全踝关节囊,行关节囊切开。
  - 从胫骨上剥离足够多的关节囊以显露关节的内侧半。
  - 如有需要可行滑膜切除术。

使用活板门技术的胫骨截骨

打开胫骨活板门

- 沿胫骨远侧干骺端向近侧剥离骨膜至伤口的上界。
  - 在胫骨穹隆内侧Hardy角起始处做一1 cm标记（技术图1A）。
  - 在关节线上方3 cm做第二个标记。
- 穿过胫骨干骺端于预计取下活板门位置的皮质下方钻两个横向平行的孔。在移植物于距骨穹隆安放完成且活板门复位后，将通过这些预钻孔置入可吸收销钉。
- 使用Hall微型摆锯装64号锯刃在关节表面做两道2 cm深纵向平行的锯槽（技术图1B）。
  - 锯槽向近端逐渐变浅，直到上至干骺端于关节上方3 cm处。
  - 为保护距骨表面，在胫骨与距骨之间插入一把Freer剥离器。
- 做第三道水平锯槽，在其余两锯槽上界处与之连接。
  - 向下调整锯刃角度，使之于干骺端前侧向后成22°角指向关节面。
- 使用薄刃的10 mm骨刀松动活板门。取下活板门并放在一边（技术图1C）。

病损挖除

- 跖屈踝关节使骨软骨病损进入视野（技术图2）。
- 探查病损，明确其确切位置。
- 选择合适尺寸的挖取器械：6 mm、8 mm或10 mm。
- 将挖取器械以正确角度置于距骨穹隆，取出病损。
- 取出的骨块之后会用到。

移植物的获取与置入

- 踝关节跖屈，同时使用微型Hohmann牵引器显露距骨体的内侧关节面。
- 将取骨器械置于距骨穹隆下方4 mm的内侧关节面上。
- 以一定的方式获取移植物，使其置入受区时，可将源自内侧关节面的移植物稍稍高起的下部边缘指向距骨穹隆的内缘，近似于正常距骨负重表面的形状（技术图3A）。

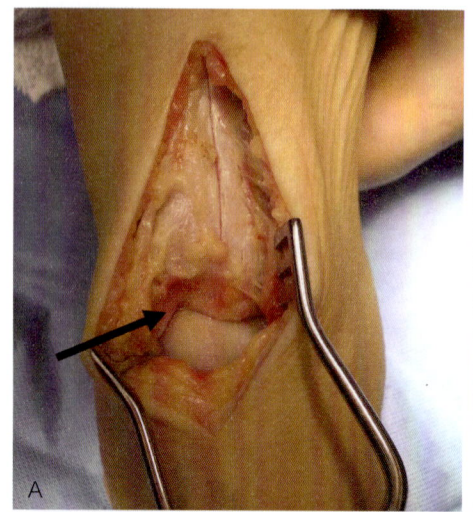
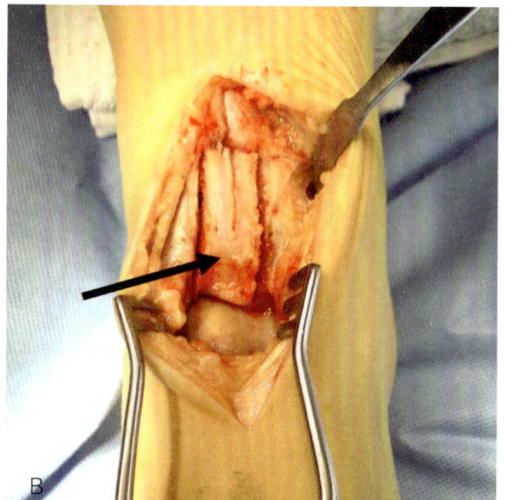
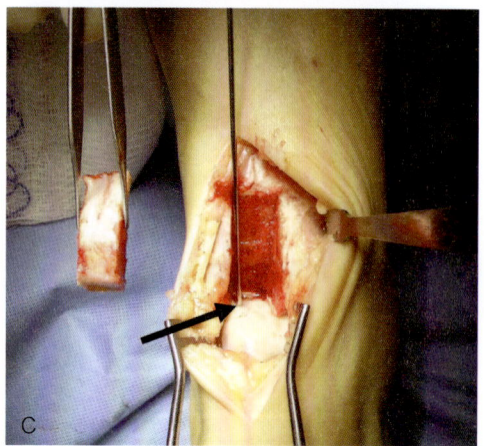

技术图1 A. 以7 cm长的前内侧切口显露踝关节内侧半，显示出Hardy角（箭头）。B. 锯槽间隔1 cm，高3 cm，深2 cm（图中没有显示），形成活板门（箭头）。C. 取出活板门并放在一旁，移植物置入完成后将其复位。一个探针插于病损处（箭头）。

- 清理距骨受区,将内侧关节面下方部分朝向距骨内缘,将骨软骨移植物轻轻敲入(技术图3B)。

收尾
- 将先前取出的骨质(包含骨软骨病损)置入供区。
- 可以用取自胫骨远端的骨松质加强。
- 将胫骨骨块放回骨床,于预钻孔置入生物可吸收锚钉(Orthosorb, Biomet, Warsaw, IN)固定骨块在位(技术图4)。
- 以3-0可吸收缝线缝合深处组织,并以3-0单丝尼龙缝线关闭皮肤。
- 加压包扎并打后侧石膏托。

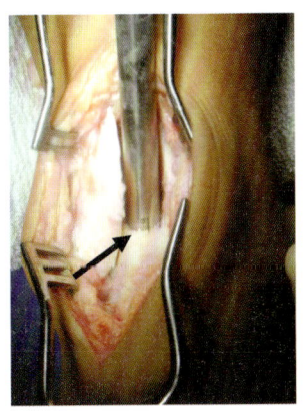

技术图2 跖屈踝关节显露病损,以预先测量选用的8 mm挖取器械取出病损(箭头)。

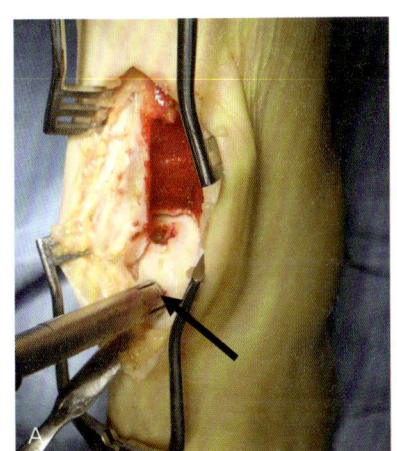 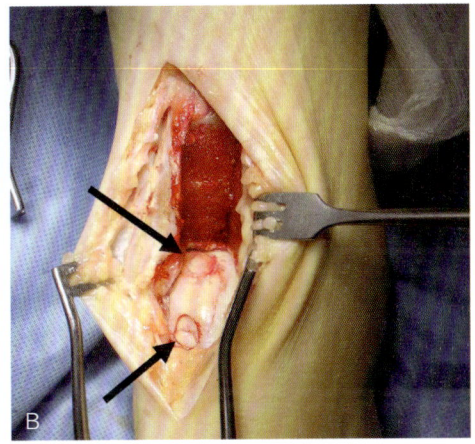

技术图3 A. 于距骨穹隆下方4 mm的内侧关节面前部获取骨软骨移植物,供区至少距离受区10 mm远(箭头)。B. 骨软骨移植物已被置入受区(上方箭头),取出的骨质(包括与缺损处残留软骨相连的骨质)被置入供区(下方箭头)。

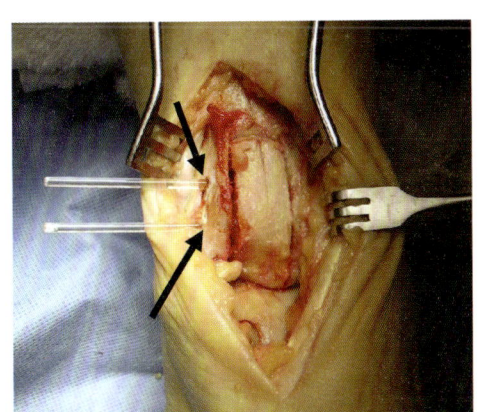

技术图4 复位活板门并于预钻孔中置入生物可吸收锚钉(箭头)固定。

补充技术

- 若受区基底部的骨质过度硬化,在置入移植物前可能需要使用直径0.045 in克氏针钻孔以促进血管生成。
- 处理外侧距骨穹隆的病损时,使用的技术相同,但做最外侧纵行锯槽时需远离下胫腓联合2 mm以避免破坏该关节。

要点与失误防范

- 该技术避免了内踝截骨。它以单一切口提供了相当好的病损处视野及进入空间,同时避免了从没有症状的膝关节获取移植物的手术操作
- 该手术最适用于处理直径最大10 mm,深度最大10 mm且位于内侧或外侧距骨穹隆边缘前2/3的病损
- 移植物可以紧贴内侧或外侧关节面软骨下骨下方置入,因为这些表面负重很小,且内侧或外侧沟没有并发症记录
- 术者应避免纵行锯槽在关节表面的深度超过3 cm或高度超过4 cm,因为这样会增加内踝应力性骨折的风险
- 获取骨软骨移植物时,术者应避免于太靠近距骨表面或受区的位置取骨,以避免距骨穹隆的应力性骨折
- 即使移植物在受区愈合并存活,关节炎患者的病症仍有可能进展
- 最常见的轻症不适是活动时偶发的关节线前内侧疼痛

术后处理

- 第一次随访更换加压包扎和后侧石膏托。
- 2周时拆线,并使用无负重短腿石膏管型1个月。
- 嘱使用可调角度步行靴,50%负重3周,之后开始理疗。

(袁锋 译,赵松 刘旭东 审校)

参考文献

[1] Garras DN, Santangelo JA, Wang DW, et al. A quantitative comparison of surgical approaches for posterolateral osteochondral lesions of the talus. Foot Ankle Int 2008;29(4):415-420.

[2] Kreuz PC, Lahm A, Haag M, et al. Tibial wedge osteotomy for osteochondral transplantation in talar lesions. Int J Sports Med 2008;29(7):584-589.

[3] Sammarco GJ, Makwana NK. Treatment of talar osteochondral lesions using local osteochondral graft. Foot Ankle Int 2002;23(8):693-698.

第 83 章 距骨骨软骨损伤：结构性同种异体骨移植

Osteochondral Lesions of the Talus: Structural Allograft

Mark E. Easley, Samuel B. Adams, Jr., and James A. Nunley II

定义

- 距骨穹隆较大的骨软骨缺损，一般累及距骨肩部（上方穹隆软骨到距骨内侧或外侧软骨的过渡区），同时也常伴有大体积的软骨下囊肿。

解剖

- 距骨表面60%的区域被关节软骨覆盖。
- 距骨容纳在踝穴内。
  - 上方距骨穹隆与胫骨下关节面相接。
  - 内侧穹隆与内踝相接。
  - 外侧穹隆与外踝相接。
- 距骨的血供。
  - 胫后动脉。
    - 跗骨管动脉支。
    - 三角韧带分支。
- 腓动脉。
  - 跗骨窦动脉。
- 足背动脉。

发病机制

- 距骨骨软骨损伤(OLT)的发病机制尚未完全了解。
- 理论包括：
  - 创伤。
  - 特发性局灶性缺血坏死。

自然病程

- 一般来说，OLT不会进展为弥漫性踝关节骨关节炎。
- 然而，大面积的OLT可能引起距骨大部分的软骨下骨塌陷，且因此造成畸形，接触应力增加，若不处理最终可导致更大的问题：踝关节骨关节炎。

病史和体格检查

- 患者不一定会告知创伤史。
- 踝关节疼痛，尤其是踝关节前侧疼痛，是常见主诉。
  - 与OLT相关的疼痛常常发生在踝关节的侧方，但它不能准确定位OLT的位置。事实上，有时内侧OLT会产生外侧踝关节痛，反之亦然。
  - 疼痛很少为锐痛，除非OLT的碎块作为关节游离体引起撞击。
  - 通常，疼痛为深部痛，发生于活动时或活动后，休息常可缓解。
- 减痛步态。
- 可能合并力线不良或踝关节不稳。
- 通常，踝关节侧方的压痛与OLT相关，但并不总是。
- 很少有弹响或机械性症状。
- 慢性OLT，踝关节可能发生一定程度的僵硬。

影像学和其他诊断性检查

- X线平片。
  - 可能遗漏较小的OLT。
  - 较大的OLT通常可在三种角度的踝关节负重X线片上识别。
  - X线片通常难以明确OLT的特征，因为二维检查无法确定三维的OLT。
  - 在评估小腿、踝或足的力线不良时尤其实用，这也是处理OLT时需要考虑的因素。
  - 可能检查出偶然性OLT（患者因其他问题行X线检查而在X线平片中偶然性发现了OLT）。
- MRI。
  - 是怀疑OLT或其他足踝病变时最好的检查工具。
  - 能识别偶然性OLT，确定其他潜在的软组织病变。
  - 显示伴发的骨髓水肿，可能导致对OLT的大小估计偏大。
- CT。
  - 是明确OLT特征的理想检查，尤其适用于大体积的缺损。
  - 确定OLT的大小，不会被伴发的骨髓水肿误导。
  - 确定OLT特征以及距骨穹隆的受累程度。
- 诊断性注射。
  - 关节内。
  - 麻醉药物对比麻醉药物加皮质类固醇。
  - 可能具有一定的治疗效果，甚至持续数月。
  - 如果疼痛来源于OLT，那么关节内注射应能缓解

OLT（及任何关节内病变）的症状。如果疼痛无缓解，那么应考虑关节外疾病。

鉴别诊断

- 踝关节游离体。
- 踝关节撞击症（前侧或后侧）。
- 慢性踝关节不稳（内侧/外侧或下胫腓联合）。
- 踝关节滑膜炎或邻近的肌腱病。
- 踝关节早期退行性改变。

非手术治疗

- 改变活动习惯。
- 支具。
- 若伴有踝关节不稳可理疗。
- 非甾体类抗炎药物或COX-2抑制剂。
- 皮质类固醇注射。
- 黏弹性补充剂治疗。

手术治疗

术前计划

- 手术的适应证包括：
  - 其他保留关节的手术无法修补的大体积OLT。
  - 关节镜手术无效（清理及微骨折）。
  - 开放手术无效（圆柱形骨软骨移植）。
- 一般以自体骨软骨移植（距骨或膝关节）无法修补的大体积OLT。
- 笔者偏好以同种异体距骨行大型距骨缺损重建。尽管推荐使用新鲜的同种异体骨组织，有时笔者也会使用新鲜冰冻组织。
- 以新鲜同种异体骨组织进行该手术的时间安排与器官移植类似，但供体取得后的移植时间窗口更宽。
  - 多个组织库都有能力获取新鲜的同种异体距骨。
  - 一旦供体距骨被选中，组织库会进行适当的筛查。
  - 如果该距骨被确认移植安全且与X线片显示的尺寸匹配，平均14～21天内使用该同种异体距骨，其软骨细胞可保持较为合理的存活率。
- 尽管以新鲜的结构性同种异体距骨重建治疗大体积OLT已成为足踝重建领域外科医生公认的治疗方法，并非所有第三付费方都会为该手术买单。只有患者明确其保险能涵盖该手术时，笔者才会为其从组织库寻找同种异体距骨。为了给患者寻找最适合的同种异体距骨，医生需要：
  - 确定所需距骨的侧别（右侧或左侧）。
  - 将理想的距骨尺寸提供给组织库。组织库会使用不同方法测定距骨的尺寸。
    - X线平片尺寸（如果病变距骨因缺损过大而难以测量，可能还需提供对侧健康距骨的X线片）。
    - CT扫描测量（可进行三维测量，可能更为精确）。
  - 术者应检查伴发的病变，这些病变可能需要在同种异体距骨重建时一起处理：
- 骨赘去除。
  - 韧带重建。
  - 截骨矫形。
    - 跟骨。
    - 踝上。
- 术者决定最合适的手术入路。
  - 笔者操作时，这取决于需要重建的距骨量。
  - 部分内侧距骨穹隆病损（通常为后内侧）：一般有必要行内踝截骨。
  - 部分外侧距骨穹隆病损（通常为中外侧）：一般有必要行韧带松解（距腓前和跟腓）联合或不联合踝截骨。
  - 病损累及大部分内侧或外侧距骨穹隆，特别是累及相应的距骨肩部时，通常可以经前侧入路不行截骨而通过置换距骨穹隆的1/3或1/2完成手术。
- 患者教育。
  - 这是一个复杂手术。
  - 患者必须理解手术意图是植入同种异体组织。
  - 疾病传播的风险尽管微不足道但实际存在，同时移植物也可能被宿主排斥。
  - 不能保证手术有效，有可能需要进行翻修手术，如踝关节融合，该翻修手术将消除关节活动度。

体位

- 在麻醉和将患者运送到手术室之前，手术医生应检查同种异体距骨确认其侧别正确（右侧或左侧），以及预计取骨位置（可直接呈现）是否有软骨缺损。
- 患者取仰卧位。
- 治疗外侧OLT时，在同侧髋关节下放一个枕垫通常更有利于进入外侧距骨穹隆。
- 笔者常规使用大腿止血带。

入路

- 前文已经提到，入路取决于OLT的大小和位置。
- 对于可通过仅重建一部分内侧距骨穹隆而完成修补的内侧OLT：直接内侧入路，与治疗内踝骨折的切开复位内固定（ORIF）入路类似，并联合内踝截骨。

- 对于可通过仅重建一部分外侧距骨穹隆而完成修补的外侧OLT：外侧入路，将腓骨骨折ORIF的常规入路与改良Brostrom手术的扩大入路相结合。
- 对于累及大部分内侧或外侧距骨肩部的大型内侧或外侧OLT：前侧入路，与踝关节融合或全踝关节置换术的入路类似；一般不需要行踝部截骨。

结构性同种异体移植物重建治疗包容型内侧距骨骨软骨损伤

入路及斜行内踝截骨

- 在内踝上方做一弧形切口，类似于内踝骨折ORIF的切口。
- 保护隐静脉以及伴行的隐神经。
- 踝关节前侧关节切开（技术图1A）。
  - 确认关节的边界以进行安全的内踝截骨操作。
  - 可显露部分OLT并可确认不存在弥漫性关节软骨退变。
- 于紧贴胫骨及内踝后缘处打开胫骨后肌腱鞘-屈肌支持带（技术图1B）。保护胫骨后肌腱：它位于紧贴胫骨后缘的沟中，内踝截骨时损伤风险很高。
- 在内踝预计截骨的位置预钻孔（技术图1C）。
  - 笔者常规使用两个小的踝部螺钉，并以相应钻头预钻孔。
  - X线透视确认钻头轨迹正确。
  - 也考虑攻丝。
- 斜向置入一枚克氏针以确定内踝截骨的路径（技术图1C）。
  - 将其置于预计截骨位置的稍近端处，以使其在不干扰锯刃的情况下发挥引导作用（技术图1D）。
  - 术中透视确认克氏针轨迹正确。
  - 理想情况下，克氏针将延伸至OLT外缘，但对于大体积OLT而言，这样的截骨角度或许过大且没有必要。然而根据笔者的经验，截骨仅截至胫骨穹隆与内踝相接的并不能为理想的受区准备提供充足的进入空间。

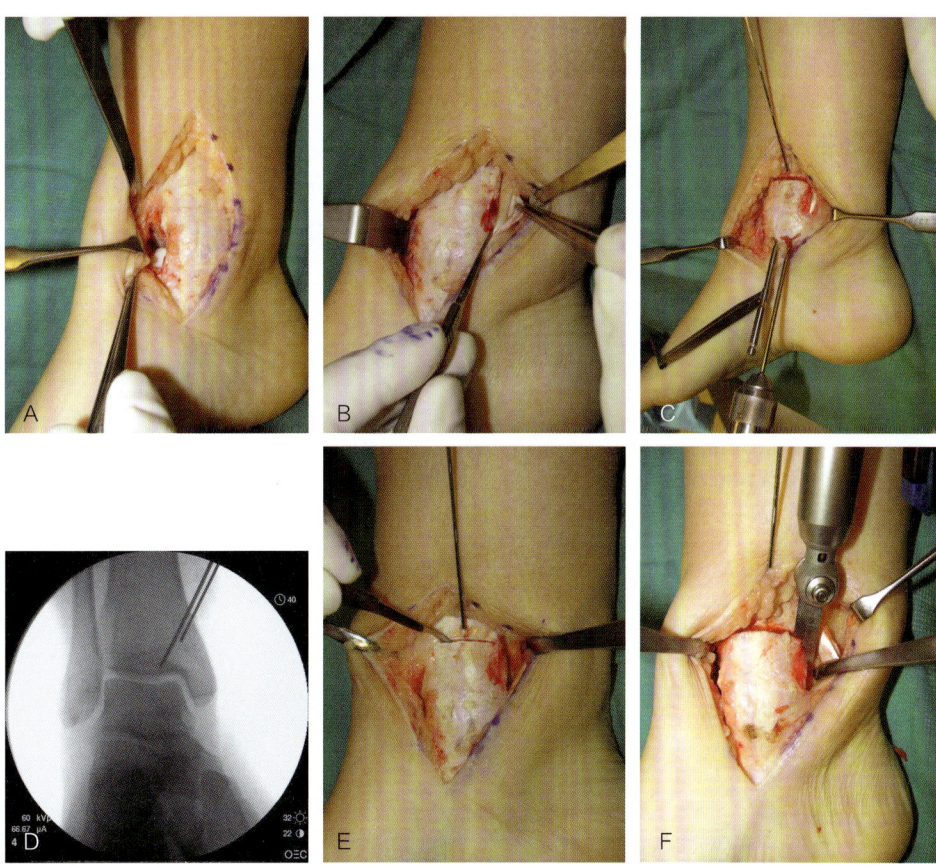

技术图1 A．内侧切口及踝关节前侧关节切开。B．打开胫骨后肌腱鞘。C．于内踝预钻孔。内踝截骨的定位克氏针已被置入并以X线透视确认位置。D．X线透视图像显示用克氏针作为锯刃引导。E．于截骨平面垂直于胫骨干刻划骨膜。F．内踝截骨。必须小心操作保护胫后肌腱。

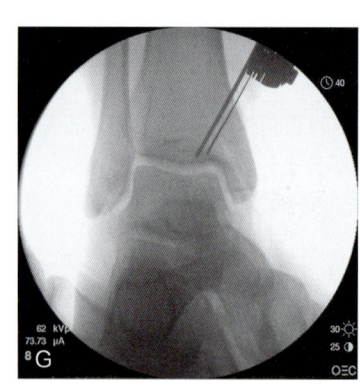
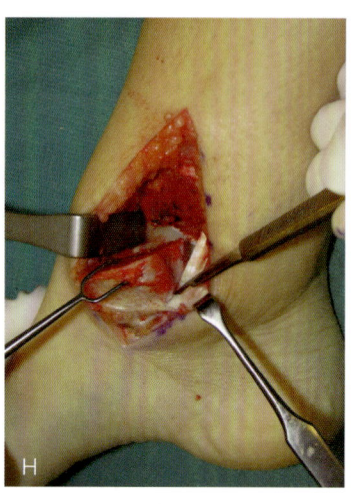

技术图1（续） G. X线透视图像显示截骨即将完成。H. 于内踝远端松解胫后肌腱鞘以移动内踝骨块。

- 在垂直于胫骨长轴的前后（AP）平面上确定截骨平面。笔者发现在骨膜上由前向后刻划截骨位置有助于确定该平面（技术图1E）。
- 骨膜剥离并非必要，可将其局限在截骨位置。
- 调整微型矢状锯方向使之在各平面上指向正确，开始截骨（技术图1F）。
  - 使用凉生理盐水降低骨热坏死的风险。
  - 开始截骨后不久即进行术中X线透视；保持锯刃位置以便确认其轨迹正确。若不正确，仍可进行微调（技术图1G）。
- 继续截骨直到锯刃抵达软骨下骨，之后使用骨凿完成截骨。
  - 靶向透视视野使术者可以确认截骨合适且没有损伤距骨软骨。
  - 截骨的后部可能有些不规则；这一般归因于截骨有所移动。这或许有所裨益，因为其在截骨复位时可以挤压结合，或许更为稳定。
- 翻折内踝。
  - 必须松解胫骨后肌腱鞘至后侧内踝的远端以使踝部可以充分翻折并获取内侧距骨穹隆的最佳显露（技术图1H）。保护三角韧带纤维。

受区准备
- 确定OLT的范围（技术图2A、B）。
  - 临床视检。
  - 审阅CT扫描。
- 若距骨缺损看起来能通过结构性同种异体移植物重建完成修补，将供体距骨置于后台并保护在浸润生理盐水的海绵中。
- 切除距骨的病变部分（技术图2C~F）。
  - 往复锯和微型矢状锯（使用凉生理盐水降低热坏死的风险）。
  - 可能也需要刮匙和骨锉。
- 确定受区的尺寸。使用卡尺和尺进行测量，并对测量结果双重检查。

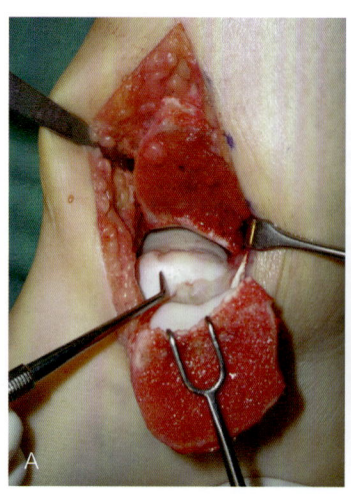
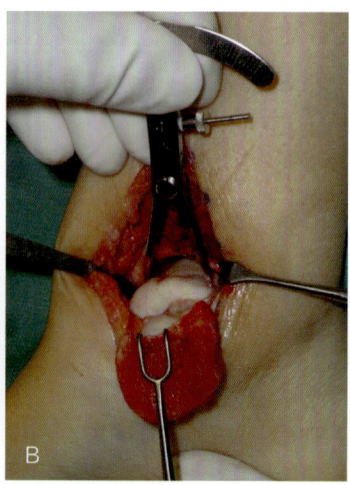

技术图2 A、B. 确定距骨肩部病损的范围。

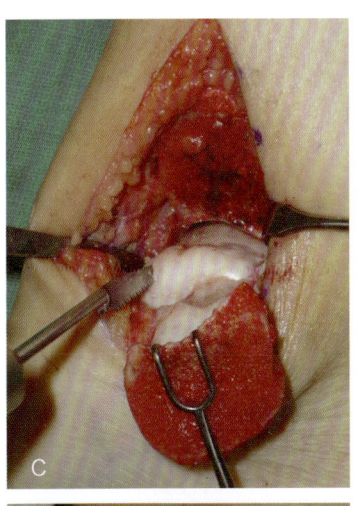
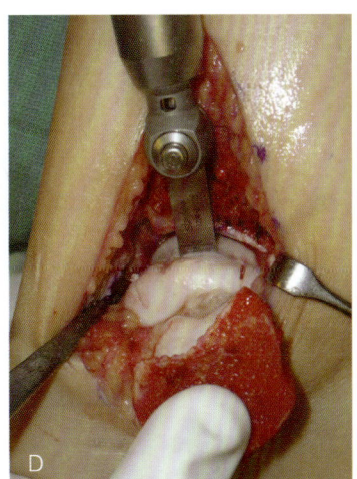
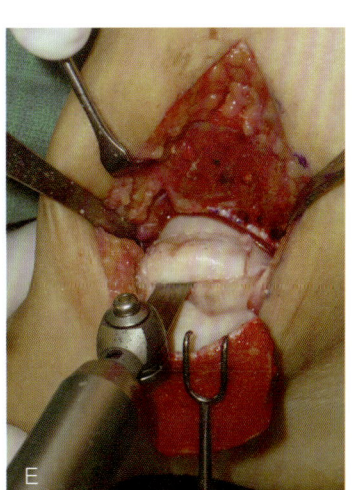
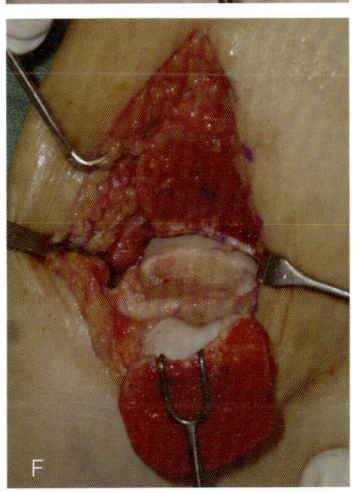

技术图2（续） C～E. 使用微型矢状锯和摆锯切除距骨肩部病损。F. 距骨肩部病损已去除。

从供体距骨获取移植物

- 使用骨钳抓持同种异体距骨。
- 正确定向距骨（比照原始距骨）确保其切割与受区一致且与之位于相同平面。
- 在同种异体距骨上仔细标出获取移植物的尺寸（技术图3A）。
  - 依照原始距骨上的受区位置在同种异体距骨上选取相同位置。
  - 如果出现误差，也使移植物稍稍偏大。确保将锯刃的厚度考虑在内。
- "两次测量一次切割"。
  - 你只有一次机会，因此确保测量和每次切割时锯刃的方向都达到最佳。
  - 同种异体距骨可以用两把大号点式复位钳固定（技术图3B）。
- 从供体距骨中取出移植物（技术图3C）。
- 以生理盐水清洗移植物的骨松质表面，降低其免疫原性。

将移植物植入与固定于受区

- 仅一次笔者在第一次尝试时移植物就能完美匹配。几乎总是需要对移植物与受区进行细微修整才能实现其最佳的结合。
- 不太可能在临床和透视下同时达到理想匹配。尝试在临床上使移植物关节表面与周围的原始软骨达到最佳匹配（技术图4A）。
- 若临床匹配合适，透视下的匹配情况则不重要。
  - 人类的距骨在结构与软骨厚度方面存在很多变异。
  - 很难使四个表面都达到一致性的匹配。
- 移植物固定。
  - 理想情况下，移植物与骨界面最好具有一定的挤压结合。
  - 笔者常规使用一个或两个小直径的实心螺钉（直径1.5 mm或2.0 mm）固定移植物。一般一个从背侧到跖侧置入，另一个从内到外置入（如果移植物深度允许）（技术图4B、C）。
  - 以拉力螺钉技术置入螺钉。

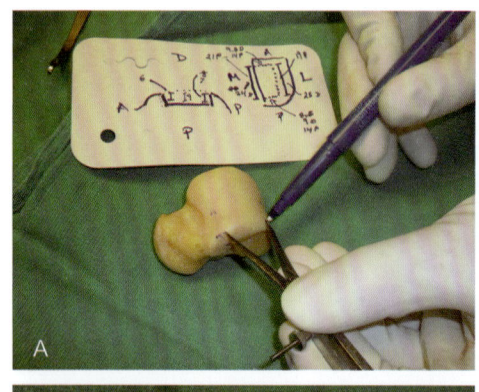
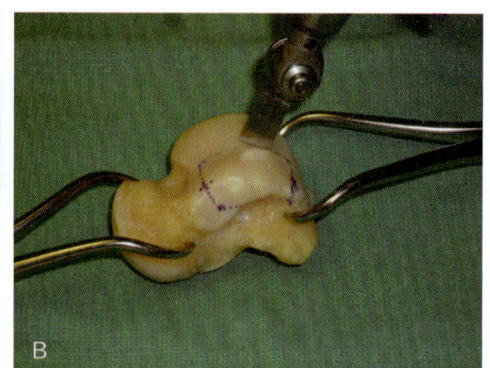
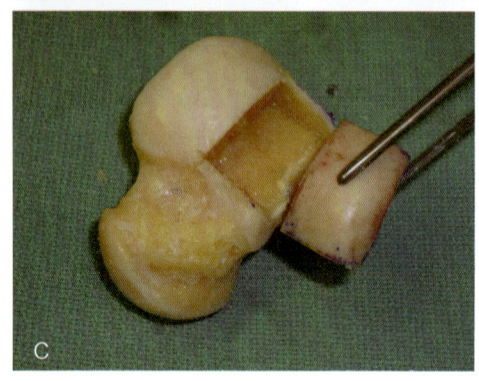

技术图3　A. 仔细记录受区的尺寸并标记在同种异体移植物上。B. 准备过程中使用两把点式复位钳固定同种异体移植物。C. 同种异体供体，刚准备好的移植物已取下。

- 将螺钉头埋入关节表面以下（技术图4D、E）。
- 使用X线透视，确认移植物与螺钉处于最佳位置（技术图4F～H）。
  - 移植物在透视下表现并不完美，但只要临床表现可以接受，很有可能将得到好的结果。
  - 螺钉尽管已被埋入，在透视下还是可能表现出轻微露头。这是由于距骨穹隆不是一块平面，因此螺钉可能看起来会有所突出。另外，与这种短头螺钉的头部相比关节软骨会显得特别厚。

内踝截骨复位与关闭

- 冲洗关节。
- 复位内踝。经前内侧关节切开和胫骨后肌腱后侧确认复位良好。

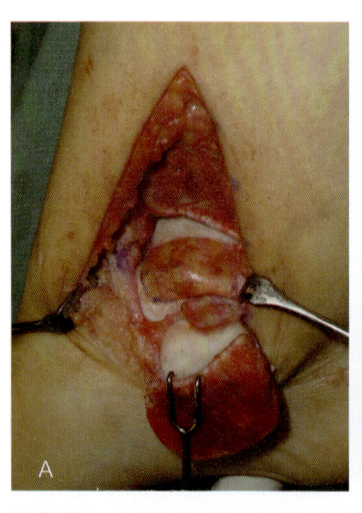
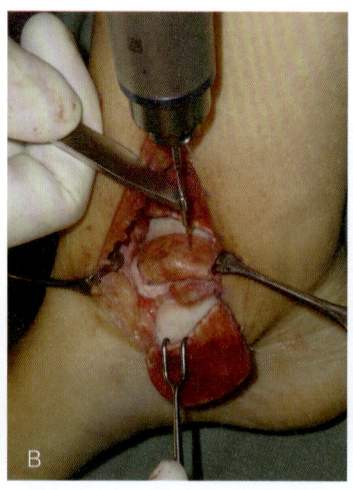
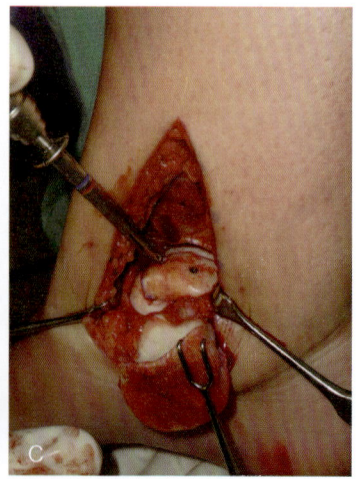

技术图4　与原始距骨结合并固定移植物。A. 移植物完成表面匹配后（在后台处理移植物时碎屑造成了一些轻度色斑，可以轻易冲洗干净）。B. 垂直于移植物钻孔。C. 埋入2个螺钉固定移植物。

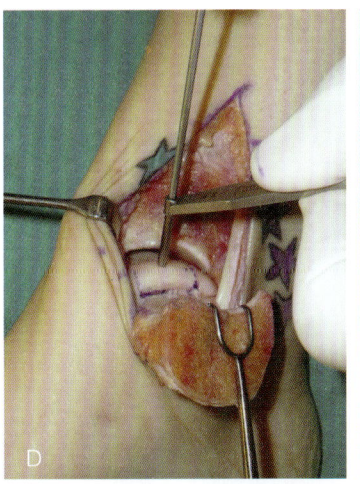
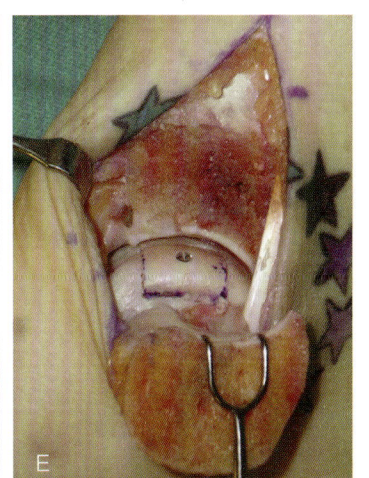
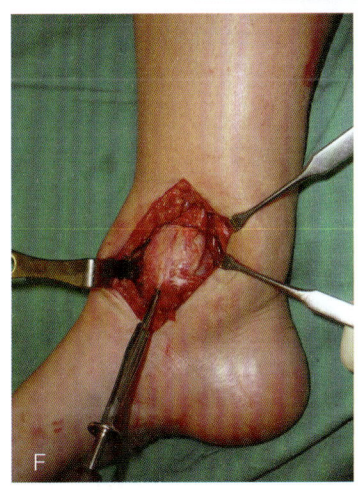
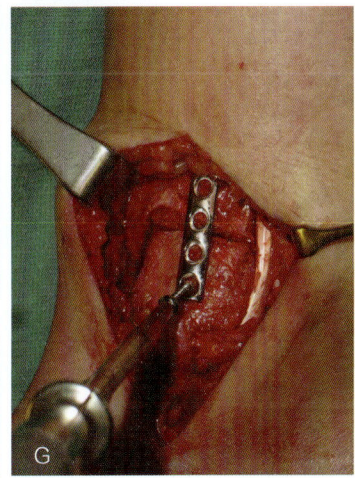
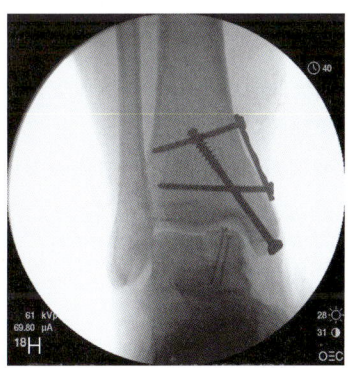

技术图4（续） D、E. 另一患者使用相似的移植物，极好的挤压结合，以单一螺钉固定。D. 以拉力螺钉技术置入螺钉。E. 埋入螺钉头。F~H. 复位内踝截骨。F. 经预钻孔以螺钉固定。G. 抗滑钢板。H. 移植物与内踝截骨复位的最终透视下评估。尽管移植物在临床上达到最佳结合，但在透视下，表现很少提示与原始距骨解剖匹配，这种情况一般归因于供体与宿主的软骨厚度不同。尽管螺钉可能表现出有所突出，这是二维X线透视的表现有欺骗性，因为螺钉已被埋入移植物关节表面之下而且距骨穹隆具有弧度。

- 于预钻孔置入2个螺钉并拧紧。
- 笔者偏好经截骨近端放置一块抗滑钢板，但对于愈合不是必需条件。
- 使用X线透视，确认移植物和内踝的位置（技术图4）。
  - 可以预见移植物–自体距骨骨性界面会存在一定的不匹配。要实现完全一致的同位替换很困难。
  - 尽管内踝已达解剖复位，在内踝截骨位置仍会存在一细小的间隙。这是因为锯刃具有一定厚度。然而，不能接受在截骨进入胫骨穹隆的位置出现台阶；此处必须呈解剖性连续。
  - 移植物与内踝处的细小间隙一般不会影响愈合，并且会在最终的重塑过程中消除。
- 关闭切口。
  - 胫骨后肌腱鞘与屈肌支持带。
  - 前侧切开的关节囊。
  - 皮下各层。
  - 皮肤无张力关闭。
  - 常规留置引流。
  - 包扎，衬垫，踝关节取中立位的后侧糖钳夹板固定。

半距骨重建治疗内侧距骨骨软骨损伤

术前评估
- 患者为40岁男性,慢性踝关节疼痛,关节镜下清理和微骨折治疗无效。感觉他的足外侧负载过大。
- 术前负重X线片提示大型内侧OLT以及内翻性力线不良并伴有一定程度的距骨内倾(技术图5A、B)。
- CT显示大体积的内侧OLT(技术图5C~E)。
- 在进入手术室之前,确认同种异体距骨是为该患者所准备、可用且没有过期。

入路
- 前侧入路(技术图6)。
  - 与踝关节融合及全踝关节置换的前侧入路类似。
  - 保护腓浅神经。
  - 于足踇长伸肌腱上方分开伸肌支持带。
  - 保护深部的神经血管束。
  - 前侧关节囊切开,与踝关节融合及全踝关节置换不同的是,必须保护踝关节软骨。
  - 跖屈足踝显露OLT。评估其内外向长度,并尝试评估前后向长度。
- 若该距骨看起来适合以同种异体距骨置换,打开供体距骨包装,置于后台温生理盐水浸润的海绵中。此时,这仅仅只是加快了手术进程;距骨已经不能退还了,其已归该患者所有。

受区准备
- 牵引关节,推荐使用关节外牵引设备。
- 确定病变距骨的尺寸:
  - 临床测定。
  - 审阅CT以参考。
- 确定OLT确切的外侧矢状边界。
- 于OLT外缘外1 mm处纵向(矢状面)切开距骨。切开的深度应较为保守,直到能在距骨上测定出OLT确切的上下高度(技术图7A)。
- 在距骨上行水平(横断面)切除(技术图7B)。
  - 为保持轴向正确,笔者常规从前向后置入一枚克氏针,术中透视确认其轨迹与深度,从而避免横断面切除时方向错误。
  - 笔者使用薄刃摆锯完成切割并同时用冷生理盐水冲

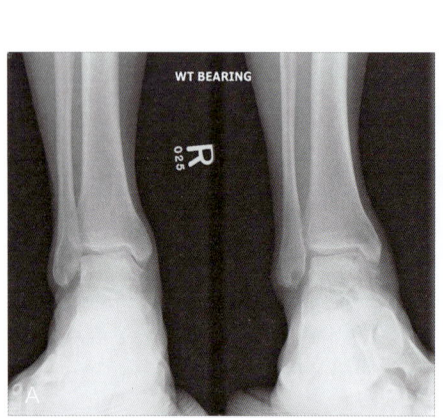
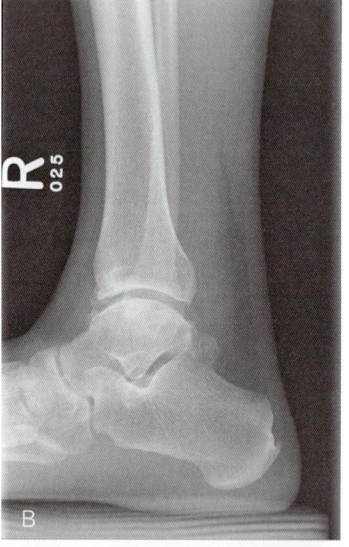
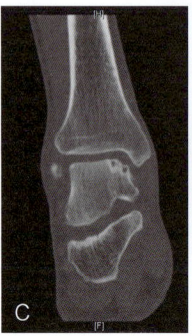
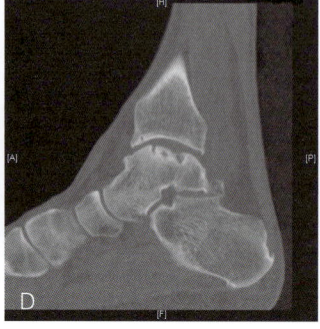
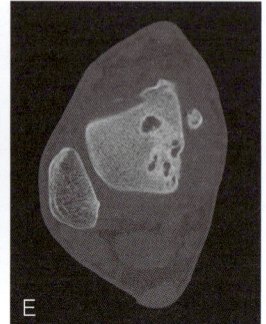

技术图5 术前X线片(A、B)。A. 踝关节AP位和踝穴位片提示大型内侧距骨穹隆OLT及内翻力线。B. 侧位X线片。大体积OLT的术前CTC~E。C. 冠状位。D. 矢状位。E. 横断位。

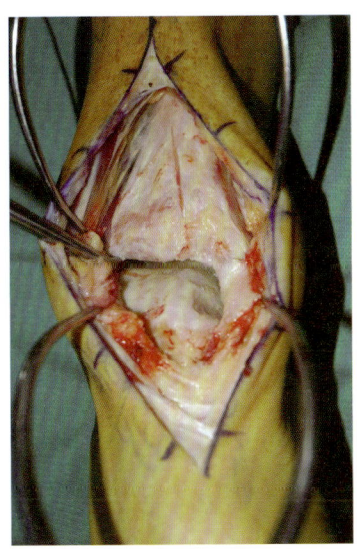

技术图6 前侧入路，与全踝关节置换的入路相似。因为整个内侧 1/3～1/2 的距骨穹隆将被重建，一般没有必要行内踝截骨。

- 洗为锯刃降温，以避免骨热坏死。
  - 保护内踝软骨。可以考虑在内侧沟使用一个带式牵开器。
- 取出切下的距骨（技术图7C、D）。
- 再次使用骨锯、骨锉或两者进行垂直与水平切除。如果任一或所有准备的表面上仍留有 OLT，则考虑将其刮除并植骨或切除更多的原始距骨（技术图7E）。
- 以X线透视评估受区有时能提供实用参考。
- 确定受区的确切尺寸：
  - 卡尺（技术图7F）。
  - 尺（技术图7G）。

- 笔者常规在后台拿一张外科手套封皮或无菌标牌画出受区尺寸结构的草图。

从供体距骨获取移植物

- 同种异体距骨已被放置于后台，使用持骨钳将其固定。
- 在供体距骨上标出距骨受区的尺寸。难点在于在距骨上选取合适的方向以确保两次切割能与供区匹配一致的最佳平面。
- 对测量结果进行双重检查。
  - 只有一次获取移植物的机会。
  - 两次测量一次切开。
- 切割取骨（技术图8）。
  - 尝试准确匹配受区的尺寸，将锯刃的厚度考虑在内。
  - 若误差不可避免，则使误差位于使获取移植物偏大的一侧。精细调整移植物有时很困难，但减小其尺寸或增大受区尺寸仍然是一种可行之策；一旦取骨完成，则不可能再行操作增大移植物或缩小受区。
- 植入前，笔者常规以生理盐水冲洗移植物的骨松质表面试图降低其免疫原性负荷。然而，笔者进行这一操作纯粹基于经验，尚缺乏证据支持。

移植物于受区的植入与固定

- 将移植物置于受区（技术图9A、B）。
- 笔者从没有将移植物第一次安放在受区就达到完美匹配。
- 修整移植物以匹配受区通常具有挑战。
- 在笔者的操作中，这需要将受区轻微加深并将移植物轻微改薄。

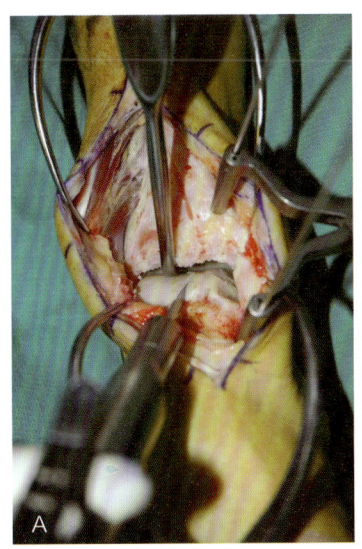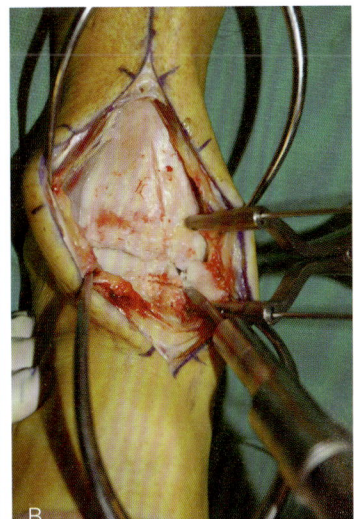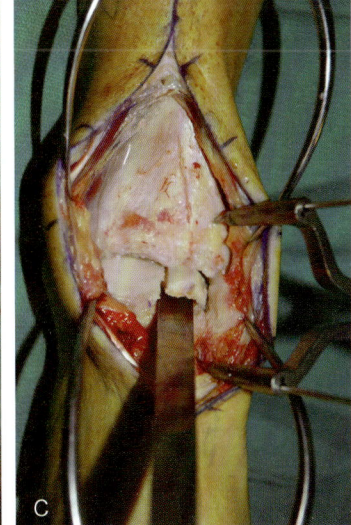

技术图7 受区准备。A. 使用往复锯于矢状面切割。B. 同样使用往复锯于横断面切割。C. 使用骨刀抬起距骨的病变部分。

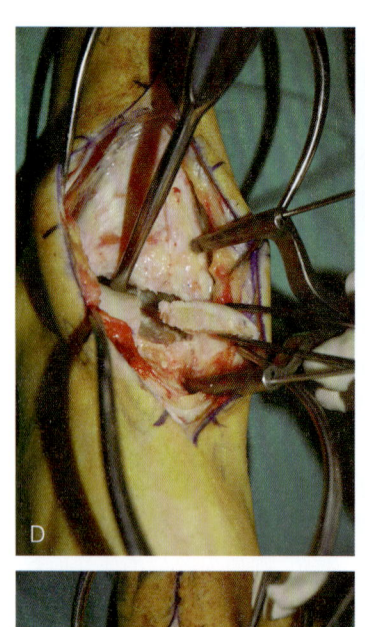
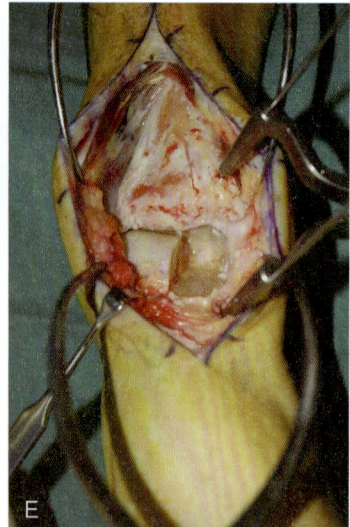
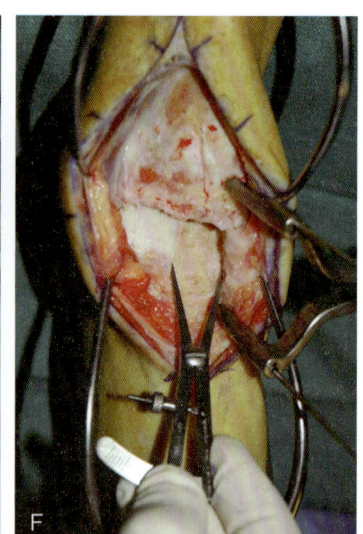
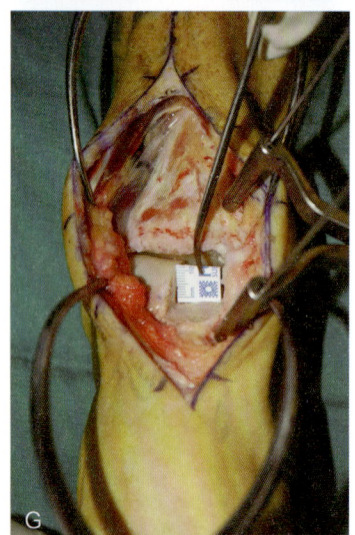

技术图7（续） D. 取除病变部分。E. 进一步取除病变软骨直到现于表面的都是健康表现的骨松质。F、G. 测量受区尺寸。F. 卡尺。G. 改良尺。

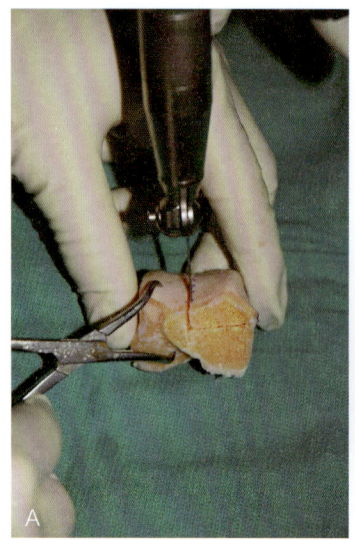
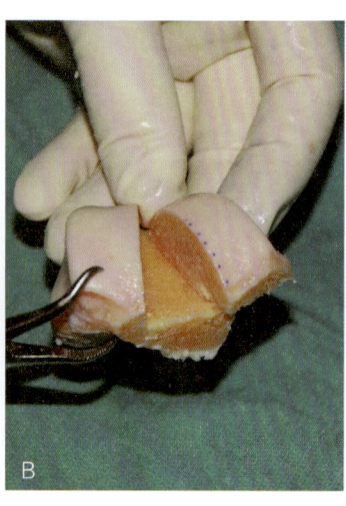

技术图8 从供体距骨获取移植物。A. 使用摆锯于矢状面切割。B. 横断面切割完成后。

第83章 距骨骨软骨损伤：结构性同种异体骨移植

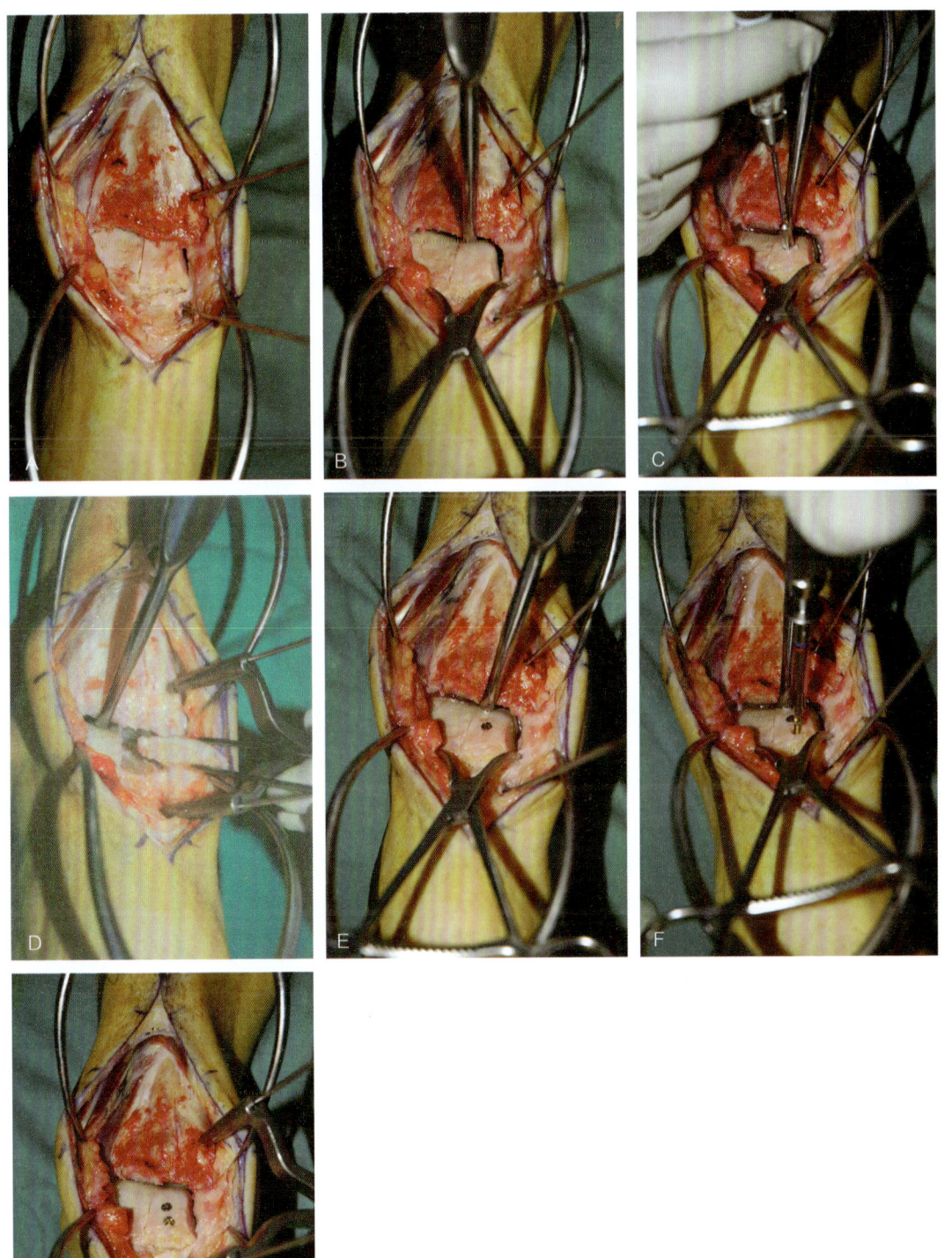

技术图9　A、B. 移植物在原始距骨中的最佳位置。A. 将移植物和受区进一步修整后，移植物的最佳位置。B. 将移植物稳定在原始距骨上（钝性牵开器置于上方，骨复位钳于冠状面挤压）。C~G. 将移植物固定于原始距骨。D. 置入第一个螺钉。E. 第一个螺钉加压并埋入。F. 置入第二个螺钉。G. 两枚螺钉都被埋入。

- 在相应的矢状面和横断面上适当地切割距骨是使移植物达到最佳结合的最关键步骤。
- 笔者仅有一次同时在临床和透视下都达到完美匹配。
  - 人类的距骨变异很多，无论是否匹配都会出现一定的差异。
  - 尽管临床上可能表现为近乎完美的匹配，笔者通常会在矢状面和横断面的准备中看到轻微的不一致性，其也表现为对原始软骨下骨的轻微不匹配。
  - 然而在笔者的经验中，这与临床结果并不相关，而且移植物在愈合过程中将会发生一定程度的重塑。
- 将移植物固定于原始距骨(技术图9C～G)。
  - 笔者常规使用两个小直径实心螺钉(1.5 mm 或 2.0 mm)，以拉力螺钉技术置入，从而将移植物固定于自身距骨。
  - 它们被固定于前侧并被埋入关节表面之下，一般在踝关节中立位时位于胫骨穹隆前侧。
  - 尽管建议避免损伤软骨表面，到目前为止，笔者还未发现任何与置入螺钉导致关节面缺损相关的预后不良。
  - 因为距骨被容纳在踝穴之内，在笔者的经验中，没有必要在后侧进行螺钉固定。
  - 笔者常规在置入螺钉后以X线透视评估移植物位置。因为关节软骨不显影且生理状态的距骨穹隆不处于单一平面，透视下埋入的螺钉可能会表现出有所露头。

恢复轴向力线

- 根据术前计划和术中评估，考虑矫正轴向力线不良。这将改善下肢的承重轴，或许能减少移植物负载并保护移植物(距骨上的偏心负载可能导致OLT的进展)。术前计划时决定目标矫形量。通常，内侧张开1 mm相当于1°矫形。
- 经相同的切口，行踝上截骨以矫正内翻力线不良。
  - 内侧楔形张开(技术图10)。
    - 青枝原则：可能的话尽量保留外侧骨皮质交界区。
    - 是否联合腓骨截骨，取决于畸形程度。
  - 尽可能减少骨膜的剥离。
    - 尝试将其局限在截骨位置。
  - 保护软组织。
  - 谨慎地进行截骨。
  - 考虑轻度倾斜的截骨路径以增加表面区域。
  - 仔细打开内侧。
    - 保护外侧交界区。
    - 若交界区薄弱，维持适当接触，控制两个骨折块的旋转，并考虑以两块钢板在两个平面进行固定。
    - 笔者常规在截骨的楔形开口处植骨。然而，不是对所有行该截骨的患者都如此推荐。

关闭切口

- 进行彻底冲洗。
- 关闭关节囊。
- 松开止血带。
- 保护深部神经血管束、伸肌腱及腓浅神经的同时缝合伸肌支持带。
- 常规留置引流24小时。
- 进行皮下层次关闭并无张力缝合皮肤。
- 包扎，充分衬垫，踝关节取中立或甚至轻度背屈位的后侧糖钳夹板固定。

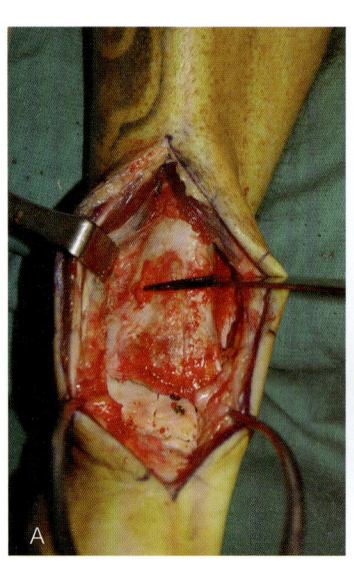 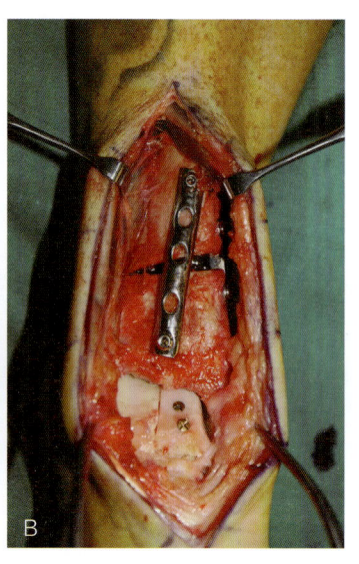

技术图10 以内侧张开的踝上截骨恢复力线。A. 使用骨刀仔细打开截骨，同时保留外侧骨皮质合页。B. 钢板固定。

要点与失误防范

选购同种异体距骨	• 确认侧别正确（右侧或左侧）。确认组织库保留了距骨的软骨（笔者遇到过有组织库常规去除同种异体距骨的软骨）
从供体距骨获取移植物	• 两次测量一次切割。仅有一次机会获取移植物。使用卡尺和尺测量并对测量结果进行双重检查
获取移植物时供体距骨的切割方向	• 仔细将供体距骨置于正确的方向，就像它位于踝穴中（对照原始距骨）。矢状面和横断面的切割必须使移植物达到最佳匹配
降低移植物的免疫源性负荷	• 在植入前使用生理盐水冲洗移植物的骨松质表面
移植物相对于原始距骨的位置	• 移植物在临床和透视下同时达到匹配很罕见（若可能的话）；人类距骨的变异相当多。如果移植物的匹配度令人满意并可使其愈合，之后也可发生一定的重塑
螺钉固定	• 将螺钉埋入关节表面以下
踝部截骨	• 在手术收尾时置入螺钉固定踝部的位置预钻孔。将锯刃的厚度考虑在内；完美的临床复位将因锯刃导致的骨质丢失表现出细小的间隙。在笔者的经验中，该狭小间隙的存在不影响踝部的愈合

术后处理

- 笔者常规观察患者一整夜以控制疼痛。
- 10～14天进行随访。
- 假如伤口和截骨（如果进行了截骨）稳定，患者可穿步行靴下地负重。如果不是，继续佩戴短腿石膏管型下地负重直到伤口和截骨稳定。
- 鼓励进行间断、少量、温和的踝关节活动度（ROM）锻炼，一天3～4次。如果经济条件允许，笔者安排使用持续性踝关节被动活动仪。
- 下地部分负重持续10～12周，逐渐加强踝关节ROM锻炼。
- 笔者常规在6周和10周进行模拟负重下X线摄片，然后根据愈合进展在14～16周再行摄片。如果担心移植物固定或截骨情况，则在术后第一次随访时也行X线摄片（图1～图3）。

预后

- Gross等[2]报道了9例接受新鲜同种异体骨软骨移植的病例。平均11年的随访中，6例移植物保持在位。3例同种异体移植物失效，X线片和术中证据显示为破裂或吸收，这3名患者进一步进行了踝关节融合。该研究没有采用标准化的预后测评以进行比较。
- Raikin[3]近期报道了15例接受大块新鲜同种异体骨软

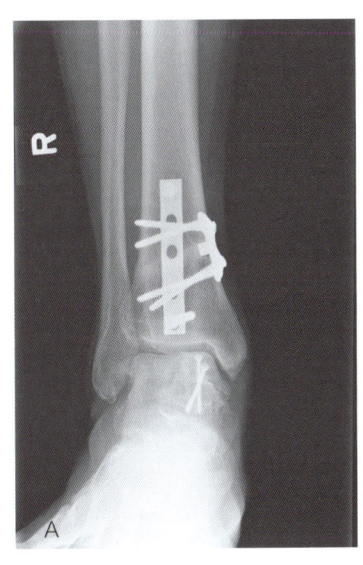 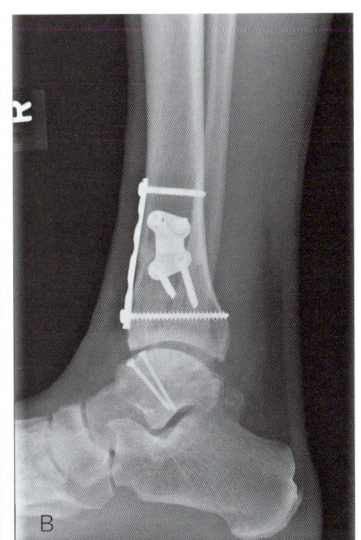 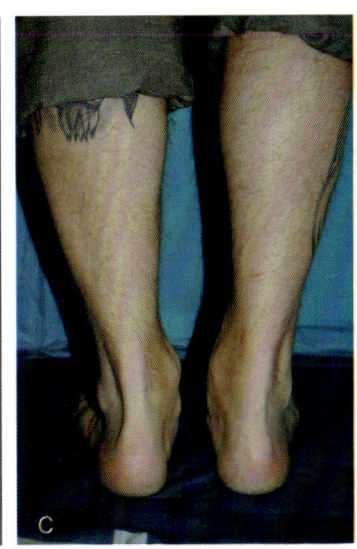

图1 2年半随访。A. AP位X线片。B. 侧位X线片。C. 相应的临床照片。

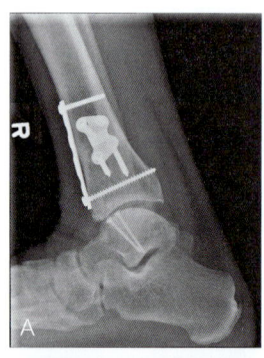
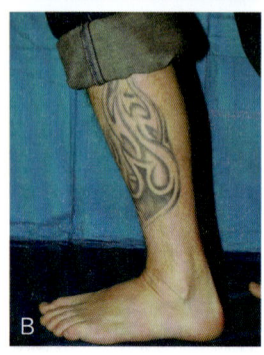

图2 背屈。A. X线片（尽管关节前侧有狭窄表现，这一现象在2年内没有改变，患者也没有感到疼痛或撞击）。B. 临床大体表现。

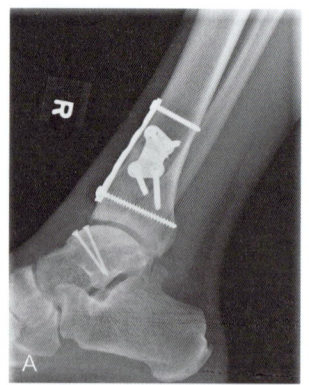
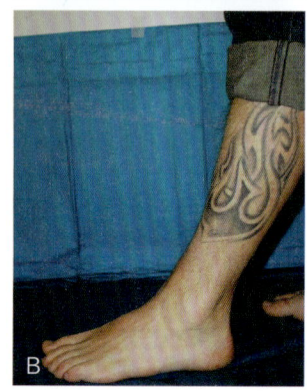

图3 跖屈。A. X线片。B. 相应的临床照片。

骨移植治疗距骨大体积囊性病损的病例。囊性病损的平均体积为6 059 mm³。平均4.5年的随访中，其平均美国足踝外科协会（AOFAS）踝关节-后足评分为83分。只有2例移植物失效并进一步进行了踝关节融合。所有患者都出现了一定形式的移植物塌陷、移植物吸收或关节间隙变窄。

- 在Adams等[1]的一项回顾性综述中，8名接受距骨同种异体骨软骨移植的患者在平均48个月的随访中表现出在疼痛以及下肢功能评分（LEFS）方面的显著改善。术后的平均AOFAS踝关节-后足评分为84分。3例移植物在X线平片上表现出移植物-宿主透光带。这些患者活动良好，并没有进行进一步摄片。一名患者症状持续，根据其移植物周围的透光带考虑为移植物骨不连。关节镜二次镜检证实部分移植物软骨剥脱，但移植物仍然稳定。该患者不希望进行任何进一步治疗。

并发症

- 感染。
- 伤口并发症。
  - 尤其对于前侧入路（行全踝关节置换的入路）。
  - 仅行深部牵拉，避免对伤口边缘造成直接张力，可降低此风险。
- 移植物不愈合。
- 对于大型结构性移植物，移植物失效，以及发展出退行性改变。
- 关节软骨剥脱或移植物开裂。
- 踝部截骨骨不连。
- X线片提示移植物愈合良好但疼痛持续。
- 经由同种异体移植物的疾病传播，但以目前组织库的筛查管理，风险可忽略不计。

（袁锋 译，刘旭东 燕晓宇 审校）

参考文献

[1] Adams SB Jr, Viens NA, Easley ME, et al. Midterm results of osteochondral lesions of the talar shoulder treated with fresh osteochondral allograft transplantation. J Bone Joint Surg Am 2011;93(7):648-654. doi:10.2106/JBJS.J.00141.

[2] Gross AE, Agnidis Z, Hutchison CR. Osteochondral defects of the talus treated with fresh osteochondral allograft transplantation. Foot Ankle Int 2001;22:385-391.

[3] Raikin SM. Fresh osteochondral allografts for large-volume cystic osteochondral defects of the talus. J Bone Joint Surg Am 2009;91(12):2818-2826.

第84章 自体软骨细胞移植
Autologous Chondrocyte Transplantation

Markus Walther

定义

- 导致踝关节软骨缺损的原因有以下几点：
  - 创伤性损伤。
  - 剥脱性骨软骨炎（OCD）。
  - 退行性变化。
- 治疗踝关节软骨缺损的必要性取决于临床表现，距骨软骨病变（OLT）通常是MRI筛查偶然发现的，而不是因为怀疑关节内病变。
- 自体软骨细胞移植（ACT），也称为自体软骨细胞植入（ACI），是有症状的软骨缺损的几种手术治疗选择之一。在笔者看来，ACI最适合18~50岁的患者。
- ACI用于治疗对清理、钻孔或微骨折无效的有症状性OLT[1,9,34]。
- 原发ACI可考虑发生在＞2 cm²的病变或伴有软骨下囊肿的骨软骨样病变（Ⅴ期病变）[57]。
- ACI的优势：
  - ACI提供了一个稳定的软骨边缘，可以维持在OLT的位置。
  - 使用这种技术可以很容易地解决较大的缺损。
  - 骨膜瓣可从邻近的胫骨内侧切取。
  - 通过仔细的缝合技术或基质软骨细胞，可以处理距骨肩部损伤。
- 距骨穹隆ACI的缺点：
  - ACI获得美国FDA的批准只针对膝关节，距骨ACI和基质诱导的自体软骨细胞植入（MACI）被认为是试验性的（截至2015年1月）。
  - 软骨细胞培养的工业成本是相当可观的。
  - 这个过程需要两个阶段，以便有时间进行软骨细胞培养。
- 传统的骨膜瓣移植技术需要将移植软骨细胞置于骨膜瓣下，因此该技术对距骨有局限性[54]。许多OLT至少部分累及距骨肩部，这是一个不适合用骨膜瓣进行解剖学覆盖的解剖区域。最近引进的MACI可能具有优势，因为它不需要用骨膜瓣覆盖缺损。组织学研究表明，MACI可通过再生透明质软骨为软骨损伤的传统治疗提供一种更好的选择[57]。
- 知情同意和患者教育是ACI的当务之急，ACI治疗踝部缺乏FDA的批准。然而，对于较大的OLT，治疗失败缘于先前的手术治疗无效，或OLT伴有软骨下囊肿，ACI不能为患者及其外科医生提供之前存在的潜在成功治疗途径。在应用ACI治疗复杂的OLT早期的良好结果证明了额外的努力、教育、医生、患者和第三方支付者之间的沟通是必要的，这些可能是进行踝关节ACI的必要条件。
- 在欧洲，收集用于培养的细胞被认为是药物生产过程的一部分。因此，必须获得当地卫生保健管理部门的特别许可。在认证过程中，软骨细胞的采集和运输的标准操作程序是强制性的。
- 最新的进展集中在可以一步的、以膜为基础的、增强型支架的软骨修复。间充质祖细胞向基质的多孔层迁移并黏附在其上，该多孔层在一次手术中植入，类似于下文所述的技术。而在欧洲，不同的膜被批准在距骨中使用，FDA的批准仍在进行中[13,24,52,55]。

解剖

- 一小部分OLT位于距骨的内侧肩部[18,48]。
  - 62%的病灶位于距骨肩部内侧，其中许多被认为是OCD导致的，而不是创伤性的。
  - 34%的病灶位于距骨肩部外侧，大多数都被认为是创伤性的。
  - 中央OLT很少见（＜5%）。
  - 在前后（AP）方向，距骨穹隆中部（赤道）受累的频率（80%）远高于距骨穹隆前部（6%）或后部（14%），占了2/3。
- 骨软骨损伤的分类是基于关节镜下的发现[28]。
  - Ⅰ级：原发病灶。
  - Ⅱ级：有早期分离迹象的病变。
  - Ⅲ级：部分脱落病灶。
  - Ⅳ级：带有游离体的凹坑。
- ACI用于有症状的Ⅱ级以上病变（全层软骨缺损）。

发病机制

- 外伤性软骨损伤是由于关节受到短时间、高强度、大于

- 生理张力的损伤,导致距骨穹隆软骨部分脱落。这些病变的深度从表面软骨挫伤到全层软骨缺损不等[39,51]。
- OCD是一种最常见于青少年或年轻人的疾病。虽然原因仍不清楚,但理论包括以下几点:
  - 长期过载。
  - 软骨下骨血供的局部紊乱与受影响的软骨有关[32]。
- 退行性软骨缺损(退行性骨关节炎)是由软骨表面的磨损作为老化过程的一部分而形成的。一个人患原发性骨关节炎的风险很大程度上取决于软骨的遗传特性。踝关节不稳定和其他情况,给予偏心或非生理负荷的软骨可能加快退化的过程。在特殊情况下,当这种退行性过程仅限于距骨穹隆局部时,ACI可被认为是退行性软骨缺损,前提是导致局部退行性变的潜在原因(即畸形或慢性不稳定)得到纠正。

自然病程

- 局灶性软骨损伤的自然病史与弥漫性踝关节炎无关。
  - 创伤后关节炎不同于OLT,它是由软骨表面的弥漫性损伤发展而来,最终导致软骨纤维性颤动。ACI是弥漫性踝关节炎的禁忌证。
  - 距骨穹隆的局部损伤范围从骨挫伤到分离的局部骨软骨碎片。虽然骨软骨碎片可能在损伤时形成,但局灶性距骨穹隆的病理可能会发展。笔者从大量的OLT中了解到这一点,这些OLT是在对踝关节的影像学研究中偶然发现的,其原因并非怀疑关节内病变。然而,当持续的偏心应力、大于生理负荷、局部血供不足或愈合时间不足时,稳定的OLT可能发展为不稳定的OLT。
  - 困难还在于症状学,虽然一些明显不稳定的病变可能无症状,但其他明显稳定的OLT可导致与OLT直接相关的大量症状[35]。

病史和体格检查

- 虽然许多患者报告其OLT有特异的踝关节损伤史,但许多人是直到踝关节损伤数月后才出现[14]。有症状的OLT与踝关节扭伤的鉴别是其不能痊愈。然而,许多有症状的OLT患者不记得导致OLT的具体创伤事件[46]。
- 以笔者的经验,大多数有症状的OLT患者年龄在20~50岁[52]。
- 男性比女性更容易受到影响(比例为1.6∶1)[46]。
- 患者通常描述踝关节疼痛发生在活动或休息一段时间后的行走的第一步。有时,剧烈的踝关节疼痛与负重有关。在笔者的经验中,只有完全分离的骨软骨碎片才会出现交锁或捕获的机械症状。矛盾的是,OLT可能在关节软骨缺损的另一侧产生症状。
- 这里列出了笔者首选的体格检查方法。偶尔,临床检查可能不会发现症状。
  - 交锁或捕获:当某物打断关节的正常运动时发现的,然而它没有说明这种情况的原因(如瘢痕、关节体、骨软骨碎片和滑膜炎)。
  - 内翻试验[跟腓韧带(CFL)]:强烈依赖于患者的配合,如果是阳性,它对撕裂的CFL是高度特异性的。
  - 内侧稳定性:强烈依赖于患者的配合。如果阳性,这是高度特异性的三角韧带断裂。
  - 前抽屉试验[距腓前韧带(ATFL)]:高度依赖于患者的配合。如果阳性,它对撕裂的ATFL是高度特异性的。
  - 触诊距骨穹隆的内侧和外侧角,最大限度地弯曲踝关节,以确定前部或中部OLT;后内侧触诊紧邻胫后肌腱(PTT),踝关节最大限度背屈,可能重现后内侧OLT的症状。虽然前外侧OLT相对容易触诊,但在体格检查中很难充分触及后内侧病灶。
- 笔者发现将有症状的踝关节与未受累的对侧踝关节进行比较是有用的。
  - 触诊距骨穹隆的内侧和外侧角,最大限度地屈曲踝关节,以确定前部或中部OLT;后内侧触诊紧接PTT后,踝关节最大限度背屈,可能重现后内侧OLT的症状。虽然前外侧OLT相对容易触诊,但在体格检查中很难充分触及后内侧病灶。
  - 笔者通常在施加外翻和内翻应力的同时,用轴向压力使踝关节背屈和跖屈来再现距骨缺损的症状。
  - 尽管有适当的诱发性的操作,笔者的经验是,后部OLT很少出现明显的临床症状。
- 应评估相关损伤和其他因素来鉴别不同原因引起的慢性踝关节疼痛,特别是OLT可能是偶然发现的。这些原因包括:
  - 踝关节不稳:前抽屉试验阳性,内翻试验阳性。
  - 踝关节软骨瘤病:关节反复交锁和持续积液是典型的临床表现。
  - 关节内瘢痕伴负重时疼痛,主要发生在踝关节前外侧。
  - 炎性关节病:虽然常见的是积液和关节深部负重时疼痛,但休息时疼痛和关节持续发热也是炎性疾病的共同特征。
  - 色素沉着绒毛结节性滑膜炎(PVNS):滑膜炎的组织结节可以与游离体非常相似的交锁和积液。滑膜肿胀不是骨软骨缺损的典型表现。MRI造影通常证实了PVNS的诊断。

- 后足畸形伴局部骨关节炎:距骨边缘负荷可导致有症状的局部软骨损伤。通常,这些缺损包括胫骨软骨和距骨软骨,可以用MRI显示。

影像学和其他诊断性检查

- 踝关节X线平片,包括正位、踝穴位和侧位,可以排除晚期退行性关节炎。
- MRI在诊断骨软骨损伤及相关损伤方面具有较高的敏感性和特异性[30,41]。
- 骨软骨病变首先由Berndt和Harty[8]根据X线平片进行分类。
  - 第一阶段:压缩性病变,没有可见的碎片。
  - 第二阶段:开始软骨碎片剥脱。
  - 第三阶段:软骨碎片完全分离,但在位。
  - 第四阶段:软骨碎片移位。
- X线平片通常提供关于病变的大小和范围的信息有限,甚至可能错过OLT。MRI、CT和关节镜评估提供了比普通X线平片更多的OLT细节。
- 基于MRI[15]的骨软骨损伤DiPaolo分类研究。
  - 第一阶段:关节软骨增厚,低信号改变。
  - 第二阶段:关节软骨断裂,碎片后边缘低信号,提示纤维附着。
  - 第三阶段:关节软骨断裂,破片后高信号改变,提示破片与软骨下骨间滑膜液(图1)。
  - 第四阶段:游离体。
- 根据更详细的病理解剖,Hepple等[30]人修订了分类,包括五期(软骨下囊肿形成)。
  - 第一阶段:关节软骨损伤。
  - 第二阶段Ⅱa期:软骨损伤,软骨下骨折,周围骨质水肿。
  - 第二阶段Ⅱb期:Ⅱa期,但周围无骨水肿。
  - 第三阶段:分离但未移位的碎片。
  - 第四阶段:分离和移位的碎片。
  - 第五阶段:软骨下囊肿形成。
- 术前计划和了解软骨下缺损的大小,可用Ferkel和Sgaglione CT分级[20]。
  - 第一阶段:距骨穹隆囊性病变,穹隆完整。
  - 第二阶段Ⅱa期:囊性病变,与距骨穹隆表面相通。
  - 第二阶段Ⅱb期:关节表面开放性病变,其上覆盖有一个的非移位的碎片。
  - 第三阶段:无移位病灶,透明。
  - 第四阶段:移位骨软骨碎片。

鉴别诊断

- 韧带联合损伤。

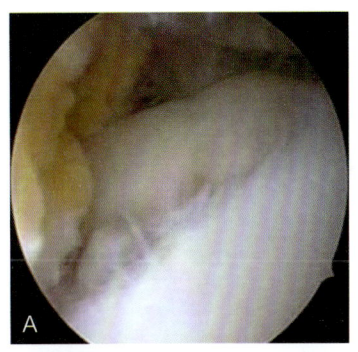

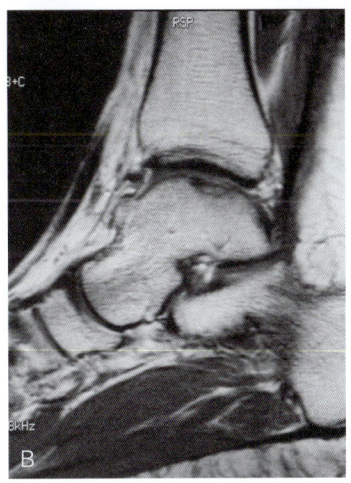

图1 A. 关节镜下距骨穹隆全层软骨缺损。B. 相应的MRI表现。

- 关节内的瘢痕。
- 腓骨肌腱半脱位或撕裂。
- 三角肌的断裂或破坏。
- 踝关节的撕脱性骨折。
- 骨间的韧带受伤。
- 跟骨前突骨折。
- 跟骨外侧肩部骨折。
- 软骨瘤病。
- 炎性关节疾病。
- PVNS。
- 退化性关节炎。

非手术治疗

- 在年轻的开放性疾病患者中,OCD可以保守治疗,完全缓解率高(图2)[7,53]。
- 急性骨软骨损伤可以保守治疗。急性病变(Ⅰ期和Ⅱ期)需要3周的制动固定。Ⅲ期和Ⅳ期病变应使用步行器,部分负重20 kg,持续6周[46]。然而,不稳定的骨软骨损伤,尤其是那些有分离碎片的骨软骨损伤,应该手术治疗。
- 偶然发现的OLT和成人OCD病例通常是预期治疗与

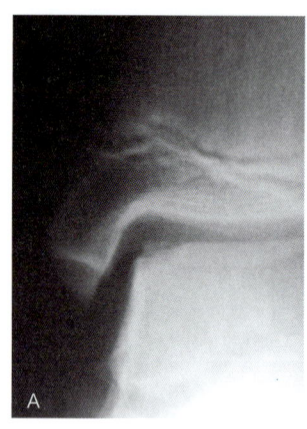
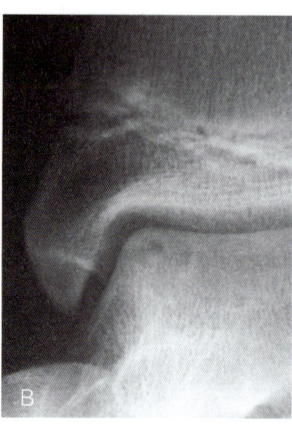

图2 A. 开放性骨骺儿童OCD。B. 6个月后，病灶经保守治疗痊愈。

定期随访[17,53]。
- 文献表明，慢性OLT，甚至更大的病变，也可以非手术治疗[49]。非手术治疗包括非甾体抗炎药、踝关节支具、物理治疗、皮质类固醇注射和注射润滑剂。目前，OLT的保守治疗不能促成软骨缺损的表面修复或愈合。

手术治疗

- 微骨折。
  - 关节镜下清理和微骨折通常是绝大多数OLT的初始手术治疗，65%～90%的患者获得满意的结果[6,31,45]。
  - 关节镜下OLT清理后，缺损软骨下骨通过专用锥子与多个不相邻的通道穿透，允许清除后的缺损由来自深层组织的未分化干细胞填充。
  - 在接下来的几个月里，这些细胞重组成（Ⅱ型）纤维软骨。
  - 纤维软骨的生物力学性能与透明软骨不同；纤维软骨的功能与周围的生理透明软骨不协调。文献表明，在大多数相对较小的OLT（2 cm²）中，微骨折是成功的[6,25]。
- 自体骨软骨移植［自体骨软骨移植（OATS）或软骨镶嵌成形术］和ACI通常是关节镜下清理、微骨折和钻孔失败时的二次手术。
- 由于＞2 cm²的OLT的微骨折预后较差，ACI可作为大缺损的首选手术[12]。
- 自体骨软骨圆柱体移植（OATS或软骨镶嵌成形术）[29,47]。
  - 在OATS或软骨镶嵌成形术技术中，骨软骨柱或骨栓可以从膝关节的低负荷区或距骨的内侧或外侧关节突处获得。这些骨栓被移植到缺损区，缺损区已经准备好了合适的大小。
  - 用高质量的透明软骨填充缺损表面的大部分[25]。
  - 这种技术的结果是令人满意的，但供体部位的发病率高达50%[43]。
  - 为了限制这些获得症状，骨软骨移植（OCT）可以成功应用于软骨缺损最多可达3 cm²时。尽管Hangody[29]对其进行了技术上的改进，但这种技术很难匹配距骨肩的缺损。此外，距骨软骨的特征与膝关节软骨的特征不同[11]。
- 同种异体骨软骨圆柱移植[27]。
  - 如果可行，骨软骨圆柱体可以从新鲜或新鲜冷冻的尸体距骨中取出。
  - 到目前为止，免疫反应还没有什么问题[37]。

术前计划

- 回顾所有影像学资料，MRI可提供软骨缺损的细节，CT可提供软骨下骨累及的细节[2,16,47]。
- 单纯软骨缺损或浅层骨软骨缺损均可采用常规ACI治疗，较深的骨软骨缺损需要"三明治技术"。
- 三明治技术包括两层骨膜。先将骨缺损处做好准备，然后移植骨重建软骨下骨结构。这个方法是这样的，第一层骨膜被放置在形成层之上，然后用常规方法处理：将第二层骨膜置于形成层之下。培养的软骨细胞被注射到这两层之间。或者，软骨缺损可以在第一阶段进行骨移植，而传统的ACI程序在第二阶段进行。这在膝关节是可行的，但在踝关节更具挑战性，这可能需要韧带松解或截骨以获得足够的暴露；如果没有必要，不应进行多次手术。
- 不需要骨膜瓣的基质软骨细胞可以直接放置在骨移植片上，这降低了对Ⅴ期病变的处理要求。基质软骨细胞可以黏附在缺损处，这样就可以在不截断内踝的情况下修复缺损[56]。
- 如果可能，应结合ACI确诊和纠正踝关节畸形和不稳定。

体位

- 获取软骨细胞：采用踝关节或膝关节的标准关节镜技术。

- Giannini等人[23]的研究表明，关节镜检查时脱落的OLT片段可能是ACI软骨细胞可接受的来源，另一个可能的来源是距骨的前部[5]。
- 软骨细胞移植：根据缺损的位置，患者仰卧位，腿轻微内旋或外旋。如果要获得髂嵴移植物，骨盆也需要准备好并铺巾，同侧骨盆用挡板支撑。另一种选择是，骨移植可以从跟骨、胫骨远端或胫骨近端获得，这些部位都是外科手术领域中为ACI准备的典型部位[19,21,42]。在手术过程中，真空床垫可以帮助调整患者的位置（图3）。

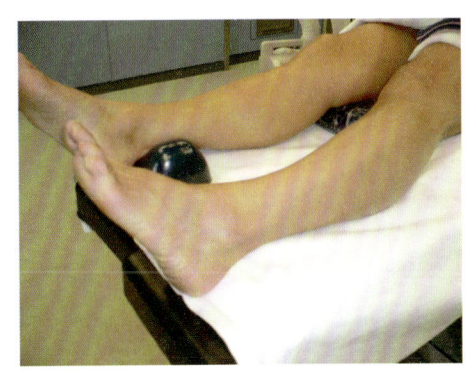

图3　标准仰卧位。

切口

- 获取软骨细胞：内侧和前外侧入路和后外侧入路提供关节的充分视野，并允许获取软骨细胞。
- 移植：根据OLT的位置，可以考虑在内踝和PTT之间采用内侧入路、内侧截骨入路、外侧入路（带或不带截骨）。ACI要求足够的暴露以准确缝合OLT周围的骨膜[22,25]。除了OLT位于距骨穹顶前部或后部的边缘，内侧广泛的OLT需要内踝截骨术，外侧广泛的OLT需要ATFL-CFL松解、外踝截骨术，或两者都用。
- 与软骨镶嵌成形术或OATS相比，一个主要的优势是不需要垂直通道。Muir等人[36]的研究表明，大部分距骨穹隆无需截骨即可进入，但对广泛的OLT也同意需要截骨术来充分暴露。

距骨内侧骨软骨损伤

- 有时，ACI手术可用于内侧OLT，采用前内侧或后内侧关节切开术[36]。根据笔者的经验，这些都是特殊情况，前内侧和后内侧病变的显露需要极度的术中踝关节跖屈和背屈。完整的三角肌韧带几乎不允许距骨相对于胫骨的任何移位。可以通过在胫骨前内侧形成凹槽来增强对前缺损的接触，但在前胫骨负重面上留下永久性缺损。笔者了解到，极度背屈可以显示一些后内侧OLT；但是，笔者也注意到，极度背屈会使后内侧神经血管束紧张，同时需要收缩牵拉神经血管束才可以适当进入病变处。有学者建议可以创建一个内踝窗，这样就不需要截骨术了[40]，但是笔者没有这种方法的经验。

斜行内踝截骨术

- 纵切口位于内踝上，类似于内踝骨折切开复位内固定切口。
- 前方关节切开术用于识别内踝和胫骨穹隆关节面之间的连接处，并可使OLT的前部可视化。
- 在胫骨后段，屈肌支持带打开，直接在胫骨后段发现PTT。PTT位于胫骨后内侧的槽内，位于其自身鞘内；趾长屈肌腱位于PTT的正后方，不应被误认为是PTT。
- 适当地牵拉PTT，后内侧神经血管束也会受到保护。
- 内踝截骨需要最小的骨膜剥离，事实上，笔者建议在内踝截骨片上留下尽可能多的骨膜，以维持愈合所需的血液供应。
- 为了优化软骨修复术后内踝截骨的复位，笔者建议对内踝进行预钻孔。在理想的截骨术中，两个平行的钻孔在关节外垂直放置，其方向与用于传统的内踝骨折切开复位和内固定的螺钉相同。这些钻孔的正确路线是通过透视确定的，包括在正面和侧面。
- 在透视指导下，倾斜地打入克氏针来指示截骨所需的平面。通常情况下，笔者打入这个导针比预期的截骨平面略偏近内侧，以允许锯片、凿子或两者都可以进入，而不需要移除引导截骨的导针。
- 因为不需要垂直进入OLT，所以可以像镶嵌成形术一样更保守地计划截骨术。通常，笔者计划在OLT内侧进入胫骨穹隆截骨。
- 截骨计划确定后，横切骨膜，保留大部分骨膜完整。采用冷盐水或无菌水冲洗以降低骨热坏死的风险，采用微矢状面锯斜切至胫骨穹隆软骨下骨水平。
- 用骨刀或凿子逐渐向关节面进入。建议采用间歇性透视引导，以确定正确的锯片或凿子方向，并确保在截骨的最后阶段距骨穹隆没有受到损伤。
- 然后内踝被显露出来，悬挂在三角韧带上。

- 即使再细的操作，截骨术也很少能在同一个平面上分离。尤其在后方，会有轻微的不规则，然而，这并不重要，因为当截骨面小时，这些不规则会提供更大的稳定性。
- 为了完全移除内踝骨碎片，必须从内踝上松解PTT腱鞘。
- 在软骨表面修复手术结束时，内踝复位，用2个踝螺钉在预钻孔轨道上加压固定。
- 为了限制垂直剪切效果，可以在截骨的近端放置防滑移螺钉或钢板。另外，除了2个预钻孔加压螺钉外，还可以小心地将第3个螺钉从内向外偏心地穿过截骨面。
- 解剖复位是通过观察截骨的前后位，并在前后位和斜位上进行透视来确定的。所有三种常规的踝关节透视检查都证实了螺钉在关节外的正确位置。
- 由于锯片的厚度，在选择的病例中，在截骨位置可以看到一个轻微的、不完整的间隙；尽管术后立即发现，既往经验是斜行内踝截骨都会在解剖位置愈合，很少有并发症。

距骨外侧骨软骨病变

- ATFL和CFL松解：一些外侧OLT与外踝关节外侧不稳定有关[33]。这种病理组合非常适合手术治疗，因为需要一种改良的Brostrom手术来稳定踝关节。如果发现外侧OLT没有外踝关节不稳定，那么外侧韧带松解后利用改良的Brostrom技术可以很容易地修复外侧OLT，尤其是因为外侧踝关节韧带没有被削弱。
- 腓骨通过纵向切口显露。如果韧带松解不充分，可伸缩的纵向切口有助于外踝截骨术。此外，如果相关病理涉及腓骨肌腱，则有必要延长纵向入路。
- 向后下方保护腓肠神经，向前方保护腓浅神经外侧支，识别和分离屈肌支持带。
- 在整个操作过程中，在腓骨远端和后缘的支持带深处，识别和保护腓骨肌腱。
- ATFL和CFL位于外侧踝关节囊复合体内。在远端腓骨上留下一个1 mm的囊袖，关节囊、ATFL和CFL被松解。踝关节跖屈并内翻；距骨向前半脱位，露出踝穴和OLT。
- 软骨表面修复后，距骨在踝穴处复位，并进行改良的Brostrom手术。这可以通过远端腓骨的缝合锚钉来实现，特别是通过骨间缝合来固定外踝关节囊的ATFL和CFL成分。
- 在韧带修复的张力过程中，距骨保持在后方（避免前平移），踝关节处于中性矢状位，后足轻微外翻。如Gould[26]所述，下伸肌支持带向远端腓骨推进，使修复更加稳定。

外踝截骨术

- 外踝截骨有几种不同的类型，令人惊讶的是，很少有详细的描述。笔者通常采用斜行腓骨截骨术，类似于Weber B型踝关节骨折。该手术入路同之前所述韧带松解。与内踝截骨术一样，要尽量减少骨膜剥离，首先预钻孔，截骨部位采用冷盐水或无菌水冲洗，以防止骨热坏死。
- 在进行截骨手术之前，先在计划的位置放置一个块小板，并预先钻孔。在保护软组织，特别是腓浅神经和腓骨肌腱的情况下，使用微矢状面锯从前向后斜向截骨。联合韧带没有被破坏，ATFL和CFL的松解联合腓骨截骨术可以被认为是改善内侧延伸较大的后外侧OLT暴露。
- 在软骨修复手术结束时，腓骨用预钻孔外侧腓骨板复位并固定，术中透视证实复位。在放置钢板之前，可以在截骨处放置一个拉力螺钉，但笔者不经常这样做。
- 和内踝截骨术一样，在做手术的病例中，锯片的厚度可能导致腓骨截骨部位出现轻微的、不完整的间隙。再次重申一下，尽管术后立即发现，但既往经验是斜内踝截骨在其解剖位置愈合，很少有并发症。

中央缺损

- 在Muir等人[36]的尸体模型中观察到，垂直进入距骨中央穹顶是不可能通过内侧和外侧截骨术实现的。Tochigi等人[50]描述了胫骨外侧截骨术，类似于Tillaux骨折，允许更大的内侧暴露延伸到外侧OLT。然而，Muir等人[36]注意到，这种截骨术仍然不能进入距骨中央穹隆。
- Sammarco和Makwana[44]描述的活板门截骨术，从胫骨远端移除前骨软骨楔块，可以进入选择的前中心OLT。虽然吸引人，截骨必须仔细计划，以适应在理想的位置有足够的探查空间，因为冠状面距骨平移是不可能的。此外，尽管采用了这种新方法，仍然不可能暴露相对罕见的后中心病变。

软骨细胞的获取

- 完成诊断性关节镜检查并确认所有病变。
- 使用刮匙,获取2～3种全厚度关节移植物,包括软骨下骨的浅层(技术图1)。移植物被转移到无菌容器中,并运送到实验室,使用专利程序,关节软骨基质被酶破坏分离软骨细胞,软骨细胞的培养需要2～6周,这取决于公司和首选的培养方法。
- 确保细胞被立即发送到公司,保持"冷链",所需的文件包括在盒子里。

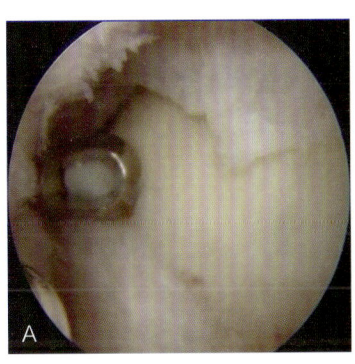 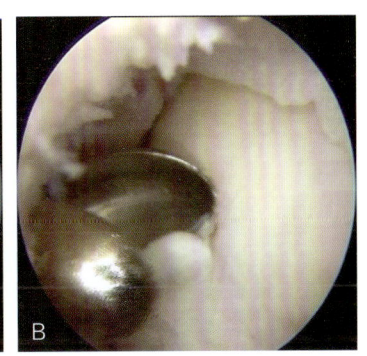

技术图1 A. 用刮板从距骨的腹侧采集软骨。B. 抓住小块软骨进行培养。

自体软骨细胞移植

- 为了避免损害软骨细胞的生存能力,使用止血带来维持一个不流血的领域。
- 笔者通常使用大腿止血带,虽然小腿止血带是可能的,但小腿肌肉的压迫可能会限制暴露和踝关节的操作,从而影响暴露。
- 暴露移植部位,尽管通过适当的截骨术或韧带松解术进行了足够的暴露,但对踝关节进行第二阶段的ACI手术,尤其是缝合骨膜瓣,可能会很乏味。基于基质的移植提供了一个显著的优势,其中用于移植的软骨细胞已经生长在胶原基质中。这些膜可以用纤维胶固定,缝线是可选的。对于膝关节,这两种技术已被证明具有相似的临床结果。在距骨,仍然缺乏科学证据,但笔者的既往经验表明,在这两种技术的结果相似。
- 用刮匙清除所有不稳定的软骨,创造一个健康、稳定的软骨边缘。软骨下骨缺损应完整。
- 如果存在浅的骨缺损,则切除硬化骨。尽管使用止血带,也可能会有出血,应该用肾上腺素海绵或少量纤维蛋白胶来控制。
- 如果出现更深的缺损,使用前面描述的"三明治技术"为移植的软骨细胞重建软骨下支架。任何骨囊肿都必须用自体骨移植来填充,最好是来自髂嵴或胫骨近端[21]。
- 打磨移植物,使移植物表面光滑。
- 用一张小纸片(来自无菌手套包)或铝箔(来自缝合包)测量缺损并创建模板。

骨膜瓣技术

- 将胫骨远端暴露在踝关节附近,确定一个合适的区域用于骨膜瓣的获得,暴露在骨膜的水平而不破坏它。
- 将模板放在骨膜上,并标出比模板大1～2 mm的轮廓线,骨膜获得应略大于模板,因为骨膜在获得后会有轻微的回缩或收缩。
- 在骨膜周围进行锐性分离到骨面,使用锋利的骨膜剥离器,将骨膜及其形成层直接从胫骨下表面提起,而不会在骨膜移植物上造成缺损。在将骨膜瓣从胫骨分离出来之前,笔者通常会在骨膜浅层做一个标记,以确定在转移到距骨时,笔者能够识别形成层。
- 小心地从骨膜移植物上分离覆盖的纤维组织或脂肪。
- 在确保OLT无血后,将骨膜瓣转移至OLT,形成层面向缺损。
- 用6-0 Vicryl线间断与周围关节软骨缝合,缝合间隔约3 mm。为了优化张力,可以先锚定转角。将线结放置于关节软骨上,而不是骨膜瓣上。此时省略最后缝合,残余缺损位于软骨细胞移植最容易进入的区域。
- 将纤维蛋白胶涂于骨膜瓣与健康关节软骨交界处的周围,特别是缝合线之间。
- 使用柔软的血管导管,将无菌盐水从最后的开口处注入,以确认密闭性。任何盐水都只能从这个最后的开口处流出。根据需要添加缝合线、纤维蛋白胶或两者都用。

- 软骨细胞是在一个小瓶中运送的,小瓶内部无菌,但外部有菌。在外科医生保持无菌技术的同时,小瓶可放置在单独的备用台上,同时将小瓶中的软骨细胞再悬浮并提取到无菌血管导管中。
- 通过骨膜瓣下的最后开口,将血管导管引入缺损。软骨细胞均匀分布,外科医生轻轻注射悬浮液。
- 取出血管导管,用最后的缝合线和更多的纤维蛋白胶密封剩余的孔隙。
- 纤维蛋白胶固化后,踝关节的活动度证实骨膜瓣是稳定的。
- 根据具体方法,通过韧带修复或截骨来稳定踝关节。
- ACI在距骨肩部病变的治疗中尚不完善,然而对于股骨滑车,一个精细执行的缝合模式可以使骨膜覆盖在肩部病变上,至少在一定程度上重建距骨的生理轮廓。骨膜首先在肩侧压紧,其次在距骨的背侧和中外侧压紧,ACI对距骨的选择是有效的。

基质诱导自体软骨细胞植入技术

- 在测量了缺损的大小后,使用基质诱导软骨细胞的技术不需要进一步的准备。该基质是稳定的,可以直接固定在OLT上。
- 从运输容器中取出移植物时要小心。特别是,避免挤压移植体(技术图2A、B)。
- 根据缺损的大小截取移植的组织。一些公司为此提供了特殊的钻头,移植的大小应与缺损的大小完全吻合,按照骨膜瓣的建议,准备大2 mm的移植物,可能会导致边缘重叠和缺乏稳定性。
- 将移植体植入缺损处,第一次固定是由于附着力。然后用6-0缝合线和纤维蛋白胶稳定边缘(技术图2C、D)。
- 检查移植的稳定性,小心活动踝关节背屈和跖屈。笔者建议限制术后活动,使移植至少部分被胫骨穹隆覆盖,以防止剪切力。在此步骤中可以检查术后最佳活动度。
- 在缝合伤口前插入一根关节内引流管,根据具体方法,通过韧带修复或截骨来稳定踝关节。

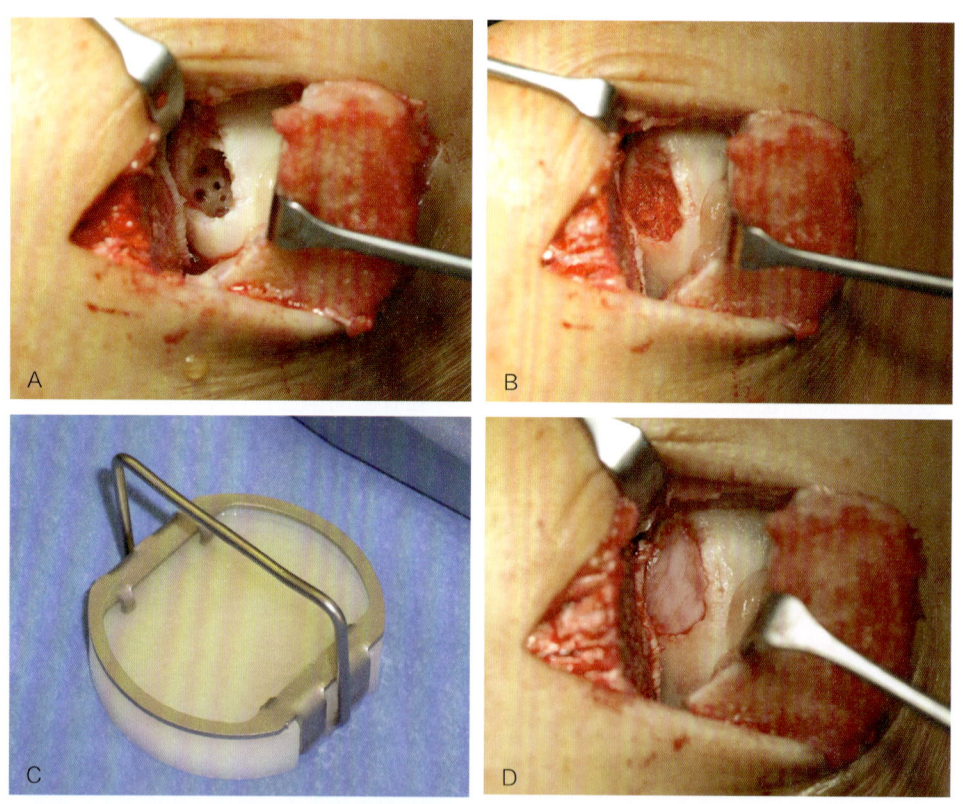

技术图2　A. 去除不稳定软骨和软骨下囊肿后,外伤性距骨穹隆内侧骨软骨损伤。囊肿的硬化壁有几个钻孔。B. 自体骨移植缺损。C. 容器内基质诱导的软骨细胞,准备移植。D. 基质诱导软骨细胞移植到缺损处,用纤维蛋白胶固定。

要点与失误防范

手术指征与术前计划	• 有相关的病理表现 • 全身性骨关节炎是一种禁忌证 • 无临床不稳定性 • 胫骨侧软骨完整 • 在MRI上软骨脱离的程度往往被低估,而骨反应往往被高估 • 软骨下囊肿的OLT对钻孔或微骨折反应较差。在这些病例中,ACI或MACI可被认为是主要的方法 • 弥漫性踝关节关节炎不适用于ACI和MACI,这些方法仅适用于局部缺损
取骨	• 从踝关节或同侧膝关节获取软骨细胞时要格外小心 • 如果没有完全破坏,脱落的软骨可以被利用 • 确保运输过程是适当的冷链
培养	• 这项服务由几家公司提供,它们提供了获取软骨细胞的培养基,在某些情况下,还提供了获取和移植软骨细胞的特殊工具
移植	• 小心准备足够大的区域来移植 • ACI或MACI必须有足够的暴露,这通常需要踝骨截骨术 • 术中应在截骨前和截骨后进行X线检查,截骨术应足以获得足够的OLT通路 • 不要挤压移植体(MACI) • 在注射软骨细胞(ACI)之前,确保骨膜瓣是不漏水的
康复	• 遵守康复计划,移植物需要时间来获得最终的稳定性和强度 • "太多,太快"是失败最常见的原因

术后处理

- 用无菌敷料覆盖伤口后,用背部夹板固定踝关节。
- 术后卧床48小时,踝关节不能移动,用支具固定。
- 术后48小时,引流管取出。关节连续被动运动。制动可能发生在较大的缺损或韧带延长修复时。
- 在术后6周内,患者允许承受部分体重(10 kg),可不负重活动,包括伴随的物理治疗(类似于复杂踝关节骨折术后切开复位内固定方案)。
- 6周后,关节负荷允许逐渐增加(每2周增加20~30 kg),直至达到全身重量。
- 12周后,允许在日常生活活动中负重,包括中等阻力的骑车和游泳。
- 6个月后,可以考虑增加体育活动(如慢跑和滑冰)。然而,将ACI或MACI患者带回职业体育领域的经验却很少。在既往经验中,笔者已经看到大多数患者能够回到休闲运动。
- 目前还不清楚患者能否重返接触性运动和对踝关节有高体能要求的运动没有可用的数据。

预后

- 关于这种新治疗理念的数据有限,也没有长期的研究。
- Brittberg等人[9]报道了他们的前14名连续治疗踝部ACI的患者的结果。在平均45个月的随访中,有12例被认为有所改善,其中11例有良好到极好的结果。
- 在一项对12名患者的前瞻性研究中,Baums等人[5]发现美国足踝协会(AOFAS)踝关节评分从43.5分提高到88.4分。
- Giannini等人[22]在26个月的平均随访中,报告了后足-踝AOFAS平均得分从26分提高到91分。12个月的组织学分析显示,所有8例标本均为透明软骨。
- 在另一个系列中,Giannini等人的研究显示,16例ACI患者的软骨细胞取自分离的OLT片段,与7例ACI患者的软骨细胞取自患者的同侧膝关节相比,差异无统计学意义。在两组中,后足-踝的AOFAS平均得分从54分提高到89分或90分。组织学表现、特异性软骨标志物表达、细胞活力、培养细胞增殖和再分化良好,分离片段培养软骨细胞的形态学和分子特征与生理性透明软骨相似[23]。
- 通过从分离的软骨碎片培养软骨细胞,可以避免供体部位的病变[23]。然而,通过从膝关节的空载区取出小片软骨,正如报道的从同侧膝关节获取骨软骨移植一样,供体位置问题的风险应该显著降低[43]。
- ACI后的MRI是具有挑战性的,植入后超过12个月可以发现水肿,特别是在延长骨移植。骨移植融合不完全、软骨下板不完整、高信号强度和水肿延长与较差的临床功能结果相关[10]。
- 结果的改善可以持续几年[4]。

并发症

- 在极少数情况下,获得的软骨细胞不适合培养。典型的原因是细胞活力不够或污染。在这种情况下,实验室会通知医生培养的软骨细胞情况。一种可能是做另一次关节镜来获取软骨细胞;当然,其他的治疗选择,如OATS或同种异体移植也可以考虑。

- 踝骨截骨延迟愈合:如果在连续的X线片上观察到愈合的进展,即使非常缓慢,笔者的经验是截骨术最终会愈合而没有并发症。然而,如果注意到截骨术有移位风险影响到愈合的进展,则需要及时翻修、切开复位和植骨内固定。
- 移植组织的失败包括移植组织的脱落、脱层或骨化。尤其在骨膜瓣技术中,骨化是导致手术失败的常见原因。MACI技术中的骨化尚未见报道。
- 应用"三明治技术"治疗的V期病变中软骨下骨移植的再吸收可导致移植失败。
- 肥大:纤维组织可在移植物宿主关节连接处或踝关节内形成,引起撞击,并可有效清除症状。ACI尤其容易发生纤维化或肥厚,在特定情况下,关节镜下清理对消除机械症状和避免移植物脱层至关重要。
- OLT的疼痛来源仍不明确,软骨表面修复手术的成功率肯定不是100%。因此,即使没有任何明显的并发症,疼痛也可能持续。
- 如果临床结果不令人满意,并且后续影像学研究提示移植物受累,踝关节镜检查是必要的。虽然重建关节段的移植物吸收或分层的失败可能是不可逆的,但并非所有的持续性症状都是由这些现象引起的。第二次关节镜检查可能表明软骨表面修复手术是成功的,但不足以修复表面比最初确定的更大面积的病变距骨。
- 在从膝关节获取软骨细胞的ACI中,存在持续性膝关节症状的风险。报道的持续性膝关节症状的患病率从低于10%[22,29,47]到50%[43]不等。术前教育患者了解这种风险是很重要的。由于Giannini等人的[23]研究表明,分离的OLT片段培养的软骨细胞与取自患者同侧膝关节的软骨细胞之间没有统计学上的显著差异,因此笔者总是从踝关节采集软骨细胞,以将供体位置问题的风险降到最低[5]。根据笔者这样做的经验,没有发现这个方法有什么缺点。
- 一般外科并发症,如深静脉血栓形成,伤口愈合问题或感染也是可能的。

(蒋仕林 译,刘旭东 燕晓宇 审校)

参考文献

[1] Al-Shaikh RA, Chou LB, Mann JA, et al. Autologous osteochondral grafting for talar cartilage defects. Foot Ankle Int 2002;23:381-389.

[2] Barnes CJ, Ferkel RD. Arthroscopic debridement and drilling of osteochondral lesions of the talus. Foot Ankle Clin 2003;8:243-257.

[3] Bartlett W, Skinner JA, Gooding CR, et al. Autologous chondrocyte implantation versus matrix-induced autologous chondrocyte implantation for osteochondral defects of the knee: a prospective, randomised study. J Bone Joint Surg Br 2005;87(5):640-645.

[4] Battaglia M, Vannini F, Buda R, et al. Arthroscopic autologous chondrocyte implantation in osteochondral lesions of the talus: mid-term T2-mapping MRI evaluation. Knee Surg Sports Traumatol Arthrosc 2011;19:1376-1384.

[5] Baums MH, Heidrich G, Schultz W, et al. Autologous chondrocyte transplantation for treating cartilage defects of the talus. J Bone Joint Surg Am 2006;88(2):303-308.

[6] Becher C, Thermann H. Results of microfracture in the treatment of articular cartilage defects of the talus. Foot Ankle Int 2005;26:583-589.

[7] Benthien RA, Sullivan RJ, Aronow MS. Adolescent osteochondral lesion of the talus. Ankle arthroscopy in pediatric patients. Foot Ankle Clin 2002;7:651-667.

[8] Berndt AL, Harty M. Transchondral fractures (osteochondritis dissecans) of the talus. J Bone Joint Surg Am 1959;41(6):988-1020.

[9] Brittberg M, Peterson L, Sjögren-Jansson E, et al. Articular cartilage engineering with autologous chondrocyte transplantation. A review of recent developments. J Bone Joint Surg Am 2003;85-A (suppl 3):109-115.

[10] Caumo F, Russo A, Faccioli N, et al. Autologous chondrocyte implantation: prospective MRI evaluation with clinical correlation. Radiol Med 2007;112:722-731.

[11] Cole AA, Margulis A, Kuettner KE. Distinguishing ankle and knee articular cartilage. Foot Ankle Clin 2003;8:305-316.

[12] Cuttica DJ, Smith WB, Hyer CF, et al. Osteochondral lesions of the talus: predictors of clinical outcome. Foot Ankle Int 2011;32:1045-1051.

[13] Dickhut A, Dexheimer V, Martin K, et al. Chondrogenesis of human mesenchymal stem cells by local transforming growth factor-beta delivery in a biphasic resorbable carrier. Tissue Eng Part A 2010;16:453-464.

[14] DiGiovanni BF, Fraga CJ, Cohen BE, et al. Associated injuries found in chronic lateral ankle instability. Foot Ankle Int 2000;21:809-815.

[15] Dipaola JD, Nelson DW, Colville MR. Characterizing osteochondral lesions by magnetic resonance imaging. Arthroscopy 1991;7:101-104.

[16] Easley ME, Scranton PE Jr. Osteochondral autologous transfer system. Foot Ankle Clin 2003;8:275-290.

[17] Elias I, Jung JW, Raikin SM, et al. Osteochondral lesions of the talus: change in MRI findings over time in talar lesions without operative intervention and implications for staging systems. Foot

Ankle Int 2006;27:157-166.

[18] Elias I, Zoga AC, Morrison WB, et al. Osteochondral lesions of the talus: localization and morphologic data from 424 patients using a novel anatomical grid scheme. Foot Ankle Int 2007;28:154-161.

[19] Feeney S, Rees S, Tagoe M. Tricortical calcaneal bone graft and management of the donor site. J Foot Ankle Surg 2007;46:80-85.

[20] Ferkel RD, Sgaglione NA. Arthroscopic treatment of osteochondral lesions of the talus: long-term results. Orthop Trans 1993;17:1011.

[21] Geideman W, Early JS, Brodsky J. Clinical results of harvesting autogenous cancellous graft from the ipsilateral proximal tibia for use in foot and ankle surgery. Foot Ankle Int 2004;25:451-455.

[22] Giannini S, Buda R, Grigolo B, et al. Autologous chondrocyte transplantation in osteochondral lesions of the ankle joint. Foot Ankle Int 2001;22:513-517.

[23] Giannini S, Buda R, Grigolo B, et al. The detached osteochondral fragment as a source of cells for autologous chondrocyte implantation (ACI) in the ankle joint. Osteoarthritis Cartilage 2005;13:601-607.

[24] Giannini S, Buda R, Vannini F, et al. One-step bone marrow-derived cell transplantation in talar osteochondral lesions. Clin Orthop Relat Res 2009;467:3307-3320.

[25] Giannini S, Vannini F. Operative treatment of osteochondral lesions of the talar dome: current concepts review. Foot Ankle Int 2004;25:168-175.

[26] Gould N. Repair of lateral ligament of ankle. Foot Ankle 1987;8:55-58.

[27] Gross AE, Agnidis Z, Hutchison CR. Osteochondral defects of the talus treated with fresh osteochondral allograft transplantation. Foot Ankle Int 2001;22:385-391.

[28] Guhl JF. Arthroscopic treatment of osteochondritis dissecans. Clin Orthop Relat Res 1982;(167):65-74.

[29] Hangody L. The mosaicplasty technique for osteochondral lesions of the talus. Foot Ankle Clin 2003;8:259-273.

[30] Hepple S, Winson IG, Glew D. Osteochondral lesions of the talus: a revised classification. Foot Ankle Int 1999;20:789-793.

[31] Kelbérine F, Frank A. Arthroscopic treatment of osteochondral lesions of the talar dome: a retrospective study of 48 cases. Arthroscopy 1999;15:77-84.

[32] Koch S, Kampen WU, Laprell H. Cartilage and bone morphology in osteochondritis dissecans. Knee Surg Sports Traumatol Arthrosc 1997;5:42-45.

[33] Komenda GA, Ferkel RD. Arthroscopic findings associated with the unstable ankle. Foot Ankle Int 1999;20:708-713.

[34] Mandelbaum BR, Gerhardt MB, Peterson L. Autologous chondrocyte implantation of the talus. Arthroscopy 2003;19(suppl 1):129-137.

[35] McCullough CJ, Venugopal V. Osteochondritis dissecans of the talus: the natural history. Clin Orthop Relat Res 1979;(144):264-268.

[36] Muir D, Saltzman CL, Tochigi Y, et al. Talar dome access for osteochondral lesions. Am J Sports Med 2006;34:1457-1463.

[37] Myerson MS, Neufeld SK, Uribe J. Fresh-frozen structural allografts in the foot and ankle. J Bone Joint Surg Am 2005;87(1):113-120.

[38] Nehrer S, Spector M, Minas T. Histologic analysis of tissue after failed cartilage repair procedures. Clin Orthop Relat Res 1999;(365):149-162.

[39] Outerbridge RE. The etiology of chondromalacia patellae. J Bone Joint Surg Br 1961;43-B:752-757.

[40] Oznur A. Medial malleolar window approach for osteochondral lesions of the talus. Foot Ankle Int 2001;22:841-842.

[41] Radke S, Vispo-Seara J, Walther M, et al. Osteochondral lesions of the talus—indications for MRI with a contrast agent [in German]. Z Orthop Ihre Grenzgeb 2004;142:618-624.

[42] Raikin SM, Brislin K. Local bone graft harvested from the distal tibia or calcaneus for surgery of the foot and ankle. Foot Ankle Int 2005;26:449-453.

[43] Reddy S, Pedowitz DI, Parekh SG, et al. The morbidity associated with osteochondral harvest from asymptomatic knees for the treatment of osteochondral lesions of the talus. Am J Sports Med 2007;35:80-85.

[44] Sammarco GJ, Makwana NK. Treatment of talar osteochondral lesions using local osteochondral graft. Foot Ankle Int 2002;23:693-698.

[45] Schuman L, Struijs PA, van Dijk CN. Arthroscopic treatment for osteochondral defects of the talus. Results at follow-up at 2 to 11 years. J Bone Joint Surg Br 2002;84(3):364-368.

[46] Scranton PE. Osteochondral lesions of the talus. In: Nunley JA, Pfeffer GB, Sanders RW, et al, eds. Advanced Reconstruction Foot and Ankle, ed 1. Rosemont, IL: AAOS, 2004:261-266.

[47] Scranton PE Jr, Frey CC, Feder KS. Outcome of osteochondral autograft transplantation for type-V cystic osteochondral lesions of the talus. J Bone Joint Surg Br 2006;88(5):614-619.

[48] Shea MP, Manoli A II. Osteochondral lesions of the talar dome. Foot Ankle 1993;14:48-55.

[49] Shearer C, Loomer R, Clement D. Nonoperatively managed stage 5 osteochondral talar lesions. Foot Ankle Int 2002;23:651-654.

[50] Tochigi Y, Amendola A, Muir D, et al. Surgical approach for centrolateral talar osteochondral lesions with an anterolateral osteotomy. Foot Ankle Int 2002;23:1038-1039.

[51] Toth AP, Easley ME. Ankle chondral injuries and repair. Foot Ankle Clin 2000;5:799-840.

[52] Walther M, Martin K. Scaffold based reconstruction of focal full thickness talar cartilage defects. Clin Res Foot Ankle 2013;1:115. doi:10.4172/2329-910X.1000115.

[53] Wester JU, Jensen IE, Rasmussen F, et al. Osteochondral lesions of the talar dome in children. A 24 (7-36) year follow-up of 13 cases. Acta Orthop Scand 1994;65:110-112.

[54] Whittaker JP, Smith G, Makwana N, et al. Early results of autologous chondrocyte implantation in the talus. J Bone Joint Surg Br 2005;87(2):179-183.

[55] Wiewiorski M, Leumann A, Buettner O, et al. Autologous matrix-induced chondrogenesis aided reconstruction of a large focal osteochondral lesion of the talus. Arch Orthop Trauma Surg 2011;131:293-296.

[56] Young KW, Deland JT, Lee KT, et al. Medial approaches to osteochondral lesion of the talus without medial malleolar osteotomy. Knee Surg Sports Traumatol Arthrosc 2010;18:634-637.

[57] Zheng MH, Willers C, Kirilak L, et al. Matrix-induced autologous chondrocyte implantation (MACI): biological and histological assessment. Tissue Eng 2007;13:737-746.

第85章 改良 Brostrom 和 Brostrom-Evans 方法

Modified Brostrom and Brostrom-Evans Procedures

Paul J. Hecht, Justin S. Cummins, Dean C. Taylor, and Mark E. Easley

定义

- 踝关节外侧损伤是运动人群中最常见的肌肉骨骼损伤。
- 在一般人群中,多年报道的发病率高达7/1 000。
- 10%~20%的扭伤进展为一些慢性综合征。
- 确定患者的不稳定性是功能性(即主观无力)还是机械性(即运动超出正常生理极限)对于制订治疗建议很重要。

解剖

- 踝关节外侧韧带复合体由前距腓前韧带(ATFL)、跟腓韧带(CFL)和距腓后韧带(PTFL)组成。
- ATFL 起源于腓骨远端的前侧面,并插入距骨颈的侧面。它往往定义不清,在长期扭伤的踝关节,可能表现为一个囊膜扩张。
- ATFL 限制了距骨的前移,踝关节处于中立位,当踝关节跖屈时,ATFL 成为初始的限制内翻结构。
- CFL 来源于腓骨尖端和跟骨侧壁上的附着点(图1A、B)。
  - CFL 的直径为4~6 mm,长度为13 mm,从腓骨尖端向后10°~45°。
  - CFL 的功能是抵抗踝关节处于中立位时的内翻。
- 距骨的前缘比后缘宽,这使得踝关节在跖屈时更容易内翻损伤。
- 腓骨肌腱为踝关节提供动态稳定性。

发病机制

- 踝关节在跖屈时收到内翻应力是最常见的损伤机制。
- ATFL 通常是第一个受伤韧带,其次是CFL。
- 韧带断裂最常见的是中段撕裂或从距骨上撕脱。

自然病程

- 尽管踝关节外侧损伤的发生率相对较高,但大多数患者在非手术治疗中表现良好。
- 患者在经历最初的损伤后,再次发生外踝扭伤的风险增加,并且不能完全恢复。
- 慢性外侧不稳定可能导致踝关节功能逐渐丧失和踝关节骨性关节炎的发生。

病史和体格检查

- 慢性踝关节不稳定的患者经常出现疼痛,以及轻微刺激引起的多发性扭伤。
- 症状持续时间、引起扭伤的事件类型、功能支具的需要和以前的治疗对于确定治疗建议很重要。
- 如果在不稳定发作之间出现疼痛,也应考虑踝关节周围的其他损伤。
- 前抽屉试验,如果与对侧踝关节有明显不同的骨性终点则为明显阳性。
- 检查技术包括:
  - 触诊:触诊 ATFL、CFL、结缔组织、内踝和外踝、腓骨肌腱、第5跖骨基底和跟骨前突。

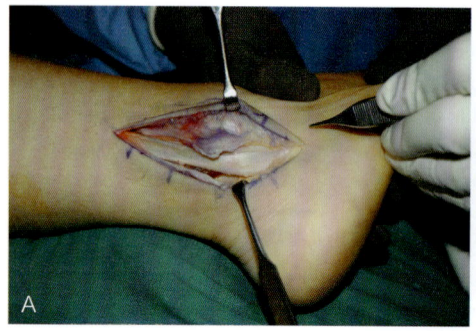 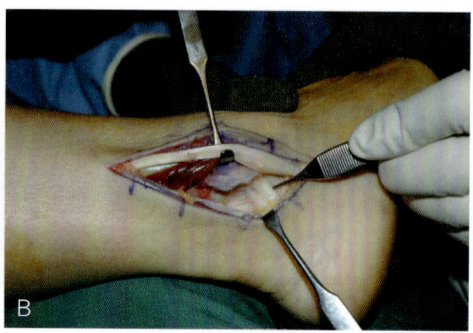

图1 如修复腓骨肌腱脱位的手术所示,CFL 位于腓骨肌腱深面。A. 腓骨肌腱的解剖位置。B. 当腓骨肌腱收缩时确认为CFL。

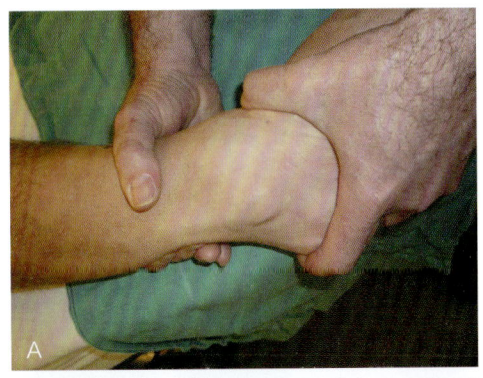

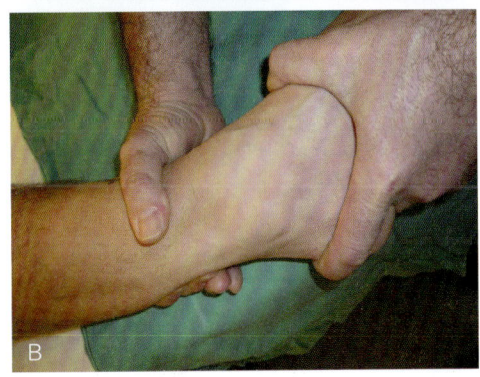

图2 前抽屉试验。A. 踝关节复位。B. 前半脱位。

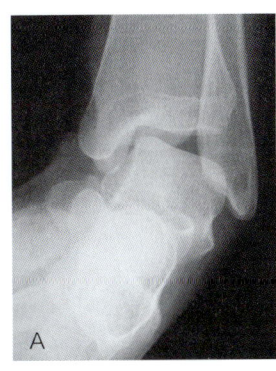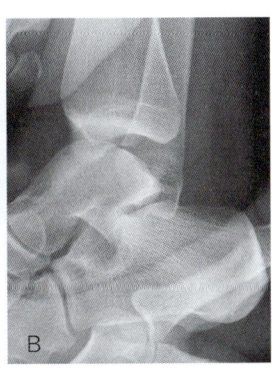

图3 X线片下应力试验。A. 距骨倾斜试验阳性。B. 前抽屉试验阳性。

- 前抽屉试验(图2A、B)：踝关节固定在跖屈处，距骨相对于胫骨向前移动。如果内侧结构完好，位移是有旋转的。比对侧踝关节多5 mm的相对平移或有9~10 mm的绝对平移是前抽屉试验阳性，提示有不完整的ATFL。ATFL损伤分级包括：Ⅰ，拉伸；Ⅱ，部分撕裂；Ⅲ，完全破裂；在急诊最有助于评估哪些结构受到损伤。
- 距骨倾斜：踝关节中立位脚后跟内翻，活动度与对侧踝关节比较，内翻角度增加提示CFL损伤。
- 力线：评估后足站立的力线，后足内翻位的踝关节容易发生内翻损伤。

影像学和其他诊断性检查

- 标准摄片应包括站立的前后位(AP)、侧位和踝穴位片，以评估胫骨前缘骨赘、距骨外生骨疣、距骨软骨病变或关节内游离体。
- 可通过踝关节内翻应力穴位片评估距骨倾斜(图3A)。
  - 还应获得对侧踝关节的对照片。
  - 距骨倾斜角度大于10°，或大于对侧踝关节5°，被认为是病理性松弛。
- 前向平移应力射线片可通过进行前抽屉试验和拍摄侧位X线片(图3B)获得。
  - 还应获得对侧踝关节的对照应力片。
  - 前移大于对侧踝关节5 mm，或绝对值>9 mm，提示不稳定。
- 应力X线片可能有帮助，但体格检查仍然是评估不稳定性的金标准。
- MRI可用于评估韧带损伤、腓骨肌腱病理学和疑似骨软骨损伤。

鉴别诊断

- 距骨侧突骨折。
- 跟骨前突骨折。
- 第5跖骨基底部骨折。
- 跗骨桥。
- 距骨或胫骨骨软骨损伤。
- 距下不稳定。
- 结缔组织损伤。
- 腓浅神经或腓肠神经的神经失用。
- 腓骨肌腱撕裂。
- 腓骨不稳定。
- 跗骨窦综合征。
- 踝关节前外侧软组织撞击。

非手术治疗

- 物理治疗应是慢性不稳定患者的首选方法。
  - 本体感觉训练和腓骨肌腱强化训练是最重要的特征。
  - 治疗的持续时间因力量差别和项目强度而异。
- 用绷带或支具对踝关节进行外部稳定是有效的。
  - 绷带固定提供胫距关节稳定性，但随着活动会迅速失效。
  - 可重复使用的支架具有类似的稳定性，但不会因为活动而失效。
- 当足或踝关节关节力线所致不稳定时，也可使用矫形装置和矫形鞋。

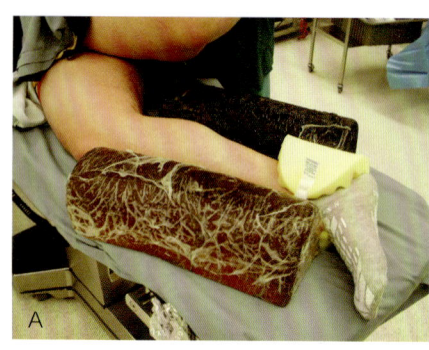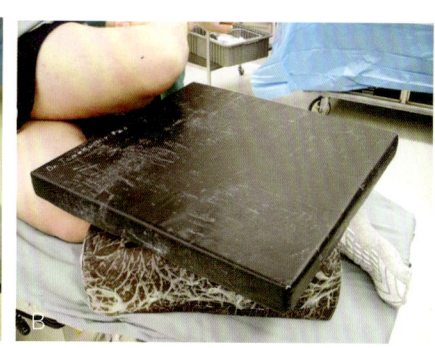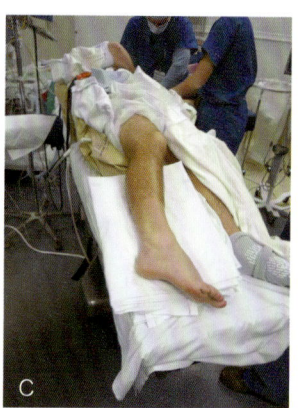

图4 当患者处于侧卧位时，非手术肢体应加垫。A. 凝胶垫中的非手术腿。B. 在保护非手术腿的情况下，可以使用平台来方便手术腿的定位。C. 或者，在侧卧位定位，使用一堆折叠的床单让手术腿放松。

手术治疗

- 如果患者3～6个月的保守治疗失败，并且持续出现功能和机械不稳定的体征和症状，将成为改良Brostrom手术或改良Brostrom-Evans手术的候选者，这是改良Brostrom手术和改良Evans手术的组合，其中腓骨短肌（PR）的前50%以肌腱附着在腓骨上。
- Brostrom-Evans手术的适应证。
  - 需要比较大的限制内翻的运动员或患者，如足球巡线员，他们不需要像后卫那样的后足灵活性。
  - 计划解剖修复，但比预期的不稳定性更大，尤其是在内翻应力的情况下，并且在术中确定需要比仅用改良的Brostrom手术更大的对内翻的限制。
  - 腓骨短肌纵向撕裂的踝关节外侧不稳定。

术前计划

- 必须考虑病史，这种解剖修复的相对禁忌证是全身性韧带松弛，这可能在Ehlers-Danlos综合征中遇到。
- 仔细体格检查，如果出现足跟内翻，则应考虑采用Dwyer型跟骨截骨术。
- 如果存在骨软骨损伤，在重建韧带时应结合关节镜或开放性手术治疗骨软骨缺损。

体位

- 将患者置于侧卧位，在骨突起处垫上适当的衬垫，以避免损伤皮下结构（图4A、B）。
- 手术台上使用靠垫或毯子。
- 用4条或5条毛巾做的"包块"至于踝关节近侧，形成内翻或内翻位，以便更好地暴露外侧；或者放在踝关节远端形成外翻或外翻位，以接近修复的边缘（图4C）。

入路

- 两种常用切口。
  - J形切口（图5A）。
    - 切口是从腓骨远端沿其前缘踝穴近侧平面的位置开始的。
    - 不提供最佳的腓骨肌腱通道。
  - 弧形延长暴露（图5B）。
    - 腓骨后端弧形切口，延伸到跗骨窦区。
    - 全面暴露前踝、ATFL、CFL和腓骨肌腱。

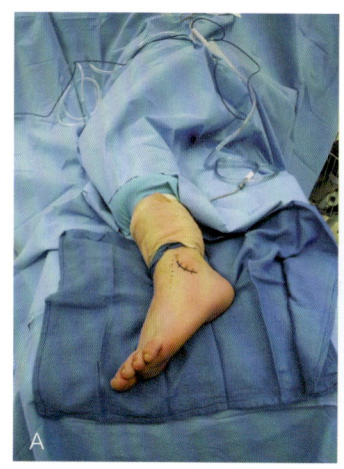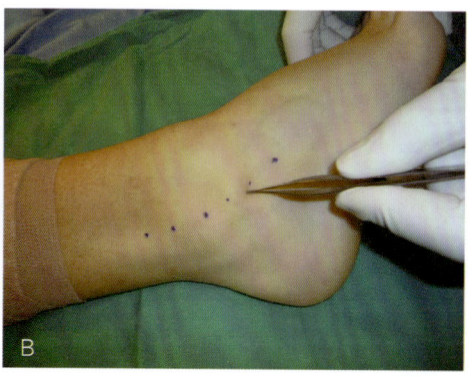

图5 A. 关于腓骨前远端的传统J形切口。B. 外踝弧形延长暴露切口。这一方法有助于暴露腓骨肌腱；用于有相关的腓骨肌腱病理改变。

改良Brostrom术解剖缝合固定修复踝关节外侧副韧带

- 给予围手术期抗生素。
- 按描述摆放体位，放置大腿止血带，并进行标准骨科手术准备和铺巾，止血带充气。
- 切口如手术治疗部分（技术图1A）所述。
- 将包块放在踝关节近侧，进行解剖以分离下伸肌支持带。
- 关节囊与皮肤切口成一条直线切开，位于腓骨前缘的远端。ATFL可能可见，也可能不可见。
- 检查CFL，这种检查连同术前评估用来决定是否需要修复韧带。
- 检查关节是否有软骨损伤。
- 在腓骨前部和外侧进行骨膜下剥离，将皮瓣提起3～6 mm宽。
- 使用刮匙和咬骨钳，在腓骨前缘的前侧面和侧面形成一个槽，深约3 mm，宽约3 mm。
- 如果不需要CFL修复，则将一个带2根2号纤维缝合线的骨皮质锚钉拧入槽中央。如果进行了CFL修复，则再使用第二个带2号纤维线的锚钉（技术图1B）。
- 彻底冲洗关节，并开始精确修复。移动包块，使其位于足外侧边缘下方，如有必要，在修复CFL前，将距下关节和踝关节置于外翻位置。
- 关节囊韧带和ATFL修复是通过将缝线从深到浅以水平的方式缝合进行的。"韧带"通过在腓骨处形成凹槽而缩短。如果需要进一步缩短，可以从远端切割边缘修剪关节囊。
- 通过使用2-0可吸收缝线8字缝合将下伸肌支持带缝合到骨膜瓣，形成第二层强化修复层。
- 皮肤分层闭合，皮下层3-0可吸收缝线缝合，皮肤使用订书钉或皮下缝合。
- 使用敷料，并使用短腿非承重夹板。

案例示例（由Mark E. Easley提供）

- 在麻醉下检查确认踝关节不稳定。
- 在腓骨后端做一个弧形切口，一直延伸到跗窦区（技术图2）。
  - 保护腓肠神经后方浅表的腓浅神经。
- 准备下伸肌支持带。
  - 识别并移动下伸肌支持带（技术图3A、B）。
  - 相对较薄的浅表结构。
- 识别、检查和保护腓骨肌腱（技术图3C、D）。
- 前关节切开术。
  - 分离关节囊，包括ATFL和CFL（技术图4A、B）。
  - 保护腓骨肌腱（技术图4C）。
  - 切除胫腓前下韧带（Bassett韧带）（技术图4D）。
    - 通常出现在踝关节扭伤后。
    - 踝关节前外侧软组织撞击的可能性。

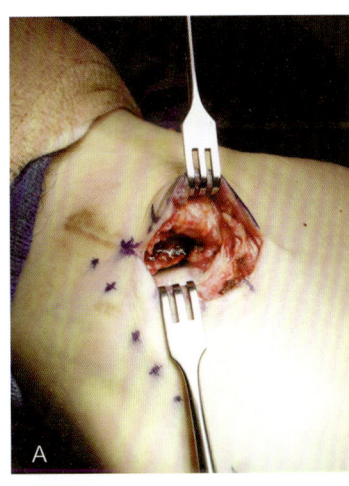
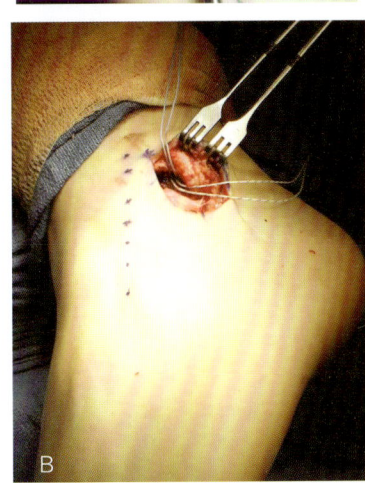

技术图1 A. 传统入路实行改良Brostrom手术修复。B. 带线锚钉置于腓骨远端。

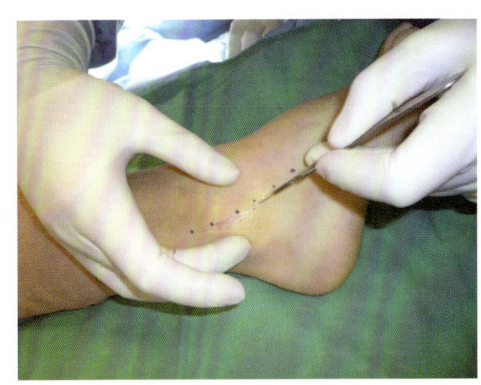

技术图2 踝关节外侧副韧带的弧形延长切口。

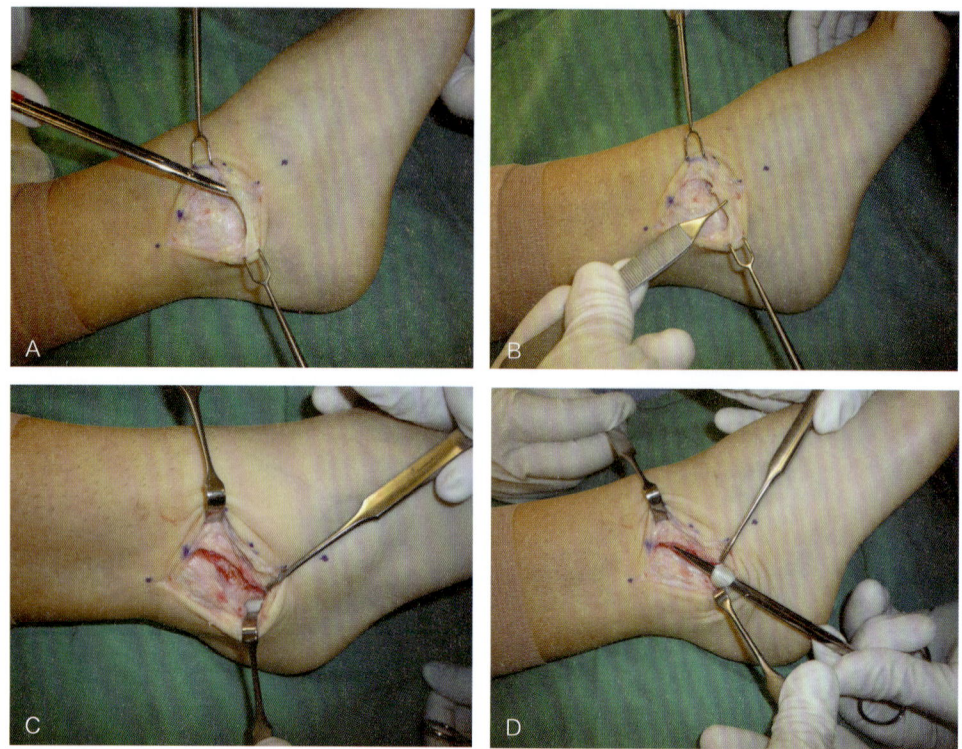

技术图3 A、B. 调动下伸肌支持带，以加强修复（Brostrom方法的Gould改良）。A.识别下伸肌支持带。B. 展示支持带可以向前提拉。C、D. 识别、检查和保护腓骨肌腱。C. 识别肌腱。D. 检查肌腱。

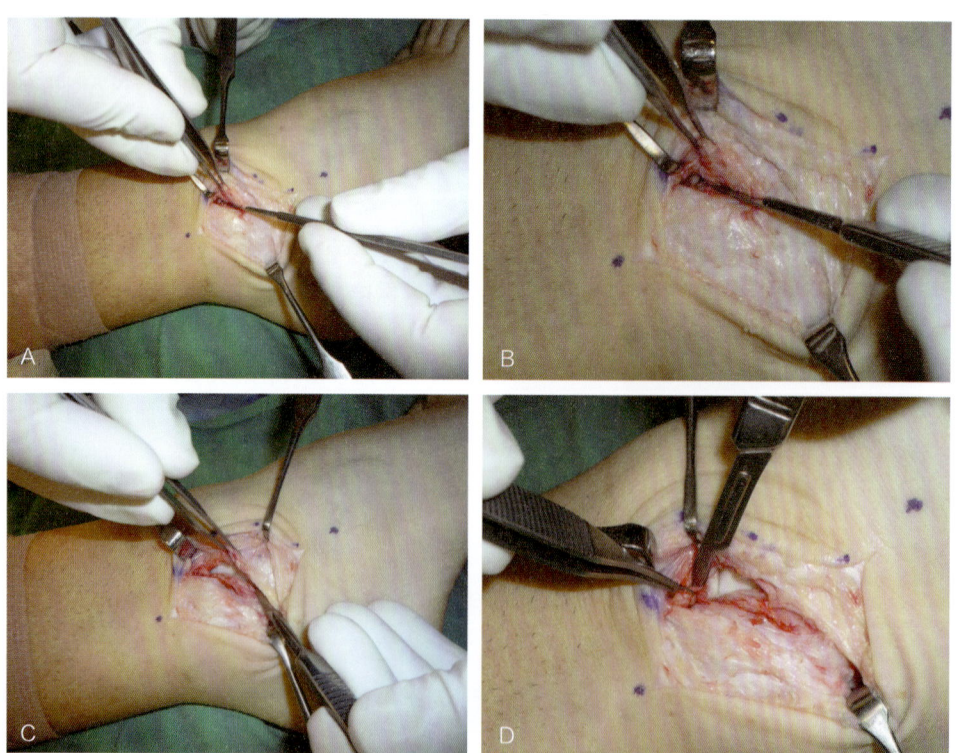

技术图4 前关节囊切开术。A～C. 前外侧囊从腓骨远端提升。D. 暴露胫前外侧关节，检查距骨关节软骨，切除肥大的胫腓前下韧带（Basset韧带）（多发性踝关节扭伤后，经常发生踝关节前外侧软组织撞击）。

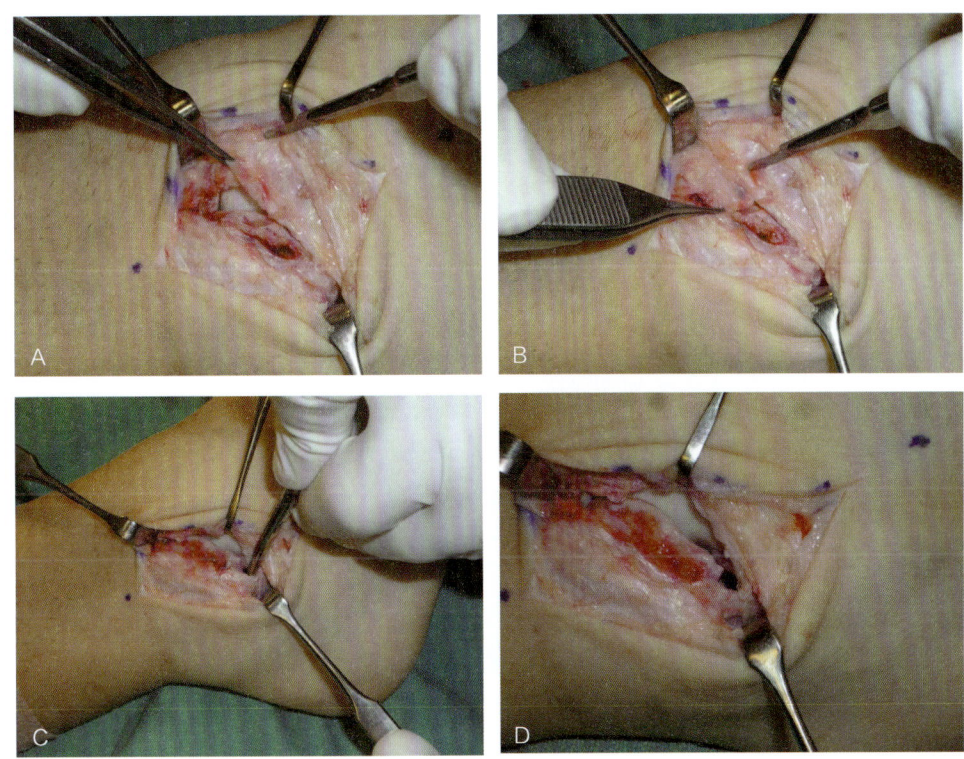

技术图5 识别外侧关节囊内的ATFL和CFL,这些结构代表外侧关节囊内的复合体。A、B. ATFL及其在腓骨上的解剖位置。C、D. CFL通过踝关节/后足内翻进行鉴定和功能测试。

- 检查外侧距骨穹隆是否有软骨缺损。
- 识别ATFL和CFL(技术图5A~D),这些是关节囊内的复合体。
- 开发腓骨远端骨膜瓣(技术图6A、B),作为额外的修复加强。
- 准备腓骨前远端,以便再次连接囊和韧带。
  - 用一个咬骨钳制造一个槽(技术图6C)。
  - ATFL和CFL的解剖足迹预先为缝合锚定钻孔(技术图6D、E)。
- 放置缝合锚钉(技术图7A、B)。
  - 调整它们的方向,使它们不会。
    - 相互干扰。
    - 干扰关节。
    - 侵犯腓骨后皮质,刺激腓骨肌腱。
  - 测试缝合锚的稳定性(技术图7C)。
    - 用锚钉提拉肢体,即使锚钉失效,笔者希望现在就这样做,这样问题就可以即刻得到纠正。
- 将各缝线穿过CFL、相邻关节囊和ATFL(技术图7D~F)。
- 测试缝合线,确保它们确实将关节囊的适当部分推进到腓骨远端的所需位置(技术图7G)。
- 正确定位踝关节以固定缝线(技术图8A)。
  - 复位踝穴内的距骨。
  - 避免距骨在踝穴内前移。
  - 踝关节背屈至中立位。
  - 保持轻微的后足外翻。

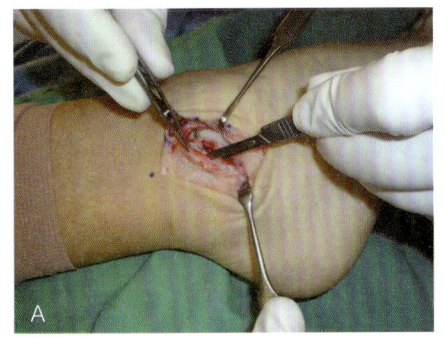
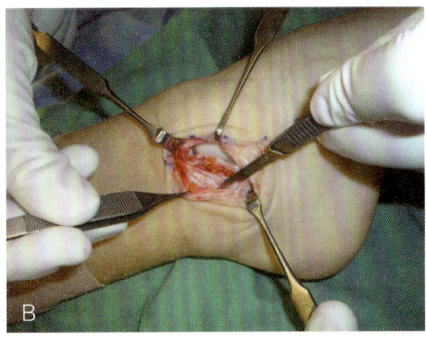

技术图6 腓骨远端骨膜瓣。这种骨膜瓣可以开发成另一层修复。A、B. 移动腓骨远端骨膜瓣。

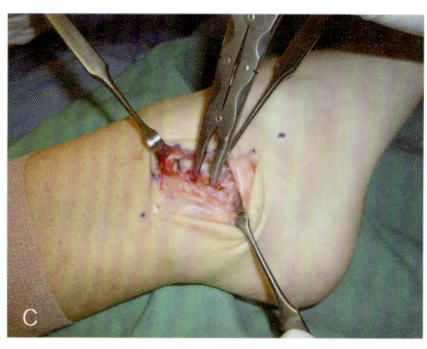
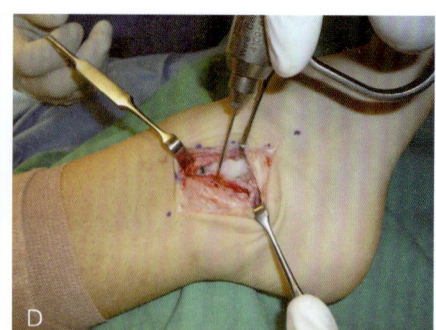
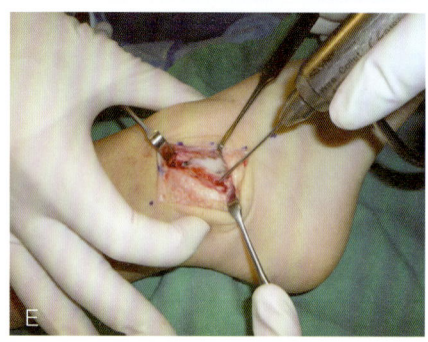

技术图6（续） C. 使用咬骨钳准备远端腓骨以重新连接关节囊。D、E. 缝合锚钉的预钻孔。首先，在ATFL的解剖足迹上钻孔。其次，在CFL的解剖足迹上钻孔。

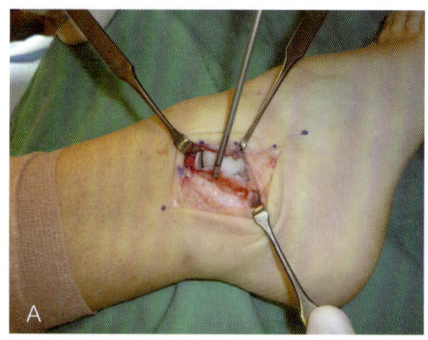
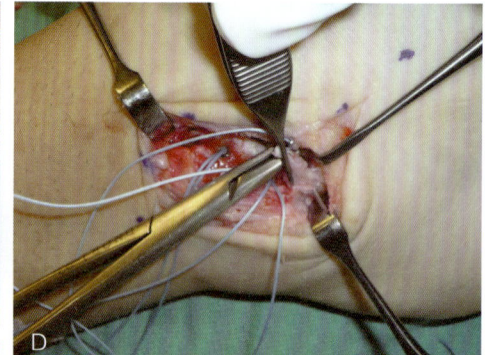
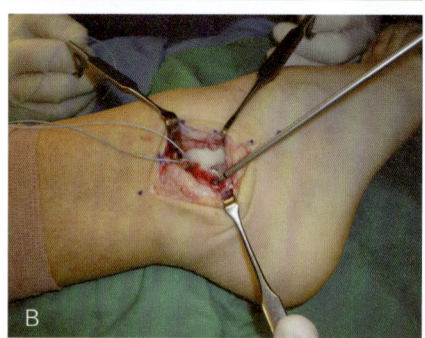
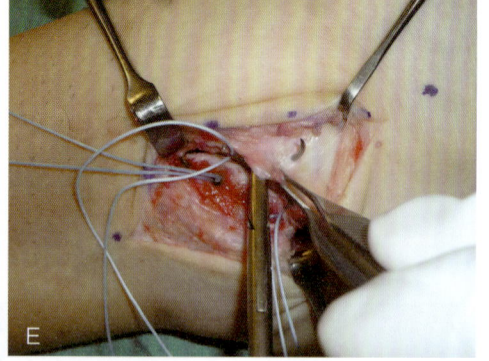
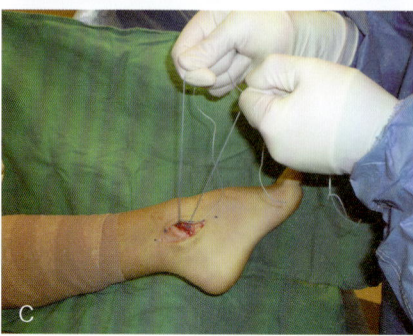

技术图7 缝合锚。A. ATFL足迹中的第一个锚。B. CFL解剖足印中的第二个锚。C. 用锚钉缝线从手术室台上提起肢体，测试缝合锚的稳定性。D~G. 锚钉缝线穿过各自的关节囊复合体。D. 穿过CFL缝合。E. 缝合与CFL相邻的关节囊后侧部分。

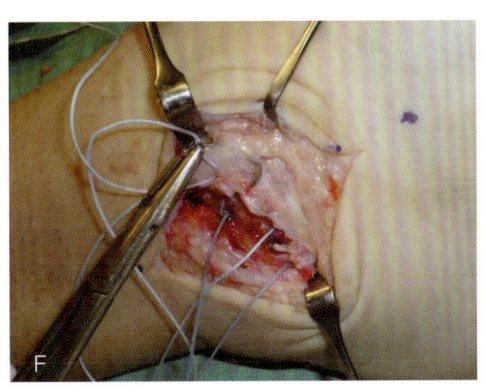
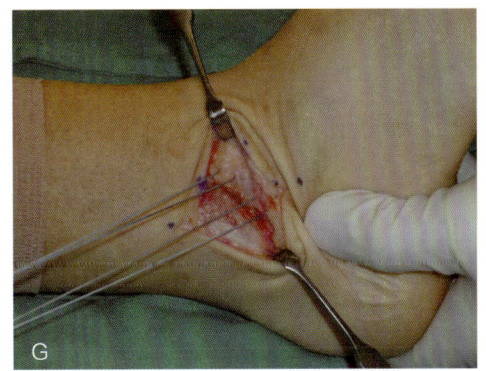

技术图7（续） F、G. 通过ATFL缝合。

- 缝合线打结（技术图8B~D）。
- 锚钉缝线打结后，检查修复的稳定性（技术图8E）。
- 将锚钉缝线穿过腓骨远端骨膜瓣（技术图9A~C）。
  - 这起到加强修补作用。
  - 从骨膜到腓骨远端前方的关节囊再缝合（技术图9D、E）。
  - 用下伸肌支持带进一步加强修复。
  - 保护腓骨肌腱，因为它们与下伸肌支持带非常接近（技术图10A）。
  - 将下支持带推进腓骨远端关节囊是（Nathaniel）Gould对踝关节外侧副韧带重建的改良（技术图10B~D）。
- 如果可能，推进下支持带，使软组织覆盖在有时会突出的不可吸收的锚钉线结。对前抽屉和距骨倾斜试验进行最终检查，以确保踝关节稳定性已恢复（技术图11A）。
- 关闭切口（技术图11B）。

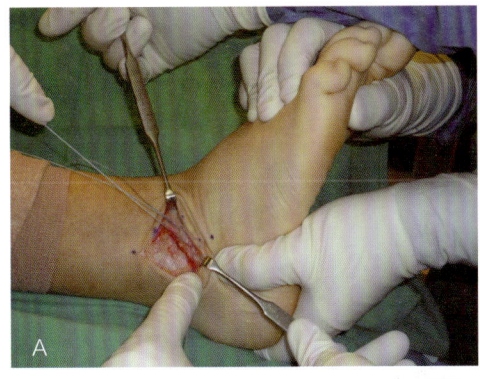
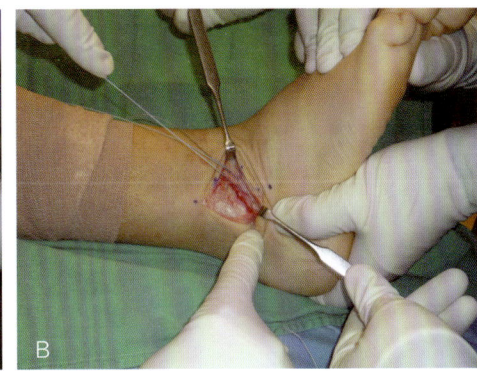
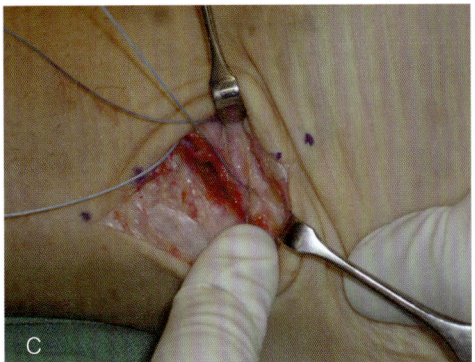

技术图8 A. 在重新连接韧带和关节囊之前，复位踝穴内的距骨。踝关节背屈，后方推力将距骨维持在踝关节内。尽管有覆盖物，但在胫骨远端下方放置了一个隆起物，使得足后跟能够在不干扰手术台情况下向后移动。足跟保持轻微外翻。B~D. 在踝关节保持在最佳位置的同时固定缝线。B. 保护腓骨肌腱。C. 固定CFL和更多后方关节囊。

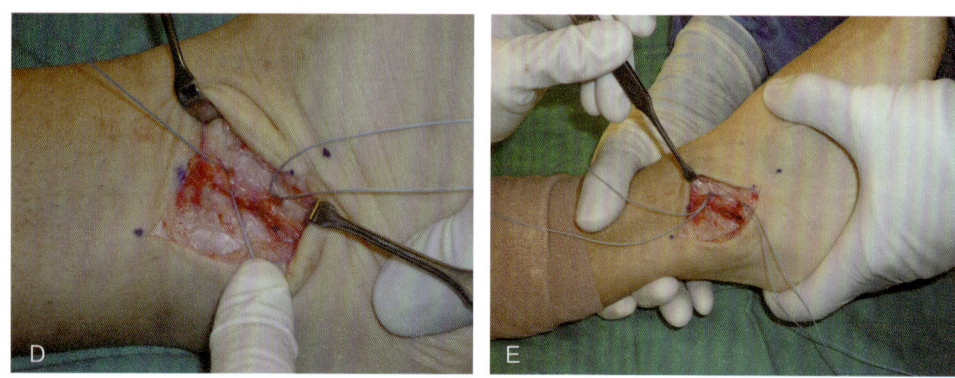

技术图8（续） D. 固定ATFL。E. 重新检查前抽屉试验，以确定主要缝线是否安全地保持踝关节稳定性。

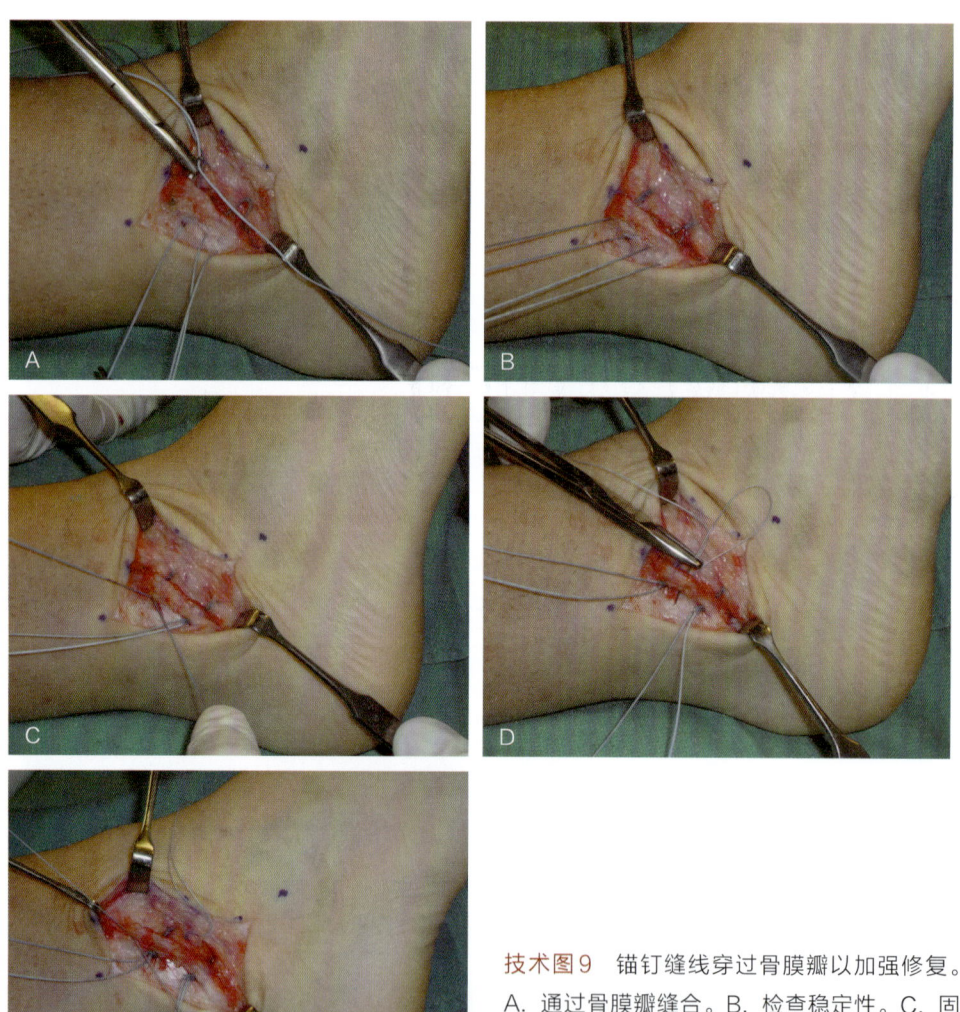

技术图9 锚钉缝线穿过骨膜瓣以加强修复。A. 通过骨膜瓣缝合。B. 检查稳定性。C. 固定缝线。D、E.用额外的缝线加固修复。D. 将缝线从关节囊穿向腓骨骨膜瓣。E. 固定这些缝线。

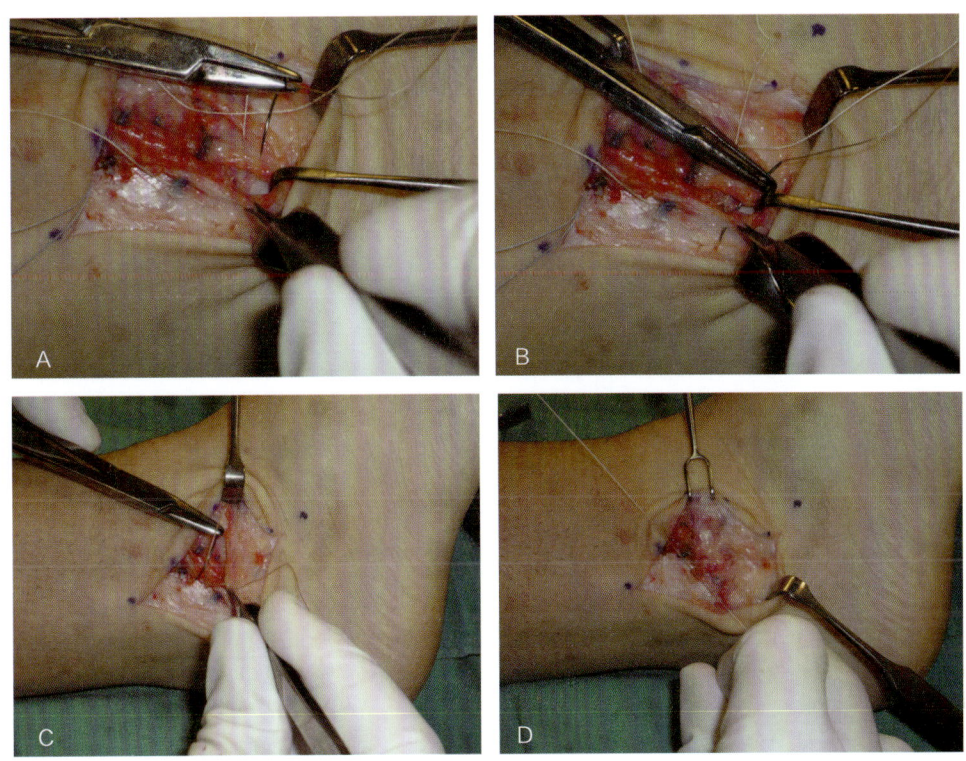

技术图10 Brostrom术式的Gould改良。A. 保护腓骨肌腱。B. 下伸肌支持带后移更多。C. 前移。D. 尝试用支持带覆盖永久性锚钉缝线。

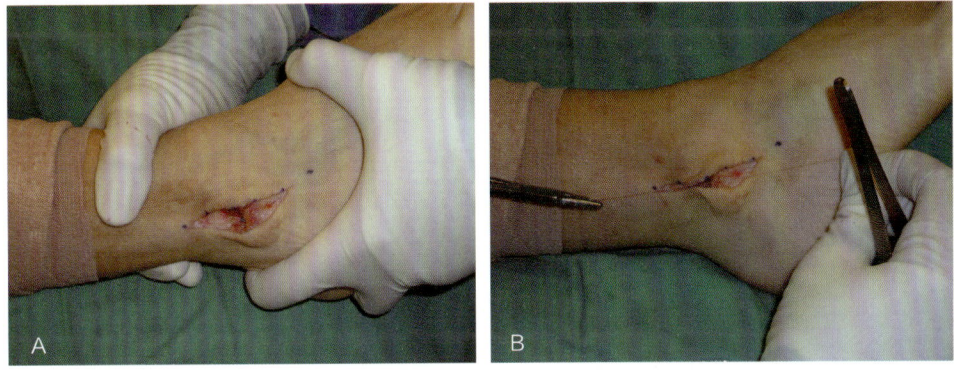

技术图11 A. 前抽屉和距骨倾斜试验的最终检查，以确保修复满意。B. 关闭切口。

改良Brostrom-Evans术式

- 与改良Brostrom术式相同的体位和方法。
- ATFL和CFL由腓骨上的关节囊袖内松解，方法与改良Brostrom术式相同（技术图12A）。
- 准备PR肌腱。
  - PR位于腓骨上支持带（SPR）的远端和近端，保持完整。
  - PR纵向撕裂，前部50%近端松解（技术图12B）。
    - 在保持SPR完整的同时，使用一条穿过SPR下方的缝合线将PR分开，该缝合线用于将PR分为前支和后支，起到"锯"的作用，将肌腱沿其纵向纤维分开。
    - 近侧松解后，PR前支远端通过SPR下方。
- 将PR前支穿过腓骨。
  - 在腓骨远端钻一个斜向隧道（技术图13A）。
  - 将前50%的PR从远端向近端穿过隧道（技术图13B）。
  - 完成改良的Brostrom术式（技术图13C、D）。
    - 踝关节保持在中立位。
    - 距骨保持在踝穴处。
  - 后足保持轻微外翻。

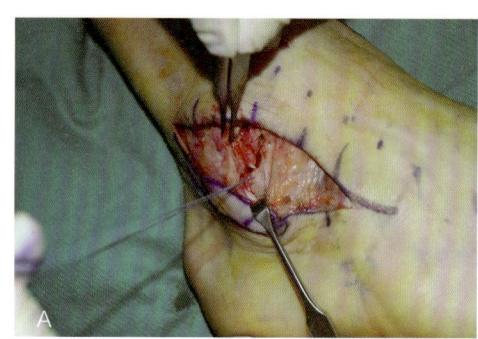 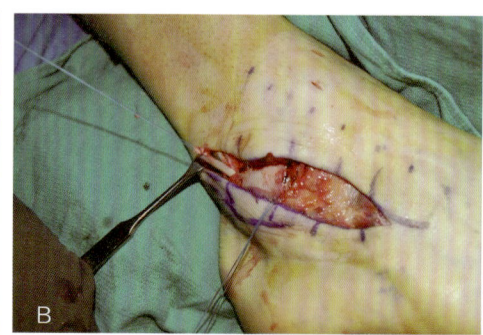

技术图12　A. 准备踝关节外侧副韧带复合体，就像单纯的改良Brostrom术式。B. 分离前50%的PR肌腱。

- 用改良Evans术式增强改良Brostrom术式。
  - PR的前支固定在腓骨骨膜上，在隧道的前后侧。
    - 避免过度外翻或张力过大，因为可能会发生张力过大；目的是限制内翻，而不是完全缺乏内翻。
    - 通常，通过隧道后，可以将PR的前支缝在腓骨上，以进一步加强修复（技术图13E、F）。
- 通过前抽屉试验，特别是内翻应力试验（技术图13G、H）检查踝关节稳定性。

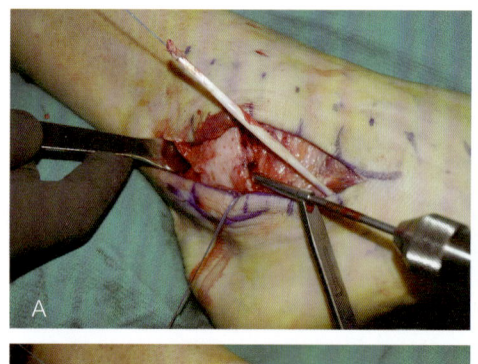
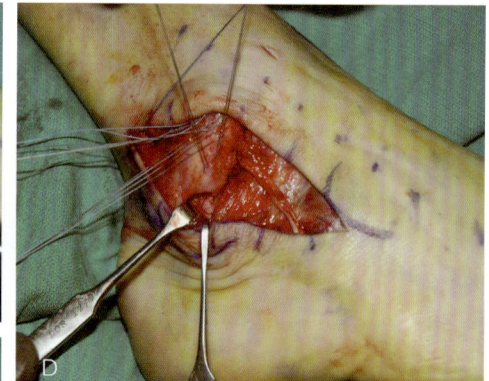
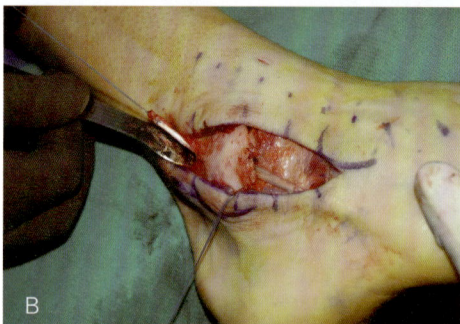
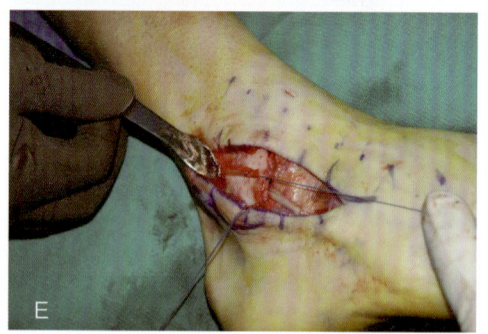
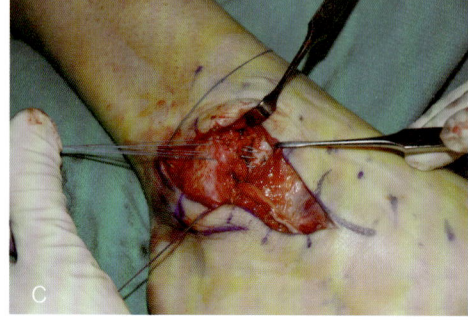

技术图13　A. 横切近端肌腱的前50%，并在完整的腓浅支持带下方穿过这一半的PR肌腱。从远端向近端钻一腓骨隧道。B. 从远端向近端，将PR的前支穿过隧道。C、D. 完成改良Brostrom术式。

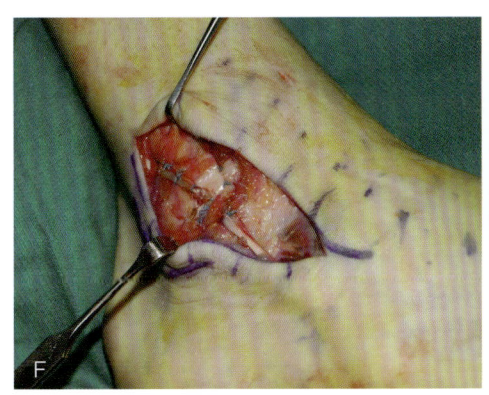
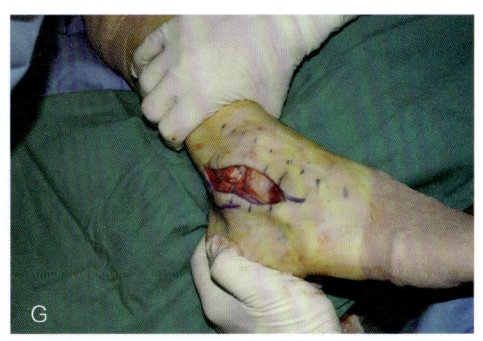
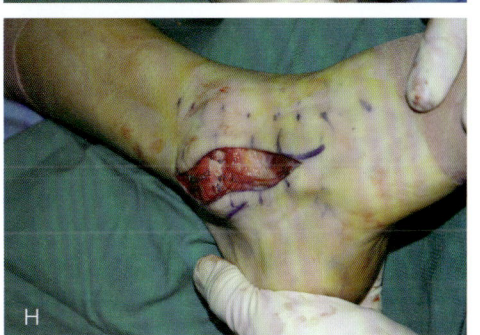

技术图 13（续） E、F. 穿过腓骨隧道后，PR 的前支可在腓骨上方远端折叠，以增强修复。检查踝关节稳定性；G. 前抽屉试验；H. 内翻应力测试。

要点与失误防范

切口	• 在做传统的 J 形切口时，确保它位于腓骨远端，而不是距骨的侧面。仔细触摸体表标记
使用包块/缓冲垫	• 体位就是一切。同侧臀部下方的靠垫确保腿保持在最佳位置，从而保持踝关节外侧充足的暴露。手术踝关节下方的靠垫也很有用，可以改善对外侧踝关节的暴露
固定缝线时的踝关节位置	• 复位踝穴内的距骨。将踝关节背伸，将距骨向后推到踝穴内，保持轻微的后足外翻。在胫骨远端下方使用隆起物是很有用的，这样可以将足向后推
保护腓浅神经	• 腓浅神经穿过传统 J 形切口手术入路的前面，对延长入路也潜在性地同样如此，小心不要损伤神经

术后处理

- 患者在 10～14 天内第一次更换石膏前，应保持不负重状态。
- 在术后第一次就诊时，取出夹板并评估伤口。如果没有发现问题，拆线，并在随后的 4～5 周将患肢置于短腿负重石膏中，考虑尽早使用踝关节支具进行活动。最近的研究表明，这会导致早日恢复运动，并减少患者出现不太满意的功能。
- 下一次就诊时，移除石膏，开始进行活动度、本体感觉训练和渐进性阻力练习的物理治疗。
- 术后 12～16 周，可以逐渐恢复运动。

并发症

- 很少，避免损伤腓浅神经和腓肠神经。
- 感染。
- 伤口裂开。
- 修复失败。
- 腓骨肌腱无力（术后理疗方案很重要）。
- 如果缝合时踝关节内的距骨没有复位，那么修复可能不充分。
- 解剖修复，不太可能张力过大。

（蒋仕林 译，刘旭东 燕晓宇 审校）

参考文献

[1] Black HM, Brand RL, Eichelberger MR. An improved technique for the evaluation of ligamentous injury in severe ankle sprains. Am J Sports Med 1978;6:276-282.

[2] Broström L. Sprained ankles. VI. Surgical treatment of chronic ligament ruptures. Acta Chir Scand 1966;132:551-565.

[3] Burks RT, Morgan J. Anatomy of the lateral ankle ligaments. Am J Sports Med 1994;22:72-77.

[4] Colville MR. Surgical treatment of the unstable ankle. J Am Acad Orthop Surg 1998;6:368-377.

[5] Colville MR, Marder RA, Boyle JJ, et al. Strain measurement in lateral ankle ligaments. Am J Sports Med 1990;18:196-200.

[6] Colville MR, Marder RA, Zarins B. Reconstruction of the lateral ankle ligaments. A biomechanical analysis. Am J Sports Med 1992;20:594-600.

[7] de Vries JS, Krips R, Sierevelt IN, et al. Interventions for treating chronic ankle instability. Cochrane Database Syst Rev 2006;(4):CD004124.

[8] Hølmer P, Søndergaard L, Konradsen L, et al. Epidemiology of sprains in the lateral ankle and foot. Foot Ankle Int 1994;15:72-74.

[9] Johnson EE, Markolf KL. The contribution of the anterior talofibular ligament to ankle laxity. J Bone Joint Surg Am 1983;65(1):81-88.

[10] Peters JW, Trevino SG, Renstrom PA. Chronic lateral ankle instability. Foot Ankle 1991;12:182-191.

第86章 踝关节外侧不稳定的解剖修复
Anatomic Repair of Lateral Ankle Instability

Gregory C. Berlet, B. Collier Watson, Christopher F. Hyer, and Terrence M. Philbin

定义

- 踝关节扭伤是最常见的运动损伤,占所有运动损伤的40%,这种内翻型踝关节扭伤的发生率约为每天10 000人。
- 有文献指出,大约50%的踝关节扭伤患者有一些长期的后遗症,这些人中的许多人踝关节不稳定。
- 踝关节不稳定可分为功能性和机械性两类。
  - 功能不稳定是指在运动过程中踝关节的主观感觉发生变化。
  - 机械不稳定是指患者踝关节运动过度,超出正常生理限制。

解剖

- 外踝由动态和静态结构支撑(图1)。

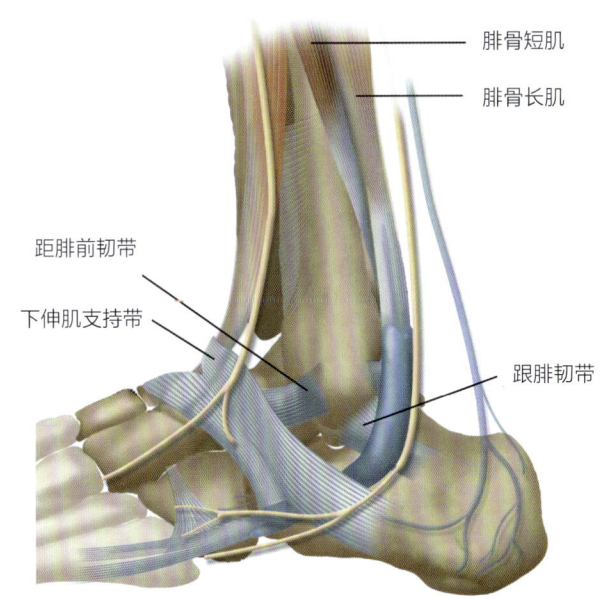

图1 腓肠神经、腓浅神经外侧支和下伸肌支持带的相对位置。

- 静态结构包括关节的骨骼结构和韧带。这种骨性结构占稳定性的30%左右,而其余70%的稳定来自软组织。
- 帮助踝关节稳定的动力结构包括腓骨长肌腱和腓骨短肌腱。这些肌腱位于腓骨后的腓骨凹槽内,它们被上腓骨支持带保持在这个凹槽中。
- 一旦肌腱通过腓骨远端,它们就会改变路线,沿着腓骨下支持带下方的跟骨外侧边界走行,腓骨短肌附着在第5跖骨的基底部,腓骨长肌在骰骨管处转弯并附着在第1跖骨。
- 这两个肌腱是踝关节的主要外翻结构,也参与踝关节的跖屈。作为解剖走行和功能的结果,它们以一种动态的方式工作,为踝关节和距下关节提供稳定性。
- 除了关节的骨性结构外,踝关节外侧的静态保护结构包括距腓前韧带(ATFL)、跟腓韧带(CFL)和距腓后韧带(PTFL)。
- ATFL是韧带最常受伤的,也是三种韧带中最弱的。它是平的和宽的,起源于外踝的缘,并继续向前附着于距骨体,关节面前缘。
- CFL起源于外踝前缘的ATFL下方,位于腓骨肌腱深面,后、下和内侧方向附着于跟骨外侧面的后侧。
- PTFL是踝关节外侧复合体中最强的,很少受伤。它起源于腓骨的后侧面,位于腓骨肌腱深面,并附着于距骨的外侧结节,位于跨长屈肌凹槽的外侧面。
- 踝关节跖屈,ATFL拉紧并垂直,起到副韧带的作用。在背屈肌中,CFL也是如此。
- ATFL已被证明是踝关节内翻的主要限制因素。

发病机制

- 踝关节外侧韧带复合体损伤很常见,这些内翻性踝关节损伤通常导致一个或多个韧带的松弛或断裂。
- 随着这些静态限制的丧失,踝关节变得机械性不稳定,超过了踝关节的正常生理限制(图2)。

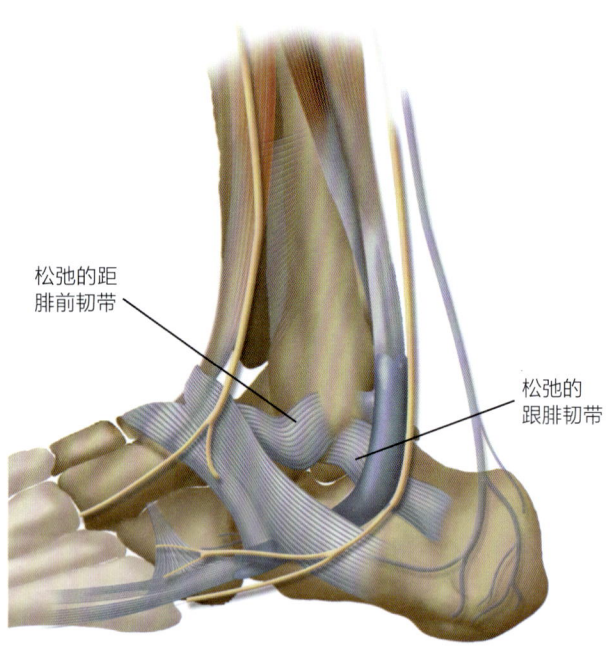

图2　加长ATFL和CFL的位置。

标注：松弛的距腓前韧带；松弛的跟腓韧带

自然病程

- 一旦踝关节外侧稳定结构受伤，患者应进行固定，然后进行康复。
- 如果这种方法失败，通常与腓骨肌肉虚弱、本体感觉缺陷、距下不稳定和机械性或功能性不稳定有关。
- 慢性踝关节不稳定可导致反复内翻性损伤，可能导致骨折、距骨骨软骨损伤、腓骨肌腱损伤和脱位，以及显著的创伤后关节炎。

病史和体格检查

- 慢性外踝不稳定的患者将会描述过去的内翻性损伤。他们会报告有持续反复的踝关节扭伤的问题，有或没有疼痛的踝关节松弛的感觉。
- 医生应询问患者是否在反复损伤间隔期间感到疼痛，这将提示不稳定可能产生的继发问题（如剥脱性骨软骨炎、撞击损伤、滑膜炎）。
- 检查慢性外踝不稳定，包括评估上方关节（膝关节）和下方关节（距下关节）。评估应包括整体定位、活动度、最大压痛点、前抽屉试验、对腓骨肌腱病理学的评估、踝关节本体感觉及对相关损伤的评估。
- 应评估整个下肢和后足的对线情况，后足内翻矫正患者易发生踝关节内翻损伤和不稳定，在坐姿和站姿两个位置上评估对齐情况，应检查后足的灵活性。
- 力线不良不能纠正的患者或需要解决力线问题的患者应在韧带修复时同时进行。

- 胫距关节和距下关节活动度应该被评估，踝关节活动度为13°～33°的背屈和23°～56°的跖屈。
  - 变异性取决于操作者和测量模式。
  - 运动功能范围的可接受值为10°背屈和25°跖屈。
  - 活动度测试需要与未受伤的一侧进行比较。
  - 距下关节活动从距骨颈部内侧到跟骨后外侧壁的倾斜轴上，内翻和外翻的总活动度是一个20°的弧，但这是非常难以准确评估的，这种运动的主要特点是内翻。
- 前抽屉试验旨在测试ATFL的能力。
  - 测试是在患者坐姿和屈膝90°的情况下进行的。一只手稳定胫骨，踝关节保持放松的跖屈状态。另一只手向前推拉距骨。
  - 如果内侧限制结构完好，则运动时会伴有旋转成分。与对侧肢体相比，距骨位移增加表明测试阳性。此外，超活动度的活动本身就意味着ATFL的功能不足。
  - 大多数资料采用10 mm的绝对值作为阳性指标。在测试ATFL功能时，还应注意有一个硬性的终止点。
- 踝关节慢性不稳定的正确检查包括腓骨肌腱的评估。这些肌腱很容易在内翻应力撕裂ATFL的时候以及随后的复发性不稳定时受伤。
  - 对腓骨后间隙的肿胀进行评估。
  - 肌腱的简单触诊（用于压痛）和强度测试是必需的。
  - 腓骨肌腱力弱要求找到其病理病变。
  - 腓骨挤压试验也有帮助，如果患者出现半脱位或脱位，应动态检查。
- 本体感觉测试是评估慢性踝关节不稳定的重要组成部分，踝关节扭伤后本体感觉的缺陷在文献中有很好的记载。
  - 改良的Romberg试验或稳定性测定是评估本体感觉的最佳方法，改良的Romberg试验是由患者首先未受伤的肢体站立，眼睛先睁后闭，然后在受伤的一侧重复进行。
  - 平衡的差异与肢体本体感觉通路有关。
  - 这个测试的局限性在于，准确地说，踝关节和距下关节应该有一个完整的活动度，并且在完全负重的情况下没有疼痛。
  - Romberg试验的优点是不需要特殊设备。
  - 稳定度测量姿势平衡，与功能不稳定有关，但是垂直和水平面上总摇摆的数据需要一个受力踏板和计算机分析。
- 最后，检查人员必须通过鉴别诊断排除其他诊断的可能性，并确定是否有多个病理来源。

- 第5跖骨基底部、跟骨前突和距骨外侧突的压痛点可提示骨折。
- 应对踝关节进行全面评估,以确定是否有游离体、骨软骨病变和撞击性病变。

影像学和其他诊断性检查

- 对有踝关节不稳定症状的患者使用影像学检查时,应首先对踝关节进行三维影像检查。
  - 应评估第5跖骨骨折、距骨外侧突和跟骨前突,以及踝关节骨折。
  - 此外,检查人员还应检查胫骨和距骨的外生骨赘、距骨的骨软骨损伤和跗骨桥。
- 应力摄片可用于评估距骨向前平移和距骨倾斜,一个标准化的仪器将提高这一测量的可靠性和一致性。在手术指征中使用这种测量方法时,应将对侧肢体作为对照。
- 评估踝关节外侧面的进一步研究包括使用MRI。MRI可以描绘腓骨肌腱病理,并提供有关距骨骨软骨病变的必要信息(图3)。

鉴别诊断

- 骨。
  - 跟骨前突骨折。
  - 距骨后外侧突骨折。
  - 外踝骨折。
  - 第5跖骨基底部骨折。
  - 胫距关节骨性撞击。
  - 跗骨桥。
- 软骨。
  - 距骨或胫骨骨软骨病变。
  - 距下软骨瓣撕裂。
- 韧带。
  - 功能性外踝不稳定。
  - 机械性外踝不稳定。
  - 距下不稳定。
  - 结缔组织损伤。
- 神经。
  - 腓浅神经的神经失用。
  - 腓肠神经的神经失用和反射性交感神经营养不良。
- 肌腱。
  - 腓骨短肌腱撕裂。
  - 腓骨长肌腱撕裂。
  - 腓骨疼痛综合征。
  - 腓骨半脱位或脱位。
- 软组织。
  - 前外侧踝关节撞击损伤。
  - 跗骨窦综合征。

非手术治疗

- 非手术治疗外踝关节不稳定始于限制活动和物理治疗。
- 理疗应注重伸展、本体感觉和腓骨肌腱强化。
- 此外,还可以使用支具和踝关节矫正鞋。外侧面使用楔形鞋跟,一个向外扩展的鞋底和一个增强鞋垫可以帮助不稳定的患者。
- 用绷带或包扎敷料对踝关节进行外部稳定可以提供一些稳定。研究表明,这种包扎最初的抗内翻能力很强,但10分钟的运动后,最初的抗内翻能力会下降50%。
- 因此,建议使用可重复使用的非处方支具来稳定踝关节。加州大学伯克利分校(University of California Berkeley)的矫形器、踝足矫形器(AFO)或铰链式AFO也可用于帮助患者避免手术。
- 在更多的久坐患者中,这些方式可以提供足够的治疗,但对于大多数运动员来说,他们无法接受长期护理。

手术治疗

- 治疗慢性踝关节不稳定的手术是在非手术治疗失败后进行的。
- 持续性、有症状的机械不稳定患者将受益于韧带重建。对于运动员和不能忍受长期支具的患者来说,这是常有的事。
- 手术的相对禁忌证包括没有不稳定的疼痛、周围血管疾病、周围神经病变和不能遵守术后制动。
- 治疗踝关节不稳定的方法很多,它们可以细分为解剖重建和非解剖重建技术。
- 笔者对踝关节外侧韧带重建的选择受到根据患者的身

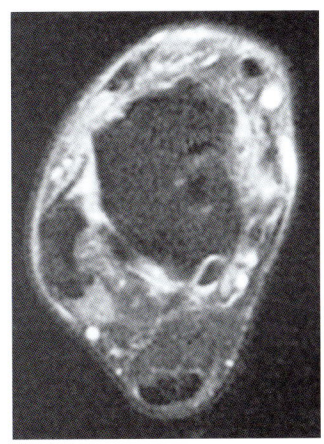

图3　ATFL撕裂的MRI。

体习惯、活动模式和身体需求的影响。
- 对于需要全踝关节活动度的患者,如舞蹈演员,建议进行解剖学重建。
- 肥胖、有反复外翻压力风险、有结缔组织疾病(Ehlers-Danlos)或正在进行翻修手术的患者,首选非解剖重建技术,如 Chrisman-Snook。
- 在组织薄弱的患者中,生物工程组织的出现有助于加强解剖修复。
- 踝关节关节镜检查适用于有距骨骨软骨病、胫骨骨软骨病、距骨外生骨赘和前踝撞击损伤的患者,用关节镜技术治疗慢性外踝关节不稳定取得了很好的效果。
- 使 ATFL 通过射频的热能修复已被成功地用于关节镜下治疗踝关节功能不稳定的患者。

术前计划
- 慢性踝关节不稳定的术前计划要根据不稳定的原因。
- 应彻底评估患者是否有可能出现跗骨联合。
- 应解决后足对齐问题,后足内翻患者易受内翻性损伤,应考虑 Dwyer 跟骨截骨术加上韧带修复的可能性。
- 关节内病理检查也应进行,有明确病理学的患者应该在手术时得到处理。
- 腓骨肌腱损伤常伴有踝关节不稳定,应在这种情况下进行评估和治疗。

体位
- 踝关节外侧韧带修复和重建应根据选择的手术方法摆放患者体位。
- 对于韧带解剖修复,笔者倾向于将患者置于侧卧位。这使得直接进入踝关节的侧面,并有能力处理腓骨病变,必要时进行跟骨截骨术。
- 接受关节镜检查的患者应仰卧,如果外科医生随后选择开放式韧带修复技术,在关节镜手术部分完成后,可以在同侧髋关节下方放置一个包块。

入路
- Brostrom-Gould 手术切口最初称为 J 形切口,位于腓骨前方(图4A)。这使得很容易接触到前外侧关节囊、ATFL 和 CFL。
- J 形切口的另一种选择是后侧弧形切口,允许外科医生修复腓骨肌腱和修复侧韧带复合体(图4B)。笔者更喜欢这个弧形切口。

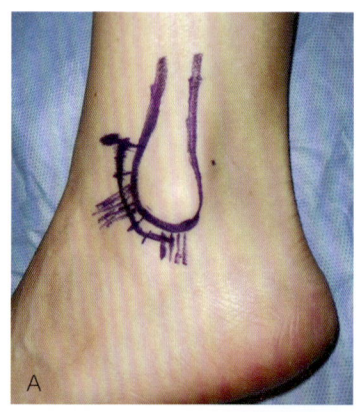
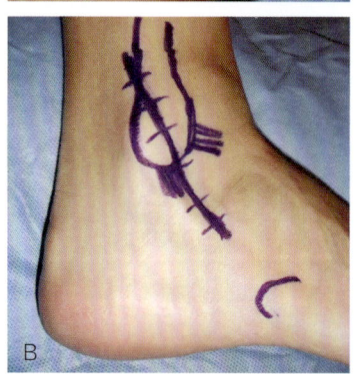

图4　A. 前方 J 形切口。B. 后方弧形切口。

改良 Brostrom 外侧韧带解剖重建术

- 1966年,Brostrom 报道了一系列60名患者,他对这些患者进行了踝关节外侧韧带的直接外侧修复[4]。发现 ATFL 和 CFL 的韧带断裂但仍存在,撕裂端缩短,并通过中段缝合直接修复。
- 1980年,Gould 通过将下伸肌支持带的外侧面向腓骨前端推进,加强了对 ATFL 的修复,对该方法进行了修改。
- 除加固外,改良限制了距下不稳定性,并为内翻提供了检查依据。
- 在这项技术中,患者被置于侧卧位。所有的骨突起都有衬垫,并放置腋窝卷来保护上肢,一个充气良好的大腿止血带被放置。
- 前切口或后切口的选择取决于外科医生。
- 弧形切口(图4B)从靠近腓骨近端的4~5 cm 处延伸,并沿着腓骨肌腱的行程。
- 向远端,将切口朝向第5跖骨底部。
- 注意避开腓浅神经和腓肠神经。
- 解剖至腓骨骨膜水平。
- 前后移动皮瓣。
- 识别前外侧关节囊、腓骨肌腱和下伸肌支持带。
- 腓骨鞘可以近端和远端打开,保留腓骨上支持带,然后

- 可以解决腓骨肌腱病变问题。
- 沿腓骨前部和远端进行前J形切口，切口始于踝关节水平，止于腓骨肌腱。
- 切开直到腓骨正前方的前外侧关节囊，注意避开腓浅神经的任何分支。
- 在任何一个切口的远端，识别下伸肌支持带，并将其移动，以便后面的改良Gould术。在解剖修复过程中，可以放置一个标签缝合线来帮助组织收缩。
- 识别踝关节的外侧沟并分离关节囊，在腓骨上留下一个组织的袖口，以允许该组织的前移和叠形覆盖。
- 从胫距关节水平到腓骨肌腱进行关节切开术（技术图1A）。在这一部分的手术过程中，注意保护这些肌腱是最重要的。
- 行关节切开术时需将ATFL和CFL在它们中部分开。此时，外科医生可以对胫骨关节进行评估。
- 切除瘢痕组织，最多可切除5 mm的组织。
- 用0号Vicryl缝线（技术图1B～D）采用类似"裤子围住背心"的方式交叠覆盖缝合韧带。
- 放置缝合线，但在踝关节背屈和外翻之前不要打结。在这个时候一定要防止距骨的前半脱位。
- 修复后，将踝关节进行一系列的活动，以确保缝线固定。
- 一旦进行了关节切开术的修复，前移伸肌支持带并将其固定在腓骨骨膜上，覆盖韧带和关节囊修复。
- 进行冲洗，然后皮下和皮肤闭合。
- 用敷料和夹板固定踝关节，使其略微外翻。

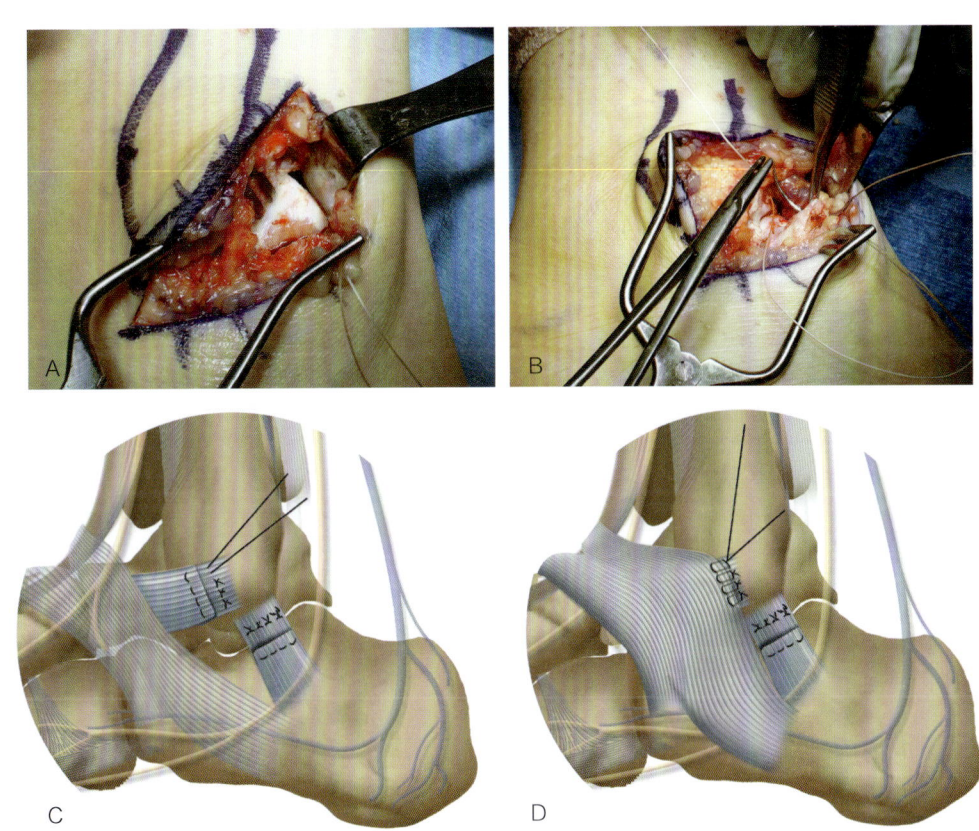

技术图1　A. 关节切开术。B. 采用类似"裤子围住背心"的方式交叠覆盖缝合ATFL。C. 在缝合CFL和ATFL后，踝关节准备好进行下伸肌支持带移位。D. 将下伸肌支持带缝合到腓骨前部。

生物工程组织增强的改良Brostrom解剖侧副韧带重建术

- 对于患有慢性外踝不稳定并反复内翻损伤的患者，手术时的组织通常会薄弱，质量较差。在过去，这可能导致解剖修复失败，或导致外科医生考虑使用自体肌腱增强。
- 随着矫形生物制品市场的不断增长，笔者发现这些生物工程组织增强可以为外科医生在组织质量差的情况下提供另一种选择，而不会导致自体肌腱截取的发病率。
- 方法与标准改良Brostrom修复相同。

- 在进行关节成形术后,选择首选的组织移植,并按照制造商的建议进行准备。
- 用0号Vicryl缝线将移植物远端固定在关节囊上。
- 将移植物连接到关节囊的远端后,进行标准的Brostrom修复。
- 在将缝线在ATFL和CFL上打结之后,但在活动足踝之前,将足处于外翻位置将移植物通过骨隧道、骨锚钉或骨膜上的缝线拉紧到腓骨。
- 拉紧植入物,确保无冗余(技术图2)。
- 将下伸肌支持带固定在植入物上,并进行解剖修复,固定在腓骨上。
- 闭合皮下组织和皮肤,轻微外翻时用夹板固定。

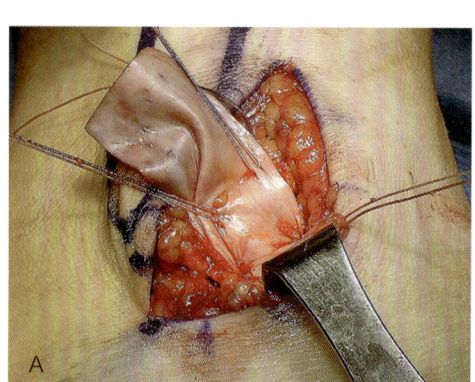 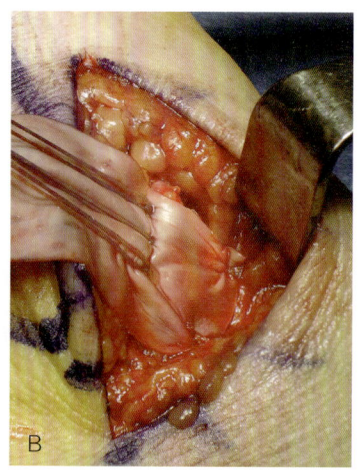

技术图2　A、B. 将胶原组织拉紧至腓骨。

治疗慢性外踝不稳定的改良关节囊热缩技术

- 慢性外侧踝关节不稳定后关节内会出现相应的病理表现,需要解决这一病理表现和外侧韧带不稳定,启发笔者使用关节镜同时解决这两个问题。
- 患者仰卧在手术台上。
- 在手术侧的大腿上部放置一个充气良好的止血带。
- 将手术肢体放入大腿-膝关节支架上,夹持器装有衬垫,以确保腓神经和腘窝没有压力。
- 手术肢体进行无菌准备和铺巾。
- 使用无创踝关节牵引带,牵引踝关节。
- 将一根腰椎穿刺针穿过标准的前内侧入路进入踝关节,并用1%利多卡因和肾上腺素灌注关节。这会使关节膨胀,有助于止血。
- 只切开皮肤,进行钝性解剖,直至关节囊。
- 插入3.5 mm关节镜的钝性鞘管。
- 将关节镜插入关节,观察关节软骨。
- 确认关节镜放置后,开始进水以防止向关节囊外外渗。
- 前外侧入路区域被光源透照,外科医生可以避开踝关节的背静脉和腓浅神经的分支。
- 用腰椎穿刺针确认踝关节入路的位置并切开皮肤,其次进行钝性分离到关节囊,并用钝性套管针穿透关节囊。
- 进行标准的21点关节镜检查,注意任何关节内病理(滑膜炎、骨软骨缺损、撞击损伤)并进行相应的治疗。
  - 在这个过程中,笔者发现,积极治疗前外侧撞击损伤是必要的,以提高前外侧沟和ATFL的可视性(技术图3A)。
- 治疗关节内病变后,插入热能输送探头。
- 当探头在关节中并放置在外侧沟的后凹处时,从足上取下牵引装置(技术图3B)。
  - 这是必要的,以便在传递热能时组织收缩。
- 使用喷漆技术,从CFL区域开始,在前面操作。
- 仅在外侧踝关节入路"赤道"下方进行治疗,以免造成撞击损伤(技术图3C)。
- 避免对任何一个区域重复喷漆,以防受伤。
- 充分暴露于热效应后,取下探头,关闭入路,并外敷敷料。
- 将患者放入垫好的夹板中,轻轻地背伸和外翻。

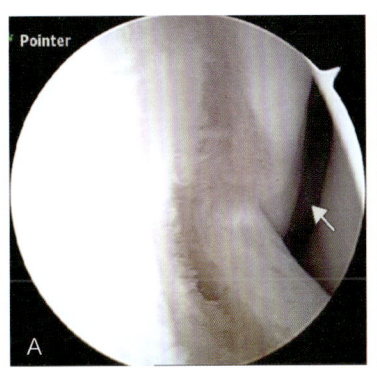
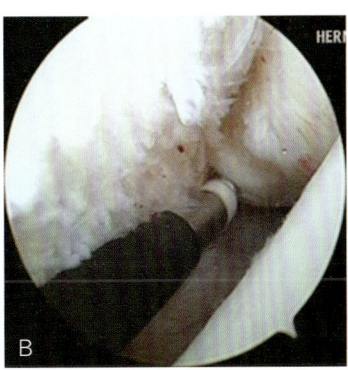
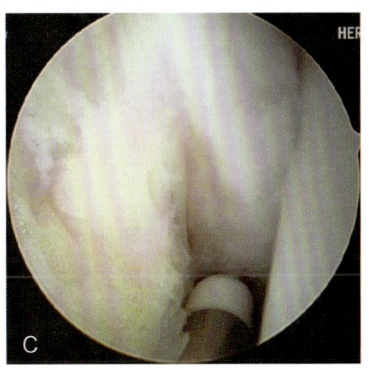

技术图3　A. 关节镜下ATFL可视化（箭头）。B. 外侧沟清创及撞击病灶清创及开始热能关节囊成形术后视图。C. 组织对热能关节囊成形后的反应。

外踝关节不稳定的关节镜下解剖修复

- 最近，一种全内关节镜技术已被发展用于踝关节外侧不稳定的解剖修复。
  - 有充分的文献记载，关节内病理学与慢性外踝关节不稳定有关，全内关节镜技术使这两种方法的优势得以用同样的技术加以解决。

- 患者仰卧在手术台上。
- 在手术侧的大腿上部放置一个充气良好的止血带。
- 患肢放在膝盖下的大腿支架上。
- 手术肢体进行无菌准备和铺巾。
- 在关节镜手术中不用踝关节牵引。
- 所描述的方法需要三个入路，辅助入路位于腓骨前0.5～1 cm处，靠近腓骨远端（技术图4A）。
- 进行标准关节镜检查，记录关节内病变（骨软骨损伤、骨和软组织撞击），并进行相应治疗。
- 通过前外侧入路插入的刨刀清理外侧副韧带腓骨附着

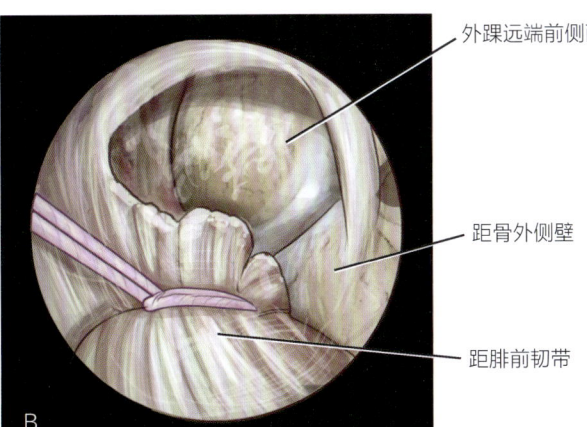

技术图4　A. 辅助前外侧入路。B. 缝线的两端穿过线环，通过拉动缝线末端，将环引入关节，并用缝线抓住韧带。

- 的足印区。
- 通过前外侧入路插入缝合过线器，从外向内穿过韧带。
- 从辅助入路使用关节镜抓持器将镍钛合金环拉出。
- 缝合线穿过环并从辅助入路向后回拉。
  - 建议将双缝线穿过韧带，以防止缝线拉紧时韧带撕裂。
- 缝合线的两端位于辅助入路，而缝合线的环位于前外侧入路。
- 然后，将两端穿过辅助入路并穿过前外侧入路。
  - 将两个缝线末端穿过线环。
  - 拉动两个末端将把环引入关节，韧带被缝线把持（技术图4B）。
- 缝线锚钉的位置位于外踝的远端，沿着其前侧面，位于ATFL近侧约1.5 cm。
  - 对于原始的ATFL位置，必须将锚钉放置在前下胫腓韧带腓骨附着处或其远端。
- 在腓骨远端，钻头从前向后，平行于外侧沟平面。
- 带缝线的骨锚钉穿过入路。
- 在将锚钉打入骨头之前拉紧缝线。
- 然后ATFL在踝关节背屈和外翻位重新连接。
- 同样的技术用于CFL中断或松弛，但有一些例外：
  - 通过辅助入路插入钻头导向器，并将其定位在外踝尖端近侧0.5 cm处。
  - 钻头从远侧向近侧，从前向后。
- 修复后，关闭入路并敷料加压包扎，然后进行后部石膏夹板固定，踝关节处于中立位。

要点与失误防范

有不稳定性史，但前抽屉试验阴性	• 注意胫骨前部骨赘的阻挡，尽管临床表现不稳定，但可能导致抽屉试验异常阴性
初次Brostrom方法失败	• 一定要评估后足的解剖结构。如果后足内翻，将外侧闭合楔块和外侧滑动截骨术与翻修手术结合
患者活动水平	• 体格大的患者（>115 kg）和高需求患者（足球运动员）可能需要增强的Brostrom-Gould手术
踝关节前外侧疼痛，无慢性不稳定，有踝关节扭伤史	• 踝关节撞击损伤可作为主要疼痛源
踝关节外侧区域整体疼痛	• 仔细检查二次病理。反复不稳定可导致距骨的骨软骨炎、腓骨肌腱半脱位或脱位、距骨下不稳定和踝关节内其他损伤

术后处理

- 手术后，患者病程分为每3周递增。
  - 前3周在石膏中不承重，后3周在石膏中承重，最后3周在步行靴中承重。
- 在为期9周的时间里，患者开始弃用踝关节马镫支具，并进行物理治疗，开始活动度、强化和本体感觉训练。
- 在达到物理治疗目标之前，患者可以耐受性地进行治疗。
- 允许患者停止使用支具进行日常活动，但要求患者在重建后1年内处于危险状态时使用支具。

预后

- 慢性外踝关节不稳定的解剖修复的临床和功能结果良好[2]。
- 1988年，Karlsson等人[6]报道了152个踝关节，随访6年。在87%的患者中发现了良好到极好的结果。在这项研究中，86%的运动员报告没有功能恶化。不良预后的预测因素包括超过10年的不稳定、全身性韧带松弛和踝关节骨关节炎。
- Hennrikus等人[5]对Chrisman-Snook和改良Brostrom手术进行的一项前瞻性结果比较研究表明，这两种手术在80%以上的患者中都提供了良好或卓越的稳定性，但Brostrom手术有较高的Sefton评分，统计学上并发症明显减少。
- 最近，Bell等人[1]对31名患者进行Brostrom手术，26年后的一系列病例显示91%的结果良好或优秀。
- 对踝关节不稳定进行改良热缩关节囊手术结果评估已

显示出希望[3]。
- 资深学者率先使用该技术治疗踝关节不稳定。
- 最初的早期随访研究显示，患者的症状明显改善，AOFAS后足评分平均增加超过25分。
- 笔者以前报道过16名患者，平均随访14.5个月。80%的患者取得了良好的效果。
- 随后的出版物和报道反映了这些结果。
- Maiotti等人[7]报道了22名随访32个月的患者。这22名患者中有19名表现出色，22名患者中有21名恢复了体育活动。
- 几年后，Nery等人[8]报道了38名患者，这些患者接受了开放和关节镜下Brostrom-Gould联合手术，随访9.8年，微骨折患者的预后无明显差异，94.7%的患者术后AOFAS评分良好。
- 最近，Vega等人[9]报道了13例因踝关节外侧不稳定采用全内关节镜修复术后随访22个月的患者。平均AOFAS评分从术前的67分增加到最后随访的97分。

并发症

- 外侧韧带复合体修复后最常见的并发症是神经相关的，手术后神经疾病的发生率从7%到19%不等。
- 除神经并发症，伤口并发症、感染、僵硬和深静脉血栓形成外也有报道。当然，所有手术都会出现这些并发症。
- 复发性不稳定的可能性也是外科手术的一个可能并发症。这通常是康复不足的结果，但如果患者没有对后足内翻或结缔组织疾病进行适当的评估，也可能导致这种结果。

（蒋仕林 译，刘旭东 燕晓宇 审校）

参考文献

[1] Bell SJ, Mologne TS, Sitler DF, et al. Twenty-six-year results after Broström procedure for chronic lateral ankle instability. Am J Sports Med 2006;34:975-978.

[2] Berlet GC, Anderson RB, Davis WH. Chronic lateral ankle instability. Foot Ankle Clin North Am 1999;4:713-728.

[3] Berlet GC, Saar WE, Ryan A, et al. Thermal-assisted capsular modification for functional ankle instability. Foot Ankle Clin 2002;7:567-576.

[4] Broström L. Sprained ankles. VI. Surgical treatment of "chronic" ligament ruptures. Acta Chir Scand 1966;132:551-556.

[5] Hennrikus WL, Mapes RC, Lyons PM, et al. Outcomes of the Chrisman-Snook and modified-Broström procedures for chronic lateral ankle instability. A prospective, randomized comparison. Am J Sports Med 1996;24:400-404.

[6] Karlsson J, Bergsten T, Lansinger O, et al. Reconstruction of the lateral ligaments of the ankle for chronic lateral instability. J Bone Joint Surg Am 1988;70(4):581-588.

[7] Maiotti M, Massoni C, Tarantino U. The use of arthroscopic thermal shrinkage to treat chronic lateral ankle instability in young athletes. Arthroscopy 2005;21:751-757.

[8] Nery C, Raduan F, Del Buono A, et al. Arthroscopic-assisted Brostrom-Gould for chronic ankle instability. Am J Sports Med 2011;39:2381-2388.

[9] Vega J, Golanó P, Pellegrino A, et al. All-inside arthroscopic lateral collateral ligament repair for ankle instability with a knotless suture anchor technique. Foot Ankle Int 2013;34:1701-1709.

第87章 踝关节外侧不稳定的腘绳肌自体肌腱移植/增强术

Hamstring Autografting/Augmentation for Lateral Ankle Instability

Alastair Younger and Heather Barske

定义

- 外侧韧带不稳定发生在一些内翻损伤后的患者[38]。虽然内翻性损伤很常见,但只有少数患者的踝关节持续不稳定,严重到需要手术治疗。持续性不稳定可能发生在15%~48%的患者[7,10,15,45]。
- 外侧韧带撕裂可合并骨软骨缺损、后足内翻、腓骨肌腱撕裂、前外侧关节撞击或跟腱过紧[29,43,48]。在临床检查过程中需要寻找这些伴随的病理,如果它是持续症状的重要组成部分,就需要治疗。
- 踝关节内侧不稳定可与外侧不稳定合并发生,在这些病例中,内侧韧带不稳定可能需要同时处理。

解剖

- 外侧副韧带包括跟腓韧带(CFL)和距腓前韧带(ATFL)[11],这些是外侧关节囊内的复合体。
- CFL从腓骨的前端延伸到跟骨的外侧壁。韧带浅表通过距下关节后突的外侧边缘,深入腓骨肌腱,通过一个宽的基底附着跟骨外侧。
- ATFL起源于远端腓骨的前部,并附着在距骨颈外侧(图1)。

发病机制

- 踝关节外侧不稳定发生在外侧韧带复合体内翻损伤后。这种损伤通常发生跖屈时,传统上,ATFL首先断裂,其次是CFL断裂。
- 高弓足可能使踝关节易于反复不稳定。
- 距骨软骨缺损和腓骨肌腱撕裂是已知的相关病理改变[5,23]。

自然病程

- 大多数踝关节扭伤无需手术即可痊愈,然而,采用适当的物理治疗仍有反复不稳定的踝关节,可以从外踝关节韧带修复或重建中获益。
- 如果不及时治疗,持续的踝关节外侧不稳定可能导致踝穴内距骨固定的内翻倾斜,最终导致的踝关节关节炎。大多数患者的症状是由于反复扭伤相关的不稳定产生的。
- 物理治疗和支具将改善一些复发性不稳定患者的症状。
- 对于外侧韧带的断裂,有没有急诊手术的必要[26]。

病史和体格检查

- 患者应在检查前脱掉袜子和鞋,以便直接指出症状确切部位。应该询问患者关于疼痛及其与活动和不稳定性的关系,用一根手指指着足或踝关节,可以帮助患者将注意力集中在最不舒服的地方,并详细检查。
- 患者可能难以表达踝关节不稳定,它可能比复发性内翻损伤更为微妙。应该询问患者踝关节是否会变形;如果可能,应确定足在不稳定发作情况下(跑步、左转、右转等)的位置。
- 应确定不稳定对运动和工作的影响。
- 体格检查时,应检查患者站立和行走情况。他或她应该被要求足跟走路和足趾走路。检查人员应寻找足弓力线。足跟内现征可能有助于诊断。
- 使用Coleman试验:如果足跟内翻纠正,后足应当是灵活的;如果足跟内翻没纠正,高足弓畸形将继发于前足内翻,纠正前足将通过移动中足纠正后足。严重的高足弓畸形是刚性的,可能在矫正前足外仍需要跟骨

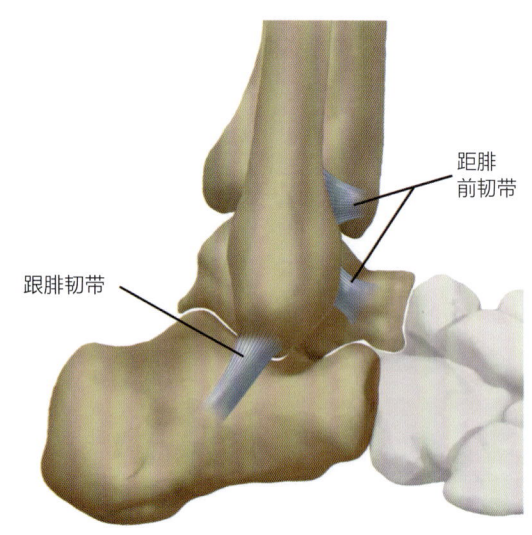

图1 CFL和ATFL解剖。

截骨。
- 应找出最大不适感和不稳定区域，笔者通过踝关节和后足的一系列相互独立的运动来确定关节的最大不适。
- 腓骨肌腱病变可伴外踝关节不稳，应进行踝关节外翻的抗阻收缩，触诊肌腱是否疼痛和充盈（提示腱鞘炎）。腓骨肌腱是屈肌，在跖屈和测试抗阻外翻时，腓骨肌腱最好与踝关节分离。腓骨肌腱无力多因疼痛伴腓骨病理改变，明显的无力可能意味着腓骨肌腱撕裂。根据笔者的经验，结合慢性踝关节不稳定、后足内翻和明显的腓骨肌腱无力应该提高怀疑腓骨肌腱撕裂。偶尔，马蹄足挛缩可能与外踝关节外侧不稳定有关。Silfverskiöld测试（踝关节背屈与膝关节屈曲形成对比，踝关节背屈与膝关节伸展形成对比）允许检查人员确定挛缩是孤立于腓肠肌，还是同时涉及腓肠肌和比目鱼的跟腱复合体组成部分。
- ATFL抵抗胫骨上的距骨前移和内侧旋转。直接前推（向前拉距骨，不做跖屈和内旋）可能不会引起不稳定，因为完整的三角韧带在内侧会阻止移位。相反，检查者应该用左手握住胫骨后方，同时向前平移跟骨，同时足内旋。与对侧比较，有助于确定踝关节不稳定。
- 反向应力试验测定了CFL的完整性。
- 下胫腓联合损伤（即"高位踝关节扭伤"）可能是由挤压试验、旋转及踝关节背屈时距骨在踝穴内移位引起的。下胫腓联合损伤必须与外踝关节外侧不稳定区分开，因为治疗方法不同。
- 例行检查内侧踝关节三角韧带不稳定性，因为内侧和外侧不稳定可能共存。

影像学和其他诊断性检查

- 常规拍摄负重前后位（AP）和侧位片，如果需要更多的信息，添加一个踝穴片。骨软骨缺损、前方骨赘和与复发性不稳定相关的胫距关节炎通常可以在踝关节的标准X线片上看到（图2A）。
- 如果需要关于肢体力线的额外信息，添加跟骨轴位片、Saltzman片或胫骨片。复发性踝关节不稳定可能继发于跗骨联合；如果在临床检查时后足僵硬，那么跟骨轴位片和标准的足X线片可以确诊联合。CT提供了更多的骨软骨缺损、骨赘、关节炎和跗骨联合的细节，如果这些相关的表现出现在X线平片上，则应该被发现。
- MRI，特别是MRI关节造影，可以提供韧带损伤的细节。相关软骨和骨软骨缺损以及软组织撞击损伤也可通过MRI检查显示（图2B）。

- 踝关节局部选择性、诊断性麻醉阻滞可确定距下或距舟关节局部关节疼痛部位。
- 当怀疑有踝关节不稳定的诊断，但有疑问时，在透视下进行内翻应力测试，与生理上稳定的对侧踝关节相比较，可能是有用的。骨扫描可以帮助确定相关的病理。

鉴别诊断

- 踝关节游离体。
- 骨软骨缺损。
- 下胫腓联合不稳定。
- 腓骨肌腱病变或撕裂。
- 内踝关节不稳。
- 高弓足。
- 跗骨联合。

非手术治疗

- 非手术治疗包括支具和物理治疗。复发性踝关节不稳的患者可发展为腓骨肌腱无力和本体感觉丧失[33,37]。物理治疗通过本体感觉训练和强化可以解决踝关节不稳定，支具可以帮助患者从扭伤中恢复，并通过加强动态的、稳定的腓骨肌腱预防之后的扭伤。

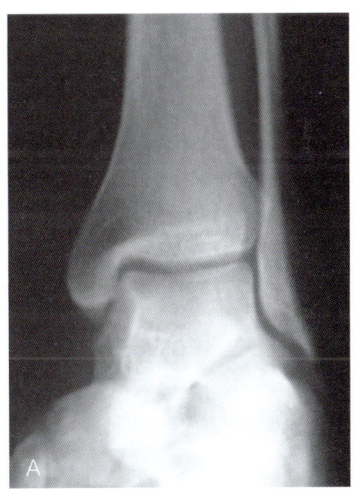
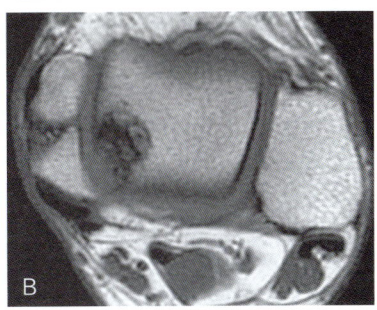

图2　A. 距骨穹隆骨软骨损害的影像学表现。B. 距骨穹隆后内侧骨软骨损伤的MRI表现。

- 如果踝关节不稳定与固定后足内翻有关,非手术治疗效果较差。灵活的后足内翻可以用外侧楔形矫形器进行补偿,如果后足内翻是由第1跖列跖屈导致的(由Coleman block试验确定),矫形器应在第1跖骨头下进行矫正,允许后足进一步发展为生理外翻。

手术治疗

- 手术治疗外侧副韧带不稳定的适应证是经过包括物理治疗和支具等适当的非手术治疗后仍有慢性症状。
- 踝关节外侧副韧带不稳定的手术治疗包括修复(踝关节外侧韧带的解剖收紧)和重建(使用强于踝关节外侧韧带复合体的生理组织局部重建踝关节外侧韧带)。
- 踝关节外侧韧带重建可以是解剖重建,也可以是非解剖重建[11]。解剖重建意味着韧带是按照生理走行的方向重建的。非解剖重建意味着外踝支撑是由不遵循ATFL和CFL生理走行的组织重建的(通常是肌腱移植来替代韧带缺损)。
- 在笔者看来,这方面的文献更倾向于解剖重建而不是非解剖重建;非解剖重建的例子包括Evans[2,4,13,17-21,27,28,30-32,34-36,39,40,42]和Watson-Jones方法[3,5,13,16,30-32]。
- 笔者建议在可能的情况下修复外踝韧带,如果韧带无法修复或需要加强,可进行解剖重建。
  - 重建的移植物包括自体移植物(腓骨短肌、跖肌、股薄肌)或异体肌腱。

术前计划

- 踝关节X线平片:对于一些特殊情况,如畸形、骨软骨缺损、肌腱病理学和关节炎,还需要更进一步的其他影像学检查。必须计划辅助手术,以便与韧带重建配合安全进行。
- 建议对麻醉下的患者进行应力测试,在笔者看来,确定外侧副韧带完整性的金标准检查是在手术台上开放状态下的前抽屉和内翻应力测试。

体位

- 使用宽的大腿止血带,绑在膝关节上方。在手术台上进行前抽屉和内翻应力测试,以确诊。

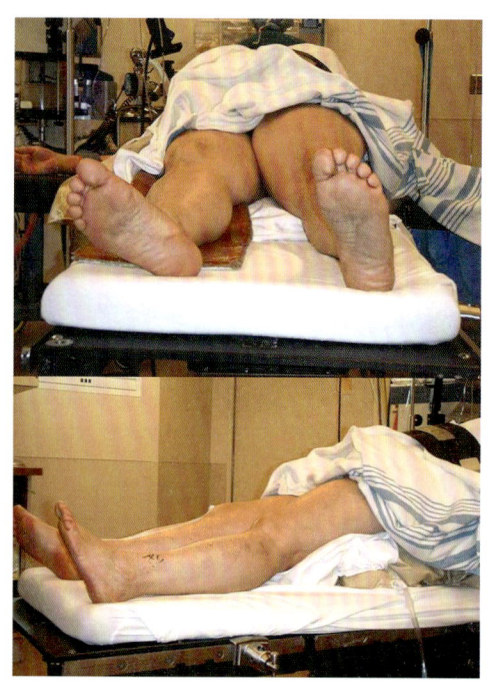

图3　患者体位使用垫子维持,使踝关节外侧充分暴露。

- 笔者通常在同侧髋关节下使用一个垫子或大包块来旋转手术侧肢体,并允许外侧踝关节的完全暴露(图3)。
- 避免完全侧位,因为它限制接近胫骨内侧近端,使更难切取自体股薄肌腱。
- 如有可能,使用局部麻醉阻滞,以确保术后疼痛得到适当缓解。

入路

- 笔者推荐一种可延长的切口(即纵向弧形切口)来代替Brostrom推广的传统J形切口。可延长入路不仅可用于外侧踝关节韧带,还可用于胫骨远端、腓骨肌腱、跗骨窦和外侧跟骨,用于可能需要的辅助手术。
- 笔者首选自体股薄肌肌腱,通过钻孔固定,进行踝关节外侧解剖重建,目的是获得即刻稳定的固定,及时向骨内生物生长,并进行解剖重建。该技术是Anderson[1](图4A)描述的移植物重建的一个改良。
- 如果术前已发现或怀疑关节内病变,笔者通常会在踝关节外侧重建前通过踝关节镜检查来解决这一问题(图4B)。

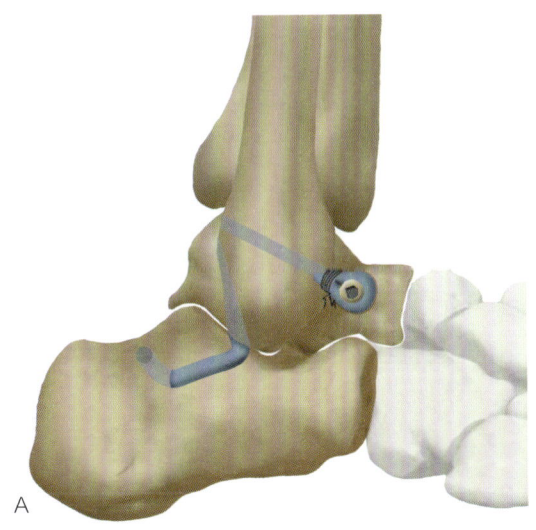
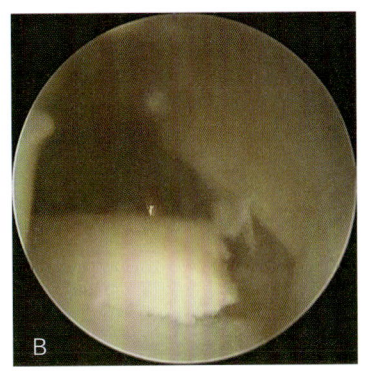

图4 A. 游离股薄肌进行外侧韧带重建。B. 韧带重建前关节镜下发现距骨软骨缺损。

经隧道股薄肌重建

暴露

- 在远端腓骨上开始可延长的纵向外侧切口，继续在外踝向上切开，并向前弯曲至跗骨窦（技术图1A）。
- 暴露腓骨前上伸肌支持带，保护腓神经深支，腓神经深支解剖结构多样。将伸肌支持带从腓骨上剥离，暴露伸肌间室。向踝关节远端切开直至胫骨、距骨和腓骨的交界处。在这一层打开关节。这种解剖将确保在暴露过程中不会损伤韧带（技术图1B）。
- 使用骨刀去除前方骨赘。

应力测试

- 在进行重建前，做最后的检查。做一个开放的前抽屉和内翻应力测试（技术图2）来评估侧副韧带的完整性。如果韧带被明显地从骨上撕下来，如果它们没有明显的瘢痕或增厚，如果有足够的长度来填补这个缺口，或者如果是撕脱性骨折，进行修补[9]。
- 如果韧带被认为是不可修补的，重建是必要的。笔者倾向于自体移植股薄肌的重建，因此最佳的患者体位、准备和手术肢体的包扎是很重要的。

切取肌腱和建立骨隧道

- 标准股薄肌肌腱切取术，在胫骨结节内侧的鹅足旁做一个切口。切开缝匠肌筋膜向下剥离，进入股薄肌腱，

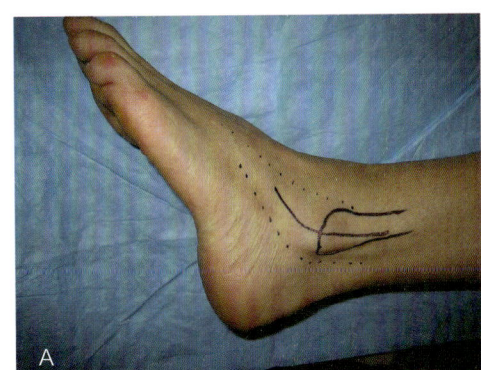

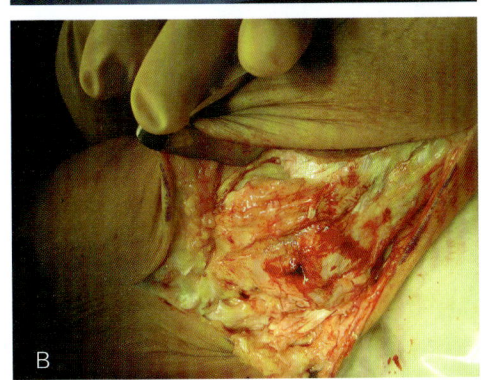

技术图1 A. 外侧切口（实线），标出腓肠神经和腓浅神经的路径（虚线）。B. 腓骨前外侧解剖，保留ATFL。

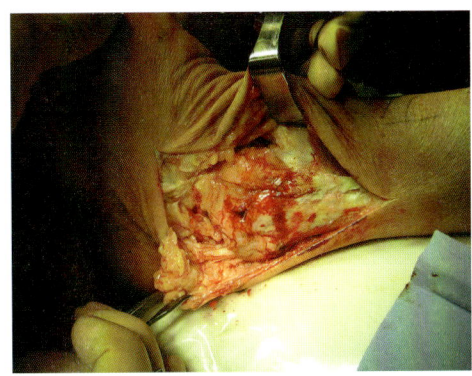

技术图2 开放前抽屉试验，距骨相对于腓骨向前并向内旋转，提示检测呈阳性，ATFL功能不全。

- 在膝关节屈曲时分离股薄肌,并使用肌腱剥离器向近端剥离它的肌肉,把肌腱锁边缝合起来。
- 在肌腱与骨的附着点处离断肌腱并测量直径。选择与肌腱大小相匹配的钻头(通常是3.5 mm、4.5 mm或6 mm钻头)。
  - 此外,也可以使用肌腱固定界面螺钉系统,其大小与截取肌腱的直径相匹配。
- 首先暴露腓骨,切除部分腓骨筋膜,显露腓骨肌腱和腓骨后方(技术图3A)。笔者通常在这个时候检查腓骨肌腱来排除或治疗相关的腓骨肌腱病变。
  - 如有需要,将腓骨支持带用阶梯状切开,使腓骨肌腱完全暴露,以便进行清理或修复。
- 切开侧副韧带,显露CFL和ATFL的附着点。解剖跟骨和距骨两韧带的止点,这两个区域被清楚地解剖到骨面(技术图3B)。用刮匙清理距骨体部和颈部交界处的区域。
- 在跟腱前缘切内侧切口,在此平面向下分离到骨和肌腱(技术图3C)。
- 从跟腱内侧向外侧钻穿跟骨,靠近跟腱,使用适当大小的钻头(取决于获得肌腱的直径),在外侧CFL的止点钻出(技术图3D)。可以使用空心钻或组合瞄准装置将该钻对准跟骨上的跟骨腓骨足印区。
- 在CFL附着点钻一个腓骨孔,从腓骨后方钻出。从距腓韧带附着点处钻另一个腓骨孔,在腓骨后方前一个腓骨出口上方约1 cm处腓骨后方钻出(技术图3E)。
- 然后,在距骨体与颈部连接处的中心钻一个2.5 mm的孔(技术图3F),测量它的深度。手术台上准备一个全螺纹骨松质小螺钉、一个大的和一个小的垫片。

植入并固定移植物
- 用2号不可吸收聚酯线,将肌腱缝在跟腱内侧边缘,在股薄肌腱的非编织端使用Kessler缝合。在跟腱和股薄肌末端之间留1 cm的环,以防止缝线和韧带在内侧堆积,这可能会引起刺激,把结放在这段的中间。

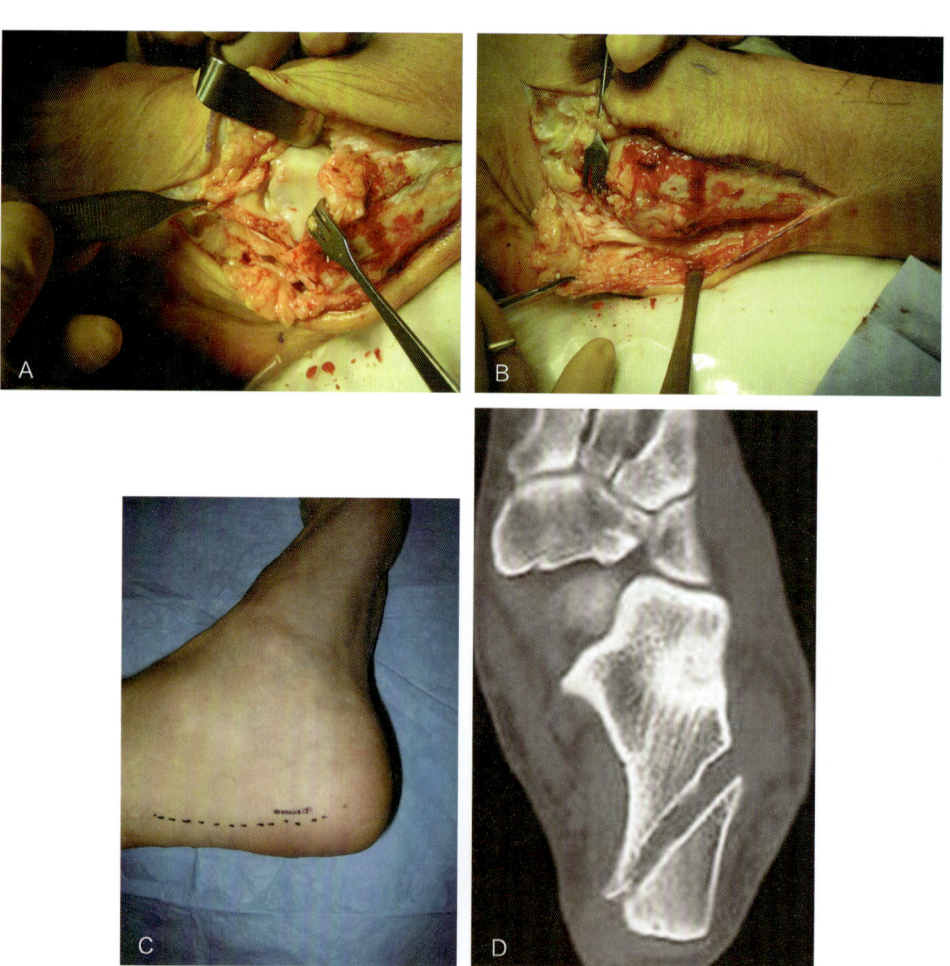

技术图3 A. 切开距骨,暴露ATFL的止点。B. 腓骨后解剖,显露腓骨肌腱。C. 内侧切口位置。D. 术后CT示跟骨钻孔路径。

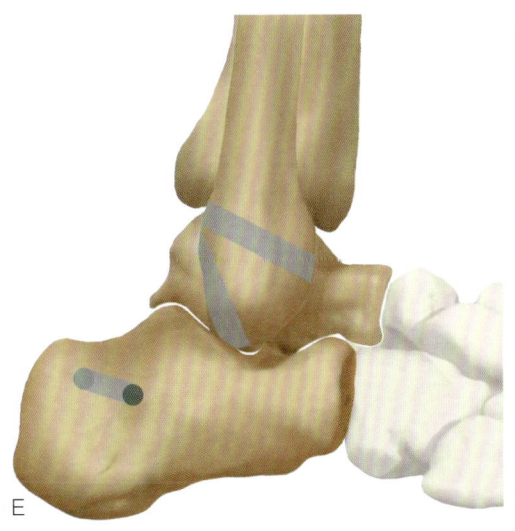
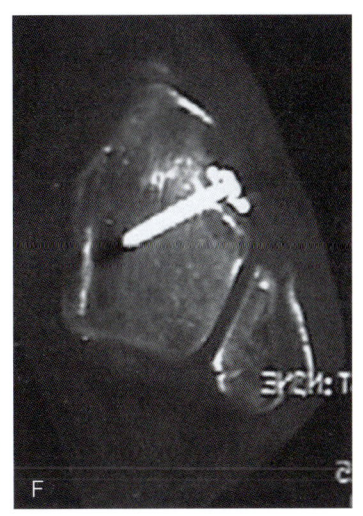

技术图3（续） E. 钻通跟骨和腓骨的路径。F. 术后CT扫描显示距骨螺钉方向。

- 使用肌腱牵引线将肌腱移植物穿过跟骨隧道到达跟骨外侧。
- 将肌腱循环几次，使其绷紧。
- 将肌腱穿过腓骨后部，在外翻踝关节时将其拉紧，将肌腱缝合到腓骨上的任何剩余组织上（技术图4A）。
- 将肌腱穿过腓骨带回来，使其在第二个钻孔处向前穿入。
- 将肌腱拉紧，在距腓韧带的腓骨止点处缝合到腓骨的组织袖上。
- 用小螺钉带大垫片或小垫片拧入距骨颈 2.5 mm 的孔内。

- 将劈开的肌腱尾端置于垫片（右侧）上方和垫片（左侧）下方，顺时针方向固定在垫圈周围，保持足背屈和外翻。
- 拉紧垫圈周围的肌腱，并拧紧螺钉。当螺钉拧到位时，肌腱将会收紧（技术图4B）。虽然界面螺钉系统是有效的，笔者的方法是使用标准螺钉和一个简单的韧带垫片是经济有效的，并能始终提供踝关节即刻稳定。
- 将肌腱游离端缝回腓骨与垫圈之间的肌腱节段。
- 将肌腱的剩余部分缝合回腓骨外侧，修剪剩余肌腱端。
- 为了确定重建的稳定性和合适的韧带张力，将踝关节通过反复进行前抽屉和内翻应力测试。用尼龙线或钉皮器缝合伤口，引流管的使用由外科医生决定。

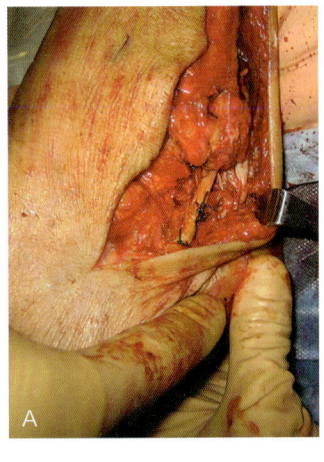
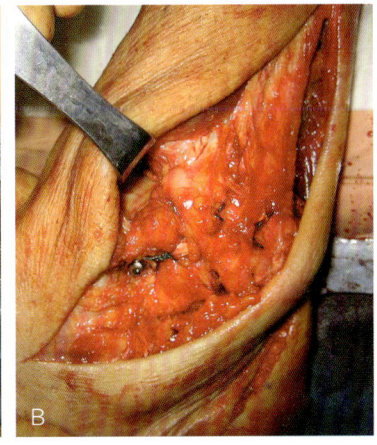

技术图4 A. 股薄肌移植物从跟骨穿隧道到腓骨。B. 股薄肌从腓骨向距骨拉紧。

Coughlin钻孔骨隧道

- 另一种技术是仅在骨外侧壁钻孔[14]。这是Emslie技术的一个改变（技术图5）。
- 使用类似的暴露，没有内侧切口。
- 在CFL止点两侧跟骨外侧壁各钻两个孔。
- 将肌腱穿过钻孔，并将其缝合回自己身上。
- 在腓骨顶端钻一个孔，连接两侧副韧带。

- 在距腓韧带止点的两侧各钻两个孔。
- 把肌腱穿过腓骨，穿过距骨上的钻孔，把它拉紧，然后缝合到自己身上。
- 笔者认为这种变异比之前所描述的技术更具挑战性，特别是在不破坏骨桥的情况下将肌腱穿过骨隧道。此外，笔者发现更难以确保韧带的解剖位置和最佳肌腱张力。笔者认为，术后可能需要延长制动时间，这取决于骨桥的强度。

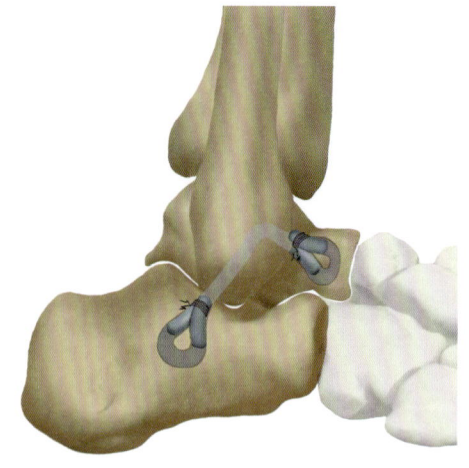

技术图5　Coughlin 骨钻孔技术。

使用螺钉的肌腱固定技术

- 使用这种技术，类似的暴露和肌腱切取（技术图6）。不需要内侧暴露。
- 在跟骨外侧CFL止点钻孔，将肌腱置于肌腱固定螺钉的顶端，并固定于跟骨外侧壁。
- 将肌腱穿过位于CFL和距腓韧带解剖位置的两个腓骨隧道，穿过笔者在技术部分描述的腓骨后桥。
- 在距骨外侧体部与颈部交界处再钻一个孔，以容纳肌腱和第二个肌腱固定螺钉。
- 笔者对这一备选办法的关心点如下：
  - 跟骨骨松质相对较弱，采用界面螺钉固定效果较好。
  - 距骨钻孔相对较大，可能是应力上升的原因之一，也是距骨颈骨折的原因之一。

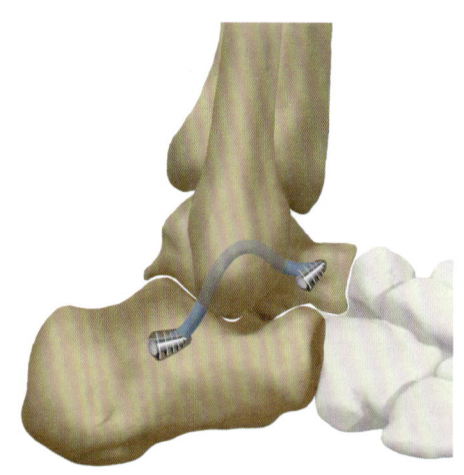

技术图6　生物肌腱融合固定术。

Myerson 小切口技术

- 这种技术（技术图7）类似于Coughlin技术，但通过两个小切口进行。
- 在跟骨钻孔上做一个切口，在距骨钻孔区域上做第二个切口，解剖至骨面，在每个位置打两个连接的钻孔。隧道钻孔和皮下引导通过腓骨钻骨隧路。
- 切取移植物并按照与前面描述的Coughlin技术相同的方式进行移植。
- 这是一个合理的选择，但对于Coughlin技术，笔者在使用这项技术穿肌腱和拉紧肌腱仍有困难。

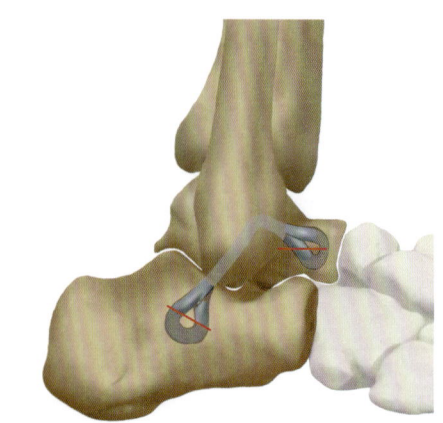

技术图7　Meyerson 微创技术。红线表示皮肤切口。

要点与失误防范

暴露	• 确保暴露穿过前间室并进入踝关节。可以避免韧带损伤之前，进行前抽屉测试
体位	• 使用一个衬垫，以确保踝关节内旋，允许进入外侧踝关节。不同的患者有不同程度的内旋，这需要适应。然而，如果你计划获得股薄肌腱，要避免完全侧位
钻孔	• 从跟骨内侧向外侧钻孔，导向可用于确保出口孔的正确定位和跟骨外侧CFL止点
钻孔尺寸	• 钻孔应与移植物的大小紧密匹配，以确保骨融合。可以使用前交叉韧带重建的钻头和定位器。钻孔应该足够大，可以通过肌腱
移植物准备	• 移植物应做好编织的准备，以确保它容易通过骨隧道
移植物张力	• 当重建肌腱被拉紧时，避免距骨在踝穴内的前移位。特别是，在胫骨远端放置一个衬垫，并避免在足跟下放置一个衬垫，这会使足部和距骨向前移动。此外，每次肌腱通过隧道后，将踝关节与肌腱在张力作用下旋转活动，以获得最佳的最终张力

术后处理

- 采用笔者的首选技术，术后即刻就穿步行靴。
- 在第1周，它们被允许在耐受范围内负重。
- 缝合线在2周后拆除，在物理治疗的开始踝关节活动度训练。
- 患者在术后10周内都穿步行靴负重，术后8周可以开始步态训练。
- 本体感觉和单趾抬高在12周后开始。
- 患者可于4个月后恢复运动。

预后

- 利用各种自体移植物进行解剖重建的回顾性研究很少，尽管缺乏相关文献，但所有研究都报道了良好的结果，88%～100%的患者报告了良好的结果[1,12,15,46]。
- 很少有研究专门关注股薄韧带重建的结果。Coughlin等人[15]对28例患者的29个踝关节进行了回顾，报道了美国骨科足踝协会（AOFAS）和Karlsson评分的成功结果，术后平均随访23个月。
- Sammarco和DiRaimondo[44]报道了43例通过钻孔并利用部分腓骨短肌重建，91%疗效良好。
- 一项研究观察了半腱肌移植重建ATFL的结果；23例患者中81%的患者报告结果有所改善[41]。
- 文献中有足够的研究结果不佳，建议不要进行踝关节外侧韧带的非解剖重建。在最近的一篇关于侧韧带重建的综述中，有11篇论文反对非解剖重建，包括Evans和Watson-Jones方法[6,8,22,24,25,28,35,36,39,40,47]。

并发症

- 伤口愈合。
- 复发性不稳。
- 神经损伤。
- 关节活动受限。

（蒋仕林 译，刘旭东 燕晓宇 审校）

参考文献

[1] Anderson ME. Reconstruction of the lateral ligaments of the ankle using the plantaris tendon. J Bone Joint Surg Am 1985;67(6):930-934.

[2] Baltopoulos P, Tzagarakis G, Kaseta M. Midterm results of a modified Evans repair for chronic lateral ankle instability. Clin Orthop Relat Res 2004;(422):180-185.

[3] Barbari S, Brevig K, Egge T. Reconstruction of the lateral ligamentous structures of the ankle with a modified Watson-Jones procedure. Foot Ankle 1987;7:362-368.

[4] Baumhauer JF, O'Brien T. Surgical considerations in the treatment of ankle instability. J Athl Train 2002;37:458-462.

[5] Becker HP, Rosenbaum D. Chronic recurrent ligament instability on the lateral ankle [in German]. Orthopade 1999;28:483-492.

[6] Becker HP, Rosenbaum D, Zeithammer G, et al. Gait pattern analysis after ankle ligament reconstruction (modified Evans procedure). Foot Ankle Int 1994;15:477-482.

[7] Bosien WR, Staples OS, Russell SW. Residual disability following acute ankle sprains. J Bone Joint Surg Am 1955;37-A(6):1237-1243.

[8] Boszotta H, Sauer G. Chronic fibular ligament insufficiency at the upper ankle joint. Late results after modified Watson-Jones plastic surgery [in German]. Unfallchirurg 1989;92:11-16.

[9] Boyer DS, Younger AS. Anatomic reconstruction of the lateral ligament complex of the ankle using a gracilis autograft. Foot

Ankle Clin 2006;11:585-595.

[10] Broström L. Sprained ankles. V. Treatment and prognosis in recent ligament ruptures. Acta Chir Scand 1966;132:537-550.

[11] Colville MR. Surgical treatment of the unstable ankle. J Am Acad Orthop Surg 1998;6:368-377.

[12] Colville MR, Grondel RJ. Anatomic reconstruction of the lateral ankle ligaments using a split peroneus brevis tendon graft. Am J Sports Med 1995;23:210-213.

[13] Colville MR, Marder RA, Zarins B. Reconstruction of the lateral ankle ligaments: a biomechanical analysis. Am J Sports Med 1992;20:594-600.

[14] Coughlin MJ, Matt V, Schenck RC Jr. Augmented lateral ankle reconstruction using a free gracilis graft. Orthopedics 2002;25:31-35.

[15] Coughlin MJ, Schenck RC Jr, Grebing BR, et al. Comprehensive reconstruction of the lateral ankle for chronic instability using a free gracilis graft. Foot Ankle Int 2004;25:231-241.

[16] Eskander M, Macdonald R. Watson-Jones tenodesis for chronic ankle joint instability. J R Army Med Corps 1993;139:115-116.

[17] Evans DL. Recurrent instability of the ankle; a method of surgical treatment. Proc R Soc Med 1953;46:343-344.

[18] Evans GA, Frenyo SD. The stress-tenogram in the diagnosis of ruptures of the lateral ligament of the ankle. J Bone Joint Surg Br 1979;61-B(3):347-351.

[19] Evans GA, Hardcastle P, Frenyo AD. Acute rupture of the lateral ligament of the ankle: to suture or not to suture? J Bone Joint Surg Br 1984;66(2):209-212.

[20] Fujii T, Kitaoka HB, Watanabe K, et al. Comparison of modified Brostrom and Evans procedures in simulated lateral ankle injury. Med Sci Sports Exerc 2006;38:1025-1031.

[21] Girard P, Anderson RB, Davis WH, et al. Clinical evaluation of the modified Brostrom-Evans procedure to restore ankle stability. Foot Ankle Int 1999;20:246-252.

[22] Hedeboe J, Johannsen A. Recurrent instability of the ankle joint: surgical repair by the Watson-Jones method. Acta Orthop Scand 1979;50:337-340.

[23] Hintermann B, Boss A, Schäfer D. Arthroscopic findings in patients with chronic ankle instability. Am J Sports Med 2002;30:402-409.

[24] Horstman JK, Kantor GS, Samuelson KM. Investigation of lateral ankle ligament reconstruction. Foot Ankle 1981;1:338-342.

[25] Juliano PJ, Jordan JD, Lippert FG, et al. Persistent postoperative pain after the Chrisman-Snook ankle reconstruction. Am J Orthop 2000;29:449-452.

[26] Kaikkonen A, Kannus P, Järvinen M. Surgery versus functional treatment in ankle ligament tears. A prospective study. Clin Orthop Relat Res 1996;(326):194-202.

[27] Kaikkonen A, Lehtonen H, Kannus P, et al. Long-term functional outcome after surgery of chronic ankle instability. A 5-year followup study of the modified Evans procedure. Scand J Med Sci Sports 1999;9:239-244.

[28] Karlsson J, Bergsten T, Lansinger O, et al. Lateral instability of the ankle treated by the Evans procedure. A long-term clinical and radiological follow-up. J Bone Joint Surg Br 1988;70(3):476-480.

[29] Karlsson J, Brandsson S, Kälebo P, et al. Surgical treatment of concomitant chronic ankle instability and longitudinal rupture of the peroneus brevis tendon. Scand J Med Sci Sports 1998;8:42-49.

[30] Karlsson J, Lansinger O. Chronic lateral instability of the ankle in athletes. Sports Med 1993;16:355-365.

[31] Karlsson J, Lansinger O. Lateral instability of the ankle joint. Clin Orthop Relat Res 1992;(276):253-261.

[32] Karlsson J, Lansinger O. Lateral instability of the ankle joint (1). Nonsurgical treatment is the first choice—20 per cent may need ligament surgery [in Swedish]. Lakartidningen 1991;88:1399-1402.

[33] Karlsson J, Wiger P. Longitudinal split of the peroneus brevis tendon and lateral ankle instability: treatment of concomitant lesions. J Athl Train 2002;37:463-466.

[34] Kennedy MP, Coughlin MJ. Peroneus longus rupture following a modified Evans lateral ankle ligament reconstruction. Orthopedics 2003;26:1059-1060.

[35] Krips R, Brandsson S, Swensson C, et al. Anatomical reconstruction and Evans tenodesis of the lateral ligaments of the ankle: clinical and radiological findings after follow-up for 15 to 30 years. J Bone Joint Surg Br 2002;84(2):232-236.

[36] Labs K, Perka C, Lang T. Clinical and gait-analytical results of the modified Evans tenodesis in chronic fibulotalar ligament instability. Knee Surg Sports Traumatol Arthrosc 2001;9:116-122.

[37] Larsen E, Lund PM. Peroneal muscle function in chronically unstable ankles. A prospective preoperative and postoperative electromyographic study. Clin Orthop Relat Res 1991;(272):219-226.

[38] Mack RP. Ankle injuries in athletics. Clin Sports Med 1982;1:71-84.

[39] Nimon GA, Dobson PJ, Angel KR, et al. A long-term review of a modified Evans procedure. J Bone Joint Surg Br 2001;83(1):14-18.

[40] Orava S, Jaroma H, Weitz H, et al. Radiographic instability of the ankle joint after Evans repair. Acta Orthop Scand 1983;54:734-738.

[41] Paterson R, Cohen B, Taylor D, et al. Reconstruction of the lateral ligaments of the ankle using semi-tendinosis graft. Foot Ankle Int 2000;21:413-419.

[42] Rosenbaum D, Becker HP, Sterk J, et al. Functional evaluation of the 10-year outcome after modified Evans repair for chronic ankle instability. Foot Ankle Int 1997;18:765-771.

[43] Rubin A, Sallis R. Evaluation and diagnosis of ankle injuries. Am Fam Physician 1996;54:1609-1618.

[44] Sammarco GJ, DiRaimondo CV. Surgical treatment of lateral ankle instability syndrome. Am J Sports Med 1988;16:501-511.

[45] Sammarco VJ. Complications of lateral ankle ligament reconstruction. Clin Orthop Relat Res 2001;(391):123-132.

[46] Sugimoto K, Takakura Y, Kumai T, et al. Reconstruction of the lateral ankle ligaments with bone-patellar tendon graft in patients with chronic ankle instability: a preliminary report. Am J Sports Med 2002;30:340-346.

[47] van der Rijt AJ, Evans GA. The long-term results of Watson-Jones tenodesis. J Bone Joint Surg Br 1984;66(3):371-375.

[48] Vertullo C. Unresolved lateral ankle pain: it's not always "just a sprain." Aust Fam Physician 2002;31:247-253.

第88章 异体肌腱与界面螺钉固定的踝关节外侧韧带重建

Lateral Ankle Ligament Reconstruction Using Allograft and Interference Screw Fixation

William C. McGarvey and Thomas O. Clanton

定义

- 踝关节外侧扭伤是运动中最常见的损伤,在世界部分地区可以达到运动损伤的15%~20%。这些损伤导致外侧踝关节的受损或完全破坏,通常是距下韧带复合体[13,16]。
- 踝关节扭伤的严重程度从轻微拉伤到韧带结构完全断裂不等。通常,中等严重程度的损伤是最难以准确诊断的,因此也最难以妥善处理。
- 大多数急性踝关节扭伤对非手术治疗反应良好,包括标准的休息、冰敷、压迫和抬高(RICE)方法;功能支具;制动,随后进行物理治疗。
- 受伤后,30%~40%的患者会有长达6个月的持续疼痛和肿胀问题,10%~20%的患者会有复发性扭伤,导致慢性踝关节不稳[11]。
    - 慢性踝关节不稳通常表现为以下两种情况之一:①急性踝关节扭伤后反复出现的症状;②踝关节松弛的感觉或毫无预警的打软腿。

解剖

- 外侧踝关节韧带复合体由三种不同的韧带组成:距腓前韧带(ATFL)、跟腓韧带(CFL)和距腓后韧带(PTFL)。其他有助于踝关节外侧整体稳定性的结构包括下伸肌支持带和距下韧带复合体。
- ATFL与前外侧关节囊复合,长15~20 mm,宽6~8 mm,厚2 mm。
- ATFL起源于腓骨前远端,止于距骨体外侧,与地面形成约75°角。
- CFL长20~30 mm,宽4~8 mm,厚3~5 mm。它起源于腓骨下的后内侧,在腓骨鞘内的肌腱下运动,并附着于跟骨外侧。方向在腓骨纵轴后10°~45°。ATFL和CFL之间形成的夹角是100°~105°。
- PTFL是最大的外侧踝关节韧带,长30 mm,宽5 mm,厚5~8 mm。它有一个广泛的止点几乎覆盖整个距骨后唇。
- 在三种韧带中,ATFL的失效负荷最低。相反,它比CFL或PTFL具有更大的承受应变的能力,因此在这三种结构破坏之前,它能承受最大的形变[17]。
- 在踝关节跖屈时ATFL紧张,而CFL相对松弛。踝关节背屈时则相反。在踝关节中立位或背伸位CFL的强度和骨性踝穴所提供的稳定性使最大跖屈位成为踝关节外侧韧带损伤的易损部位[1,3]。
- 距骨下韧带结构包括外侧距跟韧带、颈韧带、骨间距跟韧带——被认为对距骨下关节的稳定性贡献最大,以及CFL,这些为踝关节外侧提供了一定程度的稳定性。

发病机制

- 踝关节不稳被认为要么是由于反复的创伤而获得的;要么是由于先天韧带松弛、生物力学异常(如足跟内翻、高足弓)或二者兼有。
- ATFL是最常见的损伤,约占踝关节韧带损伤的75%;其次是CFL,占这些损伤的20%~25%。韧带的损伤发生在韧带被拉伸或完全撕裂的时候,可能是由撕脱性骨折造成的,更常见的是由中部撕裂造成的。
- 这些内翻损伤也会导致神经肌肉缺损,导致腓骨肌对内翻应力的反应较慢,腓骨神经分支的反应性降低,肌肉力量不足导致背屈活动度受限。
- 重复损伤可导致瘢痕累积,导致前外侧机械撞击,甚至牵连跗骨窦[7,15]。
- 距下韧带也可能受伤,但是通常程度较轻。

自然病程

- 尽管大多数踝关节扭伤和不稳定都接受过一些形式的治疗,但治疗方案很少有一样的。自然病史应粗略地描述真正未经处理的情况下会发生什么。
- 在一项长期研究中,1/3的踝关节扭伤患者在接受功能性治疗后,仍有疼痛、肿胀或反复扭伤等不稳定症状[11]。

- 近3/4的人在恢复体育活动后出现了一定程度的损伤，其中近20%的人反复扭伤，4%的人在休息时感到疼痛或严重功能不全。
- 40%的受伤运动员急性扭伤后功能障碍将持续6个月[6]。
- 虽然有人认为，长期的踝关节外侧不稳和反复的踝关节创伤因素可以导致退化性疾病，但没有实际证据证明这一理论。
- 然而，据推测，由于踝关节外侧不稳导致的持续踝关节损伤可以且通常会导致骨软骨损伤、关节力学异常和神经肌肉功能障碍，从而使个体容易受到更严重的肢体损伤或踝关节退行性关节炎致残，可能还有距下关节炎。

病史和体格检查

- 急性踝关节扭伤的患者通常描述在持续内翻型损伤后疼痛的撕裂或爆裂声。长时间站立不稳，会引起对关节在高要求或频繁扭伤下缺乏运动信心；疼痛和肿胀通常不那么严重，对患者来说是次要的。
- 急性期的检查结果是可靠的，包括踝关节前外侧疼痛、肿胀、被动跖屈或内翻疼痛。对于长期踝关节不稳的患者，检查更多地集中在前抽屉试验和距骨倾斜试验，以及"吸力征"。
- 对结构异常的评估也很重要。每个患者的足跟位置都应该检查，当他（她）站着的时候从后面看患者，以确定是否存在内翻畸形。
- 神经肌肉功能是检查的另一个重要部分。腓骨肌群功能尤其重要。腓骨肌的强度和稳定性应通过对跖屈肌和外翻肌的阻力分级来评估。诱发性动作，如跖屈外翻应力测试也应进行，以确保腓总肌腱不从腓骨后沟半脱位。
- 应始终检查感觉神经，以确保没有因损伤牵拉而导致神经失用。
- 应通过触诊、"挤压"试验和背屈-外旋刺激手法来测试韧带联合的完整性。

影像学和其他诊断性检查

- 根据Ottawa踝关节原则[12]，如果在急性情况下使用以下标准，敏感性接近100%。
  - 内踝或外踝后前缘或顶端压痛。
  - 受伤后或在急诊室不能承受重量（四步）。
  - 第5跖骨基底部的疼痛。
- 如需X线片，应行前后位（AP）、侧位和踝穴位（最好负重）检查，以寻找踝尖撕脱骨折，或不太常见的跟骨外侧撕脱骨折。还应检查骨软骨骨折、关节脱位和其他可能类似踝关节外侧扭伤的骨折（见鉴别诊断）。
- 可以在AP位（距骨倾斜）或侧位（前抽屉）位置获得应力位片。在对踝关节施加压力的同时进行这项检查（如患者检查部分所述），可以提供有关关节稳定性的有意义的信息。不同的研究存在较大争议，但基于对这一主题的文献回顾，超过15°的内翻倾斜和5 mm的前向移动被认为是异常的。
- MRI对于判断韧带结构是否受到损伤以及在什么时间范围内受到损伤是很有价值的。信号衰减、波状纤维或在积液表面中断表明近期损伤，而增厚或内部的皮下信号变化引起可疑的陈旧损伤。韧带组织的缺失，反映了导致复合体退化的反复损伤。

鉴别诊断

- 急性。
  - 外踝骨折。
  - 第5跖骨骨折。
  - 距骨外侧突或"滑雪板"骨折。
  - 腓骨肌腱脱位。
  - 骨软骨缺损。
  - 腓浅神经麻痹。
- 慢性。
  - 腓侧不稳。
  - 腓骨肌撕裂。
  - 距下不稳定。
  - 骨软骨缺损。
  - 胫距或距下关节炎。

非手术治疗

- 非手术治疗是治疗急慢性不稳的主要方法。大多数患者对保守治疗有反应，因此建议术前对所有患者进行适当的保守治疗是必要的。
- 急性肿胀和疼痛，无论是由于新的伤害还是最近的重复伤害，最好用RICE处理。任何在急性发作或复发后显示抽屉试验阳性或距骨倾斜的患者都应该考虑用步行石膏或靴子固定。
- 一旦急性症状消退，应使用功能性绑带、绷带或支具，并辅以强调腓骨肌腱强化、本体感觉训练和跟腱伸展的锻炼方案。
- 对于长期踝关节不稳的患者，可以在患者恢复运动或活动时使用改良鞋。增加外侧鞋跟和鞋底楔形垫的矫形器或外侧鞋底张开的矫形器可以增加外翻力矩，帮助易受伤的患者避免受伤。降低鞋跟高度和加强鞋底的硬度也是有帮助的。

- 预防性支具佩戴或绷带已被证明在预防伤害方面有一些好处。在这些措施有效期间，如果再次发生扭伤，对减轻扭伤的严重程度也有积极作用。

手术治疗

- 初次急性损伤很少需要手术治疗。
  - 笔者认为，适当的保守治疗失败的急性损伤，最好采用改良Brostrom方法进行解剖修复和加固。
- 适当的保守治疗失败的慢性不稳是更复杂的情况。
  - 在以前没有手术的患者中，MRI显示有组织残留，解剖修复（改良Brostrom方法）是非常有效的。
  - 对于反复受伤且MRI显示无ATFL或CFL残留的患者，或之前曾尝试过手术矫正的患者，使用游离肌腱移植重建是笔者首选的方法。

术前计划

- 回顾所有影像学资料，包括MRI，并注意手术时可能需要处理的附加病变，如骨碎片、骨软骨损伤（OCL）或腓骨肌腱病变。
- 在麻醉下检查关节（和对侧关节），以确定不稳的真实性质，并衡量修复的效果（图1）。
- 移植物的选择也是一个重要的术前考虑。自体腘绳肌移植物的选择和获得方式与前交叉韧带（ACL）移植物的获得方式相似[4,5,8,14,18]。如果患者不愿意自己的膝关节受到损伤，同种异体股薄肌腱已被证明是一个非常合适的选择，具有减少疼痛、无供区并发症、风险和有效性几乎与使用患者自己的组织相同的优点。
- 足跟内翻的存在可能需要增加外侧楔形跟骨截骨术。

体位

- 患者被放置在仰卧位，同侧髋部垫高内旋，以允许进入踝关节后外侧角。
- 关节镜检查用于鉴别任何未发现的关节内病变[10]，大腿固定器和软组织踝关节牵开器在手术的初始阶段通常是必要的。

入路

- 根据要处理的病理程度，可以选择两种方法之一。
  - 踝关节韧带重建，腓骨远下端前弧形切口可与腓骨后部约2cm的小垂直切口结合，以接受移植物通道，并在跟骨外侧壁上穿过并保护移植物的跟腓韧带部分。
  - 如果有必要处理腓骨病变或前方骨赘，在腓骨尖远端弯曲的延长性更强的外侧踝部切口更有用（图2）。
- 如果需要进行跟骨截骨术以促进外翻后足，通常可以在两种方法中加入跟骨上的斜切口，而不必担心增加的伤口并发症。

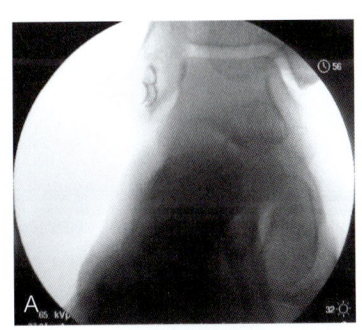
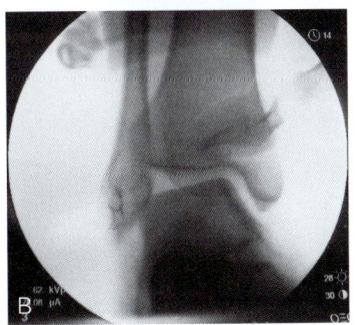

图1 A. 踝关节损伤后及解剖修复前无应力、无负重的X线平片。B. 术前同一踝关节应力片显示距骨倾斜。

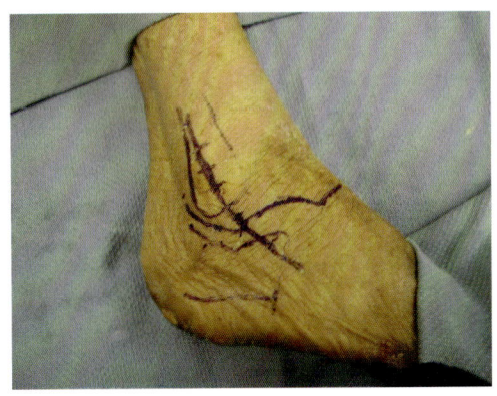

图2 皮肤上标出平行腓骨后缘的手术入路。

距骨隧道位置

- 如前所述，外侧踝关节由两个切口中的一个显露。
- 确定了 ATFL 和 CFL 的止点（技术图 1A）。
- 这些止血可根据解剖标志点具体量化确定[2]。
- 解剖继续暴露 ATFL 在距骨外侧的止点，就在外侧突从体部到颈部的拐角处（技术图 1B、C）。
- 用 4.5～6 mm 的钻头在这个点上水平钻一个 15～20 mm 的隧道，便于肌腱移植物的第一部分穿入（技术图 1D、E）。

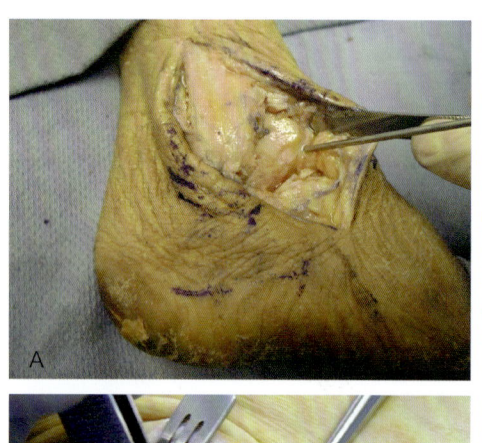
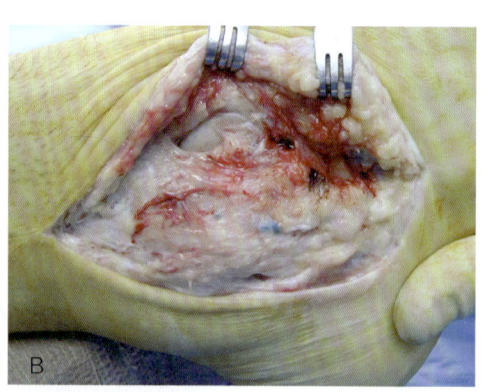
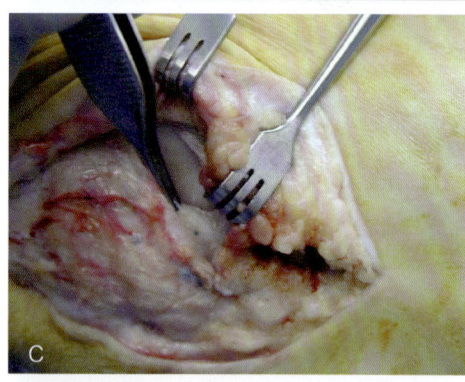
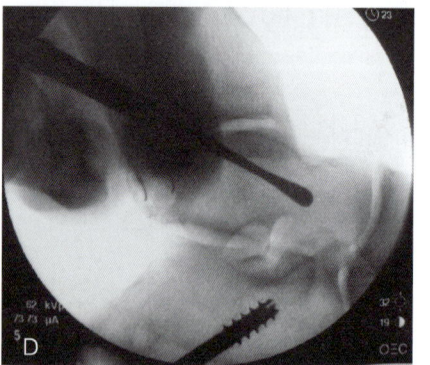
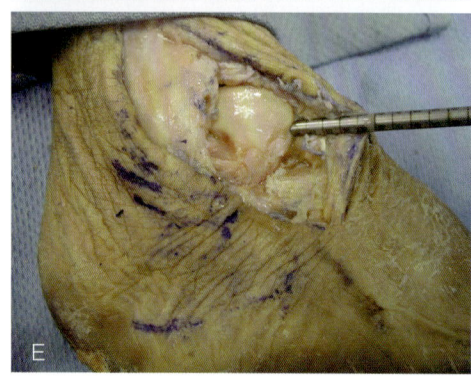

技术图 1　A. 距骨隧道位于颈-体交界处的前方，略微向后和外侧。B. 一个裂缝在关节囊和以前修复的 ATFL 处明显取隧。C. 用工具测定缺失关节囊范围和 ATFL。D. 确定距骨隧道定位。E. 钻孔的深度略大于所选螺钉的长度。

建立腓骨隧道

- 暴露腓骨，从 ATFL 止点向腓骨后侧皮质钻一个 4.5～6 mm 的隧道（技术图 2A～C）。
- 第二隧道从 CFL 止点到距离前一个隧道出口点远侧 3～4 mm 的腓骨后侧皮质。这允许移植物通过皮质桥，此外可以将移植物缝合到骨膜以防止滑动（技术图 2D～G）。
- 另一种方法是建立一个 ATFL 和 CFL 止点之间的单一隧道，不侵犯后侧皮质，可以接受在这个单独的隧道内用一个界面螺钉固定一个折叠或双重折叠的移植物。

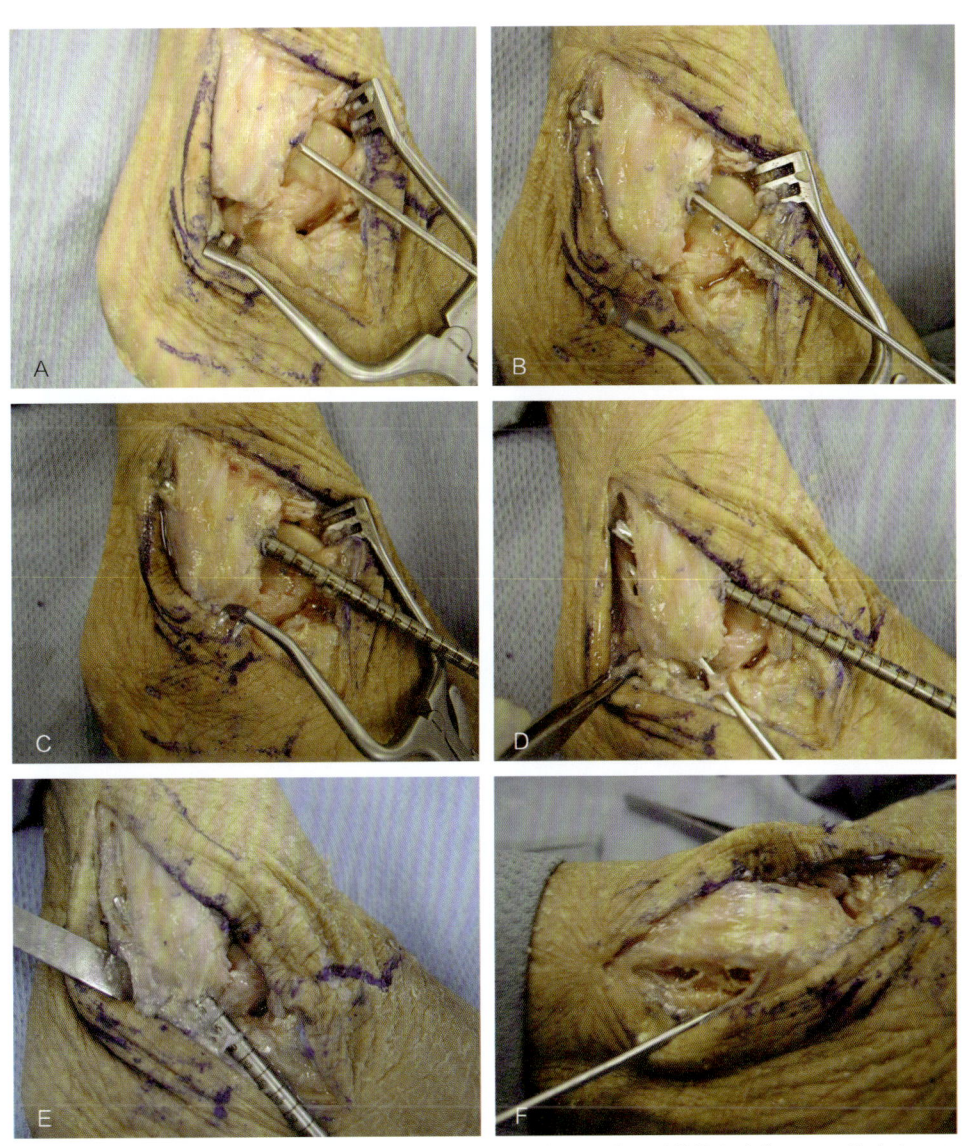

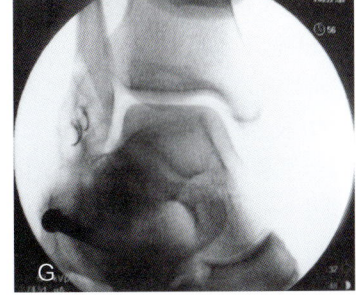

技术图2　A. 第一个腓骨隧道的入路为ATFL的止点。B. 插入导针，上、后夹角45°～60°，为移植物CFL分支提供另一个较低的隧道。C. 第一个隧道的扩孔采用尺寸匹配的钻头，根据螺钉大小和分支直径进行扩孔。D. 从CFL止点插入第二导针，瞄准上部和后部，位于之前隧道下方3～4 mm。必须小心避免隧道爆裂。E. 扩孔第二腓骨隧道。F. 骨桥保存在腓骨隧道之间。G. 异体韧带重建术后非负重X线片。

建立跟骨隧道

- 然后,在CFL止点的水平上,在跟骨侧侧壁钻出一个大小相似的隧道(技术图3)。

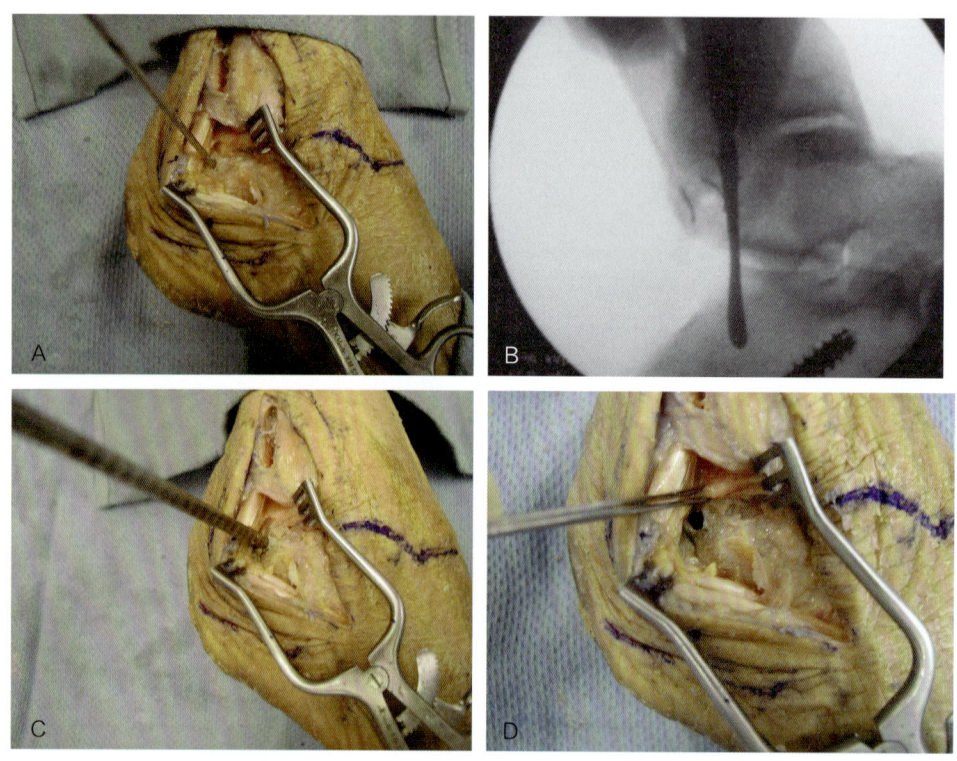

技术图3　A. 跟骨隧道导针置于腓骨肌群指向后方,隧道的位置刚好低于CFL的止点。B. 隧道位置验证。C. 扩孔跟骨隧道。D. 注意CFL跟骨止点与扩孔隧道的关系。

移植物穿入隧道

- 缝合后的肌腱首先插入距骨隧道,用界面螺钉固定(技术图4A~D)。
- 然后从ATFL止点穿过腓骨隧道,穿过近侧的后出口隧道,再穿过下方的腓骨孔,从CFL止点穿出。这提供了解剖学的起点和止点(技术图4E~G)。
- 最后,移植物通过跟骨隧道。
- 足保持中立位,稍微外翻,在小腿下放置一卷毛巾,以产生轻微的后抽屉效果。当移植物穿过内侧皮肤时,将移植物拉紧(技术图4H)。
- 在跟骨处置入第二颗界面螺钉(技术图4I)。
- 评估活动度和稳定性,如果张力不合适,可以取下跟骨螺钉,固定移植物,并更换螺钉。
- 肌腱可以在腓骨隧道处缝合,以保持代表ATFL和CFL的分支的张力(技术图4J~L)。
- 如果外科医生更喜欢单腓骨隧道技术,则将界面螺钉置入腓骨,其中一根分支指向距骨(ATFL),另一根分支指向跟骨(CFL)。然后,用单独的界面螺钉固定,对它们进行类似的拉紧和固定。这种方法需要更精确,因为肌腱的分支必须被切割到精确的长度,并适合各自隧道的适当深度。

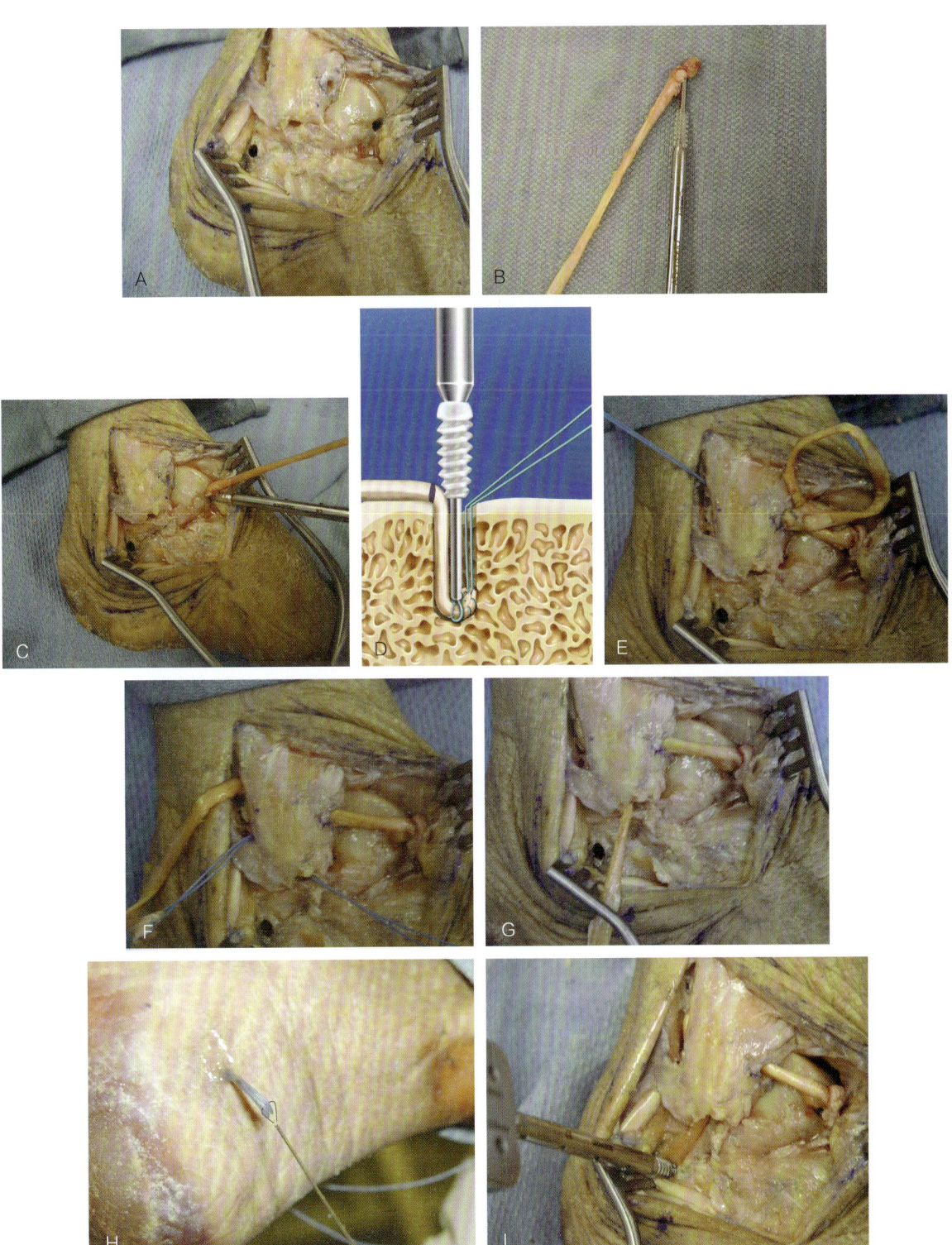

技术图4 A. 所有的隧道都在移植物穿入通道前扩孔。B. 采用第一界面螺钉将同种异体肌腱植入距骨隧道。C. 将移植物穿入距骨隧道内，用界面螺钉固定。D. 肌腱固定螺钉的界面固定简图。E. 通过先前放置的牵引线将移植物穿过第一个腓骨隧道。F. 然后将移植物穿过第二腓骨隧道并保持张力。可以在移植物和腓骨骨膜上放置一根固定缝线来维持ATFL张力。G. 移植物穿过两个隧道。H. 用带线导针将缝线从隧道内侧穿入，再穿出皮肤进行最后的拉紧。I. 踝关节置入适当位置后，移植物拉紧，拧入跟骨界面螺钉。

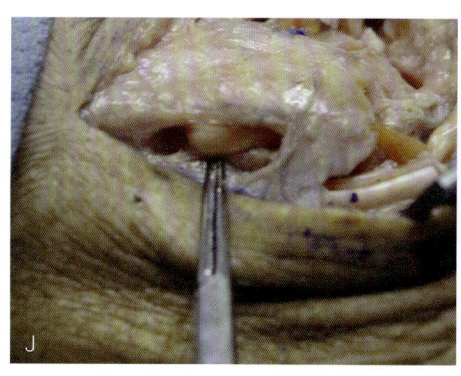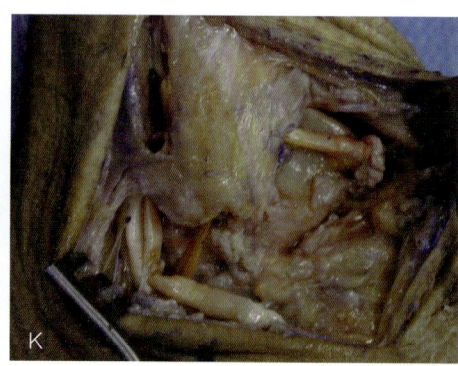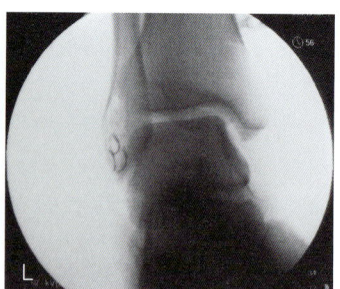

技术图4（续） J. 移植物位置由腓骨桥支撑（如果没有骨桥，移植物可能会下沉，从而在骨松质槽中松动）。K. 完成ATFL和CFL重建的解剖韧带编织。L. 术后应力片，注意没有距骨倾斜。

关闭切口

- 分层缝合，通常采用皮下2-0 Vicryl或Monocryl，然后用3-0尼龙缝合皮肤。

跟骨截骨术

- 如果足跟内翻，可以进行外侧楔形跟骨截骨术。
- 斜切口直接在计划的截骨区域上进行（通常在任何其他并行切口后约2 cm处）。
- 向各个方向将骨膜翘起。
- 跟骨结节外侧壁宽1～1.5 cm，证实截骨不会打破骨隧道。
- 用骨锯向内侧楔形汇聚截，使内侧皮质正好不被破坏。
- 楔形骨被移除，截骨术结束。
- 可以通过一个大的轴向定向螺钉或门形钉固定。

要点与失误防范

移植物处理	• 在切取自体移植物时必须非常小心，以便获得足够的长度 • 如果使用同种异体肌腱移植，则必须适当排列，长度要足够跨越肌腱组织的距离（25 cm就足够了） • 一旦同种异体移植物解冻，应将其浸泡在抗生素溶液中，直到可以使用
建立隧道	• 避免隧道破坏 • 考虑在腓骨后缘上建立两个独立的隧道，并在它们之间用皮质桥隔开，这将有助于防止移植物在骨松质V形隧道内的迁移
注意力线	• 如果持续的足跟内翻不处理，可能破坏一个完美的韧带重建手术。如有必要，做跟骨截骨术
拉紧移植物	• 将足固定在所需的中立位置（大约5°过度外翻），拉紧移植物，并将其固定在这个位置。确保此时的活动性和稳定性。现在可以用界面螺钉固定来保持张力，但是以后就无法代偿了 • 不要过度短缩移植物。这将使修复过紧，必要时再截取一次肌腱

术后处理

- 术后10～14天，在中立位置使用大而厚的夹板固定。
- 一旦伤口愈合满意，患者可以开始用负重石膏，如能忍受，再用4周。
- 手术后5～6周，从石膏到靴子的逐渐过渡和活动度的增加。
- 然后开始康复，重点是恢复运动，跟腱伸展，本体感觉训练和腓骨肌腱加强。
- 体育活动通常暂停4～6个月。

预后

- 对于急性和慢性不稳定保守治疗失败的解剖重建,笔者首选的仍然是踝关节外侧韧带重建方法。如果选择合适的患者,这在文献中已被证明是非常成功的,可恢复功能和减少或消除症状。
- 当患者因反复损伤或先前失败的手术而失去可靠的外侧软组织结构时,解剖性游离移植外侧韧带重建是一个很好的选择。
- 用这种方法重建ATFL和CFL,从而恢复踝关节和距下稳定性。
- 解剖重建结合保留腓骨肌腱的固有功能为恢复功能提供了最佳的环境。
- Paterson等人[14]在2年随访中,仅通过重建ATFL,26例患者的症状完全或实质性缓解率为81%。手术侧和对侧踝关节在活动度或单轴平衡方面无显著差异。
- Coughlin等[4,5]报道了28例患者2年的随访。所有患者的距骨倾斜测量(术前13°对比术后3°)和前抽屉检查(平均术前10 mm对比术后5 mm)均有较好的或极好的改善。
- 使用界面螺钉固定肌腱固定术的优点是能够促进早期运动,较少移植物松动[9,18]。

并发症

- 神经损伤。
- 伤口问题。
- 感染。
- 关节僵硬。
- 深静脉血栓形成。
- 主观过松或过紧。

(蒋仕林 译,刘旭东 燕晓宇 审校)

参考文献

[1] Ardèvol J, Bolíbar I, Belda V, et al. Treatment of complete rupture of the lateral ligaments of the ankle: a randomized clinical trial comparing cast immobilization with functional treatment. Knee Surg Sports Traumatol Arthrosc 2002;10:371-377.

[2] Clanton TO, Campbell KJ, Wilson KJ, et al. Qualitative and quantitative anatomic investigation of the lateral ligaments for surgical reconstruction procedures. J Bone Joint Surg Am 2014;96(12):e98.

[3] Colville MR, Grondel RJ. Anatomic reconstruction of the lateral ankle ligaments using split peroneus tendon graft. Am J Sports Med 1995;23:210-213.

[4] Coughlin MJ, Matt V, Schenck RC Jr. Augmented lateral ankle reconstruction using a free gracilis graft. Orthopedics 2002;25:31-35.

[5] Coughlin MJ, Schenck RC Jr, Grebing BR, et al. Comprehensive reconstruction of the lateral ankle for chronic instability using a free gracilis graft. Foot Ankle Int 2004;25:231-241.

[6] Gerber JP, Williams GN, Scoville CR, et al. Persistent disability with ankle sprains: a prospective examination of an athletic population. Foot Ankle Int 1998;19:653-660.

[7] Hertel J. Functional instability following lateral ankle sprain. Sports Med 2000;29:361-371.

[8] Jeys LM, Harris NJ. Ankle stabilization with hamstring autograft: a new technique using interference screws. Foot Ankle Int 2003;24:677-679.

[9] Jeys LM, Korrosis S, Stewart T, et al. Bone anchors or interference screws? A biomechanical evaluation for autograft ankle stabilization. Am J Sports Med 2004;32:1651-1659.

[10] Komenda GA, Ferkel RD. Arthroscopic findings associated with the unstable ankle. Foot Ankle Int 1999;20:708-713.

[11] Konradsen L, Bech L, Ehrenbjerg M, et al. Seven years follow-up after ankle inversion trauma. Scand J Med Sci Sports 2002;12:129-135.

[12] Lynch SA. Assessment of the injured ankle in the athlete. J Athl Train 2002;37:406-412.

[13] Maehlum S, Daljord OA. Acute sports injuries in Oslo: a one year study. Br J Sports Med 1984;18:181-185.

[14] Paterson R, Cohen B, Taylor D, et al. Reconstruction of the lateral ligaments of the ankle using semi-tendinosis graft. Foot Ankle Int 2000;21:413-419.

[15] Richie DH Jr. Functional instability of the ankle and the role of neuromuscular control: a comprehensive review. J Foot Ankle Surg 2001;40:240-251.

[16] Sandelin J. Acute Sports Injuries: A Clinical and Epidemiological Study [dissertation]. Helsinki, Finland: University of Helsinki, 1988.

[17] Siegler S, Block J, Schneck CD. The mechanical characteristics of the collateral ligaments of the human ankle joint. Foot Ankle 1988;8:234-242.

[18] Takao M, Oae K, Uchio Y, et al. Anatomical reconstruction of the lateral ligaments of the ankle with a gracilis autograft: a new technique using an interference fit anchoring system. Am J Sports Med 2005;33:814-823.

第89章 踝关节外侧慢性不稳定
Chronic Lateral Ankle Instability

Markus Walther

定义

- 对踝关节外侧韧带损伤进行保守治疗,多数情况下效果良好。然而,有几个因素可能导致慢性踝关节不稳,并反复发生踝关节扭伤。
  - 早期治疗不足。
  - 韧带愈合不完全。
  - 反复性创伤导致局部组织质量变差。
- 慢性踝关节不稳患者可分为两组:
  - 组织质量足以进行局部修复的患者。
  - 组织质量不足以进行局部修复的患者。
- 只要有足够的组织,就可以进行踝关节外侧重建的Brostrom手术。
- 对于局部组织不足的患者,需要进行增强以重建或加固外侧韧带,肌腱移植有不同的选择,各有其优缺点。
  - 肌腱固定。
  - 半腱肌腱或股薄肌腱。
  - 跗长肌腱。
- 另一种手术选择是用腓骨骨膜瓣增强韧带[2]。

解剖

- 从侧面看,踝关节由距腓前韧带(ATFL)、距腓后韧带(PTFL)和跟腓韧带(CFL)稳定(图1)[6]。
- 骨性结构提供了额外的稳定性,尤其是在背伸时,距骨锁定在内踝和外踝之间。

发病机制

- 外侧韧带撕裂是足踝扭伤的结果,根据扭伤的严重程度,有1~3个外侧韧带受伤,大多数情况下,ATFL都会撕裂。
- 解剖分类。
  - 一级:ATFL扭伤。
  - 二级:ATFL和CFL扭伤。
  - 三级:ATFL、CFL和PTFL扭伤。
- 美国医学协会(AMA)标准严格命名系统。
  - 一级:韧带拉伤。
  - 二级:韧带部分撕裂。
  - 三级:韧带完全撕裂。
- 按临床表现症状分级。
  - 轻微扭伤:功能损失最小,无跛行,轻微或无肿胀,点压痛,再次受伤后疼痛。
  - 中度扭伤:中度功能丧失,脚趾不能抬起或受伤的脚不能单脚跳,行走时跛行,局部肿胀,有触痛点。
  - 严重扭伤:弥漫性压痛和肿胀,患者行走时需要拐杖。
- 每次踝关节扭伤,踝关节本体感觉受损。
  - 每次受伤后足踝再次扭伤的风险增加。在未受伤的人中,足踝扭伤的概率约为1/1 000 000步。严重踝关节扭伤后,这种风险增加到1/1 000步[13]。
- 慢性踝关节不稳定是不适当的活动和韧带稳定机制不足的结合。

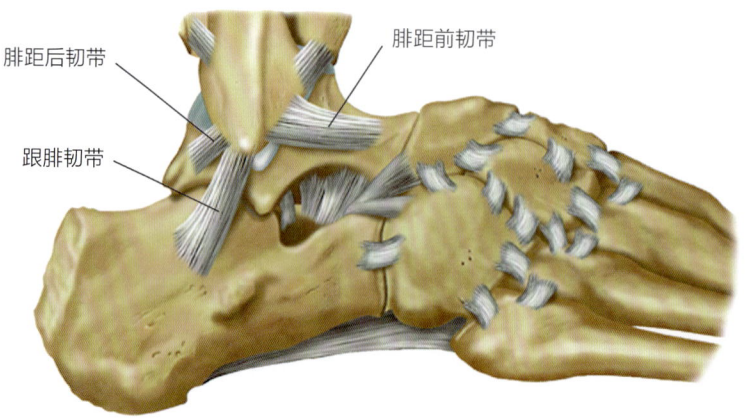

图1 外踝的解剖显示三种韧带:ATFL、PTFL和CFL。

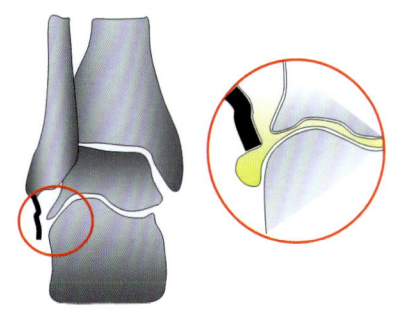

图2 韧带撕裂两端之间的滑液可阻止损伤愈合。

- 有证据表明,特殊的解剖变化会增加受伤后发生慢性踝关节不稳定的风险[15]。
- 韧带和骨骼之间的滑液会影响韧带的愈合(图2)。

自然病程

- 慢性不稳定是导致踝关节退行性关节炎的危险因素。Valderrabano等人[22]已经表明慢性踝关节不稳定患者关节炎的患病率增加。
- 以后很可能会再次发生踝关节扭伤,但这很大程度上取决于生活方式和体育活动[23]。

病史和体格检查

- 患者病史包括受伤持续的时间、踝关节扭伤频率、疼痛原因及日常生活和运动的受限情况。
- 患者的严重程度取决于不稳定程度和个体运动需求。
- 许多踝关节不稳定的检查都强烈依赖于患者的配合。但是,如果是阳性的,它们可能非常特异。
  - 检查人员应检查膝盖伸直和弯曲时踝关节的活动度,以排除腓肠肌或比目鱼肌(或两者)短缩的可能性。膝关节伸直时的背屈受限而屈曲时不受限是腓肠肌短缩的特殊表现(Silfverskiöld试验)。
  - 内翻试验用于评估CFL撕裂。
  - 在踝关节的跖屈位置检查内侧踝关节的稳定性,以避免关节内距骨锁定,这可以模拟韧带的稳定性。如果阳性,它高度提示三角肌韧带撕裂。
  - 跟腓韧带功能不全常影响距下关节的稳定性。在踝关节背屈检查稳定性,以锁定踝关节上部的距骨。如果为阳性,它对撕裂的CFL和距下不稳定具有高度的特异性[16]。
  - 在腹侧可触及渗出液,但少量积液很难发现。
  - 踝关节抽屉试验使ATFL产生张力,对韧带撕裂具有高度特异性。

影像学和其他诊断性检查

- 应获得X线平片以评估潜在的骨性病理改变。

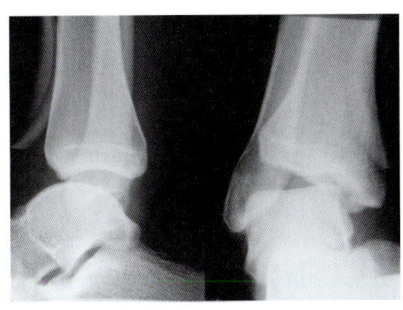

图3 慢性踝关节高度不稳定患者的应力X线片。

- 应力位X线片:前后(AP)片显示关节的侧面开口。在侧位片中可以看到距骨前移(图3)。
- MRI提供了有关外侧韧带和其他病理改变的宝贵信息。能发现慢性不稳定性瘢痕、积液和滑膜炎。然而,在MRI中判断功能稳定性是不可能的。MRI上常见的附加病理是腓骨肌腱撕裂、骨软骨损伤和骨水肿。

鉴别诊断

- 关节损伤(软骨或骨软骨骨折)。
- 神经损伤(腓肠神经、腓浅神经、胫后神经)。
- 肌腱损伤(腓骨肌腱撕裂或脱位、胫后肌腱)。
- 其他韧带损伤下胫腓(联合韧带、距下韧带、分叉韧带、跟骰韧带)。
- 撞击(前方骨赘、胫腓前韧带、瘢痕)。
- 不相关的病变,被常规扭伤掩盖(未发现类风湿性疾病、糖尿病神经关节病、肿瘤)。
- 外踝关节不稳定伴后足内翻畸形[21]。

非手术治疗

- 非手术治疗的目的是提高本体感觉和强度,这可以通过理疗和锻炼来实现。
- 改良鞋包括外侧楔状垫或开口。
- 外部固定方式为矫形器、支具或绷带。然而,这些方法是有限的。
  - 绷带在200步后失去30%的稳定性。据报道,皮肤问题高达28%。
  - 在矫形器组中,半刚性、弯曲类型提供最高程度的稳定性[3]。
- 对于许多有症状的不稳定或疼痛的患者,非手术治疗不能作为长期治疗。通常,这些患者需要进行外侧韧带修复。

手术治疗

- 对于既往无手术又组织质量好的患者,Brostrom手术是一个很好的选择,可以将原来的韧带重新插入原位[5]。特别是在现代锚钉技术的帮助下,该手术重新获得了广泛的应用。Brostrom[4]在他的研究中表明,即使在长期的慢性不稳定之后,也可以重建原始韧带,提供足够踝关节的稳定性和功能。

- 由于缝合锚技术的改进,过去几年内局部解剖修复(开放或关节镜)的指征已经扩大[8]。
- 然而,一些有复发性内翻损伤病史的患者没有足够的组织质量来进行Brostrom手术[7,12,19]。
- 局部组织的不足可通过肌腱移植或骨膜瓣进行增强或替代。
- 肌腱移植有不同的选择,每种都有一定的优缺点。
  - 肌腱固定术:此类手术(如Evans或Watson-Jones手术)的主要缺点是,随着时间的推移,肌腱固定术经常会导致持续性疼痛[17,18],同时伴随着稳定性的丧失[14,20]。
  - 自体或同种异体半腱肌腱或股薄肌腱可用作移植物。虽然,一般来说,耐受性良好,但在截取这些肌腱后,有发生取腱部位并发症风险[1]。如果使用同种异体移植物,有一定感染风险。
  - 跖长肌腱是一个局部肌腱,可以很容易地截取,且取腱部位的发病率最低[9]。

术前计划

- 在大约3%的患者中,没有发现跖长肌腱,或其长度不

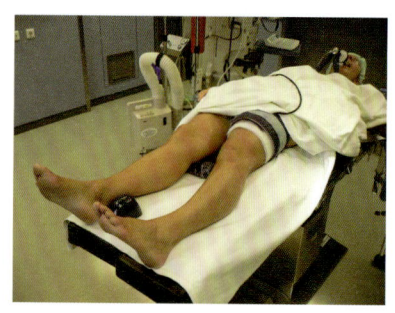

图4 患者仰卧,受伤一侧下方有衬垫。

足以进行移植。在这种情况下,必须与患者讨论如何进行治疗的策略。一种选择是改用另一种移植技术(如股薄肌腱或半腱肌腱)或使用骨膜瓣。
- 在麻醉下进行的检查包括踝关节的活动度和踝关节应力测试,以确认先前的结果,而患者没有踝关节主动稳定性。
- 额外的关节内病变是一个常见的发现,在大多数情况下,建议在最终重建前对踝关节进行关节镜检查[10]。

体位

- 患者仰卧,受伤一侧下方有衬垫。
- 使用止血带进行手术(图4)。

入路

- 跖长肌腱是通过在比目鱼肌和腓肠肌之间的内侧切口获得的(图5A)。
- 从腓骨到第5跖骨基底部,采用标准的外侧切口(图5B)。

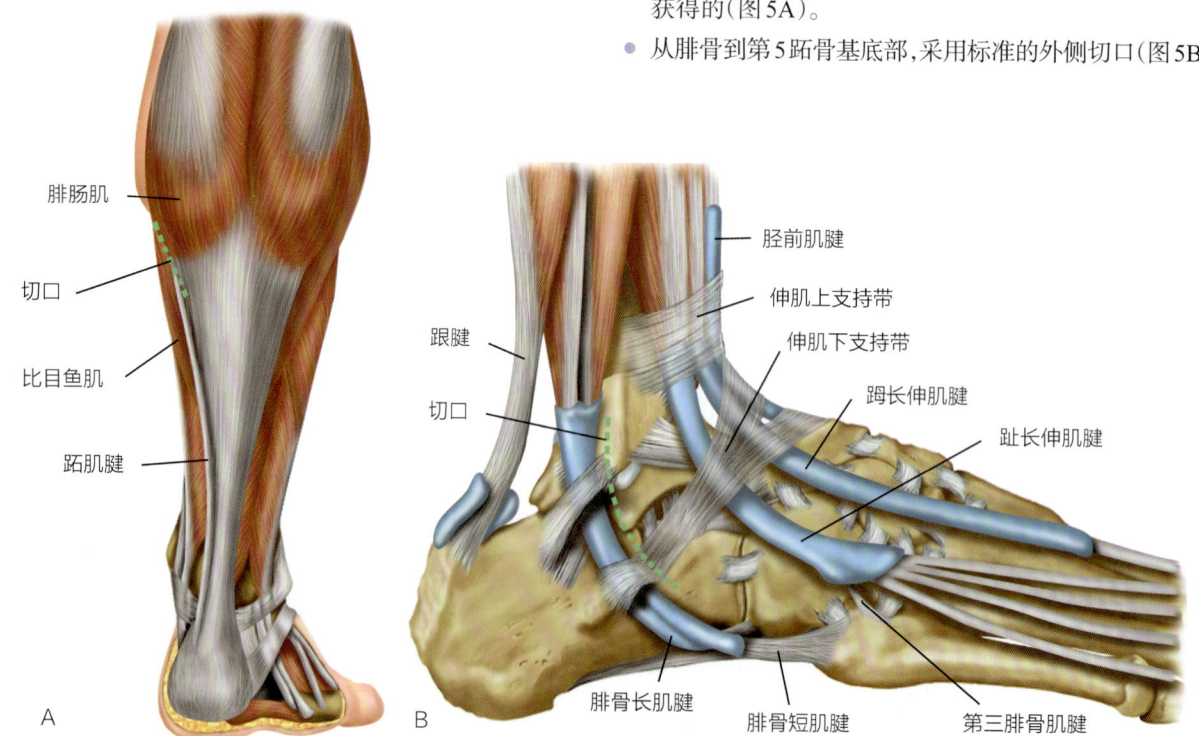

图5 A. 内侧入路截取跖长肌腱。B. 外侧入路,从腓骨向第5跖骨底部切开6~8 cm。

切取跖长肌腱

- 在小腿肌肉体积最大处的内侧切开3 cm（技术图1）。
- 当肌肉筋膜切开时，比目鱼肌和腓肠肌可以直接分离。
- 在两块肌肉中间发现的肌腱结构是跖长肌腱，可以很容易地用肌腱剥离器截取，跖长肌腱在这个位置比在跟骨内侧更容易识别。
- 如果肌腱剥离器无法分离跖长肌腱，则可以通过一个小的纵向切口（约1 cm）切断肌腱。
- 切除肌腱上任何肌肉或脂肪组织。
- 用0号不可吸收缝线编织肌腱的一端。
- 将肌腱存放在湿润的纱布中。

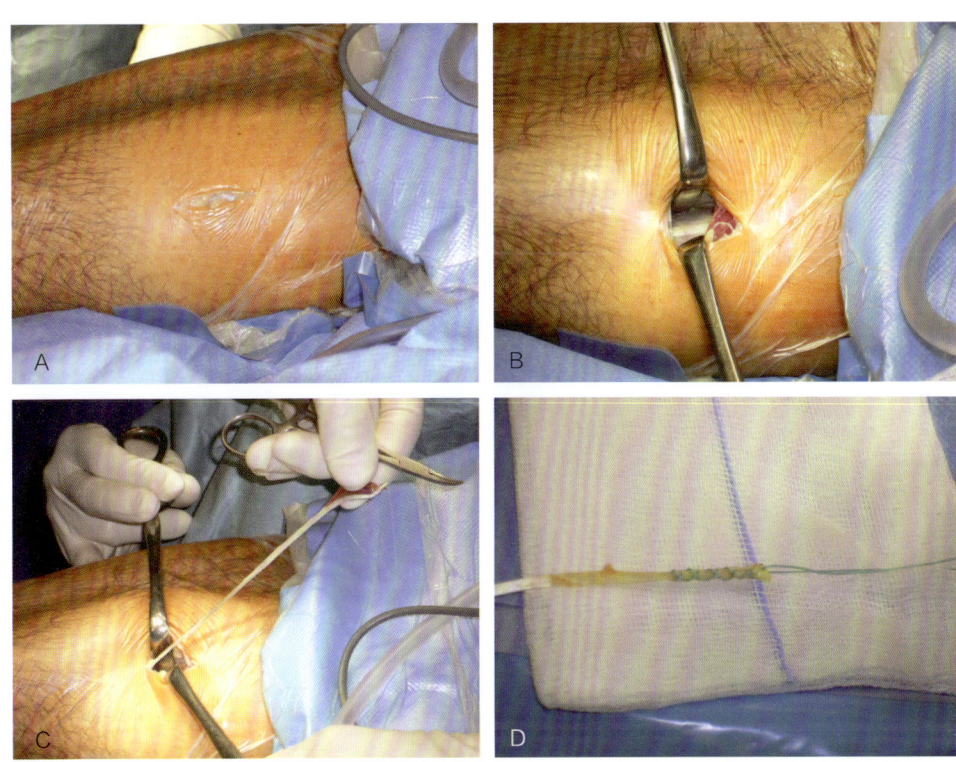

技术图1 跖长肌腱的切取。A. 比目鱼肌和腓肠肌之间的内侧切口，筋膜直接位于脂肪组织的下方。B. 经筋膜纵切口后，在比目鱼肌和腓肠肌之间发现跖长肌腱。C. 用肌腱剥离器分离肌腱。D. 用0号不可吸收缝线编织肌腱的一端，并存放在湿润的纱布中。

跖长肌腱解剖重建外侧韧带

- 通过外侧入路显露外侧韧带和腓骨远端。
- 跗骨窦的组织可以去除，特别是如果有炎症的迹象。
- 检查韧带和局部组织的质量。
- 在腓骨腹侧钻两个孔，直径3.2 mm，距腓骨尖端7 mm和13 mm（技术图2）。
- 在侧面钻第三个孔。
- 用一把小Weber钳，连接腹侧孔，并将其周围的锐边弄平。
- 在距骨颈部外侧面再钻两个孔，直径3.2 mm，距离约8 mm。
- 这些孔正好位于软骨的边缘。在很多情况下，可以在这个位置找到原始韧带的残余。
- 再次，用Weber钳制造一条通道。
- 收缩腓骨肌腱，让助手将后足置于最大内旋位置。钻两个孔，并将它们连接起来，距离距下关节线13 mm，类似于前面提到的方法。
- 跖长肌腱移植物一端用（0号不可吸收缝线编织），使用导针导入穿过隧道。
- 当使移植处于紧张状态时，足应处于中立位置。
- 用0号不可吸收缝线连接移植物的两端。
- 如果有部分移植物冗余，可以用来固定重建的韧带，并用侧侧缝合固定。

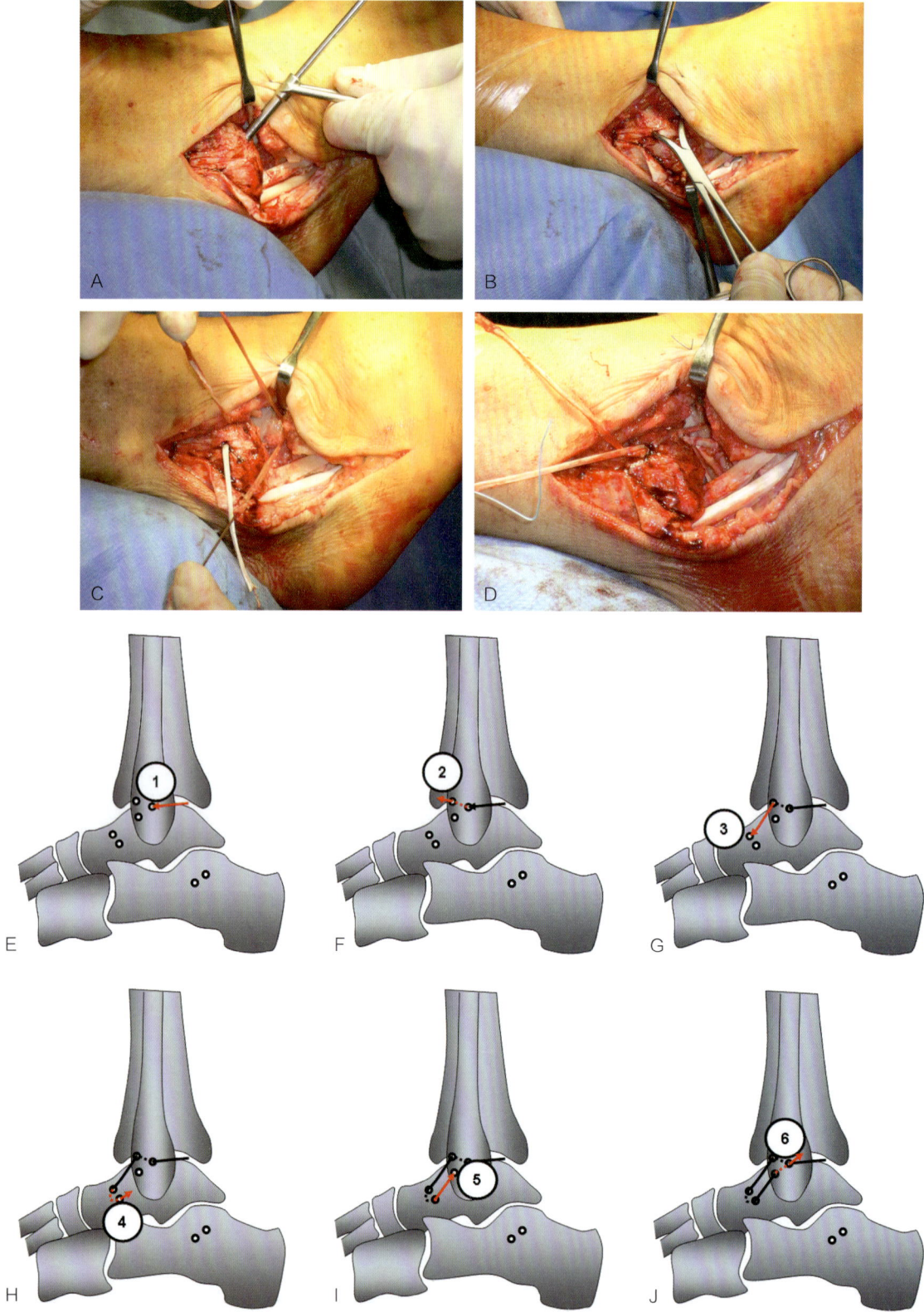

技术图 2 使用踇长肌腱的解剖重建。A. 在 ATFL 的解剖止点处钻一个孔。B. 用 Weber 钳在钻孔之间形成一条通道。C. 将肌腱穿过隧道。D. 肌腱的任何冗余组织都可用于进一步加固。E～O. 将肌腱穿过隧道。

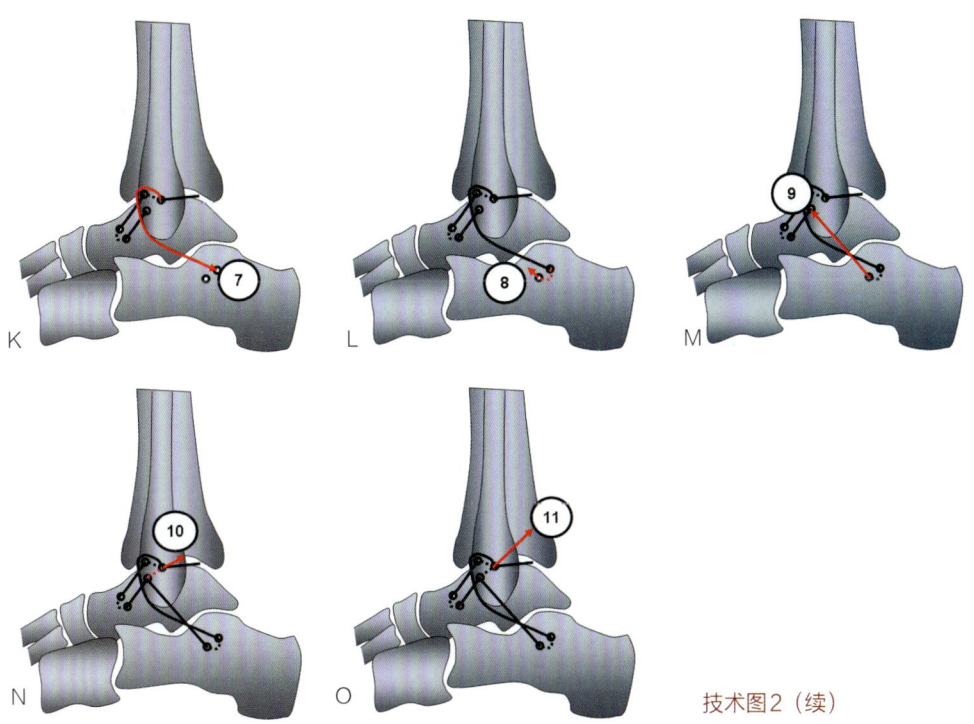

技术图2（续）

要点与失误防范

手术指征	• 应进行完整的病史和体格检查 • 必须小心处理相关的病理 • 当局部组织不足时，移植物增强是有指征的
移植物处理	• 如果不能确定跨长肌腱是否能找到或不适合移植，必须与患者讨论另一个策略 • 切取和准备移植物时应格外小心 • 移植物应始终固定并小心处理
固定问题	• 如果肌腱没有穿过隧道，用Weber钳再次尝试使边缘光滑 • 如果跨长肌腱对于整个行径来说太短，可使用单层较好的局部组织加固。也可使用骨膜瓣进一步增强重建位置 • 隧道之间的骨桥断裂可以用缝合锚或移植物的跨骨缝合来补救

术后处理

- 所有患者都使用步行靴或步行石膏2周，负重限制在10 kg。2周后，再使用4周的踝关节支具，在正常的鞋里进行全方位的负重。踝关节支具应该日夜使用。另外，在第3周开始积极稳定的物理治疗。通常情况下，4～6周后可进行自行车运动，8～10周后可进行跑步。患者应在3～5个月避免接触包括足球在内的运动。

预后

- Hintermann和Renggli[11]发表了一系列关于这项技术的文章，在美国矫形足踝协会（AOFAS）的后足评分中发现78%的人优秀，18%的人良好，4%的人满意。这些好结果符合笔者的经验。
- 尤其是运动员受益于韧带的解剖修复，这似乎比肌腱修复术更可靠，效果更好。

并发症

- 术中移植物处理不当。
- 移植物失效或撕裂。
- 腓骨骨折。
- 深静脉血栓形成。
- 感染。
- 关切活动丧失。

（蒋仕林　译，刘旭东　燕晓宇　审校）

参考文献

[1] Adachi N, Ochi M, Uchio Y, et al. Harvesting hamstring tendons for ACL reconstruction influences postoperative hamstring muscle performance. Arch Orthop Trauma Surg 2003;123:460-465.

[2] Benazzo F, Zanon G, Marullo M, et al. Lateral ankle instability in high-demand athletes: reconstruction with fibular periosteal flap. Int Orthop 2013;37:1839-1844.

[3] Beynnon B. The use of taping and bracing in treatment of ankle injury. In: Chan KM, Karlson J, eds. ISAKOS-FIMS World Consensus Conference on Ankle Instability. Stockholm, Sweden: International Federation of Sports Medicine, 2005:38-39.

[4] Broström L. Sprained ankles. V. Treatment and prognosis in recent ligament ruptures. Acta Chir Scand 1966;132:537-550.

[5] Broström L. Sprained ankles. VI. Surgical treatment of "chronic" ligament ruptures. Acta Chir Scand 1966;132:551-565.

[6] Burks RT, Morgan J. Anatomy of the lateral ankle ligaments. Am J Sports Med 1994;22:72-77.

[7] Colville MR, Marder RA, Zarins B. Reconstruction of the lateral ankle ligaments. A biomechanical analysis. Am J Sports Med 1992;20:594-600.

[8] Giza E, Shin EC, Wong SE, et al. Arthroscopic suture anchor repair of the lateral ligament ankle complex: a cadaveric study. Am J Sports Med 2013;41:2567-2572.

[9] Hintermann B. Anatomische Rekonstruktion des Au_enbandkomplexes am Sprunggelenk [in German]. Oper Orthop Traumatol 1998;10:210-218.

[10] Hintermann B, Boss A, Schäfer D. Arthroscopic findings in patients with chronic ankle instability. Am J Sports Med 2002;30:402-409.

[11] Hintermann B, Renggli P. Anatomic reconstruction of the lateral ligaments of the ankle using a plantaris tendon graft in the treatment of chronic ankle joint instability [in German]. Orthopade 1999;28:778-784.

[12] Karlsson J, Bergsten T, Lansinger O, et al. Surgical treatment of chronic lateral instability of the ankle joint. A new procedure. Am J Sports Med 1989;17:268-273.

[13] Konradsen L, Olesen S, Hansen HM. Ankle sensorimotor control and eversion strength after acute ankle inversion injuries. Am J Sports Med 1998;26:72-77.

[14] Krips R, van Dijk CN, Halasi PT, et al. Long-term outcome of anatomical reconstruction versus tenodesis for the treatment of chronic anterolateral instability of the ankle joint: a multicenter study. Foot Ankle Int 2001;22:415-421.

[15] Mei-Dan O, Kahn G, Zeev A, et al. The medial longitudinal arch as a possible risk factor for ankle sprains: a prospective study in 83 female infantry recruits. Foot Ankle Int 2005;26:180-183.

[16] Ringleb SI, Dhakal A, Anderson CD, et al. Effects of lateral ligament sectioning on the stability of the ankle and subtalar joint. J Orthop Res 2011;29:1459-1464.

[17] Rosenbaum D, Becker HP, Sterk J, et al. Long-term results of the modified Evans repair for chronic ankle instability. Orthopedics 1996;19:451-455.

[18] Rosenbaum D, Becker HP, Wilke HJ, et al. Tenodeses destroy the kinematic coupling of the ankle joint complex. A three-dimensional in vitro analysis of joint movement. J Bone Joint Surg Br 1998;80(1):162-168.

[19] Rudert M, Wülker N, Wirth CJ. Reconstruction of the lateral ligaments of the ankle using a regional periosteal flap. J Bone Joint Surg Br 1997;79(3):446-451.

[20] Snook GA, Chrisman OD, Wilson TC. Long-term results of the Chrisman-Snook operation for reconstruction of the lateral ligaments of the ankle. J Bone Joint Surg Am 1985;67(1):1-7.

[21] Strauss JE, Forsberg JA, Lippert FG III. Chronic lateral ankle instability and associated conditions: a rationale for treatment. Foot Ankle Int 2007;28:1041-1044.

[22] Valderrabano V, Hintermann B, Horisberger M, et al. Ligamentous posttraumatic ankle osteoarthritis. Am J Sports Med 2006;34:612-620.

[23] Walther M, Kriegelstein S, Altenberger S, et al. Lateral ligament injuries of the ankle joint [in German]. Unfallchirurg 2013;116:776-780.

第90章 三角韧带重建
Deltoid Ligament Reconstruction

Eric M. Bluman and Richard J. de Asla

定义

- 当踝关节内侧副韧带复合体的深部和浅部断裂或不足时,就会出现三角韧带损伤。
- 三角韧带缺失可能是由退变[如晚期成人获得性扁平足畸形(AAFD)]、术后[6-8]、创伤性或运动性[4]原因引起的。

解剖

- 三角韧带复合体是一个多单元结构,为胫距关节、距下关节、跟舟足底韧带和距舟关节提供支撑和限制。
- 众所周知,三角韧带复合体由深部和浅部组成。
- 复合体的深层部分起自内侧踝关节的丘间沟和内踝后丘,并在靠近胫距关节旋转中心的距骨体内侧面插入。这些短而结实的纤维是在关节内但位于滑膜外的。它由前束和后束组成。
- 对复合体的浅层成分仍有争议。在一项更为详细的解剖学研究中,Pankovich 和 Shivaram[5]描述了浅层由胫舟、胫跟和胫距韧带组成。这些纤维代表一个三角形阵列,起源于远端内踝,呈扇形延伸至各自的附着部位。这些成分对踝关节和足部生物力学的相对贡献仍然是一个研究课题。

发病机制

- 三角韧带断裂最常见的原因是旋后-外旋(SER)踝关节骨折。最严重的骨折形式是内踝关节骨折或三角韧带断裂,伴有外踝骨折。内踝完整但内侧副韧带撕裂的类型称为SER IV-deltaid。后者是最常见的三角韧带撕裂。
- 已经证实,三角韧带重建不适用于同时合并踝关节骨折。在大多数合并损伤的患者中,骨折的复位和固定以及踝穴形态的重建利于三角韧带的愈合[9]。
- 小部分三角韧带功能不全的患者会将其作为4期AAFD的组成部分[2]。
- 不合并急性损伤导致的踝关节骨折的三角韧带功能不全已经描述,但此处不作讨论。本章主要讨论由退行性原因引起的三角韧带功能不全。

自然病程

- 随着胫后肌腱损伤,使后足主动内翻的能力丧失。
- 随着腿的机械轴向内侧移动(相对于足),后足畸形变得更加严重,最终变得僵硬,内侧踝关节软组织的张力逐渐增加。内侧侧副韧带复合体无法抵抗施加在其上的负荷,最终导致功能不全和延长[7,8]。
- 当三角韧带功能不全,已有的后足畸形造成的外翻力导致距骨在踝穴内倾斜,加速了4期AAFD的发生。

病史和体格检查

- 4期AAFD的病史和体格检查方面与本AAFD早期阶段的相似。
- 可能有后足外翻。
- 由于胫后肌腱慢性受累,强度将大大降低,并可能因撕裂而缺损。患者既不能抵抗后足外翻,也不能主动将前足跨中线。
- 由于慢性后足外翻导致的小腿三头肌工作长度缩短,产生肌肉挛缩。固定的后足畸形可能会给人一个胫距关节背屈的错误印象。如果不适当延长跟腱,重建踝关节和后足的力线,将造成或加剧马蹄足畸形。
- 可能有明显的前足旋后。
- 外侧疼痛可能表现为跗骨窦炎或腓骨下撞击、外侧踝关节炎或严重情况下腓骨远端应力性骨折。
- 在临床医生触诊前,跗骨窦疼痛常常无法识别或漏诊。
- 如果大部分背外侧距骨周围半脱位导致内侧足底中足突出,可能会出现距骨头部以下的硬结和疼痛。
- 必须确定作为4期AAFD标志的胫骨外翻是否固定或可复位,这在手术方案中需要有进一步的明确。
- 通过放射学检查,临床上对胫骨外翻畸形的诊断得到了很大的提高。
- 需要确定外侧副韧带复合体的完整性,严重的外翻畸形可能导致这些结构的破坏和功能不全。

- 外科医生还必须评估是否存在同侧膝外翻,如果存在明显的膝外翻,应考虑在足和足踝手术前纠正近端畸形。在不注意膝关节畸形的情况下,纠正小腿-踝-足轴可能无法通过重建的下肢充分恢复外翻应力,导致畸形复发。
- 检查三角韧带的方法包括:
  - 触诊内踝下方区域,压痛可能代表早期或近期三角韧带破裂,可能仅在4期疾病早期出现。
  - 关节线触诊,外翻倾斜显示三角韧带功能不全。
  - 负重前后(AP)踝关节X线片,外翻倾斜超过4°表示三角韧带功能不全。

影像学和其他诊断性检查

- 首选X线片包括三向负重系列,站立位前后位片将提供最多的信息,三角韧带功能不全的患者将出现胫骨外翻倾斜(图1)。
- 只有当计划使用自体腓骨长肌腱进行重建时,才需要横截面成像(稍后讨论)。在这种情况下,MRI用于确认腓骨短肌在长肌切取前的完整性。
- 选择性关节内阻滞通常有助于临床医生定位疼痛的确切来源。

鉴别诊断

- 2期或3期AAFD。
- 内踝骨折不愈合。
- 胫距关节炎(伴有外侧关节磨损)。

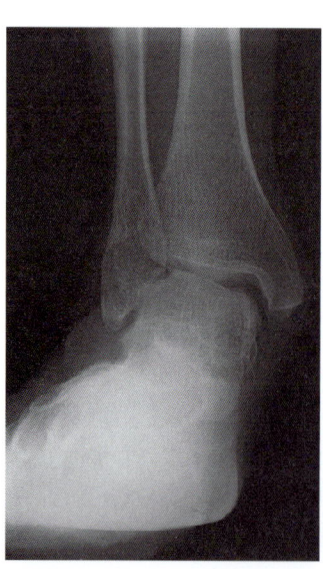

图1 因三角韧带复合体功能不全导致踝关节胫距关节倾斜的站立正位负重X线照片。

- 距骨骨坏死伴外侧塌陷。
- 胫骨远端踝上外翻畸形(由胫腓骨远端骨折或Pilon骨折引起)。
- 旋前外展型踝关节骨折后外翻畸形,伴有外侧穹隆压缩或粉碎。

非手术治疗

- 与踝关节骨折合并出现的急性三角韧带功能不全相比,笔者认为非手术治疗在因退行性原因(如第四阶段AAFD)导致的慢性三角韧带功能不全患者中的作用非常有限。除了有内科疾病禁忌手术的患者外,所有患者都应该接受手术重建。
- 在矫正相关骨科疾病的同时,可能还需要保守治疗来缓解疼痛和暂时性畸形。
- 如果选择保守疗法,定制的、延伸至小腿的硬的矫形器,如Arizona支具,可预防疾病进展。
- 虽然保守治疗可以阻止疾病的发展,但4期的畸形不能单独用支具矫正。

手术治疗

- 在AAFD中,慢性三角韧带不足无法功能性愈合。紧缩和其他手术技术试图将这些病变组织合并到修复中,并不能产生可靠的结果。三角韧带的同种异体移植或自体重建是成功治疗的主要手段。
- 一旦诊断出四期AAFD,就需要一个手术计划来纠正所有畸形的部分。
- 评估被动矫正胫骨畸形的能力是三角韧带能否重建以挽救踝关节的关键。
- 可被动纠正的胫骨外翻畸形可受益于三角韧带重建以及骨骼和肌腱的修复。4期AAFD的胫骨僵硬畸形应采用胫距、距下关节融合或腓骨融合重建。
- 必须纠正足畸形的所有组成部分,同时进行三角韧带重建,使导致原始三角韧带功能不全得到平衡,并且不会导致重建韧带失效。
- 如果检查发现外侧副韧带功能不全,手术计划应包括重建这些结构。

术前计划

- 回顾影像学资料。
- 在摆放体位之前,应进行麻醉下检查(EUA)。术中透视检查可能在EUA中非常有用。
- 在EUA时,重新评估外侧副韧带也很重要。

- 如果可能的话，应在同一次手术完成恢复足弓力线所需的所有足部重建手术。这些手术应在三角韧带重建前进行。

体位
- 患者应仰卧在手术台上。
- 逆行驱血带驱血，然后充气大腿近端止血带，可以创造一个相对不流血的区域。
- 在对侧臀部下方放置软支撑，可以改善内侧踝关节的暴露。
- 外科医生应确保下肢已预处理好，并将无菌巾覆盖在膝盖以上，以便术中评估下肢力线。

入路
- 微创三角韧带重建（MIDLR）的方法需要从内踝末端向下纵向切开至略低于载距突。这个切口可能经过纤维功能不全的浅层三角韧带（图2）。
- 腓骨肌腱移植术的方法是在腓骨肌腱上使用一个直的

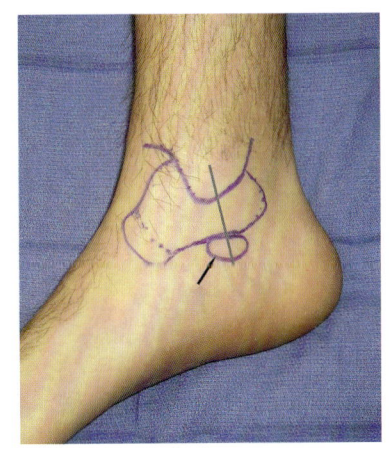

图2　内侧踝关节上标记的微创三角韧带重建技术的方法。内踝、距骨和载距突的位置已标明。

纵向切口来获取腓骨长肌腱，然后通过一个内侧切口将腓骨长肌腱导入，然后将其穿过并固定到胫骨上。患者最初应在同侧髋部下方放置一个包块，当需要增加对内侧踝关节的操作时，可以将其移除。

微创三角韧带重建
- 这项技术[1,2]重建了三角韧带的表层和深层，同时不牺牲任何移植物组织进行移植。

叉式同种异体移植物准备
- 同种异体胫后肌腱或腓骨肌腱的提供了一个尺寸合适的移植体。可以使用较大的移植物（如跟腱），但应切割到适当的厚度。不要使用小于胫后肌腱或腓骨肌腱的移植物。
- 移植体的长度应为20 cm，直径应为6～7 mm。纵向劈开一端，留下约5 cm的另一端未分开。
- 将0号不可吸收编织缝合线采用Krackow方法缝合肌腱的三个末端（技术图1）。
- 准备好后，用湿润的纱布包裹移植体并放在一边。

胫骨端固定
- 在内踝上方，在冠状面中部，选择穹隆上方1 cm左右的水平，作为移植物胫骨端固定点。这与胫骨远端骨膜瘢痕的水平很接近。术中透视对定位合适的部位非常有帮助。大隐静脉和隐神经应位于选择的入口位置前方。
- 在固定点的水平上，纵向切开1 cm至胫骨内侧皮质。

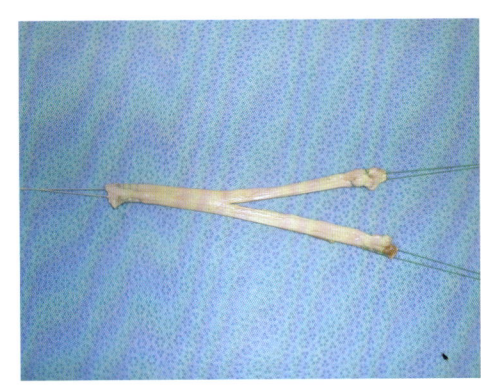

技术图1　分叉移植物的准备。选择一个长约20 cm、直径约7 mm的同种异体肌腱，纵向分裂约2/3的长度。叉状移植物的最终外观，显示其三个末端都有Krackow缝合线。

将导针从内侧穿向外侧平行于穹隆（技术图2）。在导针上方做一个6.0 mm的盲孔，距离为25 mm，拆下导针。
- 用6.25 mm软组织界面螺钉（技术图3）将分叉移植物的胫骨端（未分离端）固定在胫骨盲孔中。测试，确保移植物充分固定在隧道内。

距骨端固定
- 穿过距骨的隧道从内侧胫距旋转的中心开始。最简单的方法是钻取自体三角韧带深层附着点，隧道的横向

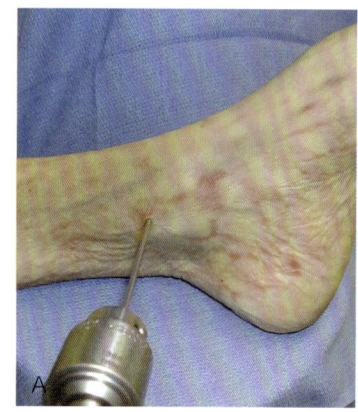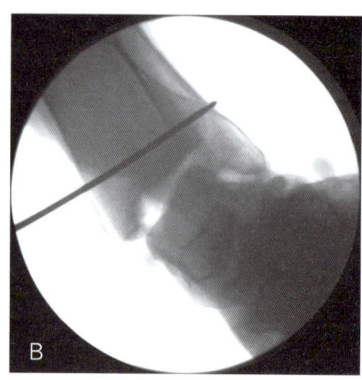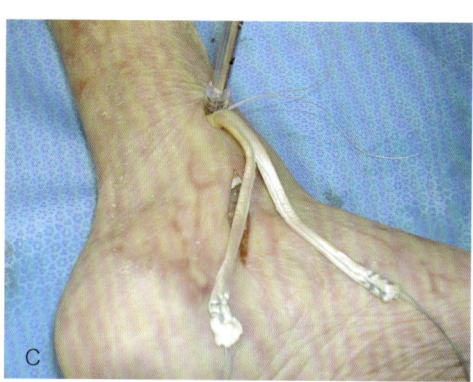

技术图2　插入胫骨端。A. 胫骨导针放置的起始点应在胫骨远端物理瘢痕的水平。B. 胫骨导针放置如透视前后位视图所示。C. 用软组织界面螺钉固定移植物的胫骨端。

出口位于距骨穹顶和颈部的横向连接处，这个侧面出口点通过触诊定位。如果无法触及此连接处，可能需要做一个小切口来定位外侧颈体外侧连接处。沿着该轴穿入一根5.0 mm套管钻的导针。用前后位和侧位透视图确认导针的位置。

- 在导针上钻一个5.0 mm的隧道。用穿线器从内侧到外侧将缝合肌腱的一端穿过隧道。在移植物上施加适当的张力，并在隧道内侧放置一个5.0 mm的软组织界面螺钉以固定移植物。挤入界面螺钉，使其埋头插入隧道1～2 mm。

跟骨端固定

- 用触诊法定位载距突的内侧边界。一旦确定，小心地将胫后肌腱鞘从骨上剥离，并向下牵拉。将导针插入套管钻中，沿一条轴线从支撑距骨的中点到跟骨外侧腓骨结节上方约1 cm处（技术图4A）。将导针放在这个位置，可以集中在载距突的中心，并最大限度地减少突破距下关节的机会。使用透视检查导针的位置。
- 在该导针上建立一个5.0 mm的隧道。
- 将肌腱移植物游离端穿过辅助隧道，从跟骨外侧的皮肤上拉出。可能需要做一个小切口，以使移植物完全被拉

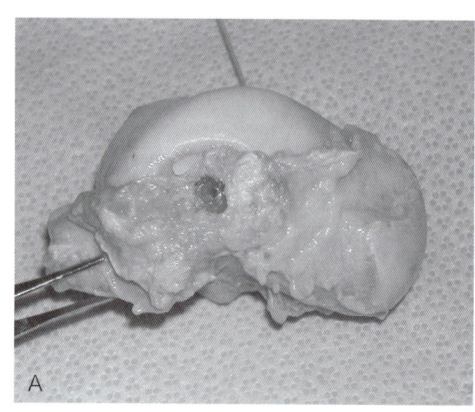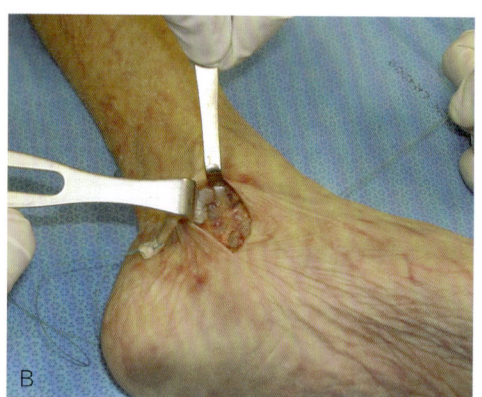

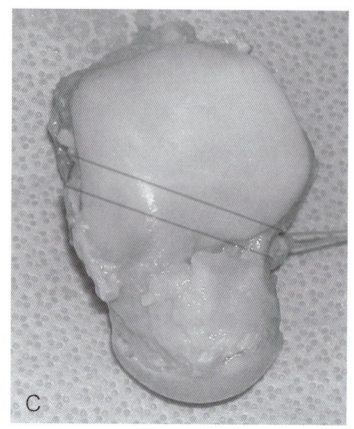

技术图3　距骨端固定。A. 距骨隧道的起点近似于距骨内侧面深三角韧带止点的足印区。图示是一个尸体的内侧距骨切面。一个软组织界面螺钉已放置在距骨隧道的中间部分。在这幅图中，距骨头部朝向右侧。B. 从尸体距骨的背侧视图中看到的距骨隧道路径。距骨头部朝向底部，内侧距骨位于图像左侧。这些线代表了隧道通过距骨的路径。C. 距骨端插入、拉紧和固定踝关节内侧。

出。手动拉紧和调节胫距关节位置,并在透视下检查。
- 当达到适当的张力时,从内向外将一个5.0 mm的界面螺钉拧入辅助隧道。

- 技术图4B说明了最终原位结构的外观。技术图4C说明了植入和固定后移植物的位置。
- 逐层缝合伤口。

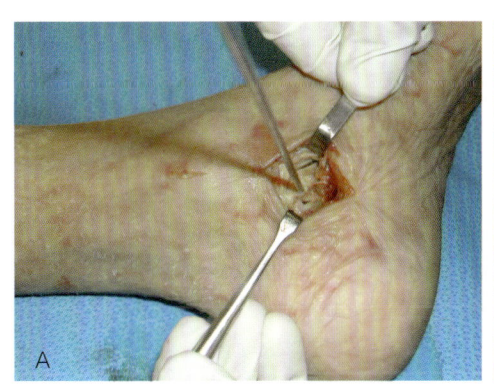
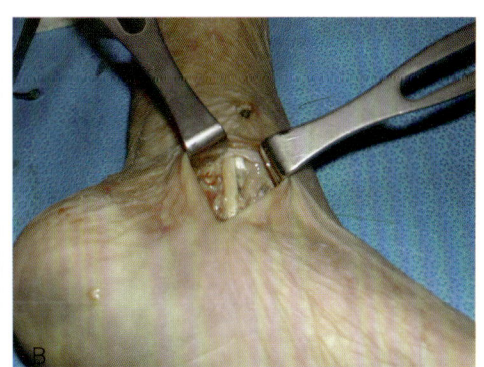
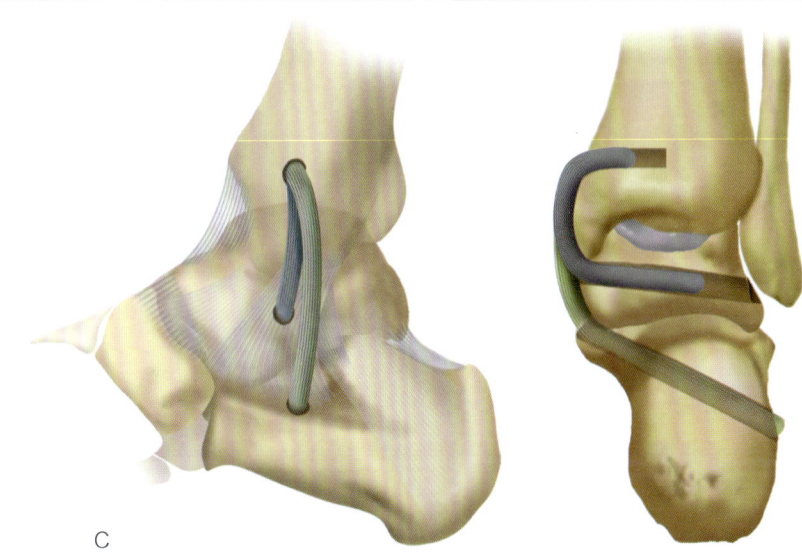

技术图4 跟骨端固定。A. 跟骨端起点穿入导针,以避开距下关节,穿出外侧跟骨皮质。B. 从内侧完成微创三角韧带原位重建。C. 从内侧和前后视图完成微创三角韧带重建。

腓长肌腱切取

- 通过从第4跖骨基部延伸至小腿中部的外侧切口,切取腓骨长肌腱[3]。
- 固定横断腓骨长肌腱的近端残端到腓骨短肌。
- 将Krackow锁定缝线固定在腓骨长肌腱的末端后,用一块湿纱布包裹。

建立距骨隧道

- 在内踝中央做一个内侧切口,向远端延伸到表面三角韧带的纤维上。

- 分离三角韧带的纤维,露出距骨内侧。
- 将骨内导针从外侧距骨颈-体交界处穿过,到达距骨内侧面预计的旋转中心,位于内踝尖端下方。
- 通过对踝关节进行背屈和跖屈,通过透视和临床检查确认导针的位置,以确定旋转中心位置。
- 使用直径为4~5 mm的空心钻建立一个隧道。

建立胫骨隧道

- 从内踝末端到胫骨外侧远端再建立一个骨隧道。出口点位于胫骨穹隆近侧5~6 cm处,腓骨前。笔者建议将空心钻头中的碎屑保存下来,以备用于骨移植。

移植物隧道和固定

- 从远端内侧向近端外侧穿过胫骨隧道。
- 首先在内侧距骨隧道处拉紧肌腱,然后在胫骨外侧出口处拉紧肌腱,纠正距骨外翻的倾斜。
- 用软组织垫圈或钉将肌腱固定在最大张力下的胫骨外侧,用骨隧道中钻孔获得的骨块移植。最终结构示意图如技术图5所示。
- 缝合伤口。

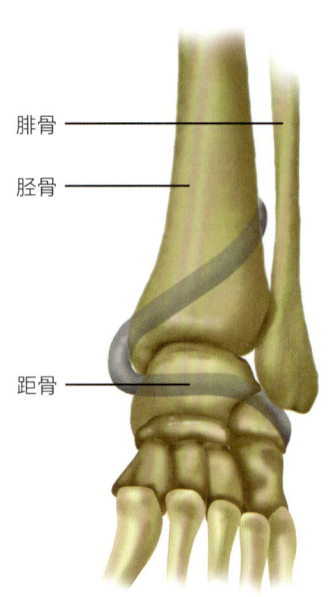

技术图5 腓骨长肌腱自体移植。完成的腓骨长肌腱自体移植物已通过距骨隧道,进入内踝,并穿出胫骨外侧,固定在外侧皮质。

要点与失误防范

伴随手术必要性	• 本文所述的三角韧带重建旨在重建功能性抑制胫距关节外翻 • 在进行三角韧带重建的同时,一定要纠正任何可能导致胫距关节外翻成角的错位或畸形 • 不这样做可能导致矫正不足,甚至可能导致移植完全失败
固定问题:移植物拔出	• 确保肌腱末端用Krackow缝合加固,以确保肌腱的安全通过,并防止界面螺钉撕裂移植物
建立隧道	• 确保骨隧道在三角韧带深层附着点处从内侧开始。距骨隧道起点与该位置的实质性偏差将导致移植物上的剪切力增加 • 移植物的浅(跟骨)支必须集中在载距突内。偏心放置可能导致距下关节内侧面或载距突下皮质断裂。突破内侧面可能导致距下关节炎。载距突下皮质断裂可导致踇长屈肌腱肌腱炎或挫伤
神经损伤	• 在距骨和跟骨端出口处做小切口,以防止对腓浅神经和腓肠神经分支的损伤
指征	• 这些技术旨在帮助4期AAFD的外科矫正。其他治疗方法可能需要用于急性三角韧带损伤或与除AAFD以外的疾病过程相关的三角韧带功能不全

术后处理

- 在4期胫后肌腱损伤的胫距关切重建后即刻,使用石膏夹板在中立位置。物理治疗在切口愈合后开始,通常在术后2周左右。治疗包括被动和主动的踝关节运动以及内在肌肉锻炼。开始逐渐负重,但直到术后12周才完全负重。开始负重后,根据需要进行步态训练。

预后

- 因为这两种方法都是最近使用,所以这些方法没有长期的结果。少数出现4期AAFD的患者很难对结果进行研究。正在进行的研究评估使用这些方法保持纠正和稳定性的能力。
- 本章撰写时,分义移植法的2年临床结果才刚刚可用。初步的短期结果较好,那些接受手术的患者可以维持胫距关节运动和稳定。
- 腓骨长肌腱移植术的短期随访数据可用。在5名手术后评估的患者中,4名患者胫骨外翻矫正至4°或以下,手术后2年内保持不变。

并发症

- 胫骨或距骨隧道错位导致胫距关节损伤。
- 错置跟骨隧道突破距下关节(分叉移植法)。
- 腓浅神经损伤。
- 腓深神经损伤(腓骨肌腱移植法)。
- 跟骨端牵引时腓肠神经损伤(分叉移植法)。
- 感染。
- 移植物失效或断裂。

(蒋仕林 译,刘旭东 燕晓宇 审校)

参考文献

[1] Bluman EM, Khazen G, Haraguchi N, et al. Minimally invasive deltoid ligament reconstruction: a biomechanical and anatomic analysis. Presented at American Orthopaedic Foot and Ankle Society 21st Annual Summer Meeting, Boston, MA, 2005.

[2] Bluman E, Myerson M. Stage IV posterior tibial tendon rupture. Foot Ankle Clin 2007;12:341-362.

[3] Deland JT, de Asla RJ, Segal A. Reconstruction of the chronically failed deltoid ligament: a new technique. Foot Ankle Int 2004;25:795-799.

[4] Hintermann B, Valderrabano V, Boss A, et al. Medial ankle instability: an exploratory, prospective study of fifty-two cases. Am J Sports Med 2004;32:183-190.

[5] Pankovich AM, Shivaram MS. Anatomical basis of variability in injuries of the medial malleolus and the deltoid ligament. I. Anatomical studies. Acta Orthop Scand 1979;50:217-223.

[6] Pell RF IV, Myerson MS, Schon LC. Clinical outcome after primary triple arthrodesis. J Bone Joint Surg Am 2000;82(1):47-57.

[7] Resnick RB, Jahss MH, Choueka J, et al. Deltoid ligament forces after tibialis posterior tendon rupture: effects of triple arthrodesis and calcaneal displacement osteotomies. Foot Ankle Int 1995;16:14-20.

[8] Song SJ, Lee S, O'Malley MJ, et al. Deltoid ligament strain after correction of acquired flatfoot deformity by triple arthrodesis. Foot Ankle Int 2000;21:573-577.

[9] Zeegers AV, van der Werken C. Rupture of the deltoid ligament in ankle fractures: should it be repaired? Injury 1989;20:39-41.

第 91 章 内踝/三角韧带重建
Medial Ankle/Deltoid Ligament Reconstruction

Beat Hintermann, Markus Knupp, and Victor Valderrabano

定义

- 踝关节复合体内旋损伤可导致三角韧带浅表前束部分或完全断裂。
- 随着时间的推移，慢性内侧踝关节不稳定可能导致继发性胫后肌功能障碍，因为肌腱可能拉长、撕裂或两者兼而有之。
- 相反，内侧踝关节不稳定也可能是由于胫骨肌后功能不全伴有三角韧带慢性过度负荷和连续的逐步损伤所致。
- 如果患者主诉"不稳"，尤其是在平坦地面、下坡或下楼行走时，必须怀疑足踝内侧不稳定。其他的症状可能是踝关节前内侧疼痛，有时是外侧踝关节疼痛，特别是在足部背屈时。

解剖

- 三角韧带是一个多带状复合体，具有浅层和深层部分。
- 根据三角韧带复合体跨越的关节的不同，分为浅层和深层。浅层韧带穿过两个关节（踝关节和距下关节），深层韧带穿过一个关节（只有踝关节），但这种界限并不总是绝对清楚的[10]。
- 三条浅层和多条前侧束分别为胫舟韧带、胫弹性韧带和胫跟韧带；三条深层分别为胫距前、中、后韧带（图1）[1]。
- 由于浅三角韧带的胫侧部分在"弹性韧带"上有广泛的附着，这种韧带复合体可能与三角韧带相互作用以稳定内侧踝关节，因此在功能上不与之分离（图1）[3]。

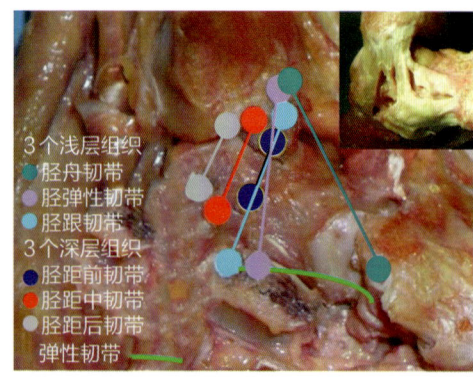

图1　内踝的解剖位置。三角韧带浅层和三角韧带深层由三个不同的束组成。

发病机制

- 在跑下楼、跳落在凹凸不平的地面上，以及在身体与足向相反方向旋转跳舞时，可能会对足踝内侧韧带造成急性损伤。一个关键特征是患者是否遭受过内旋（外翻）创伤，如在同时内旋胫骨时，足向外旋转。
- 完全三角韧带断裂有时与外踝骨折或特定的双踝骨折有关。
- 慢性三角韧带功能不全可见于多种情况，包括胫后肌腱紊乱、外伤和运动相关的三角韧带功能紊乱，以及以前有过三关节融合或全踝关节置换术的患者的距骨外翻。

自然病程

- 有证据表明，踝关节内侧韧带受伤的频率比人们普遍认为的要高[4-6,8]。
- 有多个结构参与稳定踝关节内侧。在受伤的情况下，它们不会以一种形式参与。因此，踝关节内侧不稳定不是一个单一的结构损伤，这对治疗策略有着重要的影响。
- 对51名患者（53个足踝）进行探索性前瞻性研究的结果支持了笔者的观点，即没有胫后肌腱功能障碍的踝关节内侧不稳定是的确存在的[8]。然而，尚不清楚这种踝关节内侧不稳定是否，或在多大程度上，随着时间的推移，会导致继发性胫后肌腱功能障碍，因为肌腱可能会拉长、断裂或两者兼而有之。
- 从文献中可以清楚地看到，随着时间的推移，随着内侧踝关节韧带的长期过度拉伸，伴有的足部畸形将导致进一步恶化。

病史和体格检查

- 根据患者的病史和体格检查结果，包括特殊操作和X线平片，诊断踝关节内侧不稳定。
- 如前所述，如果患者抱怨在平坦的地面、下坡或下楼行走时不稳，尤其是在内侧位置，则可能出现内侧不稳定。进一步的症状可能是踝关节前内侧疼痛，有时是外侧踝关节疼痛，尤其是在足背屈时。有慢性不稳定

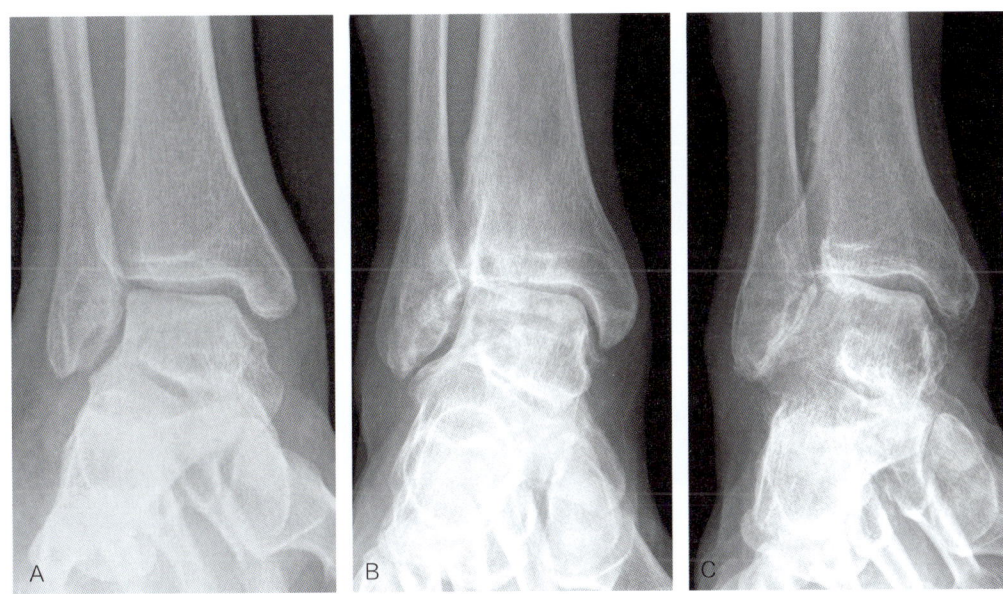

图2 三角韧带功能不全。A. 明显不稳定：前后位负重片显示内侧胫距关节的间隙<5°。B. 中度不稳定：前后负重片显示内侧胫距关节有5°～11°的间隙。C. 严重不稳定：前后负重片显示内侧胫距关节间隙超过11°。

的病史，表现为反复出现疼痛、压痛，有时在内侧和外侧有瘀伤，被认为是内侧和外侧联合不稳定的表现，这被认为会导致踝穴内距骨的旋转不稳定。
- 急性损伤可出现足踝内侧压痛和血肿。
- 慢性踝关节内侧稳定性的检查方法应包括：
  - 站立试验：检查力线、畸形、对称和肿胀。受影响的足的不对称扁平和内旋畸形可能表明足踝内侧不稳定：明显、中度和重大。
  - 前内踝触诊：内踝前缘触诊通常会引起内沟疼痛。这是踝关节内距骨的慢性移位引起的潜在滑膜炎的结果。
  - 前抽屉试验是对踝关节内侧不稳定的高度敏感试验。
- 对后足的全面检查还应包括评估相关损伤并排除其他可能的原因。其中包括：
  - 内踝骨折：急性损伤后，必须常规进行放射学分析，包括内踝骨折（如三角韧带骨性撕脱）或腓骨骨折，伴或不伴有下胫腓联合韧带断裂。
  - 部分或完全断裂后胫后肌功能丧失：患者站立时不能矫正畸形或不能对足产生旋后力量。
  - 距舟联合：距下关节不活动，因此进入足尖站立位置时足跟没有变化。
  - 神经系统疾病：由于神经系统控制不足，一块或多块肌肉部分或完全瘫痪。

影像学和其他诊断性检查

- 急性损伤：应获得X线平片，包括前后位（AP）和侧位，以排除骨撕脱骨折或相关损伤。
- 慢性损伤：普通负重X线片，包括足和踝的前后位片（图2）、足的侧位片和后足力线片[13]，以排除陈旧的撕脱骨折、足的继发畸形（如足跟外翻力线、距舟关节脱位等）和胫距关节力线异常（如由于三角韧带功能不全导致内侧关节出现间隙）。
- 在急性踝关节骨折的治疗中，应力片可能有助于鉴别三角韧带的功能不全[14]，但对慢性疾病没有帮助[10]。
- 可通过CT来检测距跟联合或骨碎片，包括关节表面。负重CT可能有助于识别踝关节内距骨的具体位置，以及伴随距骨周围不稳定的潜在关节不稳定（图3）。
- MRI可显示三角韧带损伤（图4），尤其是在急性情况下，还可显示胫后肌腱的病理状况。

鉴别诊断

- 内踝撕脱骨折（有或无腓骨骨折或下胫腓联合韧带断裂）。
- 固定性扁平足畸形（如成人胫后肌功能障碍后获得性扁平足畸形）。
- 骨软骨损伤。
- 距舟联合。

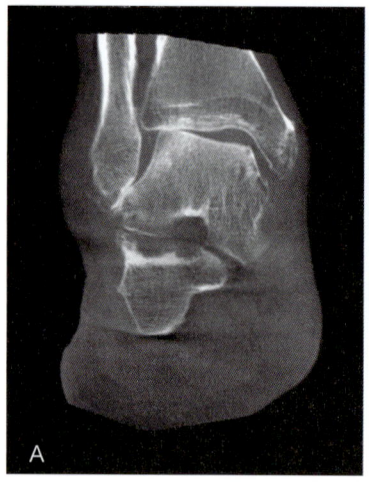
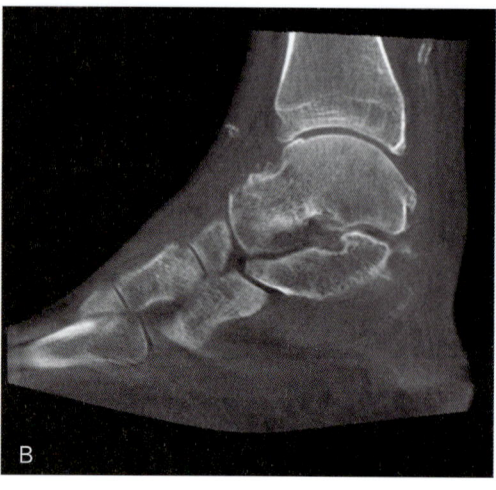
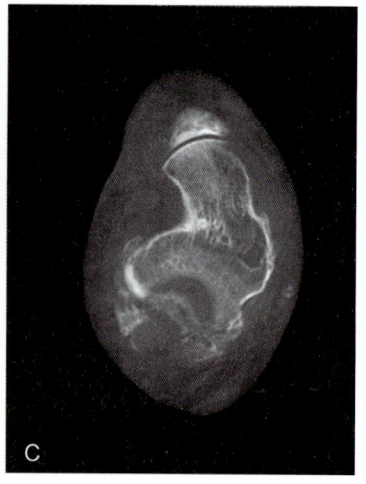

图3 严重不稳定患者的负重CT（图2C中的同一患者）。A. 前后冠状面。B. 矢状面。C. 前后水平面。

非手术治疗

- 尽管非手术治疗存在争议，但不稳定的患者，尤其是那些无打软感受的患者和那些较少参与高水平内旋运动的患者，可以非手术治疗。
- 非手术治疗包括三个部分：
  - 内侧足弓支撑。
  - 加强内转肌群力量的理疗。
  - 神经肌肉康复计划。

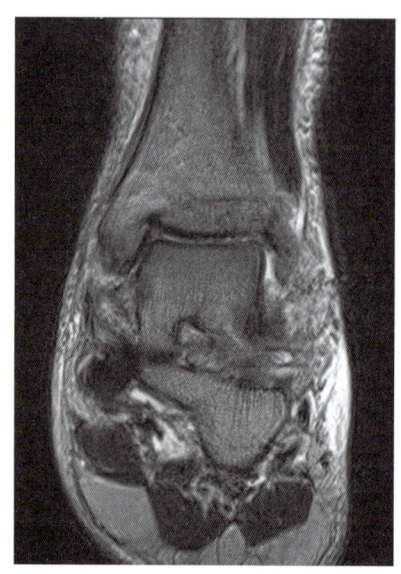

图4 三角韧带近端撕脱。前后MRI显示内踝三角韧带完全撕裂。

手术治疗

术前计划

- 审查所有影像片。
- 应检查X线平片是否有骨折、软骨损伤、后足和中足力线异常，以及任何内植物（来自以前的手术）或异物的压力。
- 相关骨折、软骨损伤、足部力线异常和肌腱断裂应同时处理。
- 麻醉下检查应与对侧踝关节相比较。

体位

- 患者仰卧，双足放在手术台边缘。
- 膝架用于支撑股骨远端，并将足置于悬挂位置（图5）。
- 这使得外科医生可以在开放式重建前进行关节镜检查时自由移动足部。
- 在关节镜检查后，取下膝盖支架，将足放在手术台上。

入路

- 踝关节镜检查采用前内侧入路。
- 稍弧形切口3～5 cm，从内踝顶端1 cm处开始，向舟骨内侧方向移动。
- 如果在临床检查中发现并经关节镜检查确认的踝关节外侧韧带有额外的不稳定，也可以对踝关节进行外侧入路检查，以探索踝关节距腓前韧带和跟腓韧带。

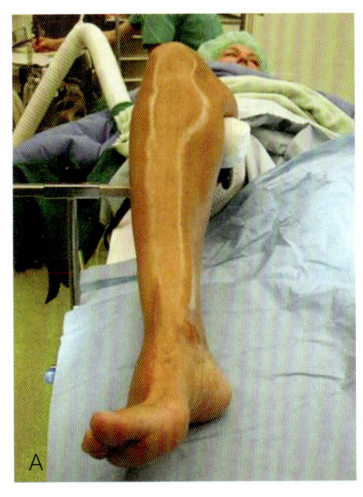
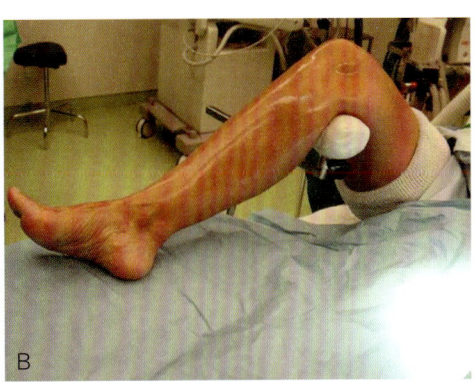

图5 关节镜检查和内侧韧带重建体位。膝架用来支撑股骨远端，使脚悬在手术床上。A. 从手术床尾观察。B. 内侧观察。

踝关节镜检查

- 关节镜检查的目的是观察内部结构，评估踝关节内侧和外侧的稳定性[5]。
- 在对韧带进行视觉评估后，在关节镜下对踝关节施加温和的内翻、外翻和前拉应力，测试外侧和内侧韧带的稳定性。
- 如果韧带变薄或拉长，韧带损伤分级为扩张；如果连续性丧失，则分级为撕裂[8]。大多数韧带撕裂位于近端附着处；这最好由踝关节韧带完全无附着区看到（技术图1）。
- 当足部外翻和内旋时，三角韧带张紧时被认为是功能不全的，但显然，这种动作不会产生强大的内侧支撑（技术图2）。通过向前拉足将距骨从内踝过度抬离也被认为是韧带伸展的一个指标。
- 当足的旋后应力导致距骨倾斜时，考虑存在外侧不稳定。
- 根据内侧和外侧的评估，踝关节稳定是指当距骨发生移位，但不超过2 mm（用2 mm钩测量）且不足以将5 mm关节镜插入胫距关节。中度不稳定是指当距骨移动到一定程度上离开踝穴时，允许将5 mm关节镜插入胫距间隙，但不足以将胫距关节打开超过5 mm；严重不稳定是指距骨可以很轻松地移出踝穴，并允许轻松观察踝关节的后部，而无需对足跟施加明显的拉应力[8]。

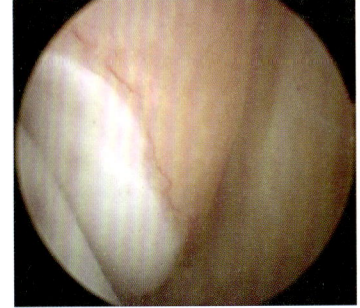

技术图1 内踝前浅层撕脱。关节镜检查通常显示内踝韧带完全无附着区。

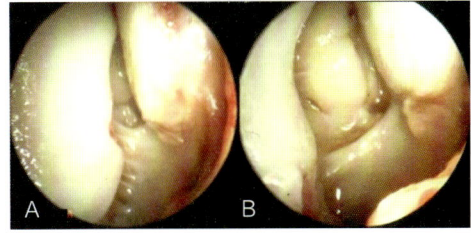

技术图2 三角韧带功能不全。A. 由于足是外翻和内旋的，三角韧带在拉紧时被认为是功能不全的，但显然，这种动作不会产生强大的内侧支撑。B. 通过向前拉足过度地从内踝提起距骨也被认为是韧带伸展的一个指标。

踝关节内侧韧带重建

完全急性破裂
- 骨折主要位于三角韧带的近端(技术图3),通过骨间缝合实现内踝的再附着;骨锚钉也可用于骨的再固定[6]。

浅三角韧带慢性断裂
- 这些伤害的分类如表1[6,8]所示。

I型损伤
- 在胫舟韧带和胫弹性韧带之间做一个短的纵向切口,露出内踝的前边界,在这两个韧带之间通常有一个没有附着结缔纤维的小纤维隔(技术图4A)。

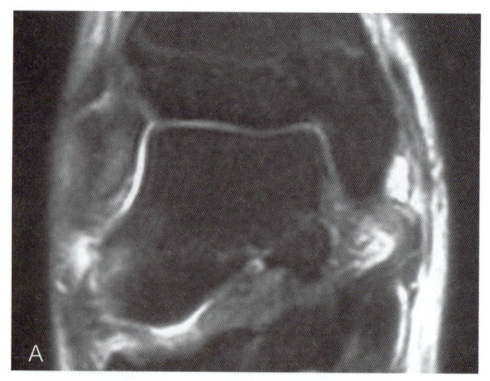

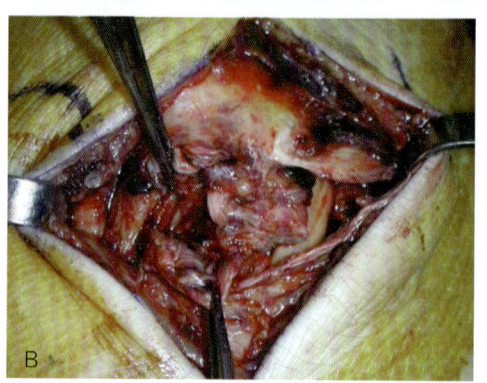

技术图3 急性三角韧带断裂。这位28岁的足球运动员患有外翻损伤,导致足急性扭伤。A. MRI显示内踝近端韧带完全断裂。B. 手术探查证实完全三角韧带中断,但胫后肌腱保持完整。

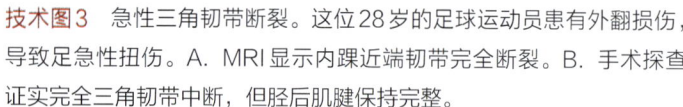

表1 三角韧带慢性浅表病变分类

损伤	撕裂位置	
I型损伤	三角韧带近端撕裂/撕脱	
II型损伤	三角韧带中间撕裂	
III型损伤	三角韧带和弹性韧带的远端撕裂/撕脱	

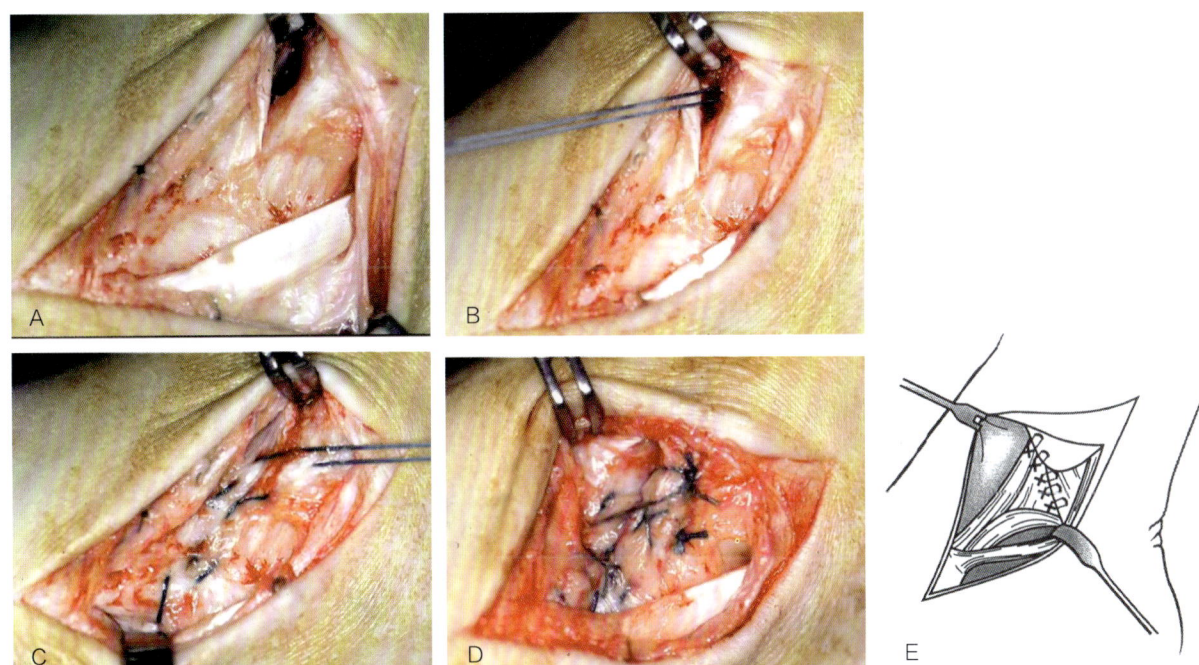

技术图4 浅三角韧带慢性撕裂（I型损伤）。A. 断裂位于胫舟韧带和胫弹性韧带之间，通常出现两个韧带之间没有粘连结缔纤维的小纤维隔。B. 内踝内侧面新鲜化后，在内踝尖端上方6 mm处放置1个锚钉（Panalock）。C. 用于将胫舟韧带和胫弹性韧带重新固定到内踝，并缩短两个韧带。D. 0号可吸收缝线后的最终重建。E. 重建原则。

- 在新鲜化内踝内侧面后，在内踝尖端上方6 mm处放置1个锚钉（技术图4B）；这有助于将胫舟和胫弹性韧带重新固定到内踝，并缩短胫舟和胫弹性韧带长度（技术图4C～E）。
- 使用0号可吸收缝线修复胫舟和胫弹性韧带。

II型损伤

- 将损伤的韧带（技术图5A）分为两层：深层保持远端复位；浅层保持内踝复位。
- 将2个锚钉置于踝关节尖端上方6 mm处（技术图5B），并将一个锚钉置于舟状骨结节的上缘（技术图5C）。两个锚钉用于内踝深层（技术图5D）和舟状骨浅层（技术图5E）的重建，从而使韧带重建更牢固、更紧密（技术图5F）。内踝上的第二个上方锚钉用于胫舟韧带的再附着（技术图5G）。
- 使用0号可吸收缝线进一步稳定重建胫舟韧带和胫弹性韧带（技术图5H、I）。

III型损伤

- 如果有必要，则撕裂处清创（技术图6A）。
- 弹性韧带处穿入2根不可吸收缝线（技术图6B）。
- 如果胫舟韧带完全撕脱，则在舟骨结节上缘放置1个锚钉。

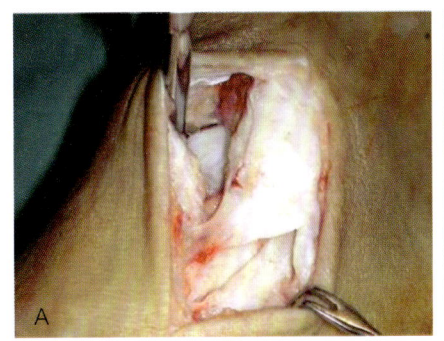
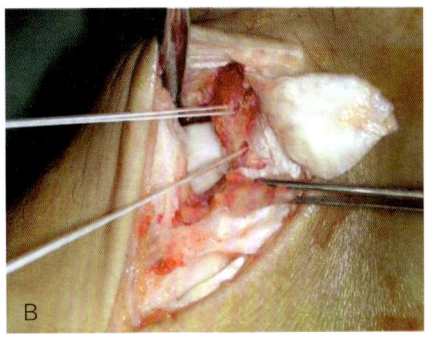

技术图5 浅三角韧带慢性撕裂（II型损伤）。A. 表面三角韧带不完全性撕裂。B. 在内踝尖端上方6 mm和9 mm处放置2个锚钉。

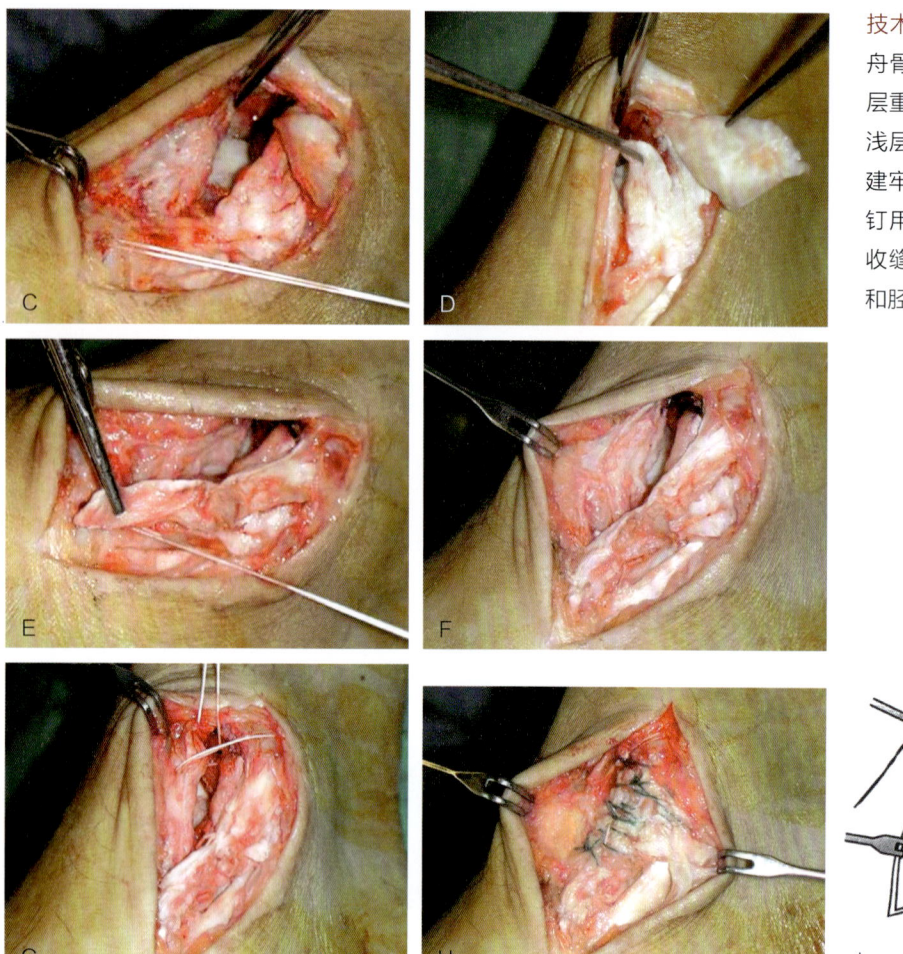

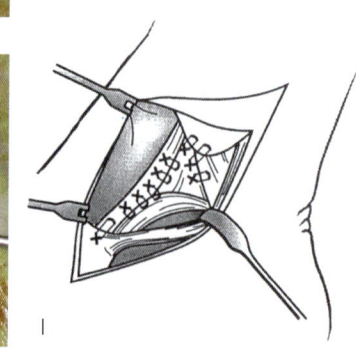

技术图5（续） C. 另一锚钉被放置在舟骨结节处。D. 使用远端锚钉缝线将深层重新连接到内踝。E. 使用锚钉缝线将浅层重新连接到舟骨结节上。F. 韧带重建牢固、良好。G. 内踝的第二个上方锚钉用于胫舟韧带的再连接。H. 0号可吸收缝线用于进一步稳定重建的胫舟韧带和胫弹性韧带。I. 重建原则。

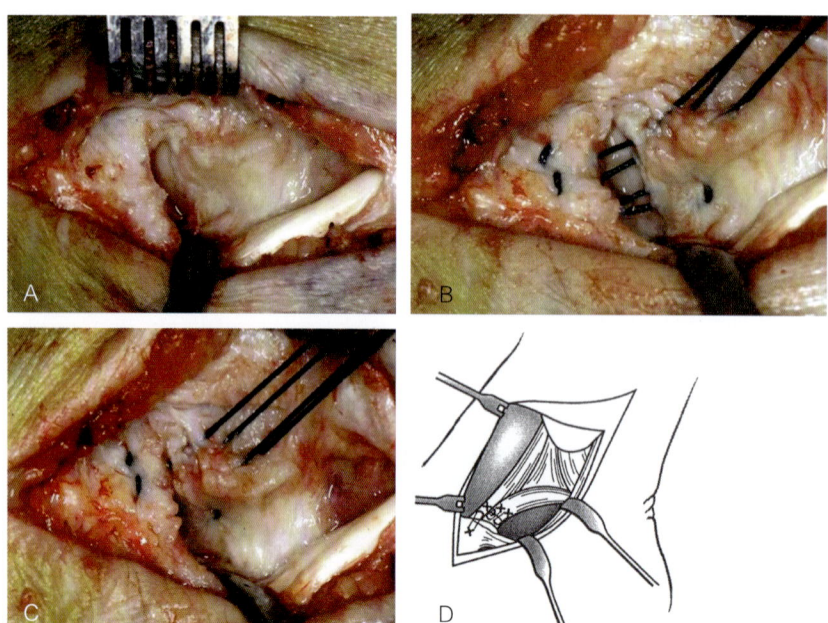

技术图6 浅表三角韧带慢性断裂（Ⅲ型损伤）。A. 弹簧韧带远端撕裂暴露清创。B. 弹簧韧带内放置2根不可吸收缝线。C. 缝合处收紧。D. 重建原则。

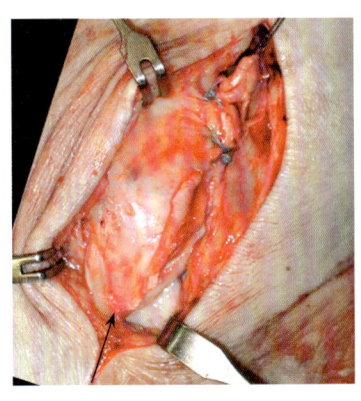

技术图7　深三角韧带慢性断裂。胫后肌腱分裂成两束后，将两束都插入内踝尖端的钻孔中（箭头）。一束穿过内踝前侧面的前隧道，另一束穿过内踝后侧面的后隧道。

- 收紧缝线后（技术图6C、D），使用额外的0号可吸收缝线进一步稳定重建的胫舟韧带和弹性韧带。

三角韧带深层慢性断裂

- 由于这种情况通常包括三角韧带表面前束的延长撕裂，任何重建手术都应尝试处理整个三角韧带。
- 胫后肌腱可通过内踝末端至胫骨远端内侧的钻孔，作为重建三角韧带的移植物（技术图7）。

- 然而，这项技术令人失望，因为它不能充分加强深部胫腓韧带（Hintermann，未发表的数据，2012年）。最近，有人提议使用骨－肌腱－骨移植来重建三角韧带（技术图8）[2]。在这项体外研究中，在远端移植上创建了两端；一端固定在距骨内侧，另一端固定在距骨旁。近端固定在胫骨远端、内踝或胫骨外侧。对所有固定方法施加5 daN外翻应力时，发现角度<2.0°。然而，笔者建议不要将近端固定到内踝。

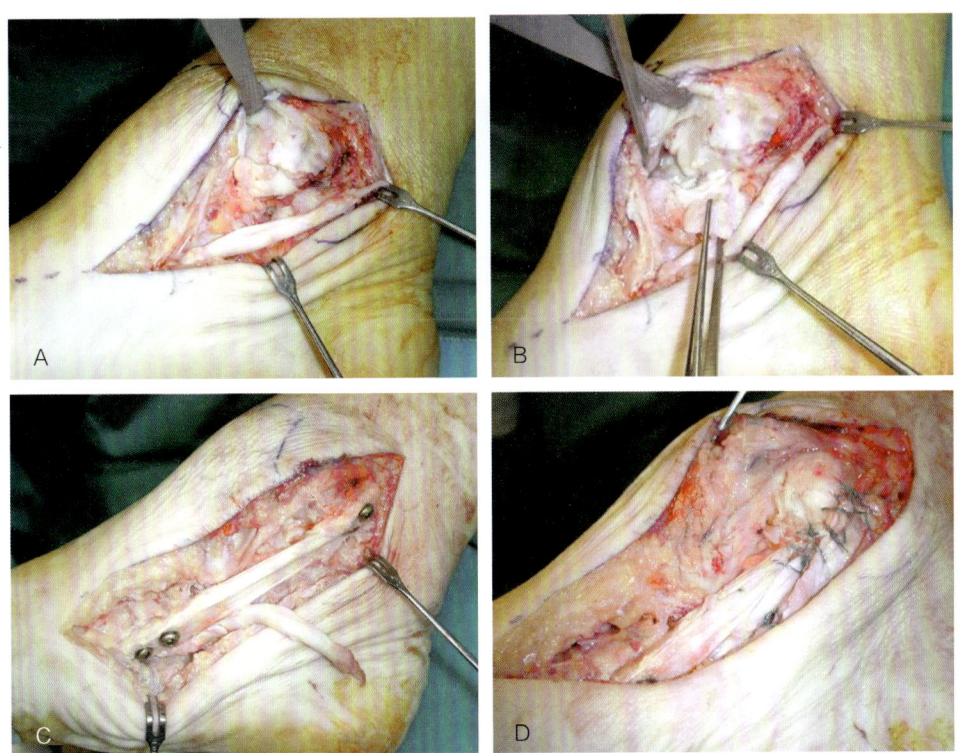

技术图8　三角韧带深层慢性撕裂。A. 胫后肌腱的暴露显示撕裂。B. 三角韧带的暴露显示浅层和深层的延长性破坏和功能不全。C. 骨－肌腱－骨移植通过螺钉固定在舟骨远端，靠近内踝后部拧紧。D. 冗余的不可吸收和可吸收缝线用于韧带的进一步重建。

踝关节外侧韧带重建

- 约75%的慢性踝关节内侧不稳定患者与踝关节距腓前韧带撕脱相关,导致踝关节内距骨的复杂旋转不稳定[8]。
- 如果距腓前韧带和跟腓韧带的状况允许进行充分的初期修复,可以通过缩短和原位健全来重建这些韧带(技术图9)。
- 当没有实质性的韧带结构存在时,进行游离足底肌腱移植(技术图10)[12]。

胫后肌腱清理与重建

- 手术中,特别是在2型或3型三角韧带损伤的情况下,必须检查肌后肌腱。
- 如果有肌腱退化,就松解肌腱。
- 如果肌腱伸长,考虑肌腱缩短。
- 如果有副骨(副舟骨),考虑用肌腱锚入来固定;如果副骨固定在舟骨的更远端,胫骨后肌腱也可以被紧缩(技术图11)[9]。
- 在一种肌腱病变或断裂的情况下,可能会考虑屈趾肌腱的移植,但这是一个个案。

跟骨外侧延长截骨术

- 对于已有的外翻和足部内旋畸形(例如,对侧、无症状的足部也存在外翻和内旋畸形)或胫舟、胫弹性或弹性韧带严重减弱或缺损的情况,应考虑此方法。
- 沿着并平行于距下关节的后关节面,从外侧到内侧进行跟骨截骨术,术前保持内侧皮质完整(技术图12A~D)[7]。
- 随着截骨术的扩大,足部内旋畸形消失(技术图12E)。
- 凿取髂嵴的三层皮质移植物至所需长度,并将其放入截骨部位(技术图12F~H)。

双关节融合术

- 当踝关节内侧不稳定程度过大,以至于在标准的踝关节正位图上看到踝关节负重时,距骨在踝穴内的外翻倾斜超过12°时,可考虑采用该方法[11]。
- 一定要完全矫正整个畸形(如足跟外翻畸形和距骨周围脱位)。

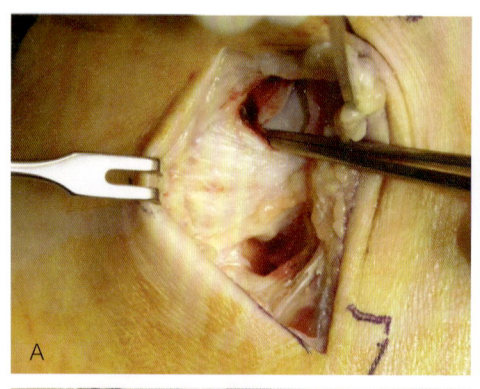
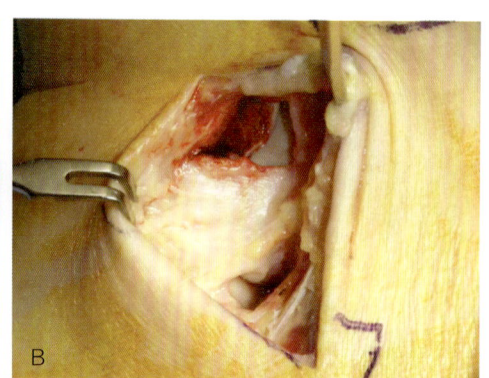
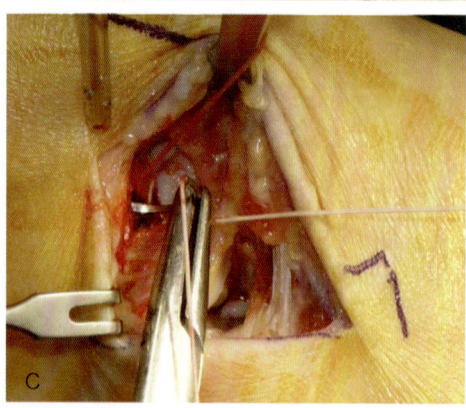
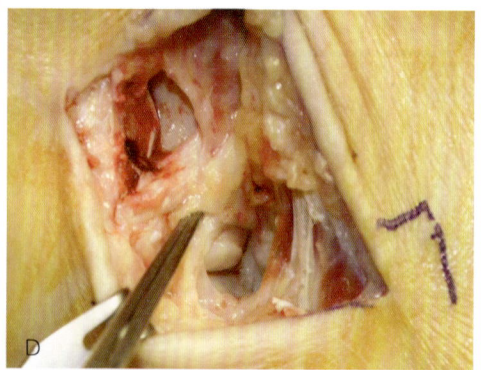

技术图9 外踝韧带的初期解剖修复。A. 暴露踝关节外侧韧带,踝关节镜检查和距下关节清理术。外侧韧带残端前部分与腓骨前缘广泛断开。B. 腓骨前缘变粗糙。C. 用锚钉或经骨缝线将撕脱的外侧韧带(如距腓前韧带和跟腓韧带,其共同附着点位于外踝尖端上方8~10 mm处)重新缝合。D. 韧带重建牢固、良好。

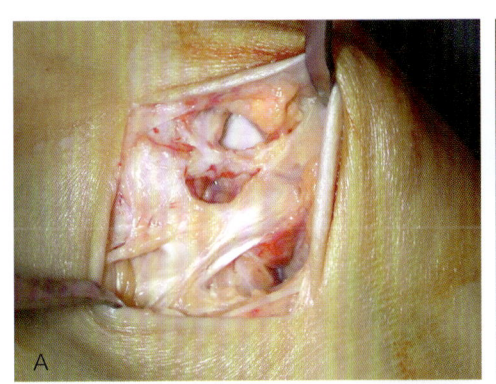
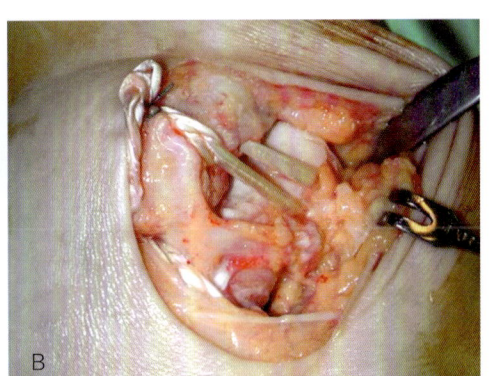
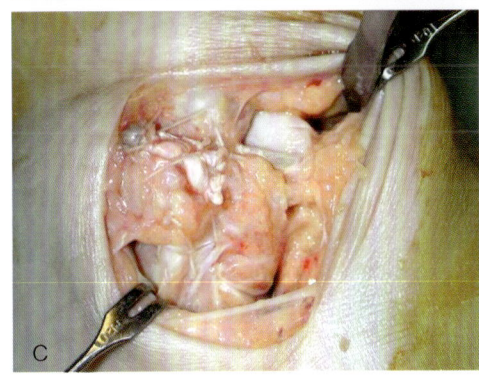

技术图10 游离足底肌腱移植重建外踝韧带。A. 剩余的残端韧带无法对踝外侧韧带进行初期修复。B. 游离足底肌腱移植用于重建距腓前韧带和跟腓韧带。C. 韧带重建牢固、良好。

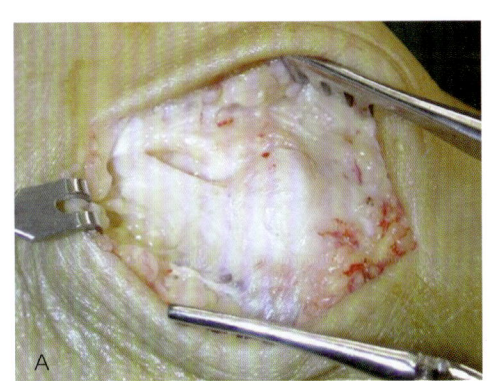
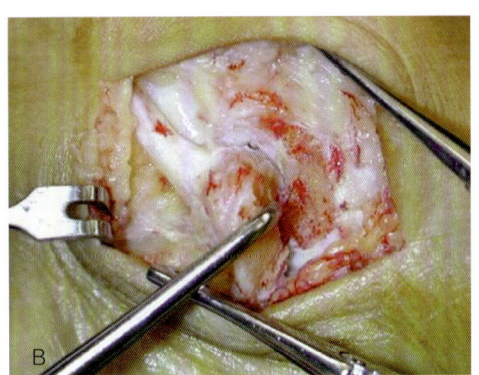
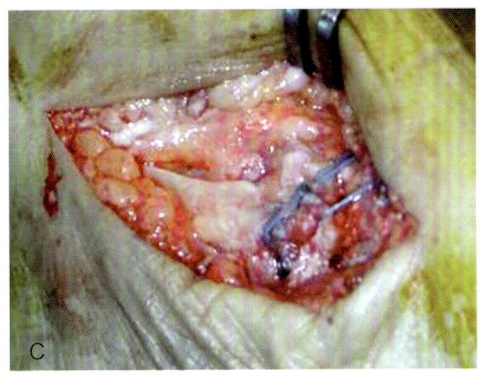

技术图11 副舟骨不稳定。A. 发现不稳定的副骨（副舟骨）减弱胫后肌腱的拉力。B. 将副骨移动并在假关节两侧的副骨切除3～5 mm。C. 这使螺钉和不可吸收缝线在更远端将副骨重新连接到舟骨。

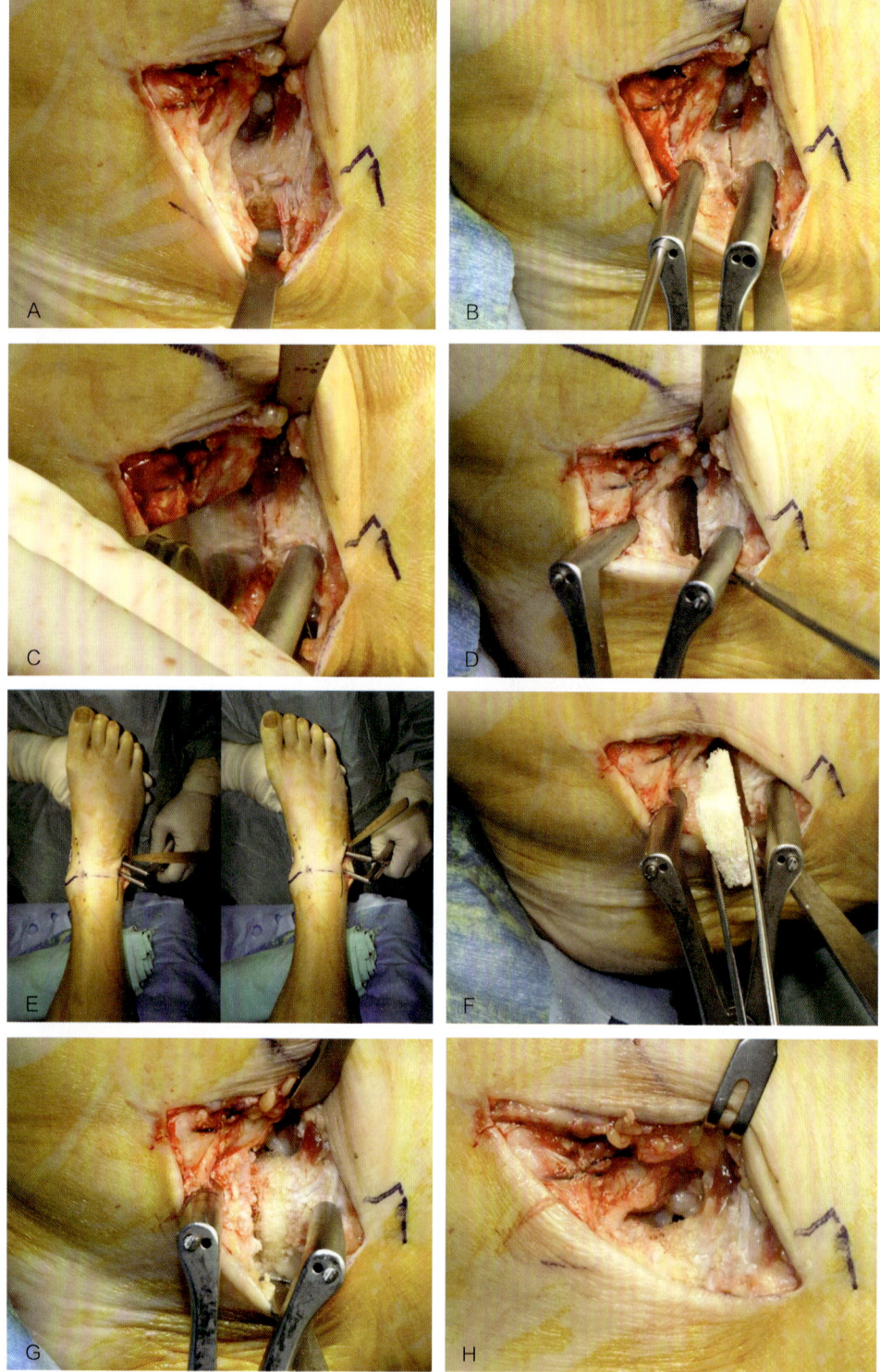

技术图12　跟骨延长截骨术。A. 跟骨颈部采用外侧入路暴露。B. 截骨用凿子标记，凿子沿着距下关节后小平面的前边界穿过跗骨窦。插入Hintermann牵开器的2枚克氏针。C. 用摆锯进行截骨。D. 使用牵开器打开截骨。E 随着截骨术的扩大，足部内旋畸形消失。F. 从髂嵴或同种异体移植的三皮质移植物按所需长度并放置在截骨部位。G. 植骨片边缘光滑。H. 这样就得到了跗骨窦底部规则的骨骼轮廓。

- 通过同一切口从内侧露出距舟关节(技术图13A、B)。
- 使用牵开器(Hintermann牵开器)打开关节,移除软骨并清理(技术图13C、D)。
- 通过同一切口从内侧暴露距下关节。
- 使用牵开器打开关节,移除软骨并清理(技术图13E~G)。
- 首先通过复位前距舟关节来矫正畸形,确保矫正舟骨的冠平面位置(例如,完全矫正任何前足支撑畸形)(技术图13H~L)。
- 稳定的固定是通过在距舟关节上3个螺钉固定和在距下关节上2个螺钉固定实现的(技术图13M~O)。

关闭切口
- 逐层缝合切口。
- 以标准方式缝合皮下组织和皮肤。

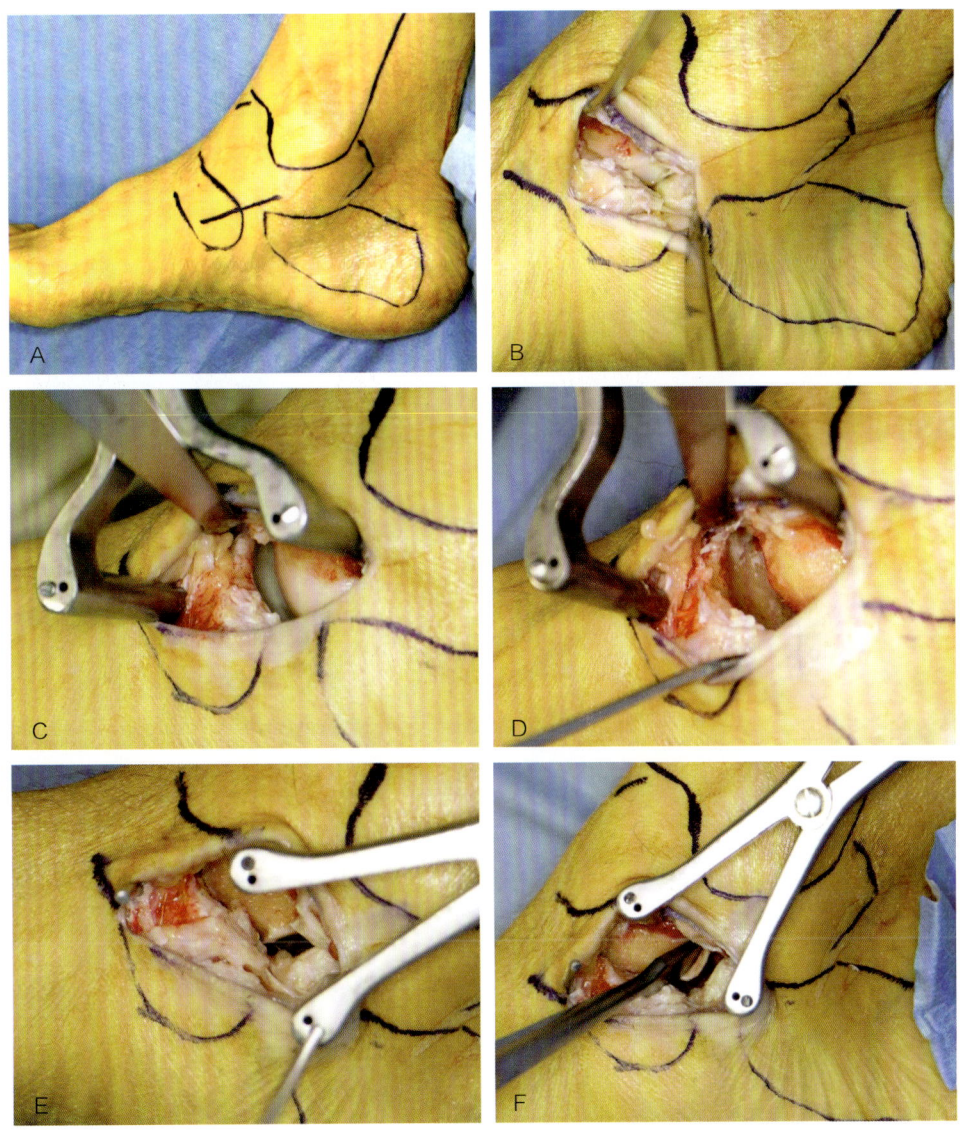

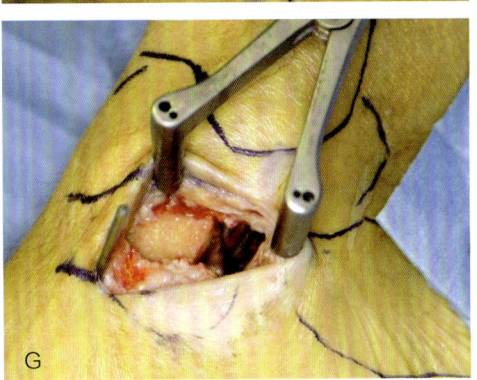

技术图13 双关节融合术。A. 胫后肌腱正上方的皮肤切口;切口应在通过内踝的垂直线附近停止(如以免损伤三角韧带的深束)。B. 沿弹性韧带的尖锐切口切开皮肤和内踝韧带。C. 首先暴露距舟关节。Hintermann牵开器用于暴露关节。D. 软骨移除,关节清理至软骨下骨。E. 将第三枚克氏针插入跟骨的载距突里。这使得医生可以使用Hintermann牵开器打开距下关节。F. 移除软骨。G. 最后检查跗骨窦。

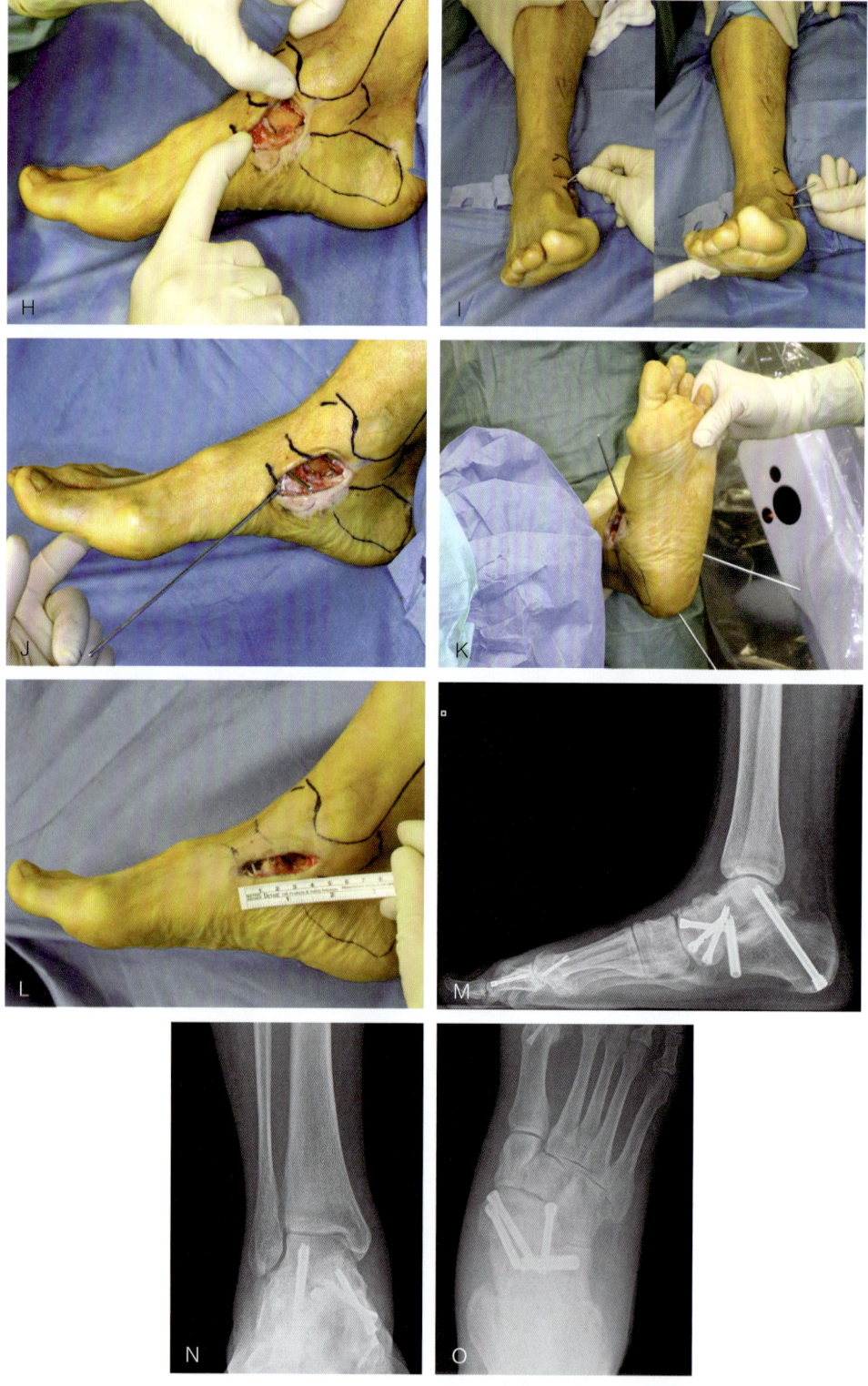

技术图13（续） H. 舟骨和距骨中的克氏针固定到位，用于适当复位距舟关节。I. 正面图，显示使用2枚克氏针作为操纵杆在距舟关节处进行的冠状面重新矫正。J. 第一枚引导克氏针穿过舟骨的结节插入距骨。另外两个导针将被用来适当地稳定冠状面内的距骨关节。K. 从底部穿过距下关节插入两个额外的导针后，透视下插入空心钉。L. 使用不可吸收缝线将三角韧带重新连接到弹性韧带上。手术结束时，这只脚看起来位置正常。注意用于此手术的短切口。在2个月时，获得负重X线片。M. 外侧位片。N. 踝关节前后位片。O. 足前后位片。

要点与失误防范

诊断	• 踝关节内侧不稳是一种临床诊断,因此应进行完整、仔细的患者病史和体格检查
指征	• 必须小心处理相关的病理改变
缝合技术	• 应使用穿骨缝合或锚钉缝线将韧带固定到骨上 • 应使用可缓慢吸收或不可吸收的缝合材料固定到骨上
韧带重建	• 韧带的非解剖重建是导致大多数失败的原因 • 韧带损伤或功能不全应常规仔细检查
附加步骤	• 必须在负重时仔细评估足部,以确定相关的畸形问题 • 如果忽视或不适当地解决这些相关问题,踝关节内侧韧带的重建将失败

术后处理

- 用石膏保护足部6周,并且只要能够忍受疼痛,就允许进行完全负重。在双关节融合术的情况下,建议初始石膏固定8周。
- 移除石膏后,开始康复锻炼。它包括被动和主动的踝关节活动,肌肉力量的训练,以及行走时用步行器或稳定鞋的保护。
- 根据后足恢复的肌肉平衡,步行器或稳定鞋可在石膏移除后使用4~6周。
- 笔者建议在不平坦的地面上行走,进行高风险的体育活动和户外专业工作时仍使用同步行器等。

预后

- 通过适当的手术技术,内侧踝关节韧带重建的成功率在恢复以前的运动和专业活动方面为85%~90%[8]。
- 在过去的几年中,由于相关的力线问题得到了更大程度的纠正,成功率进一步提高。
- 最麻烦的问题仍然是深三角韧带的慢性不全,这导致了足部负重时距骨外翻。尽管使用了肌腱增强,但大多数单韧带重建的尝试都失败了;一个主要的治疗步骤很可能是双关节融合术,以获得稳定和对齐的后足。另一种可能是胫骨到跟骨关节融合术。

并发症

- 由于韧带重建不当,稳定性不足。
- 外翻畸形导致的复发性不稳。
- 当使用不可吸收缝线并将结放在骨表面时,内踝前缘肉芽肿。
- 深静脉血栓形成。
- 感染。
- 踝关节前内侧瘢痕导致软组织撞击。

(蒋仕林 译,刘旭东 燕晓宇 审校)

参考文献

[1] Boss AP, Hintermann B. Anatomical study of the medial ankle ligament complex. Foot Ankle Int 2002;23:547-553.

[2] Buman EM, Khazen G, Haraguchi N, et al. Minimally invasive deltoid ligament reconstruction: a comparison of three techniques. In: Proceedings of the 36th Annual Winter Meeting, Specialty Day. Chicago, IL: American Orthopaedic Foot and Ankle Society, 2006:25.

[3] Harper MC. Deltoid ligament: an anatomical evaluation of function. Foot Ankle 1987;8:19-22.

[4] Hintermann B. Medial ankle instability. Foot Ankle Clin 2003;8:723-738.

[5] Hintermann B, Boss A, Schäfer D. Arthroscopic findings in patients with chronic ankle instability. Am J Sports Med 2002;30:402-409.

[6] Hintermann B, Knupp M, Pagenstert GI. Deltoid ligament injuries: diagnosis and management. Foot Ankle Clin 2006;11:625-637.

[7] Hintermann B, Valderrabano V. Lateral column lengthening by calcaneal osteotomy. Tech Foot Ankle Surg 2003;2:84-90.

[8] Hintermann B, Valderrabano V, Boss A, et al. Medial ankle instability: an exploratory, prospective study of fifty-two cases. Am J Sports Med 2004;32:183-190.

[9] Knupp M, Hintermann B. Reconstruction in posttraumatic combined avulsion of an accessory navicular and the posterior tibial tendon. Tech Foot Ankle Surg 2005;4:113-118.

[10] Milner CE, Soames RW. The medial collateral ligaments of the human ankle joint: anatomical variations. Foot Ankle Int 1998;19:289-292.

[11] Nelson DR, Younger A. Acute posttraumatic planovalgus foot deformity involving hindfoot ligamentous pathology. Foot Ankle Clin 2003;8:521-537.

[12] Pagenstert GI, Hintermann B, Knupp M. Operative management of chronic ankle instability: plantaris graft. Foot Ankle Clin 2006;11:567-583.

[13] Saltzman CL, el-Khoury GY. The hindfoot alignment view. Foot Ankle Int 1995;16:572-576.

[14] Tornetta P III. Competence of the deltoid ligament in bimalleolar ankle fractures after medial malleolar fixation. J Bone Joint Surg Am 2000;82(6):843-848.

第92章 开放跟腱修补
Open Achilles Tendon Repair

Sameh A. Labib

定义

- 跟腱是人体最强大的肌腱，同时是踝关节跖屈的主要肌腱[16]。
- 跟腱突然剧烈拉伸可导致完全或部分断裂，每10万人中有8~18人会发生跟腱断裂[1,3]。
- 跟腱完全断裂时，肌腱断端可能分离，导致明显的足跖屈无力，并可触及局部凹陷。
- 由于踝关节其他屈肌的作用使患者仍可主动跖屈踝关节，这是造成误漏诊的常见原因。
- 因此，跟腱断裂的初诊漏诊率可达20%~25%[5]。

解剖

- 小腿三组肌群——内侧腓肠肌、外侧腓肠肌和比目鱼肌，共同汇合形成了小腿三头肌及跟腱（图1）。
- 跖肌起自股骨外侧髁，在腓肠肌及比目鱼肌之间于内侧斜向走行至跟腱，并止于跟腱或跟骨。解剖研究发现，约7.3%的标本中跖肌缺如[16]。
- 跟腱向远端走行，向内旋转90°，比目鱼肌位于腓肠肌内侧，止于跟骨结节后侧面的中1/3[10]。
- 跟腱中部，距离跟腱止点近端2~6 cm处为缺血区。
  - 缺血区也是横截面最狭窄的部位，亦是跟腱病，包括腱旁膜炎、跟腱炎及跟腱断裂最好发的部位[10]。
- 跟腱被腱旁膜包绕，腱旁膜并非真正的滑膜组织，而是由一层结构多变的细胞组成的。
- Webb等[17]报道了腓肠神经的位置相对于跟腱变异很大。
  - 从跟腱止点测量，腓肠神经于距离止点平均9.8 cm处自内向外穿过跟腱，然后向远端走行，并平均偏向外侧18.8 mm（图2）。

发病机制

- 跟腱断裂常由非接触损伤所致，常见的损伤机制是：在

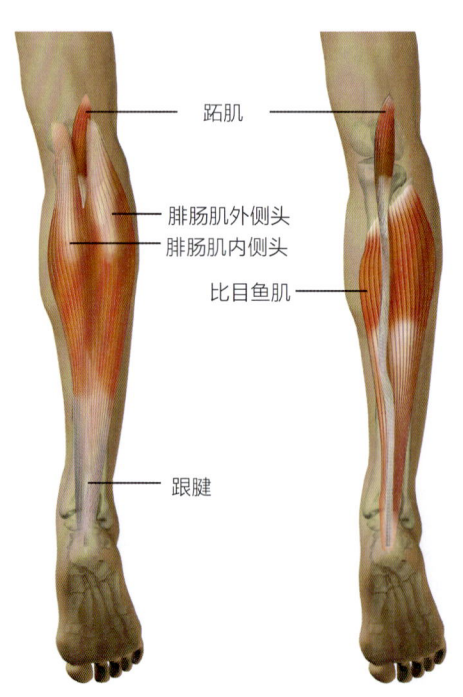

图1 小腿三头肌（跟腱）由内、外侧腓肠肌及比目鱼肌组成。

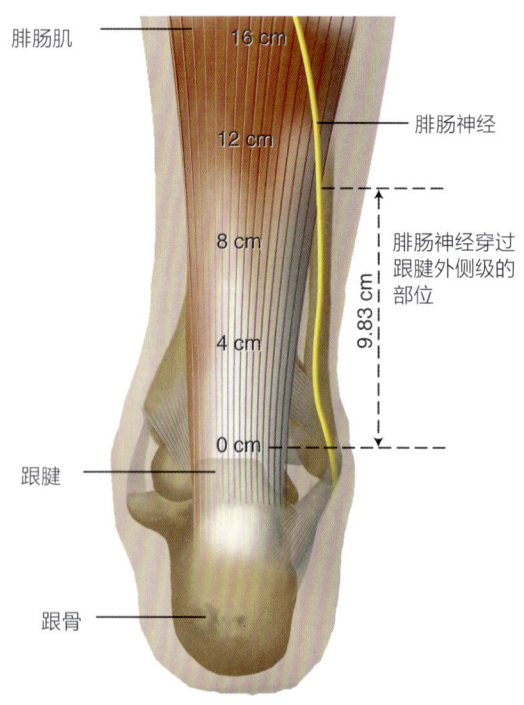

图2 腓肠神经相对于跟腱的位置（经允许引自Webb J, Moorjani N, Radford M. Anatomy of the sural nerve and its relation to the Achilles tendon. Foot Ankle Int 2000；21：475-477）。

伸膝状态时用力蹬地;踝关节突然背伸;或足跖屈时暴力背伸踝关节等[13]。
- 跟腱断裂可以发生在高位,靠近肌肉-肌腱交界处(9%)、肌腱中部(72%)或跟骨止点处(19%)[5]。
- 需要排除相关伴随的损伤,如踝关节韧带撕裂或踝关节、跗骨骨折等。

自然病程

- 绝大部分跟腱断裂没有前驱症状。
  - 一项对于断裂跟腱与未断裂跟腱之间的组织学对照研究发现,断裂组中有明显的组织学改变,而在年龄更大、无症状、跟腱未断裂组中,并不存在这些改变。因此,跟腱变性可能在跟腱断裂中扮演了一定的角色,但其重要性尚不明确[14]。
- 跟腱断裂常发生于男性。研究发现男女发病比例可达12:1。
- 从流行病学来看,爱好休闲体育运动的中年男性白领患者所占比例最高。
  - 其他因素包括小腿肌肉不平衡、错误的训练方式、足旋前畸形、使用类固醇及氟喹诺酮类药物等[13]。
- 在一项纵向研究中发现,有6%的既往跟腱修补史患者在平均3.1年后会发生对侧跟腱断裂[1]。

病史和体格检查

- 绝大部分跟腱断裂发生在运动中,患者常主诉突然疼痛的崩裂感,或枪击样疼痛,随后出现蹬地时足部突然无力。
- 运动员会无法负重,且主诉小腿远端肿胀及僵硬。
- 跟腱断裂的检查包括:
  - 触诊凹陷试验。小腿后侧触诊可发现明显的凹陷,提示跟腱完全断裂伴断端分离。该试验在跟腱断裂早期有较高的可靠性,灵敏度为73%[13]。
  - 腓肠肌挤压试验(Thompson试验)。患者俯卧,挤压小腿后侧,观察足部的活动,并与健侧比较。灵敏度达96%[13]。
  - 屈膝试验。患者俯卧时主动屈曲膝关节。观察足部位置并与对侧比较。灵敏度达88%[13]。
  - 主动跖屈。这种方法的灵敏度及可靠性较低,因为在其他踝关节跖屈肌的作用下,踝关节仍可能有力地跖屈。

影像学和其他诊断性检查

- 踝关节正位、侧位及踝穴位摄片,以排除伴随的骨折或跟腱钙化。
  - 在侧位片上,检查者需要寻找跟腱前方正常的三角脂肪垫破坏的证据(Kager三角,图3A)。
- 超声检查可以动态地研究肌腱结构的变化,并可精确测量跟腱断端之间的距离。
  - 图像的质量很大程度上取决于设备及检查者(图3B)。
- MRI对于诊断跟腱断裂有极高的敏感度及特异性。
  - MRI可以提供有关跟腱退变及其他相关损伤等有价值的信息(图3C)。
  - MRI对于慢性跟腱病的诊断特异性优于超声检查[2]。

鉴别诊断

- 内侧腓肠肌断裂。
- 跖肌腱断裂。

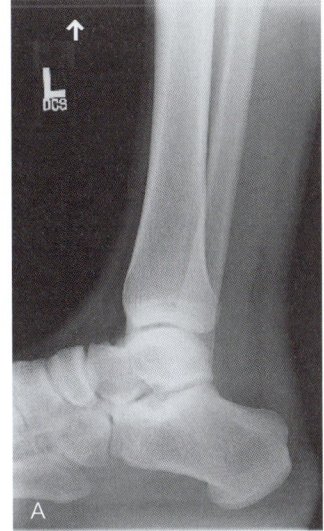
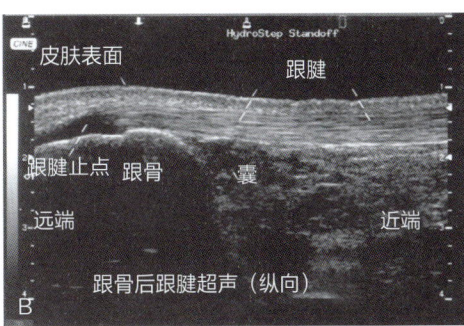
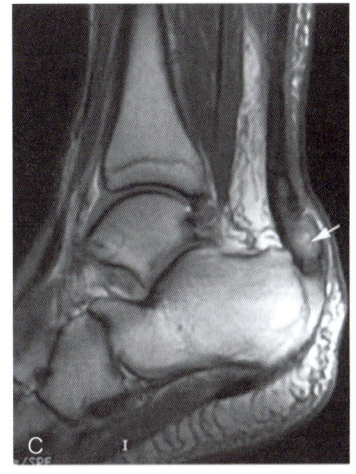

图3　A. 踝关节X线平片显示Kager三角破坏。B. 正常跟腱的超声图像。C. 踝关节MRI（T1加权像）显示跟腱远端断裂。

- Baker囊肿破裂。
- 急性深静脉血栓。
- 小腿撞伤。
- 胫骨远端骨折。
- 踝关节后方撞击或有症状的跗三角骨。

非手术治疗

- 非手术治疗通常采用石膏将足固定于跖屈位,使跟腱断端接触,之后再将足置于中立位,治疗将持续12周。
  - 最近的一项回顾性研究表明,受伤48小时内早期诊断并采取非手术治疗,可以达到和手术修复相当的良好功能效果[18]。
  - 尽管如此,保守治疗后再断裂的风险增加了3倍,且因跟腱于延长位愈合,从而导致继发的足蹬地无力。
- 在过去的4年中,多项1级证据的研究显示,通过加强康复锻炼,手术修复和非手术治疗的效果相当[15,19,20]。通过对这些研究进行系统回顾可清晰地发现,尽管并发症发生率增加,但手术治疗后再断裂率显著降低[19]。此外,根据Biodex测试[20]和弹跳测试[15]显示,手术治疗改善了跖屈的等速肌力。
- 根据上述信息,笔者仍为年轻、活动量大的患者提供手术治疗,但同时也充分告知其可选择保守治疗。
- 在笔者手中,非手术治疗通常针对老年患者、久坐患者,也用于存在手术切口愈合风险的患者,如糖尿病患者、吸烟者、类固醇类药物使用者等[4]。

手术治疗

- 手术修补及早期活动对于活动量大的年轻患者是首选治疗方案。对于绝大多数患者,手术可以达到良好的功能效果,且再断裂率显著降低。
- 有诸多手术修补跟腱的技术,包括:切开修补、经皮跟腱修补、有限切开修补和加强修补等。
  - 通过对近期文献的回顾,Wong等人[21]认为,就手术效果及并发症的发生率而言,切开修补结合早期功能锻炼能达到最好的治疗效果。

术前计划

- 摄片,如存在移位骨折,则在术中同时处理。
- MRI评估跟腱组织的质量、断裂平面及测量断端分离的距离。
- 严重跟腱退变或断端分离较大时,则需要扩大切口或行跟腱延长及加强缝合,医生需要在术前将上述可能出现的情况告知患者。

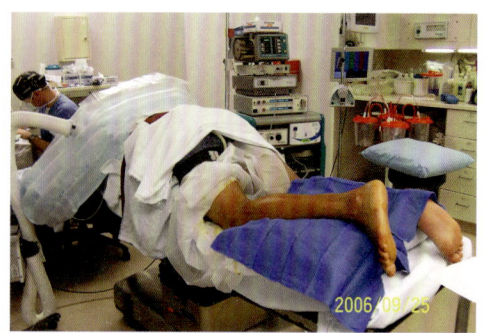

图4 患者俯卧位,双下肢铺巾准备。

体位

- 跟腱修补时,患者取俯卧位(图4)。笔者建议使用Wilson支架及泡沫头枕。
- 使用大腿止血带用于术中止血,不建议用小腿止血带,因为其会勒紧小腿肌肉,影响跟腱对合。
- 一些医生喜欢双下肢同时消毒铺巾以便于术中对照及精确恢复跟腱休息位的长度。患肢要做好标记。

入路

- 跟腱断裂的切开修补通常采用内侧、正中或外侧纵行切口。
- 先用高强度不可吸收缝线进行端-端缝合。
- 可以采用改良Bunnell、Kessler、Krackow及三股缝合法来修补跟腱[5]。

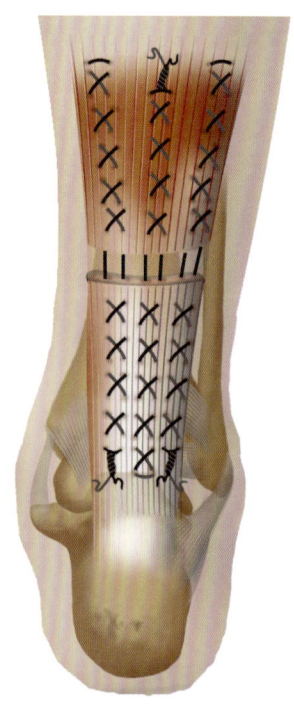

图5 跟腱修补的三股缝合法。

- Jaakkola等[6]在一项生物力学研究中发现,三股缝合法(图5)的修补强度最大。他们将修补强度高归因于使用了多根缝线及远离断端打结。然而,他们也考虑到使用大量缝线可能会影响跟腱的血供。
- 在笔者的医疗机构中,设计了改良Krackow技术,即一根缝线的一端从跟腱的边缘穿过,与对侧横形穿过的缝线打结(图6)。
  - 该方法好比包扎礼盒,因而也称为"礼盒"技术。
  - 笔者对13对跟腱标本进行抗拉力生物力学对照试验比较"礼盒"技术与标准Krackow缝合技术的修补强度后发现,"礼盒技术"的强度是标准Krackow技术的2倍[12]。
  - 笔者相信该改良技术操作简单,并减少了缝线材料的使用,同时保护了跟腱的血供。

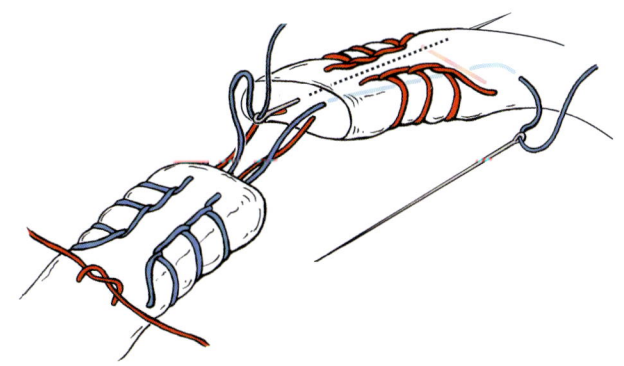

图6 笔者改良的Krachow缝合法或称"礼盒"技术(版权: Sam Labib)。

显露

- 跟腱内侧纵行切口可以提供极好的显露,并可以显露跖肌腱,避免损伤腓肠神经(技术图1)。
  - 将全层皮肤及皮下组织层牵向外侧,仔细保护腱旁膜。
  - 腓肠神经和小隐静脉走行于腱旁膜的外侧,应加以保护。
  - 正中切开腱旁膜(错开皮肤切口)。
  - 有限分离跟腱与腱旁膜,尤其是跟腱前方,这样有利于保护血供。

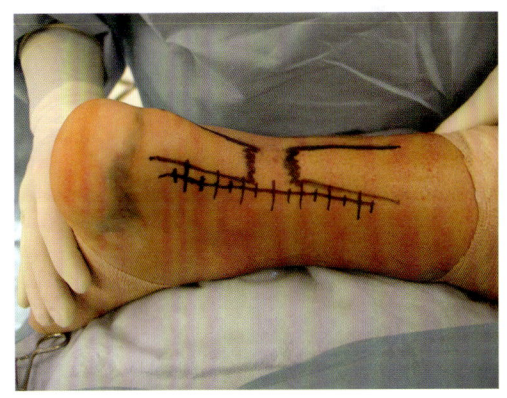

技术图1 以断裂处为中心的内侧纵行切口。

改良的Krackow缝合(礼盒)技术

- 适当清理跟腱断端。
- 使用两根2-0的加强聚酯缝线。
  - 在跟腱的内、外两侧分别缝4个Krackow锁边套结,避免缝过跟腱中间1/3。
  - 同传统Krackow缝合法不同,笔者将横向缝线从跟腱内部穿过,从一边穿至另一边(技术图2A)。
- 用直针把缝线的两头穿过断端至对侧跟腱。
  - 两根Krackow缝合线在穿过断端时要一深一浅交替过线。
  - 这样就共有4根缝线穿过跟腱断端。
- 在远离跟腱断端处打外科结,即在Krackow套结的远、近端打结。
  - 将对侧横向缝线打紧,断端通常即能很好地对合,且跟腱的长度也能得到理想的恢复(技术图2B、C)。
- 使用3-0 Prolene缝线连续缝合跟腱断端。
- 使用3-0可吸收缝线(Vicryl, Ethicon, Inc, Somerville, NJ)仔细修补腱旁膜(技术图2D)。
  - 缝合时可最大限度地跖屈踝关节以放松跟腱,从而方便缝合。
  - 笔者相信沿中线切开腱旁膜有利于其修补,也降低了皮肤与修补后跟腱间粘连的概率。
- 用4-0可吸收缝线(Monocryl, Ethicon)缝合皮下组织。

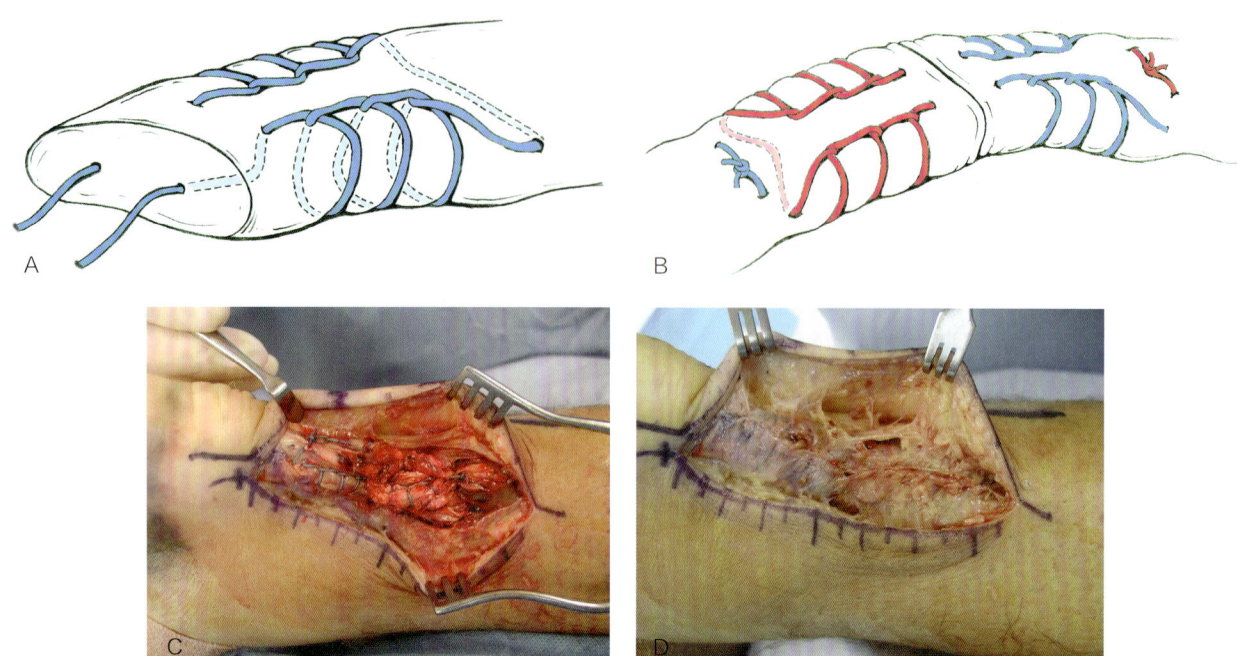

技术图2　A. 采用"礼盒"技术缝合时，横向缝线穿过跟腱内部。B. "礼盒"缝合完成并已打结。注意拉紧横向缝线，其有助于断端对合。C. "礼盒"缝合技术完成。D. 腱旁膜关闭后的照片（A、B版权：Sam Labib）。

三股缝合法（TRIPLE-BUNDLE）

- Beskin 等[6]喜欢使用1-0不可吸收聚酯缝线（Ethibond, Ethicon）行跟腱切开修补。
- 采用3排缝线缝合跟腱，共有6根缝线在远离跟腱断端处打结（技术图3）。
- 该技术是目前缝合强度最高的技术，但操作较为烦琐，需要使用大量的缝线，同时也有可能在愈合过程中影响血供[6]。

一期加强修补

- 许多学者支持一期行跟腱加强修补，可采用跖肌腱、屈肌腱（技术图3）或人工肌腱[13]。
- Jessing 和 Hansen[7]的一项研究表明，没有证据显示跟腱加强修补术优于常规的端-端修补术。

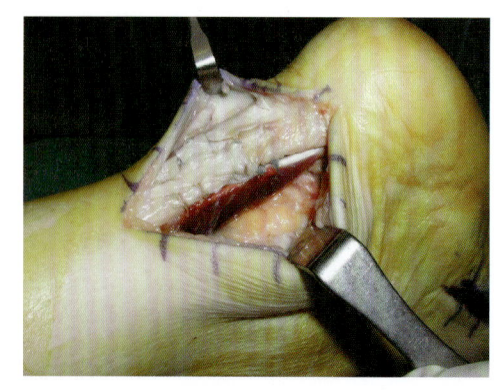

技术图3　用踇长屈肌腱加强修补跟腱。

要点与失误防范

临床评估	• 因其他屈肌的作用,跟腱完全断裂可能会被漏诊 • 超声或MRI检查可以用来明确诊断 • 仔细评估有无伴随骨折或其他肌腱损伤
非手术治疗	• 应尽早进行,受伤48小时内可用石膏将踝关节固定于跖屈位 • 需要发现并纠正跟腱断端分离 • 要慎重考虑到患者的皮肤条件及是否合并血运障碍。控制不佳的糖尿病患者、吸烟者及类固醇类药物使用者是手术治疗的相对禁忌证
入路	• 正中入路可能会产生痛性瘢痕 • 外侧切口可能会损伤腓肠神经 • 软组织处理不当可能会导致伤口糜烂或裂开
跟腱张力	• 过度修整跟腱断端可能导致明显的跟腱短缩,并增加跟腱修补时的张力 • 以健侧肢体为参照,可准确恢复跟腱休息位的长度
缝合技术	• 避免过紧地锁边缝合,其可能会影响肌腱愈合及促进瘢痕形成 • 保留及修补腱旁膜有利于跟腱的修复与愈合

术后处理

- 早期功能锻炼有利于跟腱愈合[8]。
- 用小腿后侧石膏托固定于轻度跖屈位14天。Labib等[11]研究发现跟腱修补后,无论将踝关节固定于跖屈10°、20°或30°,张力无明显差异。
- 检查切口情况,更换为带足跟垫的非负重石膏靴,并开始每天关节主动活动度练习。
- 维持非负重共6周。但最近研究表明,早于6周负重也不会增加再断裂或断端分离的风险[8]。
- 在接下来的6周内,患者可以逐渐进阶至完全负重。
- 3个月时,允许患者完全负重及低对抗活动。
- 6个月时,允许患者耐受下完全恢复活动。

预后

- 根据文献回顾,绝大多数学者支持对健康、活动量大的患者采用跟腱切开修补并结合早期功能锻炼。手术的平均成功率为85%~95%[5]。
- Wong等[21]进行了大量的文献回顾后认为,就手术效果及并发症的发生率而言,切开修补结合早期功能锻炼的治疗效果最好。
- 大部分学者认为手术修补可以明显降低再断裂率,并可获得更好的功能效果,但也应权衡切口裂开或感染的风险可能。
- 最新研究显示跟腱开放修补的疗效较好,同时手术并发症较少[5]。

并发症

- 误断或漏诊。
- 术中跟腱失活,造成切口感染。
- 无法保留及修补腱旁膜,导致瘢痕形成及皮肤粘连。
- 腓肠神经损伤及神经瘤形成。
- 伤口裂开。
- 跟腱再断裂。
- 踝关节活动度丢失。
- 小腿力弱。

(宋国勋 译,顾文奇 审校)

参考文献

[1] Årøen A, Helgø D, Granlund OG, et al. Contralateral tendon rupture risk is increased in individuals with a previous Achilles tendon rupture. Scand J Med Sci Sports 2004;14(1):30-33.

[2] Aström M, Gentz CF, Nilsson P, et al. Imaging in chronic Achilles tendinopathy: a comparison of ultrasonography, magnetic resonance imaging and surgical findings in 27 histologically verified cases. Skeletal Radiol 1996;25:615-620.

[3] Bhandari M, Guyatt GH, Siddiqui F, et al. Treatment of acute Achilles tendon ruptures: a systematic overview and meta-analysis. Clin Orthop Relat Res 2002;(400):190-200.

[4] Bruggeman NB, Turner NS, Dahm DL, et al. Wound complications after open Achilles tendon repair: an analysis of risk factors.

[5] Coughlin MJ, Mann RA, eds. Surgery of the Foot and Ankle, ed 7. St. Louis: Mosby, 1999:835-850.

[6] Jaakkola JI, Hutton WC, Beskin JL, et al. Achilles tendon rupture repair: biomechanical comparison of the triple bundle technique versus the Krackow locking loop technique. Foot Ankle Int 2000; 21:14-17.

[7] Jessing P, Hansen E. Surgical treatment of 102 tendo Achilles ruptures— suture or tenontoplasty? Acta Chir Scand 1975;141: 370-377.

[8] Kangas J, Pajala A, Ohtonen P, et al. Achilles tendon elongation after tendon repair: a randomized comparison of 2 postoperative regimens. Am J Sports Med 2007;35:59-64.

[9] Krackow KA, Thomas SC, Jones LC. A new stitch for ligament-tendon fixation. Brief note. J Bone Joint Surg Am 1986;68(5): 764-766.

[10] Labib SA, Gould JS. Achilles tendonitis. Orthopedic Board Review Hyperguide. Available at: http://www.ortho.hyperguide.com/Sports Medicine.

[11] Labib SA, Hage WD, Sutton K, et al. The effect of ankle position on the tension in the Achilles tendon before and after operative repair: a biomechanical cadaver study. Foot Ankle Int 2007;28: 478-481.

[12] Labib SA, Rolf R, Dacus R, et al. The "giftbox" open repair of the Achilles tendon: a modification of the traditional Krackow technique. Foot Ankle Int 2009;30:410-414.

[13] Maffulli N. The clinical diagnosis of subcutaneous tear of the Achilles tendon a prospective study in 174 patients. Am J Sports Med 1998;26(2):266-270.

[14] Maffulli N, Barrass V, Ewen SW. Light microscopic histology of Achilles tendon ruptures. A comparison with unruptured tendons. Am J Sports Med 2000;28:857-863.

[15] Olsson N, Silbernagel KG, Eriksson BI, et al. Stable surgical repair with accelerated rehabilitation versus nonsurgical treatment for acute Achilles tendon ruptures: a randomized controlled study. Am J Sports Med 2013;41(12):2867-2876.

[16] Sarrafian SK. Anatomy of the Foot and Ankle: Descriptive, Topographic, Functional, ed 2. Philadelphia: JB Lippincott, 1993.

[17] Webb J, Moorjani N, Radford M. Anatomy of the sural nerve and its relation to the Achilles tendon. Foot Ankle Int 2000;21:475-477.

[18] Weber M, Niemann M, Lanz R, et al. Nonoperative treatment of acute rupture of the Achilles tendon: results of a new protocol and comparison with operative treatment. Am J Sports Med 2003; 31:685-691.

[19] Wilkins R, Bisson LJ. Operative versus nonoperative management of acute Achilles tendon ruptures: a quantitative systematic review of randomized controlled trials. Am J Sports Med 2012;40 (9):2154-2160.

[20] Willits K, Amendola A, Bryant D, et al. Operative versus nonoperative treatment of acute Achilles tendon ruptures: a multicenter randomized trial using accelerated functional rehabilitation. J Bone Joint Surg Am 2010;92(17):2767-2775.

[21] Wong J, Barrass V, Maffulli N. Quantitative review of operative and nonoperative management of Achilles tendon ruptures. Am J Sports Med 2002;30:565-575.

第93章 小切口跟腱修补：方法1
Mini-Open Achilles Tendon Repair: Perspective 1

Mathieu Assal, Marc Merian-Genast, and Mark E. Easley

定义
- 跟腱常在距离跟骨结节3～4 cm处断裂。
- 大部分为"完全"断裂，也有些为"部分"断裂。

解剖
- 跟腱大约9 cm长，直径约0.9 cm。
- 跟腱近端由腓肠肌和比目鱼肌组成。
- 远端止于跟骨结节后侧。
- 跟腱被腱旁膜包绕，完整的包膜为跟腱提供血供。
- 跟骨结节上方2.5～5 cm处是跟腱血供较差的部位。

发病机制
- 跟腱断裂常发生于高强度的运动员、体育爱好者或久坐的人群。
- 跟腱断裂常发生于踝关节用力背伸时。
- 患者常主诉在踝关节后方听到或感到"啪"的声响。
- 组织学上可以发现跟腱内部退变。
- 已证实与服用可的松和氟喹诺酮类药物有关。
- 常见于中年人群，尤其是30～40岁为发病高峰。

自然病程
- 关于如何处理急性跟腱断裂存在许多争议。
- 由于跟腱于延长位愈合，因此保守治疗后再断裂率较高，且会出现力量丢失。
- 医生采取保守治疗最主要的原因是避免手术治疗所带来的切口并发症。
- 越来越多的文献报道倾向于手术治疗急性跟腱断裂。
- 手术方法及术后处理也存在争议。微创技术的并发症发生率较低。
- 若能避免软组织并发症，手术治疗可使患者获得很好的功能康复，且可恢复至伤前活动水平。

体格检查
- 检查发现踝关节后方中度肿胀。
- 尽管比较疼痛，但患者通常仍能行走。
- 患者俯卧位时，可以发现患侧踝关节自然地过度背伸。
- 在大多数病例中，在跟骨结节跟腱止点近端2.5～5 cm处可触及凹陷。
- Thompson腓肠肌挤压试验阳性。
- 患者很难利用足趾走路或踮足。

影像学和其他诊断性检查
- 病史及体格检查即可明确诊断。
- 如跟腱断裂由创伤所致，强烈建议拍摄踝关节X线平片。
- 有很多关于跟腱断裂合并踝关节骨折（内踝骨折）的报道。
- 侧位片常可显示跟骨（结节）撕脱骨折。
- 超声及MRI对于诊断跟腱断裂并不是必要的，但对于疑似断裂的病例有诊断价值。

鉴别诊断
- 踝关节扭伤。
- 踝关节骨折。
- 网球腿（腓肠肌撕裂）。
- 急性腱旁炎。
- 跟骨（结节）撕脱骨折。
- 跖肌腱断裂。

非手术治疗
- 急性跟腱断裂的非手术治疗包括长期制动。
- 长期制动常导致骨骼肌改变（萎缩）、康复时间延长，并会推迟恢复至伤前工作或运动状态的时间。
- 随机对照研究表明，非手术治疗患者存在较高的再断裂率。
- 但非手术治疗可以避免手术相关并发症。
- 对于老年、功能要求不高的患者，可以采用非手术治疗。有吸烟、酗酒史、长期接受类固醇治疗或伴有血管疾病及诸如肾衰竭等严重系统性疾病的患者，也可以采取非手术治疗。

适应证和禁忌证

- 本技术适用于急性(<3周)跟腱断裂,且断裂位置在跟骨结节上方2.0~7.0 cm处。
  - 90%以上的跟腱断裂位置在跟骨结节上方2.0~8.0 cm处。
  - 笔者相信,对于位于跟骨结节上方8 cm以上的断裂(肌肉断裂)可以采取保守治疗。而位于跟骨结节上方2 cm以内的断裂则需要止点重建固定。
- 禁忌证包括超过3周的陈旧性断裂、既往局部手术史者、激素使用者、超过6小时的开放断裂、复杂断裂伴软组织缺损及断裂部位不在跟骨结节上方2~8 cm者。

手术治疗

术前计划

- 评估X线平片,明确有无骨折、撕脱及跟腱钙化。
- 认真查阅所有影像学资料。
- 放置手术体位前应在麻醉下再次检查患者,以再确认损伤侧别。

体位

- 患者取俯卧位。
- 大腿根部使用止血带。
- 双下肢消毒铺巾,有利于术中对比张力及自然跖屈的位置。
- 勿使用塑料贴膜(此技术需要经皮操作)。

- 预防性使用抗生素。

器械

- Matthieu Assal发明设计了"跟腱龙"(Integra LifeScience, Plainsboro, NJ),其材质为坚硬的聚合物或不锈钢(图1)。
- 该设计用于引导穿线。
- "跟腱龙"由一对内臂及一对外臂相连组成,每条臂上都有一排与其他三条臂上相对应的小孔,使缝线可以方便、精确地穿过四条臂。
- 一对内臂之间存在8°夹角,符合跟腱V字外形。
- 调节螺丝可以根据跟腱形态调整内臂的打开程度。
- 直针带线穿过跟腱龙装置、软组织及跟腱,针尾帽便于推针。

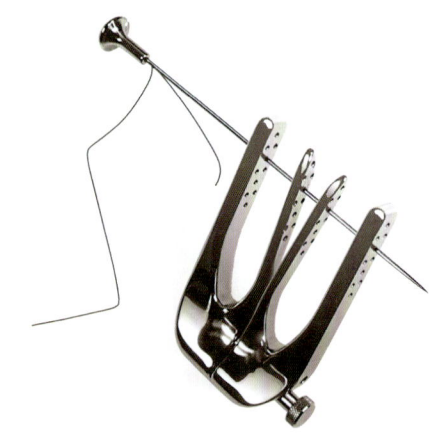

图1 跟腱龙装置,一根带线直针穿过一组同水平的小洞。

开放修补图解

显露

- 触诊受伤部位,确认软组织凹陷(技术图1A)。
- 切口位于跟腱内侧旁(技术图1B),起自凹陷处并向近端延伸2.0 cm。
- 拉钩轻柔地牵开皮肤及皮下组织,辨认腱旁膜(技术图1C)。
- 仔细切开腱鞘,并用缝线标记边缘(技术图1D)。
- 辨认跟腱断端(技术图1E),并标记断裂的精确位置。

应用跟腱龙

- 于腱旁膜下向近端插入跟腱龙,同时在跟腱龙下方用小血管钳把持跟腱断端(技术图2A)。
- 跟腱断端位于两内臂之间(技术图2B)。

- 插入跟腱龙后,逐渐调宽内臂间的距离,同时用血管钳牢牢地把持跟腱断端。
- 通过体外触摸确认跟腱龙的位置,确认跟腱位于两内臂之间。

缝合

- 一般从最近端孔开始,从外至内穿过3根线(技术图3A、B)。
- 用小血管钳钳住线的末端,并将3根线各自分开。
- 逐渐闭合两内臂并缓慢抽出跟腱龙(技术图3C)。
- 这一过程使缝线从皮外转移到跟腱旁,并使跟腱成为缝线唯一固定的组织(技术图3D)。
- 牵拉3对缝线以确认其牢固固定于跟腱内,并用血管钳将各缝线分开以免混淆。

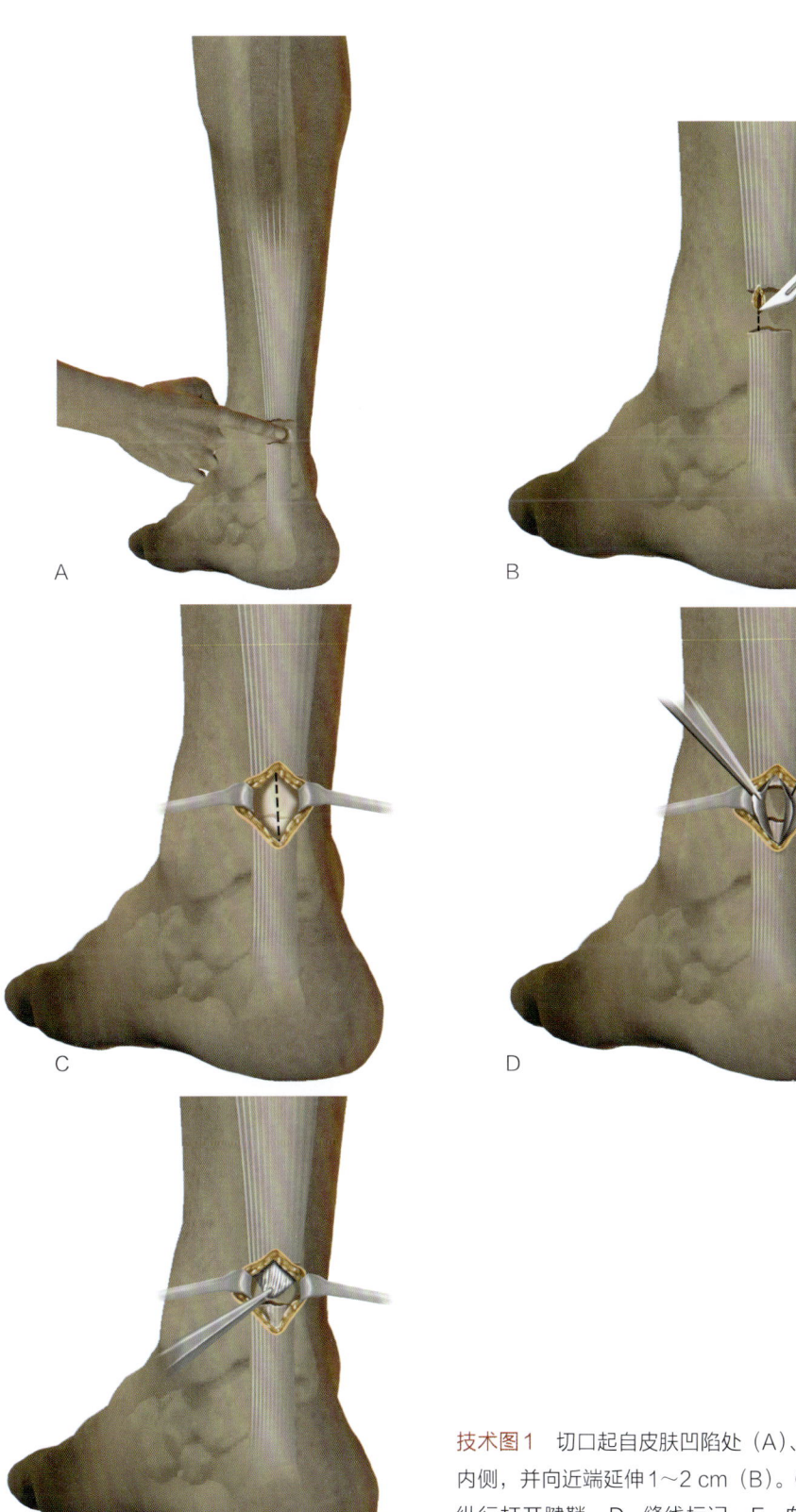

技术图1 切口起自皮肤凹陷处（A）、跟腱旁偏内侧，并向近端延伸1~2 cm（B）。C. 沿中线纵行打开腱鞘。D. 缝线标记。E. 血管钳钳夹近端跟腱断端。

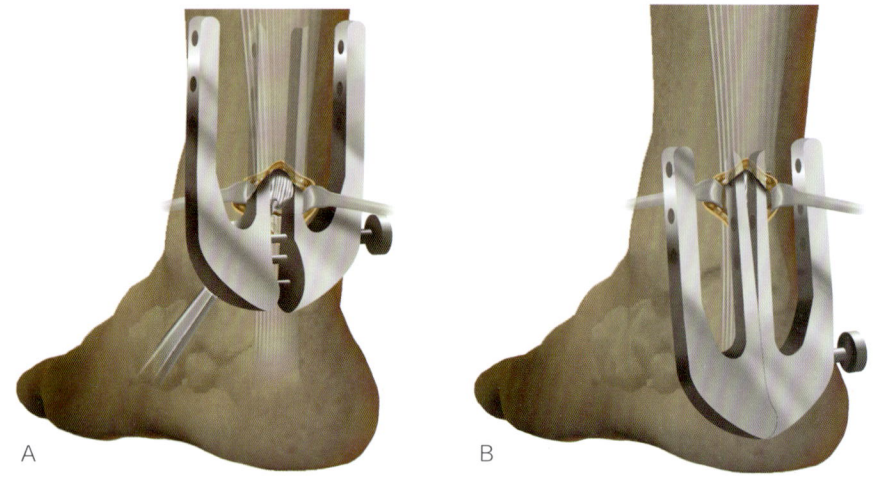

技术图2　A、B. 于腱旁膜下方向近端插入跟腱龙。

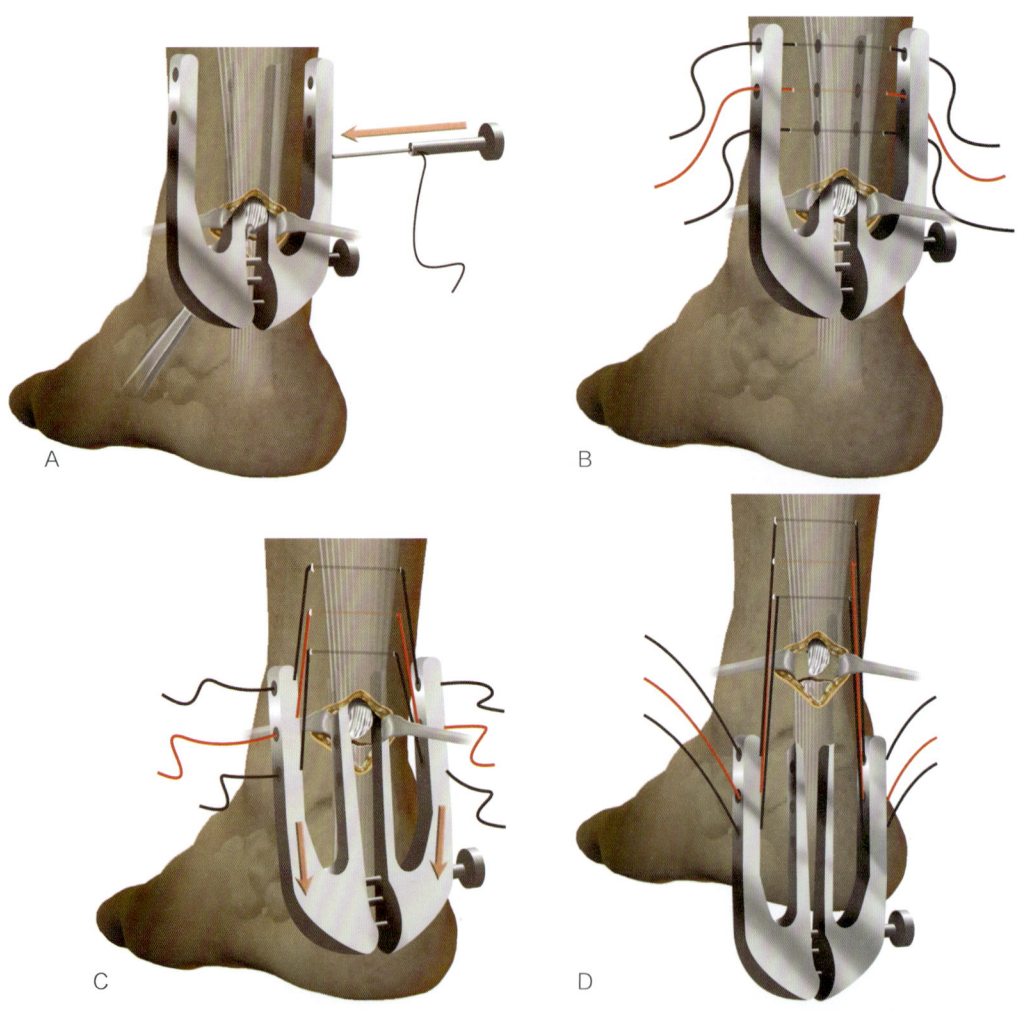

技术图3　A. 穿入第一根缝针。B. 所有3根缝线均穿过近端跟腱。退出跟腱龙过程中（C），缝线从皮外移至跟腱旁（D）。然后于远端断端进行相同操作。

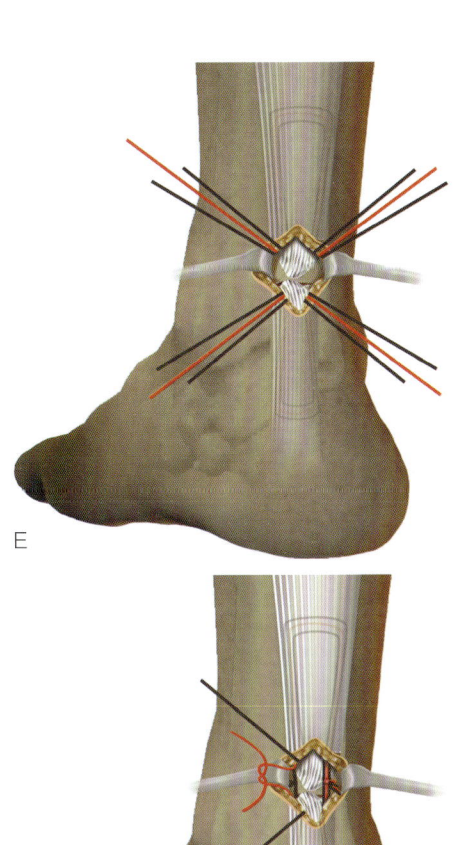
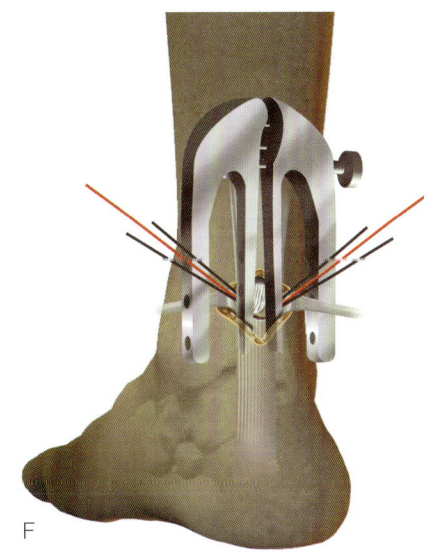
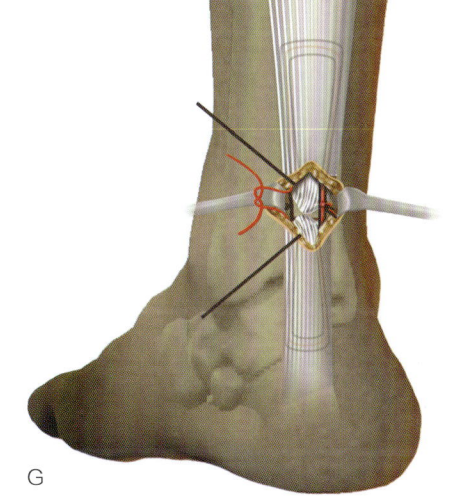

技术图3（续） E. 向远端跟腱腱鞘内插入跟腱龙，直至触及跟骨。F. 整理3根线后准备拉紧。G. 直视下对位跟腱断端，确认跟腱对位情况。

- 相同的步骤处理远端断端，向远端腱鞘内插入跟腱龙，直至触及跟骨（技术图3E）。
- 整理所有缝线，以准备收紧（技术图3F），通过牵拉相应的各对缝线（技术图6B），直视下对位跟腱断端（技术图3G）。
- 若由于跟腱断端比较松散而难以确认跟腱长度及对位时，可以对照对侧跟腱张力。

关闭切口

- 关闭腱鞘，并皮内缝合皮肤（技术图4）。
- 不用放置引流。
- 在搬动或叫醒患者前，使用支具将踝关节固定于跖屈30°位。

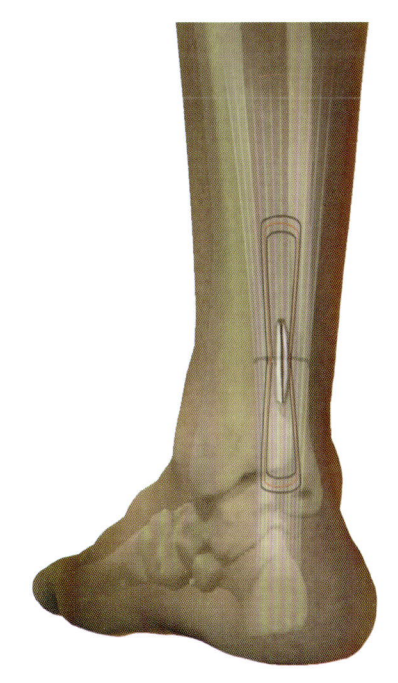

技术图4 皮内缝合关闭伤口。

开放修补的术中照片

入路及跟腱断端的确认

- 微创切口(技术图5A)。
  - 于断端水平做长约2 cm的纵行皮肤切口。
    - 做纵行切口是为了考虑微创手术转为完全开放手术的需要。
- 分离腱旁膜,以显露跟腱断端(技术图5B)。
  - 即使跟腱完全断裂,跖肌腱偶尔仍可完整(技术图5C)。
  - 用缝线标记跟腱两断端(技术图5D、E)。

在跟腱近侧断端穿入不可吸收缝线

- 利用近端标记缝线,使跟腱近侧断端保持张力。
- 用拉钩牵开腱旁膜,以确认跟腱与腱旁膜之间的间隙。
- 将跟腱龙插入腱旁膜内,使跟腱内、外侧位于内臂之间(技术图6A、B)。
- 通常,在跟腱龙的双臂之间可触及跟腱。
- 自跟腱断端分别将3根缝线由近及远水平穿过已拉紧的近端跟腱(技术图6C~F)。
- 通过向远端抽出跟腱龙,将缝线固定于跟腱及腱旁膜内,最后经切口内穿出(技术图6G、H)。
- 在进行下一步操作前仍需拉紧缝线,以确保缝线正确地固定于近端跟腱内(技术图6I)。
- 若不慎将缝线拉出,则需重复以上三个步骤,仔细触诊确认跟腱确实位于跟腱龙中间的两臂之间。

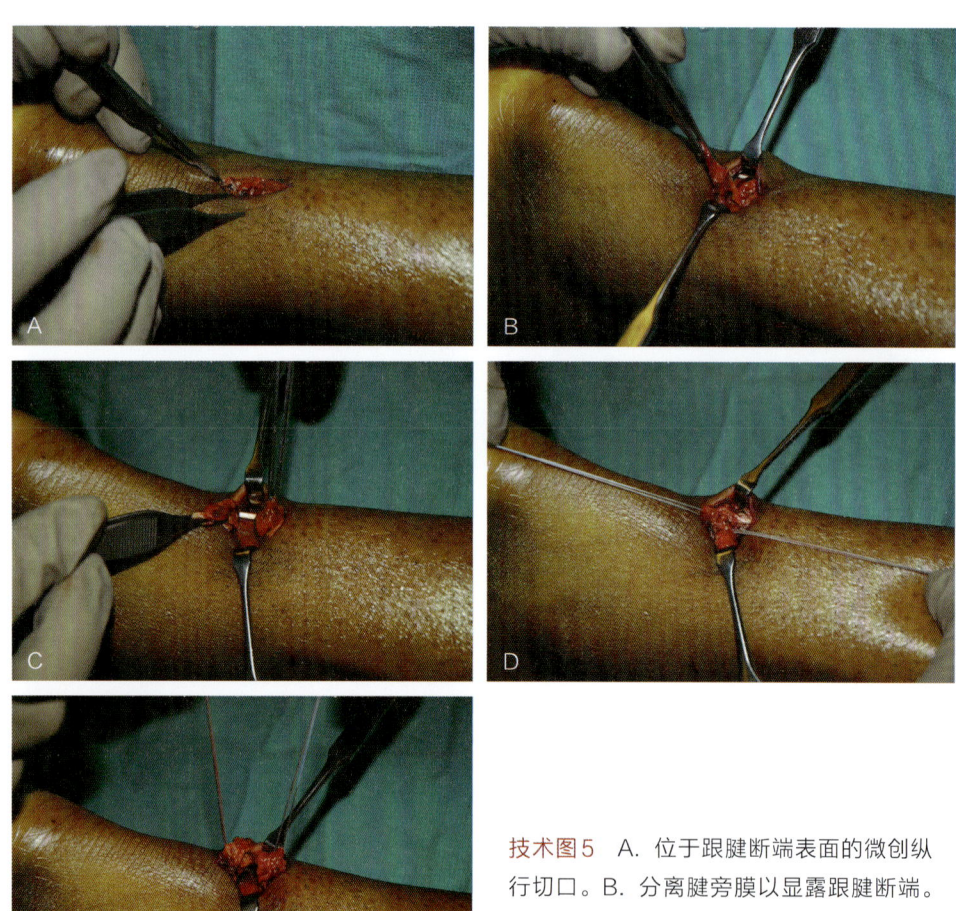

技术图5 A. 位于跟腱断端表面的微创纵行切口。B. 分离腱旁膜以显露跟腱断端。C. 即使跟腱完全断裂,跖肌腱仍可能保持完整。D. 用缝线标记跟腱断端。E. 牵拉缝线,对合跟腱断端。

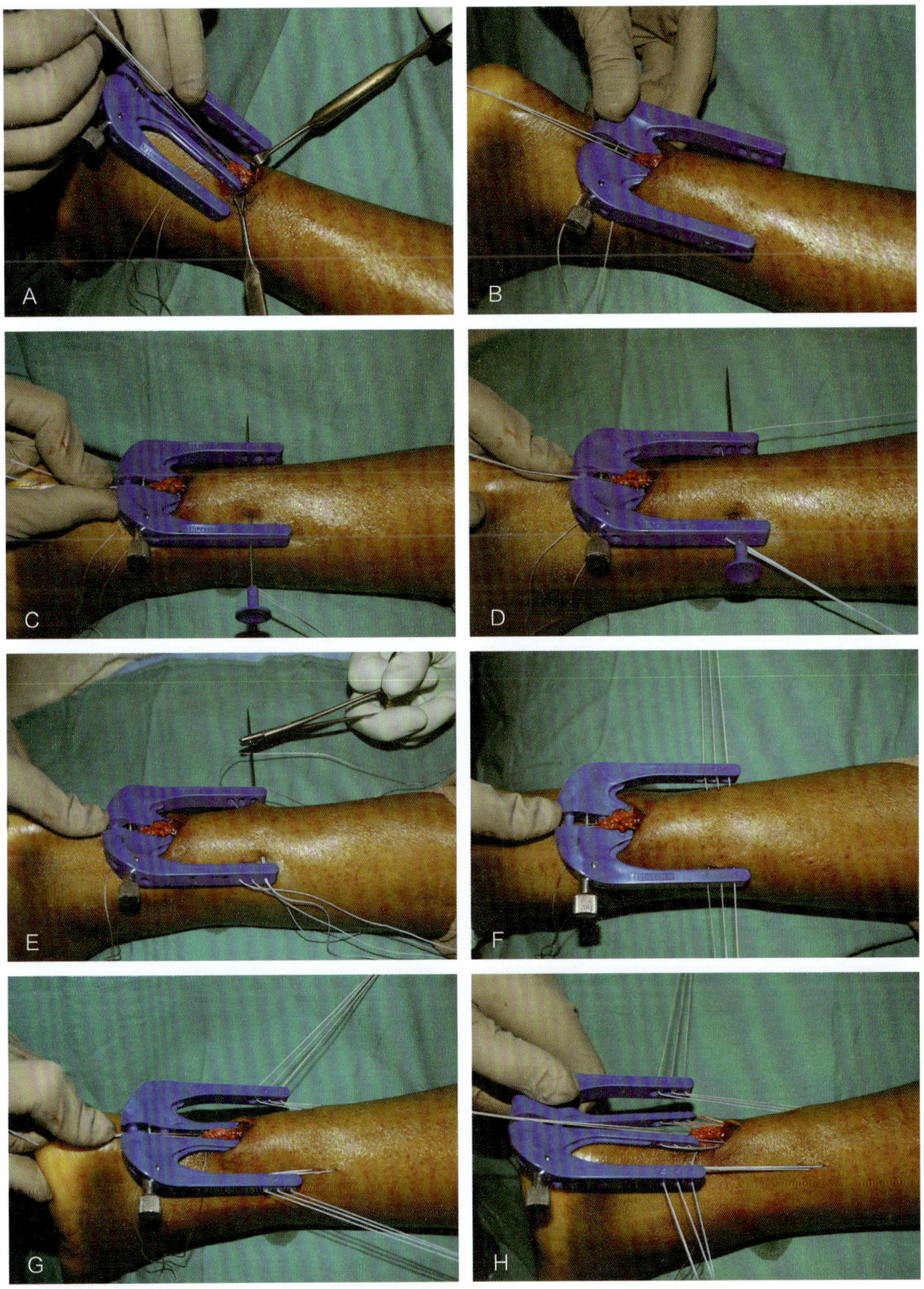

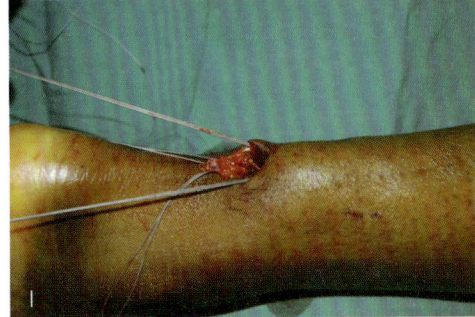

技术图6 A. 于腱旁膜内插入跟腱龙装置。B. 插入跟腱龙的过程中仍需要纵向牵拉标记缝线，以使跟腱位于跟腱龙两内臂间的最佳位置。C. 先穿入距离断端最近的缝线，仍需维持标记缝线的张力。D. 将第2根缝线穿过跟腱。E. 穿过第3根缝线，继续维持标记缝线的张力，同时确保跟腱位于腱旁膜内的跟腱龙两内臂之间。F. 所有3根缝线均穿过跟腱近端，并整理缝线。G、H. 将跟腱龙抽出切口，3组缝线均位于跟腱及腱旁膜内，然后穿出切口。I. 纵向牵拉缝线，以确定所有缝线均固定于近端跟腱内。

于跟腱远侧断端穿入不可吸收缝线

- 其方法与近端操作相同。
- 对于远侧断端，应将跟腱龙尽可能推进至跟腱止点处，使缝线在跟腱内获得最佳把持。
- 将跟腱龙内臂插入腱膜内，使远端跟腱位于两内臂之间（技术图7A）。
  - 触诊以确保跟腱确实位于两内臂之间。
- 拉紧标记缝线，从断端由近及远依次穿过3根缝线（方法同近端操作）（技术图7B～E）。
- 从伤口抽出跟腱龙，使缝线进入腱旁膜并穿出伤口，准备修补（技术图7F）。
- 用力牵拉缝线，以确保缝线于跟腱内的固定效果。
  - 牵拉的力量应能使踝关节跖屈（技术图7G）。
  - 若缝线脱出，则需重复上述步骤，使缝线把持效果满意。笔者认为，于两内臂之间触及跟腱有助于操作成功。

修补跟腱

- 拉紧两断端缝线，使断端靠拢（技术图8A）。
- 必须仔细整理所有缝线，以确保每一根缝线与之对应的缝线打结。
- 修补过程中，足背下方放置软垫以被动跖屈踝关节，或让一名助手维持跟腱松弛状态。
- 先将最靠近断端的两组缝线打结。
  - 维持一侧断端的张力，另一侧打外科结（技术图8B）。
  - 然后于另一侧打结，首先仍牵拉缝线，以消除缝线的残余松弛（技术图8C）。
- 重复第一组缝线的打结方法完成另两组缝线的打结（技术图8D）。
  - 中间一组缝线打结后，最后打结最远一组缝线。
  - 若在修复过程中，距离断端较远的缝线过紧，则之前打结的缝线张力作用失效。因此，没有必要将每组缝线打结过紧。

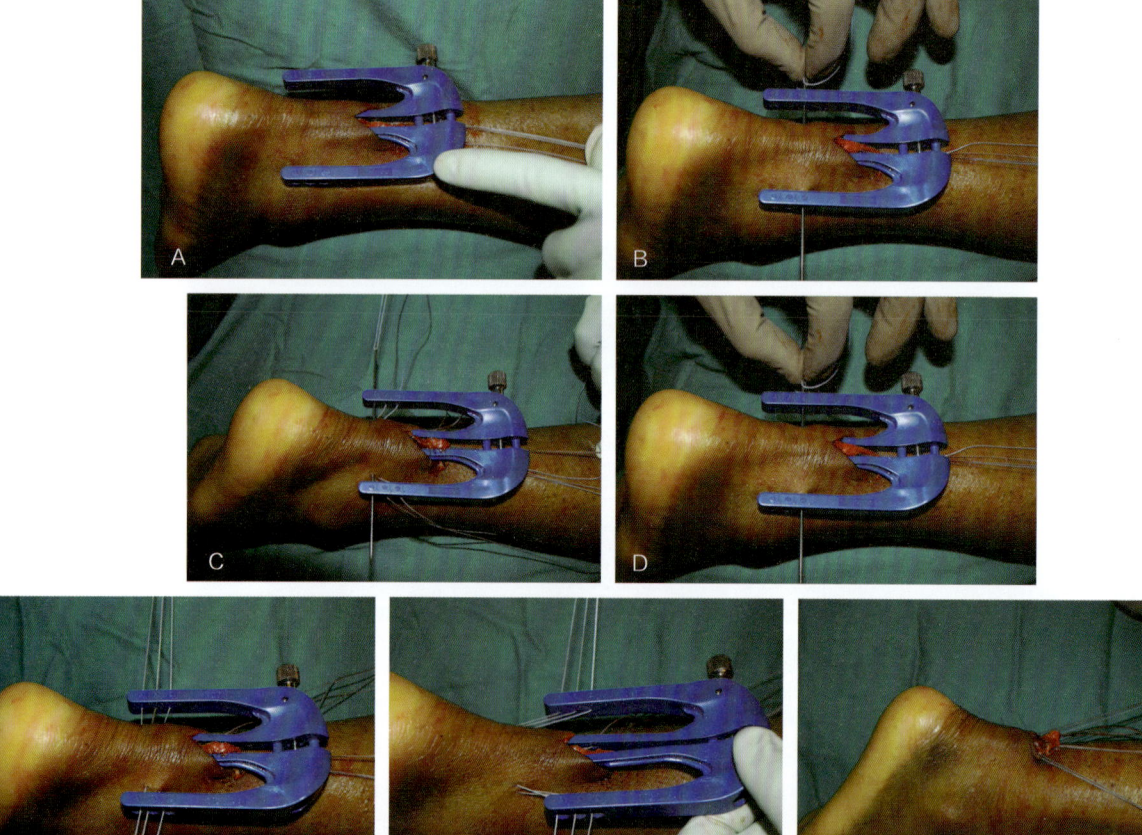

技术图7　A. 将跟腱龙插入腱旁膜内，使远端跟腱位于两内臂之间。B～E. 将3组缝线穿入远端跟腱，并整理。F. 将跟腱龙牵出切口，使3组缝线位于跟腱及腱旁膜内，然后穿出切口。G. 纵向牵拉缝线以明确3组缝线是否均固定于远端跟腱内。注意牵拉缝线时踝关节的跖屈。

- 术区准备健侧肢体,将患侧修补后的休息位张力与健侧自然生理状态进行比较(技术图8E)。
  - 修补后跟腱休息位的张力略大于健侧是可以接受的,同时笔者认为亦是更好的。
  - 避免张力低于健侧。
- 如同手部屈肌腱的修补,笔者建议直接在断端用缝线加强缝合(技术图8F)。
  - 笔者认为这很重要,因为前述的有限切开技术仅起到"内夹板"的作用。当用3组缝线修补后直接触摸修补部位可以发现几乎都是缝线,而胶原组织极少。
  - 笔者常规用可吸收线连续缝合以加强缝合。
  - 该方法不仅可以加强缝合效果,且能将肌腱胶原直接带入修复断端。
  - 环绕跟腱断端连续或间断缝合以加强缝合。

关闭切口
- 严密缝合腱旁膜及跟腱表面的筋膜(技术图9A)。
- 无张力缝合皮下组织及皮肤(技术图9B、C)。

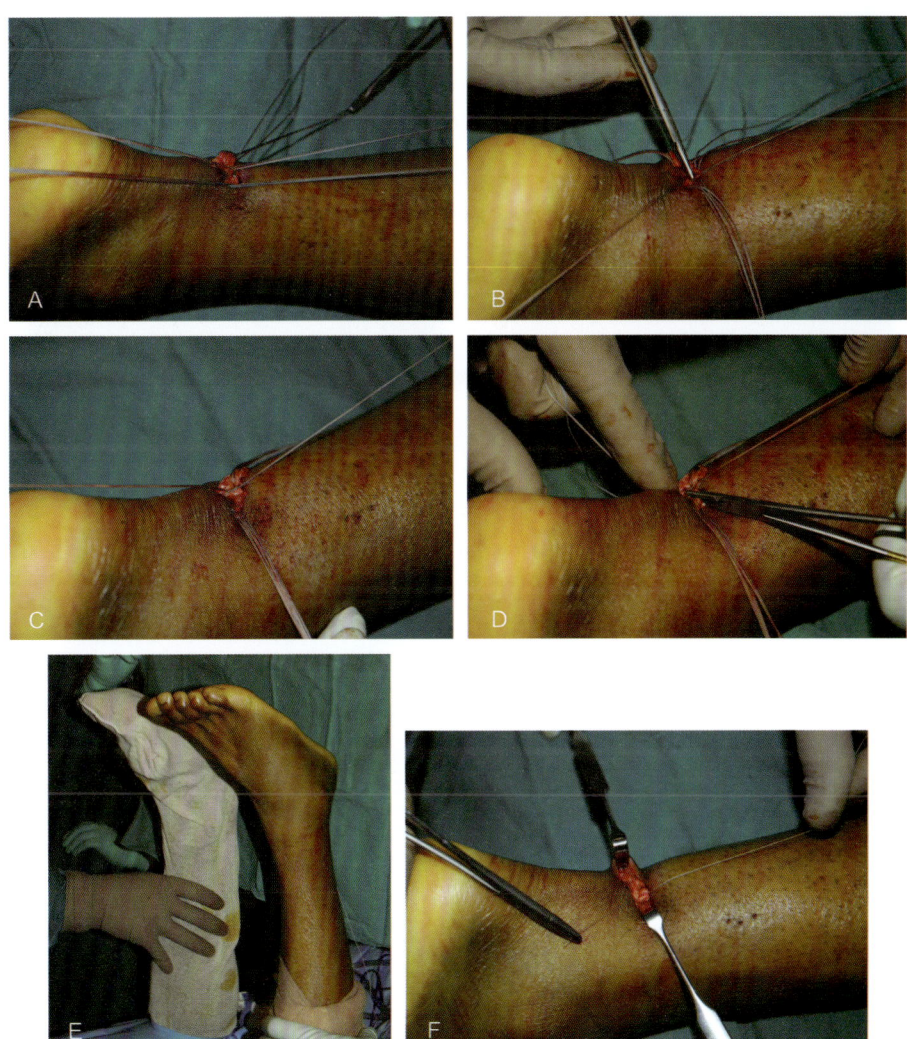

技术图8 A. 通过牵拉各组缝线使跟腱两侧断端靠拢。B. 先于一侧对最靠近跟腱断端的一组缝线打结,应维持对侧另一组缝线的张力。C. 抽紧缝线后,对另一侧的第一组缝线打结。D. 然后对第2及第3组缝线进行打结。注意避免每组缝线打结过紧,这样有可能导致前组缝线张力减弱。E. 患侧修复后的休息位张力应对照健侧肢体。笔者更建议患侧休息位张力应稍大于健侧。F. 使用连续缝合或间断缝合法直接对断端进行加强。

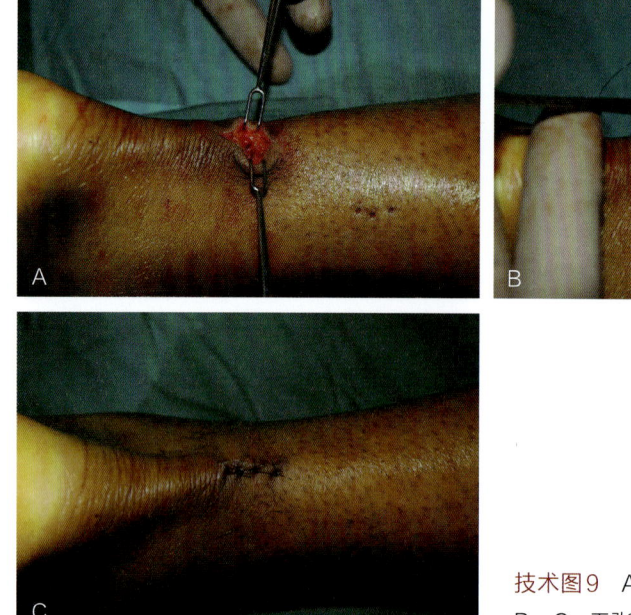

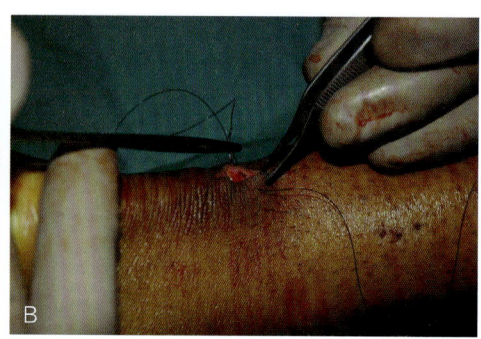

技术图9 A. 缝合腱旁膜及跟腱表面筋膜。
B、C. 无张力缝合皮下组织和皮肤。

要点与失误防范

确认跟腱位于跟腱龙内臂之间	穿入缝线时,要触摸确认跟腱位于两内臂之间
使缝线在跟腱内固定最牢靠	于跟腱断端两侧用缝线标记,插入跟腱龙及穿线时牵拉缝线以维持张力
整理缝线	跟腱两端均使用3种不同颜色的缝线,以便于整理相应颜色的缝线,以备修补
修补前确认缝线在跟腱内固定牢靠	当缝线穿过跟腱并在腱旁膜内整理后牵拉缝线,若被拉出,则说明需要重新穿线
最佳的修补张力	根据笔者的经验,患侧的休息位张力略高于健侧可获得满意的效果
评估跟腱断裂情况	即使是微创修补,亦可通过有限切口对断端进行评估。有时,剪切型断裂可能无法通过微创技术修补而需行传统的切开修补。因此,笔者建议微创修补时应采用纵行小切口,以便需要时延伸切口

术后处理

- 术后使用低分子肝素(皮下注射)3周防止深静脉血栓。
- 在理疗师的仔细监督下,将早期功能锻炼分为4个阶段。
- 最初2周,患者允许部分负重[30～45磅(13.50～20.25 kg)],并全程使用支具。
- 之后开始轻度的踝关节活动(跖屈、背伸),同时可使用固定自行车进行大腿肌肉训练。
- 目标是3周末踝关节要达到中立位。
- 3周后,在支具的保护下允许患者完全负重。
- 8周后,不再使用支具,并允许无辅助下完全负重。
- 指导进行强度更大的踝关节活动、拉伸、肌肉等长运动及本体感受运动。
- 3个月后允许慢跑,5个月可以开始其余更高强度的运动。

表1　50名患者接受等速肌力测定同心峰值扭矩

角速度(°/s)	平均扭矩(标准差)(nm)	
	患侧	健侧
30	111.4±19	118.9±30
60	95.4±19	101.3±25

预后

- 这种利用器械的有限切开跟腱修补技术既有传统切开修补的优势,还能避免切开手术带来的软组织并发症。
- 笔者于2002年发表了一篇82名患者的多中心前瞻性研究报道。结果显示该技术无切口愈合问题及感染。无患者出现腓肠神经损伤症状。所有患者都回归到了受伤前的工作及运动中。AOFAS评分平均96分(85～100分)。
- 3名患者出现了并发症。其中2名患者依从性较差,在术后3周内便拆除支具,导致新的损伤。另外1名患者术后12周摔倒导致跟腱再次断裂。以上3例患者均予切开重新修补跟腱。
- 等速运动结果:矫正后测量踝关节跖屈角速度为30°/s和60°/s时的同心峰值扭矩,患侧同健侧相比无明显差异(表1),耐力试验在每秒120°时亦无明显差异。
- 近期的3篇文献也报道了使用跟腱龙结合微创手术技术治疗跟腱断裂取得了较好的治疗效果,更加证明了有限切开技术在治疗急性跟腱断裂中起了重要的作用。

并发症

- 患者对康复计划(术后3个月内)依从性差导致修补失败。
- 愈合的跟腱再断裂(术后3个月后)。
- 腓肠神经损伤。
- 感染。
- 深静脉栓塞。

(宋国勋　译,顾文奇　审校)

参考文献

[1] Assal M, Jung M, Stern R, et al. Limited open repair of Achilles tendon ruptures: a technique with a new instrument and findings of a prospective multicenter study. J Bone Joint Surg Am 2002; 84-A(2):161-170.

[2] Assal M, Stern R, Peter R. Fracture of the ankle associated with rupture of the Achilles tendon: case report and review of the literature. J Ortho Trauma 2002;16:358-361.

[3] Bradley JP, Tibone JE. Percutaneous and open surgical repairs of Achilles tendon ruptures: a comparative study. Am J Sports Med 1990;18:188-195.

[4] Calder JD, Saxby TS. Independent evaluation of a recently described Achilles tendon repair technique. Foot Ankle Int 2006; 27:93-96.

[5] Cetti R, Christensen SE, Ejsted R, et al. Operative versus nonoperative treatment of Achilles tendon rupture: a prospective randomized study and review of the literature. Am J Sports Med 1993;21:791-799.

[6] Cretnik A, Kosanovic M, Smrkolj V. Percutaneous versus open repair of the ruptured Achilles tendon: a comparative study. Am J Sports Med 2005;33:1369-1379.

[7] DiStefano VJ, Nixon JE. Achilles tendon rupture: pathogenesis, diagnosis, and treatment by a modified pullout wire technique. J Trauma 1972;12:671-677.

[8] Haji A, Sahai A, Symes A, et al. Percutaneous versus open tendo Achillis repair. Foot Ankle Int 2004;25:215-218.

[9] Kakiuchi M. A combined open and percutaneous technique for repair of tendo Achillis. Comparison with open repair. J Bone Joint Surg Br 1995;77:60-63.

[10] Leppilahti J, Orava S. Total Achilles tendon rupture. A review. Sports Med 1998;25:79-100.

[11] Ma GW, Griffith TG. Percutaneous repair of acute closed ruptured Achilles tendon: a new technique. Clin Orthop Relat Res 1977;(128):247-255.

[12] Maffulli N. Rupture of the Achilles tendon. J Bone Joint Surg Am 1999;81:1019-1036.

[13] Mandelbaum BR, Myerson MS, Forster R. Achilles tendon ruptures. A new method of repair, early range of motion, and functional rehabilitation. Am J Sports Med 1995;23:392-395.

[14] Rippstein P, Easley M. "Mini-open" repair for acute Achilles tendon ruptures. Tech Foot Ankle Surg 2006;5:3-8.

[15] Soldatis JJ, Goodfellow DB, Wilber JH. End-to-end operative repair of Achilles tendon rupture. Am J Sports Med 1997;25:90-95.

第94章 小切口跟腱修补：方法2
Mini-Open Achilles Tendon Repair: Perspective 2

Emilio Wagner and Cristian Ortiz

定义

- 自发性跟腱断裂指的是腓肠肌及比目鱼肌远端腱性部分连续性部分或完全消失，并导致正常踝关节生理跖屈功能丢失。

解剖

- 腓肠肌和比目鱼肌交汇形成跟腱，并附着于跟骨。
  - 腓肠肌是最浅层的肌肉，负责踝关节跖屈及推动身体向前。比目鱼肌是姿势肌，无活动膝关节的作用（仅附着于胫骨），同时起到了周围血管泵的作用。
  - 跟腱约15 cm长，于其近、远端逐渐变扁平状，而中部呈圆形，其前方接受发自比目鱼肌的肌束纤维直至其止点[5]。
- 跟腱由腱旁膜包裹，腱旁膜薄且可滑动，其近端由肌肉表面的筋膜延续而成，远端与跟骨骨膜相延续。腱旁膜对于跟腱中部的血供最为重要。大部分血管起自腱旁膜前部，该区域正是跟腱病患者血管新生化的部位。接近跟腱止点处为相对无血管区。就血管密度而言，跟腱中部的血管密度要小于其近端或远端[5]。

发病机制

- 跟腱将所有产生自腓肠肌-比目鱼肌复合体的张力转移至跟骨。跟腱富有弹性，若张力不超过4%，跟腱具有形变和恢复至原始长度的能力。若张力介于4%~8%，跟腱纤维开始受损。若张力负荷接近8%，跟腱就可能发生断裂[4]。
- 虽然跟腱断裂的确切原因目前尚不明确，但有两大理论。机械理论认为，若跟腱所受张力负荷超过其极限，即可导致其胶原纤维断裂。而退变理论认为，跟腱慢性退变致使跟腱无需超负荷即可发生断裂。
- 跟腱退行性病变存在于大部分自发性跟腱断裂的组织样本中[6]。一般认为，退变的跟腱抗张强度减弱，以至于在正常生理力量范围内即可导致跟腱断裂。目前已证实，跟腱断裂较跟腱病者腱内退变更严重。跟腱退变表现为缺氧、黏液样变性、脂肪样变性及钙化。而这些变化仅见于31%的对照组跟腱[4]。
- 跟腱病的起因仍存在争议，而超负荷理论最为人接受，即肌肉肌腱单元反复受负荷作用最终导致结构强度变弱，有时还可导致跟腱组织失能。若持续超负荷，跟腱将无法愈合，如果劳损持续存在，跟腱机能减退程度加重，并可能会累及更多部分的跟腱组织[6]。而跟腱的愈合反应失效可能与遗传、年龄、性别等多种因素有关。
- 跟腱断裂的其他相关原因包括药物相关效应。皮质类固醇（局部或全身应用）已被证明为跟腱断裂的危险因素。氟喹诺酮类抗生素的使用亦是跟腱断裂的另一大危险因素。炎性状态、胶原异常、感染性疾病及高脂血症均与跟腱断裂有关。

自然病程

- 未经治疗的跟腱断裂称为慢性跟腱断裂，可导致踝关节跖屈极度困难。除了表现为肌腹萎缩外，腱鞘亦增厚，并与跟腱末端粘连。跟腱断裂缺损处有瘢痕组织填充，但瘢痕组织质量差，与完整的跟腱相比强度较弱，并可随着时间的推移逐渐延长[3]。
- 慢性跟腱断裂主要通过手术治疗，而诸如佩戴踝足矫形器等保守治疗方法只适用于要求较低或存在手术禁忌的患者。

病史和体格检查

- 几乎所有的情况都是：患者突然感觉小腿后方"啪"声响，常认为被某人或某物击打。之后便感觉疼痛和负重时无力。高达25%的跟腱断裂会被漏诊[4]。诊断需结合临床，体格检查至关重要。
- 踝关节生理跖屈消失可明确诊断跟腱完全断裂。
  - 可通过屈膝试验评估，患者俯卧位并屈曲膝关节，若

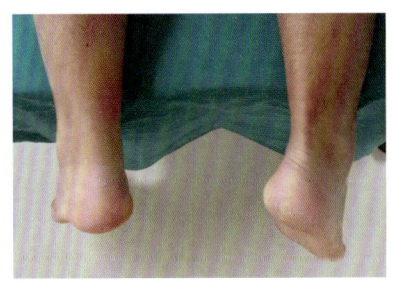

图1 患者俯卧于检查台末端，观察图中右侧正常的踝关节生理性跖屈，而左侧为踝关节非生理性背伸，提示跟腱完全断裂。

患足为中立或背伸位即可诊断为跟腱断裂。
- 俯卧位进行同样的试验，不过需伸直膝关节，比较健侧及患侧的踝关节跖屈程度。踝关节休息位跖屈程度的不同都提示跟腱连续性中断（图1）。断端可触及凹陷，但该检查会使患者疼痛。
- 还可进行Thompson试验，挤压小腿应引发踝关节跖屈。阳性表现为踝关节无跖屈或跖屈受限，提示跟腱断裂。

影像学和其他诊断性检查

- 一般而言，无需诊断性检查来完善跟腱断裂的诊断。
- 超声及MRI已被用作明确临床诊断的辅助手段，但主要用于评估是否存在那些可能改变治疗方案的其他诊断。
  - 对于跟腱病患者需进行MRI评估，在病例随访中MRI同样起着重要的作用。
  - 超声对于评估时间较久的断裂具有重要的作用，可显示跟腱断端是否有血肿形成。若无血肿形成，会影响微创修补，而使术者倾向于行切开修补。此外，超声还可探查是否存在深静脉血栓，若深静脉血栓形成则可能需要推迟手术。
- 有时，由于影像学显示跟腱部分连续性存在，可能会产生误导。而对于这些患者，明确临床诊断主要基于生理性跖屈丢失的体征。

鉴别诊断

- 跖肌腱断裂、小腿挫伤、肌肉拉伤、小腿骨折、胫后肌腱断裂、深静脉血栓形成等。

非手术治疗

- 由于保守治疗后再断裂率较高，因此一般不作为跟腱断裂治疗的首选。
- 过去几年中，更多的信息表明早期负重结合功能康复使保守治疗和手术治疗后的再断裂率相似[7]。
- 在Glazebrook的文献中[7]报道了10项比较保守及手术治疗后跟腱再断裂率、并发症、恢复工作时间的对照研究，发现手术组除了恢复工作时间快于保守治疗组外，其他方面并无明显差异。
- 就功能效果方面，只有4篇相关对照研究，由于大多数专家认为只有手术可获得更好的功能效果，因此仍存在一定争议。
- 相对于保守治疗，应考虑前述的功能康复，主张快速负重及保护下关节活动。

手术治疗

- 由于断端存在可能含有生长因子的血肿，且无影响后期愈合的瘢痕组织存在，因此跟腱微创修补的最佳适应人群为受伤10天以内的急性跟腱断裂者。
- 任何年龄段患者均适用，但患者生理活动量应较大，期望尽可能恢复至术前工作及运动水平。
- 主要禁忌证包括一般手术禁忌，如严重疾病、局部感染、生理要求很低的患者或无法行走的患者。
- 本篇介绍的手术技术为Amlang[5]于2005年提出和发展的改良Dresden手术技术。

术前计划

- 术前应通过体格检查或超声评估损伤平面。
- 术前需进行感觉评估，明确术前是否已有腓肠神经损伤，并告知患者。

体位

- 局部麻醉后，患者取俯卧位，双小腿均置于手术野内。
- 笔者常规将双侧小腿置于垫枕上，并将双足置于手术台的远端，使其悬空于手术台边缘外，以便于术中评估生理跖屈位。
- 无需使用止血带。

显露

- 于跟腱近侧断端上方 3 cm 偏内侧做长约 2.5 cm 纵行切口。
- 术中触诊确定近侧断端的位置至关重要。这样笔者可确认手术切口位于健康的腱旁膜和肌腱的上方(技术图 1A)。
- 辨认浅筋膜,并将其与皮下脂肪游离(技术图 1B)。
- 切开浅筋膜,但不打开腱旁膜,游离筋膜与腱旁膜间的间隙。
  - 笔者常规使用圆头器械将浅筋膜从腱旁膜处游离(技术图 1C)。

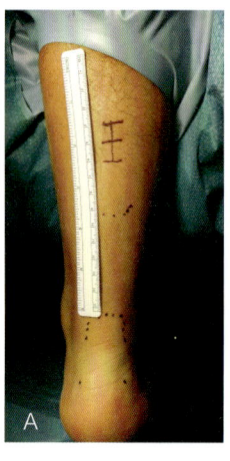 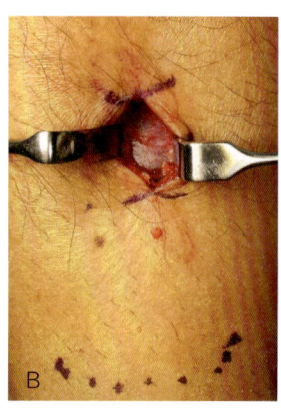 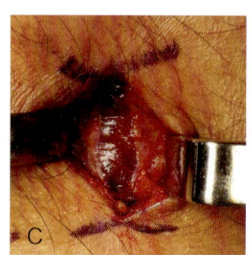

技术图 1　A. 触诊明确断端间隙,皮肤切口位于近端间隙上方 3 cm 处。切口长约 2.5 cm,并稍偏内侧,以避免损伤腓肠神经。B. 游离皮肤及皮下组织后,辨认小腿浅筋膜,其为一白色纤维层。C. 先后用手术刀和剪刀纵行切开浅筋膜,即可显露深部的红色结构,即为跟腱的腱旁膜。用圆头器械,如蚊式钳或线剪轻柔地将浅筋膜自下方的腱旁膜处游离,并向远端游离直至跟骨。

穿线

- 将穿线器经游离的组织间隙向远端插入直至跟骨,两侧均各插入一把穿线器(技术图 2A、B)。
- 将 3 根 2-0 复合高聚材料缝线用带孔直针经穿线器穿至跟腱远侧末端,每一根缝线均位于前一根缝线近端,间隔 1 cm。
- 穿线器尖端的插槽长约 3 cm,可同时装持 3 根带针缝

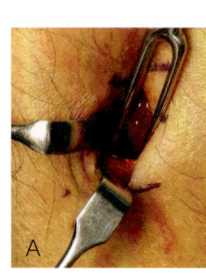 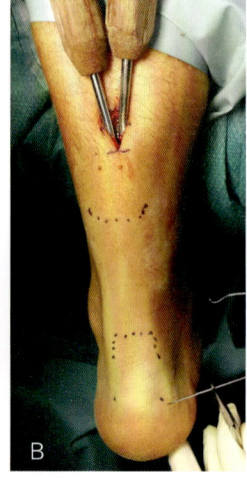

技术图 2　A. 用软组织拉钩牵开浅筋膜及腱旁膜间间隙,经该间隙插入 1 把穿线器。注意需轻柔地于浅部插入穿线器,以避免损伤腱旁膜,插入时指向远端跟腱的背内或背外侧。B. 尽可能使穿线器靠近跟腱止点,然后以同样方法插入第二把穿线器,2 把穿线器尽可能插至远端并保持对称。扭转穿线器可以评估穿线器远端朝向,其凹槽是下一步操作时直针的瞄准点。

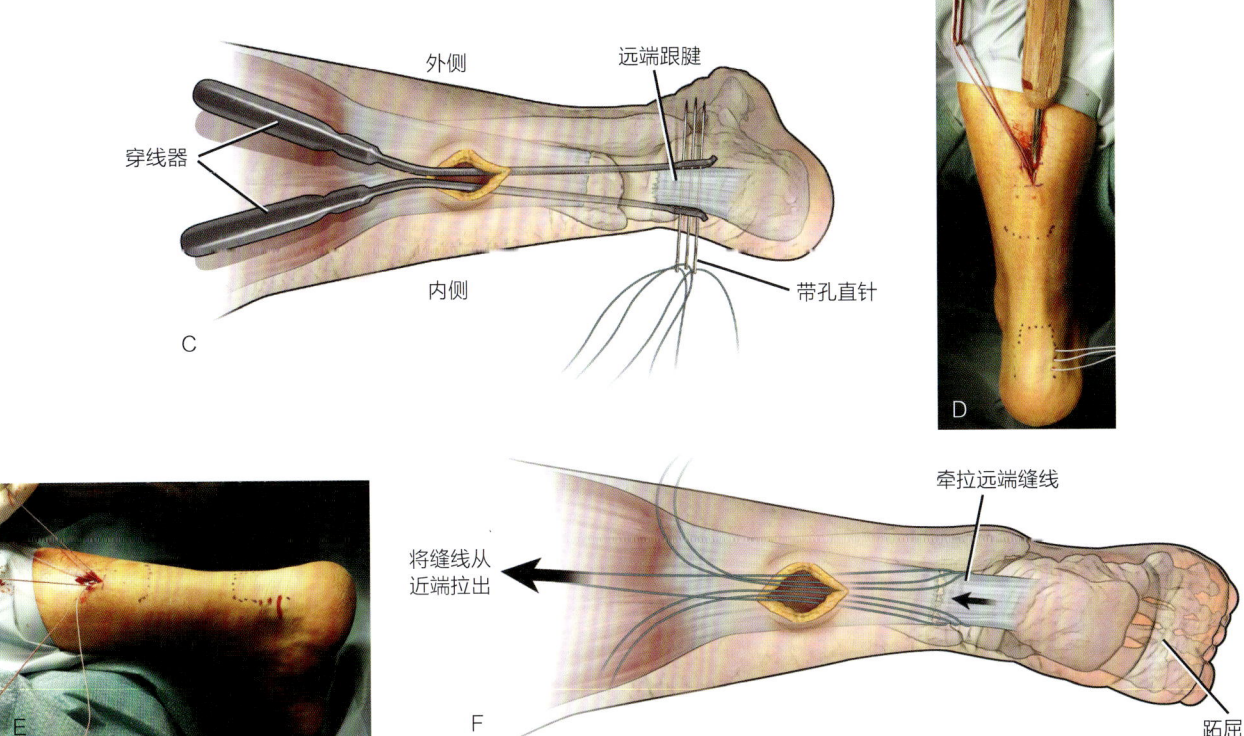

技术图2（续） C. 将3根穿有2-0复合高聚材料缝线的直针自踝关节一侧穿入，经过跟腱及2把穿线器后，穿出对侧皮肤。应注意确保缝针准确瞄准穿过2把穿线器，可以通过扭转穿线器观察缝针相应扭动方向来明确是否准确穿过。推拉穿线器使缝针相应折弯是另一种确定缝针位置是否正确的方法。确认以后，将缝针穿过后，取下缝针。D. 将1把穿线器退出近端切口，并用其牵拉3组缝线，注意另一只手应把持对侧缝线末端。然后以同样方法退出第二把穿线器，最终从近端切口抽出3组缝线。E. 需正确辨认每组缝线，并与对侧缝线的尾端配对。最终，3组缝线辨认完成后相应地将其分离。哪根缝线是最近端或最远端并不重要。F. 需检查每组缝线，通过向近端牵拉每组缝线以测试远端跟腱缝线的把持力。该测试至关重要，因这样可拉紧远端部分，并确保缝线穿过健康部分的跟腱。如图所示，通过牵拉一组缝线可跖屈踝关节，如此重复评估每组缝线。

线，有助于定位每一根缝线。
- 检查缝针是否穿过穿线器，轻轻扭动穿线器观察相应的缝针是否相应地折弯（技术图2C）。
- 将穿线器经皮肤切口从近端退出，同时应注意当通过对侧穿线器拉出缝线时，于另一侧固定缝线（技术图2D）。
- 通过用力牵拉3组缝线并使踝关节跖屈以评估缝线的把持力（技术图2E、F）。

打结及完成手术

- 用三角针将缝线以交叉缝合方式穿过近侧断端，一次一根，将腱旁膜和下方的跟腱作为一层连续缝合，确保缝合时患侧跖屈较之健侧正常生理跖屈至少增加5°（技术图3A~C）。
- 用缝针牵拉线结的一侧缝线，将线结藏于腱旁膜下方。
- 用3-0 Vicryl缝线缝合浅筋膜，以使筋膜覆盖线结，然后逐层缝合皮下组织及皮肤（技术图3D）。
- 使用控制踝关节的行走靴将踝关节固定于跖屈30°位，相当于在脚跟垫3 cm厚的手术巾。目前笔者更喜欢用铰链控制踝关节活动度的行走靴。

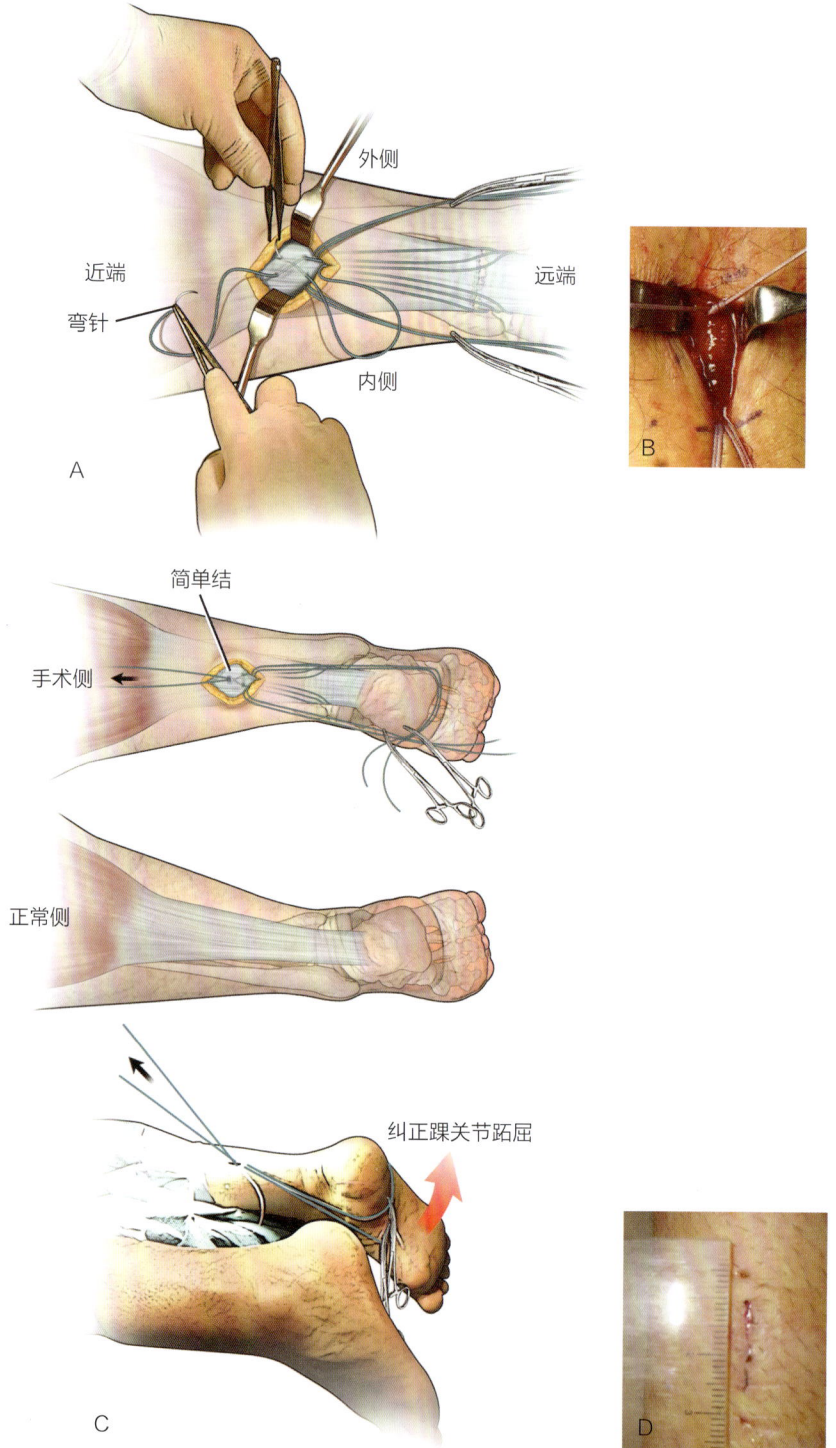

技术图3 A. 用带孔三角针将每组缝线的一支以交叉方式自远端内侧缝至近端外侧（或方向相反，取决于缝线相对于跟腱的位置），并将另一支缝线完成相反方向的操作。B. 于腱旁膜上方打双外科结，并将线结滑向远端，直至切口最远端，同时轻柔地辅助踝关节跖屈。C. 第一个结打完后，踝关节应处于正确的生理跖屈位，根据需要调整张力使踝关节有5°的过屈。每组缝线打完双外科结后，另外还需打5个简单结。由于打结可能导致踝关节过度跖屈，所有3组缝线需以相同方式打结，以确保踝关节无不再跖屈，因为可能造成踝关节过度跖屈。注意通过用缝针牵拉线结的一侧缝线，将每个线结埋藏于腱旁膜下方。D. 用4-0 Vicryl缝线间断缝合浅筋膜，然后用4-0单丝尼龙缝线皮内缝合皮肤。

要点与失误防范

缝线穿过远端时未把持住远端跟腱	• 确认直针是否确实穿过穿线器。扭动穿线器可引起缝针折弯,从而确认其正确位置。推拉穿线器可以造成缝针变形,同样可以确认其位置是否正确
评估远端缝线把持度时缝线从近端滑出	• 可能由于穿线时过浅或过深所致。当缝针穿过远侧跟腱断端时,需触摸跟腱,以感觉穿针深浅
缝线张力不当	• 第一组缝线将踝关节置于跖屈位。第二组缝线应保持适当张力,但不能增加跖屈度。线结收紧至腱旁膜轻度变形即可

术后处理

- 穿着可拆卸行走靴将踝关节保护于跖屈位,并允许耐受下负重2周。
- 第2周开始踝关节主动背伸功能锻炼,直至背伸接近90°,以避免关节僵硬及瘢痕粘连。
- 术后2周拆线。
- 患者开始耐受下负重,并在术后2周开始尽快脱拐。
- 一般而言,术后3周即可完全负重,并开始理疗。
- 术后6周可脱卸行走靴。术后12周可以进行对抗类运动。
- 术后5个月可恢复体育运动。

预后

- 笔者最近报道了采用上述微创技术治疗100例急性跟腱断裂患者,平均随访42.1个月[2]。
  - 术后平均56.0天恢复正常工作,平均18.9周恢复运动。
  - 美国骨科足踝外科协会(AOFAS)评分平均97.7分,98%的患者对治疗效果感到满意。
  - 等速运动评估显示患肢肌肉恢复良好。
- 值得一提的是,穿线器可重复利用,这样较之最常用的经皮跟腱修复器械,可明显降低医疗费用。
- 与其他临床报道相比,该技术效果佳,且无明显并发症。

并发症

- 无软组织及腓肠神经损伤相关并发症报道,也无需拆线。
- 本组病例出现2例再断裂及5例深静脉血栓形成。

(邹剑 译,顾文奇 审校)

参考文献

[1] Amlang MH, Christiani P, Heinz P, et al. Percutaneous technique for Achilles tendon repair with the Dresden instruments [in German]. Unfallchirurg 2005;108(7):529-536.

[2] Keller A, Ortiz C, Wagner E, et al. Mini-open tenorrhaphy of acute Achilles tendon ruptures: medium-term follow-up of 100 cases. Am J Sports Med 2014;42(3):731-736.

[3] Maffulli N, Ajis A. Management of chronic ruptures of the Achilles tendon. J Bone Joint Surg Am 2008;90:1348-1360.

[4] Movin T, Ryberg A, McBride DJ, et al. Acute rupture of the Achilles tendon. Foot Ankle Clin 2005;10:331-356.

[5] O'Brien M. The anatomy of the Achilles tendon. Foot Ankle Clin 2005;10:225-238.

[6] Rees JD, Maffulli N, Cook J. Management of tendinopathy. Am J Sports Med 2009;37(9):1855-1867.

[7] Soroceanu A, Sidhwa F, Aarabi S, et al. Surgical versus nonsurgical treatment of acute Achilles tendon rupture: a meta-analysis of randomized trials. J Bone Joint Surg Am 2012;94:2136-2143.

第95章 经皮跟腱修补：方法1
Percutaneous Achilles Tendon Repair: Perspective 1

Karen M. Sutton, Sandra L. Tomak, and Lamar L. Fleming

定义

- 跟腱断裂常发生于距离跟骨止点近端2～6 cm处。
- 这种损伤相对常见于高强度运动员和业余运动员，尤其是"周末战士"人群。
- 断裂人群常在30～50岁。

解剖

- 跟腱由腓肠肌和比目鱼肌的腱性部分组成（图1）。
- 跖肌是位于跟腱内侧的独立解剖结构。
- 比目鱼肌腱位于近端，呈带状，起自其肌肉后侧，而腓肠肌腱起自其肌腹远端边缘。
- 腓肠肌及比目鱼肌各自形成跟腱的长度分别为11～26 cm和3～11 cm。
- 从正位上看，跟腱从近端至远端逐渐变细，尤其在距离跟腱止点近端4 cm处最细[5]。
- 95%的跟腱胶原是Ⅰ型胶原，而小部分是弹力纤维。
- 70%的跟腱净重为胶原组织[18]。
- 跟腱的血供来自腱腹交界处、骨性止点及大量腱系膜血管。
- 跟腱中部的血供最差，其血供来自腱旁膜[22]。腱系膜血管的数量在距离跟腱止点近端2～6 cm处明显减少[24]。
- 腱旁膜中含有滑膜液，跟腱从滑膜液中获取营养。

发病机制

- 跟腱断裂常发生在运动期间。
- 过度旋前及高弓足常与跟腱损伤有关。高弓足使跟腱外侧的应力增加，且吸震能力差[21]。
- 不规律的训练，包括突然增加训练强度、过度训练、硬地训练、在硬地斜坡或湿滑的地面跑步，都有可能导致跟腱问题[21]。
- 导致跟腱受到离心负荷的受伤机制，包括膝关节伸直时负重前足蹬离地面、踝关节突然背伸或跖屈的踝关节突然暴力背伸[1]。
- 随着年龄增加，跟腱细胞密度、胶原纤维直径及密度、纤维弹性均会下降。这些改变使大龄运动员更容易受伤[21]。
- 自发性跟腱断裂常与使用皮质类固醇激素[12]、炎症或自身免疫性疾病[7,16]、胶原异常[6]、感染性疾病[2]、神经性疾病[16]或使用喹诺酮类药物有关[20]。

自然病程

- 慢性跟腱损伤常导致患者无法完成日常任务，如爬楼梯[9]。

病史和体格检查

- 患者常主诉患肢小腿突发疼痛。
- 一些患者会听到断裂声或"啪"的响声。
- 当跟腱断裂时，有的患者会有小腿被踢或被撞的感觉。
- 患者主诉患肢无法负重及无力。
- 检查包括以下方面：
  - 触诊凹陷：沿小腿后方触诊，在跟腱走行上可触及凹陷。
    - 阳性：触及凹陷。

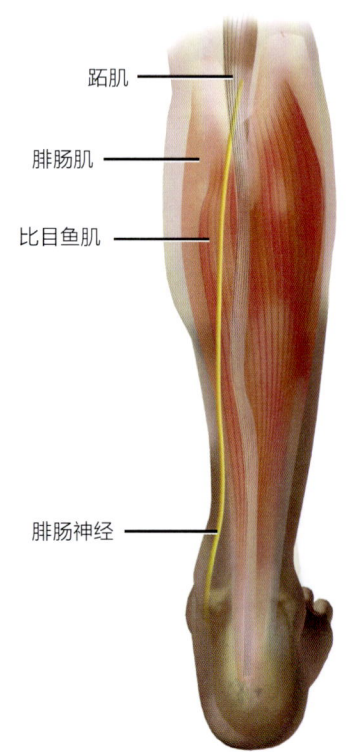

图1 腓肠肌及比目鱼肌汇合形成跟腱。

- Thompson试验：患者俯卧位，挤压小腿近端。
  - 阳性：踝关节不能跖屈。
  - 若跖肌腱完整会导致假阴性。
- 屈膝试验：患者俯卧位，使患者主动屈曲双膝至90°。
  - 阳性：双侧踝关节休息位时张力不对称；患侧踝关节处于中立位或背伸位。
- 针头试验：在距离跟腱止点近端10 cm处，由小腿正中偏内侧插入针头，然后被动活动踝关节。
  - 阳性：踝关节背伸时，针头指向近端。
  - 此试验通常用于其余试验无法明确，但仍高度怀疑跟腱断裂时。

影像学和其他诊断性检查

- X线平片（很少需要摄片来评估跟腱断裂）。
  - 侧位片上，位于跟腱前方、胫骨后方与跟骨前方之间的脂肪填充三角间隙（Kager三角）失去正常形态。
- MRI（图2）（很少需要用来评估跟腱断裂）。
  - 轴位及矢状位T1、T2加权图像可用于评估跟腱断裂。
    - T1加权相：跟腱完全断裂表现为跟腱内信号中断。
    - T2加权相：跟腱完全断裂的图像表现为信号强度增高、断端水肿及出血可见局部高信号[11]。
- 超声（在诊室内即可进行检查，故有用）。
  - 跟腱断裂表现为边缘厚度不规则的无回声区。
  - 对术后评估跟腱结构及其完整性亦有用[15]。

鉴别诊断

- 一般情况下，跟腱断裂无需鉴别诊断。

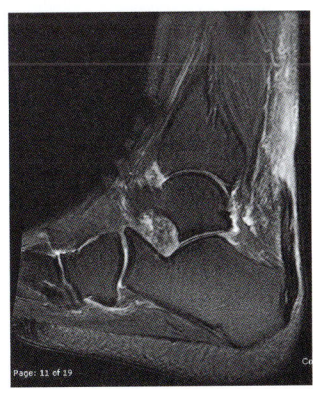

图2　MRI T2加权像显示跟腱止点近端5 cm处跟腱完全断裂。

- 由于还存在四组踝关节跖屈肌，跟腱断裂早期可能被误诊为踝关节扭伤；报道称跟腱断裂的首诊误诊率高达20%[10]。

非手术治疗

- 使用跖屈位短腿石膏或跖屈位穿着控制踝关节活动的保护靴6～8周。
- 6～8周后，开始轻柔的关节活动度练习。
- 使用后跟垫，然后逐渐过渡至正常穿鞋。
- 4～6个月后患者可以恢复跑步。
- 老年人、久坐人群、手术条件差（血管损伤或皮肤条件差）或患者要求保守治疗者，可以考虑非手术治疗。
- 保守治疗后的跟腱再断裂率约为12.1%，而手术治疗后的再断裂率仅为2.2%[13]。

手术治疗

- 根据笔者经验，急性跟腱断裂、断端间隙小及依从性好的患者可以采用经皮跟腱修补。
- 经皮跟腱修补的优点：
  - 伤口并发症风险小。
  - 保留跟腱愈合所需的血供。
  - 可以进行门诊手术。
  - 只需要局部麻醉。
  - 保持跟腱长度。
  - 同保守治疗相比，能更早地恢复功能。
  - 同切开修补相比更经济。
- 缺点：
  - 潜在的腓肠神经损伤风险。
  - 同切开修补相比，再断裂率高。
  - 适用的患者人群有限。
  - 术后需要很好的依从性。
- 经皮跟腱修补的禁忌证为：慢性跟腱断裂、断端间隙大、患者依从性差、高强度运动员（相对禁忌证）。

体位

- 俯卧位。
- 无需止血带。
- 患足跖屈25°。
- 局麻下修补（图3）。

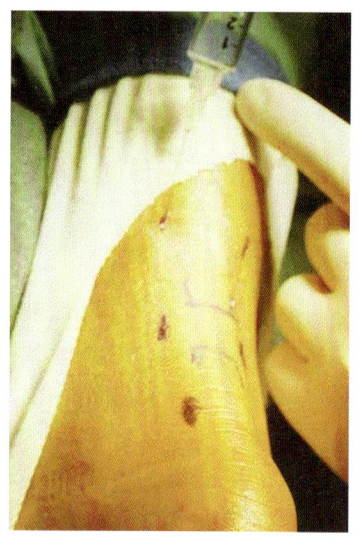

图3 局麻下进行手术。

显露

- 用15号刀片于跟腱两侧做经皮小切口,位置如下:断端水平、断端上方2.5 cm及5 cm处,以及断端下方2.5 cm处,共计8个小切口(技术图1)。
- 用止血钳分离皮下组织。

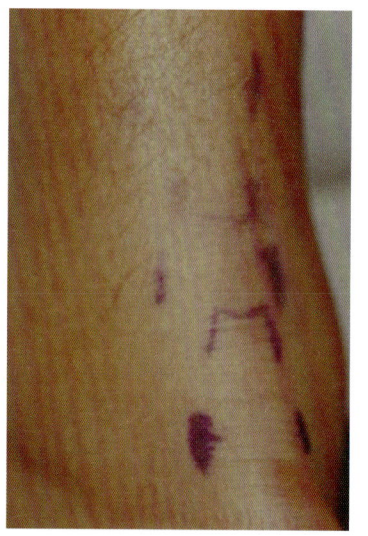

技术图1 切口位置:断端水平、断端上方2.5 cm及5 cm处以及断端下方2.5 cm处。

缝合

- 使用两端带直针(Keith针)的0号不可吸收线。
- 从最近端的外侧切口开始,横行穿针,之后将缝线调整至两边等长(技术图2A)。
- 然后将缝线从两边经同侧近端切口以45°角方向交叉向远端穿过跟腱(技术图2B~E)。
- 于跟腱断端近端5 cm及2.5 cm处重复上述步骤(技术图2F)。
- 缝线随即到达跟腱断端水平。然后牵拉缝线,以确保缝线固定于近侧跟腱断端内。
- 然后以与之前相同的方式将缝线向远端穿过断端(技术图2G)。
- 外侧缝线横行自外向内穿过同侧切口,同时拉紧缝线后打结;闭拢跟腱断端间隙。
- 用血管钳将打结线头埋入软组织内,同时确认切口周围的皮肤未起皱。
- 用皮钉关闭皮肤切口。

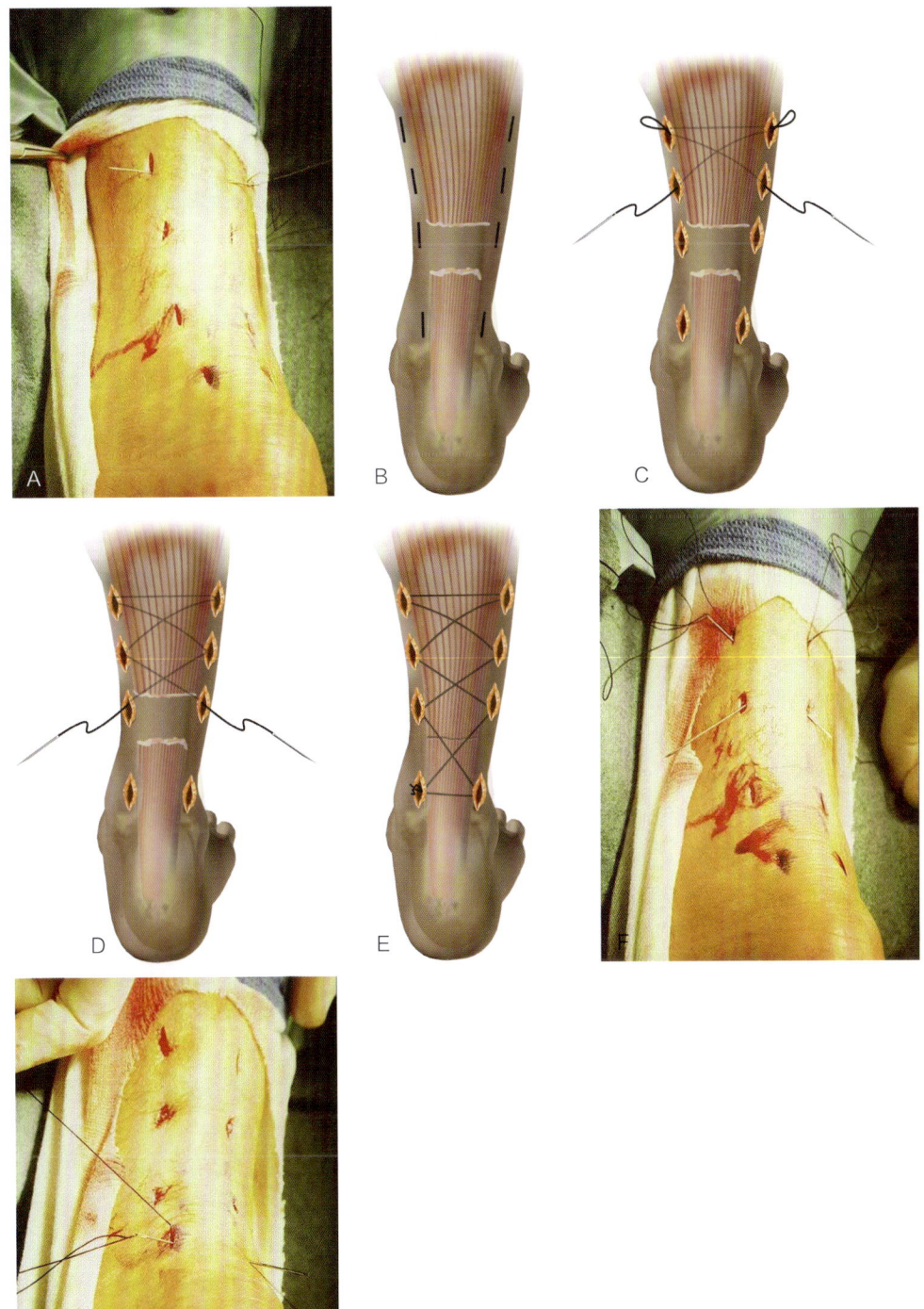

技术图2　A. 横行穿针，调整缝线至两边等长。B～E. 经皮跟腱修补的示意图。F. 缝线以45°角方向交叉向远端穿过跟腱。G. 缝线向远端穿过跟腱断端。

要点与失误防范

- 无须预防性使用抗生素
- 使用两根Keith针即可完成手术
- 为了防止腓肠神经损伤,切开皮肤后用血管钳游离皮下组织,或将跟腱断端平面及肌腱-肌肉交界处平面的外侧切口延至1~1.5 cm。用2个小拉钩直视下确认浅筋膜表面腓肠神经的位置[17]
- 经皮修补时使用术中超声可以提高穿针效率且能更好地对合跟腱断端。在Soubeyrand等人的研究中发现[23],由于术中超声检查发现跟腱内穿针轨迹不佳,55%的穿针得到了纠正

术后处理

- 整个康复期:轻微主动背伸训练、肌肉力量训练、本体感受训练、后跟推动的固定自行车训练,软组织治疗。
- 前2周:足部非负重制动,穿可调节的保护靴,并将踝关节固定于跖屈20°(图4)。可以开始进行足部轻微的跖屈活动、直腿抬高及膝关节活动度练习。
- 第2周:保护靴调整至跖屈10°。
- 第4周:保护靴调整至中立位,并开始部分负重。
- 第6周:允许完全负重。
- 第8周:可以穿带后跟垫的鞋。
- 3个月:患者开始闭链运动、自行车及椭圆机训练。
- 6个月:可以恢复跑步、跳跃及体育运动。
- Patel等[19]报道了经皮跟腱修补术后即可立即负重。
  - 术后使用跖屈位短腿石膏固定即允许立即负重。
  - 术后第2周更换为跖屈位行走靴,并鼓励耐受下行走及开始弹力带训练。
  - 3周后降低楔形后跟垫高度。
  - 第6周开始关节活动度及力量训练。
  - 美国骨科足踝外科协会(AOFAS)评分平均为96分

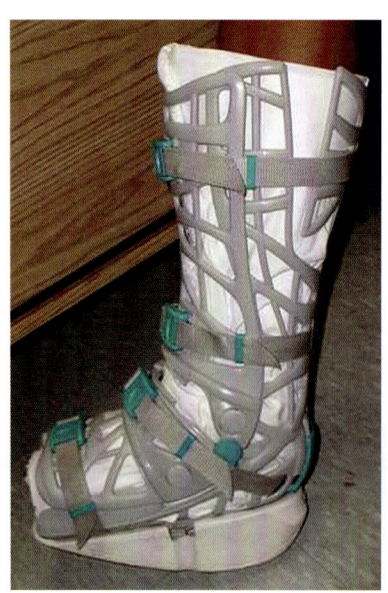

图4 康复用的矫形鞋。

(81~100分),90%的患者术后恢复至理想的运动状态。

预后

- 对10例急性跟腱断裂患者进行回顾性研究[25]:
  - 无再断裂。
  - 无主要并发症。
  - 1例腓肠神经损伤。
  - 平均6.1个月完全恢复运动状态。
  - AOFAS踝与后足评分:平均94分。
  - 患肢小腿周径平均减少1.58 cm。
  - 健侧与患侧踝关节跖屈峰值扭矩的平均值分别为67.8尺磅(1 ft·pd=1.3555 J)及52.8尺磅(30°/s速度)。
- 经皮修补与切开修补的对照研究:
  - Lim等[14]报道经皮跟腱修补伤口并发症或感染率较切开修补明显降低。而在制动时间、功能恢复时间及其他并发症方面,两组无明显差异。
  - Haji等[8]报道经皮修补与切开修补的平均手术时间分别为28.5分钟及25.9分钟(有统计学差异),再断裂率为2.6%及5.7%(无差异)。
  - Cretnik[4]报道切开修补的患者中,跟腱明显增粗,跖屈活动度丢失更多。
    - 133例经皮修补患者中,1例(0.7%)出现完全再断裂,4例(3%)出现部分再断裂,而在切开组中,分别是3例(2.8%)和0例。
    - 经皮组和切开组分别有6例(4.5%)和3例(2.8%)出现腓肠神经损伤。
- Wagnon和Akayi[26]比较了Webb-Bannister经皮跟腱修补与切开修补的治疗效果。
  - 切开组的伤口并发症发生率为8.6%(经皮组无伤口裂开)。
  - 切开组35例中有2例出现再断裂,经皮组22例中1例出现再断裂。
  - 切开组与经皮组患者术后恢复工作的平均时间分别为4个月及3.75个月。
  - 无腓肠神经损伤发生。

并发症

- 腓肠神经损伤。
- 可触及线头,而需要清除。
- 再断裂。
- 深静脉栓塞[4]。

(邹剑 译,顾文奇 审校)

参考文献

[1] Arner O, Lindholm A. Subcutaneous rupture of the Achilles tendon; a study of 92 cases. Acta Chir Scand Suppl 1959;116 (suppl 239):1-51.

[2] Arner O, Lindholm A, Orell S. Histologic changes in subcutaneous rupture of the Achilles tendon; a study of 74 cases. Acta Chir Scand 1959;116:484-490.

[3] Carmont M, Heaver C, Pradhan A, et al. Surgical repair of the ruptured Achilles tendon: the cost-effectiveness of open versus percutaneous repair. Knee Surg Sports Traumatol Arthrosc 2013; 21:1361-1368.

[4] Cretnik A, Kosanovic M, Smrkolj V. Percutaneous versus open repair of the ruptured Achilles tendon: a comparative study. Am J Sports Med 2005;33:1369-1379.

[5] Cummins E, Anson B, Carr B, et al. The structure of the calcaneal tendon (of Achilles) in relation to orthopaedic surgery, with additional observations on the plantaris muscle. Surg Gynecol Obstet 1946;83:107-116.

[6] Dent CM, Graham GP. Osteogenesis imperfecta and Achilles tendon rupture. Injury 1991;22:239-240.

[7] Dodds WN, Burry HC. The relationship between Achilles tendon rupture and serum uric acid level. Injury 1984;16:94-95.

[8] Haji A, Sahai A, Symes A, et al. Percutaneous versus open tendo Achilles repair. Foot Ankle Int 2004;25:215-218.

[9] Hattrup SJ, Johnson KA. A review of ruptures of the Achilles tendon. Foot Ankle 1985;6:34-38.

[10] Inglis AE, Scott WN, Sculco TP, et al. Ruptures of the tendo achillis. An objective assessment of surgical and non-surgical treatment. J Bone Joint Surg Am 1976;58:990-993.

[11] Kabbani YM, Mayer DP. Magnetic resonance imaging of tendon pathology about the foot and ankle. Part I. Achilles tendon. J Am Podiatr Med Assoc 1993;83:418-420.

[12] Kennedy JC, Willis RB. The effects of local steroid injections on tendons: a biomechanical and microscopic correlative study. Am J Sports Med 1976;4:11-21.

[13] Kocher MS, Bishop J, Marshall R, et al. Operative versus nonoperative management of acute Achilles tendon rupture: expected-value decision analysis. Am J Sports Med 2002;30:783-790.

[14] Lim J, Dalal R, Waseem M. Percutaneous vs. open repair of the ruptured Achilles tendon—a prospective randomized controlled study. Foot Ankle Int 2001;22:559-568.

[15] Maffulli N. Rupture of the Achilles tendon. J Bone Joint Surg Am 1999;81:1019-1036.

[16] Maffulli N, Irwin AS, Kenward MG, et al. Achilles tendon rupture and sciatica: a possible correlation. Br J Sports Med 1998; 32:174-177.

[17] Majewski M, Rohrbach M, Czaja S, et al. Avoiding sural nerve injuries during percutaneous Achilles tendon repair. Am J Sports Med 2006;34:793-798.

[18] O'Brien M. Functional anatomy and physiology of tendons. Clin Sports Med 1992;11:505-520.

[19] Patel VC, Lozano-Calderon S, McWilliam J. Immediate weight bearing after modified percutaneous Achilles tendon repair. Foot Ankle Int 2012;33:1093-1097.

[20] Royer RJ, Pierfitte C, Netter P. Features of tendon disorders with fluoroquinolones. Therapie 1994;49:75-76.

[21] Saltzman CL, Tearse DS. Achilles tendon injuries. J Am Acad Orthop Surg 1998;6:316-325.

[22] Schmidt-Rohlfing B, Graf J, Schneider U, et al. The blood supply of the Achilles tendon. Int Orthop 1992;16:29-31.

[23] Soubeyrand M, Serra-Tosio G, Campagna R, et al. Intraoperative ultrasonography during percutaneous Achilles tendon repair. Foot Ankle Int 2010;31:1069-1074.

[24] Strocchi R, De Pasquale V, Guizzardi S, et al. Human Achilles tendon: morphological and morphometric variations as a function of age. Foot Ankle 1991;12:100-104.

[25] Tomak SL, Fleming LL. Achilles tendon rupture: an alternative treatment. Am J Orthop 2004;33:9-12.

[26] Wagnon R, Akayi M. The Webb-Bannister percutaneous technique for acute Achilles' tendon ruptures: a functional and MRI assessment. J Foot Ankle Surg 2005;44:437-444.

第96章 经皮跟腱修补：方法2

Percutaneous Achilles Tendon Repair: Perspective 2

Alessio Giai Via, Nicola Maffulli, and Francesco Oliva

定义
- 跟腱断裂是常见损伤。
- 约20%以上的急性跟腱断裂会被漏诊，导致慢性或陈旧性断裂[7]。

解剖
- 腓肠肌的两头起自股骨髁，肌肉部分延伸至小腿中部。肌肉纤维下行后移行为宽腱膜，并在其深面接受比目鱼肌的肌腱后形成跟腱[11]。
- 跟腱是人体最厚、最强的肌腱，长约15 cm。跟腱起自小腿中部并向远端延伸，止于跟骨后方。其前方全程接受比目鱼肌的肌纤维[11]。

发病机制
- 最常见的损伤机制为：伸膝时，负重前足突然蹬离地面。踝关节突然背伸或跖屈的足部突然暴力背伸亦可导致跟腱断裂[8]。
- 使用皮质类固醇类激素、氟喹诺酮、跟腱病及跟腱血供不佳亦与跟腱断裂有关[8]。

自然病程
- 跟腱断裂的延误治疗可导致断端形成分离的间隙。断端间隙由无功能的纤维瘢痕组织填充。患者主诉行走及上楼梯困难，且患肢无法用脚尖站立。

病史和体格检查
- 患者常有感觉小腿后侧被击打，或闻及断裂声后出现疼痛及无法负重站立的病史。
- 急性跟腱断裂常可触及断端凹陷。在延误诊断的病例中，由于水肿填充断端间隙，从而使触诊变得不可靠。
- 由于胫后肌及趾长屈肌的作用，患足的主动跖屈活动常仍保留。
- 1957年，Simmonds[10]首先提出的小腿挤压试验（但常被归功于Thompson）在检查时患者需俯卧且踝关节离开检查台。检查者挤压小腿后方肌肉，若跟腱完整，则会引发比目鱼肌变形及足跖屈。患肢需同对侧比较。
- 屈膝试验时患者亦取俯卧位且踝关节离开检查台。要求患者主动屈膝至90°。在整个活动过程中，若患足出现中立或背伸位，则可以诊断为跟腱断裂[9]。

影像学和其他诊断性检查
- 通过临床检查常可明确诊断急性跟腱断裂。
- 侧位X线平片可能显示跟腱前方、胫骨后方与跟骨前方之间的脂肪填充三角间隙形态不规则。

鉴别诊断
- 踝关节扭伤。

非手术治疗
- 急性跟腱断裂的保守治疗方法为跖屈位小腿石膏制动6～8周，之后改用功能支具。
- 保守治疗可能会导致跟腱延长，影响功能[1]。

手术治疗
- 经皮跟腱修补[6]最初作为切开修补与保守治疗的折中方法。经皮修补的目的是在获得切开修补良好功能效果的同时，降低切开手术相关的伤口愈合及皮肤裂开等并发症率。最近的报道显示，微创修补术费用更便宜、手术时间更短，对于急性跟腱断裂的治疗效果与切开手术相似[2,3]。然而，经皮修补术后医源性神经损伤，如腓肠神经损伤更常见。

术前计划
- 当诊断明确后，即需评估患者全身健康及合并疾病情况。
- 记录术前功能状态。
- 检查患肢皮肤条件及血管神经状态。
- 记录腓肠神经状态。
- 笔者建议对患者进行深静脉栓塞的预防。

- 手术操作可以在全身麻醉或局部麻醉下进行，以50∶50配比混合2%盐酸利多卡因10 ml及0.25%盐酸布比卡因10 ml，注入跟腱断端周围8~10 cm区域内。

体位
- 患者取俯卧位，将垫枕置于踝关节前方以悬空患足。
- 手术台向头部倾斜20°，以减少足踝部静脉血流瘀滞。

- 患侧小腿常规消毒铺巾，笔者不使用止血带。

入路
- 以前采用的入路，如Ma和Griffith[6]所述的内、外侧各三个经皮小切口，由于可能会增加腓肠神经损伤的概率故已不再采用。
- 笔者将介绍其常用的手术技术。

经皮修复急性跟腱断裂
- 用11号刀片在跟腱断端表面做1 cm横切口。
- 于触及的断端近端6 cm处，分别于跟腱内、外侧做4个纵行经皮小切口。
- 于触及的断端远端4~6 cm处的跟腱两旁再做2个纵行小切口。
- 用血管钳自皮下组织下方游离跟腱。
- 将1枚穿有两根双股1号Maxon线的9 cm长Mayo缝针经近端小切口横行穿过跟腱（技术图1A）。
- 跟腱位置很表浅，用血管钳夹持线尾。
- 然后将Maxon缝线的两端依次从横向线道斜向远端以对角线方式穿过跟腱，并从远端对侧的皮块切口穿出。

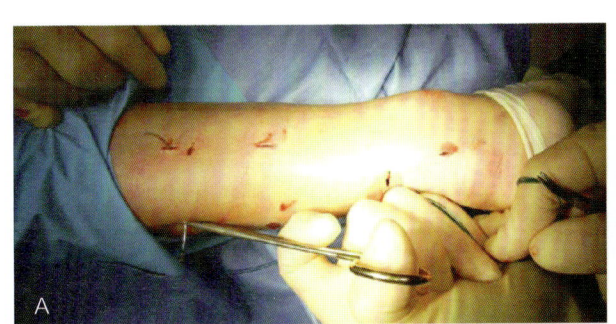
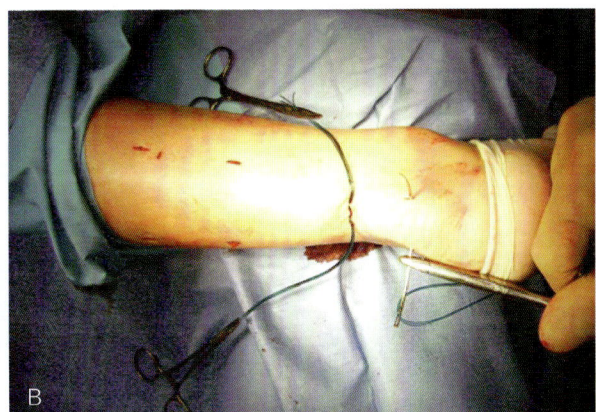
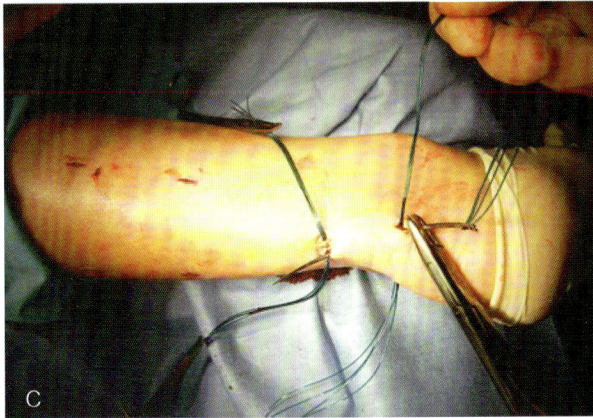
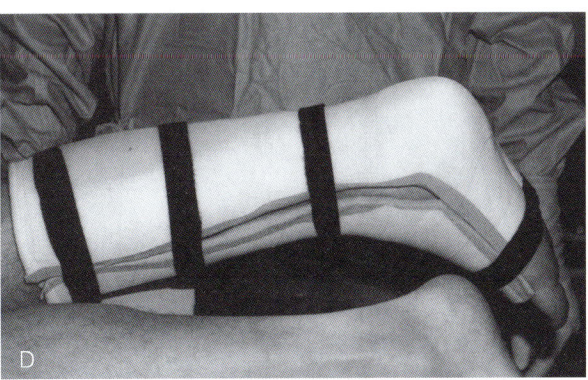

技术图1 A. 将1根穿有两根双股1号Maxon线的9 cm长Mayo针经近端小切口横行穿过跟腱。B. 将另外一根双股Maxon缝线经远端经皮切口间穿过跟腱。C. 然后从横向线道的远端开始依次穿过跟腱，并从横行切口穿出。D. 手术室内用石膏管型将患侧踝关节固定于生理跖屈位。考虑到肢体肿胀，需剖开石膏管型的内、外侧。

- 继续以对角线方向穿过跟腱,在断端处的横行切口穿出缝线,为了避免缝线缠绕,各用一把血管钳夹持 Maxon 线的两端。
- 将 Maxon 线两端向远端牵拉以评估缝合是否牢固。
- 将另外一根双股 Maxon 缝线于远端经皮切口间穿过跟腱(技术图1B),然后从横向线道的远端开始依次穿过跟腱,并从横行切口穿出(技术图1C)。
- 维持踝关节完全跖屈位,然后依次将相对的两端 Maxon 缝线打双结,在用血管钳将线结埋入前,再打三个结。
- 用一把血管钳夹持外侧第一个线结以维持缝线张力。
- 笔者用3-0 Vicryl 缝线缝合横行伤口,并用免缝胶带闭合其他经皮小切口。使用无胶布敷料包扎。
- 手术室内用石膏管型将患侧踝关节固定于生理跖屈位。
  - 考虑到肢体肿胀,需剖开石膏管型的内、外侧(技术图1D)。

要点与失误防范

止血带	不使用止血带可以对出血点进行辨认及止血,减少术后血肿的发生率

术后处理

- 手术当天患者即可出院。
- 评估肢体血管神经状态。
- 经理疗师评估、确认患者安全及石膏舒适之后,患者即可出院。
- 全层管型固定2周,2周后患者若感觉舒适即可负重。在石膏固定期间,建议患者进行轻柔的腓肠肌-比目鱼肌复合体等长收缩练习。
- 术后2周患者门诊随访,打开石膏检查伤口。改用小腿前托继续跖屈位固定4周。
- 一开始便允许患者部分负重,4周后可过渡至完全负重。
- 之后拆除石膏,并安排轻柔活动的理疗随访。石膏拆除后2周开始轻度负重训练,患者应在10周后完全负重。

预后

- 在 Lim 等[5]的随机对照研究中发现,经皮修补与切开修补在功能结果上无明显差异,而经皮修补的感染率更低,且经皮手术部位的外观主观上更令人接受。
- 最近的综述报道了微创修补跟腱断裂与切开修补相比,其临床及功能结果相似[3]。而且,经皮修补术后并发症率更低[3]。
- 之前的工作中,笔者回顾了2001年至2003年间31例经皮跟腱修补的患者[12]。11例(35.5%)于全麻下手术,20例(64.5%)采用局部麻醉。石膏平均固定制动5.97周。1例患者(3.2%)出现严重并发症,为肺栓塞,但经华法林治疗成功。无再断裂病例,6例(19.4%)出现轻微伤口并发症。
- 最近,文献报道了该微创技术在力量和恢复术前运动状态方面均显示了满意的效果[4]。

并发症

- 早期并发症:腓肠神经损伤及血肿形成。
- 中期并发症(<6周):浅部及深部伤口感染。
- 远期并发症(>6周):跟腱再断裂。

致谢

- 笔者衷心感谢 Nicholas A. Ferran 医生和 Ansar Mahmood 医生共同撰写了本章节的第一版。

(邹剑 译,顾文奇 审校)

参考文献

[1] Bohnsack M, Ruhmann O, Kirsch L, et al. Surgical shortening of the Achilles tendon for correction of elongation following healed conservatively treated Achilles tendon rupture [in German]. Z Orthop Ihre Grenzgeb 2000;138:501-505.

[2] Carmont MR, Heaver C, Pradhan A, et al. Surgical repair of the ruptured Achilles tendon: the cost-effectiveness of open versus percutaneous repair. Knee Surg Sports Traumatol Arthrosc 2013; 21:1361-1368.

[3] Del Buono A, Volpin A, Maffulli N. Minimally invasive versus open surgery for acute Achilles tendon rupture: a systematic

review. Br Med Bull 2014;109:45-54.
[4] Guillo S, Del Buono A, Dias M, et al. Percutaneous repair of acute ruptures of the tendon Achillis. Surgeon 2013;11:14-19.
[5] Lim J, Dalal R, Waseem M. Percutaneous vs. open repair of the ruptured Achilles tendon—a prospective randomized controlled study. Foot Ankle Int 2001;22:559-568.
[6] Ma GW, Griffith TG. Percutaneous repair of acute closed ruptured Achilles tendon: a new technique. Clin Orthop Relat Res 1977;(128):247-255.
[7] Maffulli N. Clinical tests in sports medicine: more on Achilles tendon. Br J Sports Med 1996;30:250.
[8] Maffulli N. Rupture of the Achilles tendon. J Bone Joint Surg Am 1999;81(7):1019-1036.
[9] Matles AL. Rupture of the tendo Achilles: another diagnostic sign. Bull Hosp Joint Dis 1975;36:48-51.
[10] Simmonds FA. The diagnosis of the ruptured Achilles tendon. Practitioner 1957;179:56-58.
[11] Williams PL. Gray's Anatomy, ed 38. Edinburgh: Churchill Livingstone, 1995.
[12] Young J, Sayana MK, McClelland D, et al. Percutaneous repair of acute rupture of Achilles tendon. Tech Foot Ankle Surg 2006;5:9-14.

第97章 跟骨后侧滑囊镜（镜下骨赘、滑囊及腱旁膜清理）

Retrocalcaneal Bursoscopy (Endoscopic Removal of Bone, Bursa, and Paratenon)

Angus M. McBryde and Fred W. Ortmann

定义

- 1928年，Patrick Haglund描述了一种跟骨后侧缘增大的疾病[4]。
- 当因穿鞋因素及踝关节反复过度背伸导致跟腱、跟骨后方垂直面和跟骨后滑囊之间相互接触时，该解剖形态（Haglund畸形）即变得尤为重要。
  - Haglund综合征通常表现为跟骨后滑囊炎或跟腱滑囊炎，并且还经常继发表现为跟腱止点炎。
- Haglund综合征引起的跟骨后方肿胀、疼痛是由跟骨的突起与周围软组织及跟腱前方腱旁膜之间的机械刺激所致。
- 保守治疗失败且影像学未见明显异常时，可通过内镜手术治疗跟腱炎、Haglund畸形及跟骨后滑囊炎。手术指征为疼痛、跛行、影响工作生活及明显的夜间疼痛。
  - 内镜技术是一种门诊手术，并发症较少且患者满意度较高。其恢复时间短、恢复术前运动所需的时间也短。
  - 采用内镜技术可以清楚地观察跟腱及其腱旁膜，并可有效地去除跟骨突出部分及跟骨后的滑囊。

发病机制

- 跟骨后间隙为盘状囊腔，覆盖跟骨后上角[3]。后足的反复活动会使滑囊壁发生病变及增生肥大，导致局部压力升高、慢性继发性跟骨水肿及止点处跟腱腱旁膜纤维化。
- 跟腱病是肌腱组织退变所导致的微断裂，并可发展为较大的撕裂、水肿、反应性纤维化及瘢痕形成。这些变化会导致周围软组织的继发性机械刺激，甚至可激发炎症进程[9]。

病史和体格检查

- 临床评估有助于鉴别跟骨后滑囊炎与跟腱病，尽管两者经常同时存在。
- 跟骨后间隙病变的临床体征为：跟腱前内侧及前外侧压痛，并且伴有跟骨的突起。
- 触诊患侧后跟常可发现跟腱远端、跟骨止点近端压痛。主动、被动背伸踝关节可诱发疼痛，跟骨后滑囊和跟腱后滑囊相融合包绕跟腱。

影像学和其他诊断性检查

- 影像学有助于辨别是否存在跟腱病（图1A）。
- 很难鉴别症状是由跟骨后滑囊炎引起的，还是由跟腱止点炎所致，两者常同时存在。
- 术前MRI检查能更好地证实或鉴别同时存在的两种病变（图1B~D）。
- 内镜下可鉴别正常或病变的跟腱。
- B超检查有助于排除跟腱远端非止点性跟腱病或跟腱炎。
- 骨扫描的灵敏度较高，有助于鉴别诊断（图1E）。

非手术治疗

- 后跟疼痛的保守治疗方法包括：非甾体抗炎药、穿改良鞋（穿无后帮的鞋或避免穿鞋帮不规则的鞋）；冰敷或其他物理治疗；另外，包括拉伸训练、跟骨减压垫、手法按摩等。
- 可在跟骨后间隙内行诊断性局部封闭注射治疗，但局封使用的局麻药和可的松也可能加重跟腱组织退变，进一步导致跟腱微断裂及断裂[5]。

手术治疗

- Haglund畸形及相关炎症和跟腱病的治疗目的在于去除跟骨突起部，并减压周围有炎症的软组织。
- 切开手术适用于保守治疗失败及矢状位系列图像提示跟腱受累超过25%的患者。对于这种情况，加强手术（笔者推荐）及跟腱切开手术是明智的选择。

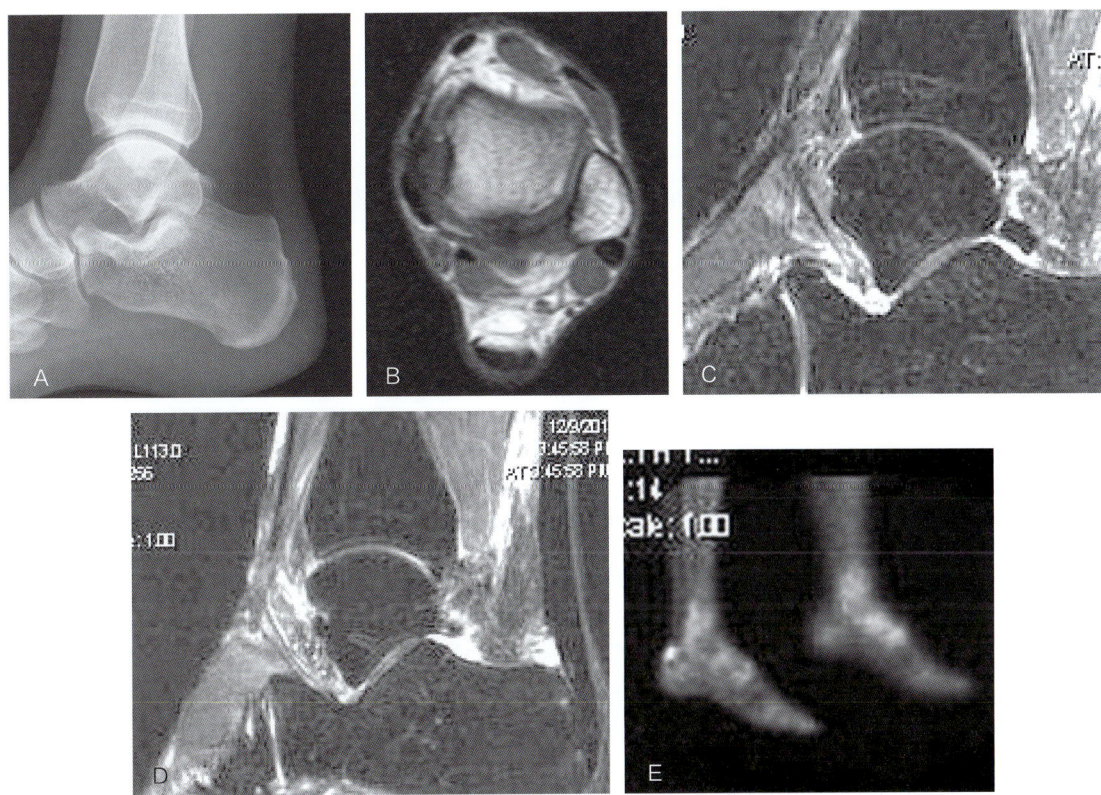

图1　A. 术前侧位片显示Haglund跟骨隆起。B. MRI显示跟骨后滑囊受累及跟腱止点病。C. 矢状位，可见跟腱止点受累，明显的大范围跟骨反应性变（包括囊性变），保守治疗无效而需行手术治疗。D. 矢状位，可见完整的跟腱，跟骨反应性信号减弱，患者功能影响亦较轻，保守治疗效果不佳可考虑内镜治疗。轴位MRI有助于量化评估跟腱病变的程度。E. 三相骨扫描，尤其是延迟相有助于排除其他病变，明确跟腱和滑囊的病变程度（A、B：经允许后摘自Ortmann FW, McBryde AM. Endoscopic bony and soft-tissue decompression of the retrocalcaneal space for the treatment of Haglund deformity and retrocalcaneal bursitis. Foot Ankle Int 2007;28:149–153）。

- 切开手术包括：
  - 切除跟腱止点近端的跟骨突起部分（Haglund畸形）。
  - 切除跟骨后滑囊。
- 很少情况下可行跟骨背侧闭合楔形截骨，将跟骨后结节旋转至一相对不突出的位置。
- 必要时行跟腱松解及病变跟腱部分切除，并用踇长屈肌腱或屈趾肌腱重建加强。
- 偶尔也需要从止点处将跟腱完全剥离，而后使用锚钉重建跟腱止点。
- 并发症包括血肿形成、肌腱或皮肤破裂、骨不连、跟腱撕裂、手术瘢痕周围疼痛、美观问题、后跟感觉异常和僵硬[1,7,11,13,14]。切开手术的康复期较长。
- 对于跟腱止点"完整"者行内镜下跟骨后间隙减压术，能减少跟骨后滑囊炎患者的术后并发症及功能康复时间[15]。
  - 同切开手术相比，内镜技术并发症更少，外观亦更好[8]。
- 接下来将介绍笔者使用内镜行跟骨后间隙骨与软组织减压的手术方法，以及治疗结果[12]。后足内镜的应用范围越来越广。

体位

- 患者采用仰卧位，全身或局部麻醉。偶尔需要麻醉监护（MAC）。调整体位，使足处于中立位。
  - 大腿使用止血带，驱血后充气至300 mmHg。对侧小腿、踝关节或足部使用加压装置保护。
  - 后跟齐平于手术台尾端边缘，以使手术医生双手操作关节镜器械时，可以用身体来调节足的位置。
  - 小腿放置于12 in (30 cm)长、4 in (10 cm)直径的圆柱形手术垫上，从而使术者有足够的空间进行双手操作，并控制踝关节的背伸及跖屈。
- 此外，也可以采用俯卧位[2]。
- 两种体位都允许术者用胸部控制患足，从而可以双手操作关节镜手术器械。

通道建立及显露

- 于跟骨上缘水平，做外侧垂直切口（技术图1A）。
- 此切口位于跟腱稍前方、腓肠神经后方。当建立外侧通道时，钝性分离及撑开软组织尤为重要，以免损伤腓肠神经。
- 同样，在关节镜光源或血管钳的引导下，于紧贴跟腱前方处做内侧切口（技术图1B）。
- 将钝头套管棒插入跟骨后间隙以建立操作空间。
- 将4.0 mm关节镜置入跟骨后间隙。

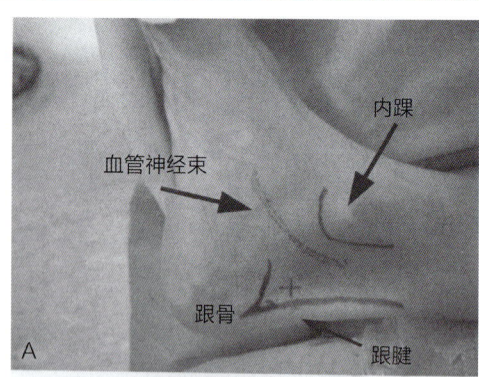
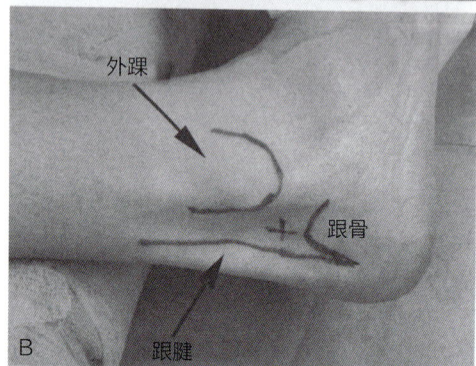

技术图1　标记体表标志，并计划内侧（A）、外侧（B）通道。

切除及减压

- 从内侧切口插入3.5 mm关节镜刨刀（较大的足可以使用4.5 mm刨刀），清理滑囊组织。这样可以扩大操作空间，有利于观察及处理跟骨后侧及跟腱止点。
- 根据骨的质量，使用关节镜刨刀或4.0 mm关节镜磨钻切除跟骨后上方突起部分（技术图2）。
- 保持关节镜朝向前方，使用短套管有助于手术操作。交换通道操作有助于均匀切除骨性突起。
- 当器械进、出手术通道时，注意停用刨刀及磨钻。
- 从内外侧切除跟骨后滑囊，远端止于跟腱止点处。陈旧的瘢痕组织会使跟腱止点难以辨认，需要使用微型C臂机确认。
- 直视下充分显露并切除骨性突出，直至无跟腱撞击区残留。
  - 术中使用微型C臂机分别对切除前后进行透视，以决定切除范围、明确切除是否充分，并记录存档。
- 显露损伤或病变的跟腱，并用神经拉钩或探针确认。

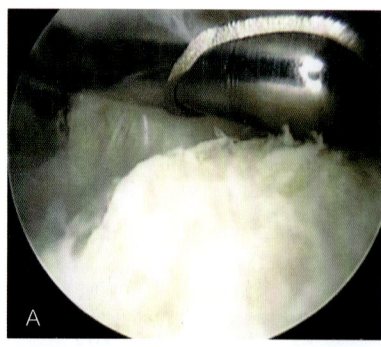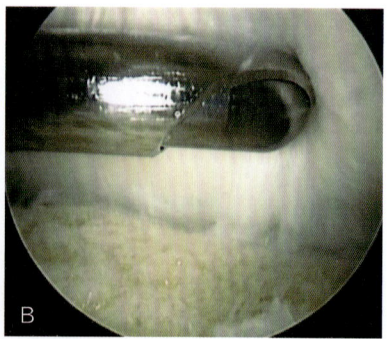

技术图2　A、B. 使用关节镜刨刀切除跟骨后上突起，并使用了4.0 mm关节镜磨钻（经允许引自 Ortmann FW, McBryde AM. Endoscopic bony and soft-tissue decompression of the retrocalcaneal space for the treatment of Haglund deformity and retrocalcaneal bursitis. Foot Ankle Int 2007;28:149–153）。

用磨钻和/或咬骨钳清理小的病损和钙化灶。
- 使用关节镜刨刀去除有限的骨组织与病变跟腱。
- 对于含铁血黄素沉着、黏液样变性、退变或明显撕裂处，可使用18号针头反复多次插入跟腱，以促进血液进入及胶原瘢痕形成。
  - 此操作的原理在于启动跟腱内的血管反应以促进跟腱愈合；并可选择性联合病灶清除，而无须使用富血小板血浆。
- 插入关节镜探针至跟骨后间隙，确认跟腱止点的连续性。手术前后触诊跟腱亦非常重要。

完成手术及关闭切口

- 术者使用前胸及腹部过度跖屈及背伸踝关节，确认无残留撞击。亦可拍摄后足内斜及外斜位片确认内外侧角处骨性突起已清理彻底。
- 冲洗、吸引跟骨后间隙，以清除游离骨性组织及软组织。
- 用4-0或5-0尼龙线水平褥式缝合切口。
- 切口处注射局麻药（不含肾上腺素的0.25%布比卡因）。
- 加压包扎，联合采用U形石膏和后侧石膏托将患足固定于轻度跖屈位。

要点与失误防范

- 将足跟置于手术床的末端，以使术者可以用胸部或腹部控制踝关节的背伸及跖屈
- 自后内侧至后外侧角建立手术野，这样可以全景观察到完整的跟腱止点
- 术前有必要行MRI检查以明确跟腱止点病变。若25%以上的跟腱截面受累，即有必要进行切开手术（笔者观点）
- 不要使用8 in直径的下肢MRI，因其无法将踝关节置于中立90°，会造成跟腱扭曲及卷曲而影响读片
- 在某些病例和情况下，有经验的术者可以切除腱旁膜，进一步清理/切除跟腱内小断裂和/或骨化组织。止点处所谓的"拉伤"或外生骨赘实质是基底部应力骨折及后方骨块引起的症状[10]，大多数患者可部分或完全切除[10]
- 术后常规处理
- 非负重2～3周
- 穿戴行走靴部分负重2～3周
- 尽早开始最大程度的胫后肌及腓骨肌力量训练
- 根据跟腱条件、患者因素（体重、依从性）等情况调整康复计划

术后处理

- 至穿戴行走靴完全负重的平均时间为4周。
- 6～8周后，患者能穿着有鞋帮的鞋，并恢复正常的生活。
- 所有的运动员在术后平均12周内可恢复至以前的运动水平。
- 对于行跟腱病灶清除或跟腱明显病变的患者，需延长石膏或行走靴制动的时间。一般而言，这种情况都需行切开手术。
- 术后后足侧位片常可显示手术部位有小片钙化或骨化，一般不会有影响（图2）。

预后

- 在笔者采用内镜下跟骨后间隙内骨与软组织减压治疗Haglund畸形与跟骨后滑囊炎的病例中[12]，共30位患者（32侧足）接受镜下减压手术。自诊断跟骨后滑囊炎至手术平均间隔20个月。所有患者均保守治疗失败，且以前均未接受过手术治疗。
- 手术指征包括：保守治疗失败、病史及体检支持跟骨后滑囊炎、Haglund畸形所致机械撞击及跟腱病。
- 患者自1997—2003年获平均35个月（3～62个月）的前瞻性随访。
- 对30侧足采用美国骨科足踝外科协会（AOFAS）踝关

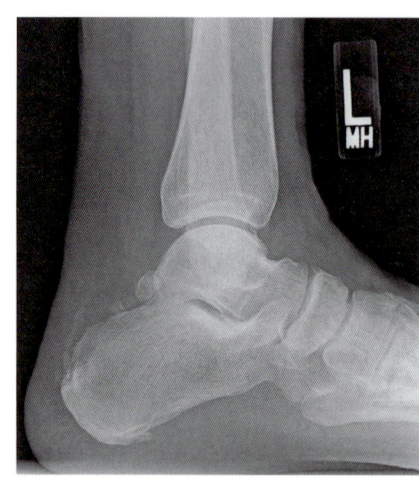

图2　术后4个月的典型术后侧位片。

节与后足评分进行主、客观评价[6]。
- 26名患者效果为优，3名为良。仅有1名效果差及1例严重并发症。
- 将患者分为"日常运动人群"及"运动员"两组并进行对照。两组治疗结果无统计学差异。
- 所有患者对切口的美观度表示满意。
- 将这些结果同van Dijk等[16]报道的结果对比，后者20名患者于术后平均12周参加体育运动。

并发症

- 30例足中出现1例严重并发症：患者接受内镜减压术后，未遵医嘱穿戴保护靴行走，19天后出现近端跟腱断裂[12]。
- 无术中、皮肤及软组织并发症（如切口裂开及术后感染）。
- 无患者主诉瘢痕疼痛或神经瘤症状。
- 若骨性切除不规则且早期进行下肢运动的话，有可能导致应力性骨折（图3A～D）。

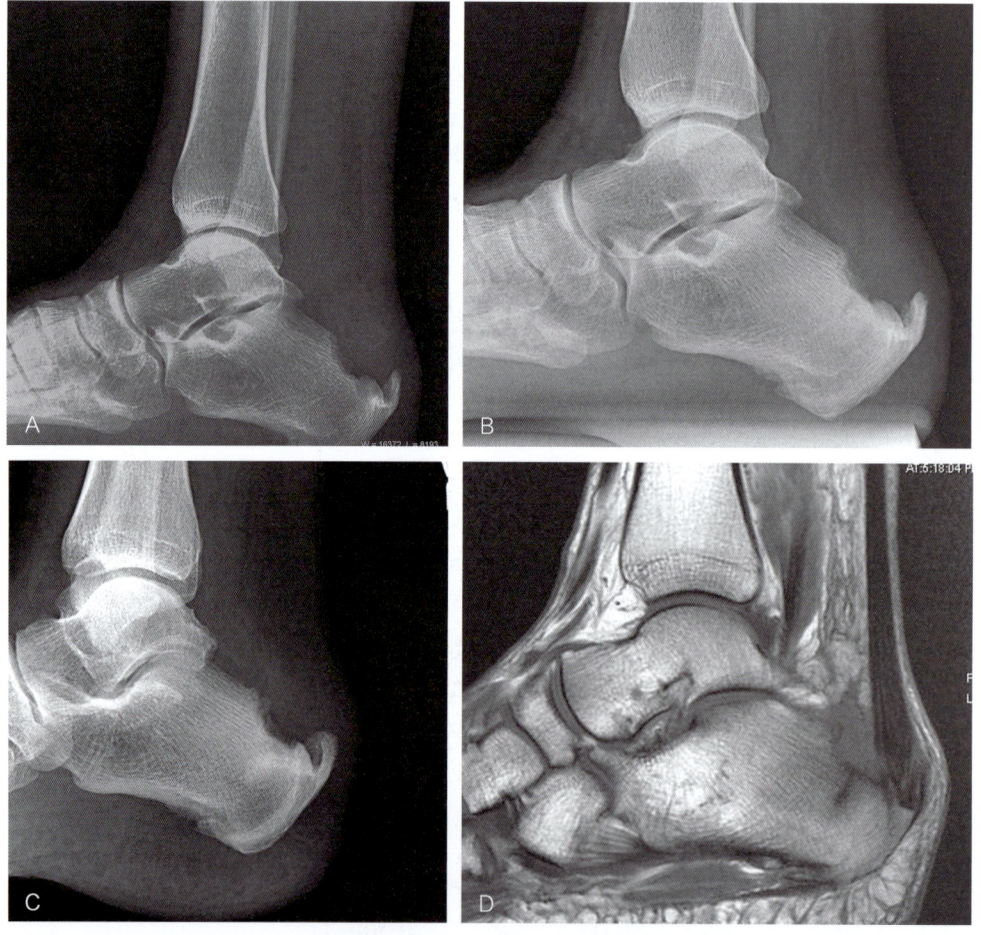

图3　A. 镜下跟骨结节切除不规则且略多。B. 术后7周影像学显示透亮影伴疼痛加剧、跛行及与应力性骨折所致的跟骨内、外侧压痛。C. 术后9周，清晰的骨性愈合进一步证实了应力性骨折。D. MRI T1相明确显示跟骨应力性骨折。

（薛剑锋　译，施忠民　审校）

参考文献

[1] Angermann P. Chronic retrocalcaneal bursitis treated by resection of the calcaneus. Foot Ankle 1990;10:285-287.

[2] Bohu Y, Lefèvre N, Bauer T, et al. Surgical treatment of Achilles tendinopathies in athletes. Multicenter retrospective series of open surgery and endoscopic techniques. Orthop Traumatol Surg Res 2009;95(8 suppl 1):S72-S77.

[3] Frey C, Rosenburg Z, Shereff MJ, et al. The retrocalcaneal bursa: anatomy and bursography. Foot Ankle 1992;13:203-207.

[4] Haglund P. Beitrag zur Klinik der Achillessehne. Zeitschr Orthop Chir 1928;49:49-58.

[5] Kennedy JC, Willis RB. The effects of local steroid injections on tendons: a biomechanical and microscopic correlative study. Am J Sports Med 1976;4:11-21.

[6] Kitaoka HB, Alexander IJ, Adelaar RS, et al. Clinical rating systems for the ankle-hindfoot, midfoot, hallux, and lesser toes. Foot Ankle Int 1994;15:349-353.

[7] Leach RE, Dilorio E, Harney RA. Pathologic hindfoot conditions in the athlete. Clin Orthop Relat Res 1983;(177):116-121.

[8] Leitze Z, Sella EJ, Aversa JM. Endoscopic decompression of the retrocalcaneal space. J Bone Joint Surg Am 2003;85-A(8):1488-1496.

[9] Lohrer H, Nauck T. Retrocalcaneal bursitis but not Achilles tendinopathy is characterized by increased pressure in the retrocalcaneal bursa. Clin Biomech 2014;29(3):283-288.

[10] Lohrer H, Nauck T, Dorn NV, Konerding MA. Comparison of endoscopic and open resection for Haglund tuberosity in a cadaver study. Foot Ankle Int 2006;27(6):445-450.

[11] Miller AE, Vogel TA. Haglund's deformity and the Keck and Kelly osteotomy: a retrospective analysis. J Foot Surg 1989;28:23-29.

[12] Ortmann FW, McBryde AM. Endoscopic bony and soft-tissue decompression of the retrocalcaneal space for the treatment of Haglund deformity and retrocalcaneal bursitis. Foot Ankle Int 2007;28:149-153.

[13] Pauker M, Katz K, Yosipovitch Z. Calcaneal ostectomy for Haglund disease. J Foot Surg 1992;31:588-589.

[14] Scheider W, Niehus W, Knahr K. Haglund's syndrome: disappointing results following surgery—a clinical and radiographic analysis. Foot Ankle Int 2000;21:26-30.

[15] van Dijk CN, Scholten PE, Krips R. A 2-portal endoscopic approach for diagnosis and treatment of posterior ankle pathology. Arthroscopy 2000;16:871-876.

[16] van Dijk CN, van Dijk GE, Scholten PE, et al. Endoscopic calcaneoplasty. Am J Sports Med 2001;29:185-189.

第98章 跟腱止点病
Insertional Achilles Tendinopathy

Mark E. Easley and Matthew J. DeOrio

定义
- 跟腱止点病是指跟腱止点处的足跟痛。
- 临床表现为跟腱止点及其周围组织的急、慢性病理学改变。

解剖
- 跟腱由腓肠肌和比目鱼肌汇聚形成，并止于跟骨结节后侧。
- 跟腱止点不仅位于跟骨后侧，还位于跟骨的内侧及外侧。
- 跟骨后上方的突起在侧位片上显示最为明显。跟腱止于其远端，直接位于跟骨后侧。
- 在跟腱远端与跟骨后上方突起之间、跟腱止点的近端，是跟骨后滑囊。
- 跟腱滑囊位于跟腱远端的浅面。

发病机制
- 尽管并未完全明确，但跟腱止点的反复微创伤被认为是主要发病原因。
- 最有可能的是，在一些初始损伤发生后，多次微小的再损伤导致慢性症状的发展。
- 急性期会出现某些炎症表现；而慢性期的特征是组织退变，但炎性组织并不多见。
- 若无组织学明确，不能做出跟腱炎（tendinitis）或跟腱变性（tendinosis）的诊断。因此，未经组织学明确的跟腱止点处的病变只能被称为跟腱止点病（tendinopathy）。

病史和体格检查
- 患者可能回忆起某个诱发的事件，但主要是与活动有关的慢性疼痛或后跟处的剧烈疼痛。
- 此外，患者常会注意到日渐增大的后跟突起。
- 人为压迫、与鞋后帮接触或后跟与硬物接触时，这类疼痛常伴有跟骨后侧、跟腱止点处的压痛。
- 跟腱受牵拉时会加重症状，如上坡行走。
- 体检可以发现：
  - 跟腱止点处，后跟突起明显（图1）。
  - 跟骨后侧突起处压痛。
  - 止点近端的跟腱无压痛。
  - Thompson试验阴性。

影像学和其他诊断性检查
- 足负重侧位片常能显示跟骨后侧跟腱止点处不规则及钙化（图2A）。
- 尽管无需MRI检查明确诊断，但MRI可以明确止点处跟腱病变的范围，以及是否存在跟骨后滑囊炎及跟腱滑囊炎（图2B）。

鉴别诊断
- 跟腱滑囊炎。
- 跟骨后滑囊炎。
- 跟骨应力性骨折。
- Haglund畸形（跟骨结节后上方突起与跟腱撞击）。
- 踝关节后方撞击。
- 跖筋膜炎。
- 非止点性跟腱病。

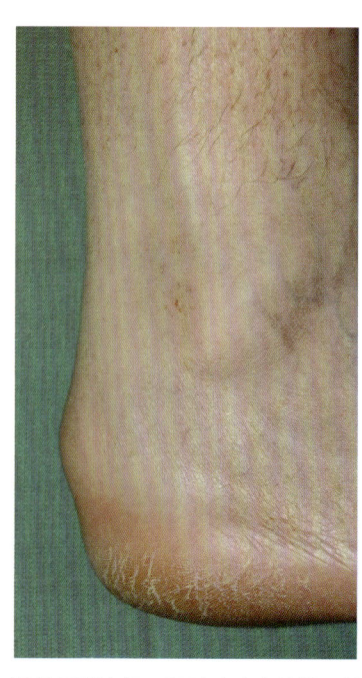

图1　跟骨后侧突起，跟腱止点病的特征性表现。

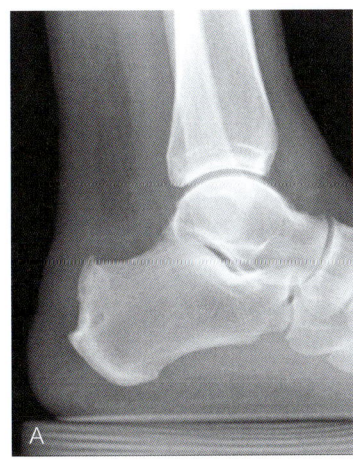
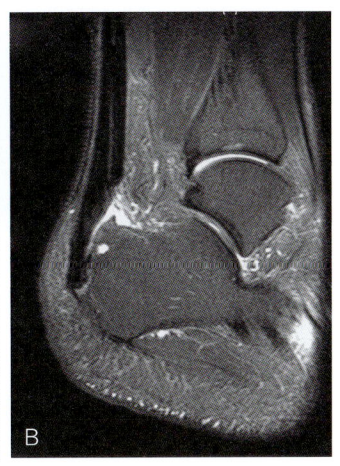

图2 A. 足侧位片显示跟骨后侧骨性突起及跟腱止点处钙化。B. 跟腱止点病患者的MRI T2相。可见跟腱远端信号改变及跟骨后滑囊炎。

非手术治疗

- 日常活动的改变(避免使跟腱拉伸的活动)。
- 非甾体抗炎药。
- 后跟抬高或穿有跟的鞋来降低跟腱负荷。
- 穿无后帮或软后帮的鞋。
- 物理治疗。
  - 侧重于跟腱离心力量训练。
  - 根据笔者经验,必须避免常规的高强度跟腱拉伸训练,这样会加重症状。
  - 物理疗法:超声、电离子透入疗法。
- 体外震波治疗可能具有一定的效果,但尚未证实。
- 除非病症仅限于跟骨后滑囊炎,否则禁忌行皮质类固醇注射,其可能会导致跟腱断裂。即使在跟骨后滑囊炎的病例中,也只能谨慎地在跟骨后滑囊内行封闭注射。

手术治疗

- 最主要的手术指征是保守治疗无效的病例。
- 大约50%的跟腱止点病可成功地进行保守治疗,即便跟骨后侧存在巨大突起。
- 如跟腱止点病伴中央钙化变性,则保守治疗不可靠。

术前计划

- 术前体检合格。
- 即便在健康患者中,后跟较薄的皮肤也有一定风险。仔细检查皮肤条件,确认该患者可以通过后侧入路进行跟腱止点手术。
- 如果跟腱广泛变性(术前MRI证实),需行止点加强。因此,术前计划应包括姆长屈肌腱转位至跟骨后侧。姆长屈肌腱位于小腿后深筋膜间室深面、跟腱前方,可以通过同一个切口切取。
  - 粗略估计,笔者的病例中只有不到10%采用了姆长屈肌腱加强术,但常规术前会准备锚钉以备行肌腱转位术。
  - 笔者术前会告知患者:根据术中探查,决定是否行姆长屈肌腱转位。
- 跟腱止点病患者的康复时间较长,可能需要1年时间完全恢复运动。笔者亦会告知患者康复时间较慢。

体位

- 患者采用俯卧位。
- 笔者常规在患者仰卧位时上大腿止血带,之后将患者翻身俯卧于手术台上。这样有利于维持止血带的位置,同时避免俯卧位上止血带时需要过伸腰部而增加腰椎的应力。
- 胸部及骨盆良好衬垫。
- 保护且放松臂丛及肘部尺神经。
- 保护生殖器。

显露及剥离跟腱止点

入路

- 采用跟腱及跟骨后方表面的正中切口（技术图1A）。
- 从皮肤切开直达跟腱远端实质部，继而向远端延伸直达跟骨。
  - 目的是避免不必要的软组织分离，掀起全层皮瓣。
- 之后从跟骨上剥离内、外侧跟腱止点（技术图1B、C）。
  - 可以掀起超过一半以上的止点部分跟腱而不影响其完整性。有研究表明，最多可以松解75%的止点。
  - 剥离跟腱直至可以完全切除病变的跟腱。
  - 另一项研究建议常规剥离整个跟腱止点，以确保切除所有病变组织。通过近端跟腱延长有助于止点重建，同时还能降低跟腱的负荷。
  - 笔者不常规剥离整个跟腱止点，即便剥离一侧或双侧跟腱瓣，笔者都可以成功地将跟腱重新固定于跟骨上，并能获得满意的治疗效果。

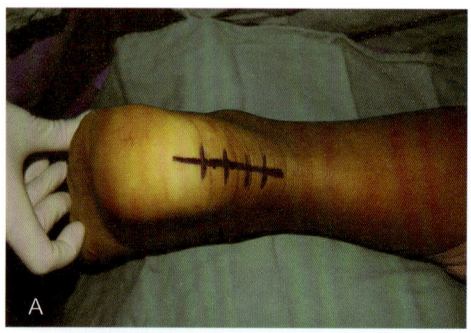
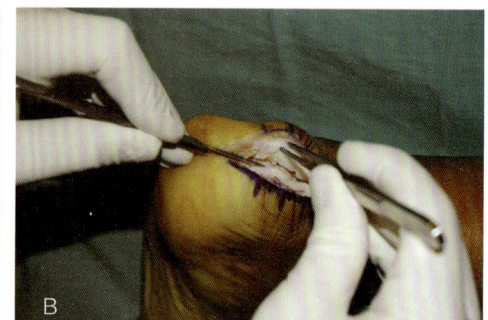
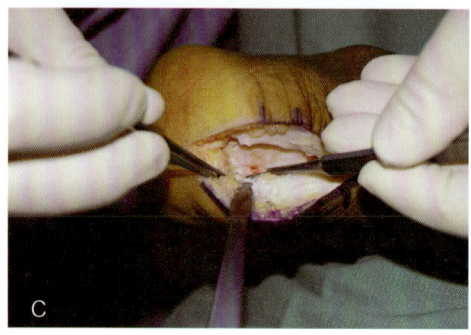

技术图1 A. 后侧正中切口。足悬空于手术台外。在跟腱病变部位做全层切开，将跟腱分为外侧瓣（B）和内侧瓣（C）。

跟腱病变部分的清理

- 从跟腱止点处清除跟腱病变部分，只保留健康纤维（技术图2A～C）。
  - 正常跟腱纤维呈有序的纵向排列。
  - 退变的跟腱组织排列不规则，形似蟹肉（技术图2D、E）。
- 必须切除跟腱内的钙化组织（技术图2F）。

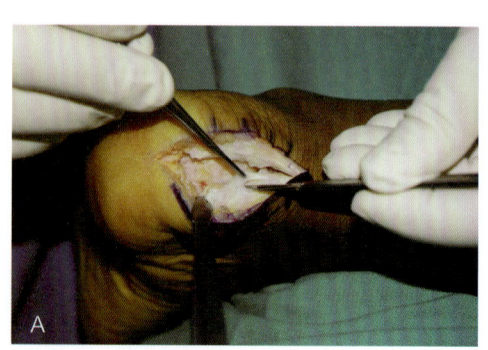

技术图2 清理跟腱病变部分。A. 清理跟腱内侧瓣。

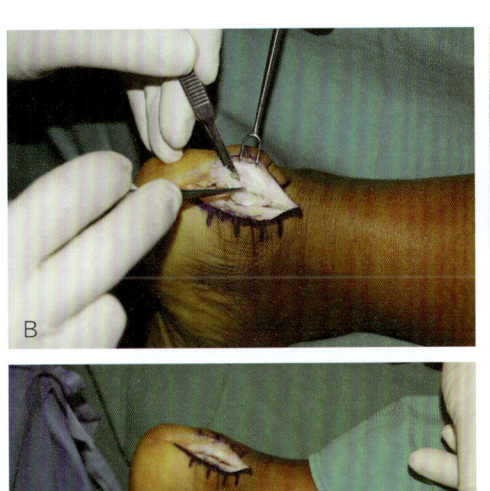
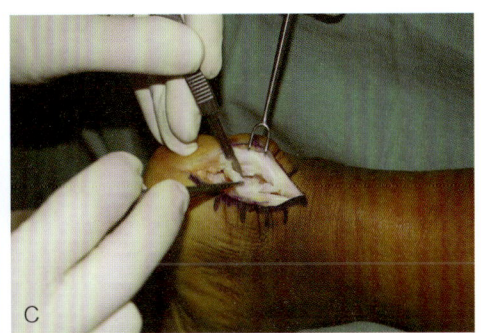
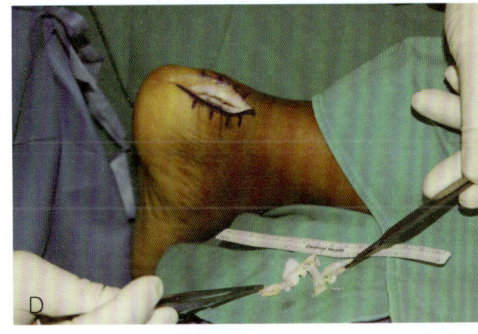
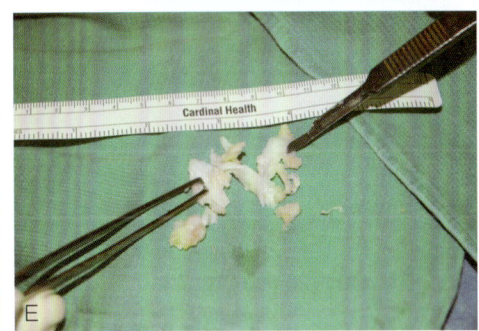
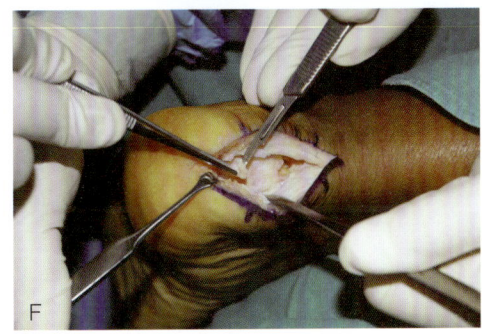

技术图2（续） B、C. 清理跟腱外侧瓣。D、E. 切除的跟腱病变部分。F. 钙化变性。清除残余的跟腱钙化组织非常重要。

跟骨骨赘的切除

- 用拉钩保护跟腱内、外侧瓣。
- 笔者常规使用微型矢状锯行骨赘切除。
- 为了避免切除过多的跟骨骨质，笔者首先在跟骨背侧确定锯片的出口点（技术图3A）。
  - 必要的话，透视确认锯片的轨迹。
  - 一般情况下，实际截骨方向要比预计的更陡（更垂直）（技术图3B）。
- 用骨凿凿起骨赘，并用咬骨钳将其咬除（技术图3C、D）。
- 通常，切除骨赘时需要进一步修整，以去除所有突起部分（技术图3E）。
- 保护跟腱瓣，去除内、外侧的棱角（技术图3F、G）。
- 这有助于使后跟变窄，减少残余跟骨的体积，避免内外侧突起造成患者足跟部持续性受压及撞击。
- 这些棱角邻近跟腱内、外侧止点，可以在不损伤残余跟腱附着的情况下将其切除。

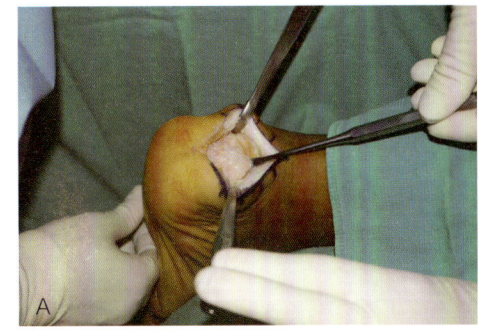

技术图3 跟骨骨赘切除。A. 计划的锯片轨迹。

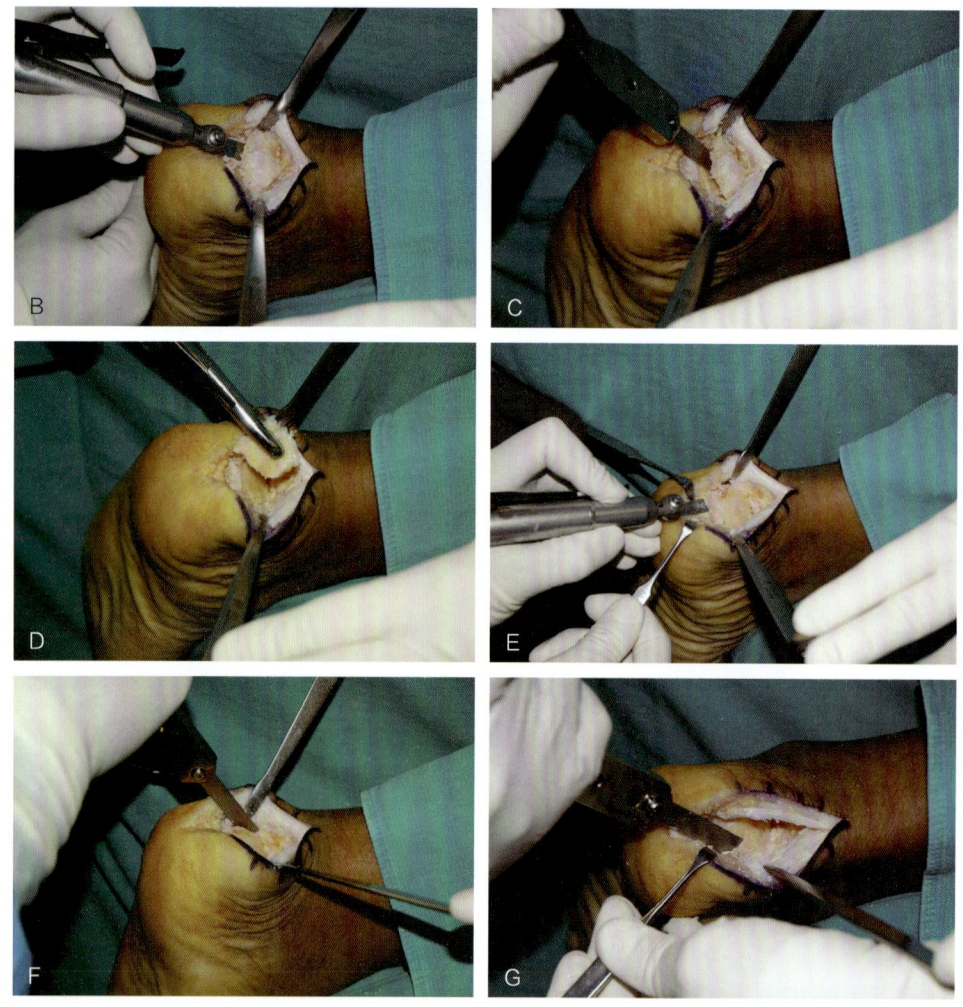

技术图3（续） B. 用微型矢状锯行骨赘切除。C. 用骨凿凿起切除的骨块。D. 咬骨钳咬除切除的骨块。E. 进一步修整确保适量的骨赘已予以切除，并显露充分的松质"愈合"骨面。切除棱角以减压突起的跟骨内（G）、外（F）侧部。

重建残留跟腱的止点

初步缝合

- 完成跟腱清理，跟骨后侧、内侧、外侧减压彻底后，需要将跟腱重新附着于跟骨上。
- 尽管有研究表明，即使松解高达75%的跟腱止点，亦不会影响止点的完整性。笔者还是常规将跟腱剥离的部分重新固定于显露的骨松质面上。
- 笔者认为，止点重建不但增加了修复强度，还促进了跟腱与跟骨的直接愈合。
- 笔者常规使用2～3个带线锚钉：
  - 每个跟腱瓣使用1个锚钉。
  - 偶尔，增加1个锚钉同时对两跟腱瓣止点进行加强。
- 将锚钉相对对称地置入显露的跟骨骨松质面内，这样可以将两侧跟腱瓣平衡地固定至跟骨（技术图4A、B）。
- 锚钉必须有足够的强度使患足抬离手术床（技术图4C～E）。若失败，笔者宁可术中失败，这样还可及时补救。

平衡缝线及打结

- 将锚钉缝线同样以相对平衡的方式穿过两侧跟腱瓣，以确保缝线打结后两组之间的张力相同（技术图5A～C）。
- 在缝线穿过跟腱之后，笔者常规拉紧缝线，通过将跟腱

第98章 跟腱止点病 | 899

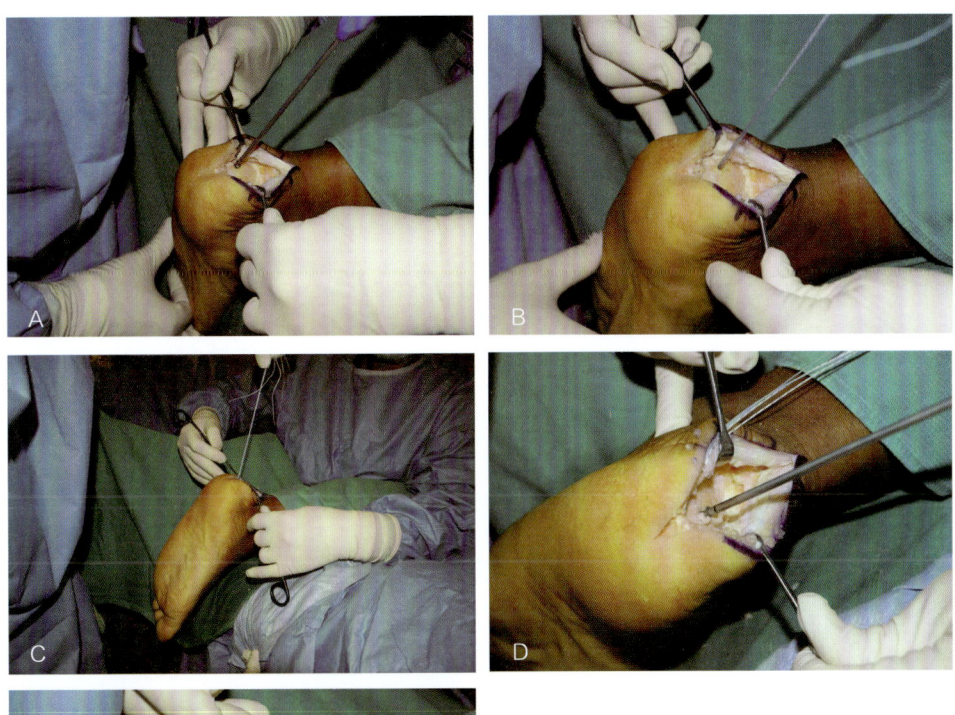

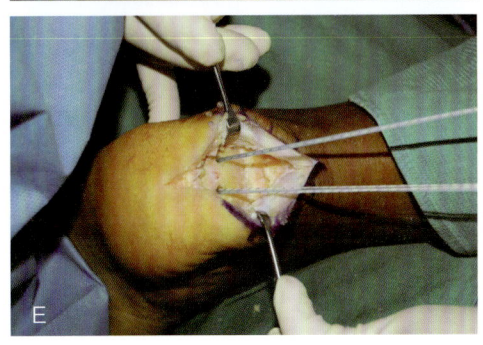

技术图4 　A. 植入锚钉。B. 锚钉已固定于跟骨内。C. 通过牵拉锚钉缝线使患足抬离手术床，以测试锚钉的稳定性。内侧锚钉（D）与外侧锚钉（E）相对对称地置于跟骨中。

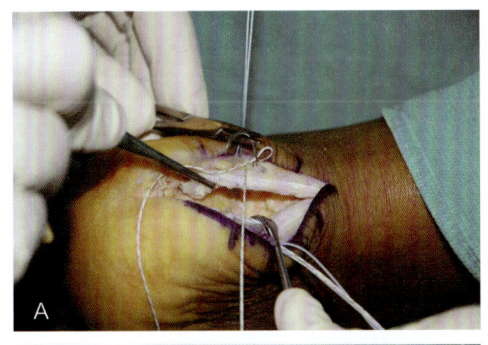

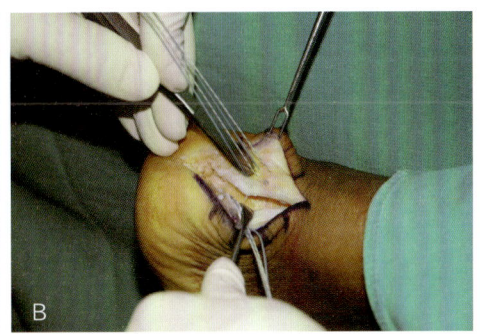

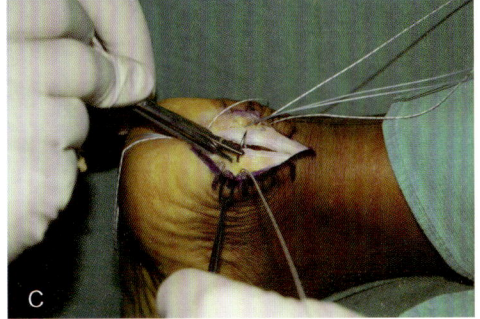

技术图5 　A. 缝线穿过跟腱。B. 确认锚钉缝线穿过跟腱瓣后，跟腱张力平衡。C. 将缝线穿过另一侧跟腱瓣。

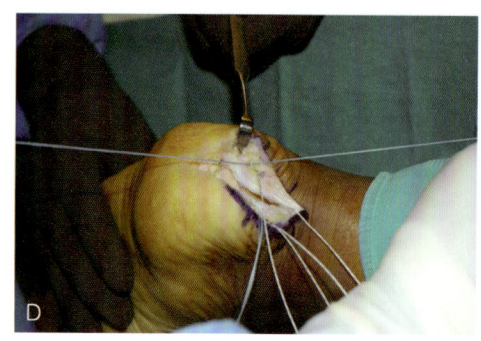
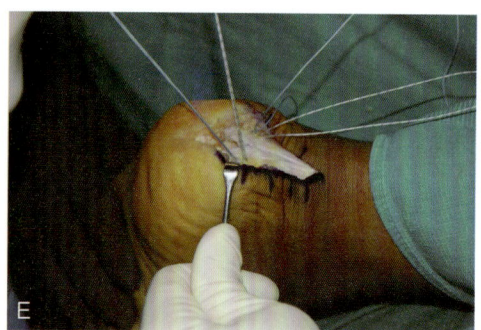

技术图5（续） D. 外侧跟腱瓣完全与骨面贴合。注意维持踝关节于跖屈位，便于跟腱贴近骨面。E. 固定内侧跟腱瓣。

瓣推至骨面来评估所需的张力。
- 如果两处缝线张力不平衡，需要重新调整缝线的进针位置。
- 缝线不但要维持良好的纵向张力，还要在内-外平面间保持良好的平衡。这样可以重新缝合两侧跟腱瓣，且重建生理性的跟腱止点。
- 之后将缝线打结（技术图5D、E）。助手维持踝关节于跖屈位，从而使跟腱瓣可以完全地贴合于跟骨。

补充缝合
- 如有必要，可将第三枚锚钉固定于跟骨远端以进一步稳定双侧跟腱瓣（技术图6A～C）。
- 最后，将跟腱远端纤维和跟骨远端的筋膜组织相缝合（技术图6D、E）。
  - 避免把脂肪带入修补部位，这样会导致脂肪坏死。
- 用可吸收缝线将两侧跟腱瓣相互缝合（技术图6F）。
- 轻柔地测试踝关节背伸。踝关节应能达到中立位而不破坏修补部位。如果达不到也没有问题。
  - 患者很少发展为跟腱挛缩。
  - 一旦跟腱止点重新愈合且患者没有症状，根据笔者的经验，腓肠肌和比目鱼肌会逐渐适应。

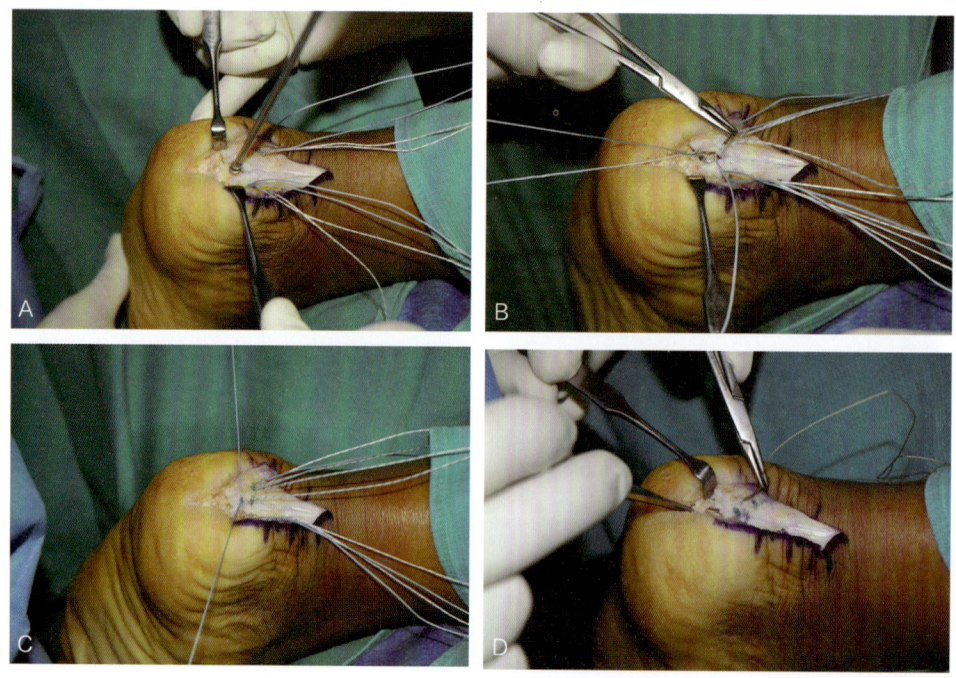

技术图6 A. 于前两个锚钉的远端正中置入第三个锚钉。B. 将缝线缝至两侧跟腱瓣。C. 将缝线打结使远端跟腱贴合至骨面。D～F. 将跟腱瓣和远端筋膜缝合。D. 穿线。

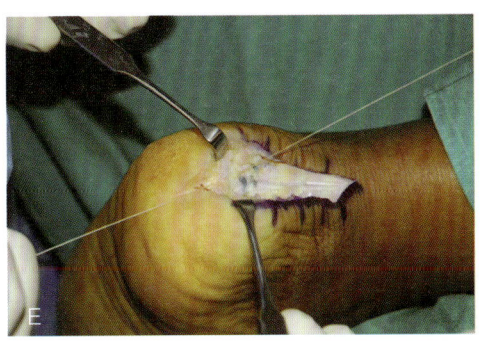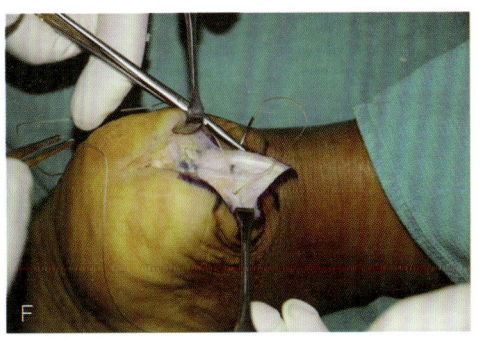

技术图6（续） E. 完全闭合远端跟腱与筋膜之间的间隙。F. 在新建止点的近端缝合两侧跟腱瓣。

缝合伤口

- 缝合腱旁膜（技术图7A）。
- 缝合皮下组织（技术图7B）。
- 进行无张力缝合。笔者常规在近端使用皮肤钉，而在不容易外翻的远端皮肤使用缝合线（技术图7C）。
- 切口关闭后，使用无菌敷料、大量棉垫及后侧夹板将踝关节固定于休息位。

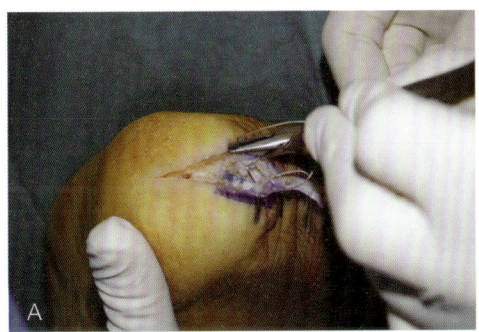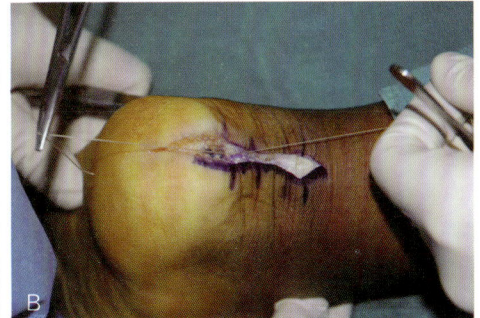
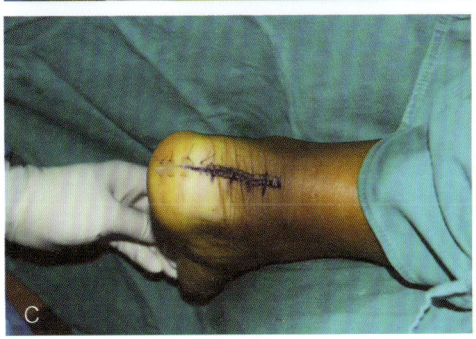

技术图7 缝合伤口。A. 腱旁膜。B. 皮下组织。C. 皮肤（在远端使用缝线防止皮肤边缘内翻）。

跨长屈肌腱加强

- 只有少数患者兼有止点病与非止点病。
- 这需要对病变跟腱进行广泛清理（技术图8A、B）。
- 切开深筋膜之后，辨认跨长屈肌腱，保护胫后神经，于踝关节及跨趾趾间关节最大跖屈位时，在内侧纤维骨隧道中切取跨长屈肌腱（技术图8C）。
- 较之另作足底切口取腱，这种跨长屈肌腱局部（短）取腱的长度已足够进行止点加强（技术图8D）。
- 通过界面螺钉将跨长屈肌腱固定于骨突切除后显露的跟骨骨松质面的中心（技术图8E）。
  - 将一根缝线穿过跖侧跟骨，使跨长屈肌腱达到最理想的张力（技术图8F）。
- 在跨长屈肌腱的两侧，平衡两侧跟腱瓣止点上的锚钉缝线的张力（技术图8G）。

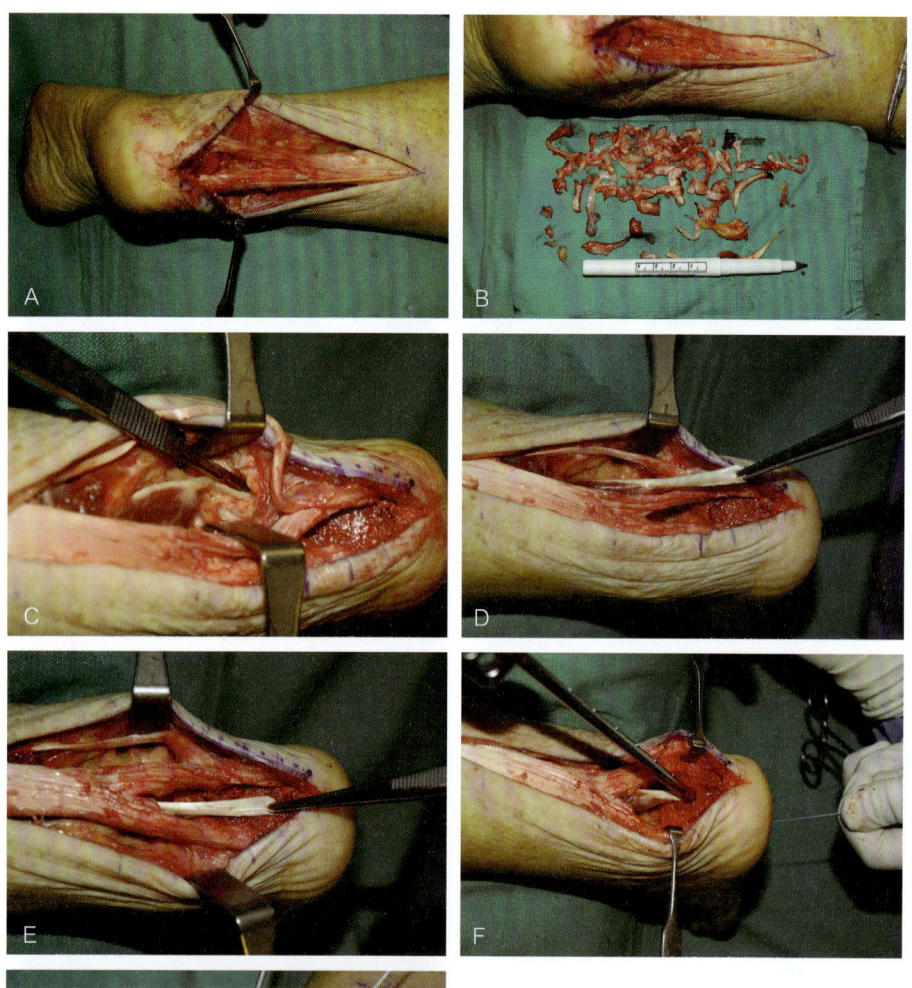

技术图8 A、B. 广泛切除相对较薄的残留跟腱组织。C~F. 跨长屈肌腱转位。C. 经同一切口短取跨长屈肌腱。D. 短取法（从踝关节与足后侧取腱）切取足够长度的跨长屈肌腱。E. 决定固定跨长屈肌腱的理想位置（理论上，越接近后侧越有力学优势）。F. 界面螺钉固定跨长屈肌腱（注意将缝线穿过足底以调整跨长屈肌腱张力）。G. 对称置入锚钉以缝合跟腱瓣，而不干扰跨长屈肌腱的固定点。

要点与失误防范

钙化变性	• 不仅要确定清除不健康的跟腱纤维,还要清除跟腱内所有钙化部分
将健康跟腱重新固定于跟骨	• 将两侧跟腱组织瓣平衡地固定于显露的跟腱骨松质面上 • 在缝线打结之前,检查两侧跟腱组织瓣张力是否相同
腱旁膜	• 同修补急性跟腱损伤一样,确认于跟腱表面缝合腱旁膜
跨长屈肌腱加强	• 这需要在术中作出决定,但根据笔者的经验,只有极少数病例需要加强。如果需要加强的话,经同一切口通过切开深筋膜切取跨长屈肌腱。辨认及保护紧邻于跨长屈肌腱的胫后神经。跨长屈肌腱转位时,应尽可能地将其固定于显露的跟骨骨松质面后侧,以获得最佳的力学强度

术后处理

- 第0~2周：使用后侧石膏托将踝关节固定于跖屈休息位。
- 第2周：拆线并更换石膏。
- 第2~5周：短腿、跖屈（5°~10°）、负重石膏固定，使用辅助装置下允许负重。
- 第5周：拆除石膏，改穿控制踝关节活动的行走靴。
- 第5~8周：穿着带5°~10°后跟垫的行走靴；开始理疗，并小心、循序渐进地进行抗阻练习。
- 第8~12周：穿带后跟垫的正常鞋或无后帮、跟较低的鞋；理疗并逐渐增加离心力量训练。
- 第3~6个月：完全恢复活动；进行家庭理疗。
- 使患者"忘记跟腱问题"通常需要花一整年的时间。
- 需要终身维持独立的基本理疗训练。

预后

- 尽管不一定能在术后6~12个月完全恢复活动，大部分接受手术治疗的跟腱止点病患者仍可获得良好的治疗效果。
- 然而大部分研究指出，有部分患者尽管症状改善，但仍有残留痛，且无法完全恢复活动。
- Johnson等报道了22名患者在平均34个月的随访中，美国骨科足踝外科协会（AOFAS）踝关节评分从53分提高到89分。
- McGarvey等报道了22名患者在平均33个月的随访中，满意率为82%。13名患者疼痛完全缓解，且有相同数量的患者完全恢复运动。

并发症

- 伤口裂开。
- 感染。
- 跟腱从跟骨上的锚钉处撕脱。
- 手术成功但有持续疼痛。
- 缝线反应或激惹。

（薛剑锋 译，施忠民 审校）

参考文献

[1] Calder JD, Saxby TS. Surgical treatment of insertional Achilles tendinosis. Foot Ankle Int 2003;24:119-121.

[2] Den Hartog BD. Insertional Achilles tendinosis: pathogenesis and treatment. Foot Ankle Clin 2009;14:639-650.

[3] DeOrio MJ, Easley ME. Surgical strategies: insertional Achilles tendinopathy. Foot Ankle Int 2008;29:542-550.

[4] Furia JP. High-energy extracorporeal shock wave therapy as a treatment for insertional Achilles tendinopathy. Am J Sports Med 2006;34:733-740.

[5] Johnson KW, Zalavras C, Thordarson DB. Surgical management of insertional calcific Achilles tendinosis with a central tendon splitting approach. Foot Ankle Int 2006;27:245-250.

[6] Knobloch K, Kraemer R, Lichtenberg A, et al. Achilles tendon and paratendon microcirculation in midportion and insertional tendinopathy in athletes. Am J Sports Med 2006;34:92-97.

[7] Kolodziej P, Glisson RR, Nunley JA. Risk of avulsion of the Achilles tendon after partial excision for treatment of insertional tendonitis and Haglund's deformity: a biomechanical study. Foot Ankle Int 1999;20:433-437.

[8] Maffulli N, Testa V, Capasso G, et al. Calcific insertional Achilles tendinopathy: reattachment with bone anchors. Am J Sports Med 2004;32:174-182.

[9] McGarvey WC, Palumbo RC, Baxter DE, et al. Insertional Achilles tendinosis: surgical treatment through a central tendon splitting approach. Foot Ankle Int 2002;23:19-25.

[10] Nicholson CW, Berlet GC, Lee TH. Prediction of the success of nonoperative treatment of insertional Achilles tendinosis based on MRI. Foot Ankle Int 2007;28:472-477.

[11] Nunley JA, Ruskin G, Horst F. Long-term clinical outcomes following the central incision technique for insertional Achilles tendinopathy. Foot Ankle Int 2011;32(9):850-855.

[12] Rompe JD, Furia J, Maffulli N. Eccentric loading compared with shock wave treatment for chronic insertional Achilles tendinopathy: a randomized, controlled trial. J Bone Joint Surg Am 2008;90(1):52-61.

[13] Wagner E, Gould J, Bilen E, et al. Change in plantarflexion strength after complete detachment and reconstruction of the Achilles tendon. Foot Ankle Int 2004;25:800-804.

[14] Wagner E, Gould JS, Kneidel M, et al. Technique and results of Achilles tendon detachment and reconstruction for insertional Achilles tendinosis. Foot Ankle Int 2006;27:677-684.

第99章 姆长屈肌腱加强治疗跟腱止点炎

Flexor Hallucis Longus Tendon Augmentation for the Treatment of Insertional Achilles Tendinosis

William C. McGarvey and Thomas O. Clanton

定义

- 跟腱止点炎（IAT）实际上是个错误命名。该疾病通常是一个退变过程，而疾病命名应反映其特征，因此称为"跟腱变性"（tendinosis）或"跟腱病"（tendinopathy）更确切[5,7,9,10,16]。
- 顾名思义，跟腱止点炎是指跟骨后侧跟腱止点处的疼痛。
  - 占所有跟腱疾病的10%~20%[2]。
  - 最常见于运动员的过劳性损伤，如跑步、篮球或排球这类起跳型运动员，而跟腱退变则更常见于久坐的患者。

解剖

- 跟腱是人体内最大的肌腱，其主要功能是跖屈足及踝关节。
- 跟腱具有弹性且非常坚强，负荷下能拉伸15%，而跑步时单腿相其最多可承受自身体重的10倍力量[5,10]。
- 跟腱止点范围广阔，覆盖整个跟骨结节，并将Sharpey纤维发至跟骨的内缘、外缘及跖侧缘[1]。
- 紧邻跟腱前方的是跟骨后滑囊以及跟骨后外侧突起，称为"Haglund畸形"。
- 再往前为小腿后深间室肌群，其内包括姆长屈肌腱和血管神经束（胫后血管神经）。
- 姆长屈肌腱起自腓骨及骨间膜，向远端斜向走行，经载距突下方，穿过纤维骨隧道后，经足底的Henry结节止于姆趾。

发病机制

- 反复应力刺激可能导致炎症及退变。
- 由于年龄增大及损伤引起跟腱血供减少而导致退变和肌腱变性[9,10]。
  - 发生显微及大体的改变，导致瘢痕形成及缓慢再生或修复。
  - 由于修复潜能下降，导致肌腱细胞的数量及质量下降。
- 炎性改变表现为包绕跟腱的腱旁膜炎，而并非跟腱本身，导致腱旁膜增厚并与跟腱粘连。
- 此外，持续的损伤及不充分的修复形成了胶原及钙沉积循环，以试图稳定跟腱止点病，导致止点增大；大量质量差的组织再生；周围组织刺激，导致跟腱止点疼痛及增厚。

自然病程

- 目前，对未经治疗的跟腱止点炎的研究尚不广泛。然而，手术发现及组织学分析可以提供一些信息。
- 持续性跟腱止点炎导致后跟持续疼痛及水肿。
- 进一步损伤会引起修复与瘢痕形成的恶性循环，导致周围组织的进一步刺激、血管化减少及进一步微观损伤。
- 后跟很难适应穿鞋。
- 活动度减少，导致跟腱拉伸状态下活动时更容易受伤。
- 产生钙化碎片，这是由于组织对损伤的反应及损伤后跟腱内血肿所致，其影响组织弹性，因此使跟腱更易发生部分或完全断裂[4,16]。
- 最终导致跟腱弹性及韧性变差，可能发生止点撕脱及断裂，增加了治疗的难度。

病史和体格检查

- 患者能相对精确地描述及主诉足跟后方跟骨与跟腱交界处疼痛。
- 活动后疼痛可能会加剧，但逐渐地，疼痛会变得越来越频繁。
- 运动员中，会随着训练强度及频率的增加、地面或穿鞋的改变，使症状加重。
- 体检时发现后跟处直接压痛，常为后外侧。
- 严重病例可触及跟腱增厚、结节化及僵硬。
- 和健侧相比，踝关节的背伸活动度可能减少。
- 检查跟腱及其止点的方法包括：
  - 直接触诊。
    - 视诊及触诊检查后跟、跟腱是否存在肿胀、压痛、结节化或间隙，所有这些都提示跟腱病变。
  - Thompson试验。

- 患者俯卧位,挤压小腿腓肠肌-比目鱼肌交界处以引出足跖屈,并与健侧对照。如患肢跖屈程度明显小于健侧,表明阳性,证实跟腱完全断裂。

影像学和其他诊断性检查

X线平片

- X线平片对于诊断并不是必要的,但其有助于明确跟腱止点有无钙化碎片,后者提示预后不良[16](图1)。
- 侧位及轴位平片常已足够。

超声

- 超声检查是一种相对便宜、精确的方法,用于评估跟腱质量、完整性及功能。
  - 其优势在于可以动态地观察跟腱的主动活动,也可以用来随访愈合进程。
  - 其高度依赖检查者的水平。

MRI

- MRI可能是研究和评估跟腱损伤最常用的一种方法(图2A、B)。
- 其能提供最精确的信息,包括跟腱受累范围、周围组织质量、有无跟腱断裂及其他伴随病变。

鉴别诊断

- 跟骨后滑囊炎。
- Haglund综合征。
- 炎性关节炎。
- 血清反应阴性的脊柱关节病。
- 痛风。
- 家族性高脂血症。
- 结节病。
- 弥漫性特发性骨肥大症。
- 药物导致的病变。

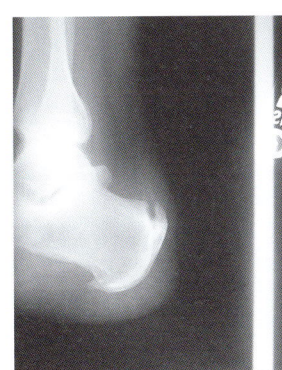

图1 X线平片显示跟腱止点处的跟腱内钙化。

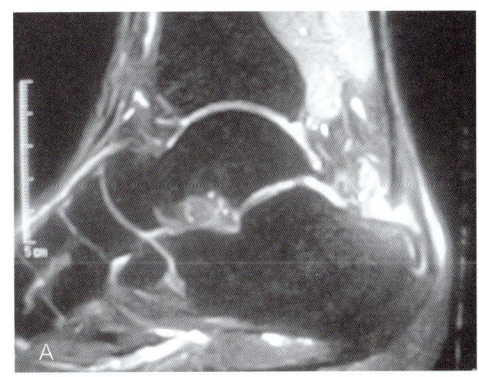

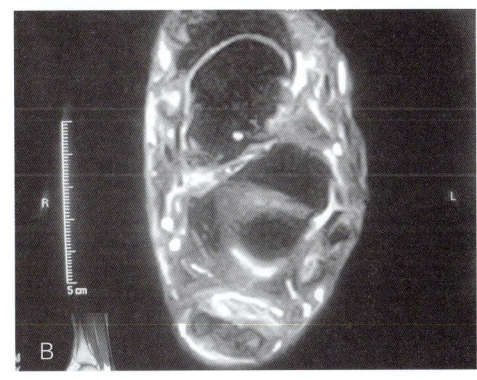

图2 跟腱变性的MRI检查。在T2序列中,冠状位(A)及轴位(B)上跟腱实质内高信号表明跟腱变性的区域。

- 氟喹诺酮的使用。
- 慢性皮质类固醇的使用。

非手术治疗

- 保守治疗的成功率达90%以上[5,9]。
- 发病时年龄大、症状持续时间长及钙化变性的患者保守治疗成功率较低[9]。
- 治疗初期包括使用非甾体消炎药、足跟垫、离心拉伸、增加鞋帮的宽度及柔软度。
- 更严重的病例需要使用正规支具以纠正足部生物力学的异常,使用夜间支具以提供跟腱持续性拉伸,以及采用冰敷、冷热澡及电离子透入疗法等物理治疗。
- 严重的病例可能需要使用石膏或保护靴制动,在恢复常规运动及活动之前,渐进性过渡至交叉训练。

手术治疗

- 保守治疗失败及症状持续、影响功能者,需要考虑手术治疗。
- 对于年轻、运动较多的患者,若跟腱累及范围小于50%,进行简单的损伤跟腱清理效果较好。笔者喜欢采用跟腱正中劈开入路进行清理。

术前计划

- 如果跟腱累及范围超过50%，跟腱完整性便会有问题，因此需要进行加强修补。这种广泛累及可通过术前检查或术中评估明确。
- 理论上，术者在术前已清楚了解是否有必要行加强手术。
  - 影像学上显而易见。
  - 如果术中发现需行加强手术，术者必须做好准备。

体位

- 患者采用俯卧位（图3）。
- 双足均予以消毒准备，范围至膝关节。

入路

- 目前常采用正中切口（图4），起自跟腱止点近端2～3 cm，向远端延伸，以显露整个跟腱止点。

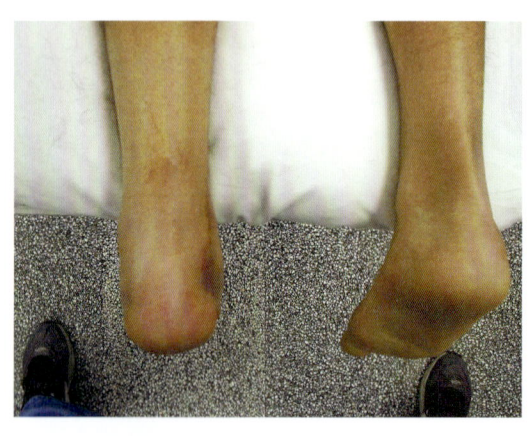

图3 跗长屈肌腱转位术的体位。患者采用俯卧位，双足在术野内准备。注意患足休息位张力丢失，证明为急性跟腱断裂。

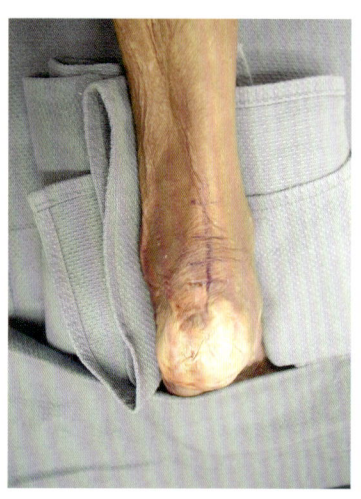

图4 手术入路。皮肤上标记跟腱止点清理及跗长屈肌腱转位的计划切口。

TECHNIQUES

跟骨后侧清理

- 向内、外侧分离全层皮瓣及跟腱实质（技术图1A）。
- 需清除所有无活力或可疑组织（技术图1B）。
- 跟腱清理完成后，切除跟骨后滑囊。
- 用咬骨钳、摆锯或骨刀去除增大或撞击跟腱的跟骨后外侧突起部分。

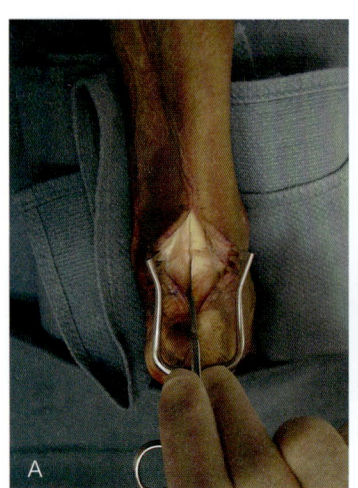 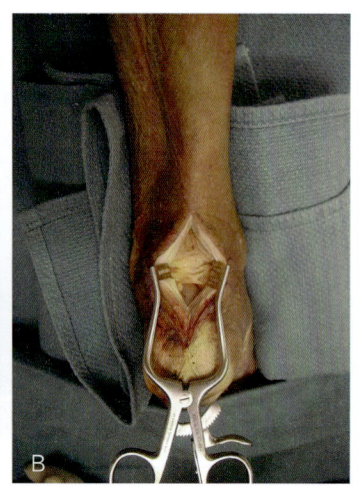

技术图1 A. 经跟腱正中劈开切口切开全层皮瓣及跟腱。B. 通过跟腱可见跟骨后滑囊。

蹞长屈肌腱取腱

- 清理完成后，蹞长屈肌肌腹显而易见（技术图2A）。
- 追溯蹞长屈肌腱至其纤维骨隧道内（技术图2B、C）。
- 极度跖屈踝关节及蹞趾。
- 助手向后牵拉肌腱近端，术者用15号刀片于尽可能远端切断肌腱（技术图2D）。
- 将一根2-0不可吸收编织缝合线缝入肌腱断端。

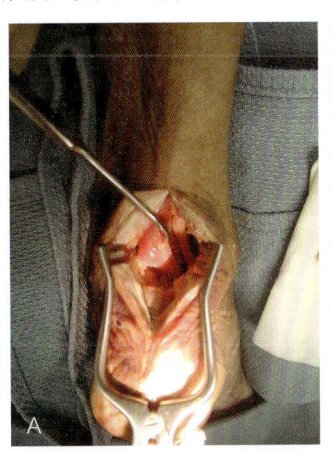
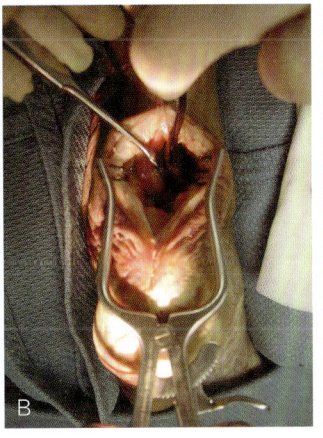
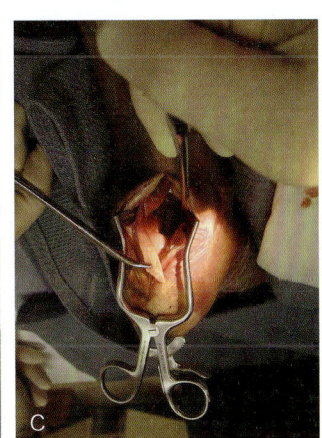
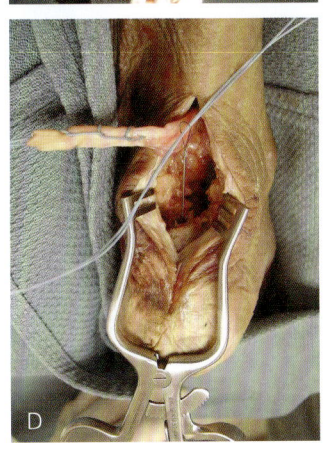

技术图2　A、B. 蹞长屈肌腱及胫后神经（内侧或右侧）为平行排列且相互紧邻，纤维骨鞘将两者分开。C. 经后侧切口切取蹞长屈肌腱，注意避免损伤位于纤维骨隧道外或内侧的神经。D. 采用Krackow锁边缝合技术固定蹞长屈肌腱，并将其带入隧道。

固定移植肌腱

- 于跟骨后方、跟腱止点前1 cm处，钻取一直径6.5 mm的垂直隧道（技术图3A）。
- 用直针将蹞长屈肌腱上的缝线穿过隧道及足底皮肤，将蹞长屈肌腱牵入隧道（技术图3B）。
- 以健侧休息位跖屈15°～20°为参照，确保患侧张力。如果跟腱的最内、外侧仍有保留，其可作为调节张力的参照。
- 置入1个可吸收界面螺钉用于固定移植肌腱（技术图3C）。
- 评估张力及关节活动度，应与健侧大致相同（技术图3D）。
- 然后将蹞长屈肌肌腹与残余的跟腱进行侧-侧缝合，以促进血管化及恢复足的推动力（技术图3E）。
- 如果清理过程中跟腱止点完全剥离，或腱-骨界面需要更强的稳定性，可使用改良的双排锚钉固定技术将跟腱重新锚定至跟骨。
- 按之前的手术步骤清理（技术图4A、B）。
- 蹞长屈肌腱转位完成后，将残留的跟腱推进并固定至跟骨后侧。
- 在跟骨近端，蹞长屈肌腱转位隧道两侧钻取两孔，于远端、足跟跖侧面的稍上方，再钻取两孔。于近端孔内植入带线锚钉（技术图4C）。
- 将近端2个锚钉中各取一组缝线穿过跟腱，并用另一枚锚钉固定在远端孔内（技术图4D）。
- 以同样的方法将剩余缝线用锚钉固定至另一个远端骨孔内，并将缝线收紧至术者所需的张力（技术图4E）。
- 使用可吸收缝线连续缝合劈开的跟腱（技术图4F）。
- 对于这类患者可联合应用双排固定及蹞长屈肌腱转位；对于非常年轻或进行高对抗运动的患者，可单独采用该术式，以免影响蹞趾的推地力量。

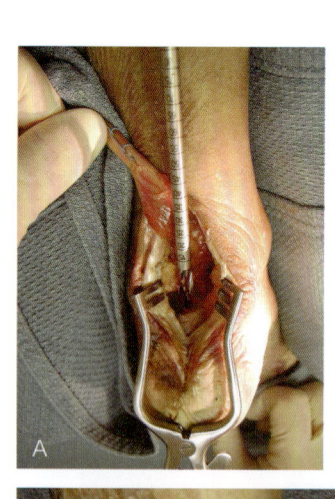
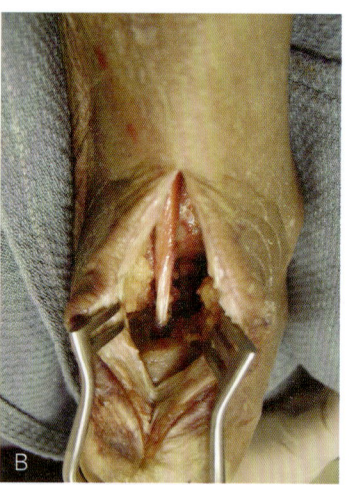
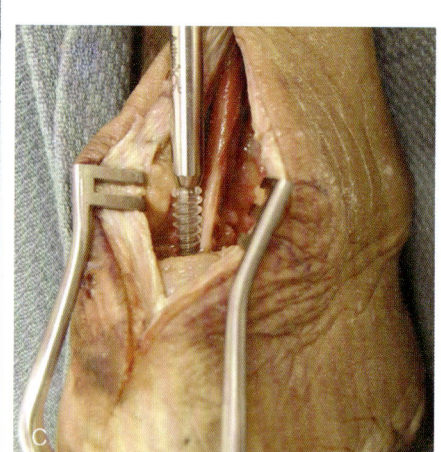
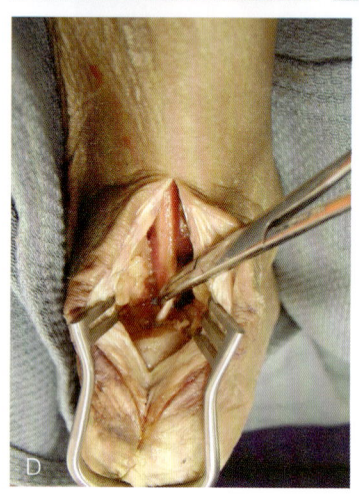
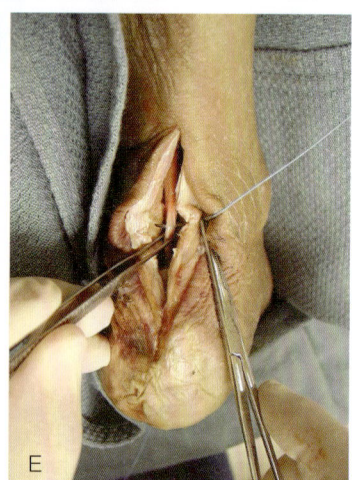

技术图3 A. 钻取骨隧道，以匹配之后使用的界面螺钉的大小。B. 将姆长屈肌腱穿入骨隧道，保持张力与健侧相同。C. 置入界面螺钉。D. 完成姆长屈肌腱转位。E. 将姆长屈肌肌腹与跟腱做侧－侧缝合。

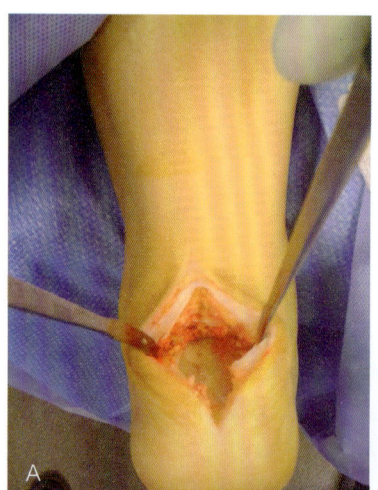
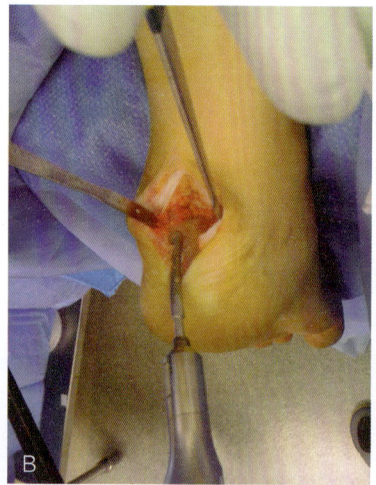
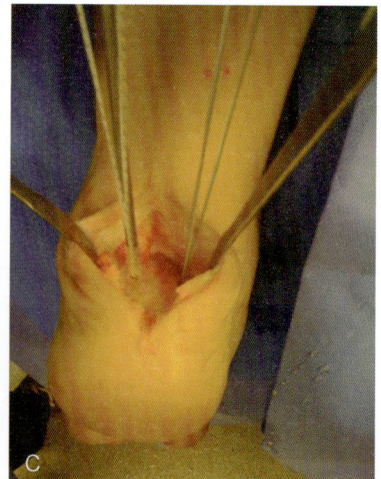

技术图4 A. 正中劈开跟腱，清理跟腱及整个跟骨后区域。B. 用磨钻广泛切除跟骨后结节。C. 近端钻孔内植入双排锚钉。

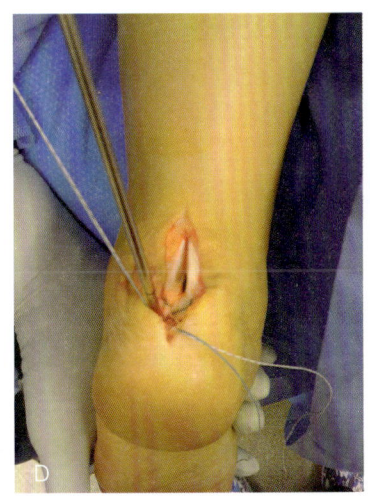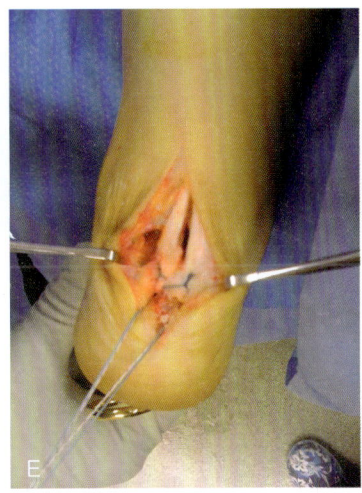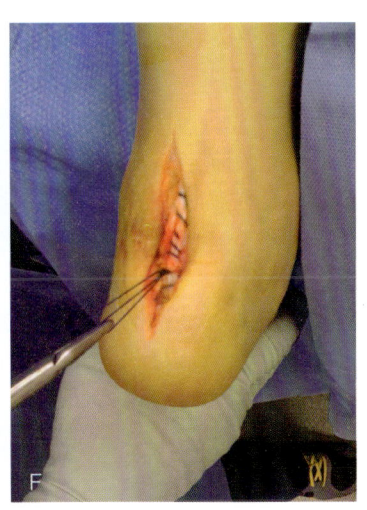

技术图4（续）　D. 第一组交叉缝线穿入远端骨孔，两边各取一组缝线置入骨床内。E. 然后将另一组缝线（两边各一根）固定于远端钻孔内，并调整至术者所需的张力。F. 按前述方法缝合跟腱。

关闭切口

- 如果腱旁膜保留的话，用2-0可吸收线全层缝合。
- 2-0 Monocryl缝线缝合皮下脂肪。
- 3-0尼龙线缝合皮肤。

要点与失误防范

加强修补的决定	• 需要全面评估所有检查，同时在手术时仔细检查跟腱止点的完整性。对于止点稳定性存在任何疑问者，均需要考虑加强手术 • 双下肢均需要消毒铺巾，以便术中进行对照评估
切口	• 全层皮瓣对于愈合而言至关重要。避免分离皮下。切开跟腱进行清理 • 正中切口比内侧或外侧切口有着更好的血管体区血供
跨长屈肌腱取腱	• 肌腹易于辨认，但肌腱与胫后神经外观、走行及部位均相似，两者均走行至足部 • 从肌肉至肌腱追溯跨长屈肌腱，其位于载距突下方的纤维骨隧道内 • 紧贴跟骨内侧壁，由内至外切断肌腱
止点清理	• 彻底清除损伤的跟腱组织及炎性滑囊 • 切除跟骨突起部分
骨隧道	• 钻孔时不要摇晃钻头。跟骨主要由骨松质组成，钻孔较为简单
张力	• 保留附着于内外侧的一些跟腱纤维，这样可以有助于确定患者自然休息位时的张力

术后处理

- 术后即刻用夹板将患肢固定于跖屈15°～20°，维持2周。
- 之后患者改穿带有2 in (6 cm)后跟垫的行走靴2周，并允许轻微触碰地面（依从性差的患者可采用行走石膏固定）。
- 术后1个月指导患者进行轻度的主动关节活动度练习，并允许耐受下完全负重。
- 在之后的2个月内，逐渐减少后跟垫的高度，直至患者恢复无痛的跖行足。
- 术后6～8周开始进行物理治疗。

预后

- 单纯清理治疗跟腱止点炎对于年轻人群有效,但随着病变范围的扩大或年龄的增长,其疗效变得不确切[9]。
- 一些研究发现,如存在跟腱内钙化,采用单纯清理术后愈合时间较长,甚至远期可能进一步恶化,预后较差[16]。
- 手术成功的关键取决于病变组织的清理程度。然而,如果跟腱累及范围超过50%,就可能会影响止点的稳定性。
- 采用姆长屈肌腱加强修补技术确切可行,且疗效有统计学意义[6,13,15,17]。
  - 在一项系列研究中,20名慢性跟腱功能不全的患者术后未见再断裂、跟腱病复发及伤口并发症[17]。
  - 尽管推测及实际报道证实小腿周径及推进力方面仍存在差异,但这些差异相比较疼痛缓解及功能恢复而言,患者是可以接受的[17]。
- 上述技术在传统技术上进行了部分改良:
  - 不采用传统的双切口技术[6,13,15],从而减少了第二术区的损伤。
  - 保留远端Henry结节连接处的姆长屈肌腱[14],从而可以保留更多的姆长屈肌及其功能。理论上,这样可以减少对足推进力的影响。
  - 在跟腱清理及止点完整性评估后,即可决定是否采用加强修补,因为可以在跟腱清理的同一切口内完成姆长屈肌腱取腱。
- 肌腱需要量较少,因为界面螺钉直接将肌腱固定至骨内,其效果等同于或优于单环边-边缝合[3,12]。
- 有关顾虑姆长屈肌力量弱于自身跟腱或姆长屈肌腱切取后推进功能缺陷的报道,可能过分夸大了其严重性[8,11]。

并发症

- 伤口并发症。
- 跟腱清理不充分。
- 骨切除不充分。
- 胫后神经损伤。
- 骨隧道骨折。
- 转位肌腱张力过高或过低。

(薛剑锋 译,施忠民 审校)

参考文献

[1] Chao W, Deland JT, Bates JE, et al. Achilles tendon insertion: an in vitro anatomic study. Foot Ankle Int 1997;18:81-84.

[2] Clain MR, Baxter DE. Achilles tendinitis. Foot Ankle 1992;13:482-487.

[3] Cohn JM, Sabonghy EP, Godlewski CA, et al. Tendon fixation in flexor hallucis longus transfer: a biomechanical study comparing a traditional technique versus bioabsorbable interference screw fixation. Tech Foot Ankle Surg 2005;4:4214-4221.

[4] Fiamengo SA, Warren RF, Marshall JL, et al. Posterior heel pain associated with a calcaneal step and Achilles tendon calcification. Clin Orthop Relat Res 1982;(167):203-211.

[5] Gerken AP, McGarvey WC, Baxter DE. Insertional Achilles tendinitis. Foot Ankle Clin 1996;1:237-248.

[6] Kann JN, Myerson MS. Surgical management of chronic ruptures of the Achilles tendon. Foot Ankle Clin 1997;2:535-545.

[7] Marks RM. Achilles tendinopathy, peritendinitis, pantendinitis, and insertional disorders. Foot Ankle Clin 1999;4:789-810.

[8] Martin RL, Manning CM, Carcia CR, et al. An outcome study of chronic Achilles tendinosis after excision of the Achilles tendon and flexor hallucis longus tendon transfer. Foot Ankle Int 2005;26(9):691-697.

[9] McGarvey WC, Palumbo RC, Baxter DE, et al. Insertional Achilles tendinosis: surgical treatment through a central tendon splitting approach. Foot Ankle Int 2002;23:19-25.

[10] Myerson MS, McGarvey WC. Disorders of the Achilles tendon insertion and Achilles tendinitis. Instr Course Lect 1999;48:211-218.

[11] Richardson DR, Willers J, Cohen BE, et al. Evaluation of the hallux morbidity of single-incision flexor hallucis longus tendon transfer. Foot Ankle Int 2009;30(7):627-630.

[12] Sabonghy EP, Wood RM, Ambrose CG, et al. Tendon transfer fixation: comparing a tendon to tendon technique vs. bioabsorbable interference- fit screw fixation. Foot Ankle Int 2003;24:260-262.

[13] Wapner KL, Hecht PJ. Repair of chronic Achilles tendon rupture with flexor hallucis longus tendon transfer. Oper Tech Orthop 1994;4:132-137.

[14] Wapner KL, Hecht PJ, Shea JR, et al. Anatomy of second muscular layer of the foot: considerations for tendon selection in transfer for Achilles and posterior tibial tendon reconstruction. Foot Ankle Int 1994;15:420-423.

[15] Wapner KL, Pavlock GS, Hecht PJ, et al. Repair of chronic Achilles tendon rupture with flexor hallucis longus tendon transfer. Foot Ankle 1993;14:443-449.

[16] Watson AD, Anderson RB, Davis WH. Comparison of results of retrocalcaneal decompression for retrocalcaneal bursitis and insertional Achilles tendinosis with calcific spur. Foot Ankle Int 2000;21:638-642.

[17] Wilcox DK, Bohay DR, Anderson JG. Treatment of chronic Achilles tendon disorders with flexor hallucis longus tendon transfer/augmentation. Foot Ankle Int 2000;21:1004-1010.

第100章 跟腱病的开放手术治疗
Open Management of Achilles Tendinopathy

Nicola Maffulli and Umile Giuseppe Longo

定义

- 跟腱病涉及腱内和腱周病变,多由劳损引起,并导致临床症状[1]。
- 跟腱病在运动员和非运动员中都很常见,会影响跟腱的多个部位。
- 一个特别常见的部位是距离跟腱止点2~4 cm处的跟腱主体部分[2]。

解剖

- 腓肠肌的两头(内侧头和外侧头)起源于股骨内、外侧髁,肌肉部分延伸到小腿中部。肌纤维下行后汇入一宽腱膜,该腱膜逐渐变窄,并在其深层接受比目鱼肌肌腱,共同形成跟腱[3]。
- 跟腱是人体中最厚、最强大的肌腱,其长约15 cm,起源于小腿中部,并向远端延伸止于跟骨的后面。跟腱前方全长接受比目鱼肌纤维[4]。

发病机制

- 迄今跟腱病的发病机制仍不清楚。
- 跟腱病由多种内在和外在因素所致[6]。
- 其与过度使用后血供、腓肠肌-比目鱼肌功能障碍、年龄、性别、体重和身高、内分泌或代谢因素、高弓足畸形、踝关节外侧不稳、使用喹诺酮类抗生素、后足在冠状面上过度活动、明显的前足内翻畸形、训练方式的变化、技术不佳、既往损伤、鞋类及环境因素,如长期在坚硬、湿滑或倾斜的地面上进行训练等诸多因素有关[1-6]。
- 前面提到的大多数因素都应被视为相关性而非病因性证据,因此它们在致病原因中的作用尚有争议[8]。

自然病程

- 尽管已对跟腱病进行了广泛的研究,但还是明显缺少合理的科学研究来阐明其原因、病理、自然病程和最佳治疗方法[9]。
- 跟腱病的治疗缺乏循证医学支持,且跟腱病患者存在长期发病的风险,其临床结果无法预测[10]。
- 大多数患者对保守治疗有效,尤其是当患者愿意减少活动量后,症状便可得到控制[10]。
- 有24%~45.5%的跟腱病患者,通常在尝试3~6个月的保守治疗后仍无效,则建议手术治疗。然而,长期跟腱病的患者手术效果不佳,在获得良好治疗结果前的再手术率高[7,11]。
- 随着跟腱病生物学特点的逐渐阐明,可能会出现更有效的治疗方案,从而提高保守治疗和手术治疗的成功率[12]。

病史和体格检查

- 患者通常在运动后出现跟腱止点近端2~6 cm处疼痛。
- 随着病理过程的发展,练习时也会出现疼痛,严重时可能会影响日常活动。
- 跑步者在训练开始和结束后都会感到疼痛,跑步期间的不适感反倒有所减轻。
- 应当检查足部和足跟是否存在力线不良、畸形、双侧跟腱的大小是否明显不对称、有无局部增厚、Haglund畸形以及有无陈旧性瘢痕[11-13]。
- 触诊跟腱以检查有否存在压痛、发热、增厚、结节和捻发音等。
- "疼痛弧"征有助于鉴别跟腱病和腱旁膜病。腱旁膜病时,踝关节从完全背伸至跖屈过程中,跟腱最厚及压痛区对于踝关节其位置相对固定,而跟腱病时其位置随踝关节活动而改变[14]。

影像学和其他诊断性检查

- 软组织X线片可用于诊断相关或伴发的骨性异常[10]。
- 尽管依赖于检查者,但由于超声检查与病理学结果有良好的相关性,因此是首选的影像学诊断方法[12]。
- 超声能迅速识别低回声区,术中可见其由退变组织组成,且伴有跟腱增厚。
- 仅当超声仍不明确时,才考虑行磁共振成像(MRI)检查。
- MRI能提供有关跟腱内部形态和周围结构的大量信息,对于评估各阶段的慢性退变,鉴别腱旁炎和跟腱变性非常有用。跟腱的黏液样变性区在MRI的T1和T2加权图像上表现为高信号区[13]。

鉴别诊断

- 跟腱腱旁膜病。
- 急性或慢性跟腱断裂。
- 跟腱再断裂。
- 腓肠肌与跟腱移行部撕裂[12]。

非手术治疗

- 没有证据表明非甾体抗炎药（NSAIDs）有益于缓解跟腱病的急性症状[5]。
- 使用小剂量肝素、足跟垫、局部激光治疗和腱周局部封闭的疗效与不治疗没有差异[9]。
- 在随机对照研究中显示有效的治疗方法包括：在腱鞘周围注射抑酶肽、局部应用三硝酸甘油酯以及在超声引导下在新生血管区注射硬化剂[10]。
- 疼痛的小腿肌肉离心训练对治疗非止点性跟腱病有效[13]。
- 小腿三头肌的离心负荷锻炼和低能量冲击波治疗也有类似的治疗结果[14]。

手术治疗

- 24%～45.5%的跟腱病患者保守治疗会失败[14]。
- 一般建议保守治疗至少6个月后再手术[11]。
- 手术目的在于切除纤维粘连、清除退变的结节组织，并在跟腱上做多个纵行切口，以探查跟腱内病损及重建血运，也可能通过刺激残留的活性细胞以启动细胞基质的反应，并促进愈合[14]。
- 缺损处可边-边缝合，也可不予以缝合。
- 如果切除了较大的病灶，可能需要行重建手术。

术前计划

- 术前影像学检查可以指导手术医生定位切口，沿跟腱纤维束走行方向锐性切开跟腱。

体位

- 采用局部麻醉，患者取俯卧位，患侧踝关节悬空于手术台外。
- 俯卧位有利于充分显露受累区域。
- 或者采用仰卧位，用软垫将患者对侧臀部垫高，并将患肢置于4字位。
- 患肢上止血带，驱血后将止血带充气至250 mmHg[4]。

入路

- 于跟腱内侧做切口，以免损伤腓肠神经和小隐静脉（图1）。
- 由于鞋跟边缘可能直接压迫于切口处，因此后方直切口也可能引起不适。
- 保持全厚皮瓣对于减少术后伤口开裂的发生至关重要[7]。

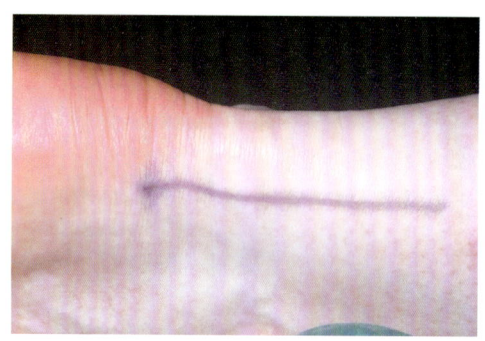

图1 用于开放手术的切口。其位于跟腱内侧缘的后方，避开了腓肠神经和小隐静脉，且手术瘢痕亦远离鞋帮。

显露和切除腱旁膜

- 显露腱旁膜和跟腱（技术图1A）。
- 辨认并切开腱旁膜（技术图1B）。
- 如同时存在腱旁膜病变，一般需切除增厚和瘢痕化的腱旁膜组织。
- 根据术前影像学表现，沿跟腱纤维束走行方向锐性切开跟腱（技术图1C）。
- 识别病变的跟腱组织，其外表通常失去光泽，且常包含杂乱无序的纤维束，类似蟹肉样外观（技术图1D）。
- 锐性切除病变组织（技术图1E）。

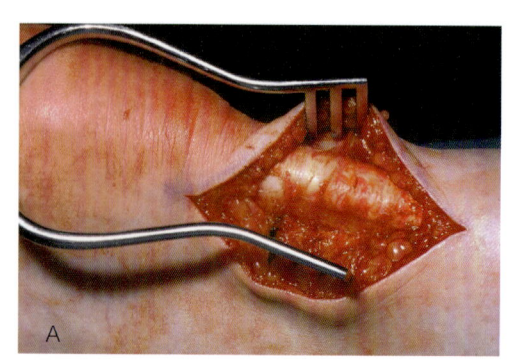

技术图1 A．显露腱旁膜和跟腱。

第100章 跟腱病的开放手术治疗

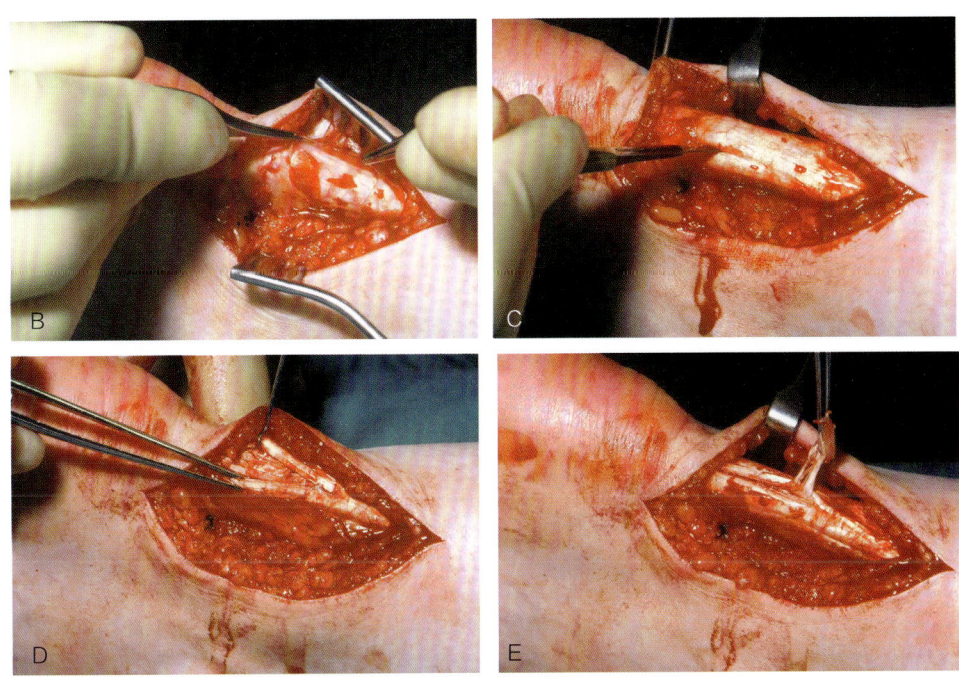

技术图1（续） B. 切开腱旁膜。C. 沿跟腱纤维纵行切开跟腱。随着跟腱纤维旋转90°，纵行切开时亦需随之旋转。D. 可以看到跟腱病变区域的大体观。E. 切除病变的腱性组织。

修补间隙和关闭切口

- 清理后的残留间隙可采用边-边缝合法修补，但笔者不予以缝合（技术图2A）。
- 用可吸收线缝合皮下组织（技术图2B）。
- 用外科无菌免缝胶带对合皮缘（技术图2C），然后常规加压包扎。
- 用高分子短腿负重石膏将患足固定于跖屈位。

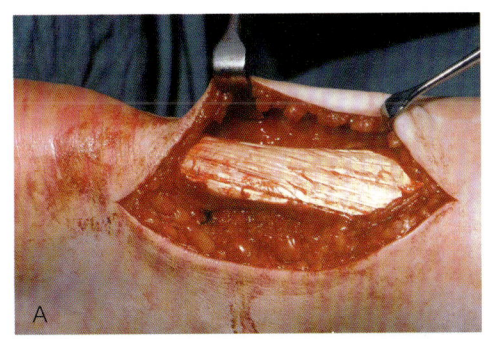
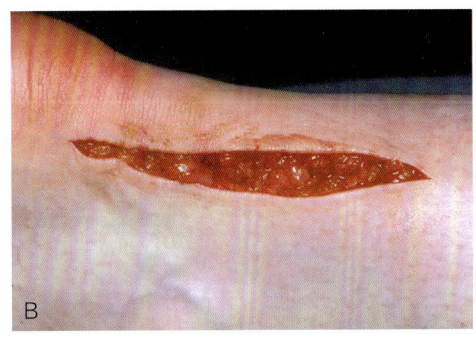
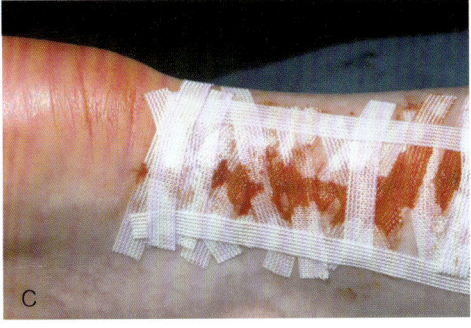

技术图2 A. 手术结束时的外观。B. 深层组织缝合后的皮肤切口。C. 在常规加压包扎之前，用外科无菌免缝胶带（Steri-Strips）对合皮肤切口。然后用高分子短腿负重石膏将患足固定于跖屈位。

肌腱加强或转位

- 如果清理手术中出现跟腱组织严重缺损,应考虑进行肌腱加强或转位。
- 跟腱瓣翻转可用于跟腱缺损的修补:
  - 行跟腱瓣翻转时,于近端自腓肠肌切取1~2片跟腱组织瓣,保持跟腱组织瓣的远端部分与跟腱的主体相连。
- 然后将其翻转180°,并与远端跟腱组织缝合,以覆盖和桥接缺损。

跖肌腱编织

- 亦有报道采用跖肌腱修补跟腱缺损。跖肌腱位于跟腱内侧缘。取腱时尽可能向近端追溯跖肌腱,并尽可能靠近腱-腹交界处切断肌腱,以尽可能获取足够长度的肌腱。
- 可以保留跖肌腱的跟骨侧止点,将其环绕穿过跟腱近端,并与之编织缝合,然后再缝回至跖肌腱的远端。
- 或者,也可以切断远端跖肌腱,以用作游离移植。
- 松止血带并记录时间[8]。

典型病例(感谢 Mark E.Easley, MD 提供病例)

病史和影像学资料

- 患者,女性,52岁,右侧跟腱疼痛2年。
  - 轻微损伤史(劳损);无急性跟腱断裂史。
  - 经数月理疗和活动方式改变后症状无改善。
  - 于跟腱止点近端5~10 cm处有一5 cm的跟腱梭形肿胀。
  - 肿胀/肿大区有压痛。
  - 单腿提踵困难:跟腱内疼痛伴无力。
- 侧位X线片未见跟腱内钙化。
- MRI(技术图3)。
  - 跟腱连续性存在。
  - 可见跟腱呈梭形肿大,与临床所见部位相符。
  - 跟腱中央区内可见囊性变/液性填充区。

体位

- 俯卧位。
- 确保生殖器受到良好保护,保持臂丛神经或尺神经无张力或受压至关重要。

显露与探查

- 于中线稍偏内侧做后侧纵行切口。
  - 缝合伤口时可以提供跟腱表面更好的软组织覆盖。
  - 对于相对更偏外侧走行的腓肠神经可能更安全。
- 辨认并保护腓肠神经。
- 纵行切开跟腱表面的跟腱前筋膜。
- 显露腱旁膜,可见症状部位的腱旁膜与跟腱相粘连。
  - 狭窄性腱鞘炎(技术图4A)。

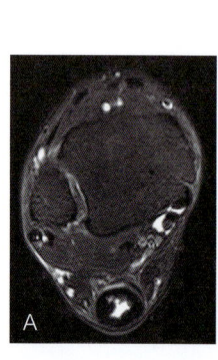 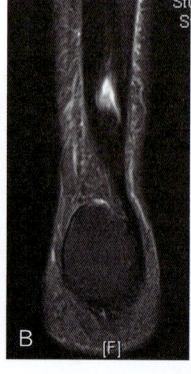 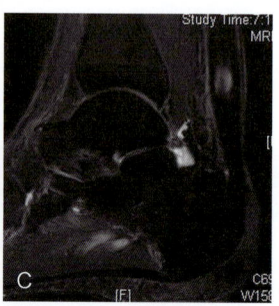

技术图3 患者,女性,52岁,主诉右侧跟腱慢性肿胀和疼痛。A. 轴位影像可见跟腱增厚,伴中央区域液性填充。B. 冠状位影像有类似发现。C. 矢状位影像也显示了跟腱的增厚区和位于跟腱中央的囊肿,起自跟腱止点近端约5 cm,并至少向近端延伸5 cm。

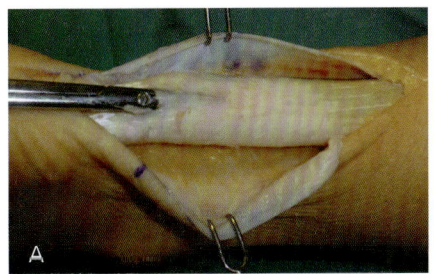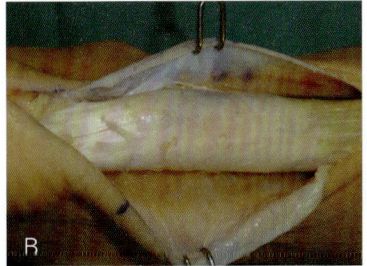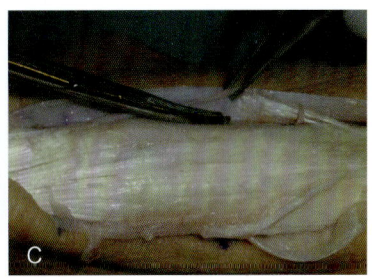
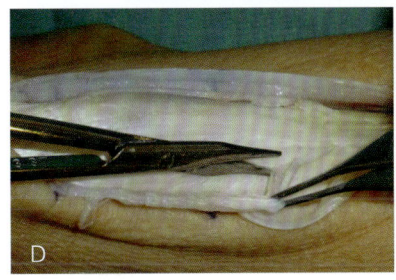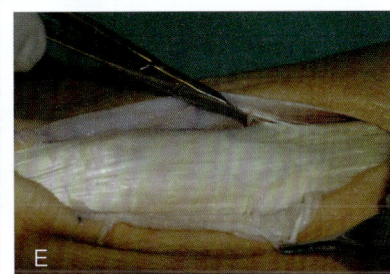

技术图4 狭窄性腱鞘炎。A. 很难从跟腱分离粘连且病变的腱旁膜。B. 注意位于跟腱增厚区慢性病变的腱旁膜。C. 用剪刀仔细清除并掀起病变的腱旁膜,以显露跟腱。D. 该病例的腱旁膜与跟腱之间没有清晰的层次界面。E. 完全显露跟腱。

- 很难将其与跟腱分离(技术图4B)。
  - 用剪刀仔细分离以显露下方的跟腱(技术图4C、D)。
- 将跟腱从病变、粘连的腱旁膜上完全游离至关重要(技术图4E)。
- 若粘连持续存在,则无法缓解慢性腱旁膜病及狭窄性腱鞘炎的相关症状。

跟腱

- 跟腱明显增粗。
- 纵向纤维完整。
- 沿着纵行纤维方向仔细分离,便容易发现囊肿/液性填充区(参见MRI)(技术图5A)。
  - 在本病例中,提示既往创伤史或受伤后反复应力作用的征象:慢性血肿、纤维组织或瘢痕提示自然愈合过程受到干扰。
- 仔细清理液性填充的囊性区(技术图5B～D)。
- 仔细清理不健康的纤维瘢痕组织,保留相邻健康的纵行纤维的完整性(技术图5E～H)。

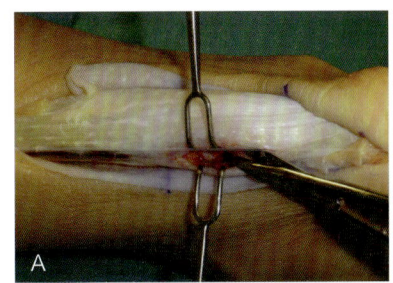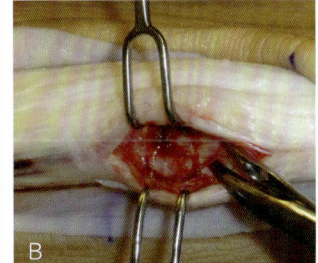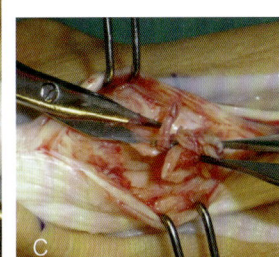
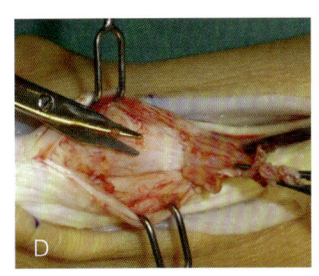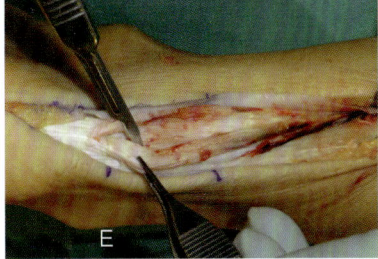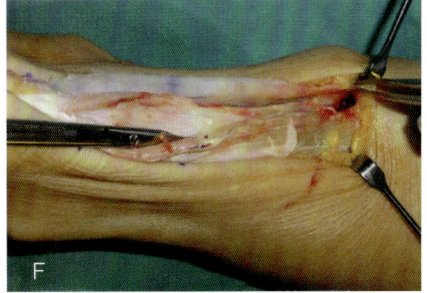

技术图5 A. 沿纵行纤维方向仔细分离,便容易发现囊肿/液性填充区(参加MRI)。在本病例中,慢性血肿、纤维组织和瘢痕提示既往创伤史和反复的应力作用。B. 清除血肿/囊肿。C. 切除退变/慢性纤维化组织。D. 显露瘢痕化和不健康的跟腱纤维。E. 清理不健康的跟腱组织。F. 中央病变部分一直延伸至更近端。

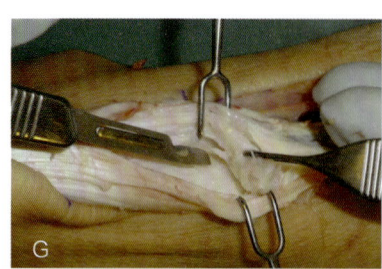
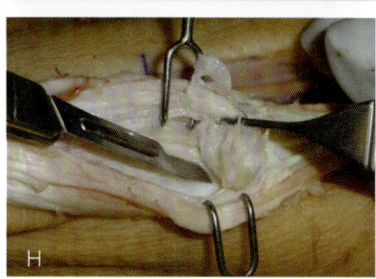

技术图5（续） G. 病变组织无纵行纤维，通常易于辨认。H. 在该病例中，存在大量不健康的中央组织。

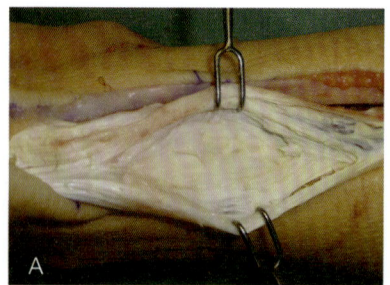
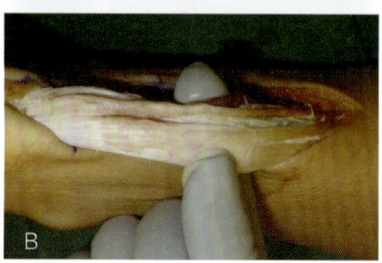

技术图6 A. 彻底清理不健康的组织和中央囊性区后，仔细评估残留的纵行纤维。B. 对于该病例，虽然中央缺损较大，但残留足够的健康的纵行纤维，可考虑直接修补而无需肌腱加强。

残留跟腱的处理

- 彻底清理不健康的组织和中央囊性区后，仔细评估残留的纵行纤维（技术图6A）。
- 对于该病例，虽然中央缺损较大，但残留足够的健康的纵行纤维，可考虑直接修补而无需肌腱加强（技术图6B）。

管束化修补跟腱

- 通过管束化残留的健康跟腱纤维来消除中央缺损。
- 所谓管束化，即将跟腱的一边缝至另一边，从而消除中央缺损，并使最薄弱的部位得以加强（技术图7A）。

- 在本病例中，使用的是可吸收缝合线。
  - 深部采用间断缝合。
  - 连续缝合进行加强（技术图7B）。
- 注意尽管仍有些许残留增厚，但修补后的跟腱更接近原有的解剖外观（技术图7C）。

关闭跟腱表面的腱旁膜和筋膜层

- 通过缝合跟腱表面的腱旁膜和筋膜层，可以使跟腱顺畅滑动及健康修复。
  - 若出现伤口并发症，此缝合法还可以保护跟腱。

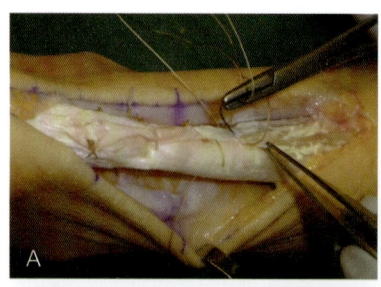
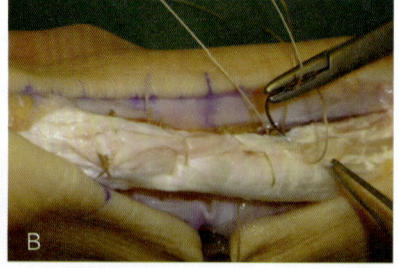
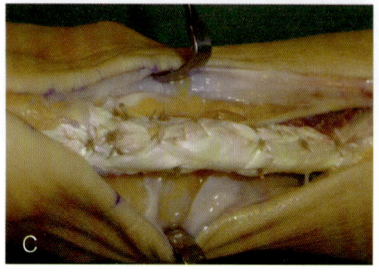

技术图7 修补跟腱。A. 所谓管束化，即将跟腱的一边缝至另一边，从而消除中央缺损，并使最薄弱的部位得以加强。B. 深部采用间断缝合，并用连续缝合法加强。C. 修补后，尽管仍有些许残留增厚，但修补后的跟腱更接近原有的解剖外观。

- 该病例存在大量病变的腱旁膜,应将其切除。
  - 保留相对健康的腱旁膜和跟腱前筋膜(技术图8A、B)。
  - 切除病变的腱旁膜组织(技术图8C、D)。
- 于跟腱表面仔细修补残留的健康腱旁膜和跟腱前筋膜(技术图8E、F)。
- 注意避免将腓肠神经缝入。
- 常规缝合皮肤,包扎伤口,并用石膏固定。

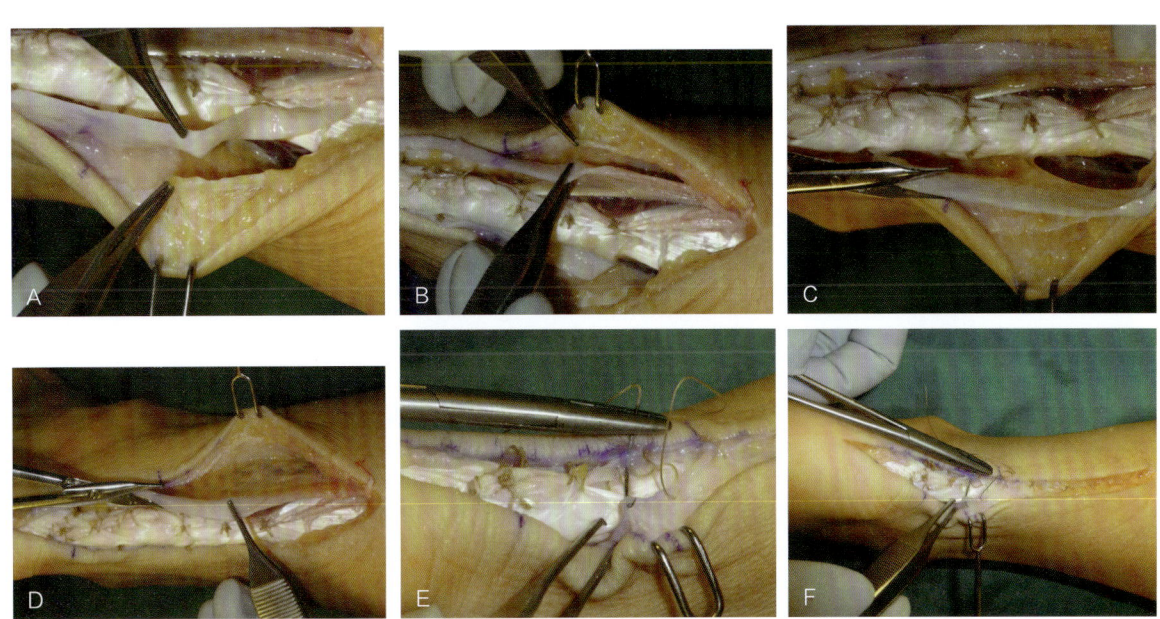

技术图8 该病例存在大量病变的腱旁膜,但所幸仍残留一层健康的腱旁膜和跟腱前筋膜。A. 外侧。B. 内侧。病变的腱旁膜已被切除。C. 外侧。D. 内侧。修补残留的健康腱旁膜组织和跟腱前筋膜。E. 仔细缝合,避免将跟腱缝入。F. 注意避免损伤腓肠神经。

要点与失误防范

诊断	• 诊断通常基于临床,包括仔细的病史询问及体格检查 • 超声可以发现低回声区,在术中则表现为退变组织及增厚的跟腱 • 仅当超声检查仍不明确时,才需要进行MRI检查
体位	• 俯卧位,使用大腿止血带
切口	• 切口位于跟腱内侧缘的前内侧,以减少腓肠神经及小隐静脉损伤的可能性

术后处理

- 一般在术后一段时间内使用夹板保护并挂拐行走,以利于减轻疼痛和肿胀消退。另外,由于该部位的伤口并发症较难处理,因此早期制动有利于促进皮肤愈合。
- 术后14天检查伤口,并开始关节活动度练习。
  - 鼓励患者开始每天进行主动、被动踝关节活动度练习。
  - 该阶段使用可拆卸的步行靴可能有所帮助。
  - 根据术中需要清理的程度,一般不限制负重,并鼓励患者早期负重。
  - 然而,若术中广泛清理并行肌腱转位,可能在术后4～6周需要保护下负重。
- 经过6～8周的关节活动度练习和轻度的抗阻练习后,跟腱已初步愈合。可以开始进行强度更大的力量练习,并逐渐进阶至增强式训练,并最终过渡至跑步和跳跃[13,14]。

预后

- 手术通常是成功的,但应告知患者该手术存在潜在失败的可能及伤口并发症的风险,且有时候患者恢复时间较长[6]。
- 康复应着重于早期关节活动度练习,并避免跟腱在愈合的初始阶段超负荷。

并发症

- 伤口愈合问题。
- 感染。
- 腓肠神经损伤。
- 跟腱断裂。
- 深静脉血栓形成。

(梅国华　译,施忠民　审校)

参考文献

[1] Maffulli N. Re: etiologic factors associated with symptomatic Achilles tendinopathy. Foot Ankle Int 2007;28:660-661.

[2] Maffulli N, Kader D. Tendinopathy of tendo achillis. J Bone Joint Surg Br 2002;84(1):1-8.

[3] Maffulli N, Kenward MG, Testa V, et al. Clinical diagnosis of Achilles tendinopathy with tendinosis. Clin J Sport Med 2003;13:11-15.

[4] Maffulli N, Khan KM, Puddu G. Overuse tendon conditions: time to change a confusing terminology. Arthroscopy 1998;14:840-843.

[5] Maffulli N, Reaper J, Ewen SW, et al. Chondral metaplasia in calcific insertional tendinopathy of the Achilles tendon. Clin J Sport Med 2006;16:329-334.

[6] Maffulli N, Sharma P, Luscombe KL. Achilles tendinopathy: aetiology and management. J R Soc Med 2004;97:472-476.

[7] Maffulli N, Testa V, Capasso G, et al. Calcific insertional Achilles tendinopathy: reattachment with bone anchors. Am J Sports Med 2004;32:174-182.

[8] Maffulli N, Testa V, Capasso G, et al. Results of percutaneous longitudinal tenotomy for Achilles tendinopathy in middle-and long-distance runners. Am J Sports Med 1997;25:835-840.

[9] Maffulli N, Testa V, Capasso G, et al. Similar histopathological picture in males with Achilles and patellar tendinopathy. Med Sci Sports Exerc 2004;36:1470-1475.

[10] Maffulli N, Testa V, Capasso G, et al. Surgery for chronic Achilles tendinopathy yields worse results in nonathletic patients. Clin J Sport Med 2006;16:123-128.

[11] Maffulli N, Wong J. Rupture of the Achilles and patellar tendons. Clin Sports Med 2003;22:761-776.

[12] Maffulli N, Wong J, Almekinders LC. Types and epidemiology of tendinopathy. Clin Sports Med 2003;22:675-692.

[13] Rompe JD, Nafe B, Furia JP, et al. Eccentric loading, shock-wave treatment, or a wait-and-see policy for tendinopathy of the main body of tendo Achilles: a randomized controlled trial. Am J Sports Med 2007;35:374-383.

[14] Sayana MK, Maffulli N. Eccentric calf muscle training in nonathletic patients with Achilles tendinopathy. J Sci Med Sport 2007;10:52-58.

第101章 姆长屈肌腱转位治疗跟腱炎
Flexor Hallucis Longus Transfer for Achilles Tendinosis

Bryan D. Den Hartog, Jr.

定义

- 止点性及实质性跟腱炎是一种导致疼痛的退行性病变,其发生与机械性损伤和血管性因素有关,并可影响腱旁膜及胶原纤维。
- 最常见于45岁左右及以上年龄的人群。

解剖

- 跟腱是人体内最大的肌腱,将比腓肠肌-比目鱼肌复合体连接至跟骨(图1)。
- 其表面由腱旁膜覆盖,而无明确的腱鞘组织。
- 跟腱血供远端来源于跟骨小动脉,近端则来自肌肉内分支。在肌腱止点近端2~4 cm处有一相对缺血区,或所谓的"分水岭"区域。

发病机制

- 机械和血管因素导致跟腱炎的发展。该病程由内因(如Haglund畸形)或外因(如鞋帮过硬)导致跟腱止点处机械性受压开始。最初发展为跟骨后滑囊炎而尚未累及跟腱本身。随着跟骨后结节的进一步突出或后足力线不良(如足跟内翻),会导致跟腱胶原纤维的损伤及跟骨后滑囊进一步的炎症。
- 逐渐增厚的跟骨后滑囊和腱旁组织进一步增加了跟腱的机械性受压,并阻碍血流,影响跟腱正常的修复过程,导致跟腱增厚及变性。
- 随着年龄增长而伴随的缺血性改变,跟腱逐渐增厚并出现疼痛。在此阶段的X线片上可能会显示跟腱止点处骨赘或钙化。

自然病程

- 跟腱炎的自然病程很可能是连续发展的,始于跟骨后滑囊炎,最终发展为慢性跟腱炎。
- 由于疼痛和无力的进一步加重,患者的活动亦进一步受限。
- 与年龄相关的胶原质量下降和血管减少亦与跟腱炎的发展有关。
- 随着退变进程转变为慢性后,跟腱亦出现机械性缺陷,并更易于断裂。
- 随着疾病的发展,症状亦转变为持续性。

病史和体格检查

- 跟腱炎会导致受累部分的跟腱疼痛和肿胀。
- 体育活动和对受累跟腱的直接压迫都会加重疼痛。
- 血清反应性阴性关节病、脊椎关节病、高胆固醇血症、结节病和肾移植患者的跟腱病发生率较高。
- 应评估患者是否存在患足过度旋前或足跟内翻畸形,这可能导致跟腱的偏心负荷。如果存在以上任意一种情况,都有必要用支具将后足维持于中立位。
- 在屈膝和伸膝时检查踝关节的背伸功能,以评估腓肠肌或跟腱的紧张度。若过紧,应考虑在行姆长屈肌腱转位的同时行腓肠肌滑移术。
- 患者俯卧于检查台上,触诊跟腱以定位增厚和压痛区域(包括止点或非止点)。评估跟骨结节的大小;如果其突出增大,应考虑切除以减少对病变跟腱的机械性受压。

影像学和其他诊断性检查

- X线片有助于发现和评估跟腱钙化的范围以及是否存在Haglund畸形(图2A)。
- 尽管磁共振成像(MRI)扫描对于术前计划而言并非必要,但其有助于估计退变跟腱的所需切除范围(图2B、C)。

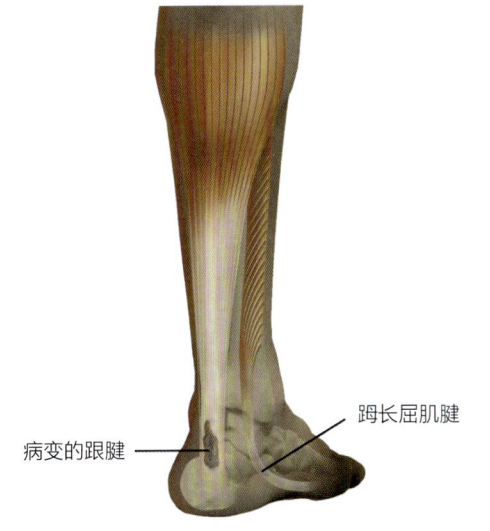

图1 跟腱及其与姆长屈肌腱的关系。

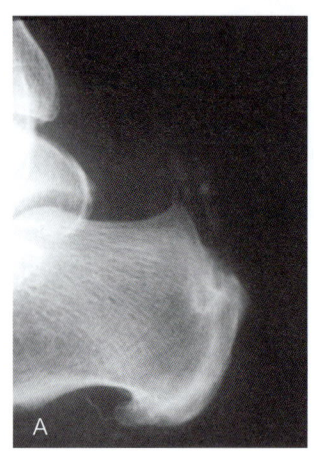
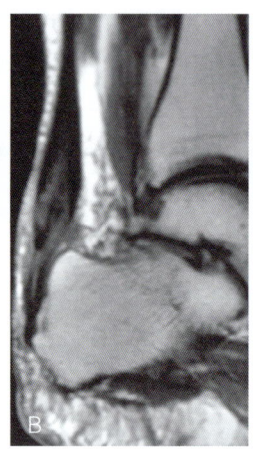
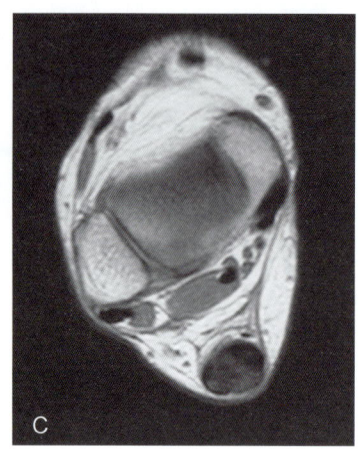

图2 A. 跟骨侧位X线片显示跟骨结节突出和跟腱钙化。B. 矢状位MRI扫描图像显示跟腱止点内信号增高。C. 跟腱止点的轴位MRI扫描图像显示病变纤维。

鉴别诊断

- Haglund畸形。
- 跗三角骨。
- 跟骨后滑囊炎。
- 腱旁膜炎。
- 血清阴性脊柱关节炎。
- 跟腱止点病。
- 跟腱炎。

非手术治疗

- 止点性或非止点性跟腱炎的非手术治疗包括：休息、制动和康复。
- 制动包括石膏管型、石膏支具固定或佩戴定制的踝-足支具（AFO）。
- 诸如足跟内翻畸形等结构性异常，可使用楔形垫或矫形支具，或两者兼用来处理。
- 改变训练方案以减轻患侧跟腱的压力。
- 高负荷离心力量练习的理疗方案对跟腱病有效，并可能优于常规治疗方案，同跟腱切开清理。

手术治疗

- 手术治疗仅适用于那些具有顽固性疼痛和功能障碍的患者，或先前跟腱清理术或Haglund畸形切除失败的患者。
  - 该组患者中的大多数人伴有慢性跟腱功能缺陷、久坐、超重，并且有放射学或MRI证据显示存在增厚及钙化的跟腱止点。
  - 现有的大多数治疗方法都聚焦于去除对病变跟腱的机械性压迫（例如，切除跟骨后上结节）、病变跟腱清理或对清理后的残留跟腱进行加强（如踇长屈肌腱、腓骨短肌腱、跖肌腱）。
  - 笔者将在接下来的部分讨论具体的手术方法。

术前计划

- 必须确定病变跟腱的范围和位置。跟腱退变的区域最常位于远端2～4 cm处。退变也可以局限于跟腱实质。
- 患者在术前必须了解最大程度的恢复时间可能较长（平均8.2个月）。
- 如果术者在进行肌腱转位时需要经跟骨环绕转位的踇长屈肌腱，则可能需要更长的肌腱，应从Henry结节的中点处切断踇长屈肌腱，并从后方切口拉出。

体位

- 患者俯卧于手术台上，踝前用软垫垫高（图3）。

入路

- 切口选择众多。
  - 推荐的切口包括正中劈开、内侧和/或外侧纵行切口，或内侧向远端L形横行延伸切口。
  - 所有这些切口都可成功地用于显露和清理病变组织，但若预期行跟腱加强，内侧切口将提供踇长屈肌腱的最佳显露。
- 无论选择何种切口，都应锐性切开皮下组织至腱旁膜，注意切勿水平方向分离组织，这样可以降低跟腱表面软组织血供损伤的风险。

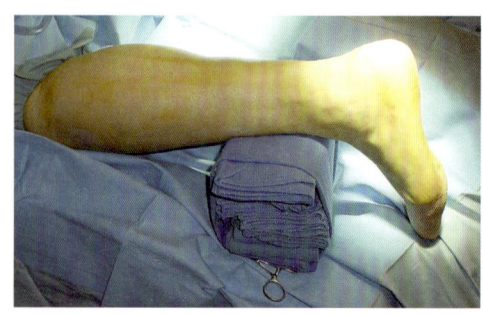

图3 患者俯卧于手术台上。

显露和跟腱清理

- 于跟腱中上 1/3 交界处做一长约 10 cm 的后内侧切口，切口远端止于跟骨结节的跟腱止点处。
- 锐性切开皮下组织至腱旁膜，注意切勿水平方向分离，以降低跟腱表面软组织血供损伤的风险。
- 若预期需要广泛清理跟腱，或需要更好地显露跟腱外侧止点，可向远端L形延伸切口（技术图1A）。
- 仔细探查跟腱实质部，清除所有无正常结构形态的（鳕鱼肉状）、钙化或骨化的腱性组织，仅留下相对健康、纤维纹理正常的组织。通常需要切除超过50%横截面的组织。
- 最好自跟腱止点处楔形切除退变、钙化区的跟腱组织（技术图1B、C）。
- 在所有病例中，都需要部分切除跟骨结节的后上部，以减压跟腱止点（技术图1D～F）。这也可以改善跟腱前方的显露，有助于跟腱探查和清理。
- 退变组织清除后，切除跟腱前方的三角形脂肪垫，显露后深筋膜（技术图1G）。

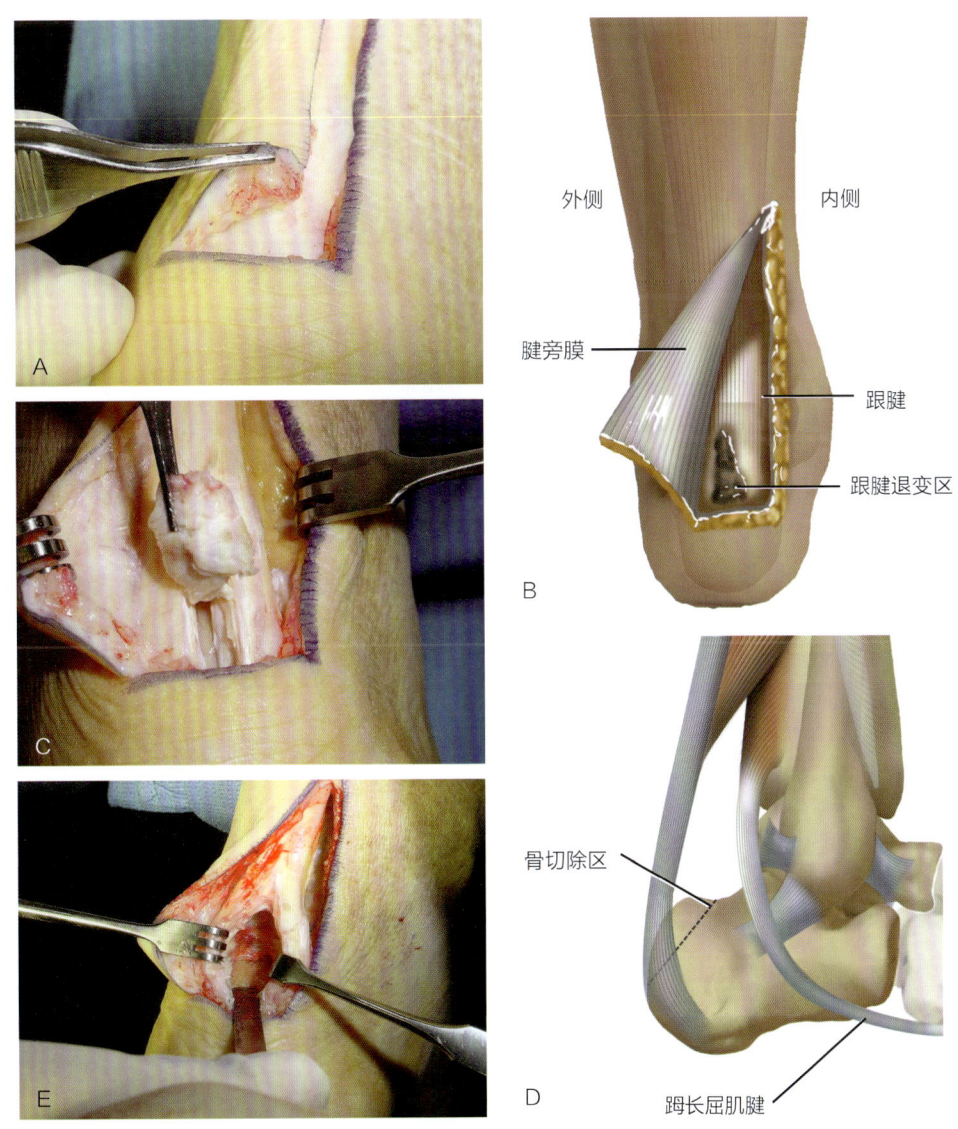

技术图1 A. L形全层切口，以增加病变跟腱的显露。B. 病变跟腱的常见位置。C. 跟腱止点处楔形切除区，以备修补。D. 骨切除区。E. 经切除的跟腱行跟骨部分切除。

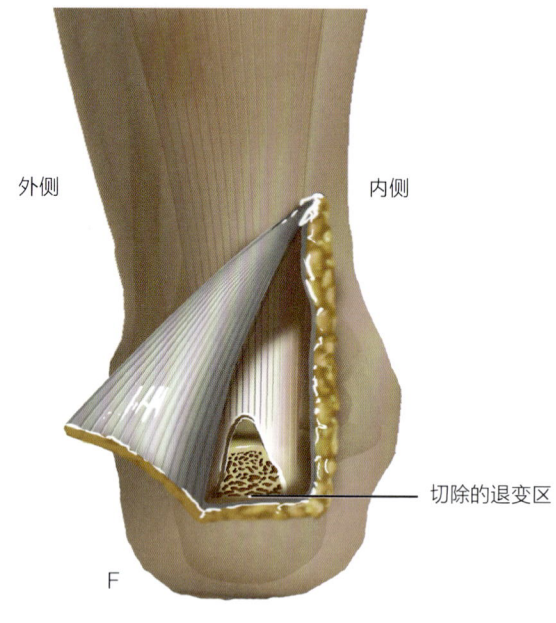 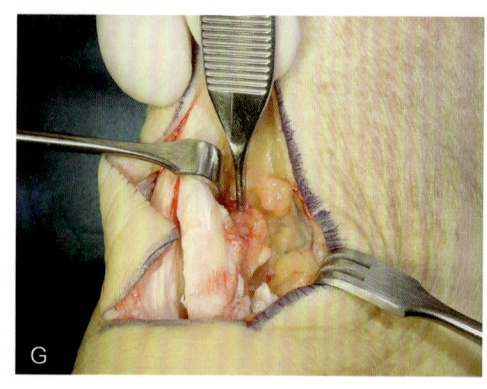

外侧　内侧

切除的退变区

技术图1（续）　F. 骨切除后以及减压后的跟腱。G. 切除三角形的脂肪垫，显露后深筋膜。

肌腱转位

- 纵行切开覆盖小腿后间室的筋膜至踇长屈肌肌腹的近端部分，辨认踇长屈肌腱（技术图2A）。沿后足内侧缘松解屈肌支持带，以进一步显露踇长屈肌腱。
- 用钝头拉钩轻柔牵开神经血管束，可以安全地向远端显露肌腱（技术图2B、C）。
  - 极度跖屈踝关节及踇趾，于尽可能远端切断踇长屈肌腱。
  - 自内向外切断肌腱，以避免意外损伤神经血管结构。
- 向后拉出肌腱，并定位至清理后两侧残留跟腱止点间的跟骨处（技术图2D～F）。
  - 如果需要更长的踇长屈肌腱，可以从腓骨和骨间韧带上钝性分离踇长屈肌远端肌肉纤维的起点，以增加踇长屈肌腱的滑移度。
  - 通过背伸踝关节以最大程度牵拉跟腱，从而决定踇长屈肌腱转位合适的张力。将踇长屈肌腱调整至合适张力后，切除多余长度的踇长屈肌腱，从而将转位肌腱以最佳张力固定至跟骨。

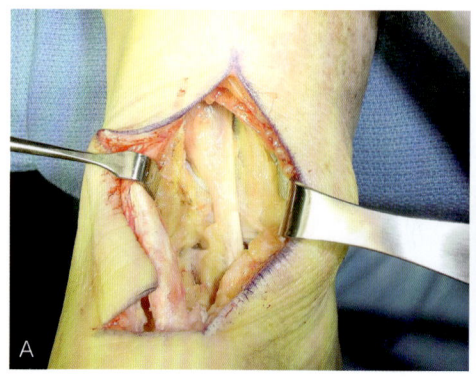 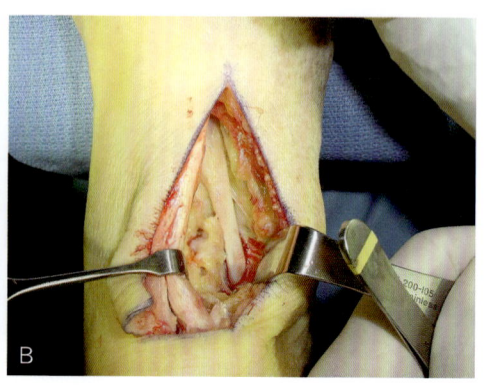

技术图2　A. 切开深筋膜后，显露踇长屈肌腱。B. 切开屈肌支持带，向远端显露踇长屈肌腱。

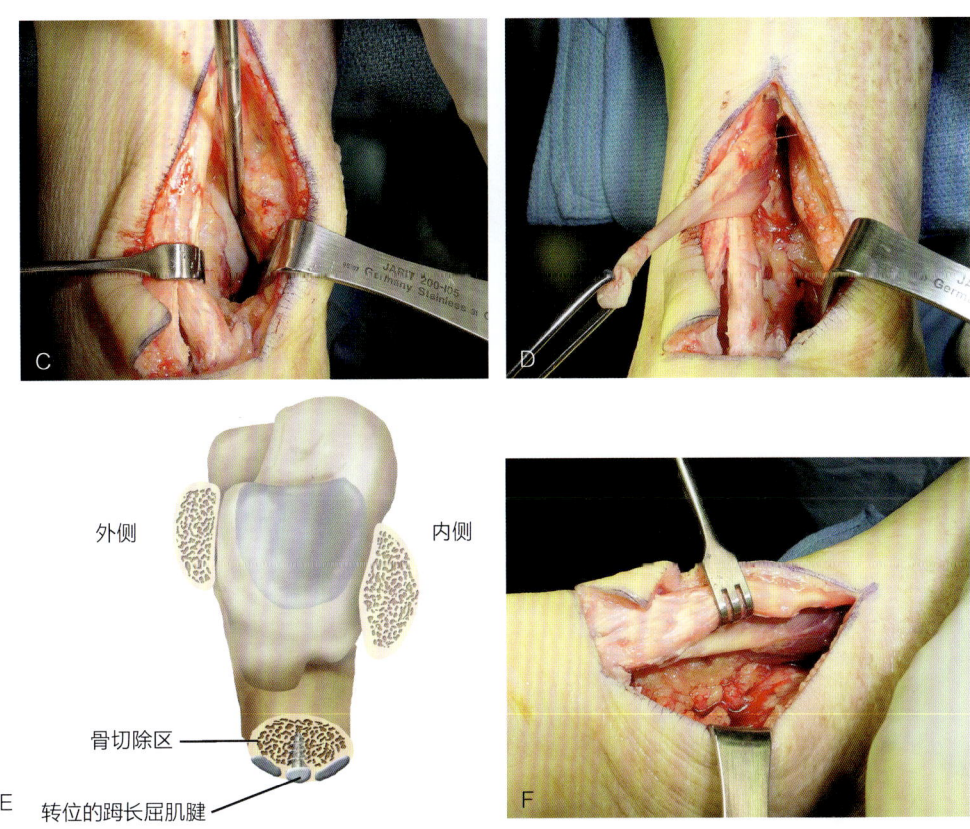

技术图2（续） C. 用深部拉钩保护血管神经束。D. 将踇长屈肌腱向后拉并检查其长度。E. 在残留的两侧跟腱中部标记踇长屈肌腱植入的部位。F. 将踇长屈肌腱紧贴跟腱植入跟骨。

固定肌腱

- 用带双股缝线的锚钉固定转位肌腱（技术图3A）。
- 在适当张力下，用第一股缝线以改良Kessler法将踇长屈肌腱固定至跟骨（技术图3B）。
- 第二股缝线采用锁边缝合法增加抗拉出强度（技术图3C、D）。
- 用不可吸收的编织线将踇长屈肌腱与跟腱边-边缝合（技术图3E、F）。
- 仔细地分层缝合腱旁膜、皮下组织和皮肤。

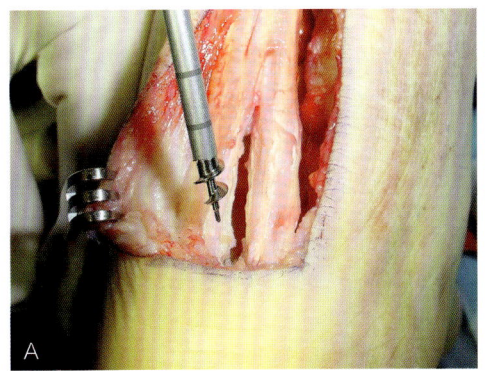 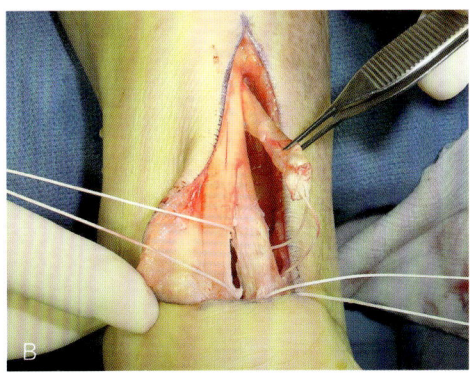

技术图3 A. 带双股缝线的缝合锚钉。B. 肌腱上缝一定位结，并确定踇长屈肌腱合适的张力。

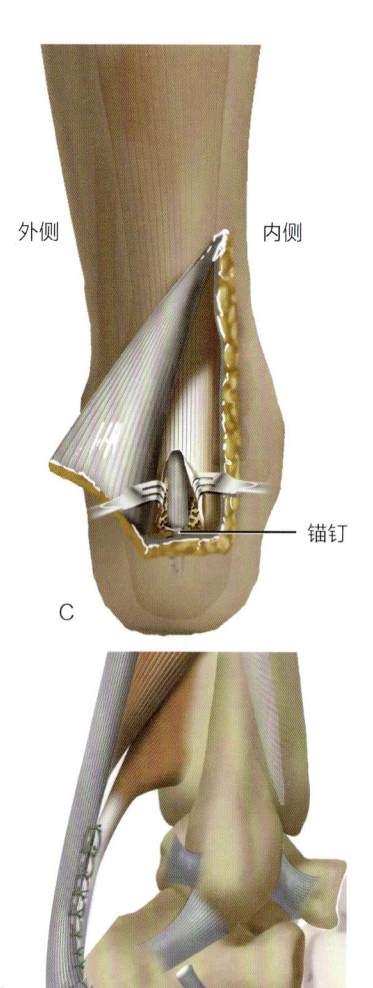
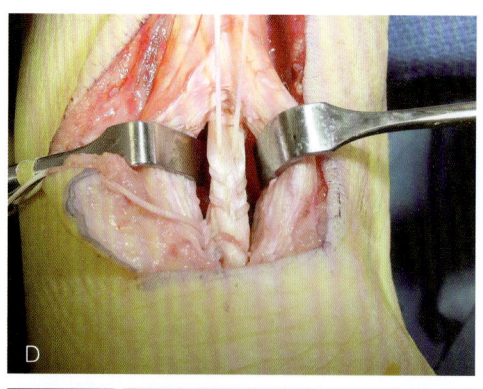
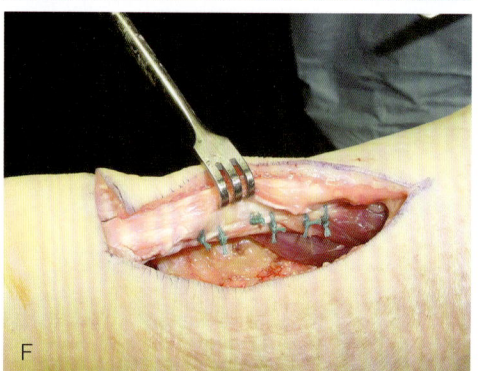

技术图3（续） C. 锚定的肌腱。D. 锁边缝合跨长屈肌腱。E. 边-边缝合法将跨长屈肌腱缝合至跟腱。F. 图示跨长屈肌腱缝合至跟腱。

要点与失误防范

皮肤切口	• 必须小心地自皮肤至腱旁膜做一全层皮肤切口而不损伤软组织层，以避免皮肤坏死
清理跟腱	• 确保切除所有的病变跟腱，以减少术后持续疼痛的风险
跨长屈肌腱取腱	• 显露跨长屈肌腱准备转位时，经内侧切口用深部拉钩保护血管神经束，以避免损伤相邻的重要结构 • 用15号刀片由内向外切断肌腱，以避免损伤血管神经束 • 切断跨长屈肌腱前，极度跖屈踝关节及跨趾，并拉紧跨长屈肌腱，以获得足够长度的转位肌腱
跨长屈肌腱转位	• 背伸足部以最大程度拉伸跨长屈肌腱，以决定转位肌腱合适的止点和张力 • 切除跨长屈肌腱与残留跟腱间夹杂的脂肪组织，以确保两者良好的对位，并使用不可吸收缝线修补缝合
关闭切口	• 仔细地从腱旁膜开始逐层缝合，以避免过度瘢痕

术后处理

- 手术室内加压包扎后用夹板将踝关节固定于中立位。敷料包扎维持10～14天。届时如果伤口愈合良好，且确认术中重建效果稳定，则可让患者穿戴控制踝关节活动度（CAM）的步行靴，并允许患者耐受范围内负重。
- 如果清除超过75%的跟腱，则使用负重石膏固定4周，以为跟腱愈合提供支持保护。
- 如果临床症状明显改善（疼痛和肿胀减轻），则应在术后6～8周开始关节活动度和力量训练。
- 在疼痛和肿胀症状允许的情况下，患者可在第10～12周时脱卸控制踝关节活动度的步行靴。

预后

- Hansen报道了采用近端跚长屈肌腱转位术获得了优良的治疗效果，并强调需彻底切除病变跟腱。
- Wapner等报道了采用跟腱清理及于中足切取跚长屈肌腱转位治疗7例跟腱炎患者，疼痛缓解及功能改善效果良好。
- Wilcox等报道了采用跚长屈肌腱转位治疗20例顽固性跟腱炎患者，并采用美国骨科足踝外科协会（AOFAS）后足评分和SF-36健康调查表评估，总体治疗效果良好，但发现患者的功能并未改善。
- Den Hartog报道了采用跚长屈肌腱转位治疗29例严重的跟腱炎患者，术后AOFAS后足评分明显改善。

并发症

- 加强后的跟腱再断裂。
- 软组织损伤所致的伤口皮肤坏死。
- 感染。
- 腱旁膜修补不当所致的瘢痕形成。
- 持续性疼痛和肿胀。

（梅国华 译，施忠民 审校）

参考文献

[1] Carr AJ, Norris SH. The blood supply of the calcaneal tendon. J Bone Joint Surg Br 1989;71(1):100-101.

[2] Cottom JM, Hyer CF, Berlet GC, et al. Flexor hallucis tendon transfer with an interference screw for chronic Achilles tendinosis: a report of 62 cases. Foot Ankle Spec 2008;1(5):280-287.

[3] Coull R, Flavin R, Stephens MM. Flexor hallucis longus tendon transfer: evaluation of postoperative morbidity. Foot Ankle Int 2003;24:931-934.

[4] Den Hartog BD. Flexor hallucis longus transfer for chronic Achilles tendinosis. Foot Ankle Int 2003;24:233-237.

[5] Den Hartog BD. Use of proximal flexor hallucis longus transfer in severe calcific Achilles tendinosis. Tech Foot Ankle Surg 2002;1:145-150.

[6] Elias I, Raikin SM, Besser MP, et al. Outcomes of chronic insertional Achilles tendinosis using FHL autograft through single incision. Foot Ankle Int 2009;30(3):197-204.

[7] Hansen ST. Trauma to the heel cord. In: Jahss MH, ed. Disorders of the Foot and Ankle, ed 2. Philadelphia: WB Saunders, 1991: 2357.

[8] Mann RA, Holmes GB Jr, Seale KS, et al. Chronic rupture of the Achilles tendon: a new technique of repair. J Bone Joint Surg Am 1991;73(2):214-219.

[9] McGarvey WC, Palumbo RC, Baxter DE, et al. Insertional Achilles tendinosis: surgical treatment through a central tendon splitting approach. Foot Ankle Int 2002;23:19-25.

[10] Puddu G, Ippolito E, Postacchini F. A classification of Achilles tendon disease. Am J Sports Med 1976;4:145-150.

[11] Rahm S, Spross C, Gerber F, et al. Operative treatment of chronic irreparable Achilles tendon ruptures with large flexor hallucis longus tendon transfers. Foot Ankle Int 2013;34(8):1100-1110.

[12] Schepsis AA, Leach RE. Surgical management of Achilles tendinitis. Am J Sports Med 1987;15:308-315.

[13] Turco VJ, Spinella AJ. Achilles tendon rupture- peroneus brevis transfer. Foot Ankle 1987;7:253-259.

[14] Wapner KL, Pavlock GS, Hecht PJ, et al. Repair of chronic Achilles tendon rupture with flexor hallucis longus tendon transfer. Foot Ankle 1993;14:443-449.

[15] Watson AD, Anderson RB, Davis WH. Comparison of results of retrocalcaneal decompression for retrocalcaneal bursitis and insertional Achilles tendinosis with calcific spur. Foot Ankle Int 2000;21:638-642.

[16] Wilcox DK, Bohay DR, Anderson JG. Treatment of chronic Achilles tendon disorders with flexor hallucis longus transfer/augmentation. Foot Ankle Int 2000;21:1004-1010.

[17] Will RE, Galey SM. Outcome of single incision flexor hallucis longus transfer for chronic Achilles tendinopathy. Foot Ankle Int 2009;30(4):315-317.

[18] Young A, Redfern DJ. Simple method of local harvest and fixation of FHL in Achilles tendon reconstruction: technique tip. Foot Ankle Int 2008;29(11):1148-1150.

第102章 跟腱延长术
Achilles Tendon Lengthening

Jeremy M. LaMothe and David S. Levine

定义

- 足跖屈挛缩是指在后足保持中立位的状态下,踝关节无法被动过伸至少5°,其提示腓肠肌-比目鱼肌复合体挛缩(图1)。
- 足跖屈挛缩可继发于腓肠肌、比目鱼肌或腓肠肌-比目鱼肌复合体挛缩。
- 足跖屈挛缩通常与多种足踝部疾病有关。高达65%的足踝部病变者可能存在一定程度的腓肠肌-比目鱼肌复合体挛缩[2]。

解剖

- 小腿的后浅间室包含腓肠肌、比目鱼肌和跖肌。
- 腓肠肌的内侧头和外侧头分别起源于膝关节上方的股骨远端后方,使腓肠肌成为跨越三个关节的肌肉。
- 比目鱼起源于腓骨近端的后方、骨间膜及胫骨中段1/3的后方,使其成为跨越两个关节的肌肉。
- 腓肠肌腱比比目鱼肌肌腱长,两者于跟骨结节近端5 cm处相互融合形成跟腱,并有着宽阔的止点。
- 当跟腱从起点向止点走行时旋转90°,因此近端跟腱的内侧缘最终止于后外侧。
- 腓肠肌-比目鱼肌复合体分为三个区[4](图2):
  - 1区是从腓肠肌的股骨起点至远端腓肠肌和比目鱼肌间可钝性分离的间隔处,该间隔通常位于腓肠肌内侧肌腹的水平。
  - 2区是从腓肠肌内侧肌腹的远端至比目鱼肌肌腹的远侧末端。
  - 3区是从比目鱼肌的远侧末端至跟骨上的跟腱止点。
- 腓肠肌和比目鱼肌可以分别在1区和2区内延长(即可以分别松解各肌的筋膜)。

发病机制

- 腓肠肌-比目鱼肌挛缩的病因众多,包括代谢性或内分泌性(如糖尿病)、创伤性、先天性、神经源性和特发性病因。其自然病程取决于病因。
- 腓肠肌-比目鱼肌挛缩对足的冠状面和矢状面都会产生病理影响。
- 矢状面的病理性影响包括前足超负荷及其引起的症状,包括跖痛、跖板病变或踇囊炎。
- 冠状面的病理性影响包括扁平足和踇外翻畸形。

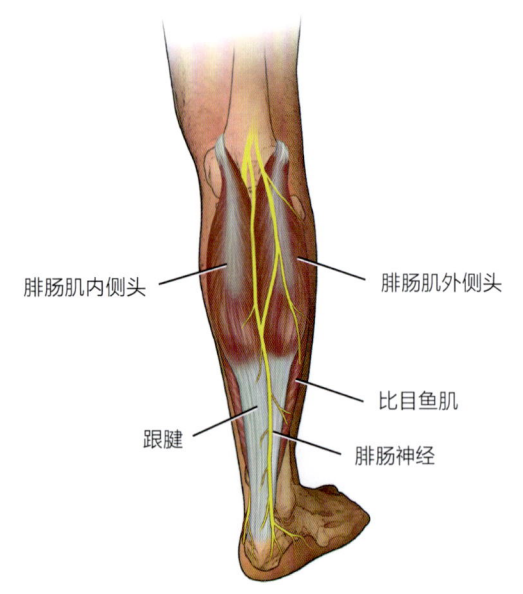

图1 从后外侧角度观察腓肠肌-比目鱼肌复合体,包括腓肠神经的位置。

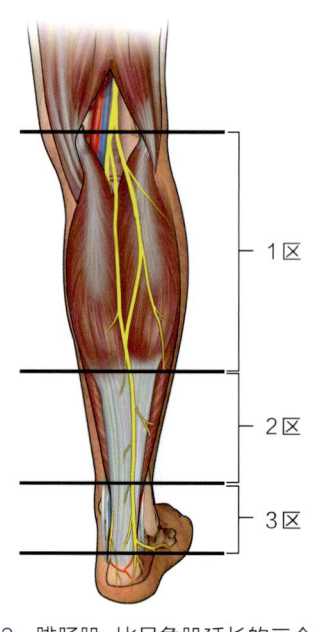

图2 腓肠肌-比目鱼肌延长的三个区。

- 挛缩也可能与中足疼痛或关节炎、跖筋膜炎或跟腱病有关。
- 在患有周围血管疾病和/或神经病变的患者中，挛缩可能会使中足Charcot病的患者更易出现皮肤破溃或严重的足底溃疡。治疗时需要行腓肠肌-比目鱼肌复合体延长。

自然病程

- 一般而言，如果不进行某些形式的腓肠肌-比目鱼肌复合体的拉伸或延长，则无法完全解决由腓肠肌-比目鱼肌复合体挛缩所致的疾病。此概念对于糖尿病性前足溃疡的治疗而言至关重要。

病史和体格检查

- 患者病史有助于明确挛缩是否由于特定的原因（如创伤性、糖尿病、脑瘫、脑卒中等）所致。
- 根据病史确定相关的身体状况（如糖尿病、神经病变等）。
- 体格检查应评估下肢的整体力线，包括后足、中足和前足的力线。
- 寻找任何前足超负荷的征象，如跖趾关节压痛、跖骨头下方突出的胼胝体或溃疡。
- 应特别注意膝关节伸屈时的踝关节活动度。维持后足于中立位进行Silfverskiöld试验（参阅书末运动检查表），其有助于区分单纯的腓肠肌挛缩或腓肠肌-比目鱼肌复合体挛缩。

影像学和其他诊断性检查

- 标准的X线检查应包括足部和踝关节的负重位系列片。
- X线片应评估足部力线，以及是否存在任何可能导致踝关节背伸受限的结构性因素，如距骨颈或胫骨前方骨赘、畸形愈合、炎性踝关节炎等（图3）。
- 对于有症状的患者，应有目地进行影像学检查。例如，对于跟腱病的患者，应进行磁共振检查。

鉴别诊断

- 踝关节炎。
- 踝关节前方撞击（骨性或软组织）。
- 创伤后胫骨畸形愈合。
- 下胫腓联合复位不良。
- 被漏诊的足下垂。
- 痉挛。

非手术治疗

- 小腿牵拉训练适用于腓肠肌-比目鱼肌复合体挛缩，以

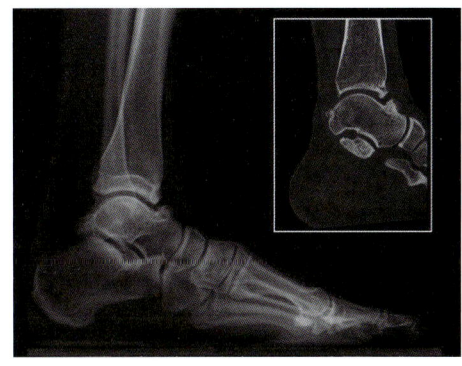

图3 侧位X线片显示患足跖屈挛缩的骨性原因。注意距骨颈处的巨大骨赘。

及该挛缩所致的足部症状或病变，症状恶化的患者。
- 静态小腿拉伸运动可少许增加踝关节背伸活动度[7]。
- 小腿肌肉的离心拉伸训练可能有助于改善跟腱炎的症状[1]。
- 夜用支具适用于治疗跖筋膜炎，但其对其他疾病的疗效尚不清楚。

手术治疗

- 对与腓肠肌-比目鱼肌复合体紧张相关的病变保守治疗失败是一大手术指征。
- 腓肠肌-比目鱼肌延长可以是复杂手术计划的一大重要组成部分（如在平足重建手术中需要延长跟腱），也可以是一个单独的手术（如腓肠肌滑移治疗非止点性跟腱炎）。因此，应对每个患者个体化制定手术决策。
- 表1显示了腓肠肌-比目鱼肌松解的不同方法和特点。

术前计划

- 患者身体情况应良好，这对于糖尿病患者尤为重要。
- 应检查下肢是否存在畸形，并测量关节活动度。
- 术前进行Silfverskiöld试验对于确定踝关节跖屈挛缩是继发于单纯腓肠肌挛缩还是跟腱挛缩至关重要。
- 如果腓肠肌-比目鱼肌延长术是复杂手术计划的一部分，关于应该在手术开始时还是结束前进行延长，目前仍存在争议。

体位

- 尽管体位取决于具体的手术情况，但大多数腓肠肌-比目鱼肌延长术通常可以在仰卧位下进行。
  - 例如在行Hoke或Vulpius延长术时，可以让一名助手抬高患肢以便于操作（图4）。
- 对于Z字形跟腱延长，首选俯卧位。
- 有时，可能会因为其他手术操作而需要变换体位。

表1 不同的腓肠肌-比目鱼肌延长术及其相应的特点

延长	适应证	分区	分别延长腓肠肌和比目鱼肌的可能性	延长能力	机械稳定性	术后保护
Baumann	腓肠肌或跟腱挛缩	1区近端	是	最小	稳定	耐受范围内负重
Strayer	腓肠肌或跟腱挛缩	1区远端	是	↓	稳定	耐受范围内负重
Vulpius/Baker	跟腱挛缩	2区	否	↓	稳定	耐受范围内负重
Hoke	跟腱挛缩	3区	否	↓	不稳定	需要保护
Z字形延长	跟腱挛缩	3区	否	最大	不稳定	需要保护

注:经允许引自 Firth GB, McMullan M, Chin T, et al. Lengthening of the gastrocnemius-soleus complex: an anatomical and biomechanical study in human cadavers. J Bone Joint Surg Am 2013;95(16):1489-1496。

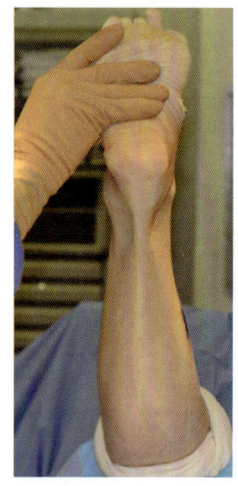

图4 如果患者为仰卧位,抬高患肢可以进行两刀法或三刀法延长术。

入路

- 具体的手术方法取决于所欲行的延长方法。
- 更近端的延长术(如Baumann或Strayer延长术)在力学强度上更稳定,能够分别延长腓肠肌和比目鱼肌,但延长能力稍弱,术后所需的保护也较少[4]。
- 更远端的延长术(如Hoke或Z字形延长术)力学稳定性欠佳。这类技术将腓肠肌-比目鱼肌复合体作为一个整体进行延长,延长效果更好,但可能需要更多的术后保护[4]。
- 通常,每种方法都需要考虑腓肠神经的位置。腓肠神经的走行不恒定,可能位于小腿深筋膜的浅层(42.5%)或小腿深筋膜深层(57.5%),也可能位置较深且与腓肠肌腱紧密贴合(12.5%)[6]。
- 继发于单纯腓肠肌挛缩的跖屈挛缩通常可采用更近端

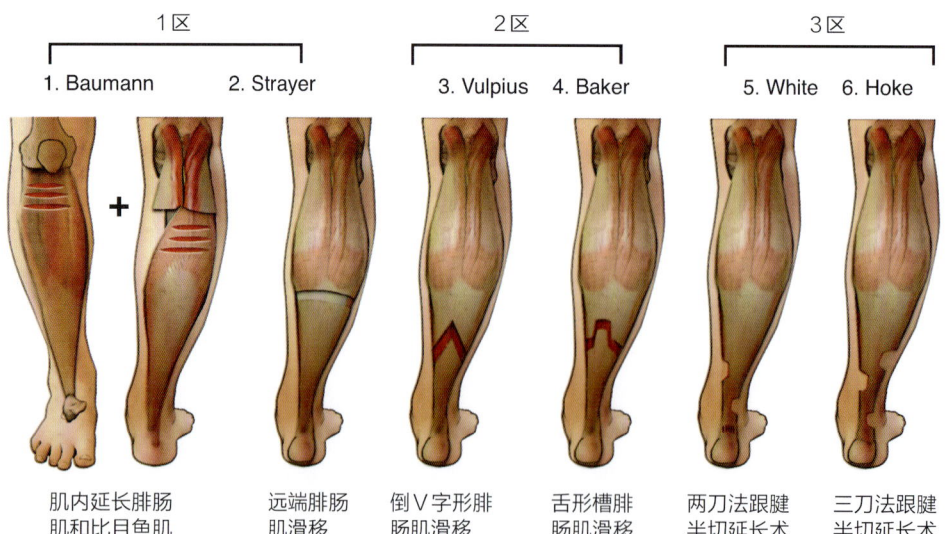

图5 常用的腓肠肌延长术及其在腓肠肌-比目鱼肌复合体中的位置。对于1区,左图代表前面观时前方的腓肠肌滑移,右图代表后方的比目鱼肌滑移。

- 的延长术治疗，如Baumann或Strayer手术（图5）。
- 继发于腓肠肌-比目鱼肌复合体挛缩的踝关节跖屈挛缩通常采用位于更远端的延长术治疗，如Vulpius、Hoke或Z字形延长术。
- 继发于创伤后并发症的踝关节跖屈挛缩一般更复杂，可能需要Z字形延长，同时松解踝关节和距下关节的后关节囊，可能还需要外固定支架以便于安全、逐步地进行矫形。

Baumann延长术

- 患者仰卧位，术者站在患肢对侧。
- 在小腿近端和中部1/3交界处，在胫骨后内侧棘后方两指宽处，做一5 cm切口。
- 钝性分离至小腿浅筋膜，如遇到隐神经血管束时则将其牵开。
- 在腓肠肌和比目鱼肌肌腹之间的间隙处纵行切开小腿浅筋膜。
- 用手指自内侧缘向外侧缘钝性分离腓肠肌与比目鱼肌间的平面。辨认腓肠肌的最外侧缘至关重要。
- 找到并切断跖肌腱。

- 一旦确认前方的腓肠肌和后方的比目鱼肌筋膜后，背伸踝关节，用长柄刀片由内向外切开前方腓肠肌的筋膜。注意不要切开深面的肌腹。再次进行Silfverskiöld试验。可以做3个腓肠肌切口，每个切口间隔约1.5 cm（技术图1）。
- 若仍需要更多地背伸踝关节，术者可以在腓肠肌滑移的远端滑移后方的比目鱼肌。在腓肠肌滑移部位以远约1.5 cm处行比目鱼肌滑移，以避免术后腓肠肌和比目鱼肌之间的粘连。
- 用可吸收线缝合小腿筋膜，然后缝合皮肤。
- Baumann手术的好处是外形相对更美观，因为保留了腓肠肌远端与比目鱼肌腱融合的部分。

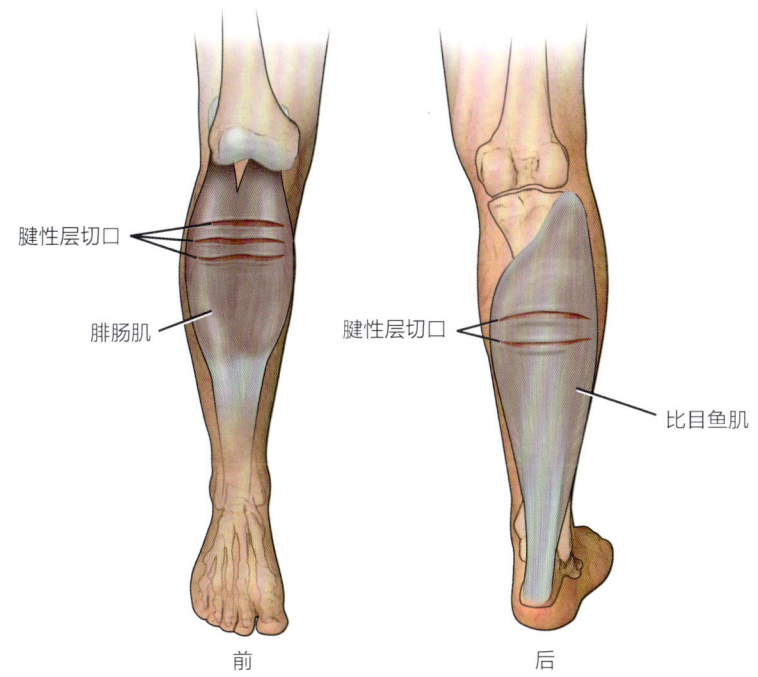

技术图1　近端腓肠肌-比目鱼肌间隙处行Baumann滑移术示意图：前方腓肠肌筋膜及后方比目鱼肌筋膜的滑移（出于图解说明的目的，已从后视图中去除了浅层的腓肠肌）。

Strayer延长术

- 患者取仰卧位，通过直视和触摸确定腓肠肌内侧肌腹的远端。对于皮下脂肪层较厚的患者，屈伸活动踝关节有助于确定该体表标志。
- 在胫骨后内侧棘后方2指宽处，于肌腹处做切口，并向远端延伸3 cm（技术图2A）。

- 钝性分离至小腿筋膜层，如遇隐神经血管束则将其牵开。
- 在腓肠肌腱与比目鱼肌相接处纵行切开小腿筋膜。通过小腿筋膜可见该间隔（技术图2B、C）。
- 用手指钝性分离腓肠肌腱和比目鱼肌肌腹之间的界面直至远端汇合处（距腓肠肌内侧肌腹最远端以远约2 cm处）。

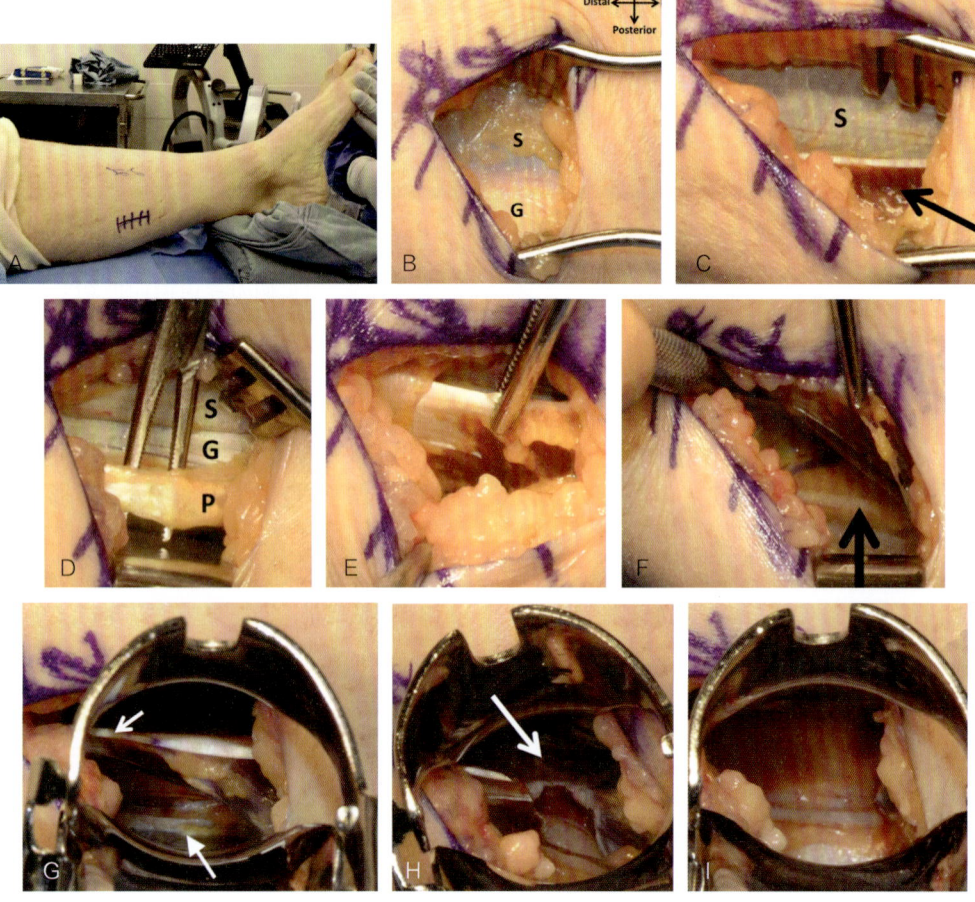

技术图2 A. Stryer 术式的手术切口。B. 在腓肠肌肌肉-肌腱交界处内侧浅层分离至小腿筋膜，以显露深部比目鱼肌（S）和腓肠肌（G）之间的间隔。C. 在此间隔处切开小腿筋膜，并向近端牵开皮肤窗，以显露比目鱼肌和腓肠肌内侧头的远端（箭头所指）。D. 在比目鱼肌和腓肠肌之间的间隔内找到跖肌腱（P），并将其带入手术野后予以挑断。E. 找到内侧腓肠肌的远端部分，用Kocher 钳向前牵开腓肠肌腱以探查腓肠神经。有些病例中其可能紧贴于腓肠肌腱的后方。F. 大多数情况下，可以在腓肠肌腱的后方找到腓肠神经（箭头所指），必须在此水平予以确认，以便安全地进行腓肠肌滑移。G. 使用窥阴器以在腓肠肌腱-腹交界处水平安全地将其向前、后牵开（开口的箭头）。找到腓肠神经（封闭的箭头），并通过窥阴器的后页将其牵开。H. 用长柄刀片锐性切开腓肠肌腱。通常，在二次检查时会发现腓肠肌腱的极外侧缘仍完整，需要用刀片再次切开以完成滑移。用长柄钳将肌腱拉入手术野有助于处理外侧肌腱。用手指触摸肌腱并确认松解彻底。I. 松解完成后，可以在松解后的间隔内找到腓肠神经。

- 自内侧缘至外侧缘分离腓肠肌腱和比目鱼肌肌腹之间的界面至关重要。小的钝头剥离子可以帮助触及肌腱外侧缘。
- 找到跖肌腱并切断（技术图2D）。
- 找到内侧腓肠肌的远端部分以及位于腓肠肌腱-腹交界处后方的腓肠神经，注意腓肠神经的位置可能存在变异（技术图2E、F）。
- 背伸踝关节，使腓肠肌腱处于紧张状态。若将窥阴器置于腓肠肌腱的前后侧，正好可以起到撑开器的作用（技术图2G）。
- 若位于腓肠肌腱-腹交界处的稍近端，可用钝头剥离子将腓肠肌内侧肌腹从腓肠肌腱后侧的远端部分处分离，用长柄刀片或剪刀切开腓肠肌腱（技术图2H、I）。
- 确保完整切断外侧的肌腱纤维。
- 重复 Silfverskiöld 试验，如果仍有马蹄足挛缩，则需要进一步滑移深面的比目鱼肌筋膜。
- 滑移完成后，笔者不会将腓肠肌筋膜缝至比目鱼肌筋膜。
- 腓肠肌与比目鱼肌可延长的比例约为 2∶1[4]。
- 用可吸收线缝合小腿筋膜。

Vulpius 和 Baker 延长术

- Vulpius 和 Baker 术是在同一平面（经腓肠肌腱膜和比目鱼肌筋膜的联合腱）进行延长，两者区别仅在于切开形状的不同（图5）。
- 若单纯行延长术，则俯卧位可以更好地显露。如果采用联合术式，则可让助手抬高患肢，术者站在手术床尾进行操作（图4）。
- 在小腿中、远端1/3交界处做一2 cm正中切口。
- 用骨膜剥离子钝性分离至小腿筋膜，并触及联合腱的内、外侧缘（技术图3A）。
- 由内侧缘至外侧缘切开联合腱，而不切开深部的比目鱼肌肌腹。按照Vulpius最初的描述，可以水平切开、对角线切开，或者，最好是以倒V字形切开。笔者更喜欢简单的水平切开。Baker延长术采用的是倒U字形切开，切开后中间部分形成一舌形槽状缺损。
- 找到比目鱼肌深部正中的肌筋膜嵴并将其切开（技术图3B、C）。
- 缝合小腿筋膜和皮肤。

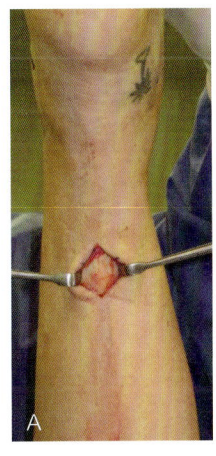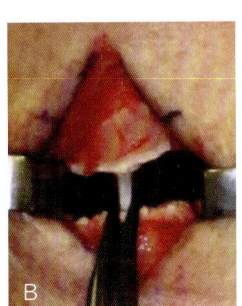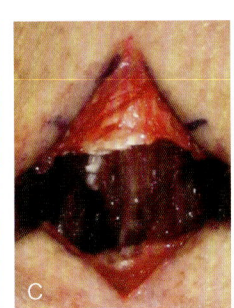

技术图3　A. 显露腓肠肌和比目鱼肌的联合腱，以备行Vulpius或Baker延长术。腓肠肌-比目鱼肌联合腱滑移后，显露比目鱼肌正中的肌筋膜嵴。切断前（B）和切断后（C）。

Hoke跟腱三刀半切法延长术

- 该术式可在仰卧位下，由助手抬高患肢进行操作。
- 背伸踝关节，触及跟腱的近、远端边缘。
- 在跟腱中央分别标记出近端、中部和远端三个中心点（即总共三个标记；技术图4）。
- 背伸踝关节，用15号或11号刀片于最远侧的标记处作纵行经皮切口。将刀片刺入跟腱恰好至其前缘。切勿将刀片猛然刺入跟腱，这点非常重要，因为周围有重要结构。
- 将刀片向内侧旋转90°；用拇指抵住跟腱内侧缘，毗邻于刀片，完成半切时用拇指感受半切完成的情况。
- 在中间标记处重复经皮半切操作，此时刀刃向外以切断跟腱的外侧半。
- 以前述方法在近端标记处重复经皮跟腱内侧半切。
- 一些术者喜欢对后足外翻的患者行近端外侧/中间内侧/远端外侧半切的方式延长跟腱，从理论上来说，这样可以减少跟腱牵拉的外侧/外翻力臂。如果是这样，需要特别小心以免损伤腓肠神经，尤其是作近端外侧半切时。
- 用外科无菌免缝胶带覆盖经皮切口。
- 半切时必须小心，切勿猛然刺入刀片，因为附近有一些重要的结构；如果向内侧半切，拇长屈肌腱和胫后神经距近端切开处小于1 cm；向外侧半切时，腓肠神经距离中部切开处亦小于1 cm[8]。

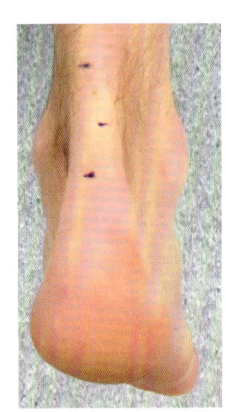

技术图4　皮肤标记显示为Hoke延长术经皮切口的正确位置。

Z字形延长术

- 该术式需要患者在俯卧位下进行。
- 确定跟腱的近端和远端,于跟腱正中或其内侧缘做纵行切口,并沿跟腱延长切口。
- 辨认腱旁膜并沿切口长度将其锐性切开,向两侧掀开腱旁膜瓣,以便之后将其缝合。
- 沿跟腱中线由近端向远端全层切开跟腱。
- 在跟腱劈开切口的近端边缘,将刀锋向内旋转90°切断跟腱的内侧半(在近端刀锋向外侧切断跟腱会增加腓肠神经损伤的风险)。
- 在跟腱劈开切口的远端边缘,将刀锋向外旋转90°切断跟腱的外侧半。
- 处理更严重的挛缩病例时,可以掀开Z字跟腱瓣,继续向深部分离至踝关节后方和距下关节,并根据需要,松解关节囊。
- 背伸踝关节以调节跟腱所需的张力,用不可吸收粗线缝合跟腱。注意确保勿使线结突出(技术图5)。
- 用可吸收线缝合腱旁膜和皮肤。

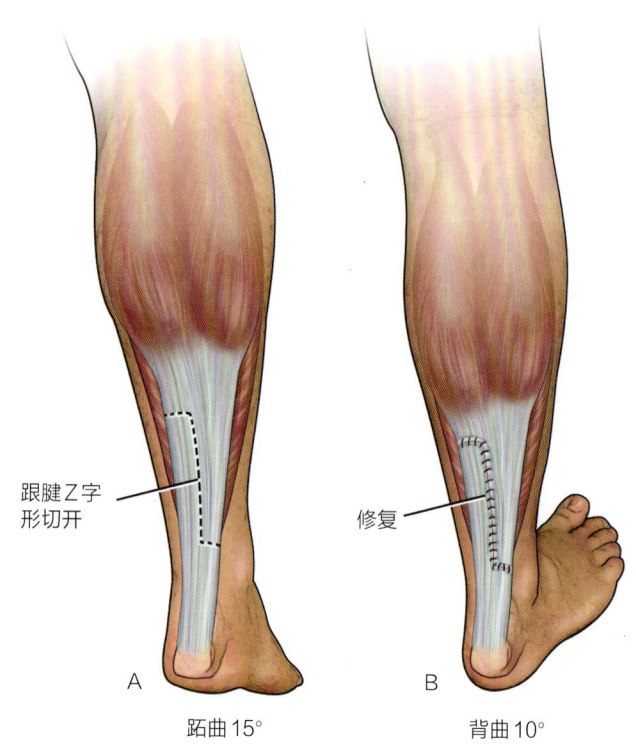

技术图5 Z字形延长显示踝关节背伸前(A)和背伸后(B)跟腱表面的腱旁膜及跟腱的Z字形切开。

要点与失误防范

排除其他可能引起踝关节背伸受限的原因	• 站立负重位X线片上骨性撞击及踝关节炎的表现非常明显
确定是单纯腓肠肌挛缩还是腓肠肌-比目鱼肌复合体挛缩将有助于确定合适的手术方式	• 术中获得踝关节的充分背伸很重要
术前和术中将后足维持于中立位进行的Silfverskiöld试验是一项重要的体格检查	• Baumann和Strayer术式可通过进一步松解比目鱼肌筋膜来改善踝关节的背伸
良好的显露是手术成功的关键	• 使用窥阴器或鼻窥器和头灯会很有帮助
避免神经损伤	• 注意腓肠神经的解剖变异;在进行Strayer手术时,找到腓肠神经有助于减少神经的意外损伤

术后处理

- 所有患者应在术后2周左右检查伤口情况。
- 如果跟腱延长作为较大重建手术的一部分,则术后处理取决于该重建。
- 对于单纯跟腱延长,本文所述的所有延长术,除Hoke和Z字形延长外,都可以在术后2周内穿戴控制踝关节活动的行走靴耐受下负重,然后逐渐脱离行走靴,并开始踝关节活动度练习。
- 笔者的首选方法是在术后第4天脱卸控制踝关节活动的行走靴,改穿运动鞋以允许踝关节活动。但睡觉时需要穿戴保护靴4～6周。
- 对于Hoke和Z字形延长术后,患者需穿戴保护靴免负重2～4周,然后在2～4周后,逐渐增加负重直至完全负重。患者应坚持穿戴控制踝关节活动的保护靴6～8周。

预后

- 延长部分或整个腓肠肌-比目鱼肌复合体能增加踝关节的被动活动度,并可以在术后得以维持。
- 延长会导致腓肠肌-比目鱼肌复合体轻微力弱,但会随着时间的推移而改善至接近健侧的水平。
- 延长后前足的跖屈力量下降,可能是由于踝关节活动度增加,或腓肠肌-比目鱼肌复合体术前即已无力所致。
- 临床结果取决于所治疗的原始疾病,不过,各种疾病的最终治疗结果都令人鼓舞。
- 跟腱延长可以显著降低糖尿病和神经性溃疡患者早期和晚期溃疡复发的风险[5]。
- 对于跟腱炎患者,跟腱延长可能会改善其临床效果[3]。

并发症

- 腓肠神经损伤。
- 瘢痕粘连或腓肠肌近端回缩所致的外观不佳。
- 过度延长及继发的足跟痛。
- 伤口愈合问题。

(梅国华 译 施忠民 审校)

参考文献

[1] Alfredson H, Cook J. A treatment algorithm for managing Achilles tendinopathy: new treatment options. Br J Sports Med 2007;41:211-216.

[2] DiGiovanni CW, Kuo R, Tejwani N, et al. Isolated gastrocnemius tightness. J Bone Joint Surg Am 2002;84-A(6):962-970.

[3] Duthon VB, Lübbeke A, Duc SR, et al. Noninsertional Achilles tendinopathy treated with gastrocnemius lengthening. Foot Ankle Int 2011;32:375-379.

[4] Firth GB, McMullan M, Chin T, et al. Lengthening of the gastrocnemius-soleus complex: an anatomical and biomechanical study in human cadavers. J Bone Joint Surg Am 2013;95(16):1489-1496.

[5] Mueller MJ, Sinacore DR, Hastings MK, et al. Effect of Achilles tendon lengthening on neuropathic plantar ulcers: a randomized clinical trial. J Bone Joint Surg Am 2003;85-A(8):1436-1445.

[6] Pinney SJ, Sangeorzan BJ, Hansen ST Jr. Surgical anatomy of the gastrocnemius recession (Strayer procedure). Foot Ankle Int 2004;25:247-250.

[7] Radford JA, Burns J, Buchbinder R, et al. Does stretching increase ankle dorsiflexion range of motion? A systematic review. Br J Sports Med 2006;40:870-875.

[8] Salamon ML, Pinney SJ, Van Bergeyk A, et al. Surgical anatomy and accuracy of percutaneous Achilles tendon lengthening. Foot Ankle Int 2006;27:411-413.

第103章 腓骨肌腱撕裂的修补
Repair of Peroneal Tendon Tears

Christopher E. Gross, Selene G. Parekh, James A. Nunley II, and Mark E. Easley

定义

- 腓骨肌腱病可能是由于单一的创伤性事件或反复的踝关节扭伤所致。
- 在因踝关节不稳接受手术的患者中,25%的患者伴有腓骨肌腱撕裂;然而,确切的发生率尚不清楚[4]。
- 单纯的腓骨短肌或长肌撕裂较罕见。
- 一旦早期发现,直接修补是可能的,且效果良好[2,3]。
- 延迟诊断是常见的,高达40%的腓骨肌腱病在初次评估时被遗漏[5]。

解剖

- 腓骨短肌和腓骨长肌位于小腿外侧间室内,受腓浅神经支配。
- 腓骨长肌附着于第1跖骨基和内侧楔骨,负责第1跖列的跖屈和外翻。其拮抗肌是胫骨前肌。
- 腓骨短肌附着于第5跖骨基,其作用是使足外翻及跖屈。其拮抗肌是胫后肌。腓骨短肌常有低位肌腹。
- 在外踝水平,腓骨短肌直接位于腓骨后方;腓骨长肌则位于腓骨短肌后方。
- 腓骨肌上支持带是一起自外踝尖,延伸至跟骨,长1～2 cm的纤维索。在外踝水平,腓骨肌上支持带将腓骨长、短肌腱维系于腓骨沟内。该支持带的断裂可导致肌腱半脱位。
- 腓骨下支持带向前与伸肌下支持带相延续,斜向下走行后,止于跟骨外侧面。在该水平上,跟骨的腓骨结节是一分隔腓骨长短肌的骨嵴。下支持带的损伤不会造成肌腱半脱位。

发病机制

- 腓骨肌腱损伤可能发生于踝关节内翻扭伤(图1)或慢性不稳的踝关节中。
- 导致肌腱撕裂的原因包括肌腱半脱位、上支持带狭窄[1]、腓骨短肌低位肌腹[7]、存在第四腓骨肌[17]及腱鞘炎。
- 腓骨短肌腱纵向撕裂最常见的部位是腓骨沟处[12],而腓骨长肌腱撕裂最常见的部位是腓骨结节、骰骨隧道的入口处。

- 在腓骨处,腓骨长、短肌的血供减少[13]。

自然病程

- 慢性踝关节外侧疼痛患者的腓骨肌腱病通常被忽视。
- 解剖变异容易导致腓骨肌腱撕裂。例如,较浅的踝后沟易导致腓骨肌腱半脱位或脱位[15]。
- 由于频繁半脱位或脱位的腓骨肌腱常处于异常负荷下,因此会导致腓骨尖磨损。
- 此外,腓骨远端的纤维软骨可能肥大并导致腓骨短肌腱劈裂。

病史和体格检查

- 患者可能因严重的踝关节扭伤或慢性踝关节外侧不稳前来就诊。
- 沿腓骨远端后缘的急性或慢性肿胀和疼痛是腓骨肌腱病的重要临床体征。
- 沿腓骨肌腱走行触诊时诱发疼痛很重要。腓骨尖的疼痛通常是由腓骨短肌撕裂所致[10],而腓骨长肌腱撕裂则表现为第5跖骨基或者骰骨隧道附近的疼痛。
- 疼痛可能与活动、抗阻外翻和踝关节背伸有关。在手法抗阻外翻或背伸踝关节时,患者亦可能会出现肌腱半脱位。
- 在外翻力量测试中,患者可有明显的无力和疼痛。
- 必须评估患侧下肢的力线情况。僵硬性后足内翻畸形需要在手术时予以矫正。
  - 单足踮足有利于评估正常的后足内翻力线。

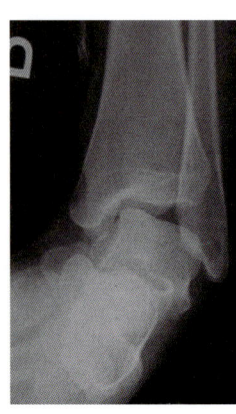

图1 内翻应力试验显示左踝关节不稳。

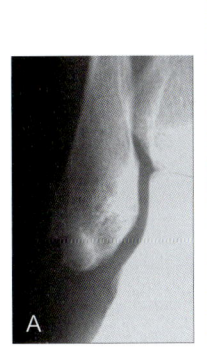
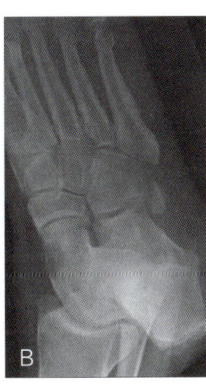

图2　A. 斑点征：注意腓骨远端外侧的撕脱骨片。B. 右足斜位X线片显示不规则的腓籽骨。在一些腓骨长肌腱撕裂的病例中，腓籽骨被分为两个独立的骨块。

- 腓骨肌腱隧道压迫试验用于评估腓骨长肌腱撕裂。屈膝90°且足部维持于跖屈休息位，沿踝后沟的腓骨腱鞘手法施压[14]。如果第1跖列无跖屈，则提示可能存在腓骨长肌腱撕裂。
- 足部绕圈可发现腓骨肌腱半脱位或脱位。

影像学和其他诊断性检查

- 必须拍摄足踝部负重位X线片。
  - X线片可显示外踝尖外侧缘处的"斑点征"（图2A），其代表腓骨肌上支持带撕脱，具有诊断意义[6]。
  - 若存在腓籽骨（图2B），应予以辨认。该籽骨任何的断裂或移位都提示可能存在腓骨长肌腱断裂。
- 超声检查可明确腓骨肌腱撕裂，其准确率高达90%～100%，100%的敏感度及85%～100%的特异性[8,11,16]。
- MRI通常用于明确腓骨肌腱病，其可显示肌腱实质部分撕裂及鞘内积液。踝关节的相关病变也可通过MRI明确（图3和图4）。

鉴别诊断

- 腓骨、骰骨或第5跖骨基应力性骨折。
- 踝关节外侧不稳。
- 腓籽骨或距骨外侧突的急性骨折。
- 踝关节或者下胫腓联合扭伤。
- 距骨骨软骨损伤。
- 跗骨窦综合征。
- 跟骰综合征。
- 关节退行性疾病。
- 副肌或副骨。
- 腓骨结节肥大。
- 腓肠神经炎。

非手术治疗

- 功能康复包括踝关节及后足关节活动度练习、向心和离心肌肉力量训练、特别注意腓骨肌的耐力训练和本体感觉训练。
- 功能性支具或绑带可能有助于防止"危险"活动时的反复损伤。
- 有经验的医生会避免注射皮质类固醇，以避免任何导致肌腱断裂或进一步损伤肌腱的不必要的风险。

手术治疗

术前计划

- 术前必须回顾所有的影像学资料以确定损伤部位。MRI常用于确定腓骨肌腱损伤的精确位置。
- 必须回顾X线平片以明确相关病变，包括退行性变、力线不良和骨折。踝关节X线片可以显示腓骨上支持带撕脱。

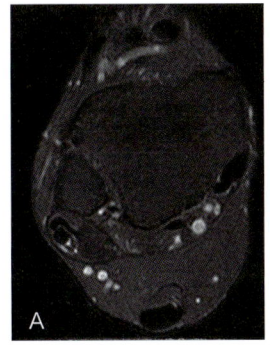
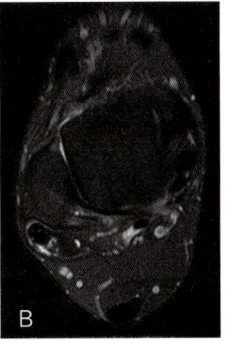
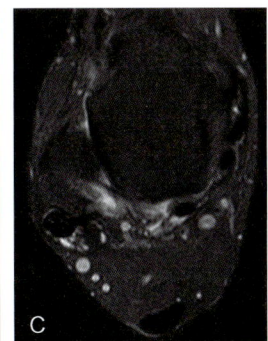
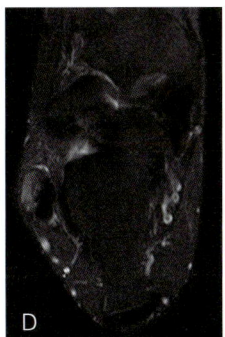

图3　MRI轴位T2加权像显示腓骨短肌腱撕裂。A. 腓骨远端后方、腓骨短肌腱及更前方的肌腱均显示完好。B. 于更远端可见腓骨短肌腱信号改变。C. 在远端腓骨，腓骨短肌腱内信号变化更大。D. 在腓骨尖的远端，腓骨短肌腱内更广泛的信号变化，提示退行性撕裂。

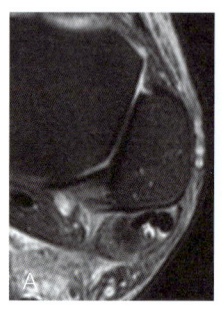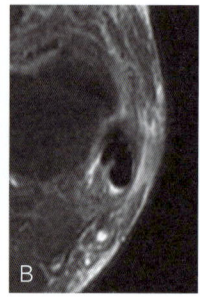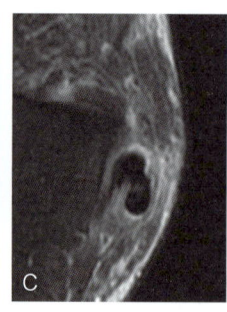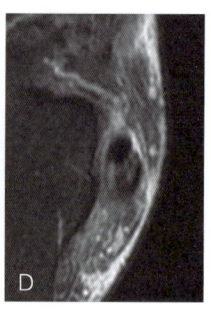

图4　MRI轴位T2加权像显示腓骨长肌腱撕裂。A. 腓骨远端后方、腓骨长肌腱及更后方的肌腱均显示完好。B. 于更远端，腓骨长肌腱增厚。C. 更远端邻近距骨处，腓骨长肌腱内信号改变。D. 再更远端，邻近跟骨的足内存在更广泛的腓骨长肌腱信号改变，提示退行性撕裂。

体位

- 患者取改良侧卧位或完全侧卧位。
- 同侧髋关节下方垫高以达到半侧卧位；可以使用垫子来维持完全侧卧位。
- 使用大腿止血带。
- 患足抬高，无菌区下方垫高，或用无菌巾垫于无菌区内。

初始步骤

显露

- 于腓骨尖后方及近端1 cm处，腓骨肌腱走行中心的表面做一长8～12 cm纵行切口。
- 根据术前计划，切口可能需要延伸至第5跖骨基或腓骨尖的稍远端。
- 必须注意辨认和保护切口远端的小隐静脉和腓肠神经，其位于皮下和切口的后方。止血钳通常是在该区域内进行钝性分离的最佳器械。
  - 一旦找到神经，就用紫色皮肤标记笔或血管环标记。
- 探查腓骨肌腱腱鞘内是否存在过多的组织，其可能提示有炎症（技术图1）。
- 手法活动肌腱以引出半脱位。
- 此时，切开上支持带。
- 通常先会看到腓骨长肌腱。

探查及清理腓骨肌腱

- 根据术前MRI情况探查肌腱的近端和远端，以记录任何撕裂或退变。通常，必须切开腓骨肌下支持带以充分评估腓骨长肌腱。
- 彻底探查肌腱后，用15号刀片锐性切除腱鞘滑膜。
- 切除退变或失活的肌腱。也应切除任何可能在腓骨后方造成撞击的腓骨肌腱低位肌腹。
- 然后探查腓骨短肌，并记录残留病变的位置。
- 在广泛切除腱鞘滑膜和清理肌腱后，开始修补腓骨肌腱。

治疗决策

- 一旦对腓骨长短肌行腱鞘滑膜广泛切除及清理后，就必须做出治疗决策。笔者的治疗理念类似于Krause和Brodsky提出的治疗方式[9]。
- 对于肌腱损伤小于50%横截面积者，可考虑保留肌腱。
- 对于因退变而清理超过50%横截面积者，则将肌腱残端缝合固定至另一腓骨肌腱（假设其仍健康有活性）。
- 若两条肌腱退变均超过50%，则采用Redfern和Myerson提出的另一种治疗方式[10]。
  - 如果近端肌腹不可活动，则行肌腱转位。
  - 如果近端肌腹可部分滑动：
    - 如果组织床有瘢痕：硅棒分期重建。
    - 如果组织床可活动：同种异体移植或肌腱转位。

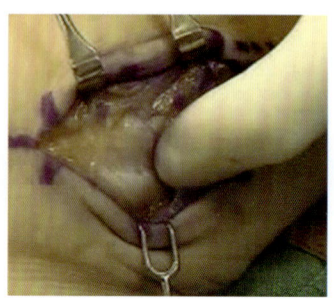

技术图1　腓骨肌腱腱鞘饱满提示有炎症。

单纯腓骨短肌腱撕裂的修补

- MRI 扫描通常可准确地辨认腓骨肌腱撕裂,并可用于确定撕裂位置(图3)。
- 若肌腱损伤面积小于50%横截面积:
  - 探查纵向撕裂区(技术图2A、B)。
  - 若存在可能造成腓骨肌腱鞘内撞击的低位肌腹,应予以切除(技术图2C)。
  - 切除病变或退变部分的腓骨短肌腱(技术图2D、E)。
  - 用3-0可吸收缝线管束化缝合修补肌腱。
    - 在纵向撕裂的一端打一外科结(技术图2F、G)。
    - 以锁边或连续缝合法,或简单的间断缝合技术缝合撕裂的每一端,以重建平滑的肌腱(技术图2H)。
    - 然后修补表面的腓骨肌支持带(技术图2I、J)。
- 如果肌腱损伤超过50%横截面积。
  - 用手术刀切除病变肌腱。
  - 将足置于中立位,用2-0可吸收缝线将健康有活性的近、远端肌腱残端原位缝合固定至腓骨长肌腱。为

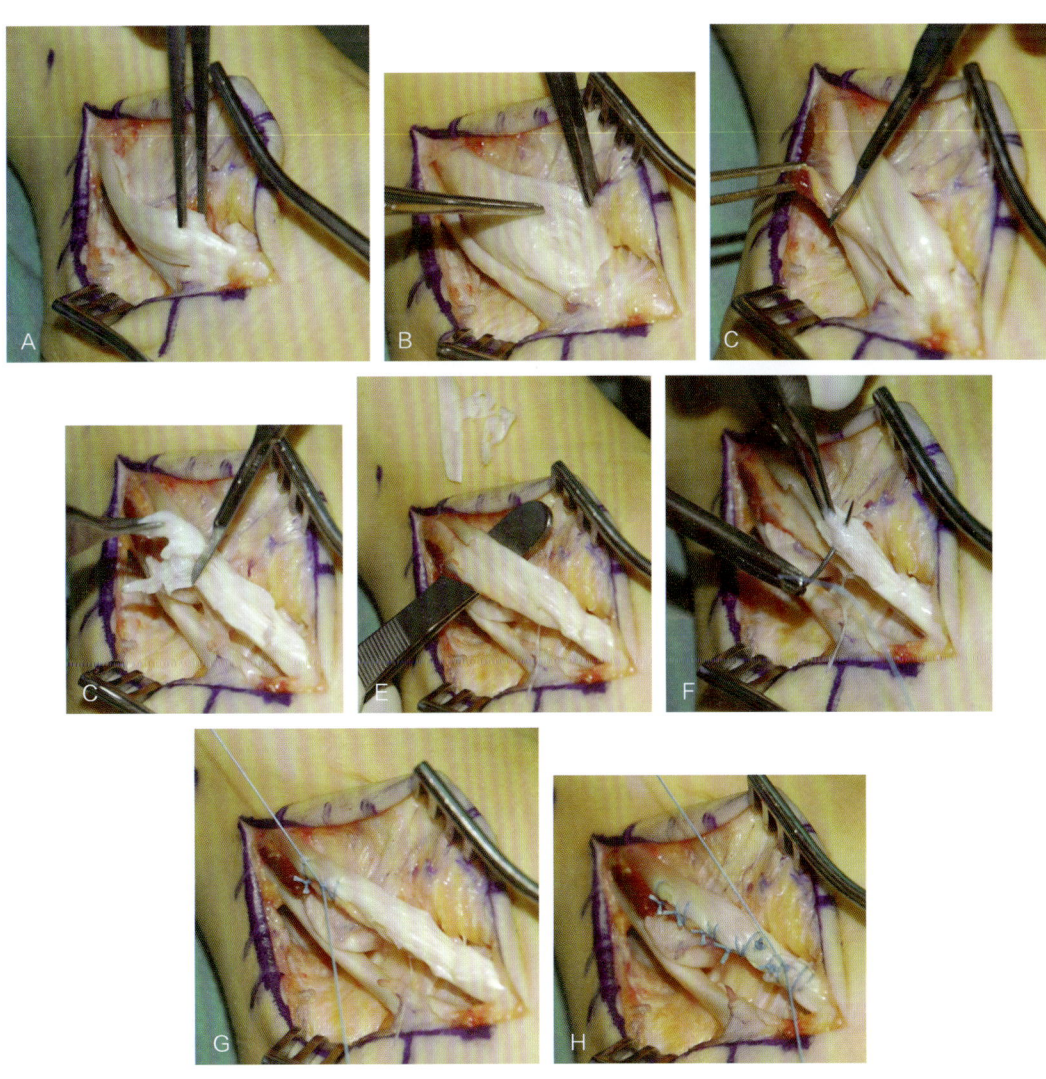

技术图2 A、B. 腓骨短肌腱撕裂。A. 增厚的肌腱与图3D中MRI的表现一致。B. 纵向撕裂导致肌腱失去其正常形态。C. 腓骨短肌低位肌腹的清理。腓骨短肌腱的球状增厚是慢性肌腱撕裂或退变的特征。D. 清理病变的腓骨短肌腱。E. 腓骨短肌腱清理后残留的健康纤维。F~H. 腓骨短肌腱修补。F. 近端固定缝合。G. 管束化缝合修补腓骨短肌腱。H. 联合采用间断缝合及连续缝合法加强远端修补。

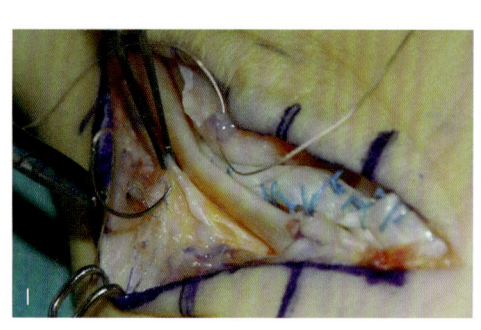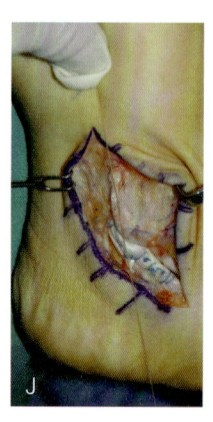

技术图2（续） I、J. 腓骨短肌腱修补后，修补表面的腓骨肌支持带。I. 将腓骨短肌腱复位至其正常的解剖位置后，缝合支持带。J. 将肌腱复位至腓骨后方，叠瓦缝合腓骨肌上支持带。

了提高修补强度，缝合长度应约2 cm。
- 通常情况下，于腓骨尖近端3～4 cm处行近端肌腱固定，而在腓骨尖远端5～6 cm处行远端肌腱固定。
- 对于腓骨短肌腱自第5跖骨基处断裂（罕见），需将残端固定至其止点。
  - 于第5跖骨基的解剖足印区准备一渗血的骨基床。
  - 用3.5 mm带线锚钉将残端固定至骨。

单纯腓骨长肌腱撕裂的修补

- MRI扫描通常可准确地辨认腓骨肌腱撕裂，并可用于确定撕裂位置（图3）。
- 若肌腱损伤面积小于50%横截面积：
  - 探查纵向撕裂区（技术图3A～C）。
  - 切除病变或退变部分的腓骨长肌腱（技术图3D、E）。
  - 用3-0可吸收线管束化修补肌腱（技术图3F、G）。
    - 叠瓦缝合法管束化肌腱（技术图3H～J）。
    - 以锁边或连续缝合法缝合撕裂的每一端，以重建平滑的肌腱（技术图3K）。
    - 然后修补表面的腓骨肌支持带（技术图3L、M）。
- 如果肌腱损伤超过50%横截面积，则将足置于中立位，用2-0可吸收缝线将残留的肌腱原位缝合固定至腓骨短肌腱。
- 如果腓籽骨骨折且需要切除，则需要向远端延伸分离至骰骨下方，以充分显露肌腱。外展肌必须向下牵开。
  - 如果肌腱为横形撕裂（切除籽骨后），则对合肌腱断端，并可用不可吸收缝线行端-端缝合修补。
  - 如果肌腱无法行端-端修补，则可将肌腱固定至腓骨短肌腱。
  - 如果肌腱不可滑动，则不应行肌腱固定术，因为其可能限制腓骨短肌腱的功能。

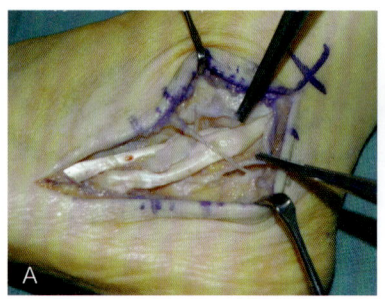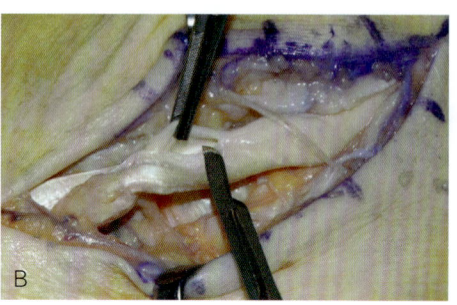

技术图3 A. 确认腓骨长肌腱退变，与图4C的MRI表现一致。B. 肌腱退变与图4D的MRI表现一致。

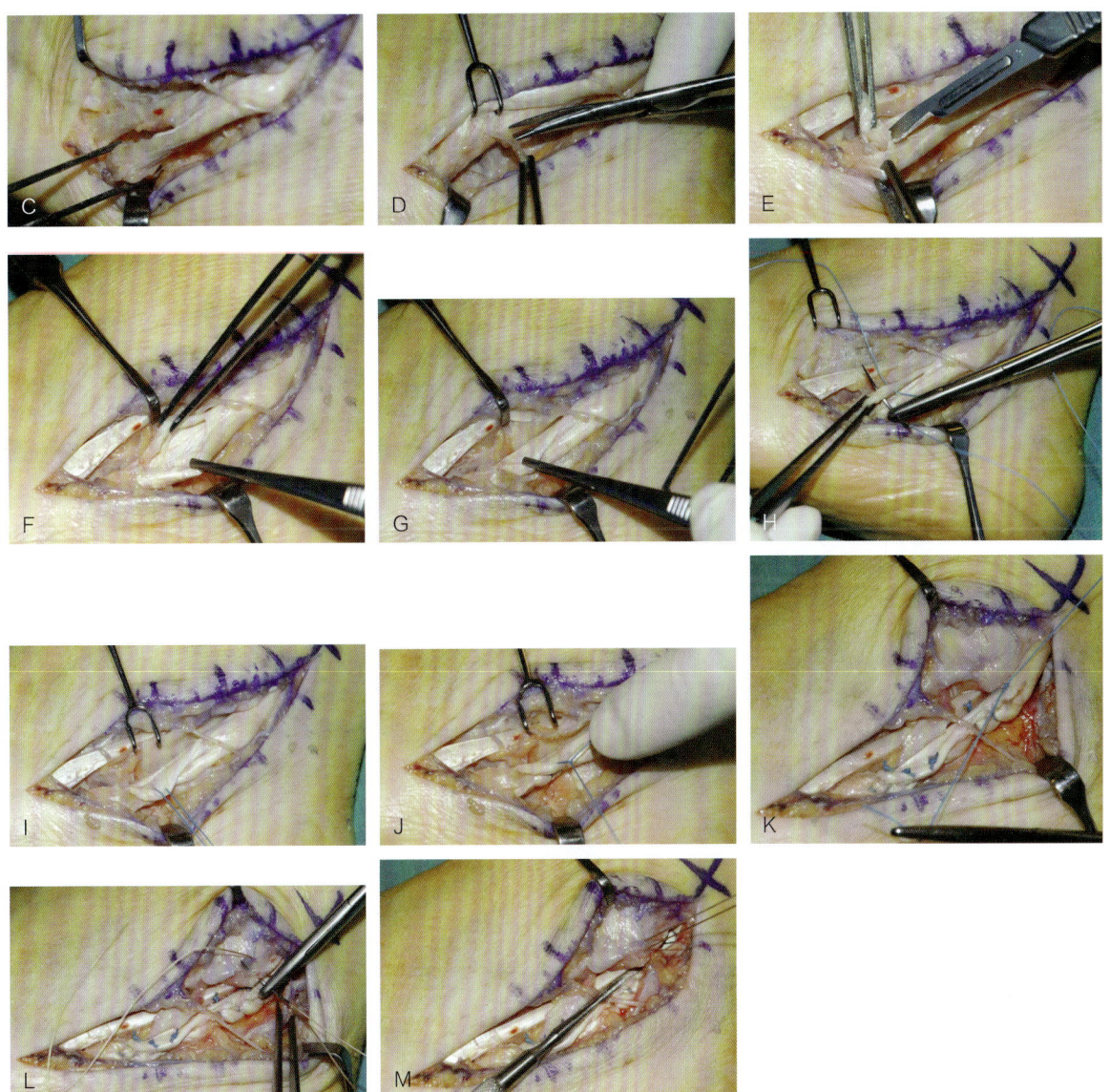

技术图3（续） C. 腓籽骨处的远端肌腱退变。D、E. 清理腓骨长肌腱的病变部分。D. 腱鞘滑膜切除及肌腱部分切除。E. 于更远端的肌腱内切除退变的中央部分肌腱。F. 病变的中央部分肌腱切除后残留的健康肌腱纤维。G. 准备管束化缝合残留的健康肌腱。H. 管束化缝合方式。I. 重叠肌腱以管束化修补。J. 肌腱修补已缝合。K. 以间断缝合法加强修补更近端的肌腱。L、M. 腓骨长肌腱修补后，修补表面的腓骨肌支持带。L. 在腓骨肌腱复位至其解剖位置后，缝合支持带。M. 将肌腱复位至腓骨后方，叠瓦缝合腓骨肌上支持带。

腓骨短肌腱撕裂的修补及腓骨沟加深

- 腓骨短肌腱可能因其在腓骨远端周围慢性半脱位而导致撕裂。
- 应探查撕裂的肌腱（技术图4A）。
- 任何可能导致腓骨腱鞘内撞击的结构，如腓骨短肌低位肌腹或炎性腱鞘滑膜，均应予以切除（技术图4B）。
- 切除病变部分肌腱（技术图4C～E）。
- 评估肌腱是否存在持续性半脱位倾向（技术图4F）。
- 如果持续半脱位，则应行腓骨沟加深（技术图4G～I）。
- 用可吸收缝线管束化修补腓骨短肌腱（技术图4J）。
- 将腓骨肌腱复位至其解剖位置，此时腓骨沟加深后将不会再有半脱位的倾向（技术图4K）。
- 修补腓骨肌上支持带（技术图4L、M）。

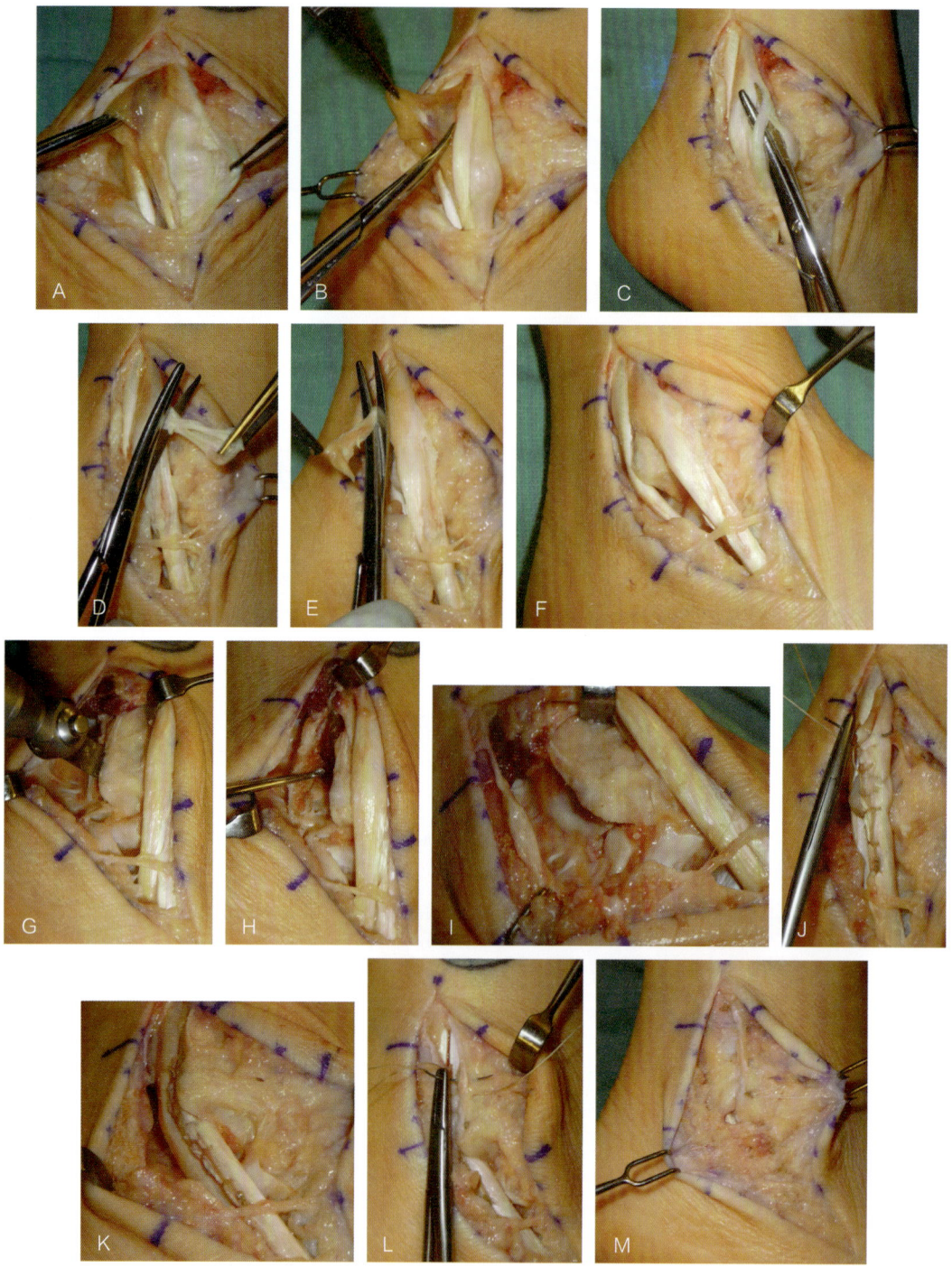

技术图4 A. 由于腓骨尖处的肌腱反复半脱位所致右侧腓骨短肌腱撕裂。B. 屈肌腱鞘滑膜切除术。C. 辨认退行性腓骨肌腱撕裂。D. 前方清理退变部分肌腱。E. 后方清理退变部分肌腱。F. 尽管已行腱鞘滑膜切除及清理,腓骨短肌腱仍半脱位于腓骨前方。G. 用微型矢状锯在远端腓骨后方做一"活板门"。H. 打开活板门的活页,切除部分腓骨远端骨松质以形成更深的腓骨沟。I. 然后复位活板门,更深的腓骨沟已形成。J. 管束化修补腓骨短肌腱。K. 即使未修补腓骨肌支持带,腓骨肌腱仍维持复位。L. 腓骨肌腱复位至其解剖位置后,缝合表面的腓骨肌支持带。M. 将肌腱复位至腓骨后方,用缝线穿过腓骨沟加深后形成的骨壁,叠瓦缝合腓骨肌上支持带。

要点与失误防范

指征	• 完整的病史及体格检查 • 处理相关的力线不良及病变,如踝关节不稳
切口	• 避免损伤腓肠神经
清理	• 充分清理腓骨肌腱
管束化修补	• 目标是形成一平滑的肌腱表面,应埋入第一个与最后一个线结

术后处理

- 最初2周,将患肢置于厚Jones石膏内。
- 此后,允许患者穿着可脱卸的短腿步行靴,并在耐受下负重。
- 指导患者每天4次脱卸步行靴,并进行全方位的踝关节及后足主、被动关节活动度练习。
- 第8周开始家庭力量练习,患者根据自己的力量情况在12~14周进阶至使用护踝支具。
- 所有患者均从第8周开始参加正式的物理治疗,以进行踝关节功能康复。

预后

- Demetracopoulos等发表了18例患者6.5年的随访数据[3]。
  - 对这些患者的腓骨长、短肌腱进行了清理,并对清理小于50%的患者行一期修补(管束化)。
  - 在此时间间隔内未见再手术或手术失败。
  - 术后视觉模拟量表评分(VAS)和下肢功能量表评分均显著改善。
  - 18名患者中有17名无限制地恢复所有体育活动。

并发症

- 伤口并发症。
- 腓肠神经痛或腓肠神经损伤。
- 慢性疼痛。
- 再断裂。

(蒋剑涛 译,顾文奇 审校)

参考文献

[1] Burman M. Stenosing tendovaginitis of the foot and ankle, studies with special reference to the stenosing tendovaginitis of the peroneal tendons of the peroneal tubercle. AMA Arch Surg 1953; 67(5):686-698.

[2] Cox D, Paterson FW. Acute calcific tendinitis of peroneus longus. J Bone Joint Surg Br 1991;73(2):342.

[3] Demetracopoulos CA, Vineyard JC, Kiesau CD, et al. Long-term results of debridement and primary repair of peroneal tendon tears. Foot Ankle Int 2014;35(3):252-257.

[4] DiGiovanni BF, Fraga CJ, Cohen BE, et al. Associated injuries found in chronic lateral ankle instability. Foot Ankle Int 2000;21(10):809-815.

[5] Dombek MF, Lamm BM, Saltrick K, et al. Peroneal tendon tears: a retrospective review. J Foot Ankle Surg 2003;42(5):250-258.

[6] Eckert WR, Davis EA Jr. Acute rupture of the peroneal retinaculum. J Bone Joint Surg Am 1976;58(5):670-672.

[7] Geller J, Lin S, Cordas D, et al. Relationship of a low-lying muscle belly to tears of the peroneus brevis tendon. Am J Orthop 2003;32(11):541-544.

[8] Grant TH, Kelikian AS, Jereb SE, et al. Ultrasound diagnosis of peroneal tendon tears. A surgical correlation. J Bone Joint Surg Am 2005;87(8):1788-1794.

[9] Krause JO, Brodsky JW. Peroneus brevis tendon tears: pathophysiology, surgical reconstruction, and clinical results. Foot Ankle Int 1998;19(5):271-279.

[10] Redfern D, Myerson M. The management of concomitant tears of the peroneus longus and brevis tendons. Foot Ankle Int 2004;25(10):695-707.

[11] Rockett MS, Waitches G, Sudakoff G, et al. Use of ultrasonography versus magnetic resonance imaging for tendon abnormalities around the ankle. Foot Ankle Int 1998;19(9):604-612.

[12] Sammarco GJ, DiRaimondo CV. Chronic peroneus brevis tendon lesions. Foot Ankle 1989;9(4):163-170.

[13] Sobel M, Geppert MJ, Hannafin JA, et al. Microvascular anatomy of the peroneal tendons. Foot Ankle 1992;13(8):469-472.

[14] Sobel M, Geppert MJ, Olson EJ, et al. The dynamics of peroneus brevis tendon splits: a proposed mechanism, technique of diagnosis, and classification of injury. Foot Ankle 1992;13(7):413-422.

[15] Title CI, Jung HG, Parks BG, et al. The peroneal groove deepening procedure: a biomechanical study of pressure reduction. Foot Ankle Int 2005;26(6):442-448.

[16] Waitches GM, Rockett M, Brage M, et al. Ultrasonographic-surgical correlation of ankle tendon tears. J Ultrasound Med 1998;17(4):249-256.

[17] Zammit J, Singh D. The peroneus quartus muscle: anatomy and clinical relevance. J Bone Joint Surg Br 2003;85(8):1134-1137.

第104章 腓骨肌腱脱位的修复：方法1
Repair of Dislocating Peroneal Tendons: Perspective 1

Sheldon Lin, Karl Bergmann, Vikrant Azad, Virak Tan, Enyi Okereke[†], and Siddhant Mehta

定义

- 腓骨肌腱半脱位或脱位是一种相对少见的损伤，大多数病例与创伤性事件有关。也有报道无特殊病史的慢性半脱位。
- 目前有众多手术方法治疗腓骨肌腱脱位，可分为三大类：缝合修补、软组织加强和骨性重建。
- 腓骨肌上支持带（SPR）的一期修补是常用的手术方式。然而，疗效取决于支持带本身的质量及其容纳腓骨肌腱的能力。当腓骨肌上支持带组织存在缺陷或缺损时，则有必要采用其他手术技术。
- 软组织手术除腓骨肌上支持带一期修补外，还包括用已有的软组织进行加强，或从其他结构取组织以重建腓骨肌上支持带。
- 骨性手术则通过加深腓骨沟或延长腓骨边缘来重建更稳定的腓骨沟。在本章中，笔者将介绍一种采用腓骨后沟骨膜瓣的软组织加强术。

解剖

- 沿小腿外侧面，外侧筋膜间室内有两块肌肉：腓骨长肌（PL）和腓骨短肌（PB）。其均起于腓骨近端，在跨过踝关节前移行为肌腱。
- 腓骨肌腱位于腓骨远端及后方，容纳于一单一腱鞘内。大约在跟骨外侧壁的腓骨结节水平，两肌腱分离并进入各自独立的腱鞘内。腓骨短肌肌腹比腓骨长肌肌腹延伸得更远，在距离腓骨尖约1.5 cm处移行为肌腱。腓骨长短肌腱均走行于腓骨后方，其中腓骨短肌腱直接走行于腓骨后方、腓骨长肌腱的前内侧。
- 腓骨肌腱腱鞘有腓骨肌上支持带、跟腓韧带（CFL）和腓骨沟组成。前缘是腓骨沟；后缘是部分腓骨肌上支持带和跟腓韧带；内侧缘是部分跟腓韧带、距腓后韧带和腓骨肌腱鞘的内侧界[12]。
- 腓骨短肌止于第5跖骨基背侧，而腓骨长肌由外至内走行于足底，并止于第1跖骨基和内侧楔骨的外侧面。
- 腓骨肌上支持带是腓骨沟内阻止腓骨肌腱脱位的主要结构。腓骨肌上支持带在解剖学上有多种变异，诸如宽度、厚度和止点等各不相同。通常情况下，腓骨肌上支持带止于跟腱和跟骨[3]。腓骨肌上支持带没有明显的止点，而是与腓骨骨膜相融合。
- 腓骨的解剖结构也存在变异。约50%人群的腓骨上有一2～4 mm的骨嵴，可以加强腓骨沟[2]。Edwards[5]进行的尸体研究发现：在腓骨远端后缘出现腓骨沟的概率为82%。腓骨沟平均深为3 mm，宽6 mm；其还发现11%的尸体标本中无腓骨沟，7%的标本中有一凸起的腓骨；所有标本中，48%的标本纤维软骨缘缺陷，30%的标本纤维软骨缘完全缺失。

发病机制

- 根据Zoellner和Clancy[16]的研究，对于有解剖学脱位倾向者，急性损伤时腓骨肌腱倾向于脱位至外踝前方。容纳肌腱的腓骨沟可能较浅或凸起，腓骨肌上支持带可能缺如或松弛。腓骨短肌低位肌腹也可导致脱位（图1）。在一项有关腓骨短肌低位肌腹相关影响的研究中，Geller等[7]测量了30具尸体标本肌肉-肌腱移行处相对于腓骨尖及腓骨结节的位置，并测量了腓骨短肌肌腱的宽度。与未撕裂者（26/30）相比，撕裂者（4/30）的腓骨短肌肌肉–肌腱移行位置明显更远，肌腱直径明显更大（表1）。笔者认为腓骨短肌肌肉–肌腱移行位置可能对肌腱退行性撕裂的发展有一定的影响。
- 复发性脱位由急性创伤所致，由于踝关节强烈背伸的同时，腓骨肌的强力收缩导致腓骨肌上支持带损伤。背伸使腓骨肌上支持带紧张，从而直径减小。理论上讲，该暴力导致支持带从骨膜附着处撕脱。Eckert和Davis[4]提到，腓骨肌上支持带于腓骨边缘的附着并非附着于强大的胶原束，而是与外踝骨膜相融合。他们认为这个薄弱的止点是导致继发于腓骨纤维软骨缘撕脱及腓骨肌上支持带从腓骨上剥离的肌腱脱位的主要原因。
- 典型损伤机制见于滑雪者，其用力收缩腓骨肌，以便使滑雪板边缘扣入雪中。
- Eckert和Davis[4]按损伤的严重程度将腓骨肌上支持带

[†] 已逝世。

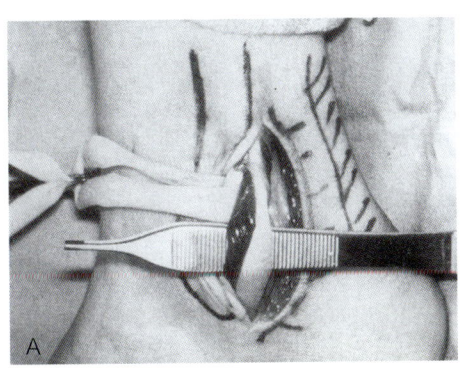

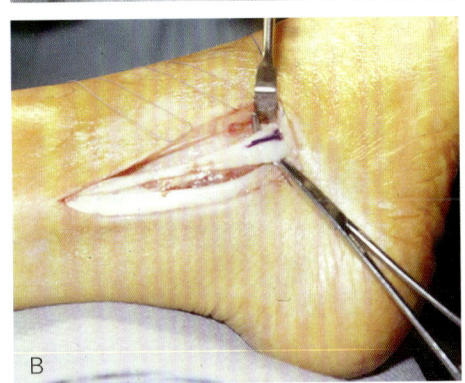

图1　A、B. 解剖分离极远端的腓骨肌肌腹。注意其至腓骨尖的距离。

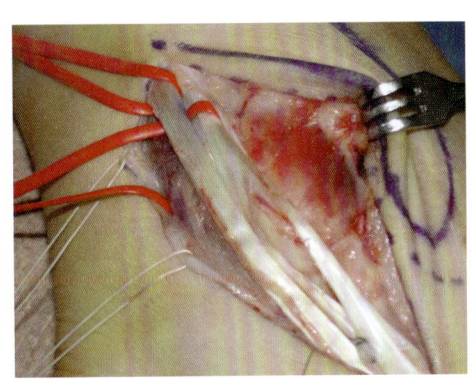

图2　纵向撕裂的腓骨短肌腱，腓骨长肌腱走行于其后方。

损伤分为3度：
- 1度损伤：支持带自纤维软骨缘和外踝处分离。
- 2度损伤：远端1～2 cm厚的纤维边缘连同支持带一同剥离。
- 3度损伤：腓骨薄骨片连同附着于腓骨肌上支持带深面的胶原边缘及深筋膜一同撕脱（影像学上可能表现为"斑点征"）。
- 在1度损伤中，腓骨肌腱很容易复位，仅在张力下表现为不稳定。
- 在2度和3度损伤中，即使没有张力，腓骨肌腱亦不能维持复位。
- 正常情况下，腓骨肌腱被腓骨肌上支持带固定于腓骨沟内。

自然病程

- 根据笔者的经验，有症状的复发性半脱位不能自行愈合。

- 腓骨肌腱脱位常被误诊为慢性踝关节扭伤。随着肌腱的脱位及再复位，反复损伤导致肌腱直接损伤。
- 1区肌腱的损伤发生于腓骨沟，通常累及腓骨短肌腱。腓骨短肌腱被尖锐的腓骨嵴磨损导致肌腱实质内的纵向撕裂（图2）。
- 2区损伤发生于腓骨尖远端，通常累及腓骨长肌腱。这类损伤发生于腓骨长肌腱走行于跟骨外侧壁上及在骰骨关节面45°转角处。当撕裂进一步扩大，炎性反应可能导致腱鞘炎、肌腱病和潜在的肌腱断裂。腓骨肌腱半脱位和脱位会加重症状。

病史和体格检查

- 患者可能无法回忆起受伤史，常主诉外踝肿胀及外踝后方疼痛。多数患者主诉疼痛向近端放射。患者主诉外踝持续肿胀，伴有断裂或弹响的感觉，并可能在肌腱滑脱前，在踝关节外侧闻及弹响声。
- 体格检查时发现：踝关节肿胀、压痛，急性期可能有瘀血。这很容易与踝关节外侧扭伤混淆（表2），但是疼痛位置可对两者加以鉴别。腓骨后方压痛提示腓骨肌腱病；而腓骨远端前方压痛提示距腓前韧带损伤（踝关节扭伤）。然而，由于跟腓韧带位于腓骨肌腱鞘的底部，因此腓骨肌腱脱位可能仍会与更严重的踝关节扭伤混淆。前抽屉试验阴性以及足部对抗外翻应力时疼痛更能提示腓骨肌上支持带损伤。
- 腓骨肌腱半脱位试验：俯卧位，屈膝90°，踝关节背伸，后足抗阻用力外翻。在这种手法下，出现腓骨肌腱半脱位或脱位常可明确诊断[8]。

表1　腓骨短肌低位肌腹及其与腓骨短肌撕裂的关系

标本数据	至腓骨尖的平均距离(cm)	至腓骨结节的平均距离	平均宽度(cm)
无撕裂（26例）	1.62±1.38	3.39±1.3	1.19±0.37
撕裂（4例）	0.04±1.51	2.13±0.83	1.44±0.39

表2 腓骨肌腱半脱位与踝关节扭伤的临床鉴别

症状与体征	半脱位	扭伤
压痛	腓骨尖近端	腓骨尖远端
肿胀	后外侧	前下方
病史	断裂声	打软腿
平地上更严重?	可能	很可能
踝关节环转运动时加重?	是	否
跖屈-内翻时加重	否	是

- 偶尔可在体格检查中发现急性脱位的腓骨肌腱。但更常见的是就诊时已复位而未发现,只有在进行腓骨肌腱半脱位试验时才会出现脱位。
- 同样地,慢性腓骨肌腱半脱位或脱位亦可能无明显的肌腱脱位表现。慢性脱位及半脱位的最佳诊断方法是在将踝关节从内翻、跖屈至最大程度外翻、背伸的关节抗阻活动中进行判断。
- 腓骨肌腱压迫试验:直接按压腓骨肌腱鞘以明确有无腓骨肌腱损伤。

影像学和其他诊断性检查

- 标准的踝关节负重位X线片(正侧位及踝穴位)可明确踝关节的骨性解剖力线。腓骨肌腱半脱位时,X线片表现常为阴性。在3度损伤中,腓骨远端后方可见一小骨"斑片",考虑为腓骨肌上支持带损伤的病理征象(图3)。
- MRI可提供软组织的细节,可明确腓骨肌上支持带、腓骨肌腱或其他支持组织的损伤;可能提示如第四腓骨肌或腓骨短肌低位肌腹等异常结构(图4)。MRI对于术前计划是有用的,因为在修复脱位或半脱位的腓骨肌腱的同时,可能还需要手术处理其他病变(腓骨短肌腱撕裂、腓骨短肌低位肌腹、腓骨沟)。笔者亦用MRI来确定腓骨沟的形态。虽然MRI可以发现脱位或半脱位的腓骨肌腱,但当患者放松时,MRI扫描时肌腱常已复位;然而,偶尔在MRI的轴位图像上可以发现脱位的肌腱。

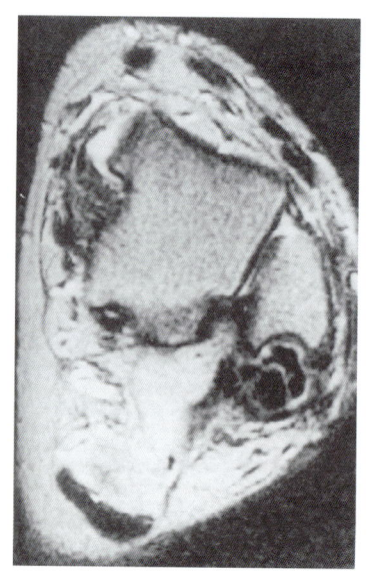

图4 轴位MRI证实腓骨短肌腱在腓骨软骨缘表面撕裂。

- CT很少用于腓骨肌腱脱位的术前计划。

鉴别诊断

- 外侧韧带复合体损伤。
- 外踝骨折、距骨外侧突、跟骨前突或第5跖骨基骨折。
- 距骨穹隆骨软骨缺损。
- 腓骨肌腱病。

非手术治疗

- 急性损伤的初始治疗包括采用良好塑型的短腿石膏固定6周。
- 非手术治疗的成功率从Eckert和Davis[4]报道的14%到McClennan[9]报道的高达56%不等,而其他研究者也报道了小样本量病例研究的不同结果[6,10,11,14]。最多只有一半的患者好转。因此,初次损伤就诊时有必要告知患者,尽管采取保守治疗,但在大多数情况下仍有必要手术。
- 对于慢性半脱位患者,已证实非手术治疗无效;一旦拆除短腿石膏,疼痛和症状通常就会复发。此外,对于运动较多、要求更高的患者倾向于要求更可靠的治疗,并希望进行手术修复。

手术治疗

- 这里介绍的是一种改良的软组织加强术,代表了治疗

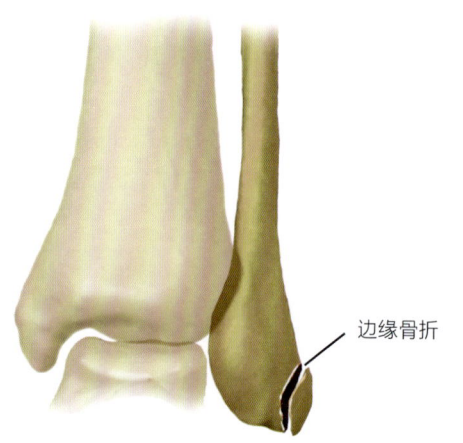

图3 影像学上的斑点征,发现斑点征的最佳视角是踝穴位片。

边缘骨折

腓骨肌腱半脱位的另一种方法。该手术无绝对禁忌证，但相对禁忌证包括：
- 既往骨折或手术改变了局部形态和软组织质量。
- Eckert 和 Davis 3 度骨折：沿着附着于腓骨肌支持带深面的软骨缘的撕脱薄骨片。腓骨肌上支持带前部已损伤者并非最佳手术候选者。
- 对于胶原病患者（Marfan、Ehlers-Danlos 综合征），其骨膜瓣的强度和完整性存在隐患。

术前计划
- 常规踝关节 X 线片对于发现或排除腓骨远端边缘骨折是必不可少的，其在腓骨肌腱半脱位病例中的发生率为 15%～50%[1]。
- 通常情况下，踝关节 X 线片显示正常。笔者常规进行 MRI 检查，以发现潜在的腓骨肌腱撕裂、其他软组织异常，如第四腓骨肌，或其他导致踝关节外侧疼痛和不稳的原因，这些都需要在腓骨肌上支持带加强的同时予以解决[13]。
- 轴位 MRI 可以明确腓骨沟的形态，有助于必要时在上支持带成形术时行骨性手术。

体位
- 该术式可在全麻或局麻下进行，术者的喜好决定采取何种麻醉方法。
- 患者取斜侧卧位，患侧髋关节下方垫高。充分旋转下肢有助于显露腓骨后方。
- 笔者常规使用大腿止血带，并仔细衬垫保护所有骨性突起处。
- 麻醉下进行手法激发试验检查，如前抽屉和旋转半脱位试验，可明确相关不稳及不稳定的腓骨肌腱交锁或弹响。

入路
- 采用标准的外侧入路。
- 小心勿伤及腓肠神经。

腓骨肌上支持带成形术
- 笔者采用沿腓骨肌腱走行的标准外侧入路，注意勿伤及腓肠神经。
- 将切口向深层分离至腓骨肌腱鞘（技术图 1A）。
- 探查腓骨肌上支持带。其常薄弱或有缺陷，特别是在沿其前界处。支持带常从其腓骨附着处撕脱，从而导致腓骨肌腱半脱位。

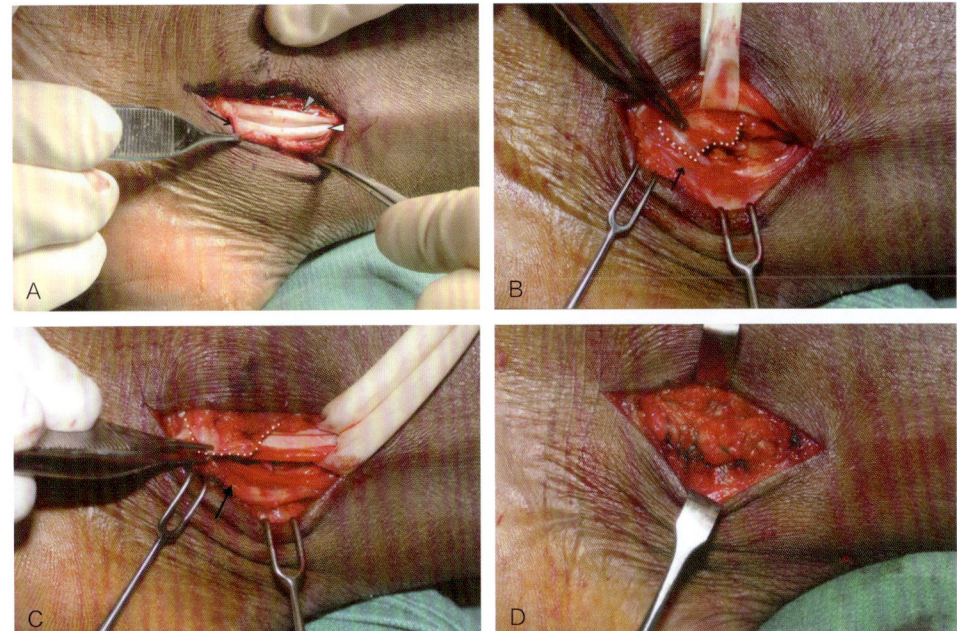

技术图 1 A. 术中左踝关节（外侧入路）照片显示腓骨肌腱向前半脱位（灰色箭头为腓骨短肌腱，白色箭头为腓骨长肌腱，黑色箭头为腓骨肌上支持带）。B. 用橡胶引流条将腓骨肌腱牵向前方。掀起一以前方为基底的骨膜瓣（圆点标注）。黑色箭头所指的是后方残留的腓骨肌上支持带。C. 加深腓骨沟后，将肌腱复位至重建的沟内。白点标注的是以前方为基底的骨膜瓣。然后将其带至后方残留的腓骨肌上支持带（黑色箭头所指）。D. 用不可吸收缝线将骨膜瓣缝合至残留的腓骨肌上支持带，完成腓骨肌上支持带成形术。

- 沿腓骨后缘切开腓骨肌腱鞘。
- 向前牵开腓骨肌腱(技术图1B)。
- 偶尔可能会发现腓骨短肌腱中有一小处撕裂,需要进行清理或修补。
- 如果存在腓骨沟浅平或凸起,笔者通常会行腓骨沟加深术。
- 笔者常规用自腓骨沟剥离的软组织骨膜瓣从后向前加强腓骨肌上支持带。
- 由后向前锐性剥离骨膜瓣,大小约1.0 cm×3.0 cm。然后可以根据需要行腓骨沟加深术。
- 用磨钻将腓骨沟加深6～9 mm,并磨平骨缘。腓骨沟应从腓骨尖向近端延伸5 cm。笔者用骨蜡打滑腓骨沟。
- 复位腓骨肌腱,用骨膜瓣容纳肌腱,骨膜瓣的内侧面朝向肌腱(技术图1C)。
- 用3-0不可吸收缝线将骨膜瓣缝合至后方残留的腓骨肌上支持带(技术图1D)。
- 活动踝关节以评估软组织修复效果,确保肌腱在重建的腱鞘内滑动自如。
- 常规方法缝合皮肤,将患足置于合适的敷料和夹板中,并用加压绷带固定。

手术技术细节(感谢 Mark E. Easley, MD 和 James K. DeOrio, MD)

- 患者取侧卧位。
- 局部麻醉。
- 大腿止血带。
- 后外侧入路。
  - 紧贴腓骨远端后缘。
  - 显露腓骨肌上支持带。
  - 保护腓肠神经。
  - 自腓骨后缘后方1～2 mm处松解腓骨肌上支持带。
    - 腓骨肌腱会脱位,因此决定松解腓骨肌上支持带的位置可能会不准确。
- 慢性脱位的肌腱可能位于腓骨远端外侧的"囊袋"中(技术图2)。
- 探查肌腱,尤其需要注意腓骨短肌前方是否有撕裂。
  - 由于肌腱在腓骨后外侧周围反复半脱位,因此腓骨肌腱脱位容易导致肌腱的纵向撕裂。

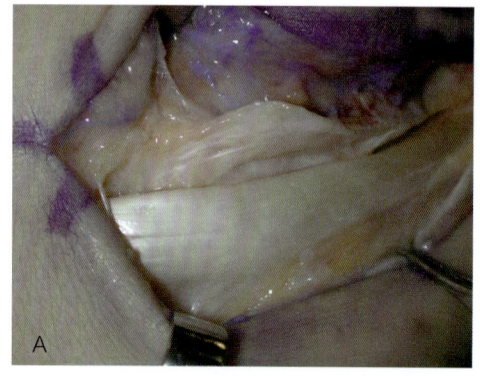 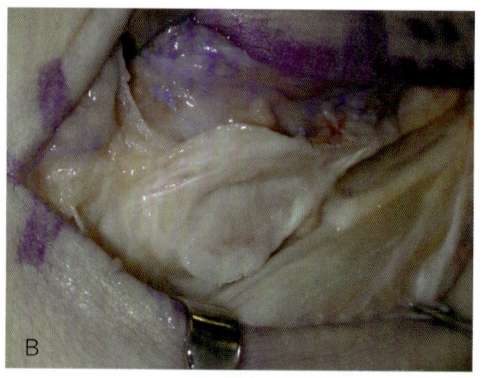

技术图2 慢性脱位的腓骨肌腱。A. 肌腱位于腓骨外侧的假沟内。B. 复位腓骨肌腱,可见一"新的滑动面"和移位的腓骨肌上支持带囊袋。

传统的腓骨沟加深手术("活门技术")

腓骨远端后方制备活门

- 维持腓骨肌腱前脱位,以在腓骨沟加深过程中予以保护。
- 用微型矢状锯在腓骨沟内截除后方皮质(技术图3A)。
- 虽然截除后外侧缘可能即已足够,但通常也有必要于后内侧缘的合页处截骨(技术图3B)。
- 也需要在活门的近端边缘行横形截骨(技术图3C)。
- 接下来,在其远端边缘,即腓骨沟环绕腓骨远端处完成活门截骨(技术图3D)。
- 打开活门,并向后掀开合页(技术图3E、F)。如果合页完全分离,也不是问题。

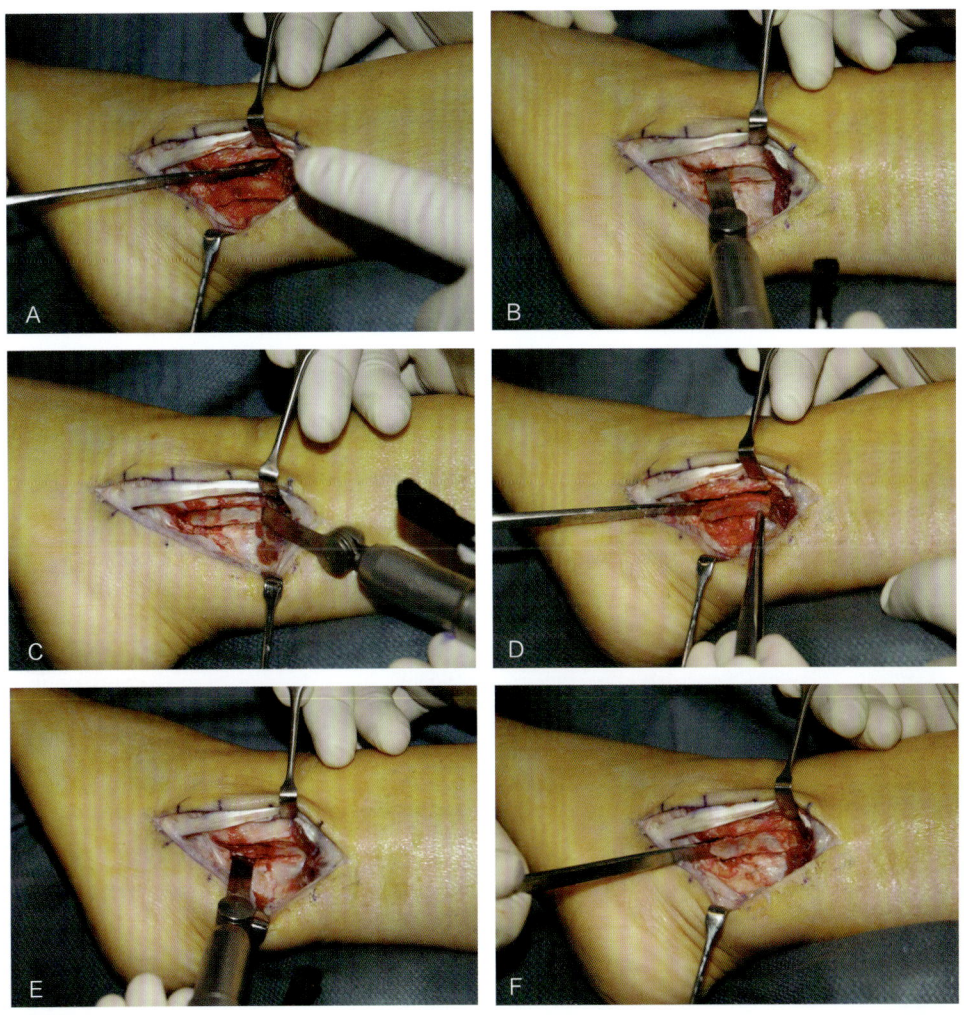

技术图3　A. 腓骨后外侧截骨以制成活门。B. 活门合页处截骨。C. 横形截骨以确保活门能打开。D~F. 掀开活门。D. 骨刀插入腓骨远端后方。E. 于后内侧合页处掀起后侧腓骨。F. 活门完全打开。

去除腓骨远端骨松质及活门复位

- 笔者通常使用高速磨钻从腓骨远端去除骨松质（技术图4），也可以使用刮匙进行操作。
- 将活门复位至加深的腓骨沟内。
  - 打压掀起的后侧腓骨，但尽量保留其平滑面，从而使肌腱有一平滑的滑动面，以减少撞击或粘连的风险（技术图5A）。
  - 腓骨沟应足够深，以维持腓骨肌腱复位，而无需用手阻挡（技术图5B）。若非，则有必要进一步加深。

修补腓骨肌上支持带

- 复位肌腱后，通过将腓骨肌上支持带完整的前缘从其后方推进至腓骨远端后外侧缘（即腓骨肌上支持带因肌腱脱位发生移位及剥离显露手术野的位置）来修补腓骨肌上支持带（技术图6A）。
- 笔者通常在腓骨远端后外侧钻孔以固定腓骨肌上支持带（技术图6B）。
- 确保肌腱在新的腓骨沟内滑动良好且无狭窄（技术图6C、D）。
- 标准缝合伤口。

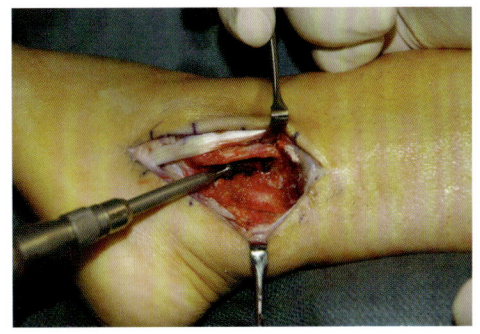

技术图4　高速磨钻自腓骨远端切除骨松质。

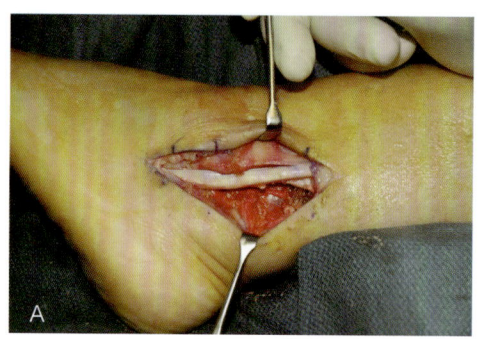
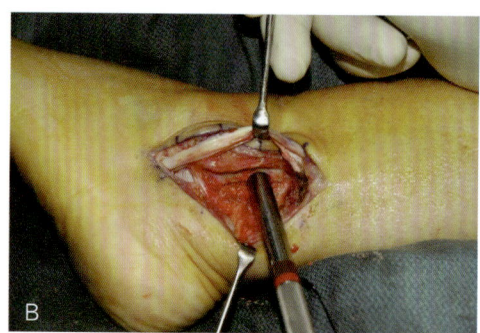

技术图5　A. 在加深的腓骨沟内复位活门，用打击器最大限度地使骨面凹陷并加深腓骨沟。B. 即使未修补腓骨肌上支持带，腓骨肌腱仍能维持复位。

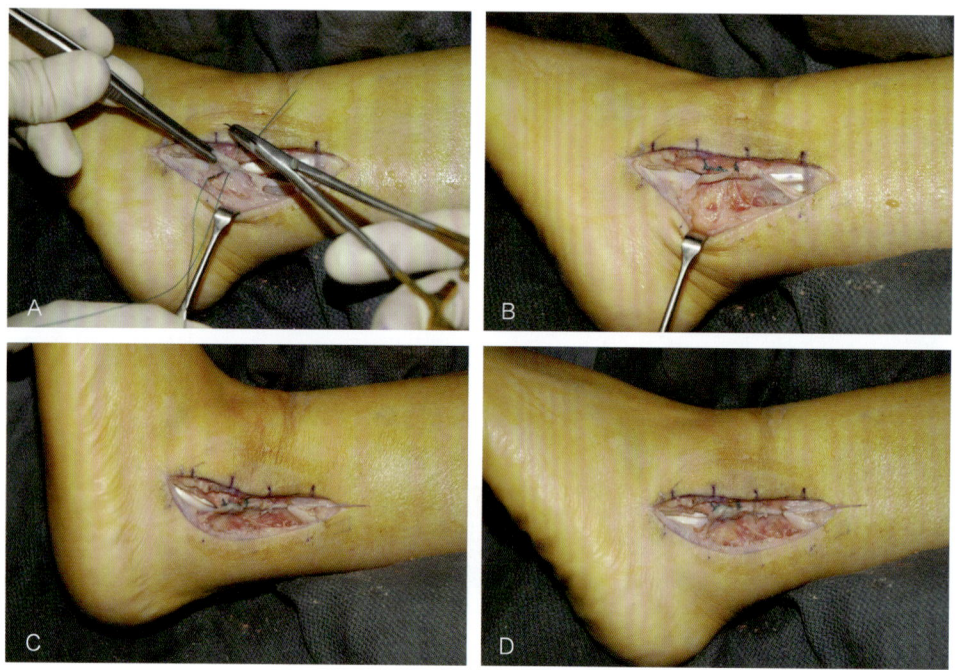

技术图6　A、B. 将腓骨肌上支持带修补至腓骨后方。A. 缝合至腓骨后外侧以推进腓骨肌上支持带。B. 钻孔以将腓骨肌上支持带固定至腓骨后外侧。C、D. 腓骨肌腱在新的腓骨沟内滑动且无狭窄。C. 背伸。D. 跖屈。

使用大直径钻头的改良技术（Robert B. Anderson, MD 提出）

- 慢性脱位的腓骨肌腱可能会在腓骨外侧形成一新囊袋和平整的滑动面（技术图7）。
- 保护脱位的肌腱及周围软组织以免受钻头损伤。
- 从腓骨尖远端插入钻头，并逐渐增加钻头直径，对腓骨远端进行扩孔（技术图8）。
- 虽然此时可以简单打压腓骨后方以加深腓骨沟，但笔者更倾向于采用传统的腓骨沟加深方法，先用微型矢状锯截除部分皮质（技术图9A）。
- 为了保护腓骨后方的平滑面，可以将打压器纵向置入腓骨沟内进行打压，以避免破坏腓骨肌腱平滑的滑动面（技术图9B）。
- 应维持肌腱复位而非手法限制肌腱（技术图10A）。如果失败，则用更大直径的钻头进一步加深腓骨沟，并进一步打压腓骨后面。
- 经钻孔将腓骨肌上支持带重新缝合至腓骨后外侧缘。
- 确保腓骨肌腱在更深的腓骨沟中滑动良好且无受限（技术图10B）。
- 标准缝合伤口。

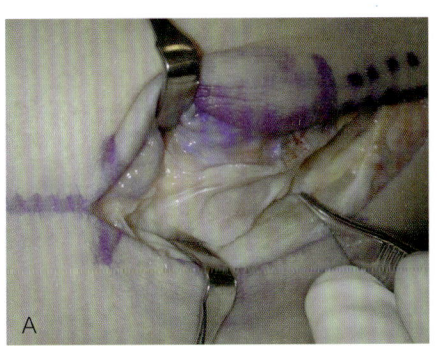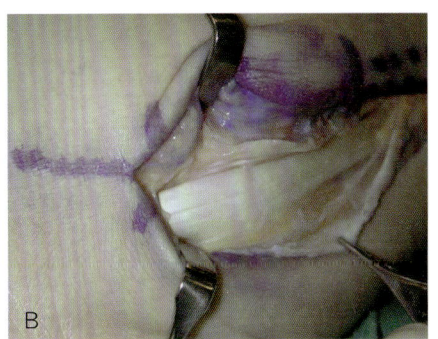

技术图7　腓骨外侧形成的假沟。A. 腓骨肌腱位于腓骨外侧。B. 复位肌腱时可以看见假沟，以及移位、薄弱的腓骨肌上支持带。

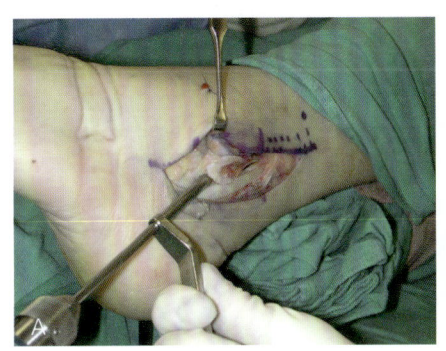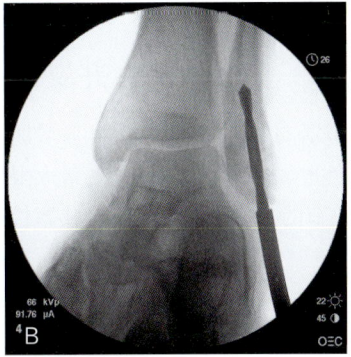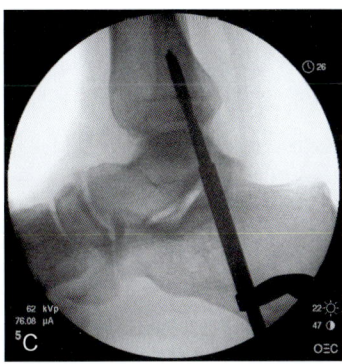

技术图8　A. 插入钻头对腓骨远端钻孔。B、C. 透视下确定腓骨远端内钻头的正确位置。B. 正位片。C. 侧位片。

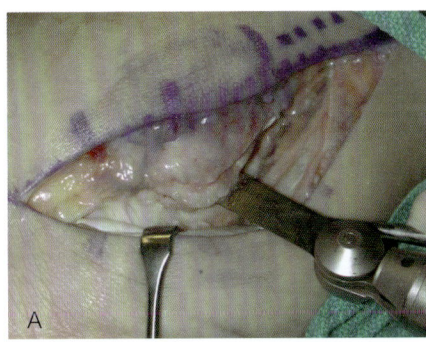
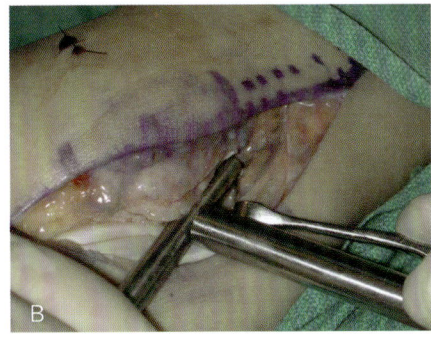
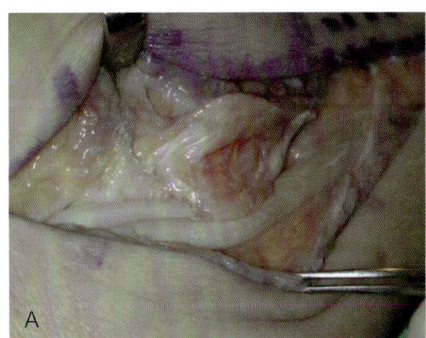
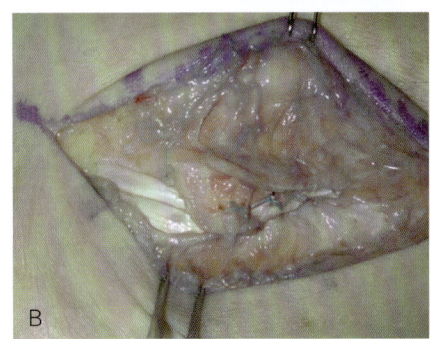

技术图9　打压腓骨后方以加深腓骨沟。A. 截除腓骨后外侧缘以便于打压。B. 纵向使用打压器，以在打压过程中保护腓骨后方的滑动面。

技术图10　A. 即使未修补腓骨肌上支持带，腓骨肌腱仍维持复位于加深的腓骨沟内。B. 修补腓骨肌上支持带且无腓骨肌腱狭窄。

要点与失误防范

切取骨膜瓣	• 腓骨肌腱必须向前牵开,以便显露骨膜瓣供区,从而确保切取足够的骨膜瓣及避免腓骨肌腱损伤 • 应在前方保持骨膜瓣与纤维软骨缘的连续性。69号刀片对于切取组织瓣至关重要 • 在行腓骨沟加深前,应剥离骨膜瓣。如果在此之前行腓骨沟加深,则会破坏骨膜瓣
骨膜瓣与肌腱间的粘连	• 目前尚无有关肌腱与骨膜瓣粘连的报道;尽管如此,术后第4周开始进行早期关节活动度练习可以将粘连的可能性降至最低
腓骨肌腱撕裂	• 肌腱内撕裂需要清理、修补或重建。否则,继发于腓骨肌腱撕裂的症状仍会持续,即使腓骨肌腱复位成功,仍可能导致疗效不佳
重建时避免过紧缝合腱鞘	• 这将导致狭窄性屈肌腱鞘炎。无需缝合过紧;肌腱只需复位即可

术后处理

- 术后患者短腿石膏制动,并维持非负重共6周。
- 4周后拆除石膏,换为可拆卸式踝关节固定的弧形底保护靴,继续免负重2周,同时进行踝关节活动度练习。
- 6周末,患者可以在支具保护耐受下负重,之后可卸除保护靴,并进行内外翻练习以加强踝关节的力量。

预后

- 良好的手术结果不仅取决于手术操作,还取决于对其他相关疾病的正确治疗。肌腱损伤通常与半脱位或脱位并存,必须同时治疗。如果存在肌腱病,如撕裂或退变而未予以治疗,无论手术做得多好,术后疼痛仍可能持续存在。
- 在Tan等[15]在两个中心(宾夕法尼亚大学和新泽西医学与牙科大学)进行的初步研究中,10例腓骨肌腱半脱位或脱位患者接受了该技术的治疗。10例患者中有9例疗效优良。一名患者需要行腓骨沟加深术。

并发症

- 腓骨肌腱粘连:术后4周开始早期关节活动度练习可以最大限度地减少此类并发症。
- 狭窄性屈肌腱鞘炎:腱鞘无需缝合过紧,肌腱只需在腓骨后方维持复位即可。
- 腓肠神经和腓浅神经损伤。

致谢

- 本章的编辑和合作者希望感谢Enyi Okereke博士的贡献。Enyi Okereke博士在前往尼日利亚埃努古执行医疗任务时不幸逝世。

(陈城 译,顾文奇 审校)

参考文献

[1] Church CC. Radiographic diagnosis of acute peroneal tendon dislocation. AJR Am J Roentgenol 1977;129:1065-1068.

[2] Clanton TO, Porter DA. Primary care of foot and ankle injuries in the athlete. Clin Sports Med 1997;16:435-466.

[3] Davis WH, Sobel M, Deland J, et al. The superior peroneal retinaculum: an anatomic study. Foot Ankle Int 1994;15:271-275.

[4] Eckert WR, Davis EA Jr. Acute rupture of the peroneal retinaculum. J Bone Joint Surg Am 1976;58(5):670-672.

[5] Edwards ME. The relations of the peroneal tendons to the fibula, calcaneus, and cuboideum. Am J Anat 1928;42:213-253.

[6] Escalas F, Figueras JM, Merino JA. Dislocation of the peroneal tendons. Long-term results of surgical treatment. J Bone Joint Surg Am 1980;62(3):451-453.

[7] Geller J, Lin S, Cordas D, et al. Relationship of a low-lying muscle belly to tears of the peroneus brevis tendon. Am J Orthop 2003;32:541-544.

[8] Magee DJ, ed. Lower leg, ankle, and foot. In: Orthopedic Physical Assessment Enhanced Edition, ed 4. St. Louis: Saunders Elsevier, 2005:765-845.

[9] McLennan JG. Treatment of acute and chronic luxations of the peroneal tendons. Am J Sports Med 1980;8:432-436.

[10] Oden RR. Tendon injuries about the ankle resulting from skiing. Clin Orthop Relat Res 1987;(216):63-69.

[11] Sarmiento A, Wolf M. Subluxation of peroneal tendons: case treated by rerouting tendons under calcaneofibular ligament. J Bone Joint Surg Am 1975;57(1):115-116.

[12] Sarrafian SK. Biomechanics of the subtalar joint complex. Clin Orthop Relat Res 1993;(290):17-26.

[13] Sobel M, Bohne WH, Markisz JA. Cadaver correlation of peroneal tendon changes with magnetic resonance imaging. Foot Ankle 1991;11:384-388.

[14] Stover CN, Bryan DR. Traumatic dislocation of the peroneal tendons. Am J Surg 1962;103:180-186.

[15] Tan V, Lin SS, Okereke E. Superior peroneal retinaculoplasty: a surgical technique for peroneal subluxation. Clin Orthop Relat Res 2003;(410):320-325.

[16] Zoellner G, Clancy W Jr. Recurrent dislocation of the peroneal tendon. J Bone Joint Surg Am 1979;61(2):292-294.

第105章 腓骨肌腱脱位的修复：方法2
Repair of Dislocating Peroneal Tendons: Perspective 2

Florian Nickisch, Scott B. Shawen, and Robert B. Anderson

定义

- 腓骨肌腱从腓骨后侧沟半脱位或脱位是踝关节疼痛和功能障碍的少见原因。急性损伤常无法诊断或误诊为踝关节扭伤。
- 未经治疗或误诊的急性损伤容易导致患者复发性腓骨肌腱脱位、潜在的腓骨肌腱撕裂或慢性脱位。

解剖

- 腓骨长肌和腓骨短肌是位于小腿外侧间室的两大主要结构，两者起自腓骨近端（图1A）。
- 腓骨长短肌在跨过踝关节前移行为腱性部分，且维持于总腱鞘内。在向远端走行过程中，腓骨短肌腱位于腓骨远端后面、腓骨长肌腱的前内侧。
- 在腓骨远端，腓骨结节将腓骨长短肌腱分开，分别进入不同的腱鞘。
- 在腓骨远端后侧，两条肌腱被腓骨肌上支持带固定在腓骨后侧沟（图1B）。
- 腓骨远端后侧面被一层纤维软骨覆盖，以使腓骨肌腱可以平滑地滑动。腓骨后侧沟（腓骨沟）的深度和宽度高度变异。80%的人群存在明确的腓骨沟。剩余人群的腓骨后侧面平坦或凸起[5]。腓骨外侧缘处的纤维软骨缘将腓骨沟加深2～4 mm。
- 腓骨肌上支持带是腓骨肌腱不稳的主要限制结构，其由一束深筋膜组成，该深筋膜与腓骨远端骨膜相连续但不附着于纤维软骨缘或腓骨后外侧缘[11]。腓骨肌上支持带的宽度和厚度变异极大，并已报道有5种不同的止点形式，最常见的是附着于跟腱和跟骨[3]。
- 腓骨肌上支持带的纤维走向和跟腓韧带的走向平行，所以跟腓韧带内翻损伤时，也可引起腓骨肌上支持带损伤[6,9]。

发病机制

- 腓骨肌腱的急性半脱位或脱位通常发生于足部强力背伸，伴腓骨肌强力收缩时。其常发生在高山滑雪向前跌倒或跳板跳水时[8]。
- 腓骨肌收缩时，抵抗性跖屈或内翻也可能引起腓骨肌腱的半脱位或脱位，这种情况下，通常合并踝关节外侧不稳。
- 腓骨肌腱脱位也可见于严重的跟骨骨折和跟骨外侧移

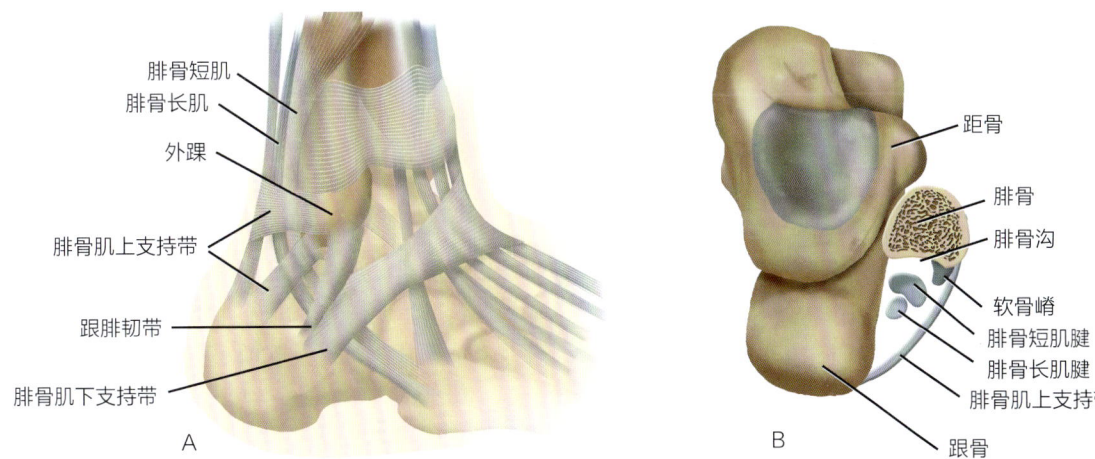

图1 A. 踝关节侧位观示腓骨肌腱和腓骨肌上、下支持带。注意腓骨肌上支持带的一部分呈垂直走行，与跟腓韧带走行方向一致。B. 踝关节上面观示腓骨沟、腓骨肌上支持带、腓骨肌腱和软骨嵴间的关系（图A经允许引自Davis WH, Sobel M, Deland J, et al. The superior peroneal retinaculum: an anatomic study. Foot Ankle Int 1994;15:273；图B经允许引自Coughlin MJ, Mann RA, eds. Surgery of the Foot and Ankle, ed 7. St. Louis: Mosby, 1999:819）。

位的后遗症[5,7]。
- 根据损伤的病理解剖,腓骨肌腱脱位可分为三度[4]:
  - Ⅰ度:腓骨肌上支持带从腓骨剥离,腓骨长肌向前方脱位。
  - Ⅱ度:纤维软骨缘连同腓骨肌上支持带一同从腓骨后外侧撕脱;腓骨长肌向前方脱位。
  - Ⅲ度:附着腓骨肌上支持带的腓骨边缘撕脱骨折,腓骨长肌向前方脱位。
- 半脱位或脱位可导致肌腱内在损伤。根据肌腱损伤的部位,可将损伤分为Ⅰ区、Ⅱ区和Ⅲ区。
  - Ⅰ区损伤定义为累及腓骨沟的损伤,最常影响腓骨短肌腱。当腓骨短肌腱于腓骨沟内半脱位时,其会被牵拉至腓骨远端尖锐的后外侧嵴,45°方向的牵拉及其表面的腓骨长肌腱的压迫,造成腓骨短肌腱的纵向劈裂。
  - Ⅱ区损伤位于腓骨尖和骰骨管之间。
  - Ⅲ区损伤位于骰骨管内,主要累及腓骨长肌腱及可能存在的痛性腓籽骨。

自然病程

- 如果能早期诊断,急性腓骨肌腱脱位可经手法复位,并制动4~6周以维持复位。这种情况下,可通过功能康复维持肌腱复位,并有50%的患者可完全康复[1]。
- 延迟诊断和治疗的患者反复半脱位及慢性脱位常见,并可能导致腓骨肌腱的退变及撕裂[10]。

病史和体格检查

- 大多数患者无明显临床表现,在急性期会有踝关节后外侧隐痛,并在活动时向近端放射,可伴有弹响感[12]。
- 可能有踝关节强力背伸损伤伴踝关节外侧弹响感的病史。
- 患者常有内翻-旋后扭伤史,并可能存在踝关节外侧不稳[9]。
- 体格检查中,腓骨肌腱病的特征表现为沿肌腱走行的饱满感及弥漫性压痛。腓骨后嵴处局部有压痛时,应考虑腓骨肌腱损伤进展为纵向撕裂。
- 内翻牵拉或主动对抗外翻可能会引发疼痛。
- 肌腱半脱位常表现为对抗外翻时出现肌腱断裂感、弹响或疼痛。进行腓骨肌管压迫试验时让患者对抗外翻,沿腓骨后缘触诊腓骨肌腱。踝关节环转运动过程中外翻及背伸时可能发现脱位的肌腱,内翻和跖屈时肌腱可自动复位(图2)。

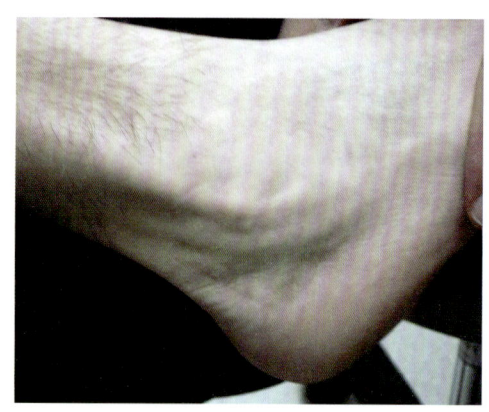

图2　对抗外翻时脱位的腓骨肌腱。

- 慢性肌腱脱位的特征性表现为腓骨外侧远端可触及一嵴状结构,并常伴有慢性肿胀。
- 外翻肌力可因疼痛而减弱。主动外翻活动明显减弱而无明显疼痛应怀疑腓骨肌腱完全断裂。
- 完整的踝关节检查同样应包括合并伤的评估,排除鉴别诊断。这包括以下几点(但不仅限于这些):
  - 踝关节外侧不稳:患者有频繁的扭伤史、马蹄足内翻,前抽屉试验或内翻应力试验相对健侧更松弛。
  - 踝关节高位扭伤(下胫腓联合损伤):前踝下胫腓联合处疼痛,小腿挤压试验和外翻旋转应力试验时可引发疼痛。
  - 距骨三角骨疼痛或距骨后突骨折:用力跖屈时疼痛,踇趾对抗跖屈时疼痛。

影像学和其他诊断性检查

- 应拍摄包括踝关节正侧位、踝穴位X线片,以排除骨折或巨大的距骨骨软骨缺损。
- 偶尔能在踝关节正位或踝穴位上看到腓骨远端后侧撕脱骨折的"斑点征"。如果出现该征象,可确诊腓骨肌上支持带Ⅲ度损伤合并腓骨肌腱脱位[4]。如图3A所示,不用读片灯则很难发现。
- 应力位摄片有助于排除踝关节外侧不稳。
- 对于诊断不明确者,CT有助于评估腓骨沟的解剖及发现X线平片上难以发现的小撕脱骨折(图3B)。轴位CT还能确诊腓骨肌腱脱位。
- MRI可以确定腓骨肌上支持带的损伤、肌腱半脱位或脱位、肌腱实质退变和纵行撕裂(图3C、D)。
- 虽然超声检查依赖于操作者的水平,但其可以提供动态、实时的检查以评估手法检查时引发的半脱位。

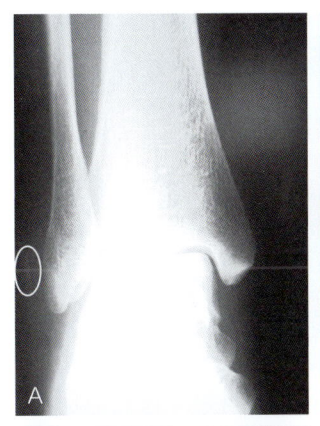
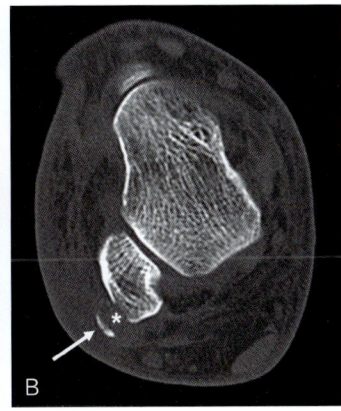
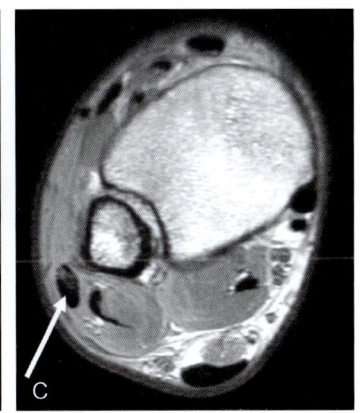
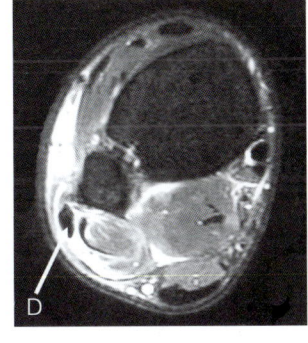

图3　A. 读片灯下踝关节正位片上可见腓骨远端外侧缘撕脱骨折（圆形部分为"斑点征"）。B. 轴位CT示Ⅲ度损伤，伴腓骨远端外侧缘撕脱骨折（箭头所指为"斑点征"）及腓骨肌腱脱位（星号所示）。C、D. T1及T2加权像MRI示脱位的腓骨肌腱（箭头所指）伴明显的腱鞘炎。注意平浅的腓骨后沟及撕裂的腓骨肌上支持带。

鉴别诊断

- 腓骨肌腱病或撕裂。
- 踝关节外侧不稳。
- 踝关节高位扭伤。
- 距骨骨软骨缺损。
- 距骨三角骨疼痛或距骨后突骨折。
- 跟骨后滑囊炎。

非手术治疗

- 对于急性腓骨肌腱半脱位或脱位，如能复位并维持于复位位置，便可采取非手术治疗。
- 这种情况下，治疗包括轻度跖屈内翻位短腿石膏制动4～6周，然后进行功能锻炼。可将U形或J形泡沫材料或毛毡置入石膏内以对腓骨远端周围加压，从而维持腓骨肌腱的位置。
- 笔者认为，有症状的慢性腓骨肌腱脱位或复发的半脱位，非手术治疗无效。

手术治疗

- 所有不可复位的肌腱脱位或合并腓骨边缘撕脱骨折者，都应考虑急性期手术复位和修复。
- 手术治疗也适用于所有疼痛或功能受限的慢性损伤患者。
- 已报道5种基本的修复方法[8]：
  - 支持带止点的解剖重建。
  - 骨性阻断术。
  - 局部软组织转位加强腓骨肌上支持带。
  - 腓骨肌腱改道至跟腓韧带后方。
  - 腓骨沟加深术。
- 腓骨沟加深术的目的是增加腓骨后外侧缘的高度，以防止腓骨肌腱半脱位。
- 手术治疗的一般禁忌证包括周围血管病变、皮肤破损或脉管炎及自己可引发半脱位的患者，这些患者常伴有全身韧带松弛。体格检查通常可以发现双侧腓骨肌腱均半脱位至腓骨外侧缘，但不跨过踝关节。

术前计划

- 笔者建议术前回顾所有影像学资料，以便计划腓骨沟加深和处理其他合并疾病。回顾X线平片以发现骨折、游离体、足踝部力线情况和既往手术的内固定残留。
- 应同时处理合并的骨折、骨软骨损伤和踝关节外侧不稳。
- 切开前，笔者常规在手术台上麻醉下对患者进行体格检查，以评估踝关节及距下关节。腓骨肌腱也可在麻醉下评估。但是麻醉下患者无法对抗外翻，因此价值有限。

体位

- 患者取半侧卧位。
- 同侧髋关节下方垫高，并用垫子维持体位。
  - 这便于医生显露腓骨后侧，并且不用从标准的正位位置上移动C臂机，便可获得踝关节正侧位透视。
- 手术可在局部麻醉或全身麻醉下进行，并使用大腿止血带。

入路

- 标准入路是腓骨后侧沿腓骨肌腱走行方向做一纵向弧形切口，大致止于腓骨结节水平（图4）。
- 这有助于充分显露腓骨肌上支持带、腓骨肌腱和腓骨远端后侧，同时当需要同时行踝关节外侧韧带重建时，亦可提供外侧胫距关节的充分显露。

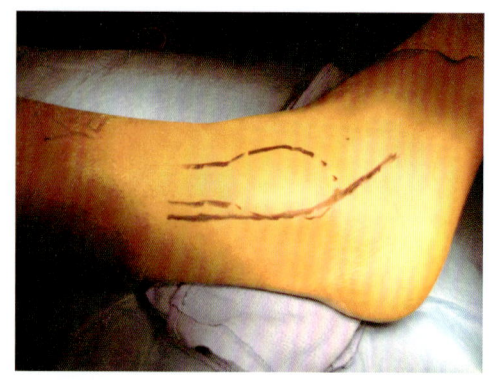

图4　腓骨肌腱修补和腓骨沟间接加深的实用后外侧入路。

- 如果术前或麻醉下检查已排除踝关节外侧不稳和腓骨肌腱远端损伤，手术入路可为局限于腓骨后侧的纵行切口。

腓骨沟间接加深术

显露

- 沿腓骨远端后侧做一弧形切口。切口延伸至第5跖骨基底，但通常止于腓骨结节水平。
- 掀起全层皮瓣以免皮肤坏死。
  - 保护腓肠神经和腓浅神经的分支。
- 切开腓骨远端的腓骨肌腱鞘。

- 如果腓骨肌上支持带仍完整，于腓骨上将其切开，然后将其从腓骨上锐性剥离，在腓骨远端保留组织袖。用两把小止血钳将腓骨肌上支持带向后牵开，以便于后期修复。

腓骨肌腱的处理

- 探查腓骨肌腱，切除炎性腱鞘滑膜、清理，并用不可吸收缝线埋线修补撕裂的肌腱（技术图1A、B）。
- 从肌腱上切除所有腓骨短肌低位肌腹。同时切除正常

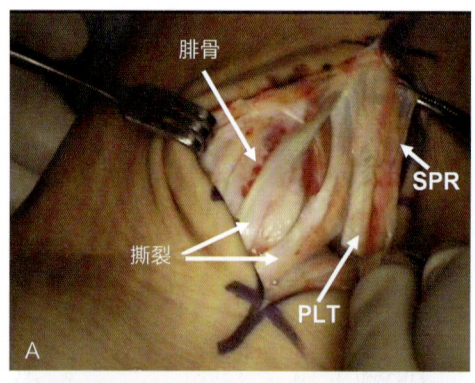
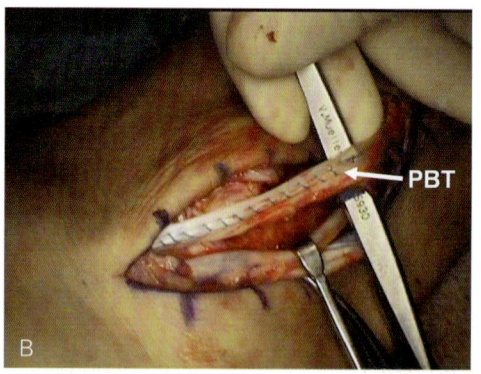
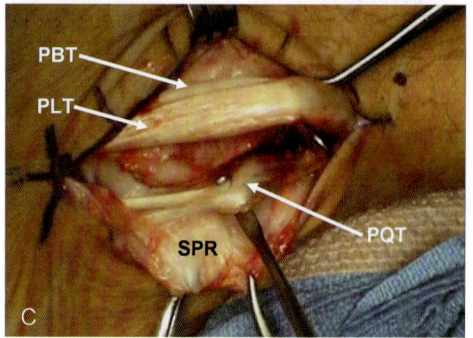

技术图1　A. 纵向切开腓骨肌上支持带，并用两把止血钳将其牵开。在慢性脱位中，经常可见腓骨短肌腱纵向撕裂。B. 清理或修复纵向撕裂的腓骨短肌腱。C. 切除腓骨短肌低位肌腹及第四腓骨肌（若存在），为腓骨肌腱留出空间。PLT：腓骨长肌腱；PBT：腓骨短肌腱；SPR：腓骨肌上支持带；PQT：第四腓骨肌。

的解剖变异——第四腓骨肌，其为小腿外侧筋膜间室内多余的肌肉。
- 这些处理是为了给腓骨肌腱提供更大的腓骨沟内空间（技术图1C）。

加深腓骨沟

- 显露远端腓骨尖，避免损伤跟腓韧带。
- 将1枚髓内导针由远端向近端置入腓骨内，方向与后侧皮质一致（技术图2A）。
- 沿导针逐渐扩孔（通常为7~8 mm），打薄后侧皮质（技术图2B、C）[13]。
  - 笔者常规从BioTenodesis螺钉系统或前交叉韧带重建设备中挑选合适的扩髓器。
  - 或者考虑使用标准创伤设备中直径递增的钻头或第5跖骨（Jones骨折）专用的空心钻。
- 一旦腓骨后侧皮质充分打薄，用大小合适的打压棒将后侧皮质打压入扩孔后形成的空隙中（技术图2D）。这样可以保留覆盖于腓骨沟的生理滑行面，为肌腱滑动提供光滑的组织床。
  - 如果骨质过于坚硬而不易打压，可以用骨刀或微型矢状锯打穿腓骨后外侧皮质，以便于打压后侧皮质（技术图2E）。
- 也需打压远端腓骨尖，以避免腓骨肌腱在走行至足部的过程中，尖锐的骨缘撞击肌腱。

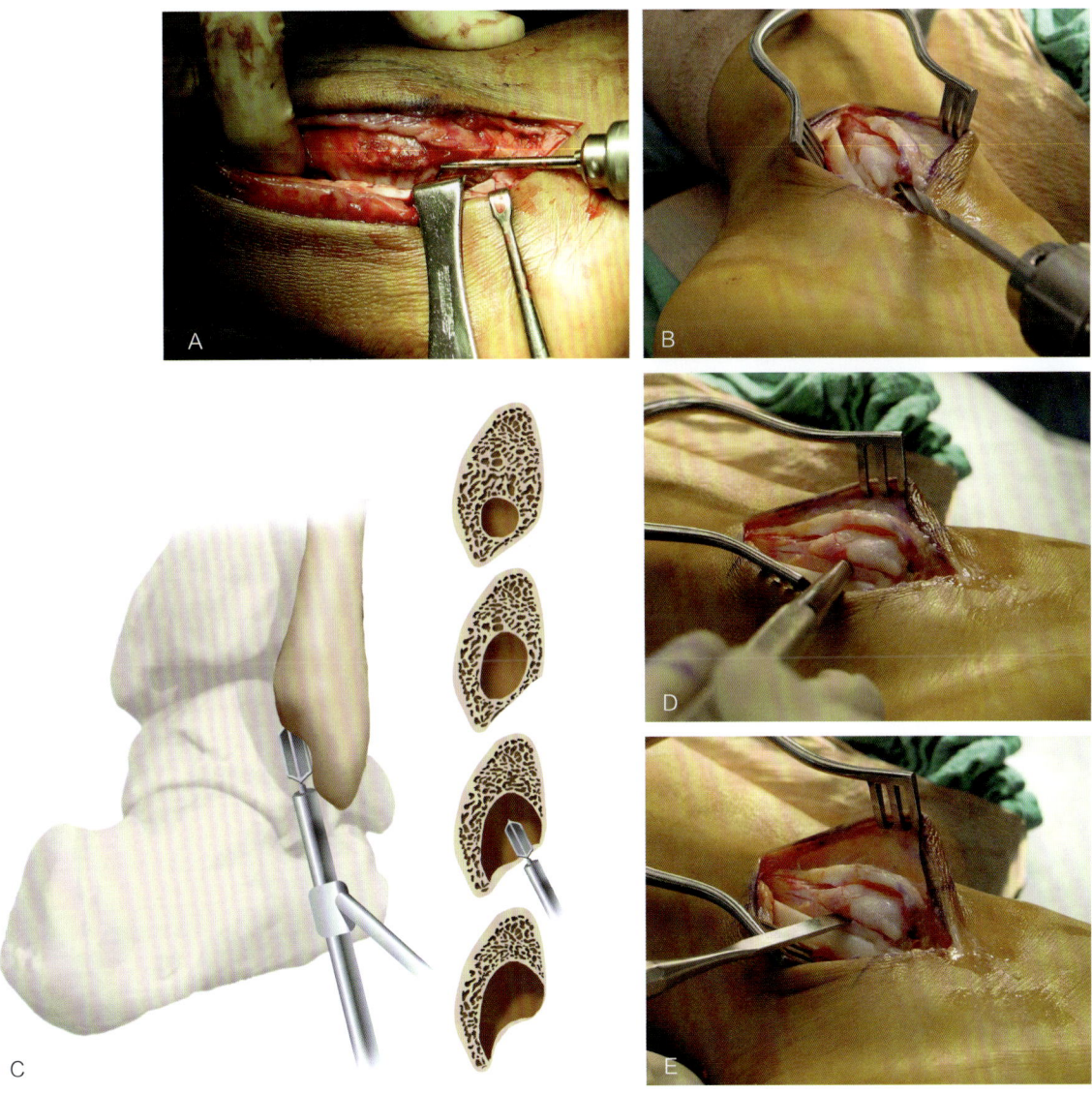

技术图2 A. 将1枚髓内导针以平行于后侧皮质的方向置入腓骨远端。B. 经导针用空心扩髓器行髓内扩孔，以打薄腓骨后侧皮质。C. 腓骨沟的间接加深技术。D. 用大小合适的打压棒将腓骨后侧皮质打压入扩孔形成的空隙中。E. 为避免打击过程中造成腓骨边缘骨折，可用骨刀打穿后侧皮质（仅用于骨质非常坚硬时）。

- 正确处理后,静息位时,整个腓骨短肌腱和至少50%的腓骨长肌腱应被腓骨边缘覆盖。

腓骨肌上支持带的修复

- 完成腓骨沟加深、肌腱清理和修补后,修复腓骨肌上支持带。
- 从骨面上锐性剥离腓骨上残留的软组织,显露外侧皮质,然后用骨锉或咬骨钳处理骨面直至渗血。
- 切除多余的腓骨肌上支持带组织,将残留的腓骨肌上支持带推进至之前准备好的皮质床,将其经钻孔或带线锚钉固定。
- 在距离腓骨尖近端1 cm处钻3~4个孔或置入带线锚钉(技术图3A)。
- 用2-0缝线将腓骨肌上支持带的后侧瓣以重叠缝合的方式重新附着至准备好的骨面上。确保外踝骨面和腓骨肌上支持带间的空隙已消失。
- 用2-0缝线间断缝合修补腓骨肌上支持带的前部(技术图3B、C)。
- 通过全范围关节活动来检查修复的稳定性。
  - 检查复位后肌腱的自由活动,肌腱修复后活动不应受限。
  - 不需要过紧地缝合腓骨肌上支持带,修复的目的是使腓骨肌腱维持复位于腓骨后方。

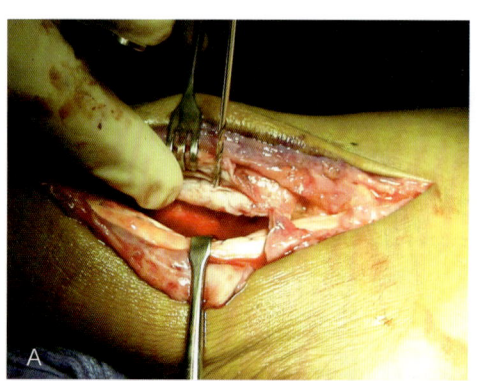
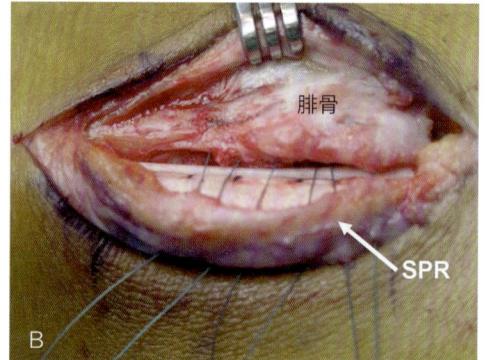
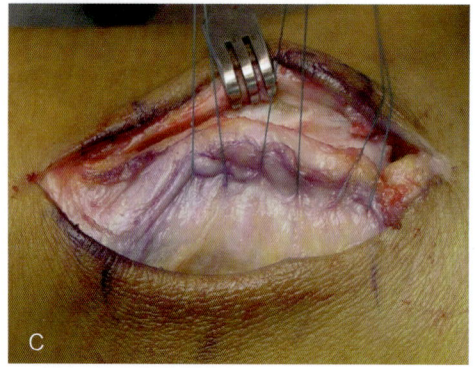

技术图3 加深腓骨后侧沟后,用骨锉或咬骨钳粗化处理腓骨外侧皮质,并修复腓骨肌上支持带。A. 腓骨后外侧缘钻6个孔(或可以使用2~3个带线锚钉)。B、C. 用2-0缝线以重叠缝合的方式将腓骨肌上支持带修复至腓骨远端。

要点与失误防范

避免对自己可引发半脱位的患者进行手术	复发风险高
维持患肢于半侧卧位(同侧髋关节下方垫高)	仰卧位很难显露腓骨后方
于腓骨后缘切开腓骨肌上支持带,但不要太靠后	这样可以切除多余的软组织,并将腓骨肌上支持带修复固定至骨面上
为腓骨肌腱创造足够的空间	切除所有腓骨肌低位肌腹,若存在第四腓骨肌,亦应切除
探查腓骨肌腱是否撕裂	必要时清理及修补
避免腓骨应力性骨折	腓骨扩髓不会明显减弱腓骨后侧的强度,尤其是年轻健康且骨质好的患者。但是在打压前用骨刀或微型矢状锯控制腓骨沟加深会减弱腓骨后侧皮质的强度
修复腓骨肌上支持带时避免导致腓骨肌腱滑行通道狭窄	腓骨肌上支持带修复后,通过踝关节和后足的活动度来判断肌腱滑动的满意度

术后处理

- 术后即刻将小腿和踝关节用后方及U形夹板固定于中立位,并且保持非负重2周。
- 2周后拆线,患肢可改用短腿行走石膏固定,并允许在耐受下负重。
- 6周时拆除石膏,更换为控制踝关节活动的行走靴,这样可以在允许背伸和跖屈的同时,避免踝关节内翻。此时可开始进行踝关节主动关节活动度练习。
- 术后8~10周进行腓骨肌力量训练。
- 术后4~6个月有望完全恢复正常活动。
- 对于精英运动员,其重建效果稳定,笔者对于这些患者的康复更加激进,包括4周的骑车和泳池内活动。

预后

- 目前已报道多种腓骨沟加深技术,所有文献报道结果都是小样本回顾性研究,目前尚未见不同术式间比较的前瞻性随机对照研究发表。
- 一般而言,只要正确处理基础病变,腓骨沟加深的疗效均较良好[8]。
- 根据笔者的经验,腓骨沟间接加深术能减少手术的剥离和并发症,总体治疗效果良好。笔者采用该技术尚未见脱位复发。
- 笔者建议,对于慢性腓骨肌腱脱位,腓骨沟加深术均应联合腓骨肌上支持带重建。

并发症

- 感染。
- 切口延迟愈合。
- 腓肠神经损伤。
- 脱位复发。
- 活动度丢失。

(李振东 译,顾文奇 审校)

参考文献

[1] Brage ME, Hansen ST Jr. Traumatic subluxation/dislocation of the peroneal tendons. Foot Ankle 1992;13:423-431.

[2] Clanton TO, Porter DA. Primary care of foot and ankle injuries in the athlete. Clin Sports Med 1997;16:435-466.

[3] Davis WH, Sobel M, Deland J, et al. The superior peroneal retinaculum: an anatomic study. Foot Ankle Int 1994;15:271-275.

[4] Eckert WR, Davis EA Jr. Acute rupture of the peroneal retinaculum. J Bone Joint Surg Am 1976;58(5):670-672.

[5] Edwards M. The relations of the peroneal tendons to the fibula, calcaneus, and cuboideum. Am J Anat 1927;42:213-252.

[6] Geppert MJ, Sobel M, Bohne WH. Lateral ankle instability as a cause of superior peroneal retinacular laxity: an anatomic and biomechanical study of cadaveric feet. Foot Ankle 1993;14:330-334.

[7] Karlsson J, Eriksson BI, Sward L. Recurrent dislocation of the peroneal tendons. Scand J Med Sci Sports 1996;6:242-246.

[8] Maffulli N, Ferran NA, Oliva F, et al. Recurrent subluxation of the peroneal tendons. Am J Sports Med 2006;34:986-992.

[9] McGarvey W, Clanton T. Peroneal tendon dislocations. Foot Ankle Clin 1996;1:325-342.

[10] McLennan JG. Treatment of acute and chronic luxations of the peroneal tendons. Am J Sports Med 1980;8:432-436.

[11] Niemi WJ, Savidakis J Jr, DeJesus JM. Peroneal subluxation: a comprehensive review of the literature with case presentations. J Foot Ankle Surg 1997;36:141-145.

[12] Sammarco GJ. Peroneal tendon injuries. Orthop Clin North Am 1994;25:135-145.

[13] Shawen SB, Anderson RB. Indirect groove deepening in the management of chronic peroneal tendon dislocation. Tech Foot Ankle Surg 2004;3(2):118-125.

第106章 胫前肌腱断裂的重建
Reconstruction of Tibialis Anterior Tendon Ruptures

James Santangelo and Mark E. Easley

定义

- 胫前肌腱断裂可表现为急性损伤或慢性无痛性足下垂。
- 诊断常会被延误。
- 对活动量大的患者推荐手术治疗,对要求较低的患者可采用非手术治疗,手术选择包括直接修复和重建。

解剖

- 胫前肌起自胫骨外侧髁及骨间膜。
- 其止点位于内侧楔骨的内侧面及第1跖骨基底的内下面。
- 腱-腹移行处位于胫骨中段与胫骨中下1/3的交界处。
- 胫前肌腱于滑膜腱鞘内自其腱-腹移行处走行至止点[2],足踝部伸肌支持带的深部。
- 胫前肌腱由腓深神经支配。
- 胫前肌能在足跟着地后控制足部的减速,并使踝关节背伸。

发病机制

- 胫前肌腱健康的年轻患者很少发生自发断裂;相反,这类患者的损伤机制多为贯穿伤或胫骨远端骨折导致肌腱撕裂。
- 自发断裂通常发生于退行性胫前肌腱病的老年患者中。轻微创伤可能与其断裂有关,其损伤机制主要为跖屈-外翻。断裂通常发生于距离内侧楔骨的肌腱止点3 cm以内处[1]。

自然病程

- 胫前肌腱断裂的自然病程可以从保守治疗的患者的结果记录研究中得到推测。这些患者行走时呈拍地步态,有时在不平的地面上行走会有困难。大多数患者的患肢仍有功能,但需要使用支具。
- 非手术治疗的患者一般为老年人及要求较低的患者。而对于年轻、活动量较大的患者,其自然病程的结果并不理想。
- 由于文献报道胫前肌腱断裂的病例数较少,且又缺乏对其自然病程的研究,因此有关其自然病程的确切结论非常有限。

病史和体格检查

- 体格检查的方法包括:
  - 肿胀的检查。检查者应沿着胫前肌的肌肉-肌腱走行方向进行触诊。肿胀且肌腱不连续提示肌腱断裂。患者有可能主诉踝前触及肿物。
  - 步态障碍。检查者应该注意观察患者的步行情况,观察患者有无拍地步态或足下垂。慢性肌腱断裂的患者可表现为很轻微的步态障碍,可能仅在不平的地面上行走困难。无法用足跟行走提示患者存在胫前肌功能不全。由于踝关节无法充分背伸,因此在步态周期的摆动相,患者需要过屈髋关节及膝关节才能使足部离地。
  - 肌力需通过手法运动测定评估。胫前肌无收缩或踝关节背伸减弱提示胫前肌功能不全。而在踝关节背伸过程中,患者需用趾伸肌来代偿胫前肌的部分功能,因此当嘱患者背伸踝关节时,可出现足趾过伸。
- 检查者需要注意患者是否存在跟腱紧张。由于胫前肌腱断裂而失去了踝关节跖屈的主要拮抗肌,因此亚急性或慢性损伤的患者常表现有跟腱挛缩。一般而言,在行胫前肌腱修复或重建时,踝关节必须至少背伸10°,鉴于此,在手术过程中可能还需辅以跟腱或腓肠肌延长术。
- 检查者需要全面检查患肢以排除其他疾病。最常见的错误诊断有:
  - 腰椎神经根病:表现为感觉减退,直腿抬高试验阳性。
  - 腓总神经麻痹:除胫前肌外还会影响趾伸肌及腓骨肌群。胫前肌腱断裂的患者踇长伸肌(EHL)及趾伸肌功能仍保留,以此可以与腓总神经麻痹相鉴别[1]。

影像学和其他诊断性检查

- 由于临床体格检查通常能较容易地诊断胫前肌腱断裂,因此一般不需要影像学检查来评估胫前肌腱断裂。
- X线平片不能诊断胫前肌腱断裂,但是平片有助于评估其他合并损伤(如胫骨骨折)。

- MRI对无法回忆起受伤史的慢性患者较为有用[1]。MRI能显示胫前肌腱失去连续性及肌腱内的信号改变,尤其是对于已存在肌腱病者。由于胫前肌腱自外向内走行跨过前踝,肌腱断裂后断端会回缩,因此偶尔也会评估困难。
- 如果诊断不明确,可用肌电图检查以鉴别腓总神经麻痹或腰椎神经根病。

鉴别诊断

- 腓总神经麻痹。
- 腰椎神经根病。
- 一种以单纯的胫前肌腱功能不全为主要表现的罕见外周神经病变。

非手术治疗

- 对要求较低的患者可用踝-足支具(AFO)治疗。

手术治疗

- 肌腱直接修复偶尔可行,但对于延误诊断者,由于肌肉挛缩,因此往往无法直接修复。
- 胫前肌腱滑移移植术能获得一定的肌腱长度,有助于修复。而对于胫前肌肌纤维变性者,建议采用同种异体肌腱移植。
- 对于无法直接修复的肌腱,笔者推荐利用旁边的自体踇长伸肌腱加强修复(图1)。
- 异体肌腱重建的指征:
  ○ 胫前肌腱严重变性。
  ○ 胫前肌滑动性仍保留。
    – 轻度或无肌纤维变性。
    – 若肌肉无法滑动,即已瘢痕化,异体肌腱移植重建后仍无功能,其效果不会优于肌腱固定术。

术前计划

- 影像学检查可用来评估肌腱病变的范围,也可用于明确肌腱断裂的大致位置。
- 术者应该做好跟腱延长或腓肠肌-比目鱼肌松解的准备,以使踝关节获得适当的(至少10°)背伸。

体位

- 患者取仰卧位。同侧髋部垫高,但是这一步通常没有必要,因为一般仅需显露踝关节的前内侧。

入路

- 直接于胫前肌腱走行处上方做前路切口。
- 从全踝关节置换与Pilon骨折切开复位内固定得到的经验看,术中需要仔细处理软组织。

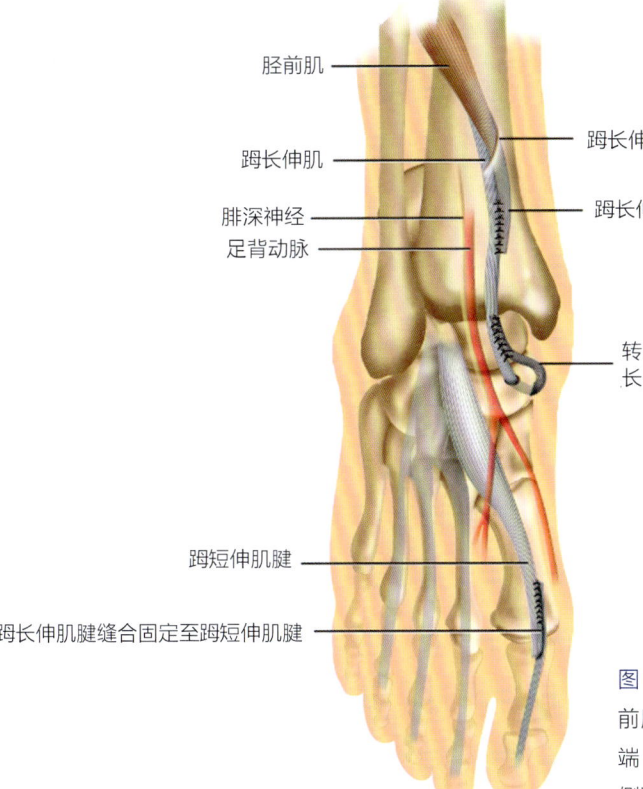

图1 踇长伸肌(EHL)转位至内侧楔骨。将胫前肌腱的近侧断端缝合固定至踇长伸肌腱。在远端,将踇短伸肌(EHB)腱缝合固定至EHL的远侧断端,以保留踇趾趾间关节的背伸功能。

跨长伸肌腱转位至内侧楔骨

显露

- 如有指征，先行腓肠肌松解或跟腱延长术。
- 于胫前肌腱走行处上方做前路切口(技术图1)。
- 切开伸肌上、下支持带及胫前肌腱鞘。
- 游离残留的胫前肌腱。直接修复偶尔可行，但很少能将残留肌腱推进至骨面，而是将残留的肌腱断端固定至内侧楔骨。如果肌腱长度不够或肌肉滑动能力较弱，则需要行跨长伸肌腱转位。

跨长伸肌腱转位

- 显露跨长伸肌腱。在近端，跨长伸肌腱位于胫前肌旁的独立腱鞘中。
- 于第1跖趾关节的近端、跨长伸肌腱远端表面做一3～5 cm切口，切断远端的跨长伸肌腱。远端需保留足够的长度，从而可以将其缝合至旁边的跨短伸肌腱。用2号不可吸收线锁边缝合跨长伸肌腱的游离残端。
- 将跨长伸肌腱经皮桥下向近端穿过胫前肌腱鞘。这样，跨长伸肌腱将居于胫前肌腱鞘内(技术图2)。
- 于内侧楔骨钻一垂直孔，以固定跨长伸肌腱。依次用2.5 mm、3.5 mm及4.5 mm的钻头扩孔。用刮匙扩大钻孔，以允许转位肌腱通过。为了给转位肌腱提供多点缝合，需要保留足够的骨膜。

固定

- 踝关节背伸10°，固定移植肌腱(技术图3A～D)。

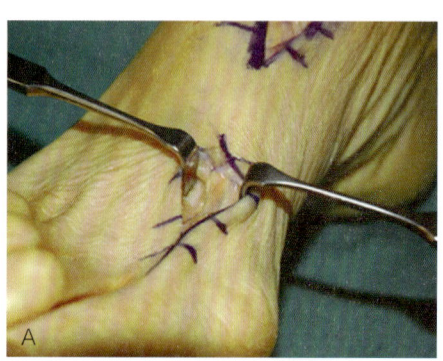
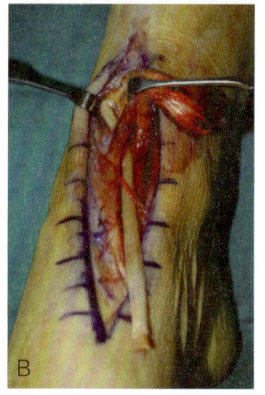

技术图2 A. 从跖趾关节水平切取跨长伸肌腱。B. 从近端进入跨长伸肌腱腱鞘。将跨长伸肌腱穿过胫前肌腱鞘，并向远端牵拉。

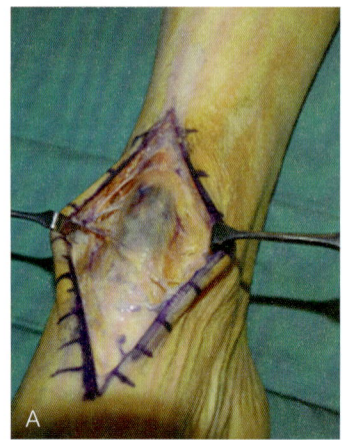
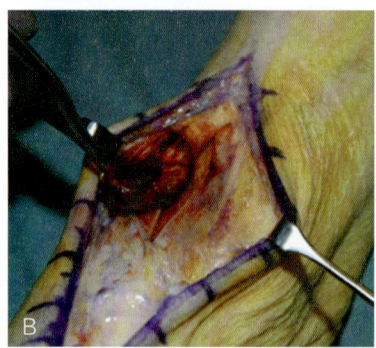

技术图1 A. 胫前肌腱上方的前方入路。B. 打开肌腱腱鞘，显露撕裂回缩的胫前肌腱末端。腱鞘需要仔细保护，以便之后修补。

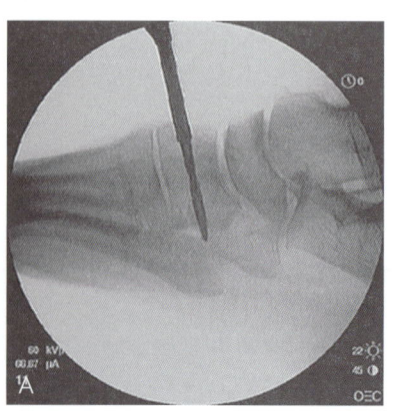

技术图3 A. 于内侧楔骨中点处，从背侧向跖侧钻孔。

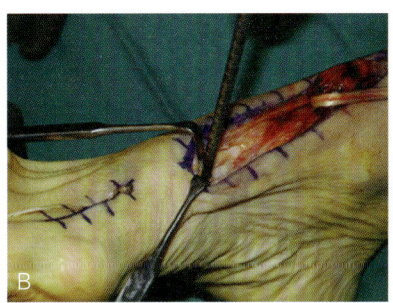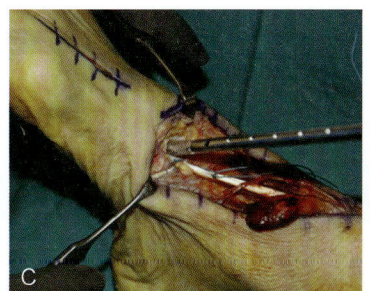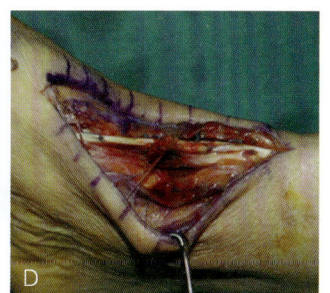
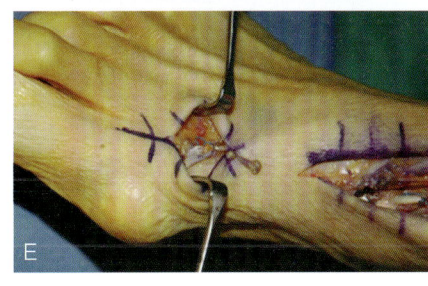

技术图3（续） B. 依次扩大钻孔。C. 用挤压钉固定。将转位肌腱穿过内侧楔骨后反折，缝合至其本身或周围软组织。D. 近端，将姆长伸肌腱缝合固定于胫前肌腱的残端。E. 将姆长伸肌远侧残端缝合至姆短伸肌腱。

- 将姆长伸肌腱从背侧穿至跖侧。用界面螺钉固定肌腱，或将肌腱穿过内侧楔骨后反折，缝合至周围骨膜或其自身。还可将姆长伸肌腱固定至胫前肌腱的远端残留纤维。
- 转位的姆长伸肌腱起到桥接胫前肌腱断端间隙的作用。然而，姆长伸肌肌肉的相对强度远弱于胫前肌。因此，若无胫前肌肌纤维变性，笔者推荐在一定的张力下将残留的胫前肌腱残端缝合至转位的姆长伸肌腱。
- 将姆长伸肌远侧残端与姆短伸肌腱相缝合。笔者建议将姆趾背伸10°～15°，以代偿肌腱转位术后预计的拉伸（技术图3E）。

完成手术

- 逐层关闭胫前肌腱腱鞘、伸肌上支持带及伤口（技术图4）。
- 用夹板或双瓣石膏将踝关节固定于背伸10°，避免跖屈，因为这会对伤口边缘及移植肌腱施加张力。

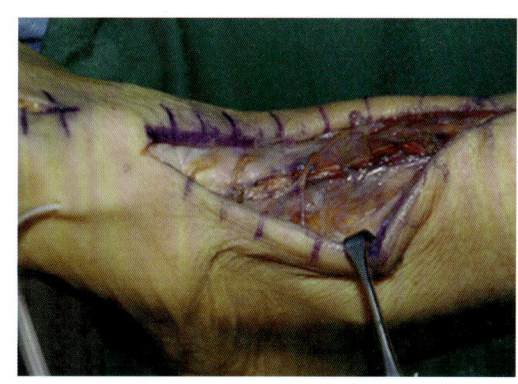

技术图4 缝合胫前肌腱腱鞘。

异体肌腱移植重建

评估马蹄足挛缩

- 胫前肌腱断裂的延误诊断和治疗可能导致马蹄足挛缩。
- 异体胫前肌腱重建通常可以恢复满意的背伸功能。
  - 如果没有马蹄足挛缩，则不应行跟腱延长。
  - 然而，可能无法完全恢复生理功能。
  - 无法彻底解决马蹄足挛缩。
- 伴有马蹄足挛缩时，可考虑行跟腱延长或者腓肠肌-比目鱼肌滑移。
  - 如果确实存在马蹄足畸形，应在异体肌腱移植重建胫前肌腱前，先行跟腱延长或腓肠肌-比目鱼肌滑移。
- 尽管可采用更实用的踝关节前方正中切口，但若切口位于内侧沿胫前肌腱的生理走行，则更便于修复和重建胫前肌腱撕脱。
  - 异体肌腱重建时，显露肌腱远侧残端和内侧楔骨对于固定异体肌腱远端尤为重要。
- 于胫前肌腱生理走行的上方做一纵行切口（技术图5A）。
- 保护走行于伸肌支持带表面的腓浅神经。
- 显露伸肌支持带（技术图5B）。
- 切开伸肌腱支持带。
  - 在胫前肌腱断端平面直接切开支持带，显露断裂的胫前肌腱（技术图5C）。

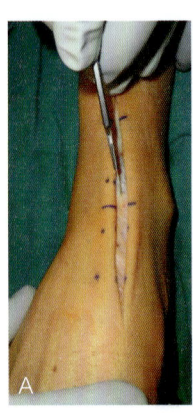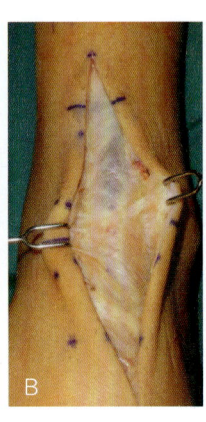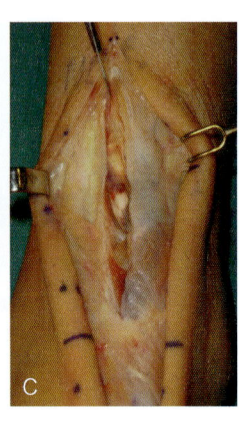

技术图5　A. 于胫前肌腱生理走行的上方做一纵行切口。B. 显露伸肌支持带。C. 纵行切开伸肌支持带，显露断裂的肌腱。

评估断裂的胫前肌腱

- 急性胫前肌腱断裂的患者通常不会在急性断裂后立即就诊。
- 近端肌腱。
  - 肌腱近侧断端一般会回缩。
  - 该病例为亚急性断裂，肌腱近侧断端可见球状隆起（技术图6A、B）。
  - 若考虑行异体肌腱重建，近端肌腱和肌肉必须有一定的滑动性。
  - 直接向远端牵拉近端肌腱，以评估其滑动性（技术图6C）。
  - 小心牵拉数分钟，通常便可恢复一定的肌腱滑动性。
  - 无滑动性并不一定提示肌肉纤维化，可能是由于腱鞘内粘连限制了肌腱的滑动。
  - 用钝头剪刀在近端肌腱和腱鞘间松解粘连（技术图6D、E）。

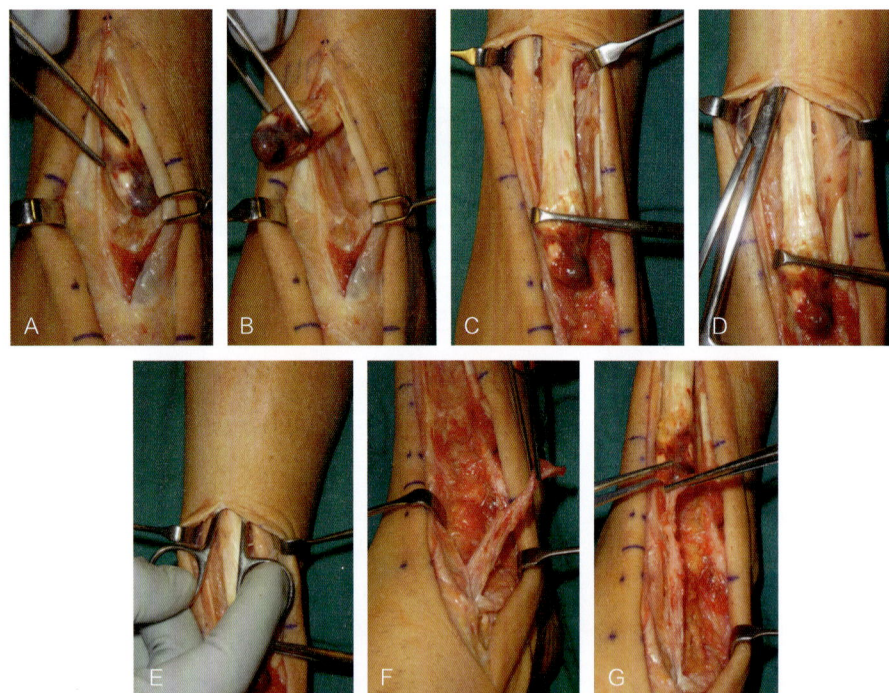

技术图6　A. 找到近端肌腱。B. 亚急性断裂的特征性表现。C. 异体肌腱重建时，近端肌腱（和肌肉）必须具有滑动性，以恢复动力性踝关节背伸功能。D. 松解近端肌腱粘连。E. 在近端伸肌支持带深面的胫前肌腱鞘内松解粘连。F. 由于该患者为胫前肌腱撕脱，因此远端残留肌腱有限。G. 牵拉近端肌腱后，两侧肌腱断端可以靠拢，但是远端肌腱质量较差而无法直接修补。

- 远端肌腱。
  - 远端肌腱止于第1跖骨基,相对静态而无滑动性。
  - 该病例的胫前肌腱自远端止点处断裂。
    - 止点处肌腱残留极少(技术图6F)。
- 尽管近端肌腱和肌肉松解后,近端和残留的肌腱远侧断端可以相互靠拢,但远端肌腱质量差而无法直接修补(技术图6G)。

重建

- 异体胫前肌腱应先预张。
- 保留自身肌腱的远侧残端,用于异体肌腱的远端重建。
- 评估异体肌腱的预计走行(技术图7A)。
  - 止于内侧楔骨的跖内侧。
- 在内侧楔骨的内侧置入带线锚钉。
  - 可考虑在透视引导下操作,从而在最佳位置置入锚钉(技术图7B)。
- 远端固定异体肌腱。
  - 缝线缝合固定至内侧楔骨的内侧(技术图7C)。
  - 将残留的远端自身肌腱缝合至异体肌腱(技术图7D)。
    - 可考虑编织肌腱。
    - 该病例的残留自身肌腱更适合行边-边缝合修补。
  - 确定远端止点处缝合满意。
    - 牵拉固定的异体肌腱,应可以背伸踝关节(技术图7E)。

缝合近端异体肌腱

- 维持踝关节于中立位(技术图8A)。
- 将异体肌腱编织缝入近端自身肌腱。
- 在近端自身肌腱的远端做第一个纵行小切口。
  - 用刀片锐性切开,避免不必要的肌腱损伤。
  - 初始切口不要超过1 cm,以保证肌腱间的最佳接触。
- 将异体肌腱的近端穿过近端自身肌腱的远端。
- 向近端牵拉异体肌腱。
- 向远端牵拉近端自身肌腱。
- 肌腱重建是为了恢复动力性和生理功能,因此不建议张力过大。
  - 然而,由于异体肌腱有一定的拉伸,且预计近端自身肌腱及肌肉有更多的滑动,因此建议重建张力应略大于生理性张力。
- 用不可吸收缝线将异体肌腱缝至近端自身肌腱(技术图8B)。
  - 在第一个切口近端约2 cm处的自身肌腱内做第二个纵行小切口。
  - 为了避免两切口相连,第二个切口应与第一个垂直。
  - 用刀片以相同方向锐性切开自身肌腱,以使异体肌腱穿过。

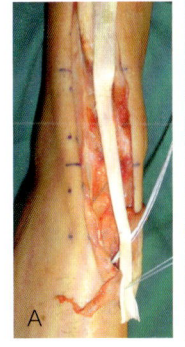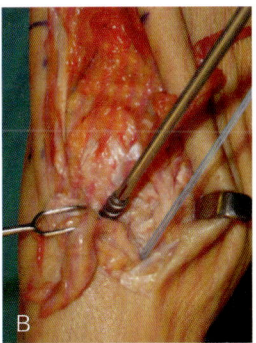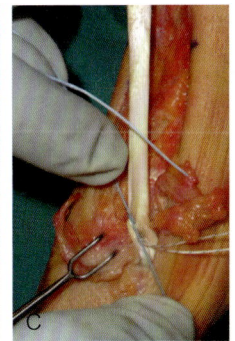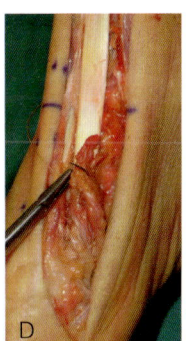
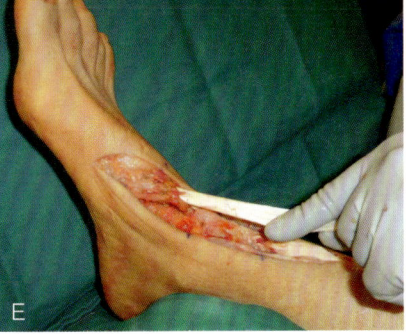

技术图7 A. 评估异体肌腱走行,计划远端止点。B. 于内侧楔骨内侧置入带线锚钉。C. 将异体肌腱固定至内侧楔骨的内侧。D. 将残留的远端自身肌腱组织缝合至已固定的异体肌腱。E. 确定异体肌腱远端缝合固定满意。

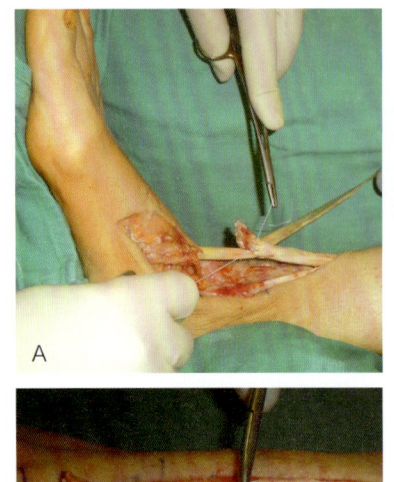
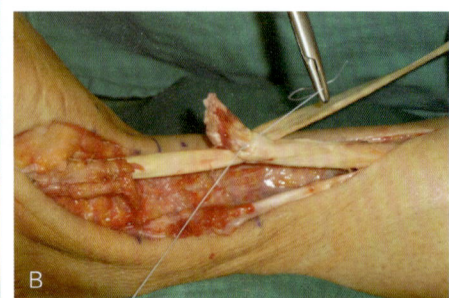
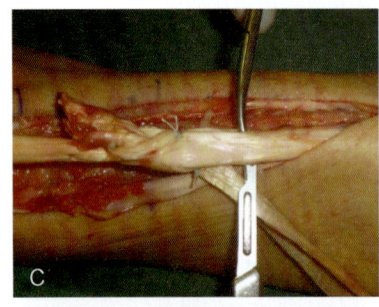
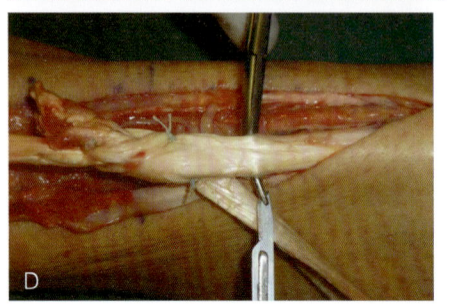
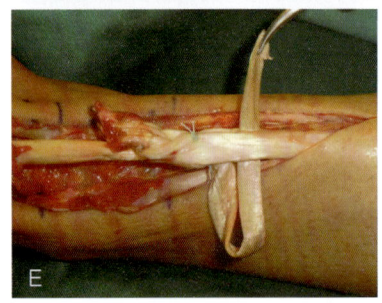

技术图8 将异体肌腱编织缝合至近端自身肌腱。A. 维持踝关节于中立位。B. 异体肌腱第一次穿过自身肌腱后，维持肌腱张力，并予以缝合固定。C. 将刀片以垂直于第一个切口的方向穿过肌腱做第二编织切口，用于穿过异体肌腱。D. 用止血钳夹持刀片，将其退出自身肌腱上的小切口。E. 用止血钳夹持异体肌腱穿过自身肌腱。

- 刀尖穿过肌腱后，用止血钳夹住刀尖将其退出肌腱，从而可以让血管钳安全地穿过肌腱上的小切口而不损伤肌腱（技术图8C、D）。
- 将异体肌腱穿过自身肌腱上的小切口（技术图8E）。
- 牵拉两肌腱断端，并以前述的编织法缝合。
- 做第三次或可能的第四次编织，从而获得异体肌腱与自身肌腱的最佳固定。
  - 每个小切口间至少间隔2 cm。
  - 每个小切口与之前的小切口间成90°。

完成手术
- 切除多余的异体肌腱。
- 用可吸收缝线将异体肌腱的近、远端加强缝合至自身肌腱。
- 保证肌腱完整及踝关节的良好活动。

- 于重建肌腱的上方缝合支持带（技术图9A～D）。
  - 避免缝线缝到重建的肌腱。
- 常规关闭切口，可考虑放置引流。
- 可以考虑临时注射药物弱化腓肠肌。
  - 尽管胫前肌腱重建可以逐渐愈合，肌肉功能亦可恢复，但通过注射肉毒素可以临时弱化其拮抗肌——腓肠肌的肌力（技术图9E）。
  - 腓肠肌肉毒素注射费用比较昂贵，术前应予以授权同意（技术图9F）。
  - 肉毒素注射后腓肠肌肌力的减退通常会维持3～6个月，有利于重建的胫前肌腱恢复。
    - 由于肉毒素可能存在一些潜在的副作用，必须将腓肠肌肉毒素注射计划作为知情同意的一部分，与患者讨论。
- 用夹板或石膏将踝关节固定于轻度背伸位。

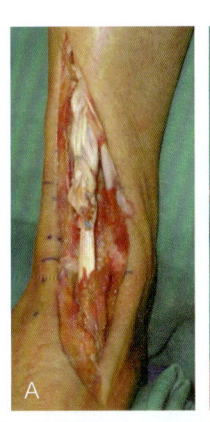 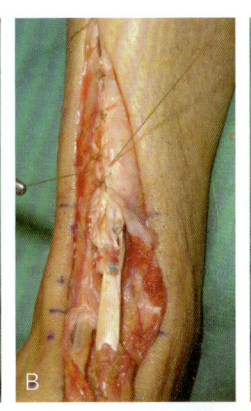 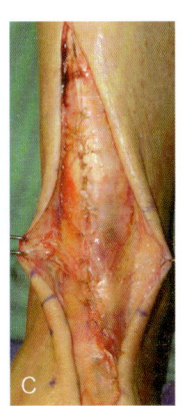
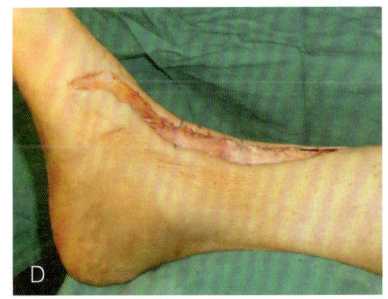 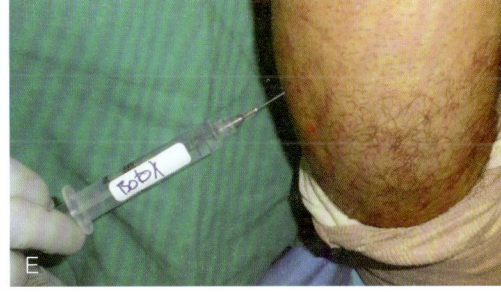 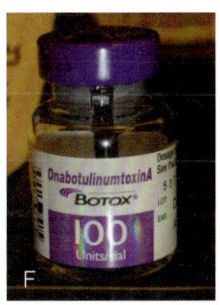

技术图9 缝合伸肌支持带。A. 肌腱重建完成后，从近端开始缝合伸肌支持带。B. 缝合支持带时，避免缝线缝到重建的肌腱。C. 于重建肌腱全长的表面完全缝合支持带至关重要。D. 注意重建肌腱良好地容纳于支持带内。E、F. 临时注射药物弱化腓肠肌。E. 于腓肠肌内（胫前肌的拮抗肌）注射肉毒素，有助于在6个月的康复期内保护重建肌腱。F. 肉毒素比较昂贵，术前应得到患者同意。

要点与失误防范

误诊	• 详细询问病史及体格检查以排除假性胫前肌腱断裂的情况
未处理跟腱紧张	• 注意踝关节背伸功能的检查是术前评估的一部分，必要时需行跟腱延长或腓肠肌滑移
姆长伸肌腱移植长度不够	• 在跖趾关节水平显露和切断姆长伸肌腱的远端
伤口裂开	• 在缝合皮肤前仔细缝合胫前肌腱鞘、伸肌上支持带及皮下组织。至少制动于背伸5°对于避免伤口边缘张力过大至关重要
移植失败	• 使用合适的界面螺钉固定，将长度足够的移植肌腱缝回至自身胫前肌腱及周围软组织 • 术后制动 • 避免早期过于激进的康复锻炼

术后处理

- 姆长伸肌腱转位。
  - 术后先予以短腿石膏托固定6周，然后再穿戴踝-足矫正器6周。
- 异体肌腱重建。
  - 2～3周：
    - 检查伤口，拆线。
    - 用牢固的后侧夹板将踝关节固定于轻度背伸位。
  - 2～6周：
    - 依从性好的患者应进行间断、轻柔的踝关节被动活动度练习。
      - 卸除夹板，进行踝关节和后足的被动活动度练习，每天3～4次。
      - 严禁主动踝关节背伸练习，除非在理疗师指导下，可进行辅助性主动背伸。
      - 接触踩地。
    - 依从性差的患者最好用石膏将踝关节固定于轻度

背伸位。
- 6～10周：
  - 穿着控制踝关节活动的步行靴。
  - 穿着步行靴耐受下负重。
  - 前2周进行辅助性主动背伸的物理治疗，之后2周可以逐步进阶至主动背伸锻炼。
- 10～14周：
  - 继续理疗，进阶至主动背伸练习。
  - 白天可使用限制跖屈的铰链式踝-足支具。
  - 睡觉时用夹板或保护靴将踝关节固定于中立位。
- 14～24周：
  - 无需夹板保护，逐步恢复日常生活的活动。
  - 继续理疗，制定6个月后完全恢复运动的计划。

预后

- Sammarco等[5]报道了采用直接修补或间位移植治疗18例急、慢性胫前肌腱断裂的患者，术后平均后足评分明显提高。笔者认为，无论患者年龄、性别、是否合并其他疾病或延迟诊断，行手术修补胫前肌腱断裂均能使患者受益。
- Ouzounian和Anderson[4]报道了采用不同的手术方式治疗7例胫前肌腱断裂，术后所有患者的肌力及功能都有所改善。
- Markarian等[3]发现手术与非手术组间未见明显差异，其原因可能在于该研究中的患者年龄呈双峰分布，且年龄较大及久坐的患者接受了非手术治疗。
- 由于胫前肌腱断裂这类损伤相对罕见，因此手术重建胫前肌腱的结果及并发症的相关报道也较少。

并发症

- 术中肌腱移植的相关并发症。
- 神经瘤。
- 伤口裂开。
- 感染。
- 移植失败。

（苏琰　译，施忠民　审校）

参考文献

[1] Coughlin MJ. Disorders of tendons. In: Coughlin MJ, Mann RA, eds. Surgery of the Foot and Ankle, ed 7. St. Louis: Mosby, 1999: 790-795.

[2] Cracchiolo A. Anterior tibial tendon disorders. In: Nunley JA, Pfeffer GB, Sanders RW, et al, eds. Advanced Reconstruction Foot and Ankle. Rosemont, IL: American Academy of Orthopaedic Surgery, 2003:173-177.

[3] Markarian GG, Kelikian AS, Brage M, et al. Anterior tibialis tendon ruptures: an outcome analysis of operative vs. nonoperative treatment. Foot Ankle Int 1998;19:792-802.

[4] Ouzounian TJ, Anderson R. Anterior tibial tendon rupture. Foot Ankle Int 1995;16:406-410.

[5] Sammarco VJ, Sammarco GJ, Henning C, et al. Surgical repair of acute and chronic tibialis anterior tendon ruptures. J Bone Joint Surg Am 2009;91(2):325-332.

第 107 章 肌腱转位术治疗足下垂
Tendon Transfer for Foot Drop

Mark E. Easley and Aaron T. Scott

定义

- 足下垂是指一组因足背伸动力丧失而导致踝关节不能背伸的疾病。
  - 腓总神经麻痹、腰5神经根病变、脑血管意外。
    - 踝关节背伸及后足外翻功能丢失。
    - 胫后肌腱功能仍保留。
  - 遗传性感觉运动神经疾病。
    - 一系列运动功能缺失及相应的畸形。
    - 包括踝关节背伸及后足外翻功能的丢失。
    - 胫后肌腱功能仍保留。
  - 弛缓型麻痹。足踝部运动功能的广泛丧失。

解剖

- 胫后肌。
  - 肌肉起自胫骨后缘、骨间膜和腓骨。
  - 肌肉及其肌腱走行于小腿后深筋膜间室。
  - 肌腱紧贴内踝后方下行。
  - 止点广泛分布于中足跖侧、弹簧韧带和足舟骨内侧。
- 骨间膜和远端下胫腓联合。
  - 胫腓骨间坚韧的纤维束。
  - 下胫腓联合间隙狭窄,在进行肌腱转位时,即使在骨间膜上开大窗,转位的操作空间依然很小。
- 伸肌下支持带。位于足背侧,当伸肌腱穿过踝前转移至足背时可以防止伸肌腱弓弦。
- 坐骨神经。
  - 于腘窝近端分为胫神经和腓总神经。
  - 在这类神经病变中,常累及腓总神经。
  - 腓浅神经。
    - 支配前筋膜间室和外侧筋膜间室肌肉的运动功能。
      - 分别支配背伸和外翻功能。
    - 支配足背的感觉。
  - 腓深神经。
    - 在踝关节近端走行于胫前肌和跚长伸肌腱之间。
    - 位于中足背侧。位于跚短伸肌肌腹的深面。
    - 支配足内在肌的运动功能。
    - 支配第1趾蹼背侧的感觉。

- 胫神经的功能通常不受影响。
- 胫神经必须完好,才能提供动力性肌腱转位。
- 如果胫神经受损,则只能行静力性肌腱固定术。
- 踝关节前部和中足背侧的血管神经束存在损伤风险。
  - 腓浅神经(可能为神经病变的一部分而丧失感觉功能)。
  - 深部的血管神经束。
    - 胫前动脉。
    - 腓深神经(可能为神经病变的一部分而丧失感觉功能)。
  - 腓动脉分支。直接位于远端骨间膜的前方。

发病机制

- 腓总神经功能丧失。
- 踝关节背伸及后足外翻功能的丢失。
- 失去主要拮抗肌的功能。
  - 逐渐发展为马蹄足挛缩。
    - 后足内翻肌(胫后肌腱)和外翻肌(常累及腓骨短肌,而不常累及腓骨长肌)间的肌力不平衡。
  - 逐渐发展为后足内翻畸形。
    - 后足内翻肌(胫后肌腱)和外翻肌(腓骨长肌)间的肌力不平衡。
- 弛缓型麻痹。
  - 胫神经和腓总神经麻痹。
  - 膝关节远端无运动功能。
  - 两组主要拮抗肌均丧失功能,一般不出现挛缩。

自然病程

- 足下垂可能逐渐康复。如果不排除自行康复可能,不考虑行肌腱转位手术。
- 腓总神经麻痹可导致渐进性恶化的马蹄足内翻,这是由于完好的胫神经支配的跖屈肌和内翻肌过度牵拉,而腓总神经支配的背伸肌和外翻肌功能丢失所致。
- 由于两组主要拮抗肌均失去作用,因此弛缓型麻痹患者仍可保持相对的稳定性。

病史和体格检查

- 步态异常。
  - 足拍地步态。

- 在足跟着地相到站立相的过程中无法背伸踝关节及控制胫前肌。
  - 髋关节和膝关节过度屈曲。
    - 自推进相至摆动相的过程中无法背伸踝关节或跗趾。
    - 摆动相通过使足趾离地来代偿。
  - 后足内翻。患者用足外侧缘行走。
- 踝关节不能背伸。
  - 通过让患者以足跟行走来检查。
  - 患者坐在检查桌上,膝关节屈曲,进行手法肌力测试。
- 外翻不能。
  - 后足内翻。
  - 随着病程进展,可能发展为僵硬性足内翻挛缩。
- 在有些疾病的病程中(如 Charcot-Marie-Tooth 病),由于足趾的背伸功能仍保留,从而形成爪形趾畸形。
  - 患者常用趾伸肌来代偿踝关节背伸障碍,导致爪形趾畸形加剧。
- 即使趾伸肌麻痹,屈肌腱也会发生挛缩。
  - 被动背伸踝关节可以发现屈肌腱挛缩。
- 高弓马蹄足内翻患者跖骨头下可出现痛性胼胝体,尤其以第5跖骨头下方最为常见。
- 足背部和外侧可能出现感觉减退。

影像学和其他诊断性检查

- 对于足下垂患者,影像学检查通常并不是必需的,但下述情况除外:
  - 考虑需要行MRI检查:
    - 如果怀疑可能有肿物压迫神经:腰椎脊髓;腓总神经在腓骨头处受压。
    - 用于排除胫前肌腱断裂(一般仅靠临床检查即能做出判断)。
  - 考虑需要进行足踝部X线摄片:
    - 排除应力性骨折。
    - 更好地明确骨性畸形(僵硬性畸形、伴有足踝部关节炎;由于可能需要用关节融合术来替代或联合肌腱转位,因而非常重要)。
  - 电生理诊断性检查:
    - 如果1年甚至18个月后仍无恢复迹象,高度提示神经功能无法恢复。
    - 神经传导检查和肌电图。
    - 比较初次和随访时的肌电图,明确有无神经恢复迹象。
    - 对确定是否需要行肌腱转位非常重要。
    - 如果神经功能可能恢复,则不应行肌腱转位。
    - 1年,特别是18个月时仍未恢复,基本表明无法恢复。
    - 笔者建议请神经科医师会诊,以明确肌电图检查结果。
  - 肌电图检查同样可以判断胫后肌腱的功能。
    - 对于考虑进行动力性胫后肌腱转位还是单纯的胫后肌腱固定术非常重要。
    - 健康肌腱转位后肌力从5级即刻降至4级,所以如果待转位肌腱本身已受累,则肌腱转位的效果并不比肌腱固定的效果好。
  - 有助于判断近端是否存在神经压迫。

鉴别诊断

- 胫前肌腱断裂。
- 脑血管意外。
- 腰椎神经根病。
- 遗传性感觉、运动神经病变。
- 麻风病。
- 脊髓灰质炎。
- 脑瘫(僵硬性)。

非手术治疗

- 用踝-足支具(AFO)固定。
  - 对于迟缓型麻痹的患者,需要使用角度固定的AFO支具。
  - 腓总神经麻痹可以使用可活动的AFO支具。
    - 需要限制跖屈。
  - 需要先纠正足下垂挛缩畸形,以便佩戴支具。
    - 跟腱牵拉训练。
    - 肉毒素注射。
    - 跟腱延长(TAL)。
  - 内翻畸形。
    - 柔性畸形可用矫形支具纠正。
    - 僵硬性畸形则难以通过支具矫形。

手术治疗

术前计划

- 手术医生必须确定,如果不进行肌腱转位,则受累部分的运动功能无法恢复。
  - 连续的临床体格检查。
  - 连续的肌电图检查(至少提供一次能和初次检查比较的肌电图检查结果)。
- 医生必须确定哪些运动神经有功能:
  - 胫神经:胫后肌(内翻);腓肠肌-比目鱼肌(跖屈)。
  - 均无功能(弛缓型麻痹)。
- 医生必须评估马蹄足挛缩(足下垂)的情况。
  - 如有必要,应准备行跟腱延长术(技术图1A~D)。
- 僵硬性畸形或柔性畸形。
  - 柔性畸形常通过单纯肌腱转位矫正。

- 僵硬性畸形。可能需要关节囊松解甚至关节融合术。
- 足趾挛缩。
  - 踝关节跖屈时爪形趾畸形可能并不明显，一旦畸形矫正后，足趾的畸形就会变得明显。
    - 背伸踝关节会牵拉已经挛缩的屈趾和屈𨄂肌，从而表现出屈趾畸形。
      术者应准备同时处理屈趾畸形，将其作为手术的一部分。
- 肌腱转位的固定。
  - 笔者常规使用界面螺钉将转位的肌腱固定至骨。
  - 需要有一套可用的锚钉系统。
  - 另一种方法是将肌腱固定至自身肌腱的远端或足部软组织。
- 根据笔者的经验，在手术过程中，麻醉应保持肌肉完全放松和麻痹的状态，否则会影响肌腱转位的成功。
- 手术结束时，笔者常会在小腿腓肠肌-比目鱼肌复合体内注射肉毒素，以在术后进一步保护转位的肌腱。

体位
- 仰卧位。

- 如果术中需要经骨间膜转位胫后肌腱或需要用腓骨肌腱矫正弛缓型麻痹，则需常规垫高患侧髋关节，以提供最佳的外侧显露。当完成外侧肌腱切取或经骨间膜转位胫后肌腱后，即可抽去垫枕。
- 常规使用大腿止血带。

入路
- 需要多个小切口，没必要扩大显露。
  - 切取胫后肌腱：足舟骨表面内侧取腱；胫骨后内侧的胫后肌肌肉-肌腱移行处。
  - 胫后肌腱经骨间膜转位：骨间膜远端切口。足背外侧切口。
  - 胫后肌腱转位至胫骨前方：中足正中切口。
  - Bridle手术。
    - 相同方法取胫后肌腱。
    - 经胫骨远端前方切口将胫后肌腱经骨间膜转位，切口可能需延伸至足背，或者在中足背侧正中单独做一小切口。
    - 外侧切口：在腓骨长肌肌肉-肌腱移行处做切口，并在腓骨长肌行经骰骨处骰骨外侧做另一切口。

跟腱延长
- 适应证。
  - 常无必要，但当合并足下垂时一般需行跟腱延长。
    - 踝关节无法主动背伸，腓肠肌-比目鱼肌的拮抗作用失效，经常导致跟腱挛缩。
    - 有时患者坚持跟腱主动拉伸锻炼可以避免跟腱挛缩的发生。
  - 由于健康的肌肉-肌腱单元转位后肌力会自动下降1级（手法肌力测试5级转位后降至4级），所以弱化腓肠肌-比目鱼肌复合体的力量对手术效果是有好处的。
    - 有时在行胫后肌腱转位治疗足下垂时，笔者会在腓肠肌-比目鱼肌复合体内注射肉毒素。
- 技术。
  - 由Silfverskiöld试验的结果来决定。
    - 膝关节屈曲和伸直时均有马蹄足挛缩（技术图1A）。
    - 由于腓肠肌和比目鱼肌均有挛缩，因此行跟腱三点半切术（Hoke手术）（技术图1B～D）。
    - 马蹄足挛缩仅发生于膝关节伸直时：行腓肠肌滑移术（Strayer手术）即可，因为仅有腓肠肌挛缩。

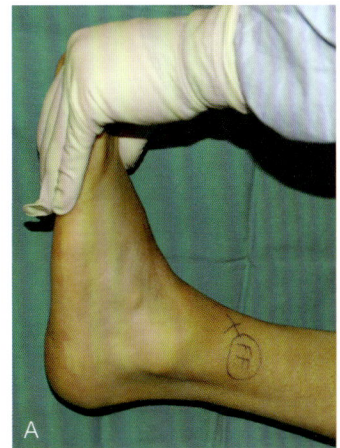
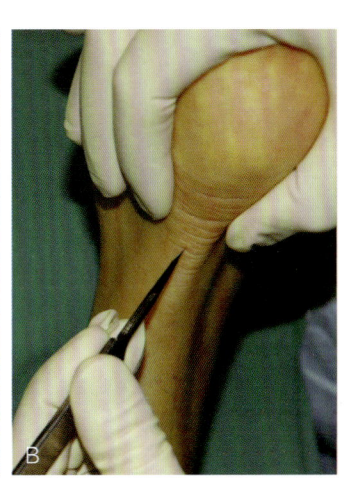

技术图1 跟腱延长术。A. 膝关节屈曲和伸直时都有马蹄足挛缩提示腓肠肌和比目鱼肌均紧张。B. 第一刀跟腱半切。

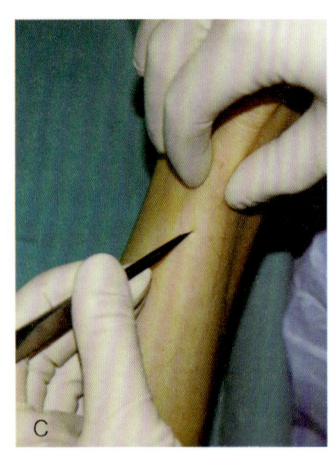 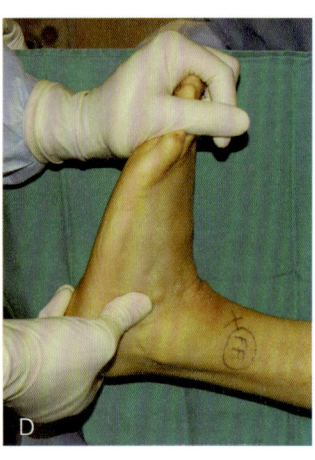

技术图1（续） C. 第二刀跟腱半切（方向与第一刀相反），再沿初次方向做第三刀，即最后一刀半切。D. 跟腱延长后背伸活动度得到恢复。

胫后肌腱经骨间膜转位

- 优点。
  - 胫后肌腱自其肌肉穿过骨间膜至外侧楔骨（笔者喜欢的固定位置）呈直线走行。
  - 固定位置稍偏中线外侧，有利于背伸和外翻。
- 缺点。
  - 胫后肌腱在远端狭窄的骨间膜窗可能受压和变窄。

胫后肌腱的切取

- 在足内侧舟骨内侧和胫后肌腱表面做4 cm的纵行切口。
- 打开胫后肌腱腱鞘，显露肌腱。
- 在足舟骨内侧游离胫后肌腱止点。

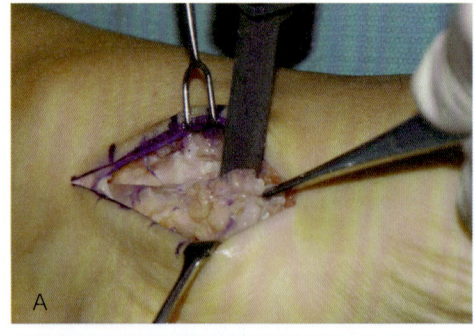 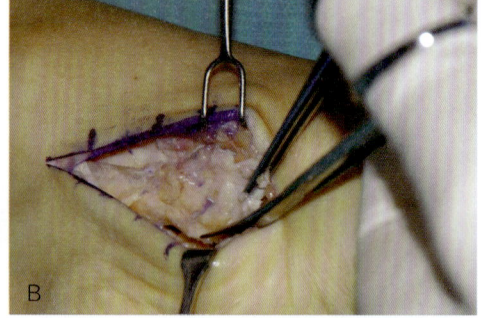

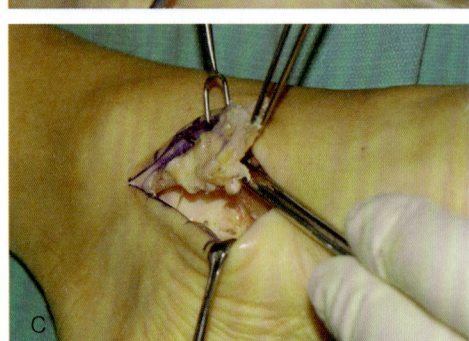 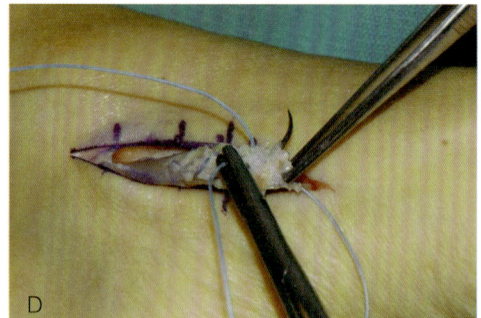

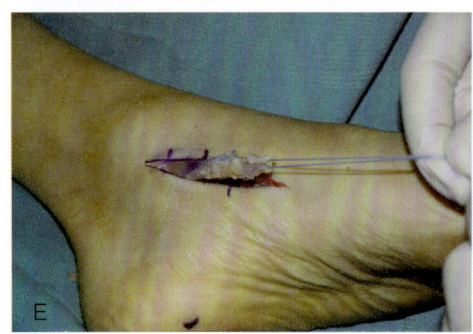

技术图2 胫后肌腱的切取。A. 连同胫后肌腱掀起一薄片足舟骨内侧骨质，以获取更长的胫后肌腱。B. 分离胫后肌腱。C. 修剪胫后肌腱远端使其能穿入足背侧的骨隧道。D、E. 胫后肌腱远端的标记缝线。

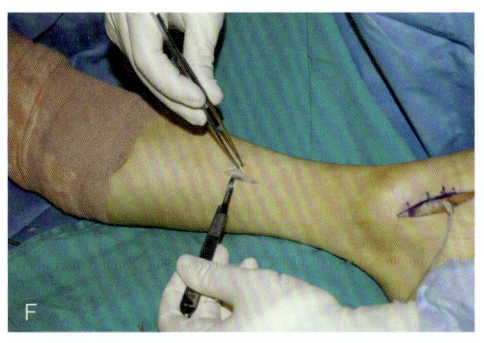
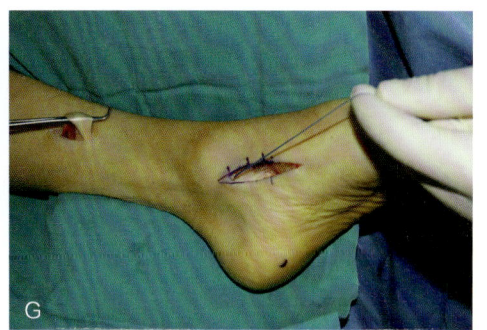
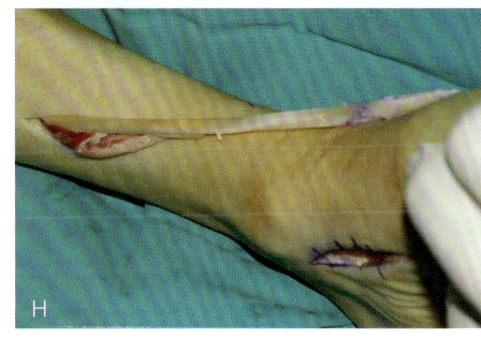

技术图 2（续） F. 将胫后肌腱转位至近端内侧切口，在胫后肌肌肉－肌腱交界处做一 3 cm 切口。G. 牵拉转位肌腱。H. 胫后肌腱转位至近端切口。

- 或者自足舟骨内侧游离胫后肌腱时，用骨凿掀起部分足舟骨内侧骨质（这样可以多获取 1 cm 的胫后肌腱以供移植）（技术图 2A）。
- 游离足舟骨内侧的胫后肌腱止点及开始走向中足跖侧的肌腱纤维束（技术图 2B）。
- 游离胫后肌腱纤维后，于远端切断，并松解胫后肌腱。
  ○ 要确保完全游离胫后肌腱纤维，足底内侧神经和足底内侧静脉丛与之非常接近。
    - 意外切断神经会导致前足跖内侧感觉缺失。
    - 若损伤静脉会致止血困难，因为静脉可能会回缩至足底。
- 修剪胫后肌腱的远侧残端，以便于将其转入足部的骨隧道中（技术图 2C）。
- 缝合标记胫后肌腱远端（技术图 2D、E）。
- 在胫骨后方胫后肌肌肉－肌腱交界处做近端内侧切口。
  ○ 切口长 3 cm（技术图 2F）。
    - 常先看到趾长屈肌腱。
    - 在趾长屈肌腱深面、胫骨后内侧可找到胫后肌腱。
    - 经近端切口，在肌腱下方用钝头拉钩游离胫后肌腱。
- 松解胫后肌腱远端。
  ○ 经近、远端切口交替牵拉近端胫后肌腱及远端标记线（技术图 2G），然后只向近端牵拉肌腱。
  ○ 这样亦未必有效。
  ○ 可能需要向近端延伸内侧切口，以显露内踝后方，此处是肌腱紧束的常见部位。
  ○ 一旦松解完成，便可将胫后肌腱远端部分转位至近端切口（技术图 2H）。
  ○ 肌腱很快干燥，笔者会将其塞入近端内侧切口内。

经骨间膜转位胫后肌腱

- 于腓骨远端前方、下胫腓联合处做外侧切口。
- 仔细显露前方骨间膜。
  ○ 掀起前筋膜间室的软组织。
- 此处有一腓动脉分支走行于骨间膜前方，有损伤风险。
- 在骨间膜远端开一大窗（技术图 3A）。
  ○ 从胫骨到腓骨。
  ○ 长 3~4 cm。
- 紧贴胫骨后缘把扁桃体钳穿过骨间膜窗，并从近端内侧切口穿出（技术图 3B）。
  ○ 由于后方血管神经束（胫神经、胫后动脉）有损伤风险，所以必须确保扁桃体钳紧贴胫骨后缘穿过。
- 用扁桃体钳夹持胫后肌腱远端的标记线（技术图 3C）。
- 将标记线和胫后肌腱从内侧切口拉至外侧切口，维持肌腱紧贴胫骨后缘（技术图 3D、E）。
- 确保骨间膜上的开窗不会挤压转位肌腱。
  ○ 如果开窗过于狭窄，将其进一步扩大，以使转位的肌腱可以在胫腓骨间顺畅滑动。
- 将肌腱末端留在伤口内，以避免肌腱干燥。

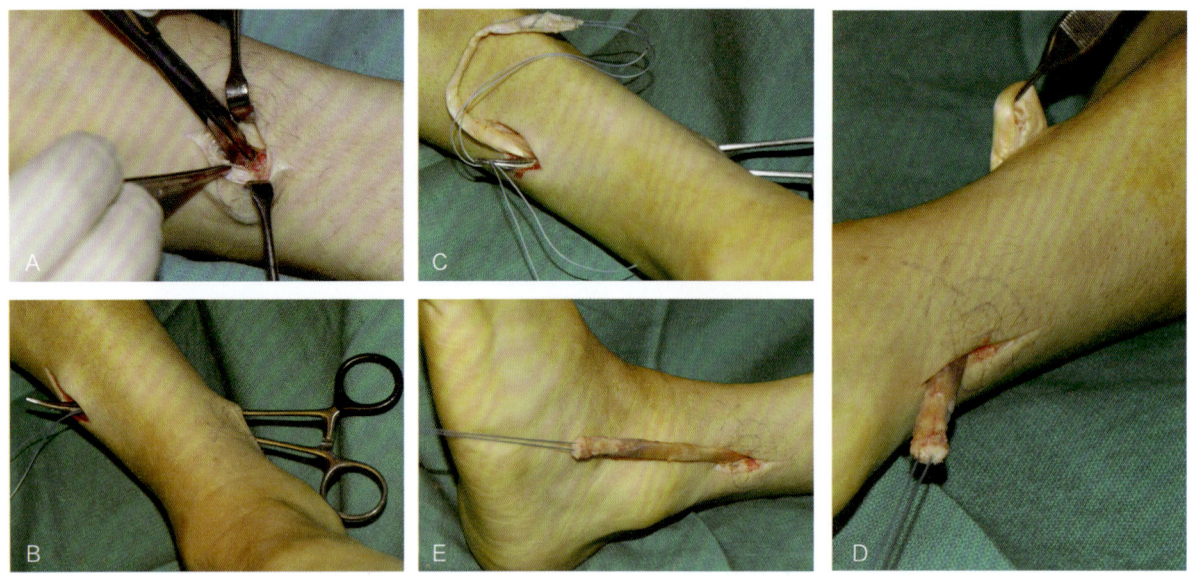

技术图3 经骨间膜转位胫后肌腱。A. 于骨间膜内开窗（图中所示为小腿远端，足在左侧，膝关节位于右侧）。B. 钝性钳紧贴胫骨后缘穿过骨间膜。C. 夹持胫后肌腱远端标记线。D. 将胫后肌腱紧贴胫骨后缘转位至前外侧切口。E. 术者必须确保肌腱不会在骨间膜内卡压。

足背固定点的准备

- 透视确定外侧楔骨的中心。
  - 足斜位透视最有助于定位外侧楔骨（技术图4A）。
- 于外侧楔骨上方做一3~4 cm的纵行切口。
- 分离至外侧楔骨。
  - 保护腓浅神经和伸趾肌腱。
  - 深部血管神经束常位于该入路的内侧。
- 显露并定位楔骨。

- 常规用小号皮下针头或克氏针来标记外侧楔骨周围的关节间隙，并在透视下通过这些标记针来确定外侧楔骨的位置（技术图4B）。
- 保留骨膜和关节囊完整。
- 在外侧楔骨的中心做一骨隧道。
  - 笔者常规用克氏针预钻孔，透视确定进针位置和轨迹。
  - 拔除克氏针，逐次用大一号的钻头扩大隧道（技术图4C）。
    - 扩至直径为4.5 mm的钻头。

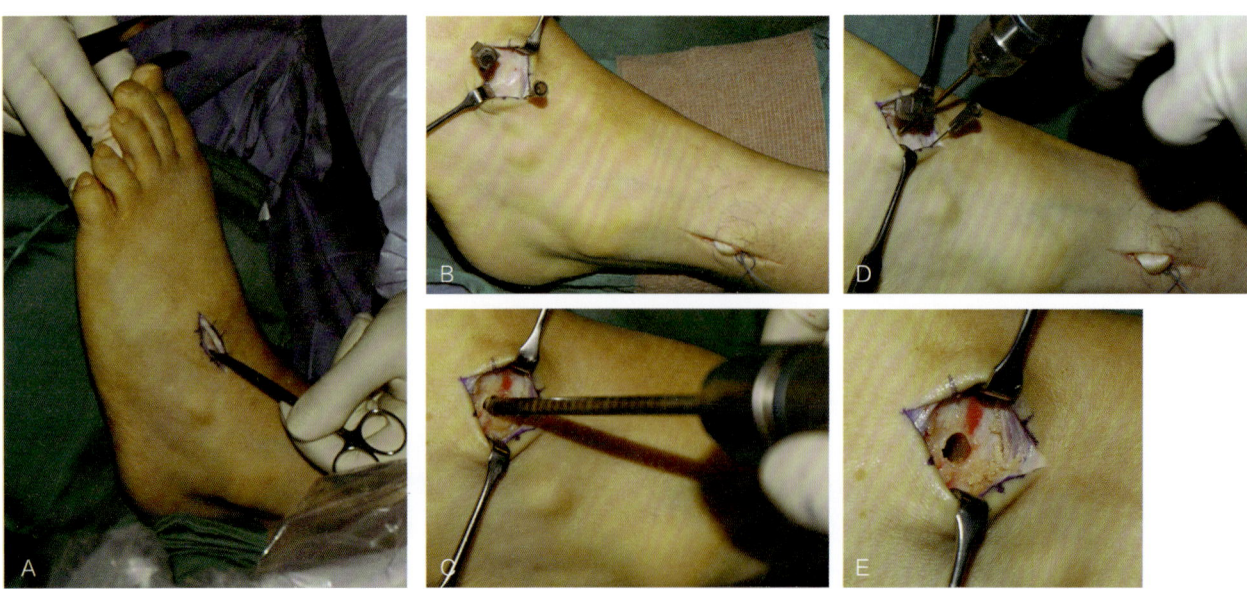

技术图4 准备足背骨隧道。A. 透视下确定外侧楔骨的位置。B. 显露外侧楔骨的边界，并标记。C. 于外侧楔骨钻孔，并在透视下确定其位置是否合适。D. 逐步扩大骨隧道，先用钻头，然后用界面螺钉专用的扩髓系统扩孔。E. 外侧楔骨上已钻取的骨隧道。

- 在透视下可对钻孔进行微调,使每次钻头都位于外侧楔骨的正中。
○ 采用界面螺钉的扩髓系统将隧道扩至预期尺寸(技术图4D)。
- 通常笔者将外侧楔骨隧道扩至6.5~7.0 mm(技术图4E)。

胫后肌腱转位至足背

- 于伸肌支持带下方转位胫后肌腱会进一步减弱转位肌腱的肌力(转位后原肌腱的肌力已下降1级)。
- 用弯Kelly血管钳或扁桃体钳自足背侧切口向小腿近端外侧切口做一皮下软组织隧道(技术图5A)。
- 用血管钳夹住胫后肌腱末端的标记线,把肌腱拉至足背侧切口(技术图5B)。
- 在将肌腱固定入骨隧道内之前,通过牵拉标记线将肌腱拉入骨隧道,以确定隧道直径是否合适。
○ 用Beath针或钻头(带有可以穿线的孔眼)经隧道穿出足底皮肤(技术图5C)。
- 中足足弓的存在而骨隧道位于外侧楔骨的中心,因此导针或钻头会从内侧足弓穿出(技术图5D)。
○ 背伸踝关节。
○ 将标记线固定好后,将导针或钻头从足底拉出,这样肌腱远端便埋入骨隧道内(技术图5E)。
- 如果骨隧道直径与肌腱不匹配,则应退出标记线,并进一步扩大隧道。
- 由于肌腱会以一定角度进入骨隧道,笔者常需要用镊子将肌腱引入骨隧道。
○ 将肌腱固定至楔骨。
- 预期肌腱会有一定程度的拉伸和松弛,因此在固定肌腱时,笔者常规将踝关节维持于背伸10°,并

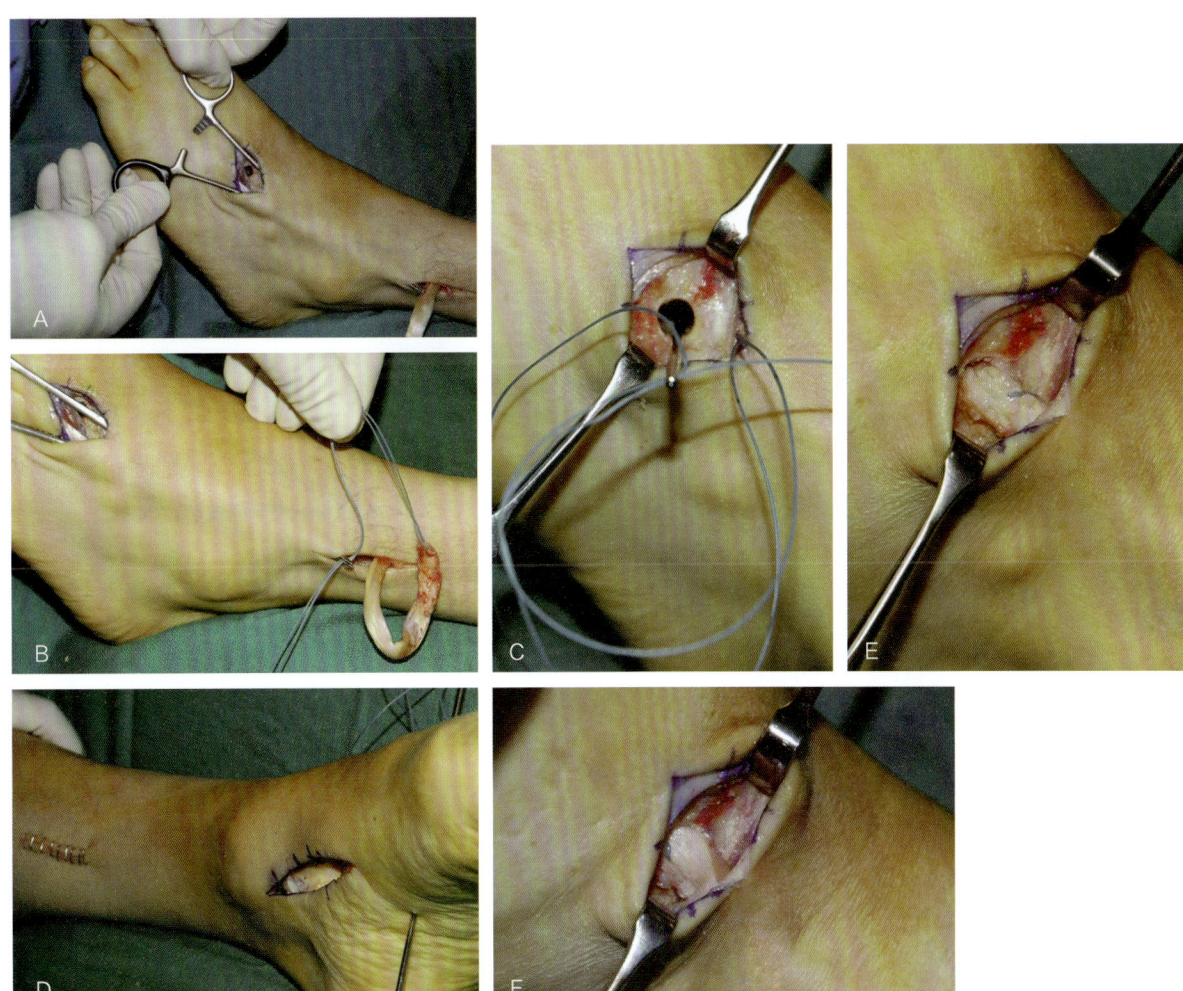

技术图5 胫后肌腱从小腿外侧切口转移至足背侧。A. 用钝头钳做一皮下隧道。B. 夹持肌腱标记线。C. 将带有标记线的Beath针穿入骨隧道。D. 将Beath针从足底穿出。E. 术者必须保证肌腱和骨隧道的直径相匹配。F. 牵拉肌腱,将肌腱导入骨隧道(注意将踝关节维持于背伸位)。

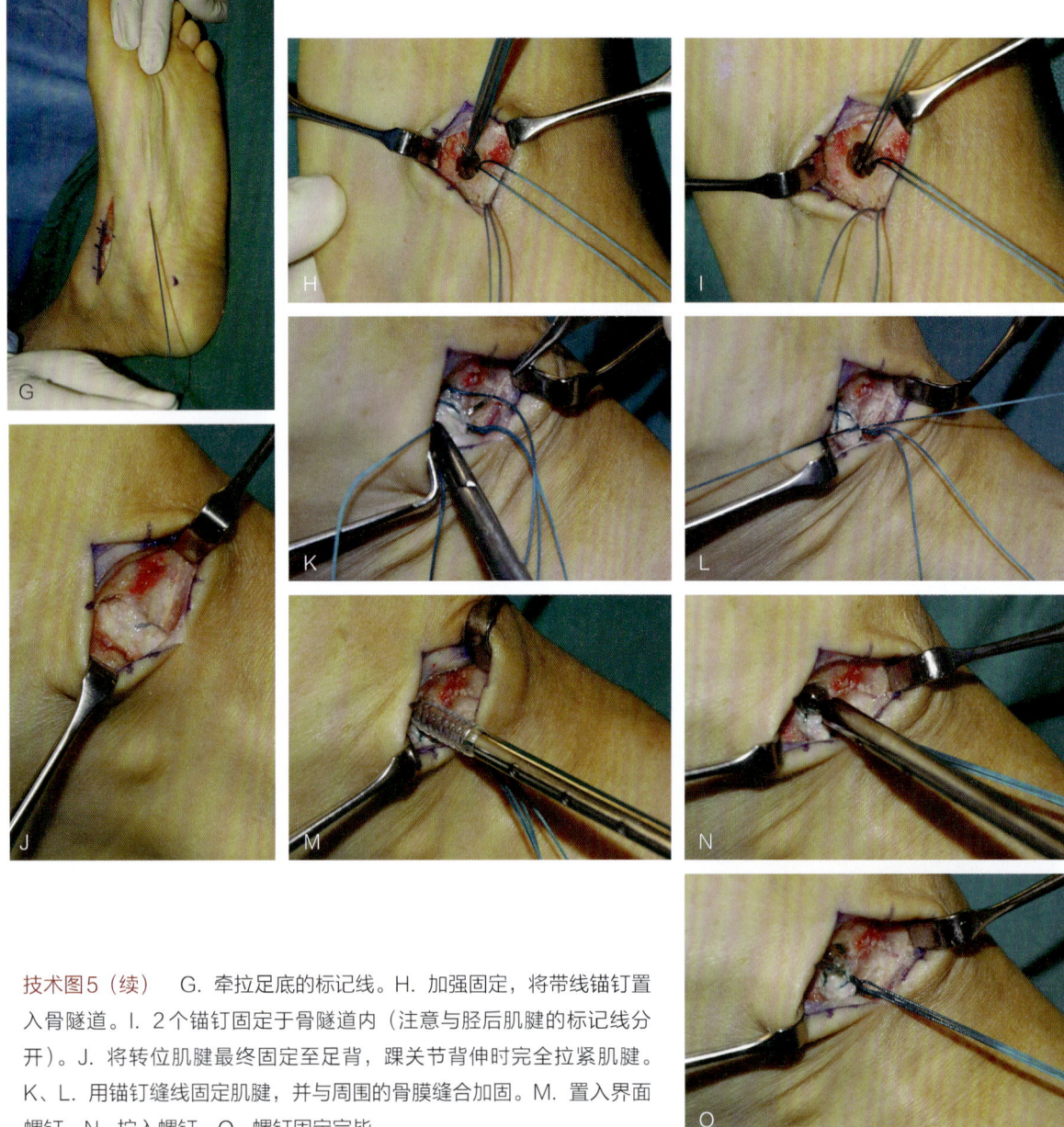

技术图5（续） G. 牵拉足底的标记线。H. 加强固定，将带线锚钉置入骨隧道。I. 2个锚钉固定于骨隧道内（注意与胫后肌腱的标记线分开）。J. 将转位肌腱最终固定至足背，踝关节背伸时完全拉紧肌腱。K、L. 用锚钉缝线固定肌腱，并与周围的骨膜缝合加固。M. 置入界面螺钉。N. 拧入螺钉。O. 螺钉固定完毕。

用力牵拉足底的标记线（技术图5F、G）。
- 用1个合适尺寸的界面螺钉固定可能就已足够。
- 然而，笔者通常会在骨隧道的入口处用几根不可吸收缝线将隧道周围的骨膜直接缝至肌腱，以加强固定。
- 为了进一步加强固定，在将肌腱拉入骨隧道之前，先在隧道内置入1～2个带线锚钉（技术图5H、I），再将肌腱拉入隧道，并用带线锚钉固定（技术图5J、K）。拉紧缝线，肌腱可能会在骨隧道内拉入更深（技术图5L），然后仍使用界面螺钉和骨膜缝线（技术图5M～O）。

- 让助手维持踝关节完全背伸，拉紧足底的标记线。
- 切断标记缝线，使其回缩入皮下。
- 笔者很少会用衬垫保护的纽扣将标记线固定于足底，以进一步加强肌腱的固定。笔者不常规这么做是因为即使将纽扣充分衬垫，仍有引起足底皮肤坏死的风险。
- 由于踇长屈肌和趾长屈肌挛缩，有些患者在背伸踝关节后会出现爪形趾畸形。此时可以考虑经踝关节和胫骨后方更靠近端的内侧切口行踇长屈肌腱和趾长屈肌腱延长术，也可以在足趾跖侧行经皮屈肌腱切断术。

胫后肌腱转位至胫骨前方

- 优点：
  - 胫后肌腱不会在骨间膜内受压变窄。
  - 肌腱在胫骨前内侧滑动更顺畅。
  - 肌腱固定点位于中线的稍偏外侧,有利于背伸和外翻。
- 缺点：
  - 从胫后肌腱起点至足部固定点并非一直线,必须于胫骨内侧绕行。
  - 固定点在中间(第2)楔骨。
    - 位于中心位置,无法提供外翻力量。
    - 然而这通常并不重要,因为在胫后肌腱转位后,通过力量中和重建了胫后肌腱与腓骨肌腱间的主动肌-拮抗肌平衡。

跟腱延长

- 与前述的经骨间膜转位胫后肌腱的方法一致(技术图6)。

胫后肌腱取腱

- 与前述的经骨间膜转位胫后肌腱的方法一致(技术图7)。

足背固定点的准备

- 与前述的经骨间膜转位胫后肌腱的足背固定点准备方法相似。

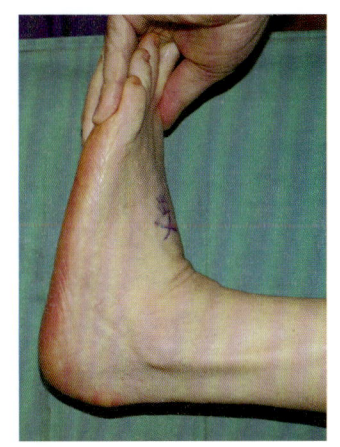

技术图6　充分背伸踝关节（这对于成功进行肌腱转位以重建背伸功能而言至关重要）。

- 但是经骨间膜转位胫后肌腱时,通常将其固定在外侧(第3)楔骨上。
- 不同的是,当胫后肌腱转位至胫骨内侧前方时,通常将其固定于中间(第2)楔骨。
- 中间楔骨较外侧楔骨体积更小。
  - 根据笔者的经验,在钻孔、肌腱转位和拧入界面螺钉时发生骨折的风险更大。
- 透视下定位中间楔骨的中心。
  - 正位和偶尔斜位透视最有助于定位。
- 在中间楔骨背侧做一长3～4 cm的纵行切口。

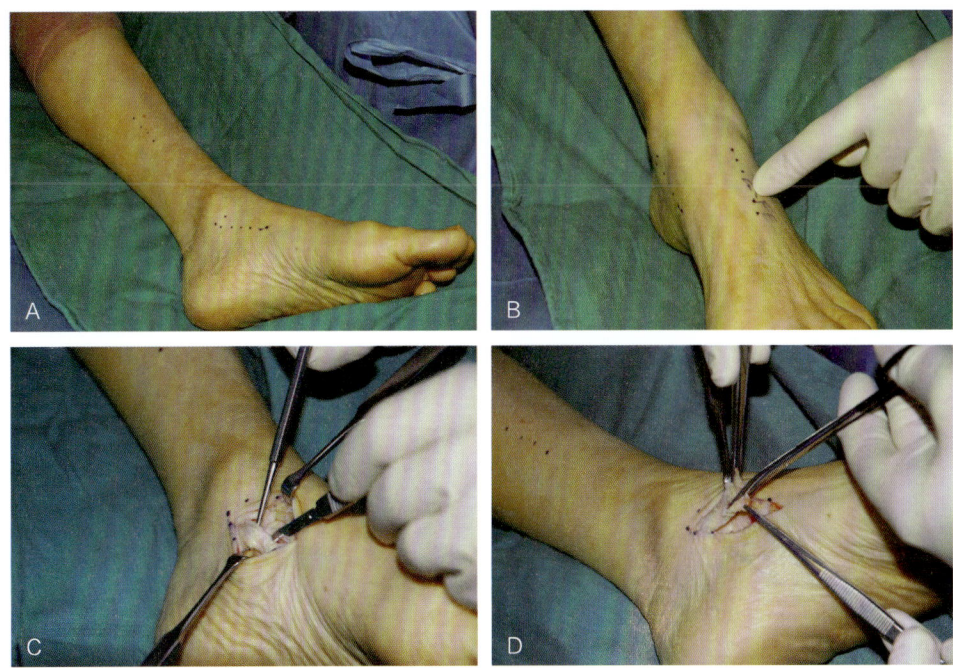

技术图7　胫后肌腱取腱的入路。A. 设计的两个内侧切口。B. 设计的足背侧切口。C~E. 胫后肌腱取腱。C. 切断胫后肌腱。D. 修剪肌腱远端（塑形）。

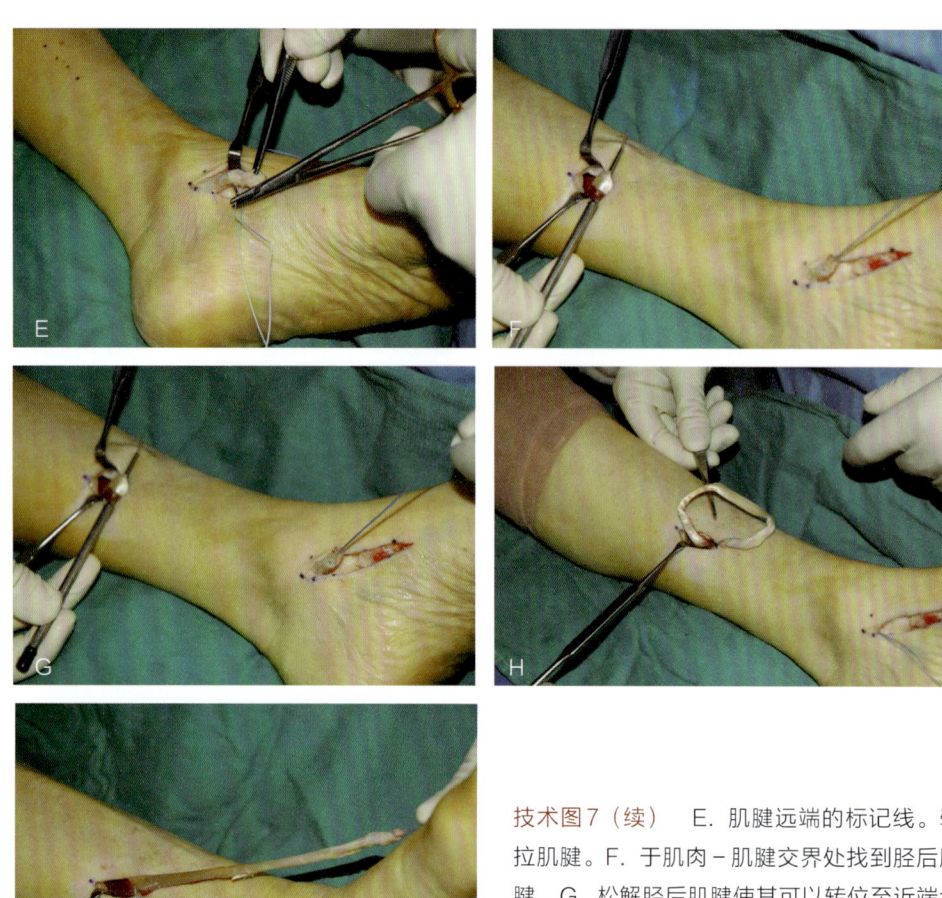

技术图7（续） E. 肌腱远端的标记线。牵拉肌腱。F. 于肌肉－肌腱交界处找到胫后肌腱。G. 松解胫后肌腱使其可以转位至近端切口。H、I. 胫后肌腱转位至近端内侧切口。H. 将胫后肌腱拉入近端切口。I. 肌腱转位至足背的预期走行。

- 分离至中间楔骨。
  - 保护腓浅神经和伸趾肌腱（技术图8A）。
  - 保护深部血管神经束，其位于踇短伸肌的深面，经此入路常能看到。
- 显露并确认中间楔骨。
  - 笔者常规使用小号皮下针头或克氏针来确定中间楔骨周围的关节间隙，并在透视下通过这些标记针确定中间楔骨的位置（技术图8B）。
  - 保留骨膜和关节囊完整。
- 在中间楔骨中心钻一骨隧道。
  - 笔者常规先用克氏针预钻孔，透视下确定进针点和轨迹。

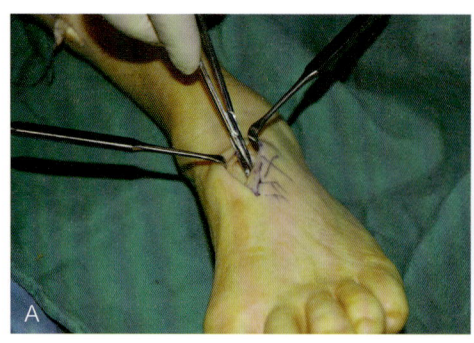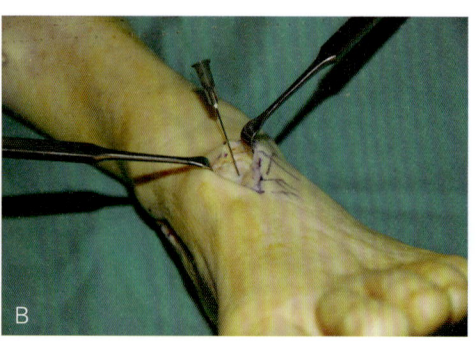

技术图8　足背骨隧道的准备。A. 中间楔骨上方的背侧切口。B. 确认并标记中间楔骨。

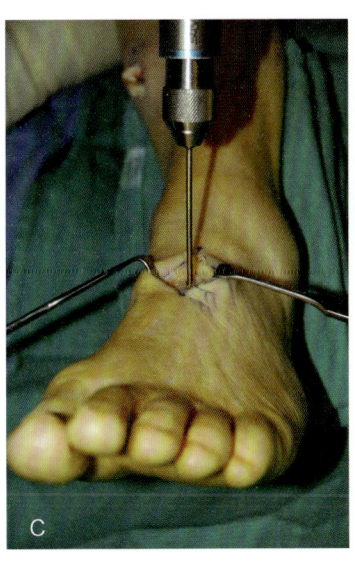
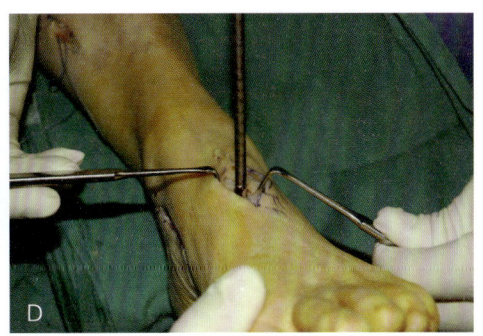

技术图8（续） C. 逐次增加钻头直径。D. 逐次增加扩髓钻直径（需谨慎，因中间楔骨并不特别大）。

- 拔去克氏针，逐次用大一号的钻头扩大隧道（技术图8C）。
  - 最大扩至直径为4.5 mm的钻头。
  - 在透视下可对钻孔进行微调，使每次钻头都位于楔骨的正中。
- 采用界面螺钉的扩髓系统将隧道扩至预期尺寸（技术图8D）。
- 笔者通常将中间楔骨隧道扩至5.0～6.0 mm。

胫后肌腱转位至足背

- 经伸肌支持带下方转位胫后肌腱会进一步减弱转位肌腱的肌力（转位后原肌腱的肌力已经下降了1级）。
- 用弯Kelly钳或扁桃体钳经足背侧切口向小腿近端内侧切口做皮下隧道（技术图9A、B）。
- 用血管钳夹持标记线，经皮下隧道将肌腱转位至足背侧切口。
- 在将肌腱固定入骨隧道内之前，通过牵拉标记线将肌腱拉入骨隧道，以确定隧道直径是否合适。
  - 用Beath针或钻头（带有可以穿线的孔眼）经隧道穿出足底皮肤（技术图9C、D），由于中足足弓的存在，导针或钻头会从内侧足弓穿出（技术图9E）。
  - 背伸踝关节。
  - 固定标记线，将导针或钻头从足底穿出，这样便将肌腱远端拉入骨隧道内（技术图9F）。
    - 如果骨隧道与肌腱直径不匹配，必须退出肌腱及标记线，重新扩大隧道。
  - 由于肌腱以一定角度进入骨隧道，笔者通常需要用镊子将肌腱引入骨隧道。
- 将肌腱固定至楔骨。

- 预期胫后肌肌肉和肌腱会有一定程度的拉伸或松弛，因此笔者常规将踝关节维持于背伸10°时固定肌腱。
- 用1个合适尺寸的界面螺钉固定可能就已足够。
- 然而，笔者常在隧道的入口处几根不可吸收缝线将隧道周围的骨膜直接缝至肌腱，以加强固定。
- 进一步加强固定。
  - 在将肌腱及标记线拉入骨隧道之前，先在隧道内置入1～2个带线锚钉（技术图9G）。
  - 再将肌腱拉入隧道，并用锚钉固定肌腱。拉紧缝线，肌腱可能会在骨隧道内拉入更深。仍然使用界面螺钉和骨膜缝线（技术图9H）。
- 让助手维持踝关节完全背伸，牵拉足底的标记线。
- 切断标记缝线，使其回缩入皮下。
- 笔者很少会用衬垫保护的纽扣将标记线固定于足底，以进一步加强肌腱的固定（技术图9I）。笔者不常规这么做是因为即使将纽扣充分衬垫，仍有引起足底皮肤坏死的风险。

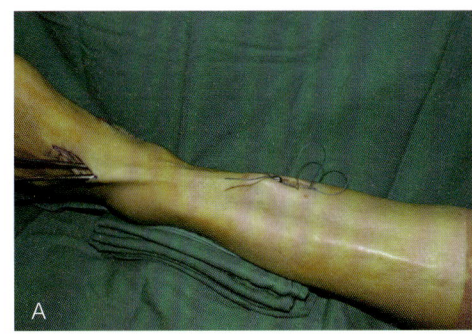

技术图9 胫后肌腱转位至足背。A. 用钝头血管钳夹持胫后肌腱的标记缝线穿过皮下隧道。

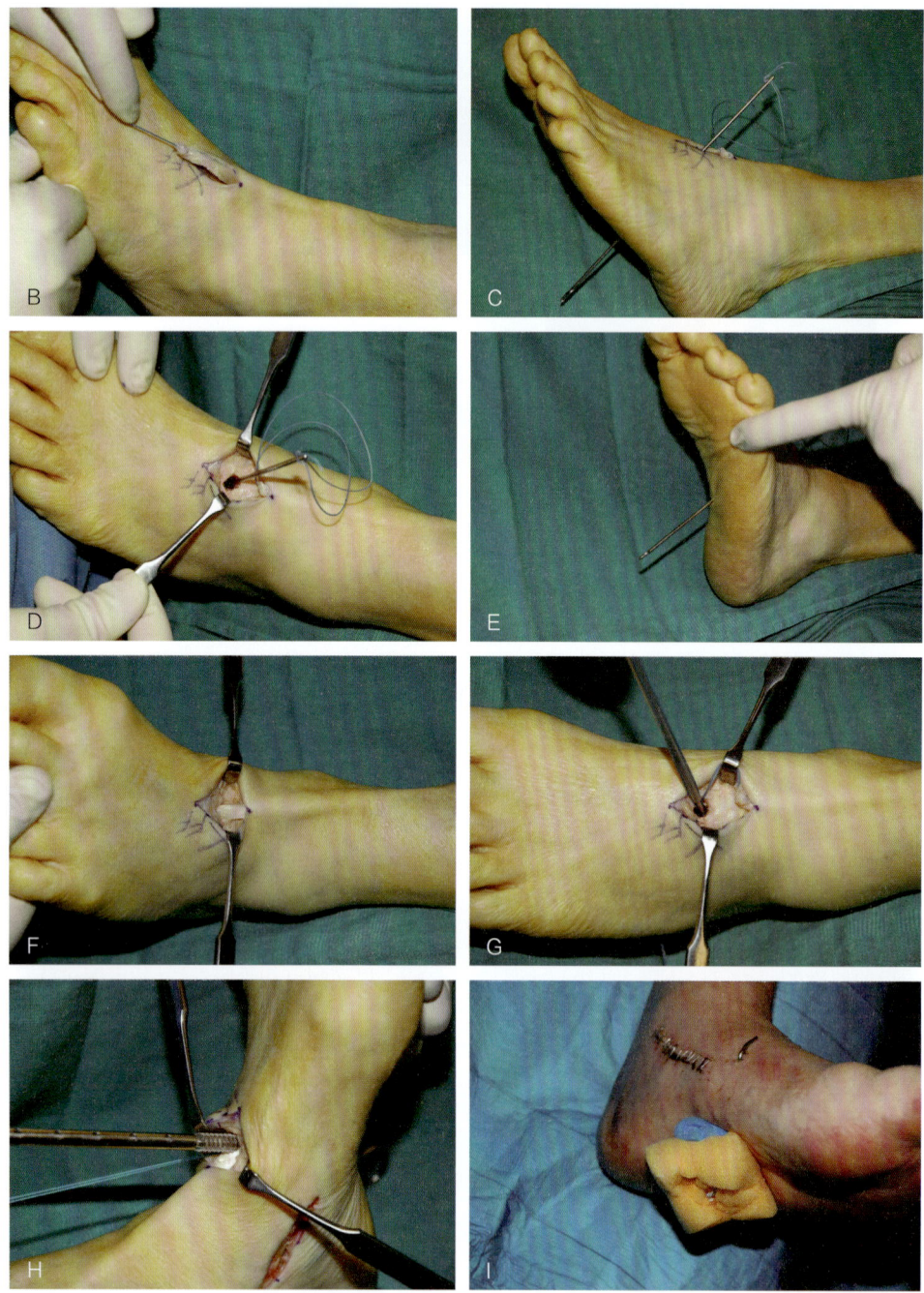

技术图9（续） B. 胫后肌腱经皮下转移至足背。C~F. 确定胫后肌腱穿过中间楔骨的骨隧道。C. 将穿有胫后肌腱标记缝线的Beath针穿过骨隧道。D. Beath针的背侧隧道进针点。E. Beath针经足底穿出。F. 背伸踝关节并牵拉穿过足底的标记缝线，将肌腱适当地拉入骨隧道。G、H. 肌腱固定。G. 将肌腱拉入隧道前，可将带线锚钉直接置入骨隧道内，以加强固定效果。H. 背伸踝关节并牵拉足底标记线的同时，拧入界面螺钉。I. 缝线纽扣，在本病例中，在置入界面螺钉时中间楔骨发生骨折，故使用缝线纽扣来加强固定。同时注意笔者在中足使用两枚克氏针来进一步固定中间楔骨骨折。

Bridle 手术

- 优点：
  - "缰绳"效应为足部及踝关节提供了平衡。
  - 可能使迟缓型麻痹的患者摆脱支具。
- 缺点：
  - 对于迟缓型麻痹的患者，这种肌腱转位为静态性而非动态性。
  - 类似肌腱固定术。
    - 如果手术成功，足踝部将始终维持于中立位。

跟腱延长

- 与前述的经骨间膜转位胫后肌腱的方法一致。

胫后肌腱的切取

- 与前述的经骨间膜转位胫后肌腱的方法一致（技术图10）。

腓骨长肌腱取腱

- 在确保与踝前胫骨远端切口间保持足够皮桥间距的前提下，于腓骨正后方、外踝尖远端约8 cm，即腓骨长肌肌肉-肌腱移行处水平做一长2～3 cm的切口（技术图11A）。
- 保护腓浅神经，然而对于腓总神经麻痹的患者，此终末感觉支是否损伤可能并不重要。

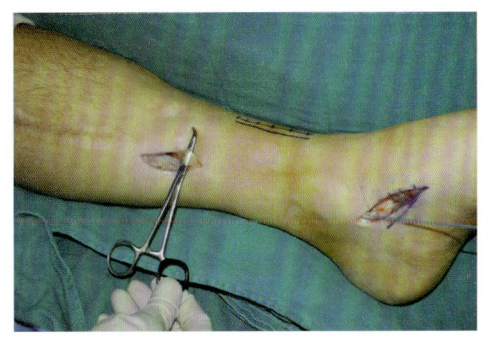

技术图10　胫后肌腱取腱以备Bridle手术。

- 在腓骨长肌肌肉-肌腱移行处上方锐性纵行切开2～3 cm的腓骨肌支持带。
- 在肌肉-肌腱移行处切断腓骨长肌（技术图11B）。
- 肌腱的远侧断端用缝线标记。
- 于外侧骰骨上方另做一2～3 cm切口（技术图11A）。
  - 保护腓肠神经。
  - 游离腓骨长肌腱，将其近端部分经足外侧切口拉出（技术图11C、D）。
- 将腓骨长肌腱卷入足远端外侧切口内以防止其干燥。
- 将腓骨长肌腱穿至踝前切口（见下文）。

胫后肌腱经骨间膜转位

- 在胫骨远端前方的外侧做一切口。

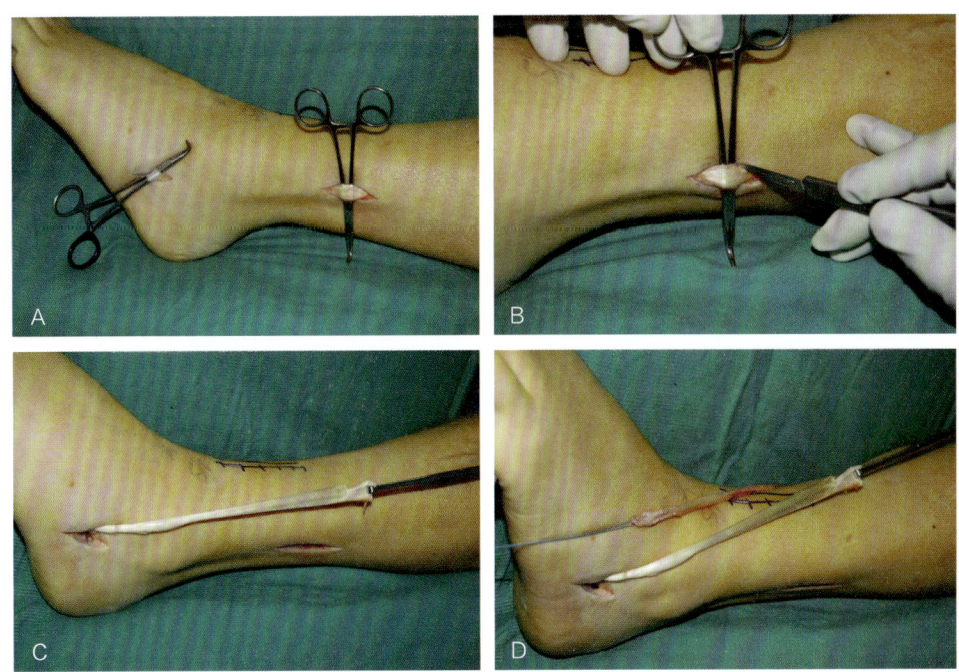

技术图11　A～C. 取腓骨长肌腱以备Bridle手术。A、B. 两个小切口，第一个切口位于腓骨长肌肌肉-肌腱移行处，另一个切口位于腓骨长肌行经骰骨处。C. 腓骨长肌腱转移至远端外侧切口。D. Bridle手术中腓骨长肌腱的预期走行（注意其亦与胫后肌腱转位的走行相似）。

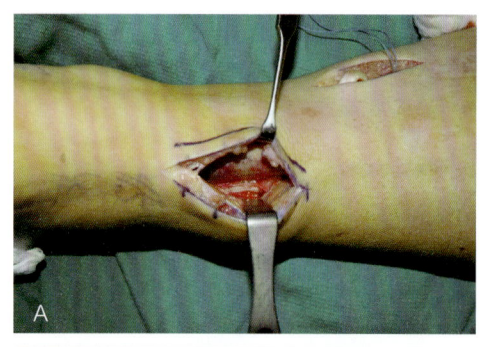
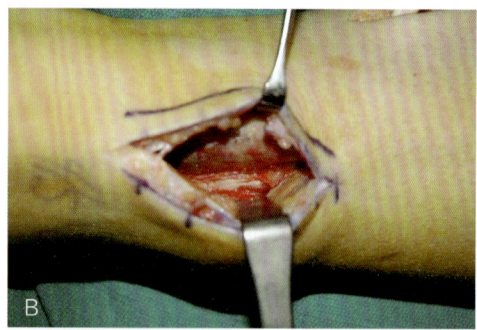
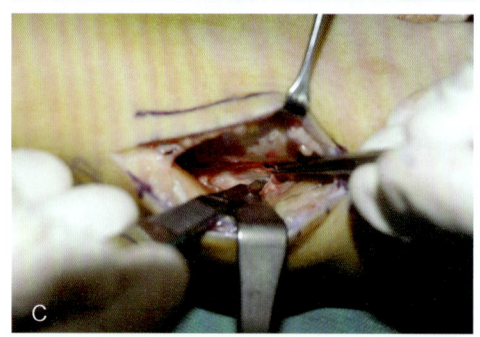
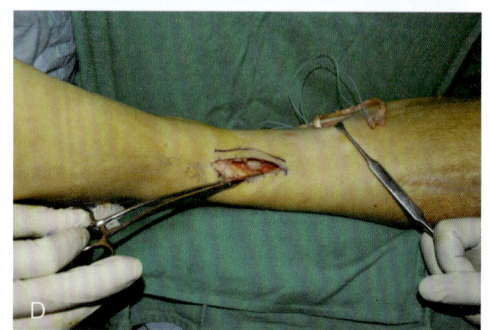
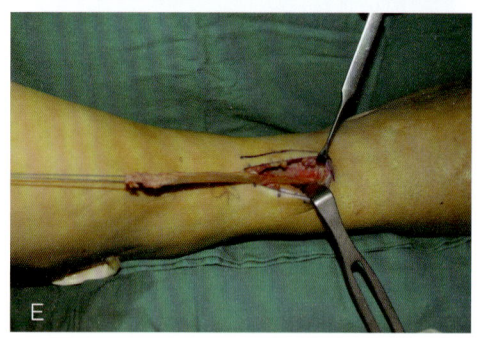

技术图12 在骨间膜上开窗，将胫后肌腱从后方转位至小腿前方。A. 手术入路。B. 保护深部血管神经束和腓动脉。C. 在骨间膜上开窗。D、E. 将胫后肌腱从后方转位至小腿前方。D. 将钝头血管钳紧贴胫骨后缘从前方穿至近端内侧切口，以夹持胫后肌腱标记线。E. 确保胫后肌腱不会卡压在骨间膜窗中。

- 仔细显露前方骨间膜（技术图12A）。
- 保护腓浅神经。
  - 打开胫前肌腱和踇长伸肌腱上方的伸肌支持带。
  - 保护深部的血管神经束（技术图12B）。
- 注意保护走行于前方骨间膜的腓动脉分支。
- 在骨间膜远端开一大窗（技术图12C）。
  - 从胫骨至腓骨。
  - 长约4 cm。
- 将一把弯Kelly钳或扁桃体钳紧贴胫骨后方穿过骨间膜，并从内侧切口穿出（技术图12D）。
  - 为避免损伤后方的血管神经束（胫神经、胫后动脉），血管钳应紧贴胫骨后缘穿过。
- 用扁桃体钳夹持胫后肌腱远端的标记线。
- 将标记线和胫后肌腱从内侧切口拉至外侧切口，保持肌腱紧贴胫骨后缘（技术图12E）。
- 确保骨间膜上的开窗不会撞击转位肌腱。若存在狭窄，则有必要将开窗进一步扩大，从而使转位肌腱能在胫腓骨间顺畅滑动。
- 将肌腱末端留在伤口内避免其干燥。

腓骨长肌腱转位

- 用Kelly钳从胫骨远端前方切口向足外侧切口做一皮下隧道（技术图13A）。
  - 用血管钳仔细分离软组织，避免其他组织嵌入隧道内。
  - 夹持腓骨长肌腱的标记线，将其由足外侧切口转位至胫骨远端前方切口（技术图13B）。

经胫前肌腱转位胫后肌腱

- 保持踝关节背伸，于近端牵拉胫前肌腱的同时，在胫前肌腱上做一小切口。
  - 这样可以在胫前肌腱固定至胫后肌腱之前，保持胫前肌腱远端部分的张力。
  - 避免于胫前肌腱原位做切口，这样会使内侧失去张力，无法起到缰绳效应。
- 将胫后肌腱经该小切口穿过胫前肌腱（技术图14）。

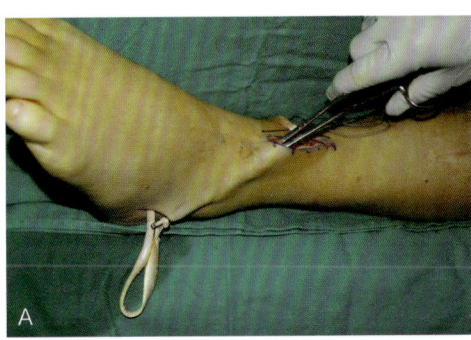
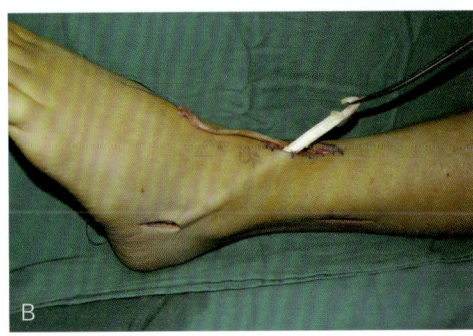

技术图13 将腓骨长肌腱从足远端外侧切口转位至小腿前方切口。A. 经皮下隧道夹持腓骨长肌腱的游离末端。B. 肌腱转位完成。

- 若需要胫前肌腱与胫后肌腱间更牢靠的固定,可以考虑行鱼嘴样编织缝合。
  - 虽然两肌腱间更多的编织缝合可以增加固定强度,但同时亦会降低胫后肌腱远端的延展性,导致固定于中间楔骨隧道内的胫后肌腱长度减少。

足背固定点的准备和胫后肌腱的固定

- 和前述的胫后肌腱转位至胫骨前方相似(见前文)。
  - 转位至中间楔骨。
- 可能需另做切口(前方两个有限小切口),或者将胫骨远端前切口延伸至足背(单个前方扩大切口)。
- 于中间楔骨钻取一骨隧道(技术图15A)。

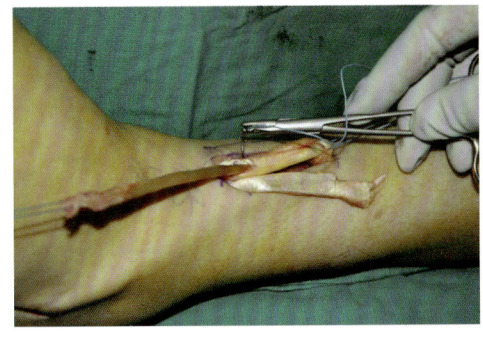

技术图14 经胫前肌腱转位胫后肌腱,注意预张胫前肌腱以获得最佳的张力。

- 用弯Kelly钳自足背侧切口向近端小腿前方切口做一皮下隧道。
- 用Kelly钳夹持标记缝线,将肌腱经皮下隧道转位至足背切口(技术图15B)。
- 在将肌腱固定入骨隧道内之前,通过牵拉标记线将肌腱拉入骨隧道,以确定隧道直径是否合适。
  - 将Beath针或钻头(带有可以穿线的孔眼)穿过骨隧道后,穿出足底皮肤(技术图15C)。由于中足足弓的存在,导针或钻头会从内侧足弓穿出(技术图15D)。
  - 背伸踝关节。
  - 固定标记缝线,将导针或钻头从足底拉出,这样便可将肌腱远端拉入骨隧道内(技术图15E)。
- 将胫后肌腱以合适的张力固定于中间楔骨的骨隧道内,固定方式与前述技术的固定方法相似(界面螺钉或辅以带线锚钉隧道内固定)(技术图15F、G)。

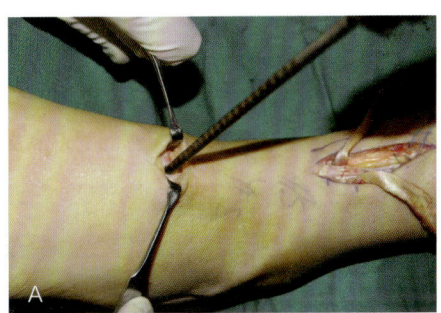
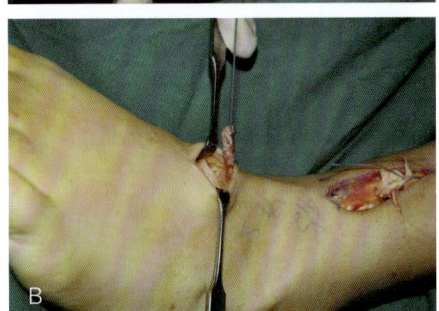
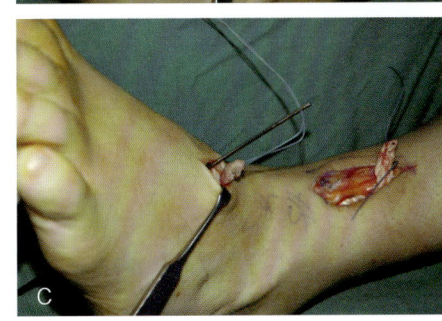

技术图15 A. 于中间楔骨钻取骨隧道。B~G. 将胫后肌腱从小腿前方切口转位至足背。B. 肌腱经皮下隧道转位至足背。C. 将穿有胫后肌腱标记缝线的Beath针穿过骨隧道。

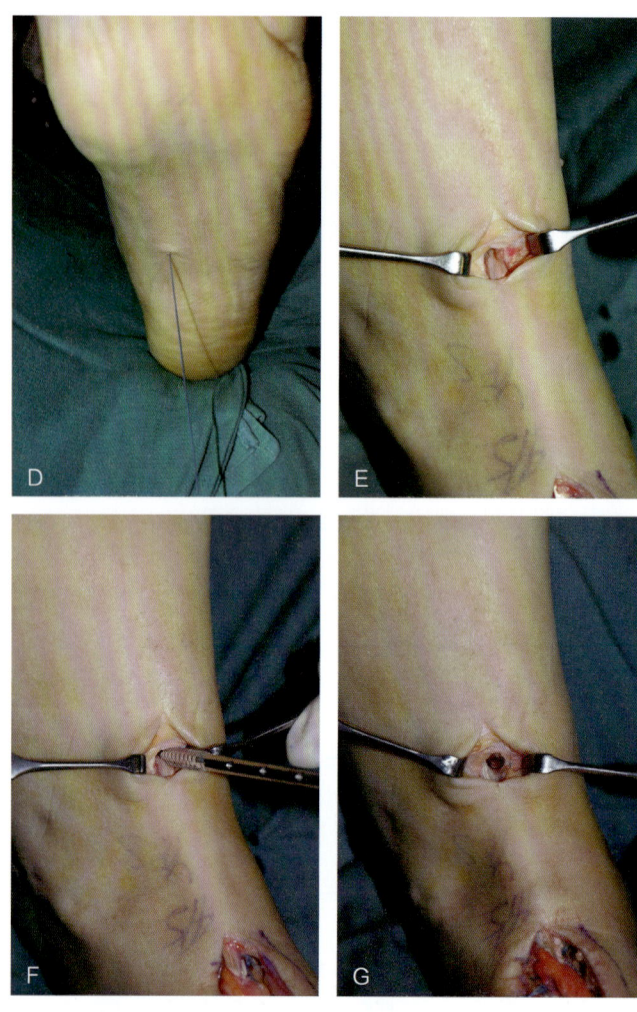

技术图15（续） D. 牵拉足底标记线。E. 肌腱穿入中间楔骨的骨隧道内。F. 置入界面螺钉。G. 界面螺钉完全进入，并获得合适的胫后肌腱张力。

将胫前肌腱及腓骨长肌腱固定至胫后肌腱并维持张力

- 将踝关节维持于背伸10°。
- 平衡足部的内外翻，应将其置于中立至后足轻度外翻位。
- 胫前肌腱。
  - 牵拉胫前肌腱近端，在胫后肌腱穿过胫前肌腱处将两者相互缝合。
  - 在胫后肌腱穿过胫前肌腱的近端和远端，行数道侧-侧缝合，以加强固定。
- 腓骨长肌腱。
  - 在腓骨长肌腱穿过胫骨远端和踝关节前方处施加最大程度的张力，将其缝至胫后肌腱（技术图16）。
- 在没有支撑的情况下，仍应维持踝关节于背伸及后足中立位。

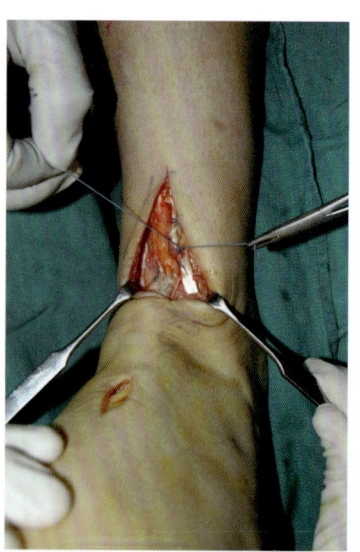

技术图16 平衡足部，将胫前肌腱与腓骨长肌腱固定至转位的胫后肌腱，以形成缆绳效应。

要点与失误防范

转位肌腱的张力	• 张力宁高勿低,在肌腱转位时要预见到转位肌腱会有部分拉伸松弛
跟腱延长	• 应放宽腓肠肌-比目鱼肌复合体延长的指征。显然,对于跟腱挛缩的患者,行跟腱延长是必要的。转位即刻胫后肌腱肌力便下降1级,因此减弱转位肌腱拮抗肌的肌力需要谨慎。必须避免过度延长跟腱
残留肌肉的功能	• 确保胫后肌腱功能完好,否则转位为非动力性,而仅是简单的肌腱固定。对于迟缓型麻痹的患者,其手术目的是肌腱固定,但不适用于继发于腓总神经麻痹的足下垂
胫后肌腱转位的路径	• 经骨间膜转位胫后肌腱可能导致其狭窄。鉴于患者已不存在残留的腓骨肌腱功能(外翻),因此经胫骨前方转位胫后肌腱是有效的转位方式,且可避免狭窄的风险
Bridle手术	• 通过维持胫前肌腱和腓骨长肌腱转位部分合适的张力来平衡足部
固定转位肌腱	• 由于有新型锚钉技术,通常已无需在足底使用纽扣固定标记缝线

术后处理

- 笔者通常在手术室内即用衬垫良好的短腿石膏将踝关节固定于最大背伸位,以保护转位肌腱。
- 术后第1次随访时(2~3周),拆除石膏,但维持踝关节背伸。
  - 为保护转位肌腱,严格禁止踝关节跖屈。
  - 可使用允许触地负重的新型短腿石膏。
- 第5~6周术后随访。
  - 拆除短腿石膏,继续保护性背伸。
  - 检查伤口。
    - 在禁止踝关节跖屈的前提下,拆除石膏。
  - 可以考虑暂以踝-足支具(AFO)固定。
  - 此时,笔者通常让患者以短腿行走石膏固定,将踝关节固定于接近最大背伸位,并鼓励患者行走。
- 术后8~10周。
  - 患者可以不再使用石膏。
  - 踝-足支具保护下行走直至术后4~5个月。使用支具的最后1个月,医生可以考虑调节踝-足支具的铰链,将踝关节跖屈至中立位。
  - 睡觉时使用控制踝关节活动的保护靴,直至术后4~5个月。
  - 开始物理治疗,锻炼作为踝关节背伸肌的胫后肌腱功能。
- 术后6个月内不建议恢复无支具保护的完全功能锻炼。

预后

- 对于大多数患者,选择性进行胫后肌腱转位和Bridle手术可以获得满意的疗效。

并发症

- 感染。
- 伤口裂开。在开始主动背伸活动前伤口必须已经愈合(由于术后石膏固定8周,伤口通常不是问题)。
- 肌腱转位固定点失效,采用新的锚钉系统后失效率降低。
- Bridle手术后不平衡,术中胫前肌腱和腓骨长肌腱需保持合适的张力。

(苏琰 译,施忠民 审校)

参考文献

[1] Elsner A, Barg A, Stufkens SA, et al. Lambrinudi arthrodesis with posterior tibialis transfer in adult drop-foot. Foot Ankle Int 2010;31:30-37.

[2] Hove LM, Nilsen PT. Posterior tibial tendon transfer for dropfoot. 20 cases followed for 1-5 years. Acta Orthop Scand 1998;69:608-610.

[3] Mizel MS, Temple HT, Scranton PE Jr, et al. Role of the peroneal tendons in the production of the deformed foot with posterior tibial tendon deficiency. Foot Ankle Int 1999;20:285-289.

[4] Morita S, Muneta T, Yamamoto H, et al. Tendon transfer for equinovarus deformed foot caused by cerebrovascular disease. Clin Orthop Relat Res 1998;(350):166-173.

[5] Rodriguez RP. The Bridle procedure in the treatment of paralysis of the foot. Foot Ankle 1992;13:63-69.

[6] Soares D. Tibialis posterior transfer for the correction of foot drop in leprosy. Long-term outcome. J Bone Joint Surg Br 1996;78(1):61-62.

[7] Sundararaj GD. Tibialis posterior transfer (circumtibial route) for foot-drop deformity. Indian J Lepr 1984;56:555-562.

第108章 第5跖骨近端骨折的手术治疗
Surgical Management of Proximal Fifth Metatarsal Fractures

Jeannie Huh and Mark E. Easley

定义

- 第5跖骨骨折是最常见的跖骨骨折。其中，近端骨折最常见[8]。
- 第5跖骨近端骨折根据骨折的部位或分区常分为三种类型（图1）：
  - Ⅰ区：结节撕脱骨折，可延伸至第5跖骨－骰骨关节面。
  - Ⅱ区：典型的"Jones骨折"，发生在干骺端－骨干交界处，可延伸至但不超过第4、5跖骨间关节。
  - Ⅲ区：跖骨干近端应力性骨折。
- 确定正确的分区很重要，因为各区的愈合特点和处理方法各不相同。

解剖

- 第5跖骨包括跖骨头、骨干、干骺端和结节。
- 结节部是第5跖骨最近端和跖侧的结构。
- 在近端，第5跖骨与骰骨及第4跖骨间形成关节。
- 第5跖骨近端有四大主要的软组织附着：
  - 腓骨短肌腱止于结节部的背外侧。
  - 第三腓骨肌腱止于干骺端的背侧。
  - 跖筋膜外侧束附着于第5跖骨基跖侧。
  - 背侧、跖侧和骨间韧带附着于第4和第5跖骨基底间。
- 第5跖骨近端血供有两个来源（图2）：
  - 干骺端血管供应结节部。
  - 髓内滋养动脉自近端骨干皮质进入，逆行止于干骺端－骨干交界处。
  - 这些血管汇聚处形成相对缺血的分水岭区，此区域骨折愈合困难[13]。
- 腓肠神经背外侧支通常位于结节近端2～3 mm处，常走行于内固定手术切口部位[4]。
- 腓骨长肌腱走行于骰骨外侧，然后于第5跖骨基底的近端行至骰骨跖侧（图3）。

发病机制

- 不同的骨折区域受伤机制不同：
  - Ⅰ区（结节）骨折由足内翻时腓骨短肌腱或跖筋膜外侧束的牵拉力所致。
  - Ⅱ区（Jones）骨折由踝关节跖屈时前足间接、强力内收所致。
    - 附着于第4和第5跖骨基底部的韧带可限制移位，从而导致附着处远端，即第4、5跖骨间关节处骨折。

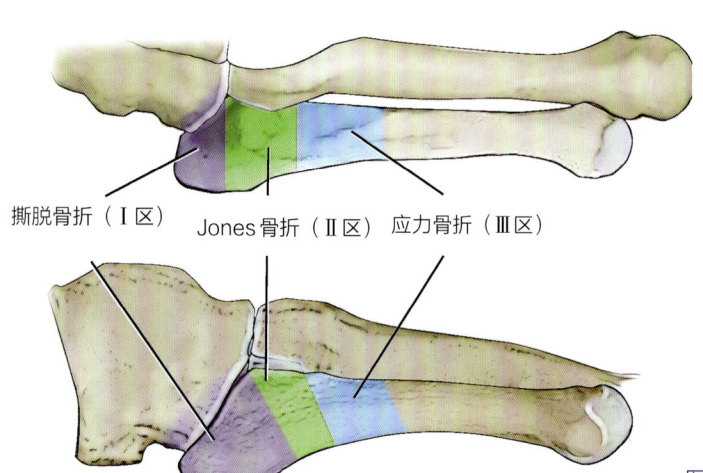

图1 第5跖骨近端三个解剖区域及其对应的骨折类型。

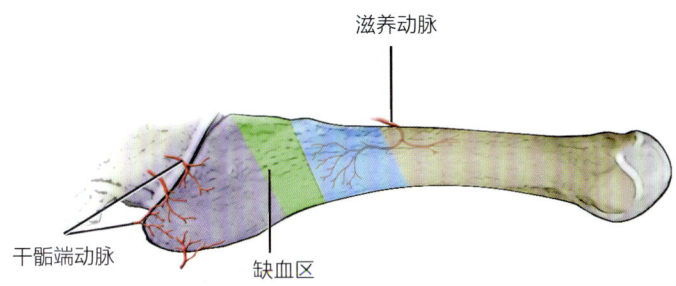

图2 第5跖骨近端血供。注意干骺端动脉及髓内滋养动脉间的分水岭区，该区位于干骺端-骨干交界处（Ⅱ区），该处骨折延迟愈合和骨不连的风险较大。

- Ⅲ区（跖骨干应力性）骨折由过度使用或过负荷损伤所致。
  - 可能是急性或慢性损伤。
- 潜在的后足内翻可造成足外侧过负荷，是第5跖骨近端骨折的一大诱发因素。若术中未稳定固定，则会引起骨不连和再骨折[11]。

自然病程

- Ⅰ区（结节）骨折采取保守治疗基本都可以愈合。尽管患者可期望恢复至受伤前功能水平，但康复期有时需要6个月或更久[5]。
- Ⅱ区（Jones）骨折保守治疗后延迟愈合和骨不连概率很高（高达28%）[1]，与该位置条件不佳有关：
  - 相对缺血的分水岭区。
  - 尽管制动，但腓骨短肌和跖筋膜外侧束的附着仍可造成骨折端的持续活动。
- Ⅲ区（跖骨干应力性）骨折的愈合时间较长，骨不连的风险也较大（非手术的骨不连率可达25%）[2]。

病史和体格检查

- 病史：
  - 通常是运动时足部受伤所致，尤其是篮球或足球。
  - 对于非运动员，路边绊倒时足内翻是常见的损伤机制。

- 过劳损伤的患者可能会有前驱症状。
- 患者主诉负重时疼痛，足外侧缘压痛，直接触诊时可再次引发压痛。
- 体格检查：
  - 足外侧常有肿胀和瘀斑。
  - 疼痛，外翻力减弱。
  - 评估引起足外侧过负荷的潜在因素（如后足内翻）。如果第5跖骨近端骨折内固定时未予以同时处理，会影响愈合。
  - 直接触诊跗跖关节复合体及观察是否存在足底瘀斑，以评估Lisfranc损伤的征象。

影像学和其他诊断性检查

- 拍摄患足正位、侧位和斜位片足以诊断第5跖骨近端骨折（图4A～C）。
- 如果怀疑Lisfranc损伤，需要拍摄患足负重位片。
- 一般不需要行CT扫描，但CT有助于鉴别急性和慢性骨折，治疗后的愈合情况（图4D、E）。

鉴别诊断

- 骰骨骨折。
- 第5跖骨干骨折。
- Lisfranc损伤。

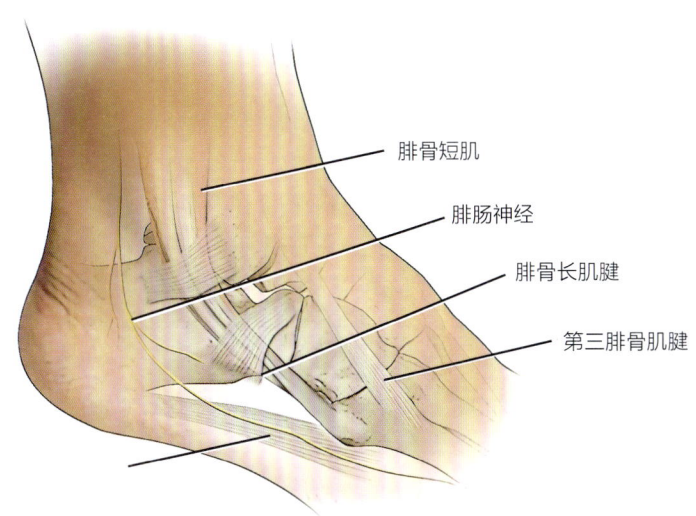

图3 第5跖骨近端骨折手术时容易损伤的结构。通常将腓肠神经和腓骨短肌腱牵向背侧，腓骨长肌腱牵向跖侧。

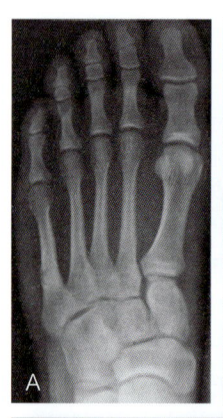
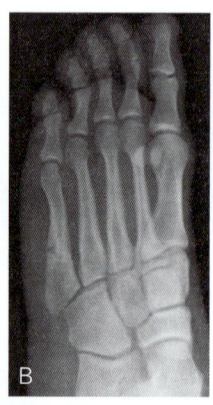
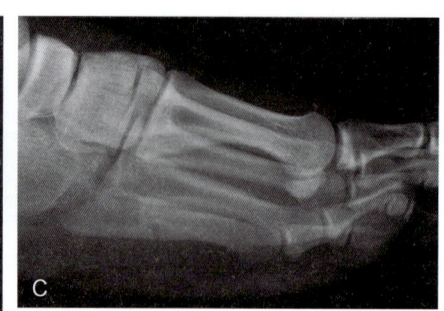
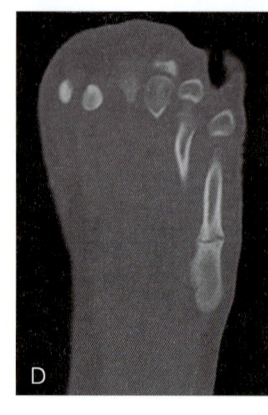
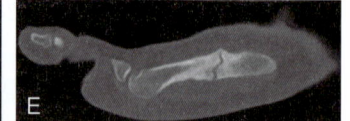

图4　16岁高中生足球运动员，第5跖骨基Ⅲ区应力性骨折后骨不连的非负重正位（A）、斜位（B）和侧位（C）片。患者3个月前有前驱症状，保守治疗无效。足部CT扫描（D、E）显示骨折端持续性不愈合。

非手术治疗

- 保守治疗适用于以下情况：
  - Ⅰ区骨折。
  - Ⅱ区或Ⅲ区骨折，患者活动需求比较低。
  - 患者有其他合并症，不适合手术。
- Ⅰ区骨折：穿硬底鞋或步行靴耐受下负重（6~8周）。
- Ⅱ区或Ⅲ区骨折：石膏制动6周，并免负重，再更换步行靴固定6周，进行性负重。

手术治疗

- 手术治疗适用于以下情况：
  - 运动员的Ⅱ区或Ⅲ区骨折，或者患者希望尽早恢复活动[1,2,7]。
  - 告知非手术治疗骨不连的风险后倾向于手术治疗的患者。
  - 有症状的Ⅲ区骨折延迟愈合或骨不连[2,3]。
  - 有症状的Ⅰ区骨折延迟愈合或骨不连。

术前计划

- 确定骨折类型和内固定方式。
  - 经皮髓内螺钉内固定是最常用的技术。
    - 螺钉选择很多，各有优缺点（如实心vs空心螺钉、不锈钢vs钛制、全螺纹vs半螺纹vs可变螺距螺钉）。
    - 尽管各种螺钉的生物力学特性各不相同，但临床上尚无证据表明哪一种螺钉更有优势。
  - 最近，低切迹、预塑形的第5跖骨近端骨折接骨板已经逐渐普及，是内固定的另一种选择。这类接骨板一端有尖齿或钩，可包裹近端骨折块，控制旋转。接骨板内固定的适应证如下：
    - Ⅱ区粉碎性骨折（图5）。
    - 骨质疏松。
    - 螺钉内固定失败后翻修。
    - 不适合髓内螺钉固定的病例（如皮质不完整、髓腔太小无法容纳至少4.5 mm的螺钉）。
    - 有症状的Ⅰ区延迟愈合或骨不连。
- 决定是否需要植骨。
  - 对于粉碎性骨折、骨质疏松、延迟愈合和骨不连的患者，笔者一般从同侧跟骨取骨植骨。
- 判断是否存在足外侧过负荷的潜在因素（如后足内翻、慢性踝关节外侧不稳等）。若存在，确保在第5跖骨近端骨折固定的同时，予以手术或保守处理（如矫正器，支具）。

体位

- 患者取仰卧位。同侧髋部抬高，下肢内旋，便于更好地显露足外侧。
- 将患足置于手术台的外侧缘，以便于在使用迷你透视

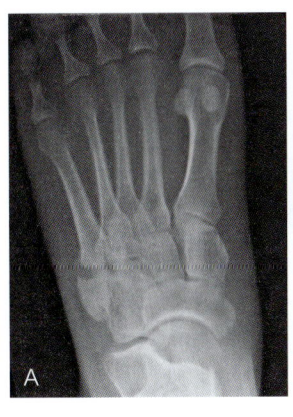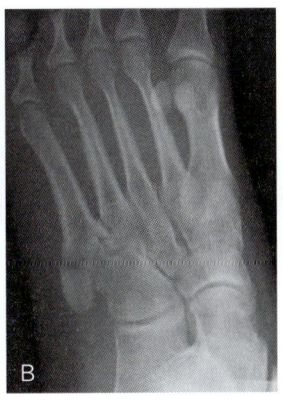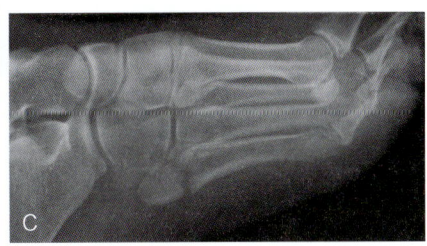

图5　34岁女性，移位的第5跖骨基Ⅱ区粉碎性骨折的非负重位正位（A）、斜位（B）和侧位（C）片。

机时，可将其作为手术台的外侧延伸。
- 上小腿止血带，以避免因术野出血致结构模糊而造成损伤的风险。应将止血带置于腓骨头的远端，以避免压迫腓总神经。

经皮髓内螺钉内固定

切开及分离
- 手术方法与长骨髓内固定相似。
- 于第5跖骨基底近端约1 cm处，沿骨干长轴做一2 cm的纵行切口。不能仅参考结节尖端，这样会使切口较跖骨干的实际轴线更偏跖侧。
- 辨认并保护好以下三个结构：
  - 走行于切口部位的腓肠神经背外侧支。
  - 附着于结节背外侧的腓骨短肌腱。
  - 腓骨长肌腱，其走行于骰骨外侧，然后行至骰骨跖侧、第5跖骨基近端。
- 将腓肠神经和腓骨短肌腱牵向背侧以将其保护，腓骨长肌腱则牵向跖侧。
- 手术过程中置入克氏针、钻孔和攻丝时应使用软组织导向器，以保护有损伤风险的组织结构。

置入导针及钻孔
- 在"上而内"的进钉点置入导针，该位置相对于第5跖骨近侧末端的背内侧，从而可以很好地维持导针平行于跖骨纵轴（技术图1A、B）。

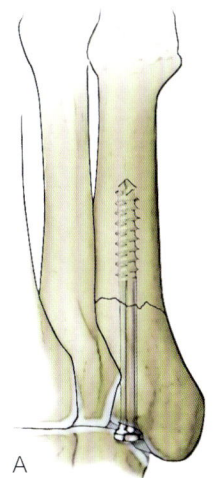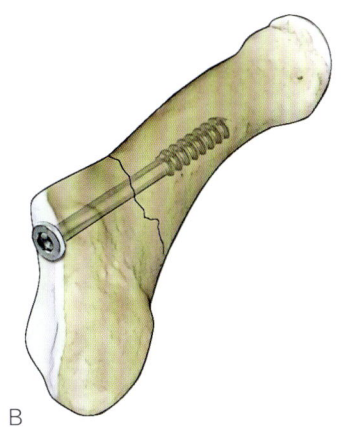

技术图1　第5跖骨近端骨折髓内固定过程中"上而内"的进钉位置和螺钉的最终位置。背内侧的进钉点使螺钉平行于髓腔方向。A. 冠状位显示螺钉相对于第5跖骨的位置。B. 轴位片示第5跖骨近端螺钉在位。

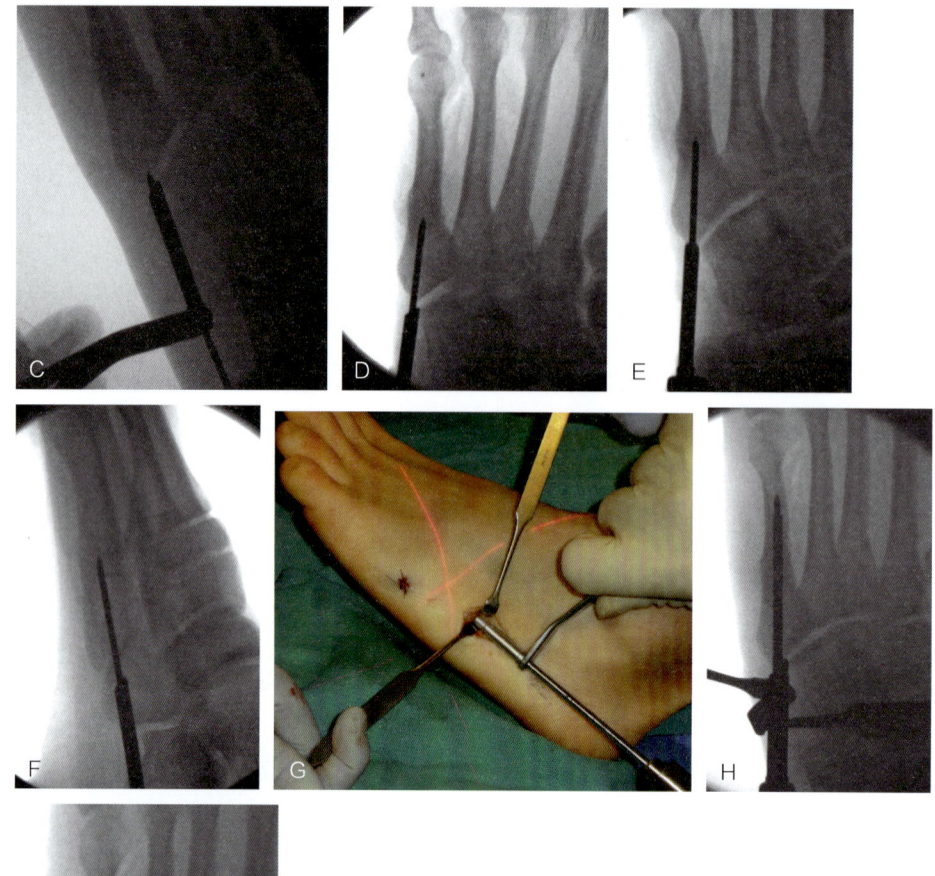

技术图1（续） C. 透视显示第5跖骨基骨折髓内螺钉固定的导针位置。正位（D）、斜位（E）和侧位（F）透视显示导针钻至骨折端。G. 钻取第5跖骨近端骨折髓内固定的螺钉孔时，应牵开腓骨肌腱和腓肠神经，并用保护套筒保护有损伤风险的结构。H. 透视图像。必须扩孔至允许半螺纹螺钉的螺纹恰好穿过骨折端的水平。I. 透视下显示对骨不连处硬化骨钻孔，以促进骨折愈合。

- 透视下确定进钉点。三平面透视至关重要（正位、侧位和斜位）。
  - 从斜位透视开始，这样可置跖骨于侧面，最容易在透视下确定导针的位置（技术图1C）。
  - 在其他两个平面确定位置是否正确前，不要继续打入导针。一旦在理想进钉点附近开孔后将很难再进行微调，因为导针容易重新进入位置不佳的钻孔中。
- 一旦确定最佳进钉位置后，将导针瞄准第5跖骨髓腔中心，并钻入一部分（技术图1D～F）。
- 确认导针方向正确，将导针穿过骨折或骨不连部位。
  - 由于第5跖骨呈弧形，而术中采用直螺钉作髓内固定，因此需要导针固定、钻孔及攻丝，从而使螺钉的全部螺纹均穿过骨折端或骨不连部位。螺钉一般仅固定至跖骨近端的50%。如果螺钉太长，可能会顶到呈弧形的第5跖骨远端内侧皮质，从而在骨折端形成外侧皮质间隙，容易导致骨不连。
  - 考虑到钻孔或攻丝时导针可能退出，可以沿跖骨将导针打深一点，但钻孔或攻丝不需要那么深。
- 用空心钻（及套筒）沿导针扩孔，直至恰好超过骨折端（技术图1G、H）。
- 骨不连时，用小直径钻头去除骨不连部位的硬化骨，以促进骨折愈合（技术图1I）。

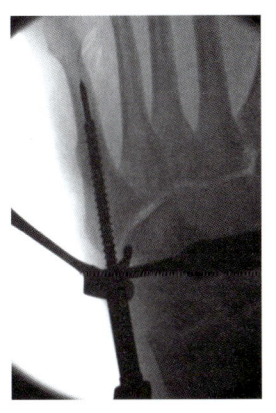

技术图2　第5跖骨近端骨折固定时使用丝攻以备髓内螺钉固定。透视显示丝攻位于跖骨干内层皮质的中间。注意将丝攻推进至半螺纹螺钉的螺纹恰好穿过骨折端处。

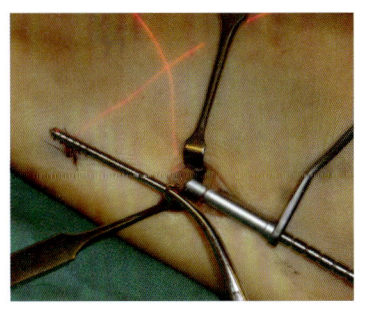

技术图3　第5跖骨近端骨折切开复位内固定时确定螺钉的长度。术中照片显示术者将螺钉置于跖骨旁进行透视。尽管需考虑到影像放大的误差，但该技术仍可为术者提供指导，确定使螺纹穿过骨折端所需的螺钉长度。

使用丝攻

- 软组织套筒保护下沿导针插入丝攻（技术图2）。
- 攻丝有两个目的：
  - 准备螺钉隧道。
  - 测量螺钉尺寸，为远端骨块提供最佳的把持力。该步骤需使用一套直径递增的丝攻。
- 术者用一只手推进丝攻时，另一只手把持跖骨远端，以测定及对抗攻丝时产生的扭力。
- 丝攻只需推进至螺钉的全部螺纹都能穿过骨折/骨不连部位即可。
- 最佳的螺钉直径根据丝攻的大小决定，每扭转一圈时，丝攻即于远端骨折块形成坚强的扭力。

确定螺钉大小

- 螺钉直径。
  - 最佳的螺钉直径由能够最佳把持远端骨块的丝攻直径来确定。
  - 螺钉太大存在损伤皮质和应力遮挡的风险。
  - 尽管有生物力学数据建议使用较大直径的螺钉固定效果更好，但临床证据尚不足。
  - 一般来说，大部分学者建议对于骨骼发育成熟的患者，应至少使用直径4.5 mm的螺钉固定[9,12]。
- 螺钉长度。
  - 螺钉的最佳长度为所有的螺纹均穿过骨折端，且不触及远端内侧皮质，因为这可能会引起外侧皮质分离，并可能导致骨不连。
  - 可以通过以下三种方法中的任意一种来确定螺钉长度：
    - 若导针尖是螺钉尖的理想位置，则用空心测深器沿导针测深，并确保测深器与跖骨齐平。
    - 用两根导针进行比较测量，一根置于髓腔内理想位置，另一根置于第5跖骨基水平。
    - 将螺钉直接置于第5跖骨旁透视确定螺纹是否穿过骨折端（必须要考虑轻微的放大效应）（技术图3）。

拧入螺钉

- 确定好理想的直径和大小，将螺钉拧入至准备好的隧道中。
- 螺钉达到远端骨折块时，术者必须用另一只手来（技术图4A）：
  - 对抗螺钉在远端骨折块中产生的扭力使螺钉完全进入跖骨，且无骨折端过度旋转。
  - 对远端骨块施加轴向压力以提供加压作用，并确保螺钉完全进入且不引起骨折端的分离。
- 最后进行三平面透视确保螺钉完全进入，且所有螺纹均穿过骨折端，骨折得到复位和加压（技术图4B～D）。

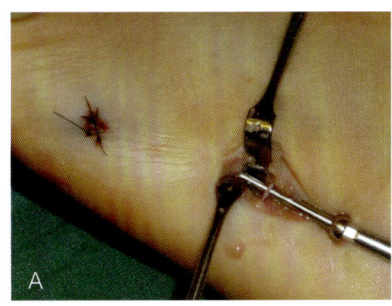

技术图4　拧入螺钉髓内固定第5跖骨近端骨折。A. 术中照片显示术者用一只手把持远端骨块，另一只手拧入螺钉。该技术可进行轴向加压，并评估螺钉在远端骨块皮质内的把持情况。

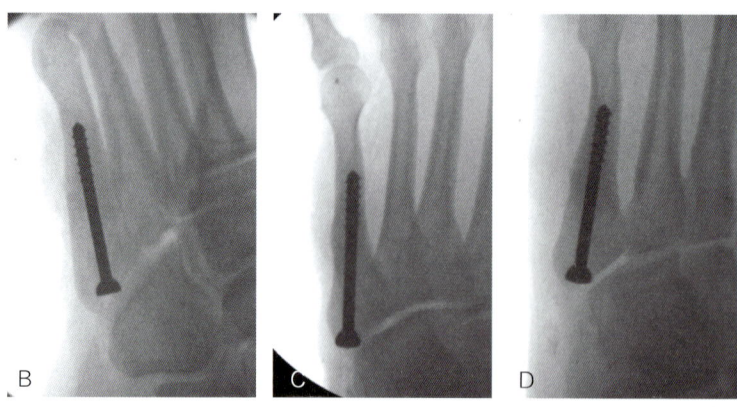

技术图4（续） 术中正位（B）、斜位（C）和侧位（D）透视明确螺钉位置正确，所有螺纹均穿过骨折端，骨折复位且无相关的应力骨折。

切开复位，使用低切迹、预塑形的第5跖骨近端骨折接骨板内固定

切口和显露

- 直接沿第5跖骨外侧缘做一5 cm纵行切口，切口起自结节近端1 cm处，并向远端延伸（技术图5A）。
  - 找到并保护腓肠神经背外侧支。
  - 找到并保护背侧的腓骨短肌腱和跖侧的腓骨长肌腱。
  - 沿最小阻力的方向轻柔牵开腓肠神经。
- 沿切口分离背侧和跖侧皮瓣，以显露近端跖骨。
- 避免剥离软组织和骨膜，除了结节的尖端，此处是接骨板近端尖齿的固定点（技术图5B）。

复位

- 有时骨折可能无移位而无需复位。
- 如果需要复位，在骨折端剥离2 mm的骨膜和软组织。
  - 轻柔清理卡压的软组织和血肿。
  - 若需要，此时可在骨折端植骨（技术图6A）。
  - 用点式复位钳或克氏针临时维持骨折的复位。
- 沿跖骨近端外侧缘的最佳贴合处放置接骨板导板，并用克氏针固定。
- 透视下确定骨折复位和导板位置满意（技术图6B~D）。
- 用1.75 mm钻头于近端导板孔内钻两孔，并穿过结节外层皮质。

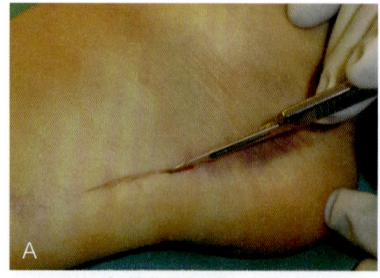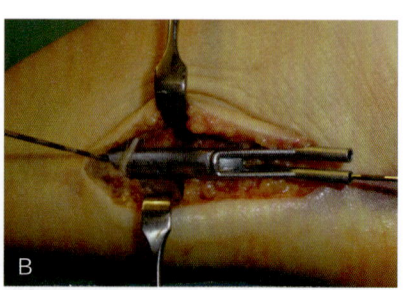

技术图5 A. 第5跖骨近端骨折接骨板内固定的皮肤切口。沿第5跖骨近端轴线正中做纵行切口，延至结节近端约1 cm处。B. 在跖骨近端的正确位置置入接骨板导针。注意横跨的腓肠神经分支，术中应予以保护。另外注意用导向器保护第5跖骨软组织和骨膜。

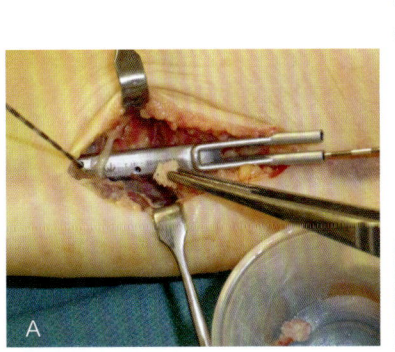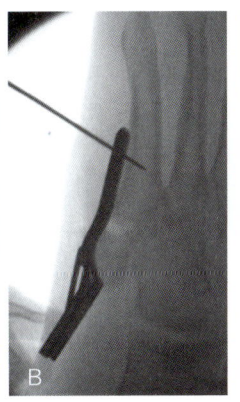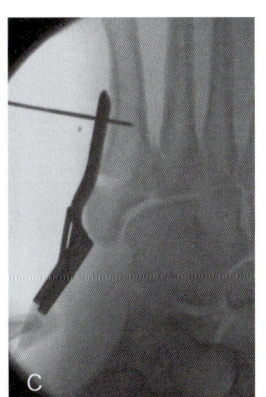

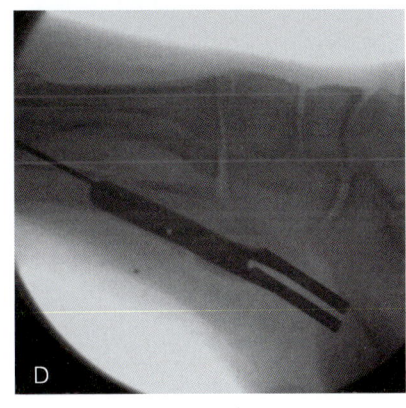

技术图6 A. 若需要,此时可在骨折端植骨。透视下正位(B)、斜位(C)和侧位(D)显示导板位置,其塑形良好,且与跖骨皮质贴附良好。

置入接骨板

- 确定合适的接骨板长度。
- 取出导板,将接骨板近端的尖齿或小钩置入结节的钻孔中(技术图7A)。
- 用微型打击器将尖头完全打入跖骨内(技术图7B)。
- 接骨板需放置在正中,并与跖骨近端贴合。透视下确定接骨板位置是否良好(技术图7C、D)。
- 用1.75 mm钻头于接骨板远端的椭圆孔中钻孔,然后拧入合适大小的2.3 mm双皮质螺钉,将接骨板固定于跖骨干上。
  - 如果需要骨折端加压,则偏心钻孔(远离骨折端)(技术图7E)。
  - 螺钉不用完全拧紧(技术图7F)。

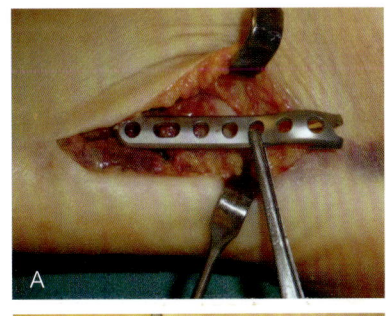
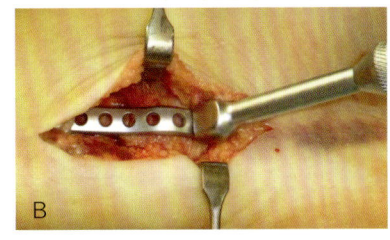
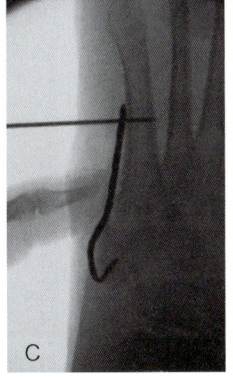
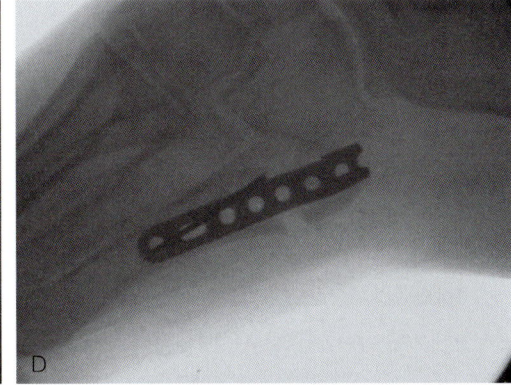

技术图7 置入和固定接骨板。A. 术中照片示准备置入接骨板。将钩齿置入之前经导板钻取的结节钻孔内。B. 用顶棒打压使接骨板贴合于跖骨上。术中斜位(C)和侧位(D)透视确定接骨板位置。

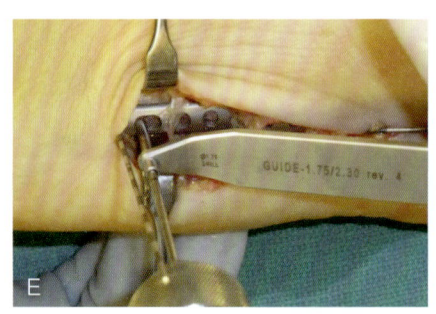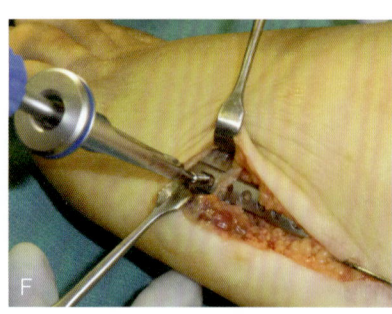

技术图7（续） E. 在远离骨折端的椭圆孔内偏心钻孔，从而通过接骨板进行加压。F. 拧入螺钉使接骨板贴合于跖骨，但不要完全拧紧。

骨折端加压

- 如果不需要加压（如严重粉碎），可以跳过该步骤。
- 将扩张/加压工具的螺刀尖插入螺钉头部。
- 将加压器的另一端插入相邻的接骨板远端孔中。
- 轻柔挤压加压工具把手直至获得想要的加压程度（技术图8A）。
- 维持加压，完全拧紧螺钉（技术图8B）。
- 加压依据是椭圆孔中的螺钉位置更靠近骨折端（技术图8C）。

最终固定

- 根据需要在近端和远端骨块中置入2.3 mm螺钉。
  - 确保近端螺钉良好地维持于骨内。
- 最终三平面透视评估复位和内植物位置（技术图9）。

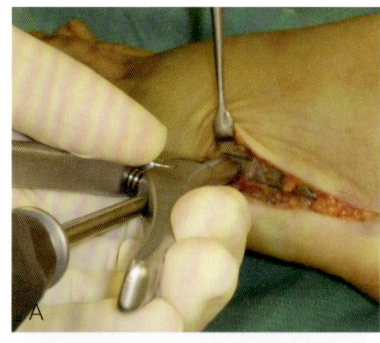
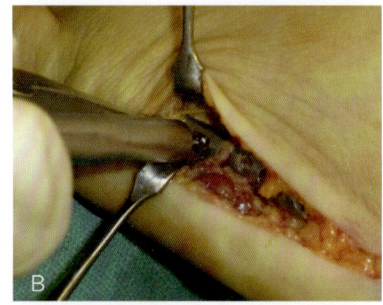
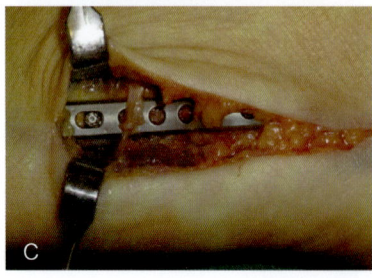

技术图8 进行加压（A），将螺钉完全拧紧至接骨板（B），维持骨折端的加压。C. 现在椭圆孔中的螺钉最靠近骨折端。注意保护横跨的腓肠神经分支和跖骨干骨膜。

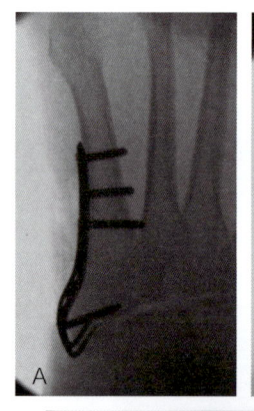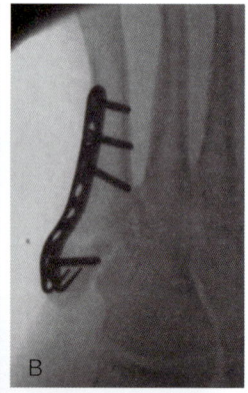
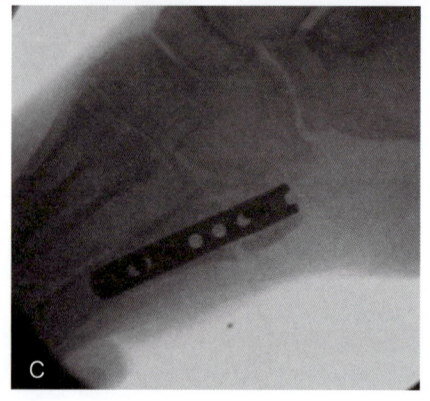

技术图9 正位（A）、斜位（B）和侧位（C）透视明确内植物位置和骨折复位良好。

要点与失误防范

手术间内的摆放	• 足部应放置于手术台的外侧缘,便于需要时将其放置于旁边的透视机器上 • 同侧髋部垫高使足内旋,以提供足外侧缘的良好显露
髓内螺钉内固定	
避免医源性腓肠神经和腓骨肌腱损伤	• 钻孔、攻丝和拧入螺钉时使用拉钩、导向器和套筒
理想的进钉位置	• 高而内的进钉点,位于第5跖骨近端的背内侧
理想的螺钉直径	• 必须确保螺纹在骨内的充分把持 • 避免直径太大,有损伤皮质和应力遮挡的风险
理想的螺钉长度	• 螺纹必须穿过骨折端方可加压 • 避免螺钉过长,有顶到弧形的跖骨远端而引起骨折端分离的风险
接骨板内固定	
避免过度的软组织剥离	• 若需要直接复位,仅直接暴露骨折端
骨折严重粉碎时避免加压	• 桥接粉碎区域,利用接骨板作为骨折复位的模板
防止接骨板激惹	• 需要时用折弯器塑形接骨板,以确保其全长与跖骨完全贴附

术后处理

- 术后夹板固定制动2周,以利于伤口愈合。
- 然后更换为短腿石膏或控制踝关节活动的步行靴,保护下负重直至术后6周。
- 术后6周开始穿步行靴逐步增加负重,然后过渡至穿正常鞋。
- 一旦摄片示骨折端完全愈合,且患者骨折端无压痛(术后10~12周),可以完全恢复活动和运动。重返高强度运动前应考虑行CT扫描(图6)[14]。
- 如果患者术前有柔性后足内翻,笔者建议使用定制的硬质矫形鞋垫(延伸至前足外侧柱的后足外侧楔形垫),以减少第5跖骨基的负荷,降低潜在的再骨折的风险[11]。

预后

- 和非手术治疗相比,第5跖骨近端骨折手术治疗的愈合和重返运动的时间更短[7]。
- 据报道,髓内螺钉内固定的总体愈合率超过90%[3,7,10]。
- 第5跖骨近端接骨板。

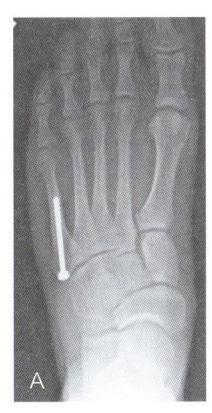
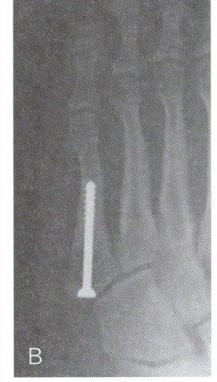
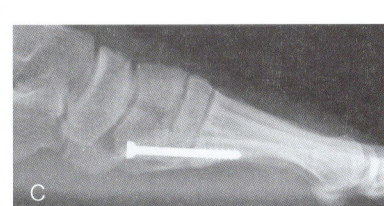
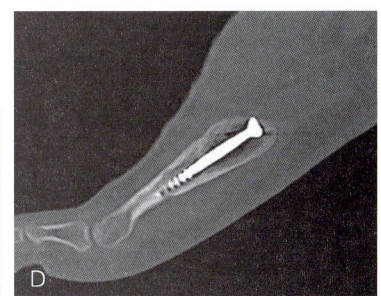

图6 前述的16岁足球运动员第5跖骨近端Ⅲ区应力性骨折,髓内螺钉内固定后3个月随访摄正位(A)、斜位(B)和侧位(C)片示骨折端桥接骨小梁形成。D. 4个月随访时CT扫描明确骨折端完全愈合。临床检查足部无压痛,患者完全恢复运动且无并发症。

- 有关接骨板内固定治疗第5跖骨近端骨折的结果数据鲜有报道。
- Lee等[6]用尺骨远端锁定加压钩状接骨板治疗19例第5跖骨近端Ⅰ区(12例)和Ⅱ区(7例)骨折患者。平均7.4周(4~16周)可见影像学骨性愈合。所有患者重返常规体育运动和日常活动的平均时间为11.2周(9~19周)[6]。

并发症

- 髓内螺钉。
  - 延期愈合、骨不连和再骨折,可能与螺钉直径小于4.5 mm、硬化髓腔未完全扩髓和过早恢复剧烈运动有关。
  - 骨折愈合后和取出螺钉后可能发生再骨折。所以有人建议[14]:
    - 将螺钉留存至患者运动生涯结束。
    - 重返运动后考虑使用功能性支具、改良鞋具或矫形器。
    - 重返运动前进行更高级的影像学检查,帮助确定是否完全愈合。
  - 螺钉尖远端骨折(内植物周围骨折)。
  - 螺钉头突出。
  - 腓肠神经痛。
  - 腓骨长、短肌腱损伤。
- 第5跖骨近端接骨板。
  - 未见再骨折率的报道。
  - 内植物激惹而需要取出。
  - 腓肠神经痛。
  - 伤口延迟愈合。

(苏琰 译 施忠民 审校)

参考文献

[1] Clapper MF, O'Brien TJ, Lyons PM. Fractures of the fifth metatarsal. Analysis of a fracture registry. Clin Orthop Relat Res 1995;(315):238-241.

[2] Dameron TB Jr. Fractures of the proximal fifth metatarsal: selecting the best treatment option. J Am Acad Orthop Surg 1995;3:110-114.

[3] DeLee JC, Evans JP, Julian J. Stress fracture of the fifth metatarsal. Am J Sports Med 1983;11:349-353.

[4] Donley BG, McCollum MJ, Murphy GA, et al. Risk of sural nerve injury with intramedullary screw fixation of fifth metatarsal fractures: a cadaver study. Foot Ankle Int 1999;20:182-184.

[5] Egol K, Walsh M, Rosenblatt K, et al. Avulsion fractures of the fifth metatarsal base: a prospective outcome study. Foot Ankle Int 2007;28(5):581-583.

[6] Lee SK, Park JS, Choy WS. Locking compression plate distal ulna hook plate as alternative fixation for fifth metatarsal base fracture. J Foot Ankle Surg 2014;53(5):522-528.

[7] Mologne TS, Lundeen JM, Clapper MF, et al. Early screw fixation versus casting in the treatment of acute Jones fractures. Am J Sports Med 2005;33(7):970-975.

[8] Petrisor BA, Ekrol I, Court-Brown C. The epidemiology of metatarsal fractures. Foot Ankle Int 2006;27:172-174.

[9] Porter DA, Duncan M, Meyer SJ. Fifth metatarsal Jones fracture fixation with a 4.5- mm cannulated stainless steel screw in the competitive and recreational athlete: a clinical and radiographic evaluation. Am J Sports Med 2005;33(5):726-733.

[10] Portland G, Kelikian A, Kodros S. Acute surgical management of Jones' fractures. Foot Ankle Int 2003;24:829-833.

[11] Raikin SM, Slenker N, Ratigan B. The association of a varus hindfoot and fracture of the fifth metatarsal metaphyseal- diaphyseal junction: the Jones fracture. Am J Sports Med 2008;36:1367-1372.

[12] Shah SN, Knoblich GO, Lindsey DP, et al. Intramedullary screw fixation of proximal fifth metatarsal fractures: a biomechanical study. Foot Ankle Int 2001;22:581-584.

[13] Smith JW, Arnoczky SP, Hersh A. The intraosseous blood supply of the fifth metatarsal: implications for proximal fracture healing. Foot Ankle 1992;13:143-152.

[14] Wright RW, Fischer DA, Shively RA, et al. Refracture of proximal fifth metatarsal (Jones) fracture after intramedullary screw fixation in athletes. Am J Sports Med 2000;28:732-736.

运动医学体格检查表
Exam Table for Sports Medicine Surgery

检查	方法	图示	分级和意义
肩			
关节活动度（ROM）	检查者观察主动和被动关节活动度，包括前屈上举（与矢状面呈20°~30°），外旋和内旋（保持体侧位和外展90°位）	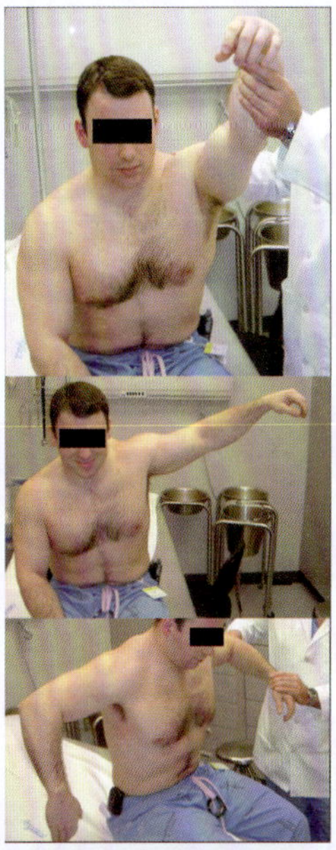	平均正常关节活动度：前屈180°，外展180°，内收50°，体侧内旋80°，外旋90°。关节活动度丧失提示粘连性关节囊炎、肩袖病变（肌腱炎或肩袖撕裂）、退变。关节活动度和对侧进行比较。肩峰撞击患者会因后关节囊紧张而内旋受限。主动活动会比被动活动疼痛，尤其是上举的下降期
Jobes征（"空罐"试验）	患者将手臂在肩胛骨平面上举90°，拇指向下。检查者用手对抗上举，记录肌力强弱或疼痛	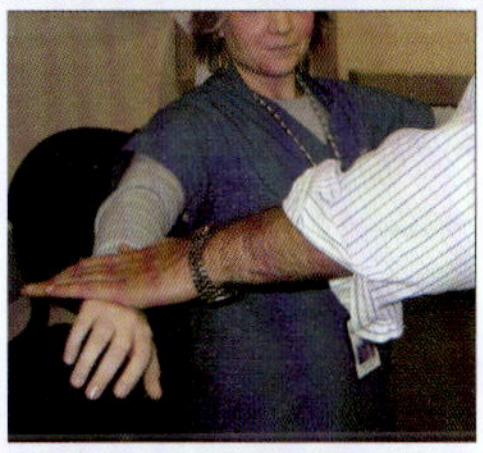	力弱或疼痛代表冈上肌腱功能不全
内收位抗阻外旋	患者臂内收位，屈肘90°，肩内旋20°~30°。检查者手动施力对抗外旋，记录肌力强弱	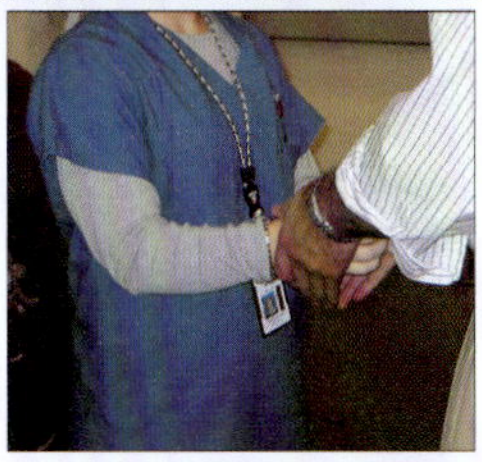	力弱代表冈下肌腱功能不全或撕裂
恐惧试验	患者仰卧位，臂被动外展90°外旋。检查者向后推肱骨近端（复位）	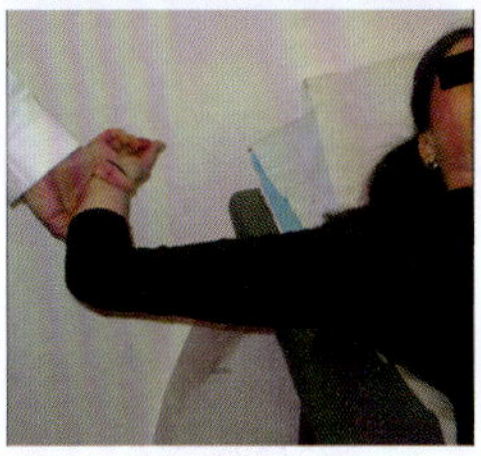	前方不稳患者在此姿势表现出恐惧感，这种恐惧感可以通过后推肱骨近端缓解

（续表）

检查	方法	图示	分级和意义
Kim 试验	患者坐位，臂90°外展位。检查者将患者肘关节和手握住，后下方力量作用于臂近端的同时以45°轴向上举力量作用于臂远端	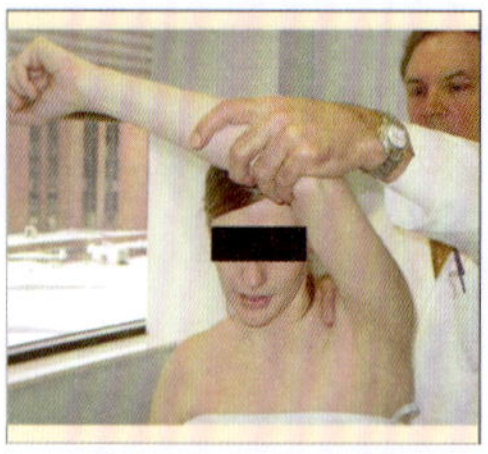	突然出现肩后痛为阳性试验结果。Kim试验阳性提示后下盂唇撕裂或半脱位
Neer 撞击征	固定肩胛骨被动肩上举	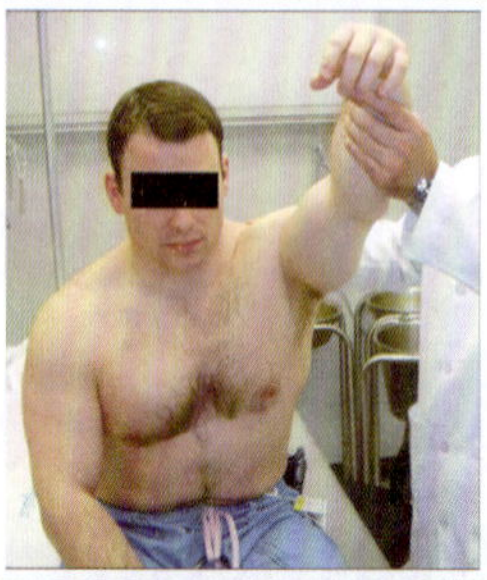	存在或缺乏疼痛或痛苦貌。该手法将冈上肌腱的关键区压向前下肩峰，诱发撞击痛。疼痛可以通过肩峰下注射利多卡因而缓解
Hawkins征	检查者前屈肩关节至90°，然后被动内旋肩关节	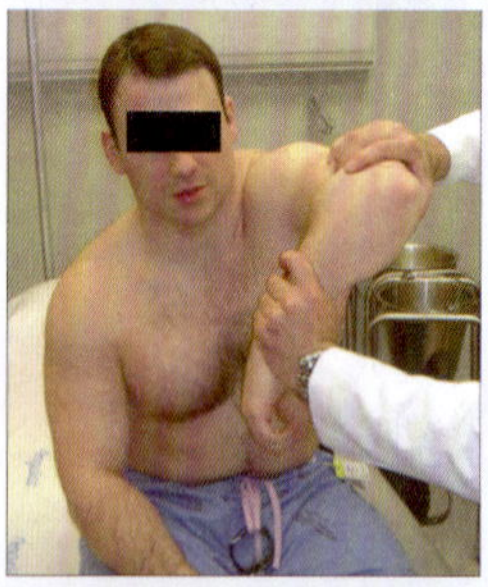	存在或缺乏疼痛。该手法将冈上肌腱压向喙肩韧带，诱发撞击痛。敏感性高但特异性低
外展痛弧	让患者在冠状面臂外展	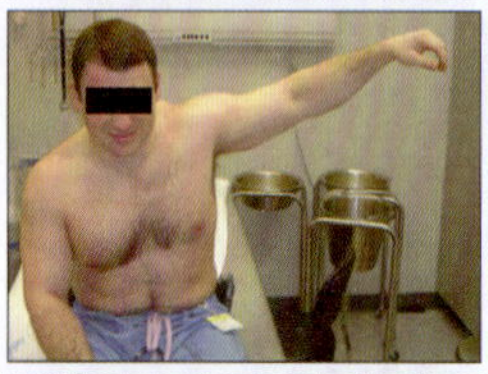	与对侧比较外展，在呈60°～120°时疼痛（多数在90°）提示撞击。患者会在90°时外旋以使大结节离开肩峰而增加活动度
Yergason 试验	患者屈肘90°，前臂在旋前位。患者施以旋后的阻力	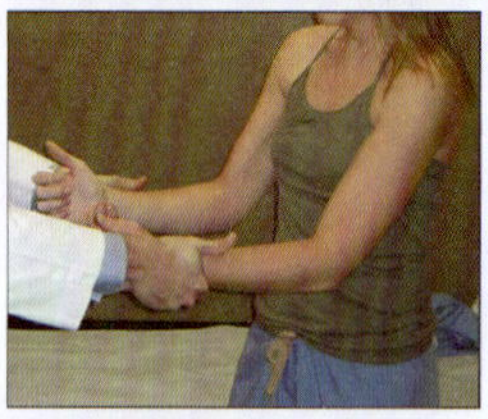	阳性或者阴性。阳性试验定义为这种手法检查时患者存在结节间沟痛。某些临床情况下提示肱二头肌腱病变
抬离试验	患者臂最大限度被动内旋至背后。检查者将患者的手抬离脊柱，检查者在此姿势松手	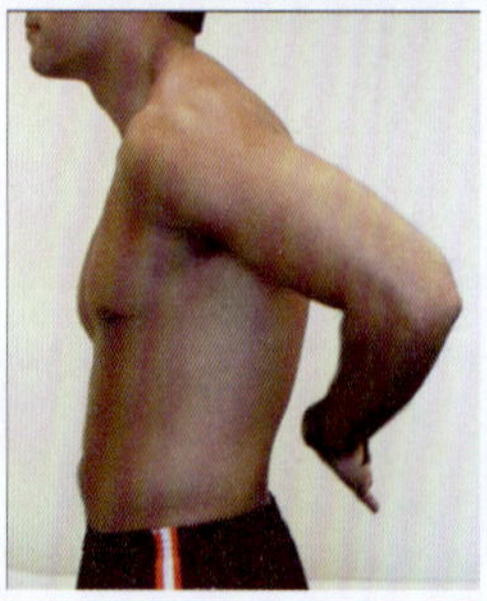	能够维持最大限度主动内旋使手部抬离腰椎而不需伸肘。不能维持则提示肩胛下肌功能损害

(续表)

检查	方法	图示	分级和意义
压腹试验	患者手置于腹部,手掌平压腹部,并试图将臂最大限度地内旋,肘关节在躯干正中矢状平面前方	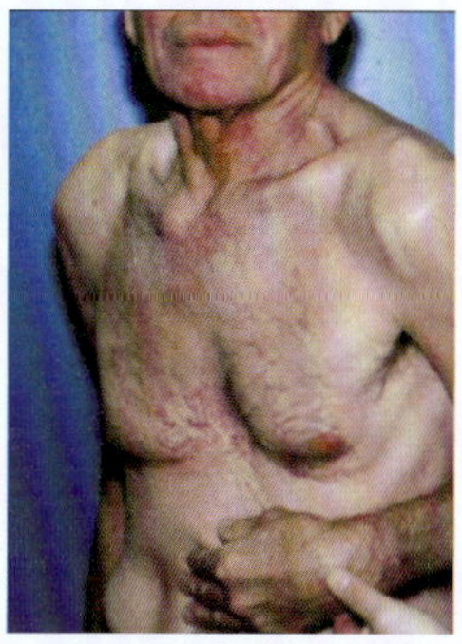	能够维持最大内旋而不需将肘部置于躯干正中矢状平面后方。若不能维持,则提示肩胛下肌功能损害
Napoleon试验(改良压腹试验)	患者用手压脐部,手腕伸直,肘置于身体前方,这会产生经典的拿破仑照片中的姿势	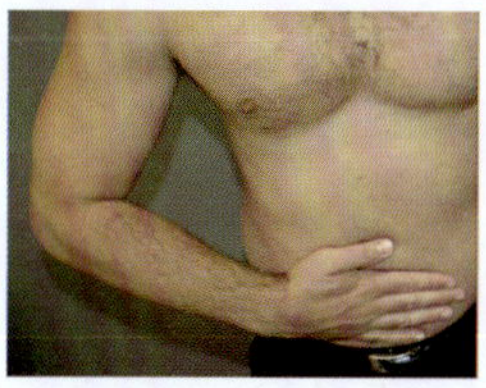	阴性试验:患者能够"坚持该姿势" 中间试验:腕部屈曲30°~60° 阳性试验:腕部屈曲90°,肘部向后放置 阴性试验:肩胛下肌撕裂<50% 中间试验:肩胛下肌撕裂>50% 阳性试验:肩胛下肌完全撕裂 典型的肩胛下肌腱撕裂患者屈腕,肘部向后,三角肌后群发力使手压向腹部
熊抱试验	患者将患肢的手部放在对侧肩部,肘部向前抬举,腕和指在同一直线伸直,检查者试图将患者的手部抬离肩部,患者进行对抗	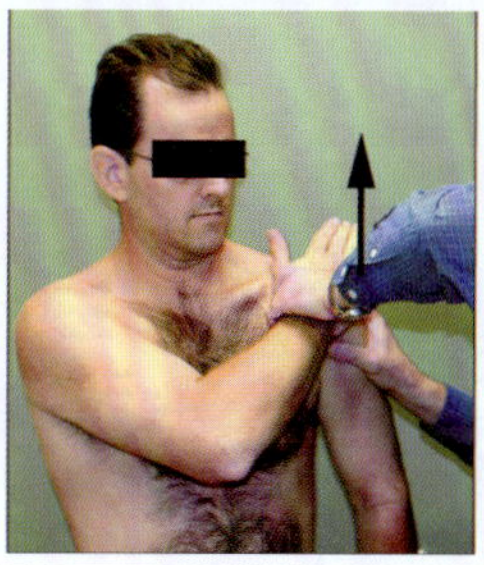	阴性试验:检查者不能将患者的手抬离肩部 阳性试验:检查者能够将患者的手抬离肩部 熊抱试验是肩胛下肌上部损伤最敏感的试验(如包括肩胛下肌腱上表面的部分撕裂)
外旋迟滞征	患者臂完全内收位,屈肘90°。检查者将患者肩关节最大程度外旋,如患者不能维持肩部在外旋位,则需要记录	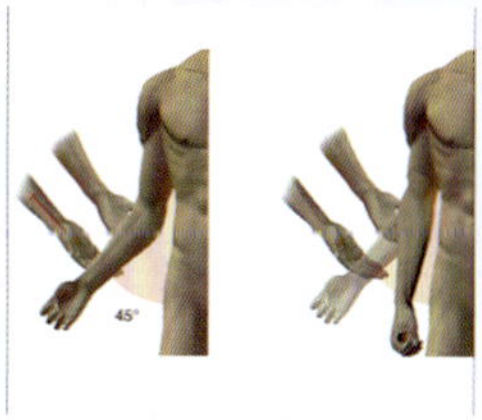	不能维持肩关节完全外旋位为阳性,提示冈下肌功能不全或撕裂
吹号征	患者臂外展90°,肘关节屈曲90°,臂旋转中立位。检查者将患者肩外旋到完全外展外旋位,力弱或无法完全外旋,则需要记录	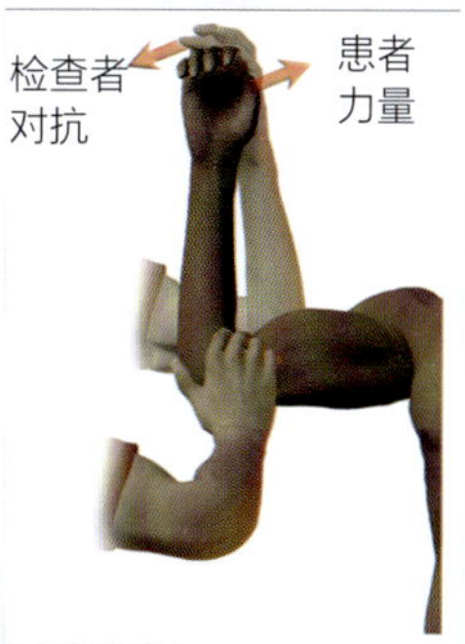	能够在外展位完全外旋提示良好的小圆肌功能。力弱或无法在外展位完全外旋时,则提示小圆肌功能不全或撕裂

(续表）

检查	方法	图示	分级和意义
主动前屈	患者尝试主动将上肢向前平举，直至超过头顶	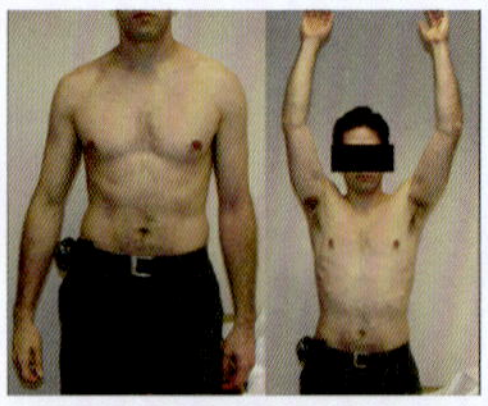	正常主动的前屈活动度为170°～180°。前屈活动度受限提示可能存在大范围肩袖撕裂。肩袖止点及以上部位损伤的功能受限可以通过手术方式改善前屈活动度
主动外旋	患者双侧上臂紧贴身体，屈肘90°，嘱患者自主将前臂最大程度外旋	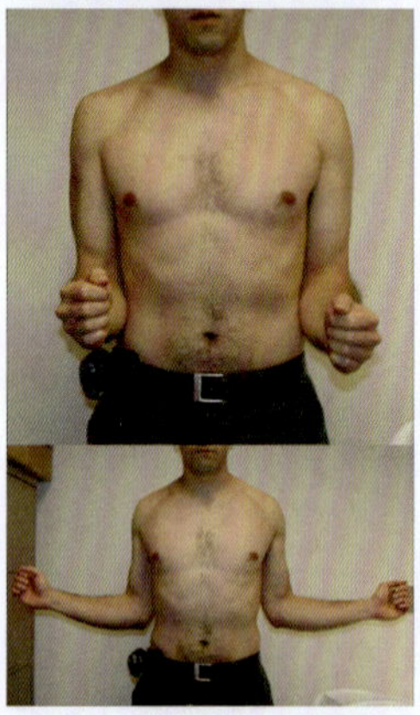	患肢的外旋活动度较健侧减小。外旋范围减小提示撕裂或肌肉功能障碍导致部分或全部冈下肌损伤
外展肌力试验	患者将上肢平举外展90°至肩胛骨水平，嘱患者对抗垂直向下施加的阻力	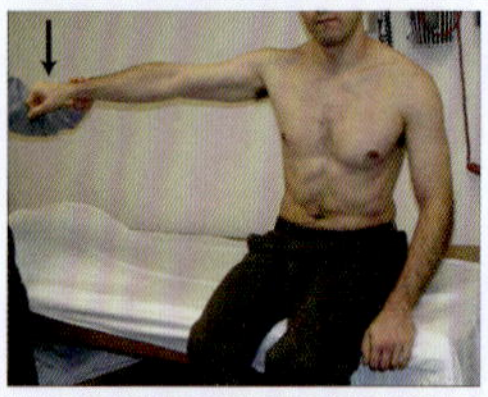	三角肌肌力分级：正常；减弱；无法对抗重力维持平举外展姿势。术后继发性三角肌肌力减退可致肩关节活动度减少
扶墙俯卧撑	嘱患者将手举至肩关节水平，扶住墙壁并做俯卧撑动作	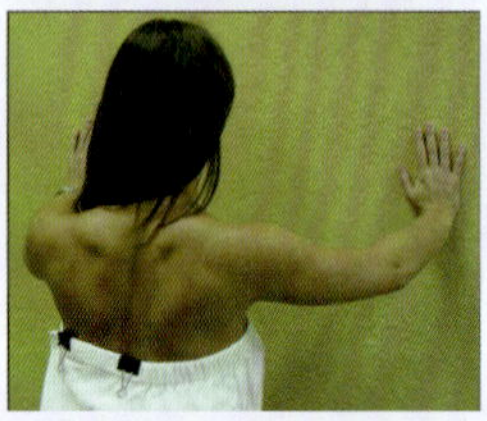	仔细检查患者肩胛骨的标志，并观察其向内向外平移的严重程度
肩峰撞击征	嘱患者将上肢上举。检查者一手固定患者肩胛骨避免其移动，然后一定应力将患者手臂完全向前抬起	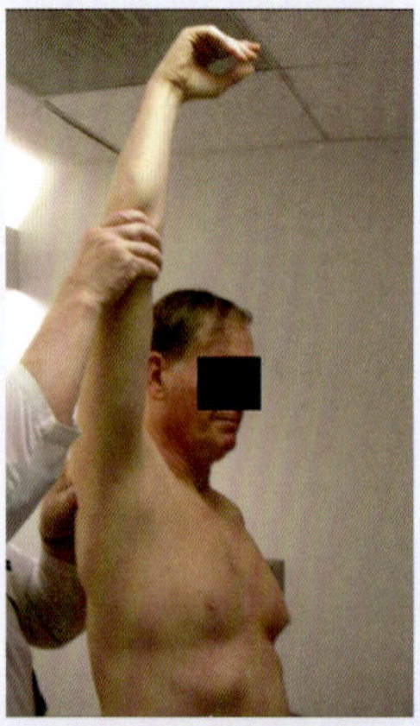	检查过程中出现疼痛症状则为阳性。应力下完全向前抬起患肢撞击固定的肩胛骨有助于定位肩袖损伤
手心朝下外展试验	检查者一手稳定住患者肩胛骨，将患者手臂内旋，然后用力将患者肘关节抬至肩胛骨平面	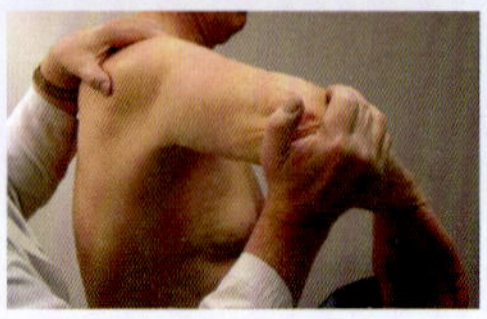	检查过程中出现疼痛则为阳性结果。当前臂处于内旋位时，冈上肌和冈下肌腱直接位于喙肩弓的下方。在前臂内旋位时，抬高患者前臂至肩胛骨水平时可以使冈上肌和冈下肌腱与肩峰撞击

（续表）

检查	方法	图示	分级和意义
喙突撞击检查	患者前臂屈曲90°并做内旋、内收动作	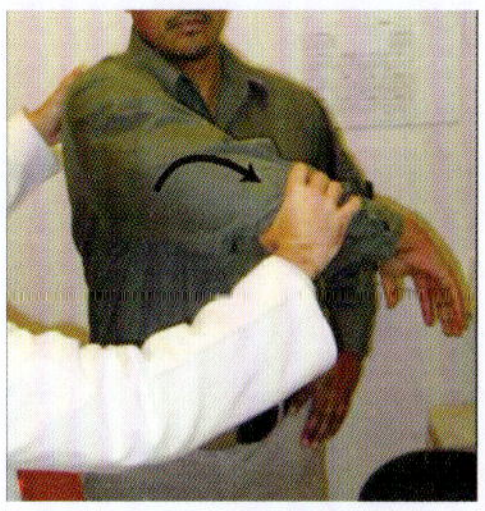	检查过程中出现疼痛或伴疼痛的咔嚓声则为阳性。该阳性结果提示喙突与冈下肌腱撞击
前方负荷移位试验	患者仰卧，并维持肩关节前屈20°，外展20°，中立位。对患者肱骨头施加轴向作用力复位肱骨头，检查者握住患者上臂并向前推动	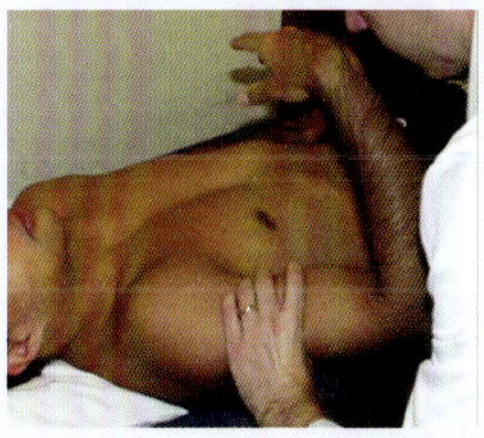	0：无移位 ＋：有移位但仍在关节前缘以内 ＋＋：超过关节前缘但可以自行复位 ＋＋＋：肱骨头脱位卡在关节前缘，提示肩关节前方不稳
负荷移位试验	如果患者要检查的是右肩关节，检查者左手四指在后，拇指在前，握住患者上臂，右手握住患者的前臂使患者肩关节外展40°～60°并维持前臂处于中立位。沿患者的前臂施加轴向负荷，并通过检查者的左手使患者的肱骨头前移。记录患者肱骨头在关节盂的移位	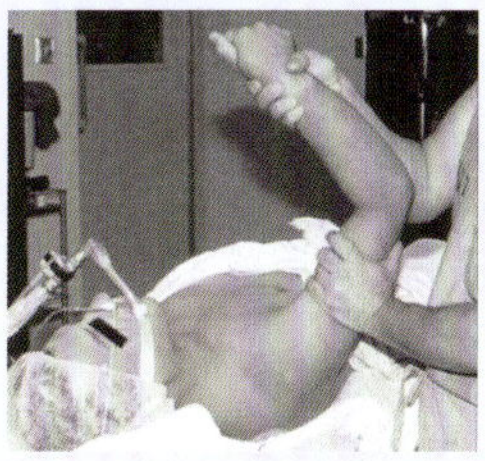	0级：无或轻微的移位 1级：移位未超过关节盂 2级：移位超出关节盂但去除外力后可自行复位 3级：移位超出关节盂且不能自行复位。临床上，该检查很难在清醒的患者身上进行。在患者处于麻醉状态下，该检查的敏感性良好
Miniaci骨性恐惧试验	患者维持肩关节外展约45°。检查者将肩关节外旋，在此过程中出现恐惧感觉为阳性	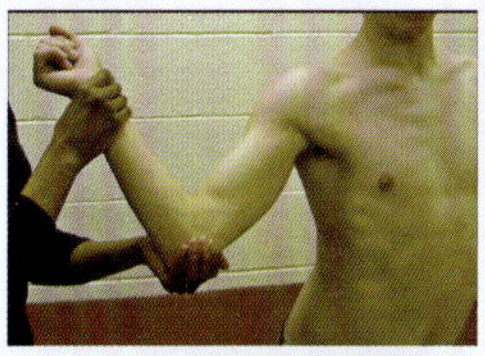	在轻度外展时出现恐惧感提示肩关节显著的骨性不稳
沟槽征	沿上肢下垂方向施加一向下的应力	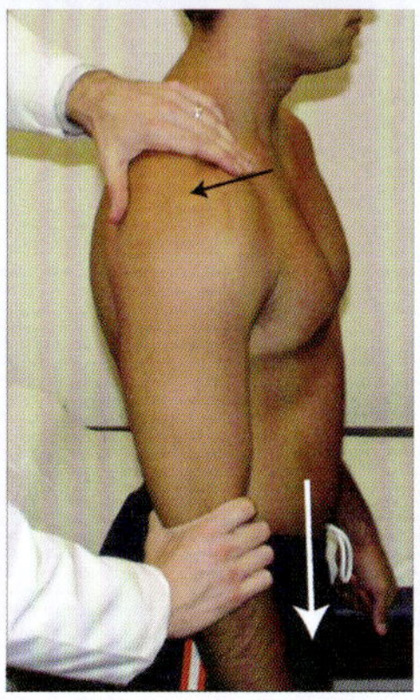	0：无移位 1＋：移位＜1 cm 2＋：移位在1～2 cm 3＋：移位＞3 cm 该体征提示肩关节下方不稳

(续表)

检查	方法	图示	分级和意义
肱二头肌抗阻试验（Speed 试验）	患者肩关节向前方屈曲90°，检查者施加向下力于前臂，并嘱患者主动对抗阻力	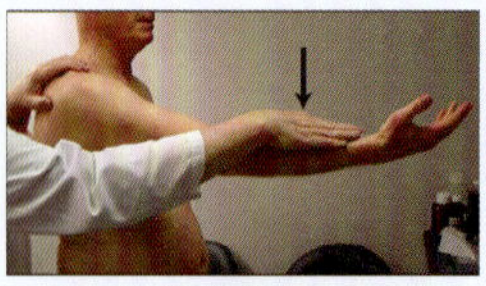	沿着肱二头肌长头肌腱处疼痛，则认为试验阳性。操作中出现疼痛表明存在肱二头肌长头肌腱受累
Speed 试验	患者手臂外展90°，向前伸45°，前臂旋后，肘关节伸直。在此姿势下，患者抵抗检查者施加向下的力	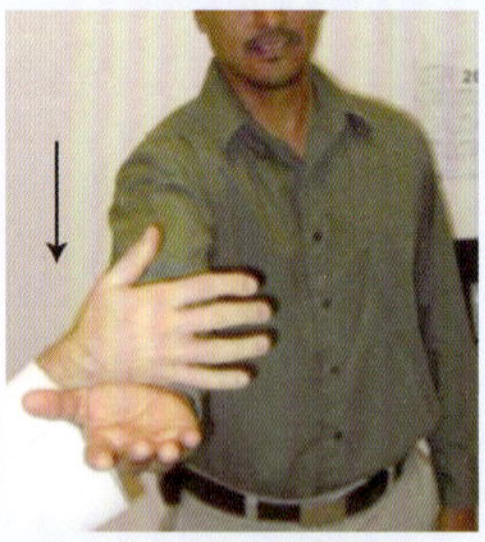	如果检查时患者出现疼痛或压痛，则认为试验阳性，虽然此项试验不是特异的，但能表明肱二头肌病变
肩胛骨稳定性检查	患者充分暴露肩胛翼。检查者用双手将肩胛骨稳定于正常解剖位置上，然后嘱患者做上举运动	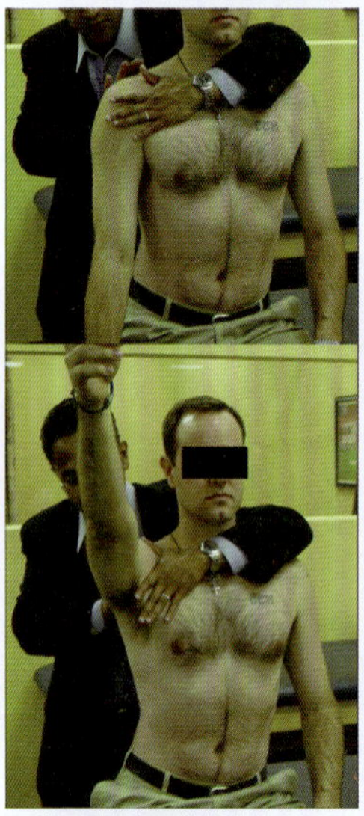	检查者必须评估患者是固定翼状肩胛还是可复性翼状肩胛，同时还必须评估患者抬上臂障碍有无缓解，肩胛骨是否完全复位。这对确定患者是固定翼状肩胛还是可复性翼状肩胛十分重要
选择性注射局麻药和糖皮质激素	患肢放置于背后，使肩胛骨上抬离胸壁。在肩胛骨上内侧缘肩胸关节滑囊进行注射	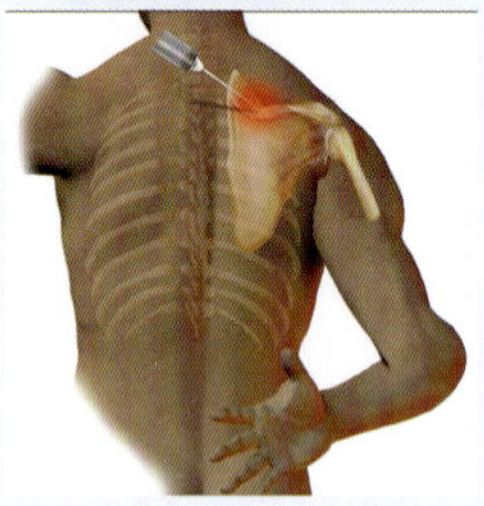	疼痛显著缓解或者完全消失，有助于确立诊断

(续表)

检查	方法	图示	分级和意义
肘			
肘关节活动度（ROM）	检查者观察患者的主动和被动关节活动度（肘关节屈伸、前臂旋转），同时与健侧比较。触诊或听诊时有捻发音则需要记录	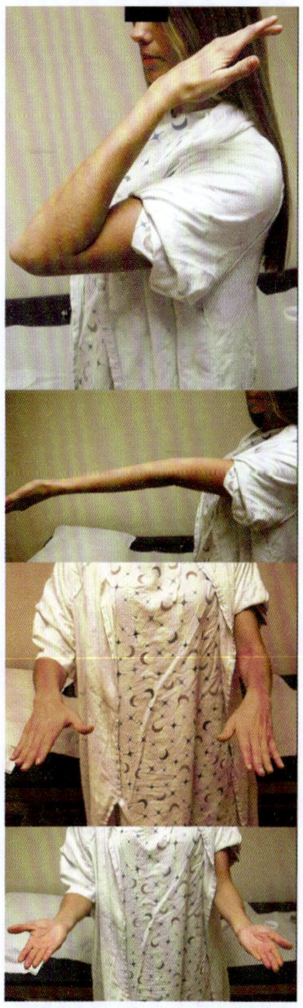	正常的活动度是屈伸0°~150°，旋前和旋后80°；功能性关节活动度是屈伸30°~130°，旋前和旋后50°。肘关节交锁提示游离体，僵直提示原发性关节囊挛缩
肿胀	检查者触诊肘关节后外侧沟，对软组织进行评估	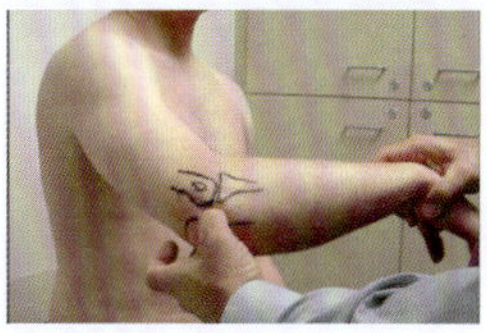	多数临床医生简单地分级为无、轻度、中度和重度。正常情况下不存在积液，肿胀提示松弛或不稳的剥脱性骨软骨炎，或游离体引起的关节内激惹
肱骨小头压痛	检查者在一定范围内屈伸患者肘关节的同时，用拇指按压其肱骨小头后方	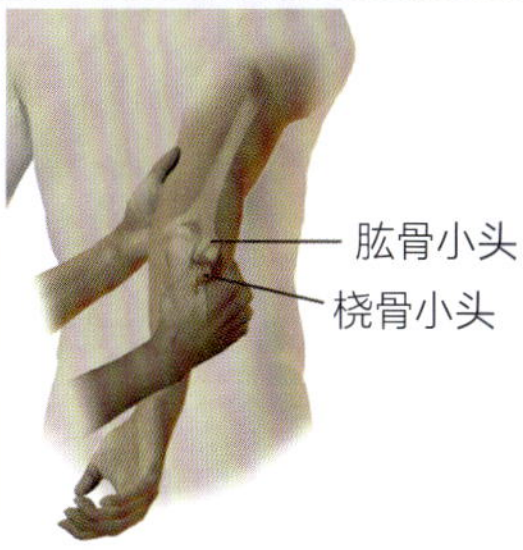 肱骨小头 桡骨小头	多数临床医生简单地分级为无、轻度、中度和重度疼痛。压痛代表剥脱性骨软骨炎

(续表)

检查	方法	图示	分级和意义
主动肱桡挤压试验	在伸肘位前臂旋前和旋后	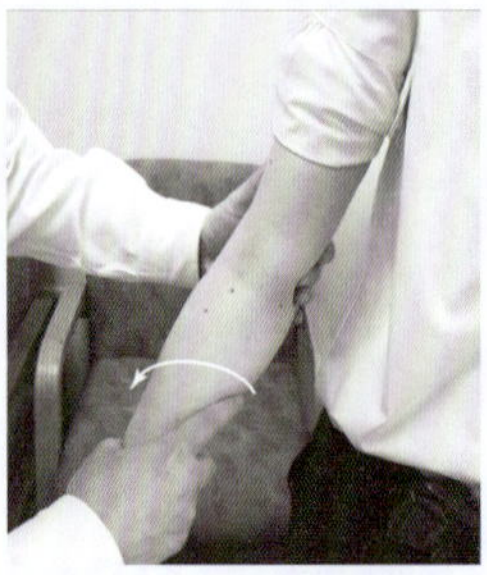	多数临床医生分级为无、轻度、中度和重度疼痛。该试验将肱桡关节在旋前位加压。旋前位疼痛在旋后位减轻提示存在剥脱性骨软骨炎
挤牛奶试验	患者前臂完全旋后,肘关节屈曲>90°,检查者牵拉患者的拇指	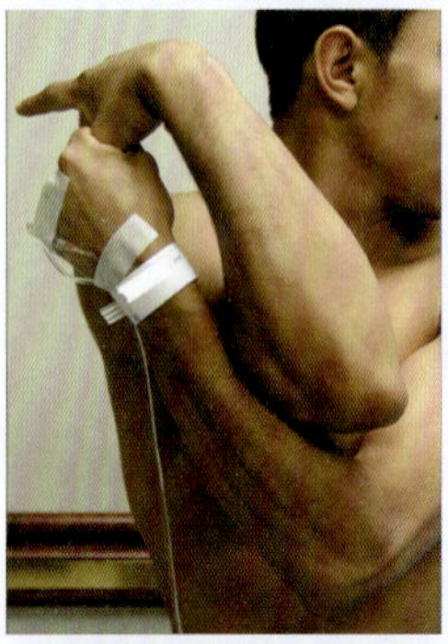	操作诱发疼痛、恐惧或不稳提示尺侧副韧带(UCL)功能不全。UCL为前支的后束
仰卧位外侧轴移试验	患者取仰卧位,伸展患侧上臂超过头部,外旋肩关节。检查者一手固定肱骨,另一手施加外翻应力,同时屈曲肘关节	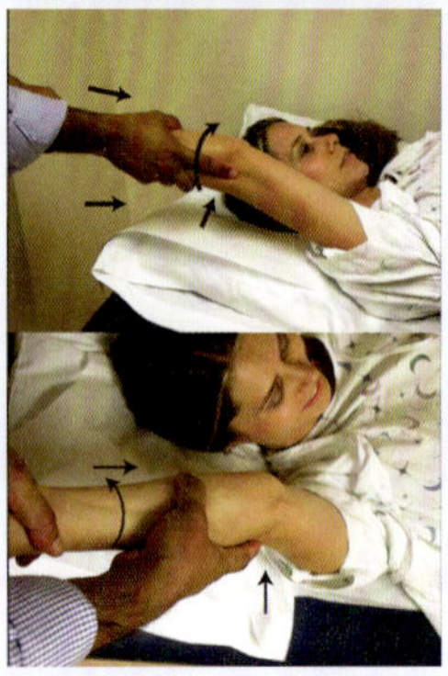	当肘关节轻度屈曲时,可触及桡骨小头半脱位或完全脱位;当屈曲超过40°,桡骨头可复位,常常可以感到"咚"的一声。清醒患者在此项试验过程中往往感到恐惧,不能继续试验,因此该试验必须在麻醉下进行
俯卧位轴移试验	患者取俯卧位,患肢垂于床边,固定肱骨。检查者可以腾出手对桡骨头触诊	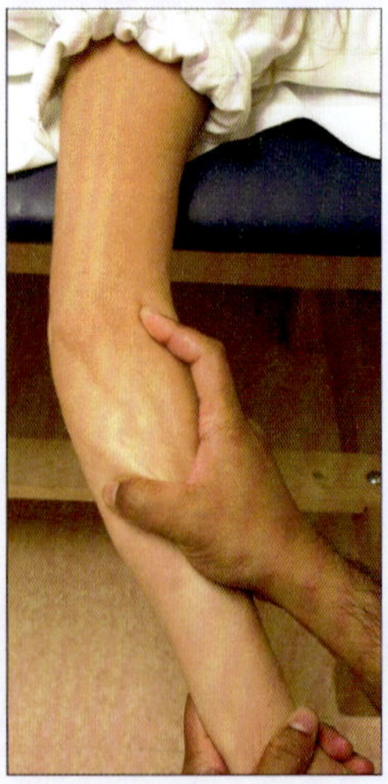	阳性结果提示桡骨头或桡尺关节半脱位。结果同轴移试验

（续表）

检查	方法	图示	分级和意义
肘关节抽屉试验	患者取俯卧位，检查者一手固定肱骨，同时对前臂进行牵拉使肱尺关节半脱位	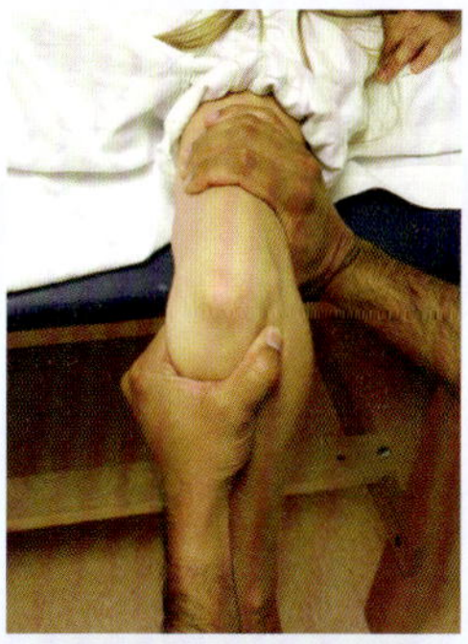	阳性结果提示肱尺关节半脱位
起身试验	患者取坐位，尝试用双手撑着椅子扶手起身。患者出现疼痛或者恐惧感提示外侧副韧带存在	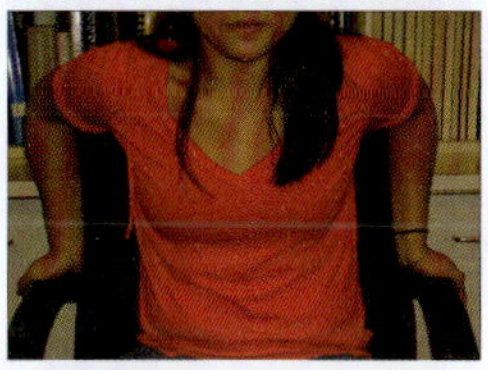	患者在患肢旋后时再次出现恐惧感，而旋前时不出现阳性结果。患者不能完成俯卧撑动作也是一项阳性结果。阳性结果提示后外侧旋转不稳定
推桌复位试验	患者将患肢支撑于桌子边缘，肘关节朝外，做俯卧撑动作。检查者在患者撑起时用拇指固定患肢桡骨头，要求患者重复动作。然后撤去拇指，患者要求重复动作	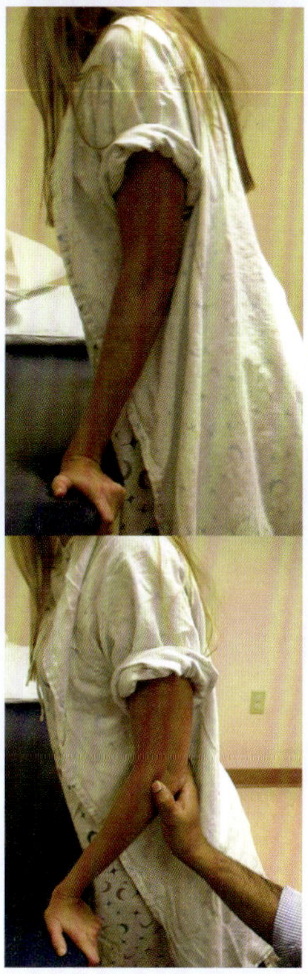	当患者肘关节到达40°时能引起疼痛或恐惧感为阳性结果
外翻应力试验	检查者固定肱骨，在肘关节轻度屈曲下，外侧尺侧副韧带施加外翻应力	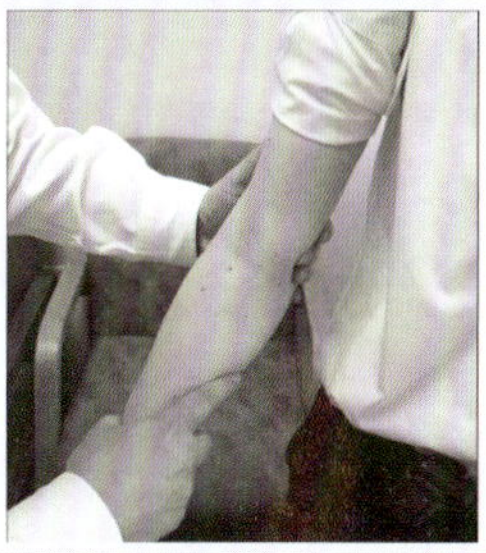	阳性结果提示尺侧副韧带外侧损伤

(续表)

检查	方法	图示	分级和意义
外翻应力试验	检查者固定肱骨,在肘关节轻度屈曲下,外侧尺侧副韧带施加外翻应力	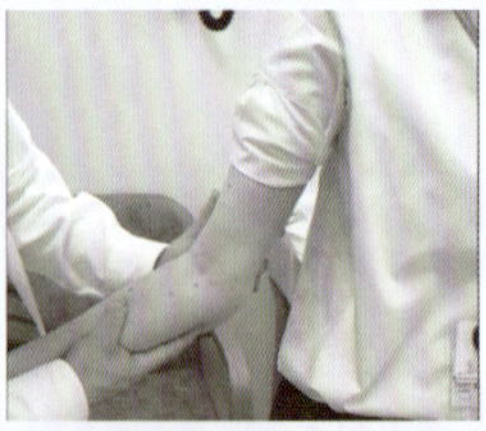	阳性结果提示尺侧副韧带外侧损伤
内侧副韧带剪切试验	患者将对侧手臂置于患肢肘关节下方,抓住患侧拇指。当患侧肘关节自最大限度屈曲位开始伸直时,患者对其施加外翻力	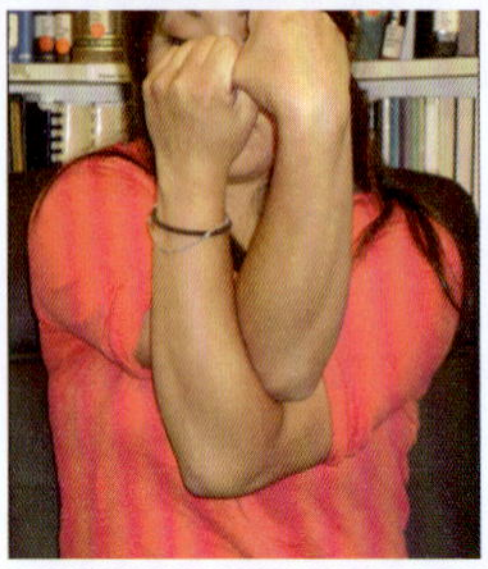	阳性结果为患侧肘关节内侧局部疼痛,提示尺侧副韧带薄弱
挤压试验	检查者深部触诊骨间膜和下尺桡关节	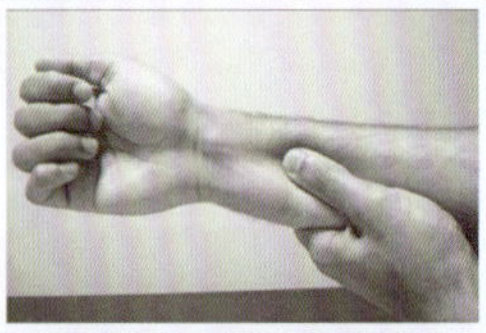	此项试验可检测潜在的前臂纵向不稳
Tinel 试验	检查者轻扣肘管附件的尺神经区域	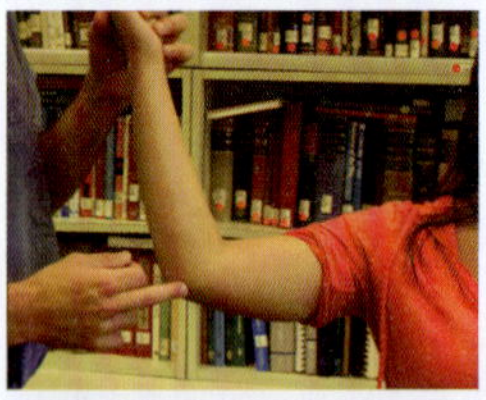	阳性结果为叩诊处疼痛和远端尺神经走行区域出现感觉异常,提示肘部尺神经病变
肘关节屈曲试验	患者取坐位,嘱患者将肘关节完全屈曲,腕关节中立位。1 分钟内再次出现远端尺神经走行区域感觉异常是阳性结果	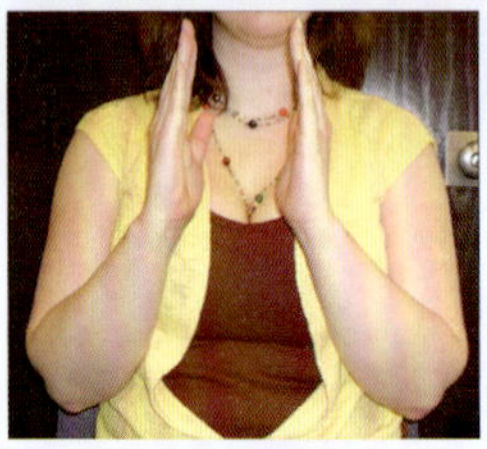	阳性结果为肘部尺神经病变

下肢

检查	方法	图示	分级和意义
关节活动度(ROM)	检查者观察主动和被动关节活动度——屈和伸、旋前和旋后	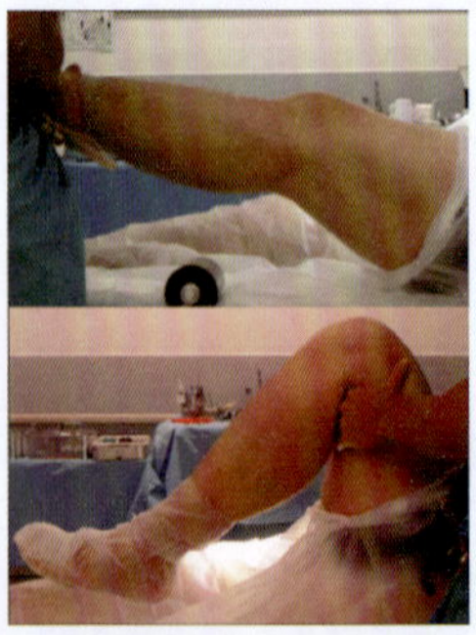	正常关节活动度是屈伸 0°~145°,以及旋前和旋后 60°。伸膝缺失(屈曲挛缩)经常存在。旋前丧失不常见。可能为关节囊激惹、游离体或移位的软骨片造成

(续表)

检查	方法	图示	分级和意义
Lachman试验	患者屈膝30°，检查者用靠近患者头部的手稳定其大腿，同时用另外一只手被动地将其胫骨近端向前移动	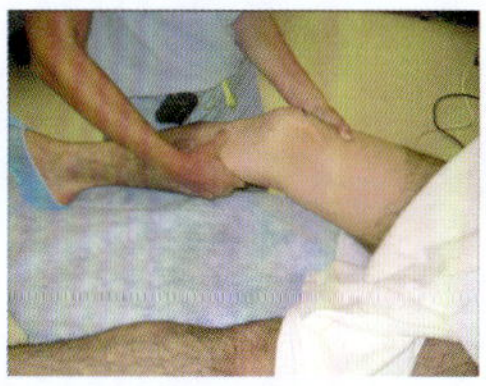	若前向移动大于健侧，提示前交叉韧带损伤
后抽屉试验	患者屈膝70°~90°，检查者用后向应力作用于胫骨近端	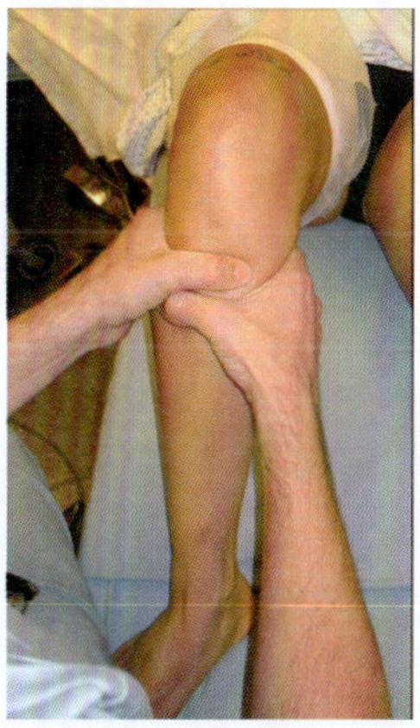	0代表无异常移位 1代表1~5 mm 2代表6~10 mm(但是胫骨平台不超过内侧股骨髁) 3代表>10 mm，或内侧胫骨平台移位超过内侧股骨髁 当与对侧比较时，提示膝关节后交叉韧带功能不全
内翻和外翻松弛	检查者分别在患者屈膝30°和伸直位施加外翻和内翻应力	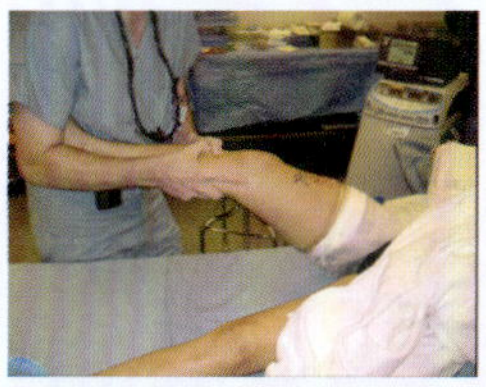	典型的，移位<5 mm被认为Ⅰ度损伤 5~10 mm是Ⅱ度损伤 >10 mm是Ⅲ度损伤 在伸直张开提示侧副韧带损伤伴随至少一个交叉韧带损伤
拨电话试验	患者俯卧位，在屈膝30°和90°时将胫骨外旋，足和大腿的角度进行双侧比较	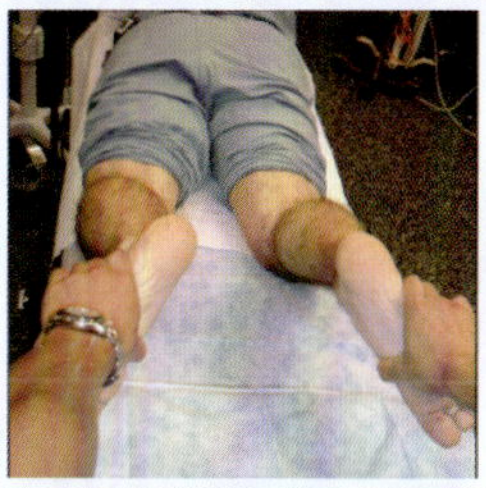	屈膝30°位外旋超过10°为后外侧角（PCL）损伤。屈膝90°位外旋超过10°，则为后外侧角和后交叉韧带
内翻反屈试验	患者仰卧位，检查者捏住踇趾将双足提起观察内翻角度、过伸和胫骨外旋	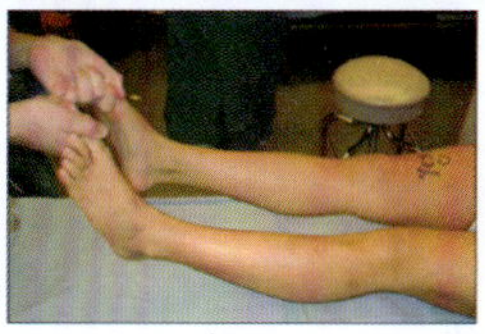	提示膝关节后外侧旋转不稳

(续表)

检查	方法	图示	分级和意义
McMurry 试验	患者仰卧位，膝关节极度强力弯曲，检查者通过一只手触诊关节后内侧区，另一只手握住患足。将膝关节维持完全弯曲，腿尽最大限度外旋，膝关节慢慢伸直。由于股骨经过半月板损伤区，会听到或感觉咔嚓音。检查外侧半月板时将手放在关节后外侧区，腿最大程度内旋，慢慢伸直膝关节直至听到或感到咔嚓音。最大限度屈膝，向足踝施以内旋外翻应力下伸直到90°。重复施加以外旋内翻应力	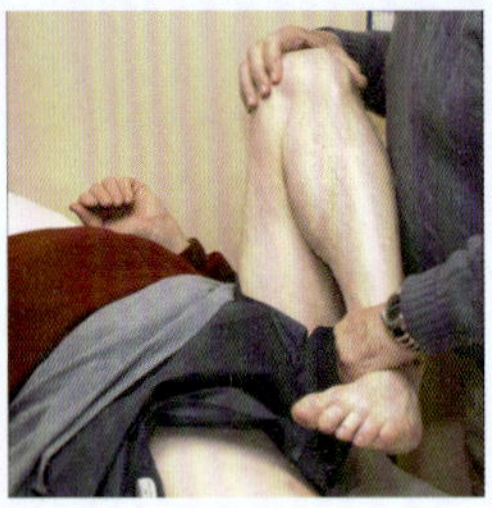	McMurry试验诱发的咔嚓音通常由半月板后部周围撕裂引起，在完全屈膝和屈膝90°区间产生。在更大程度伸膝时关节线部位出现弹响提示半月板体部和前角撕裂。因此，咔嚓音发生时膝关节的位置可以帮助定位损伤。关节线部位的阳性McMurry试验咔嚓音是半月板撕裂的附加证据。McMurry试验阴性不能排除撕裂。伴随疼痛的触及或闻及的弹响被认为阳性。结果可以由变化，但是阳性的McMurry试验提示半月板损伤而非软骨损伤
Apley 研磨试验	患者俯卧位，膝关节屈曲90°，大腿前侧固定于检查台。检查者将其足和腿向上提起，牵拉并旋转关节以使旋转力作用于韧带，然后膝关节在相同位置，于膝关节缓慢屈伸时将足和腿下压和旋转	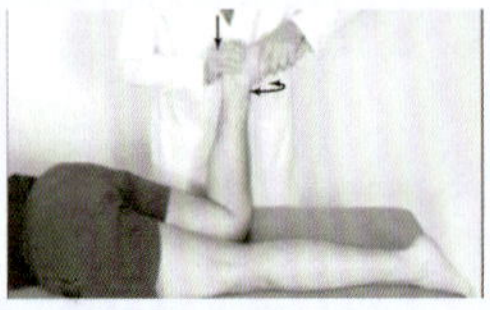	当韧带撕裂时，向上牵拉和旋转腿通常会引起疼痛，当足和腿下压和旋转时，关节线处的弹响和疼痛通常提示半月板撕裂
前抽屉试验	患者仰卧位，膝关节弯曲90°。在膝关节线下方握住小腿近端，向前牵拉小腿	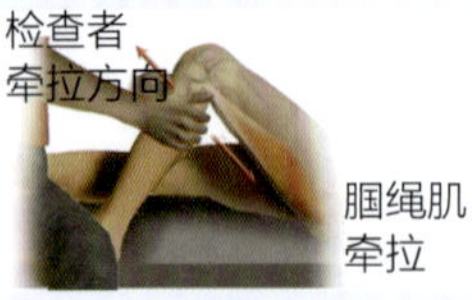	试验阳性表明膝关节松弛。但在发现前交叉韧带缺损方面，其敏感性不如Lachman试验
侧副韧带松弛	在完全伸膝位和屈膝30°时，对膝关节施加内翻和外翻应力	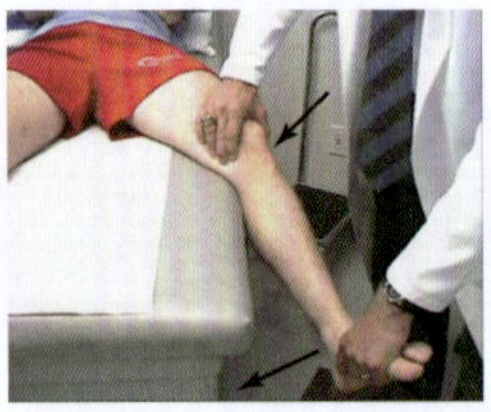	正常：与健侧对称 轻度：与对侧相比松弛度增加1~3 mm 中度：增加3~5 mm 重度：增加>5 mm 儿童内翻失稳可能是由于外侧存在大盘状半月板
跟腱和腓肠肌腱的伸展性(Silfverskiöld试验)	将膝关节屈曲至90°，距下关节内翻至中立位，踝关节极度背伸，避免距下关节外翻。测量背伸度数。将膝关节伸直，即使产生踝关节跖屈，也要保持距下关节中立位。再次测量踝关节背伸度数	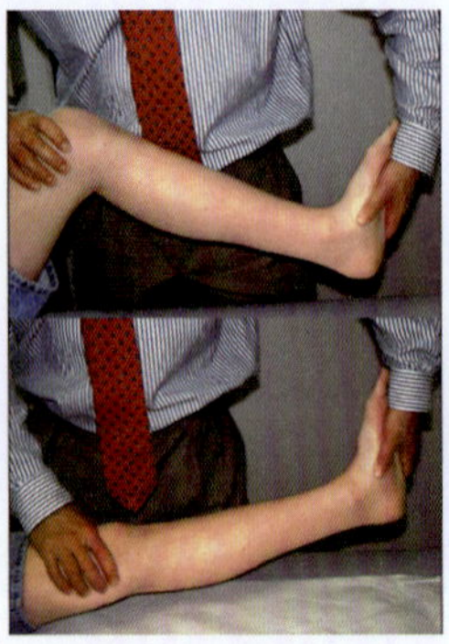	分别在膝关节伸直和屈曲时测量踝关节背屈角度。正常情况下，在膝关节伸直时踝关节背伸至少10°，当膝关节屈曲时背伸幅度更大。如果膝关节伸直和屈曲时踝关节背伸均不超过10°，提示整个小腿三头肌(腓肠肌与比目鱼肌)挛缩。如果膝关节屈曲时踝关节背伸>10°，而膝关节伸直时踝关节背伸>10°，提示单纯腓肠肌挛缩 版权：Vincent Mosca MD

运动医学体格检查表 1007

(续表)

检查	方法	图示	分级和意义
下肢的外观长度	患者仰卧,测量从脐到内踝的距离	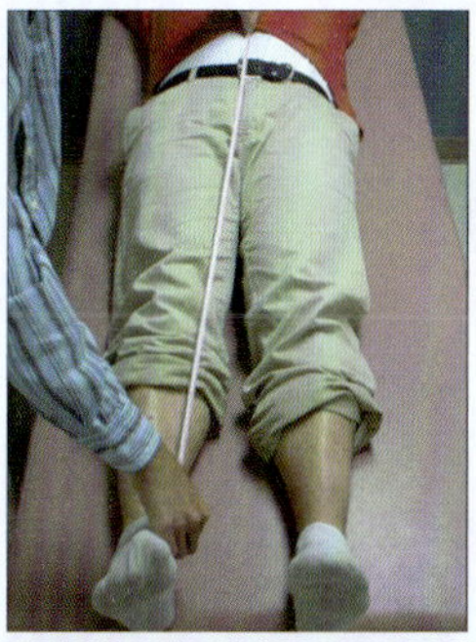	肌萎缩、肥胖或下肢体位不对称可影响测量值。可提示内收肌和外展肌挛缩,或继发于脊柱侧凸的骨盆倾斜
下肢的实际长度	患者仰卧双足分开15~20 cm,检查者分别测量双下肢髂前上棘到内踝的距离。在肥胖患者骨盆骨性标志不清楚,检查者应对齐内踝以测量近似的下肢长度。特别注意在患者站立位时观察骨盆倾斜和脊柱侧凸情况	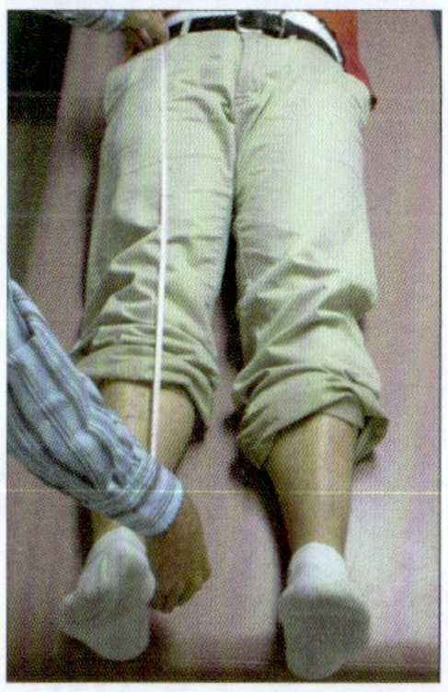	下肢不等长<1 cm属于正常,但在某些患者会出现症状。进展性的下肢不等长表明假体下陷。内收挛缩可造成仰卧位时患者外观短缩,站立位时患者骨盆抬高、继发于脊柱畸形的骨盆倾斜可导致功能性下肢不等长
髌骨稳定性	屈膝时,触诊髌骨相对于髁间窝的位置。评估0°~90°范围内的髌骨滑动轨迹。检查者尝试用拇指按压在髁间凹部位	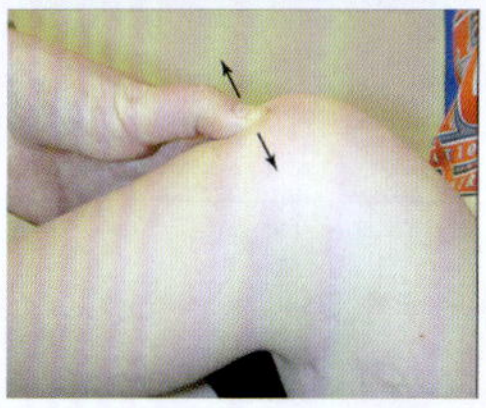	如果在膝关节屈曲时,检查者的拇指能触及髁间凹,提示存在髌骨外侧半脱位或脱位。髌骨失稳比较常见,可能表明膝关节外侧旋转失稳和髂胫束挛缩
腘窝角	患者仰卧位,髋关节屈曲至90°,确保对侧下肢放平。检查者伸直膝关节,测量小腿与地面垂线之间的角度	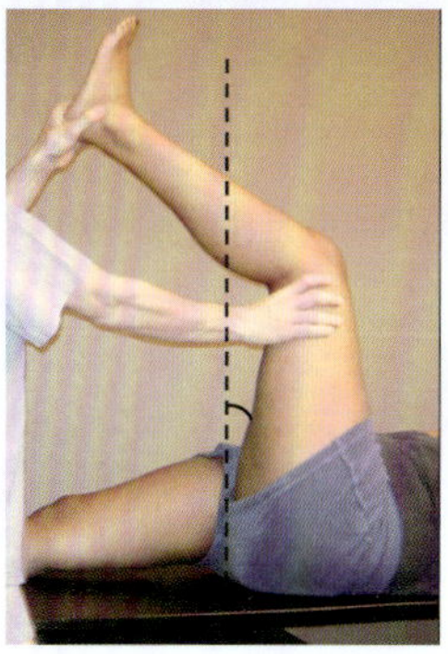	>40°表明腘绳肌紧张,是脊椎滑脱患者最常见的神经体征

(续表)

检查	方法	图示	分级和意义
俯卧位股直肌试验(Duncan-Ely试验)	患儿俯卧位躺在检查床上,髋膝完全伸直,踝关节处在跖屈松弛位。检查者将一手放在骨盆后面,另一手握住踝关节。将膝关节先缓慢弯曲,再快速屈曲。若在膝关节缓慢弯曲时,检查者感觉骨盆从检查床面抬起,则提示缓慢股直肌试验是阳性。当膝关节快速屈曲时,检查者感觉到关节交锁或突然抵抗增加,则表示快速股直肌试验阳性	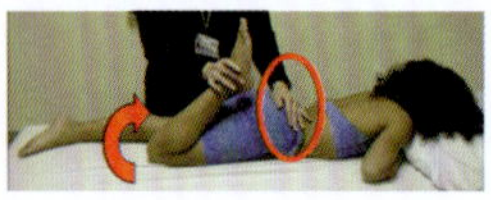	慢速股直肌试验阳性表明存在固定的股直肌短缩;快速股直肌试验阳性表明股直肌痉挛状态
感觉检查	应该评估每一位受伤患者的下肢远端轻触觉。第一趾蹼感觉异常可提示伸肌支持带综合征。应测试整个下肢轻触觉	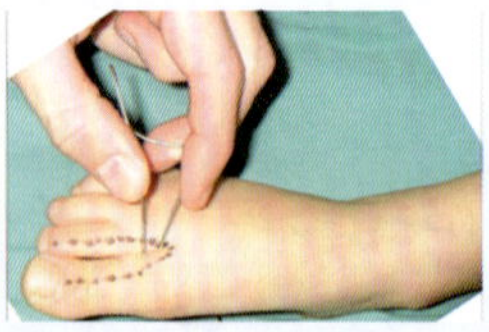	首先检查轻触觉。评估患者主观感觉是否与对侧相称。如果存在缺失,需要通过两点辨别觉量化(虽然不如手部检查敏感),术前明确感觉缺失对于术后处理是至关重要的,也有助于明确是否需要松解伸肌支持带
直腿抬高试验	患者仰卧位,髋膝处完全伸直,踝关节中立位或跖屈位,检查者握住足踝,缓慢抬高下肢,让髋关节屈曲,但保持膝关节伸直。髋关节屈曲直至出现抵抗,骨盆开始向后倾斜或者膝关节开始屈曲。测量被抬高的下肢与床面的夹角	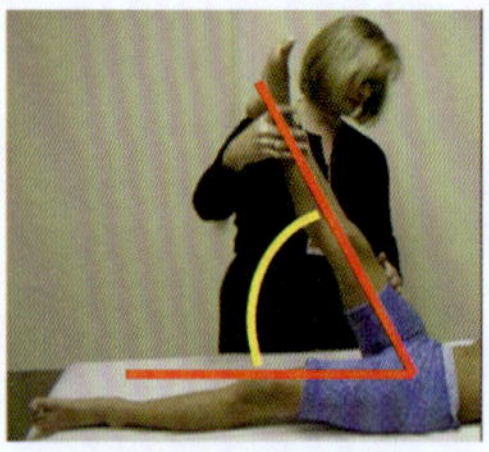	直腿抬高60°或<60°,表明内侧腘绳肌短缩
足趾抬高试验	站立时,检查者背屈患者踇趾	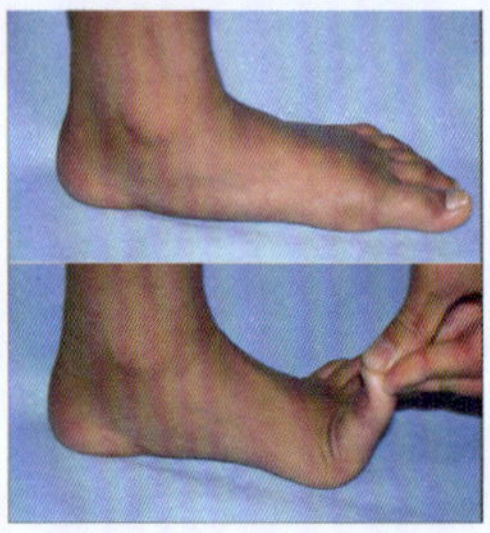	检查者应该注意低平的足弓是否出现抬高。做该试验时柔韧的平足的纵弓会抬高,外翻的后足会矫正 版权:Vincent Mosca MD
踮足试验	嘱患者抬高足跟,用足趾站立(踮足)	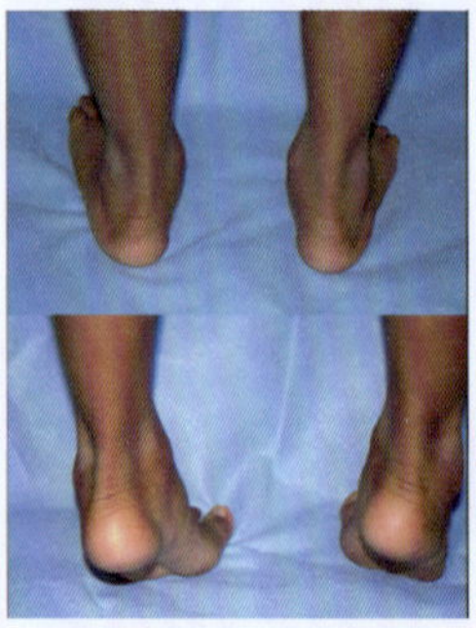	检查者应该注意扁平的足弓是否出现抬高。做该试验时柔韧的平足的纵弓会抬高,外翻的后足会矫正到中立位 版权:Vincent Mosca MD

(续表)

检查	方法	图示	分级和意义
Trendelenburg 试验	从患者背后观察,检查者要求患者轮流单足站立(约15秒)。图中患儿右侧髋关节发育不良。左下肢站立,右侧半骨盆抬高(表明左髋力学正常)。当右侧患肢站立,左侧骨盆下垂(表明右髋力学不正常)	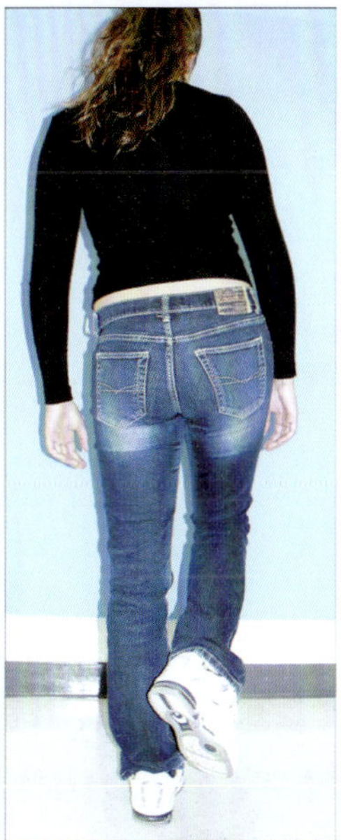 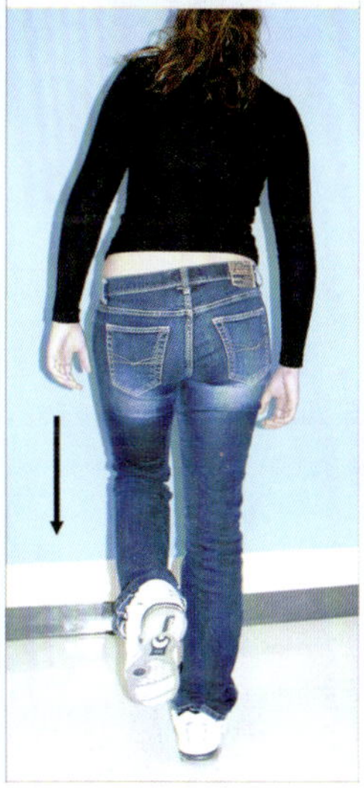	骨盆向非站立侧倾斜为阳性,表明站立侧髋外展肌无力
转子突出角测试	患者取俯卧位,膝关节屈曲90°,髋关节处旋转中立位。检查者使髋关节内旋的同时,触摸大转子突出部。当大转子在外侧突起最明显时,股骨颈处于水平位。在此期间根据胫骨从中立位向外旋转(髋向内旋)的角度即为股骨前倾角估计值	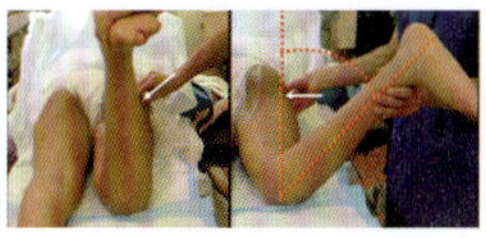	用量角器测量股骨前倾角。正常前倾角与年龄相关。成人正常范围是10°～20°

(续表)

检查	方法	图示	分级和意义
血管检查	通过触摸胫后动脉、足背动脉搏动,检查毛细血管充盈情况来评估血管情况。如果没有扪及搏动,应做多普勒检查	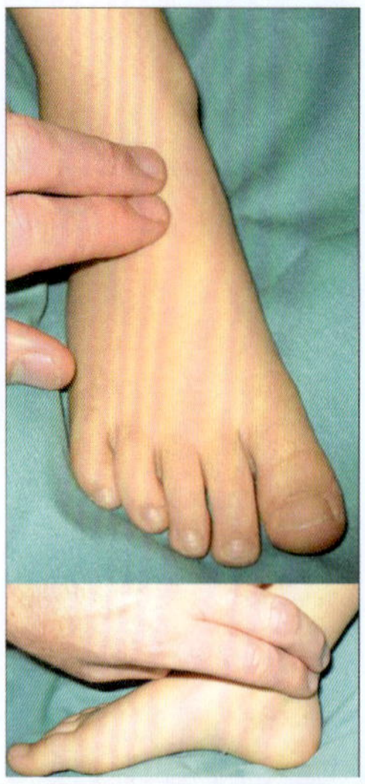	从描述性术语到量化值,有多种方法对搏动进行评估。毛细血管充盈情况对时间衡量。血管状况关系到最终肢体存活可能。如果发现患肢血供不佳,应立即复位骨折。骨折复位后如患肢血供仍无改善,则应该考虑作血管检查或者立即手术探明以确定是暂时性的血管痉挛还是血管损伤
Wilson 试验	从膝关节屈曲至90°起,将膝关节从90°完全伸直的同时内旋胫骨	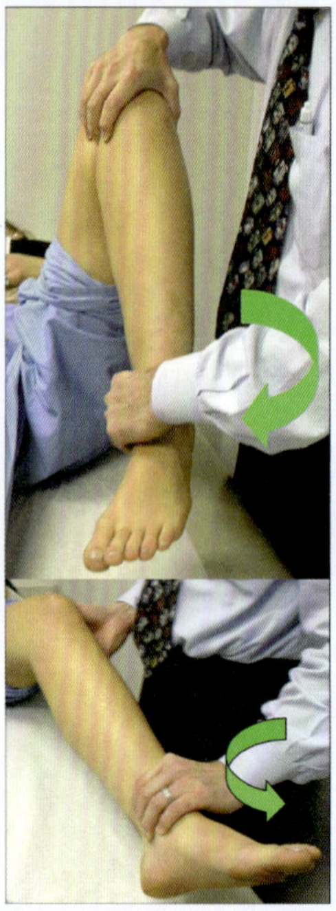	在股骨内髁前方诱发出疼痛即为试验阳性。Wilson试验的缺点是敏感度低

(续表)

检查	方法	图示	分级和意义
髋			
关节活动度（ROM）	髋最大限度屈伸，检查者记录屈曲角度。然后将髋关节90°被动内旋和外旋	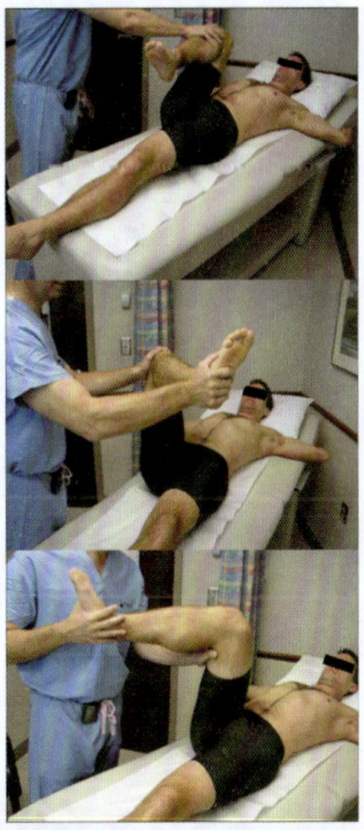	活动度丧失通常与关节炎相关
外展外旋试验	髋关节最大限度被动外展外旋	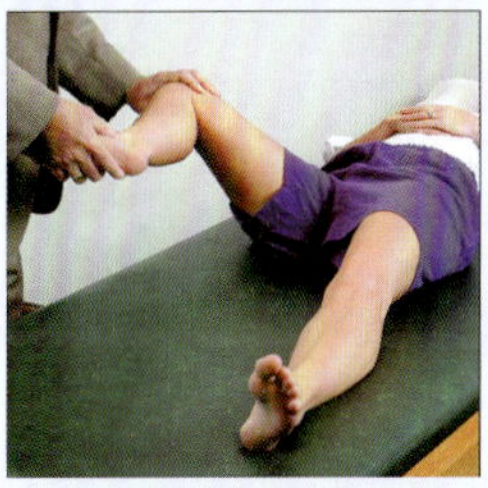	挤压时产生症状与关节后外侧病变相关，或者与股骨头前向移位引起的前侧病变相关
C 征	患者的手呈杯状放在大转子处，手指握于腹股沟	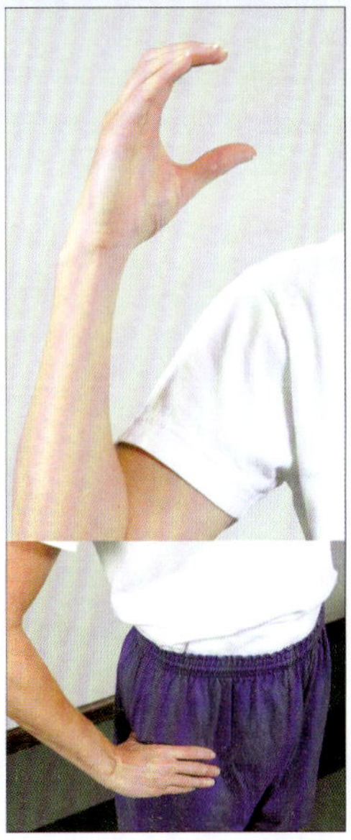	髋关节内疼痛为患者的一般表现

(续表)

检查	方法	图示	分级和意义
滚动试验	患者仰卧位,患肢向后和向前旋转	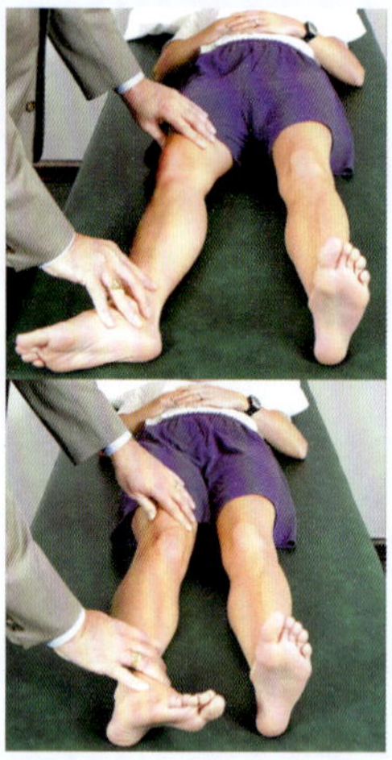	由于股骨头相对于髋臼和关节囊被动旋转而不会向任何关节外结构施压,因此是最具特征性的髋关节病理试验
Patrick 试验(Faber 试验)	患者仰卧位于检查台,将一半臀部置于检查台外,同侧腿以4字形置于伸直的对侧膝关节上。检查者一手稳住骨盆,另一只手下压屈曲的膝关节	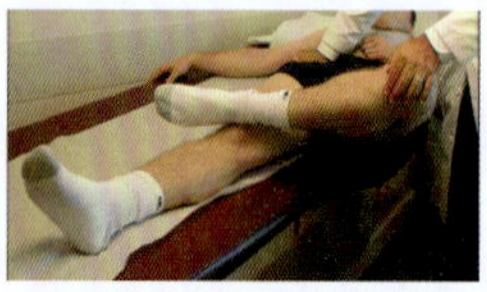	下压屈曲的膝关节时可以感觉到疼痛。骨盆后侧疼被认为是阳性,疼痛来自骶髂(SI)关节。提示骶髂关节异常或髂腰肌痉挛
Ober 试验	患者侧卧位,位于下方的髋膝关节屈曲以获得稳定,检查者将对侧髋关节屈曲90°然后完全外展髋关节,屈曲膝90°伸髋超过中立位,在髋中立位时髋和膝可以内收	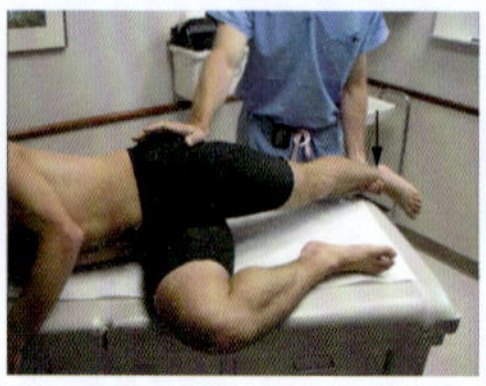	当屈膝位髋关节被动后伸和外展然后内收时,膝关节上部仍然位于外展位为试验阳性。用于评估髂胫束的紧张度。如果在髋置于旋转中立位时髋和膝可以内收,膝关节内收过中线,则髋外展肌不紧张;如果膝关节不能达到中线,则髋外展肌紧张
撞击试验	最大程度被动屈髋、内收、内旋	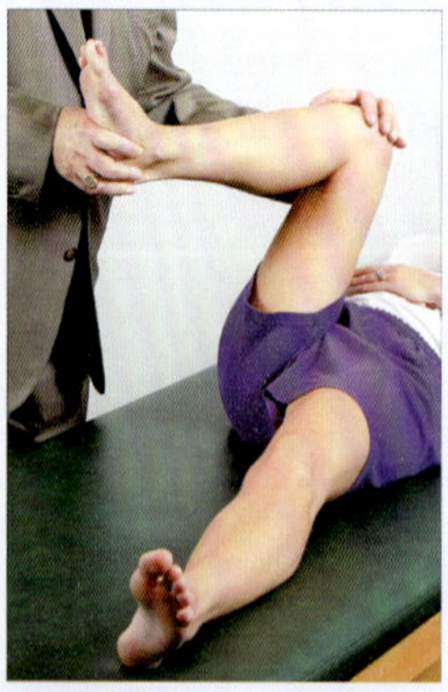	是检查关节激惹的试验,与撞击检查所见相关,但是多数髋关节病变会出现阳性
髂腰肌腱前方压迫试验	检查者手指紧压患者髋关节前方关节囊会阻止弹响	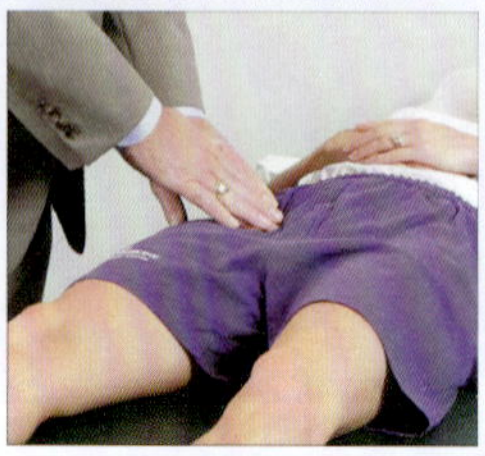	应用压力阻止肌腱弹响以证明诊断。但是通常该手法会导致不舒服,患者难以忍受

(续表)

检查	方法	图示	分级和意义
夹腿试验	患者取仰卧位,以夹腿方式主动内收,对抗检查者施加的阻力	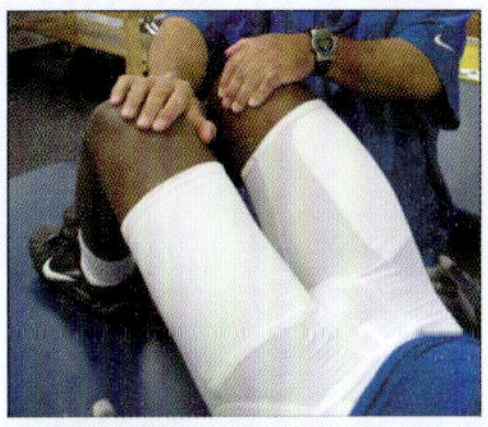	存在或不存在疼痛都需要记录。力量分为轻(力量缺失较少)、中(力量明显缺失)或重(力量完全缺失)。疼痛而伴随或不伴随力量缺失提示与内收肌相关的腹股沟疼痛
腘绳肌力量	患者取仰卧位,试图抗阻屈膝	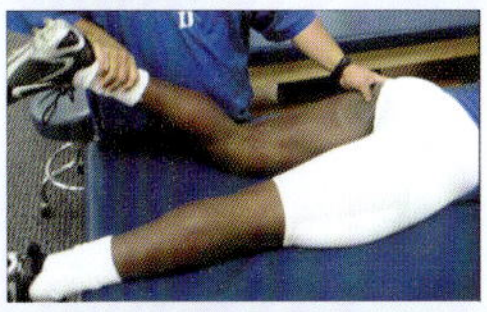	轻度:力量缺失较少 中度:力量缺失明显 重度:力量完全缺失,重度损伤提示近端撕脱
被动腘绳肌牵张	患者行跨栏运动员式牵拉	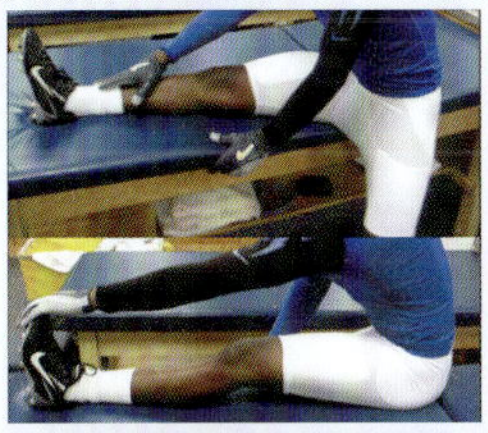	腘绳肌外观上的柔韧性需要与健侧比较。患肢腘绳肌柔韧性外观上的显著增加提示近端撕脱
被动内收肌牵张	患者取仰卧位,检查者外展患肢或摆在4字位	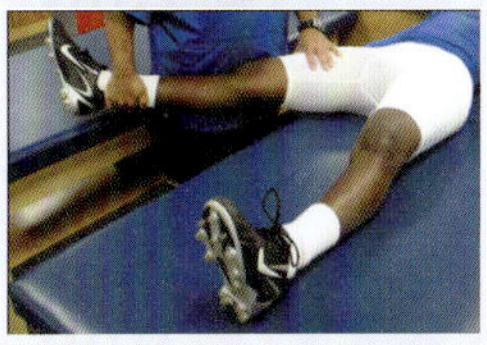	存在或不存在疼痛需要记录。位于内收肌部位的疼痛提示内收肌相关的腹股沟痛
冲刷试验	患者仰卧时,髋部最大限度地弯曲和内收。通过股骨对髋关节施加向下的压力来旋转髋关节	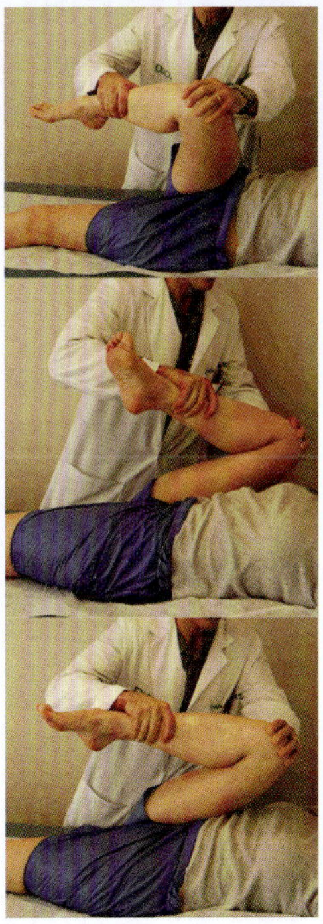	疼痛,咔嚓音,交锁或其他相关的机械症状提示关节内病变

(续表)

检查	方法	图示	分级和意义
单腿站立试验	使用患腿站立,对侧膝关节弯曲90°。保持这个姿势30秒以上	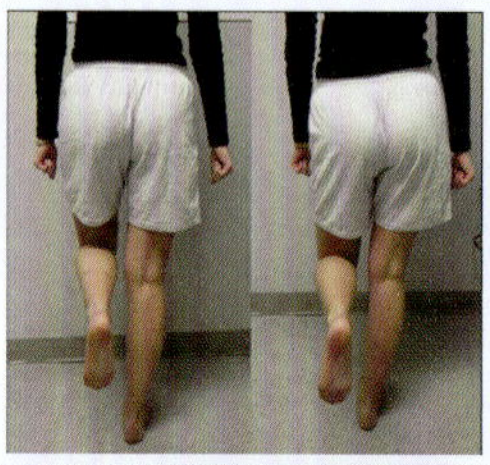	如果发现非支撑侧骨盆明显下降,则检测为阳性。试验阳性表明支持(单腿站立)侧的外展肌无力
外旋试验	患者仰卧在检查台上,髋部弯曲90°,外旋30°。然后患者被要求在检查者提供的阻力下将髋关节内旋至中立位	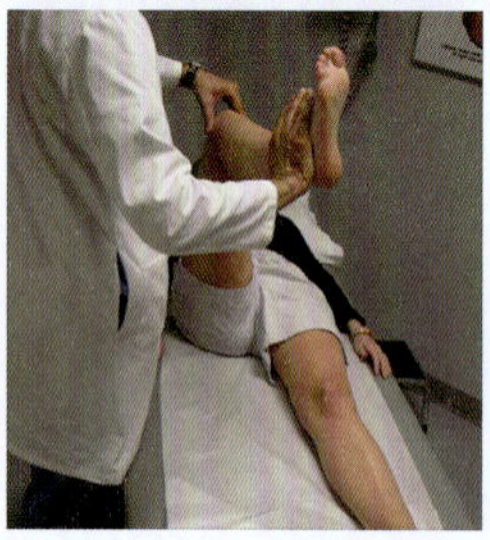	外展肌无力可引起在髋部侧面的疼痛。可以对肌肉力量进行分级,同时与对侧进行比较。肌肉力量不足表明外展肌功能不全

足踝

检查	方法	图示	分级和意义
跟腱断裂:主动跖屈试验	患者仰卧,评估患者主动跖屈踝关节力量	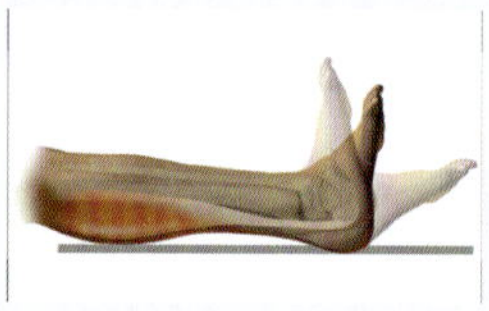	阳性:患者主动跖屈力弱 分级:1~5级 该试验敏感度低,并不可靠。由于踝关节其他跖屈肌的同时作用,患者仍可能有力地主动屈曲跖屈踝关节
跟腱断裂:膝关节屈曲试验	患者俯卧,主动屈曲膝关节。医生注意观察患足的位置并与健侧对比	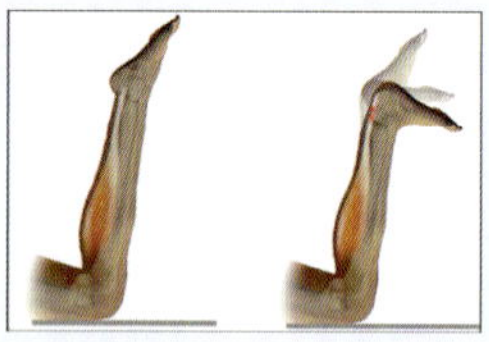	阳性:患足下垂呈中立位或背伸位 阴性:足部仍维持跖屈位 可靠性更低的试验,由于急性痛,很难完成该试验。敏感性为88%
跟腱断裂:间隙触诊试验	轻柔触诊明确跟腱断端缺损	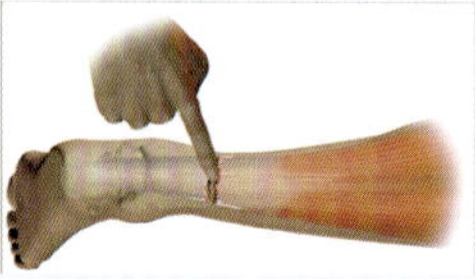	可触及或无法触及断端间隙。触及间隙提示跟腱完全断裂且断端分离。跟腱断裂早期做该检查可靠性高,敏感性为73%
跟腱断裂:Thompson 或 Simmonds 试验	患者俯卧,检查者挤压腓肠肌肌腹,踝关节跖屈受限(与健侧对照)	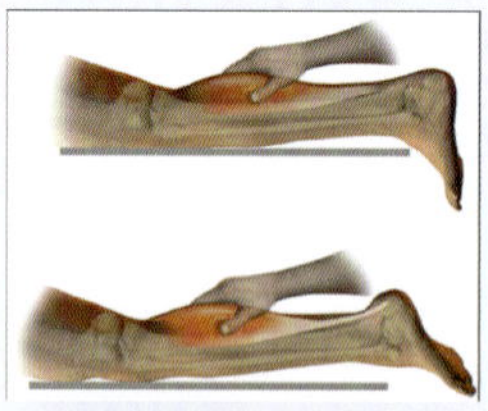	阳性:若跟腱断裂,踝关节跖屈受限;由于跟腱慢性断裂有"假腱性"瘢痕形成,因此可靠度不及急性跟腱断裂
踝关节不稳:前方抽屉试验	患者坐于检查床边缘,下肢悬垂,足部呈轻度跖屈位。检查者一手握住胫骨前面,用另一只手的手掌紧握跟骨,然后将跟骨向前推而将胫骨向后推。该试验用于检查距腓前韧带。检查跟腓韧带也是采用相同的手法,但足部应呈背伸位	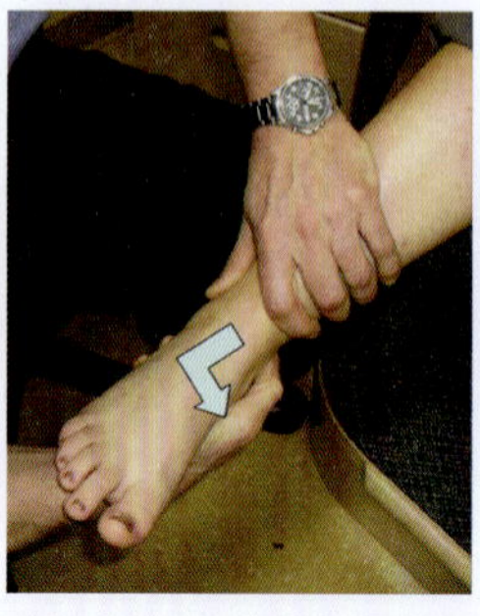	一般,当足部呈极度旋转位(如内旋)时,前移程度增加。该试验对踝关节内侧不稳的评估高度敏感。检查者应发现距骨外侧与腓骨前面间3~5 mm的差异。与健侧比较时,不稳定侧的移动度更大,提示距腓前韧带损伤

（续表）

检查	方法	图示	分级和意义
踝关节不稳：抽吸征阳性	与前述的前方抽屉试验一样的检查手法	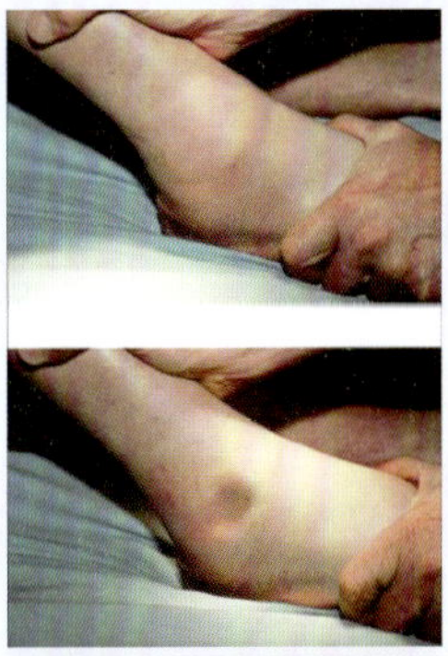	对于不稳定的踝关节，将足跟从踝关节后方前移时，可在腓骨尖的前下方看见小凹陷，这是由于距骨从踝穴内滑出产生的真空效应
远端跗管试验	检查者触诊后足内侧"软点"压痛（肿胀可有可无）——姆外展肌近端边缘，约在足底内侧及跖侧皮肤交界处的后跟前方约5 cm处	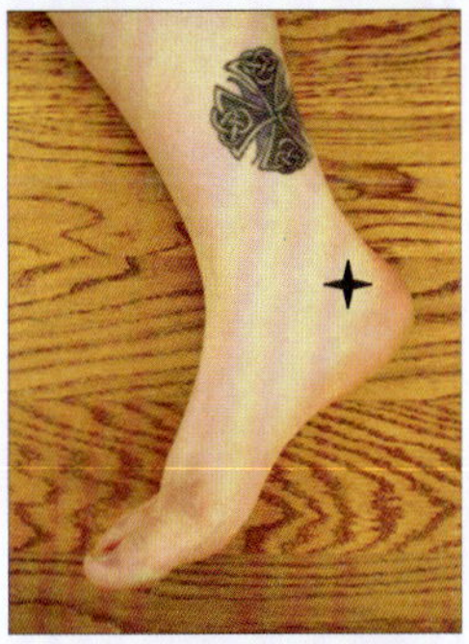	沿足底外侧神经及其第一分支处压痛提示神经卡压或神经炎
马蹄足挛缩	后足保持中立位，内旋舟骨保持中足力线。然后前足旋前，稳定内侧力线。检查者在屈曲和伸直膝关节时，背伸患足	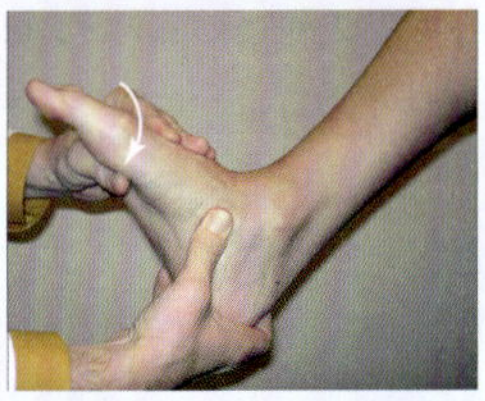	膝关节伸直：无法使患足中立背伸提示腓肠肌挛缩。当屈曲膝关节时检查者无法使踝关节呈中立位，则表现为腓肠肌挛缩。如果踝关节呈5°马蹄足畸形，就需要行腓肠肌滑移术，或同时辅以跟腱延长术
马蹄足挛缩：Silfverskiöld 试验	患者取坐位，最大限度背伸踝关节，伸直膝关节时保持足部呈中立位。然后屈曲膝关节，再次背伸踝关节	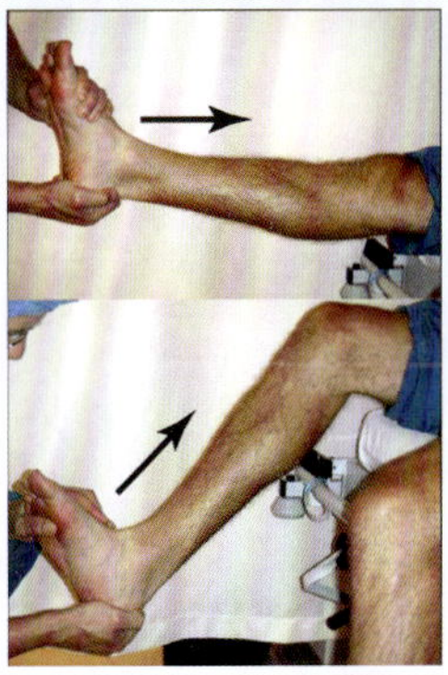	阳性：膝关节弯曲时患足从马蹄足畸形矫正至中立位，提示腓肠肌挛缩，可进展为踝关节不稳
第1跖趾关节研磨试验	检查者纵向加压跖趾关节，同时转动跖趾关节	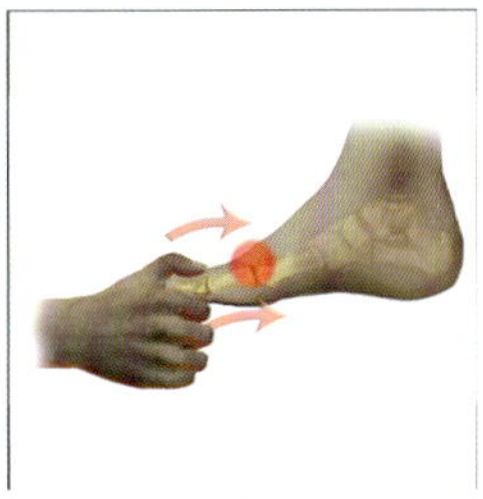	跖趾关节处疼痛提示软骨损伤或严重关节退变。对于轻度患者，往往无明显症状。如果通过该试验引起严重疼痛，则应考虑进行影像学检查。除非存在骨软骨缺损或退变进行性发展，正常情况下不应有疼痛表现，若疼痛，则提示需行关节融合

(续表)

检查	方法	图示	分级和意义
第1跖趾关节过伸试验,区分籽骨病变和跗僵硬	过度背伸跗趾	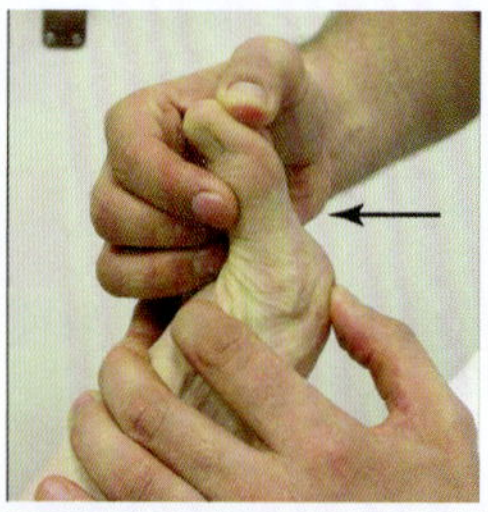	检查者需分辨是跖趾关节跖侧疼痛(籽骨)还是背侧疼痛(跗僵硬)。结核病史,诊断特异性较高,否则则无特异性
第1跖趾关节过度活动试验(方法1)	检查者用一手抓住第2~4跖骨头,用另一只手被动跖屈及背伸第1跖骨	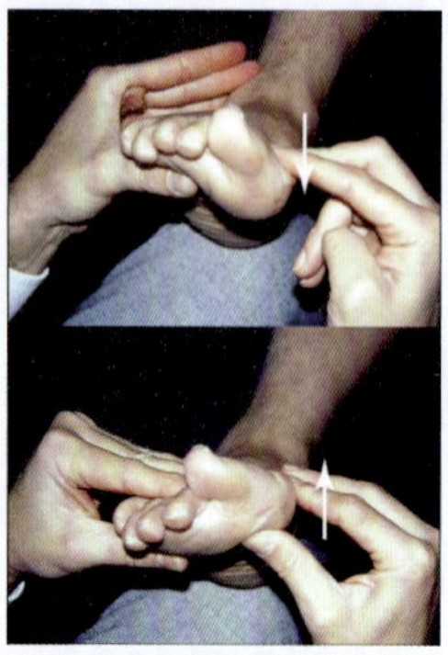	过度活动指较第2跖骨水平抬高5~8 mm,但是过度活动的诊断更依靠检查者的主观性。跖跗关节的过度活动可在跖趾关节部位造成外翻力臂,这通常是由于远端跗外翻矫正失败所致
第1跖趾关节过度活动试验(方法2)	用一只手的拇指和示指分别置于跗趾跖骨头的背侧和跖侧,另一手的拇指和示指分别置于第2跖骨的背侧和跖侧,然后最大限度跖屈、背伸第1趾列,测量和记录两手拇指、示指间的间距	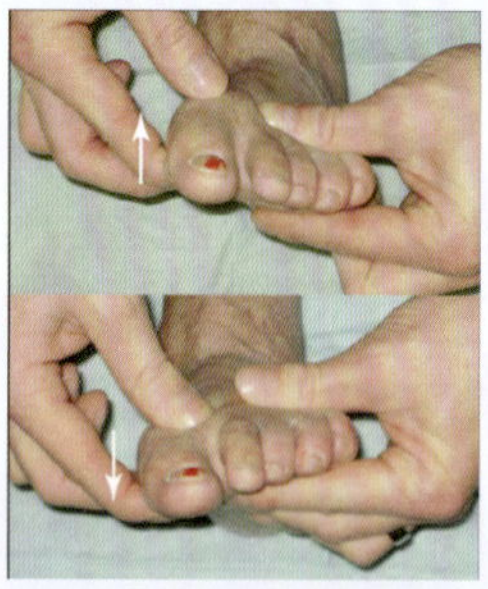	正常的第1趾列活动度为10 mm(跖屈5 mm,背伸5 mm)。过度活动定义为总活动度>15mm。考虑行拇外翻矫形术时,应注意有无明显的第1趾列过度活动。若存在,则第1跖楔关节融合是恰当的手术方法
固定的前足内翻	保持跟骨于中立位(非外翻位),记录第1趾列相对于第5趾列的抬高程度	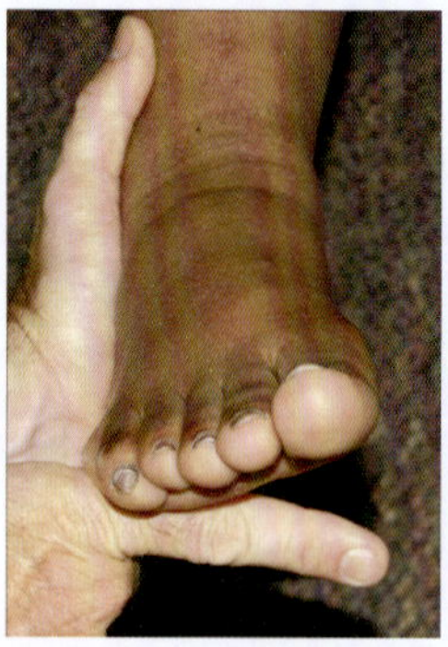	畸形程度通过抬高的角度来表示。在任何疾病的治疗过程都要关注固定的前足内翻畸形,因为该畸形通常是所有畸形部位中最早僵硬的部分
跗长屈肌腱腱鞘炎	主动-被动活动跗趾可引起疼痛,用拇指触诊肌腱明确压痛及捻发音	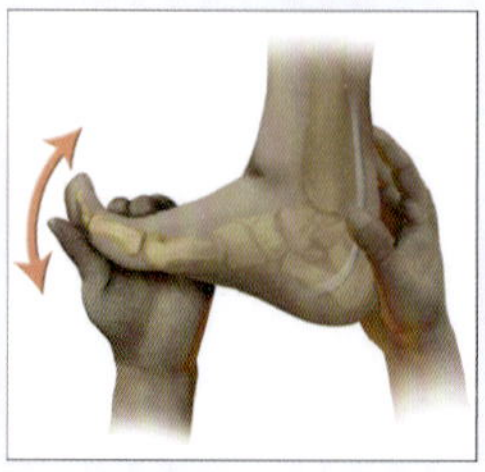	存在跗长屈肌腱炎表现应做相应记录及治疗

（续表）

检查	方法	图示	分级和意义
强迫背伸第1跖趾关节	检查者逐渐增加第1跖趾关节背伸角度	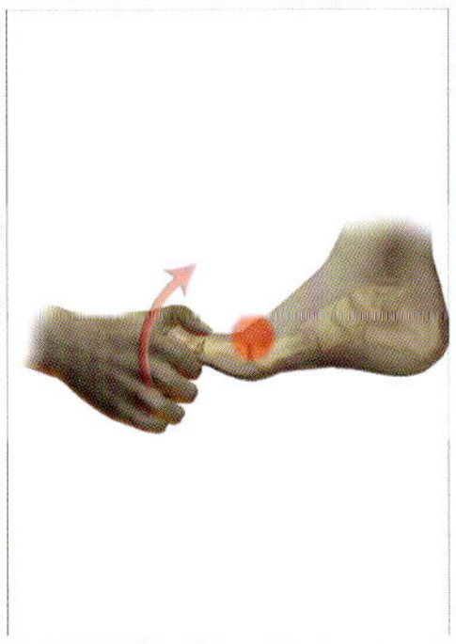	疼痛跟𫛜趾近节趾骨基底与第一跖骨头撞击有关。同时测量跖趾关节活动度。特征性的表现为背伸受限,有时伴有疼痛。疼痛与𫛜长屈肌腱、关节囊的牵拉以及滑膜炎性有关。通常在病程早期出现。有时表现为不能屈曲到底,但疼痛是最特征性的表现,痛点经常在关节的背外侧
第2~5跖趾关节上推试验	患者坐位,膝关节屈曲,检查者背伸踝关节至中立位,然后对跖骨头下方施加压力,记录使用该手法纠正足趾畸形的情况	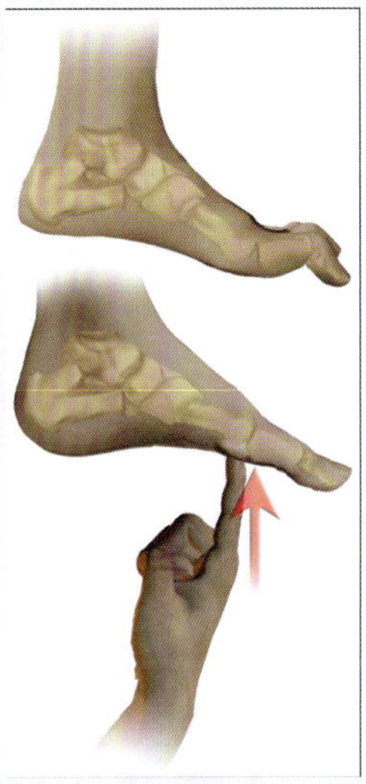	如果畸形为柔性,通过上推试验可将跖趾关节复位至正常位置。若为僵硬性畸形,则畸形维持原样。如果通过上推试验可纠正部分的畸形
第2~5跖趾关节稳定性试验	固定跖骨及近端趾骨,从跖侧向背侧施加应力,尝试使跖趾关节半脱位	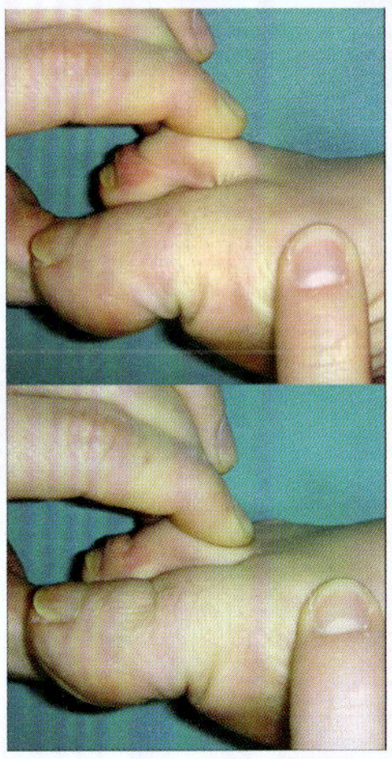	0期:无松弛及向背侧移位 1期:背侧应力可使近节趾骨基底半脱位 2期:近节趾骨基地可完全脱位和再复位 3期:近节趾骨基底固定于脱位位置 对于早期(0、1、2期)患者,肌腱转位结合跖趾关节背侧软组织松解可纠正畸形,对于固定的跖趾关节脱位,除软组织手术外,还需辅行短缩截骨术
第2~5趾手法复位试验	柔软伸直足趾,评估足趾可纠正中立位的能力	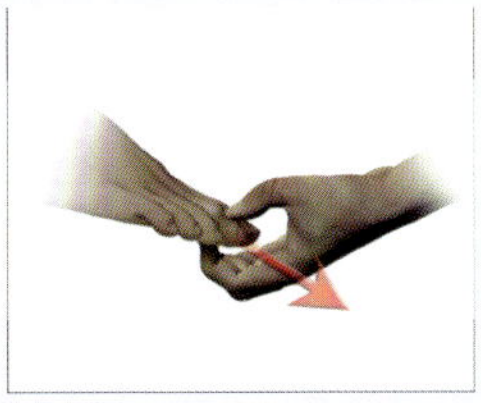	如果足趾可完全纠正至中立位,则为柔性畸形,如果不能完全纠正,则为固定性畸形。柔性畸形可通过软组织手术治疗,如屈肌腱-伸肌腱转位术,而固定性畸形需要通过截骨术治疗

(续表)

检查	方法	图示	分级和意义
跖趾关节垂直 Lachman 试验	检查者用一手的拇指和示指固定第1跖骨,然后用另一手的拇指和示指以背－跖侧的方向推移近节趾骨	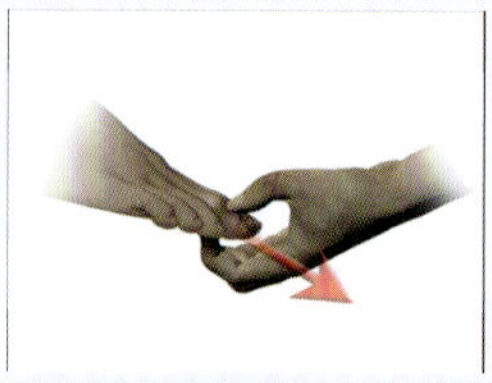	与对侧对照,松弛者为阳性
Mulder 试验检查 Morton 神经瘤	患者取俯卧位,膝关节屈曲90°,检查者用示指对足底的趾蹼间隙作深部触诊,维持触压,轻柔挤压前足	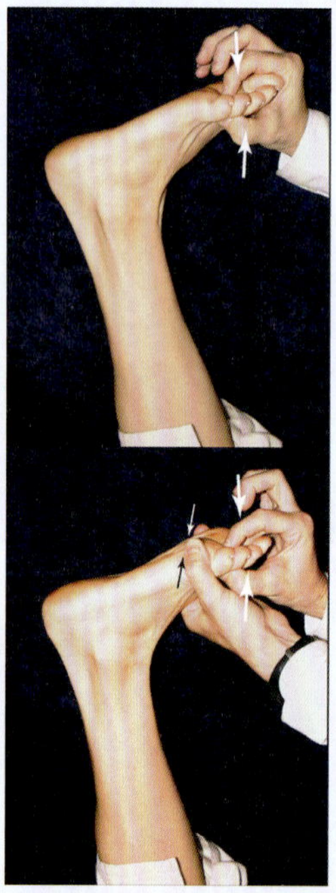	触诊闻及喀喇音及症状再现有助于明确诊断
叩诊诊断神经痛	沿背内侧跖神经或第1趾蹼间隙的腓深神经到跖趾终末支叩诊	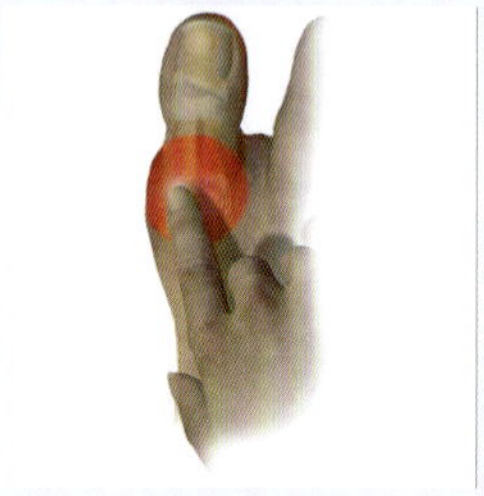	由于滑膜炎或背侧骨赘的压迫,可有感觉减退或放射样疼痛 大多数临床医生可简单记录叩诊试验阴性或阳性。较大的骨赘可压迫背内侧或外侧趾神经
踝关节后方撞击:Maquirriain	患者取坐位(屈髋,屈膝90°,踝关节中立位),让受试者确保双足与地面完全接触的前提下,向前滑动双足,若无法保持前足完全接触地面可证明踝关节跖屈受限或踝关节后方疼痛	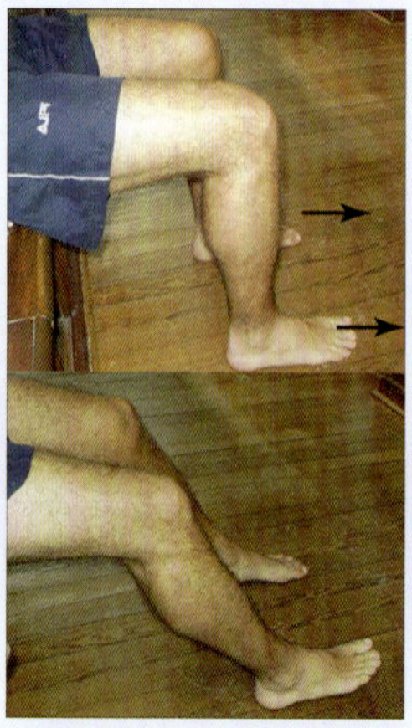	阴性:双足对称活动 阳性:由于踝关节跖屈受限或后方疼痛使双足活动不对称 通过该诊室内检查,检查者应尽可能再现踝关节后方撞击征的典型疼痛性活动,同时还允许检查者评估踝关节被动活动受限情况

(续表)

检查	方法	图示	分级和意义
踝关节后方撞击：被动强迫跖屈试验（方法1）	患者取俯卧位，双足腾空于检查台外，检查者强迫受试者跖屈踝关节，同时记录踝关节被动活动受限情况	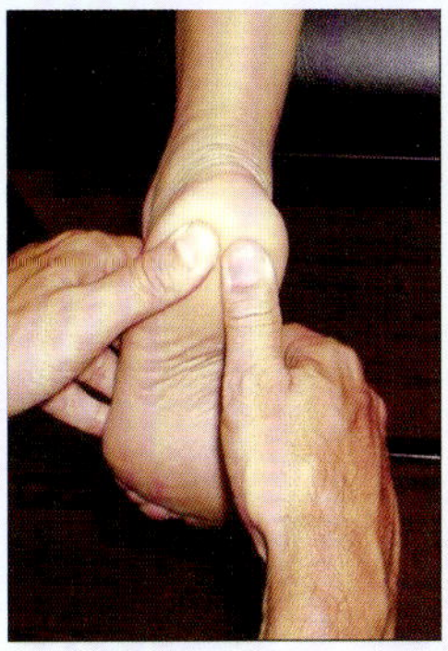	不适、踝关节后方疼痛。踝关节正常活动度为背伸18°、跖屈48°。通过该诊室内检查，检查者应尽可能再现踝关节后方撞击征的典型疼痛活动，同时还允许检查者评估踝关节被动活动受限情况
踝关节后方撞击：被动强迫跖屈试验（方法2）	保持距下关节于中立位。另一手的拇指和示指触诊后踝区域	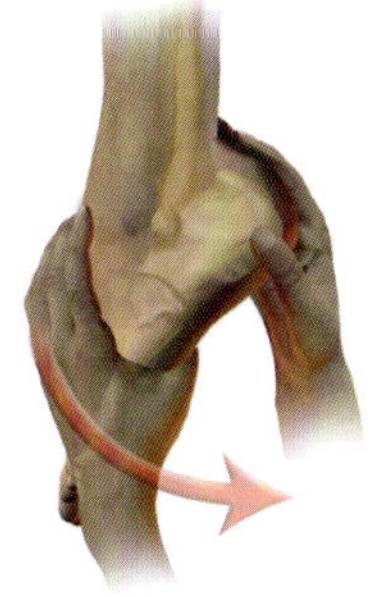	完全跖屈时出现锐痛或捻发音为阳性
胫距关节线触诊	用手指触诊内侧关节线，同时外翻踝关节	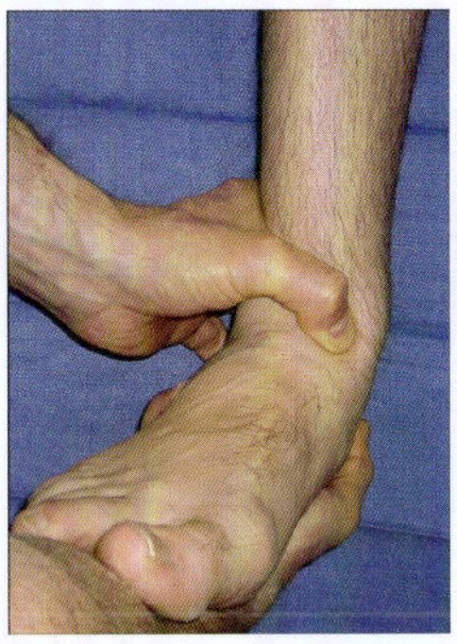	存在或不存在外翻倾斜。存在外翻倾斜提示三角韧带损伤
足趾触诊	检查者触诊远节及近节趾间关节和跖趾关节，以明确压痛最明显处	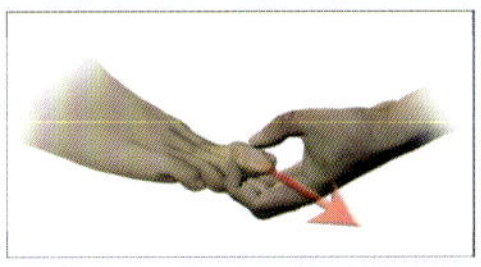	近节趾间关节为压痛最明显的区域，趾间同样可有压痛
绞盘机制试验	检查者通过重现足的绞盘机制（被动背伸踝关节及第1～5跖趾关节），对照触诊患侧与健侧跖筋膜	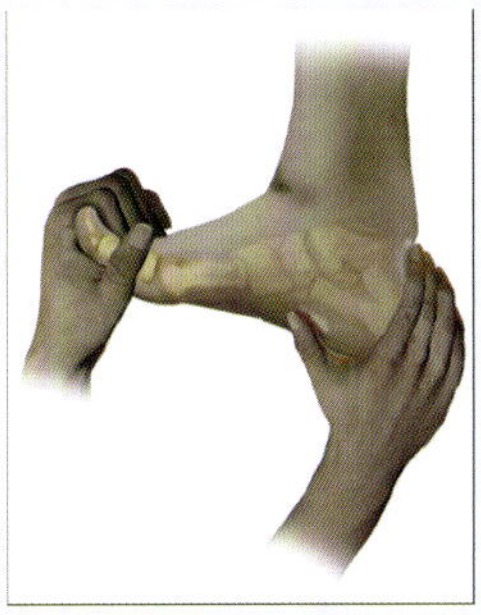	与对侧比较，跖筋膜坚韧度和紧张度降低提示跖筋膜慢性退变或功能不全

索引（按首字汉语拼音排序）
Index

首字非汉字

"大力水手"畸形 / 56
Ⅱ型胶原 / 433
ACL解剖重建 / 468
Bankart损伤 / 8, 151
Bankart术的T形改良术 / 156
Baumann延长术 / 929
Bridle手术 / 979
Cam撞击 / 301
Cutting-Block技术 / 72
DeNovo NT移植物 / 737
Dwyer型跟骨截骨术 / 788
FHL肌腱狭窄性腱鞘炎 / 702
Galeazzi手术 / 644
Haglund综合征 / 888
Hill-Sachs损伤 / 8, 198
Jerk试验 / 19
Latarjet重建技术 / 179
OATS / 416
PVNS / 359
Panner病 / 258
Roux-Goldthwaite半髌腱转移术 / 645
SLAP撕裂 / 33
SLAP撕裂分型方法 / 33
Strayer延长术 / 929
Sulcus征 / 25
Vulpius和Baker延长术 / 931
Z字形延长术 / 932

B

半腱肌腱固定术 / 644
半距骨重建 / 768
半月板成形术 / 627
半月板功能不全 / 392
半月板切除 / 367
半月板缺失 / 392
半月板撕裂 / 367
半月板修补 / 378
半月板移植 / 392
半月板移植准备 / 399
背侧入路 / 264
髌股关节 / 351
髌股关节痛 / 551
髌股关节紊乱 / 566
髌骨不稳定 / 637
髌骨脱位 / 557, 637
髌腱 / 530
髌腱撕裂 / 530
髌下挛缩综合征 / 549
病变处软骨完全脱离 / 261
病损挖除 / 758
剥脱性骨软骨炎 / 218, 415, 433, 441, 617, 629, 687
剥脱性骨软骨炎关节反向钻孔 / 620
剥脱性骨软骨炎经关节钻孔 / 620
不稳定剥脱性骨软骨炎 / 621
不稳定性严重程度指数 / 11

C

残留跟腱的处理 / 916
长屈肌腱加强 / 901
长伸肌腱转位 / 960
超高分子量聚乙烯（UHMWPE）缝合线 / 668
潮线 / 414
尺侧副韧带 / 229
尺神经松解 / 239
传统的骨膜瓣移植技术 / 775

D

单纯腓骨短肌腱撕裂的修补 / 937
单束增强 / 491
单束重建 / 489
弹响髋 / 306
第5跖骨骨折 / 984
动态肩胛骨检查 / 140

冻结踝 / 680

多发韧带重建 / 522

F

翻修 / 476

反 Bankart 修复术 / 170

非解剖重建 / 810

腓长肌腱截取 / 837

腓骨长肌腱撕裂的修补 / 938

腓骨短肌腱撕裂的修补 / 939

腓骨沟加深 / 939, 946

腓骨沟间接加深 / 954

腓骨肌腱半脱位 / 942

腓骨肌腱病 / 934

腓骨肌腱脱位 / 942

腓骨肌上支持带 / 951

腓浅神经卡压 / 659

腓总神经（CPN）损伤 / 659

缝线锚钉 / 35

缝线先置技术 / 12

跗骨窦压痛 / 728

跗骨窦综合征 / 719

附加缝线锚钉的置入 / 36

复位内踝截骨 / 753

富血小板血浆（PRP）/ 696

G

改良 Brostrom-Evans 手术 / 788

改良 Brostrom 手术 / 788

改良 Brostrom 外侧韧带解剖重建术 / 802

改良 Weaver-Dunn 术 / 110

改良的 Krackow 缝合 / 857

改良关节囊热缩技术 / 804

冈盂切迹松解 / 121

跟骨骨赘的切除 / 897

跟骨后侧滑囊镜 / 888

跟骨后侧清理 / 906

跟骨后间隙 / 888

跟骨截骨 / 824

跟骨延长截骨 / 850

跟腱病 / 911

跟腱病变部分的清理 / 896

跟腱断裂 / 861

跟腱及其与长屈肌腱的关系 / 919

跟腱胶原 / 878

跟腱龙 / 862

跟腱慢性退变 / 872

跟腱微创修补 / 873

跟腱延长 / 969

跟腱止点病 / 894

跟腱止点炎 / 904

肱二头肌腱固定 / 59

肱二头肌腱切断 / 63

肱骨头截骨 / 203

肱骨外上髁炎 / 249

肱骨外上髁炎非手术治疗 / 252

肱骨小头 / 258

股薄肌重建 / 811

股骨滑车 / 574

股骨滑车发育不良 / 574

股髋撞击症 / 295

股四头肌腱髌骨块移植 / 469

股四头肌腱断裂 / 535

股四头肌腱纤维 / 535

股外侧皮神经（LFCN）卡压 / 659

骨床的制备 / 98

骨骼未发育成熟 / 604

骨膜补片 / 429

骨缺损评估 / 181

骨软骨自体移植（OATS）/ 690

骨栓 / 399

骨松质移植技术 / 693

骨髓刺激 / 630, 695

骨赘增生 / 244

固定肌腱 / 923

固定移植肌腱 / 907

关节镜打结 / 28

关节镜挤压螺钉 / 59

关节镜探查 / 480

关节镜下后方重建术 / 165

关节镜下解剖修复 / 805

关节镜下胫骨棘修复 / 599

关节镜下评估 / 544

关节镜下清理 / 246

关节镜下钻孔术 / 620

关节囊松解 / 129, 234

关节囊折叠 / 27

关节盂成形 / 143, 147

关节盂显露 / 192
关节盂缘前方骨性缺损 / 190
关节盂准备 / 22
腘绳肌近端损伤 / 333
腘绳肌撕脱 / 333
腘窝血管神经束 / 517
过线 / 35

H

横行和斜行半月板撕裂 / 367
红-白区 / 378
后侧间室切除尺骨鹰嘴骨赘 / 232
后侧入路关闭 / 28
后踝撞击综合征 / 712
后交叉韧带重建 / 486
后内侧室 / 356
后外侧束 / 468
后盂唇撕裂伤 / 20
滑车加深成形 / 574
滑结 / 670
滑膜 / 339
滑膜骨软骨瘤病 / 359
滑膜切除 / 348, 362
滑膜软骨瘤病 / 339
滑膜炎 / 359
踝关节不稳定 / 799
踝关节镜检查 / 680
踝关节内侧韧带重建 / 844
踝关节软骨缺损 / 775
踝关节外侧不稳定 / 680
踝关节外侧韧带损伤 / 826
踝关节外侧韧带重建 / 810, 848
踝前撞击 / 680
挥臂晚期 / 39
喙锁韧带解剖重建 / 105, 106
喙锁韧带撕裂 / 114
喙突下间隙 / 91, 96
喙突下撞击 / 91
活板门 / 757
活板门式截骨 / 757
获得性扁平足畸形（AAFD）/ 833

J

肌腱固定 / 56

肌腱解剖重建外侧韧带 / 829
肌腱切断 / 56
肌腱移植重建 / 961
肌腱转位 / 922
基质诱导的自体软骨细胞移植（MACI）/ 292
间室 / 356
肩部过度使用综合征 / 135
肩部内撞击 / 39
肩峰下关节镜检查 / 6
肩峰下间隙 / 67
肩峰下减压术 / 70
肩峰撞击 / 67
肩关节 / 1
肩关节多向不稳 / 25
肩关节后方不稳 / 19, 163
肩关节活动度 / 124
肩关节镜 / 1
肩关节前向不稳 / 8, 189
肩关节退化性关节炎 / 143
肩胛骨内上角切除 / 139
肩胛骨运动障碍 / 41
肩胛上神经 / 119
肩胛上神经卡压 / 119
肩胛下肌腱撕裂 / 91, 92
肩胛下肌腱修复 / 100
肩胛下肌游离 / 97
肩胛胸关节 / 135
肩胛胸滑囊炎 / 134
肩胛盂骨缺损 / 178
肩锁关节 / 102, 75
肩锁关节分离 / 102, 114
肩锁关节骨关节病 / 76
肩锁关节固定 / 114
肩锁关节退行性变 / 75
肩锁关节修复术 / 109
肩锁（AC）关节损伤的分型 / 103
肩袖间隙关闭 / 28
肩袖全层撕裂 / 81
肩袖撕裂 / 81
肩袖修复后持续疼痛 / 88
建立视野 / 327
腱旁膜 / 912
腱旁膜清理 / 888
胶原 / 423

胶原补片 / 429
矫正下肢力线 / 584
接骨板内固定 / 990
结构性同种异体移植物重建 / 763
解剖重建 / 810
筋膜切除术 / 650
筋膜切开术 / 650
筋膜室松解 / 654
筋膜室综合征 / 648
经跗骨窦行距下关节局麻药注射 / 728
经皮跟腱修补 / 878
经皮修复急性跟腱断裂 / 885
胫骨高位楔形撑开截骨 / 592
胫骨活板门 / 758
胫骨棘骨折 / 595
胫骨结节内移 / 570
胫骨结节前内移位 / 571
胫骨结节前外侧移位 / 572
胫骨结节移位 / 566
胫骨截骨 / 758
胫骨近端高位截骨 / 584
胫骨隆起 / 595
胫前肌腱断裂 / 958
距骨骨软骨损伤 / 687, 736, 761
距骨穹隆前 2/3 区域的病损 / 757
距骨软骨损伤 / 695
距下关节骨软骨病损 / 728
距下关节融合 / 725
聚对二氧环己酮（PDS）/ 669
聚醚醚酮（PEEK）/ 669

K

开放性手术处理 / 546
髁间窝清理术 / 546
髋关节 / 276
髋关节镜 / 276
髋关节镜手术室布局 / 281
髋关节牵引 / 282
髋关节软骨损伤 / 288
髋关节周围疼痛 / 322

L

类风湿关节炎 / 359

M

麻醉下检查 / 45
麻醉下松解术后手法松解 / 132
慢性踝关节不稳定 / 786
慢性疲劳性筋膜室综合征 / 648
慢性撕裂的重建 / 532
慢性疼痛综合征 / 663

N

内侧髌股韧带 / 498, 557
内侧髌股韧带重建 / 641
内侧副韧带急慢性损伤的修复 / 498
内侧副韧带浅层 / 498
内侧副韧带深层 / 498
内侧副韧带（MCL）松解 / 382
内侧间隙滑膜炎症 / 585
内侧胫股关节 / 351
内侧距骨骨软骨损伤 / 746
内收肌损伤 / 316
纽扣钢板固定术 / 115

P

盘状半月板 / 625
盘状半月板撕裂 / 367
皮髓内螺钉内固定 / 987
评估股骨转子间 / 侧室 / 347
评估外展肌止点 / 328

Q

髂嵴三面皮质移植骨 / 194
髂嵴三面皮质移植骨切取 / 194
髂胫束 / 308
髂胫束肌腱形成术 / 312
髂腰肌腱松解 / 310
前抽屉试验 / 787
前方关节囊微紧缩 / 49
前方关节囊盂唇重建术 / 157
前交叉韧带 / 456
前交叉韧带部分损伤 / 456
前交叉韧带单束重建 / 456
前交叉韧带重建 / 476, 604
前交叉韧带重建术后翻修 / 476
前交叉韧带（ACL）撕裂 / 468
前内侧束 / 456, 468

前内束 / 468
前下关节囊移位术 / 158
钳夹型（Pincer）撞击 / 295
浅内侧副韧带 / 498
切除滑囊组织 / 139
切开 Bankart 手术方法 / 155
切开复位内固定 / 601
切开肱骨侧关节囊移位术 / 168
切开后方盂唇修复术 / 170
屈曲挛缩 / 542
去除三角籽骨 / 707
全内置缝合固定 / 385
缺血性坏死 / 441

R

桡侧腕短伸肌 / 249
韧带检查 / 518
韧带评估 / 605
入路及跟腱断端的确认 / 866
入路位置 / 3
软骨成形 / 408
软骨缺失骨坏死 / 592
软骨缺损 / 406, 408, 433
软骨损伤 / 218
软骨细胞的获取 / 781
软骨细胞移植 / 450
软骨细胞植入 / 430
软骨下骨 / 408
软骨移植 / 450
软组织肌腱固定 / 62

S

三股缝合法 / 858
三角韧带损伤 / 833
三角籽骨综合征 / 702
三面皮质移植骨固定 / 195
色素沉着绒毛结节性滑膜炎 / 339
沙滩椅位 / 2
上盂唇修复 / 46
设计新滑车的截骨线 / 578
手术室格局 / 2
术后僵硬 / 88
术前计划 / 2
双PCL（后交叉韧带）征 / 379

双关节融合术 / 848
双排肩袖修复 / 85
双束重建 / 471, 491
水平撕裂 / 370
松解 / 546
松解术 / 254
隧道定位 / 482
锁定结 / 671
锁骨远端骨溶解 / 75
锁骨远端切除 / 78, 109

T

疼痛步态 / 476
体位 / 2
同种异体距骨 / 745
同种异体幼年软骨微粒移植（PJCAT）/ 736
同轴通道 / 680
桶柄样撕裂 / 370
投掷肩 / 39
"透明样"软骨 / 423
透明质酸（HA）/ 696
凸轮型（Cam）/ 295
脱细胞基质 / 692

W

外侧半月板碟形手术 / 626
外侧高压综合征 / 551
外侧胫股关节 / 351
外侧距骨骨软骨损伤 / 748
外侧距下沟撞击 / 728
外侧支持带 / 551
外翻不稳试验 / 231
腕关节镜 / 264
腕关节镜手术方式 / 267
微创关节切开 / 261
微创三角韧带重建 / 835
微创修复技术 / 319
微骨折 / 408
微骨折技术 / 223
微骨折软骨成形 / 406
无结单排（张力带）肩袖修复 / 86

X

膝关节残余松弛 / 602

膝关节大段骨软骨缺损 / 629
膝关节多发韧带损伤 / 517
膝关节后外侧角 / 506
膝关节后外侧角损伤 / 506
膝关节后外侧角重建 / 512
膝关节活动受限 / 542
膝关节镜 / 351
膝关节内侧间室骨性关节炎 / 586
膝关节脱位的解剖分类 / 519
膝关节外侧松解 / 551
膝关节纤维粘连性活动受限 / 542
膝内翻 / 584
细胞培养 / 423
下骨赘切除 / 146
下肘关节外侧 / 254
纤维蛋白凝胶 / 429
显露和跟腱清理 / 921
显露及剥离跟腱止点 / 896
小切口跟腱修补 / 872
修补跟腱 / 868
修复膝关节后外侧结构 / 509
选择血管造影标准流程 / 519
血友病 / 359

Y
移植物定位固定 / 184
异体半月板移植尺寸测量 / 394
异体骨-髌腱-骨重建外侧副韧带 / 514
异体软骨移植 / 433, 434
异位骨化 / 235
隐神经卡压 / 659
鹰嘴窝成形 / 233
鹰嘴窝加深 / 232
由内向外技术 / 382
由外向内技术 / 384

游离体 / 261
游离体清除 / 222
有限切开跟腱修补 / 861
盂唇和关节囊修复 / 22
盂唇撕裂 / 33
盂肱关节 / 124
盂肱关节不稳 / 150
盂肱关节炎 / 143
运动疝 / 316

Z
粘连松解 / 549
粘连性关节囊炎 / 124
掌侧入路 / 265
诊断性关节镜检查 / 4
肢体准备 / 212
跖肌腱编织 / 914
肘关节僵硬 / 234
肘关节僵硬分型 / 234
肘关节镜 / 208
肘关节退行性病变 / 244
肘关节外翻 / 229
肘关节炎 / 244
自发性跟腱断裂 / 872
自发性骨坏死 / 736
自体骨软骨移植 / 226
自体骨软骨柱 / 414
自体骨软骨柱移植 / 414
自体软骨细胞 / 423
自体软骨细胞移植 / 292, 689, 775
纵行半月板撕裂 / 367
足长屈肌腱松解术 / 708
足下垂 / 967
足跖屈挛缩 / 926
钻孔 / 224